W.-B. Schill· F. H. Comhaire· T. B. Hargreave (Eds.)
Andrologia clinica

Wolf-Bernhard Schill
Frank H. Comhaire
Timothy B. Hargreave (Eds.)

Andrologia clinica

Con 225 Figure e 120 Tabelle

Edizione italiana a cura di
Andrea Lenzi e Andrea M. Isidori

Con la collaborazione di
Elisa Giannetta
Laura Rizza
Daniele Ardizzone

Springer

Prof. em. Dr. Wolf-Bernhard Schill
Center of Dermatology and Andrology
Justus Liebig University
Giessen, Germany

Prof. em. Dr. Frank Comhaire
Center for Medical and Urological Andrology and Reproductive Endocrinology,
University Hospital
Ghent, Belgium

Prof. Dr. Timothy B. Hargreave
Department of Oncology, University of Edinburgh
Human Genetics Building, Western General Hospital
Edinburgh, Scotland, UK

Edizione italiana a cura di:

Prof. Andrea Lenzi, MD
Professore Ordinario di Endocrinologia
Direttore del Dipartimento di Fisiopatologia Medica
"Sapienza" Università di Roma
Presidente della Società Italiana di Andrologia e Medicina della Sessualità

Prof. Andrea M. Isidori, MD, PhD
Ricercatore in Endocrinologia
Unità di Fisiopatologia della Riproduzione,
Andrologia e Diagnosi Endocrinologiche
Dipartimento di Fisiopatologia Medica
"Sapienza" Università di Roma

Con la collaborazione di:

Dr. Elisa Giannetta, MD, PhD
Dr. Laura Rizza, MD
Dr. Daniele Ardizzone, MD
Dipartimento di Fisiopatologia Medica
"Sapienza" Università di Roma

Tradotto dal titolo originale
Andrology for the Clinician edited by
Wolf-Bernhard Schill, Frank Comhaire, Timothy Hargreave
Springer Berlin Heidelberg © 2006

ISBN 978-88-470-1486-2 ISBN 978-88-470-1487-9 (eBook)

DOI 10.1007/978-88-470-1487-9

Traduzione e gestione progetto: IMS (Roma) e IMSW (Paris)
Stampa: Printer Trento Srl, Trento,
Stampato in Italia

Springer-Verlag Italia S.r.l., Via Decembrio 28, I-20137 Milano
Springer fa parte di Springer Science+Business Media (www.springer.com)

Prefazione all'edizione italiana

Lo studio dell'uomo, della sua forza e «potenza», delle sue qualità e del suo carattere ha origini molto antiche. L'affermazione dell'Andrologia come disciplina indipendente si raggiunge, però, solo recentemente. Scorrere alcuni tratti di quest'affascinante storia ci aiuta ad apprezzarne le origini, le molteplici anime e l'attuale vocazione scientifica.

...nel IV secolo a.C, Ippocrate descrive le erezioni come sostenute dallo pneuma (aria) e dagli «spiriti vitali» che fluiscono nel pene e, quindi, qualsiasi malattia o alterazione dell'equilibrio dei quattro umori ed elementi avrebbe portato all'impotenza. Sarà Leonardo da Vinci, nel Rinascimento, a confutare la natura pneumatica delle erezioni osservando che gli uomini giustiziati per impiccagione spesso sviluppavano erezioni riflesse e che il loro pene, dissezionato, risultava pieno di sangue e non di aria...

...nel 1494, le armate del re Carlo VIII invadono Napoli: si diffonde la prima epidemia di sifilide in Italia. L'infezione si propaga rapidamente in buona parte d'Europa. Si dovrà aspettare il 1905 perché venga identificato l'agente patogeno, il «*Treponema pallidum*» da parte di Schaudinn e Hoffmann...

...nel 1677, in Olanda, Antonij Van Leeuwenhoek, descrive per la prima volta gli spermatozoi (scoperti dallo studente Ham di Leyda) nel suo *Animalicula in semine*. Circa 100 anni dopo, nel 1775, Lazzaro Spallanzani, a Pavia, giunge alla conclusione che gli ovuli delle varie specie animali non possono svilupparsi senza il liquido seminale maschile. Saranno Prevost e Dumas nel 1842 a provare che il liquido seminale è fecondante solo in presenza di spermatozoi...

...nel 1849 Arnold Berthold dimostra l'esistenza degli ormoni sessuali maschili, attraverso i suoi studi sugli esperimenti di castrazione e trapianto di testicoli di gallo. Maggiore risonanza ebbe nel 1889, a Parigi, il famoso neurologo ultrasettantenne Charles Brown-Séquard, comunicando al Congresso della Società di Biologia di avere riacquistato in sole due settimane il benessere e il vigore fisico, nonché la rapidità intellettuale della sua giovane età, auto-iniettandosi sottocute un estratto di testicoli di cane...

...nel 1971, Donald Laub e Norman Fisk introducono il termine disforia di genere per intendere una condizione in cui una persona ha una forte e persistente identificazione nel sesso opposto a quello biologico o comunque a quello assegnato anagraficamente alla nascita, indipendentemente dall'orientamento sessuale del soggetto...

Questa breve selezione storica ripercorre solo alcuni degli argomenti che il libro affronta in chiave scientifica e moderna, come approfondimento per il medico che si affaccia allo studio dell'Andrologia o per lo specialista andrologo. I temi trattati spaziano dai disturbi sessuali all'infertilità, dal deficit erettile all'ipogonadismo, dalle lesioni benigne e maligne delle gonadi maschili alle malattie veneree, facendo di questo trattato un punto di riferimento che rispecchia pienamente una moderna definizione di Andrologia.

L'Andrologia, oggi, rappresenta quella «Disciplina clinica che accompagna e segue l'essere umano in quanto maschio nel suo svilupparsi, nel suo pieno manifestarsi psicofisico e nel suo decadere» (Isidori A., Medicina nei Secoli, 2001, vol 13, n°2, pag 256). È una disciplina che abbraccia competenze diverse (sessuologia, urologia, endocrinologia, dermatologia, infettivologia) in una visione unitaria che ne armonizza le diverse sfaccettature con la finalità di colmare un grosso vuoto, spesso occupato da improvvisazioni settoriali. L'obiettivo di unificare le molte anime dell'Andrologia è stato uno dei principali traguardi che si sono prefissate le società scientifiche del settore, in particolare la Società Italiana di Andrologia e Medicina della Sessualità (SIAMS) che, tra le poche, è riuscita a far dialogare esperti nei campi della fertilità, della sessualità e dell'endocrinologia.

Proprio con queste finalità è stato scritto il volume *Andrologia clinica* che, a tutto questo, aggiunge anche elementi di dermatologia. Il risultato è uno strumento di rapida consultazione, rigoroso e allo stesso tempo facile da leggere, ricchissimo di immagini e tabelle, capace di trattare l'Andrologia nella sua interezza, con un approccio diagnostico e terapeutico, di immediato utilizzo in una raffinata pratica clinica.

Roma, novembre 2009

Andrea Lenzi
Andrea M. Isidori

Presentazione dell'edizione inglese

L'Andrologia, nel senso più ampio del termine, è una specialità medica in rapida crescita, che tratta, in particolare, i disturbi della riproduzione maschile, come i disturbi dell'erezione e i problemi legati all'invecchiamento dell'uomo. È diventato necessario formare gli specialisti in Andrologia quali gli endocrinologi, gli urologi e i dermatologi, ma anche i medici generici che partecipano spesso alla gestione di questi pazienti. Tre esperti internazionali di differenti discipline (dermatologia, endocrinologia e urologia) hanno creato un'alternativa al libro tradizionale, grazie a un nuovo formato che facilita l'acquisizione delle informazioni ottenute con l'apporto di un gran numero di esperti internazionali.

Questo manuale è diviso in due parti. La Parte I fornisce delle informazioni concise di facile accesso e volte alla risoluzione dei problemi, per esempio sui fattori sessuali di infertilità, sulla contraccezione maschile, sui tumori e sulle infezioni genitali maschili. Questo libro è concepito per essere utilizzato da un medico molto impegnato e per consentire un accesso rapido alle informazioni riguardanti la pratica attuale. La Parte II fornisce le basi scientifiche delle raccomandazioni esposte nella Parte I. I tre Autori sono delle autorità riconosciute nel loro campo e hanno invitato grandi esperti internazionali a curare le diverse sezioni di quest'opera ma, grazie alla loro accurata supervisione, hanno garantito l'omogeneità del testo. Gli elementi chiave di questo libro sono delle chiare raccomandazioni riguardanti la pratica attuale e un facile accesso ai concetti scientifici alla loro base. Personalmente, sono convinto del fatto che quest'opera sarà uno strumento essenziale a disposizione dell'andrologo clinico e che faciliterà l'acquisizione di informazioni sui dati scientifici in un settore in rapida evoluzione quale l'Andrologia.

Lo scopo del volume è quello di raggiungere i medici che praticano l'Andrologia di tutto il mondo, ma deve essere tenuto particolarmente in considerazione nei paesi europei. Il libro sarà utile per urologi, andrologi, dermatologi, endocrinologi, ginecologi, biologi della riproduzione, medici generici, gerontologi, psicologi, psichiatri, pediatri e paramedici e per tutto quello che gira intorno alla medicina, come le aziende farmaceutiche che lavorano nel campo dell'Andrologia. Sono certo che il libro avrà molto successo e che sarà di grande interesse per i suoi lettori.

David de Kretser
Monash Institute of Medical Research
Monash University, Melbourne

Prefazione all'edizione inglese

L'Andrologia è la specialità medica che cura i disturbi che colpiscono l'uomo. Tra questi si annoverano le anomalie congenite e acquisite dell'apparato riproduttivo maschile e i disturbi dell'apparato endocrino maschile. Dal momento che questi disturbi possono essere di pertinenza di diverse discipline, come l'endocrinologia, la dermatologia, la chirurgia urologica, la chirurgia plastica, l'oncologia, la venereologia e la medicina sessuale, è difficile per i medici di queste diverse specialità avere una visione olistica dell'Andrologia. Noi speriamo che questo libro possa rappresentare un punto di riferimento nel vasto ambito delle malattie andrologiche e che consenta di sviluppare una visione olistica dell'Andrologia e di catalizzare una cooperazione interdisciplinare nel trattamento dei disturbi andrologici.

Questo libro è diviso in due parti: la Parte I presenta l'attuale pratica clinica, mentre la Parte II fornisce al lettore ulteriori dettagli teorici. Il lettore troverà dei capitoli sulla diagnosi e sul trattamento dei disturbi della fertilità maschile, dei disturbi della funzione sessuale maschile, delle infezioni sessualmente trasmesse e dei disturbi dello stato androgenico, tra cui le alterazioni legate all'invecchiamento, e dei capitoli sui tumori benigni e maligni degli organi riproduttivi maschili. Inoltre, abbiamo incluso dei capitoli sulla fitoterapia, sulla dermatologia estetica e sulla cosmetica medica, poiché, nella vita di tutti i giorni, molti uomini richiedono queste terapie e l'andrologo competente deve conoscere sia gli approcci alternativi che quelli tradizionali.

Coloro che hanno contribuito a questa opera provengono da molti Paesi differenti e sono tutti autorità riconosciute in questo campo. Ove possibile, è stato fatto riferimento ai risultati di studi clinici randomizzati e noi ci siamo prefissati l'obiettivo di fornire, in questo libro, informazioni basate sulle prove. È stato richiesto a tutti gli Autori di fornire una rassegna completa del loro campo e dei loro lavori.

Negli anni precedenti, i problemi andrologici sono stati relativamente ignorati, ma questa situazione sta cambiando grazie allo sviluppo di trattamenti efficaci come gli inibitori della fosfodiesterasi per la disfunzione erettile e gli inibitori della 5-α-reduttasi per l'ipertrofia prostatica; da ciò è derivata una maggiore visibilità mediatica dei disturbi andrologici. Così, sempre più uomini cercano una terapia e si aspettano che il loro medico sia bene informato su tutti gli aspetti dell'Andrologia. Noi speriamo che questo libro consenta di progredire per raggiungere questo obiettivo.

Wolf-Bernhard Schill, Frank Comhaire, Timothy Hargreave
Giessen – Ghent – Edinburgh

Sommario

Elenco degli autori

Wolf-Bernhard Schill, Co-ordinating Editor
Centre of Dermatology and Andrology, Justus Liebig University Giessen, Gaffystr. 14, 35385 Giessen, Germany (e-mail: wb@prof_schill.de/www.prof-schill.de)

Tevita F. 'Aho
Addenbrooke's NHS Foundation Trust, Department of Urology, Box 43, Hills Rd, Cambridge CB2 2QQ, UK (e-mail: tevita.aho@addenbrookes.nhs.uk)

William Derval Aiken
Department of Surgery, University of the West Indies Mona, Kingston 7, Jamaica (e-mail: uroplum23@yahoo.com)

Omer Baldo
Pyrah Department of Urology, St. James University Hospital, Beckett Street, Leeds LS9 7TF, UK

Arnold M. Belker
University of Louisville School of Medicine, Department of Urology, Louisville, Kentucky 40292, USA, 250 E. Liberty St., Suite 602, Louisville, KY 40202 USA (e-mail: abelker@aol.com)

Martin Bergmann
Institute of Veterinary Anatomy, Histology and Embryology, Justus Liebig University, Frankfurterstr. 98, 35392 Giessen, Germany (e-mail: martin. bergmann@vetmed.uni-giessen.de)

Manfred Beutel
Clinic and Policlinic for Psychosomatic Medicine and Psychotherapy, Johannes Gutenberg University, Untere Zahlbacher Str. 8, 55131 Mainz, Germany (e-mail: beutel@psychosomatik.klinik.uni-mainz.de)

M.C. Bishop
Department of Urology, Nottingham City Hospital NHS Trust, Nottingham, NG5 1 PB, UK (e-mail: tguyler@ncht.trent.nhs.uk)

N. Bliesener
Institute for Clinical Biochemistry, Endocrinology, University of Bonn, Sigmund-Freud-Str. 25, 53105 Bonn, Germany

Jens Peter Bonde
Department of Occupational Medicine, Århus University Hospital, NØrrebrogade 44, Building 2 C, 8000 Århus C, Denmark (e-mail: jpbon@akh.aaa.dk)

Riana Bornman
Department of Urology, Faculty of Health Sciences, University of Pretoria, PO Box 169 Pretoria 0001, South Africa (e-mail: mbornman@medic.up.ac.za)

Marc E. Bracke
Laboratory of Experimental Cancerology, Department of Radiotherapy and Nuclear Medicine, University Hospital, De Pintelaan 185, 9000 Ghent, Belgium,
Laboratory Nuytinck, Reibroekstraat 13, 9940 Evergem, Belgium (e-mail: brackemarc@hotmail.com)

Burkhard Brosig
Centre of Psychosomatic Medicine, Clinic for Psychosomatics and Psychotherapy, Ludwigstr.76, 35392 Giessen, Germany (e-mail: Burkhard.Brosig@ psycho.med.uni-giessen.de)

Giovanni M. Colpi
Unità di Andrologia, Ospedale San Paolo, Polo Universitario, Milano, Italy (e-mail: gmcolpi@yahoo.com)

Frank Comhaire
Centre for Medical and Urological Andrology and Reproductive Endocrinology, University Hospital Ghent 6K12IE, De Pintelaan 185, 9000 Ghent, Belgium (e-mail: Frank.Comhaire@Ugent.be)

K. Dawson
Monash Immunology and Stem Cell Laboratories, Monash University, Wellington Road, Clayton, Victoria, 3800, Australia

Christophe Depuydt
Laboratory for Clinical Pathology, Amerikalei 62–64, 2000 Antwerp, Belgium (e-mail: Christophe.Depuydt@riatol.be)

J. Michael Dixon
Edinburgh Breast Unit, Western General Hospital, Crewe Road South, Edinburgh EH4 2XU, UK (e-mail: mike.dixon@ed.ac.uk)

Gert R. Dohle
Department of Urology, Erasmus Medisch Centrum Rotterdam, P.O. Box 2040, 3000 CA Rotterdam, The Netherlands (e-mail: G.R.Dohle@erasmusmc.nl)

Ian Eardley
Pyrah Department of Urology, St. James University Hospital, Beckett Street, Leeds LS9 7TF, UK (e-mail: ian.eardley@btinternet.com)

Jakob Eberhard
Department of Oncology, Lund University Hospital, Lund, Sweden (e-mail:jakob.eberhard@kir.mas.lu.se)

David J. Elliott
Institute of Human Genetics, International Centre for Life, University of Newcastle-upon-Tyne, Central Parkway, Newcastle NE1 3BZ, UK (e-mail: David.Elliott@ncl.ac.uk)

Christine Mary Evans
Smithy Cottage, Llanarmon-yn-ial, Mold, CH74QXN, Wales, UK (e-mail: christinemaryevans@hotmail.com)

K. Everaert
Department of Urology, Ghent University Hospital, De Pintelaan 185, 9000 Ghent, Belgium (e-mail: karel.everaert@UGent.be, Tel.: + 32-92-402276)

Harry Fisch
Clinical Urology Department of Urology, Columbia University, Columbia University Medical Center of New York, Presbyterian Hospital, 944 Park Avenue, New York, NY, USA (e-mail: harryfisch@aol.com)

Yigal Gat
Andrology Unit, Department of Obstetrics and Gynecology, Rabin Medical Center, Beilinson Campus, Petah Tiqva and Sackler Faculty of Medicine, Tel Aviv University, Tel Aviv, Israel (e-mail:yigalgat@yahoo.com)

Aleksander Giwercman
Fertility Centre, Malmö University Hospital, 20502 Malmö, Sweden (e-mail: aleksander.giwercman@kir.mas.lu.se)

Louis J.G. Gooren
Department of Endocrinology, Andrology section, Vrije Universiteit Medical Centre, P.O. Box 7057, 1007 MB Amsterdam, The Netherlands (e-mail: ljg.gooren@vumc.nl)

Michael Gornish
Department of Radiology and the Interventional and Vascular Unit, Rabin Medical Center, Beilinson Campus, Petah Tiqva and Sackler Faculty of Medicine, Tel Aviv University, Tel Aviv, Israel

Alexander von Graevenitz
Department of Medical Microbiology, University of Zürich, Gloriastrasse 32, 8028 Zürich, Switzerland (e-mail: avg@immv.unizh.ch)

Gerhard Haidl
Department of Dermatology/Andrology Unit, University of Bonn, Sigmund-Freud-Str. 25, 53105 Bonn, Germany (e-mail: gerhard.haidl@ukb.uni-bonn.de)

David J. Handelsman
ANZAC, Research Institute & Department of Andrology, Concord Hospital, University of Sydney, Sydney NSW 2139, Australia (e-mail: djh@anzac.edu.au)

Timothy B. Hargreave
Department of Oncology, Edinburgh University, Human Genetics Building, Western General Hospital, Edinburgh EH4 2XU, UK (e-mail: tbhargreave@btinternet.com)

Christiaan Frederik Heyns
Department of Urology, Faculty of Health Sciences, University of Stellenbosch and Tygerberg Hospital, PO Box 19063, Tygerberg 7505, South Africa (e-mail: Cfh2@sun.ac.za)

Emmanuele A. Jannini
Course of Medical Sexology and Endocrinology, Dept. of Experimental Medicine, University of L'Aquila Coppito, Bldg.2, RoomA2/54.Via Vetoio, 67100 L'Aquila, Italy (e-mail: eaj@iol.it)

Andreas Jung
Justus Liebig University Giessen, Gaffkystr. 14, 35385 Giessen, Germany (e-mail: Andreas.Jung@derma-med.uni-giessen.de)

Jean M. Kaufman
Department of Endocrinology, Laboratory of Hormonology and Unit for Osteoporosis and Metabolic Bone Diseases, Ghent University Hospital, De Pintelaan 185, 9000 Ghent, Belgium (e-mail: Jean.Kaufman@ugent.be)

David Kirk
Urology Department, Gartnavel General Hospital, 1053 Great Western Road, Glasgow G12 0YN, UK (e-mail: Dkirk70683@aol.com)

Dietrich Klingmüller
Institute for Clinical Biochemistry, Endocrinology, University of Bonn, Sigmund-Freud-Str. 25, 53105 Bonn, Germany (e-mail: d.Klingmueller@uni-bonn.de)

Frank-Michael Köhn
Department of Dermatology and Allergology, Technical University, Biedersteiner Str. 29, 80802 Munich, Germany (e-mail: Frank.Koehn@lrz.tu-muenchen.de)

Kenjiro Kohri
Department of Nephro-urology, Nagoya City University Graduate School of Medical Sciences, 1 Kawasumi, Mizuho-cho, Mizuho-ku, Nagoya 467–8601, Japan (e-mail: kohri@med.nagoya-cu.ac.jp)

Yoshiyuki Kojima
Department of Nephro-urology, Nagoya City University Graduate School of Medical Sciences, 1 Kawasumi, Mizuho-cho, Mizuho-ku, Nagoya 467–8601, Japan (e-mail: ykojima@med.nagoya-cu.ac.jp)

Gabor Thomas Kovacs
Monash University, Department of Obstetrics and Gynaecology, BoxHill Hospital, Victoria, Australia (e-mail: gab.kovacs@boxhill.org.au)

Walter Krause
Department of Andrology and Venerology, University Hospital, Philipp University, 35033 Marburg, Germany (e-mail: Krause@mailer.uni-marburg.de)

John N. Krieger
Department of Urology, University of Washington School of Medicine, Box 356510, Seattle, WA 98195, USA (e-mail: jkrieger@u.washington.edu)

Pardeep Kumar
The St Peter's Andrology Centre and Institute of Urology, 48 Riding House St, London W1P 7PN, UK (e-mail: pardeepkumar@hotmail.com)

Jan Kunnen
Department of Radiology and Medical Imaging, ZNA Middelheim Hospital, Lindendreef 1, 2020 Antwerp, Belgium (e-mail: Jan.Kunnen@zna.be)

Marc Kunnen
Department of Radiology and Medical Imaging, University Hospital Ghent, De Pintelaan 185, 9000 Ghent, Belgium

Andrea Lenzi
Chair of Clinical Pathology, Department of Medical Physiopathology, University of Rome «La Sapienza» Policlinico Umberto I, 00161 Rome, Italy (e-mail: andrea.lenzi@uniroma1.it)

Steve Ken Wing Leung
Prostate Research Group, School of Molecular and Clinical Medicine, The University of Edinburgh, Western General Hospital, Crewe Road South, Edinburgh EH4 2XU, UK (e-mail: Steem21@hotmail.com)

Yvonne Lundberg Giwercman
Department of Urology, Wallenberg Laboratory, Malmö University Hospital, 20502 Malmö, Sweden (e-mail: Yvonne.Giwercman@kir.mas.lu.se)

Ahmed Mahmoud
Center for Medical and Urological Andrology and Reproductive Endocrinology, University Hospital Ghent 6K12IE, De Pintelaan 185, 9000 Ghent, Belgium (e-mail: ahmed.mahmoud@ugent.be)

Mario Mancini
Unità di Andrologia, Ospedale San Paolo, Polo Universitario, Milano, Italy

S. Alan McNeill
Department of Urology, Western General Hospital, Crewe Road, Edinburgh, EH4 2XU, UK (e-mail: alan.mcneill@luht.scot.nhs.uk)

Andreas Meinhardt
Department of Anatomy and Cell Biology, JustusLiebig University Giessen, Aulweg 123, 35385 Giessen, Germany (e-mail: Andreas.Meinhardt@anatomie.med.uni-giessen.de)

E.J.H. Meuleman
Free University of Amsterdam, Medical Centre Department of Urology, de Boelelaan 1117, 1081 HV Amsterdam, The Netherlands

Ian David Cumming Mitchell
Department of Urology, Queen Margaret Hospital, Whitefield Road Dunfermline, Fife KY12 0SU, UK (e-mail: iandcmitchell@btinternet.com)

Christina Müller
Centre of Dermatology and Andrology, Justus Liebig University, Gaffkystr. 14, 35385, Giessen, Germany (e-mail: Christina.mueller@derma.med.uni- giessen.de)

David Edgar Neal
Department of Urology, Addenbrooke's NHS Foundation Trust, Department of Oncology, Oncology Centre, Box 193, Addenbrooke's Site, Hills Road, Cambridge CB2 2QQ, UK (e-mail: Den22@cam.ac.uk)

Els L.F. Nijs
Department of Radiology, University Hospitals Gasthuisberg, Katholieke Universiteit Leuven, Herestraat 49, 3000 Leuven, Belgium (e-mail: Els.Nijs@uz.kuleuven.ac.be)

Agneta Nordenskjöld
Department of Molecular Medicine, CMM 02, Karolinska Hospital, 17176 Stockholm, Sweden (e-mail: Agneta.Nordenskjold@cmm.ki.se)

F.R. Ochsendorf
Centre of Dermatology and Venerology, J.W. Goethe University, Theodor-Stern-Kai 7, 60590-Frankfurt/M, Germany (e-mail: ochsendorf@em.uni-frankfurt.de)

Willem Ombelet
Genk Institute for Fertility Technology, Schiepse Bos 6, 3600 Genk, Belgium (e-mail: willem.ombelet@pandora.be)

Raymond H. Oyen
Department of Radiology, University Hospitals Gasthuisberg, Katholieke Universiteit Leuven, Herestraat 49, 3000 Leuven, Belgium (e-mail: Raymond.Oyen@uz.kuleuven.ac.be)

Guido Piediferro
Unità di Andrologia, Ospedale San Paolo, Polo Universitario, Milano, Italy

Roberto Ponchietti
University of Siena, Cattedra di Urologia, Policlinico S., Maria alle Scotte, Viale Bracci 13, 53110 Siena, Italy (e-mail: ponchietti@unisi.it)

David J. Ralph
The St Peter's Andrology Centre and Institute of Urology, 48 Riding House St, London W1P 7PN, UK (e-mail: dralph@andrology.co.uk)

Shoichi Sasaki
Department of Nephro-urology, Nagoya City University Graduate School of Medical Sciences, 1 Kawasumi, Mizuho-cho, Mizuho-ku, Nagoya 467–8601, Japan (e-mail: ssk@med.nagoya-cu.ac.jp)

Hans Gerd Schiefer
Department of Medical Microbiology, Justus Liebig University Giessen, Schubertstr. 1, 35392 Giessen, Germany (e-mail: agnes.kroener@mikrobio.med.unigiessen.de)

Frank Schoonjans
Centre for Medical and Urological Andrology and Reproductive Endocrinology, University Hospital Ghent, 6K12IE, De Pintelaan 185, 9000 Ghent, Belgium (e-mail: Frank.Schoonjans@ugent.be)

Hans-Christian Schuppe
Centre of Dermatology and Andrology, Justus Liebig University, Gaffkystr. 14, 35385 Giessen, Germany (e-mail: Hans-Christian.Schuppe@derma.med.unigiessen.de)

Fabrizio I. Scroppo
Unità di Andrologia, Ospedale San Paolo, Polo Universitario, Milano, Italy

Jay B. Shah
Squier Urological Clinic, Columbia University Medical Center, 161 Fort Washington Avenue, New York, NY 10032, USA (e-mail: jbs58@columbia.edu)

P.S.H. Soon
Edinburgh Breast Unit, Western General Hospital, Crewe Road South, Edinburgh EH4 2XU, UK

Olof Ståhl
Department of Oncology, Lund University Hospital, Lund, Sweden (e-mail:olof.stahl@kir.mas.lu.se)

Oleg Tatarov
Urology Department, Gartnavel General Hospital, 1053 Great Western Road, Glasgow G12 0YN, UK (e-mail: olegtatarov@hotmail.com)

Herman J. Tournaye
Centre for Reproductive Medicine, Dutch-speaking Brussels Free University Hospital, 101, Laarbeeklaan, 1090 Brussels, Belgium (e-mail: tournaye@az.vub.ac.be)

Alan Trounson
Monash Immunology and Stem Cell Laboratories, Monash University, Wellington Road, Clayton, Victoria, 3800, Australia (e-mail: jill.mcfadyean@med.monash.edu.au)

Guy G.R. T'Sjoen
Department of Endocrinology, University Hospital, Belgium 9K12IE, De Pintelaan 185, 9000 Ghent, Belgium (e-mail: guy.tsjoen@ugent.be)

Kevin James Turner
Department of Urology, Western General Hospital, Edinburgh, EH4 2XU, UK (e-mail: kevin@kkturner.freeserve.co.uk)

Lynne Turner-Stokes
Regional Rehabilitation Unit, Northwick Park Hospital, Watford Road Harrow, Middlesex HA13UJ, UK

Justin Alastair Vale
Consultant Urological Surgeon, St Mary's Hospital, Praed Street, London W2 1NY, UK (e-mail: j.vale@imperial.ac.uk)

Dirk Vanderschueren
Laboratory for Experimental Medicine and Endocrinology, Katholieke Universiteit Leuven, Campus Gasthuisberg, Onderwijs & Navorsing, Herestraat 49, 3000 Leuven, Belgium (e-mail: Dirk.Vanderschueren@uz.kuleuven.ac.be)

A.J. Visser
Garden City Hospital, Johannesburg, South Africa

Gorm Wagner
Dept. Medical Physiology, University of Copenhagen, Blegdamsvej 3, 2200 Copenhagen N, Denmark (e-mail: gorm@mfi.ku.dk)

Geoffrey Malcolm Hasting Waites (deceduto)
ANZAC, Research Institute & Department of Andrology, Concord Hospital, University of Sydney, Sydney NSW 2139, Australia

R.F.A. Weber
Department of Andrology Erasmus MC, Dr. Molewaterplein, 40 3015 GD Rotterdam, The Netherlands (e-mail: r.f.a.weber@erasmusmc.nl)

Peter F. Wieacker
Institute for Human Genetics, Otto-von-Guericke University of Magdeburg, Leipziger Strasse 44, 39120 Magdeburg, Germany
(e-mail: Peter.Wieacker@medizin.uni-magdeburg.de)

Stefan A. Wudy
Centre of Child and Adolescent Medicine, Justus Liebig University, Feulgenstr. 12, 35392 Giessen, Germany
(e-mail: Stefan.wudy@paediat.med.uni-giessen.de)

Introduzione

Andrologia: definizione, aspetti clinici e prevalenza

W.-B. Schill, F. Comhaire, T.B. Hargreave

L'andrologia è una nuova branca medica multidisciplinare, il cui nome deriva dalla parola greca «andros», che tratta i problemi dei soggetti di sesso maschile, con un'attenzione particolare alla fisiologia e alla fisiopatologia delle funzioni riproduttive maschili. Di conseguenza, l'interesse clinico principale è rappresentato dalla diagnosi e dal trattamento dei disturbi della fertilità maschile. L'andrologia è, dunque, l'equivalente maschile della ginecologia e tratta le patologie degli organi riproduttivi maschili. In alcuni stati e nazioni, è strettamente correlata con i centri di fecondazione in vitro. Secondo la definizione dell'Organizzazione Mondiale della Sanità (World Health Organization, WHO), l'andrologia tratta tutti gli aspetti della salute riproduttiva maschile.

Inoltre, questa disciplina si occupa dei problemi legati alla disfunzione erettile. Circa il 10-15% dei pazienti in andrologia si rivolge all'andrologo per disturbi sessuali. La diagnosi e la gestione dei problemi di deficit erettile comprendono l'assenza di rigidità durante l'erezione o la curvatura e la deformità del pene in erezione (malattia di La Peyronie). Recentemente, il trattamento dell'ipogonadismo età-correlato è diventato un problema emergente. A causa dei cambiamenti fondamentali nello sviluppo demografico e nella piramide d'età, si verificherà una profonda modificazione del rapporto anziani/giovani nel corso dei prossimi 20 anni. La richiesta di un consulto da parte degli uomini anziani aumenterà dunque in modo rilevante, in particolare riguardo alla prevenzione medica e alla disfunzione ormonale.

Gli altri campi di attività in andrologia sono la diagnosi e la gestione dei problemi testicolari e dei disturbi prostatici, come l'ipertrofia e l'infiammazione della prostata, o la prevenzione e la rieducazione dopo prostatectomia nel cancro della prostata, l'ipogonadismo primario e secondario, la pubertà ritardata, gli effetti collaterali avversi dei farmaci e delle sostanze ambientali inquinanti sulla fertilità, la crioconservazione del liquido seminale e del tessuto testicolare, i problemi medico-legali legati alla paternità, il controllo delle nascite, la contraccezione maschile e la ricerca andrologica di base. Tutti questi problemi sono di importanza sempre maggiore nello sviluppo futuro dell'andrologia clinica.

I seguenti temi sono, dunque, parte integrante del campo di competenza dell'andrologia:

1. La fertilità e l'infertilità maschile
2. La disfunzione erettile e i disturbi sessuali
3. L'invecchiamento e i trattamenti ormonali sostitutivi
4. L'infiammazione e l'infezione dell'apparato riproduttivo maschile
5. Le malattie testicolari (tumori testicolari)
6. I disturbi prostatici (ipertrofia prostatica benigna, tumore)
7. L'ipogonadismo primario e secondario
8. La pubertà ritardata
9. La prevenzione e la rieducazione
10. Cause iatrogene di infertilità
11. Le sostanze inquinanti ambientali
12. La crioconservazione del liquido seminale e del tessuto testicolare
13. I problemi medico-legali della paternità
14. Il controllo delle nascite
15. La contraccezione maschile
16. La ricerca fondamentale in andrologia

Storicamente, il termine «andrologia» è stato introdotto in Germania nel 1951 dal ginecologo Harald Siebke dell'Università di Bonn, che considerava l'andrologia come la controparte della ginecologia (Schirren 1985). In seguito, l'andrologia si è sviluppata nel campo della dermato-venereologia (come in Egitto), dove essa è stata associata a nomi come Döpfmer, Heinke, Adam, Meyhöfer e Schirren (Adam 1986; Schirren 1989). L'importanza dell'andrologia è stata riconosciuta nel 1958, quando la neonata German Society for the Study of Fertility and Sterility ha considerato questa disciplina come parte fondamentale delle sue attività. Nel 1970 è stato fondato a Barcellona il comitato internazionale di andrologia (CIDA), seguito, nel 1973, dalla Nordic Association of Andrology, nel 1974 dall'American Association of Andrology e, nel 1975, dalla German Society of Andrology. Nel 1976 è stata fondata l'American Society of Andrology, seguita, nel 1981, dalla nascita dell'International Society of Andrology (www.andrology.org), che, nel 2005, era composta da 41 società nazionali con più di 10 000 membri. Nel 1992 è stata fondata la European Academy of Andrology, con la costituzione di centri di formazione in andrologia a livello europeo (European Academy of Andrology, 2001). Attualmente, sono stati accreditati da parte della European Academy of Andrology più di 16 centri di formazione in Europa (Belgio, Danimarca, Germania, Italia, Olanda, Polonia e Spagna) dopo un rigoroso processo di audit internazionale. Le attività andrologiche sono state proposte anche dall'ESHRE e da altre società internazionali di medicina della riproduzione. Cambiamenti molto importanti sono stati introdotti con la comparsa della fecondazione in vitro dopo il 1978, seguita dall'iniezione intracitoplasmatica di spermatozoi all'inizio degli anni '90. È importante sottolineare che, oltre al trattamento dell'infertilità, lo spettro delle patologie trattate si sia ampliato dai disturbi dell'erezione e dell'eiaculazione ai problemi dell'invecchiamento e ai problemi urologici riguardanti le patologie infiammatorie e neoplastiche del testicolo, dell'epididimo e della prostata.

Lo sviluppo internazionale dell'andrologia dimostra che, a seconda della storia e delle attività scientifiche, la disciplina è rappresentata soprattutto da medici provenienti dall'urologia, dall'endocrinologia, dalla dermatologia e dalla ginecologia. Dunque, lo sviluppo dell'andrologia nel corso degli ultimi 25 anni (Prins e Bremner 2004) è dimostrato dal fatto che, oltre alle numerose riviste nazionali di andrologia, esistono attualmente cinque periodici internazionali di andrologia (*Andrologia*, la prima rivista internazionale fondata da Carl Schirren nel 1969, *Journal of Andrology*, *International Journal of Andrology*, *Asian Journal of Andrology*, *Archives of Andrology*) e almeno dieci riviste che trattano esclusivamente questioni scientifiche di medicina e di biologia della riproduzione.

Curiosamente, il termine «andrologia» è stato utilizzato in maniera aneddotica per la prima volta nel 1891, quando *JAMA* ha pubblicato un editoriale intitolato «L'andrologia come specialità» (Niemi 1987). L'editoriale fu presto dimenticato, ma conteneva passaggi che sono ancora validi oggi, più di 110 anni dopo e, di conseguenza, può essere considerato una tappa fondamentale nella medicina della riproduzione. Più tardi, nel 1902, il primo chirurgo a trattare con successo il problema dell'azoospermia ostruttiva fu Edward Martin (1859-1938) il quale, come medico, aveva già messo in evidenza la necessità di una diagnosi precisa nel trattamento dell'infertilità maschile; per questo motivo, recentemente è stato considerato il padre fondatore dell'andrologia clinica moderna (Jequier 1991).

È da notare che, da un punto di vista storico, i primi libri sul liquido seminale umano sono stati scritti da Joel (1953), Thaddeus Mann (1964, 1981) e Rune Eliasson (1971); gli ultimi due si riferivano in particolare alla biochimica del plasma seminale. Nel 1960, sono stati pubblicati due libri tedeschi di andrologia: *Le alterazioni della fertilità maschile*, con più di 880 pagine pubblicate dai dermatologi Schuermann e Döpfmer, e *La gonade maschile,* pubblicato dall'anatomista Tonutti in collaborazione con colleghi internisti e dermatologi. Per questo motivo oggi la maggior parte delle cliniche universitarie tedesche di dermatologia dispone di centri di formazione e di dipartimenti di andrologia. Inoltre, nel corso degli ultimi 50 anni, l'andrologia è stata fortemente influenzata dall'urologia (Macleod 1951, Macleod e Gold 1951a–c, Macleod et al. 1964, Tulloch 1953, Amelar et al. 1977, Kelami 1980, Whitfield et al. 1998), dall'endocrinologia (Hellinga 1950, 1957, 1976, Rosemberg e Paulsen 1970, Steinberger 1970, 1971, Comhaire 1996, Nieschlag e Behre 2000), dall'immunologia (Rümke e Hellinga 1959, Rümke 1965, 1970) e dalla ginecologia (Schoysman 1961, 1964, 1968, Insler e Lunenfeld 1986). Per esempio, l'andrologia è stata fermamente integrata alla specializzazione in urologia, dove sono state stabilite importanti procedure chirurgiche per superare gravi fattori maschili di infertilità. Storicamente, il termine «andrologia» come specialità medica è stato utilizzato ufficialmente in Italia nel 1989, in Francia dal 1993, in Polonia dal 1995 e nei Paesi Bassi dal 2003. Anche l'European Dermatology Forum (EDF) utilizza il termine «andrologia». Le attività della European Academy of Andrology (EAA) sono, dunque, di particolare importanza per far sì che l'andrologia sia conosciuta meglio e riceva più attenzione da parte dei politici della salute europei. L'evoluzione più recente è il riconoscimento dell'andrologia come specialità medica da parte delle associazioni mediche indonesiane (2002) e tedesche (2003). In Germania, competenze complementari in andrologia possono essere acquisite dai dermatologi, dagli endocrinologi e dagli urologi, ma non dai ginecologi. Una qualifica medica ufficialmente certificata dalle associazioni mediche permette l'identificazione dello specialista da parte del paziente, garantisce il controllo della qualità e dell'efficacia e richiama più professionisti in questa direzione.

La diagnosi e il trattamento delle coppie infertili richiedono una cooperazione particolarmente stretta tra l'andrologia e la ginecologia, cosa che ha portato alla formazione di centri di medicina della riproduzione in tutto il mondo. Le cause di infertilità di coppia possono essere ascritte in maniera uguale alla donna e all'uomo ma, in certi casi, possono essere compensate dalla maggiore capacità fecondante di uno dei partner. In caso di presenza contemporanea di fattori determinanti per l'infertilità in entrambi i partner, la compensazione non è più possibile, e ciò causa un problema di infertilità grave. La definizione di solito utilizzata dell'infertilità è «assenza di concepimento dopo 12 mesi di rapporti mirati». Tuttavia, l'infertilità presenta una considerevole variabilità geografica. In generale, il fattore maschile contribuisce per una proporzione che va da un terzo alla metà dei fattori responsabili dei problemi di fertilità della coppia (Hull et al. 1985). Si stima che la prevalenza dell'infertilità primaria e secondaria sia pari o superiore al 15% rispetto a tutte le coppie in età fertile (Bruckert 1991). Inoltre, la percentuale delle coppie che chiede un consulto medico e un trattamento per l'infertilità è del 5-17%. Infine, il 3-4% di tutte le coppie non è tuttora in grado di ottenere un concepimento al termine della propria vita riproduttiva (Templeton 1992).

La prevalenza dell'infertilità maschile è stimata pari a circa il 7% di tutti gli uomini, assumendo che le cause maschili siano responsabili di quasi la metà delle cause di infertilità di coppia. Questa incidenza è superiore a quella del diabete mellito (Nieschlag e Behre 2000). Contrariamente alle ricerche precedenti, che riportano che l'età dell'uomo non influenza la fertilità della coppia, nuovi dati suggeriscono che, oltre al fattore età della donna, anche l'età dell'uomo non deve essere trascurata (Dunson et al. 2004).

Oltre a un'attenta anamnesi, a un buon esame clinico e ad almeno due spermiogrammi, la diagnosi andrologica comprende l'analisi approfondita del liquido seminale, inclusi i parametri biochimici e gli esami di funzionalità seminale, le indagini ormonali, gli esami immunologici e microbiologici, l'analisi citogenetica e, se necessario, la biopsia testicolare. Procedure diagnostiche e terapeutiche complementari possono essere necessarie in cooperazione interdisciplinare con specialisti in urologia, ginecologia, endocrinologia, radioterapia, sessuologia, medicina psicosomatica, neurologia, psichiatria e citogenetica.

L'anamnesi e l'esame clinico del paziente sono entrambi essenziali per la valutazione andrologica e per la diagnosi del fattore maschile in presenza di un'infertilità. Spesso, solo l'esame clinico del paziente permette di interpretare correttamente i parametri del liquido seminale, consentendo una terapia mirata all'eziopatologia. Di conseguenza, sono assolutamente necessari una solida formazione e un continuo aggiornamento in andrologia clinica per migliorare la gestione dei problemi andrologici (Jequier 2004). Esistono attualmente, nel campo dell'andrologia, solo alcuni manuali e delle raccomandazioni della WHO (Rowe et al. 1993, 2000, WHO 1999, Nieschlag e Behre 2000) e alcuni resoconti di congressi internazionali (Waites et al. 1997, Robaire et al. 2001). Pertanto, si rende necessario lo sviluppo di un insegnamento e di una formazione in tutti i settori dell'andrologia clinica.

Bibliografia

Adam W (1986) Where stands andrology today? Retrospection and perspectives (in tedesco) Hautarzt 37:472 - 475

Amelar RD, Dubin L, Walsh PC (1977) Male infertility. Saunders, Philadelphia, Pa.

Bruckert E (1991) How frequent is unintentional childlessness in Germany? Andrologia 23:245 - 250

Comhaire FH (1996) Male infertility. Clinical investigations, cause evaluation and treatment. Chapman and Hall Medical, London

Dunson DB, Baird DD, Colombo B (2004) Increased infertility with age in men and women. Obstet Gynecol 103:51 - 56

Eliasson R (1971) Standards for investigation of human semen. Andrologie 3:49 - 64

European Academy of Andrology (2001) Membership list 2001, statutes, andrology centres. Int J Androl 24, Suppl 1

Hellinga G (1957) Classification of male hypogonadism. Acta Endocrinol 31:148

Hellinga G (1959) Analysis of the seminal picture in the etiologic diagnosis of seminal pathology (Dutch). Ned Tijdschr Verloskd Gynaecol 50:267 - 284

Hellinga G (1976) Clinical andrology. William Heinemann Medical, London

Hull MG, Glazener CM, Kelly NJ, Conway DI, Foster PA, Hinton RA, Coulson C, Lambert PA, Watt EM, Desai KM (1985) Population study of causes, treatment and outcome of infertility. Br Med J 291:1693 - 1697

Insler V, Lunenfeld B (1986) Infertility: male and female. Churchill Livingstone, Edinburgh

Jequier AM (1991) Edward Martin (1859 - 1938).The founding father of modern clinical andrology. Int J Androl 14:1 - 10

Jequier AM (2004) Clinical andrology- still a major problem in the treatment of infertility. Hum Reprod 19:1245 - 1249

Joel CA (1953) Studies an human semen (in tedesco). Schwabe, Bale

Kelami A (1980) Atlas of operative andrology. Selected operations on male genitalia and their accessory glands. Walter de Gruyter, Berlin

Macleod J (1951) Semen quality in 1000 men of known fertility and in 800 cases of infertile marriage. Fertil Steril 2:115 - 139

Macleod J, Gold RZ (1951a) The male factor in fertility and infertility. II. Spermatozoon counts in 1000 men of known fertility and in 1000 cases of infertile marriage. J Urol 66:436 - 449

Macleod J, Gold RZ (1951b) The male factor in fertility and infertility. III. An analysis of motile activity in the spermatozoa of 1000 fertile men and 1000 men in infertile marriage. Fertil Steril 2:187 - 207

Macleod J, Gold RZ (1951c) The male factor in fertility and infertility. VI. Sperm morphology in fertile and infertile marriage. Fertil Steril 2:394 - 414

Macleod J, Pazianos A, Ray BS (1964) Restoration of human spermatogenesis by menopausal gonadotrophins. Lancet 1:1196

Mann T (1964) The biochemistry of semen and of the male reproductive tract. Methuen, London

Mann T, Lutwak-Mann C (1981) Male reproductive function and semen. Springer, Berlin Heidelberg New York

Niemi M (1987) Andrology as a speciality - its origin. J Androl 8:201 - 202

Nieschlag E, Behre HM (2000) Andrology. Male reproductive health and dysfunction 2nd edn. Springer, Berlin Heidelberg New York

Prins GS, Bremner W (2004) The 25th volume: President's message: Andrology in the 20th century: a commentary on our progress during the past 25 years. J Androl 25:435 - 440

Robaire B, Chemes H, Morales CR (2001) Andrology in the 21st century. Proceedings of the VIIth International Congress of Andrology, Montreal, Canada. Medimond, Englewood, N.J.

Rosemberg E, Paulsen CA (1970) The human testis. Plenum, New York

Rowe PJ, Comhaire FH, Hargreave TB, Mellows HJ (1993, 2000) WHO manual for the standardized investigation and diagnosis of the infertile couple. Cambridge University Press, Cambridge

Rümke P (1965) Autospermagglutinins: a cause of infertility in men. Ann N Y Acad Sci 1234:696 - 701

Rümke P (1970) Sperm antibodies and their action upon human spermatozoa. Ann Inst Pasteur (Paris) 118:525 - 528

Rümke P, Hellinga G (1959) Autoantibodies against spermatozoa in sterile men. Am J Clin Pathol 32:357 - 363

Schirren C (1985) Andrology: origin and development of a special discipline in medicine. Andrologia 17:117 - 125

Schirren C (1989) History of andrology within dermatology (in tedesco). Andrologia 21 [Suppl 1]

Schoysman R (1961) Exploration and physiological treatment of a case of male infertility (in francese). Bull Soc R Belge Gynecol Obstet 31:445 - 450

Schoysman R (1964) Preliminary studies of the treatment of average oligospermia by human gonadotropins extracted from the urine of menopausal women (H.M.G.) (in francese). Bull Soc R Belge Gynecol Obstet 34:399 – 407

Schoysman R (1968) Creation of an artificial spermatocele in agenesis of the deferent duct (in francese). Bull Soc R Belge Gynecol Obstet 38:307 – 317

Schuermann H, Doepfmer R (1960) Fertility disturbances in man (in tedesco) In: Jadassohn J (ed) Handbook of skin and venereal diseases. Supplementum VI/3. Springer, Berlin Heidelberg New York

Steinberger A, Steinberger E (1970) In vitro growth and development of mammalian testes. In: Johnson AD, Gomes WR, Vandemark NL (eds) The testis, vol II. Academic, New York, pp 363 – 391

Steinberger E (1971) Hormonal control of mammalian spermatogenesis. Physiol Rev 51:1

Templeton AA (1992) The epidemiology of infertility. In: Templeton AA, Drife JO (eds) Infertility. Springer, Berlin Heidelberg New York, pp 23 – 32

Tonutti E, Weller O, Schuchardt E, Heinke E (1960) The male gonad structure, function, clinic – main features of andrology (in tedesco). Georg Thieme, Stuttgart

Tulloch WS (1953) Testicular biopsy: indications and technique. Proc R Soc Med 46:838 – 839

Waites GMH, Frick J Baker GWH (1997) Current advances in andrology. Proceedings of the VI International Congress of Andrology, Salzburg, Austria. Monduzzi Editore, Bologna, Italy

Whitfield HN, Hendry WF, Kirby RS, Duckett JW (1998) Textbook of genitourinary surgery, 2nd edn, vol 1, 2. Blackwell, Oxford

World Health Organization (1999) WHO laboratory manual for the examination of human semen and sperm-cervical mucus interaction, 4th edn. Cambridge University Press, Cambridge

Organizzazione del testo e guida all'uso

F. Comhaire

Nella pratica quotidiana, il medico si confronta con pazienti che lo consultano per diversi problemi legati al vasto campo dell'andrologia.

La prima preoccupazione sarà quella di ottenere rapidamente delle informazioni che siano immediatamente utili per la gestione del paziente.

La prima parte di quest'opera mira a fornire queste informazioni «rapide» in modo concentrato e utilizzando una sequenza sistematica. Nei paragrafi «Problema:...», sono affrontati i seguenti criteri:

1. Definizione della malattia
2. Eziologia e patogenesi
3. Anamnesi, esame obiettivo, esami complementari tecnici e di laboratorio
4. Diagnosi differenziale (qualora applicabile)
5. Terapia
6. Risultati attesi del trattamento
7. Prognosi
8. Prevenzione (qualora applicabile)
9. Considerazioni complementari

La seconda parte del libro è costituita da informazioni più approfondite e dettagliate che forniscono la logica, le basi scientifiche e i riferimenti bibliografici; essa è organizzata in quattro sezioni principali:

1. Comprensione dell'anatomia e della fisiologia
2. Meccanismi di patologia e fisiopatologia
3. Strumenti diagnostici
4. Opzioni terapeutiche

Ogni volta che sia necessario o desiderato, il medico può passare dalla parte I alla parte II per scoprire o accertare l'aspetto consensuale e aggiornato delle conoscenze a supporto delle linee guida riassunte nella parte I.

Benché questo libro possa essere utilizzato per l'insegnamento, non è questo in realtà il suo scopo principale. I redattori hanno, invece, preferito creare uno strumento di lavoro per la pratica quotidiana del medico specializzato.

Considerazioni generali

Medicina basata sull'evidenza nella medicina della riproduzione e in andrologia

F. Comhaire, A. Mahmoud

Nella medicina moderna razionale e scientifica, la pressione della società sui medici è in costante aumento. La salute è considerata un diritto piuttosto che un privilegio, e l'aspettativa della popolazione è che le malattie siano guarite rapidamente ed efficacemente. Ciò si applica a tutte le malattie, compresa l'infertilità.

Oggi più che mai è importante che la diagnosi e il trattamento siano basati sulle migliori evidenze acquisite attraverso una ricerca scientifica di alto livello e applicate coscienziosamente e con giudizio.

I bravi medici si sono sempre basati sull'esperienza e sul giudizio personali per decidere la strategia terapeutica per ogni paziente, che, a volte, può differire dalla corrente pratica clinica (Kirk-Smith e Stretch 2001). L'approccio basato sull'esperienza personale è, a volte, messo in dubbio perché non basato sull'evidenza. L'evidente differenza tra l'esperienza e le prove può portare a opinioni contraddittorie, per esempio sul trattamento dell'infertilità maschile, con conseguenze etiche ed economiche importanti. Il problema è complicato dal fatto che differenti strategie terapeutiche non solo influenzano la coppia che chiede una consulenza, ma anche la salute e la felicità del futuro figlio.

In primo luogo può essere difficile definire i risultati del trattamento, per esempio dell'infertilità. Nella coppia eterosessuale, questo va oltre la semplice dicotomia tra il portare a termine una gravidanza o meno, ma richiede di prendere in considerazione diverse sfumature. Devono essere tenuti in debita considerazione nel processo decisionale il tempo necessario per ottenere la gravidanza desiderata, l'invasività fisica ed emotiva del trattamento e il suo impatto economico sulla società e sulla coppia, i possibili effetti secondari del trattamento per la madre e lo stato di salute dei figli.

Gli uomini possono dimostrare la loro fertilità solo attraverso la loro partner femminile (Steinberger et al. 1981) e la fertilità potenziale di quest'ultima è sub-ottimale in circa la metà delle coppie che si presentano a visita per un'infertilità maschile (WHO 1987). Di conseguenza, alcuni studi si basano su un risultato intermedio per valutare l'efficacia del trattamento, in particolare la qualità del liquido seminale. Tuttavia, il rapporto tra le caratteristiche del liquido seminale e la fertilità degli uomini è complesso e le tecniche di analisi del liquido seminale sono spesso poco riproducibili. A tutt'oggi, non esiste un esame unico sul liquido seminale che possa predire con certezza il potenziale fecondante. Il trattamento mediante fecondazione in vitro (FIV) con o senza ICSI comporta un rischio aumentato di malformazioni congenite (In't Veld et al. 1995, Sutcliffe et al. 1999, Koudstaal et al. 2000, Wennerholm et al. 2000, Hansen et al. 2002) o di anomalie dello sviluppo del bambino (Strömberg et al. 2002) e, perciò, deve essere utilizzato con estrema prudenza. Tali tecniche devono essere considerate come l'ultima opzione quando le altre soluzioni saranno state escluse o quando si saranno rivelate inefficaci (Mitchell 2002). Altrimenti «i bambini potranno diventare le vittime senza nome, senza volto e senza voce delle tecniche di riproduzione, perché non si possono opporre all'uso di queste nuove tecniche» (Berry 2002).

In secondo luogo, la qualità dei dati attuali deve essere rimessa in discussione ed esaminata attentamente. La medicina basata sull'evidenza unisce il valore delle prove ottenute con studi prospettici randomizzati in doppio cieco (Ellis e Adams 1997). Il metodo del crossover dovrebbe, tuttavia, essere evitato negli studi nell'ambito della medicina della riproduzione (Khan et al. 1996). Anche le meta-analisi di studi selezionati sono considerate di grande valore, mentre gli studi di coorte prospettici (detti aperti) hanno un'attendibilità scientifica inferiore. Il livello più basso è quello rappresentato dagli studi di coorte retrospettivi e dagli studi dei casi. L'attendibilità delle meta-analisi è, tuttavia, molto discutibile (Editorial 1997). È stato dimostrato, in effetti, che la corrispondenza tra le conclusioni delle meta-analisi e quelle degli studi (successivi) randomizzati su vasta scala era solo del 67% (Le Lorier et al. 1997), dunque appena migliore rispetto agli studi casuali (50%). Di conseguenza, basare la scelta del trattamento sui risultati delle meta-analisi può risultare errato in quasi un terzo dei pazienti. Non bisogna fidarsi troppo delle conclusioni delle meta-analisi, in particolare se sono in contrasto con l'esperienza medica o con i risultati di studi di coorte prospettici o retrospettivi. Ciò è vero soprattutto se gli studi sui quali si basa la meta-analisi producono risultati molto divergenti (Comhaire e Mahmoud 2004; Evers e Collins 2004).

Inoltre, numerosi dubbi sono stati sollevati sull'affidabilità degli studi randomizzati pubblicati. Molti di essi sono coordinati e finanziati («sponsorizzati») da società (Miller e Shorr 2002) che hanno un diretto interesse a ottenere dei risultati favorevoli dello studio (Smith 1998, Stelfox et al. 1998), mentre, se gli studi non ottengono i risultati positivi attesi, possono non essere mai pubblicati, divulgati o citati (Kjaergard e Gluud 2002). Allo stesso modo, i centri che dispongono di tecniche particolari hanno un interesse commerciale a rivendicare dei tassi elevati di successo (Teris 1998, Van Steirteghem 1998, Wilson 2002) e possono passare degli anni o addirittura dei decenni prima che vengano rivelate le manipolazioni statistiche. Per esempio, recenti pubblicazioni hanno messo in evidenza che i tassi «reali» di successo effettivo delle tecniche di riproduzione assistita, come la FIV e l'ICSI, erano inferiori di oltre il 40% rispetto a quelli dichiarati o estrapolati dai modelli teorici (Schroder et al. 2004).

Esistono numerosi rischi legati alla metodologia stessa degli studi randomizzati (Cleophas 1996, Schulz e Grimes 2002). Negli studi eseguiti correttamente, l'assegnazione «in cieco» dei pazienti a un gruppo viene eseguita da parte di un organismo esterno e indipendente (Kiene 1996a, b, Fergusson et al. 2004) e non dal medico o dal centro direttamente coinvolto nella cura del paziente. Inoltre, inevitabilmente, si produrrà una distorsione non intenzionale della selezione quando i pazienti dovranno firmare un consenso per partecipare a uno studio randomizzato con placebo, poiché un tipo particolare di paziente può rifiutare di farlo o, al contrario, accettare di partecipare avendo percepito un interesse personale.

È generalmente considerato evidente che i risultati ottenuti con gli studi randomizzati possono essere estrapolati dalla popolazione generale. Tuttavia, i partecipanti a tali studi sono scelti sulla base di criteri di inclusione e di esclusione ben definiti e i casi selezionati possono non essere rappresentativi dell'intera popolazione di pazienti visti tutti i giorni dai medici. Nel trattamento di un'infertilità, possono coincidere in una determinata coppia molti fattori differenti, e l'applicazione di raccomandazioni ottenute a partire da un'altra popolazione di studio a coppie individuali può essere non legittima (Ellis e Adams 1997). Gli esempi di fattori confondenti che generalmente non sono presi in considerazione sono lo stile di vita (fumo, alcol, sedentarietà, stress), lo stato socio-educativo, l'esposizione a inquinanti ambientali o sul lavoro, l'etnia, l'assetto genetico, ecc.

Troppo spesso l'assenza (statistica) della dimostrazione di un effetto è interpretata come una prova certa dell'assenza di tale effetto. Benché quest'ultima possibilità possa essere vera, esistono numerose ragioni perché essa, in realtà, possa non essere corretta.

Dimostrare che l'effetto di un trattamento sia un miglioramento relativamente modesto (per esempio, dal 15 al 25% di successo) richiede una notevole numerosità campionaria nel gruppo dei soggetti trattati e nel gruppo di controllo al fine di raggiungere un intervallo di confidenza significativo. Qualsiasi studio che non raggiunga un numero sufficiente di partecipanti sarà inficiato da un errore di tipo 2 o beta e le sue conclusioni non saranno valide. Alcuni studi su vasta scala richiedono spesso un coinvolgimento multicentrico, cosa che introduce dei fattori di confusione supplementari come l'adeguatezza diagnostica dello studio (Kassirer e Kopelman 1989) e la competenza terapeutica (chirurgica) dei medici (Nilsson et al. 1979, Olive 1996), la qualità del laboratorio (Clements et al. 1995, Neuwinger et al. 1990), ecc.

Infine, gli studi randomizzati sono soggetti a considerazioni etiche quando l'applicazione di un trattamento ragionevolmente validato entra in conflitto con le richieste di un protocollo di studio randomizzato (Hope 1995). Da un punto di vista filosofico, una prova suggerisce che una cosa è scientificamente provata e, di conseguenza, le osservazioni sono in accordo con la «verità» (Kaptchuk 2001). Tuttavia, sapere se la verità corrisponde sempre a quello che è «giusto» è un'altra questione (Hope 1995).

I progressi in medicina si basano su ricerche scientifiche di alta qualità e sugli elementi di prova che esse permettono di ottenere. Tuttavia, i risultati delle prove e delle meta-analisi devono essere confrontati con le conoscenze, per esempio in fisiopatologia e in epidemiologia, e con l'esperienza derivante dai casi individuali e dalle coorti di pazienti, dal momento che queste conoscenze e queste esperienze possono tutte contribuire con delle prove indirette preziose. Inoltre, la qualità della pratica quotidiana deve essere continuamente controllata con la realizzazione di audit. La combinazione oculata di prove dirette, dette rigorose, e prove indirette, che lo sono meno, validate e ben equilibrate da un gruppo di esperti, produrrà le migliori prove possibili per un consenso. Queste prove basate sul consenso scientifico sono, pertanto, presentate in questo libro.

Bibliografia

Berry JJ (2002) Congenital anomalies after IVF/ICSI. Tulane Law Review 72:248 – 256

Clements S, Cooke ID, Barratt CL (1995) Implementing comprehensive quality control in the andrology laboratory. Hum Reprod 10:2096 – 2106

Cleophas TJ (1996) Clinical trials: design flaws associated with use of a placebo. Am J Ther 3:529 – 534

Comhaire FH, Mahmoud AM (2004) Editorial commentary. J Androl 25:771 – 772

Editorial (1997) Meta-analysis under scrutiny. Lancet 350:675

Ellis SJ, Adams RF (1997) The cult of the double-blind placebo controlled trial. Br J Clin Pract 51:36 – 39

Evers J, Collins J (2004) Surgery or embolisation for varicocele in subfertile men. Cochrane Database Syst Rev 3:CD000479

Fergusson D, Glass KC, Waring D, Shapiro S (2004) Turning a blind eye: the success of blinding reported in a random sample of randomised, placebo controlled trials. BMJ 328:432

Hansen M, Kurinczuk JJ, Bower C, Webb S (2002) The risk of major birth defects after intracytoplasmic sperm injection and in vitro fertilization. N Engl J Med 346:725 – 730

Hope T (1995) Evidence based medicine and ethics. J Med Ethics 21:259 - 260
In't Veld P, Brandenburgh H, Verhoeff A, Dhont M, Los F (1995) Sex chromosomal abnormalities and intracytoplasmic sperm injection. Lancet 346:773
Kaptchuk TJ (2001) The double-blind, randomized, placebo-controlled trial: gold standard or golden calf? J Clin Epidemiol 54:541 - 549
Kassirer JP, Kopelman RI (1989) Cognitive errors in diagnosis: instantiation, classification, and consequences. Am J Med 86:433 - 441
Khan KS, Daya S, Collins JA, Walter SD (1996) Empirical evidence of bias in infertility research: overestimation of treatment effect in crossover trials using pregnancy as the outcome measure. Fertil Steril 65:939 - 945
Kiene H (1996a) A critique of the double-blind clinical trial. Part 1. Altern Ther Health Med 2:74 - 80
Kiene H (1996b) A critique of the double-blind clinical trial. Part 2. Altern Ther Health Med 2:59 - 64
Kirk-Smith MD, Stretch DD (2001) Evidence-based medicine and randomized double-blind clinical trials: a study of flawed implementation. J Eval Clin Pract 7:119 - 123
Kjaergard LL, Gluud C (2002) Citation bias of hepato-biliary randomized clinical trials. J Clin Epidemiol 55:407 - 410
Koudstaal J, Bruinse HW, Helmerhorst FM, Vermeiden JP, Willemsen WN, Visser GH (2000) Obstetric outcome of twin pregnancies after in-vitro fertilization: a matched control study in four Dutch University hospitals. Hum Reprod 15: 935 - 940
LeLorier J, Gregoire G, Benhaddad A, Lapierre J, Derderian F (1997) Discrepancies between meta-analyses and subsequent large randomized, controlled trials. N Engl J Med 337:536 - 542
Miller FG, Shorr AF (2002) Ethical assessment of industry-sponsored clinical trials: a case analysis. Chest 121:1337 -1342
Mitchell AA (2002) Infertility treatment–more risks and challenges. N Engl J Med 346:769 - 770
Neuwinger J, Behre HM, Nieschlag E (1990) External quality control in the andrology laboratory: an experimental multicenter trial. Fertil Steril 54:308 - 314
Nilsson S, Edvinsson A, Nilsson B (1979) Improvement of semen and pregnancy rate after ligation and division of the internal spermatic vein: fact or fiction? Br J Urol 51:591 - 596
Olive DL (1996) Evidence based medicine and the surgical procedure. Course on evidence based medicine: contemporary mode of practice. Am Soc Reprod Med 1 - 65
Schroder AK, Katalinic A, Diedrich K, Ludwig M (2004) Cumulative pregnancy rates and drop-out rates in a German IVF programme: 4102 cycles in 2130 patients. Reprod Biomed Online 8:600 - 606
Schulz KF, Grimes DA (2002) Blinding in randomised trials: hiding who got what. Lancet 359:696 - 700
Smith R (1998) Beyond conflict of interest. Transparency is the key. BMJ 317:291 - 292
Steinberger E, Rodriguez-Rigau LJ, Smith KD (1981) The interaction between the fertility potentials of the two members of an infertile couple. In: Frajese G, Hafez ES, Conti C, Fabbrini A (eds) Oligozoospermia: recent progress in andrology. Raven, New York, pp 9 - 19
Stelfox HT, Chua G, O'Rourke K, Detsky AS (1998) Conflict of interest in the debate over calcium-channel antagonists. N Engl J Med 338:101 - 106
Strömberg B, Dahlquist G, Ericson A, Finnstrom O, Koster M, Stjernqvist K (2002) Neurological sequelae in children born after in-vitro fertilisation: a population-based study. Lancet 359:461 - 465
Sutcliffe AG, Taylor B, Li J, Thornton S, Grudzinskas JG, Lieberman BA (1999) Children born after intracytoplasmic sperm injection: population control study. Br Med J 318:704 - 705
Teris B.(ed) (1998) Recombinant FSH: a collection of previously published papers. Fertil Steril 69 (Suppl 2)
Van Steirteghem A (1998) Outcome of assisted reproductive technology. N Engl J Med 338:194 - 195
Wennerholm U, Bergh C, Hamberger L, Lundin K, Nilsson L, Wikland M, Kallen B (2000) Incidence of congenital malformations in children born after ICSI. Hum Reprod 15: 944 - 948
WHO (1987) Towards more objectivity in diagnosis and management of male infertility. Int J Androl Suppl 7
Wilson AM (2002) Press communication. The Independent, 22 October 2002

Costi economici e rapporto costo-efficacia

F. Comhaire, A. Mahmoud

Un'assistenza sanitaria efficace è un diritto universale degli esseri umani. Purtroppo, questo diritto può essere rivendicato solo da una parte della popolazione mondiale e molti sono coloro che, in vaste regioni, ne sono privati. D'altra parte, il costo economico dell'applicazione di questo diritto, sia nelle regioni povere che in quelle più ricche del mondo, è enorme. Inoltre, fornire delle cure adeguate alla popolazione sembra rappresentare una debole priorità in alcuni Paesi, dove risorse finanziarie più ingenti sono investite in altri progetti (per esempio, le guerre). Nei Paesi cosiddetti sviluppati e ricchi, le cure di una percentuale crescente della popolazione anziana, l'aumentata incidenza di alcune malattie legate alla vita moderna, l'alimentazione inadeguata e la contaminazione attraverso l'ambiente, per esempio, e la disponibilità di nuovi, ma spesso costosi, metodi di trattamento rendono difficilmente sostenibile il costo delle cure mediche per la totalità della popolazione.

Fa dunque parte dell'obbligo deontologico di ogni medico utilizzare al meglio i mezzi finanziari, sia pubblici che privati, scegliendo i mezzi che hanno il miglior rapporto costo-efficacia per la diagnosi e per il trattamento del paziente. Inoltre, deve essere valutato il rapporto costo-efficacia dei metodi di prevenzione e/o di diagnosi precoce delle malattie.

Nella maggior parte dei problemi andrologici esistono diverse opzioni possibili per quanto riguarda le indagini e la gestione. Oltre al fatto che sono necessari audit interni ed esterni per valutare la buona qualità delle cure somministrate, le strategie mediche devono essere continuamente valutate in relazione al loro rapporto costo-efficacia e all'ottimizzazione del loro utilizzo.

I metodi endoscopici chirurgici possono, a volte, essere efficaci quanto la chirurgia a cielo aperto, ma meno costosi, riducendo la durata del ricovero e del tempo di convalescenza e permettendo una più rapida ripresa di un lavoro economicamente efficace.

Così, nei pazienti vasectomizzati, la vasovasostomia ha un migliore rapporto costo-efficacia rispetto alla FIV con ICSI (Pavlovich e Schlegel 1997).

Un altro esempio riguarda la misurazione sistematica e periodica dell'antigene specifico della prostata (Prostate-Specific Antigen, PSA) nel sangue degli uomini di età avanzata, per una diagnosi precoce e un trattamento più efficace del cancro della prostata.

Per quanto riguarda la gestione dei disturbi della riproduzione, l'Organizzazione Mondiale della Sanità e il United Nations Population Fund hanno posto come obiettivo un'accessibilità universale all'assistenza sanitaria in campo di fertilità al più tardi nel 2015, obiettivo che include la prevenzione e il trattamento appropriato dell'infertilità (WHO 2003). Considerando l'enormità di questo compito e le sue ingenti conseguenze finanziarie (Collins et al. 1997), devono essere scrupolosamente studiati in particolare i metodi di diagnosi e di gestione dell'infertilità dal punto di vista del rapporto costo-efficacia (Comhaire 1995). I costi non corrispondono solo alle spese sostenute dai sistemi di assistenza sanitaria e di assicurazione pubblici, ma anche dai pazienti (Collins 2002, Pratt 2004). Per fare ciò, i costi per il parto di un figlio in buona salute devono essere considerati come il risultato finale, senza, peraltro, tralasciare il tasso cumulativo effettivo di gravidanze e il periodo necessario per ottenere la gravidanza desiderata (Comhaire et al. 1996).

Il calcolo dei costi diretti per ogni parto è relativamente semplice e può essere effettuato dividendo il costo della terapia per la percentuale di successo in termini di probabilità di nascita di un figlio in buona salute ottenuta con questo trattamento particolare. Un esempio semplice di calcolo è il costo per parto dopo la fecondazione in vitro in caso di infertilità della coppia dovuta a un'oligozoospermia (Neumann et al. 1994). Il costo netto per ciclo di trattamento, inclusi i farmaci destinati all'iperstimolazione ovarica, il controllo del ciclo e le spese di trasporto e degli esami diagnostici, è di minimo 2500 €. Il tasso di «neonati portati a casa» per ciclo di trattamento è del 20% circa, quindi il costo diretto medio per parto è di almeno 12 500 €. Altre valutazioni arrivano a un costo per risultato positivo al momento del primo ciclo di trattamento di 60 000 dollari americani (Griffin e Panak 1998). Questo costo aumenta con il numero di cicli di terapia (Trad et al. 1995), arrivando a circa 114 000 dollari al sesto ciclo (Neumann et al. 1994). Le stime non comprendono i costi indiretti e i fattori economici quali la perdita di ore di lavoro, il costo delle cure post-natali del bambino che è circa cinque volte più elevato rispetto a un concepimento naturale (Callahan et al. 1994, Wolner-Hanssen e Rydhstroem 1998) e le spese complementari per il trattamento delle malformazioni congenite e dei problemi legati allo sviluppo.

Utilizzando questo approccio è possibile valutare il costo per ogni parto riuscito rispetto alle differenti modalità di trattamento dell'infertilità (Fig. 1; Comhaire 1995). Il migliore

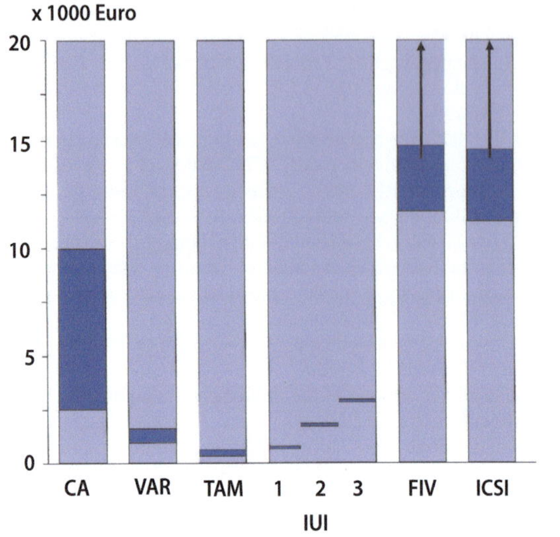

Fig. 1. Costi per parto in euro. [*1* Primo ciclo, *2* secondo ciclo, *3* terzo ciclo, *ICSI* fecondazione in vitro più iniezione intracitoplasmatica di spermatozoi (primo ciclo), *IUI* inseminazione intrauterina, *FIV* fecondazione in vitro (primo ciclo), *TAM* trattamento con tamoxifene, *CA* cure amorevoli o gravidanze indipendenti dalla terapia, *VAR* trattamento del varicocele]

rapporto costo-efficacia è rappresentato, nell'ordine, dalla terapia con tamoxifene, da uno o due cicli di IUI (Goverde et al. 2000, Philips et al. 2000) e dal trattamento del varicocele (Schlegel 1997, Penson et al. 2002). Dal momento che il tasso di gravidanze spontanee con un semplice sostegno attento (denominato anche tasso di gravidanza indipendente dalla terapia o cure amorevoli) è relativamente basso, il rapporto costo-efficacia di tale approccio è sfavorevole, in particolare nelle coppie con una storia di infertilità prolungata (Mol et al. 2000). Inoltre, il costo per parto dell'IUI è elevato al terzo e al quarto ciclo, a causa della diminuzione dei tassi di concepimento. Studi preliminari suggeriscono che l'aggiunta di un'integrazione alimentare a modalità terapeutiche accertate può ridurre il tempo necessario a ottenere una gravidanza, diminuendo considerevolmente il costo per parto. Il costo per parto in FIV per l'infertilità maschile è il più elevato, ancora di più se la tecnica viene applicata su una partner non più giovane (Legro et al. 1997), mentre l'ICSI può essere leggermente più favorevole da questo punto di vista grazie a un tasso di successo immediato più elevato. Ancora incerto è, invece, se l'inseminazione artificiale da donatore debba essere anch'essa inclusa nelle valutazioni costo-efficacia (Granberg et al. 1996).

Conoscendo la frequenza di particolari diagnosi eziologiche andrologiche nella popolazione che si rivolge ai centri di infertilità, i tassi cumulativi effettivi di gravidanza e i costi delle diverse modalità terapeutiche per parto riuscito, si ritiene che non si possano ottenere più di 80 parti a fronte di un investimento di 1 milione di euro quando la FIV è utilizzata come trattamento di scelta, rispetto ai circa 300 parti quando si cura l'infertilità maschile secondo le linee guida della WHO (Comhaire 1995).

Di conseguenza, quest'ultimo approccio deve essere considerato come parte integrante delle buone pratiche mediche (Collins 1994, Karande et al. 1999).

Bibliografia

Callahan TL, Hall JE, Ettner SL, Christiansen CL, Greene MF, Crowley WF Jr (1994) The economic impact of multiple-gestation pregnancies and the contribution of assisted-reproduction techniques to their incidence. N Engl J Med 331:244 - 249

Collins J (2002) An international survey of the health economics of IVF and ICSI. Hum Reprod Update 8:265 - 277

Collins JA (1994) Reproductive technology - the price of progress. N Engl J Med 331:270 - 271

Collins JA, Feeny D, Gunby J (1997) The cost of infertility diagnosis and treatment in Canada in 1995. Hum Reprod 12: 951 - 958

Comhaire F (1995) Economic strategies in modern male subfertility treatment. Hum Reprod 10 [Suppl 1]:103 - 106

Comhaire F, Zalata A, Mahmoud A (1996) Critical evaluation of the effectiveness of different modes of treatment of male infertility. Andrologia 28 [Suppl 1]:31 - 35

Goverde AJ, McDonnell J, Vermeiden JP, Schats R, Rutten FF, Schoemaker J (2000) Intrauterine insemination or in-vitro fertilisation in idiopathic subfertility and male subfertility: a randomised trial and cost-effectiveness analysis. Lancet 355:13 - 18

Granberg M, Wikland M, Hamberger L (1996) Cost-effectiveness of intracytoplasmic sperm injection in comparison with donor insemination. Acta Obstet Gynecol Scand 75: 734 - 737

Griffin M, Panak WF (1998) The economic cost of infertility related services: an examination of the Massachusetts infertility insurance mandate. Fertil Steril 70:22 - 29

Karande VC, Korn A, Morris R, Rao R, Balin M, Rinehart J, Dohn K, Gleicher N (1999) Prospective randomized trial comparing the outcome and cost of in vitro fertilization with that of a traditional treatment algorithm as first-line therapy for couples with infertility. Fertil Steril 71:468 - 475

Legro RS, Shackleford DP, Moessner JM, Gnatuk CL, Dodson WC (1997) ART in women 40 and over. Is the cost worth it? J Reprod Med 42:76 - 82

Mol BW, Bonsel GJ, Collins JA, Wiegerinck MA, van d, V, Bossuyt PM (2000) Cost-effectiveness of in vitro fertilization and embryo transfer. Fertil Steril 73:748 - 745

Neumann PJ, Gharib SD, Weinstein MC (1994) The cost of a successful delivery with in vitro fertilization. N Engl J Med 331:239 - 243

Pavlovich CP, Schlegel PN (1997) Fertility options after vasectomy: a cost-effectiveness analysis. Fertil Steril 67:133 - 141

Penson DF, Paltiel AD, Krumholz HM, Palter S (2002) The cost effectiveness of treatment for varicocele related infertility. J Urol 168:2490 - 2494

Philips Z, Barraza-Llorens M, Posnett J (2000) Evaluation of the relative cost-effectiveness of treatments for infertility in the UK. Hum Reprod 15:95 - 106

Pratt KT (2004) Inconceivable? Deducting the costs of fertility treatment. Cornell Law Rev 89:1121 - 1200

Schlegel PN (1997) Is assisted reproduction the optimal treatment for varicocele-associated male infertility? A cost-effectiveness analysis. Urology 49:83 - 90

Trad FS, Hornstein MD, Barbieri RL (1995) In vitro fertilization: a cost-effective alternative for infertile couples? J Assist Reprod Genet 12:418 - 421

WHO (2003) Measuring Access to reproductive health services, Summary Report of WHO/UNFPA Technical Consultation, 2 - 3 December 2003

Wolner-Hanssen P, Rydhstroem H (1998) Cost-effectiveness analysis of in-vitro fertilization: estimated costs per successful pregnancy after transfer of one or two embryos. Hum Reprod 13:88 - 94

Etica della ricerca e dei trattamenti nell'ambito della riproduzione assistita

T. B. Hargreave

Messaggi chiave

- I tre principi alla base dell'etica medica sono il rispetto dell'autonomia, la carità e la giustizia.
- La considerazione di questi principi deve essere bilanciata tra la persona, la coppia, il futuro figlio, la famiglia e la società.
- In generale, l'interesse del bambino che nascerà è prioritario rispetto a quello delle altre parti.
- Il consenso informato consiste nel dare al paziente tutte le informazioni necessarie affinché possa decidere liberamente.
- Il consenso non si riduce alla semplice firma di un pezzo di carta.
- Gli sviluppi nell'ambito della medicina della riproduzione, come l'iniezione intracitoplasmatica di spermatozoi (ICSI), la scelta del sesso, la clonazione e la riparazione genetica della linea germinale, pongono problemi etici particolari.

Introduzione

Ogni medico coinvolto nella pratica clinica o nella ricerca si confronta con dei problemi etici, in particolare nella pratica clinica dell'infertilità. Ogni medico deve formulare le proprie idee, sia individualmente che nell'ambito delle raccomandazioni emesse dai comitati etici regionali e nazionali. Nessuno può dettare legge in materia di etica poiché molto dipende dalla cultura, dalla religione e dalle leggi nazionali e internazionali. Le prospettive sono differenti nei diversi Paesi. L'obiettivo di questo testo è di aiutare il medico a riflettere sulle questioni etiche.

Principi etici fondamentali

Sono stati definiti tre principi etici fondamentali: l'autonomia, la carità e la giustizia (Beauchamp e Childress 1983).

Rispetto dell'autonomia

Le persone devono poter scegliere liberamente cosa faranno, a meno che o fino a che le loro azioni non provochino dei danni gravi agli altri o limitino (seriamente) la libertà delle altre persone.

Carità

Esistono due aspetti della carità:

- Favorire il benessere degli altri.
- Non fare del male agli altri.

Giustizia

La giustizia riguarda la ripartizione delle libertà, dei vantaggi e dei torti. Il soggetto è controverso poiché non esiste una risposta consensuale alla domanda: cosa è dovuto ad ogni individuo e in base a cosa? Le risposte possibili comprendono:

- a ciascuno secondo il suo merito
- a ciascuno secondo le sue esigenze
- a ciascuno in parti uguali
- a ciascuno tutto ciò che ha acquisito attraverso dei mezzi giusti.

Dignità

Il principio di rispetto della dignità umana è dissociato da alcuni principi di autonomia, specialmente quando è utilizzata una definizione precisa dell'autonomia. Per alcuni, la dignità umana inizia al momento del concepimento, benché il grado di autonomia di un giovane embrione sia molto limitato.

Proporzionalità

Il concetto di proporzionalità corrisponde a un uso dei mezzi più appropriati e meno pericolosi per realizzare un dato obiettivo.

Principio di precauzione

Quando i rischi non sono quantificabili, alcuni tipi di ricerca o di terapia possono non essere adatti ad assicurare una più ampia informazione.

È utile anche elencare le parti interessate:

- La società nel suo insieme
- La coppia (un uomo e una donna che desiderano un figlio; in alcune circostanze, si può trattare di una donna sola)
- I terzi (donatore di gamete, madre surrogata, animale di laboratorio)
- I prodotti del concepimento (pre-embrione, embrione, feto, bambino e, infine, una persona).

Consenso

In quasi tutte le circostanze, le persone devono avere la possibilità di dare il loro consenso prima di ogni intervento medico. Le situazioni particolari comprendono le persone molto giovani e quelle che non sono coscienti o con un'infermità mentale. Un consenso adeguato non ha nulla in comune con la firma di documenti, ma corrisponde a dare al paziente tutte le informazioni necessarie alla sua comprensione, comprese tutte le informazioni sui rischi e sui benefici attesi in presenza o in assenza di un intervento medico. I pazienti danno fiducia al loro medico e si aspettano che lui dia loro consigli imparziali e, se ci sono delle ragioni che fanno sì che questi consigli possano essere limitati, il paziente dovrà allora esserne avvertito, per esempio, se il medico riceve denaro a titolo personale per il ricovero dei pazienti in uno studio clinico.

È prassi comune dare il consenso informato attraverso un formulario. In generale, il formulario di consenso dovrebbe essere un documento semplice che il paziente sia capace di firmare per acconsentire a una terapia specifica. Purtroppo numerosi moduli di consenso sono utilizzati come sostituti di un'informazione adeguata e le autorità istituzionali aggiungono spesso delle frasi che non hanno nulla a che vedere con il consenso ma che servono solo a proteggere l'istituzione. Le dichiarazioni come: «Io sono consapevole» proposte sui moduli di consenso sono, in genere, una cattiva pratica, poiché è il medico che deve comunicare le informazioni necessarie in maniera comprensibile e assicurarsi che il paziente le abbia, per quanto possibile, comprese. Una raccomandazione molto semplice per il consenso informato è quella di dare al paziente le informazioni che il medico stesso vorrebbe ricevere oppure che darebbe a suo fratello, a sua sorella, a sua madre o a suo padre. È sempre utile documentare l'informazione che si fornisce e un buon modo di farlo è dando informazioni sotto forma di lettera che verrà inviata al paziente dopo la visita e prima dell'inizio dell'intervento medico. Altre informazioni su questo argomento sono presentate nelle appendici di questo capitolo, compreso il consenso per la donazione di sangue e di tessuto destinati alla ricerca, i quali sono trattati nella seconda parte di questo capitolo. Salvo in caso di emergenza, il paziente deve avere tempo sufficiente per analizzare le informazioni prima di dare il suo consenso. Così, in andrologia, un giovane uomo che presenta una torsione del testicolo potrà essere chiamato a firmare un consenso informato al trattamento non appena è stato visitato dal medico ma, in quasi tutte le altre situazioni, i pazienti dovranno disporre di un minimo di 24 ore prima di dare il loro consenso per una procedura invasiva.

Applicazione dei principi alla medicina della riproduzione

Come si è visto nel paragrafo precedente, i principi sopraelencati devono essere attuati sia in materia di etica che di ricerca, nell'ambito della medicina della riproduzione. Quando si fa ciò, spesso sorgono conflitti di interesse. In linea generale, gli interessi del bambino hanno la priorità sugli interessi dei genitori. Ciò che segue è una breve panoramica di alcuni problemi etici comuni legati alla riproduzione. Si è fatto ampiamente riferimento a tre comitati, nello specifico il Warnock Committee (Warnock 1984), il Committee of the American Fertility Society (1986) e l'Adoption of an Opinion on Ethical Aspects of Human Stem Cell Research and Use della Commissione Europea (Anonimo 2000).

Il diritto di procreare

Deve essere trattato un certo numero di domande:

- La coppia ha il diritto di procreare?
- Questo diritto deve essere influenzato dalle esigenze della società, per esempio dalla sovrappopolazione?
- È etico fornire assistenza a coppie con problemi di sterilità nei Paesi che hanno delle risorse insufficienti per assicurare le cure mediche generali?

La dichiarazione universale dei diritti dell'uomo e della donna parla di «diritto degli uomini e delle donne di età appropriata a sposarsi e a formare una famiglia» (UN 1978). Negli Stati-Uniti, il diritto di non procreare è stato legalizzato ma il diritto ad avere dei figli non è chiaramente menzionato nella costituzione americana e neppure attestato legalmente. Nella Repubblica Popolare Cinese vige la politica di Stato del figlio unico per coppia. È importante notare che questa costrizione è applicata alla grande maggioranza delle coppie nell'interesse dello Stato, a causa della sovrappopolazione. Nel Regno Unito è stato riconosciuto che è molto difficile mediare tra i bisogni della società e i desideri degli individui. D'altra parte, si ritiene che il numero di bambini nati mediante tecniche di fecondazione assistita sarà sempre insignificante rispetto a un aumento naturale della popolazione mondiale. In sintesi, sembra che esista un diritto a riprodursi ma l'estensione di questo diritto può essere limitata dalle esigenze della società, sempre che questo limite sia applicato in maniera uniforme a tutte le coppie.

Inseminazione artificiale con liquido seminale del coniuge o inseminazione artificiale intra-coniugale

L'inseminazione artificiale intra-coniugale (Artificial Insemination with Husband's semen, AIH) è generalmente accettata. È constatato che i risultati dell'AIH non sono certi nei casi di oligozoospermia; in questi casi, la tecnica di fecondazione assistita deve essere considerata come uno studio clinico.

Scelta del sesso

La scelta del sesso è resa possibile attraverso la separazione degli spermatozoi che portano cromosomi X o Y, la biopsia dell'embrione, il trasferimento selettivo in funzione del sesso in occasione della fecondazione in vitro (FIV), l'amniocentesi, l'interruzione selettiva della gravidanza e l'infanticidio. Nelle società asiatiche dove esiste una forte preferenza culturale ad avere un bambino e un erede di sesso maschile, in particolare nella Repubblica Popolare Cinese e in India (Kusum 1993), queste tecniche sono ampiamente utilizzate con il risultato che, nel 1990, è stata stimata la scomparsa di 100 milioni di donne in Asia e nel sudest asiatico (Benagiano e Bianchi 1999). La biopsia di embrione con trasferimento selettivo è stata chiamata «bambina interrotta» dalla Signora Puri (Times of India 2001). Molti sono coloro che considerano inaccettabile la scelta del sesso per motivi sociali, ma l'esperienza in Europa mostra che le famiglie scelgono più le femmine che i maschi e che la tecnica non compromette il rapporto tra i sessi nella popolazione, come succede in alcune regioni della Cina e dell'India. La maggior parte delle persone accetta la scelta del sesso se giustificata per prevenire malattie legate al sesso, ma dei dubbi persistono riguardo alla scelta del sesso per ragioni che non siano strettamente mediche. Questi dubbi riguardano il pericolo della compromissione dei rapporti all'interno della popolazione, l'accusa di sessismo, il rischio di reiterare i comportamenti stereotipati di genere nei bambini nati tramite selezione di sesso e la paura di generare figli con caratteristiche predefinite (Dahle 2003).

La scelta del sesso per equilibrare la famiglia sembrerebbe evitare parecchi di questi ostacoli poiché l'intenzione è di ottenere un figlio del sesso mancante o sotto-rappresentato nella famiglia, e vi è la prova che un secondo o un terzo figlio o un figlio successivo che non sia «del sesso desiderato dai genitori» godrà di meno affetto e attenzione rispetto a un figlio del sesso desiderato. La scelta del sesso tramite separazione degli spermatozoi deve essere preferita a qualsiasi altra tecnica, in quanto l'intervento ha luogo prima del concepimento e comporta meno rischi.

La questione è anche di sapere se una tecnica sia accettata in un determinato continente piuttosto che in un altro.

Inseminazione con liquido seminale di donatore

L'inseminazione con liquido seminale di donatore (Insemination of Donor semen, DI) è molto più controversa. L'opinione prevalente sia negli Stati-Uniti che nel Regno Unito è che la DI sia accettabile perché non si ha alcuna prova di rischio reale per la coppia interessata o per il bambino che ne nascerà. Inoltre, il vantaggio di avere un bambino che almeno geneticamente provenga dalla madre è considerato superiore rispetto ad ogni altra questione. Non esiste alcuna prova che la donazione di liquido seminale sia dannosa per il donatore, sia fisicamente che psicologicamente.

Tuttavia, non c'è uniformità di opinione nei comitati di esperti che compilano i rapporti e, benché alcuni di questi abbiano concluso che la tecnica sia etica, una nota formale di disaccordo è stata registrata nel rapporto americano Ethics of

Reproductive Research and Treatment. La principale preoccupazione è che la DI introduca una terza persona nella relazione (matrimonio), e una corrente di opinione ritiene che questo non sia accettabile. Questa visione si applica anche alla gravidanza surrogata e alla donazione di ovociti. Per questo motivo, la DI e tutte le tecniche di fecondazione artificiale sono considerate inaccettabili dalla Chiesa Cattolica Romana, ma sono accettate, anche se in alcune circostanze particolari, dalle religioni protestante ed ebrea.

C'è un disaccordo in corso che riguarda l'anonimato dei donatori in relazione al diritto «universale» del bambino di conoscere i propri genitori biologici. A tale proposito, gli obblighi legali sono differenti nei diversi Paesi.

Donazione di ovociti

Le principali considerazioni etiche sulla donazione di ovociti sono simili a quelle della donazione di liquido seminale, cioè la presenza di terzi, le considerazioni legali, in particolare riguardo al diritto di conoscere il proprio genitore biologico, e i possibili rischi genetici. Questa pratica è considerata accettabile per alcuni aspetti in rapporti americani e inglesi. Rispetto alla donazione di liquido seminale, il prelievo degli ovociti può determinare un rischio supplementare per la donatrice. Nelle situazioni in cui gli ovociti saranno in ogni modo prelevati, per esempio se la donatrice ha fatto ricorso a tentativi di FIV e se restano ovociti soprannumerari, non ci sarà nessun fattore di rischio supplementare. In questi casi, le considerazioni etiche saranno simili a quelle della donazione di liquido seminale.

In molti Paesi la donazione di ovociti è considerata eticamente accettabile entro certe condizioni, ma il problema dell'anonimato rimane materia di discussione per il diritto di ogni bambino di conoscere i propri genitori biologici.

Gravidanza surrogata

Le opinioni riguardanti le gestazioni surrogate sono divergenti. Negli Stati Uniti la gestazione surrogata è stata accettata solo a titolo sperimentale fino a quando i dati non saranno sufficienti per valutare i rischi e i benefici. La Commissione americana ha riconosciuto la gestazione surrogata come uno dei campi più problematici delle nuove tecniche di riproduzione. Nel Regno Unito, la gestazione surrogata è stata generalmente considerata inaccettabile, ma è stato riconosciuto come sia impossibile legiferare contro contratti privati non commerciali. È stato sottolineato che, nel caso in cui ciò fosse successo, il bambino nato da un tale accordo non avrebbe dovuto essere stigmatizzato.

Le principali discussioni riguardano:

1. Il grado di coinvolgimento della terza persona.
   - Il coinvolgimento della terza persona è molto più importante che nel caso di donazione di liquido seminale o di ovociti.
   - Gli effetti del legame che si instaurano tra la «mamma surrogata» che porta avanti la gravidanza surrogata e il feto.
2. Le cure che la madre surrogata darà al bambino durante la gravidanza.
3. Il futuro del bambino, se soffrisse di un'anomalia o di un handicap non letali.
4. I rischi che la madre surrogata correrà durante la gravidanza senza trarne benefici.
5. Il grado di coercizione nel caso di parentela stretta.
6. I rischi derivanti dalle libere decisioni degli adulti. Una situazione simile si presenta in caso di donazione di rene a un parente (trapianto renale da donatore vivente).
7. La commercializzazione della gravidanza surrogata.

Nel Regno Unito, la Commissione ha raccomandato che qualsiasi accordo di gestazione surrogata sia considerato un contratto illegale e, conseguentemente, non esercitabile in tribunale. La seconda raccomandazione è che ogni assistenza fornita da professionisti o da altri nel quadro di una gestazione surrogata deve essere considerata reato. In molti altri Paesi la gestazione surrogata non è regolata dalla legge ed è considerata accettabile solo se accompagnata da restrizioni. La gestazione surrogata commerciale è sempre formalmente rifiutata.

FIV e ICSI

La FIV e l'ICSI sono delle pratiche accettate negli Stati Uniti e nel Regno Unito e in quasi tutti gli altri Paesi del mondo. Le obiezioni alla FIV per molti aspetti sono comuni a tutte le nuove tecniche di riproduzione:

- La separazione della procreazione dall'unione sessuale; alcuni pensano che i bambini debbano essere concepiti durante un atto sessuale.
- La procedura può causare delle anomalie fetali; esistono attualmente delle preoccupazioni riguardo al rischio per i bambini nati con l'ICSI.
- La FIV è l'inizio di una deriva verso delle forme di manipolazione inaccettabili.
- L'infertilità non è pericolosa per la vita ed è improprio dedicare delle ingenti risorse sanitarie per trattarla. La FIV implica l'uso di risorse per produrre dei bambini in un mondo già sovrappopolato.
- La FIV produrrà più embrioni di quanti se ne possano trasferire ed è moralmente inaccettabile creare degli embrioni per poi lasciarli morire.
- Nei rapporti inglesi e americani, è stata enfatizzata la necessità di un controllo qualità per la FIV e, di conseguenza, per tutte le tecniche di riproduzione assistita.

Ricerche condotte sugli embrioni

È uno dei temi più difficili per le preoccupazioni derivanti dall'autorizzazione a lavorare su materiale umano: un «primo passo» o la «deriva» verso forme inaccettabili di sperimentazione?.

Caratteristiche dei prodotti del concepimento

	Umano	Vivente	Vita cerebrale	Capacità di svilupparsi in più di un individuo	Vita a lungo termine
Gameti	sì	sì	no	no	no
Uovo fecondato (zigote)	sì	sì	no	sì	no
Pre-embrione (8 cellule)	sì	sì	no	sì	no
Embrione	sì	sì	no	no	no
Feto < 24 settimane	sì	sì	sì	no	forse
Feto > 24 settimane	sì	sì	sì	no	sì
Neonato	sì	sì	sì	no	sì
Organo da trapiantare p. es., rene	sì	sì	no	no	no
Ovocita di criceto-spermatozoo umano	metà	sì	no	no	no
Coltura d'organo a partire da cellule germinali	sì	sì	no	no	no

La tabella può essere utile per riflettere sulla sperimentazione sui prodotti umani del concepimento. Il concetto di «vita cerebrale» è stato utilizzato per aiutare a riflettere sulle fasi precoci della vita umana. In un certo numero di Paesi, nella pratica del trapianto, è ormai accettato che si prelevino alcuni organi per trapiantarli quando ci sono prove che il cervello sia morto, fenomeno anche detto «morte cerebrale». Quello che è stato proposto è l'esatto contrario, cioè «la vita cerebrale». Chiaramente, un certo grado di organizzazione dei tessuti è necessario prima che qualsiasi forma di vita cerebrale possa esistere e, restringendo la ricerca sugli embrioni a un periodo che precede lo sviluppo del sistema nervoso centrale, non c'è alcuna possibilità che ci sia «vita cerebrale». In diverse relazioni (Waller Commission in Australia 1983, l'Ethics Committee of the American Fertility Society 1986, Warnock Enquiry UK 1984), un limite arbitrario è stato stabilito a 14 giorni.

Manipolazione degli embrioni

A oggi, esistono diverse forme di manipolazione e sono state individuate due aree che richiedono un approfondimento. Nelle situazioni dove gli embrioni sono destinati a essere utilizzati per esperimenti oppure come fonte di cellule germinali, il dibattito verte sul valore e sulla dignità della vita dell'embrione precoce e sulla legittimità di tali tecniche. Nelle situazioni nelle quali si manipola l'embrione prima del suo reimpianto, il dibattito verte intorno ai rischi per il feto. Questi argomenti devono essere presi in considerazione nel quadro delle seguenti tecniche:

- biopsia di embrione per determinare delle anomalie genetiche prima del trasferimento in FIV
- sostituzione del nucleo (clonazione nucleare)
- clonazione con separazione dell'embrione prima dello stadio di 8 cellule
- partenogenesi (manipolazione dell'ovocita non fecondato per indurre lo sviluppo). Per esempio, potrebbe essere possibile fondere due ovociti per creare una cellula diploide che produrrà un embrione.

Alcune di queste tecniche sono pure speculazioni. Esistono due approcci per misurarsi con le nuove tecniche di riproduzione future. Il primo consiste nello stabilire delle linee guida che includano la moratoria di tecniche particolari; il secondo è quello di costituire delle autorità nazionali su temi etici oppure, come nel Regno Unito, un corpo legislativo (Human Fertilization and Embryo Authority, HFEA) per autorizzare le nuove tecniche. Nelle raccomandazioni etiche promulgate dal Consiglio Europeo, le seguenti procedure sono state vietate:

- Impianto di embrioni umani in un'altra specie
- Fecondazione tra specie differenti
- Creazione di embrioni con degli spermatozoi di individui diversi
- Creazione di individui chimera
- Crescere un embrione fuori dall'utero della donna
- Creazione di un individuo da genitori dello stesso sesso
- Scelta del sesso della progenie tranne che per motivi terapeutici
- Creazione di gemelli identici
- Creazione di embrioni specificatamente come fonte di tessuto o per fini di ricerca.

  Le opinioni sono, invece, discordanti per quanto riguarda l'uso degli embrioni soprannumerari dopo FIV.

Tuttavia, tali linee guida rispecchiano i pregiudizi dell'opinione pubblica in un dato momento ed esse sono rimesse costantemente in discussione dai progressi tecnologici. Per esempio, è veramente sbagliato dal punto di vista etico prelevare una cellula da un embrione precoce e utilizzarla per coltivare tessuto di sostituzione?

Conclusioni

In questo capitolo più che risposte si è cercato di fornire spunti di riflessione sui problemi etici. Gli andrologi devono essere preparati a partecipare al dibattito su ciò che è bene e male o, cosa più importante, a mantenere uno spirito aperto e a considerare vantaggi e svantaggi dei nuovi sviluppi. È particolarmente importante, per quelli che hanno una conoscenza degli aspetti andrologici della medicina e della biologia, contribuire al dibattito pubblico sulle questioni etiche nella pratica andrologica.

Bibliografia

American Fertility Society (1986) Ethical considerations of the new reproductive technologies. The Ethics Committee of the American Fertility Society. Fertil Steril [Suppl 1]46

Anonymous (2000) Adoption of an Opinion on Ethical Aspects of Human Stem Cell Research and Use, The European Group on Ethics in Science and New Technologies to the European Commission, Paris 14th November 2000, revised edn. January 2001

Beauchamp TL, Childress JF (1983) The principles of biomedical ethics, 2nd edn. Oxford University Press, New York

Benagiano G, Bianchi P (1999) Sex preselection: an aid to couples or a threat to humanity? Hum Reprod 14:870 - 872

Dahle E (2003) Procreative liberty: the case for preconception sex selection. Reproductive Biomedicine online: www.rbmonline.com/article/1105 18 Sept 2003 7:380 - 384

Kusum (1993) The use of prenatal diagnostic techniques for sex selection: the Indian scene. Bioethics 7:149 - 165

Times of India (2001) Interview with Ms Nina Puri, Chairperson of the South Asia IPPF, 15 May 2001

Warnock (1984) Report of the Committee of Enquiry into Human Fertilisation and Embryology - The Warnock Report. Department of Health and Social Security, HMSO, London

Tessuti umani destinati alla ricerca

T. B. Hargreave

Fino a oggi, molte ricerche molecolari sul carcinoma hanno riguardato le anomalie di un singolo gene e l'uso di un numero limitato di campioni di tessuto. Tuttavia, dal momento che il genoma umano è stato sequenziato, si è reso necessario utilizzare delle tecniche per esplorare l'interazione di più geni. Sono state sviluppate nuove tecniche molecolari che permettono l'analisi di centinaia di geni, e, a questo scopo, saranno necessarie estese banche di tessuti normali e patologici destinati alla ricerca. Idealmente, ogni tessuto patologico che supera le prove diagnostiche dovrebbe essere reso disponibile per la ricerca. Tuttavia, ottenere un consenso di utilizzo di tessuti per la ricerca è complicato, poiché la ricerca più efficace sarebbe quella in cui il tessuto venga trasferito all'individuo ma, se il legame di identità è preservato, la ricerca potrebbe allora portare delle conseguenze per l'individuo e per la sua famiglia.

Quando dei campioni devono essere raccolti per la ricerca, durante un intervento chirurgico terapeutico pianificato, il paziente/soggetto dovrebbe essere informato del fatto che il rifiuto del consenso a fornire dei campioni per la ricerca non avrà conseguenze sulla sua assistenza medica o chirurgica.

Affinché il soggetto per una ricerca potenziale possa prendere una decisione in piena conoscenza sull'accettazione o meno dell'utilizzo dei suoi campioni di tessuto per la ricerca, egli dovrà ricevere un'informazione dettagliata verbale e sotto forma di un documento di informazione. Queste informazioni devono essere esposte dettagliatamente anche nel protocollo di ricerca sottoposto al comitato etico per la ricerca.

Tutte le volte in cui se ne presenti la possibilità, i ricercatori dovrebbero cercare di ottenere il consenso all'utilizzo di campioni di tessuto per studi futuri. Tuttavia, le persone devono essere libere di acconsentire all'utilizzo dei loro campioni di tessuto soltanto per la ricerca immediata specificata oppure in vista di un uso per ricerche future, di natura specificata o meno.

Le conseguenze principali e i benefici maggiori, in termini di ricerca, delle donazioni di campioni umani per la ricerca dipendono dal fatto che i risultati possano essere applicati o meno al donatore Tutti i soggetti di una ricerca devono ricevere informazioni sui risultati personali della ricerca stessa e sulle misure garanti della confidenzialità. Il legame di identificazione tra il soggetto di una ricerca e il campione o i risultati degli esami può essere conservato o rimosso (Tabella 1). Dal momento che, all'inizio, tutti i campioni sono legati a informazioni cliniche personali, i ricercatori devono applicare misure appropriate per assicurare la protezione della confidenzialità e della privacy.

Tabella 1. Categorie di identificazione dei campioni di tessuti umani destinati alla ricerca.

Non identificato
L'identità è rimossa di modo che nessuno possa sapere da chi deriva il campione e che non ci sia alcuna possibilità di risalire al donatore. La soppressione dell'identità può essere realizzata al momento del prelievo dei campioni (i campioni raccolti in questo modo sono detti anonimi) oppure un ricercatore può rimuovere l'identità o non collegare il codice dei campioni alla conclusione della ricerca per la quale sono stati ottenuti (i campioni trattati così sono detti anonimizzati). I soggetti di ricerca devono sapere che non sarà possibile fornire loro un qualche risultato personale a partire da questa ricerca, poiché non sarà possibile individuare i loro campioni.
Codificato
Il campione è marcato con un codice noto solo ad alcuni ricercatori, invece che con informazioni identificative personali. La codificazione dei campioni può essere effettuata dal ricercatore o da una terza persona scelta da lui. Non è possibile, per il ricercatore che utilizza il campione, collegare l'informazione biologica al campione senza decifrare il codice. I soggetti di una ricerca devono essere a conoscenza di chi ha accesso al proprio codice e delle circostanze nelle quali il codice potrà essere decifrato.
Identificato
Il campione è marcato con il nome del donatore o con altre informazioni identificanti personali. Ogni ricercatore che utilizza questi campioni è in grado di collegare l'informazione biologica del campione direttamente al donatore. I soggetti di una ricerca devono essere a conoscenza di chi ha accesso ai campioni e di come l'informazione personale viene protetta contro le violazioni della privacy e della confidenzialità.

Ringraziamenti. Tim Hargreave ha sviluppato questa breve sintesi a partire da raccomandazioni più dettagliate preparate da lui stesso, dal Dott. David Griffin e dal Prof. Ruth Maklin per il programma di ricerca nella salute riproduttiva, WHO, Ginevra.

Appendice

Punti informativi sui campioni da fornire ai soggetti di una ricerca

Che cos'è un campione e come verrà prelevato?

- Grado di invasività
- Rischi aggiuntivi in caso di esami invasivi
- Trattamento delle complicanze che possono sopraggiungere durante o dopo una procedura invasiva di prelievo
- Alterazioni dell'esame istopatologico normale provocate dal prelievo del campione
- Garanzia della privacy in caso di esplorazione vaginale o di altri esami dei genitali

Quale consenso è richiesto?

- Consenso per il solo progetto di ricerca (restrizione completa)
- Consenso parzialmente ristretto
- Consenso non ristretto all'uso del campione per qualsiasi tipo di ricerca

L'identità sarà conservata o meno?

- Non identificata (anonimo o anonimizzato)
- Codificata (legata o identificabile)
- Identificata

Come sarà garantita la riservatezza?

- Norme sulla riservatezza e sulla privacy delle informazioni personali
- Luoghi dove saranno conservati i campioni e le informazioni cliniche
- Personale che avrà accesso ai campioni e ai risultati della ricerca
- Trasmissione dei risultati degli esami al soggetto della ricerca
- Tempo per cui i campioni saranno conservati
- Eliminazione definitiva dei campioni e delle informazioni

Informazioni complementari

Inoltre, è appropriato dare al soggetto informazioni concernenti:

- I provvedimenti per l'eliminazione dei campioni alla fine del progetto di ricerca
- La possibilità che gli studi proposti coinvolgano ricerche genetiche
- La possibilità di rivelare una non paternità
- La diagnosi di malattie infettive
- La possibilità che i risultati possano influenzare la sfera dell'assicurazione sanitaria
- La possibilità che la ricerca implichi la «fecondazione»
- La possibilità che la ricerca implichi l'alterazione delle linee germinali o degli embrioni
- Il fatto che i soggetti arruolati in una ricerca non riceveranno alcuna retribuzione finanziaria proveniente dalle applicazioni commerciali della ricerca stessa
- Chi finanzia le ricerche
- La possibilità che il ricercatore possa percepire compensi per numero di soggetti trattati
- Quale trattamento sarà fornito in caso di lesione al momento del prelievo del campione per scopi di ricerca e la possibilità che venga previsto un risarcimento finanziario per la lesione provocata

Diagnosi e risoluzione dei problemi clinici

I

Problema: disforia di genere e anomalie della differenziazione sessuale

I.1

I.1.1 Disforia di genere

G. G. R. T'Sjoen

Messaggi chiave

- Per transessualismo si indica una condizione in cui il soggetto interessato sente di appartenere al sesso opposto a quello anagrafico e biologico.
- L'eziologia del transessualismo rimane incerta.
- L'esame clinico, come l'analisi dei livelli ormonali e del cariotipo, generalmente non fornisce altro che la conferma del sesso biologico.
- Le cure ormonali mirano a ridurre i caratteri sessuali secondari del sesso di origine e a indurre i caratteri sessuali secondari del nuovo sesso.
- La qualità della ricostruzione chirurgica dei genitali è cruciale per tutti i transessuali.
- I transessuali hanno bisogno di assistenza a lungo termine per ottimizzare il trattamento ormonale.
- Pochi transessuali rimpiangono di aver affrontato il trattamento.

I.1.1.1
Definizione

Per transessualismo si indica una condizione in cui il soggetto interessato sente di appartenere al sesso opposto a quello anagrafico e biologico. Il transessualismo è associato a un impulso irrefrenabile di passare definitivamente al nuovo sesso.

La disforia di genere è un'auto-diagnosi, che consiste nella persistenza della disforia per almeno 2 anni, alleviata dall'identificazione con l'altro sesso sul piano psico-sociale, anatomico e ormonale. L'auto-diagnosi è confermata da una valutazione psicologica che include un periodo di prova, il cosiddetto «test di vita reale». Questo periodo, che inizia con il trattamento ormonale e consiste nel far vivere ai soggetti la vita sociale del sesso desiderato, è necessario prima di considerare un'irreversibile modificazione chirurgica. Secondo il DSM-IV, i disturbi dell'identità di genere corrispondono a tre criteri:

1. Il desiderio di vivere e di essere accettato come un membro del sesso opposto, abitualmente accompagnato dal desiderio di rendere il proprio corpo più conforme possibile al sesso preferito attraverso chirurgia e trattamento ormonale.
2. L'identità transessuale è radicata.
3. Il disturbo non è un sintomo di un altro disturbo mentale o di un'anomalia genetica.

I.1.1.2
Eziologia e patogenesi

L'eziologia del transessualismo rimane incerta (Gooren 1990; Zhou et al. 1995). Le informazioni più recenti sulla sua incidenza nei Paesi Bassi sono di 1 su 11 900 uomini e 1 su 30 400 donne (van Kesteren et al. 1996).

I.1.1.3
Sintomatologia

Prima di considerare un qualunque intervento fisico, devono essere accuratamente esaminati i fattori psicologici, familiari e sociali. È necessaria una spiegazione chiara degli effetti irreversibili del trattamento ormonale sull'organismo. Il medico deve informare il paziente sulle aspettative realistiche del trattamento e discutere dei trattamenti possibili, sia ormonali che chirurgici.

I maschi biologici, in particolare quelli senza figli, devono essere informati della possibilità di crioconservazione degli spermatozoi in specifiche banche del seme, prima del trattamento ormonale (De Sutter 2001). Oltre alla crioconservazione degli embrioni fecondati, al momento le femmine biologiche non hanno altre opzioni disponibili per la conservazione dei gameti.

La valutazione clinica deve essere effettuata con cautela e deve includere un esame completo dei caratteri sessuali secondari.

L'esame clinico, così come le indagini ormonali, il cariotipo, il dosaggio del colesterolo, l'azotemia, gli elettroliti sierici, la glicemia e gli esami della funzionalità epatica, non porteranno probabilmente nulla oltre alla conferma del sesso biologico, a eccezione della possibilità di evidenziare un eventuale auto-trattamento (Levy et al. 2003). Il semplice monitoraggio medico deve comprendere esami fisici ripetuti riguardo agli effetti del trattamento e agli eventuali effetti collaterali, la determinazione dei parametri vitali prima e durante la terapia, la misura del peso e delle analisi di laboratorio.

Per i soggetti che ricevono una terapia estrogenica, le analisi minime di laboratorio devono comprendere il livello di testosterone (libero) prima del trattamento, la glicemia a digiuno, il test sulla funzionalità epatica e un emocromo con controlli a 6 e a 12 mesi e, in seguito, ogni anno. I livelli di prolattina sierica devono essere misurati prima della terapia e ripetuti una volta all'anno. I maschi biologici che ricevono una terapia estrogenica devono essere monitorati per i rischi di sviluppare un carcinoma mammario e devono essere incoraggiati a effettuare controlli periodici. Con il trascorrere degli anni, devono essere monitorati per il rischio di tumore alla prostata (van Haarst et al. 1998).

In caso di terapia con androgeni, le analisi minime di laboratorio devono includere il test di funzionalità epatica e un ematocrito/emocromo prima della terapia, con controllo a 6 e a 12 mesi e, in seguito, ogni anno.

I.1.1.4
Terapia

I.1.1.4.1
Norme di assistenza

Nel 2004, l'organizzazione internazionale coinvolta nell'aiuto professionale ai transessuali, la Harry Benjamin International Gender Dysphoria, ha descritto delle norme sull'assistenza. Il principale obiettivo è quello di stabilire la gestione psicologica, medica e chirurgica dei transessuali. Queste norme servono da linee guida per i sanitari.

I.1.1.4.2
Interventi fisici

Un processo per gradi è raccomandato per mantenere la possibilità di reversibilità. Il passaggio da uno stadio a un altro deve essere effettuato solo dopo che il soggetto e la sua famiglia avranno disposto di sufficiente tempo per comprendere a pieno gli effetti degli interventi precedenti. Gli argomenti di riflessione comprendono le ragioni psico-sociali e l'adattamento graduale del corpo a una modificazione degli equilibri ormonali. Noi riteniamo che una fase di transizione lenta, generalmente di 2 anni, sia più raccomandabile di una transizione veloce (T'Sjoen et al. 2004).

Terapie reversibili

Questi interventi implicano l'uso di agonisti dell'LHRH, di ciproterone acetato o di medrossiprogesterone per sopprimere la produzione degli estrogeni o del testosterone e, di conseguenza, per ridurre i caratteri sessuali secondari del sesso di origine.

Terapie irreversibili

Comprendono terapie ormonali che determinano mascolinizzazione o femminilizzazione del corpo, come la somministrazione di testosterone alle donne e di estrogeni agli uomini, e gli interventi chirurgici.

I.1.1.4.3
Modificazione ormonale del sesso

La terapia ormonale, quando è tollerata da un punto di vista medico, deve precedere qualsiasi intervento chirurgico genitale. La soddisfazione per gli effetti ormonali consolida l'identità della persona in toto come membro del sesso e del genere preferiti e rafforza la volontà di continuare. Un'insoddisfazione per gli effetti ormonali può celare l'incertezza a procedere agli interventi chirurgici. Alcune delle persone che ricevono cure ormonali preferiranno non essere sottoposte a interventi chirurgici (Tabella I.1.1).

Tabella I.1.1. Protocolli di trattamento ormonale e follow-up consigliati per i transessuali

	Maschio-femmina	Femmina-maschio
Terapia		
Valutazione psicologica		
Terapia ormonale		
Fase reversibile	Anti-androgeno	Progestinico
Fase irreversibile	Anti-androgeno + estrogeni	Testosterone
Follow-up		
Prima visita	Cariotipo Misurazione dei livelli sierici degli ormoni sessuali Peso Profilo lipidico Esami della funzionalità epatica	Cariotipo Misurazione dei livelli sierici degli ormoni sessuali Peso Profilo lipidico Esami della funzionalità epatica
Preoperatorio: ogni 4 mesi	Testosteronemia Peso Profilo lipidico Esami della funzionalità epatica	Testosteronemia Peso Profilo lipidico Esami della funzionalità epatica
Postoperatorio: ogni 6 mesi fino a 1 anno	Prolattinemia Stesse analisi del pre + DEXA scan > 50 anni: PSA Esami di screening per tumore mammario	Emocromo Stesse analisi del pre + DEXA scan

La modificazione ormonale ha due obiettivi (Asscheman e Gooren 1992):

1. Ridurre i caratteri sessuali secondari del sesso di origine, anche se l'eliminazione completa è rara. Per esempio, nei transessuali maschio-femmina, gli effetti degli androgeni sullo scheletro, come per esempio l'altezza maggiore degli uomini rispetto alle donne e la dimensione e la forma delle mani, dei piedi, della mandibola e della pelvi, non possono scomparire. Allo stesso modo, l'altezza minore e i fianchi più larghi dei transessuali femmina-maschio rispetto ai maschi biologici non cambieranno sotto l'effetto del trattamento con androgeni.
2. Indurre i caratteri sessuali secondari del nuovo sesso.

Maschi biologici

- Anti-androgeni

  Diversi prodotti disponibili inibiscono la secrezione o l'azione degli androgeni. In Europa, il prodotto più utilizzato è il ciproterone acetato (di solito, 50 mg/die), un progestinico con proprietà anti-androgeniche. Se non è disponibile, il medrossiprogesterone acetato, in dosi di 5-10 mg/die, è un'alternativa, anche se meno efficace. Sono utilizzati anche anti-androgeni non steroidei, come la flutamide e la nilutamide, che aumentano la secrezione di gonadotropine, inducendo un aumento della secrezione di testosterone e di estradiolo, con un effetto auspicabile. Lo spironolattone, (100 mg 2 volte/die), un diuretico dalle proprietà anti-androgeniche, ha degli effetti simili. La terapia prolungata di agonisti dell'ormone di liberazione del GnRH, mediante iniezioni mensili, inibisce anche la secrezione di gonadotropine. In alternativa, può anche essere considerata la finasteride (1–5 mg/die), un inibitore della 5α-reduttasi.

- Estrogeni

  La terapia con estrogeni può determinare l'aumento volumetrico delle mammelle, una ridistribuzione dei grassi di tipo ginoide, una diminuzione di forza degli arti superiori, l'assottigliamento della cute, la diminuzione della villosità corporea, il rallentamento o l'arresto della perdita dei capelli, una diminuzione della fertilità e del volume testicolare ed erezioni meno vigorose. Lo sviluppo delle mammelle inizia quasi immediatamente dopo l'inizio della terapia con estrogeni. Gli androgeni hanno un effetto inibitorio sullo sviluppo della mammella e, di conseguenza, gli estrogeni sono più efficaci in un ambiente privo di azione androgenica. Dopo 2 anni di terapia con estrogeni non può esserci nessun ulteriore sviluppo della ghiandola mammaria. Il risultato ottenuto è stimato quantitativamente soddisfacente nel 40-50% dei soggetti. Il volume mammario raggiunto è spesso scarso rispetto alle dimensioni maschili del torace e all'altezza del soggetto, per cui il soggetto può optare per la mastoplastica additiva. La crescita della barba dell'uomo adulto è molto resistente alla terapia ormonale combinata e, nei soggetti caucasici, sono necessarie altre misure per eliminare i peli del viso. La crescita di peli su altre parti del corpo risponde più favorevolmente (Giltai e Gooren 2000). Gli anti-androgeni e gli estrogeni non hanno alcun effetto sulla voce e, quindi, se lo desiderano, i transessuali maschio-femmina possono consultare un centro foniatrico specialistico per il trattamento ortofonico (Van Borsel et al. 2001).

Esiste una grande varietà di estrogeni. L'uso di cerotti transdermici a base di estrogeni è consigliato agli uomini di più di 40 anni o con disturbi della coagulazione del sangue o colpiti da precedenti episodi di trombosi venosa (Moore et al. 2003). I tentativi di simulazione dei cicli mestruali, con sospensione di estrogeni e introduzione di progesterone per alcuni giorni del mese, non sono necessari per ottenere una femminilizzazione.

Femmine biologiche

Lo scopo della terapia nei transessuali femmina-maschio è di indurre la virilizzazione, che comprende una distribuzione maschile dei peli e del grasso di tipo androide, e di interrompere le mestruazioni.

- Progestinici, per esempio, medrossiprogesterone acetato 5-10 mg/die, per sospendere le emorragie mestruali
- Testosterone

La terapia con gli androgeni induce le seguenti modificazioni permanenti: abbassamento della voce dopo 6-10 settimane, ingrandimento clitorideo, atrofia moderata delle mammelle, aumento dei peli del viso e del corpo e calvizie di tipo maschile. Altre modificazioni comprendono incremento della forza degli arti superiori, aumento di peso, aumento del desiderio sessuale e dell'irritabilità e riduzione del grasso a livello dei fianchi. Le opzioni autorizzate di terapia androgenica comprendono i trattamenti per via orale, intramuscolare e transdermica. I principi terapeutici sono identici a quelli del trattamento del paziente maschile ipogonadico.

Potenziali effetti collaterali indesiderati

In uno studio che includeva 816 transessuali maschio-femmina e 293 transessuali femmina-maschio (per un totale di 10 152 anni-paziente), la mortalità non si dimostrava più elevata che nel gruppo di controllo (Van Kesteren et al. 1997). Tuttavia, la terapia ormonale dell'altro sesso può essere associata a diverse complicanze quali: ipercoagulabilità del sangue nei maschi biologici trattati con estrogeni e anti-androgeni (trombosi venose con rischio di embolia polmonare letale), prolattinomi ipofisari, infertilità, aumento di peso, labilità emotiva, epatopatie, sonnolenza, ipertensione arteriosa e diabete mellito.

Gli effetti collaterali nelle femmine biologiche trattate con testosterone possono comprendere infertilità, acne, debolezza emotiva, aumento del desiderio sessuale e modificazione dei lipidi in direzione di un profilo maschile che accresce il rischio di malattie cardiovascolari. Le ovaie dei transessuali femmina-maschio che assumono androgeni presentano somiglianze con le ovaie policistiche, che sono anche predisposte allo sviluppo di tumori maligni. Conseguentemente, sembra ragionevole rimuovere le ovaie dei transessuali femmina-maschio trattati con androgeni dopo una transizione riuscita verso il ruolo maschile.

Le controindicazioni a un uso di dosi elevate di steroidi sessuali sono patologie cardiovascolari, malattie cerebrovascolari, malattie tromboemboliche, obesità importante, diabete mal controllato e malattie epatiche attive. Il rapporto rischio/beneficio deve essere valutato in collaborazione dal paziente e dal medico che prescrive (Michel et al. 2001).

Controllo post-transizione

Nel postoperatorio, alcuni pazienti possono, a volte, escludersi dal follow-up con il medico che prescrive degli ormoni, non riconoscendo che questi medici siano capaci di prevenire, diagnosticare e trattare le patologie mediche possibili a lungo termine, che sono proprie dei pazienti trattati ormonalmente e chirurgicamente. I pazienti, nel postoperatorio, devono essere sottoposti a degli esami medici regolari secondo le raccomandazioni consigliate per la loro età.

Anche il monitoraggio attento e il riesame annuale del trattamento sono importanti per minimizzare gli effetti sfavorevoli e aumentare i benefici. Dopo il cambiamento chirurgico del sesso, compresa l'orchiectomia, deve essere proseguito il trattamento ormonale. Una terapia estrogenica continua è necessaria per evitare i sintomi di deprivazione ormonale e, cosa molto importante, per prevenire l'osteoporosi. Dopo un'ovariectomia bilaterale, la terapia androgenica deve essere continuata per mantenere la virilizzazione e per prevenire l'osteoporosi (Van Kesteren 1998).

I.1.1.4.4 Riassegnazione chirurgica del sesso

Le procedure differiscono a seconda della direzione del cambiamento di sesso (Monstrey et al. 2001).

Maschio-femmina: una neovagina è costruita chirurgicamente, generalmente utilizzando la cute del pene per il rivestimento vaginale e la cute scrotale per le labbra. Se lo sviluppo della mammella è ritenuto insufficiente, essa può essere aumentata chirurgicamente. Poiché anche l'immobilità è un fattore di rischio di tromboembolia venosa, la somministrazione di estrogeni per via orale deve essere interrotta 3-4 settimane prima dell'intervento chirurgico. Una volta che i soggetti hanno nuovamente ripreso la motilità, la terapia orale con estrogeni può essere ristabilita.

Femmina-maschio: seno, utero e ovaie sono rimossi chirurgicamente. In rari casi, il clitoride ipertrofizzato può essere utilizzato come fallo. In altri casi, può essere eseguita ciò che viene chiamata meta-oidoplastica. Lembi asportati da braccia o gambe possono essere utilizzati per costruire un neofallo. Questi interventi chirurgici permettono alla persona di urinare in piedi. A partire dalle grandi labbra può essere costruito uno scroto, nel quale possono essere impiantate delle protesi testicolari. Una protesi per consentire l'erezione è un'opzione percorribile. La qualità della ricostruzione chirurgica dei genitali è cruciale per tutti i transessuali per permettere loro di ricoprire il ruolo di individuo del sesso acquisito in maniera credibile.

I.1.1.5 Prognosi

Benché siano auspicabili evidenze più solide, la disforia di genere ben trattata è in grado di essere più sicura di quella non trattata, che è associata a un aumento del rischio di depressione e suicidio. Fortunatamente, pochi transessuali rifiutano il trattamento (Pfäfflin 1992).

Un'equipe di professionisti competenti nei disturbi dell'identità sessuale può fornire un'assistenza ottimale. Dubbi sull'autenticità della diagnosi di disforia di genere, l'assenza di accettazione da parte dei coetanei e, forse, alcune fobie personali potrebbero portare alcuni medici a sospendere la terapia. I transessuali hanno bisogno di assistenza a lungo termine per ottimizzare il trattamento ormonale e non devono essere soggetti a discriminazione quando richiedono delle cure.

Bibliografia

Asscheman H, Gooren LJ (1992) Hormone treatment in transsexuals. J Psychol Hum Sex 5:39

De Sutter P (2001) Gender reassignment and assisted reproduction: present and future reproductive options for transsexual people. Hum Reprod 16:612 – 614

Futterweit W (1998) Endocrine therapy of transsexualism and potential complications of long-term treatment. Arch Sex Behav 27:209

Giltay EJ, Gooren LJ (2000) Effects of sex steroid deprivation/administration on hair growth and sebum production in transsexual males and females. J Clin Endocrinol Metab 85:2913

Gooren L (1990) The endocrinology of transsexualism: a review and commentary. Psychoneuroendocrinology 15:3

Levy A, Crown A, Reid R (2003) Endocrine intervention for transsexuals. Clin Endocrinol (Oxf) 59:409 – 418

Michel A, Mormont C, Legros JJ (2001) A psycho-endocrinological overview of transsexualism. Eur J Endocrinol 145: 365 – 376

Monstrey S, Hoebeke P, Dhont M, De Cuypere G, Rubens R, Moerman M, Hamdi M, Van Landuyt K, Blondeel P (2001) Surgical therapy in transsexual patients: a multi-disciplinary approach. Acta Chir Belg 101:200 – 209

Moore E, Wisniewski A, Dobs A (2003) Endocrine treatment of transsexual people: a review of treatment regimens, outcomes, and adverse effects. J Clin Endocrinol Metab 88:3467

Pfäfflin F (1992) Regrets after sex reassignment surgery. J Psychol Hum Sex 5:69

Standards of care for gender identity disorders. The Harry Benjamin International Gender Dysphoria Association. (http://www.hbigda.org)
T'Sjoen G, Rubens R, De Sutter P, Gooren L, (2004) Author's response: the endocrine care of transsexual people. J Clin Endocrinol Metab 89:1014 - 1015
Van Borsel J, De Cuypere G, Van den Berghe H (2001) Physical appearance and voice in male-to-female transsexuals. J Voice 15:570 - 575
van Haarst EP, Newling DW, Gooren LJ et al (1998) Metastatic prostatic carcinoma in a male-to-female transsexual. Br J Urol 81:776
Van Kesteren PJ, Gooren LJ, Megens JA (1996) An epidemiological and demographic study of transsexuals in The Netherlands. Arch Sex Behav 25:589
Van Kesteren PJ, Megens JA, Asscheman H, Gooren LJ (1997) Side effects of cross-sex hormone administration in transsexuals. Clin Endocrinol 47: 337
Van Kesteren P, Lips P, Gooren LJ et al (1998) Long term follow-up of bone mineral density in transsexuals treated with cross-sex hormones. Clin Endocrinol 48:347
Zhou JN, Hofman MA, Gooren LJ, Swaab DF (1995) A sex difference in the human brain and its relation to transsexuality. Nature 378:68

I.1.2 Anomalie della differenziazione sessuale

G. G. R. T'Sjoen

Messaggi chiave

- Gli individui che presentano organi genitali che non consentono di stabilire il sesso vengono definiti con organi genitali esterni ambigui.
- Lo stato intersessuale non si limita ai neonati.
- La causa più frequente di ambiguità intersessuale nel neonato è l'iperplasia congenita surrenalica (Congenital Adrenal Hyperplasia, CAH), dovuta a un deficit di 21-idrossilasi.
- La causa più frequente di insufficiente mascolinizzazione negli uomini è il gruppo delle sindromi da resistenza agli androgeni.
- L'esame istologico gonadico è necessario per confermare una diagnosi di ermafroditismo.
- L'emergenza medica è rappresentata dalla crisi surrenalica acuta (un'emergenza potenzialmente letale) nei bambini affetti da CAH con perdita di sali.
- La nascita di un figlio con organi genitali ambigui rappresenta un'emergenza socio-psicologica per la famiglia.

I.1.2.1 Definizione

Le persone il cui aspetto genitale non permette di stabilire il genere vengono definite con ambiguità degli organi genitali esterni. Questa definizione include i neonati affetti da ipospadia perineale con scroto bifido, criptorchidismo bilaterale, clitoromegalia, fusione labiale posteriore e fenotipo femminile con gonadi esternamente palpabili e i neonati con organi genitali discordanti rispetto al sesso cromosomico. I neonati XY che hanno gonadi palpabili e semplice ipospadia, o microfallo, non hanno veramente un'ambiguità degli organi genitali esterni (anche se insufficientemente virilizzati) e saranno discussi separatamente in altri capitoli. Le ambiguità genitali non interessano i neonati al momento della nascita. Uno sviluppo etero-sessuale può manifestarsi durante la pubertà. Esempi includono il deficit di 17 β-idrossideidrogenasi e di 5α-reduttasi, la comparsa tardiva di iperplasia surrenalica congenita (CAH) e la sindrome da insensibilità parziale agli androgeni (Partial Androgen Insensitivity Syndrome, PAIS).

I.1.2.2 Eziologia e patogenesi

L'esame e la gestione dei disturbi della differenziazione sessuale dipendono dalla conoscenza dell'embriologia e della genetica e dal controllo ormonale legato allo sviluppo normale del sesso fetale (vedi Sez. 2.1.2 e 2.2.2 nel Cap. II). Anche la conoscenza dello sviluppo psico-sessuale post-natale e delle influenze socioculturali sul genere è molto importante. L'anamnesi deve includere: stesura di un albero genealogico con attenzione alle donne senza figli o con amenorrea, anamnesi di consanguineità, un'esposizione prenatale agli androgeni (p. es., danazolo, testosterone), ai teratogeni o agli interferenti endocrini (fenitoina, aminoglutetimide, Dessens et al. 2001) e un'anamnesi di morte improvvisa del lattante.

I.1.2.3 Classificazione delle ambiguità genitali

Tradizionalmente si aggiungono prefissi alla parola ermafroditismo per classificare le ambiguità genitali: pseudoermafroditismo femminile (p. es., CAH) e pseudoermafroditismo maschile (sindrome da insensibilità agli androgeni, Tabella I.1.2).

Questa classificazione è fonte di confusione per il personale medico e per i pazienti. Dei modelli più semplici, come già suggerito da esperti di questo campo, sono «la donna mascolinizzata»

Tabella I.1.2. Caratteristiche fenotipiche che possono riflettere un'anomalia della differenziazione sessuale

Fenotipo femminile	Fenotipo ambiguo	Fenotipo maschile
Clitoromegalia isolata	Organi genitali ambigui	Uomo con testicoli non palpabili
Fusione labiale isolata		Micropene, scroto bifido
Gonadi esternamente palpabili, ernie inguinali	Alterazioni genitali che appartengono a una sindrome	Ipospadia acuta ± criptorchidismo

e «l'uomo insufficientemente mascolinizzato»; si riserva la parola «ermafroditismo» per descrivere la presenza di tessuti testicolare e ovarico in uno stesso individuo.

I.1.2.4 Sintomatologia

I.1.2.4.1 Quali neonati sottoporre ad accertamenti?

Il medico deve controllare la dimensione del pene, la posizione dell'orifizio uretrale, la fusione delle labbra, la possibilità di scroto bifido, il criptorchidismo e la dimensione delle gonadi (Diamond 2001).

I.1.2.4.2 Indagini diagnostiche

Segue un elenco parziale delle indagini possibili da eseguire in caso di ambiguità genitale del neonato. La valutazione clinica influenzerà l'approccio (Tabella I.1.3).

- Genetica
  - Cariotipo su sangue periferico
  - DNA, individuazione di mutazioni genetiche
  - Ibridazione in situ fluorescente (Fluorescence in Situ Hybridation, FISH) che utilizza «sonde» specifiche di SRY (regione del cromosoma Y che determina il sesso)
- Endocrina
  - 17-idrossiprogesterone, 11-desossicortisolo, 17-idrossipregnenolone, deidroepiandrosterone (DHEA), gli elettroliti sierici, la renina, l'aldosterone, l'ormone adrenocorticotropo (ACTH) e gli steroidi urinari.
  - Testosterone (T), diidrotestosterone (DHT)
  - Androstenedione
  - Luteostimolina (LH), follicolostimolina (FSH), ormone anti-mulleriano (AMH)
  - Test all'hCG (gonadotropine corioniche umane)
- Imaging
  - Ecografia pelvica
  - MRI
  - Uretrocistoscopia
- Chirurgia
  - Laparoscopia esplorativa
  - Biopsia delle gonadi

Tabella I.1.3. Classificazione semplice degli stati intersessuali

Tipo/causa	Risultato
Femmina mascolinizzata	
Androgeni femminili	Somatomammotropina, deficit di aromatasi placentare, tumori surrenalici, tumori ovarici
Androgeni materni	
Maschi insufficientemente mascolinizzati	
Anomalie dello sviluppo testicolare	Disgenesia gonadica, mosaicismo XO/XY
Alterazioni della biosintesi e del metabolismo degli androgeni	Deficit di 17α-OH-deidrogenasi o di 5α-reduttasi
Resistenza agli androgeni	Sindrome da insufficienza parziale di androgeni
Ermafroditismo vero	
Presenza di tessuto testicolare e ovarico (con follicoli) in uno stesso individuo	XX, XY, XX/XY

La causa più frequente di ambiguità genitale nel neonato è la presenza di un'iperplasia congenita surrenalica dovuta a un deficit di 21-idrossilasi, caratterizzato da un cariotipo 46,XX, da un aumento del 17-idrossiprogesterone e dalla presenza di un utero (Speizer 2001, Fig. I.1.1). La causa più frequente di insufficiente mascolinizzazione sviluppata è il gruppo delle sindromi da resistenza agli androgeni (Wisniewski et al. 2000, Fig. I.1.2). Il processo diagnostico nel bambino con cariotipo XY scarsamente virilizzato è più difficile a causa della variabilità fenotipica e delle differenti cause potenziali (Ahmed e Hughes 2002).

L'ambiguità genitale XY è una sfida diagnostica (Migeon et al. 2002b). Il test di stimolazione con l'hCG è un esame chiave, anche se non sono stati definiti protocolli univoci e risposte normali per il periodo neonatale e l'infanzia (Forest 1979). L'AMH sierico è un marker semplice e utile dello sviluppo testicolare e, probabilmente, della sua funzione (Lee et al. 1997; Rey et al. 1999; Misra et al. 2002). L'esame istologico gonadico è necessario per confermare una diagnosi di ermafroditismo (Krob et al. 1994). La causa genetica della disgenesia gonadica nella maggior parte dei casi rimane sconosciuta.

I.1.2.5 Trattamento

L'emergenza medica è la crisi surrenalica acuta (un'emergenza potenzialmente letale) nei bambini con iperplasia congenita surrenalica (CAH) con perdita di sali. La sintomatologia da perdita di sali comprende vomito, diarrea, ipovolemia, iponatriemia con iperkaliemia, ipoglicemia e collasso cardiovascolare (Speiser 2001). Per prevenire le manifestazioni potenzialmente letali della crisi surrenalica, dosi di glucocorticoidi devono essere somministrate ad ogni bambino per il quale è sospettata la CAH (25–50 mg/die di idrocortisone per via endovenosa, orale o intramuscolare) e, in particolare, se il bambino è sottoposto a stress di varia natura. Una volta confermata la diagnosi di CAH con perdita di sali, il bambino deve ricevere una terapia sostitutiva con glucocorticoidi e mineralcorticoidi (25–30 mg/m^2/die in tre dosi somministrate tre volte al giorno).

La nascita di un figlio con organi genitali ambigui rappresenta un'emergenza socio-psicologica per la famiglia.

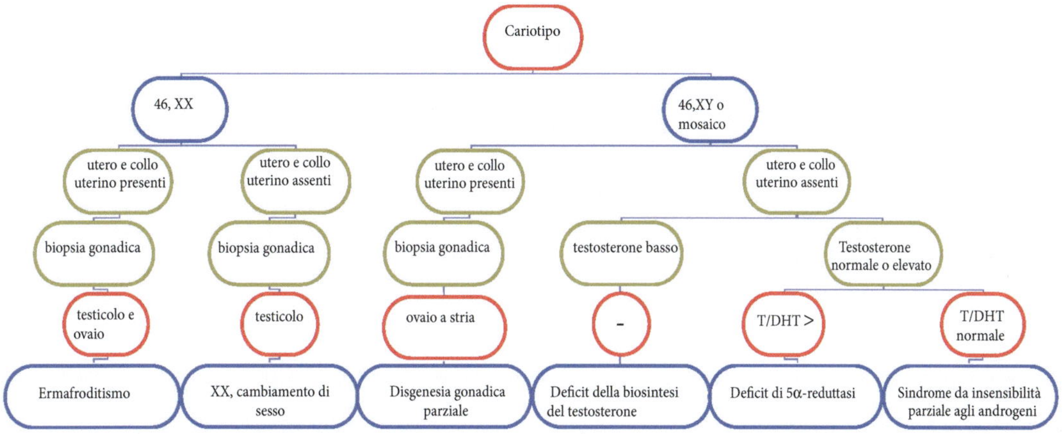

Fig. I.1.1. Ambiguità sessuale, gonadi esternamente palpabili

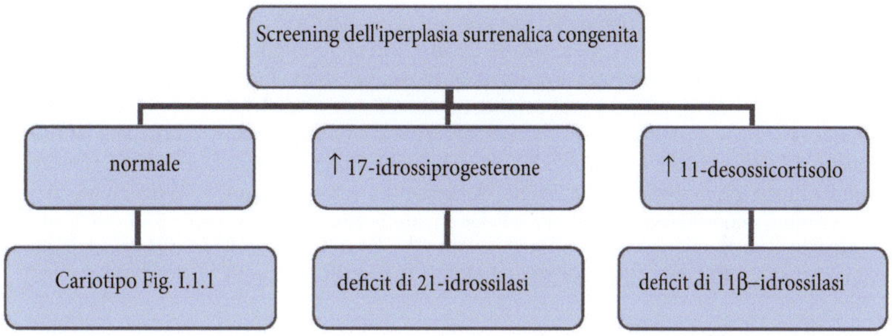

Fig. I.1.2. Stati intersessuali, gonadi non palpabili

Un esame accurato e completo da parte di un'equipe di endocrinologi, genetisti, chirurghi e psicologi è necessario prima di qualunque piano terapeutico appropriato. Il trattamento dei bambini con organi genitali ambigui è critico e spesso controverso, in assenza di linee guida ben definite. Molti esperti hanno cominciato a mettere in discussione l'adeguatezza dei paradigmi dei trattamenti che raccomandavano la chirurgia genitale precoce e l'assegnazione del genere basata sul potenziale riproduttivo e sulla funzione sessuale tradizionale (Money 1955; Gourlay et al. 1994; Slijper et al. 1998; Migeon et al. 2002a; Berenbaum et al. 2003). La questione del momento e dell'approccio migliore alla ricostruzione chirurgica dei genitali rimane controversa e in continua evoluzione.

I.1.2.6 Prevenzione

La diagnosi prenatale è possibile nelle donne in gravidanza con una storia familiare di deficit di 21-idrossilasi. Il desametasone (20 μg/kg/die) può essere somministrato a partire dalla 5ª settimana di gravidanza. Questo trattamento viene proseguito durante tutta la gravidanza quando l'anomalia viene diagnosticata nel feto femminile. Se il feto è maschile o se il feto femminile non risponde, il desametasone viene interrotto (New et al. 2001).

Bibliografia

Ahmed SF, Hughes IA (2002) The genetics of male undermasculinization. Clin Endocrinol (Oxf) 56:1 - 18

Ahmed SF, Cheng A, Dovey L, Hawkins JR, Martin H, Rowland J, Shimura N, Tait AD, Hughes IA (2000) Phenotypic features, androgen receptor binding, and mutational analysis in 278 clinical cases reported as androgen insensitivity syndrome. J Clin Endocrinol Metab 85:658 - 665

Berenbaum SA, Bailey JM (2003) Effects on gender identity of prenatal androgens and genital appearance: evidence from girls with congenital adrenal hyperplasia. J Clin Endocrinol Metab 88:1102 - 1105

Burgner DP, Kinmond S, Wallace AM et al (1996) Male pseudo hermaphroditism secondary to panhypopituitarism. Arch Dis Child 75:153 - 155

Cara JF, Moshang T Jr, Bongiovanni AM, Marx BS (1985) Elevated 17-hydroxyprogesterone and testosterone in a new born with 3-beta-hydroxysteroid dehydrogenase deficiency. N Engl J Med 313:618 - 621

Consensus statement on 21-hydroxylase deficiency from the Lawson Wilkins Pediatric Endocrine Society and the European Society for Paediatric Endocrinology. J Clin Endocrinol Metab 87:4048 - 4053

Dessens AB, Cohen-Kettenis PT, Mellenbergh GJ et al (2001) Association of prenatal phenobarbital and phenytoin exposure with genital anomalies and menstrual disorders. Teratology 64:181 - 188

Diamond M, Sigmundson HK (1997) Management of intersexuality. Guidelines for dealing with persons with ambiguous genitalia. Arch Pediatr Adolesc Med 151:1046 - 1050

Faisal Ahmed S, Iqbal A, Hughes IA (2000) The testosterone:androstenedione ratio in male undermasculinization. Clin Endocrinol (Oxf) 53:697 – 702

Forest MG (1979) Pattern of the response of testosterone and its precursors to human chorionic gonadotropin stimulation in relation to age in infants and children. J Clin Endocrinol Metab 49:132 – 137

Gourlay WA, Johnson HW, Pantzar et al (1994) Gonadal tumors in disorders of sexual differentiation. Urology 43:537 – 540

Imperato-McGinley J, Gautier T, Pichardo M, Shackleton C (1986) The diagnosis of 5-alpha-reductase deficiency in infancy. J Clin Endocrinol Metab 63:1313 – 1318

Krob G, Braun A, Kuhnle U (1994) True hermaphroditism: geographical distribution, clinical findings, chromosomes and gonadal histology. Eur J Pediatr 153:2 – 10

Lee M, Donahoe P, Silverman B et al (1997) Measurement of serum mullerian inhibiting substance in the evaluation of children with nonpalpable gonads. N Engl J Med 336:1480 – 1486

Mendonca BB, Inacio M, Arnhold IJ, Costa EM (2000) Male pseudohermaphroditism due to 17 beta-hydroxysteroid dehydrogenase 3 deficiency. Diagnosis, psychological evaluation, and management. Medicine (Baltimore) 79:299 – 309

Migeon CJ, Wisniewski AB, Gearhart JP et al (2002a) Ambiguous genitalia with perineoscrotal hypospadias in 46,XY individuals: long-term medical, surgical, and psychosexual outcome. Pediatrics 110:e31

Migeon CJ, Wisniewski AB, Brown TR et al (2002b) 46,XY intersex individuals: phenotypic and etiologic classification, knowledge of condition, and satisfaction with knowledge in adulthood. Pediatrics 110:e32

Minto CL, Liao LM, Woodhouse CR et al (2003) The effect of clitoral surgery on sexual outcome in individuals who have intersex conditions with ambiguous genitalia: a cross-sectional study. Lancet 361:1252 – 1257

Misra M, MacLaughlin DT, Donahoe PK, Lee MM (2002) Measurement of Mullerian inhibiting substance facilitates management of boys with microphallus and cryptorchidism. J Clin Endocrinol Metab 87:3598 – 3602

Money J, Hampson JG, Hampson JL (1955) Hermaphroditism: recommendations concerning assignment of sex, change of sex, and psychologic management. Bull Johns Hopkins Hosp 97:284 – 300

New MI, Carlson A, Obeid J, Marshall I, Cabrera MS, Goseco A, Lin-Su K, Putnam AS, Wei JQ, Wilson RC (2001) Prenatal diagnosis for congenital adrenal hyperplasia in 532 pregnancies. J Clin Endocrinol Metab 86:5651 – 5657

Rey RA, Belville C, Nihoul-Fekete C et al (1999) Evaluation of gonadal function in 107 intersex patients by means of serum antimullerian hormone measurement. J Clin Endocrinol Metab 84:627 – 631

Schnitzer JJ, Donahoe PK (2001) Surgical treatment of congenital adrenal hyperplasia. Endocrinol Metab Clin North Am 30:137 – 154

Slijper F, Drop S, Molenaar J, de Muinck Keizer-Schrama S (1998) Long-term psychological evaluation of intersex children. Arch Sex Behav 27:125 – 144

Speiser PW (2001) Congenital adrenal hyperplasia owing to 21-hydroxylase deficiency. Endocrinol Metab Clin North Am 30:31 – 59

Verp MS, Simpson JL (1987) Abnormal sexual differentiation and neoplasia. Cancer Genet Cytogenet 25:191 – 218

Wisniewski AB, Migeon CJ, Meyer-Bahlburg, HF et al (2000) Complete androgen insensitivity syndrome: long-term medical, surgical, and psychosexual outcome. J Clin Endocrinol Metab 85:2664 – 2669

Problema: anomalie dello sviluppo puberale

I.2

S. A. Wudy

Messaggio chiave

- La pubertà è una tappa importante dello sviluppo. Essa inizia con un aumento della secrezione pulsatile e notturna di ormone di liberazione delle gonadotropine (GnRH). Secondo le linee guida principali, prima di cominciare il trattamento della pubertà precoce e ritardata, bisogna escludere un'affezione organica sottostante che richieda un trattamento indipendente.

I.2.1 Fisiologia

La pubertà è il periodo di transizione tra l'infanzia e l'età adulta. Questa fase è caratterizzata dalla maturazione sessuale completa, dallo spurt staturale dell'adolescenza e dall'acquisizione della capacità riproduttiva (produzione di gameti maturi). La pubertà inizia con l'aumento della secrezione pulsatile del GnRH ipotalamico. Le gonadotropine ipofisarie (LH, ormone luteinizzante, e FSH, ormone follicolo-stimolante) vengono stimolate e la loro liberazione provoca un aumento dei livelli di steroidi gonadici (in maniera predominante del testosterone nell'uomo).

Nel maschio, il primo segno di sviluppo puberale è l'aumento del volume testicolare (4 mL), che si manifesta a un'età media di 12 anni (Marshall e Tanner 1970). Tanner ha sviluppato degli standard di valutazione della maturazione sessuale (Tabella I.2.1) che permettono di caratterizzare le alterazioni fisiche negli individui e nelle popolazioni.

Tabella I.2.1. Fasi di Tanner dello sviluppo puberale nel maschio

A. Sviluppo genitale
Fase 1: pre-adolescente. Testicoli, scroto e pene sono infantili.
Fase 2: aumento volumetrico dello scroto e dei testicoli; la struttura della cute scrotale si modifica; iniziale pigmentazione.
Fase 3: accrescimento del pene in lunghezza; ulteriore aumento volumetrico dei testicoli e dello scroto.
Fase 4: aumento del diametro e dello sviluppo del pene con sviluppo del glande. Ulteriore aumento volumetrico di testicoli e scroto. Ulteriore aumento della pigmentazione della cute scrotale.
Fase 5: genitali di tipo e dimensioni tipiche dell'adulto
B. Sviluppo dei peli pubici
Fase 1: pre-adolescente. Leggera villosità infantile sulla parete addominale, p. es., assenza di peli pubici.
Fase 2: scarsi peli lanuginosi, poco pigmentati, dritti o leggermente ricci, alla base del pene.
Fase 3: i peli sono molto più scuri, spessi e ricci e si estendono in maniera non uniforme sulla giunzione del pube.
Fase 4: i peli sono di tipo adulto, ma ancora non del tutto estesi. Non esiste nessuna estensione alla superficie interna delle cosce.
Fase 5: i peli di tipo e quantità tipici dell'adulto. Estensione alla superficie interna delle cosce, ma non fino alla linea alba o al di sopra della base del triangolo inverso. La maggior parte degli uomini avrà un'estensione ulteriore dei peli pubici.

I.2.2 Pubertà precoce

Nel maschio, la pubertà è considerata precoce quando i caratteri sessuali secondari tipici si manifestano prima dei 9 anni. A causa della chiusura prematura delle epifisi, le persone che hanno una pubertà precoce sono generalmente più basse del normale.

È importante distinguere la pubertà precoce *vera* (cioè *centrale*), che è causata dall'attivazione prematura dell'asse ipotalamo-ipofisi-gonadi, dalla *pseudopubertà precoce*, che è generalmente dovuta a un tumore secernente (che induce solo lo sviluppo dei caratteri sessuali secondari, Partsch et al. 2002).

In caso di pubertà precoce vera dipendente dalle gonadotropine, l'attivazione prematura del GnRH ipotalamico induce un aumento dell'ampiezza e della frequenza della secrezione pulsatile ipofisaria di LH e di FSH. Questa forma di pubertà precoce può essere classificata in due tipi: da lesioni neurali identificabili (p. es., tumori endocranici, malformazioni congenite, cause traumatiche, cause post-infettive, ecc.) e idiopatica, in assenza di lesioni (forme familiari sporadiche).

La pubertà precoce vera deve essere distinta dalla pseudo-pubertà precoce. La diagnosi differenziale comprende tumori secernenti gonadotropine (localizzati dentro o fuori il sistema nervoso centrale) e aumento della secrezione di androgeni dal surrene (iperplasia congenita delle ghiandole surrenaliche, neoplasia surrenalica) o dai testicoli (adenoma delle cellule di Leydig o testotossicosi).

Nel caso venga identificata la causa induttrice della pubertà precoce, la terapia deve mirare a trattarla. La terapia può consistere in un intervento chirurgico, in una radioterapia o in una chemioterapia per i tumori cerebrali, gonadici, surrenalici o per tumori ectopici secernenti gonadotropine. L'iperplasia congenita del surrene richiede la soppressione del surrene stesso. Nella pseudo-pubertà precoce sono stati utilizzati farmaci, quali il testolattone o il ketoconozolo. Nei pazienti con pubertà centrale, idiopatica o meno, la terapia attuale preferita consiste nel bloccare la produzione di gonadotropine mediante analoghi del GnRH. L'adeguatezza della terapia deve essere controllata con degli esami clinici e ormonali.

I.2.3 Pubertà ritardata

Nel maschio, la pubertà è considerata ritardata quando i caratteri sessuali secondari (volume testicolare < 4 mL) non appaiono prima dell'età di 14 anni.

Molteplici sono le cause di pubertà ritardata (Pozo e Argente 2003). Il ritardo costituzionale di accrescimento e di pubertà è la causa più frequente di pubertà ritardata nel ragazzo. Generalmente esiste una componente familiare di maturazione tardiva. Inoltre, l'ipogonadismo ipogonadotropo funzionale può essere dovuto a patologie croniche intercorrenti, disturbi nutrizionali, deficit isolato di ormone della crescita e ad altri disturbi ormonali o allo stress. Lo spettro delle affezioni ipogonadotrope permanenti comprende la sindrome di Kallmann, il deficit isolato di gonadotropine, la sindrome dell'eunuco fertile o vari deficit ormonali ipofisari. Le anomalie cromosomiche, le anomalie di biosintesi e di recettività degli ormoni, le sindromi malformative, l'agenesia delle gonadi, l'ipoplasia gonadica e l'insufficienza gonadica primitiva acquisita provocano tutte ipogonadismo ipergonadotropo.

Il trattamento sostitutivo con androgeni per raggiungere e mantenere uno stato somatico e sessuale maschile adulto richiede la somministrazione per via parenterale di testosterone. La posologia iniziale della terapia dipende dall'età e dallo stato di maturazione del paziente e dalla rapidità dello sviluppo puberale desiderato. Normalmente il testosterone è somministrato come iniezione a rilascio prolungato. L'applicazione transdermica sotto forma di cerotti o di gel può rappresentare un'alternativa a questo trattamento; i dati che riguardano i bambini sono ancora scarsi. Benché l'osservazione sia la raccomandazione principale in caso di ritardo costituzionale dell'accrescimento e della pubertà, in alcune situazioni la somministrazione di testosterone, a breve termine, può portare benefici.

Bibliografia

Marshall WA, Tanner JM (1970) Variations in the pattern of pubertal changes in boys. Arch Dis Child 45:13 – 23

Partsch CJ, Heger S, Sippell WG (2002) Management and outcome of central precocious puberty. Clin Endocrinol 56:129 – 148

Pozo J, Argente J (2003) Ascertainment and treatment of delayed puberty. Horm Res 60 [Suppl 3]:35 – 48

Fattori maschili dei disturbi della fertilità I.3

I.3.1 Linee guida per la diagnosi e il trattamento dell'infertilità maschile

F. Comhaire, A. Mahmoud

In passato sono state tenute conferenze e workshop per stilare delle linee guida sui diversi aspetti dell'andrologia. Questi hanno affrontato, tra l'altro, le seguenti tematiche: l'utilità delle tecniche diagnostiche avanzate di analisi del liquido seminale (ESHRE 1996; Comhaire 1997; Fraser et al. 1997), la gestione dei tumori a cellule germinali testicolari (Krege et al. 2001), la contraccezione delle coppie (Neal e Groat 1976), il ruolo di consulto attento alle coppie infertili (Monach 2003), l'inversione della vasectomia (Chawla et al. 2004) e un'assistenza adeguata (Hull 1996). Allo scopo di limitare la confusione sulla terminologia utilizzata nel campo dell'infertilità (Easton 1998), la WHO ha introdotto alcune definizioni (Rowe et al. 1993).

Per «infertilità» si intende l'assenza di concepimento dopo 12 mesi di rapporti mirati e non protetti (Rowe et al. 2000). Benché arbitraria, la scelta di un periodo di tempo di 12 mesi è dovuta al fatto che la maggioranza (circa 85%) delle coppie ha ottenuto una gravidanza spontanea entro un anno.

Ciò non implica, tuttavia, che il controllo dell'infertilità debba essere posticipato fin quando il periodo di 12 mesi non sia trascorso, in particolare se la coppia presenta un'anamnesi che fa sospettare un'infertilità in uno dei due partner o se l'età della donna è relativamente alta (35 anni o più).

Il termine «infertilità maschile primaria» viene utilizzato quando un uomo non è mai riuscito a fecondare una donna. Fecondare significa che il concepimento è avvenuto, indipendentemente dall'evoluzione della gravidanza.

L'espressione «infertilità maschile secondaria» è utilizzata quando l'uomo ha fecondato almeno una donna, indipendentemente dal fatto che sia la partner attuale e indipendentemente dall'evoluzione della gravidanza.

Alcune diagnosi sono meno frequenti in questi uomini, come le malattie congenite o le alterazioni gravi del liquido seminale quali l'azoospermia o l'oligozoospermia estrema, mentre il varicocele e l'infezione delle ghiandole accessorie maschili sono più frequenti.

La durata di un'infertilità involontaria è definita come il numero di mesi durante i quali la coppia ha avuto rapporti sessuali non protetti. Ciò fornisce un'informazione prognostica sulla futura probabilità di concepimento spontaneo della coppia (Fig. I.3.1).

La valutazione di una coppia infertile deve sempre includere l'esame dei due partner. In generale, un fattore maschile si evidenzia nella metà delle coppie infertili. Nella metà di queste è anche presente un fattore femminile (Steinberger et al. 1981; WHO 1987). Il trattamento deve sempre mirare a favorire

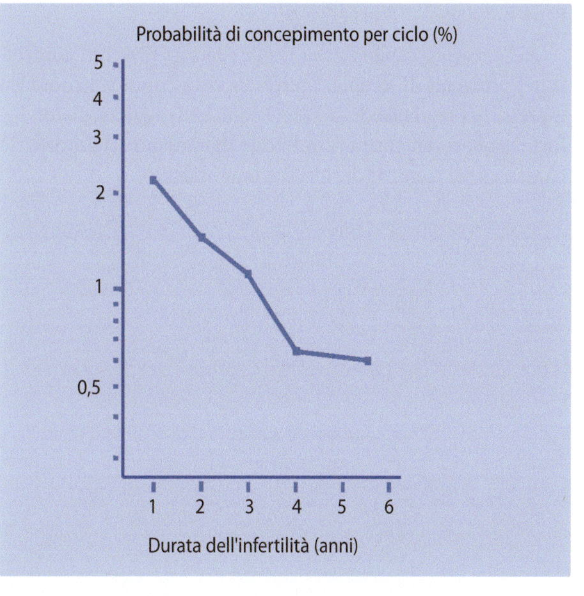

Fig. I.3.1. La probabilità di concepimento per ciclo di esposizione (P/C) è mostrata in funzione della durata dell'infertilità. Notare che i valori P/C sono in scala logaritmica

le condizioni ottimali per una fecondazione, compresa la correzione di tutti i fattori causali nei due partner. È chiaro che il miglioramento della capacità riproduttiva della donna aumenterà le probabilità che la coppia, il cui partner maschile è ipofertile, riesca a ottenere una gravidanza (Rodriguez-Rigau et al. 1978; Silber 1989). Alcuni elementi evidenziano come il fattore maschile possa anche essere coinvolto in alcuni casi di aborti spontanei ripetuti (Bernardini et al. 2004). Si suppone che, in tali casi, la qualità del DNA non sia ottimale, per esempio per reazioni ossidative, anche se può avvenire la fusione spermatozoo-ovocita.

La WHO ha condotto uno studio su un gran numero di coppie che richiedevano un consulto per infertilità; esse sono state studiate secondo un protocollo stabilito e una metodologia standardizzata sono state esaminate da un gruppo di esperti indipendenti per controllo di qualità esterno (WHO 1987). Dopo un'analisi dettagliata dei dati è stato definito un sistema semplificato di indagine, di diagnosi e di trattamento standardizzati (Rowe et al. 2000), implementato in un programma per computer. Ogni elemento incluso nel sistema è stato precedentemente convalidato per il suo contributo alla diagnosi e alla gestione.

Un gruppo di lavoro di dieci medici, con una lunga esperienza in andrologia, ha attentamente revisionato i dati ottenuti dalla ricerca della WHO, da studi su coorti retrospettive e prospettiche e da studi randomizzati e di meta-analisi. Inoltre, sono stati presi in considerazione i risultati degli studi prospettici condotti dalla WHO.

In caso di conclusioni contraddittorie, tratte da differenti tipi di studi, per esempio per quanto riguarda il trattamento del varicocele o l'uso del tamoxifene, il gruppo di esperti ha preso in considerazione i dati fisiopatologici, anatomici ed epidemiologici per formulare delle linee guida. Così sono stati presi in considerazione diversi livelli di qualità di dati, e ciò si è rispecchiato nella scelta dei termini utilizzati.

Nel presente capitolo, che tratta i fattori maschili coinvolti nei problemi di fertilità, i punti di vista basati sul consenso espressi nel manuale della WHO sono stati aggiornati con informazioni recentemente pubblicate riguardanti sia l'approccio clinico che le tecniche di riproduzione assistita.

Bibliografia

Bernardini LM, Costa M, Bottazzi C, Gianaroli L, Magli C, Venturini PL, Francioso R, Conte N, Ragni N (2004) Sperm aneuploidy and recurrent pregnancy loss. Reprod Biomed Online 9:312 - 320

Chawla A, O'Brien J, Lisi M, Zini A, Jarvi K (2004) Should all urologists performing vasectomy reversals be able to perform vasoepididymostomies if required? J Urol 172:1048 - 1050

Comhaire F (1997) Consensus workshop on advanced diagnostic andrology techniques [letter]. Hum Reprod 12:872 - 872

Easton M (1998) Infertility treatment: lack of consensus plagues an unregulated field. CMAJ 158:1345 - 1348

ESHRE (1996) Consensus workshop on advanced diagnostic andrology techniques. ESHRE (European Society of Human Reproduction and Embryology) Andrology Special Interest Group. Hum Reprod 11:1463 - 1479

Fraser L, Barratt CL, Canale D, Cooper T, DeJonge C, Irvine S, Mortimer D, Oehninger S, Tesarik J (1997) Consensus workshop on advanced diagnostic andrology techniques. ESHRE Andrology Special Interest Group. Hum Reprod 12:873

Hull MG (1996) Managed care of infertility. Curr Opin Obstet Gynecol 8:305 - 313

Krege S, Souchon R, Schmoll HJ (2001) Interdisciplinary consensus on diagnosis and treatment of testicular germ cell tumors: result of an update conference on evidence-based medicine (EBM). Eur Urol 40:372 - 391

Monach J (2003) Counselling – its role in the infertility team. Hum Fertil (Camb) 6:S17–S21

Neal AG, Groat HT (1976) Consensus in the marital dyad: couples' perceptions of contraception, communication, and family life. Sociol Focus 9:317 - 329

Rodriguez-Rigau LJ, Smith KD, Steinberger E (1978) Relationship of varicocele to sperm output and fertility of male partners in infertile couples. J Urol 120:691 - 694

Rowe PJ, Comhaire FH, Hargreave TB, Mellows HJ (1993) WHO manual for the standardized investigation and diagnosis of infertile couple. Cambridge University Press, Cambridge

Rowe PJ, Comhaire FH, Hargreave TB, Mahmoud AMA (2000) WHO manual for the standardized investigation, diagnosis and management of the infertile male. Cambridge University Press, Cambridge

Silber SJ (1989) The relationship of abnormal semen parameters to male fertility. Hum Reprod 4:947 - 953

Steinberger E, Rodriguez-Rigau LJ, Smith KD (1981) The interaction between the fertility potentials of the two members of an infertile couple. In: Frajese G, Hafez ES, Conti C, Fabbrini A (eds) Oligozoospermia: recent progress in andrology. Raven, New York, pp 9 - 19

WHO (1987) Towards more objectivity in diagnosis and management of male infertility. Int J Androl Suppl 7

I.3.2 Algoritmo diagnostico raccomandato dalla WHO

F. Comhaire, A. Mahmoud

È pratica frequente, in molti Paesi, che sia la donna di una coppia infertile a essere visitata e, a volte, anche trattata prima che il suo partner sia stato valutato. In altri casi, il medico (abitualmente il ginecologo, a volte il medico generico) richiede l'analisi del liquido seminale fin dall'inizio.

Per stabilire la diagnosi dell'infertilità maschile deve essere adottato un approccio sistematico, per cui si raccomanda di riempire il questionario con precisione e di annotare i risultati dell'esame clinico. Questo eviterà di trascurare dettagli che possono essere di importanza cruciale e che possono modificare completamente il trattamento e la prognosi di alcune coppie (p. es., l'effetto dei bagni caldi o dell'abuso di alcol).

Una volta che saranno state raccolte tutte le informazioni, esse verranno introdotte dal medico in un algoritmo (Fig. I.3.2) che faciliterà il processo diagnostico e che porterà a una o a più diagnosi appropriate, in accordo con i criteri obiettivi delle differenti categorie diagnostiche.

Chiaramente, l'uomo può avere problemi di erezione e/o di penetrazione o può non essere in grado di depositare il suo liquido seminale nella vagina nel periodo appropriato del ciclo. Esistono diverse cause di disfunzione sessuale e/o eiaculatoria che devono essere investigate e trattate, qualora possibile. In questi casi, la diagnosi di disfunzione sessuale ed eiaculatoria è appropriata e deve essere applicato un trattamento, indipendentemente dalla qualità degli spermatozoi. Tuttavia, deve essere eseguita un'analisi del liquido seminale, ove possibile raccoglierlo, poiché il risultato di questo esame influenzerà il trattamento dell'infertilità. Inoltre, una disfunzione sessuale o eiaculatoria può non essere stata determinata in fase di anamnesi, ma può essere rivelata da un test post-coitale negativo ripetuto con assenza di spermatozoi, malgrado la loro presenza all'analisi del liquido seminale.

Se le funzioni sessuale ed eiaculatoria sono normali e se i rapporti hanno luogo con una frequenza adeguata e al momento opportuno, l'analisi del liquido seminale assume un'importanza fondamentale.

Indipendentemente dalle caratteristiche degli spermatozoi (concentrazione, motilità e morfologia), la presenza di anticorpi anti-spermatozoi (ASA) in spermatozoi mobili porterà a una diagnosi di causa immunologica. In questo caso, la gestione dipenderà da vari fattori tra i quali il tipo di anticorpi e le altre caratteristiche degli spermatozoi.

Se le funzioni sessuale ed eiaculatoria sono normali e se non vengono riscontrati anticorpi anti-spermatozoi, la diagnosi e il trattamento saranno interamente dipendenti dal risultato dell'analisi del liquido seminale. Anche se le caratteristiche degli spermatozoi sono migliori dei limiti di riferimento, possono, tuttavia, essere presenti alterazioni del plasma seminale, come viscosità aumentata, liquefazione anomala oppure volume anomalo di eiaculato. In questi casi la categoria diagnostica applicabile è quella delle anomalie isolate del plasma seminale e si raccomanda di eseguire un test post-coitale. Se questo esame mostra un numero normale di spermatozoi mobili, il difetto isolato del plasma seminale non può considerarsi come causa di infertilità di coppia. Se i risultati del test sono alterati, si può affermare che ciò contribuisce al problema dell'infertilità, dato che permetterà una terapia appropriata.

Il riscontro di caratteristiche anormali degli spermatozoi *deve* indurre a una ricerca dei fattori eziologici, sistematica e aggiornata. Le informazioni ottenute dalla raccolta anamnestica sono spesso di importanza fondamentale per la diagnosi di fattori iatrogeni, di cause sistemiche e congenite e di lesioni testicolari acquisite. Le diagnosi di varicocele, di infezione delle ghiandole accessorie maschili e di ipogonadismo sono basate prevalentemente sull'esame clinico e sulle indagini di laboratorio.

In caso di funzione sessuale ed eiaculatoria normali e di parametri seminali anormali, ma senza alcun fattore eziologico dimostrabile, si applica la definizione di idiopatia. È importante sottolineare che quest'ultima classificazione richiede l'esclusione formale di tutte le cause possibili o probabili.

Se gli spermatozoi sono presenti nell'eiaculato, la classificazione diagnostica sarà di oligozoospermia idiopatica, di astenozoospermia idiopatica o di teratozoospermia idiopatica o di una qualsiasi combinazione possibile tra queste. Questa classificazione è fondamentale per determinare la probabilità di concepimento spontaneo e per la scelta del trattamento. Il termine «criptozoospermia» è utilizzato quando non si riscontrano spermatozoi nel liquido seminale appena raccolto, mentre è possibile individuare alcuni spermatozoi nel sedimento in seguito alla centrifugazione. In questo caso, l'approccio da utilizzare con i pazienti è lo stesso di quello descritto per l'oligozoospermia idiopatica.

Se non è possibile individuare spermatozoi sia nel liquido seminale appena raccolto che dopo centrifugazione, si parla di azoospermia. In assenza di qualsiasi causa dimostrabile dell'assenza di spermatozoi, è accettata la definizione di idiopatica. La distinzione tra azoospermia ostruttiva e azoospermia da causa testicolare primaria richiede, invece, il ricorso a ulteriori indagini.

Le diagnosi di qualità anomale di tipo idiopatico del liquido seminale (oligospermia e/o astenospermia e/o teratozoospermia o azoospermia) non possono mai essere associate a una diagnosi eziologica, mentre molte diagnosi eziologiche possono essere combinate, come, per esempio,

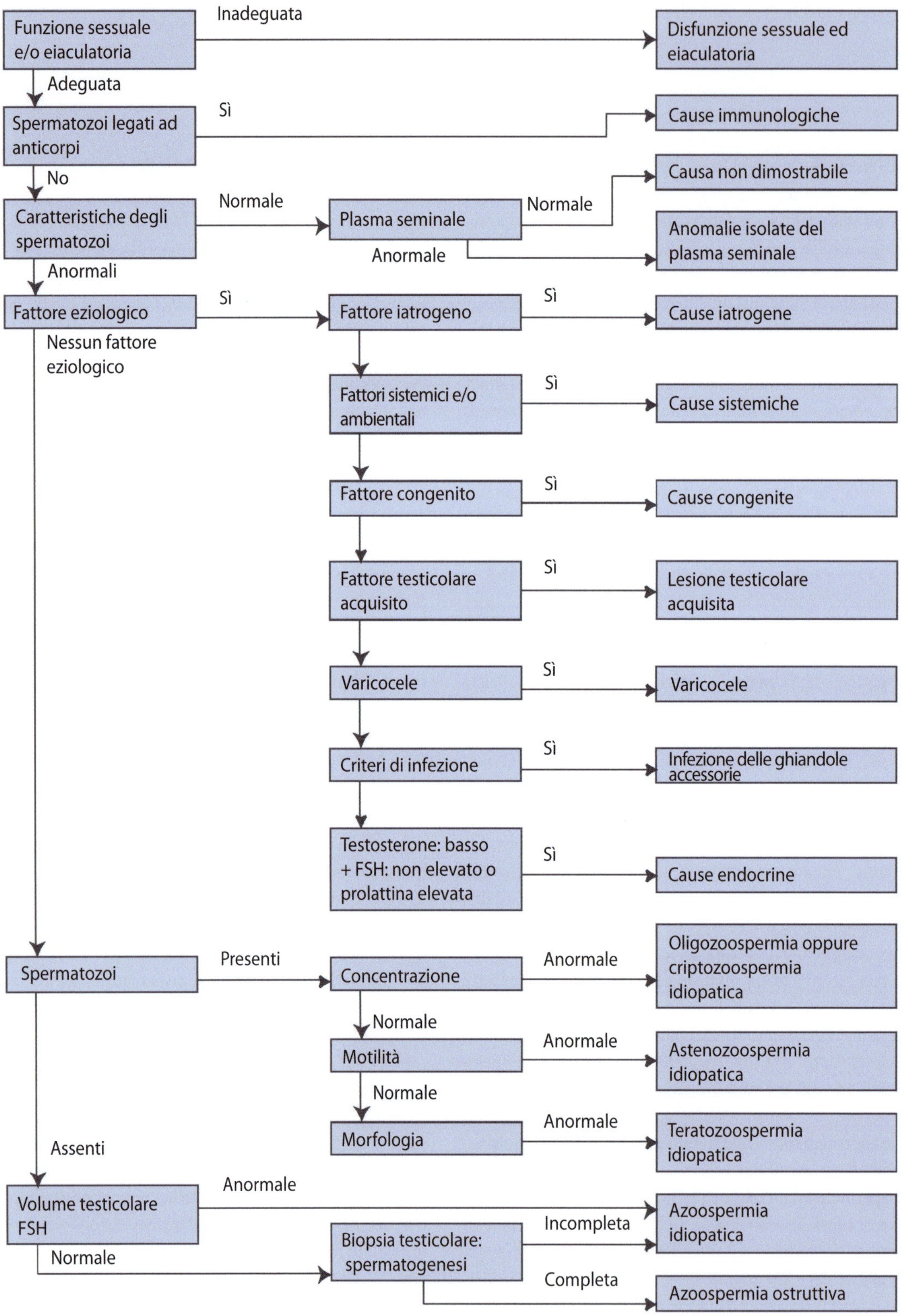

Fig. I.3.2. Algoritmo diagnostico raccomandato dalla WHO

in un paziente affetto da un fattore immunologico e da un'infezione delle ghiandole accessorie maschili (Male Accessory Gland Infection, MAGI) o da un varicocele e da cause sistemiche.

Si raccomanda di usare l'algoritmo per aiutare il medico a stabilire la diagnosi di ogni paziente. L'algoritmo diagnostico è stato, inoltre, implementato in un programma computerizzato che genera automaticamente le diagnosi appropriate e suggerisce il migliore trattamento.

I.3.3 Implicazioni della multifattorialità eziologica nella diagnosi e nella gestione dell'infertilità maschile

F. Comhaire, A. Mahmoud

Come per molte altre malattie, spesso l'eziologia dell'infertilità maschile è multifattoriale. Oltre alle malattie andrologiche tipiche, affrontate nei capitoli seguenti e riassunte nell'algoritmo diagnostico, esistono tre gruppi di fattori, complementari fra loro, che possono avere un'influenza sfavorevole sul potenziale riproduttivo maschile (Fig. I.3.3).

I fattori genetici comprendono le anomalie conosciute a carico del numero dei cromosomi e i difetti strutturali quali le traslocazioni. Queste alterazioni devono essere classificate come anomalie congenite, insieme all'agenesia congenita bilaterale dei dotti deferenti e delle vescicole seminali, associata a una mutazione del gene regolatore della fibrosi cistica (Cystic Fibrosis Transmembrane conductance Regulator, CFTR), e alle microdelezioni della regione DAZ del cromosoma Y.

Tuttavia, altre anomalie genetiche minori possono giocare un ruolo nella patogenesi dei deficit seminali e possono, talvolta, emergere se i meccanismi di riparazione del DNA (McMurray e Kortun 2003; Karagiannis et El Osta 2004; Rockett et al. 2004) delle cellule germinali non riescono a correggere le alterazioni. Questa incapacità potrebbe derivare da un sovraccarico ossidativo che, a sua volta, può derivare da diversi fattori a livello del testicolo (p. es., varicocele), legati al tratto genitale (p. es., infezione o flogosi, Depuydt et al. 1996) o di origine ambientale (Aitken 2003; Schrader e Cooke 2003).

I fattori legati allo stile di vita comprendono le abitudini alimentari e l'apporto di alcuni sottogruppi di acidi grassi essenziali, l'obesità e il sovrappeso, l'abuso di alcol (più di 6 unità al giorno) o di tabacco (più di 10 sigarette al giorno, Mahmoud et al. 1998), l'abitudine di fare bagni caldi, i vestiti stretti e uno stress elevato. Questi fattori possono agire direttamente sopprimendo la spermatogenesi e/o essere associati alla produzione eccessiva di specie reattive dell'ossigeno.

Un altro gruppo di fattori che produce effetti avversi è rappresentato dall'esposizione sul lavoro a sostanze tossiche come i metalli pesanti (Bonde et al. 2002), il disolfuro di carbonio (Vanhoorne et al. 1994) o i benzeni. Anche l'esposizione a un ambiente ad alta temperatura può sopprimere la spermatogenesi. Inoltre, l'assunzione involontaria di agenti ambientali che perturbano l'equilibrio ormonale, come gli xeno-estrogeni o gli anti-androgeni, sembra giocare un ruolo importante.

Infine, diverse cause possono essere presenti in uno stesso paziente, potenziando i loro rispettivi effetti negativi in modo sinergico.

La valutazione delle popolazioni di uomini che chiedono un consulto per infertilità, considerata secondo un indice di produzione di spermatozoi, mostra una distribuzione di tipo cumulativo (Fig. I.3.4).

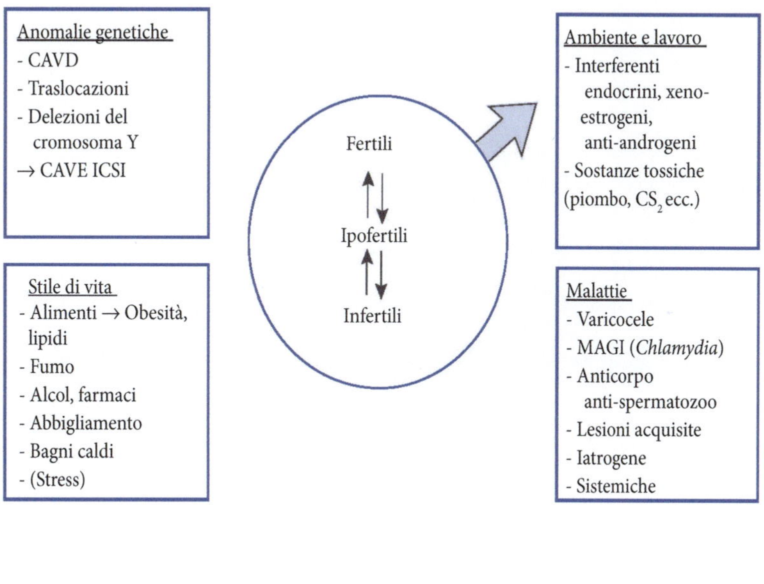

Fig. I.3.3. Ipofertilità/infertilità: malattia multifattoriale. *CAVD (Congenital Agenesis of the Vasa Deferentia)*: agenesia congenita dei canali deferenti, *CAVE ICSI*: attenzione a una trasmissione durante un'iniezione intracitoplasmatica di spermatozoi, MAGI: infezione delle ghiandole accessorie maschili

I.3

L'indice di produzione degli spermatozoi è calcolato dividendo la produzione di spermatozoi per eiaculato (concentrazione degli spermatozoi moltiplicata per il volume di eiaculato) per il volume testicolare totale. Nell'uomo, l'indice di produzione normale di spermatozoi è stimato intorno ai 4,9 milioni di spermatozoi per millilitro di volume testicolare per eiaculato. La distribuzione osservata nella Fig. I.3.4 suggerisce una causalità multifattoriale in gran parte degli uomini infertili (Everaert et al. 2003). Per esempio, il tabagismo e il varicocele hanno un effetto additivo sulla diminuzione dell'indice di produzione degli spermatozoi (Fig. I.3.5). Questo indice diminuisce negli uomini con più di 2 milioni di globuli bianchi positivi alla perossidasi, ma che non presentano altre anomalie degli organi genitali. Una riduzione dell'indice si osserva già quando sono presenti 0,3 milioni di globuli bianchi nell'eiaculato di uomini portatori di varicocele, il che suggerisce nuovamente una sinergia d'azione tra questi due fattori. L'indice di massa corporea degli uomini che giungono a un consulto per un'infertilità è più elevato di quello della media della popolazione maschile nella stessa regione (Fig. I.3.6), con un maggior numero di pazienti classificati come in sovrappeso oppure obesi. Inoltre, si verifica un apporto di acidi grassi essenziali di gruppo omega-3 inferiore negli uomini infertili rispetto a quelli fertili, con una correlazione positiva fra l'apporto nutrizionale in acido alfa linolenico (18:3ω3) e la concentrazione degli spermatozoi e la loro motilità progressiva (Christophe et al. 1998).

Alla luce di questi e di molti altri risultati, è obbligatorio prendere in considerazione il fatto che la fertilità di un uomo possa derivare dall'interazione sinergica tra diversi fattori, cioè la costituzione genetica, lo stile di vita del paziente, la quantità di agenti tossici alla quale è esposto nel suo ambiente quotidiano e professionale e la possibile presenza di malattia(e)

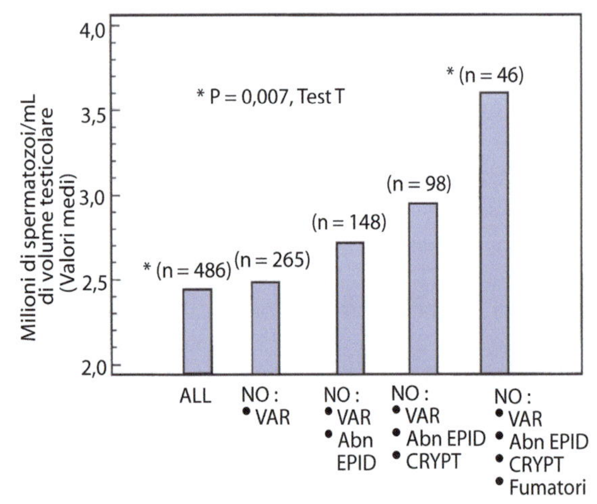

Fig. I.3.4. Effetto cumulativo di diversi fattori sulla produzione degli spermatozoi (uomini ipofertili non-azoospermici). *Varietà* varicocele, *AbnEPID* epididimo anormale, *CRYPT* criptorchidismo

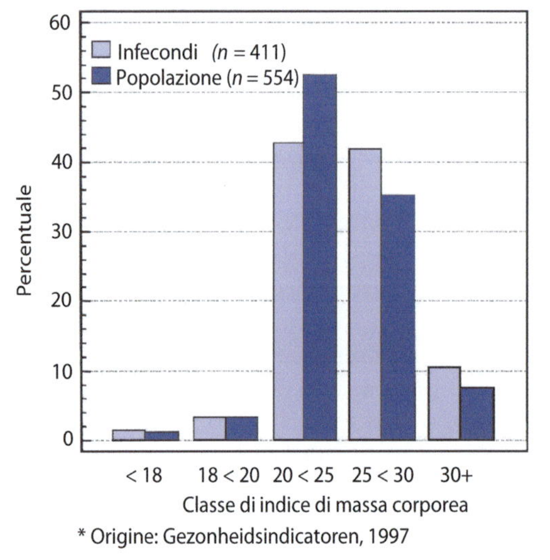

Fig. I.3.6. Indice di massa corporea negli uomini ipofertili rispetto a una popolazione normale appaiata

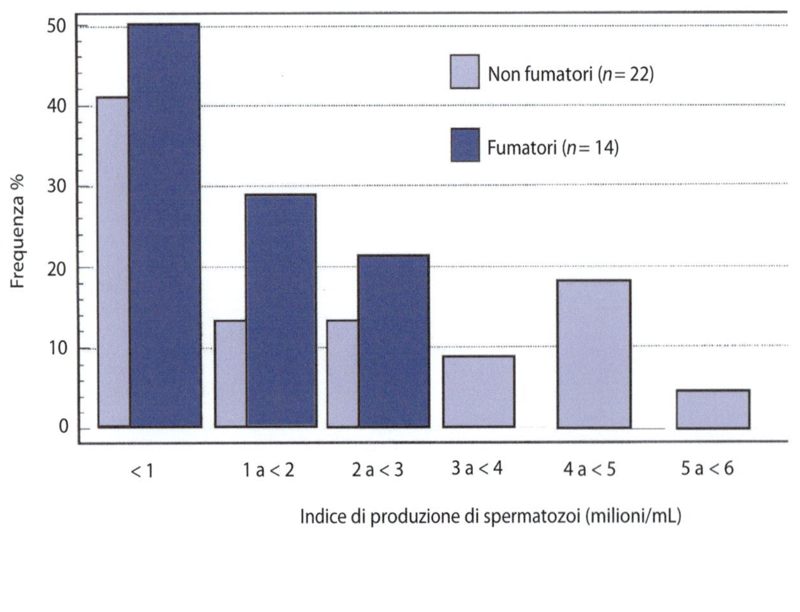

Fig. I.3.5. Effetto del fumo sulla produzione degli spermatozoi negli uomini ipofertili con un varicocele (azoospermia, criptorchidismo, epididimo anormale esclusi)

dell'apparato urogenitale. Per questo motivo la gestione non può essere limitata al trattamento di quest'ultima ma deve anche migliorare i fattori interferenti come parte di un approccio olistico.

Bibliografia

Aitken J (2003) Oxidative stress in the male germinal cell line and its role in the aetiology of male infertility and genetic disease. Reprod Biomed Online 7:65 - 70

Bonde JP, Joffe M, Apostoli P, Dale A, Kiss P, Spano M, Caruso F, Giwercman A, Bisanti L, Porru S, Vanhoorne M, Comhaire F, Zschiesche W (2002) Sperm count and chromatin structure in men exposed to inorganic lead: lowest adverse effect levels. Occup Environ Med 59:234 - 242

Christophe A, Zalata A, Mahmoud A, Comhaire F (1998) Fatty acid composition of sperm phospholipids and its nutritional implications. Middle East Fertil Soc J 3:46 - 53

Depuydt CE, Bosmans E, Zalata A, Schoonjans F, Comhaire FH (1996) The relation between reactive oxygen species and cytokines in andrological patients with or without male accessory gland infection. J Androl 17:699 - 707

Everaert K, Mahmoud A, Depuydt C, Maeyaert M, Comhaire F (2003) Chronic prostatitis and male accessory gland infection–is there an impact on male infertility (diagnosis and therapy)? Andrologia 35:325 - 330

Karagiannis TC, El Osta A (2004) DNA damage repair and transcription double-strand breaks: signaling pathways and repair mechanisms. Cell Mol Life Sci 61:2137 - 2147

Mahmoud AM, Schoonjans F, Zalata AA, Comhaire FH (1998) The effect of male smoking on semen quality, reducing capacity, reactive oxygen species, and spontaneous and assisted conception rates. Andrology in the nineties. Genk, Belgium, 22 - 25 April

McMurray CT, Kortun IV (2003) Repair in haploid male germ cells occurs late in differentiation as chromatin is condensing. Chromosoma 111:505 - 508

Rockett JC, Patrizio P, Schmid JE, Hecht NB, Dix DJ (2004) Gene expression patterns associated with infertility in humans and rodent models. Mutat Res 549:225 - 240

Schrader TJ, Cooke GM (2003) Effects of Aroclors and individual PCB congeners on activation of the human androgen receptor in vitro. Reprod Toxicol 17:15 - 23

Vanhoorne M, Comhaire F, De Bacquer D (1994) Epidemiological study of the effects of carbon disulfide on male sexuality and reproduction. Arch Environ Health 49:273 - 278

I.3

I.3.4 Disfunzione sessuale e fertilità maschile

T. B. Hargreave

Messaggi chiave

- Una disfunzione sessuale è la causa primaria in circa l'1% dei casi di infertilità.
- Una disfunzione sessuale maschile come conseguenza di infertilità è frequente e deve essere presa in considerazione nella gestione globale della coppia.
- La valutazione deve comprendere un esame clinico completo, incluso l'esame del pene, e il prepuzio deve essere retratto per permettere la diagnosi di eventuali problemi anatomici minori come una fimosi o un frenulo corto.
- L'ansia da performance è spesso un problema che si manifesta a seguito di interventi chirurgici come la circoncisione o la correzione di una deformità peniena congenita; in questi casi, una terapia post-chirurgica con inibitori della fosfodiesterasi di tipo 5 (PDE5) può prevenire una successiva disfunzione sessuale.

I.3.4.1 Definizione della malattia

Una disfunzione sessuale come causa di infertilità maschile può essere definita come i problemi fisici o psicologici che causano l'alterazione dell'erezione e/o della frequenza dei rapporti sessuali, sufficiente a impedire il deposito di liquido seminale nella vagina. I problemi eiaculatori comprendono l'aneiaculazione, l'eiaculazione retrograda o disturbi psicologici o fisici che causano un'eiaculazione fuori dalla vagina come, per esempio, l'epispadia. I problemi legati all'erezione includono l'insufficienza dello sviluppo del pene, l'insufficienza nella rigidità delle erezioni o una deformità dell'erezione che impedisce la penetrazione. La disfunzione sessuale rappresenta circa l'1% delle cause primarie di infertilità maschile (Fertility Problems Clinic, Western General Hospital, Edinburgh, dati non pubblicati). La disfunzione sessuale come conseguenza dell'infertilità maschile è, invece, più frequente.

I.3.4.2 Eziologia e patogenesi

I problemi anatomici che interferiscono con il meccanismo dell'erezione includono le anomalie congenite, come micropene, ipospadia ed epispadia, le alterazioni acquisite, quali fimosi e cicatrizzazione del frenulo, e i traumi, come la paraplegia. Benché i problemi psicologici primari possano spiegare una parte dei casi, la mancanza di erezione legata ai problemi di infertilità è molto più frequente, senza essere in sé la causa dell'infertilità. L'aneiaculazione è rara, ma può essere associata a un problema del midollo spinale. L'eiaculazione precoce è frequente nell'uomo giovane che ha una nuova partner sessuale ma, più recentemente, si è dimostrato che un certo numero di uomini è affetto da eiaculazione precoce permanente. L'eiaculazione retrograda è un altro problema frequente.

Di origine neurologica	Lesione del midollo spinale + lesione della cauda equina	Trauma Tumore Stenosi Midollo spinale (Shibahara et al. 2000) dopo fusione dei corpi lombari anteriori (Tiusanen et al. 1995)
	Neuropatie	Sclerosi a placche Diabete
	Lesione chirurgica dei nervi	Pulizia linfatica retroperitoneale (carcinoma del testicolo) Simpatectomia Resezione addomino-perineale
Incompetenza del collo vescicale	Malformazioni congenite	Estrofia Emitrigono
	Disfunzione congenita Resezione del collo vescicale	
	Prostatectomia	Effetto più pronunciato dopo prostatectomia a cielo aperto rispetto aila TURP o TUIP (De Paula et al. 1997)
Ostruzione	Congenita	Ureterocele ectopico Valvole uretrali
	Acquisita	Stenosi dell'uretra

Tabella I.3.1. Cause dell'eiaculazione retrograda

Quest'ultima può essere congenita o acquisita (vedi Tabella I.3.1). Nelle forme acquisite, si può riscontrare un'anamnesi di frattura del bacino o di chirurgia urologica durante l'infanzia o in tenera età, come l'intervento sulle valvole uretrali.

I.3.4.2.1 Disfunzione sessuale come conseguenza dell'infertilità

Un problema tipico è quello di un uomo che lamenta una disfunzione erettile perché lui e la sua compagna sanno che i rapporti sessuali per procreare devono avere luogo il 14° giorno del ciclo e il desiderio di gravidanza della sua sposa diventa così ossessionante che si perde qualsiasi forma di erotismo e il rapporto sessuale diventa stressante. Questo problema può essere aggravato dall'assenza di un'adeguata organizzazione nei centri per la fertilità, ma spesso può essere prevenuto assicurandosi che le coppie ricevano le informazioni corrette riguardo agli esami e al trattamento e che non siano sottoposte a trattamenti lunghi e di efficacia non documentata. Si vedono, a volte, coppie i cui problemi psicosessuali secondari inducono un disaccordo coniugale maggiore per cui, in questo caso, la coppia deve essere seguita da un terapista o da uno psicoterapeuta parallelamente ad ogni trattamento dell'infertilità.

I.3.4.3 Sintomatologia: anamnesi, esame clinico, esami diagnostici

La disfunzione erettile come causa di infertilità maschile può essere difficile da diagnosticare poiché il paziente con problemi psicologici può nascondere il deficit, che diventa evidente al medico solo dopo aver parlato ai due partner e aver guadagnato la loro fiducia. Questo processo, a volte, può richiedere più di una consultazione, e può risultare difficile trovare il tempo necessario nel quadro di un centro per la fertilità. Gli indicatori di un possibile problema sessuale sono l'incapacità del paziente di eseguire una raccolta di liquido seminale e/o un esame post-coitale inaspettatamente carente. Se il paziente dice di non riuscire a fare una raccolta di liquido seminale attraverso la masturbazione, molti centri incoraggiano la coppia a raccogliere il campione utilizzando un preservativo siliconato; tuttavia, se l'uomo continua a non riuscire a produrre il campione, il medico deve trovare il tempo di porre delle domande alla coppia sui rapporti sessuali e assicurarsi che il paziente e la sua partner abbiano le nozioni di base sul rapporto sessuale con la penetrazione e sull'anatomia femminile. Può essere utile informarsi sulle modalità del rapporto durante l'esame genitale e vaginale, chiedendo se avvenga o meno la penetrazione. Una volta stabilito che il paziente è incapace di avere un rapporto sessuale con penetrazione, dopo aver escluso anomalie anatomiche del pene, il seguito della gestione consisterà in una valutazione psicosessuale da parte di un professionista (vedi Cap. II.4.8).

I problemi anatomici del pene, come la fimosi, possono essere individuati durante l'esame clinico retraendo il prepuzio o domandando all'uomo di farlo lui stesso. Può essere necessario esaminare il pene in erezione (vedi Cap. I.4), in particolare se l'uomo lamenta una deformazione erettile e se non compare nessuna alterazione all'esame del pene flaccido.

La diagnosi di eiaculazione retrograda può essere considerata se l'uomo riferisce l'assenza di eiaculazione esterna, se non riesce a produrre eiaculato o se ne produce solo uno di piccolo volume e, in particolare, se descrive la presenza di una sostanza lattiginosa nelle urine dopo l'orgasmo.

La diagnosi può essere confermata richiedendo al paziente di raccogliere le urine dopo l'orgasmo e attraverso l'individuazione di un gran numero di spermatozoi nel pellet di centrifugazione.

I.3.4.4 Diagnosi differenziale

Durante i problemi di erezione peniena e di infertilità, la principale diagnosi differenziale è da ricercare tra le cause organiche e psicologiche. In generale, nei giovani e in assenza di altre indicazioni chiare durante l'esame clinico, i problemi più probabili sono quelli psicologici, anche se possono essere difficili da diagnosticare.

La principale diagnosi differenziale in caso di assenza di eiaculazione esterna è rappresentata da un'eiaculazione retrograda con ostruzione dei dotti eiaculatori o da un'assenza congenita delle vescicole seminali. Quest'ultima eziologia è, di solito, associata a un'assenza congenita bilaterale del canale deferente e, per questo, la distinzione si effettua abitualmente tramite l'esame clinico e la determinazione dell'assenza dei vasi deferenti. L'eiaculazione retrograda può essere differenziata dalle varie patologie ostruttive grazie al riscontro di spermatozoi nelle urine raccolte dopo l'orgasmo.

I.3.4.5 Terapia

La terapia dipende dalle cause del problema. Generalmente, le anomalie congenite gravi come epispadia, estrofia vescicale e micropene sono evidenti fin dall'infanzia e il trattamento del problema di fertilità si individua nel contesto di una serie di terapie dall'infanzia il cui scopo è quello di ripristinare l'integrità anatomica e le funzionalità urinaria e sessuale. In questo contesto, è spesso preferibile utilizzare terapie per ristabilire la fertilità, come l'aspirazione microscopica di spermatozoi epididimari e l'iniezione intracitoplasmatica di spermatozoi (MESA, ICSI), separate da quelle volte a ripristinare la funzione sessuale, come la chirurgia riparatrice del pene. I disturbi anatomici di piccola entità potrebbero richiedere una correzione chirurgica, come la circoncisione per una fimosi serrata. Oltre al problema anatomico esiste quasi sempre una condizione di ansia da performance considerevole e, dopo ogni trattamento chirurgico, è consigliato proporre una terapia aggiuntiva durante il periodo postoperatorio con inibitori della PDE5, come il sildenafil. Nei pazienti con psicopatologia primaria, il trattamento deve essere effettuato da uno psichiatra che abbia esperienza di disturbi della sessualità. In questo modo la coppia può ricevere assistenza per l'infertilità con le tecniche di inseminazione artificiale, anche se questa possibilità deve essere proposta solo in un contesto di psicoterapia e d'accordo con lo psichiatra.

Le terapie volte a ristabilire un'eiaculazione anterograda sono relativamente inefficaci, mentre il trattamento del problema della fertilità può essere effettuato attraverso la raccolta di spermatozoi e le tecniche di inseminazione artificiale o di FIV. I differenti tipi di terapia che possono essere utilizzati sono presentati nella Tabella I.3.2.

I.3.4.5.1 Raggiungimento della fertilità nel paziente paraplegico

L'andrologo può dover aiutare gli uomini affetti da paraplegia sotto due aspetti: per ottenere la fertilità e per rendere possibile i rapporti sessuali. In generale, la terapia volta a migliorare queste due funzioni è separata. I trattamenti che permettono di ottenere spermatozoi sono indicati nella Tabella I.3.3. I trattamenti volti a permettere di avere dei rapporti sessuali sono descritti nel Cap. I.4.3.

Gli uomini paraplegici hanno in media una concentrazione e una motilità degli spermatozoi inferiori rispetto a quelle degli uomini non paraplegici. Ciò è dovuto alla mancanza di drenaggio, alle infezioni genito-urinarie e a una temperatura testicolare aumentata con la posizione seduta su una sedia a rotelle. La qualità del liquido seminale può essere migliorata con eiaculazioni regolari. Queste si possono raggiungere se l'uomo porta un pacemaker del plesso ipogastrico o se si può provocare un'eiaculazione con l'aiuto di un vibratore. Benché sia riportato un miglioramento attraverso elettro-eiaculazioni ripetute, la terapia è più difficile da predisporre (Chen et al. 1999). Il rischio di infezione dell'apparato genitale può essere ridotto con un corretto trattamento della vescica e con eiaculazioni regolari. La temperatura testicolare può essere ridotta scostando le gambe e portando i vestiti adatti quando il paziente è sulla sedia a rotelle.

I.3.4.6 Risultati della terapia

In caso di problema sessuale, i risultati del trattamento possono essere valutati in termini di ottenimento di una gravidanza per la coppia e di rapporti sessuali con penetrazione riuscita. Idealmente, il concepimento è la conseguenza di rapporti naturali ma, in alcuni dei problemi sopracitati, non è così. In linea generale, è quasi sempre possibile ottenere degli spermatozoi se la spermatogenesi è normale e se gli spermatozoi sono di qualità normale, e i risultati della terapia dell'infertilità sono uguali a quelli ottenuti tramite iniezione intracitoplasmatica di spermatozoi (ICSI). Una disfunzione sessuale nel contesto di una psicopatologia grave può essere molto resistente alla terapia e difficile da trattare. Quando il problema è semplice, come una fimosi, i risultati del trattamento sono eccellenti, in particolare se si associa con un trattamento con inibitori della PDE5.

I.3.4.7 Prevenzione

Gli uomini giovani che soffrono di disturbi erettili oppure eiaculatori spesso hanno una condizione di ansia da performance secondaria che può essere causa di fallimento del trattamento, se non riconosciuta tempestivamente. Il problema può essere prevenuto con un'organizzazione appropriata del centro clinico di infertilità e con il trattamento complementare con inibitori della PDE5 dopo una correzione chirurgica.

I.3

Tabella I.3.2. Trattamento dell'eiaculazione retrograda

Terapia	Descrizione della terapia	Commenti sul successo e sui rischi
Trattamento per ristabilire l'eiaculazione anterograda		
Farmaci che stimolano i recettori alfa del collo vescicale (Sandler 1979)	Efedrina assunta 1 ora prima dei rapporti. Desipramina 50 mg un giorno su due	Sono spesso utilizzati come prima terapia ma, nella maggioranza dei casi, non funzionano
Piridazine (nuovo antipertensivo)	Amezinium 10 mg una volta al giorno (Ichiyanagi et al. 2003) Imipramina 25-50 mg per 7 giorni	Riportata dopo uno svuotamento linfonodale (Ochsenkuhn et al. 1999)
Rapporto sessuale con una vescica piena	L'uomo ha dei rapporti non confortevoli quando la vescica è piena. In questa situazione, il collo vescicale tende a chiudersi di più con, a volte, un'eiaculazione anterograda (vedi Shibahara et al. 2000)	Trattamento semplice poco costoso che la maggior parte delle coppie può provare ma che, il più delle volte, non è efficace. Il disagio causato da una vescica piena non è molto stimolante dal punto di vista sessuale
Chirurgia del collo vescicale (Pryor 1988)	In teoria è possibile restringere il collo vescicale con la chirurgia o con un'iniezione di agenti di volume	I rischi di ostruzione urinaria come conseguenza del trattamento possono essere molto controproducenti; la maggior parte dei medici sconsiglia il trattamento chirurgico
Terapia dell'infertilità		
Estrazione degli spermatozoi dall'urina e inseminazione artificiale	Un'urina acida è dannosa per gli spermatozoi (Crich e Jequier 1978). Si insegna all'uomo a misurare il suo pH urinario e a prendere bicarbonato di sodio per alcalinizzare le urine. Dopo 24-48 ore, quando il pH urinario è alcalino, il paziente si masturba fino all'orgasmo poi urina immediatamente in un recipiente contenente una soluzione tampone. Questa soluzione viene centrifugata e gli spermatozoi sono posti in terreni di coltura tissutali. Secondo il loro numero, gli spermatozoi vengono utilizzati per l'inseminazione artificiale o la FIV.	Il processo nel suo insieme è molto laborioso e richiede che l'uomo comprenda ciò che deve essere fatto e conformarsi alle istruzioni. In caso di inseminazione artificiale, questa metodologia evita ogni procedura invasiva per ottenere degli spermatozoi ed evita la FIV
Cateterizzazione poco dopo l'orgasmo. Procedura di Hotchkiss (Ranieri et al. 1995; Silva et al. 2000). Inserimento di una soluzione di Hams F10 modificata in vescica (Saito et al. 1998)	L'uomo alcalinizza le sue urine, come detto prima. Immediatamente prima dell'orgasmo, svuota la sua vescica. Immediatamente dopo l'orgasmo una sonda in silicone viene introdotta e la vescica viene lavata con una soluzione tampone.	Questo trattamento richiede molta cooperazione da parte dell'uomo ma, in caso di successo, evita la FIV perché, a volte, può essere ottenuto un gran numero di spermatozoi
Elettro-eiaculazione	Salvo negli uomini paraplegici, la tecnica è dolorosa ed è necessaria un'anestesia generale. La vescica è lavata con una soluzione tampone e poi viene effettuata l'elettro-eiaculazione e viene lavata di nuovo la vescica per recuperare gli spermatozoi	Questo trattamento richiede un'anestesia generale ed è, di conseguenza, più difficile da predisporre e più costoso. Inoltre l'attrezzatura e l'esperienza necessari per l'elettro-eiaculazione non sono sempre disponibili
ICSI con spermatozoi estratti dall'urina	Gli spermatozoi sono estratti dall'urina (Nikolettos et al. 1999)	Può essere ottenuto solamente un piccolo numero di spermatozoi e sono necessarie la FIV o la FIV-ICSI
ICSI con spermatozoi ottenuti tramite MESA	Questa tecnica è largamente disponibile nelle unità di FIV e la MESA è sempre più spesso proposta negli uomini con eiaculazione retrograda a causa dell'assenza di esperienza andrologica riguardo alle tecniche menzionate sopra in molte cliniche dove si pratica la FIV (Ranieri 1998)	

Una corretta organizzazione del centro clinico di infertilità deve consentire di raccogliere la totalità dell'anamnesi clinica e di effettuare un esame completo per fornire alla coppia una prognosi realistica e non deve proporre trattamenti lunghi e di efficacia non documentata. Inoltre, ove possibile, la coppia deve vedere lo stesso medico ad ogni visita.

Tabella I.3.3. Raggiungimento degli spermatozoi in uomini paraplegici

Eiaculazione riflessa nel corso del coito oppure mediante masturbazione (con o senza farmaco, vedi oltre)	Essa è ottenuta nel 5% degli uomini con lesioni cervicali complete, toraciche superiori e mediotoraciche (Brindley 1994)	
Vibratore 60-100 Hz con ampiezza di 3 mm quando il vibromassaggiatore è posto sul glande (Brindley 1994). Numerosi vibratori disponibili nei sexy-shop non rispettano questi criteri con un'ampiezza di solo 1 mm	Non è efficace a meno che i segmenti T11–S4 non siano intatti. Se questi segmenti sono intatti si produce la flessione dell'anca in risposta allo stimolo della pianta del piede	Vibratori Ling 201 (Ling dynamic systems of Royston Herts. UK) Ferticare (Multicept ApS, 95 Gentofte gade 2820 Gentofte, Danemark Wahl 2 speed massager Wahl clipper corporation, 2902 Locust St, Sterling, IL 61081 Vibrion, 15 Rue Charles de Gaulle, 42000 Saint Etienne, France Whirlimixer Fisons scientific instruments
Farmaci che facilitano l'eiaculazione riflessa	Fisostigmina (Chapelle 1984) Bloccanti degli adrenorecettori alfa-2	Effetto secondario: vomito Idazoxan Yoimbina
	Stimolatori dei recettori della dopamina	Bromocriptina Apomorfina
Elettro-eiaculazione	Sonda a elettrodo rigido di Seager e stimolazione sinusoidale a 50-60 Hz. Attrezzatura di medicina veterinaria modificata. Tecnica più utilizzata	Lieve rischio di lesione rettale. Le sonde rettali hanno un trasduttore di temperatura e un dispositivo di interruzione
Stimolatori del plesso ipogastrico (Brindley et al. 1989)	Lo stimolatore è impiantato chirurgicamente e funziona fino a 10 anni dopo l'impianto	Permette alla coppia di ottenere spermatozoi e di praticare l'inseminazione a domicilio. Inconveniente della necessità di un intervento chirurgico e disponibilità limitata di competenza necessaria
Riserve di spermatozoi (Brindley et al. 1986) e cannula per vasi deferenti	Questi serbatoi non sono più utilizzati dato il successo limitato e la grande disponibilità della MESA	
MESA	La grande disponibilità della MESA è tale che questa tecnica ha soppiantato la maggior parte delle tecniche precedentemente menzionate, a eccezione dell'elettro-eiaculazione	L'assenza di competenza andrologica in alcune cliniche di FIV porta a proporre primariamente la MESA, mentre alcuni trattamenti sopra citati potrebbero essere più appropriati

Bibliografia

Brindley GS (1994) Neurophysiology of ejaculation and treatment of infertility in men with spinal cord injuries. In: Hargreave TB (ed) Male infertility. Springer, Berlin Heidelberg New York, pp 312

Brindley GS, Scott GI, Hendry WH (1986) Vas cannulation with implanted reservoirs for obstructive azoospermia or ejaculatory failure. Br J Urol 58:721 - 723

Brindley GS, Sauerwein D, Hendry WF (1989) Hypogastric plexus stimulators for obtaining semen from paraplegic men. Br J Urol 64:72 - 77

Chapelle PA (1984) Traitement de l'anéjaculation du paraplégique complet par association métoclopramide-eserine. In: Buvat J (ed) L'éjaculation et ses perturbations. Simep, Lyon

Chen D, Hartwig DM, Roth EJ (1999) Comparison of sperm quantity and quality in antegrade V retrograde ejaculates obtained by vibratory penile stimulation in males with spinal cord injury. Am J Phys Med Rehabil 78:46 - 51

Crich JP, Jequier AM (1978) Infertility in men with retrograde ejaculation: the action of urine on sperm motility and a simple method for achieving antegrade ejaculation. Fertil Steril 30:572 - 576

De Paula F, Donadio D, Lauretti S, Brisciani A, Florio A (1997) Transurethral incision of prostate (TUIP) and retrograde ejaculation. Arch Ital Urol Androl 69:163 - 166

Ichiyanagi O, Sasagawa I, Suzuki Y, Matsuki S, Itoh K, Miura M, Tomita Y (2003) Successful treatment of retrograde ejaculation with amezinium. Arch Androl 49:215 - 217

Nikolettos N, Al-Hasani S, Baukloh V, Schopper B, Demirel LC, Baban N, Sturm R, Rudolf K, Tomalak K, Tinneberg HR, Diedrich K (1999) The outcome of intracytoplasmic sperm injection in patients with retrograde ejaculation. Hum Reprod 14:2293 - 2296

Ochsenkuhn R, Kamischke A, Nieschlag E (1999) Imipramine for successful treatment of retrograde ejaculation caused by retroperitoneal surgery. Int J Androl 22:173 - 177

Pryor JP (1988) Reconstruction of the bladder neck for retrograde ejaculation. In Gingell C, Abrahms P (eds) Controversies and innovations in urological surgery. Springer, Berlin Heidelberg New York, pp 433 - 437

Ranieri DM (1998) Is IVF/ICSI always the first step to treat couples with infertility due to retrograde ejaculation? [letter] Fertil Steril 69:1160 - 1161

Ranieri DM, Simonetti S, Vicino M, Cormio L, Selvaggi L (1995) Successful establishment of pregnancy by superovulation an di intrauterine insemination with sperm recovered by a modified Hotchkiss procedure from a patient with retrograde ejaculation. Fertil Steril 64:1039 – 1042

Saito K, Kinoshita Y, Yumura Y, Iwasaki A, Hosaka M (1998) Successful pregnancy with sperm retrieved from the bladder after the introduction of a low-electrolyte solution for retrograde ejaculation. Fertil Steril 69:1149 – 1151

Sandler B (1979) Idiopathic retrograde ejaculation. Fertil Steril 32:474 – 475

Shibahara H, Toji H, Shigeta M, Yoshimoto T, Shima H, Koyama K (2000) Successful pregnancies in a case of retrograde ejaculation associated with tethered spinal cord syndrome. J Assist Reprod Genet 17:233 – 237

Silva PD, Larson KM, Van Every MJ, Silva DE (2000) Successful treatment of retrograde ejaculation with sperm recovered from bladder washings. A report of two cases. J Reprod Med 45:957 – 960

Tiusanen H, Seitsalo S, Osterman K, Soini J (1995) Retrograde ejaculation after anterior interbody lumbar fusion. Eur Spine J 4:339 – 342

I.3

I.3.5 Valori di riferimento dei parametri del liquido seminale e loro interpretazione

F. Comhaire, A. Mahmoud

Messaggi chiave

- Circa la metà delle coppie che si rivolge al curante per un problema di infertilità presenta un «fattore maschile».
- Il più delle volte, il partner maschile è ipofertile piuttosto che infertile.
- Il tasso di fertilità relativa può essere espresso come la probabilità di concepimento indipendente dal trattamento, ottenuta naturalmente per ciclo mestruale (o mese) di esposizione al rischio di gravidanza.
- Il potenziale di fertilità relativa dipende dal grado di danneggiamento della qualità del liquido seminale.
- L'interpretazione del risultato dell'analisi del liquido seminale deve prendere in considerazione la variabilità del potenziale di fecondazione.

La maggioranza delle coppie che si rivolgono al medico curante perché non ottengono la gravidanza desiderata è ipofertile piuttosto che infertile o sterile (Comhaire et al. 1988). La fertilità deve essere considerata uno spettro che va da normale a completamente sterile. La probabilità relativa di ogni coppia dipende da diversi fattori e rimane quasi costante (Majumdar e Sheps 1970; Leridon 1980). Le alterazioni della fertilità relativa possono essere provocate da molti fattori, che possono ridurre le probabilità di concepimento spontaneo (come una malattia intercorrente) o le aumentano grazie alla terapia (Wood et al. 1984; Comhaire e Kunnen 1985).

Si è dimostrato che la probabilità di concepimento indipendente dalla terapia nelle coppie ipofertili diminuisce con la durata dell'infertilità (Schwartz et al. 1981; Hargreave e Nillson 1984).Altri fattori che possono influire sul tasso di concepimento indipendente dalla terapia comprendono la forma e la gravità della patologia causale nell'uomo, l'età e l'eventuale patologia della partner e il fatto che la coppia abbia già ottenuto o meno una gravidanza (Collins et al. 1983; Eimers et al. 1994).

Basandosi su alcune osservazioni empiriche, è stato sviluppato un modello che permette di stimare il tasso di gravidanza spontanea o indipendente dalla terapia per ogni coppia (Comhaire et al. 1987, Tabella I.3.4).

La fertilità relativa di una coppia può essere espressa come la probabilità di concepimento per ciclo di esposizione (chiamato anche fecondabilità), che può variare da 0 nelle coppie sterili al 30% o più nelle coppie che hanno una fertilità elevata. Per ragioni pratiche, la fecondabilità è generalmente espressa come la probabilità di concepimento riuscito per mese (P/M). L'applicazione di questo concetto è esemplificata in due ipotetiche popolazioni modello che hanno una fecondabilità del 15 e del 5%. La probabilità cumulativa di concepimento è stata calcolata dopo diverse durate di esposizione che vanno fino a 12 mesi (Fig. I.3.7). Nel modello A si considera una popolazione teorica di 100 coppie con un'identica fecondabilità del 15% al mese. Se tutte queste coppie tentano di ottenere una gravidanza cominciando al tempo 0,15 (15% di 100) otterranno una gravidanza al momento del primo ciclo. Sulle restanti 85 coppie, 13 (15% di 85) otterranno una gravidanza al momento del secondo ciclo, 11 (15% di 72) al terzo ciclo, ecc. (Fig. I.3.7). Dopo 12 cicli di esposizione, il tasso cumulativo di concepimento è di 86, mentre le restanti 14 coppie saranno considerate come «infertili», come da definizione. Il modello B è costituito da una popolazione di 100 coppie che hanno una fertilità ridotta e una fecondabilità del 5% per mese. Quando i calcoli sono effettuati come precedentemente descritto, il 54% delle coppie rimarrà infertile dopo 12 cicli. È importante capire che una coppia può essere classificata con gradi molto variabili di fertilità, in termini di probabilità di concepimento per mese.

La qualità del liquido seminale è un determinante maggiore della probabilità di concepimento spontaneo.

Tabella I.3.4. Modello di calcolo della probabilità attesa di concepimento spontaneo per mese (P/M) nelle coppie che si consultano per infertilità

Formula I

Percentuale di coppie infertili e fertili (in %) legata al tasso di concepimento per ciclo (P/C) e alla durata dell'esposizione (n = numero di mesi di tentativi per ottenere il concepimento).

Ia coppie infertili = (1 – P/M) n × 100

Ib coppie fertili = [1 – (1 – P/M) n] × 100

Formula II

IIa Probabilità di concepimento per ciclo (P/M in %) in relazione alla durata dell'infertilità (*n* in mesi) in coppie visitate per un'infertilità di 12-48 mesi.

P/M = 4 × 0,97n

IIb Probabilità di concepimento spontaneo per ciclo nelle coppie che si consultano per un'infertilità di oltre 4 anni (*X* è il numero di anni di esposizione senza successo).

P/M = 1,3 – 0,1 *X*

Formula III

Probabilità di concepimento per ciclo (P/M in %) in relazione alla durata dell'infertilità (*n* in mesi), al tipo di infertilità (a) e alla gravità dei fattori maschili (bm) e femminili (bf).

P/M = 4 × 0,97n × (a) × (bm) × (bf)

Coefficienti stimati che esprimono l'influenza relativa dei diversi fattori che incidono sul tasso di concepimento spontaneo in coppie infertili:

IIIa Infertilità primaria = 0,9

Infertilità secondaria = 1,35

bm: fattori maschili

Assenza di anticorpo anti-spermatozoo

Concentrazione degli spermatozoi > 20 milioni/mL = 1,25

Concentrazione degli spermatozoi 1,9–19,9 milioni/mL = 0,8

Concentrazione degli spermatozoi 0,1–1,9 milioni/mL = 0,4

Azoospermia idiopatica = 0,08

Presenza significativa di anticorpo anti-spermatozoo sugli spermatozoi

Concentrazione degli spermatozoi > 20 milioni/mL = 0,4

Concentrazione degli spermatozoi 1,9–19,9 milioni/mL = 0,25

Concentrazione degli spermatozoi 0,1–1,9 milioni/mL = 0,15

bf: fattori femminili

Nessuna alterazione dimostrabile o endometriosi minima (AFS I)

età 20-30 anni = 1,25

età 30-40 anni = 0,75

età > 40 anni = 0,50

Patologia dimostrabile presente

Disturbi funzionali ovulatori = 1,2

Fattore cervicale o endometriosi moderata (AFS II) = 0,8

Patologia tubarica minore o endometriosi moderata (AFS III) = 0,6

Occlusione tubarica bilaterale alla salpingografia o endometriosi grave (AFS IV) = 0,3

Non solo la gravità dell'alterazione della qualità del liquido seminale, ma anche la presenza o assenza di fattori eziologici dimostrabili influenzano il tasso di concepimento (Comhaire et al. 1992). In generale, la probabilità di concepimento in caso di concentrazione degli spermatozoi superiore a 20 milioni/mL dipende in misura minore dalla motilità e dalla morfologia degli spermatozoi (Zaini et al. 1985). Il significato prognostico piuttosto basso di queste caratteristiche del liquido seminale contrasta con il fatto che hanno una capacità relativamente elevata di discriminare il liquido seminale degli uomini fertili da quello degli uomini ipofertili (Comhaire et al. 1987).

Gli uomini con concentrazione di spermatozoi superiore a 20 milioni/mL, ma motilità o morfologia anormale di origine sconosciuta (asteno- e/o teratozoospermia idiopatica) hanno una probabilità di avere un concepimento spontaneo del 40% più elevata rispetto a quella degli uomini nei quali le alterazioni seminali sono legate a una causa dimostrabile come il varicocele, l'infezione delle ghiandole accessorie o delle cause congenite. Allo stesso modo, la fecondabilità di un liquido seminale con concentrazione di spermatozoi superiore a 20 milioni/mL e presenza di anticorpo anti-spermatozoo è minore (Tabella I.3.4).

Un'oligozoospermia moderata con concentrazione di spermatozoi tra 3 e 19,9 milioni/mL induce una riduzione della fecondabilità di circa il 40%, mentre un'oligozoospermia grave tra 0,1 e 2,9 milioni/mL riduce la probabilità di concepimento quasi a zero (Collins et al. 1983).

Chiaramente, rispondere alla domanda: «Qual è un risultato normale di analisi del liquido seminale?» è complesso (Rogers et al. 1983) e molto dibattuto. Si possono seguire due approcci per dare una risposta scientificamente fondata. Il primo valuta le caratteristiche seminali e le confronta con quelle di uomini *normalmente fertili* (che hanno ottenuto una gravidanza

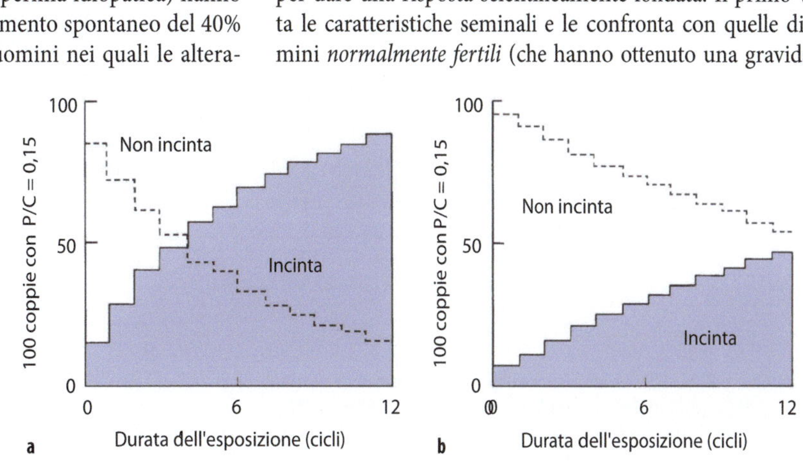

Fig. I.3.7a, b. La regione ombreggiata indica il tasso cumulativo di concepimento calcolato in funzione del numero di cicli di esposizione in un modello di popolazione di 100 coppie con probabilità di concepimento del 15% per ciclo (**a**) o del 5% per ciclo (**b**). La *linea tratteggiata* mostra il numero di coppie a rischio

nel corso dei 12 mesi di esposizione), con quelle di uomini che hanno ottenuto una gravidanza dopo un periodo maggiore di 12 mesi di studio (*gruppo ipofertile*) e con quelle di uomini *sterili* che non sono assolutamente riusciti a ottenere una gravidanza spontanea malgrado l'assenza di anomalie dimostrabili nella partner (Wang et al. 1988). Si utilizzano dei metodi statistici come le curve ROC (Receiver-Operating Characteristics Curves, Schoonjans et al. 1996; Ombelet et al. 1997) per determinare la precisione delle differenti caratteristiche del liquido seminale nel fare una distinzione tra i tre gruppi (Fig. I.3.8). Il 5° percentile di ogni caratteristica dei gruppi fertili e ipofertili è utilizzato come valore di riferimento inferiore e il 95° percentile come valore di riferimento superiore, qualora possibile (Comhaire et al. 1987; Menkveld et al. 2001).

Un approccio diverso consiste nel fare un'analisi del liquido seminale in coppie che desiderano una prima gravidanza e nel mettere in relazione il risultato di questo esame con il raggiungimento della gravidanza e con il tempo necessario per il concepimento (Bonde et al. 1998, Fig. I.3.9).

Il confronto dei risultati di questi approcci è possibile per quelle misurazioni dove sono state utilizzate tecniche di analisi del liquido seminale identiche o simili, per esempio volume dell'eiaculato, concentrazione di spermatozoi e percentuale di motilità progressiva. La discriminazione può anche essere migliore quando vengono utilizzati metodi oggettivi di misurazione, per esempio della motilità degli spermatozoi (Hinting et al. 1988). Nel caso degli altri parametri, il confronto non è possibile perché sono applicati differenti criteri come, per esempio, per valutare la morfologia degli spermatozoi (Panidis et al. 2003).

Si deve anche ricordare che il potere discriminante tra fertile, ipofertile e sterile è differente per le diverse variabili. Di conseguenza, il rilevamento di una concentrazione di spermatozoi mobili di grado (a) inferiore al valore di riferimento comporta un livello di probabilità più elevato che un campione determinato appartenga, per esempio, a un uomo ipofertile invece che a uno fertile (precisione di corretta classificazione: 87%), piuttosto che se solo la concentrazione degli spermatozoi è inferiore al valore di riferimento (precisione di corretta classificazione: 66%, Marmar et al. 1979; Homonnai et al. 1980).

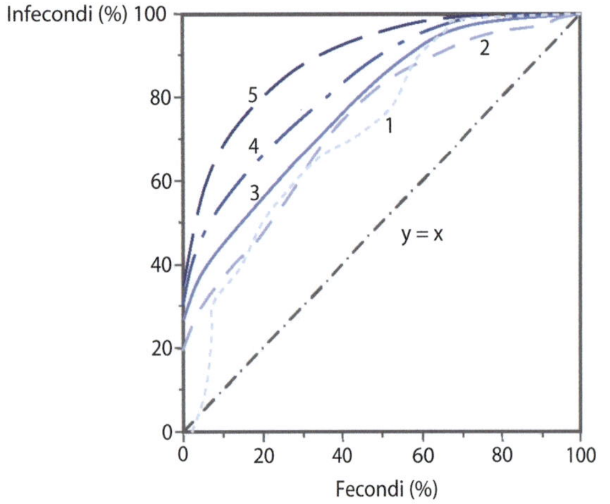

Fig. I.3.8. Curve ROC delle caratteristiche degli spermatozoi negli uomini fertili rispetto a quelli ipofertili (Comhaire et al. 1987). [*1* cellule perossidasi negative per 100 spermatozoi, *2* numero degli spermatozoi, *3* concentrazione degli spermatozoi, *4* concentrazione degli spermatozoi mobili di grado (a) e (b), *5* concentrazione degli spermatozoi mobili di grado (a)]

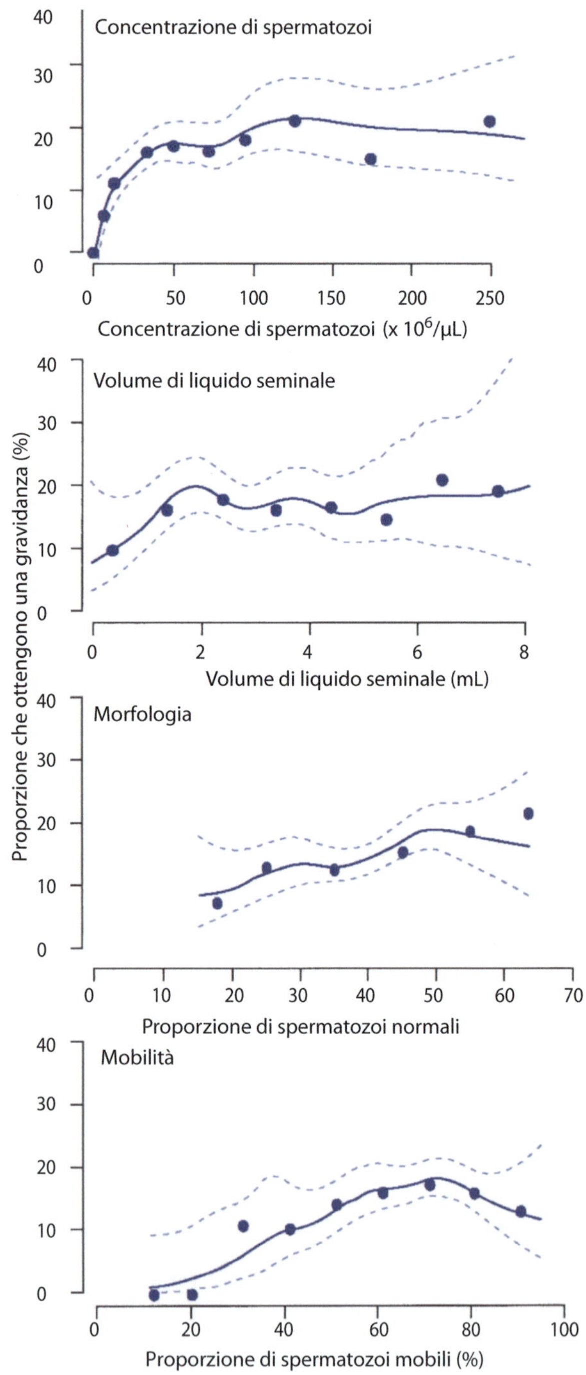

Fig. I.3.9. Rapporto tra le caratteristiche degli spermatozoi e la fecondabilità nelle coppie che desiderano una prima gravidanza (Bonde et al. 1998)

Tabella I.3.5. Valori e zone di riferimento

	Sterile		Ipofertile		Fertile
Concentrazione (milioni/mL)		3–4		35–40	
Motilità di grado (a) (%)		3		25–28	
Motilità di grado (a) + (b) (%)		14		48-50	
Concentrazione degli spermatozoi mobili di grado (a) (milioni/mL)		0,3		8-10	
Concentrazione degli spermatozoi mobili di grado (a) + (b) (milioni/mL)		0,6		20	
Morfologia (% dell'ideale)		4		14-15	
Globuli bianchi		< 1,0 milione/mL			
Volume dell'eiaculato		1,5–6 mL			
pH		7,2–7,9			
Test diretto per le IgG MAR		Sospetto 10-40% Positivo > 40%			

La Tabella I.3.5 elenca i valori di riferimento delle caratteristiche base del liquido seminale e degli spermatozoi. I valori di riferimento permettono di suddividere lo spettro dei dati seminali in tre gruppi. Se tutte le caratteristiche del campione di liquido seminale sono superiori ai valori di riferimento più elevati, c'è il 95% di probabilità che il liquido seminale provenga da un uomo che è potenzialmente fertile (regione verde). Se i risultati sono inferiori ai più bassi valori di riferimento, il liquido seminale ha origine da un uomo in cui la probabilità di ottenere una gravidanza per concepimento naturale è di meno del 5% e, di conseguenza, viene considerato come sterile (zona rossa, Ducot et al. 1988). Se i risultati sono situati tra questi due confini e sono, quindi, inferiori ai valori di riferimento più elevati ma superiori ai valori di riferimento più bassi (regione arancione), l'uomo è ipofertile. Questo significa che la probabilità di ottenere un concepimento spontaneo con la sua partner è bassa. Può, comunque, ottenere il concepimento, ma il tempo necessario può essere superiore alla «norma» (Bostofte et al. 1990). Evidentemente, più i parametri del liquido seminale sono simili ai valori di riferimento più elevati, meno grave è il grado di ipofertilità e viceversa. Per quanto riguarda la concentrazione di spermatozoi, è comune assegnare il termine «oligozoospermia» ai campioni di liquido seminale che hanno meno di 20 milioni di spermatozoi per millilitro (Small et al. 1987)

I valori di riferimento della Tabella I.3.5 possono essere applicati solo se l'analisi del liquido seminale viene eseguita secondo i metodi descritti nel Cap. II.3.2. Si deve, di nuovo, insistere sul fatto che questi valori sono solo indicativi, e la loro capacità di discriminazione è più elevata tra liquido seminale fertile e ipofertile che tra liquido seminale ipofertile e infertile. Inoltre, i valori si riferiscono al concepimento spontaneo e non possono essere estrapolati dalla selezione di casi destinati all'inseminazione intrauterina o alla fecondazione in vitro. Infine, le caratteristiche del liquido seminale possono presentare una variabilità relativamente elevata in uno stesso individuo, per cui la classificazione può differire tra dei campioni prodotti in periodi differenti (Schaefer et al. 1991; Cooper et al. 1993).

Bibliografia

Bonde JP, Ernst E, Jensen TK, Hjollund NH, Kolstad H, Henriksen TB, Scheike T, Giwercman A, Olsen J, Skakkebaek NE (1998) Relation between semen quality and fertility: a population-based study of 430 first-pregnancy planners. Lancet 352:1172 - 1177

Bostofte E, Bagger P, Michael A, Stakemann G (1990) Fertility prognosis for infertile men: results of follow-up study of semen analysis in infertile men from two different populations evaluated by the Cox regression model. Fertil Steril 54: 1100 - 1106

Collins JA, Wrixon W, Janes LB, Wilson EH (1983) Treatment-independent pregnancy among infertile couples. N Engl J Med 309:1201 - 1206

Comhaire FH, Kunnen M (1985) Factors affecting the probability of conception after treatment of subfertile men with varicocele by transcatheter embolization with Bucrylate. Fertil Steril 43:781 - 786

Comhaire FH, Vermeulen L, Schoonjans F (1987) Reassessment of the accuracy of traditional sperm characteristics and adenosine triphosphate (ATP) in estimating the fertilizing potential of human semen in vivo. Int J Androl 10:653 - 662

Comhaire FH, Rowe PJ, Farley TM (1988) How should we evaluate infertility in men and in women. Acta Clin Belg 43:78 - 85

Comhaire FH, Farley TMM, Rowe PJ (1992) Adenosine triphosphate (ATP) in semen and other sperm characteristics: their relevance for fertility prediction in men with normal sperm concentration. Fertil Steril 6:877 - 881

Cooper TG, Keck C, Oberdieck U, Nieschlag E (1993) Effects of multiple ejaculations after extended periods of sexual abstinence on total, motile and normal sperm numbers, as well as accessory gland secretions, from healthy normal and oligozoospermic men. Hum Reprod 8:1251 - 1258

Ducot B, Spira A, Feneux D, Jouannet P (1988) Male factors and the likelihood of pregnancy in infertile couples. II. Study of clinical characteristics-practical consequences. Int J Androl 11:395 - 404

Eimers JM, te Velde ER, Gerritse R, Vogelzang ET, Looman CW, Habbema JD (1994) The prediction of the chance to conceive in subfertile couples. Fertil Steril 61:44 - 52

Hargreave TB, Nillson S (1984) Seminology. In: Hargreave TB (eds) Male infertility. Springer, Berlin Heidelberg New York, pp 56 - 74

Hinting A, Comhaire F, Schoonjans F (1988) Capacity of objectively assessed sperm motility characteristics in differentiating between semen of fertile and subfertile men. Fertil Steril 50:635 - 639

Homonnai ZT, Paz GF, Weiss JN, David MP (1980) Relation between semen quality and fate of pregnancy: retrospective study on 534 pregnancies. Int J Androl 3:574 - 584

Leridon H (1980) The efficacy of natural insemination: a comparative standard for AID. In: David G, Price WS (eds) Human artificial insemination and semen preservation, Plenum Press, New York, pp 191 - 196
Majumdar H, Sheps M (1970) Estimation of a type I geometric distribution from observations on conception types. Demography 7:349 - 360
Marmar JL, Praiss DE, DeBenedictis TJ (1979) An estimate of the fertility potential of the fractions of the split ejaculate in terms of the motile sperm count. Fertil Steril 32:202 - 205
Menkveld R, Wong WY, Lombard CJ, Wetzels AM, Thomas CM, Merkus HM, Steegers-Theunissen RP (2001) Semen parameters, including WHO and strict criteria morphology, in a fertile and subfertile population: an effort towards standardization of in-vivo thresholds. Hum Reprod 16:1165 - 1171
Ombelet W, Bosmans E, Janssen M, Cox A, Vlasselaer J, Gyselaers W, Vandeput H, Gielen J, Pollet H, Maes M, Steeno O, Kruger T (1997) Semen parameters in a fertile versus subfertile population: a need for change in the interpretation of semen testing. Hum Reprod 12:987 - 993
Panidis DK, Rousso DH, Kourtis AI, Mavromatidis GA, Makedos GA, Kalahanis JA (2003) Prognostic value of evaluation of total number of morphological anomalies in 100 sperm in semen of infertile men. Arch Androl 49:351 - 354
Rogers BJ, Bentwood BJ, Van Campen H, Helmbrecht G, Soderdahl D, Hale RW (1983) Sperm morphology assessment as an indicator of human fertilizing capacity. J Androl 4:119 - 125
Schaefer F, Seidel C, Mitchell R, Scharer K, Robertson WR (1991) Pulsatile immunoreactive and bioactive luteinizing hormone secretion in adolescents with chronic renal failure. The Cooperative Study Group on Pubertal Development in Chronic Renal Failure (CSPCRF). Pediatr Nephrol 5:566 - 571
Schoonjans F, Depuydt C, Comhaire F (1996) Presentation of receiver-operating characteristics (ROC) plots [letter]. Clin Chem 42:986 - 987
Schwartz D, Mayaux MJ, Spira A, Moscato ML, Jouannet P, Czyglik F, David G (1981) Study of a group of 484 fertile men. Part II: relation between age (20 - 59) and semen characteristics. Int J Androl 4:450 - 465
Small DR, Collins JA, Wilson EH, Wrixon W (1987) Interpretation of semen analysis among infertile couples. CMAJ 136:829 - 833
Wang C, Chan SY, Ng M, So WW, Tsoi WL, Lo T, Leung A (1988) Diagnostic value of sperm function tests and routine semen analyses in fertile and infertile men. J Androl 9:384 - 389
Wood C, BG, Trounson A (1984) Current status and future prospects. In: Wood C, Trounson A (eds) Clinical in vitro fertilization, Springer Verlag, Berlin Heidelberg New York, pp 11 - 26
Zaini A, Jennings MG, Baker HW (1985) Are conventional sperm morphology and motility assessments of predictive value in subfertile men? Int J Androl 8:427 - 435

I.3

I.3.6 Parametri seminali normali e anomalie isolate del plasma seminale

F. Comhaire, A. Mahmoud

Messaggi chiave

- Gli uomini il cui eiaculato presenta concentrazione, motilità e morfologia degli spermatozoi normali ma un plasma seminale alterato, possono non essere fertili in maniera ottimale.
- Anomalie isolate del plasma seminale possono avere molteplici cause, generalmente irreversibili, che interessano la funzione delle ghiandole sessuali accessorie.
- Se il test post-coitale è anormale, l'inseminazione intrauterina degli spermatozoi preparati in vitro può dare eccellenti tassi di successo.

I.3.6.1 Definizione

La classificazione diagnostica di spermatozoi normali e di anomalie isolate del plasma seminale è attribuita quando la concentrazione, la motilità e la morfologia degli spermatozoi sono migliori dei valori di riferimento degli uomini fertili, ma quando esistono delle alterazioni della composizione fisica, biochimica o batteriologica del plasma seminale, un numero aumentato di globuli bianchi o un'agglutinazione con un test di screening di anticorpo anti-spermatozoo negativo. Questi pazienti non soddisfano i criteri per la diagnosi di infezione delle ghiandole accessorie maschili o di altre patologie. Il significato delle anomalie isolate del plasma seminale per l'infertilità della coppia deve essere valutato per mezzo di esami diagnostici (Rowe et al. 2000).

I.3.6.2 Eziologia e patogenesi

Il plasma seminale è composto da prodotti di secrezione delle ghiandole sessuali accessorie: soprattutto gli epididimi, le vescicole seminali e la prostata (Mann e Lutwak-Mann 1951; Eliasson 1968). Al momento di un'eiaculazione normale, i liquidi provenienti dalla prostata e dagli epididimi sono espulsi per primi (Bjorndahl e Kvist 2003). Questa prima frazione di eiaculato ha un volume di 0,5-1,0 mL, è acquosa e ha un pH acido (6,0–6,5). La seconda frazione contiene le secrezioni delle vescicole seminali. È coagulata (Robert e Gagnon 1999) e ha un pH alcalino e un volume normale variabile tra 1,0 e 5,0 mL. In vitro, il coagulo è liquefatto dopo circa 30 minuti grazie all'attività enzimatica dell'antigene specifico della prostata (PSA, Robert et al. 1997). Una secrezione inadeguata di ghiandole sessuali accessorie, in quantità e/o in qualità, provoca un'anomalia del volume dell'eiaculato (meno di 1,5–2 mL o più di 6mL) e/o con pH seminale anormale e/o con una liquefazione scarsa o assente. Il plasma seminale normale è relativamente chiaro. Può diventare opaco per la presenza di muco o di un numero elevato di globuli bianchi. Una cattiva liquefazione si verifica in caso di diminuzione della secrezione di PSA da parte della prostata (Elzanaty et al. 2002, 2004). Queste anomalie possono alterare il transito degli spermatozoi, che appaiono normali in termini di numero, motilità e morfologia, a partire dal liquido seminale fino all'interno del muco cervicale, riducendo così la probabilità di concepimento.

Inoltre, l'osmolarità del plasma seminale può essere anormale, riducendo la longevità degli spermatozoi e inducendo un danno del flagello degli spermatozoi.

Alcuni elementi suggeriscono che un plasma seminale anomalo possa alterare la funzione degli spermatozoi (Carpino et al. 1994; Lin et al. 2000) e la stabilità della cromatina (Gonzales e Sanchez 1994; Elzanaty et al. 2002) a causa di una quantità inadeguata di sostanze come lo zinco (Malm et al. 2000) o il calcio. Inoltre, le secrezioni dell'epididimo e della prostata sono la principale fonte di antiossidanti nel liquido seminale. Un'alterazione della funzione dell'epididimo può essere associata a una diminuzione della capacità antiossidante del plasma seminale, effetto che induce uno squilibrio tra stress ossidativo e protezione antiossidante (Gavella et al. 1996; Koca et al. 2003). Ciò altera la membrana degli spermatozoi e la composizione del DNA.

Alcune anomalie isolate del plasma seminale possono essere osservate dopo l'eradicazione di infezioni delle ghiandole accessorie maschili o in caso di infiammazione non accompagnata da infezione. Possono essere associate a varicocele o a ipo-androgenismo ma, in questo caso, le caratteristiche degli spermatozoi sono generalmente anormali, cosa che esclude la diagnosi di anomalie isolate del plasma seminale.

I.3.6.3 Segni clinici ed esami di laboratorio

L'anamnesi può mettere in evidenza un'infezione dell'apparato urinario che si è risolta spontaneamente o dopo trattamento. Alcuni pazienti lamentano una diminuzione delle sensazioni orgasmiche e una riduzione del volume o un aspetto anomalo dell'eiaculato.

Gli epididimi possono essere ingrossati o nodulari alla palpazione o dolenti in caso di infiammazione in corso. Il volume e la consistenza testicolari sono, di solito, normali.

L'ecografia degli organi pelvici può mostrare segni di precedenti infezioni della prostata o un aspetto anomalo delle vescicole seminali.

L'analisi del sangue, che include test di screening di infezioni e dosaggi ormonali, è normale. Gli anticorpi anti-spermatozoo dovrebbero essere assenti dal siero. Lo screening degli anticorpi contro *Chlamydia trachomatis* può essere positivo.

L'analisi delle urine può mostrare segni di infiammazione dell'apparato urinario e l'urina emessa dopo il massaggio della prostata può contenere un numero aumentato di globuli bianchi.

All'analisi del liquido seminale, la concentrazione, la motilità e la morfologia degli spermatozoi devono essere migliori rispetto ai valori di riferimento. Evidentemente, e per definizione, il plasma seminale deve essere anormale dal punto di vista fisico, biochimico o batteriologico o contenere un numero aumentato di globuli bianchi oppure gli spermatozoi sono in grado di rappresentare delle aggregazioni. Deve essere effettuato un test per l'individuazione degli anticorpi fissati agli spermatozoi, e il risultato dovrebbe essere negativo.

Al fine di valutare l'importanza dell'anormalità isolata del plasma seminale come causa di infertilità della coppia, è raccomandato un test in vivo di interazione liquido seminale-muco cervicale, cioè il test post-coitale (chiamato anche test di Sims-Huhner, vedi WHO 1999). Se il risultato di questo test è normale, si può ritenere che le anomalie isolate del plasma seminale non siano la causa dell'infertilità. Tuttavia, la capacità funzionale degli spermatozoi può essere alterata da uno stress ossidativo e, in questi casi, è indicata una terapia con integratori alimentari per contrastarlo. Se, per contro, il test post-coitale è anomalo (carente o negativo dopo averlo ripetuto), il difetto isolato del plasma seminale può essere legato all'infertilità, e può essere indicata una terapia con inseminazione intrauterina.

I.3.6.4 Diagnosi differenziale

Un plasma seminale anormale può essere associato ad alcune anomalie degli spermatozoi, per esempio in caso di infezione delle ghiandole accessorie maschili, di varicocele o di alterazione endocrina. La diagnosi di anomalie isolate del plasma seminale in questi casi non si applica perché questo richiede che gli spermatozoi siano normali. Inoltre, l'infertilità immunologica deve essere esclusa con un test di individuazione di anticorpi anti-spermatozoi.

I.3.6.5 Terapia

Non è generalmente possibile correggere un'anomalia del plasma seminale, poiché essa è spesso legata a una funzione e a una secrezione anormali permanenti delle ghiandole sessuali accessorie. Ciò implica che le cellule secretorie siano state danneggiate in modo irreversibile. Dal momento che gli spermatozoi sono normali, l'inseminazione viene raccomandata se i risultati del test post-coitale sono anomali. Per ottenere risultati ottimali, l'inseminazione artificiale deve essere eseguita entro 5-6 ore dall'ovulazione, cosa che richiede un monitoraggio attento del ciclo, possibilmente associato all'induzione dell'ovulazione attraverso la gonadotropina corionica umana.

Il liquido seminale è eiaculato direttamente in un recipiente contenente il mezzo di coltura con il 3% di siero albumina umana, in quantità uguale al volume di liquido seminale. In alternativa, può essere aggiunta una piccola quantità di bromelina o di alfa-chimotripsina al liquido seminale dopo l'eiaculazione per fluidificarlo, in caso di iperviscosità del plasma seminale. È consigliato preparare immediatamente il liquido seminale per l'inseminazione usando una colonna di gradiente di densità. L'inseminazione intrauterina può essere preferibile, ma può anche essere effettuata un'inseminazione intracervicale. Non c'è alcun vantaggio nel provocare un'iperovulazione, perché ciò aumenta il rischio di gravidanza multipla senza aumentare il tasso di gravidanza clinica (Guzick et al. 1999).

Dare al paziente una combinazione di antiossidanti sotto forma di integratori alimentari ridurrà le lesioni ossidanti degli spermatozoi. Questo migliorerà la loro capacità funzionale, aumenterà la reazione acrosomica causata, migliorerà il tasso di fusione spermatozoi-ovocita e aumenterà la probabilità di gravidanza riuscita.

La fecondazione in vitro con o senza iniezione intracitoplasmatica di spermatozoo è, invece, raramente indicata.

I.3.6.6 Risultati della terapia

Se non è riscontrata alcuna alterazione dimostrabile nella partner o se un'eventuale alterazione è stata corretta, il risultato del trattamento descritto sopra è generalmente eccellente. In caso di test post-coitale anomalo, più del 75% delle coppie acquisisce una gravidanza normale nel primo ciclo di inseminazione. Quasi il 90% delle coppie riesce a concepire in tre cicli di inseminazione. In alcuni casi in cui il test post-coitale è normale, l'inseminazione può essere efficace, così come gli integratori alimentari per l'uomo.

Se l'inseminazione eseguita correttamente rimane infruttuosa, può essere indicata la fecondazione in vitro con ICSI, la quale avrà una percentuale di successo tipica di questo trattamento.

I.3.6.7 Prognosi

In generale, le anomalie isolate del plasma seminale rimangono presenti, ma possono, talvolta, scomparire spontaneamente dopo un certo periodo di tempo. Il numero di globuli bianchi può diminuire spontaneamente con il tempo, e questo fenomeno può essere accelerato da un'integrazione alimentare di antiossidanti.

I.3.6.8 Prevenzione

La diagnosi precoce e la terapia adeguata di ogni infezione o stato infiammatorio dell'apparato urogenitale possono prevenire la comparsa di una disfunzione delle ghiandole sessuali accessorie e le alterazioni del plasma seminale.

I.3.6.9 Considerazioni

In sintesi, la scoperta di anomalie isolate del plasma seminale nel partner di una coppia infertile richiede un'attenta valutazione. La malattia può essere permanente, ma gli effetti negativi sulla funzione del liquido seminale possono essere reversibili. L'inseminazione, se praticata in condizioni ottimali, genera una probabilità elevata di gravidanza riuscita, mentre la fecondazione in vitro raramente è indicata.

Bibliografia

Bjorndahl L, Kvist U (2003) Sequence of ejaculation affects the spermatozoon as a carrier and its message. Reprod Biomed Online 7:440 – 448

Carpino A, Sisci D, Aquila S, Salerno M, Siciliano L, Sessa M, Ando S (1994) Adnexal gland secretion markers in unexplained asthenozoospermia. Arch Androl 32:37 – 43

Eliasson R (1968) Biochemical analyses of human semen in the study of the physiology and pathophysiology of the male accessory genital glands. Fertil Steril 19:344 – 350

Elzanaty S, Richthoff J, Malm J, Giwercman A (2002) The impact of epididymal and accessory sex gland function on sperm motility. Hum Reprod 17:2904 – 2911

Elzanaty S, Malm J, Giwercman A (2004) Visco-elasticity of seminal fluid in relation to the epididymal and accessory sex gland function and its impact on sperm motility. Int J Androl 27:94 – 100

Gavella M, Lipovac V, Vucic M, Rocic B (1996) Superoxide anion scavenging capacity of human seminal plasma. Int J Androl 19:82 – 90

Gonzales GF, Sanchez A (1994) High sperm chromatin stability in semen with high viscosity. Arch Androl 32:31 – 35

Guzick DS, Carson SA, Coutifaris C, Overstreet JW, Factor-Litvak P, Steinkampf MP, Hill JA, Mastroianni L, Buster JE, Nakajima ST, Vogel DL, Canfield RE (1999) Efficacy of superovulation and intrauterine insemination in the treatment of infertility. National Cooperative Reproductive Medicine Network. N Engl J Med 340:177 – 183

Koca Y, Ozdal OL, Celik M, Unal S, Balaban N (2003) Antioxidant activity of seminal plasma in fertile and infertile men. Arch Androl 49:355 – 359

Lin YC, Chang TC, Tseng YJ, Lin YL, Huang FJ, Kung FT, Chang SY (2000) Seminal plasma zinc levels and sperm motion characteristics in infertile samples. Changgeng Yi Xue Za Zhi 23:260 – 266

Malm J, Hellman J, Hogg P, Lilja H (2000) Enzymatic action of prostate-specific antigen (PSA or hK3): substrate specificity and regulation by Zn(2+), a tight-binding inhibitor. Prostate 45:132 – 139

Mann T, Lutwak-Mann C (1951) Secretory function of male accessory organs of reproduction in mammals. Physiol Rev 31:27 – 55

Robert M, Gagnon C (1999) Semenogelin I: a coagulum forming, multifunctional seminal vesicle protein. Cell Mol Life Sci 55:944 – 960

Robert M, Gibbs BF, Jacobson E, Gagnon C (1997) Characterization of prostate-specific antigen proteolytic activity on its major physiological substrate, the sperm motility inhibitor precursor/semenogelin I. Biochemistry 36:3811 – 3819

Rowe PJ, Comhaire FH, Hargreave TB, Mahmoud AMA (2000) WHO manual for the standardized investigation, diagnosis and management of the infertile male. Cambridge University Press, Cambridge

WHO (1999) WHO laboratory manual of the examination of human semen and sperm-cervical mucus interaction. Cambridge University Press, Cambridge

I.3.7 Cause immunologiche

A. Mahmoud, F. Comhaire

Messaggi chiave

- L'anticorpo anti-spermatozoo (AntiSperm Antibodies, ASA) nell'uomo è responsabile di ipofertilità e di basse percentuali di gravidanze spontanee.
- La formazione di ASA può seguire un'infezione/infiammazione, un intervento chirurgico, traumi o un'ostruzione dell'apparato urogenitale.
- Diagnosticare, nel paziente ipofertile, l'eventuale presenza di ASA attraverso la reazione di agglutinazione mista diretta o con il test di fissazione delle immunosferule (IBT).
- Se è positivo (> 50%), valutare l'importanza di laboratorio dell'ASA (p. es., interazione spermatozoi–muco cervicale).
- Trattare la patologia concomitante, se possibile.
- Se il trattamento della causa si rivelasse infruttuoso, ricorrere all'inseminazione intrauterina (IntraUterine Insemination, IUI) o, nei casi più gravi, alla fecondazione in vitro/iniezione intracitoplasmatica di spermatozoi (FIV/ICSI).
- Quando la maggior parte degli spermatozoi è ricoperta da ASA (> 80%), di solito si raccomanda l'ICSI, anche se sono riportati alcuni successi con l'IUI usando spermatozoi trattati con chimotripsina.
- Nei pazienti che presentano un'azoospermia, un tasso di ASA > 40% nel siero può indicare una migliore opportunità di recupero degli spermatozoi al momento dell'estrazione di spermatozoi testicolari (TESE).

I.3.7.1 Introduzione

Rümke (1954) e Wilson (1954) hanno dimostrato, circa 10 anni fa, che la presenza di anticorpi anti-spermatozoo (ASA) nell'uomo è associata all'infertilità. Da allora, numerosi studi hanno dimostrato che l'infertilità immunitaria può dipendere da una risposta immunitaria sia cellulare che umorale contro gli spermatozoi. Diverse pubblicazioni hanno dimostrato che le cause immunologiche potevano essere presenti nel 3-36% delle coppie infertili (WHO 1987; Naz 2004). Benché considerata causa di diminuzione relativa della fertilità senza però prevenire completamente il concepimento, è ormai dimostrato che la presenza di ASA sulla superficie degli spermatozoi può deteriorare la loro capacità fecondante a diversi livelli, per esempio causando una riduzione della vitalità, della motilità e della penetrazione del muco, e alterare l'interazione spermatozoo-ovocita (Mahmoud et al. 1996; Lombardo et al. 2001; Marin-Briggiler et al. 2003). Gli ASA sono associati a una produzione eccessiva di derivati attivi dell'ossigeno, che possono interessare negativamente la qualità degli spermatozoi per ossidazione delle membrane plasmiche, delle proteine assonali e del DNA degli spermatozoi (Zalata et al. 1995).

I.3.7.2 Meccanismi dell'immunità maschile contro gli spermatozoi

Nel corso dello sviluppo dell'embrione, gli spermatozoi sono assenti quando il sistema immunitario stabilisce la tolleranza agli auto-antigeni (Billingham et al. 1953). Inoltre, gli spermatozoi hanno una costituzione cromosomica diversa da quella delle cellule somatiche. Gli antigeni specifici degli spermatozoi sono, dunque, considerati dal sistema immunitario degli antigeni estranei. Durante la comparsa degli spermatozoi alla pubertà, queste cellule estranee devono essere completamente isolate dal sistema immunitario. Nel testicolo, questo isolamento è ottenuto in modo relativamente completo tramite la barriera emato-testicolare formata da giunzioni strette tra le cellule di Sertoli (Dym e Fawcett 1970). In altre regioni dell'apparato genitale maschile lo strato epiteliale, probabilmente coadiuvato da una barriera locale immunosoppressiva, è responsabile di questo isolamento (el Demiry et al. 1985). Per contro, la teoria dell'immunosoppressione (Tung 1980) postula che basse quantità di antigeni seminali sfuggono continuamente dall'apparato genitale, il che porta all'attivazione di linfociti T soppressori che inibiscono la risposta immunitaria.

La patogenesi della formazione dell'anticorpo anti-spermatozoo è ancora discussa. Le funzioni immunitarie anti-spermatozoi sono probabilmente il risultato di una rottura della barriera epiteliale o emato-testicolare (Mengel e Zimmermann 1982; Haas 1987) e di un'anomalia dell'immunosoppressione, (Witkin 1988) o sono il risultato di una lesione dell'apparato genitale che fornirebbe degli antigeni seminali in quantità eccessive che potrebbero oltrepassare il meccanismo di immunosoppressione (Haas 1991). La vasectomia è una causa importante di perdita degli antigeni, con conseguente formazione di ASA (Hendry 1989; Meinertz et al. 1990; Wen et al. 1994). Anche altre condizioni possono causare la formazione di ASA come, per esempio, l'ostruzione del canale deferente (Hendry 1989), i traumi, la torsione e i tumori maligni testicolari, le infezioni dell'apparato genitale, il deposito di liquido seminale fuori dall'apparato genitale, forse il varicocele (WHO 1987; Knudson et al. 1994; Mahmoud et al. 1996) e l'intolleranza ai metalli pesanti (Podzimek et al. 2003).

I.3.7.3 Individuazione degli anticorpi anti-spermatozoo

Quattro tipi principali di test sono utilizzati per individuare e quantificare l'anticorpo anti-spermatozoo: i test di agglutinazione, i test di interazione con il complemento, il test di legame delle immunoglobuline e i test ELISA.

I.3.7.3.1 Test di agglutinazione

I test di agglutinazione rivelano la presenza di anticorpi anti-antigeni di superficie degli spermatozoi per la loro capacità di provocare l'agglutinazione degli spermatozoi normali. Questa agglutinazione può essere osservata macroscopicamente (Kibrick et al. 1952) o microscopicamente (per i dettagli, vedi Andreou et al. 1995). Uno degli svantaggi di questi test è che l'agglutinazione può anche avvenire in assenza di anticorpi specifici ma per la presenza di batteri, micobatteri o di materia amorfa nel plasma seminale o sotto l'influenza degli steroidi sessuali o di proteine non immunoglobuline presenti nel siero (Beer e Neaves 1978; Jones 1980; Bronson et al. 1984). Il test di riferimento comunemente utilizzato è il test di agglutinazione in piastra (Tray Agglutination Test, TAT), introdotto da Friberg (1974, 1980). Il titolo, il tipo e il grado di agglutinazione possono essere correttamente determinati dal TAT. Un'agglutinazione non immunologica può, tuttavia, verificarsi con il TAT, in particolare quando si testano dei sieri di donna, così come a basse diluizioni sieriche (Ingerslev 1981).

I.3.7.3.2 Esami delle interazioni con i fattori del complemento

I test complemento-dipendenti rivelano la presenza di anticorpi che reagiscono con gli antigeni di membrana degli spermatozoi con l'induzione di un effetto citotossico che insorge in presenza del complemento. La citotossicità provoca una perdita della motilità degli spermatozoi, che è utilizzata come marker nel test di immobilizzazione degli spermatozoi (Sperm Immobilization Test, SIT, Isojima et al. 1968) o induce una lesione della membrana. Quest'ultima può essere determinata perché la membrana cellulare lascia entrare dei coloranti specifici nella testa degli spermatozoi (Eliasson 1977) o per la fuoriuscita di adenosina trifosfato (ATP) dalla cellula. I risultati del test di citotossicità per rilascio di ATP (ATP Release Cytotoxicity Test, ARCT) mostrano un'eccellente correlazione con quelli dei test di immobilizzazione degli spermatozoi (Linnet e Suominen 1982). Abbiamo semplificato il metodo testando solo una diluizione del siero (1/4) e calcolando l'indice di tossicità seminale. Quest'ultimo è strettamente correlato al titolo citotossico seminale. Il nostro studio conferma che gli anticorpi seminali citotossici appartengono principalmente alla classe delle IgG. L'ARCT semplificato sembra essere utile come metodo oggettivo e specifico per individuare e quantificare gli ASA citotossici nel siero (Hinting et al. 1988a). In generale, i test che dipendono dal complemento sono considerati specifici e riproducibili, ma hanno lo svantaggio di non rilevare gli anticorpi di classe IgA (Clarke et al. 1985b).

I.3.7.3.3 Test di legame delle immunoglobuline

La presenza di anticorpi sugli spermatozoi può essere rivelata attraverso anticorpi diretti contro le immunoglobuline umane. Queste antiglobuline possono essere marcate oppure legate a cellule o a particelle indicatrici. Le marcature di antiglobuline comunemente utilizzate sono una molecola fluorescente per la tecnica di immunofluorescenza (Cross e Moore 1990), un isotopo radioattivo per l'esame con antiglobuline radiomarcate (Haas et al. 1980) e un enzima per l'esame di immuno-assorbimento enzimatico (ELISA, Ackerman et al. 1981). Gli indicatori di antiglobulina possono essere globuli rossi, utilizzati nella reazione originale di agglutinazione mista di antiglobuline, particelle di lattice per il test MAR (Jager et al. 1978) o sfere di poliacrilamide, utilizzate nella tecnica di fissazione delle immunosferule (Clarke et al. 1985a).

Reazione di agglutinazione mista di antiglobuline e test di fissazione delle immunosferule

Nel 1978, Jager et al. hanno descritto il test di reazione diretta di agglutinazione mista (Mixed Antiglobulin Reaction, MAR) delle antiglobuline per l'individuazione degli ASA legati agli spermatozoi nel liquido seminale fresco (Jager et al. 1978). In questo esame, la presenza di immunoglobuline fissate agli spermatozoi viene determinata dalla comparsa di un'agglutinazione mista di globuli rossi ricoperti da immunoglobuline con gli spermatozoi mobili in presenza di un'antiglobulina. Scegliendo la classe delle immunoglobuline sulle cellule indicatrici e il tipo di antiglobulina, è possibile identificare la classe di immunoglobuline fissate sugli spermatozoi. Inizialmente, potevano essere rilevati solo gli anticorpi di classe IgG, ma questa tecnica è stata recentemente adattata per permettere la diagnosi di anticorpi di classe IgA. L'analisi può anche essere realizzata indirettamente per individuare gli ASA nel siero o il plasma seminale (Vermeulen e Comhaire 1983).

Per rendere il test più pratico e sensibile, i globuli rossi ricoperti da immunoglobuline sono stati sostituiti con delle particelle di lattice ricoperte da immunoglobuline (Vermeulen e Comhaire 1983). Il test MAR con particelle di lattice è semplice da realizzare perché effettuato su liquido seminale non trattato. Inoltre, l'esame fornisce informazioni sulla presenza, sulla sede e sulla classe di Ig degli ASA.

Nel test di fissazione delle immunosferule (Clarke et al. 1985a), delle sfere di poliacrilamide sono ricoperte da anticorpi monoclonali diretti contro le IgG, IgA, o IgM umane. Questo test richiede il lavaggio degli spermatozoi mediante ripetuti passaggi di centrifugazione-risospensione, al fine di eliminare la maggior parte delle immunoglobuline presenti nel plasma seminale. Un'elevata performance diagnostica del test MAR seminale è stata stabilita in molti laboratori (Ackerman et al. 1988; Kay e Boettcher 1992; Eggert-Kruse et al. 1993). Un tasso di almeno il 50% di aderenza delle particelle agli spermatozoi mobili viene considerato una prova solida a favore di una causa immunologica di infertilità. Se il risultato del test è dubbio o se non può essere effettuato a causa della scarsa motilità degli spermatozoi, l'esame può essere ripetuto su un campione di siero. In generale, la performance del test di fissazione delle immunosferule è inferiore e ha una minore sensibilità e specificità dell'esame MAR seminale (Khoo et al. 1991; Kay e Boettcher 1992; Andreou et al. 1995). Nessuno dei due test può essere eseguito se il numero degli spermatozoi mobili nell'eiaculato è troppo scarso, sebbene il numero degli spermatozoi mobili necessari per il test MAR sia minore.

Abbiamo sviluppato una semplice procedura di individuazione dell'ASA di classe IgG nel siero umano con un test MAR indiretto. L'esame richiede una sola diluizione del siero (1/16) e nessuna procedura di lavaggio (Hinting et al. 1988b).

I nostri dati indicano che il risultato del test MAR diretto per le IgG è collegato meglio con quello del test MAR indiretto per le IgG nel plasma seminale e nel siero che con il risultato del test diretto di fissazione delle immunosferule per le IgG (Andreou et al. 1995). Quest'ultimo poteva essere atteso poiché la maggior parte delle IgG presenti nel liquido seminale deriva probabilmente dal siero e penetra nell'eiaculato attraverso la prostata (Rumke 1974; Tauber et al. 1975). Inoltre, i risultati del test MAR indiretto per le IgG sul siero sono correlati meglio con quelli dei test TAT e ARCT sul siero rispetto al test di fissazione delle immunosferule. Utilizzando come limite inferiore di attività significativa il valore soglia del 40% di spermatozoi mobili fissati a particelle ricoperte di lattice, il test MAR indiretto ha una sensibilità del 96% e una specificità dell'87% (Andreou et al. 1995) rispetto al test TAT preso come riferimento. Pochi studi hanno valutato il significato clinico dell'anticorpo anti-spermatozoo nel siero dell'uomo. La presenza di IgG nel siero nel caso dell'azoospermia è probabilmente un marker sia dell'ostruzione delle vie seminali che della presenza di un certo grado di spermatogenesi. La maggioranza dei nostri pazienti vasectomizzati sviluppa dei livelli elevati di anticorpi di classe IgG durante il follow-up. Uno studio recente in pazienti azoospermici ha dimostrato che la presenza di anticorpi di classe IgG nel siero è predittiva del recupero degli spermatozoi dal testicolo durante l'estrazione testicolare degli spermatozoi (TESE). Nella maggior parte dei pazienti con un tasso di IgG sieriche superiore al 10% e in tutti quelli in cui il tasso è superiore al 40%, almeno uno spermatozoo può essere raccolto in occasione della TESE (Kazemeyni 2003).

I.3.7.3.4
Test di immuno-assorbimento enzimatico

I complessi immunoglobulina-anticorpo-enzima sono individuati con l'aggiunta di un substrato enzimatico specifico, che porta a un cambiamento di colore del campione. Il vantaggio di questo metodo è di essere sia specifico che quantitativo. Il maggiore inconveniente dei test di immuno-assorbimento enzimatico (ELISA) è che i campioni generalmente sono sottoposti a fissazione, processo che distrugge la membrana plasmatica degli spermatozoi e che può provocare l'individuazione di antigeni interni. I principali inconvenienti sono il legame ad antigeni non specifici, il tempo e i costi relativi, la bassa sensibilità e l'incapacità di determinare la localizzazione e gli isotipi dell'ASA (Mazumdar e Levine 1998). Recentemente, un test ELISA basato sull'individuazione di anticorpi antiproteosoma è stato capace di identificare la maggior parte dei sieri positivi al test TAT (Carlsson et al. 2004).

I.3.7.3.5
Altri esami

Altre tecniche vengono continuamente sviluppate, come la tecnica di immuno-adsorbimento su piastra per l'individuazione dell'ASA sugli spermatozoi (Hancock e Faruki 1984), quella del Western blot per l'analisi dettagliata di anticorpi e antigeni degli spermatozoi (Snow e Ball 1992; Bohring e Krause 2001) e la citofluorimetria a flusso (per una rassegna vedi Mazumdar e Levine 1998). A questo proposito, la tecnica del Western blot fornisce maggiori informazioni sulla natura molecolare dell'antigene legato agli ASA. Queste tecniche vengono applicate soprattutto nel campo della ricerca e non sembrano sempre dare risultati affidabili. Esse offrono anche pochi vantaggi rispetto ai test di fissazione delle immunoglobuline, i quali sono meno costosi e di più semplice utilizzo (Eggert-Kruse et al. 1993; Mazumdar e Levine 1998).

I.3.7.4
Anticorpo anti-spermatozoo e infertilità maschile

Lo screening di routine dell'anticorpo anti-spermatozoo è una tappa essenziale nella diagnosi e nella gestione dell'infertilità maschile (Bronson 1999a; WHO 1999; Rowe et al. 2000). A oggi sono disponibili diverse tecniche per l'individuazione dell'ASA nel siero e nelle secrezioni genitali. Sapere se il test esamini realmente l'anticorpo anti-spermatozoo e se gli anticorpi che sono rilevati riducano realmente la fertilità sono domande fondamentali che bisogna porsi. Sembra che nessun singolo esame sia in grado di individuare gli ASA con una precisione del 100%, per tutte le classi di immunoglobuline e contro tutte le attività anticorpali. Di conseguenza, la valutazione dell'infertilità maschile di origine immunologica dovrebbe includere molteplici esami, iniziando con il più sensibile allo screening e terminando con il più specifico per una conferma dei risultati.

La presenza di anticorpi che ricoprono gli spermatozoi ha l'effetto di ridurre la loro capacità di fecondare indipendentemente dalle loro altre caratteristiche (Mahmoud et al. 1996;

Lombardo et al. 2001; Marin-Briggiler et al. 2003). Di conseguenza, la diagnosi degli spermatozoi ricoperti da IgG per il test MAR o con il test di fissazione delle immunosferule viene raccomandata dalla WHO come procedura standard per l'analisi di routine del liquido seminale (WHO 1999). Benché l'effetto degli anticorpi anti-spermatozoi sulla fertilità rappresenti un continuum (Bronson 1999b), i risultati dei nostri studi, utilizzando il test MAR, indicano che l'aderenza di almeno il 40% delle particelle agli spermatozoi mobili debba essere considerata un'evidenza di causa immunologica di infertilità (Comhaire et al. 1988). Il limite del 40% di reazione è comparabile a quello raccomandato dalla WHO, che propone una percentuale del 50% di spermatozoi mobili ricoperti da IgG come limite critico (WHO 1999).

I test diretti delle IgG sono esami ideali per l'individuazione di ASA poiché sono semplici e sensibili. Nei casi positivi, tuttavia, si devono eseguire dei test più specifici come quelli di interazione con i fattori del complemento. Inoltre, al fine di assicurarsi che la valutazione della prognosi di fertilità sia corretta, deve essere determinata anche la classe degli ASA. Gli ASA di classe IgA sembrano avere un ruolo più importante rispetto a quelli di classe IgG nell'alterazione della migrazione degli spermatozoi all'interno dell'apparato riproduttivo femminile (Steen et al. 1994; Yeh et al. 1995). Dato che la maggior parte delle IgA, se non tutte, è prodotta localmente, esse devono essere individuate direttamente sugli spermatozoi piuttosto che nel siero. È importante sottolineare che gli ASA di classe IgA si manifestano raramente in assenza di ASA di classe IgG (Andreou et al. 1995). Per questo motivo, la ricerca delle IgA non viene considerata necessaria come procedura di screening di routine.

Attualmente sono disponibili molteplici esami ematochimici per valutare l'impatto funzionale degli ASA. Questi includono il test di contatto spermatozoi-muco cervicale (Jager et al. 1979), il quale consiste nel mescolare liquido seminale appena raccolto con del muco cervicale. In caso di presenza di ASA sugli spermatozoi si osserva un fenomeno di «shaking» a livello degli spermatozoi mobili. Ulteriori aspetti funzionali degli ASA possono essere valutati tramite il test di fissazione della zona pellucida umana (Burkman et al. 1988), il test di reazione acrosomica (Talbot e Chacon 1981) e quello dell'ovocita depellucidato della cavia (Yanagimachi et al. 1976). Gli anticorpi anti-spermatozoo sono associati a una produzione eccessiva di specie reattive dell'ossigeno, le quali possono alterare la qualità del liquido seminale tramite ossidazione delle membrane plasmatiche, delle proteine assonemali e del DNA degli spermatozoi (Zalata et al. 1995).

I.3.7.5 Caratteristiche cliniche degli uomini portatori di anticorpi anti-spermatozoo

L'esame clinico può fornire informazioni importanti nei pazienti portatori di ASA. È molto comune riscontrare anamnesi di infezione dell'apparato urogenitale, di malattie sessualmente trasmesse, di varicocele, di malattie autoimmuni o di chirurgia dell'apparato urogenitale o dell'inguine (Sinisi et al. 1993; Hinting et al. 1996; Mahmoud et al. 1996). Durante l'esame clinico spesso si riscontra anche l'ispessimento dell'epididimo (Mahmoud et al. 1996). Sembra che la patogenesi dell'infertilità maschile immunologica possa essere legata a un'infiammazione dell'apparato genitale, a una lesione e/o a un'ostruzione parziale del canale deferente (Hinting et al. 1996).

I trattamenti dell'infertilità immunologica sono attualmente ancora controversi. Una patologia di sospetta origine eziologica deve essere trattata per prima, come nel caso di una terapia antibiotica adeguata in presenza di infezione accertata, o di terapia a base di antinfiammatori non steroidei in pazienti con segni di infiammazione ma senza infezione in corso (Rowe et al. 2000). In alcuni centri è stato realizzato un trattamento chirurgico per risolvere ostruzioni parziali (Hendry 1989), sebbene la procedura sia oggi poco utilizzata per la maggiore disponibilità dell'ICSI.

In assenza di una causa infettiva od ostruttiva si è tentato un trattamento immunosoppressivo empirico (Shulman e Shulman 1982; Hendry 1989). Alcuni studi recenti dimostrano chiaramente che la corticoterapia a dosi elevate non soltanto è inefficace, ma comporta anche un elevato rischio di effetti collaterali (Bals-Pratsch et al. 1992). Un altro approccio è il ricorso alla riproduzione assistita attraverso un trattamento speciale del liquido seminale. Quando si utilizzano queste tecniche, la preparazione del liquido seminale può ridurre gli effetti agglutinanti e citotossici degli anticorpi legati agli spermatozoi (Hinting et al. 1989). Da tre a sei cicli di inseminazione intrauterina (IUI) di spermatozoi mobili sono considerati un regime ragionevole. La percentuale di gravidanze che ne risulta è del 9% circa per ciclo (Grigoriou et al. 1996; Mahmoud et al. 1996). Uno studio comparativo incrociato ha mostrato che l'IUI comporta percentuali di gravidanze più elevate negli uomini con fattore immunologico rispetto a una terapia ciclica con corticosteroidi a basse dosi (Lahteenmaki et al. 1995).

Nei casi gravi di bassa concentrazione di spermatozoi mobili o dopo l'insuccesso delle IUI, è necessario ricorrere alla FIV o all'ICSI. L'ICSI viene generalmente raccomandata se la maggior parte degli spermatozoi (> 80%) è ricoperta da anticorpi, sebbene una recente retrospettiva abbia indicato che il trattamento in vitro degli spermatozoi con chimotripsina prima dell'IUI (dove tutti gli spermatozoi nei campioni di liquido seminale erano ricoperti da anticorpi) fornisce una percentuale di gravidanze dell'11% per ciclo (Check et al. 2004).

I.3.7.6 Prospettive

Diverse proteine che si legano agli anticorpi sono state descritte nel plasma seminale umano. Queste proteine hanno potenzialmente la capacità di ridurre l'azione dell'anticorpo anti-spermatozoo (per una rassegna vedi Chiu e Chamley 2003). Tuttavia, la comprensione del loro ruolo fisiologico è limitata. La caratterizzazione immunologica delle proteine seminali coniugate con antigeni ha permesso di identificare numerosi anticorpi che influenzano gli spermatozoi. Gli sviluppi di questa linea di ricerca potrebbero portare a una migliore individuazione degli anticorpi che giocano un ruolo nella fecondazione e nello sviluppo di contraccettivi immunologici (per una rassegna vedi Bohring e Krause 2003).

Bibliografia

Ackerman SB, Wortham JW, Swanson RJ (1981) An indirect enzyme-linked immunosorbent assay (ELISA) for the detection and quantitation of antisperm antibodies. Am J Reprod Immunol 1:199 – 205

Ackerman S, McGuire G, Fulgham DL, Alexander NJ (1988) An evaluation of a commercially available assay for the detection of antisperm antibodies. Fertil Steril 49:732 – 734

Andreou E, Mahmoud A, Vermeulen L, Schoonjans F, Comhaire F (1995) Comparison of different methods for the investigation of antisperm antibodies on spermatozoa, in seminal plasma and in serum. Hum Reprod 10:125 – 131

Bals-Pratsch M, Doren M, Karbowski B, Schneider HP, Nieschlag E (1992) Cyclic corticosteroid immunosuppression is unsuccessful in the treatment of sperm antibody-related male infertility: a controlled study. Hum Reprod 7:99 – 104

Beer AE, Neaves WB (1978) Antigenic status of semen from the viewpoints of the female and male. Fertil Steril 29:3 – 22

Billingham RE, Brent L, Medawar PB (1953) Activity acquired tolerance of foreign cells. Nature 172:603 – 606

Bohring C, Krause W (2001) Differences in the antigen pattern recognized by antisperm antibodies in patients with infertility and vasectomy. J Urol 166:1178 – 1180

Bohring C, Krause W (2003) Immune infertility: towards a better understanding of sperm (auto)-immunity: the value of proteomic analysis. Hum Reprod 18:915 – 924

Bronson R (1999a) Detection of antisperm antibodies: an argument against therapeutic nihilism. Hum Reprod 14: 1671 – 1673

Bronson RA (1999b) Antisperm antibodies: a critical evaluation and clinical guidelines. J Reprod Immunol 45:159 – 183

Bronson R, Cooper G, Rosenfeld D (1984) Sperm antibodies: their role in infertility. Fertil Steril 42:171 – 183

Burkman LJ, Coddington CC, Franken DR, Krugen TF, Rosenwaks Z, Hogen GD (1988) The hemizona assay (HZA): development of a diagnostic test for the binding of human spermatozoa to the human hemizona pellucida to predict fertilization potential. Fertil Steril 49:688 – 697

Carlsson L, Nilsson BO, Ronquist G, Lundquist M, Larsson A (2004) A new test for immunological infertility: an ELISA based on prostasomes. Int J Androl 27:130 – 133

Check JH, Hourani W, Check ML, Graziano V, Levin E (2004) Effect of treating antibody-coated sperm with chymotrypsin on pregnancy rates following IUI as compared to outcome of IVF/ICSI. Arch Androl 50:93 – 95

Chiu WW, Chamley LW (2003) Human seminal plasma antibody-binding proteins. Am J Reprod Immunol 50:196 – 201

Clarke GN, Elliott PJ, Smaila C (1985a) Detection of sperm antibodies in semen using the immunobead test: a survey of 813 consecutive patients. Am J Reprod Immunol Microbiol 7:118 – 123

Clarke GN, Stojanoff A, Cauchi MN, Johnston WI (1985b) The immunoglobulin class of antispermatozoal antibodies in serum. Am J Reprod Immunol Microbiol 7:143 – 147

Comhaire FH, Hinting A, Vermeulen L, Schoonjans F, Goethals I (1988) Evaluation of the direct and indirect mixed antiglobulin reaction with latex particles for the diagnosis of immunological infertility. Int J Androl 11:37 – 44

Cross NL, Moore S (1990) Regional binding of human antisperm antibodies assessed by indirect immunofluorescence. Hum Reprod 5:47 – 51

Dym M, Fawcett DW (1970) The blood-testis barrier in the rat and the physiological compartmentation of the seminiferous epithelium. Biol Reprod 3:308 – 326

Eggert-Kruse W, Bockem-Hellwig S, Doll A, Rohr G, Tilgen W, Runnebaum B (1993) Antisperm antibodies in cervical mucus in an unselected subfertile population. Hum Reprod 8:1025 – 1031

El Demiry MI, Hargreave TB, Busuttil A, James K, Ritchie AW, Chisholm GD (1985) Lymphocyte sub-populations in the male genital tract. Br J Urol 57:769 – 774

Eliasson R (1977) Supravital staining of human spermatozoa. Fertil Steril 28:1257

Friberg J (1974) A simple and sensitive micro-method for demonstration of sperm-agglutinating activity in serum from infertile men and women. Acta Obstet Gynecol Scand Suppl 21 – 29

Friberg J (1980) Immunoglobulin concentration in serum and seminal fluid from men with and without sperm-agglutinating antibodies. Am J Obstet Gynecol 136:671 – 675

Grigoriou O, Konidaris S, Antonaki V, Papadias C, Antoniou G, Gargaropoulos A (1996) Corticosteroid treatment does not improve the results of intrauterine insemination in male subfertility caused by antisperm antibodies. Eur J Obstet Gynecol Reprod Biol 65:227 – 230

Haas GG Jr (1987) Antibody-mediated causes of male infertility. Urol Clin North Am 14:539 – 550

Haas GG Jr (1991) Male fertility and immunity. In: Lipshultz LI, Howards SS (eds) Infertility in the male, Mosby-Year Book, St.Louis, pp 277 – 296

Haas GG Jr, Cines DB, Schreiber AD (1980) Immunologic infertility: identification of patients with antisperm antibody. N Engl J Med 303:722 – 727

Hancock RJ, Faruki S (1984) Detection of antibody-coated sperm by 149 – 159

Hendry WF (1989) Detection and treatment of antispermatozoal antibodies in men. Reprod Fertil Dev 1:205 – 220

Hinting A, Vermeulen L, Comhaire F (1988a) Evaluation of a simplified adenosine triphosphate release cytotoxicity test for the detection of sperm antibodies in human serum. J Reprod Immunol 13:123 – 131

Hinting A, Vermeulen L, Comhaire F (1988b) The indirect mixed antiglobulin reaction test using a commercially available kit for the detection of antisperm antibodies in serum. Fertil Steril 49:1039 – 1044

Hinting A, Vermeulen L, Goethals I, Dhont M, Comhaire F (1989) Effect of different procedures of semen preparation on antibody-coated spermatozoa and immunological infertility. Fertil Steril 52:1022 – 1026

Hinting A, Soebadi DM, Santoso RI (1996) Evaluation of the immunological cause of male infertility. Andrologia 28: 123 – 126

Ingerslev HJ (1981) Antibodies against spermatozoal surfacemembrane antigens in female infertility. Acta Obstet Gynecol Scand Suppl 100:1 – 52

Isojima S, Li TS, Ashitaka Y (1968) Immunological analysis of sperm-immobilizing factor found in sera of women with unexplained sterility. Am J Obstet Gynecol 101:677 – 683

Jager S, Kremer J, van Slochteren-Draaisma T (1978) A simple method of screening for antisperm antibodies in the human male. Detection of spermatozoal surface IgG with the direct mixed antiglobulin reaction carried out on untreated fresh human semen. Int J Fertil 23:12 – 21

Jager S, Kremer J, van Slochteren-Draaisma T (1979) Presence of sperm agglutinating antibodies in infertile men and inhibition

I.3

I.3

of in vitro sperm penetration into cervical mucus. Int J Androl 2:117 – 130

Jones WR (1980) Immunologic infertility–fact or fiction? Fertil Steril 33:577 – 586

Kay DJ, Boettcher B (1992) Comparison of the SpermMar test with currently accepted procedures for detecting human sperm antibodies. Reprod Fertil Dev 4:175 – 181

Kazemeyni SM (2003) Correlation between antisperm antibodies and successful testicular sperm extraction in azoospermic men. Reprod Biomed Online 7 [Suppl 1]:30 – 40

Khoo D, Feigenbaum SL, McClure RD (1991) Screening assays for immunologic infertility: a comparison study. Am J Reprod Immunol 26:11 – 16

Kibrick S, Belding DL, Merrill B (1952) Methods for the detection of antibodies against mammalian spermatozoa. II. A gelatin agglutination test. Fertil Steril 3:430 – 438

Knudson G, Ross L, Stuhldreher D, Houlihan D, Bruns E, Prins G (1994) Prevalence of sperm bound antibodies in infertile men with varicocele: the effect of varicocele ligation on antibody levels and semen response. J Urol 151:1260 – 1262

Lahteenmaki A, Veilahti J, Hovatta O (1995) Intra-uterine insemination versus cyclic, low-dose prednisolone in couples with male antisperm antibodies. Hum Reprod 10:142 – 147

Linnet L, Suominen JJ (1982) A comparison of eight techniques for the evaluation of the auto-immune response to spermatozoa after vasectomy. J Reprod Immunol 4:133 – 144

Lombardo F, Gandini L, Dondero F, Lenzi A (2001) Antisperm immunity in natural and assisted reproduction. Hum Reprod Update 7:450 – 456

Mahmoud AM, Tuyttens CL, Comhaire FH (1996) Clinical and biological aspects of male immune infertility: a case-controlled study of 86 cases. Andrologia 28:191 – 196

Marin-Briggiler CI, Vazquez-Levin MH, Gonzalez-Echeverria F, Blaquier JA, Miranda PV, Tezon JG (2003) Effect of antisperm antibodies present in human follicular fluid upon the acrosome reaction and sperm-zona pellucida interaction. Am J Reprod Immunol 50:209 – 219

Mazumdar S, Levine AS (1998) Antisperm antibodies: etiology, pathogenesis, diagnosis, and treatment. Fertil Steril 70:799 – 810

Meinertz H, Linnet L, Fogh-Andersen P, Hjort T (1990) Antisperm antibodies and fertility after vasovasostomy: a follow-up study of 216 men. Fertil Steril 54:315 – 321

Mengel W, Zimmermann FA (1982) Immunologic aspects of cryptorchidism. Urol Clin North Am 9:349 – 352

Naz RK (2004) Modalities for treatment of antisperm antibody mediated infertility: novel perspectives. Am J Reprod Immunol 51:390 – 397

Podzimek S, Prochazkova J, Pribylova L, Bartova J, Ulcova-Gallova Z, Mrklas L, Stejskal VD (2003) [Effect of heavy metals on immune reactions in patients with infertility]. Cas Lek Cesk 142:285 – 288

Rowe PJ, Comhaire FH, Hargreave TB, Mahmoud AMA (2000) WHO manual for the standardized investigation, diagnosis and management of the infertile male. Cambridge University Press, Cambridge

Rumke P (1954) The presence of sperm antibodies in serum of two patients with oligozoospermia. Vox Sang 4:135 – 140

Rumke P (1974) The origin of immunoglobulins in semen. Clin Exp Immunol 17:287 – 297

Shulman JF, Shulman S (1982) Methylprednisolone treatment of immunologic infertility in male. Fertil Steril 38:591 – 599

Sinisi AA, Di Finizio B, Pasquali D, Scurini C, D'Apuzzo A, Bellastella A (1993) Prevalence of antisperm antibodies by SpermMARtest in subjects undergoing a routine sperm analysis for infertility. Int J Androl 16:311 – 314

Snow K, Ball GD (1992) Characterization of human sperm antigens and antisperm antibodies in infertile patients. Fertil Steril 58:1011 – 1019

Steen Y, Forssman L, Lonnerstedt E, Jonasson K, Wassen AC, Lycke E (1994) Anti-sperm IgA antibodies against the equatorial segment of the human spermatozoon are associated with impaired sperm penetration and subfertility. Int J Fertil Menopausal Stud 39:52 – 56

Talbot P, Chacon RS (1981) A triple-stain technique for evaluating normal acrosome reactions of human sperm. J Exp Zool 215:201 – 208

Tauber PF, Zaneveld LJ, Propping D, Schumacher GF (1975) Components of human split ejaculates. I. Spermatozoa, fructose, immunoglobulins, albumin, lactoferrin, transferrin and other plasma proteins. J Reprod Fertil 43:249 – 267

Tung KSK (1980) Autoimmunity of the testis. In: Dhindsa DS, Schumacher GFB (eds) Immunological aspects of infertility and fertility regulation, Elsevier-North Holland, New York, pp 33 – 91

Vermeulen A, Comhaire F (1983) Le test «MAR» aux particules de Latex, et le test spermatoxique selon Suominen: simplification et nouveaut´e dans l'arsenal du diagnostic immunologique. Contraception, Fertilité, Sexualité 11:381–384

Wen RQ, Li SQ, Wang CX, Wang QH, Li QK, Feng HM, Jiang YJ, Huang JC (1994) Analysis of spermatozoa from the proximal vas deferens of vasectomized men. Int J Androl 17:181 – 185

WHO (1987) Towards more objectivity in diagnosis and management of male infertility. Int J Androl Suppl 7

WHO (1999) WHO laboratory manual of the examination of human semen and sperm-cervical mucus interaction. Cambridge University Press, Cambridge

Wilson L (1954) Sperm agglutinins in human semen and blood. Proc Soc Exp Biol Med 85:652 – 655

Witkin SS (1988) Mechanisms of active suppression of the immune response to spermatozoa. Am J Reprod Immunol Microbiol 17:61 – 64

Yanagimachi R, Yanagimachi H, Rogers BJ (1976) The use of zona-free animal ova as a test-system for the assessment of the fertilizing capacity of human spermatozoa. Biol Reprod 15:471 – 476

Yeh WR, Acosta AA, Seltman HJ, Doncel G (1995) Impact of immunoglobulin isotype and sperm surface location of antisperm antibodies on fertilization in vitro in the human. Fertil Steril 63:1287 – 1292

Zalata A, Hafez T, Comhaire F (1995) Evaluation of the role of reactive oxygen species in male infertility. Hum Reprod 10:1444 – 1451

I.3.8 Cause iatrogene delle anomalie dei parametri seminali

G. Haidl

Messaggi chiave

- Numerosi farmaci, in particolare gli agenti citostatici e quelli ad azione ormonale, possono esercitare effetti deleteri sulla fertilità maschile.
- La vasectomia e l'inversione chirurgica post-vasectomia possono comportare la formazione di anticorpo anti-spermatozoo. Per questo motivo i pazienti devono essere informati adeguatamente.
- L'intervento chirurgico di riduzione di un'ernia inguinale può essere complicato da un'ostruzione del canale deferente.
- Una simpatectomia lombare può provocare una disfunzione eiaculatoria.
- La crioconservazione degli spermatozoi è fortemente raccomandata nei pazienti soggetti a terapie farmacologiche che alterano la fertilità o a radioterapia.

I.3.8.1 Definizione

Le cause di infertilità maschile vengono definite iatrogene quando le anomalie dei parametri seminali sono dovute a un'eziologia medica o chirurgica. Questa diagnosi richiede che quanto segue sia vero:

- Ci sia un'anamnesi di terapie con possibile effetto negativo sulla fertilità
- E/o ci siano precedenti interventi chirurgici con un possibile effetto negativo sulla fertilità

I.3.8.2 Eziologia e patogenesi

I.3.8.2.1 Trattamenti medici

Alcuni farmaci possono avere un effetto negativo temporaneo o permanente sulla fertilità attraverso l'alterazione delle seguenti funzioni: spermatogenesi, maturazione epididimaria, trasporto, metabolismo, motilità, capacitazione e capacità di penetrare nell'ovocita da parte degli spermatozoi.

I.3.8.2.2 Interventi gonadotossici

Il carcinoma del testicolo, il linfoma di Hodgkin, i linfomi non Hodgkin e le leucemie possono interessare i soggetti giovani, e la malattia o il suo trattamento possono avere effetti nocivi sulla fertilità. L'alterazione della spermatogenesi attraverso sostanze che hanno degli effetti anti-proliferativi diretti sull'epitelio germinale è provocata da alchilanti quali la ciclofosfamide e il clorambucile e da trattamenti citostatici con cisplatino e adriamicina oppure con metotrexate e vincristina o bleomicina.

I.3.8.2.3 Altri farmaci che possono avere effetti negativi sulla fertilità

Oltre agli agenti citostatici, l'inibizione diretta della spermatogenesi può essere causata da neurolettici e da antidepressivi triciclici (Neumann 1984), da antiemetici e antiepilettici e da antibiotici e chemioterapia ad alte dosi e per lungo tempo (nitrofurantoina, co-trimossazolo, gentamicina e niridazolo). La salazosulfapiridina comporta un'inibizione diretta della spermatogenesi per assorbimento di metaboliti tossici (sulfapiridina). Anche gli analgesici e gli immunosoppressori possono bloccare la spermatogenesi. Tuttavia, non esiste nessuno studio affidabile su questi farmaci di uso frequente.

I.3.8.2.4 Ormoni e antagonisti ormonali

I farmaci ad azione ormonale influiscono indirettamente sulla spermatogenesi attraverso l'inibizione delle gonadotropine ipofisarie. Il blocco della spermatogenesi si può ottenere utilizzando estrogeni, progestinici, androgeni, anabolizzanti, anti-androgeni, l'ormone di rilascio dell'ormone luteinizzante (LHRH), gli agonisti o antagonisti dell'ormone di rilascio delle gonadotropine (GnRH) e i glucocorticoidi. I farmaci possono alterare la produzione degli androgeni in diversi modi: riducendo la produzione di LH (oppiacei), bloccando gli enzimi della steroidogenesi (aminoglutetimide e chetoconazolo), aumentando il metabolismo del testosterone (barbiturici, anticonvulsivanti e altri farmaci induttori degli enzimi epatici), bloccando gli effetti del testosterone con antagonisti dei recettori degli androgeni (cimetidina, spironolattone, ciproterone acetato), antagonizzando gli effetti degli androgeni mediante un'azione estrogenica (digossina) e inducendo un'iperprolattinemia.

La riduzione del numero, della motilità e della percentuale delle forme tipiche degli spermatozoi è reversibile alla sospensione degli androgeni. Nei culturisti, che hanno assunto steroidi anabolizzanti in dosi che superano fino a 40 volte quelle generalmente utilizzate nella pratica clinica, la normalizzazione della concentrazione degli spermatozoi, dopo la sospensione degli steroidi, può esserci dopo un periodo che varia da 4 a 12 mesi (Knuth et al. 1989; Gazvani et al. 1997).

In un solo caso, un paziente è rimasto azoospermico anche dopo 12 mesi dall'interruzione degli steroidi, per cui è stato iniziato un trattamento con gonadotropine (Menon 2003).

I.3.8.2.5 Farmaci che alterano la funzione degli spermatozoi

Malgrado la grande importanza dal punto di vista clinico degli effetti iatrogeni di alcuni farmaci sulla fertilità, in generale c'è scarsa informazione su questo argomento a causa dell'assenza di studi epidemiologici specifici. Alcuni studi su piccoli gruppi di pazienti hanno evidenziato l'influenza di certi farmaci sulle funzionalità degli spermatozoi o sull'interazione spermatozoo-ovocita mediante test in vitro. È stato anche dimostrato che il trattamento con nifedipina, un inibitore dei canali del calcio, impedisce l'interazione spermatozoo-ovocita attraverso l'alterazione della composizione lipidica delle membrane cellulari (Benoff et al. 1994). Farmaci dagli effetti ancora più nocivi comprendono il verapamil e gli antiepilettici (che danneggiano le membrane e diminuiscono la motilità degli spermatozoi), la sulfasalazina (che diminuisce il numero e la motilità degli spermatozoi), le tetracicline (che, in esperimenti in vitro, hanno un effetto tossico diretto), i macrolidi a concentrazioni elevate (che, in esperimenti in vitro, diminuiscono la motilità degli spermatozoi), l'amantadina e la colchicina (che alterano l'interazione spermatozoo–ovocita).

Infine, la motilità degli spermatozoi può essere compromessa dall'alterazione delle funzioni legate alla loro membrana. I farmaci che, in vitro, alterano la motilità degli spermatozoi sono i seguenti: nitrofurantoina, 2,6-diamino-3-fenazopiridina, tetracicline, gentamicina, metoclopramide, imipramina, clorpromazina, nortriptilina, litio, trifluoperazina, levamisolo, propranololo, fentolamina, dibenamina e benztropina mesilato (Tabella I.3.6).

Tabella I.3.6. Farmaci che possono influenzare la fertilità maschile

Soppressione della spermatogenesi
Agenti citostatici
Ormoni e farmaci ad azione ormonale: androgeni, anti-androgeni, estrogeni, progestinici, glucocorticoidi, anabolizzanti, cimetidina, spironolattone, digossina, ketoconazolo
Farmaci psicotropi, antiepilettici, antiemetici, analgesici, alcuni antibiotici e agenti chemioterapici, antielmintici quali niridazolo, salazosulfapiridina

Alterazione della funzionalità degli spermatozoi
Inibitori dei canali del calcio (motilità degli spermatozoi e legame spermatozoo ovocita)
Antiepilettici (motilità degli spermatozoi)
Sulfasalazina (motilità e numero degli spermatozoi)
Antibiotici (motilità degli spermatozoi)
Amantadina e colchicina (interazione spermatozoo–ovocita)
Ansiolitici, alfa e beta-bloccanti (motilità degli spermatozoi)

Inibizione del trasporto degli spermatozoi
Farmaci antipertensivi
Farmaci psicotropi

I.3.8.2.6 Inibizione del trasporto degli spermatozoi

Le sostanze ad azione α-adrenergica che agiscono sul trasporto degli spermatozoi, inibendo la fase di emissione

farmaci antipertensivi (guanetidina, reserpina, metildopa), i farmaci psicotropi (tioridazina, clorprotissene, antidepressivi triciclici, clordiazepossido), i bloccanti gangliari (esametonio, mecamilamina) e i bloccanti dei recettori alfa (fentolamina, fenossibenzamina, Forman et al. 1996; Rowe et al. 2000, Tabella I.3.6).

I.3.8.2.7 Chirurgia

Generalmente, dopo ogni intervento chirurgico, in particolare dopo un'anestesia generale, si osserva una temporanea infertilità che può durare da 3 a 6 mesi.

La biopsia testicolare può provocare un temporaneo arresto della spermatogenesi. Interventi chirurgici, come le erniotomie o le orchidopessi, mal riusciti possono provocare rispettivamente lesioni del canale deferente e del testicolo, con un'ulteriore perdita della funzionalità testicolare. Ostruzioni iatrogene possono essere provocate da erniotomie (in particolare durante la prima infanzia) o da interventi chirurgici sui dotti eiaculatori o da deferentografie con mezzo di contrasto irritante. Incisioni o biopsie epididimali praticate accidentalmente durante le biopsie testicolari possono provocare delle ostruzioni. La riduzione erniaria può, inoltre, causare una reazione immunologica con produzione di anticorpi anti-spermatozoo. Ciò può insorgere anche dopo un'idrocelectomia o qualsiasi altro intervento chirurgico genitale o inguinale. La vasectomia è la causa più frequente di occlusione chirurgica e si manifesta anche con la produzione di anticorpi anti-spermatozoo.

L'aspermia può essere provocata da: disturbi funzionali del collo vescicale a seguito di una prostatectomia transuretrale, interventi chirurgici sulle valvole dell'uretra durante l'infanzia, incisione del collo vescicale durante la rimozione di un'ostruzione, simpatectomia lombare, linfoadenectomia retroperitoneale e chirurgia addominoperineale.

Il cateterismo urinario può essere complicato da un'infezione delle vie urinarie o da una stenosi uretrale. La riparazione di una stenosi uretrale può provocare l'accumulo dell'eiaculato in una tasca uretrale e la sua contaminazione con l'urina. Dopo la chirurgia ricostruttiva per ipospadia, epispadia ed estrofia vescicale si può verificare una disfunzione eiaculatoria.

Gli interventi chirurgici per varicocele, torsione del testicolo o criptorchidismo sono discussi separatamente. Altri interventi devono essere ricercati se il medico sospetta un danno sulla fertilità (Rowe et al. 2000).

I.3.8.2.8
Radioterapia

L'irradiazione della regione genitale provoca molto probabilmente il blocco irreversibile della spermatogenesi con conseguente sterilità. Una dose d'organo di 3 Gy, che di solito viene effettuata per l'irradiazione della regione inguinale o del testicolo controlaterale, blocca, nella maggior parte dei casi in modo permanente, o sopprime almeno provvisoriamente, la spermatogenesi (Rowley et al. 1974).

I.3.8.3
Segni clinici ed esami di laboratorio

L'anamnesi dovrebbe già evidenziare quale terapia medica o chirurgica può aver avuto un possibile effetto negativo sulla fertilità.

Nei pazienti trattati con chemioterapia gonadotossica non legata al carcinoma del testicolo, il volume e la consistenza testicolari sono di solito normali; nei pazienti che hanno un'anamnesi di carcinoma testicolare, il testicolo sano può essere normale o di dimensioni ridotte in caso di precedente criptorchidismo. Nei pazienti trattati con farmaci ad azione ormonale, si possono osservare atrofia testicolare, ginecomastia o malattie della pelle come l'acne. Nei pazienti che hanno subito una vasectomia, l'epididimo potrebbe essere ipertrofico; altri segni e sintomi dipendono dalla procedura utilizzata.

Si può riscontrare una grande variabilità nei parametri del liquido seminale dei pazienti, che va dall'azoospermia dopo chemioterapia con alchilanti o radioterapia, all'oligoastenoteratozoospermia grave fino a lievi anomalie, per esempio dopo il trattamento con farmaci che influenzano solo la motilità degli spermatozoi. In caso di disturbi del trasporto degli spermatozoi con eiaculazione retrograda completa si osserverà un'aspermia con presenza di spermatozoi solamente nell'urina raccolta dopo l'eiaculazione.

I valori del marker biochimico α-glucosidasi diminuiscono nettamente dopo le procedure che provocano un'ostruzione (vasectomia o erniotomia mal riuscita).

Dopo gli interventi chirurgici per torsione del testicolo e di inversione chirurgica dopo vasectomia, spesso si riscontra la presenza di anticorpi anti-spermatozoi, come evidenziato dai risultati positivi del test MAR e, inoltre, l'aggregazione e la scarsa motilità e vitalità degli spermatozoi stessi.

In alcuni casi si possono rilevare livelli elevati di FSH e concentrazioni più basse di inibina B dopo orchiectomia per carcinoma del testicolo e dopo chemioterapia o radioterapia.

Nei pazienti epilettici si osservano spesso bassi livelli di testosterone; a ciò si aggiunge l'effetto dei farmaci anti-epilettici, che possono indurre l'alterazione della motilità e della morfologia degli spermatozoi (Isojärvi et al. 2004). Concentrazioni basse di testosterone possono anche essere dovute ad altri farmaci che interferiscono con il metabolismo del testosterone.

In caso di precedente vasectomia, gli anticorpi anti-spermatozoo possono essere rilevati anche nel siero.

I.3.8.4
Diagnosi differenziale

Prima di effettuare una diagnosi di infertilità iatrogena, devono essere escluse le altre possibili cause di infertilità come il varicocele, le infiammazioni dell'apparato genitale, le cause genetiche o le anomalie anatomiche.

I.3.8.5
Terapia

Qualora possibile, è consigliato sostituire i farmaci tossici con altre terapie. Nei pazienti vasectomizzati si raccomanda un'inversione microchirurgica (Schroeder-Printzen e Weidner 2003). Se questa non ha successo, è indicata una terapia simile a quella dell'oligoastenozoospermia o dell'azoospermia idiopatiche, ma la valutazione genetica può essere omessa. Se il farmaco tossico non può essere sostituito o, se sostituito, non si ristabilisce la fertilità, la terapia consigliata è simile a quella per anomalie idiopatiche in funzione della qualità del liquido seminale.

I.3

I.3.8.6
Risultati della terapia

La vasovasostomia microchirurgica è la tecnica di inversione più frequentemente eseguita. Si ottengono generalmente delle percentuali di successo di fecondazione del 90% circa, mentre le percentuali di gravidanza dipendono in parte dall'intervallo tra vasectomia e vasovasostomia; una percentuale del 49% è riportata dopo un intervallo occlusivo di 15-19 anni, mentre, dopo un intervallo di 20-25 anni, la percentuale scende al 33% (Fuchs e Burt 2002). L'inversione chirurgica dopo erniorrafia durante l'infanzia permette di ottenere dei livelli di fecondazione del 44% e percentuali di gravidanza intorno al 36% (Matsuda 2000). Alcuni autori suggeriscono che un secondo tentativo di inversione chirurgica dopo l'insuccesso di una vasovasostomia può essere utile perché il rapporto costo-efficacia è migliore di un'ICSI con spermatozoi epididimari (Donovan et al. 1998).

I.3.8.7
Prognosi

L'alterazione della spermatogenesi da parte di sostanze con effetti antiproliferativi diretti sull'epitelio germinale (che può portare a un'azoospermia il più delle volte irreversibile), è provocata da alchilanti come la ciclofosfamide e il clorambucil.

Si è osservato un recupero della spermatogenesi dopo il trattamento citostatico con cisplatino e adriamicina e dopo il trattamento con metotrexate e vincristina o bleomicina (Forman et al. 1996).

La vasectomia è la causa più frequente di ostruzione chirurgica e, inoltre, provoca la produzione di anticorpo anti-spermatozoo. Questi anticorpi persistono dopo l'inversione chirurgica e possono impedire il concepimento naturale, anche se l'ostruzione è stata correttamente risolta. Per questo motivo possono essere necessari metodi di fecondazione assistita per una percentuale considerevole di coppie anche dopo un'inversione chirurgica riuscita (Rowe et al. 2000).

L'irradiazione della regione genitale provocherà, in molti casi, il blocco irreversibile della spermatogenesi con conseguente sterilità. Miglioramenti sono stati osservati dopo un intervallo di tempo di 5 anni (Rowley et al. 1974).

Dopo la terapia medica, la prognosi dell'infertilità idiopatica dipende dalla causa e dalla gravità del disturbo.

I.3.8.8 Prevenzione

Prima della chemioterapia o della radioterapia, ad ogni paziente deve essere consigliata la crioconservazione del liquido seminale.

Ogni farmaco che possa avere un effetto sulla fertilità deve essere attentamente discusso con i pazienti di sesso maschile giovani che in futuro desiderino diventare genitori.

I.3.8.9 Considerazioni

Le cause iatrogene di infertilità maschile non possono essere evitate facilmente. Di conseguenza, è necessario fornire un'informazione completa ai candidati alla vasectomia riguardo ai problemi legati a un'eventuale inversione chirurgica. La crioconservazione del liquido seminale deve essere proposta ai pazienti con diagnosi di carcinoma prima della chemio- o della radioterapia e potrebbe essere consigliabile anche nel caso di terapie con possibili effetti negativi sulla fertilità.

Bibliografia

Benoff S, Cooper GW, Hurley I et al (1994) The effect of calcium chAnnel blockers on sperm fertilizing potential. Fertil Steril 62:606 – 617

Donovan DF, DiBaise M, Sparks AET, Kessler J, Sandlow JI (1998) Comparison of microscopic epididymal sperm aspiration and intracytoplasmic sperm injection/in-vitro fertilization with repeat microscopic reconstruction following vasectomy: is second attempt at reversal worth the effort? Hum Reprod 13:387 – 393

Forman R, Gilmour-White S, Forman N (1996) Drug-induced infertility and sexual dysfunction. Cambridge University Press, Cambridge, pp 168

Fuchs EF, Burt RA (2002) Vasectomy reversal performed 15 years or more after vasectomy: correlation of pregnancy outcome with partner age and with pregnancy results of in vitro fertilization with intracytoplasmic sperm injection. Fertil Steril 77:516 – 519

Gazvani MR, Buckett W, Luckas MJM, Aird IA, Hipkin LJ, Lewis-Jones DI (1997) Conservative management of azoospermia following steroid abuse. Hum Reprod 12:1706 – 1708

Isojärvi JIT, Löfgren E, Juntunen KST, Pakarinen AJ, Päivänsalo M, Rautakorpi I, Tuomivaara L (2004) Effect of epilepsy and antiepileptic drugs on male reproductive health. Neurology 62:247 – 253

Knuth UA, Maniera H, Nieschlag E (1989) Anabolic steroids and semen parameters in bodybuilders. Fertil Steril 52:1041 – 1047

Matsuda T (2000) Diagnosis and treatment of post-herniorrhaphy vas deferens obstruction. Int J Urol 7:35 – 38

Menon DK (2003) Successful treatment of anabolic steroidinduced azoospermia with human chorionic gonadotropin and human menopausal gonadotropin. Fertil Steril 79 [Suppl 3]:1659 – 1661

Neumann F (1984) Effects of drugs and chemicals on spermatogenesis. Arch Toxicol 7 [Suppl]:109 – 117

Rowe PJ, Comhaire FH, Hargreave TB, Mahmoud AMA (2000) WHO Manual for the standardized investigation, diagnosis and management of the infertile male. Cambridge University Press, pp 10 – 11

Rowley MJ, Leach DR, Warner GA, Heller CG (1974) Effect of graded doses of ionizing radiation on the human testis. Radiat Res 59:665 – 678

Schroeder-Printzen I, Weidner W (2003) Limits of microsurgical refertilization under urological aspects. Andrologia 35:178 – 179

WHO (1999) WHO laboratory manual of the examination of human semen and sperm-cervical mucus interaction. Cambridge University Press, Cambridge

I.3.9 Cause sistemiche di infertilità maschile

A. Mahmoud, F. Comhaire

Messaggi chiave

- Molte malattie sistemiche possono avere effetti negativi sulla fertilità maschile e sulla qualità del liquido seminale, ma solo in una piccola percentuale di uomini infertili.
- Un buon esame clinico generale e degli esami mirati di screening sono essenziali.
- Insufficienze d'organo, malattie infettive, obesità ed esposizione a tossine, sostanze e farmaci possono tutte causare infertilità maschile, oltre alle cause genetiche ed endocrine.
- Se possibile, il trattamento della causa di infertilità è raccomandabile prima del ricorso alle tecniche di procreazione assistita.

I.3.9.1 Introduzione

Numerose malattie sistemiche possono avere degli effetti negativi sulla fertilità maschile e sulla qualità del liquido seminale, sebbene la maggioranza degli uomini infertili sia asintomatica e in buona salute. Per questo motivo, un buon esame clinico generale e degli esami mirati di screening sono essenziali (Rowe et al. 2000). Le malattie sistemiche possono essere la causa della cosiddetta «doppia anomalia», cioè la combinazione di un'insufficienza testicolare primaria (ipogonadismo ipergonadotropo) e secondaria (ipogonadismo ipogonadotropo). Un ipogonadismo secondario transitorio è predominante nelle malattie acute mentre, nelle malattie croniche, l'ipogonadismo primario è prevalente. I fattori genetici sono, invece, responsabili delle diverse risposte osservate negli uomini affetti dalla stessa malattia (per una rassegna vedi Baker 1998).

I.3.9.2 Cause sistemiche

I.3.9.2.1 Febbre

Una febbre superiore ai 38,5 °C può danneggiare la spermatogenesi per un periodo fino a 6 mesi (WHO 1987).

Carlsen et al. (2003) riportano che la concentrazione, la morfologia e i parametri di motilità degli spermatozoi possono essere alterati da un episodio febbrile durante il periodo post-meiotico della spermatogenesi (spermiogenesi). Il loro studio indica che la concentrazione degli spermatozoi è influenzata negativamente anche durante il periodo meiotico, mentre la febbre, in altri momenti della spermatogenesi, non sembra modificare significativamente questi parametri seminali. L'effetto negativo sembra dipendere dal numero di giorni di febbre. La febbre può anche essere associata a un'alterazione del DNA degli spermatozoi (Evenson et al. 2000).

Devono essere presi in considerazione i dettagli della malattia o della condizione che provocano l'ipertermia, oltre alla durata e alla terapia. Non si conosce, per esempio, se l'effetto negativo di un'influenza possa essere minore rispetto a un episodio grave di malaria.

I.3.9.2.2 Calore eccessivo

Gli ambienti eccessivamente caldi possono ridurre la spermatogenesi (Thonneau et al. 1996, 1998), e alcuni studi suggeriscono che l'esposizione del testicolo a una temperatura elevata possa temporaneamente avere lo stesso effetto. Alcuni esempi includono i bagni caldi, la guida prolungata di una macchina e l'uso prolungato di un computer portatile posto sulle gambe (Mieusset e Buian 1995; Bujan et al. 2000; Sheynkin et al. 2005).

I.3.9.2.3 Parotite e altre malattie virali

Orchite

L'orchite classica è associata a una parotite infettiva, ma l'orchite può associarsi ad altre infezioni virali quali quelle da Coxsackie o da herpes virus. A seguito di un'orchite da parotite, il recupero della fertilità è variabile; alcuni uomini sono, tuttora, sterili mentre, per altri, il recupero della spermatogenesi può richiedere fino a 2 anni. La parotite che si verifica prima della pubertà e la parotite senza orchite non alterano la fertilità. L'orchite associata alla parotite infettiva è, in realtà, una causa di lesione testicolare acquisita piuttosto che di una malattia sistemica.

Infezione da HIV

In caso di infezione da HIV, le alterazioni della spermatogenesi sono legate alla gravità della malattia (Politch et al. 1994; Muller et al. 1998). I meccanismi dell'infertilità associata all'HIV sono: ipogonadismo primario e, successivamente, secondario, leucospermia, rilascio di citochine, coinvolgimento diretto dei testicoli o degli epididimi, infezioni opportunistiche, tumori maligni (per una rassegna vedi Baker 1998; Umapathy et al. 2001) e l'uso incontrollato di steroidi anabolizzanti (Pena et al. 2003).

Le terapie per migliorare il liquido seminale associate alla terapia antiretrovirale permettono di proporre delle tecniche di procreazione assistita in alcuni centri a coppie sierodiscordanti per HIV nelle quali l'uomo è sieropositivo, per ottenere una gravidanza minimizzando i rischi di trasmissione dell'HIV (Sauer 2005).

I.3.9.2.4
Insufficienza renale cronica

Nei dializzati sono costantemente osservate attività sessuale e libido ridotte, nonché diminuita fertilità. Questi fattori riducono il benessere e la qualità di vita di questi pazienti. Le cause di questi disturbi sono complesse. Sviluppi recenti, tuttavia, hanno migliorato le possibilità terapeutiche.

Meccanismi di infertilità maschile

L'azoospermia, l'oligozoospermia acuta e la ridotta vitalità degli spermatozoi sono frequenti in caso di insufficienza renale cronica. L'oligozoospermia è generalmente grave, in particolare quando l'FSH è elevato (Mastrogiacomo et al. 1984; Prem et al. 1996). Alcuni studi nel ratto suggeriscono che l'insufficienza renale cronica abbia anche effetti negativi sulla capacità fecondante degli spermatozoi (Yamamoto et al. 1997). La spermatogenesi è alterata e l'istologia testicolare rivela spesso un'ipospermatogenesi, un arresto maturativo o una forma di aplasia delle cellule germinali (Mastrogiacomo et al. 1984; Prem et al. 1996; Schmidt e Holley 1998; Kheradm e Javadneia 2003). Inoltre, può presentarsi una displasia cistica della rete testis (Nistal et al. 1989).

Molti medici ritengono che queste alterazioni siano la conseguenza di un'alterazione primaria delle gonadi dovuta a tossine uremiche (Mahajan et al. 1984; Lim 1987), probabilmente attraverso l'alterazione dell'attività dell'enzima 17-beta-idrossisteroide deidrogenasi. Tuttavia, un deficit della conversione periferica degli steroidi non può essere escluso. È stato descritto un aumento della secrezione di estradiolo in pazienti con insufficienza renale, condizione che può alterare la biosintesi degli steroidi. È stata, inoltre, suggerita la coesistenza di disturbi neuroendocrini centrali della regolazione della secrezione di gonadotropine (Lim 1987). Altre alterazioni ormonali comprendono risotti livelli di testosterone sierico con LH, FSH e prolattina elevate (Kheradm et Javadneia 2003).

Trattamento dell'insufficienza renale e infertilità maschile

Studi passati erano giunti alla conclusione contraddittoria che l'emodialisi di mantenimento poteva non avere effetti o avere effetti negativi sulla concentrazione degli spermatozoi (Holdsworth et al. 1978; Tourkantonis et al. 1981; Mastrogiacomo et al. 1984).Tuttavia, uno studio più recente ha riportato dei miglioramenti nella motilità degli spermatozoi nei pazienti sotto emodialisi (Kheradm et Javadneia 2003).

Dopo un trapianto renale riuscito, la qualità del liquido seminale e l'istologia testicolare possono mostrare un miglioramento marcato, talvolta fino al recupero completo della spermatogenesi (Mastrogiacomo et al. 1984; Prem et al. 1996) con scomparsa dell'azoospermia (Kheradm et Javadneia 2003) e ripristino della fertilità (Phadke et al. 1970; Holdsworth et al. 1978; Prem et al. 1996). Le alterazioni degli ormoni riproduttivi spesso si correggono dopo il trapianto (Kheradm e Javadneia 2003). Tuttavia, è stata dimostrata una forte prevalenza di patologie dell'asse ipotalamo-ipofisi-testicolo nei trapiantati renali portatori di allotrapianti che funzionano adeguatamente. Le modificazioni dell'asse ipotalamo-ipofisi-testicolo sono probabilmente multifattoriali e, soprattutto, influenzate da terapie immunosoppressive e dalla funzionalità del rene trapiantato e dal tempo trascorso dal trapianto (Tauchmanova et al. 2004).

Le terapie immunosoppressive con ciclosporina A non sembrano incidere negativamente sulla fertilità nei pazienti che hanno subito un trapianto di rene (Haberman et al. 1991), anche se uno studio ha riportato correlazioni negative tra i livelli ematici di questo farmaco e la concentrazione e la motilità degli spermatozoi (Eid et al. 1996). Corticosteroidi a parte, ci sono poche informazioni sull'effetto di altri immunosoppressori utilizzati nei trapiantati renali sulla qualità del liquido seminale.

Nei pazienti che presentano un iperparatiroidismo secondario sintomatico, si è descritto un marcato miglioramento della motilità degli spermatozoi a seguito di una paratiroidectomia totale associata all'autotrapianto parziale di 60-90 mg di tessuto paratiroideo nel sottocutaneo (Chou et al. 2003).

Gli studi sulla terapia con lo zinco, che può provocare (Mahajan et al. 1982) o meno un miglioramento delle caratteristiche del liquido seminale (Rodger et al. 1989), danno dei risultati contraddittori.

La stimolazione delle cellule di Leydig con gonadotropina corionica umana (hCG) per 4 mesi non migliora la fertilità (Bundschu et al. 1976); la somministrazione di pergolide non influenza significativamente la concentrazione degli spermatozoi (Rodger et al. 1989).

L'effetto del clomifene citrato sulla spermatogenesi dei pazienti dializzati non è chiaro, poiché si può riscontrare sia un miglioramento che un peggioramento (Lim e Fang 1976). Osservazioni simili sono state fatte in pazienti con oligozoospermia idiopatica; ciò può essere legato all'attività combinata anti-estrogenica e lievemente estrogenica di questo farmaco. A oggi non vi è alcun dato sull'utilizzo del tamoxifene, un anti-estrogeno puro, nel trattamento dell'infertilità maschile associata all'insufficienza renale.

Le tecniche di procreazione assistita attuali, in particolare la fecondazione in vitro (FIV) con iniezione intracitoplasmatica di spermatozoi (ICSI), rappresentano una nuova speranza per gli uomini ipofertili, nei quali il deterioramento marcato della qualità del liquido seminale altrimenti non sarebbe trattabile.

I.3.9.2.5
Alcolismo

L'abuso di alcol provoca malattie sistemiche in molti organi, tra cui il fegato e, in maniera indiretta, il testicolo. L'abuso cronico di alcol può bloccare la spermatogenesi ma anche ridurre la funzione sessuale per inibizione della biosintesi del testosterone. Questi effetti sono rilevanti se l'abuso di alcol è quotidiano e se supera le 6 unità al giorno circa.

I.3.9.2.6
Cirrosi epatica

L'ipogonadismo e la femminilizzazione sono frequenti nella cirrosi epatica e sono legati alla gravità della cirrosi. I livelli di estradiolo sierico, di SHBG e delle gonadotropine sono elevati, mentre quelli di testosterone sono bassi (per una rassegna vedi Kaymakoglu et al. 1995; Baker 1998). Altri elementi frequenti sono perdita della libido, disfunzione erettile, infertilità, riduzione della peluria sessuale secondaria, atrofia testicolare e ginecomastia. La patogenesi dell'ipogonadismo nella cirrosi epatica non è ben conosciuta; è stata attribuita a un eccesso di estrogeni, a un'insufficienza testicolare primaria o a un effetto combinato (vedi introduzione, per una rassegna vedi Baker 1998). Tuttavia, i modelli animali mostrano che la barriera emato-testicolare viene alterata fin dai primi stadi della cirrosi e che il deficit di somatomedina potrebbe rivestire un ruolo patogenetico nell'ipogonadismo della cirrosi. La somministrazione di somatomedina per un breve periodo può migliorare l'atrofia testicolare associata a cirrosi sperimentale avanzata nel ratto (Castilla-Cortazar et al. 2004).

Nelle maggioranza degli uomini con insufficienza epatica cronica, l'asse ormonale ipotalamo-ipofisi-testicolo e il tessuto gonadico recuperano una funzione normale dopo il trapianto epatico (Madersbacher et al. 1994).

I.3.9.2.7
Discariocinesi

Il carcinoma del testicolo, il linfoma di Hodgkin, i linfomi non Hodgkin e la leucemia possono colpire i soggetti giovani, e la malattia o il suo trattamento possono avere degli effetti deleteri sulla fertilità (Bahadur et al. 2005). A causa dell'incidenza crescente di molti tumori e del miglioramento delle terapie antineoplastiche, una percentuale sempre maggiore di ragazzi e di uomini che hanno avuto un'anamnesi di tumore sopravvive e desidera una famiglia. Sfortunatamente, la terapia anti-tumorale può avere un effetto negativo e, in molti casi, permanente sul potenziale di fertilità della persona (vedi Cap. II.2.7). Questo effetto dipende molto dal tipo e dalla dose del trattamento, così come dall'età del paziente al momento della terapia (Giwercman e Petersen 2000). La radioterapia della regione genitale provoca, nella maggior parte dei casi, l'arresto irreversibile della spermatogenesi, seguito da sterilità. Tra le chemioterapie antineoplastiche, gli agenti alchilanti causano, di solito, danni irreversibili. I regimi chemioterapici per il carcinoma testicolare basati sul cisplatino causano azoospermia temporanea, ma una lesione permanente può insorgere in seguito a somministrazione di dosi elevate (400–600 mg/m^2, Colpi et al. 2004). Il recupero, se possibile, si può verificare fino a 5 anni circa dopo il trattamento del cancro (Bahadur et al. 2005). Un'altra relazione tra cancro e infertilità è la possibilità che una disfunzione testicolare possa aumentare il rischio di cancro del testicolo. Lo screening dei tumori maligni testicolari a uno stadio precoce è, dunque, raccomandato in alcuni gruppi di persone con scarsa qualità del liquido seminale (Giwercman e Petersen 2000). Altri fattori di rischio di cancro del testicolo sono: criptorchidismo, ridotto volume testicolare, disgenesia gonadica, (micro)litiasi testicolare e, soprattutto, il carcinoma in situ del testicolo (Otite et al. 2001; Dieckmann e Pichlmeier 2004, Cap. II.2.8). Tutti questi fattori hanno una maggiore frequenza negli uomini ipofertili.

I.3

Terapia

Dal momento che la terapia del cancro può associarsi a danni sul DNA degli spermatozoi (Morris 2002; Deane et al. 2004), la crioconservazione del liquido seminale deve essere proposta prima del trattamento, e non durante la terapia, in tutti i casi dove si auspica la fertilità (Meistrich 1993). I campioni, raccolti in tempi diversi, devono essere congelati, in particolare quando la qualità degli spermatozoi è alterata. In caso di problemi di eiaculazione, si può ricorrere a un vibromassaggiatore oppure a un'erezione assistita. Molti bambini e giovani adolescenti, tuttavia, non hanno la capacità eiaculatoria, anche se il testicolo contiene degli spermatozoi o i loro precursori. In questi casi può essere utile il congelamento del tessuto testicolare, anche se la capacità fecondante degli spermatozoi non è nota. Si auspica che i recenti progressi della coltura in vitro degli spermatozoi e delle tecniche di maturazione (Tesarik e Mendoza 2003), così come l'autotrapianto di cellule germinali (Mc Laren 1998), permettano la fecondazione utilizzando cellule testicolari congelate provenienti da soggetti giovani. In caso di radioterapia in prossimità delle gonadi è essenziale la protezione adeguata dei testicoli; devono essere prese anche precauzioni per proteggere l'intestino e la vescica quando una sostanza radioattiva viene somministrata per via parenterale, per esempio, dello iodio radioattivo per il carcinoma della tiroide.

I.3.9.2.8
Malattie dell'apparato respiratorio

Le malattie croniche dell'apparato respiratorio comprendono la sinusite cronica, la bronchite cronica e la bronchiectasia. Queste malattie a volte sono associate ad anomalie del flagello degli spermatozoi, come nella sindrome delle ciglia immobili, o a un disturbo secretorio dell'epididimo con azoospermia ostruttiva. Quest'ultimo problema può anche essere osservato nella fibrosi cistica; questi pazienti hanno un'aumentata incidenza di disgenesia o di assenza dei dotti deferenti dovute alla stessa anomalia genetica (Cap. I.3.7).

I.3

I.3.9.2.9
Composizione corporea

Diverse sindromi sono tipicamente associate a obesità infantile e ipogonadismo (vedi Cap. I.3.11). L'obesità è associata a un rapporto androgeni/estrogeni relativamente basso per aumento della conversione periferica degli androgeni in estrogeni attraverso l'enzima aromatasi nel tessuto adiposo. L'alterazione della termoregolazione testicolare è stata proposta come un meccanismo aggiuntivo di compromissione della funzione testicolare nell'uomo obeso (per una rassegna vedi Baker 1998). Oltre al loro ruolo possibile come causa di infertilità maschile, la teoria delle calorie chimiche indica che gli interferenti endocrini (vedi Cap. I.3.11) sono, almeno in parte, responsabili della pandemia di obesità degli ultimi decenni (Baillie-Hamilton 2002). I nostri dati indicano che gli uomini ipofertili hanno un indice di massa corporea (Body Mass Index, BMI) significativamente più elevato rispetto al resto della popolazione (vedi Fig. I.3.1 0). Un BMI inferiore a 19 o superiore a 30 kg/m^2 è stato associato a una riduzione del volume testicolare (WHO 1987) e della qualità del liquido seminale, che implica un'alterazione della spermatogenesi (Jensen et al. 2004).

I.3.9.2.10
Farmaci

Alcune terapie sistemiche possono provocare alterazioni temporanee o permanenti della spermatogenesi (vedi Cap. I.3.5).

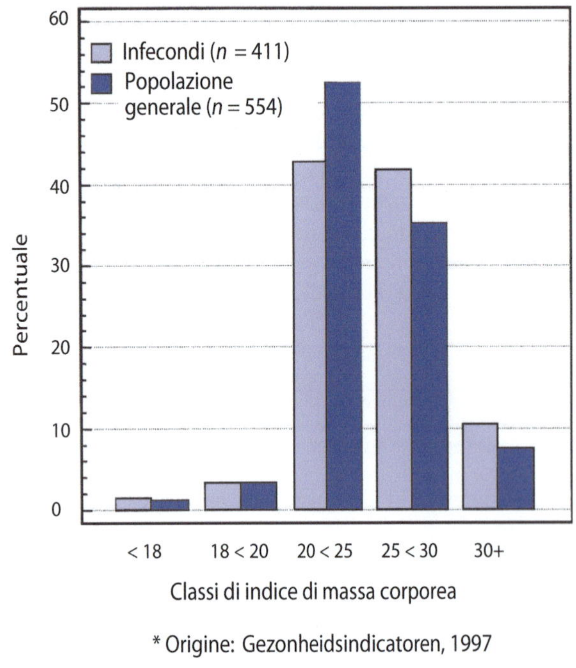

Fig. I.3.10. Distribuzione per frequenza dell'indice di massa corporea in uomini infertili e in una popolazione generale della stessa età

I.3.9.2.11
Fattori ambientali

L'esposizione cronica ai metalli pesanti, per esempio piombo, cadmio e mercurio, o ad altre sostanze quali pesticidi, erbicidi e bisolfuro di carbonio, può ridurre la fertilità (vedi Cap. I.3.11).

I.3.9.2.12
Fumo e uso di droghe

Le recenti meta-analisi della letteratura mostrano che il fumo è associato a una riduzione moderata della qualità del liquido seminale, a un aumento delle lesioni ossidative del DNA degli spermatozoi e ad anomalie dei livelli sierici ormonali. È stato riportato che il fumo eccessivo può aumentare gli effetti deleteri sulla spermatogenesi di alcune patologie genitali (p. es., varicocele, Klaiber et al. 1987; Mahmoud et al. 1998) o di altri fattori ambientali. Inoltre, i fumatori hanno un numero di globuli bianchi nel liquido seminale più elevato (Close et al. 1990), una maggiore probabilità di contrarre un'uretrite (Martin-Boyce et al. 1977) e un'alterazione delle funzioni secretorie delle ghiandole accessorie maschili (Pakrashi e Chatterjee 1995). Il fumo dell'uomo è associato a una diminuzione delle percentuali di gravidanza spontanea e di quelle di successo a seguito di inseminazione intrauterina (Mahmoud et al. 1998), fecondazione in vitro e ICSI (Zitzmann et al. 2003).

È stato, inoltre, riportato che il fumo di marijuana è associato a una diminuzione della fertilità. Spesso gli uomini con dipendenza da oppiacei sono soggetti a molteplici episodi di setticemia e, in generale, a un cattivo stato di salute, ma è difficile stabilire se l'alterazione della fertilità sia la conseguenza diretta della dipendenza o indiretta della scarsa cura personale.

I.3.9.2.13
Altre cause

La tubercolosi può provocare epididimiti e prostatiti associate ad alterazioni del trasporto degli spermatozoi. Il diabete mellito e le malattie neurologiche possono provocare disfunzione erettile e disturbi dell'eiaculazione. Inoltre, le due patologie possono alterare la spermatogenesi e la funzione delle ghiandole sessuali accessorie (Colpi et al. 1987; Padron et al. 1997; Sexton e Jarow 1997). Alcune patologie non genitali possono essere associate a infertilità (vedi Tabella I.3.7).

Tabella I.3.7. Malattie associate a infertilità maschile (adattato da Hargreave 1994)

Malattia	Meccanismo
Anomalie congenite	
Malattie genetiche	
Sindrome di Kartagener	Spermatozoi immobili
Fibrosi cistica	Associata ad agenesia dei deferenti e a disturbi secretori dell'epididimo
Deficit dei recettori androgenici	Mancato sviluppo degli organi genitali
Sindrome di Prune Belly	Criptorchidismo
Malattia celiaca	Lesioni testicolari
Criptorchidismo	Lesioni testicolari
Sindrome di Von-Hippel-Lindau	Cistadenoma dell'epididimo
Malattie acquisite	
Infezioni	
Parotite infettiva (orecchioni)	Orchite
Infezione da HIV	Vedi testo
Tubercolosi	Ostruzione e orchite
Schistosomiasi	Ostruzione
Gonorrea	Ostruzione (e orchite)
Epididimite da *Chlamydia*	Ostruzione
Filariasi	Ostruzione
Tifo	Orchite
Influenza	Orchite
Febbre ondulante (brucellosi)	Orchite
Sifilide	Orchite
Pemfigo foliaceo in Sudamerica	Azoospermia (? ostruzione)
Malattie endocrine	
Tireotossicosi	Deficit ormonali
Diabete mellito	Insufficienza testicolare e disturbo eiaculatorio
Insufficienza epatica	Deficit ormonali
Insufficienza renale	Insufficienza testicolare e perdita della libido
Insufficienze testicolari secondarie	
Adenoma cromofobo	Insufficienza ipofisaria; generalmente associata a deficit di androgeni
Astrocitoma	
Disembrioma	
Teratoma	
Sarcoidosi	
Patologie neurologiche	
Paraplegia	Disfunzione erettile e disturbi dell'eiaculazione; alterazione della spermatogenesi; lesione delle ghiandole sessuali accessorie
Malattie respiratorie croniche	
Bronchiettasia Sinusite cronica Bronchite cronica	Può essere associata ad anomalie del flagello nella sindrome delle ciglia immobili e nella sindrome del situs inversus e a disturbi secretori dell'epididimo nella sindrome di Young

Bibliografia

Bahadur G, Ozturk O, Muneer A, Wafa R, Ashraf A, Jaman N, Patel S, Oyede AW, Ralph DJ (2005) Semen quality before and after gonadotoxic treatment. Hum Reprod 20:774 - 781

Baillie-Hamilton PF (2002) Chemical toxins: a hypothesis to explain the global obesity epidemic. J Altern Complement Med 8:185 - 192

Baker HW (1998) Reproductive effects of nontesticular illness. Endocrinol Metab Clin North Am 27:831 - 850

Bujan L, Daudin M, Charlet JP, Thonneau P, Mieusset R (2000) Increase in scrotal temperature in car drivers. Hum Reprod 15:1355 - 1357

Bundschu HD, Rager K, Heller S, Hayduk K, Pfeiffer EH, Luders G, Liebau G (1976) Effects of long-term HCG administration on testicular function in hemodialysis patients. Klin Wochenschr 54:1039 - 1046

Carlsen E, Andersson AM, Petersen JH, Skakkebaek NE (2003) History of febrile illness and variation in semen quality. Hum Reprod 18:2089 - 2092

Castilla-Cortazar I, Diez N, Garcia-Fernandez M, Puche JE, Diez-Caballero F, Quiroga J, Diaz-Sanchez M, Castilla A, Casares AD, Varela-Nieto I, Prieto J, Gonzalez-Baron S (2004) Hematotesticular barrier is altered from early stages of liver cirrhosis: effect of insulin-like growth factor 1. World J Gastroenterol 10:2529 - 2534

Chou FF, Lee CH, Lee CT, Huang FJ, Hsu KL (2003) Spermatogenesis after parathyroidectomy in patients with symptomatic secondary hyperparathyroidism. J Am Coll Surg 196: 854 - 858

Colpi GM, Casella F, Zanollo A, Ballerini G, Balerna M, Campana A, Lange A (1987) Functional voiding disturbances of the ampullo-vesicular seminal tract: a cause of male infertility. Acta Eur Fertil 18:165 - 179

Colpi GM, Contalbi GF, Nerva F, Sagone P, Piediferro G (2004) Testicular function following chemo-radiotherapy. Eur J Obstet Gynecol Reprod Biol 113 [Suppl 1]:S2–S6

Deane L, Sharir S, Jarvi K, Zini A (2004) High levels of sperm DNA denaturation as the sole semen abnormality in a patient after chemotherapy for testis cancer. J Androl 25:23 - 24

I.3

Dieckmann KP, Pichlmeier U (2004) Clinical epidemiology of testicular germ cell tumors. World J Urol 22:2 – 14

Eid MM, Abdel-Hamid IA, Sobh MA, el-Saied MA (1996) Assessment of sperm motion characteristics in infertile renal transplant recipients using computerized analysis. Int J Androl 19:338 – 344

Evenson DP, Jost LK, Corzett M, Balhorn R (2000) Characteristics of human sperm chromatin structure following an episode of influenza and high fever: a case study. J Androl 21: 739 – 746

Giwercman A, Petersen PM (2000) Cancer and male infertility. Baillieres Best Pract Res Clin Endocrinol Metab 14: 453 – 471

Haberman J, Karwa G, Greenstein SM, Soberman R, Glicklich D, Tellis V, Melman A (1991) Male fertility in cyclosporinetreated renal transplant patients. J Urol 145:294 – 296

Hargreave TB (1994) History and examination. In: Hargreave TB (ed) Male infertility. Springer, Berlin Heidelberg New York, pp 17 – 36

Holdsworth SR, de Kretser DM, Atkins RC (1978) A comparison of hemodialysis and transplantation in reversing the uremic disturbance of male reproductive function. Clin Nephrol 10:146 – 150

Jensen TK, Andersson AM, Jorgensen N, Andersen AG, Carlsen E, Petersen JO, Skakkebaek NE (2004) Body mass index in relation to semen quality and reproductive hormones among 1,558 Danish men. Fertil Steril 82:863 – 870

Kaymakoglu S, Okten A, Cakaloglu Y, Boztas G, Besisik F, Tascioglu C, Yalcin S (1995) Hypogonadism is not related to the etiology of liver cirrhosis. J Gastroenterol 30:745 – 750

Kheradmand AR, Javadneia AH (2003) Efficacy of hemodialysis and renal transplantation on reproductive function in men with end stage renal disease. Transplant Proc 35:2718 – 2719

Klaiber EL, Broverman DM, Pokoly TB, Albert AJ, Howard PJJ, Sherer JFJ (1987) Interrelationships of cigarette smoking, testicular varicoceles, and seminal fluid indexes. Fertil Steril 47:481 – 486

Lim VS (1987) Reproductive function in patients with renal insufficiency. Am J Kidney Dis 9:363 – 367

Lim VS, Fang VS (1976) Restoration of plasma testosterone levels in uremic men with clomiphene citrate. J Clin Endocrinol Metab 43:1370 – 1377

Madersbacher S, Grunberger T, Maier U (1994) Andrological status before and after liver transplantation. J Urol 151: 1251 – 1254

Mahajan SK, Abbasi AA, Prasad AS, Rabbani P, Briggs WA, McDonald FD (1982) Effect of oral zinc therapy on gonadal function in hemodialysis patients. A double-blind study. Ann Intern Med 97:357 – 361

Mahajan SK, Prasad AS, McDonald FD (1984) Sexual dysfunction in uremic male: improvement following oral zinc supplementation. Contrib Nephrol 38:103 – 111

Mahmoud AM, Schoonjans F, Zalata AA, Comhaire FH (1998) The effect of male smoking on semen quality, reducing capacity, reactive oxygen species, and spontaneous and assisted conception rates. Andrology in the Nineties, Genk, Belgium, 22 – 25 April

Martin-Boyce A, David G, Schwartz D (1977) Genitourinary infection, smoking and alcohol in the male. Rev Epidemiol Santé Publique 25:209 – 216

Mastrogiacomo I, De Besi L, Zucchetta P, Serafini E, Gasparotto ML, Marchini P, Pisani E, Dean P, Chini M (1984) Effect of hyperprolactinemia and age on the hypogonadism of uremic men on hemodialysis. Arch Androl 12:235 – 242

McLaren A (1998) Germ cells and germ cell transplantation. Int J Dev Biol 42:855 – 860

Mieusset R, Bujan L (1995) Testicular heating and its possible contributions to male infertility: a review. Int J Androl 18: 169 – 184

Morris ID (2002) Sperm DNA damage and cancer treatment. Int J Androl 25:255 – 261

Muller CH, Coombs RW, Krieger JN (1998) Effects of clinical stage and immunological status on semen analysis results in human immunodeficiency virus type 1-seropositive men. Andrologia 30 [Suppl 1]:15 – 22

Nistal M, Santamaria L, Paniagua R (1989) Acquired cystic transformation of the rete testis secondary to renal failure. Hum Pathol 20:1065 – 1070

Otite U, Webb JA, Oliver RT, Badenoch DF, Nargund VH (2001) Testicular microlithiasis: is it a benign condition with malignant potential? Eur Urol 40:538 – 542

Padron OF, Brackett NL, Sharma RK, Lynne CM, Thomas AJ Jr, Agarwal A (1997) Seminal reactive oxygen species and sperm motility and morphology in men with spinal cord injury. Fertil Steril 67:1115 – 1120

Pakrashi A, Chatterjee S (1995) Effect of tobacco consumption on the function of male accessory sex glands. Int J Androl 18:232 – 236

Pena JE, Thornton MH Jr, Sauer MV (2003) Reversible azoospermia: anabolic steroids may profoundly affect human immunodeficiency virus-seropositive men undergoing assisted reproduction. Obstet Gynecol 101:1073 – 1075

Phadke AG, MacKinnon KJ, Dossetor JB (1970) Male fertility in uremia: restoration by renal allografts. Can Med Assoc J 102:607 – 608

Politch JA, Mayer KH, Abbott AF, Anderson DJ (1994) The effects of disease progression and zidovudine therapy on semen quality in human immunodeficiency virus type 1 seropositive men. Fertil Steril 61:922 – 928

Prem AR, Punekar SV, Kalpana M, Kelkar AR, Acharya VN (1996) Male reproductive function in uraemia: efficacy of haemodialysis and renal transplantation. Br J Urol 78: 635 – 638

Rodger RS, Sheldon WL, Watson MJ, Dewar JH, Wilkinson R, Ward MK, Kerr DN (1989) Zinc deficiency and hyperprolactinaemia are not reversible causes of sexual dysfunction in uraemia. Nephrol Dial Transplant 4:888 – 892

Rowe PJ, Comhaire FH, Hargreave TB, Mahmoud AMA (2000) WHO manual for the standardized investigation, diagnosis and management of the infertile male. Cambridge University Press, Cambridge

Sauer MV (2005) Sperm washing techniques address the fertility needs of HIV-seropositive men: a clinical review. Reprod Biomed Online 10:135 – 140

Schmidt RJ, Holley JL (1998) Fertility and contraception in end-stage renal disease. Adv Ren Replace Ther 5:38 – 44

Sexton WJ, Jarow JP (1997) Effect of diabetes mellitus upon male reproductive function. Urology 49:508 – 513

Sheynkin Y, Jung M, Yoo P, Schulsinger D, Komaroff E (2005) Increase in scrotal temperature in laptop computer users. Hum Reprod 20:452 – 455

Tauchmanova L, Carrano R, Sabbatini M, De Rosa M, Orio F, Palomba S, Cascella T, Lombardi G, Federico S, Colao A (2004) Hypothalamic-pituitary-gonadal axis function after successful kidney transplantation in men and women. Hum Reprod 19:867 – 873

Tesarik J, Mendoza C (2003) Using the male gamete for assisted reproduction: past, present, and future. J Androl 24: 317 – 328

Thonneau P, Ducot B, Bujan L, Mieusset R, Spira A (1996) Heat exposure as a hazard to male fertility. Lancet 347:204 – 205

Thonneau P, Bujan L, Multigner L, Mieusset R (1998) Occupational heat exposure and male fertility: a review. Hum Reprod 13:2122 – 2125

Tourkantonis A, Spiliopoulos A, Pharmakiotis A, Settas L (1981) Haemodialysis and hypothalamo-pituitary-testicular axis. Nephron 27:271 - 272
Umapathy E, Simbini T, Chipata T, Mbizvo M (2001) Sperm characteristics and accessory sex gland functions in HIV-infected men. Arch Androl 46:153 - 158
WHO (1987) Towards more objectivity in diagnosis and management of male infertility. Int J Androl Suppl 7
Yamamoto Y, Sofikitis N, Miyagawa I (1997) Effects of chronic renal failure on the sperm fertilizing capacity. Urol Int 58:105 - 107
Zitzmann M, Rolf C, Nordhoff V, Schrader G, Rickert-Fohring M, Gassner P, Behre HM, Greb RR, Kiesel L, Nieschlag E (2003) Male smokers have a decreased success rate for in vitro fertilization and intracytoplasmic sperm injection. Fertil Steril 79 [Suppl 3]:1550 - 1554

I.3.10 Anomalie congenite e infertilità maschile

T. B. Hargreave

Messaggi chiave

- Nei neonati di sesso maschile si deve verificare che entrambi testicoli siano presenti nello scroto. Se si sospetta una mancata discesa dei testicoli, il neonato dovrà essere riesaminato all'età di un anno.
- Sono necessari studi a lungo termine sulla fertilità degli uomini che hanno un'anamnesi di orchidopessi a causa di criptorchidismo durante l'infanzia, ma tali studi sono molto difficili da condurre. La terapia attualmente raccomandata è l'orchidopessi praticata il prima possibile, idealmente prima dell'età di 2-3 anni.
- La sindrome di Klinefelter è probabilmente poco diagnosticata e deve essere considerata nei soggetti che presentano azoospermia o una concentrazione di spermatozoi molto bassa e testicoli di dimensioni ridotte.
- I soggetti portatori di sindrome di Klinefelter, e in particolare quelli che hanno subito ampie biopsie testicolari per recuperare spermatozoi, devono seguire un follow-up a lungo termine dello stato androgenico e, se necessario, una terapia sostitutiva con androgeni.

I.3.10.1 Definizione della malattia

In questa categoria sono incluse le alterazioni del cariotipo, quelle genetiche e le patologie congenite fenotipiche la cui base genetica è complessa o sconosciuta come nel caso di una mancata discesa testicolare. Le anomalie cromosomiche e genetiche sono descritte più dettagliatamente nel Cap. II.3.10. Le anomalie anatomiche congenite del pene che impediscono i rapporti sessuali sono illustrate nel capitolo sulla disfunzione sessuale (Cap. I.4). La maggior parte delle malattie affrontate in questo capitolo è descritta in altre sezioni del testo e, per i riferimenti bibliografici corrispondenti, il lettore è rimandato ai numerosi riferimenti crociati nei capitoli corrispondenti.

I.3.10.2 Eziologia e patogenesi

Le anomalie cariotipiche e genetiche possono essere ereditate dai genitori. Anomalie del cariotipo possono verificarsi anche durante la meiosi. La mancata discesa testicolare può essere associata ad anomalie cromosomiche definite o a fattori ambientali ed endocrini presenti durante lo sviluppo fetale. La causa delle alterazioni del pene, come l'agenesia unilaterale del corpo cavernoso, è tuttora poco conosciuta ma potrebbe essere legata ad anomalie nella fusione dei due tubercoli genitali che, in questo stadio dello sviluppo fetale, può, a sua volta, essere legata a fattori genetici, meccanici o ambientali sconosciuti.

I.3.10.3 Segni clinici: anamnesi, esame clinico, esami diagnostici

L'anamnesi e le evidenze cliniche dipendono dalla natura del problema. È importante eseguire un esame clinico attento e annotare bene qualsiasi anomalia che possa essere congenita.

Le anomalie cromosomiche sono più frequenti negli uomini infertili che in quelli fertili. L'analisi standard del cariotipo deve essere proposta ad ogni paziente la cui spermatogenesi sia alterata e la cui infertilità richieda la fecondazione in vitro (FIV) o un'iniezione intracitoplasmatica di spermatozoi (ICSI). L'analisi degli spermatozoi per ibridazione in situ fluorescente (FISH) è una tecnica di ricerca potenzialmente utile al riguardo.

L'anomalia cromosomica più frequente è la sindrome di Klinefelter 47XXY: le evidenze possono essere lievi e facilmente ignorate. La lunghezza delle gambe, di solito, è sproporzionata rispetto alla lunghezza del tronco e i testicoli sono piccoli e duri, anche se la virilizzazione spesso è normale. La diagnosi può essere confermata dall'analisi del cariotipo tramite un prelievo di sangue. Un Klinefelter a mosaico è presente in circa il 15-20% dei casi. Un basso livello di mosaicismo può non essere riconosciuto da alcuni laboratori ma deve, se possibile, essere identificato perché le possibilità di estrarre alcuni spermatozoi sono migliori rispetto alla sindrome di Klinefelter classica. Almeno tre raccolte di liquido seminale devono essere testate in laboratorio per analizzare gli spermatozoi sul deposito di centrifugazione. Se si osservano degli spermatozoi, generalmente è possibile trovare spermatozoi anche nel tessuto testicolare, sebbene possa essere necessaria un'estesa biopsia. Una conseguenza della biopsia è il deficit di androgeni dovuto alle lesioni testicolari. Un follow-up a lungo termine dello stato androgenico deve essere effettuato nei pazienti affetti da sindrome di Klinefelter, in particolare nel caso di estrazione di spermatozoi mediante biopsia. C'è il rischio che gli spermatozoi recuperati possano essere aneuploidi 47XXY. Prima di procedere con FIV o ICSI, la coppia deve essere informata del rischio di nascita di bambini portatori della sindrome di Klinefelter. Una consulenza genetica completa dovrà comprendere la discussione sulla diagnosi preimpiantologica e sull'amniocentesi.

L'assenza congenita dei dotti deferenti colpisce circa il 2% degli uomini azoospermici nelle popolazioni europee, ed è associata a mutazioni delle regioni codificanti e non codificanti per il gene della proteina regolatrice transmembrana della fibrosi cistica (mucoviscidosi, CFTR). Questi pazienti possono presentare anche dei lievi segni di fibrosi cistica quali l'aumento della tendenza alle infezioni broncopolmonari o, nei fumatori, tosse accessuale. Spesso la condizione non viene diagnosticata se si effettua un esame superficiale, ma può essere sospettata se l'analisi del liquido seminale rivela un'azoospermia, con un volume di eiaculato inferiore a 1 mL e un pH acido.

Il criptorchidismo può essere classificato a seconda della posizione del testicolo. I testicoli non palpabili possono essere intra-addominali o atrofici e localizzati all'interno del canale inguinale. I testicoli intra-addominali sono solitamente localizzati nella cavità pelvica, con vasi sanguigni che provengono dalla porzione inferiore dell'aorta addominale. I testicoli parzialmente ritenuti possono essere situati nel canale inguinale. Spesso è presente un sacco erniario associato, e il testicolo può rientrare nella cavità addominale e uscirne attraverso l'anello inguinale interno. In questo caso, l'uomo può avere un'anamnesi di tumefazione inguinale.

I testicoli criptorchidi possono essere definiti come testicoli che hanno lasciato la cavità addominale ma che hanno deviato dal normale percorso di discesa attraverso il canale inguinale. La localizzazione più frequente dei testicoli criptorchidi è la sacca inguinale superficiale; in questa situazione, il testicolo scende attraverso il canale inguinale e si posa al di sopra dell'anello inguinale esterno. Il dotto, con i vasi sanguigni testicolari, passa, così, sotto il testicolo prima di entrare nell'anello inguinale superficiale, di passare al di sopra e di raggiungere la cavità addominale. I chirurghi devono conoscere questa relazione anatomica per evitare di ledere i vasi durante l'intervento. Molto raramente, la discesa testicolare avviene attraverso il canale femorale. Una retrazione dei testicoli fino all'anello inguinale esterno è normale dall'età di 1 anno e mezzo fino all'aumento del volume testicolare in età puberale. Il periodo migliore per diagnosticare un testicolo ritenuto da uno retrattile è l'esame clinico effettuato prima dell'età di 1 anno, cioè prima dello sviluppo del riflesso cremasterico. La strategia di screening consigliata consiste nell'esaminare tutti i bambini di sesso maschile alla nascita e nel visitare a 1 anno quelli che potenzialmente presentano una discesa alterata dei testicoli. È più difficile distinguere i testicoli retrattili dai testicoli ritenuti durante l'esame medico nelle scuole all'età di 8-9 anni, poiché il riflesso cremasterico a questa età è evidente.

Le tecniche di imaging che permettono di localizzare testicoli non palpabili comprendono l'ecografia del canale inguinale e la risonanza magnetica addominale e dei dotti inguinali. La laparoscopia può essere utilizzata per localizzare testicoli che si sospetta siano intra-addominali. L'anello inguinale interno viene ispezionato per localizzare il canale deferente e, quando questo è situato nel canale, ciò indica che il testicolo o il residuo atrofico è presente nel canale inguinale.

Un'anomalia peniena congenita, come un micropene, un'epispadia o un'estrofia, può risultare evidente all'esame obiettivo. La curvatura congenita peniena in erezione spesso richiede un esame durante l'erezione. Se un giovane uomo dice di avere una curvatura peniena durante l'erezione, dovrà essere eseguito un esame per confermare il problema.

I.3.10.4 Diagnosi differenziale

In caso di testicolo non palpabile unilaterale, la diagnosi differenziale può essere di agenesia testicolare o di testicolo intra-addominale o testicolo inguinale non palpabile. Si può diagnosticare l'agenesia unilaterale del testicolo se, durante la laparoscopia, si evidenzia che il dotto termina nell'anello interno e con la risonanza magnetica o l'ecografia si verifica l'assenza dei testicoli nel canale inguinale. Se, in questi casi, si intraprende un'esplorazione chirurgica del canale inguinale, si riscontrerà una terminazione a fondo cieco del canale deferente.

I.3.10.5 Terapia

Non esiste attualmente alcun trattamento per correggere le anomalie genetiche, anche se ciò potrà diventare possibile con il trasferimento genico e con la correzione della linea germinale (vedi Cap. II.4.18). Tuttavia, tali approcci terapeutici sono controversi e, in alcuni Paesi, illegali (vedi p. 9). Se la raccolta del liquido seminale e la selezione degli spermatozoi è possibile, si può effettuare una FIV o, se necessario, un'ICSI, per ottenere la fecondazione. Tuttavia, il rischio principale è la trasmissione di anomalie cromosomiche o genetiche gravi, invalidanti o letali, alla generazione successiva; per questo ogni trattamento dell'infertilità deve essere iniziato dopo una consulenza genetica perché la coppia sia messa al corrente degli eventuali rischi per il feto. Si possono anche considerare una diagnosi genetica preimpiantatoria e il transfert di embrioni normali.

In alcune situazioni, in particolare quando la diagnosi preimpiantologica non è praticabile o quando ha costi proibitivi o non è disponibile, la migliore decisione può essere di non procedere al trattamento dell'infertilità. Un'altra possibilità è rappresentata dall'amniocentesi o dalla biopsia dei villi con eventuale interruzione della gravidanza, cosa che rappresenta sempre una scelta molto difficile, in particolare nel caso di una coppia infertile per la quale la gravidanza è stata difficile da ottenere.

La coppia e i medici coinvolti devono valutare i rischi per il bambino in relazione al desiderio della coppia di avere figli. Le difficoltà maggiori si verificano in caso di conflitto di interessi tra le aspettative della coppia e i benefici per il figlio. La migliore gestione consiste nel dare un'informazione completa alla coppia, la quale dovrà poi decidere se proseguire o meno con la gravidanza. In caso di elevato rischio che il figlio erediti un'eventuale anomalia genetica, la coppia deve valutare se proseguire o meno la procedura È spesso utile organizzare una consulenza perché i genitori vedano soggetti affetti dalla patologia, per esempio una visita a un giovane che soffre di fibrosi cistica. Se viene deciso di trasferire un embrione con anomalie genetiche note, il medico dovrà dapprima ottenere l'approvazione del comitato locale di bioetica.

Il trattamento dei pazienti con sindrome di Klinefelter comprende la selezione degli spermatozoi e il trattamento sostitutivo con androgeni in età più avanzata. La sindrome di Klinefelter è probabilmente sotto-diagnosticata (De Kretser, comunicazione orale) e deve essere considerata in ogni soggetto che presenta una oligo-/azoospermia e testicoli piccoli e duri.

Negli uomini portatori di altre anomalie cromosomiche, oltre al recupero degli spermatozoi e alla FIV, il trattamento con ICSI è dettato dalle altre manifestazioni cliniche della malattia, se presenti.

In uomini portatori di microdelezioni del cromosoma Y, l'anomalia normalmente viene trasmessa ai figli; la ricerca di queste microdelezioni è, dunque, auspicabile nei pazienti con spermatogenesi gravemente alterata che richiedono FIV/ICSI. Le tecniche di diagnosi delle microdelezioni del cromosoma Y sono sempre maggiormente disponibili, ma non evidenziano tutte le microdelezioni. Quando si riscontrano delle microdelezioni ma la coppia desidera ugualmente procedere con l'ICSI, essa deve essere informata del fatto che le microdelezioni saranno trasmesse ai figli maschi, e non alle femmine, e che i loro figli maschi potranno avere problemi di fertilità, anche se non avranno altre conseguenze in termini di salute.

Il trattamento dei testicoli criptorchidi dipende dall'età alla diagnosi, dalla posizione dei testicoli e dalla bilateralità o meno dell'affezione. Idealmente, l'affezione è rilevata in occasione dell'esame clinico del neonato di sesso maschile, è confermata da un nuovo esame all'età di un anno e, infine, è trattata con una correzione chirurgica nel corso del secondo o del terzo anno di vita. In generale, lo scopo del trattamento è di posizionare il testicolo nello scroto appena possibile per offrire ai tubuli seminiferi la migliore possibilità di un normale sviluppo.

I.3.10.6

Risultati della terapia

È difficile valutare i risultati dei trattamenti dell'infertilità nelle coppie in cui l'uomo presenta anomalie cromosomiche o genetiche, poiché alcune di queste sono rare e i centri che realizzano la diagnosi preimpiantologica e l'amniocentesi, così come le leggi sull'interruzione della gravidanza, variano da un Paese all'altro. Inoltre, non ci sono informazioni sul numero delle coppie che recriminano di aver proseguito la gravidanza nonostante la presenza di un'anomalia nota. Idealmente, gli istituti dovrebbero collaborare alla raccolta di dati nazionali e internazionali, compresa la raccolta di informazioni sui risultati a lungo termine e sui pentimenti successivi. È molto difficile per i medici negare una richiesta di terapia, e sono necessarie prove per supportare tali decisioni.

Le informazioni sulla fertilità degli uomini che hanno subito un'orchidopessi nell'infanzia sono rare, soprattutto per la difficoltà di portare avanti studi a lungo termine dopo i trattamenti dell'infanzia. In linea generale, sembra che l'orchidopessi prima dell'età di 2 anni dia le migliori possibilità di portare avanti una spermatogenesi normale, poiché questo trattamento è praticato prima dell'inizio della spermatogenesi stessa; una teoria alternativa afferma che le alterazioni della spermatogenesi e la mancata discesa testicolare siano provocate dagli stessi fattori, e che l'orchidopessi non abbia un effetto significativo. Una giustificazione rilevante per l'uso dell'orchidopessi è che il testicolo posto nello scroto sarà, in seguito, più facile da esaminare e che ogni alterazione che si dovesse sviluppare sarà scoperta precocemente.

La deformazione erettile è discussa nel Cap. I.4.; i rapporti sessuali con penetrazione sono generalmente possibili ma, in caso contrario, la fertilità si può raggiungere tramite tecniche di inseminazione artificiale.

I.3.10.7
Prevenzione

La preservazione della fertilità è una buona ragione per praticare l'orchidopessi precoce, anche se, allo stato attuale, mancano dati certi sul follow-up dei neonati che hanno subito un'orchidopessi prima dell'età di 2 anni rispetto a quelli che hanno subito un'orchidopessi in età più avanzata.

La causa del criptorchidismo non è conosciuta ma, in certi casi, potrebbe essere legata all'inquinamento ambientale con interferenti endocrini; in questo caso ci potrebbero essere possibilità di ridurre i livelli di questi contaminanti e di conservare la fertilità maschile.

I.3.11 Danni testicolari acquisiti

G. Haidl

Messaggi chiave

- Le lesioni testicolari permanenti con volume testicolare diminuito o atrofia testicolare sono principalmente dovute ad agenti infettivi.
- Benché relativamente rari, i traumi e la torsione del testicolo possono causare lesioni testicolari.
- La diagnosi tempestiva e il trattamento dei fattori eziologici sono in grado di conservare o di ristabilire la fertilità.

I.3.11.1
Definizione

Si parla di lesioni testicolari acquisite quando le anomalie dei parametri seminali sono dovute a orchiti parotitiche o ad altre lesioni virali o batteriche o a una patologia che può causare lesioni testicolari e provocare una diminuzione del volume testicolare a meno di 15 mL o rendere uno o due testicoli non palpabili. Per una diagnosi corretta è necessario che:

- Ci sia un'anamnesi di patologie che possono provocare lesioni testicolari
- Almeno un testicolo abbia un volume inferiore a 15 mL o non sia palpabile

I.3.11.2
Eziologia e patogenesi

I.3.11.2.1
Infezioni

Orchite

L'infiammazione isolata del testicolo (orchite) è un evento raro. Il più delle volte, si associa a epididimite, da cui il nome di orchiepididimite. L'origine dell'infezione responsabile dell'orchite non è sempre evidente, e probabilmente il contagio è più frequente per via ematogena e linfatica che attraverso il canale epididimario (Weidner e Krause 1999). Al contrario, l'orchiepididimite si sviluppa sempre a causa di un'infezione ascendente. L'orchite può essere suddivisa in forme granulomatose specifiche della tubercolosi, della sifilide, del tifo o della brucellosi, in forme virali come l'orchite secondaria a parotite, in forme granulomatose non specifiche dell'adulto e in quella provocata da *Neisseria gonorrhoeae*, *Chlamydia trachomatis* o da enterobatteri. L'orchite può manifestarsi anche nel quadro di infezioni virali, per esempio da virus Coxsackie o herpes. Un numero insolitamente elevato di virus adenoassociati (AdenoAssociated Virus, AAV) è stato osservato nel tessuto testicolare dei soggetti infertili (Schlehofer 2003). Le infiammazioni del testicolo nel corso delle forme gravi di influenza, di epatite o di mononucleosi infettiva sono meno conosciute (Rowe et al. 2000; Haidl e Weidner 2002). L'orchite autoimmune è conosciuta come modello sperimentale nel quale l'orchite è indotta mediante immunizzazione attiva da omogenati testicolari oppure da batteri (Tung e Teuscher 1995). Si ritiene che le malattie infiammatorie croniche del testicolo alterino la spermatogenesi e che provochino alterazioni nel numero e nella qualità degli spermatozoi (Purvis e Christiansen 1995). È generalmente accettato che le infezioni croniche possano anche essere una causa rilevante dell'inibizione della spermatogenesi (Diemer e Desjardins 1999) e di atrofia testicolare dopo un'orchite secondaria a parotite con paramixovirus (Weidner e Krause 1999).

I.3.11.2.2
Trauma testicolare

I traumi testicolari raramente sono causa di infertilità. Frequentemente, però, gli incidenti sportivi, automobilistici o sul lavoro possono danneggiare il testicolo.

I.3.11.2.3
Torsione del testicolo

La torsione testicolare corrisponde a una torsione del testicolo e del dotto seminale intorno all'asse longitudinale, provocata da una motilità alterata; si tratta, comunque, di una causa relativamente rara di infertilità.

I.3.11.3
Segni clinici ed esami di laboratorio

I.3.11.3.1
Orchite

L'epididimite e l'orchite acute sono condizioni dolorose accompagnate da febbre e da altri sintomi che rappresentano un'emergenza. Nei pazienti con precedenti di orchite o di orchiepididimite si può verificare la riduzione di volume del testicolo interessato; inoltre, possono essere presenti sintomi sfumati, una lieve riduzione nella consistenza dei testicoli e un ispessimento del periorchio.
Nelle diverse forme di orchite dovute a un'infezione virale o di orchiepididimite, i parametri seminali sono caratterizzati dall'alterazione del numero, della motilità e della morfologia degli spermatozoi. In caso di patologia infiammatoria dell'epididimo e del testicolo, è ipotizzabile la comparsa di anticorpi anti-spermatozoo dovuta a una lesione della barriera emato-testicolare ed emato-epidimaria ma, a oggi, non è stata dimostrata in maniera univoca (Weidner et al. 1999).

La determinazione della sierologia virale nel sangue può fornire informazioni sul virus responsabile dei casi di orchite.

I.3.11.3.2
Trauma testicolare

Un trauma da contusione può essere accompagnato da un ematoma e può provocare dolore intenso, nausea e vomito (vedi anche Cap. I.7.2). Al contrario, sono frequenti precedenti di traumi scrotali di lieve entità ma, nella maggior parte dei casi, non hanno alcun effetto sulla fertilità. Il trauma deve essere preso in considerazione quando è accompagnato da segni di lesione tissutale come ematomi scrotali, emospermie o ematurie. L'atrofia testicolare secondaria è un segno indiretto che testimonia l'importanza del trauma. Un trauma grave, anche unilaterale, può essere importante poiché può causare la rottura della barriera emato-testicolare e provocare la produzione di anticorpi anti-spermatozoo (Rowe et al. 2000).

A seconda del tipo e della gravità del trauma, possono risultare caratteristiche seminali molto variabili.

I.3.11.3.3
Torsione testicolare

Un paziente con pregressa torsione testicolare può presentare un'infertilità correlata alla riduzione volumetrica dei testicoli. In alcuni casi si può verificare l'alterazione dei parametri seminali (vedi anche Cap. I.7.1).

I.3.11.4
Diagnosi differenziale

In caso di gonfiore del testicolo accompagnato da dolore, si devono considerare l'orchite acuta e l'epididimite. La torsione testicolare è la diagnosi differenziale più importante dell'epididimite acuta che, in teoria, insorge solo dopo la pubertà. Un processo infiammatorio cronico in atto del testicolo e dell'epididimo, al massimo può causare lievi disturbi. Nei casi in cui i sintomi non siano tipici, si devono prendere in considerazione un eventuale dolore che si irradia dal rachide o dall'uretere oppure una tensione della regione inguinale. Infine, i dolori psicosomatici e non specifici del testicolo devono essere differenziati dai disturbi infiammatori. Nei pazienti con precedenti di trauma o di torsione testicolari, si devono escludere altri fattori che possano contribuire all'anormalità dei parametri spermatici.

I.3

I.3.11.5
Terapia

Orchiepididimite

I pazienti con anamnesi di orchiepididimite devono essere trattati come se avessero un difetto idiopatico, a seconda della qualità del liquido seminale. Lo stesso vale per un paziente con precedenti traumi o torsioni testicolari. Nel caso di livelli significativi di anticorpi anti-spermatozoo, sono raccomandate le tecniche di fecondazione assistita (Mortimer 1999).

È stato proposto di trattare le orchiepididimiti croniche non specifiche con antinfiammatori steroidei e non steroidei (Weidner et al. 1999).

I.3.11.6
Risultati della terapia

I risultati del trattamento idiopatico dipenderanno dalla gravità del disturbo. Non esistono studi sulla terapia in pazienti con precedenti lesioni acquisite.

L'effetto di un trattamento antinfiammatorio sulla fertilità non è stato ancora provato nel caso di infiammazioni croniche non specifiche del testicolo e dell'epididimo.

I.3.11.7
Prognosi

Il recupero della fertilità dopo un episodio di orchite parotitica è variabile; alcuni soggetti rimangono sterili mentre, in altri casi, il tempo di recupero per la produzione degli spermatozoi può richiedere fino a 2 anni. La parotite che si verifica prima della pubertà e la parotite senza orchite, invece, non hanno effetti sulla fertilità (Rowe et al. 2000).

Le infiammazioni croniche in corso sono in grado di provocare delle condizioni note sotto il termine di atrofia mista; altre, invece, possono provocare la sindrome a sole cellule di Sertoli isolate (Schuppe et al. 2001).

I.3.11.8 Prevenzione

La prevenzione dell'orchite parotitica si ottiene attraverso la vaccinazione; la diagnosi e il trattamento adeguato di ciascuna malattia infettiva o infiammatoria del testicolo e dell'epididimo possono prevenire ulteriori disturbi della fertilità, così come il trattamento tempestivo della torsione testicolare e dei traumi gravi.

I.3.11.9 Considerazioni

In sintesi, i traumi e la torsione testicolari sono cause non frequenti di infertilità maschile. Le infiammazioni e le infezioni acute dell'epididimo e del testicolo, che possono causare alterazioni testicolari permanenti, possono essere efficacemente trattate e, dunque, prevenire ulteriori problemi di infertilità, mentre le malattie infiammatorie croniche silenti non possono essere adeguatamente diagnosticate solo con l'analisi del liquido seminale. Allo stato attuale non sono ancora disponibili linee guida terapeutiche accettate per curare questi disturbi.

Bibliografia

Diemer T, Desjardins C (1999) Disorders of spermatogenesis. In: Knobil E, Neill JD (eds) Encyclopedia of reproduction, vol. 4. Academic Press, San Diego, pp 546 - 556

Haidl G, Weidner W (2002) Epididymitis and orchitis - clinical and andrological implications. Reproduktionsmedizin 18: 61 - 65

Mortimer D (1999) Structured management for male factor infertility. In: Gagon C (ed) The male gamete: from basic knowledge to clinical applications. Cache River, Vienna, IL

Purvis K, Christiansen E (1995) Infection in the male reproductive tract. Impact, diagnosis and treatment in relation to male infertility. Int J Androl 16:1 - 13

Rowe PJ, Comhaire FH, Hargreave TB, Mahmoud AMA (2000) WHO Manual for the standardized investigation, diagnosis and management of the infertile male. Cambridge University Press, Cambridge, pp 10 - 11

Schlehofer JR (2003) Virus infections in disorders of the male reproductive system. Andrologia 35:157 - 159

Schuppe HC, Neumann NJ, Scheffzyk A, Schock-Skasa G, Hofmann N, Schill WB (2001) Inflammatory reactions in testicular biopsies of infertile men. Andrologia 33: 327 - 328

Tung KS, Teuscher C (1995) Mechanisms of autoimmune disease in the testis and ovary. Hum Reprod Update 1:35 - 50

Weidner W, Krause W (1999) Orchitis. In: Knobil E, Neill JD (eds) Encyclopedia of reproduction, vol. 3. Academic Press, San Diego, pp 92 - 95

Weidner W, Krause W, Ludwig M (1999) Relevance of male accessory gland infection for subsequent fertility with special focus on prostatitis. Hum Reprod Update 5:421 - 432

I.3.12 Varicocele

F. Comhaire, A. Mahmoud

Messaggi chiave

- Il reflusso di sangue venoso nella vena spermatica può causare una disfunzione testicolare ed epididimaria come risultato di varicocele clinico (palpabile) o subclinico.
- Il varicocele è la causa più frequente di infertilità maschile.
- Il varicocele deve essere ricercato in ogni paziente che presenti alterazioni allo spermiogramma, compresa l'azoospermia.
- La palpazione può non mettere in evidenza un reflusso venoso seminale; la termografia di contatto è la tecnica diagnostica più precisa, insieme all'ecocolordoppler.
- L'interruzione del reflusso con embolizzazione retrograda transcatetere o mediante chirurgia deve essere completa e includere il reflusso destro; ciò, di solito, induce un miglioramento della qualità del liquido seminale nel 70-80% dei casi.
- Il tasso di concepimento naturale dopo il trattamento di un varicocele è tre-quattro volte più elevato che nelle coppie non trattate e si può ulteriormente migliorare attraverso una gestione complessiva contemporanea dei due partner.

I.3.12.1 Definizione

Il varicocele, sia palpabile che subclinico, deve essere associato ad alterazioni seminali per essere riconosciuto come causa di infertilità (Rowe et al. 2000). In caso di varicocele con spermiogramma normale, il varicocele non viene considerato come causa dell'infertilità e, ovviamente, il trattamento di questa malattia non cambierà il potenziale fecondante. Il varicocele clinico è definito come la presenza di una distensione delle vene intrascrotali del plesso pampiniforme, che può manifestarsi sulla cute scrotale e che può essere facilmente palpabile o palpabile solamente durante la manovra di Valsalva. Il varicocele subclinico non può essere palpato, ma è rilevato mediante esami strumentali.

I.3.12.2 Eziologia e patogenesi

Il varicocele si sviluppa in seguito all'alterazione del flusso venoso dal testicolo (Tulloch 1952). Il sangue venoso refluisce nella vena spermatica a causa dell'assenza o del malfunzionamento delle valvole. Il sangue che refluisce di solito ha origine dalla vena renale, ma anche dal plesso perirenale attraverso anastomosi reno-seminali. Il sangue contiene numerose sostanze vasoattive tra cui le catecolamine (Comhaire e Vermeulen 1974), che causano una vasocostrizione delle arteriole testicolari dopo lo scambio veno-arterioso a livello del plesso pampiniforme. Si verifica, inoltre, un accumulo di sostanze tossiche e ossidanti. La funzione non ottimale delle valvole della vena spermatica (nella parte inferiore) provoca un aumento della pressione idrostatica nelle venule testicolari (Shafik e Bedeir 1980) che supera la pressione nei capillari arteriosi e riduce la perfusione testicolare.

Il varicocele è più frequente dal lato sinistro per ragioni anatomiche (Ahlberg et al. 1965), sebbene l'aumento della pressione idrostatica e il reflusso possano manifestarsi anche a destra (Comhaire et al. 1981; Gat et al. 2004).

Il varicocele si evidenzia, di solito, durante la pubertà (Steeno et al. 1976), alterando la funzione e l'istologia delle cellule di Sertoli (Terquem e Dadoune 1981), riducendo così il supporto alla spermatogenesi, e ne conseguono una diminuita produzione di spermatozoi maturi, un'oligozoospermia e un aumento della desquamazione delle cellule coinvolte nella spermatogenesi che compaiono nell'eiaculato sotto forma di cellule rotonde negative alla perossidasi. La fisiologia e l'istologia delle cellule di Leydig sono anch'esse compromesse, con una diminuzione della produzione di testosterone (Comhaire e Vermeulen 1975).

I.3.12.3 Segni clinici ed esami di laboratorio

I pazienti affetti da varicocele riferiscono in generale pochi sintomi o non ne riferiscono affatto. Talvolta, possono percepire una sensazione di peso a livello dello scroto, in particolare durante lo sforzo fisico. Il varicocele può essere stato riscontrato durante esami medici scolastici, ma non essere stato trattato.

L'esame obiettivo deve essere effettuato in una sala alla temperatura di 20-22 °C. Il paziente deve rimanere in piedi e spogliato per circa 5 minuti prima di essere esaminato. A temperature inferiori lo scroto si può retrarre, il che rende difficile la palpazione. Il paziente deve rimanere in piedi mentre lo scroto viene ispezionato e palpato. La palpazione deve essere delicata per non provocare dolore e si deve fare attenzione al rischio di sincope.

Il varicocele è classificato per gradi:

Grado III: il plesso venoso è visibile attraverso la cute scrotale ed è facilmente palpabile

Grado II: la distensione venosa intrascrotale è facilmente palpabile ma non visibile

I gradi III e II sono generalmente considerati come grossi varicoceli

Grado I: palpabile anche senza la manovra di Valsalva

Subclinico: assenza di qualsiasi varicocele clinico, ma presenza di un'anomalia alla termografia oppure all'ecocolordoppler scrotale.

Generalmente il volume del testicolo è ridotto (WHO 1992) dal lato del varicocele e/o la sua consistenza è più molle. A volte, l'epididimo dal lato del varicocele è più grosso e leggermente più sensibile alla palpazione.

La termografia della pelle dello scroto può essere realizzata con un'attrezzatura tele-termografica o con una camera a infrarossi (Comhaire et al. 1976). L'esame viene praticato in posizione eretta. Il metodo più semplice è la termografia di contatto, che utilizza una striscia flessibile specificamente adeguata, contenente cristalli liquidi termosensibili (WHO 1985). La modificazione del colore dei cristalli riflette la temperatura della cute sottostante. Nei soggetti normali, la temperatura della cute dello scroto non supera i 33,5 °C (Zorgniotti e Macleod 1973). Ogni aumento asimmetrico della temperatura, in caso di varicocele monolaterale, o simmetrico deve essere esaminato attentamente. In caso di termografia normale, la probabilità della presenza di un varicocele è bassa.

Gli esami doppler comprendono l'ecografia o, nei centri che hanno accesso ai sistemi adeguati, il doppler duplex. Il test viene effettuato in posizione supina. L'arteria testicolare è localizzata nel plesso pampiniforme; successivamente, si chiede al paziente di effettuare la manovra di Valsalva. Normalmente, il flusso venoso aumenta e le pulsazioni arteriose possono diminuire, ma non deve verificarsi alcun reflusso sanguigno. Il reflusso si evidenzia in caso di disfunzione o di assenza delle valvole nella vena spermatica interna.

L'ecografia non è sempre il metodo migliore per individuare un varicocele; infatti, la distensione delle vene del plesso pampiniforme può non verificarsi in caso di varicocele di Grado I o subclinico e, di conseguenza, questi ultimi possono non essere diagnosticati.

L'analisi del liquido seminale generalmente rivela un'oligozoospermia con una ridotta motilità degli spermatozoi (astenozoospermia) e una percentuale inferiore rispetto alla norma di spermatozoi con una normale morfologia (teratozoospermia). Di solito, la testa degli spermatozoi tende a essere allungata (teste affusolate o leptoformi) e il segmento intermedio può essere allargato a causa della presenza di una gocciola di citoplasma. Il numero di cellule rotonde può aumentare a seguito di un rilascio prematuro (desquamazione) delle cellule germinali (Macleod 1965). Queste cellule rotonde sono negative alla colorazione con perossidasi, contrariamente ai globuli bianchi ematici. Alcuni pazienti affetti da varicocele di Grado I o subclinico hanno un volume di eiaculato elevato (> 6 mL), elemento caratteristico della malattia. Se il volume dell'eiaculato è inferiore rispetto al valore normale, ciò può indicare un'infezione concomitante e un deficit di secrezione delle ghiandole sessuali accessorie.

L'analisi del sangue può evidenziare una concentrazione relativamente bassa di testosterone che corrisponde a una secrezione alterata di cellule di Leydig. Una percentuale di FSH sierico elevato indica un deficit marcato della funzione delle cellule di Sertoli.

I.3.12.4 Diagnosi differenziale

Un esaminatore non esperto può confondere un epididimo ipertrofico con una vena intrascrotale dilatata. Mentre l'epididimo ipertrofico non subirà modificazioni quando il paziente viene messo in posizione di decubito, la vena ipertrofica si sgonfierà. In caso di aumento della temperatura registrato alla termografia, deve essere esclusa dalla diagnosi differenziale un'infiammazione della pelle o dell'epididimo sottostante.

I.3.12.5 Terapia

Gli uomini affetti da varicocele, ma il cui liquido seminale è normale, non hanno necessità di essere trattati perché il fattore probabilmente non è la causa dell'infertilità. Questo dato è stato confermato empiricamente dall'assenza di un aumento della percentuale di gravidanze in queste coppie. Ci sono numerose prove scientifiche che dimostrano che un trattamento adeguato del varicocele in caso di esame di liquido seminale alterato migliora le caratteristiche del liquido seminale e il potenziale fecondante, nonché la percentuale di gravidanze spontanee (Dubin e Amelar 1975; Madgar et al. 1995; Hargreave et Ghosh 1998). La terapia deve interrompere il reflusso di sangue nella vena spermatica e in quelle collaterali e deve essere praticata bilateralmente se necessario. Il trattamento chirurgico utilizza di preferenza l'approccio sopra-inguinale (Ivanissevich 1960), ma può essere effettuato mediante laparoscopia (Kattan 2001; Sautter et al. 2002) o attraverso tecniche microchirurgiche a livello del collo dello scroto (Marmar et al. 1985). L'intervento non deve ledere l'arteria testicolare e può essere complicato da un idrocele, cosa che richiederebbe un secondo intervento.

Il metodo più utilizzato è la radiologia interventistica con il metodo Seldinger. La flebografia retrograda a partire dalle vene renali visualizza il percorso del reflusso e permette di fare una valutazione delle vene spermatiche da entrambi i lati. Successivamente viene eseguita un'embolizzazione tramite cateterismo super-selettivo con adesivi tissutali (Kunnen 1982).

Benché consigliata da alcuni autori (Tauber e Johnsen 1994; Mazzoni et al. 2002), la flebografia ascendente associata a una sclerosi della vena non è un metodo molto usato, poiché non segue il percorso del reflusso, ha un tasso relativamente elevato di complicanze (Ficarra et al. 2002) e si può effettuare solamente da un lato.

Una patologia concomitante, come un'infezione di una ghiandola accessoria o un ipo-androgenismo, deve essere trattata sempre contemporaneamente, e il recupero della capacità fecondante può essere accelerato tramite la somministrazione di integratori alimentari. L'inseminazione intrauterina o, se necessario, la FIV/ICSI, possono essere utilizzate qualora il concepimento spontaneo non sia stato raggiunto in tempi ragionevoli.

I.3.12.6 Risultati della terapia

Negli studi di coorte retrospettivi e prospettici e, per i casi trattati, in alcuni studi randomizzati, il 35-40% delle coppie ottiene una gravidanza spontanea entro 12 mesi dalla terapia, mentre il 60-75% entro due anni (Madgar et al. 1995). Questo tasso di gravidanza è circa tre volte più elevato di quello osservato nei pazienti non trattati. Una meta-analisi degli studi randomizzati pubblicati non permette di raggiungere la soglia di significatività a favore della terapia (Evers e Collins 2004), ma i casi considerati sono molto variabili, con percentuali di gravidanze estremamente variabili nei pazienti non trattati. In alcuni studi sono stati considerati pazienti con liquido seminale normale e, inoltre, la precisione tecnica del trattamento chirurgico è discutibile in alcuni casi, con percentuali di gravidanze eccessivamente basse nei casi trattati (Comhaire e Mahmoud 2004).

I.3.12.7 Prognosi

Il varicocele generalmente si sviluppa durante la pubertà (Steeno et al. 1976). Se non viene curato, il danno testicolare aumenta con il tempo, cosa che spiega perché il varicocele sia l'anomalia più frequentemente riscontrata nelle coppie che si presentano per un'infertilità secondaria. Inoltre, è noto che la produzione di testosterone diminuisce più rapidamente nei soggetti in età avanzata con varicocele rispetto a quelli senza varicocele (Comhaire e Vermeulen 1975). Ciò può causare un'andropausa prematura e una disfunzione sessuale.

Sono stati identificati diversi fattori che determinano la percentuale di successo in termini di probabilità di concepimento naturale dopo trattamento (Comhaire e Kunnen 1985). I pazienti con varicocele subclinico o di Grado I, e un volume testicolare totale di dimensioni ridotte (minore di 30 mL) hanno una prognosi dopo la terapia relativamente negativa. In questi pazienti possono essere implicati altri fattori nell'alterazione testicolare e anomalie genetiche o fattori congeniti. In caso di varicocele accompagnato da un volume testicolare totale normale (30 mL o più) e FSH sierico inferiore alla media della popolazione normale, la probabilità di recupero completo della fertilità e di ottenere un concepimento naturale nell'anno successivo al trattamento arriva fino all'80%. In caso di varicocele di grado elevato (con volume testicolare totale inferiore a 30 mL) e in caso di volume testicolare normale con un FSH sierico superiore alla media, la probabilità di gravidanza è del 30-40%.

Una patologia concomitante dell'epididimo o un fattore immunologico riducono la probabilità di concepimento.

I.3.12.8 Prevenzione

In generale, il varicocele si manifesta durante la pubertà, ed è stato suggerito che il trattamento debba essere effettuato in questo periodo per evitare che la malattia provochi in seguito lesioni testicolari gravi e talvolta irreversibili (Sayfan et al. 1997).

La decisione di eseguire o meno una terapia preventiva del varicocele negli adolescenti dipenderà dal rapporto rischi/benefici del trattamento. È chiaro che l'efficacia di ogni trattamento corretto è simile. I rischi, il livello di invasività e i costi della flebografia retrograda e dell'embolizzazione transcatetere sono bassi perché il trattamento può essere realizzato in anestesia locale in ambulatorio. Conseguentemente, il beneficio può essere superiore al rischio e, di conseguenza, giustificare la terapia preventiva.

I.3.12.9 Considerazioni

È importante sottolineare che la diagnosi e una terapia adeguata del varicocele sono indicate in ogni paziente infertile che presenta delle alterazioni del liquido seminale; non farlo va contro le regole della buona pratica medica. È indispensabile ricercare e trattare le cause complementari di infertilità o dei fattori che esercitano un effetto negativo, tra cui quelli legati allo stile di vita. Ciò si sposa con il concetto di approccio complessivo dell'infertilità maschile.

Bibliografia

Ahlberg NE, Bartley O, Chidekel N (1965) Retrograde contrast filling of the left gonadal vein. Acta Radiol Diagn 3:385 - 392

Comhaire FH, Kunnen M (1985) Factors affecting the probability of conception after treatment of subfertile men with varicocele by transcatheter embolization with Bucrylate. Fertil Steril 43:781 - 786

Comhaire FH, Mahmoud AM (2004) Editorial commentary. J Androl 25:771 - 772

Comhaire F, Vermeulen A (1974) Varicocele sterility: cortisol and catecholamines. Fertil Steril 25:88 - 95

Comhaire F, Vermeulen A (1975) Plasma testosterone in patients with varicocele and sexual inadequacy. J Clin Endocrinol Metab 40:824 - 829

Comhaire F, Monteyne R, Kunnen M (1976) The value of scrotal thermography as compared with selective retrograde venography of the internal spermatic vein for the diagnosis of «subclinical» varicocele. Fertil Steril 27:694 - 698

Comhaire F, Kunnen M, Nahoum C (1981) Radiological anatomy of the internal spermatic vein(s) in 200 retrograde venograms. Int J Androl 4:379 - 387

Dubin L, Amelar RD (1975) Varicocelectomy as therapy in male infertility: a study of 504 cases. Fertil Steril 26:217 - 220

Evers J, Collins J (2004) Surgery or embolisation for varicocele in subfertile men. Cochrane Database Syst Rev 3:CD000479

Ficarra V, Porcaro AB, Righetti R, Cerruto MA, Pilloni S, Cavalleri S, Malossini G, Artibani W (2002) Antegrade scrotal sclerotherapy in the treatment of varicocele: a prospective study. BJU Int 89:264 - 268

Gat Y, Bachar GN, Zukerman Z, Belenky A, Gornish M (2004) Varicocele: a bilateral disease. Fertil Steril 81:424 - 429

Hargreave T, Ghosh C (1998) Varicocele: does treatment promote male fertility? Urologe A 37:258 - 264

Ivanissevich O (1960) Left varicocele due to reflux; experience with 4,470 operative cases in forty-two years. J Int Coll Surg 34:742 - 755

Kattan S (2001) The impact of internal spermatic artery ligation during laparoscopic varicocelectomy on recurrence rate and short post operative outcome. Scand J Urol Nephrol 35:218 - 221

Kunnen M (1982) Nonsurgical cure of varicocele by transcatheter embolization of the internal spermatic vein with bucrylate. In: Jecht EW, Zeitler E (eds) Varicocele and male fertility. Recent advances in diagnosis and therapy. Springer, Berlin Heidelberg New York, pp 153 - 161

Macleod J (1965) Seminal cytology in the presence of varicocele. Fertil Steril 16:735 - 757

Madgar I, Weissenberg R, Lunenfeld B, Karasik A, Goldwasser B (1995) Controlled trial of high spermatic vein ligation for varicocele in infertile men. Fertil Steril 63:120 - 124

Marmar JL, DeBenedictis TJ, Praiss D (1985) The management of varicoceles by microdissection of the spermatic cord at the external inguinal ring. Fertil Steril 43:583 - 588

Mazzoni G, Minucci S, Gentile V (2002) Recurrent varicocele: role of antegrade sclerotherapy as first choice treatment. Eur Urol 41:614 - 618

Rowe PJ, Comhaire FH, Hargreave TB, Mahmoud AMA (2000) WHO manual for the standardized investigation, diagnosis and management of the infertile male. Cambridge University Press, Cambridge

Sautter T, Sulser T, Suter S, Gretener H, Hauri D (2002) Treatment of varicocele: a prospective randomized comparison of laparoscopy versus antegrade sclerotherapy. Eur Urol 41:398 - 400

Sayfan J, Siplovich L, Koltun L, Benyamin N (1997) Varicocele treatment in pubertal boys prevents testicular growth arrest. J Urol 157:1456 - 1457

Shafik A, Bedeir GA (1980) Venous tension patterns in cord veins. I. In normal and varicocele individuals. J Urol 123:383 - 385

Steeno O, Knops J, Declerck L, Adimoelja A, Van de Voorede H (1976) Prevention of fertility disorders by detection and treatment of varicocele at school and college age. Andrologia 8:47 - 53

Tauber R, Johnsen N (1994) Antegrade scrotal sclerotherapy for the treatment of varicocele: technique and late results. J Urol 151:386 - 390

Terquem A, Dadoune JP (1981) Morphological findings in varicocele: an ultrastructural study of 30 bilateral testicular biopsies. Int J Androl 4:515 - 531

Tulloch WS (1952) A consideration of sterility factors in the light of subsequent pregnancies: subfertility in the male. Trans Edinb Obstet Soc 52:29 - 34

WHO (1985) Comparison among different methods for the diagnosis of varicocele. Fertil Steril 43:575 - 582

WHO (1992) The influence of varicocele on parameters of fertility in a large group of men presenting to infertility clinics. Fertil Steril 57:1289 - 1293

Zorgniotti AW, Macleod J (1973) Studies in temperature, human semen quality, and varicocele. Fertil Steril 24:854 - 863

I.3.13 Infezione/infiammazione delle ghiandole sessuali accessorie

F. Comhaire, A. Mahmoud

Messaggi chiave

- L'infezione delle ghiandole sessuali accessorie è diagnosticata in una percentuale variabile dei casi di anomalie della qualità del liquido seminale, con differenze a livello regionale.
- L'influenza dell'infezione/infiammazione dell'epididimo sulla qualità del liquido seminale e sulla fertilità è più importante di quella della prostata o delle vescicole seminali.
- Sebbene i batteri stessi abbiano una scarsa influenza sulla capacità fecondante degli spermatozoi, le alterazioni della funzione delle ghiandole colpite e le specie reattive dell'ossigeno generate dai globuli bianchi del sangue possono danneggiare gli spermatozoi.
- La diagnosi di infezione delle ghiandole sessuali accessorie maschili si basa sull'anamnesi del paziente, sulla sintomatologia e sulle analisi dell'urina e del liquido seminale.
- La terapia utilizza antibiotici e antiossidanti complementati attraverso l'inseminazione intrauterina e/o la fecondazione assistita, a seconda della gravità e della reversibilità o meno delle lesioni degli spermatozoi.

I.3.13.1 Definizione

La diagnosi di infezione delle ghiandole sessuali accessorie maschili viene effettuata in caso di azoospermia e di anomalie dei parametri seminali che si suppone siano dovute a un'infezione (in corso o precedente) delle ghiandole sessuali accessorie o a una malattia infiammatoria dell'apparato urogenitale (Rowe et al. 2000).

I.3.13.2 Eziologia e patogenesi

L'infezione delle ghiandole sessuali accessorie comprende epididimite, vescicolite e/o prostatite, che sono provocate da germi patogeni trasmessi per contatto sessuale o da patogeni delle vie urinarie comuni. Tra i primi, *Chlamydia trachomatis* è il patogeno più frequente (Keck et al. 1998), seguito dal gonococco. I germi patogeni delle vie urinarie frequentemente identificati sono *Escherichia coli*, *Streptococcus faecalis*, *Proteus mirabilis* e *Pseudomonas*. Il ruolo degli stafilococchi negativi alla coagulasi è dubbio, mentre lo *Staphylococcus aureus* solitamente è un contaminante di laboratorio (Rodin et al. 2003). L'infezione provoca un'infiammazione caratterizzata da sintomi classici come dolore, gonfiore e una funzione alterata. Quest'ultima è responsabile del deficit di secrezione di minerali, enzimi e liquidi che sono necessari per le funzioni normali e il trasporto degli spermatozoi. L'anormale composizione biochimica del plasma seminale induce la riduzione del volume seminale, una viscosità, una liquefazione e un pH anomali e l'alterazione della capacità funzionale degli spermatozoi. Spesso gli spermatozoi risultano poco mobili e possono legare dell'anticorpo anti-spermatozoo di tipo IgG e/o IgA, effetto che induce un'infertilità immunologica.

Inoltre, l'infezione o l'infiammazione aumentano il numero di globuli bianchi positivi alla perossidasi, generando delle specie reattive dell'ossigeno che alterano la composizione lipidica della membrana degli spermatozoi, riducendo la sua motilità e la sua capacità di fusione e alterando la reattività e la capacità degli acrosomi di fondersi con la membrana ovocitaria (Comhaire et al. 1999). Le specie reattive dell'ossigeno inducono lesioni ossidative del DNA degli spermatozoi attraverso una produzione eccessiva dell'8-idrossizina-2-desossiguanosina e mutagenesi (Chen et al. 1997). L'infiammazione aumenta anche la produzione del numero di citochine come l'interleuchina 1 (alfa e beta), l'interleuchina 6 e 8 e il fattore di necrosi tumorale (TNF), con conseguente ulteriore alterazione della funzionalità degli spermatozoi e della loro capacità fecondante (Depuydt et al. 1996; Gruschwitz et al. 1996).

L'infiammazione cronica dell'epididimo può provocare un'ostruzione (parziale) al passaggio degli spermatozoi con oligo- o azoospermia (Dohle et al. 2003). La rottura della barriera emato-testicolare con ostruzione provoca la formazione di anticorpi anti-spermatozoo (Hendry 1986).

I.3.13.3 Segni clinici ed esami di laboratorio

L'anamnesi rivela spesso uno o più episodi di disuria e/o di pollachiuria, che possono essere state risolte spontaneamente o dopo un breve trattamento con antibiotici o antisettici delle vie urinarie. Tuttavia, il paziente può non ricordare sintomi urinari acuti percepiti in passato. A volte, il paziente menziona episodi ricorrenti di dolore intrascrotale solitamente avvertito come sordo e aggravato dalla pressione. Si possono riscontrare sintomi eiaculatori, come la riduzione della forza o del volume dell'eiaculazione, una sensazione di dolore durante o subito dopo l'eiaculazione oppure la presenza di sangue nell'eiaculato. Infine, possono essere riportati dei problemi sessuali, quali la diminuzione della libido e delle sensazioni durante l'orgasmo o una disfunzione erettile.

L'esame obiettivo deve basarsi sulla palpazione attenta del contenuto scrotale, in particolare dell'epididimo e del deferente. Ogni tumefazione o nodosità deve essere esaminata, così come il dolore alla pressione. Può essere praticato l'esame rettale, ma un'ecografia endorettale o transaddominale può fornire delle informazioni migliori.

Gli esami ematochimici possono mostrare segni di infezione, come un numero aumentato di globuli bianchi, una velocità di eritrosedimentazione aumentata o proporzioni anormali delle globuline all'elettroforesi. I test per anticorpi circolanti contro *Chlamydia* devono far parte della valutazione sistematica dell'infertilità. Esami di laboratorio possono evidenziare anticorpi antispermatozoo di classe IgG nel siero.

L'esame delle urine può rivelare un'infezione batterica o un aumento del numero totale di globuli bianchi, ma l'analisi dopo il massaggio prostatico fornisce più informazioni. Tuttavia, l'assenza di anomalie urinarie non permette di escludere un'infezione delle ghiandole maschili accessorie, in particolare un'epididimite.

L'analisi del liquido seminale è di importanza fondamentale per la diagnosi. Il liquido seminale deve essere raccolto secondo la tecnica descritta nella sezione sull'analisi del liquido seminale, al fine di evitare la contaminazione da parte di cellule e batteri della cute o dell'uretra. Quando viene effettuata la spermiocoltura per la conta e l'identificazione dei batteri, è necessaria una diluizione preliminare del campione per ridurre in particolare la capacità batteriostatica del plasma seminale e del liquido prostatico. Le cellule rotonde devono essere contate e differenziate in cellule negative alla perossidasi, cellule prevalentemente spermatogenetiche e globuli bianchi positivi alla perossidasi (WHO 1999). Inoltre, è indispensabile effettuare l'analisi biochimica del plasma seminale per misurare i marker di secrezione delle ghiandole sessuali, tra le quali l'alfa-glucosidasi per gli epididimi, l'acido citrico o la gamma glutamil transferasi (oppure il calcio o lo zinco) per la prostata e, se possibile, il fruttosio per le vescicole seminali.

Infine, la presenza di anticorpi anti-spermatozoo sugli spermatozoi deve essere ricercata, per esempio, tramite test MAR diretto per le IgG e le IgA (WHO 1999).

I.3.13.4 Diagnosi e diagnosi differenziale

La diagnosi è accertata in pazienti con alterazioni della qualità del liquido seminale (oligo- e/o asteno- e/o teratozoospermia o azoospermia) che manifestino alterazioni combinate come segue (Comhaire et al. 1980; Rowe et al. 2000):

A. Anamnesi di infezioni urinarie, epididimiti, malattie sessualmente trasmesse e/o le seguenti evidenze cliniche: epididimo ispessito o sensibile, canale deferente ispessito, esplorazione rettale anormale

B. Anomalie dell'esame delle urine dopo massaggio prostatico e/o individuazione di *Chlamydia trachomatis* nell'urina

C. Alterazioni dell'eiaculato:
- Numero elevato di globuli bianchi positivi alla perossidasi
- Coltura con crescita significativa di batteri patogeni
- Viscosità anomala e/o composizione biochimica anomala e/o tassi elevati di marker infiammatori o specie reattive dell'ossigeno molto elevate

La diagnosi richiede la presenza di almeno due dei criteri o di almeno due alterazioni dell'eiaculato su ognuno dei due campioni di liquido seminale raccolti in successione. Se si riscontrano dei batteri, essi devono essere identici nelle urine e nel liquido seminale o in entrambi i campioni di liquido seminale.

L'infezione delle ghiandole sessuali accessorie dell'uomo può essere associata ad altre malattie quali il varicocele (nel qual caso un numero più basso di globuli bianchi può provocare delle lesioni, Everaert et al. 2003), un fattore immunologico oppure una disfunzione sessuale o eiaculatoria. Queste malattie richiedono un trattamento adeguato e possono interferire con la fertilità dopo il trattamento dell'infezione.

I.3.13.5 Terapia

Il trattamento dell'infezione deve essere uguale a quello delle vie urinarie. Tuttavia, una secrezione anomala della prostata induce un ambiente alcalino in questa ghiandola e, quindi, gli antibiotici come la doxiciclina non saranno sufficientemente concentrati e saranno, di conseguenza, inefficaci. I chinoloni di terza generazione (p. es., ofloxacina e perfloxacina) sono concentrati contemporaneamente nei terreni alcalino e acido, per cui penetrano bene nella prostata e nelle vescicole seminali malate (Comhaire 1987). In caso di infezione da streptococco, i chinolonici sono poco attivi e può essere indicato un trattamento con amoxicillina o con cefalosporine.

Nella maggior parte dei casi, l'infezione batterica viene eradicata ma può recidivare, a volte con dei patogeni differenti. Può essere necessario aggiungere un secondo trattamento, a più lungo termine, con un altro antibiotico.

I.3.13.6 Risultati della terapia

Sebbene i batteri possano essere eliminati dalla regione urogenitale, i globuli bianchi possono persistere per parecchi mesi e le alterazioni funzionali delle ghiandole accessorie sono frequentemente irreversibili. Ciò implica che i processi che possono alterare la capacità fecondante degli spermatozoi siano tuttora attivi e che la fertilità non sia stata ripristinata. Una terapia con integratori alimentari contenenti antiossidanti può essere necessaria e può essere indicato un trattamento simile a quello dell'oligozoospermia idiopatica.

La percentuale di successo della terapia antibiotica delle infezioni delle ghiandole maschili accessorie, in termini di concepimento spontaneo è, in genere, scarsa e non significativamente migliore di quella con placebo. La terapia che mira a eliminare i germi patogeni è, tuttavia, indicata per ragioni di buona pratica medica e per ridurre i rischi di ulteriori complicanze, tra cui il cancro della prostata (Roberts et al. 2004).

Dal momento che le lesioni della membrana e, soprattutto, del DNA degli spermatozoi dovute all'ossigeno possono persistere dopo la terapia antibiotica, l'inseminazione intrauterina e la fecondazione in vitro possono dare scarsi risultati, e l'iniezione intracitoplasmatica di spermatozoi, sebbene generi dei pre-embrioni, può non riuscire a dare una gravidanza (Zorn et al. 2004). Sono quindi indicati un'attenta terapia complementare e un approccio complessivo.

I.3.13.7 Prognosi

La prognosi dopo il trattamento è variabile, a seconda della localizzazione dell'infezione o dell'infiammazione. Mentre gli effetti delle prostatiti e delle vescicoliti sono meno gravi e l'effetto del trattamento sulla fertilità è piuttosto buono, l'epididimite (cronica) solitamente causa lesioni significative e irreversibili sulla qualità e sulla capacità fecondante degli spermatozoi (Vicari 2000). Inoltre, l'infertilità immunologica, che è il risultato della rottura della barriera emato-testicolare, è irreversibile.

Alla luce della prognosi sfavorevole sul ripristino della fertilità, la prevenzione delle malattie infettive è di importanza fondamentale.

I.3.13.8 Prevenzione

Da una parte, la prevenzione delle malattie sessualmente trasmesse e il loro trattamento immediato possono prevenire una successiva infertilità. Le infezioni recidivanti, in particolare da *Chlamydia*, si sono rivelate responsabili di effetti disastrosi irreversibili (Gonzales et al. 2004).

Il fumo moltiplica quattro o cinque volte il rischio di prostatite e di propagazione successiva dell'infezione alle altre ghiandole sessuali accessorie. Inoltre, il fumo di tabacco provoca radicali liberi e lesioni tossiche degli spermatozoi. L'astinenza dal fumo è, quindi, il fattore più importante di prevenzione delle infezioni delle ghiandole maschili accessorie attraverso i patogeni urologici più comuni. Inoltre, episodi di infezione urinaria relativamente poco sintomatici (che compaiono, per esempio, dopo un episodio di diarrea) possono non essere curati ed evolvere in infezioni/infiammazioni croniche difficili da trattare o guarire. Conseguentemente, ogni episodio sospetto di infezione urinaria deve essere trattato in maniera adeguata, in particolare mediante chinolonici, al fine di eliminare i patogeni che si trovano nella ghiandola prostatica.

Bibliografia

Chen CS, Chao HT, Pan RL, Wei YH (1997) Hydroxyl radical induced decline in motility and increase in lipid peroxidation and DNA modification in human sperm. Biochem Mol Biol Int 43:291 - 303

Comhaire FH (1987) Concentration of pefloxacin in split ejaculates of patients with chronic male accessory gland infection. J Urol 138:828 - 830

Comhaire F, Verschraegen G, Vermeulen L (1980) Diagnosis of accessory gland infection and its possible role in male infertility. Int J Androl 3:32 - 45

Comhaire FH, Mahmoud AM, Depuydt CE, Zalata AA, Christophe AB (1999) Mechanisms and effects of male genital tract infection on sperm quality and fertilizing potential: the andrologist's viewpoint. Hum Reprod Update 5:393-398

Depuydt CE, Bosmans E, Zalata A, Schoonjans F, Comhaire FH (1996) The relation between reactive oxygen species and cytokines in andrological patients with or without male accessory gland infection. J Androl 17:699 - 707

Dohle GR, van Roijen JH, Pierik FH, Vreeburg JT, Weber RF (2003) Subtotal obstruction of the male reproductive tract. Urol Res 31:22 - 24

Everaert K, Mahmoud A, Depuydt C, Maeyaert M, Comhaire F (2003) Chronic prostatitis and male accessory gland infection–is there an impact on male infertility (diagnosis and therapy)? Andrologia 35:325 - 330

Gonzales GF, Munoz G, Sanchez R, Henkel R, Gallegos-Avila G, Diaz-Gutierrez O, Vigil P, Vasquez F, Kortebani G, Mazzolli A, Bustos-Obregon E (2004) Update on the impact of Chlamydia trachomatis infection on male fertility. Andrologia 36:1 - 23

Gruschwitz MS, Brezinschek R, Brezinschek HP (1996) Cytokine levels in the seminal plasma of infertile males. J Androl 17:158 - 163

Hendry WF (1986) Clinical significance of unilateral testicular obstruction in subfertile males. Br J Urol 58:709 - 714

Keck C, Gerber-Schafer C, Clad A, Wilhelm C, Breckwoldt M (1998) Seminal tract infections: impact on male fertility and treatment options. Hum Reprod Update 4:891 - 903

Roberts RO, Bergstralh EJ, Bass SE, Lieber MM, Jacobsen SJ (2004) Prostatitis as a risk factor for prostate cancer. Epidemiology 15:93 - 99

Rodin DM, Larone D, Goldstein M (2003) Relationship between semen cultures, leukospermia, and semen analysis in men undergoing fertility evaluation. Fertil Steril 79 Suppl 3:1555 - 1558

Rowe PJ, Comhaire FH, Hargreave TB, Mahmoud AMA (2000) WHO manual for the standardized investigation, diagnosis and management of the infertile male. Cambridge University Press, Cambridge

Vicari E (2000) Effectiveness and limits of antimicrobial treatment on seminal leukocyte concentration and related reactive oxygen species production in patients with male accessory gland infection. Hum Reprod 15:2536 - 2544

WHO (1999) WHO laboratory manual of the examination of human semen and sperm-cervical mucus interaction. Cambridge University Press, Cambridge

Zorn B, Virant-Klun I, Vidmar G, Sesek-Briski A, Kolbezen M, Meden-Vrtovec H (2004) Seminal elastase-inhibitor complex, a marker of genital tract inflammation, and negative IVF outcome measures: role for a silent inflammation? Int J Androl 27:368 - 374

I.3.14 Cause endocrine

R. Weber

Messaggi chiave

- L'ipofertilità maschile è raramente provocata da malattie endocrine.
- Benché il dosaggio degli ormoni sia raramente necessario per la classificazione dell'infertilità maschile, l'FSH e l'inibina B sono considerati marker utili della spermatogenesi.
- La concentrazione plasmatica di testosterone deve essere misurata nei soggetti che presentano sintomi di ipogonadismo, ma può essere inferiore alla norma in quelli che presentano infertilità maschile asintomatica.
- Il dosaggio del testosterone è indicato anche in quei soggetti che presentano una qualità del liquido seminale anormale e una disfunzione erettile.
- Una concentrazione sierica elevata di FSH (e di ormone luteinizzante, LH), associata a un tasso sierico di testosterone inferiore alla norma, sono segnali di ipogonadismo primario (testicolare).
- Una concentrazione sierica di FSH, LH e di testosterone inferiore rispetto alla norma è una caratteristica dell'ipogonadismo ipogonadotropo (ipogonadismo secondario).
- L'ipogonadismo ipogonadotropo associato all'ipofertilità maschile è trattato con gonadotropine o con l'ormone di rilascio delle gonadotropine pulsatili (GnRH, disturbo ipotalamico).
- L'ipogonadismo persistente richiede una terapia sostitutiva con androgeni per tutta la vita.
- L'iperprolattinemia è una possibile causa di ipogonadismo.

I.3.14.1 Definizione

L'asse ipotalamo-ipofisi-gonadi (Hypothalamus–Pituitary–Testis, HPT) regola lo sviluppo e la funzione gonadica nell'uomo, durante il periodo fetale (quando il testicolo si sviluppa), nei primi 6 mesi dopo la nascita e durante la pubertà. Nell'età adulta, le gonadotropine, il testosterone e l'inibina B sierici, secreti in modo pulsatile, riflettono la funzione testicolare, e l'FSH e l'inibina B sono considerati marker della spermatogenesi particolarmente utili (Pierik 1998; 2003). Benché una normale funzionalità dell'asse HPT sia indispensabile per una produzione di testosterone e per una spermatogenesi normali, le malattie endocrine dell'asse responsabili di una funzione testicolare alterata sono rare. Le cause endocrine note di ipofertilità maschile comprendono l'ipogonadismo ipo- e ipergonadotropo. Tuttavia, l'incidenza di questi disturbi endocrini dipende fortemente dalla specializzazione del centro che prende in cura il paziente. In un'indagine su 1549 soggetti ipofertili indirizzati al nostro istituto, l'ipogonadismo ipogonadotropo (Hypogonadotrophic Hypogonadism, HH) è stato diagnosticato nel 3,4% dei casi. Altre malattie del sistema endocrino, quali gli adenomi ipofisari secernenti prolattina (PRL), l'iper- e l'ipotiroidismo e l'ipercorticosurrenalismo (sindrome di Cushing), possono avere un effetto negativo sull'asse HPT, ma l'infertilità è raramente il primo sintomo di queste malattie.
Il diabete ha effetto non noto sull'asse HPT. Le complicanze vascolari e neurologiche che provocano una disfunzione erettile e/o eiaculatoria possono alterare la capacità riproduttiva del paziente diabetico.

I medici devono essere consapevoli della possibilità di abuso di steroidi anabolizzanti (in dosi che sono da 10 a 100 volte maggiori di quelle terapeutiche) per aumentare le prestazioni sportive (Cap. II.4.3f). L'uso di steroidi anabolizzanti può indurre ipotrofia testicolare, anomalie dei parametri seminali e infertilità. In questi casi, i livelli di LH (e FSH) sono spesso bassi a causa dell'inibizione dell'asse. L'effetto degli interferenti endocrini sullo sviluppo testicolare nel corso della vita fetale e sulle anomalie dei parametri seminali è ancora poco conosciuto (Weber 2002, vedi Cap. II.2.3). Inoltre, l'esposizione agli interferenti endocrini in età adulta può essere causa di ipofertilità e sono disponibili sempre più dati che confermano che gli interferenti endocrini possono avere un effetto negativo sulle funzioni riproduttive maschili.

La diagnosi di ipogonadismo ipogonadotropo (HH) è indispensabile nei pazienti infertili, poiché questa diagnosi fornisce una base razionale per la terapia.

I.3.14.2 Eziologia e patogenesi

La sindrome di Kallmann (Kallmann Syndrome, KS) è una malattia genetica caratterizzata da un HH caratterizzato da un'alterata secrezione ipotalamica del GnRH e da anosmia (Seminara 1998; Hu 2003). L'anosmia può essere evidenziata durante l'anamnesi e confermata (preferibilmente) con esami specifici. La KS colpisce circa 1 uomo su 8000. Benché sia considerata una malattia ereditaria, i casi familiari di KS sono rari. Tuttavia, l'identificazione del gene KAL-1 alla base della forma della malattia legata al cromosoma X ha aperto le porte a studi di fisiopatologia molecolare. Nel corso dello sviluppo embrionale normale, i neuroni GnRH migrano dall'epitelio olfattivo nasale alla base dell'ipotalamo. Questa migrazione è perturbata negli embrioni con una KS legata al cromosoma X.

L'HH può essere idiopatico (IHH) ed è associato a un'alterazione della secrezione del GnRH.

I craniofaringiomi, i meningiomi e le metastasi di altri tumori nella regione dell'ipotalamo possono provocare un deficit di GnRH. Allo stesso modo, la sarcoidosi, l'istiocitosi, la tubercolosi e l'emocromatosi possono provocare un deficit di GnRH. Infine, le fratture della base del cranio, le lesioni ischemiche ed emorragiche e la radioterapia possono provocare un'alterazione della funzione ipotalamica o interrompere la connessione ipotalamo-ipofisi tramite la sezione del peduncolo pituitario.

L'HH può anche essere dovuto ad adenomi sia attivi che non dal punto di vista endocrino; le malattie granulomatose, alcune disfunzioni vascolari, un'irradiazione e traumi possono avere lo stesso effetto.

Il principio degli anabolizzanti è basato sulla soppressione del GnRH, dell'LH e dell'FSH e della conseguente produzione di testosterone testicolare. La concentrazione di testosterone circolante è circa 20-100 volte inferiore al contenuto di testosterone nei tubuli seminiferi. Una diminuzione sostanziale della concentrazione intra-testicolare di testosterone durante l'utilizzo di anabolizzanti può avere conseguenze negative sulla spermatogenesi e sulla fertilità.

I.3.14.3

Sintomatologia

Al fine di riconoscere i sintomi spesso lievi dell'ipogonadismo dei soggetti infertili, la ricerca meticolosa dei precedenti anamnestici e un esame obiettivo accurato forniscono alcuni indizi importanti sull'origine del problema. I pazienti a volte lamentano una disfunzione sessuale o eiaculatoria. Tuttavia, in assenza di sintomi di ipogonadismo, sono necessari alcuni esami di laboratorio. I pazienti con KS o un HH idiopatico hanno generalmente livelli di LH, FSH e testosterone inferiori al normale. La risposta dell'LH e dell'FSH alla stimolazione da GnRH può essere ridotta, ma diventa normale dopo l'«iniezione» di testosterone al paziente. La risposta rimane debole in caso di malattia dell'ipofisi (p. es., adenoma pituitario).

La maggior parte delle altre malattie dell'ipotalamo e/o dell'ipofisi che portano all'HH non è facilmente diagnosticata nei centri di infertilità. L'incidenza delle iperprolattinemie dovute a micro- o a macroadenomi dell'ipofisi è inferiore all'1% nei soggetti che hanno dei problemi di fertilità. I microprolattinomi e i livelli aumentati di PRL sierica che ne risultano non sono sempre associati a un HH. Un macroprolattinoma e delle concentrazioni elevate di PRL causano non soltanto un HH, ma anche un'alterazione dell'asse ipofisi-tiroide e dell'asse ipofisi-surrene. Queste alterazioni potrebbero non essere dovute alle concentrazioni elevate di PRL ma, piuttosto, dipendere dalla perdita di tessuto ipofisario per compressione da parte del tumore ipofisario.

Dal momento che l'infertilità (o la disfunzione erettile) è,

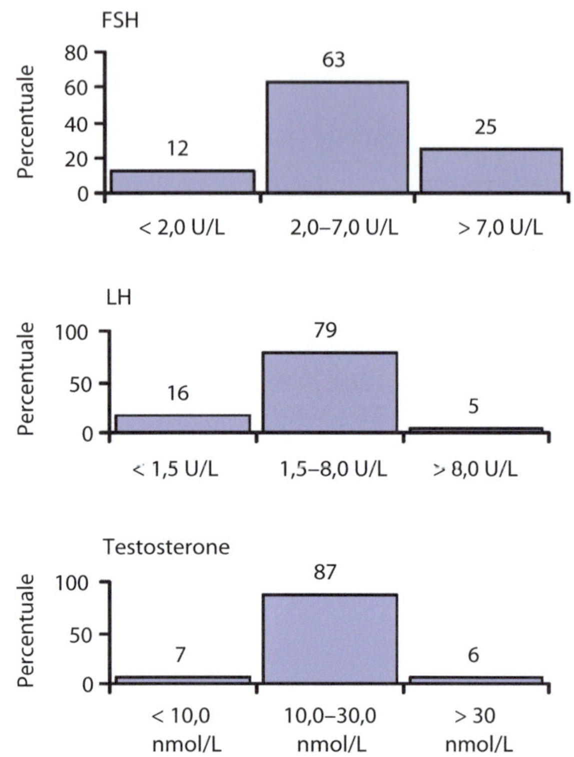

Fig. I.3.11. Percentuale di 1379 soggetti ipofertili con concentrazioni sieriche inferiori al normale (*colonna sinistra*), normale (*colonna centrale*) e superiori alla norma (*colonna destra*) di ormone follicolo-stimolante (*FSH*), di ormone luteinizzante (*LH*) e di testosterone

nella maggior parte dei casi, la sola causa che spinge a richiedere un consulto, bisogna considerare il fatto che un numero considerevole di questi pazienti presenti, oltre a parametri seminali anormali, inspiegabili concentrazioni sieriche inferiori alla norma di LH, FSH e testosterone (Fig. I.3.11).

Concentrazioni di LH e di FSH superiori alla norma (ipergonadotropismo) riflettono evidentemente una lesione testicolare, ma la maggioranza dei pazienti infertili ha dei livelli sierici di gonadotropine e di testosterone normali, nonostante mostri uno spermiogramma anormale. Benché l'importanza dei dosaggi ormonali in caso di infertilità idiopatica non sia completamente documentata, essi possono costituire un'informazione aggiuntiva per una migliore classificazione diagnostica. La misurazione delle concentrazioni di inibina B e di FSH fornisce un parametro di valutazione della riserva spermatogenetica. D'altra parte, il testosterone e, in misura minore, l'LH permettono una buona valutazione del funzionamento delle cellule di Leydig.

La misurazione di routine della PRL nella valutazione dell'infertilità in assenza di altri sintomi non è indicata. L'iperprolattinemia può essere causata da adenomi ipofisari che comprimono il peduncolo pituitario, e ciò può essere osservato in alcuni pazienti in caso di acromegalia. È sempre indicata un'analisi più approfondita delle iperprolattinemie; la terapia mediante gli agonisti della dopamina è molto efficace.

I.3.14.4
Terapia

L'approccio terapeutico per l'HH è il trattamento con le gonadotropine [gonadotropina corionica umana/gonadotropina menopausale umana (hCG/hMG), FSH] o mediante l'applicazione pulsatile di GnRH. Quest'ultima si effettua attraverso una pompa di iniezione portatile. Il trattamento con GnRH è inutile in caso di malattia ipofisaria.

Il trattamento con gonadotropine inizia abitualmente con iniezioni di hCG che potenziano la secrezione di testosterone dalle cellule di Leydig. Dopo la normalizzazione della concentrazione di testosterone nel sangue periferico, viene aggiunto al trattamento con hCG quello con FSH urinario purificato o ricombinante o con hMG. Questo trattamento deve essere somministrato per diversi mesi, e può essere necessario fino a un anno per ottenere una spermatogenesi di livello ragionevole. In generale, i pazienti che presentano un ipogonadismo ipogonadotropo «innato» non raggiungono una concentrazione degli spermatozoi normale, ma la capacità fecondante dei loro spermatozoi sembra, comunque, piuttosto buona. L'inseminazione intrauterina o, a volte, la fecondazione in vitro possono essere necessarie per ottenere la gravidanza.

I risultati del trattamento in caso di ipogonadismo ipogonadotropo acquisito sono migliori, probabilmente a causa della presenza di un maggior numero di cellule di Sertoli. Una volta che l'obiettivo di fertilità è stato raggiunto, la terapia deve essere trasformata in trattamento sostitutivo con gli androgeni. Il beneficio del trattamento permanente con sostituzione androgenica, in caso di tasso sierico di testosterone inferiore rispetto al valore normale negli uomini con ipogonadismo ipogonadotropo, non è ancora stato dimostrato, ma sembra logico.

Bibliografia

Hu Y, Tanriverdi F. MacColl GS, Bouloux PM (2003) syndrome: molecular pathogenesis. Int J Biochem Cell Biol 35:1157 - 1162

Pierik FH, Vreeburg JT, Stijnen T, De Jong, FH, Weber RFA (1998) Serum inhibin B as a marker of spermatogenesis. J Clin Endocrinol Metab 83:3110 - 3114

Pierik FH, Burdorf A, de Jong FH, Weber RFA (2003) Inhibin B: a novel markere of spermatogenesis. Ann Med 35:1 - 9

Seminara SB, Hayes FJ, Crowley WF Jr (1998) Gonadotropin-releasing hormone deficiency in the human (idiopathic hypogonadotropic hypogonadism and Kallmann's syndrome): pathophysiological and genetic considerations. Endocr Rev 19:521 - 539

Weber RFA, Pierik FH, Dohle GR, Burdorf A (2002) Environmental influences on male reproduction. BJU Int 89:143 - 148

I.3

I.3.15 Oligo-asteno-teratozoospermia senza causa apparente (O-A-T idiopatica)

F. Comhaire, A. Mahmoud

Messaggi chiave

- In circa un uomo su quattro affetto da anomalia qualitativa degli spermatozoi e oligo- e/o asteno- e/o teratozoospermia, non può essere identificato nessun fattore eziologico.
- È probabile che sia coinvolta un'associazione sinergica di fattori principalmente esterni (stile di vita, alimentazione, ambiente), ma anche interni.
- In caso di oligozoospermia idiopatica con FSH non elevato, una terapia anti-estrogeni con tamoxifene aumenta la concentrazione degli spermatozoi e la probabilità del concepimento.
- Un approccio complessivo ai diversi fattori associati all'alterazione idiopatica della qualità degli spermatozoi deve essere completato da integratori alimentari.
- Una volta ottimizzata la qualità del liquido seminale, sono indicate l'inseminazione intrauterina o, se necessario, la fecondazione assistita.

I.3.15.1
Definizione della malattia

La diagnosi di oligozoospermia idiopatica è effettuata in soggetti con funzione sessuale ed eiaculatoria normali e spermatozoi presenti nell'eiaculato (ma con concentrazioni inferiori a 20 milioni/mL), nei quali nessun'altra diagnosi sia possibile. La diagnosi di astenozoospermia idiopatica è effettuata se la concentrazione degli spermatozoi è superiore a 20 milioni/mL ma la motilità è inferiore ai valori di riferimento e non è possibile nessun'altra diagnosi. La teratozoospermia idiopatica si manifesta se la concentrazione e la motilità degli spermatozoi sono più elevate dei valori di riferimento, ma la percentuale degli spermatozoi di morfologia normale è inferiore (Rowe et al. 2000). La criptozoospermia idiopatica si verifica invece in soggetti con una concentrazione di spermatozoi estremamente bassa (nessuno spermatozoo è visibile all'esame del liquido seminale) ma con alcuni spermatozoi nel sedimento di centrifugazione e quando non può essere diagnosticata nessun'altra anomalia.

Il termine «idiopatico» può essere utilizzato solo se un'accurata anamnesi, un esame clinico e gli esami di laboratorio non hanno individuato altri fattori causali. Esso descrive una condizione diagnosticata sulla base di criteri di esclusione.

I.3.15.2

Eziologia e patogenesi

Per definizione, non esiste alcun fattore eziologico noto che spieghi la qualità anormale degli spermatozoi. Sono state sviluppate diverse ipotesi, alcune delle quali sono state supportate da dati indiretti. È stato ipotizzato che alcune oligozoospermie idiopatiche siano dovute a un'ostruzione parziale non spiegabile del trasporto del liquido seminale a livello dell'epididimo (Jequier et al. 1983; Schoysman 1988, 1992). Tuttavia, la maggior parte di questi pazienti ha un'anamnesi di infezione delle ghiandole accessorie, di erniotomia o di criptorchidismo (Dohle et al. 2003). Inoltre, l'ostruzione parziale è generalmente stata associata a infezioni senopolmonari croniche nella sindrome di Young (Handelsman et al. 1984). Quest'ultima non è stata, tuttavia, più riportata nel corso degli ultimi decenni e sembra essere scomparsa spontaneamente. Altri hanno descritto un'ostruzione parziale associata a varicocele (Gerris et al. 1988; Belmonte e Martin 1998), ma questi casi non devono essere classificati come idiopatici. Inoltre, numerosi pazienti che presentano un'oligozoospermia legata a un'ostruzione parziale hanno anticorpi anti-spermatozoo nel siero e devono essere considerati come affetti da infertilità immunologica.

In un certo numero di casi una sub-ostruzione dell'epididimo è stata rilevata mediante l'esplorazione chirurgica del contenuto scrotale (Gunnarsson e Olsson 1995; Hendry 1986; Schreiber et al. 1990). Questo tipo di intervento non è raccomandato nel trattamento dell'oligozoospermia idiopatica, in quanto il suo potenziale effetto dannoso può provocare un'azoospermia permanente.

Altri casi presentano anomalie della rete testis che possono essere rivelate da un'ecografia accurata. Di solito, le strutture della rete testis appaiono distese, probabilmente a causa di un deficit durante lo sviluppo embrionale. In esperimenti sugli animali, la somministrazione di sostanze simili agli estrogeni durante la gravidanza può provocare questa patologia (Sharpe e Irvine 2004). Similmente, uno sviluppo anomalo della rete testis e dei dotti efferenti, che provoca un'oligo, una cripto- o un'azoospermia, può essere dovuto a una malformazione prenatale che è dovuta all'ingestione e all'accumulo da parte della madre di interferenti ormonali.

La produzione e la qualità degli spermatozoi vengono influenzate anche da fattori legati allo stile di vita, professionali e ambientali, che possono avere effetti negativi sulla fertilità dei figli (Sharpe e Franks 2002). I fattori nutrizionali includono apporti calorici inappropriati accompagnati, talvolta, da estrema magrezza (BMI < 19) o, più frequentemente, da sovrappeso (BMI > 25) oppure obesità (BMI > 30). Queste condizioni sono associate a una riduzione del volume testicolare.

È stato osservato che gli uomini infertili consumano meno cibi ricchi di acidi grassi essenziali del gruppo degli omega-3 (Christophe et al. 1998) e quantità eccessive di omega-6. Esiste una correlazione positiva diretta tra l'assorbimento di 18-3 omega-3 (acido alfa-linolenico), la concentrazione degli spermatozoi e la percentuale di motilità progressiva. Inoltre, in caso di oligozoospermia idiopatica, la concentrazione di acidi grassi altamente polinsaturi (acido eicosapentaenoico, EPA e acido docosaesanoico, DHA) nella membrana degli spermatozoi (Zalata et al. 1998) è più bassa, con uno stress ossidativo più elevato che per gli uomini normali.

La produzione eccessiva di estrogeni endogeni è associata a un'oligozoospermia idiopatica; questa può essere dovuta a un'aumentata attività dell'aromatasi nel tessuto adiposo (Mahmoud et al. 1998) e a un apporto nutrizionale relativamente elevato di interferenti endocrini estrogeno-simili o di metalli pesanti provenienti dall'ambiente o dal luogo di lavoro.

I.3.15.3

Segni clinici: anamnesi, esame clinico, esami diagnostici

L'anamnesi generalmente non rivela alcun dato significativo. In seguito all'esame clinico può essere determinato uno stato di obesità, anche se il volume testicolare e la palpazione del contenuto scrotale non sono informativi. Gli esami complementari non rivelano alcun dato rilevante. Le analisi ematochimiche e urinarie di routine non rivelano anomalie, ma il testosterone può rientrare nei valori bassi della norma e l'LH non essere elevato. A dispetto di una bassa concentrazione degli spermatozoi, l'FSH sierico solitamente non è aumentato e l'inibina B sierica può essere normale (Mahmoud et al. 1998).

I.3.15.4

Diagnosi differenziale

È importante escludere ogni fattore eziologico possibile, perché la diagnosi di alterazione idiopatica del liquido seminale è, per definizione, applicabile solo se non può essere evidenziato nessun altro fattore. Attenzione particolare deve essere posta nell'escludere varicoceli piccoli o subclinici, fattori congeniti non evidenti e fattori genetici (Chandley 1989; Chandley et al. 1989; Simpson et al. 1993).

I.3.15.5 Terapia

Gli interventi chirurgici per trattare le possibili ostruzioni parziali dell'epididimo, compresi quelli eseguiti con chirurgia microscopica, devono essere considerati obsoleti a meno che non siano associati a un prelievo contemporaneo degli spermatozoi in previsione di un'ICSI (Hauser et al. 1995). Alcuni urologi raccomandano l'orchiectomia unilaterale in caso di ostruzione monolaterale (Hendry 1986) o di orchite non specifica (Weidner et al. 2002). Questo approccio non è accettabile nell'era della fecondazione assistita, in particolare perché quest'ultima patologia non è accuratamente definita.

La terapia deve mirare a correggere le abitudini alimentari inappropriate e fattori quali il fumo, i bagni caldi, l'abuso di alcol e lo stile di vita sedentario. Una consulenza attenta può essere utile per attenuare lo stress. Si è dimostrato che è utile il consumo regolare di un integratore alimentare contenente olio di lino e antiossidanti.

Se, nonostante tutto, meno del 3-4% degli spermatozoi conserva una morfologia normale, una FIV tramite tecnica della gocciola o ICSI rappresenta la migliore opzione per risolvere il problema della fertilità. Se, al contrario, la morfologia degli spermatozoi normali è superiore al 4%, una terapia con 20 mg/die di tamoxifene (un anti-estrogeno) è indicata nei pazienti in cui i livelli sierici di LH e FSH non sono elevati (Comhaire 1976). Alcuni autori aggiungono un androgeno all'assunzione di tamoxifene (Adamopoulos et al. 2003), ma ciò può essere inutile nei casi in cui la concentrazione di testosterone endogeno aumenta significativamente durante l'assunzione di tamoxifene. In generale, la terapia con tamoxifene arriva a più che raddoppiare la concentrazione di spermatozoi e migliora la loro motilità, ma ha scarsi effetti sulla loro morfologia. La terapia deve essere continuata per almeno 6 mesi perché possa raggiungere il pieno effetto.

Dopo un periodo sufficiente di trattamento con tamoxifene si può, una volta che le caratteristiche seminali siano migliorate, utilizzare l'inseminazione intrauterina per aumentare la probabilità di concepimento e abbreviare il tempo per raggiungere la gravidanza (Depypere et al. 1995). In caso di fallimento di questo trattamento, sono indicate la FIV e l'ICSI.

I.3.15.6 Risultati della terapia

Le tecniche di fecondazione assistita con FIV, possibilmente associata all'ICSI, hanno una percentuale di nascita di circa il 20% per tentativo e del 35% dopo quattro tentativi. Circa il 30-35% delle coppie ottiene una gravidanza spontanea nei primi 6 mesi di trattamento con tamoxifene, associato o meno a testosterone undecanoato. In caso di caratteristiche seminali che superano le soglie richieste, tre cicli di inseminazione intrauterina portano a una gravidanza normale nel 40-50% delle coppie.
A condizione che non venga effettuata un'iperstimolazione ovarica, non esiste alcun tipo di aumento della prevalenza delle gravidanze multiple (Claman et al. 2004).

I.3.15.7 Prognosi

Le oligo, asteno- o teratozoospermie idiopatiche moderate possono regredire spontaneamente quando vengono eliminate le cause esterne. In queste coppie, il tasso di gravidanza indipendente dalla terapia è superiore a quello osservato in caso di fattore eziologico dimostrabile. La durata dell'infertilità e l'età della donna (Collins e Rowe 1989) sono gli elementi che influenzano maggiormente il tasso di gravidanza indipendente dal trattamento e, di conseguenza, la scelta della gestione.

I.3.15.8 Prevenzione

L'alterazione seminale idiopatica sembra essere associata a uno stile di vita non sano e all'esposizione a fattori ambientali; dunque, migliorare il primo ed evitare gli ultimi può prevenire la comparsa dell'alterazione. Evitare l'obesità, equilibrare l'apporto di acidi grassi essenziali, smettere di fumare e di utilizzare droghe, limitare il consumo di alcol e correggere il consumo inadeguato di antiossidanti può prevenire il deterioramento del liquido seminale. Saranno necessari decenni prima che i composti con effetti di inibizione ormonale siano eliminati dall'ambiente e dai prodotti alimentari. Tuttavia, il loro assorbimento intestinale può essere ridotto con dei probiotici fornendo batteri che assorbono e metabolizzano gli xeno-estrogeni nell'intestino.

I.3.15.9 Considerazioni

L'approccio a proposito dei casi di alterazione seminale idiopatica deve essere personalizzato per ogni coppia. La strategia basata sull'applicazione immediata di tecniche di fecondazione assistita è contraria alla corretta pratica medica. In effetti, i risultati di questa strategia sono piuttosto deludenti, con tassi di gravidanza ben inferiori alle aspettative. Il costo per gravidanza è estremamente elevato, e la salute della prole è una preoccupazione crescente (Comhaire 2000). Salvo in caso di qualità molto scarsa del liquido seminale, è indispensabile tentare di migliorare la fertilità naturale del paziente attraverso l'uso di farmaci, di integratori alimentari adeguati e modificando lo stile di vita. L'efficacia di quest'ultimo approccio è stata scientificamente provata oltre ogni ragionevole dubbio.

I.3

Bibliografia

Adamopoulos DA, Pappa A, Billa E, Nicopoulou S, Koukkou E, Michopoulos J (2003) Effectiveness of combined tamoxifen citrate and testosterone undecanoate treatment in men with idiopathic oligozoospermia. Fertil Steril 80:914 – 920

Belmonte IG, Martin DSM (1998) Partial obstruction of the seminal path, a frequent cause of oligozoospermia in men. Hum Reprod 13:3402 – 3405

Chandley AC (1989) Asymmetry in chromosome pairing: a major factor in de novo mutation and the production of genetic disease in man. J Med Genet 26:546 – 552

Chandley AC, Gosden JR, Hargreave TB, Spowart G, Speed RM, McBeath S (1989) Deleted Yq in the sterile son of a man with a satellited Y chromosome (Yqs). J Med Genet 26: 145 – 153

Christophe A, Zalata A, Mahmoud A, Comhaire F (1998) Fatty acid composition of sperm phospholipids and its nutritional implications. Middle East Fertil Soc J 3:46 – 53

Claman P, Wilkie V, Collins D (2004) Timing intrauterine insemination either 33 or 39 hours after administration of human chorionic gonadotropin yields the same pregnancy rates as after superovulation therapy. Fertil Steril 82:13 – 16

Collins JA, Rowe TC (1989) Age of the female partner is a prognostic factor in prolonged unexplained infertility: a multicenter study. Fertil Steril 52:15 – 20

Comhaire F (1976) Treatment of oligospermia with tamoxifen. Int J Fertil 21:232 – 238

Comhaire F (2000) Clinical andrology: from evidence-base to ethics. The 'E' quintet in clinical andrology. Hum Reprod 15:2067 – 2071

Depypere H, Milingos S, Comhaire F (1995) Intrauterine insemination in male subfertility: a comparative study of sperm preparation using a commercial Percoll kit and conventional sperm wash. Eur J Obstet Gynecol Reprod Biol 62:225 – 229

Dohle GR, van Roijen JH, Pierik FH, Vreeburg JT, Weber RF (2003) Subtotal obstruction of the male reproductive tract. Urol Res 31:22 – 24

Gerris J, Van Nueten J, Van Camp C, Gentens P, Van de Vijver I, Van Camp K (1988) Clinical aspects in the surgical treatment of varicocele in subfertile men. II. The role of the epididymal factor. Eur J Obstet Gynecol Reprod Biol 27:43 – 51

Gunnarsson M, Olsson AM (1995) Microsurgical correction of posttesticular obstruction. Preoperative findings and postoperative semen quality. Scand J Urol Nephrol 29:197 – 205

Handelsman DJ, Conway AJ, Boylan LM, Turtle JR (1984) Young's syndrome. Obstructive azoospermia and chronic sinopulmonary infections. N Engl J Med 310:3 – 9

Hauser R, Temple-Smith PD, Southwick GJ, McFarlane J, de Kretser DM (1995) Pregnancies after microsurgical correction of partial epididymal and vasal obstruction. Hum Reprod 10:1152 – 1155

Hendry WF (1986) Clinical significance of unilateral testicular obstruction in subfertile males. Br J Urol 58:709 – 714

Jequier AM, Crich JP, Holmes SC (1983) Incomplete obstruction of the male genital tract: a cause of oligozoospermia. Br J Urol 55:545 – 546

Mahmoud AM, Comhaire FH, Depuydt CE (1998) The clinical and biologic significance of serum inhibins in subfertile men. Reprod Toxicol 12:591 – 599

Rowe PJ, Comhaire FH, Hargreave TB, Mahmoud AMA (2000) WHO manual for the standardized investigation, diagnosis and management of the infertile male. Cambridge University Press, Cambridge

Schoysman R (1988) [Epididymal oligospermia]. Reprod Nutr Dev 28:1339 – 1345

Schoysman R (1992) Oligospermia associated with normal testicular function and epididymal lesions or malpositions. Acta Eur Fertil 23:117 – 121

Schreiber G, Zollmann C, Reiber V, Zepnick H, Lauterbach H (1990) [Severe oligozoospermia as a sequela to partial obstruction of the seminiferous tubules]. Z Urol Nephrol 83:359 – 365

Sharpe RM, Franks S (2002) Environment, lifestyle and infertility – an inter-generational issue. Nat Med 8 Suppl:S33-S40

Sharpe RM, Irvine DS (2004) How strong is the evidence of a link between environmental chemicals and adverse effects on human reproductive health? BMJ 328:447 – 451

Simpson E, Chandler P, Goulmy E, Ma K, Hargreave TB, Chandley AC (1993) Loss of the 'azoospermia factor' (AZF) on Yq in man is not associated with loss of HYA. Hum Mol Genet 2:469 – 471

Weidner W, Colpi GM, Hargreave TB, Papp GK, Pomerol JM, Ghosh C (2002) EAU guidelines on male infertility. Eur Urol 42:313 – 322

Zalata AA, Christophe AB, Depuydt CE, Schoonjans F, Comhaire FH (1998) The fatty acid composition of phospholipids of spermatozoa from infertile patients. Mol Hum Reprod 4:111 – 118

I.3.16 Azoospermia

G. R. Dohle

Messaggi chiave

- Una disfunzione testicolare è la principale causa dell'azoospermia.
- La disgenesia testicolare è una causa rilevante di disfunzione testicolare e può essere spiegata da fattori genetici e ambientali che intervengono precocemente nel corso dello sviluppo fetale.
- L'azoospermia ostruttiva è una causa di infertilità maschile potenzialmente curabile che è presente nel 15-20% dei soggetti azoospermici.
- Gli esami ormonali, l'ecografia scrotale e la valutazione genetica sono strumenti essenziali per la valutazione dei pazienti azoospermici.

I.3.16.1 Definizione

L'azoospermia è definita come l'assenza completa degli spermatozoi nell'eiaculato.

L'azoospermia deve essere distinta dall'assenza di liquido seminale provocata da disfunzioni eiaculatorie quali l'aneiaculazione e l'eiaculazione retrograda (vedi Cap. I.3.1). La diagnosi viene stabilita attraverso l'analisi del liquido seminale secondo le raccomandazioni della WHO (WHO 1999); l'assenza degli spermatozoi deve essere rilevata mediante centrifugazione del liquido seminale a 3000 *g* per 15 minuti seguita da un esame microscopico del sedimento.

I.3.16.2 Introduzione

L'azoospermia viene riscontrata nel 10% dei casi di infertilità maschile; nella maggior parte dei pazienti essa è provocata da insufficienza testicolare. Nel 20% dei casi, un'ostruzione bilaterale dell'apparato genitale maschile è responsabile dell'azoospermia (Hendry 1994).

Recentemente si è manifestato un rinnovato interesse nei riguardi dell'azoospermia, soprattutto a causa delle nuove possibilità terapeutiche nell'azoospermia ostruttiva e in alcuni casi di azoospermia non ostruttiva. Grazie all'iniezione intracitoplasmatica degli spermatozoi (ICSI, Palermo et al. 1992), associata all'aspirazione microchirurgica degli spermatozoi epididimari e all'estrazione degli spermatozoi testicolari, la paternità biologica diviene possibile nelle coppie per le quali la gravidanza era in precedenza impossibile (Devroey et al. 1994). Tuttavia, queste tecniche sollevano anche delle domande in termini di sicurezza di utilizzo degli spermatozoi immaturi per le procedure di micro-manipolazione. Molte malattie congenite e alterazioni genetiche, cause di ostruzione duttale o di insufficienza testicolare, possono essere trasferite alla prole attraverso l'ICSI. La nostra conoscenza della genetica e della fisiopatologia dell'azoospermia è ancora limitata, per cui sono necessari più studi su questo argomento. I progressi tecnici attuali sono in anticipo rispetto alla comprensione di base dei meccanismi di ostruzione duttale e di insufficienza testicolare.

I.3.16.2.1 Classificazione

La classificazione dell'azoospermia si divide in forme ostruttive e non ostruttive.

L'azoospermia non ostruttiva può essere suddivisa in varie categorie eziologiche, secondo il quadro istologico osservato sulla biopsia. La Tabella I.3.8 riassume le cause più frequenti di insufficienza testicolare.

L'azoospermia non ostruttiva è caratterizzata da ipogonadismo ipergonadotropo: i testicoli sono piccoli e i livelli di FSH elevati. È indispensabile la biopsia testicolare per la diagnosi definitiva di insufficienza testicolare (Johnsen 1970). Tuttavia, questa procedura viene eseguita solo per escludere un'azoospermia ostruttiva, quando l'esame clinico e l'FSH sono normali. Dal momento che il feedback dell'FSH dipende dalla funzione delle cellule di Sertoli, si possono verificare il blocco della maturazione e alcune forme di aplasia germinale (sindrome a sole cellule di Sertoli anche con tassi di FSH normali).

L'azoospermia ostruttiva è meno frequente ed è osservata nel 15-20% dei soggetti con azoospermia. Le cause più frequenti dell'azoospermia ostruttiva sono riassunte nella Tabella I.3.9.

Tabella I.3.8. Classificazione delle azoospermie non ostruttive, in funzione dei risultati di una biopsia testicolare

1. Ipospermatogenesi
Idiopatica
Criptorchidismo
Farmaci, trattamento citotossico
Radioterapia
Malattie sistemiche
Ipogonadismo ipogonadotropo
2. Blocco maturativo
Idiopatico (probabilmente di origine genetica)
3. Aplasia germinale (sindrome a sole cellule di Sertoli)
Idiopatica
Trattamento citotossico
Radioterapia
Microdelezione del cromosoma Y
Altre anomalie genetiche
4. Sclerosi dei tubuli seminiferi
Sindrome di Klinefelter
Lesione vascolare/torsione testicolare
Orchite virale (parotite)

Tabella I.3.9. Classificazione dell'azoospermia ostruttiva per ostruzione duttale dovuta a cause congenite e acquisite

1. Ostruzione nell'epididimo	
Forme congenite	Ostruzione epididimaria idiopatica
Forme acquisite	Post-infettiva (epididimite) Post-chirurgica (cisti dell'epididimo)
2. Ostruzione del canale deferente	
Forme congenite	Assenza congenita dei dotti deferenti
Forme acquisite	Post-vasectomia Post-chirurgica (ernia, chirurgia scrotale)
3. Ostruzione del dotto eiaculatorio	
Forme congenite	Cisti prostatiche (cisti mülleriane)
Forme acquisite	Post-chirurgica (chirurgia del collo vescicale) Postinfettiva

I soggetti che presentano un'azoospermia ostruttiva hanno testicoli di dimensioni normali e un FSH normale. L'esame clinico può rivelare un aumento di volume dell'epididimo e, talvolta, l'assenza dei dotti deferenti, per fattori congeniti o per un precedente chirurgico inguinale o scrotale. Benché delle ostruzioni siano frequentemente presenti a livello dell'epididimo in caso di infertilità primaria, altri siti d'ostruzione sono i dotti eiaculatori e i dotti deferenti. Nel 25% dei soggetti con sospetta ostruzione, non si riscontrano spermatozoi nell'epididimo durante l'esplorazione scrotale, cosa che indica la presenza di un'ostruzione intra-testicolare.

I.3.16.3 Esami

I.3.16.3.1 Esame del liquido seminale

Le analisi complementari del plasma seminale comprendono i dosaggi dell'alfa-glucosidasi per l'ostruzione dell'epididimo e del fruttosio per quella dei dotti eiaculatori. L'alfa-glucosidasi, prodotta soprattutto dall'epididimo, diminuisce significativamente in caso di ostruzione dell'epididimo. Il fruttosio, prodotto dalle vescicole seminali, diminuisce in caso di ostruzione dei dotti eiaculatori (Ejaculatory Duct Obstruction, EDO).

I.3.16.3.2 Esami ormonali

Le disfunzioni endocrine sono più frequenti nei soggetti infertili rispetto alla popolazione generale, ma restano relativamente poco frequenti. Il bilancio ormonale può limitarsi al dosaggio dei livelli di FSH, di ormone luteinizzante (LH) e di testosterone. In caso di azoospermia o di oligozoospermia estrema, è importante distinguere le cause ostruttive da quelle non ostruttive. Un criterio predittivo ragionevole per l'ostruzione è un FSH normale con testicoli di volume normale. Tuttavia, il 29% degli uomini con FSH normale presenta anche un deficit della spermatogenesi.

Ipogonadismo ipergonadotropo (FSH/LH elevate)

L'ipogonadismo ipergonadotropo è un disturbo primario dello sviluppo testicolare con produzione elevata di gonadotropine. Si tratta di un'insufficienza isolata della spermatogenesi che non è generalmente provocata da un'alterazione del sistema endocrino. Le cause principali sono:

- Congenite: sindrome di Klinefelter, anorchia, alterazioni enzimatiche della sintesi degli androgeni, criptorchidismo,
- Acquisite: conseguenti a un'orchite, a torsione testicolare, a castrazione e a trattamento citotossico

Ipogonadismo ipogonadotropo (deficit di FSH/LH)

Le principali cause di livelli bassi di gonadotropine dovuti a disfunzione dell'ipofisi o dell'ipotalamo sono:

- Congenite: blocco isolato della secrezione di FSH e di LH (sindrome di Kallmann, accompagnata da anosmia), una sospensione isolata della secrezione di LH (eunuco fertile), ipopituitarismo idiopatico, pubertà ritardata
- Acquisite: in genere sono l'espressione di un disturbo più complesso dell'ipofisi o dell'ipotalamo o di una malattia iatrogena [agonisti dell'ormone di rilascio delle gonadotropine (GnRH) e anti-androgeni].

Se si sospetta un ipogonadismo ipogonadotropo, l'esplorazione deve comprendere una MRI dell'ipofisi.

I.3.16.3.3 Analisi batteriologica

L'analisi batteriologica è indicata in caso di esame delle urine anormale e di infezioni delle vie urinarie, delle ghiandole accessorie maschili (MAGI) e da malattie sessualmente trasmesse (Sexually Transmitted Disease, STD). Il significato clinico dell'individuazione di globuli bianchi in un campione di liquido seminale è, a oggi, indeterminato. Associato a un volume di eiaculato basso, può essere il segnale di un'ostruzione (parziale) dei dotti eiaculatori provocata da un'infezione (cronica) della prostata o delle vescicole seminali. Le infezioni genitali possono stimolare la produzione di specie reattive dell'ossigeno tossiche per gli spermatozoi. Anche la gonorrea e l'infezione da *Chlamydia trachomatis* possono provocare l'ostruzione del tratto genitale.

I.3.16.3.4 Valutazione genetica

Un numero sostanziale di disturbi della fertilità maschile, solitamente descritti come infertilità maschile idiopatica, hanno, per questa ragione, un'origine genetica. Un certo numero di questi disturbi può essere evidenziato da un'approfondita ricerca anamnestica riguardo ai familiari e dall'analisi del cariotipo.

Ciò permetterà non soltanto una diagnosi, ma anche una consulenza genetica appropriata. Quest'ultima può diventare molto importante con la diffusione dell'ICSI, perché il disturbo della fertilità e il possibile difetto genetico corrispondente possono essere trasmessi alla prole.

Le anomalie cromosomiche sono più frequenti nei pazienti con OAT grave e azoospermia: l'alterazione più frequente dei cromosomi sessuali è la sindrome di Klinefelter (47 XXY), che colpisce circa il 10% uomini ai quali è stata diagnosticata un'azoospermia. La sindrome di Klinefelter è caratterizzata da lunghezza sproporzionata delle gambe, ginecomastia e ipogonadismo ipergonadotropo. Si osservano, talvolta, un fenotipo eunucoide, e disturbi psicologici. I testicoli sono molto piccoli e presentano una sclerosi tubulare. Circa il 60% dei pazienti presenta un basso tasso di testosterone che richiede un trattamento androgenico sostitutivo nel corso della vita.

In caso di azoospermia o di bassa qualità del liquido seminale, si possono, a volte, riscontrare traslocazioni e delezioni cromosomiche; queste possono essere ereditarie e provocare aborti ripetuti e malformazioni congenite.

È raccomandato che ad ogni paziente che abbia meno di 1 milione di spermatozoi per millilitro e candidato all'ICSI venga praticato almeno un cariotipo.

Inoltre, in caso di azoospermia o di OAT grave si possono sempre verificare delezioni delle proteine di legame all'RNA nel cromosoma Y (DAZ, RBM e SPGY), per cui è consigliato effettuare test appropriati. La prevalenza delle delezioni del cromosoma Y è considerevole (5% circa) in questo gruppo di pazienti. Le microdelezioni del cromosoma Y saranno trasmesse ai figli che saranno, dunque, anche loro infertili.

In caso di ICSI con spermatozoi ottenuti mediante chirurgia per una diagnosi di assenza congenita bilaterale dei dotti deferenti (Congenital Bilateral Absence of the Vas Deferens, CBAVD), le mutazioni del gene della proteina regolatrice transmembrana della fibrosi cistica (CFTR) devono essere ricercate sia nell'uomo e nella donna. Oltre a indurre la fibrosi cistica, questo gene è anche associato alla CBAVD; l'85% degli uomini ai quali è stata diagnosticata una CBAVD è anche positivo per una o due mutazioni del gene CFTR. Se la partner è portatrice di una mutazione di CFTR, la probabilità di nascita di un bambino portatore di fibrosi cistica o di CBAVD è del 25%, a seconda della mutazione. Un consulto genetico è raccomandato in questi casi.

I.3.16.3.5
Ecografia

L'ecografia permette di localizzare anomalie intrascrotali. In caso di ostruzione dell'epididimo si possono osservare dilatazioni e lesioni cistiche dell'epididimo e della rete testis. Tramite ecografia, i dotti deferenti possono essere facilmente identificati.

L'ecocolordoppler testicolare può evidenziare un varicocele in circa il 30% degli uomini infertili. Un tumore testicolare può essere rilevato nello 0,5% degli uomini infertili, e microcalcificazioni testicolari (una condizione potenzialmente precancerosa) sono scoperte in circa il 5% degli uomini infertili, in particolare nei pazienti con anamnesi di criptorchidismo (Dohle e Schröder 2000).

Un'ecografia endorettale (TransRectal UltraSonography, TRUS) è indicata negli uomini con basso volume di eiaculato (< 1,5 mL) e anamnesi di MAGI, al fine di escludere l'ostruzione dei dotti eiaculatori provocata da una cisti prostatica mediana o da una stenosi dei dotti eiaculatori, che può verificarsi dopo una prostatite. L'ostruzione dei dotti eiaculatori è caratterizzata da un'azoospermia o da un'oligozoospermia grave associata a un basso volume di liquido seminale e da tassi di fruttosio seminale ridotti (Jarow 1996).

I.3.16.3.6
Biopsia testicolare

Le indicazioni per effettuare una biopsia testicolare sono l'azoospermia in presenza di un volume normale dei testicoli e di un valore normale di FSH. La biopsia è destinata a distinguere l'insufficienza testicolare dall'ostruzione dell'apparato genitale maschile. Le classificazioni patologiche sono:

- L'assenza dei tubuli seminiferi (sclerosi tubulare)
- La presenza di cellule di Sertoli isolate (sindrome a sole cellule di Sertoli)
- L'arresto della maturazione: spermatogenesi incompleta, che non va oltre lo stadio di spermatocita
- Ipospermatogenesi: tutti i tipi cellulari sono presenti fino agli spermatozoi, ma con una riduzione evidente del numero di spermatogoni che si riproducono

Può essere scoperto un carcinoma in situ del testicolo, soprattutto in caso di microcalcificazioni dei testicoli e di anamnesi di tumore testicolare.

In ogni caso, se viene eseguita una biopsia testicolare, la crioconservazione del tessuto testicolare è vivamente raccomandata per conservare alcune cellule germinali per future ICSI (Fig. I.3.12).

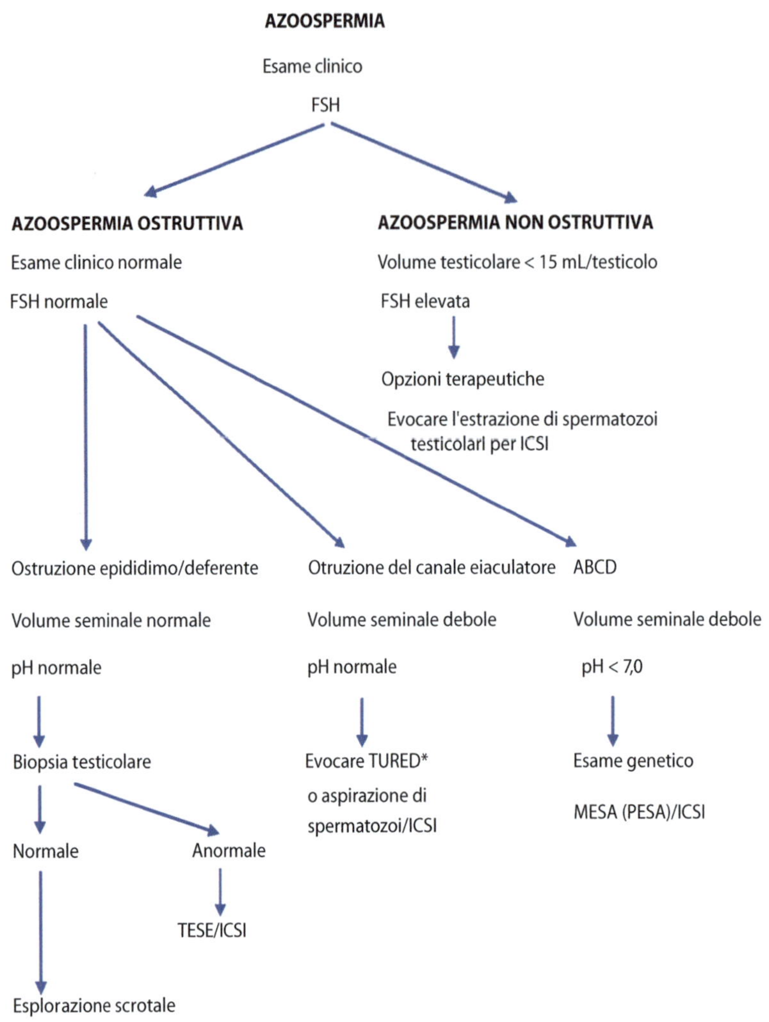

Fig. I.3.12. Procedura diagnostica in caso di azoospermia
Riparazione microchirurgica (vaso-vasotomia o vaso-epididimostomia), associata a MESA e crioconservazione degli spermatozoi, per essere utilizzati in ICSI in caso di insuccesso chirurgico.
TESE = testicular sperm extraction (estrazione di spermatozoi testicolari)
MESA = microsurgical epididymal sperm aspiration (aspirazione microchirurgica di spermatozoi epididimari)
PESA = percutaneous epididymal sperm aspiration (aspirazione transcutanea di spermatozoi epididimari)
ICSI = intracytoplasmic sperm injection (iniezione intracitoplasmatica di spermatozoi)
*TURED = trans-urethral resection of the ejaculatory ducts (resezione transuretrale dei canali eiaculatori)

Bibliografia

Devroey P, Liu J, Nagy Z, Tournaye H, Silber SJ, Van Steirteghem AC (1994) Normal fertilization of human oocytes after testicular sperm extraction and intracytoplasmic sperm injection. Fertil Steril 62:639 – 641

Dohle GR, Schröder FH (2000) Ultrasonographic assessment of the scrotum. Lancet 356:1625 – 1626

Hendry WF (1994) Azoospermia and surgery for testicular obstruction. In: Hargreave TB (ed) Male infertility. Springer, Berlin Heidelberg New York, pp 337 – 363

Jarow JP (1996) Transrectal ultrasonography in the diagnosis and management of ejaculatory duct obstruction. J Androl 17:467 – 472

Johnsen SG (1970) Testicular biopsy score count. A method for registration of spermatogenesis in human testis: normal values and results in 335 hypogonadal males. Hormones 1:2

Palermo G, Joris H, Devroey P et al (1992) Pregnancy after intracytoplasmic injection of a single spermatozoon into an oocyte. Lancet 340:17 – 18

Skakkebaek NE, Rajpert-De Meyts E, Main KM (2001) Testicular dysgenesis syndrome: an increasingly common development disorder with environmental aspects. Hum Reprod 16:972 – 978

World Health Organization (1999) WHO laboratory manual for the examination of human semen and sperm-cervical mucus interaction, 4th edn. Cambridge University Press, Cambridge

Problema: disfunzione sessuale I.4

I.4.1 Disfunzione erettile

T. B. Hargreave

Messaggi chiave

- L'ansia da *performance* contribuisce, in quasi tutti i soggetti, a una disfunzione erettile (Erectile Dysfunction, ED).
- Gli inibitori della fosfodiesterasi di tipo 5 (PDE5) non comportano rischi e possono essere utilizzati come prima terapia in quasi tutti gli uomini con ED.
- Negli uomini anziani che vivono nei Paesi sviluppati, le disfunzioni vascolari sono il fattore eziologico più comune.
- Ogni uomo che lamenta una ED deve sottoporsi allo screening per il diabete.
- Si deve effettuare uno screening per lesioni coronariche negli uomini anziani che presentano ED; prima di qualsiasi trattamento, deve essere raccomandato un cambiamento nello stile di vita.

I.4.1.1 Definizione della malattia

La disfunzione erettile (ED) è definita come una rigidità peniena insufficiente a permettere rapporti sessuali. L'assenza di rigidità può essere completa, parziale o l'erezione può essere perduta prematuramente. In caso di perdita prematura dell'erezione, il problema è classificato come ED se la perdita dell'erezione si verifica prima dell'eiaculazione. Si può attribuire un punteggio alla gravità del problema utilizzando l'Indice Internazionale della Funzione Erettile (International Index of Erectile Function, IIEF).

I.4.1.2 Eziologia e patogenesi

I.4.1.2.1 Alterazione della funzione sessuale con l'età

La funzione sessuale maschile normale implica la possibilità di erezione peniena, della sensazione di orgasmo e dell'eiaculazione del liquido seminale. I differenti riflessi che coordinano queste funzioni compaiono generalmente in modo sincronizzato, ma quelli che corrispondono all'erezione peniena sono indipendenti dai riflessi relativi all'orgasmo e all'eiaculazione. L'orgasmo e l'eiaculazione sono, così, possibili senza erezione peniena. A seguito dell'orgasmo si verifica un periodo di latenza durante il quale la stimolazione peniena è inefficace o meno efficace per ottenere un orgasmo ripetuto. Modificazioni della funzione sessuale si manifestano con l'età. Nei giovani, l'erezione e l'eiaculazione possono verificarsi in 20-30 secondi e il periodo di latenza è breve ma, con l'età, occorre più tempo per stimolare l'erezione e il periodo di latenza è più lungo; gli uomini anziani hanno, talvolta, delle aspettative eccessive in questo campo. Il periodo di latenza varia a seconda dei casi, con una piccola percentuale di uomini che ha la capacità di eiaculare ripetutamente senza un periodo di latenza significativo; ciò può essere legato ai livelli di prolattina post-orgasmici.

I.4.1.2.2 Funzione sessuale e sostanze stupefacenti

Sostanze quali l'alcol, i barbiturici, la cocaina, l'eroina, il metadone (Crowley e Simpson 1978) e l'oppio possono causare una stimolazione sessuale iniziale, ma l'effetto cronico è di provocare una riduzione di quasi tutti i settori della funzione sessuale, compreso un aumento del periodo di latenza. Gli effetti collaterali sessuali negativi sono un argomento che permette di spingere alcuni giovani tossicodipendenti a smettere (Palha ed Esteves 2002).

I.4.1.2.3 Problemi anatomici

I problemi anatomici possono essere congeniti o acquisiti. È relativamente raro che un uomo con un'anomalia congenita del pene giunga al consulto medico per assenza di erezioni peniene; il più delle volte, il problema è manifesto durante la prima infanzia o l'infanzia per un'anomalia evidente come un'ipospadia, un'epispadia o un'estrofia. Tuttavia, gli uomini giovani che hanno una fimosi stretta possono provare dei dolori durante l'erezione ed essere troppo imbarazzati per richiedere un aiuto medico; essi possono, in seguito, presentare un deficit erettile. Allo stesso modo, i giovani in cui la crescita dei corpi cavernosi destro e sinistro è squilibrata, hanno un'erezione curva (recurvatum), ma ancora possono sentirsi troppo a disagio per chiedere aiuto e arrivano a consultare il medico solo alcuni anni più tardi per una ED. In caso di deformità erettile, la situazione è aggravata se il primo medico consultato non prende il problema sul serio o scherza sulla malattia; ciò può verificarsi perché generalmente è difficile rilevare qualcosa di significativo in occasione dell'esame del pene a riposo, e il medico senza esperienza può, in queste circostanze, considerare frivola la lamentela del paziente. La deformazione acquisita dell'erezione associata alla malattia di La Peyronie può accompagnarsi a ED, in particolare nei soggetti anziani, a causa di una malattia arteriosa concomitante. Inoltre, questi pazienti possono essere molto ansiosi perché possono temere che il disturbo sia la manifestazione di una malattia grave, come un carcinoma, e questa ansia può bastare a provocare una ED.

I.4.1.2.4
Disfunzione erettile di origine endocrina

Le cause endocrine comprendono l'insufficienza ipofisaria che induce un deficit di secrezione dell'ormone luteinizzante (LH). Questa può essere primaria o secondaria a un tumore ipofisario, a una malattia ipofisaria o a un trauma cranico con sezione del peduncolo pituitario. La ED può essere associata anche a iperprolattinemia, a prolattinoma o ad altre lesioni della sella turcica. L'insufficienza testicolare con scarsa produzione di testosterone può provocare una ED. Esiste una credenza secondo la quale il deficit di testosterone durante l'invecchiamento sia la causa più frequente di ED e possa essere corretta con un trattamento sostitutivo con testosterone mentre, in realtà, la ED secondaria a un deficit androgenico è relativamente rara rispetto alla ED di origine vascolare. Un certo numero di soggetti anziani presenta un deficit di androgeni ma, se lo sviluppo di questo deficit è stato lento, solo una piccola parte di essi si consulterà per disturbi della sessualità a causa dell'assenza concomitante di libido. Gli uomini anziani con ED di origine endocrina a evoluzione rapida sono più inclini a consultare il medico. Per esempio, la maggioranza degli uomini con recidiva di cancro della prostata trattati mediante soppressione degli androgeni riferisce una riduzione della libido e una ED (Metz et al. 1988). La risposta alla terapia con inibitori della fosfodiesterasi di tipo 5 (PDE5) migliora se il deficit parziale di androgeni viene corretto (Aversa et al. 2003); tuttavia, oltre i 50 anni e prima di intraprendere un trattamento androgenico conviene escludere un cancro della prostata attraverso l'esplorazione rettale e il controllo dell'antigene specifico della prostata (PSA) a 6 mesi dall'inizio del trattamento.

I.4.1.2.5
Disfunzione erettile di origine vascolare

La ED di origine vascolare è la causa più frequente di problemi di erezione negli anziani. I fattori di rischio per i problemi di erezione includono il sovrappeso, l'ipertensione, il diabete e il fumo; essi sono gli stessi fattori di rischio dell' infarto del miocardio e dell'ictus (Tabella I.4.1). La ED che compare nei soggetti intorno ai 40-50 anni può essere l'indizio di un'insufficienza circolatoria e una buona ragione per controllare lo stato circolatorio, tra cui la pressione arteriosa e la colesterolemia. Esistono delle prove secondo le quali la comparsa di una ED può precedere di qualche anno una trombosi coronarica; ciò rappresenterebbe un'opportunità per intervenire e per tentare di prevenire la trombosi coronarica.

Un'altra causa di origine vascolare della ED è la fuga venosa. Benché la diagnosi si basi sulla visualizzazione con i raggi X di grosse vene d'uscita durante l'erezione al momento della cavernosografia, la fisiopatologia reale è l'insufficienza della pressione nei corpi cavernosi che permette di richiudere le uscite venose attraverso la parete dei corpi, spesso dovuta alla fibrosi parziale del muscolo dei corpi cavernosi; la fuga venosa è, così, la manifestazione di una disfunzione dei corpi cavernosi e non un problema venoso primario.

Tabella I.4.1. Fattori di rischio della malattia coronarica. Gli stessi fattori di rischio predicono la disfunzione erettile (*ED*). La disfunzione erettile precederebbe l'occlusione delle coronarie di circa 5 anni

Fattori di rischio tre stelle
Angina tipica
Diabete
Disfunzione vascolare periferica
Fattori di rischio due stelle
Ipertensione
Fumo
Colesterolo totale > 265 mg/dL (6,85 mmol/L)
Colesterolo LDL elevato (colesterolo cattivo)
Fattori di rischio una stella
Età superiore a 65 anni
Obesità
Sedentarietà
Anamnesi familiare di malattia delle arterie coronariche
Stress

I.4.1.2.6
Disfunzione erettile di origine nervosa

Quest'ultima è secondaria a qualsiasi patologia del sistema nervoso che alteri la comunicazione fra il sistema nervoso centrale (SNC) e il pene. Queste patologie comprendono le lesioni cerebrali (rare), le lesioni del midollo spinale fra cui la spondilosi cervicale, la disrafia di un disco lombare e del midollo spinale (spina bifida e anomalie associate della fusione spinale), le lesioni del plesso pelvico dopo un trauma del bacino e gli interventi chirurgici pelvici importanti, la lesione dei nervi adiacenti alla prostata dopo prostatectomia radicale o irradiazione, la combinazione con una neuropatia vegetativa (p. es., nel diabete) e, infine, la combinazione con malattie che interessano i nervi periferici, come la sclerosi multipla e il diabete.

I.4.1.2.7
Fibrosi dei corpi cavernosi dopo mancato uso prolungato

Dopo un lungo periodo di tempo senza erezione notturna, il muscolo del corpo cavernoso viene sostituito da tessuto cicatriziale. L'entità della fibrosi è in funzione del tempo, ed è una delle spiegazioni dell'aforisma «usarlo o perderlo». Sfortunatamente, una volta formato il tessuto fibroso, la farmacoterapia diventa meno efficace e la sola soluzione è la chirurgia di impianto penieno. È importante evitare i lunghi periodi senza erezione, ed è questo il motivo per cui è spesso utile prescrivere degli inibitori della PDE5 nel postoperatorio degli interventi che possono provocare una degradazione temporanea della funzione erettile, in particolare dopo prostatectomia radicale e dopo resezione transuretrale della prostata (TransUrethral Resection of the Prostate, TURP) o altre operazioni genitali.

I.4.1.3
Segni clinici: anamnesi, esame clinico, esami diagnostici

La ED nei giovani è spesso di origine psicogena, mentre, negli anziani, è più spesso di origine vascolare. Quando la ED è associata a patologie endocrine o neurologiche, il problema è, di solito, messo in evidenza con un'anamnesi accurata. Un importante segno in un soggetto giovane è l'insorgenza relativamente rapida della ED; in questo caso bisogna interrogare il paziente su possibili sintomi ipofisari, come i disturbi del campo visivo, o sintomi neurologici quali le modificazioni della scrittura, dei problemi di coordinamento e altri sintomi lievi. La ED è più frequente nei soggetti affetti da diabete mellito rispetto alla popolazione generale, per cui tutti i pazienti affetti da ED dovrebbero effettuare analisi per determinare la presenza di glicosuria. La valutazione iniziale comprende un'anamnesi medica generale che include tutti i farmaci utilizzati in precedenza (prescritti o meno). L'esame clinico deve inoltre comprendere un esame generale per valutare lo stato endocrino (virilizzazione, consistenza testicolare, ginecomastia) e un esame degli organi genitali. Un precedente di galattorrea o la sua evidenziazione durante l'esame sono fortemente indicativi di prolattinoma. Le indicazioni che possono venire dall'esame rettale rimangono controverse; un protocollo di sicurezza consiste nell'effettuare l'esplorazione rettale in ogni paziente di 50 anni o più e in ogni paziente di meno di 50 anni che presenti segnali di disfunzione prostatica o urinaria. Un esame neurologico completo è indicato in presenza di qualsiasi segnale di malattia neurologica, ma in caso contrario non è indispensabile.

La conservazione delle erezioni notturne e mattutine e della libido e la presenza di testicoli di dimensioni e consistenza normali sono, in genere, buoni indicatori di una probabile normalità dei livelli ormonali. In caso di sospetta malattia ipofisaria, possono essere presenti altre manifestazioni di deficit endocrino, delle alterazioni del campo visivo o un'anamnesi di lesione cranica. I test comprendono la valutazione formale dei campi visivi, la misurazione dell'LH e dell'ormone follicolo-stimolante (FSH) e l'esame della sella turcica mediante risonanza magnetica (MRI). Benché l'iperprolattinemia sia poco frequente, si raccomanda di misurare la prolattina sierica in tutti i casi.

In caso di sospetta insufficienza testicolare, l'anamnesi può essere difficile a causa dell'assenza di sintomi specifici; per esempio, i sintomi di affaticamento generale possono indicare insufficienza di androgeni, ma possono anche essere legati a disturbi diversi come la depressione e l'insufficienza cardiaca. La valutazione deve, di conseguenza, iniziare con una ricerca anamnestica e con un esame obiettivo completi. Bisogna identificare gli uomini che hanno assunto farmaci che possano alterare la produzione naturale degli androgeni. Alcuni giovani assumono steroidi anabolizzanti per migliorare le loro prestazioni sportive e, attraverso l'azione sull'ipofisi, possono bloccare la stimolazione dei testicoli a livello ipofisario. Se non viene identificata alcuna malattia specifica, è utile chiedere al paziente di riempire l'Ageing Male Symptoms Score. Il testosterone deve essere misurato su un campione ematico prelevato la mattina. In caso di risultato basso o che appartenga al quartile inferiore del valore normale, la misurazione deve essere ripetuta con dosaggio dell'LH, della proteina di trasporto degli ormoni sessuali e, possibilmente, dei livelli di albumina. Questi dati permettono di calcolare il tasso di androgeni liberi; questo può essere facilmente eseguito usando il calcolatore di testosterone libero sul sito dell'ISSAM (www.issam.ch/freetesto.htm), sebbene molti laboratori forniscano già l'indice di androgeni liberi. In alcuni centri è anche possibile misurare il testosterone libero, ma la metodologia di laboratorio è complessa e il dosaggio non è sempre disponibile o affidabile. La presenza contemporanea di testosterone inferiore alla norma e di sintomi evocatori, cioè un punteggio di sintomi elevato, è sufficiente a giustificare un trattamento sostitutivo con androgeni. La situazione frequente nella quale i sintomi evocatori sono associati a un valore marginalmente basso del testosterone totale o libero calcolato è assai più problematica.

In caso di sospetto di ED vascolare si dovrebbe riscontrare una storia di pregresso dolore toracico o claudicatio; l'esame deve includere, perciò, la misurazione del peso e della pressione arteriosa, così come la valutazione della vascolarizzazione degli arti inferiori e dei polsi periferici. La comparsa della ED vascolare in genere precede di circa 5 anni la comparsa di altre disfunzioni vascolari e, spesso, non esiste alcun altro segnale vascolare determinato. Il più delle volte, i soggetti che appartengono a questa categoria traggono giovamento da una terapia a base di inibitori della PDE5 e non c'è necessità di eseguire alcun esame supplementare. Tuttavia, ciò può costituire un'occasione perduta di identificare una disfunzione vascolare a uno stadio più precoce e di organizzare una terapia preventiva. Resta aperta la questione se si debbano effettuare un elettrocardiogramma (ECG) e una prova da sforzo in ogni paziente di più di 50 anni in cui si sospetta una ED vascolare. Una ricerca più dettagliata della componente vascolare della ED può essere eseguita con l'analisi del flusso sanguigno penieno mediante ecocolordoppler penieno basale e dinamico dopo farmaco-infusione. Si tende a riservare questo esame agli uomini che non rispondono alla terapia con inibitori della PDE.

Un paziente che presenta una fuga venosa riferisce tipicamente la perdita prematura dell'erezione, spesso preceduta da diversi anni di inattività sessuale. Benché ci sia una risposta iniziale alla terapia con gli inibitori della PDE5, si verifica comunque una perdita prematura dell'erezione. La cavernosografia e gli esami doppler mostrano un influsso arterioso adeguato, ma delle vene peniene e dorsali profonde dilatate che continuano a drenare sangue venoso lungo il processo di erezione. A volte è identificata una singola grossa vena. Di solito, la cavernosografia viene realizzata con iniezione di prostaglandina per indurre la possibilità di erezione, ma l'ansia e l'aumento del tono simpatico possono dare falsi risultati in termini di diagnosi di perdita venosa; è stato riportato che la somministrazione di 2 mg di fentolamina con la prostaglandina permette di identificare i veri casi (Gontero et al. 2004).

I.4

Una fistola artero-venosa traumatica deve essere sospettata nei soggetti che sviluppano una ED dopo una lesione pelvica o dopo la chirurgia dell'uretra. La diagnosi viene determinata tramite arteriografia selettiva con cateterismo delle arterie iliache interne.

La ED di origine nervosa non è generalmente osservabile indipendentemente dalle altre manifestazioni del disturbo neurologico. Esistono quasi sempre un'anamnesi di disturbi vescicali o intestinali o delle disfunzioni degli arti inferiori, ecc. In generale, la ED di origine nervosa si corregge con il tempo ma, se il problema persiste per più di 2 anni dopo la lesione, è improbabile un ulteriore miglioramento. La ED di origine nervosa può essere molto sensibile agli agenti farmacologici, e l'iniezione di una dose anche minima di papaverina può indurre un priapismo.

La ED è più frequente nei diabetici che nella popolazione generale. È multifattoriale, con componenti vascolare e neurogena e alterazioni della funzione delle fibre muscolari dei corpi cavernosi. Oltre all'analisi di routine degli zuccheri nelle urine, alcuni centri suggeriscono un esame della glicemia a digiuno per ogni paziente con sintomi di ED. Se viene adottata questa procedura, essa può facilmente essere associata ai prelievi ematici mattutini per il testosterone o i lipidi.

I.4.1.4
Terapia

L'avvento degli inibitori delle PDE come il sildenafil (Viagra) ha rivoluzionato il trattamento della disfunzione sessuale nell'uomo. Questi farmaci sono il primo trattamento di uso facile ed efficace nella maggior parte dei problemi di ED. Il mercato di questi farmaci si calcola oggi in miliardi di dollari all'anno, cosa che ha esortato l'industria farmaceutica a informare il grande pubblico del problema della ED e dell'assistenza sanitaria sessuale attraverso pubblicità e pubblicazioni sulla salute maschile, ecc., con il risultato che la materia è divenuta, così, meno tabù che nel passato in molti Paesi.

Qualunque sia la causa della ED, essa è quasi sempre associata a un'ansia da performance. Una parte dello stimolo necessaria all'erezione completa del pene è la percezione dell'erezione, e la mancanza di risposta sottosfinteriale alla stimolazione sessuale preoccupa, e questa inquietudine inibisce a sua volta l'erezione e aggrava il problema. Il trattamento di prima intenzione della ED è un inibitore delle PDE5 come il sildenafil (Viagra), il tadalafil (Cialis) o il vardenafil (Levitra) e, in molti casi, in particolare nei soggetti di più di 50 anni, la maggior parte dell'efficacia di questi farmaci è legata al fatto che essi rompono il ciclo di ansia da performance aumentando la risposta sottosfinterica alla stimolazione sessuale. È, molto spesso, possibile ridurre la dose dopo alcuni trattamenti.

Il successo del trattamento con inibitori della PDE5 è tale che esso viene prescritto in tutti i casi con il minimo degli esami, cosa che rappresenta un limite perché si perdono le opportunità di eseguire esami semplici come la ricerca della glicosuria con striscia urinaria e la misurazione della pressione arteriosa. La terapia con inibitori delle PDE5 è specifica e ha pochi effetti collaterali (Tabella I.4.2). Contrariamente alle pratiche di prescrizione normali, alcuni andrologi consigliano di iniziare il trattamento con dosi massimali in occasione delle prime assunzioni e, in caso di successo, di ridurre la dose.

Tabella I.4.2. Alcuni effetti secondari del sildenafil, del tadalafil e del vardenafil

Cefalee (16% dei soggetti; migliorano dopo un'ora o due e possono insorgere con tutti e tre i farmaci)
Vampate di calore sono avvertite dal 10% dei soggetti (possono insorgere con tutti e tre i farmaci)
Dispepsia (indigestione) 7% (può insorgere con tutti e tre i farmaci)
Congestione nasale 4% (possono insorgere con tutti e tre i farmaci)
Disturbo della visione 3%. Si possono avvertire una colorazione bluastra degli oggetti, un aumento della luminosità oppure una visione sfocata. Se si avvertono questi sintomi non si deve guidare. Questi effetti possono verificarsi entro le 2 ore seguenti all'assunzione di sildenafil o di vardenafil ma sono meno frequenti con il tadalafil. Le alterazioni della vista possono persistere un'ora o due ma non più di 8 ore (sildenafil e vardenafil)
Dolori muscolari e dorsali. Più frequenti con il tadalafil
Altri effetti secondari sono: diarrea 3%, vertigine 2%, esantema 2%
Cecità da neuropatia ottica ischemica anteriore. A oggi non è stato accertato che questo sia un vero effetto secondario, ma recentemente l'US Federal Drug Administration (FDA) ha richiesto di includere questo avvertimento nella documentazione del prodotto. Nel luglio 2005 la FDA ha ricevuto dei rapporti a proposito di 43 uomini che avevano sviluppato una cecità. Tra questi, 38 assumevano sildenafil, 4 tadalafil e 1 vardenafil, ma comunque sulla base di miliardi di prescrizioni

La logica alla base di ciò è che l'ansia da performance è più importante durante i primi tempi, mentre dosi elevate degli inibitori della PDE non sono più necessarie dopo essersi resi conto che funzionano; invece, in caso di fallimento di dosi minime, l'ansia da performance verrebbe rinforzata e inciterebbe a prendere delle dosi più elevate con meno probabilità di successo. È importante per il successo del trattamento che il paziente comprenda in che modo agiscono gli inibitori delle PDE. Alcuni pensano che l'assunzione della compressa provochi l'erezione; occorre in realtà spiegare che la terapia agisce solo nel contesto di una stimolazione sessuale, amplificando l'effetto degli impulsi nervosi provenienti dal cervello. Si può spiegare ciò utilizzando l'analogia con l'aumento del volume della radio o della televisione: in assenza di segnale radio o televisivo, aumentare il volume non serve a nulla; allo stesso modo, in assenza di stimolazione sessuale, l'assunzione della compressa di un inibitore della PDE è inutile. Occorre spiegare che le compresse non hanno effetto immediato e che il loro passaggio nel sangue impiega circa 1 ora. Questo assorbimento è ritardato di un'altra ora se l'assunzione di compresse segue un pasto abbondante.

Gli inibitori delle PDE agiscono sulle vie nervose che utilizzano il monossido di azoto come neuromediatore. La principale controindicazione alla terapia con inibitori della PDE è l'assunzione simultanea di farmaci che rilasciano monossido d'azoto quali il trinitrato di glicerile sub-linguale (Glyceryl TriNitrate, GTN) o il nitrospray. Essi sono dei vasodilatatori che permettono di alleviare l'angina. Dal momento che l'effetto dell'inibitore delle PDE e dei farmaci donatori di monossido d'azoto è cumulativo, si può manifestare una rilevante diminuzione della tensione arteriosa, con una generale vasodilatazione, e provocare un infarto miocardico; i documenti di prescrizione degli inibitori delle PDE devono specificare il fatto che non devono essere utilizzati in caso di angina e di assunzione di farmaci donatori di monossido d'azoto. Il pericolo è identico in caso di utilizzo di inibitori delle PDE e di nitrito di amile (popper), disponibile in alcuni locali notturni. Un altro allarme riguarda l'ipotensione posturale con l'uso simultaneo di inibitori delle PDE e di alfa-bloccanti; questi ultimi sono comunemente prescritti in caso di disturbi delle basse vie urinarie (Lower Urinary Tract Symptoms, LUTS) associati a un'ipertrofia della prostata. Gli uomini anziani che hanno una ED presentano spesso dei LUTS; gli inibitori delle PDE e gli alfa-bloccanti possono essere assunti contemporaneamente seguendo tutte le precauzioni necessarie. Al di fuori di questi rischi, gli inibitori delle PDE sono molto sicuri. Al momento della redazione di questo testo, tre di questi composti erano disponibili sul mercato con affermazioni in competizione tra i diversi produttori. È stato dimostrato che il tadalafil ha una durata d'azione che arriva fino a 48 ore rispetto alle 12 circa degli altri due composti. Ciò conviene a certi uomini, in particolare in caso di incertezza riguardo al momento dell'attività sessuale. Per contro, e soprattutto nel contesto di una relazione stabilita da lungo tempo, un effetto più breve ma forse più intenso del sildenafil e del vardenafil può essere preferito da altri pazienti. Il sildenafil e il vardenafil hanno un certo effetto bloccante sulla PDE6, che riguarda l'elaborazione della luce nella retina e possono causare un'alterazione temporanea della percezione della vista a colori durante tutta la durata del loro effetto. Il vardenafil è più potente del sildenafil e può, di conseguenza, essere assunto a dosi più basse. È saggio consigliare agli uomini non abituati a queste prescrizioni di non guidare prima di conoscere bene l'eventuale effetto della terapia sulla loro visione dei colori.

Nei soggetti giovani con ED e fimosi serrata, la terapia è rappresentata dalla circoncisione o dagli inibitori della PDE. Una spiegazione del medico curante spesso è sufficiente, ma possono anche rivelarsi necessari un controllo e una consulenza psicosessuale formale. La diagnosi viene raggiunta tramite l'anamnesi, un esame clinico accurato con retrazione del prepuzio e, se necessario, fotografie del pene in erezione.

La terapia di una ED nel contesto di un diabete è costituita dagli inibitori della PDE e dal controllo del diabete, di solito effettuato con il diabetologo.

La maggior parte dei pazienti con ED parziale recente risponde alla terapia con gli inibitori della PDE. In caso di insuccesso, i trattamenti alternativi comprendono iniezioni intracavernose di sostanze vasoattive, dispositivi ex vacuo e, generalmente, in ultima istanza, l'impianto chirurgico di una protesi peniena.

Prima dell'avvento degli inibitori delle PDE, le iniezioni intracavernose rappresentavano il trattamento della ED più utilizzato, nonostante la necessità di imparare a fare le iniezioni. In risposta a questo bisogno, sono stati creati in molti Paesi d'Europa dei servizi sanitari per la ED gestiti da infermieri. I farmaci utilizzati comprendono la papaverina, la prostaglandina e la fentolamina e, in Francia, il moxisilato o una combinazione di questi farmaci. Le modalità di somministrazione includono l'iniezione intracavernosa e il deposito intra-uretrale. Il composto più facilmente disponibile è la prostaglandina, grazie a un miglior rapporto di sicurezza in termini di efficacia contro il rischio di priapismo rispetto alla papaverina. Al momento della prescrizione di una terapia con iniezione bisogna essere estremamente attenti in caso di ED di origine nervosa, a causa di un'estrema sensibilità all'agente; di conseguenza, è prudente iniziare con una bassa dose, per esempio 5 μg piuttosto che con la dose iniziale più frequente di 10 μg. Il principale rischio delle iniezioni intracavernose è il priapismo, il cui trattamento è descritto nella Sezione I.7.4. La prevenzione del priapismo consiste nell'assicurarsi che il paziente comprenda il rischio, in particolare se effettua da solo le iniezioni. Se il paziente prevede un'attività sessuale con una nuova partner in una situazione particolarmente stimolante, è spesso prudente ridurre la dose che si è rivelata efficace in ambito ospedaliero. Se l'iniezione è inefficace, è generalmente possibile che sia stata fatta all'esterno o nella tunica piuttosto che nella muscolatura cavernosa; bisogna dunque attendere 24 ore prima di eseguire un'altra iniezione. Se l'erezione dura più di 2 ore, una soluzione per ridurre la rigidità consiste nel salire e nello scendere delle scale, poiché l'aumento di flusso sanguigno nei muscoli glutei dirotta il flusso sanguigno dal pene; tuttavia, se l'erezione dura più di 5-6 ore, il paziente ha bisogno di istruzioni chiare sulla maniera di intervenire, perché il più delle volte, il priapismo si manifesta nel cuore della notte e i medici di pronto soccorso possono non essere a conoscenza del trattamento.

La chirurgia vascolare è utilizzata per migliorare il flusso arterioso, per ridurre la fuga venosa e per correggere le fistole arteriovenose post-traumatiche. L'arteria epigastrica inferiore viene impiegata per la rivascolarizzazione, ma i risultati sono in genere poco soddisfacenti, in particolare nei soggetti anziani, a causa di disfunzioni vascolari generalizzate concomitanti. A eccezione dei centri specialistici e per alcuni soggetti giovani, gli interventi di rivascolarizzazione sono ormai obsoleti. Diversi anni fa, le fughe venose erano frequentemente diagnosticate e trattate chirurgicamente legando le vene dorsali profonde. Il risultato iniziale di questi interventi era il ripristino dell'erezione nel 50% dei pazienti, ma i risultati a lungo termine erano generalmente deludenti poiché il trattamento non correggeva il deficit di funzionalità del muscolo cavernoso.

La chirurgia della fuga venosa è meno spesso praticata ma, a volte, è ancora utilizzata per la percentuale di risposta pari al 50% (Katzenwadel et al. 1993), in particolare se la cavernosografia identifica una sola fuga venosa. Le fistole arteriovenose da trauma sono rare e possono essere difficili da trattare. Le opzioni terapeutiche comprendono l'embolizzazione con cateterismo selettivo attraverso le arterie iliache interne (Fernandes Arjona et al. 2001) o mediante intervento chirurgico. La chirurgia implica la legatura delle vene crurali profonde (Lue 1999), ma ciò può essere difficile ed esiste il rischio di lesione delle arterie crurali.

I.4.1.4.1 Dispositivi ex vacuo

Il principio è semplice. Il pene è posto in un cilindro che viene pressato contro il pube per creare un dispositivo impermeabile all'aria e, quindi, viene creato il vuoto nel cilindro per far sì che il pene si riempia di sangue. In seguito, un anello elastico viene fatto scivolare dal cilindro alla base della guaina del pene per evitare che il sangue defluisca. I dispositivi ex vacuo possono determinare una rigidità adeguata per la penetrazione, ma l'anello deve essere abbastanza stretto da prevenire il deflusso ematico fuori dal pene; ciò, spesso, riduce la sensibilità del pene per compressione nervosa e impedisce l'eiaculazione esterna. Questi problemi rendono difficile la scelta di questo sistema da parte del paziente. La prudenza è di rigore quando viene usato questo dispositivo in pazienti con ridotta sensibilità del pene [diabetici, paraplegici (Denil et al. 1996), ecc.], poiché l'anello lasciato in sede troppo a lungo può causare una necrosi cutanea. Il vantaggio dei dispositivi ex vacuo è il controllo totale del trattamento da parte del paziente che non ha bisogno di coinvolgere il medico, poiché i dispositivi sono venduti liberamente. La maggior parte degli studi sulla loro efficacia è antecedente all'arrivo del sildenafil ma, anche nell'era del sildenafil, ci sono pazienti che preferiscono questi dispositivi (Chen et al. 2001). Un articolo ha riportato un trattamento combinato con sildenafil ed erettore a depressione in soggetti con scarsa risposta a una dose completa di sildenafil e, come risultato, si è ottenuta una percentuale maggiore di pazienti capaci di raggiungere un'erezione rispetto al trattamento solo con il sildenafil (Chen et al. 2004). Esiste anche uno studio sull'uso di un erettore a depressione per migliorare i risultati dopo l'inserzione di una protesi peniena (Soderdahl et al. 1997). I dispositivi ex vacuo possono essere utilizzati due volte al giorno per 15 minuti, ma senza l'anello di costrizione sottosfinterica, per tentare di migliorare il flusso sanguigno nel pene. In alcuni Paesi, esistono delle cliniche adibite all'uso dei dispositivi ex vacuo, ma non esistono studi clinici in tal senso.

I.4.1.4.2 Protesi peniene

Esistono due tipi principali di protesi peniena: gonfiabili e semi-rigide. I risultati migliori si sono ottenuti con le protesi gonfiabili, in quanto più vicine alla situazione fisiologica, dal momento che il pene è semi-flaccido quando la protesi non è gonfia (Tabella I.4.3). I dispositivi vengono impiantati nei corpi cavernosi. Così facendo, i corpi cavernosi sono, in realtà, distrutti. Di conseguenza, se il dispositivo deve essere rimosso, non esiste alcun altro trattamento disponibile. Questi dispositivi tendono a essere riservati solo ai pazienti che, con il trattamento medico, non hanno avuto successo. Esiste una grande varietà di produttori e di formati di protesi peniene. I vantaggi e gli svantaggi della protesi gonfiabile rispetto alla semirigida sono indicati nella Tabella I.4.4.

Tabella I.4.3. Risultati delle protesi peniene

Tipo di protesi	Numero di uomini	Controllo (mesi)	Insuccesso
Mentor Alpha 1 (Garber 1996)	150	Media 19, intervallo 0–65	5 (3,3%)
Ambicor (Levine et al. 2001)	131	Media 43, intervallo 12–73	10 (7,6%)
AMS 700cx (Carson et al. 2000)	372 (revisione di casi)	Mediana 47,7, fino a 134	14% a 5 anni
	207 (telefono)		14%
Dura 11 malleabile (Ferguson e Cespedes 2003)	94	Media 5,7	81%

Tabella I.4.4. Vantaggi e svantaggi delle protesi peniene gonfiabili rispetto alle semi-rigide

	Semirigida	Gonfiabile
Rigidità sufficiente per l'attività sessuale	Sì	Espansione in diametro e in lunghezza
Flaccidità sottosfinterica	La protesi è semirigida ma malleabile, il pene può, quindi, essere ripiegato verso il basso	Quando sgonfio, il pene non è completamente flaccido, in particolare quando vengono utilizzate delle protesi corte.
Tempo operatorio	60–90 min	Dipende dall'esperienza dell'equipe operatoria; 90 min o più
Costo	Meno costosa Circa 1000 €	Più costosa Intorno ai 5000 €
Problemi	Alcuni tipi precedenti di protesi si rompevano, ma oggi è molto raro	1 su 5 dispositivi si rompono entro i 10 anni anche se, grazie ai miglioramenti nel design delle protesi, il problema è in diminuzione
Rumore	Nessuno	Bolle d'aria presenti nel cilindro possono provocare un cigolio
Parti metalliche	Alcune di queste protesi hanno un'armatura in acciaio inossidabile o in argento che innesca i metal detector degli aeroporti	In alcuni modelli, la pompa di gonfiaggio/sgonfiaggio ha uno stantuffo metallico ma di dimensioni insufficienti a innescare i metal detector
Perdita prematura dell'erezione	Nessuna perdita di erezione dopo l'eiaculazione	Con alcuni tipi di protesi gonfiabile composta da una sola componente, si può verificare una perdita prematura dell'erezione se il pene è curvo in maniera eccessiva durante i rapporti
Ulcere nell'uretra o nel glande o nella cute	Si tratta di un rischio elevato nei diabetici la cui sensibilità è ridotta	Il rischio di ulcerazione è molto inferiore rispetto a quello di una protesi rigida
Infezione	Il rischio perioperatorio di infezione è basso perché la superficie della protesi è liscia e l'intervento è poco invasivo	Il rischio di infezione perioperatoria è superiore in caso di protesi gonfiabile composta da diverse parti, a causa di un'incisione più ampia e con un tempo operatorio più lungo
Problemi, se c'è necessità di una ulteriore chirurgia prostatica	Potenzialmente può essere un problema perché la lunghezza della prostata può impedire il passaggio di un uretroscopio che non sia attraverso un'uretrostomia perineale	Con il dispositivo sgonfiato è, di solito, possibile una resezione transuretrale della prostata
Uso della protesi	Non c'è nulla da imparare	Il paziente deve imparare a usare la pompa di gonfiaggio/sgonfiaggio

I.4.1.5 Risultati della terapia

Le percentuali di risposta agli inibitori delle PDE5 possono essere previste grazie al punteggio dell'IIEF prima della terapia. In caso di precedenti erezioni parziali la risposta è buona, con più del 90% dei pazienti che ottiene un'erezione sufficiente alla penetrazione e meno del 2% di trattamenti interrotti a causa degli effetti collaterali. Tuttavia, in caso di periodo prolungato senza attività sessuale né erezione, si possono verificare alterazioni irreversibili quali la fibrosi dei corpi cavernosi e, di conseguenza, i risultati del trattamento con gli inibitori della PDE5 saranno meno soddisfacenti. Tuttavia, a causa della rarità degli effetti collaterali, sarà utile tentare questa terapia in tutti i casi, a eccezione delle controindicazioni dovute al trattamento dell'angina.

In Europa e nel Nord America, la maggior parte delle ED negli anziani è di origine vascolare, e la maggior parte risponde agli inibitori delle PDE5 nel caso sia presente un'erezione residua, di qualsiasi entità. La mancata risposta è, di solito, il segnale di un'insufficienza circolatoria grave con o senza fibrosi cavernosa e, benché i trattamenti di seconda scelta, come quello con iniezione intracavernosa di prostaglandine o con dispositivi ex vacuo, possano essere efficaci, il rendimento diminuirà in termini di risposta alla terapia.

Prima dell'avvento degli inibitori delle PDE5, il principale trattamento medico era quello con iniezione intracavernosa e, in caso di resistenza alla monoterapia, alcuni medici hanno utilizzato cocktail di diversi prodotti in dosi massimali; tuttavia questa metodica ha comportato una riduzione dei margini di sicurezza. Il successo della combinazione di iniezioni e di farmaci orali non è stato ancora accertato e, in assenza di misure di sicurezza appropriate e di dati sull'efficacia, il trattamento rimane sotto la responsabilità del medico che propone questo protocollo.

La maggior parte dei risultati ottenuti con i dispositivi ex vacuo è precedente all'introduzione del sildenafil. Il 60-80% dei pazienti che provano questi apparecchi li trova utili (Baltaci et al. 1995; Bodansky 1994). Sono state riportate delle complicanze, tra cui necrosi cutanee (Meinhardt et al. 1990), malattia di La Peyronie (Kim e Carson 1993), emorragie uretrali, ritenzione della cute scrotale e tumefazione dei corpi cavernosi (Ganem et al. 1998).

Un'attenzione particolare va posta ai pazienti diabetici o paraplegici con sensibilità peniena ridotta (LeRoy e Pryor 1994).

L'uso di protesi peniene consente delle erezioni sufficienti per la penetrazione, ma spesso le aspettative dei pazienti sono eccessive. I migliori risultati si ottengono quando entrambi i partner sono d'accordo a ricorrere a una protesi. Tra gli uomini che non coinvolgono la loro partner nella decisione, circa il 25% non usa mai la protesi, qualunque essa sia, durante i rapporti sessuali.

In linea generale, si consiglia ai pazienti con ED di discutere della possibile terapia con la loro partner. Possono presentarsi delle difficoltà quando un uomo, con una relazione di lunga durata, desidera essere trattato per disfunzione erettile, poiché il ripristino della funzione sessuale non è sempre ben accolto dalla compagna.

I.4.1.6 Prevenzione

In Europa occidentale e nel Nord America la causa più frequente di ED sono le disfunzioni vascolari legate all'invecchiamento. I fattori di rischio di ED sono simili a quelli dell'insufficienza coronarica e di altre disfunzioni vascolari: ipertensione, obesità, fumo, sedentarietà, così come il consumo eccessivo di cibo e una dieta ricca di lipidi. È doveroso consigliare abitudini di vita sane per minimizzare questi fattori di rischio. Esistono degli studi secondo i quali le statine usate per ottenere una riduzione del colesterolo preverrebbero le malattie coronariche, ma non si sa se si abbiano anche effetti benefici sulla funzione erettile.

L'ansia da performance è un fattore fondamentale dopo ogni intervento chirurgico sugli organi genitali. I problemi postoperatori possono essere prevenuti fornendo al paziente informazioni corrette in merito agli effetti degli interventi chirurgici sulla funzione sessuale, ma anche proponendo un trattamento complementare con un inibitore della PDE5 dopo l'intervento.

Bibliografia

Aversa A, Isidori AM, Spera G, Lenzi A, Fabbri A (2003) Androgens improve cavernous vasodilation and response to sildenafil in patients with erectile dysfunction. Clin Endocrinol (Oxf) 58(5) 632 – 638

Baltaci S, Aydos K, Kosar A, Anafarta K (1995) Treating erectile dysfunction with a vacuum tumescence device: a retrospective analysis of acceptance and satisfaction. Br J Urol 76: 757 – 760

Bodansky HJ (1994) Treatment of male erectile dysfunction using the active vacuum assist device. Diabet Med 11:410 – 412

Braunwald E, Fauci AS, Kasper DL et al (1991) Harrison's principles of internal medicine, 15th edn. McGraw-Hill, New York, p 294

Carson CC, Mulcahy JJ, Govier FE (2000) Efficacy, safety and patient satisfaction outcomes of the AMS 700CX inflatable penile prosthesis: results of a long-term multicenter study. AMX 700CX Study Group. J Urol 164:376 – 380

Chen J, Mabjeesh NJ, Greenstein A (2001) Sildenafil versus the vacuum erection device: patient preference. J Urol 166: 1779 – 1781

Chen J, Sofer M, Kaver I, Matzkin H, Greenstein A (2004) Concomitant use of sildenafil and a vacuum entrapment device for the treatment of erectile dysfunction. J Urol 171:292 – 295

Crowley TJ, Simpson R (1978) Methadone dose and human sexual behaviour. Int J Addict 13:285 – 295

Denil J, Ohl DA, Smythe C (1996) Vacuum erection device in spinal cord injured men: patient and partner satisfaction. Arch Phys Med Rehabil 77:750 – 753

Ferguson KH, Cespedes RD (2003) Prospective long-term results and quality-of-life assessment after Dura-II penile prosthesis placement. Urology 61:437 – 441

Fernandez Arjona M, Oteros R, Zarca M, Diaz Fernandez J, Cortes I (2001) Percutaneous embolization for erectile dysfunction due to venous leakage: prognostic factors for a good therapeutic result. Eur Urol 39:15 – 19

Ganem JP, Lucey DT, Janosko EO, Carson CC (1998) Unusual complications of the vacuum erection device. Urology 51: 627 – 631

Garber BB (1996) Inflatable penile prosthesis: results of 150 cases. Br J Urol 78:933 – 935

Gontero P, Sriprasad S, Wilkins CJ, Donaldson N, Muir GH, Sidhu PS (2004) Phentolamine re-dosing during penile dynamic colour Doppler ultrasound: a practical method to abolish a false diagnosis of venous leakage in patients with erectile dysfunction. Br J Radiol 77:922 – 926

Katzenwadel A, Popken G, Wetterauer U (1993) Penile venous surgery for cavernosal venous leakage: long-term results and retrospective studies. Urol Int 50:71 – 76

Kim JH, Carson CC 3rd (1993) Development of ease with the use of a vacuum constriction device. J Urol 149:1314 – 1315

LeRoy SC, Pryor JL (1994) Severe penile erosion after use of a vacuum suction device for management of erectile dysfunction in a spinal cord injured patient. Case report. Paraplegia 32:120 – 123

Levine LA, Estrada CR, Morgentaler A (2001) Mechanical reliability and safety of, and patient satisfaction with the Ambicor inflatable penile prosthesis: results of a 2 center study. J Urol 166:932 – 937

Lue TF (1999) Surgery for crural venous leakage. Urology 54:739 – 741

Meinhardt W, Kropman RF, Lycklama A, Nijeholt AA, Zwartendijk J (1990) Skin necrosis caused by use of negative pressure device for erectile impotence. J Urol 144:983

Metz R, Namer M, Adenis I et al (1988) Zoladex as primary therapy in advanced prostate cancer. A French co-operative trial. Am J Clin Oncol 11 [Suppl 20]:S112–S114

Palha AP, Esteves M (2002) A study of the sexuality of opiate addicts. J Sex Marital Ther 28:427 – 437

Soderdahl DW, Petroski RA, Mode D, Schwartz BF, Thrasher JB (1997) The use of an external vacuum device to augment a penile prosthesis. Tech Urol 3:100 – 102

I.4.2 Curvature del pene eretto, inclusa la malattia di La Peyronie

T. B. Hargreave

Messaggi chiave

- La penetrazione vaginale generalmente è possibile in caso di deformazione peniena con curvatura inferiore a 30°.
- In generale, la chirurgia deve essere ristretta alle deformità più gravi.
- I pazienti che affrontano la chirurgia devono essere avvertiti dei rischi, tra cui la possibile deformazione residua, la rugosità cutanea, i danni al prepuzio, la perdita di sensibilità del glande e, nei soggetti anziani, la compromissione della rigidità.
- L'ipospadia e la curvatura verso il basso devono essere trattate da un chirurgo esperto in chirurgia ricostruttiva uretrale.
- La correzione chirurgica della malattia di La Peyronie deve essere posticipata fino a quando la fase acuta dolorosa non sia trascorsa, di solito 6-18 mesi dall'inizio della malattia.
- Alcuni anziani che soffrono della malattia di La Peyronie si rivolgono all'andrologo perché lamentano la comparsa di una tumefazione e temono un cancro. In questi casi è sufficiente una semplice rassicurazione.

I.4.2.1 Definizione della malattia

La deformità peniena è quella condizione caratterizzata da un pene in erezione che assume una forma, una direzione o una curvatura anomala. Tale patologia deve essere distinta dalla mancanza di erezione, che fa parte delle manifestazioni della disfunzione erettile. Le deformazioni possono essere classificate in deformazioni estetiche che non precludono la penetrazione (curvature tra 5 e 20°), quelle che rendono la penetrazione difficile ma non impossibile (curvature tra 20 e 45°) e le deformità gravi, che rendono la penetrazione impossibile (curvature superiori a 45°). In generale, i rapporti sessuali sono possibili quando la curvatura è verso l'alto o verso il basso, meno se la curvatura è laterale.

I.4.2.2 Eziologia e patogenesi

La deformazione del pene in erezione può essere congenita o acquisita. La curvatura congenita verso il basso (ventrale) con o senza deformazione della rotazione è, il più delle volte, associata a ipospadia, più raramente a un'uretra congenita corta o, ancora più raramente, a un deficit della cute peniena ventrale (pene palmato). La causa dell'incurvamento verso il basso è, il più delle volte, dovuta alla presenza di una placca profonda prossima all'uretra

La curvatura laterale congenita è associata a ipotrofia o, più raramente, all'aplasia di uno dei corpi cavernosi.

La deformazione acquisita è, in genere, osservata in associazione con la malattia di La Peyronie, ma può anche essere dovuta a dei traumi accidentali e chirurgici (p. es., ferita da arma da fuoco e insuccesso della chirurgia cosmetica).

I.4.2.2.1 Fisiopatologia della malattia di La Peyronie (Induratio Penis Plastica, morbo di Van Buren)

Esiste probabilmente più di una fisiopatologia della malattia di La Peyronie, e il termine «malattia» è ingannevole. In alcuni casi, la malattia è associata a una malattia di Dupuytren e può essere il segnale di una malattia del tessuto connettivo elastico o di eziologia sconosciuta. Tuttavia, nella maggior parte dei casi di malattia di La Peyronie, non c'è una malattia di Dupuytren associata. Si riscontrano, talvolta, precedenti traumatici, per esempio manca l'orifizio vaginale con compressione del pene in erezione contro la pelvi seguita da dolore e, a volte, da ecchimosi. In questo caso, la malattia di La Peyronie probabilmente rappresenta una reazione a una frattura peniena di lieve entità. In altri casi, la comparsa è improvvisa e spontanea senza fattori scatenanti evidenti o può essere comunque provocata da piccole emorragie secondarie a traumi minori, dal momento che il fenomeno dell'invecchiamento rende la tunica albuginea più esposta ai traumi. Alcuni dati indicano che la malattia di La Peyronie è più frequente negli anziani, ma sessualmente attivi, e indirizzerebbero verso un fattore eziologico traumatico. Una placca può anche rappresentare una complicanza della terapia di una disfunzione erettile per iniezione di papaverina intracorporea (Gingell 1988) o della terapia con prostaglandine (Chen et al. 1994).Qualunque sia l'eziologia, la malattia inizia con una reazione infiammatoria dolorosa e con la sostituzione del tessuto elastico con del tessuto cicatriziale ialinizzato o fibroso. A mano a mano che il tessuto cicatriziale aumenta, si sviluppa una placca. La cicatrice è normalmente limitata alla tunica albuginea del corpo cavernoso, ma può estendersi nel setto tra i due corpi cavernosi. Una volta formatasi la placca, si produce, ad ogni erezione, una trazione eccessiva sul bordo della placca stessa che può causare dolore e creare dei traumi della parete del corpo cavernoso. La dimensione delle placche può variare da qualche millimetro alla totalità della faccia dorsale peniena. Si può formare una calcificazione nella placca, stadio ultimo del processo infiammatorio.

I.4.2.3
Segni clinici: anamnesi, esame clinico, esami diagnostici

La raccolta anamnestica è importante poiché può essere difficile riscontrare dei sintomi in un pene flaccido, in particolare nei giovani con anomalie congenite. Bisogna chiedere al paziente da quanto tempo abbia questa deformazione erettile e se esiste un'anamnesi di trauma. Se il paziente riferisce di avere sempre avuto questa deformazione, si può parlare di un problema congenito. I segni della malattia di La Peyronie comprendono un'anamnesi di curvatura del pene in erezione con dolore. Il dolore scompare, in genere, in 6-18 mesi, ma il dolore è il segno che il processo infiammatorio è ancora attivo, che non è ancora terminato e che la curvatura si potrebbe aggravare. Il trattamento chirurgico deve avere luogo dopo la fase attiva, altrimenti si può verificare una curvatura dopo l'intervento e richiederne quindi uno ulteriore. Alcuni pazienti con la malattia di La Peyronie hanno una malattia di Dupuytren associata o un'anamnesi di procedure chirurgiche per malattia di Dupuytren. Gli uomini che soffrono della malattia di La Peyronie lamentano un gonfiore e temono spesso che si tratti di un cancro. Questo timore, più che la curvatura, è il motivo che spinge i pazienti a rivolgersi al medico; una volta rassicurati, una terapia complementare può non essere richiesta malgrado delle angolazioni gravi. È quindi importante, durante l'anamnesi, conoscere i motivi della consultazione del paziente. Altre cause di curvatura includono l'insuccesso di una chirurgia estetica, per esempio delle procedure di allargamento del pene quali l'iniezione di lipidi, ecc. Gli uomini che hanno subito tali procedure sono generalmente a disagio e poco disposti a fornire dettagli, specialmente se hanno consultato dei medici non qualificati, ed è importante evitare ogni giudizio durante la visita.

Durante l'esame possono evidenziarsi dei problemi quali l'ipospadia con prepuzio bifido, ma il grado di curvatura verso il basso provocata è generalmente molto più grave di quanto si possa prevedere in occasione dell'esame del pene flaccido. Altri segni rari comprendono dei rilievi fibrosi sottocutanei dopo l'impianto di sostanze estranee, un'infiammazione intorno al silicone liquido, ecc. Tuttavia, il più delle volte, non esistono malformazioni visibili. In caso di malattia di La Peyronie, una placca circoscritta solida o dura può essere palpabile, il più delle volte sulla faccia dorsale del pene, ma le alterazioni possono essere più sottili ed è spesso utile chiedere al paziente di indicare il punto dove sente il gonfiore. La diagnosi differenziale della malattia di La Peyronie comprende la curvatura congenita (placca non palpabile) e la flebite dorsale (dolore senza deformazione erettiva). Molto raramente, un cancro della prostata può metastatizzare nei corpi spugnosi ma, in questo caso, la compattezza erettile è alterata, il pene resta turgido e non esiste alcuna placca palpabile in superficie ma, piuttosto, un indurimento generale, e si avverte un'anomalia della prostata. Esiste un caso di sarcoma penieno in letteratura (Moore et al. 1975). Perciò, il paziente che presenta una placca sulla superficie del corpo cavernoso può essere completamente rassicurato sull'assenza di un tumore maligno.

Il pene deve essere esaminato in erezione quando non si riesce a trovare alcuna anomalia e, in particolare, nei giovani. Questo può essere effettuato chiedendo al paziente di fare a casa delle fotografie del suo pene in erezione utilizzando una macchina fotografica digitale o una Polaroid. Si può anche esaminare il pene in erezione in clinica dopo un'iniezione intracavernosa di prostaglandina o di un altro agente farmacologico e fare delle foto. Le foto devono essere fatte su due piani differenti per mostrare la curvatura verso l'alto e obliqua. Se viene suggerita un'operazione, è importante indicare al paziente che è possibile un certo grado di curvatura residua. Il grado di curvatura residua possibile dopo la chirurgia può facilmente essere mostrato al paziente nel corso dell'esame del suo pene in erezione. Le foto possono essere un aiuto in occasione della chirurgia e costituiscono una traccia della situazione preoperatoria in caso di curvatura postoperatoria residua. Inoltre, prima di somministrare la prostaglandina per l'esame del pene in erezione, bisogna ottenere il consenso del paziente e informarlo sul fatto che il farmaco provocherà un'erezione che potrà durare da una a due ore. Deve recarsi in clinica con abiti appropriati ed essere preparato ad attendere che l'erezione si attenui. Deve essere informato del basso rischio di priapismo e del fatto che, se l'erezione dura più di un'ora, una deambulazione attiva come salire e scendere delle scale può facilitare l'attenuazione dell'erezione.

I.4.2.3.1
Imaging

L'ecografia, il colordoppler e la MRI sono utili per confermare la diagnosi e determinare l'estensione delle placche di La Peyronie. La MRI può rilevare l'estensione settale di placche di La Peyronie non visibili all'ecografia (Nicolai et al. 1996) e di placche alla base del pene (Hauck et al. 2003). L'ecografia è più efficace della MRI nella diagnosi delle calcificazioni, che può essere utile alla pianificazione dell'incisione o dell'escissione della placca una volta presa la decisione di operare. L'aumento del contrasto della placca dopo iniezione endovenosa di acido dietilene triamino penta-acetico di gadolinio può essere il segno di un'infiammazione locale attiva (Vosshenrich et al. 1995); questo non è stato riconosciuto da tutti come un segnale che differenzia un'infiammazione attiva da una placca matura. Attualmente, questa distinzione è stabilita sul fatto che il paziente continua a provare dolore o meno. In generale, la MRI non rivela nulla di significativo rispetto all'esame clinico associato all'ecografia, e l'uso di una qualunque tecnica di imaging non è di alcun aiuto alla decisione chirurgica

(Ahmed et al. 1998), che si basa sui desideri e sull'invalidità del paziente nonché sulla deformazione osservata all'esame del pene in erezione. La MRI e l'ecografia possono facilitare la pianificazione di una chirurgia una volta presa la decisione di operare, ma l'informazione supplementare fornita dalla MRI rispetto all'ecografia non giustifica attualmente il tempo e il costo della MRI in questa situazione clinica.

I.4.2.4 Terapia

I.4.2.4.1 La terapia dipende dalla gravità e dalla causa del problema

Le terapie mediche vengono utilizzate nella malattia di La Peyronie, in particolare nella forma acuta dolorosa, quando la chirurgia non è indicata, ma non hanno alcun ruolo nel trattamento della deformazione congenita. I trattamenti per via orale comprendono l'agente antinfiammatorio para-aminobenzoato di potassio (Potaba), la colchicina, la vitamina E (che elimina i derivati attivi dell'ossigeno), la terfenadina (antistaminico) e il tamoxifene. La somministrazione per iniezione locale nella placca viene impiegata per il verapamil (Levine et al. 2002), il desametasone (Winter e Khanna 1975), l'interferone alfa 2a (Polat et al. 1997) e la collagenasi. Altri trattamenti che sono stati proposti comprendono l'irradiazione (Mira et al. 1980) e la litotrissia. Tuttavia, nessuno di questi trattamenti non chirurgici è stato ampiamente accettato malgrado i rapporti positivi di casistiche di studi unicentrici. Sono necessari degli studi clinici prospettici randomizzati per valutare alcune di queste terapie, ma è attualmente poco verosimile che una di esse permetta a una lesione di La Peyronie instauratasi di divenire nuovamente una tunica albuginea normale ed elastica; di conseguenza, il ruolo principale di questi trattamenti è probabilmente all'inizio del processo, allo scopo di interrompere il fenomeno e di prevenirne la progressione, il che rende l'organizzazione di studi clinici adeguati a tale valutazione estremamente difficile. Quando la fase con dolore della malattia di La Peyronie ha fatto il suo corso di 12-18 mesi, la chirurgia è in genere la sola opzione in grado di modificare in maniera significativa la deformazione angolare del pene in erezione.

I.4.2.4.2 Deformazioni lievi

Gradi minori di deviazione laterale (< 20°) sono frequenti e non pregiudicano, in generale, la penetrazione. È meglio non tentare di correggerli, poiché una chirurgia ricostruttiva può non migliorare il problema originario e può perfino aggravarlo. Alcuni giovani che presentano un grado lieve di deviazione laterale sono molto preoccupati da questo problema, in particolare se non hanno mai avuto una partner sessuale. Possono essere rassicurati da un'anamnesi e da un esame obiettivo completi e da una spiegazione chiara, ma può essere allora necessario offrire loro una consulenza. In questa situazione, il problema sessuale non è probabilmente legato alla deviazione minore laterale del pene in erezione ma alle preoccupazioni del giovane a proposito della sua immagine corporea e della sua sessualità, e il giovane può essere molto poco disposto ad accettare una deformazione qualunque essa sia. Tuttavia, il desiderio di un giovane di correggere una deformazione lieve deve essere paragonato al rischio di peggioramento della deformazione con l'intervento e al rischio di accorciamento penieno.

I.4.2.4.3 Deformazione più grave che disturba la capacità di penetrazione

In caso di deformità più grave, deve essere previsto il trattamento chirurgico, in particolare nei giovani. In questa situazione, la maggior parte dei pazienti è disposta ad accettare un grado minore di deformazione residua, poiché il risultato sarà molto migliore della loro situazione preoperatoria. Tuttavia, tutti i soggetti che presentano una deformazione peniena non vogliono ricorrere a un trattamento chirurgico correttivo. Alcuni soggetti più anziani che soffrono di malattia di La Peyronie si rivolgono al medico perché lamentano un gonfiore e temono un cancro. In questa situazione, spiegare chiaramente il problema al paziente può essere sufficiente a rassicurarlo.

I fattori da prendere in considerazione comprendono la complessità e il successo della procedura chirurgica, la rigidità dell'erezione e l'invalidità dovuta alla deformazione. In generale, nei giovani si deve tentare di correggere tutte le deformità erettili, a eccezione di quelle più lievi mentre, negli uomini anziani, si deve anche prendere in considerazione la qualità della rigidità. Quando un soggetto anziano presenta una deformazione angolare secondaria a una placca di La Peyronie e segni di alterazione della rigidità erettile, è probabile che sia associata un'alterazione della circolazione peniena. Generalmente la chirurgia di correzione della deformazione angolare peggiora ogni deficit erettile e, in questa situazione, la scelta è tra (1) un intervento correttivo con possibile assenza di rigidità nel postoperatorio nonostante un trattamento coadiuvante con inibitori della PDE5 e, in caso di insuccesso, il bisogno di un secondo intervento per inserire una protesi peniena, e (2) il ricorso a un intervento di inserzione di protesi peniena come primo intervento chirurgico. Queste scelte e i rischi e benefici devono essere discussi con il paziente.

In caso di curvatura verso il basso associata a ipospadia e a uretra corta congenita, il trattamento chirurgico sarà, però, generalmente intrapreso durante l'infanzia per riportare il meato uretrale alla fine del pene. A volte, l'uretroplastica è insufficiente, per cui è indicata un'ulteriore operazione, ma può essere difficile aumentare la lunghezza uretrale perché spesso i tessuti sono insufficienti. Tali pazienti devono essere indirizzati verso un centro specialistico in chirurgia ricostruttiva dell'uretra.

Una volta presa la decisione di tentare una correzione chirurgica della curvatura peniena, esistono due soluzioni chirurgiche:

asportare una parte della parete del corpo sul lato lungo oppure inserire tessuti o materiale di trapianto sul lato breve, per esempio un innesto di vena safena. Nel caso di malattia di La Peyronie, ciò può comprendere l'escissione della placca. In generale, le tecniche di trapianto sono più complesse a causa dell'incertezza riguardante la durata di alcuni materiali di innesto o la necessità di prendere la vena safena interna a livello della parte superiore della gamba. Se il pene è molto lungo, spesso è preferibile abbreviare il lato lungo perché presenta un numero minore di complicanze rispetto alle procedure di trapianto. Qualunque sia il metodo di correzione utilizzato c'è spesso un accorciamento di 1-2 cm rispetto alla lunghezza dell'erezione preoperatoria, per cui è necessario dare al paziente informazioni preoperatorie chiare a proposito delle aspettative.

L'accesso chirurgico si ottiene con la circoncisione e la separazione della pelle oppure con un'incisione lungo la linea mediana ventrale. Per placche più grandi, placche dorsali e deformità più estese, l'incisione chirurgica tipica per permettere l'accesso al corpo cavernoso è la circoncisione e uno scorticamento del pene e, in casi più estesi, la realizzazione di un foro nel pene attraverso un'incisione scrotale. Questo accesso chirurgico permette l'accesso a tutta l'estensione, o quasi, del corpo cavernoso e del corpo spugnoso. Bisogna spiegare al paziente che si effettuerà un'incisione circolare appena sotto la corona del glande e che è possibile che si pratichi un'incisione secondaria sulla linea mediana dello scroto. Il prepuzio può essere conservato o tolto. Se il paziente sceglie di conservare il prepuzio, deve essere cosciente che esiste un rischio elevato di problemi postoperatori a livello del prepuzio e che una circoncisione secondaria è necessaria a causa di una fimosi in un numero di casi non trascurabile. Per le placche ventrali e le deformazioni minori, l'incisione alternativa è quella della linea mediana ventrale. Essa presenta il vantaggio di non richiedere l'eliminazione del prepuzio, ma l'esposizione non è completa. Una volta scorticato il pene, il grado di deformazione può essere riesaminato grazie a un'erezione indotta da una soluzione fisiologica e, se le fotografie non sono ancora state effettuate, è saggio farle per confrontarle con delle foto post-correzione.

La correzione chirurgica più frequentemente eseguita è l'intervento di Nesbit modificato per la malattia di La Peyronie, e una procedura molto simile può essere praticata in caso di curvatura congenita dovuta a uno squilibrio di crescita corporea. Nella malattia di La Peyronie, la correzione chirurgica non deve essere effettuata prima che la fase acuta dolorosa non sia terminata; in caso contrario, esiste il rischio di progressione dopo l'intervento. Esistono numerose varianti tecniche, tra cui la plicatura o il «double-breasting» della parete del corpo senza escissione della parete del corpo né di una o più ellissi della parete del corpo. Se viene applicata una plicatura o una tecnica di double-breasting, devono essere utilizzate delle suture riassorbibili resistenti. Se vengono asportate una o più ellissi, si possono utilizzare suture non riassorbibili o suture PDS.

Può essere necessario mobilizzare il fascio neurovascolare. I nervi partono verso il glande. Più la placca è vicina al glande, più il movimento deve essere laterale per evitare di danneggiare i rami più laterali dei nervi. In caso di placche ventrali, può essere necessario mobilizzare l'uretra. Il piano tra l'uretra e il trigono del corpo cavernoso è molto sottile ed è facile perforare il lume uretrale ma, se questo è riparato in tempo, non c'è generalmente alcuna conseguenza.

I.4.2.4.4
Tecnica di Nesbit

Una volta esposto il corpo cavernoso, la procedura di Nesbit (Nesbit 1965) implica di rimuovere un segmento della tunica albuginea del lato normale. Secondo il grado della curvatura, è spesso preferibile rimuovere più segmenti. Le varianti tecniche comprendono incisioni parallele senza rimuovere alcuna porzione della tunica o semplicemente l'applicazione di suture non riassorbibili. Quest'ultima tecnica provoca a volte una recidiva se le suture si tolgono o si sfilano, cosa che induce una sensazione di «click» e un ritorno improvviso della deformazione; è, pertanto, preferibile utilizzare una tecnica di incisione della parete della tunica. La tecnica consiste nel prendere uno o diversi lembi di tessuto e nell'usare delle suture PDS 3.0 per collegare i bordi; questa tecnica ha dato risultati significativi (Syed 2003). Una variante di questa tecnica è l'assottigliamento della placca con una fresatrice in metallo duro associato a una procedura di Nesbit (Liu et al. 2003), ma è necessario un follow-up per determinare se la procedura ha prodotto dei cambiamenti significativi a lungo termine nella placca.

I.4.2.4.5
Escissione della placca e tecnica di innesto

La procedura alternativa più comune è l'incisione o l'escissione della placca con l'inserimento di materiale di innesto. I materiali di trapianto utilizzabili comprendono i lembi di vena safena interna, i trapianti dermici, la dura-madre, il pericardio di bovino o i materiali artificiali come il Gore-Tex. In linea generale, i materiali artificiali non hanno caratteristiche elastiche paragonabili ai trapianti venosi, e gli innesti dermici e la dura-madre con il tempo tendono a formare nuove cicatrici. Attualmente, i migliori risultati a lungo termine si osservano con i trapianti venosi. Tuttavia può essere fastidioso prelevarli, poiché la procedura richiede un'incisione separata dell'inguine e può essere necessario cucire insieme diversi segmenti di vena per creare un innesto di dimensione appropriata, cosa che allunga l'intervento. Nei soggetti anziani con predisposizione a coronaropatie, l'uso di lunghe vene safene per la correzione di una deformazione del pene può ridurre le possibilità di bypass coronarico. Possono essere utilizzate numerose tecniche di trapianto: può essere tentata una lunga incisione periferica con estremità biforcate insieme al trapianto di pericardio bovino (Egydio et al. 2004) o a un innesto costituito da diversi segmenti di vena. Un'alternativa, in particolare se la curvatura è situata in più punti, è di creare diverse incisioni periferiche con estremità biforcate e modificate a forma di H e di inserire innesti venosi in diversi punti. La tecnica migliore in ogni singolo caso dipende dalla durezza e dalla varietà delle placche e dalla sede dell'angolazione. Può essere molto difficoltoso, se non impossibile, incidere e suturare un innesto venoso in una placca calcificata dura come la roccia o può essere molto difficile asportare una placca molto grande. La soluzione adeguata deve essere adattata ad ogni individuo. Sono necessari migliori materiali di innesto, con una migliore elasticità a lungo termine. L'ingegneria tissutale è promettente per quanto riguarda lo sviluppo di questi materiali (Schultheiss et al. 2004).

I.4.2.4.6
Inserimento di una protesi peniena

In caso di malattia di La Peyronie grave con un certo grado di disfunzione erettile nei soggetti anziani può essere preferibile inserire una protesi peniena. In questo caso, può anche essere necessario, durante il procedimento chirurgico, «fratturare» la placca dopo l'introduzione della protesi, gonfiandola e ridando forza al pene, o escindere la placca e inserire un innesto.

I.4.2.4.7
Quale tecnica usare?

La migliore tecnica dipende dall'estensione e dalla sede della placca e dalla presenza di un disturbo circolatorio e di insufficienza erettiva concomitanti. La soluzione deve essere personalizzata e, di conseguenza, l'andrologo che intraprende la chirurgia correttiva peniena deve essere in grado di effettuare interventi quali quelli di tipo Nesbit e le procedure di trapianto e di inserimento di una protesi peniena. È preferibile, dopo l'insuccesso di un'operazione di riparazione di un'ipospadia, che la chirurgia correttiva venga eseguita da un chirurgo con un'esperienza considerevole ed esperto nella chirurgia dell'ipospadia e non da andrologi che non hanno queste competenze.

I.4.2.5
Risultati della terapia

I.4.2.5.1
Trattamenti non chirurgici della malattia di La Peyronie

Non esistono prove secondo le quali le terapie non chirurgiche di una placca di La Peyronie permanente provocano la rigenerazione del tessuto elastico normale della parete della tunica. Tuttavia, l'utilizzo dell'agente antinfiammatorio para-aminobenzoato di potassio (Potaba) può prevenire la progressione della malattia attiva (Carson 1997), ma mancano gli studi controllati randomizzati. È anche difficile da assorbire per il volume della dose (12 g al giorno) e per i possibili disturbi digestivi. Anche la vitamina E spesso è utilizzata nella fase acuta perché è un antiossidante sprovvisto di effetti nocivi, ma si tratta essenzialmente di una terapia placebo. L'irradiazione è stata abbandonata. La litotrissia permette un certo sollievo del dolore ma, dopo una meta-analisi dei risultati di 17 centri, è stato concluso «che il dolore sembra sfumare più velocemente dopo una ESWT (Extracorporeal Shock Wave Therapy, litotripsia) che durante il normale decorso. L'effetto sulle dimensioni della placca e sulla curvatura peniena non è degno di nota» (Hauck et al. 2004). È stato riportato che l'iniezione di verapamil nella placca migliora il dolore e la deformazione, ma mancano studi controllati randomizzati e il trattamento non è stato ancora ampiamente adottato.

I.4.2.5.2
Risultati della chirurgia

Benché sia stata proposta una valutazione standard della curvatura del pene (Kelami 1983), non è stato adottato alcuno standard e i diversi centri mantengono criteri di valutazione diversi. Quindi, è difficile confrontare i risultati dei differenti centri. Inoltre, pochi centri riportano risultati a lungo termine. La letteratura mostra che il 70-80% dei soggetti è soddisfatto dei risultati degli interventi di tipo Nesbit a 5-10 anni dall'intervento. Pochi sono i risultati a lungo termine dopo la chirurgia di innesto venoso che sono stati pubblicati, ma i risultati sono simili (Tabella I.4.5).

Tabella I.4.5. Risultati dei trattamenti chirurgici

Riferimento	Tipo di procedura	N. di uomini	Durata del follow-up	Risultato
Ralph et al. (1995)	Nesbit	359	Casi dal 1977 al 1992	82-90% soddisfatti
Savoca et al. (2000)	Nesbit	213	72 mesi, in media	88% soddisfatti
Syed et al. (2003)	Nesbit	57	84 mesi, mediana	76% soddisfatti
Schneider et al. (2003)	Nesbit modificata	68	25 mesi, in media	75% soddisfatti
De Stefani et al. (2000)	Innesto venoso	8	Postoperatorio	87% dritto
Montorsi et al. (2000)	Innesto venoso	50	32 mesi, in media	80% dritto 94% rigido
Porena et al (2002)	Innesto venoso	12	1 mese	83% dritto
Chang et al. (2002)	Innesto venoso	Revisione di casistiche	Variabile	80-96% dritto 80-95% rigido

Per tutti i trattamenti chirurgici sopracitati, gli effetti collaterali indesiderati comprendono:

- Fimosi se il prepuzio non viene rimosso.
- Accorciamento di 1-4 cm a seconda della tecnica utilizzata. In generale, le tecniche di trapianto provocano un accorciamento minore. Si osserva un certo accorciamento dopo quasi tutte le procedure. È importante discutere di accorciamento nel contesto di una lunghezza peniena normale perché, per la maggioranza dei pazienti, la tecnica di tipo Nesbit, che è la più semplice, dà un buon risultato e, nel contesto di una lunghezza peniena normale, l'accorciamento non altera significativamente la soddisfazione della partner né la capacità di penetrazione.
- Curvatura residua lieve: può verificarsi a causa di una fibrosi durante il processo di guarigione, di una correzione insufficiente o di una sovra-correzione. In generale, una curvatura di meno di 30° è compatibile con la penetrazione vaginale.
- Una sensibilità ridotta o non omogenea del glande può manifestarsi se c'è necessità di mobilitare il fascio dorsale, come è spesso il caso con le placche di La Peyronie dorsali
- Irregolarità, restringimento o bombatura postoperatorie della parete del corpo cavernoso. In caso di deformità preoperatoria grave, la maggior parte dei pazienti è felice di avere un'erezione dritta e tollererà una leggera irregolarità nella superficie peniena; è importante avvertire i pazienti del rischio di cicatrice residua sul tessuto o di una possibile percezione dei materiali di sutura.
- Deterioramento postoperatorio della rigidità peniena in erezione. I pazienti che soffrono della malattia di La Peyronie hanno spesso un'insufficienza vascolare associata e il trauma dell'intervento chirurgico o la modificazione dell'emodinamica intracavernosa (Grein e Schreiter 1996) possono aggravarla, di modo che, anche se la deformità viene corretta, le erezioni non sono sufficientemente rigide per i rapporti sessuali. Questo fenomeno può essere evitato con una selezione preoperatoria dettagliata dei casi e con l'uso di protesi peniene al posto di una chirurgia correttiva nei casi appropriati.
- Una condizione di ansia da performance postoperatoria considerevole è quasi sempre presente, ed è ragionevole prescrivere inibitori della PDE5 coadiuvanti nel corso del periodo postoperatorio a tutti i pazienti, indipendentemente dall'età.
- La delusione postoperatoria può essere ridotta da un'informazione preoperatoria adeguata ed evitando aspettative non realistiche. Non è possibile raggiungere o trovare una morfologia corporea perfetta, ma l'obiettivo del trattamento chirurgico è di ottenere o restaurare un buon risultato funzionale.

I.4

I.4.2.6 Prevenzione

Si possono ottenere buoni risultati chirurgici attraverso una selezione adeguata dei trattamenti e informando il paziente e, se necessario, la partner, in maniera completa su ciò che può e non può essere fatto, così come utilizzando un trattamento coadiuvante postoperatorio con inibitori della PDE5.

Bibliografia

Ahmed M, Chilton CP, Munson KW, Williams JH, Pallan JH, Turner G (1998) The role of colour Doppler imaging in the management of Peyronie's disease. Br J Urol 81:604 - 606

Carson CC (1997) Potassium para-aminobenzoate for the treatment of Peyronie's disease: is it effective? Tech Urol 3:135 – 139

Chang JA, Gholami, SS Lue TF (2002) Surgical management: is compatible with vaginal saphenous vein grafts. Int J Impot Res 14:375 – 378

Chen J, Godschalk M, Katz PG, Mulligan T (1994) Peyronie's-like plaque after penile injection of prostaglandin E1. J Urol 152:961 – 962

De Stefani S, Savoca G, Ciampalini S, Gattuccio I, Scieri F, Belgrano E (2000) Saphenous vein harvesting by 'stripping' technique and 'W'-shaped patch covering after plaque incision in treatment of Peyronie's disease. Int J Impot Res 12:299–230

Desai KM, Gingell JC (1988) Penile corporeal fibrosis complicating papaverine self-injection therapy for erectile impotence. Eur Urol 15:132 – 133

Egydio PH, Lucon AM, Arap S (2004) A single relaxing incision to correct different types of penile curvature: surgical technique based on geometrical principles. BJU Int 94:1147 – 1157

Grein U, Schreiter F (1996) Cavernous insufficiency after dermal graft corporoplasty; Kavernöse Insuffizienz nach Dermalgraftkorporoplastik. Urologe A 35:11 – 13

Hauck EW, Hackstein N, Vosshenrich R, Diemer T, Schmelz HU, Bschleipfer T, Schroeder-Printzen I, Weidner W (2003) Diagnostic value of magnetic resonance imaging in Peyronie's disease - a comparison both with palpation and ultrasound in the evaluation of plaque formation. Eur Urol 43:293 – 299; discussion 299 – 300

Hauck EW, Mueller UO, Bschleipfer T, Schmelz HU, Diemer T, Weidner W (2004) Extracorporeal shock wave therapy for Peyronie's disease: exploratory meta-analysis of clinical trials. J Urol 171:740 – 745

Kelami A (1983) Classification of congenital and acquired penile deviation. Urol Int 38:229 – 233

Levine LA, Goldman KE, Greenfield JM (2002) Experience with intraplaque injection of verapamil for disease. J Urol 168:621 – 625; discussion 625 – 626

Liu JH, Song XD, Wang T, Wang SG, Guo XL, Ye ZQ (2003) Experience of treating Peyronie's disease by plaque thinning with carbide burs and improved Nesbit technique. Zhonghua Nan Ke Xue 9:658 – 660

Mira JG, Chahbazian CM, Del Regato TA (1980) The value of radiotherapy for Peyronie's disease: presentation of 56 new case studies and review of the literature. J Radiat Oncol Biol Phys 6:161 – 166

Montorsi F, Salonia A, Maga T, Bua L, Guazzoni G, Barbieri L, Barbagli G, Chiesa R, Pizzini G, Rigatti P (2000) Evidence based assessment of long-term results of plaque incision and vein grafting for Peyronie's disease. J Urol 163:1704 – 1708

Moore SW, Wheeler JE, Hefter LG (1975) Epithelioid sarcoma masquerading as Peyronie's disease. Cancer 35:1706–1710

Nesbit RM (1965) Congenital curvature of the phallus: report of three cases with description of corrective operation J Urol 93:230 – 232

Nicolai M, Carriero A, De Thomasis R, Iantorno R, Longeri D, Zefferini M, Tenaglia R (1996) Dynamic magnetic resonance imaging versus dynamic echography in the staging of Peyronie's disease. Angiografia a risonanza magnetica dinamica versus ecografia dinamica nella

stadiazione della malattia di La Peyronie. Arch Ital Urol Androl 68 [5 Suppl]:97 - 100
Polat O, Gul O, Ozbey I, Ozdikici M, Bayraktar Y (1997) Peyronie's disease: intralesional treatment with interferon alpha-2A and evaluation of the results by magnetic resonance imaging. Int Urol Nephrol 29:465 - 471
Porena M, Mearini L, Mearini E, Costantini E, Salomone U, Zucchi A (2002) Peyronie's disease: corporoplasty using saphenous vein patch graft. Urol Int 68:91 - 94
Ralph DJ, al-Akraa M, Pryor JP (1995) The Nesbit operation for Peyronie's disease: 16-year experience. J Urol 154:1362-1363
Savoca G, Trombetta C, Ciampalini S, De Stefani S, Buttazzi L, Belgrano E (2000) Long-term results with Nesbit's procedure as treatment of Peyronie's disease. Int J Impot Res 12:289 - 293
Schneider T, Sperling H, Schenck M, Schneider U, Rubben H (2003) Treatment of penile curvature-how to combine the advantages of simple plication and the Nesbit-procedure by superficial excision of the tunica albuginea. World J Urol 20:350 - 355
Schultheiss D, Lorenz RR, Meister R, Westphal M, Gabouev AI, Mertsching H, Biancosino C, Schlote N Wefer J, Winkler M, Stief CG, Jonas U (2004) Functional tissue engineering of autologous tunica albuginea: a possible graft for Peyronie's disease surgery Eur Urol 45:781 - 786
Syed Altaf H, Abbasi, Z, Hargeave T B (2003) Nesbit procedure for disabling Peyronies curvature: A median follow up of 84 months Urology 61:999 - 1003
Vosshenrich R, Schroeder-Printzen I, Weidner W, Fischer U, Funke M, Ringert RH (1995) Value of magnetic resonance imaging in patients with penile induration (Peyronie's disease). J Urol 153:1122 - 1125
Winter CC, Khanna R (1975) (Peyronie's disease: results with dermo-jet injection of dexamethasone. J Urol 114:898 - 900

I.4

I.4.3 Disfunzione eiaculatoria: eiaculazione precoce, eiaculazione ritardata, aneiaculazione, eiaculazione scarsa, eiaculazione retrograda ed eiaculazione dolorosa

T. B. Hargreave

Messaggi chiave

- L'eiaculazione precoce è la forma più comune della disfunzione eiaculatoria.
- Una parte dei soggetti che soffre di eiaculazione precoce presenta un'ipersensibilità permanente del riflesso eiaculatorio.
- In caso di assenza di eiaculazione esterna (anterograda), uno dei primi esami da realizzare è quello dell'urina postcoitale per la ricerca di spermatozoi, poiché esso permetterà di distinguere l'eiaculazione retrograda dall'aneiaculazione.
- Un basso flusso urinario e un flusso lento e prolungato dell'eiaculato dopo l'orgasmo segnalano un restringimento uretrale.
- Una sensazione di dolore durante l'eiaculazione può essere la manifestazione di una lesione spinale incompleta.

I.4.3.1 Definizione della malattia

Le disfunzioni eiaculatorie comprendono l'eiaculazione precoce, l'eiaculazione tardiva, l'aneiaculazione, l'eiaculazione scarsa, l'eiaculazione astenica, l'eiaculazione retrograda e l'eiaculazione dolorosa.

I.4.3.1.1 Eiaculazione precoce

L'eiaculazione precoce è l'incapacità di controllare l'eiaculazione durante un periodo di tempo sufficientemente lungo in occasione della penetrazione vaginale. Non esiste una definizione dei termini di tempo sufficientemente lungo, e gli studi condotti in laboratorio sui rapporti sessuali umani normali hanno dimostrato che, nella metà dei soggetti, l'eiaculazione si verifica dopo meno di 20 spinte coitali (Masters e Johnson 1963).

Secondo gli studi scientifici, una definizione pratica è un tempo di latenza intravaginale (Intravaginal Latency Time, IELT) di meno di 60 secondi. Questo tempo può essere valutato con l'aiuto di un cronometro. Esistono molti altri strumenti di valutazione (APA 2000; Rowland et al. 2001; Yuan et al. 2004).

I.4.3.1.2 Eiaculazione tardiva

L'eiaculazione tardiva significa che è necessaria una stimolazione eccessiva per ottenere un orgasmo con eiaculazione. Si tratta di una diagnosi soggettiva ed è difficile determinare quando il ritardo diventa patologico. Complessivamente, se un paziente lamenta eiaculazione tardiva, il suo disturbo deve comunque essere preso in considerazione.

I.4

I.4.3.1.3 Aneiaculazione

L'aneiaculazione è l'assenza completa di eiaculazione anterograda o retrograda con la conservazione della sensazione di orgasmo.

I.4.3.1.4 Eiaculazione astenica

Si tratta di un disturbo soggettivo. Nei casi più lampanti esiste un'anamnesi di assenza di qualsiasi spinta eiaculatoria al momento dell'orgasmo, sostituita da una perdita di liquido seminale per diversi minuti dopo l'orgasmo.

I.4.3.1.5 Scarso eiaculato

La maggior parte degli uomini non ha alcuna idea di quale dovrebbe essere un volume normale di eiaculato; essi sono, comunque, in grado di notare una riduzione del volume del loro eiaculato.

I.4.3.1.6 Eiaculazione retrograda

L'eiaculazione retrograda è l'assenza totale o, talvolta, parziale di eiaculazione anterograda, con la totalità o, a volte, una parte del liquido seminale che passa nella vescica. Il liquido seminale viene evacuato più tardi con l'urina.

I.4.3.1.7 Eiaculazione dolorosa

Si tratta di un dolore avvertito nel perineo, nell'uretra o nel meato uretrale durante e, talvolta, dopo, l'eiaculazione. Quest'ultima si verifica il più delle volte durante prostatiti e uretriti e si associa spesso a una minzione dolorosa. Questa affezione può essere o meno distinguibile da un dolore orgasmico, che è generalmente di eziologia nervosa e mal localizzata.

I.4.3.2 Eziologia e patogenesi

I.4.3.2.1 Eiaculazione precoce

L'eiaculazione precoce può essere fisiologica, psicologica, primaria permanente o secondaria a un ipertiroidismo o a una patologia nervosa o pelvica.

L'eiaculazione precoce fisiologica è comune quando un uomo giovane incontra una nuova partner ma, di solito, si risolve spontaneamente con la semplice rassicurazione. L'eiaculazione precoce psicologica può essere associata a una patologia psico-sessuale. Esiste una forte correlazione con l'ansia (Corona et al. 2004). Si pensava, un tempo, che praticamente tutte le eiaculazioni precoci fossero psicologiche ma, più recentemente, è stata riconosciuta l'entità dell'eiaculazione precoce primitiva permanente. Essa sarebbe dovuta alla diminuzione della neurotrasmissione serotoninergica, all'alterazione dei recettori 5-HT2C o 5-HT1A e a tassi più elevati di leptina sierica (Atmaca et al. 2002). La leptina è un ormone prodotto dalle cellule adipose che interagisce con le vie serotoninergiche del SNC. Un antidepressivo inibitore selettivo del re-uptake della serotonina (Selective Serotonin Re-uptake Inhibitor, SSRI), il citalopram, viene utilizzato per trattare l'eiaculazione precoce in quanto provoca una riduzione del tasso di leptina nel SNC; viceversa, è stata riportata l'eiaculazione precoce temporanea 3-4 settimane dopo la sospensione di una terapia con l'antidepressivo citalopram (Adson e Kotlyar 2003). A questo riguardo sono necessari studi sperimentali supplementari (Atmaca et al. 2003).

Un'eiaculazione precoce secondaria è stata riportata in seguito a una lesione cerebrale traumatica (Simpson et al. 2003), in associazione con emodialisi (Aslan et al. 2003) e prostatite (Screponi et al. 2001).

I.4.3.2.2 Eiaculazione tardiva

Più gli uomini invecchiano, più il ritardo di eiaculazione si allunga; ciò fa parte del normale invecchiamento. Un'eiaculazione tardiva patologica può essere la conseguenza di malattie che provocano un'aneiaculazione (vedi sezione seguente).

I.4.3.2.3 Aneiaculazione

La causa può essere psicogena, nervosa, farmacologica oppure ostruttiva.

L'aneiaculazione di origine nervosa si osserva durante un trauma del midollo spinale, delle lesioni della cauda equina, dopo una chirurgia retro-peritoneale (p. es., linfoadenectomia, aneurisma aortico, rene a ferro di cavallo), dopo una chirurgia colorettale e in associazione con la malattia di Parkinson, la sclerosi a placche e la neuropatia vegetativa diabetica. Essa è stata segnalata in un soggetto con prolattinoma (Rigaud et al. 1992).

L'aneiaculazione farmacologica può essere dovuta all'assunzione di antipertensivi, di antipsicotici, di antidepressivi e di alcol.

L'aneiaculazione ostruttiva può essere dovuta a un'occlusione congenita o acquisita dei dotti eiaculatori. Può essere dovuta a un difetto di sviluppo della prostata o delle vescicole seminali, a un'infiammazione persistente della prostata con fibrosi o si verifica quando la prostata è sostituita da un tumore.

La malattia può avere cause sociali o religiose. Alcuni giovani imparano a masturbarsi senza eiaculazione. Ciò può essere osservato negli ebrei ortodossi, allo scopo di non trasgredire le leggi religiose basate sulla storia di Onan citata nell'Antico

Testamento o può essere la conseguenza di pratiche sessuali tantriche che mirano ad aumentare il piacere del partner o per altri motivi di «salute». La conseguenza di queste pratiche è un decondizionamento del riflesso eiaculatorio che può causare un'aneiaculazione. Questo decondizionamento può anche, a volte, provocare orgasmi dolorosi, emospermia e prostatiti congestizie.

I.4.3.2.4
Eiaculazione astenica

Con l'età si verifica la riduzione del tono muscolare della parete uretrale, e una delle manifestazioni è una propulsione ridotta dell'eiaculazione. Ciò si produce anche quando la muscolatura uretrale normale è danneggiata, per esempio in caso di patologie uretrali, quali la stenosi e o diverticoli, e in seguito a un'uretroplastica di sostituzione.

I.4.3.2.5
Riduzione del volume dell'eiaculato

La riduzione del volume dell'eiaculato può essere dovuta a un deficit di androgeni. Le secrezioni della prostata e delle vescicole seminali dipendono dagli androgeni, e il volume dell'eiaculato è un buon indice di livelli adeguati di androgeni. Il volume dell'eiaculato può essere ridotto anche in caso di infiammazione grave della prostata e delle vescicole seminali.

I.4.3.2.6
Eiaculazione retrograda

L'eiaculazione retrograda può essere provocata da una condizione di mancata chiusura del collo vescicale o di elevazione della resistenza all'apice della prostata, in modo che la minore resistenza al passaggio del liquido seminale sia in direzione della vescica.

L'eiaculazione retrograda di origine nervosa è dovuta a patologie neurologiche che causano l'assenza di chiusura del collo vescicale o spasticità del pavimento pelvico, o a entrambe. Le patologie in causa sono; lesioni del midollo spinale e della cauda equina, disrafie spinali, midollo spinale costretto e fusione della porzione anteriore dei corpi vertebrali lombari (in particolare quando viene utilizzata una via transperitoneale; Sasso et al. 2003). Può essere dovuta all'interruzione della catena simpatica nel corso della chirurgia retroperitoneale, per esempio in seguito a una linfoadenectomia, a una simpatectomia o a una chirurgia di un aneurisma aortico. Essa può far seguito all'interruzione del plesso pelvico durante un intervento di chirurgia pelvica, comprese le chirurgie colorettali e anali. Può sopraggiungere nel corso di malattie neurologiche generalizzate come la sclerosi multipla e la neuropatia vegetativa del diabete (diabete giovanile).

Diversi farmaci interferiscono con la funzione del collo vescicale: gli antipertensivi, gli antagonisti degli adrenorecettori alfa-1, gli antipsicotici alfa-bloccanti, per esempio la tioridazina e il risperidone (Shiloh et al. 2001; Loh et al. 2004) e gli antidepressivi. Un'incompetenza anatomica del collo della vescica può essere associata ad anomalie congenite del trigono, tra cui l'emi-trigono, e a ureteri ectopici (Lee et al. 2000), a seguito di un intervento al collo vescicale, di resezione del collo vescicale e di prostatectomia.

Le ostruzioni all'apice della prostata possono essere provocate da anomalie congenite come l'ureterocele ectopico, da residui del seno urogenitale, da stenosi dell'uretra membranosa e da un'iperplasia del veru montanum.

La malattia è stata anche riportata in un paziente affetto da ipertensione resistente ai farmaci e da feocromocitoma retroperitoneale (Widjaja et al. 2000).

I.4.3.3
Segni clinici: anamnesi, esame clinico, esami diagnostici

I.4.3.3.1
Anamnesi

Ad ogni paziente deve essere chiesto se il problema sia sempre stato presente o se sia acquisito. L'anamnesi deve comprendere un'analisi completa dell'anamnesi medica, tra cui le malattie psicotiche o depressive, gli infortuni tra i quali le lesioni spinali, del bacino o del collo o le operazioni effettuate durante l'infanzia, quali quelle del tratto urinario. Ogni sintomo urinario deve essere annotato, compresa una quantità urinaria anormale e la presenza di un getto di urina a ventaglio (gli spruzzi sono il segnale di un'anomalia anatomica uretrale). Devono essere rilevati tutti i farmaci prescritti, così come ogni altro trattamento. È altrettanto importante informarsi sull'abuso di alcol e di droghe.

Oltre a questi, e a seconda dei sintomi specifici, l'anamnesi deve comprendere domande sulle condizioni descritte sotto.

Eiaculazione precoce

Nelle forme acquisite bisogna porre domande sui sintomi che lasciano ipotizzare una prostatite, compresa l'anamnesi di infezioni sessualmente trasmesse e il loro trattamento.

Eiaculazione tardiva

Si tratta di un sintomo soggettivo. In alcuni casi, per superare il suo problema, il paziente può arrivare fino a decisioni estreme, per esempio l'uso prolungato di un vibromassaggiatore e di altre tecniche di stimolazione meccanica. È importante sapere se il problema peggiora, perché ciò può essere il segno di una lesione progressiva.

Aneiaculazione ed eiaculazione retrograda

Il precedente riportato è di assenza di eiaculazione esterna. Si deve determinare se l'orgasmo è assente, nel qual caso si tratta di anorgasmia, o se l'orgasmo è presente ma con non c'è eiaculazione esterna. Si deve chiedere al paziente circa eventuali eiaculazioni notturne. Se esse sono presenti, e in assenza di altre malattie in corso, il problema probabilmente è un'aneiaculazione psicogena (Hovav et al. 1999). L'eiaculazione retrograda è la diagnosi più probabile in caso di anamnesi di presenza di materiale lattiginoso nell'urina post-orgasmica.

Eiaculazione astenica

Il precedente tipico è l'assenza di spinta del liquido seminale durante l'eiaculazione, sostituita da un gocciolamento del liquido seminale per diversi minuti dopo l'orgasmo. Quando ci sono precedenti concomitanti di gittata urinaria debole, è molto probabile una stenosi uretrale. In caso di anamnesi di edema o di umidità del perineo, possono essere presenti un diverticolo o una fistola dell'uretra. Ci può, inoltre, essere un'anamnesi di infezione sessualmente trasmessa o di chirurgia uretrale.

Riduzione del volume dell'eiaculato

La riduzione del volume dell'eiaculato può essere interpretata come una riduzione della forza dell'eiaculazione. Quando questa è dovuta a deficit di androgeni, possono essere presenti altre condizioni quali libido ridotta, sudorazioni notturne, astenia, ecc.

Eiaculazione dolorosa

L'eiaculazione dolorosa è generalmente associata a un'infiammazione dell'uretra o della prostata, mentre il dolore durante l'orgasmo di solito è neuropatico e associato a una lesione spinale o pelvica. Tuttavia, queste situazioni possono essere difficili da distinguere. Bisogna prendere in considerazione ogni infezione sessualmente trasmessa precedente, così come l'esistenza o meno di un dolore uretrale durante la minzione o di sintomi di prostatite quali dolori sovrapubici e minzioni frequenti.

I.4.3.3.2
Esame clinico

L'esame clinico deve comprendere un esame endocrino e un esame degli organi genitali. Il prepuzio deve essere retratto e il meato uretrale esterno ispezionato; qualsiasi modificazione infiammatoria deve essere esaminata. L'esame rettale deve comprendere una valutazione del tono anale e una palpazione della prostata alla ricerca di qualsiasi dolore o sensibilità anormale. L'esame neurologico deve includere la valutazione dei riflessi degli arti inferiori e delle risposte plantari e l'identificazione di ogni perdita percettiva, compresa quella perianale e sacrale. Una pressione delicata dei testicoli deve provocare una sensazione sgradevole, e una riduzione di quest'ultima può indicare una neuropatia vegetativa. La valutazione del tono anale viene effettuata contemporaneamente all'esame rettale. La valutazione può comprendere l'esame dei riflessi cremasterico e bulbocavernoso. La diagnosi di qualsiasi anomalia consiglia di eseguire un esame neurologico.

I.4.3.3.3
Esami di laboratorio e altri esami

L'eiaculazione retrograda può essere differenziata dall'aneiaculazione se vengono rilevati spermatozoi nell'urina post-orgasmica.

È, a volte, difficile diagnosticare un'aneiaculazione, in particolare nei soggetti che non si sono mai masturbati. In questo caso si deve incoraggiare l'uomo a raccogliere il liquido seminale durante un rapporto sessuale normale con un preservativo.

Altri esami comprendono uretroscopia o uretrografia quando si sospetta una stenosi. È importante notare che la misurazione del flusso urinario non costituisce un indicatore affidabile di stenosi uretrale. L'anatomia pelvica può essere determinata con la TC o con la MRI. L'anatomia della prostata può essere stabilita con ecografia endorettale, TC o MRI del bacino. La neurofisiologia pelvica può essere analizzata attraverso la misurazione della risposta del nervo sacrale, ma questi esami sono solo molto poco utilizzati nella pratica perché sono poco affidabili (Desai et al. 1988) e, generalmente, non modificano il trattamento.

I.4.3.4
Terapia

In ogni paziente che soffre di problemi di eiaculazione, il primo approccio è di curare qualsiasi altra malattia in corso, per esempio assicurarsi del buon controllo del diabete, trattare una prostatite, ecc. Ogni terapia che può essere all'origine del problema deve essere interrotta o, se possibile, sostituita. La terapia dipende anche dalla natura del disturbo dell'eiaculazione e dal desiderio dell'uomo di ritrovare la sua fertilità, di normalizzare la sua funzione sessuale o entrambe le cose. In termini di fertilità è spesso appropriato, a uno stadio precoce del trattamento, discutere con il paziente e la sua partner le tecniche di inseminazione che si possono applicare in casa e quelle di raccolta degli spermatozoi, quali l'aspirazione micro-chirurgica degli spermatozoi epididimari (MESA), poiché il trattamento dell'anomalia alla base del disturbo dell'eiaculazione può non avere successo o richiedere molto tempo. Inoltre, la terapia dipende dalla natura del disturbo eiaculatorio.

I.4.3.4.1
Trattamento dell'eiaculazione precoce

Il trattamento dell'eiaculazione precoce (Premature Ejaculation, PE) dipende dal fatto che sia sempre stata presente o sia acquisita.

Tabella I.4.6. Trattamento dell'eiaculazione precoce non psicogena in ordine di efficacia

Rassicurare il paziente	
Tecnica dello squeeze	Gli SSRI sono più efficaci dello squeeze (Abdel-Hamid et al. 2001)
Crema o aerosol anestetico locale applicato 15-20 min (non più a lungo) prima del rapporto sessuale (Atikeler et al. 2002)	Anestetico topico più efficace del placebo nelle prove in doppio cieco (Busato e Galindo 2004)
Terapia a richiesta per SSRI Trattamento quotidiano da SSRI o triciclici	La meta-analisi degli studi dal 1973 al 2003 ha dimostrato che l'efficacia globale dell'SSRI paroxetina è superiore a quella della sertralina e della fluoxetina e della clomipramina, un triciclico (Anafranil, De Stefani et al. 2000)
Combinazione di un anestetico topico e di SSRI	La combinazione di un anestetico locale e della fluoxetina è più efficace della fluoxetina da sola (Atan et al. 2000)

Nelle forme acquisite o recenti di PE, la terapia può procedere per gradi (Tabella I.4.6), a seconda della gravità del problema. Nelle PE innate si opta o per un anestetico topico o per dei farmaci, nel caso in cui la rassicurazione e la tecnica di squeeze siano inefficaci. Attualmente, il principale trattamento farmacologico si basa sugli inibitori selettivi del re-uptake della serotonina (SSRI) e sulla clomipramina triciclica, ma gli effetti collaterali della terapia farmacologica possono essere sgradevoli: sonnolenza al momento del rapporto sessuale con gli SSRI e nausea la mattina dopo l'assunzione della clomipramina. La terapia farmacologica è in evoluzione, ed è stato ipotizzato che il farmaco più efficace probabilmente sia una combinazione della stimolazione del recettore 2c della 5-idrossitriptamina (5-HT) con un inibitore del recettore per la 5-HT1A. Nonostante l'assenza di pubblicazioni ufficiali a riguardo, alcuni rapporti indicano che gli inibitori della monoaminossidasi sono efficaci in alcuni casi nei quali l'SSRI non abbia avuto successo (F. Comhaire, comunicazione personale).

I.4.3.4.2
Trattamento dell'eiaculazione ritardata e dell'aneiaculazione

Spesso non è possibile correggere le condizioni associate a questi disturbi dell'eiaculazione, quali quelle dovute a una dissezione linfonodale retro-peritoneale, e in tali casi i risultati del trattamento non sono buoni. Se i segmenti lombo-sacrali del midollo spinale sono intatti, può essere utile l'uso di un vibromassaggiatore (Sonksen e Ohl 2002), applicato a livello del frenulo e regolato a 100 Hz e 6000 vibrazioni al minuto (Everaert e Oosterlinck 1997). L'elettro-eiaculazione permette di ottenere del liquido seminale nel 90% dei pazienti (Lucas et al. 1991) e ha sostituito il vecchio trattamento con la fisostigmina (Blockmans e Steeno 1988). L'elettro-eiaculazione è descritta nel Cap. I.3.1. Il massaggio prostatico permette di raccogliere del liquido seminale nei pazienti affetti da aneiaculazione psicogena (Hovav et al. 2000) e, quando possibile, ciò è più facile da realizzare, da un punto di vista logistico, rispetto all'elettroeiaculazione, la quale richiede un'anestesia generale.

In caso di eiaculazione astenica, devono essere corrette le anormalità associate quali le stenosi uretrali. I soggetti anziani senza anomalie devono ricevere una spiegazione chiara sul rilassamento uretrale legato all'invecchiamento e all'effetto che questo può esercitare sulla riduzione della forza dell'eiaculazione e sulla presenza di perdite di urina post-minzionale.

I.4.3.4.3
Eiaculazione retrograda

I trattamenti per riportare il paziente a un'eiaculazione anterograda comprendono le sostanze stimolatrici dei recettori alfa quali l'efedrina e l'amezinium (un agente antipertensivo, Ichiyanagi et al. 2003) o il ripristino della competenza del collo vescicale tramite iniezione per aumentarne il volume (Nagai et al. 2004) o mediante chirurgia del collo vescicale. Tuttavia, le possibilità di successo dopo iniezione o terapia chirurgica devono essere valutate in rapporto al rischio di ostruzione del tratto urinario. I trattamenti volti a ottenere la fertilità comprendono la ricerca degli spermatozoi nell'urina, il lavaggio vescicale e l'ICSI con MESA.

I.4.3.5 Prognosi

Quando la disfunzione eiaculatoria è dovuta a una lesione del nervo pelvico, ci può essere un certo recupero, ma che non avrà ulteriori miglioramenti dopo i 2 anni. Non c'è recupero dopo una lesione midollare. La fertilità può quasi sempre essere ripristinata, ma il ristabilimento di una funzione sessuale normale è molto meno probabile.

I.4.3.6 Prevenzione

In caso di eiaculazione precoce fisiologica nei giovani, si può evitare un'ulteriore disfunzione sessuale se il problema viene affrontato seriamente, se si spiega chiaramente al paziente la situazione e, in alcuni casi, se si applica una terapia sintomatica con anestetici locali o con SSRI.

Bibliografia

Abdel-Hamid IA, El Naggar EA, El Gilany AH (2001) Assessment of as needed use of pharmacotherapy and the pausesqueeze technique in premature ejaculation. Int J Impot Res 13:41 - 45

Adson DE, Kotlyar M (2003) Premature ejaculation associated with citalopram withdrawal. Ann Pharmacother 37:1804 - 1806

I.4

American Psychiatric Association (2000) American Psychiatric Association Diagnostic and statistical manual of mental disorders, 4th edn. American Psychiatric Association, Washington DC

Aslan G, Arslan D, Cavdar C, Sifil A, Esen AA, Camsari T (2003) Analysis of premature ejaculation in hemodialysis patients using the International Index of Erectile Function. Urol Int 70:59 – 61

Atan A, Basar MM, Aydoganli L (2000) Comparison of the efficacy of fluoxetine alone vs. fluoxetine plus local lidocaine ointment in the treatment of premature ejaculation. Arch Esp Urol 53:856 – 858

Atikeler MK, Gecit I, Senol FA (2002) Optimum usage of prilocaine-lidocaine cream in premature ejaculation. Andrologia 34:356 – 359

Atmaca M, Kuloglu M, Tezcan E, Semercioz A, Ustundag B, Ayar A (2002) Serum leptin levels in patients with premature ejaculation. Arch Androl 48:345 – 350

Atmaca M, Kuloglu M, Tezcan E, Ustundag B, Semercioz A (2003) Serum leptin levels in patients with premature ejaculation before and after citalopram treatment. BJU Int 91: 252 – 254

Blockmans D, Steeno O (1988) Physostigmine as a treatment for anejaculation with paraplegic men. Andrologia 20: 311 – 313

Busato W, Galindo CC (2004) Topical anaesthetic use for treating premature ejaculation: a double- blind, randomized, placebo-controlled study. BJU Int 93:1018 – 1021

Corona G, Petrone L, Mannucci E, Jannini EA, Mansani R, Magini A, Giommi R, Forti G, Maggi M (2004) Psycho-Biological correlates of rapid ejaculation in patients attending an andrologic unit for sexual dysfunctions. Eur Urol 46:615 – 622

Desai KM, Dembny K, Morgan H, Gingell JC, Prothero D (1988) neurophysiological investigation of diabetic impotence. Are sacral response studies of value? Br J Urol 61: 68 – 73

Everaert K, Oosterlinck W (1997) Diagnosis and treatment of psychosocial induced anejaculation or anorgasm by vibratory stimulation. Acta Urol Belg 65:59 – 61

Hovav Y, Dan-Goor M, Yaffe H, Almagor M (1999) Nocturnal sperm emission in men with psychogenic anejaculation. Fertil Steril 72:364 – 365

Hovav Y, Kafka I, Horenstein E, Yaffe H (2000) Prostatic massage as a method for obtaining spermatozoa in men with psychogenic anejaculation (letter). Fertil Steril 74:184 – 185

Ichiyanagi O, Sasagawa I, Suzuki Y, Matsuki S, Itoh K, Miura M, Tomita Y (2003) Successful treatment of retrograde ejaculation with amezinium. Arch Androl 49:215 – 217

Lee SS, Sun GH, Yu DS, Chen HI, Chang SY (2000) Giant hydronephrosis of a duplex system associated with ureteral ectopia: a cause of retrograde ejaculation. Arch Androl 45:19 – 23

Loh C, Leckband SG, Meyer JM, Turner E (2004) Risperidoneinduced retrograde ejaculation: case report and review of the literature. Int Clin Psychopharmacol 19:111 – 112

Lucas MG, Hargreave TB, Edmond P, Creasey GH, McParland M, Seager SW (1991) Sperm retrieval by electro-ejaculation. Preliminary experience in patients with secondary anejaculation. Br J Urol 67:191 – 194

Masters WH, Johnson VE (1963) The sexual response of the human male. I. Gross anatomic considerations. Western J Surg 71:85 – 95

Nagai A, Nasu Y, Watanabe M, Tsugawa M, Iguchi H, Kumon H (2004) Analysis of retrograde ejaculation using color Doppler ultrasonography before and after transurethral collagen injection. Int J Impot Res 16:456 – 458

Rigaud P, Jacquet G, Viennet G, Bittard H (1992) A rare psychogenic anejaculation. Report of a case of prolactin adenoma (in francese) Prog Urol 2:459 – 463

Rowland DL, Cooper SE, Schneider M (2001) Defining premature ejaculation for experimental and clinical investigations. Arch Sex Behav 30:235 – 253

Sasso RC, Kenneth Burkus J, LeHuec JC (2003) Retrograde ejaculation after anterior lumbar interbody fusion: transperitoneal versus retroperitoneal exposure. Spine 28:1023 – 1026

Screponi E, Carosa E, Di Stasi SM, Pepe M, Carruba G, Jannini EA (2001) Prevalence of chronic prostatitis in men with premature ejaculation. Urology 58:198 – 202

Shiloh R, Weizman A, Weizer N, Dorfman-Etrog P, Munitz H (2001) Risperidone-induced retrograde ejaculation. Am J Psychiatry 158:650

Simpson G, McCann B, Lowy M (2003) Treatment of premature ejaculation after traumatic brain injury. Brain Inj 17:723 – 729

Sonksen J, Ohl DA (2002) Penile vibratory stimulation and electroejaculation in the treatment of ejaculatory dysfunction. J Androl 25:324 – 332

Waldinger MD, Zwinderman AH, Schweitzer DH, Olivier B (2004) Relevance of methodological design for the interpretation of efficacy of drug treatment of premature ejaculation: a systematic review and meta-analysis. Int J Impot Res 16:369 – 381

Widjaja A, Truss MC, Rademaker J, Stief CB, von zur Muhlen A (2000) An unusual cause of retrograde ejaculation and hypertension. Scand J Urol Nephrol 34:217 – 218

Yuan YM, Xin ZC, Jiang H, Guo YJ, Liu WJ, Tian L, Zhu JC (2004) Sexual function of premature ejaculation patients assayed with Chinese Index of Premature Ejaculation. Asian J Androl 6:121 – 126

I.4.4 Disfunzione dell'orgasmo

T. B. Hargreave

Messaggi chiave

- L'orgasmo, come il dolore, è una sensazione, ed è difficile categorizzarlo in maniera oggettiva.
- Esiste un'alterazione della qualità della sensazione di orgasmo dopo alcuni interventi chirurgici comuni quali la resezione transuretrale della prostata; i pazienti devono essere informati delle possibili conseguenze.
- Dopo l'orgasmo si verifica un aumento della prolattina sierica, la quale è in rapporto con il periodo refrattario e il comportamento sessuale post-orgasmico.
- Il dolore midollare post-orgasmico simile a una pugnalata, conseguente a una sezione parziale del midollo spinale, è difficile da trattare, e il suo miglioramento è improbabile se persiste oltre i 2 anni dopo la lesione.

I.4.4.1 Definizione della malattia

Questa categoria comprende l'assenza di orgasmo (anorgasmia), l'orgasmo ridotto o diminuito, l'orgasmo doloroso (odinorgasmia, disorgasmia) e gli orgasmi multipli non desiderati.

I.4.4.1.1 Anorgasmia

L'anorgasmia è l'incapacità di raggiungere l'orgasmo; se il midollo spinale è intatto, essa è associata solitamente a un'aneiaculazione. Dopo una lesione midollare e nel caso di sezione del midollo spinale, può essere possibile stimolare l'eiaculazione riflessa, ma non vi sarà alcuna sensazione di orgasmo.

I.4.4.1.2 Orgasmo di intensità ridotta

Una sensazione alterata e una riduzione dell'intensità dell'orgasmo sono frequenti dopo chirurgia prostatica radicale. Esistono due componenti di ciò: la sensazione è in parte caratterizzata dall'alterazione anatomica e dall'assenza della sensazione del passaggio dell'eiaculato attraverso la prostata e l'uretra, ma l'intensità della sensazione è anche ridotta dalle lesioni delle vie nervose locali.

I.4.4.1.3 Orgasmo doloroso

È definito come un dolore diffuso (non ben localizzato) nella regione pelvica/sacrale/lombare del rachide al momento dell'orgasmo e immediatamente dopo, con o senza irradiazione o sensazione agli arti inferiori e al dorso. Questa situazione può essere difficile da distinguere dal dolore uretrale o prostatico associato all'eiaculazione, il quale è più localizzato. Forme separate comprendono la cefalea orgasmica, le aure epilettiformi o le emicranie scatenate dall'orgasmo.

I.4.4.1.4 Orgasmi multipli non desiderati

Una bassa percentuale di uomini prova orgasmi multipli (Dunn e Trost 1989). Molto raramente l'affezione è acquisita in seguito a un'infiammazione della prostata o delle vescicole seminali (Van der Schoot e Ypma 2002) ed è sufficientemente fastidiosa da richiedere una terapia.

I.4.4.2 Eziologia e patogenesi

È stato dimostrato che l'orgasmo induce un aumento del tasso di prolattina per più di un'ora negli uomini e nelle donne in buona salute, cosa che costituisce una regolazione mediante feedback dei sistemi dopaminergici e regola il periodo refrattario e il comportamento di desiderio sessuale dopo l'orgasmo (Kruger et al. 2003a). Inoltre, la risposta della prolattina è assente nei pazienti con orgasmi multipli (Haake et al. 2002); è stato anche dimostrato che aumenti o riduzioni a breve termine della prolattina sierica aumentano o diminuiscono rispettivamente il periodo refrattario (Kruger et al. 2003b). Esistono dati sperimentali secondo i quali gli oppiacei endogeni modulano l'intensità dell'orgasmo, ed è stato dimostrato che il naltrexone, un antagonista del recettore degli oppiacei, migliora la risposta orgasmica (Sathe et al. 2001), mentre l'abuso di eroina è associato a orgasmi ridotti o assenti. Orgasmi ridotti o assenti sono stati descritti dopo il trattamento farmacologico con un inibitore specifico del re-uptake della serotonina (SSRI) dalle proprietà antidepressive riconosciute altrove (Haberfellner e Rittmannsberger 2004) e con il gabapentin, un antiepilettico (Brannon e Roll 2000); essi probabilmente si verificano con molti altri antipsicotici ma sono molto probabilmente poco riportati in letteratura (Compton e Miller 2001). Uno studio ha dimostrato che il sildenafil riduce il periodo refrattario (Mondaini et al. 2003), ma non si sa se si tratti di un'azione centrale o periferica. È necessaria una migliore comprensione degli eventi neurofarmacologici centrali che regolano l'orgasmo.

L'assenza di orgasmo può derivare da una patologia del midollo spinale, manifestarsi dopo la frattura del bacino posteriore con lesione del plesso pelvico e dopo chirurgia pelvica radicale o prostatectomia radicale (Tabella I.4.7).

Tabella I.4.7. Disfunzione orgasmica dopo prostatectomia radicale

Nessuna modificazione dell'orgasmo	22%
Diminuzione dell'orgasmo	37%
Anorgasmia completa	37%
Orgasmo doloroso (odinorgasmia, disorgasmia)	14%

$N = 239$. Dati di Barnas et al. (2004)

Una sensazione alterata di orgasmo può manifestarsi dopo frattura del bacino e interventi chirurgici pelvici, prostatici transuretrali o radicali (Tabella I.4.7) oppure può essere associata a una malattia infiammatoria della prostata e delle vescicole seminali. L'antidepressivo roboxetina è stato associato a un orgasmo ritardato e a un orgasmo doloroso (Haberfellner 2002).

L'orgasmo doloroso è stato riportato in alcuni casi di sezione incompleta del midollo spinale, di mielopatia cervicale spondiloartrosica compressiva, di sindrome del midollo ancorato (Jacome 1998) e dopo frattura del bacino e prostatectomia radicale, ma può anche essere associato a prostatiti ed epididimiti gravi. Esistono altre cause molto rare; per esempio, l'autore ha osservato l'orgasmo doloroso come la prima presentazione della variante umana della malattia di Creutzfeldt-Jakob (MCJ). Può anche verificarsi nella sclerosi multipla.

I.4

I.4.4.3 Segni clinici: anamnesi, esame clinico, esami diagnostici

È spesso difficile ottenere una buona anamnesi medica per quanto riguarda l'orgasmo perché i pazienti non riescono a descrivere adeguatamente quello che sentono e perché non sono stati sviluppati questionari standardizzati né strumenti di valutazione. Bisogna permettere al paziente di descrivere il suo problema prima di porgli domande supplementari.

In caso di orgasmo assente, ridotto o alterato, l'anamnesi deve cercare fattori evidenti quali una lesione o malattia del midollo spinale e del bacino o un precedente di chirurgia pelvica o prostatica. L'irradiazione alla schiena o agli arti inferiori indica chiaramente un'anomalia del midollo spinale. In assenza di fattori evidenti si devono ricercare gli abusi di farmaci e di altre sostanze. Anamnesi di pollachiuria, di dolore dell'addome inferiore e del bacino o di dolore testicolare possono orientare verso la diagnosi di prostatite.

Se il problema è il dolore, esso può essere avvertito nel bacino, nel rachide lombare o, più raramente, in altre regioni come il piede o le vertebre cervicali. Può essere molto intenso ed è stato paragonato a una pugnalata. Un altro tipo di dolore è la cefalea legata all'orgasmo. Sono state descritte due varietà di cefalea: la cefalea di contrazione muscolare che si verifica a mano a mano che l'eccitazione sessuale aumenta e la cefalea pulsante grave o di tipo esplosivo, che compare al momento dell'orgasmo ed è probabilmente di origine vascolare. Spesso non può essere rilevata alcuna patologia vascolare associata.

L'esame clinico deve comprendere l'ispezione degli organi genitali e l'esplorazione rettale con palpazione della prostata. Deve anche essere effettuato un esame neurologico. Se è sospettata una causa neurologica, il paziente deve essere indirizzato verso una struttura appropriata per una MRI del rachide. La valutazione endocrina deve includere un esame della mammella alla ricerca di una galattorrea, una valutazione basilare del campo visivo e un dosaggio della prolattina sierica.

I.4.4.4 Terapia

I.4.4.4.1 Trattamento per migliorare l'orgasmo

Se possibile, deve essere trattata la causa associata al problema, cosa che, il più delle volte, non è possibile. In caso di trattamento antidepressivo, questo deve essere interrotto o sostituito, se possibile, altrimenti il paziente potrà essere rassicurato che il problema orgasmico sarà probabilmente risolto una volta terminato il trattamento antidepressivo. Farmaci che migliorano l'orgasmo saranno probabilmente disponibili grazie all'avanzamento della comprensione dei meccanismi principali; le opzioni possibili comprendono gli antagonisti del recettore degli oppioidi.

I.4.4.4.2 Trattamento dell'orgasmo ripetuto

L'orgasmo ripetuto è un problema raro. Per prima deve essere trattata la causa del problema e, in casi estremi, ciò può comprendere l'exeresi delle vescicole seminali o della prostata. Quando non può essere determinata alcuna causa, può essere utile tentare un farmaco noto per ridurre la risposta orgasmica come un SSRI dalle proprietà antidepressive.

I.4.4.4.3 Trattamento dell'orgasmo doloroso

Se possibile, la causa deve essere trattata, per esempio con un intervento per alleviare una sindrome del midollo ancorato e via dicendo. Sfortunatamente, non esiste alcun trattamento soddisfacente negli uomini con lesioni del midollo spinale o della pelvi, né in quelli che sviluppano un dolore pelvico post-orgasmico, poiché gli antalgici, assunti prima dell'attività sessuale e in quantità sufficiente a ridurre il dolore, hanno anche la tendenza a eliminare il desiderio sessuale, il quale è comunque inibito dalla paura del dolore. Se il dolore legato all'orgasmo persiste per più di due anni dopo una lesione midollare, esso è allora probabilmente permanente.

I.4.4.4.4
Trattamento delle cefalee orgasmiche

Le cefalee vascolari legate all'orgasmo sono state riportate come aventi un'evoluzione benigna e, a parte la correzione di fattori evidenti come l'ipertensione, il paziente può essere rassicurato circa l'assenza di cause di grave entità. Le cefalee dovute a spasmo muscolare possono essere lenite con terapie come i massaggi. È spesso utile indirizzare questi pazienti verso strutture specializzate nelle cefalee o nelle emicranie.

Bibliografia

Barnas JL, Pierpaoli S, Ladd P, Valenzuela R, Aviv N, Parker M, Waters WB, Flanigan RC, Mulhall JP (2004) The prevalence and nature of orgasmic dysfunction after radical prostatectomy. BJU Int 94:603 - 605

Brannon GE, Rolland PD (2000) Anorgasmia in a patient with bipolar disorder type 1 treated with gabapentin. J Clin Psychopharmacol 20:379 - 381

Compton MT, Miller AH (2001) Sexual side effects associated with conventional and atypical antipsychotics. Psychopharmacol Bull 35:89 - 108

Dunn ME, Trost JE (1989) Male multiple orgasms: a descriptive study. Arch Sex Behav 18:377 - 387

Haake P, Exton MS, Haverkamp J, Kramer M, Leygraf N, Hartmann U, Schedlowski M, Krueger TH (2002) Absence of orgasm-induced prolactin secretion in a healthy multi-orgasmic male subject. Int J Impot Res 14:133 - 135

Haberfellner EM (2002) Sexual dysfunction caused by reboxetine. Pharmacopsychiatry 35:77 - 78

Haberfellner EM, Rittmannsberger H (2004) Spontaneous remission of SSRI-induced orgasm delay. Pharmacopsychiatry 37:127 - 130

Jacome DE (1998) Masturbatory-orgasmic extracephalic pain. Headache 38:138 - 141

Kruger TH, Haake P, Chereath D, Knapp W, Janssen OE, Exton MS, Schedlowski M, Hartmann U (2003a) Specificity of the neuroendocrine response to orgasm during sexual arousal in men. J Endocrinol 177:57 - 64

Kruger TH, Haake P, Haverkamp J, Kramer M, Exton MS, Saller B, Leygraf N, Hartmann U, Schedlowski M (2003b) Effects of acute prolactin manipulation on sexual drive and function in males. J Endocrinol 179:357 - 365

Mondaini N, Ponchietti R, Muir GH, Montorsi F, Di Loro F, Lombardi G, Rizzo M (2003) Sildenafil does not improve sexual function in men without erectile dysfunction but does reduce the postorgasmic refractory time. Int J Impot Res 15:225 - 228

Sathe RS, Komisaruk BR, Ladas AK, Godbole SV (2001) Naltrexone-induced augmentation of sexual response in men. Arch Med Res 32:221 - 226

Van der Schoot DK, Ypma AF (2002) Seminal vesiculectomy to resolve defecation-induced orgasm. BJU Int 90:761 - 762

I.4

I.4.5 Anomalie della libido

B. Brosig

Messaggi chiave

- La libido anormale è una disfunzione sessuale complessa di origine psicosomatica nella quale interagiscono aspetti somatici, psichici e culturali della risposta sessuale umana.
- Si possono distinguere disturbi di ipereccitazione sessuale, spesso segni di parafilia e assenza o perdita dell'eccitazione sessuale, un disturbo diffuso.
- Oltre a un esame accurato dello stato somatico con analisi ormonali approfondite, l'anamnesi deve includere colloqui psicodinamici.
- Le opzioni terapeutiche comprendono la modulazione farmacologica delle pulsioni sessuali tramite ormoni, terapia dell'individuo o di coppia oppure una combinazione tra queste.
- Le caratteristiche prognostiche dei pazienti sono la durata dei sintomi, la psicopatologia individuale associata (che induce restrizioni psicoterapeutiche) e la risposta a eventuali alternative di trattamento somatico.

I.4.5.1
Definizione

«Libido», una parola latina che indica «desiderio, piacere», è un termine utilizzato in un contesto psicologico per definire ogni tipo di energia psichica che accompagna le pulsioni o gli istinti. Essa è motivata soprattutto da pulsioni sessuali o aggressive ed è, di conseguenza, il fondamento biologico del funzionamento psichico. In questo contesto concettuale, il termine «disturbo della libido» può essere considerato impreciso, cioè come un termine generale, per disturbi sessuali quantitativi che si manifestano clinicamente con una disfunzione sessuale, assenza di interesse sessuale o ipersessualità. Dal momento che i disturbi dell'identità sessuale o le preferenze nella scelta di un oggetto sessuale sono trattati in capitoli specifici di questo testo, la presente sezione sarà centrata sull'assenza o sulla perdita del desiderio sessuale, sull'avversione sessuale, sull'assenza di piacere sessuale e sulle pulsioni sessuali eccessive. A livello internazionale sono stati sviluppati dei criteri di esame per la diagnosi di un disturbo della libido. Questi criteri sono indicati come segue.

I.4.5.1.1
Criteri diagnostici

L'ICD 10 (International Classification of Diseases, Version 10, classificazione internazionale delle malattie, versione 10, criteri di ricerca) fornisce le seguenti definizioni dei disturbi della libido.

I.4.5.1.2
Criteri generali

F52 Disfunzione sessuale, non provocata da un disturbo o da una malattia organica
- G1. Il soggetto non è in grado di avere un rapporto sessuale come vorrebbe
- G2. La disfunzione si verifica di frequente, ma può essere assente in alcune occasioni
- G3. La disfunzione è stata presente per almeno 6 mesi
- G4. La disfunzione non è interamente attribuibile a uno degli altri disturbi mentali e comportamentali della CIM10, né a una malattia fisica (come una malattia endocrina) o a una terapia farmacologica

I.4.5.1.3
Sintomatologia specifica

F52.0 Assenza o perdita del desiderio sessuale
F52.1 Avversione sessuale e assenza di piacere sessuale, specificati come:
F52.1.0 Avversione sessuale o
F52.1.1 Assenza o perdita del desiderio sessuale
F52.2–6 Include diversi disturbi della funzione sessuale (quali mancanza della risposta genitale, disfunzione orgasmica, eiaculazione precoce, vaginismo non organico, dispareunia non organica), che non fanno parte del concetto di disturbo della libido
F52.7 Impulso sessuale eccessivo

I.4.5.2
Epidemiologia

In una revisione generale (Spector e Carey 1990), sono stati valutati i dati sulla prevalenza a partire da 23 studi sulla disfunzione della sessualità. Si è potuto dimostrare che in gruppi clinici si riscontrano comunemente disturbi della libido e che i tassi di prevalenza sono sempre considerevoli in una determinata popolazione generale (vedi Tabella I.4.8). In una popolazione clinica svizzera sono state riportate percentuali di disturbi del desiderio sessuale ipoattivo aumentate fino al 50% nelle donne e al 10% negli uomini (Gnirss-Bornet 2004).

In Germania, un'indagine sulla popolazione condotta nell'autunno del 2003 (Brähler et al. 2004) ha riportato che circa il 2,2% di tutti gli uomini tra i 14 e i 54 anni aveva già utilizzato stimolanti sessuali come il sildenafil, mentre una percentuale crescente (fino al 4,8%) della popolazione maschile tedesca di più di 75 anni faceva uso di stimolanti sessuali. Tenendo conto dei limiti di questo studio, si può dedurre da questi dati che i tassi di prevalenza della perdita della libido si localizzano, per oltre il 2-5% dei casi, nella popolazione generale maschile (a seconda dell'età), qualora farmaci quali il sildenafil siano assunti allo scopo di essere operativi.

Tabella I.4.8. Epidemiologia delle disfunzioni sessuali

	Popolazioni cliniche (%)	Popolazioni generali (%)
Donna		
Anorgasmia	18–76	5–18
Scarsa libido	51–80	11–48
Vaginismo	12–17	1–4
Dispareunia	3–5	8–23
Uomo		
Insufficienza erettile	36–50	3–9
Eiaculazione precoce	15–46	26–36
Anorgasmia	3–8	1–10
Scarsa libido	16–32	NA

I.4.5.3
Eziologia e patogenesi

Il desiderio sessuale come forza motivazionale è rappresentato in quattro regioni del mesencefalo (rappresentazioni ipotalamiche, periacqueduttali, mesocorticali e talamiche). Lesioni in queste regioni possono rappresentare la causa dell'alterazione del comportamento sessuale come l'ipersessualità o la perdita di desiderio sessuale. È stato ampiamente provato che esistono differenti localizzazioni specifiche di genere per le pulsioni sessuali nei mammiferi di sesso maschile e femminile.

La Tabella I.4.9 riassume le differenti interlinee eziologiche dei disturbi della libido, concettualizzandole come una complessa interazione dei differenti livelli eziologici e delle vie patogene (Gnirss-Bornet 2004). Data la loro fondamentale influenza endocrina sull'intensità delle pulsioni sessuali, gli androgeni e la prolattina sono stati isolati come fattori di regolazione a breve termine (periodo refrattario; Krueger et al. 2002) e a lungo termine (Thibaut et al. 1994; Graziottin 2000; Demers 2003; Castro-Acuna et al. 2004).

Tabella I.4.9. Aspetti eziologici dei disturbi della libido

Biologici	Psicologici	Sociali
Ormoni	Stress	Comportamento del ruolo specifico di genere
Età	Aspetto fisico	Norme sessuali
Farmaci	Disturbi e conflitti psichici	Stimoli sessuali in pubblico
Malattie somatiche gravi	Inclinazioni sessuali devianti	Emergenze

Dato che la sessualità umana è relazionale per natura, i problemi con la società e i partner giocano, insieme alle inibizioni individuali o alle pause di sviluppo dell'ego, un ruolo fondamentale nello sviluppo di un disturbo del desiderio sessuale ipoattivo (Apt et al. 1993; Weeks e Gambescia 2002). Un comportamento sessuale normale dipende, di conseguenza, da una parte, dai processi interni di sviluppo psichico (maturazione psichica) e, dall'altra, dalle modalità di socializzazione specifiche della cultura (ruoli sessuali, differenze di genere, sviluppo dell'identità sessuale, comportamento di accoppiamento, Levine 2003).

L'assenza del desiderio sessuale può, in questo contesto, far parte di un'inibizione sessuale individuale (Kernberg 1999; Gnirss-Bornet 2004) o, dal punto di vista del sistema di coppia e di famiglia, far parte di una relazione disfunzionale con un partner, detta anche collusione sessuale della coppia (Clement 1996, 2002). Nelle relazioni di lunga durata (Brosig 2002), le diverse cause eziologiche causano spesso un quadro clinico dalle molteplici sfaccettature, con il risultato di una riduzione delle pulsioni sessuali legata all'età e di conflitti coniugali e carenze narcisistiche cronici, sebbene attentamente nascosti e negati nei due partner dovuti alla crisi di mezza età (Colarusso 1995, 1998, 1999; Euler et al. 2003).

I disturbi di ipereccitazione sessuale o del comportamento sessuale compulsivo (Compulsive Sexual Behaviour, CSB) vengono raramente diagnosticati come disturbi isolati (Meisler et al. 1998; Arbior 2004; Bancroft e Vukadinovic 2004; Schwartz 2004), in termini di disfunzioni sessuali in senso più stretto (Jacobson 2003). Una causa potrebbe essere individuata nel fatto che il comportamento sessuale è molto variabile a seconda dell'individuo e del momento. Il vigore sessuale fa parte, nell'uomo, del ruolo sociale maschile ed è considerato un «disturbo» solo nel caso in cui la dipendenza sessuale danneggi o perfino distrugga una carriera e umili la personalità (la sindrome di Clinton; Hirsch e Imhof 1999; Jacobson 2003; Kafka 2003; Arbior 2004; Bancroft e Vukadinovic 2004).

I comportamenti sessuali compulsivi (Travin 1995) possono essere riscontrati:

1. come sintomo di un disturbo dello spettro ossessivo compulsivo
2. come sintomo di un disturbo dell'affettività (p. es., mania)
3. come dipendenza sessuale
4. come disturbo dell'impulso sessuale

Per riassumere, l'ipersessualità è considerata, se non di origine organica, soprattutto come facente parte dei disturbi della personalità con difficoltà di controllo delle pulsioni, come i cosiddetti stati borderline, nei quali l'iperattività e la promiscuità sessuali sono caratteristiche frequenti (Kernberg 1997, 2001).

I.4.5.4 Sintomatologia

La procedura diagnostica deve comprendere:

- Gli esami clinico e biologico incluso il dosaggio del testosterone e, se appropriato o necessario, un esame endocrino accurato (ormone follicolo-stimolante [FSH], ormone luteinizzante [LH], prolattina, estrogeni), secondo i precedenti risultati riguardanti patologie somatiche associate (Robbins 1996).
- Colloqui dinamici scrupolosi devono comprendere le caratteristiche individuali del paziente a proposito delle sue convinzioni e dei comportamenti per quanto riguarda la sessualità (Mc Dougall 1972), il desiderio e i valori morali, la qualità del suo rapporto attuale e la sua motivazione per un eventuale trattamento.
- Come seconda fase di chiarificazione dei disturbi della libido è raccomandato un colloquio con la coppia, focalizzato sulla capacità o sul timore dell'intimità della coppia e sugli elementi di conflitto aperti o nascosti, individuali o di sistema, come la diffidenza o un trauma sessuale o successivo a un'aggressione, e su eventuali difficoltà sociali e finanziarie.

Come menzionato in precedenza, i disturbi della libido si manifestano raramente come dei disturbi isolati di un unico sistema e non possono più essere attribuiti a una singola causa. Il contesto biologico, la psicopatologia individuale e i problemi coniugali contribuiscono, in differenti gradi, a una situazione clinica complessa.

I.4.5.5 Terapia

Una volta escluse o controllate le eventuali cause organiche del disturbo, deve essere discusso con il paziente un approccio terapeutico multimodale. Le alternative terapeutiche potrebbero eventualmente includere, in funzione della motivazione del paziente a essere curato:

- La prescrizione di farmaci come stimolanti sessuali o antidepressivi, spesso somministrati per migliorare l'autostima e la motivazione del paziente (Brosig et al. 2001).
- Oltre agli stimolanti sessuali, può essere consigliata una combinazione di strategie di sostituzione ormonali (Midgley et al. 2000; Demers 2003; Castro-Acuna et al. 2004) e di misure psicoterapeutiche.
- Alcuni consigli individuali o in coppia da parte di un terapeuta esperto, centrati su una terapia comportamentale della disfunzione sessuale (Carey 1998) o su strategie di terapie psicodinamiche orientate verso la coppia (Clement 1996, 2002).
- Infine, una terapia psicoanalitica sotto forma di psicoanalisi personale, in caso di gravi patologie del carattere della persona, (Kernberg 1976, 1977, 1989, 1991a, 1991b, 1993).

Come esempio importante di strategie comportamentali, la terapia sessuale strutturata (da Masters e Johnson 1970) può essere divisa in sei fasi:

1. Toccare la partner senza contatto genitale per il piacere del paziente
2. Toccare la partner senza contatto genitale per il piacere dei due partner
3. Toccare la partner con contatto genitale, ma senza alcun rapporto sessuale
4. Toccare la partner essendo contemporaneamente toccato dalla partner con contatto genitale, ma senza alcun rapporto sessuale consentito
5. Rapporto sessuale, ma senza penetrazione maschile; breve contenimento iniziale, allungando gradualmente i tempi
6. Trattenuta vaginale con movimento; rapporto interrotto prima dell'orgasmo.

Le strategie psicodinamiche, al contrario, non si concentrano generalmente quanto la terapia comportamentale sulla sintomatologia apparente propriamente detta. Queste scuole terapeutiche tentano di chiarire le razionalizzazioni alla base dei sintomi quali i desideri sessuali (repressi) per altri oggetti sessuali o altre forme di sessualità. Molto spesso, la sintomatologia può essere considerata come una difesa contro l'impatto di fenomeni psichici più profondi e più complessi come l'amore e l'intimità. Molto spesso, i problemi legati all'assenza di piacere sessuale sono il negativo della paura che il paziente ha di una vera intimità e di un desiderio sessuale vissuto completamente, una costellazione di difese, ciò che la psicoanalisi chiama difesa perversa (Jacobson 2003).

È stata studiata in modo intensivo la combinazione di misure psicoterapeutiche e di una modulazione delle pulsioni sessuali tramite farmaci in caso di parafilie e di altri disturbi del controllo pulsionale, e il successo dell'uso clinico di queste strategie cooperative è provato (Briken et al. 2003).

Quando una grave depressione è il fattore principale alla base di un eccitamento sessuale carente, è stata discussa l'aggiunta di ormoni e di psicotropi (Sharan e Saxena 1998).

I.4.5.6

Prognosi

I parametri prognostici positivi comprendono una sessualità attiva dei due partner prima dell'inizio della sintomatologia, un'apertura mentale nei confronti del sesso e delle forme flessibili di difesa personale nella coppia. Strutture personali narcisistiche con tratti di carattere schizoidi, astinenza sessuale prolungata e povertà di esperienze sessuali durante la gioventù sono segnali prognostici negativi per una risoluzione rapida della sintomatologia. Per questi ultimi casi, in alcuni individui con una buona attitudine a essere trattati, una terapia psicoanalitica intensiva può rappresentare l'ultima alternativa per modificare sostanzialmente la sintomatologia sessuale «indesiderata» descritta in precedenza.

Bibliografia

Apt C, Hurlbert DF, Powell D (1993) Men with hypoactive sexual desire disorder: the role of interpersonal dependency and assertiveness. J Sex Edu Ther 19:108 - 116

Arbior IA (2004) Sexual addiction: concept and assessment. Sexuality Disability 22:333

Bancroft J, Vukadinovic Z (2004) Sexual addiction, sexual compulsivity, sexual impulsivity, or what? Toward a theoretical model. J Sex Res 41:225 - 234

Brähler E, Stirn A, Brosig B (2004) Verbreitung von Körperschmuck und Inanspruchnahme von Lifestylemedizin in Deutschland. Ergebnisse zweier Repräsentativerhebungen in Deutschland 2002 und 2003. Pressemappe

Briken P, Hill A, Berner W (2003) Pharmacotherapy of paraphilias with long-acting agonists of luteinizing hormonereleasing hormone: a systematic review. J Clin Psychiatry 64: 890 - 897

Brosig B (2002) Sexuality and partnership in later life. Psychotherapie Psychosomatik Medizinische Psychologie 52:367

Brosig B, Kupfer J, Niemeier V, Gieler U (2001) The «Dorian Gray Syndrome»: psychodynamic need for hair growth restorers and, other «fountains of youth». Int J Clin Pharmacol Ther 39:279 - 283

Carey MP (1998) Cognitive-behavioral treatment of sexual dysfunctions. In: Caballo V (ed) International handbook of cognitive and behavioural treatments for psychological disorders. Pergamon/Elsevier, Oxford, pp 251 - 280

Castro-Acuna V, Martinez-Martinez L, Larrea F (2004) Partial androgen deficiency in the aging male. Rev Invest Clin 56: 507 - 512

Clement U (1996) Sexual collusion: dynamic sexually dysfunctional relationships. System Familie 9:67 - 73

Clement U (2002) Sex in long-term relationships: a systemic approach to sexual desire problems. Arch Sex Behav 31:241 - 246

Colarusso CA (1995) Traversing young adulthood - the male journey from 20 to 40. Psychoanal Inq 15:75 - 91

Colarusso CA (1998) A developmental line of time sense - in late adulthood and throughout the life cycle. Psychoanal Study Child 53:113- 140

Colarusso CA (1999) The development of time sense in middle adulthood. Psychoanal Q 68:52 - 83

Demers LM (2003) Andropause: an androgen deficiency state in the ageing male. Expert Opin Pharmacother 4:183 - 190

Euler S, Brähler E, Brosig B (2003) Das Dorian-Gray-Syndrom als «ethnische Störung» der Spätmoderne. Psychosozial 26: 73 - 89

Gnirss-Bornet R (2004) Libidinal disturbances. Diagnostics and treatment. Psychotherapeutics 49:341 - 349

Graziottin A (2000) Libido: the biologic scenario. Maturitas 34:S9–S16

Hirsch R, Imhof J (1999) The Clinton syndrome, the President and the self-destructive nature of sexual addiction. J Subst Abuse Treat 16:353 - 354

Jacobson L (2003) On the use of «sexual addiction» - the case for «perversion». Contemp Psychoanal 39:107 - 113

Kafka MP (2003) Sex offending and sexual appetite: the clinical and theoretical relevance of hypersexual desire. Int J Offender Ther Comp Criminol 47:439 - 451

Kernberg OF (1976) Technical considerations in the treatment of borderline personality organization. J Am Psychoanal Assoc 24:795 - 829

Kernberg OF (1977) Boundaries and structure in love relations. J Am Psychoanal Assoc 25:81 - 114

Kernberg OF (1989) The narcissistic personality disorder and the differential diagnosis of antisocial behavior. Psychiatr Clin North Am 12:553 - 570

Kernberg OF (1991a) Aggression and love in the relationship of the couple. J Am Psychoanal Assoc 39:45 - 70
Kernberg OF (1991b) Sadomasochism, sexual excitement, and perversion. J Am Psychoanal Assoc 39:333 - 362
Kernberg OF (1993) The couple's constructive and destructive superego functions. J Am Psychoanal Assoc 41:653 - 677
Kernberg OF (1997) Sexual excitement and rage: building blocks of the drives. Forum der Psychoanalyse 13:97 - 118
Kernberg OF (1999) A severe sexual inhibition in the course of the psychoanalytic treatment of a patient with a narcissistic personality disorder. Int J Psychoanal 80:899 - 908
Kernberg OF (2001) Object relations, affects, and drives: toward a new synthesis. Psychoanal Inq 21:604 - 619
Krueger THC, Haake P, Exton MS, Schedlowski M, Hartmann U (2002) Prolactin secretion after orgasm: feedback mechanism for sexual drive or a reproductive reflex? Sexuologie 9:30 - 38
Levine SB (2003) The nature of sexual desire: a clinician's perspective. Arch Sex Behav 32:279 - 285
Masters WH, Johnson VE (1970) Human sexual inadequacy. Churchill, London
McDougall J (1972) Primal scene and sexual perversion. Int J Psychoanal 53:371 - 384
Meisler JG, Myers W, Watter D (1998) Sexual addiction: a new phenomenon? J Womens Health 7:163 - 165
Midgley SJ, Heather N, Best D, Henderson D, McCarthy S, Davies JB (2000) Risk behaviours for HIV and hepatitis infection among anabolic-androgenic steroid users. AIDS Care-Psychological and Socio-Medical Aspects of AIDS/HIV 12:163 - 170
Robbins A (1996) The effects of hormones on male sexuality: findings from clinical trials on male contraception. In: Zeidenstein S, Moore K (eds) Learning about sexuality: a practical beginning. The Population Council, International Women's Health Coalition, New York, pp 278-297
Schwartz MF (2004) Sexual addiction: an integrated approach. Arch Sex Behav 33:520
Sharan P, Saxena S (1998) Treatment-resistant depression: clinical significance, concept and management. Natl Med J India 11:69 - 79
Spector IP, Carey MP (1990) Incidence and prevalence of the sexual dysfunctions: a critical review of the empirical literature. Arch Sex Behav 19:389 - 408
Thibaut F, Cordier B, Kuhn JM (1994) Drug modulation of the libido and sexual-activity - behavior effect of GnrH analog in man. Ann Endocrinol (Paris) 55:229 - 233
Travin S (1995) Compulsive sexual behaviors. Psychiatric Clin North Am 18:155 - 169
Weeks GR, Gambescia N (2002) Hypoactive sexual desire: Integrating sex and couple therapy. Norton, New York

I.4.6 Deviazioni sessuali e parafilie

M. Beutel

Messaggi chiave

- Per essere diagnosticati come parafilie, i comportamenti sessuali deviati devono essere persistenti e causare sofferenza, problemi sociali o altre condizioni.
- I disturbi neuropsichiatrici, le anomalie dello sviluppo e l'anamnesi di disfunzione dell'apprendimento e della personalità contribuiscono allo sviluppo della deviazione sessuale.
- Gli abusi sessuali sui bambini sono un problema di salute importante che comporta rischi permanenti di depressione e di disturbi dovuti allo stress post-traumatico per le vittime.
- Durante la valutazione di una disfunzione sessuale, è importante che il medico non ignori la possibilità di deviazione sessuale e della sua trasmissione potenziale alle generazioni future.

I.4.6.1 Definizione

Le parafilie sono classificate come fantasie sessualmente eccitanti, comportamenti o urgenze sessuali continui (più di 6 mesi), recidivanti e intensi che si estrinsecano con (a) oggetti inanimati, (b) una sofferenza o una degradazione di se stessi o di un partner o (c) bambini e minori (American Psychiatric Association 1994).

Per giustificare la diagnosi di parafilia, questo stato deve persistere per più di 6 mesi e provocare una sofferenza clinicamente significativa oppure problemi sociali, professionali o altro. Le principali parafilie comprendono:

- L'esibizionismo, che consiste nell'esibizione delle parti genitali di fronte a uno sconosciuto (302.4 dal DSM-IV).
- Il feticismo (302.81), che richiede l'uso di oggetti inanimati (p. es., calzature, vestiti e intimo femminili) per arrivare all'eccitazione o alla soddisfazione sessuale.
- La pedofilia (302.2), nella quale l'individuo è attratto sessualmente da bambini prepuberi.
- Il masochismo sessuale, nel quale l'eccitazione sessuale è associata a delle azioni reali o immaginarie di degradazione, all'essere percossi o incatenati o all'essere sottoposti ad altri tipi di sofferenza.
- Il sadismo sessuale (302.84), che implica la necessità di imporre del dolore psicologico o fisico alla vittima.
- Il voyeurismo (302.82), dove l'eccitazione sessuale è associata al guardare uno sconosciuto nudo, che si sveste o che pratica un'attività sessuale.

I.4.6.2 Eziologia e patogenesi

La devianza sessuale può risultare da una disfunzione neuropsichiatrica, da anomalie dello sviluppo e dell'apprendimento e da disturbi della personalità:

- Un comportamento sessuale disinibito può far parte di una disinibizione generale del comportamento, come nel caso di lesioni del lobo frontale. I pazienti affetti da demenza possono presentare un comportamento parafilo (esibizionismo) e un'ipersessualità non parafila (p. es., avance sessuali inappropriate). Il comportamento parafilo è stato osservato in una varietà di disturbi neuropsichiatrici quali l'epilessia dei lobi temporali, le sindromi post-encefalitiche, ecc. (Bradford et al. 2001).
- Le teorie psicoanalitiche tradizionali descrivono le perversioni come una regressione a un'organizzazione comportamentale infantile quando le pulsioni sessuali non sono state integrate nello sforzo di riuscita sessuale genitale; altre teorie descrivono la perversione come un tentativo di risoluzione di un conflitto o di restituzione narcisistica attraverso un'erotizzazione di altri bisogni non soddisfatti (p. es., di avvicinamento, di affermazione di sé, di controllo).
- Da un punto di vista comportamentale, l'eccitazione sessuale attraverso stimoli devianti è considerata il risultato di un condizionamento, classico od operante, che collega l'eccitazione sessuale a stimoli e a condizioni specifici.
- Recenti teorie psicoanalitiche hanno collegato la parafilia ai disturbi della personalità. La manipolazione del proprio corpo o di oggetti sessuali può essere motivata da un odio soffocato o da una difesa contro desideri di dipendenza. Le pulsioni sessuali e la brama di attività sessuale deviante possono essere separate dalle normali abitudini sessuali (Cohen et al. 2002).

I.4.6.3 Pedofilia come esempio di parafilia

Gli abusi sessuali sui bambini sono stati identificati come un problema di salute grave, con il 12% degli uomini e il 17% delle donne che hanno riportato di aver subito un adescamento sessuale da parte di una persona adulta durante l'infanzia (Fagan et al. 2002). È ben documentato che queste esperienze sono frequentemente traumatiche e che esse comportano un rischio permanente di depressione, di disturbi dovuti allo stress post-traumatico e di alterazione del comportamento (p. es., relazione confidenziale, aspetto estetico, soddisfazione sessuale). Non si conosce, tuttavia, la percentuale dovuta alla pedofilia o ad altre forme di abusi sessuali (p. es., devianza psicopatica). I pedofili sono eterogenei dal punto di vista del carattere, del temperamento e del modo di espressione sessuale. I pedofili possono avere avuto relazioni sessuali con dei bambini, conservare immagini erotiche di bambini o aver controllato le proprie pulsioni sessuali per un tempo considerevole. Il comportamento sessuale nei confronti dei minori può variare dalle carezze a sfondo erotico e dall'esibizione a differenti tipi di rapporti sessuali, allo stupro o (più raramente) al rapimento dei bambini. Può esistere un'attrazione per i bambini, per le bambine o per entrambi; la pedofilia può o meno essere limitata all'incesto e può essere legata esclusivamente a gruppi di bambini di età specifica.

La vittimizzazione sessuale è un grande fattore di rischio dello sviluppo di comportamenti sessuali abusivi, particolarmente negli uomini (Salter et al. 2003; Wiehe 2003). Esiste una trasmissione dei comportamenti di devianza sessuale alle generazioni successive. Altri fattori di rischio sono i disturbi affettivi, lo stress psico-sociale (p. es., la fine di una relazione o la perdita di status) e l'alcolismo (Fagan et al. 2002).

In una recente pubblicazione (Bosinsky 2004), un soggetto di 32 anni presentava una disfunzione erettile dopo 3 anni di matrimonio. Dopo un trattamento con inibitori della PDE, era stato accusato di abuso sessuale su un ragazzo del vicinato. Solamente in quel momento sono state rilevate delle fantasie di masturbazione pedofila presenti fin dalla pubertà, che lui aveva sperato di superare con il matrimonio. Il ripristino della capacità erettile attraverso i farmaci aveva nuovamente stimolato la sua inclinazione pedofila repressa.

I.4.6.4 Diagnosi e terapia

Come nel caso descritto nella sezione precedente, la deviazione sessuale può non essere riferita dal paziente per il timore che il medico ne informi le autorità. È, quindi, molto importante che il medico sia cosciente della possibilità che una deviazione sessuale sia associata a sintomi di disfunzione sessuale riferiti dal paziente.

La terapia per un comportamento sessuale deviante spesso inizia dopo la sua scoperta a seguito di accuse penali di delinquenza sessuale. Quando la psicoterapia viene ordinata dal giudice, il medico può sollevare dei dubbi (p. es., problema della motivazione alla terapia dell'aggressore, prognosi e responsabilità). Come dimostrato nel caso della pedofilia, il concetto psicoanalitico di guarigione dalla parafilia attraverso lo sviluppo dell'introspezione e il concetto comportamentale di ricondizionamento dell'orientamento sessuale sono stati abbandonati. La pedofilia è piuttosto considerata un disturbo psichiatrico cronico, e gli sforzi terapeutici mirano a migliorare la padronanza di sé per i comportamenti dannosi, a correggere i problemi sociali e cognitivi e a trattare la devianza sociale. A questo fine, la psicoterapia può essere affiancata da una terapia farmacologica con soppressori della libido. Questi sono costituiti da farmaci che riducono il testosterone quali il medrossiprogesterone acetato oppure il ciproterone acetato. Complessivamente, è stata osservata una riduzione dei tassi di recidiva (definita come un nuovo arresto o un'accusa criminale) nei condannati per reati sessuali dopo un trattamento psicoterapico (rispetto a quelli ai quali non veniva ordinata alcuna psicoterapia; Fagan et al. 2002).

Bibliografia

American Psychiatric Association (1994) Diagnostic and statistical manual of mental disorders, 4th edn. American Psychiatric Association, Washington DC

Bosinski HAG (2004) Diagnostik und Therapie sexueller Störungen. Eine interdisziplinäre Herausforderung. Urologe A 43:279 – 284

Bradford JMW (2001) The neurobiology, neuropharmacology, and pharmacological treatment of the paraphilias and compulsive sexual behaviour. Can J Psychiatry 46:26 – 34

Cohen L, Nikiforov K, Sniezyna G, Poznansky O, McGeoch P, Weaver C, King EG, Cullen K, Galynker I (2002) Heterosexual male perpetrators of childhood sexual abuse: a preliminary neuropsychiatric model. Psychiatric Quaterly 73:313 –336 Fagan PJ, Wise TN, Schmidt CW, Berlin FS (2002) Pedophilia. J Am Med Assoc 288:2458 – 2465

Salter D, McMillan D, Richards M, Talbot T, Hodges J, Bento-vim A, Hastings R, Stevenson J, Skuse D (2003) Development of sexually abusive behaviour in sexually victimised males: a longitudinal study. Lancet 361:471 – 476

Wiehe VR (2003) Empathy and narcissism in a sample of child abuse perpetrators and a comparison sample of foster parents. Child Abuse Neglect 27:541 – 555

I.5 Problema: contraccezione maschile

I.5.1 Controversie riguardanti la gestione dopo la vasectomia

J. Shah, H. Fisch

Messaggi chiave

- La vasectomia fa parte delle metodiche di sterilizzazione maschile più sicure, più semplici e più attendibili, con un tasso di insuccesso dello 0,05%.
- Data la finalità della vasectomia, sono imperative delle consulenze preoperatorie complete a proposito dei rischi, dei vantaggi e delle alternative della procedura.
- Ogni candidato alla vasectomia deve avere una comprensione chiara del tempo che intercorre tra la vasectomia e l'azoospermia e della necessità di effettuare analisi di liquido seminale postoperatorie per confermare l'azoospermia.
- Un'analisi del liquido seminale deve essere effettuata almeno 3 mesi dopo la vasectomia.
- La presenza di spermatozoi mobili da 3 a 6 mesi dopo la vasectomia mostra l'insuccesso della vasectomia; una scoperta isolata di spermatozoi immobili può essere normale e non segna necessariamente l'insuccesso della vasectomia.
- La centrifugazione del liquido seminale in caso di azoospermia può permettere di individuare dei rari spermatozoi immobili, ma non esiste alcun consenso sull'utilità della centrifugazione di routine.

I.5.1.1 Introduzione

Nonostante i progressi di altri metodi di controllo delle nascite nel corso di questi ultimi decenni, la vasectomia rimane una delle più diffuse forme di contraccezione. La sicurezza, la semplicità e l'effetto duraturo di questa tecnica ne fanno un'opzione interessante sia per i pazienti che per i medici. Tuttavia, ci sono numerose controversie riguardanti la gestione adeguata di un paziente dopo la vasectomia. In questa rassegna esaminiamo i risultati dopo la vasectomia, focalizzando l'attenzione sullo svolgimento, sugli aspetti tecnici e sull'interpretazione dell'analisi del liquido seminale dopo vasectomia.

I.5.1.2 Definizione

La vasectomia è una forma di sterilizzazione maschile che comporta l'interruzione bilaterale dei dotti deferenti al fine di bloccare il trasporto degli spermatozoi durante l'eiaculazione. Si tratta di un intervento ambulatoriale che può essere praticato in anestesia locale, e la maggior parte dei pazienti riporta solo un dolore postoperatorio minimo. Contrariamente alle numerose altre metodiche di contraccezione che richiedono un uso continuo o somministrazioni ripetute, la vasectomia ha bisogno di essere praticata una sola volta per rendere un uomo sterile in modo duraturo.

I.5.1.3 Prevalenza

La vasectomia resta uno dei metodi contraccettivi disponibili più semplici, sicuri ed efficaci. È stato stimato che, nel mondo, il 5% delle coppie in età fertile (circa 42–60 milioni di uomini) dipende dalla vasectomia come unico metodo contraccettivo (Liskin et al. 1992; Liu et Li 1993). Questo numero varia ampiamente in funzione del paese, con il tasso di vasectomia più elevato (23%) riportato in Nuova Zelanda (Schlegel e Goldstein 1993).

Negli Stati-Uniti, l'11% delle donne in età riproduttiva conta sulla vasectomia per il controllo delle nascite (Piccinino e Mosher 1998). Le più inclini a scegliere la vasectomia come metodo contraccettivo sono le donne tra i 30 e i 45 anni, le donne sposate e quelle che sono state scolarizzate almeno fino al liceo (Schwingl 2000). La vasectomia è molto più frequente negli uomini bianchi che negli afro-americani (rispettivamente 14 e 2%).

I.5.1.4 Terapia

I.5.1.4.1 Seduta di consigli preoperatori

La vasectomia può essere eseguita in anestesia locale con relativa facilità e può permettere al paziente di ritrovare il suo ritmo di attività normale alcuni giorni dopo la procedura. Data la finalità della vasectomia, è raccomandata una seduta preoperatoria di consulenze riguardo a rischi, benefici e alternative alla procedura. Inoltre, si devono fornire ai pazienti valutazioni precise a proposito della convalescenza postoperatoria e informazioni sulla necessità di un follow-up postoperatorio. Più specificatamente, il paziente deve avere una comprensione chiara del tempo che intercorre tra la vasectomia e l'azoospermia e della necessità di fare delle analisi del liquido seminale dopo l'intervento per confermare l'azoospermia.

Oltre a comprendere la necessità di un follow-up dopo vasectomia, ogni paziente deve anche mostrare una comprensione chiara delle eventuali complicanze che possono derivare dall'intervento. In particolare, deve essere affrontato il rischio di infiammazione cronica e di sindrome dolorosa post-vasectomia (PostVasectomy Pain Syndrome, PVPS). In caso di PVPS il dolore è intermittente o permanente a livello di uno o dei due testicoli e perdura da almeno 3 mesi. La PVPS è riconosciuta come relativamente rara, anche se uno studio ha suggerito un'incidenza fino al 19% della popolazione (Ahmed et al. 1997). Il meccanismo esatto della PVPS rimane sconosciuto, ma sono state proposte delle teorie che implicano la congestione dell'epididimo, granulomi seminali dolenti, stasi vascolari e un interessamento diffuso dei nervi. La maggior parte delle PVPS può essere gestita in maniera conservativa attraverso la rassicurazione, la somministrazione di antinfiammatori non steroidei e il contenimento dello scroto o nerve block. Tuttavia, i pazienti che non rispondono a queste misure possono richiedere interventi chirurgici collaterali come una chirurgia riparatrice della vasectomia (Myers et al. 1997; Nangia et al. 2000), un'epididimectomia (Chen e Ball 1991) oppure una denervazione del funicolo spermatico (Ahmed et al. 1997).

Alcuni urologi preferiscono informare i pazienti al di sotto dei 35 anni di un aumento potenziale del rischio di cancro della prostata in caso di vasectomia. Diversi studi dell'inizio degli anni '90 hanno riportato un aumento del rischio di cancro della prostata dopo vasectomia, in particolare 20 anni o più dopo la vasectomia (Mettlin et al. 1990; Rosenberg et al. 1990; Giovannucci et al. 1992). Benché queste ricerche abbiano ricevuto molta attenzione da parte dei media, da allora diversi studi su grande scala hanno mostrato al massimo una correlazione molto bassa tra vasectomia e cancro della prostata (Stone et al. 1994; Bernal-Delgado et al. 1998; Lesko et al. 1999). Il percorso più prudente da seguire consiste nell'informare il candidato alla vasectomia sui diversi studi e di permettergli di prendere la decisione finale.

Infine, sebbene esistano molte opzioni realistiche per ristabilire la continuità vasoepididimaria negli uomini vasectomizzati, la vasectomia è ancora considerata una forma *definitiva* di sterilizzazione maschile. Così, ogni candidato alla vasectomia deve considerare il suo caso particolare, presente e futuro, prima di prendere la decisione di procedere alla vasectomia. Infatti, prima di intraprendere una vasectomia, ogni paziente deve essere informato sulla possibilità «di assicurare la sua fertilità» attraverso la crioconservazione del liquido seminale.

L'obiettivo della consulenza preoperatoria non deve essere quello di dissuadere il paziente a intraprendere una vasectomia o di spaventarlo, ma di fornire al paziente le informazioni necessarie per prendere una decisione con cognizione di causa. Se sono fornite in maniera adeguata, le consulenze preoperatorie possono portare i pazienti a essere più soddisfatti, più concilianti e meno ostili.

I.5.1.4.2 Tecnica chirurgica

I.5

La procedura della vasectomia inizia con la palpazione del canale deferente attraverso la cute dello scroto. Il deferente è successivamente tenuto con le dita dal chirurgo e la cute dello scroto è aperta. L'accesso al canale deferente può avvenire tramite il metodo di incisione convenzionale o il metodo senza bisturi divulgati da Li alla fine degli anni 80 (Li et al. 1991). Nel metodo convenzionale, viene utilizzato un bisturi per eseguire un'incisione di circa 1 cm sulla linea mediana, nel caso di una sola incisione, o su ognuno degli emiscroti se sono praticate due incisioni separate. Nella tecnica senza bisturi, una pinza appuntita specifica viene utilizzata per pinzettare la cute dello scroto.

Dopo l'identificazione del canale deferente, questo viene estratto attraverso l'incisione scrotale e sezionato. Una parte variabile del dotto è resecata e le estremità libere residue vengono occluse utilizzando differenti metodi. Per occludere il canale, le estremità sezionate possono essere chiuse attraverso suture non riassorbibili, cauterizzazione e/o clip metalliche. Molti urologi interpongono la fascia tra le estremità suddivise per minimizzare il rischio di inversione post-vasectomia duttale. La fase cruciale per il successo della vasectomia è l'occlusione del dotto; il metodo di occlusione è una questione di preferenza.

I.5.1.5 Risultati della terapia

I.5.1.5.1 Successo della vasectomia

La vasectomia è il metodo pratico di contraccezione definitiva più affidabile. Tuttavia, sono stati riportati degli insuccessi. La maggior parte delle fonti riporta la comparsa di una gravidanza non desiderata dopo una vasectomia in un caso su 2000 (Smith et al. 1994; Haldar et al. 2000; Weiske 2001). Questo tasso di insuccesso di meno dello 0,1% è più favorevole del tasso di insuccesso dell'1,85% relativo alla legatura di tube (Peterson et al. 1996). Esistono due categorie di insuccesso della vasectomia: gli insuccessi precoci e quelli tardivi. Gli insuccessi precoci si manifestano tipicamente nel corso dei primi mesi dopo la vasectomia e sono attribuiti a rapporti non protetti prima di aver ottenuto uno spermiogramma negativo. Un dotto non reciso durante l'intervento può anch'esso provocare un insuccesso precoce. Gli insuccessi tardivi si possono verificare anni o decenni dopo la vasectomia e sono più spesso ascrivibili a un'inversione post-vasectomia del canale deferente. La maggioranza degli insuccessi della vasectomia riguarda insuccessi precoci in pazienti che non hanno ricevuto una consulenza efficace riguardo al tempo tra la vasectomia e l'azoospermia.

I.5.1.5.2
Quando deve essere eseguita l'analisi del liquido seminale dopo la vasectomia?

Benché la maggior parte degli urologi sia d'accordo sulla necessità di un'analisi del liquido seminale per verificare il raggiungimento dell'azoospermia dopo la vasectomia, non esiste alcun consenso riguardo al momento esatto in cui effettuare questo esame. La maggior parte dei medici usa arbitrariamente un periodo determinato o un numero di eiaculazioni prima di richiedere l'analisi del liquido seminale. In un'indagine condotta su 1800 medici che hanno effettuato una vasectomia negli Stati-Uniti nel 1995, Haws et al. hanno concluso che l'analisi del liquido seminale dopo la vasectomia veniva richiesta a 6 settimane dal 59% dei medici, a 7-9 settimane dal 29% e dopo 9 settimane dal 12%.

Benché la maggior parte dei medici richieda l'analisi del liquido seminale post-vasectomia entro 6 settimane, una revisione della letteratura disponibile suggerisce che forse è troppo prematura. La Fig. I.5.1, che raggruppa i dati di 12 studi pubblicati nelle riviste peer-reviewed, rappresenta la velocità di sviluppo dell'azoospermia post-vasectomia in funzione del tempo. Tre mesi dopo la vasectomia, solo il 72% dei pazienti manifesta un'azoospermia. Sei mesi dopo la vasectomia questo numero raggiunge l'85% e, a 1 anno, il 99% degli uomini è azoospermico. Questa velocità lenta e costante di sviluppo dell'azoospermia suggerisce che il numero di eiaculazioni dopo la vasectomia può avere solo un effetto minore sull'ottenimento dell'azoospermia.

Allo stesso modo, è stato dimostrato che non c'è alcuna associazione tra il metodo di occlusione duttale o la lunghezza del canale asportato e l'azoospermia (Esho et al. 1974; Esho e Cass 1978; Haws et al. 1998; Clenney e Higgins 1999; Labrecque et al. 2003). Dato che la velocità di sviluppo dell'azoospermia post-vasectomia è relativamente bassa, la nostra pratica comune è di non richiedere alcuna analisi del liquido seminale prima di 3 mesi dopo la vasectomia.

I.5.1.5.3
Qual è il significato della presenza degli spermatozoi all'analisi del liquido seminale dopo la vasectomia?

L'analisi del liquido seminale post-vasectomia può mostrare uno dei tre seguenti risultati: assenza completa degli spermatozoi (azoospermia), presenza di spermatozoi mobili o presenza di spermatozoi non mobili. La presenza di spermatozoi mobili 3-6 mesi dopo la vasectomia mostra l'insuccesso della vasectomia, dovuto a un errore tecnico o a un'inversione post-vasectomia precoce (Edwards 1993).

Il significato degli spermatozoi non mobili all'analisi del liquido seminale dipende da quando vengono rilevati gli spermatozoi. Nella fase immediatamente successiva alla vasectomia, questa scoperta è probabilmente dovuta all'evacuazione degli spermatozoi residui non vitali nella parte distale dell'apparato riproduttivo (DeKnijff et al. 1997). Se si rileva

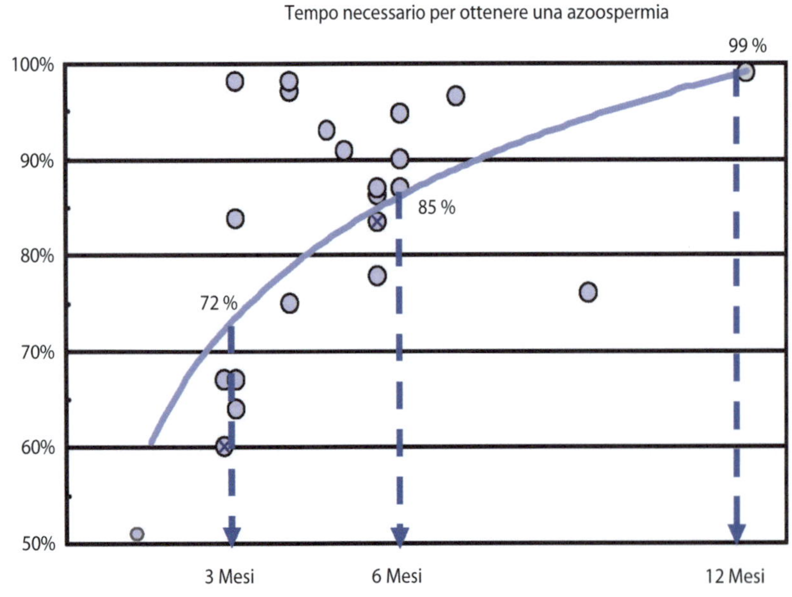

Fig. I.5.1. Velocità di sviluppo dell'azoospermia dopo la vasectomia. Ogni cerchio rappresenta dei dati di serie pubblicate di azoospermia post-vasectomia in differenti momenti. Come indicato nel grafico, solo il 72% degli uomini ha un liquido seminale azoospermico 3 mesi dopo la vasectomia. (Compilato da Alderman 1988; O'Brien 1995; Alcaraz 1996; Cortes 1997; De Knijff 1997; Finger 1997; Smith 1998; Badrakumar 2000; Hancock 2002; Mason 2002; Nazerali 2002 et Barone 2003)

Tabella I.5.1. Percentuale di ricomparsa di spermatozoi in quantità scarse nei pazienti affetti da azoospermia precedentemente documentata dopo la vasectomia.

	Ricomparsa di spermatozoi in quantità scarse	Controllo (anni)
Labrecque et al. 1998	2,2%	< 1
O'Brien et al. 1995	0,6%	1
DeKnijff et al. 1997	8,0%	2
Goldstein et al. 1996	9,7%	10
Freund et al. 1989[a]	100%	2–31

[a]Freund et al. hanno utilizzato un'ultrafiltrazione altamente sensibile e una tecnica di ultracentrifugazione specificatamente concepita per individuare qualsiasi traccia di elementi degli spermatozoi.

un numero significativo di spermatozoi non mobili dopo la vasectomia, ciò indica generalmente un'inversione post-vasectomia del canale deferente (Lemack e Goldstein 1996). Tuttavia, è importante comprendere che una scoperta isolata di spermatozoi non mobili non significa necessariamente un insuccesso della vasectomia. Come indicato nella Tabella I.5.1, molti autori hanno descritto dei casi di ricomparsa di alcuni spermatozoi non mobili anni, e perfino decenni, dopo la vasectomia in pazienti nei quali si era precedentemente constatata un'azoospermia (O'Brien et al. 1995; Lemack e Goldstein 1996; DeKnijff et al. 1997). È generalmente riconosciuto che la presenza di un basso numero di spermatozoi non mobili in pazienti vasectomizzati è una condizione normale e abituale della vasectomia. Inoltre, è stato dimostrato che il rischio di gravidanza dovuto a spermatozoi non mobili aumenta solo allo 0,05%, percentuale identica al rischio di gravidanza dopo due meta-analisi di liquido seminale che mostrano azoospermia (Benger et al. 1995; Haldar et al. 2000).

Le raccomandazioni attuali della British Andrology Society sono di realizzare una centrifugazione sistematica di tutti i campioni di liquido seminale post-vasectomia per migliorare la diagnosi di spermatozoi rari non mobili (Hancock e McLaughlin 2002). La centrifugazione del liquido seminale è indicata per la raccolta di spermatozoi in pazienti con azoospermia ostruttiva o non ostruttiva in previsione di un'iniezione intracitoplasmatica di spermatozoi (Jaffe et al. 1998); attualmente, però, non rappresenta la norma delle pratiche cliniche negli Stati Uniti in pazienti dopo vasectomia. La centrifugazione è un mezzo ad alto rendimento di individuazione di rari spermatozoi non mobili ma, come menzionato in precedenza, la presenza di spermatozoi rari non mobili dopo vasectomia ha solo un significato banale e non modifica il trattamento del paziente.

I.5.1.6 Conclusioni

La vasectomia resta uno dei metodi di sterilizzazione maschile più sicuri, semplici e attendibili. Si tratta di uno dei metodi di contraccezione definitivi più diffusi nel mondo. Tuttavia, a dispetto della sua popolarità, la mancanza di consenso sulla gestione ottimale dei pazienti *dopo* vasectomia è notevole. Noi consigliamo di attendere almeno 3 mesi dopo la vasectomia per valutare l'azoospermia con un'analisi del liquido seminale. Un'analisi del liquido seminale che indichi un'assenza completa di spermatozoi o la presenza di alcuni spermatozoi rari non mobili è considerata un segnale di successo della vasectomia. La centrifugazione di routine di un liquido seminale azoospermico allo scopo di individuare degli spermatozoi rari non mobili non è attualmente una pratica clinica di routine negli Stati Uniti.

È chiaro che devono essere affrontati diversi problemi dopo una vasectomia. Nella mente di un paziente, un approccio ragionato di tali problemi può fare la differenza tra una sterilizzazione riuscita e un'esperienza sgradevole. Spetta a tutti gli urologi modificare la pratica in modo che la vasectomia non venga più considerata come una *chirurgia* ma piuttosto come un *iter*. In questo caso, i pazienti possono ottenere una consulenza più adeguata sul fatto che sia essenziale un follow-up continuo dopo la vasectomia, che la sterilizzazione dopo la vasectomia non è assicurata e che le possibilità di inversione post-vasectomia spontanea o di sindrome dolorosa post-vasectomia, anche se basse, sono presenti.

Bibliografia

Ahmed I, Rasheed S, White C, Shaikh NA (1997) The incidence of post-vasectomy chronic testicular pain and the role of nerve stripping (denervazione) of the spermatic cord in its management. Br J Urol 79:269 – 270

Alcaraz A, Arango O (1996) Cancer and other risks of vasectomy. Eur J Contracept Reprod Health Care 1:311 – 318

Alderman PM (1988) The lurking sperm. A review of failures in 8879 vasectomies performed by one physician. JAMA 259:3142 – 3144

Badrakumar C, Gogoi NK, Sundaram SK (2000) Semen analysis after vasectomy: when and how many? Br J Urol 86: 479 – 481

Barone MA, Nazerali H, Cortes M, Chen-Mok M, Pollack AE, Sokal D (2003) A prospective study of time and number of ejaculations to azoospermia after vasectomy by ligation and excision. J Urology 170:376 – 379

Benger JR, Swami SK, Gingell JC (1995) Persistent spermatozoa after vasectomy: a survey of British urologists. Br J Urol 76:376 – 379

Bernal-Delgado E, Latour-Perez J, Pradas-Arnal F, Gomez-Lopez LI (1998) The association between vasectomy and prostate cancer: a systematic review of the literature. Fertil Steril 70:191 – 200

Chen TF, Ball RY (1991) Epididymectomy for post-vasectomy pain: histological review. Br J Urol 68:407 – 413

Clenney TL, Higgins JC (1999) Vasectomy techniques. Am Fam Phys 60:137 – 152

Cortes M, Flick A, Barone MA, Amatya R, Pollack AE, OteroFlores J, Juarez C, McMullen S (1997) Results of a pilot study of time to azoospermia after vasectomy in Mexico City. Contraception 56:215 – 222

DeKnijff DWW, Vrijhof HJEJ, Arends J, Janknegt RA (1997) Persistence or reappearance of nonmotile sperm after vasectomy: does it have clinical consequences? Fertil Steril 67:332 – 335

Edwards IS (1993) Earlier testing after vasectomy, based on the absence of motile sperm. Fertil Steril 59:431 – 436

Esho JO, Cass AS (1978) Recanalization rate following methods of vasectomy using interposition of fascial sheath of vas deferens. J Urology 120:178 – 179

Esho JO, Ireland GW, Cass AS (1974) Vasectomy. Comparison of ligation and Fulguration methods. Urology 3:337 – 338

Finger WR (1997) Time to azoospermia may be longer than often assumed. Network 18:15

Freund MJ, Weidmann JE, Goldstein M, Marmar J, Santulli R, Oliveira N (1989) Microrecanalization after vasectomy in man. J Androl 10:120 – 132

Giovannucci E, Tosteson TD, Speizer FE, Vessy MP, Colditz GA (1992) A long-term study of mortality in men who have undergone vasectomy. N Engl J Med 326:1392 – 1398

Haldar N, Cranston D, Turner E, MacKenzie I, Guillebaud J (2000) How reliable is vasectomy? Long-term follow-up of vasectomized men. Lancet 356:43 – 44

Hancock P, McLaughlin E for the British Andrology Society (2002) British Andrology Society guidelines for the assessment of post vasectomy semen samples (2002). J Clin Pathol 55:812 – 816

Haws JM, Morgan GT, Pollack AE, Koonin LM, Magnani RJ, Gargiullo PM (1998) Clinical aspects of vasectomies performed in the United States in 1995. Urology 52:685 – 691

Jaffe TM, Kim ED, Hoekstra TH, Lipshultz LI (1998) Sperm pellet analysis: a technique to detect the presence of sperm in men considered to have azoospermia by routine semen analysis. J Urology 159:1548 – 1550

Labrecque M, Hoang D, Turcot L (2003) Association between length of the vas deferens excised during vasectomy and the risk of postvasectomy recanalization. Fertil Steril 79:1003 – 1007

Lemack GE, Goldstein M (1996) Presence of sperm in the prevasectomy reversal semen analysis: incidence and implications. J Urology 155:167 – 169

Lesko SM, Louik C, Vezina R, Rosenberg L, Shapiro S (1999) Vasectomy and prostate cancer. J Urol 161:1848 – 1852

Li SQ, Goldstein M, Zhu J, Huber D (1991) The no-scalpel vasectomy. J Urology 145:341 – 344

Liskin I, Renoir E, Blackburn R (1992) Vasectomy – new opportunities. Population Reports [D] 5:1 – 23

Liu X, Li S (1993) Vasal sterilization in China. Contraception 48:255 – 266

Mason RG, Dodds L, Swami SK (2002) Sterile water irrigation of the distal vas deferens at vasectomy: does it accelerate clearance of sperm? A prospective randomized trial. Urology 59:424 – 427

Mettlin C, Natarajan M, Huben R (1990) Vasectomy and prostate cancer risk. Am J Epidemiol 132:1956 – 1961

Myers SA, Mershon CE, Fuchs EF (1997) Vasectomy reversal for treatment of the post-vasectomy pain syndrome. J Urol 157:518 – 520

Nangia AK, Mules JL, Thomas AJ (2000) Vasectomy reversal for the post-vasectomy pain syndrome: a clinical and histological evaluation. J Urol 164:1939 – 1342

Nazerali H, Thapa S, Hays M, Pathak LR, Pandey KR, Sokal DC (2003) Vasectomy effectiveness in Nepal: a retrospective study. Contraception 67:397 – 401

O'Brien TS, Cranston D, Ashwin P, Turner E, MacKenzie IZ, Gillebaud J (1995) Temporary reappearance of sperm 12 months after vasectomy. Br J Urol 76:371 – 372

Peterson HB, Xia Z, Hughes JM, Wilcox LS, Taylor LR, Trussel J for The US Collaborative Review of Sterilization Working Group (1996) The risk of pregnancy after tubal sterilization: findings from the US collaborative review of sterilization. Am J Obstet Gynecol 174:1161 – 1170

Piccinino LJ, Mosher WD (1998) Trends in contraceptive use in the United States: 1982 – 1995. Fam Plann Perspect 30: 4 – 10, 46

Rosenberg L, Palmer JR, Zauber AG, Warshauer ME, Strom BL, Harlap S, Shapiro A (1994) The relation of vasectomy to the risk of cancer. Am J Epidemiol 140:431 – 438

Schlegel PN, Goldstein M (1993) Vasectomy. In: Schoupe D, Haseltine FP (eds) Contraception. Springer, Berlin Heidelberg New York, pp 181 – 191

Schwingl PJ, Guess HA (2000) Safety and effectiveness of vasectomy. Fertil Steril 73:923 – 936

Smith AG, Crooks J, Singh NP, Scott R, Lloyd SN (1998) Is the timing of post-vasectomy seminal analysis important? Br J Urol 81:458 – 460

Smith JC, Cranston D, O'Brien T, Guillebaud J, Hindmarsh J, Turner AG (1994) Fatherhood without apparent spermatozoa after vasectomy. Lancet 344:30

Stone N, Blum DS, DeAntoni EP, Crawford ED, Schmid K, Eisenberger MA, Berger ER, Jefferson P, Staggers F, Gambert SR (1994) Prostate cancer risk factor analysis among >50,000 men in a national study of prostate-specific antigen (PSA). J Urol 151:278A

Weiske WH (2002) Vasectomy. Andrologia 33:125 – 134

I.5.2 Inversione della vasectomia

A. Belker

Messaggi chiave

- Il motivo più frequente della richiesta di inversione della vasectomia è un nuovo matrimonio di un uomo divorziato.
- La riparazione di una vasectomia può richiedere o una vasovasostomia o una vasoepididimostomia.
- La scelta del chirurgo di praticare una vasovasostomia o una vasoepididimostomia dipende da molti fattori quali la qualità degli spermatozoi nel liquido del deferente nel preoperatorio, l'aspetto generale del liquido del deferente in assenza di spermatozoi nel liquido e la presenza o meno di un indurimento dell'epididimo.
- Le tecniche micro-chirurgiche danno risultati nettamente migliori delle altre procedure.
- La percentuale di successo dell'inversione della vasectomia diminuisce con l'aumento della durata del periodo di ostruzione.
- La percentuale di successo dell'inversione della vasectomia è legata alla qualità peroperatoria degli spermatozoi nel liquido del deferente.
- La raccolta di spermatozoi per una FIV/ICSI è un'alternativa all'inversione della vasectomia che deve essere affrontata in alcune situazioni.

I.5.2.1 Indicazioni

La motivazione più frequente per la riparazione della vasectomia è il desiderio di un uomo di avere uno o più figli, in un secondo o in un altro matrimonio. In tali situazioni, il partner maschile ha, in generale, già avuto dei bambini in una precedente relazione, ed è il desiderio della donna, che non ha ancora avuto bambini, che spinge l'uomo a richiedere una riparazione della sua vasectomia. Meno spesso, i due partner hanno avuto dei bambini e desiderano solamente avere in una nuova relazione un bambino che sarà, in questa relazione, «il loro» piuttosto che quello di lui o di lei. Una causa relativamente rara di riparazione della vasectomia è la morte di un figlio e il desiderio di una coppia di avere altri figli per colmare questa perdita. Un'altra causa rara di riparazione della vasectomia è lo sviluppo di un dolore testicolare o nell'epididimo risultante dalla vasectomia. L'ostruzione dei dotti deferenti (designati da questo momento semplicemente con il termine deferenti) può essere causa di azoospermia nel momento della valutazione di un paziente che si presenta per una valutazione della fertilità. L'ostruzione dei deferenti, in tali situazioni, è quasi sempre il risultato di una lesione bilaterale dei deferenti insorta durante la riparazione di un'ernia inguinale bilaterale eseguita durante l'infanzia.

I.5.2.2 Controindicazioni

Le controindicazioni abituali alla chirurgia, come le sindromi emorragiche e i gravi problemi di salute generale, si applicano anche alla riparazione della vasectomia. Anche una procedura di riparazione è sconsigliata se è presente un'infezione delle vie urinarie o un'infezione della pelle dello scroto. Se la partner ha un'ostruzione bilaterale delle tube di Falloppio, è possibile una riparazione sia dell'ostruzione tubarica bilaterale che della vasectomia. Tuttavia, il recupero degli spermatozoi per una fecondazione in vitro (FIV) con iniezione intracitoplasmatica di spermatozoo (ICSI, Kolettis e Thomas 1997) è un metodo meno costoso per ottenere la gravidanza. Nella maggior parte dei centri, questa alternativa sarebbe valida, per far ottenere una gravidanza, quanto una procedura di riparazione eseguita in entrambi i partner, se non di più.

Se l'esame obiettivo mette in evidenza che il paziente ha sviluppato un'atrofia testicolare bilaterale, deve essere determinata la causa dell'atrofia (vedi Cap. II.2.5). Se la causa è una malattia testicolare, ipofisaria o ipotalamica curabile, la riparazione della vasectomia deve essere sconsigliata.

I.5.2.3 Tecniche di riparazione della vasectomia

I.5.2.3.1 Vasovasostomia

La vasovasostomia è il nome tecnico dato all'anastomosi delle estremità suddivise del deferente. La tecnica può essere praticata senza ingrandimento ottico (vedi Cap. II.4.1), ma quasi tutti gli esperti riconoscono attualmente che i risultati delle vasovasostomie effettuate in microchirurgia sono migliori rispetto alle procedure praticate senza ingrandimento ottico. Il metodo di vasovasostomia microchirurgica in due piani (vedi Cap. II.4.1) permette un riavvicinamento preciso dei margini della mucosa e dei margini dello strato muscolare esterno del deferente.

I.5.2.3.2 Vasoepididimostomia

Durante una procedura di riparazione della vasectomia, il liquido nell'estremità testicolare del deferente deve essere esaminato al microscopio di laboratorio. Se sono presenti spermatozoi nel liquido, viene effettuata una vasovasostomia. L'assenza di spermatozoi può indicare che si è sviluppata un'ostruzione nell'epididimo dopo la vasectomia (vedi Cap. II.4.1). In questa situazione, l'ostruzione dell'epididimo deve essere aggirata praticando una vasoepididimostomia o un'anastomosi dell'estremità addominale del deferente nel canale epididimario localizzato sopra il punto di ostruzione. Le precedenti metodiche non microchirurgiche di vasoepididimostomia si basavano sulla creazione di una fistola tra le aperture di diverse anse del canale epididimario e nel lume del deferente (vedi Cap. II.4.1). Un metodo microchirurgico di vasoepididimostomia crea una connessione diretta tra i lembi del canale epididimario e i margini della mucosa del deferente, con una connessione ulteriore della tunica muscolare del deferente con i margini della tunica nell'epididimo (vedi Cap. II.4.1).

Con l'aumento della durata dell'intervallo ostruttivo, cioè il tempo trascorso dalla vasectomia, una percentuale crescente di uomini sviluppa una rottura del canale epididimario indotta da una contro-pressione (Silber 1977). La perdita di spermatozoi fuori dal canale epididimario che ne consegue crea un granuloma di spermatozoi nell'epididimo (Silber 1979). Dal momento che il canale epididimario è un singolo canale continuo, il granuloma impedisce il passaggio degli spermatozoi oltre il punto del dotto dove il granuloma è localizzato.

L'assenza di spermatozoi nel liquido del deferente allo stadio peroperatorio non significa necessariamente che sia presente un'ostruzione dell'epididimo. Quando non si rilevano spermatozoi nel liquido del deferente il chirurgo deve ispezionare l'epididimo. Se il punto di ostruzione viene chiaramente identificato osservando una dilatazione del canale epididimario sopra e un collasso del dotto sotto questo punto, è necessaria una vasoepididimostomia. Se non si può identificare alcuna sede di ostruzione, il chirurgo può, allora, essere guidato dall'aspetto macroscopico del liquido che fuoriesce dall'estremità testicolare del deferente (Belker et al. 1991, vedi Cap. II.4.1).

I.5.2.4 Cure postoperatorie

Dopo una vasovasostomia o una vasoepididimostomia si raccomanda di usare un sospensorio scrotale e di evitare le attività fisiche intense per 4 settimane. I rapporti sessuali devono essere evitati per almeno 2 settimane dopo l'operazione. È consigliato fare delle analisi del liquido seminale dopo 2 o 3 mesi, fin quando i parametri del liquido seminale siano stabili o fino a che sia stata ottenuta una gravidanza. Il tempo medio per ottenere una gravidanza dopo una vasovasostomia è di un anno (Belker et al. 1991), ma purtroppo, attualmente, non è disponibile alcuna informazione sul tempo medio per ottenere una gravidanza dopo una vasoepididimostomia.

I.5.2.5 Complicanze

Un'infezione e un sanguinamento postoperatori che possono verificarsi dopo ogni intervento chirurgico, sono fortunatamente rari dopo la riparazione della vasectomia. Il dolore che segue l'intervento, che sia per vasovasostomia o per vasoepididimostomia, è di breve durata e raramente richiede più che degli analgesici per via orale. Non è stato pubblicato alcun risultato di modificazione delle performance sessuali dopo la riparazione della vasectomia.

I.5.2.6 Risultati

Numerosi fattori determinano il successo della riparazione della vasectomia. Il fattore preoperatorio più importante per il successo è la durata dell'intervallo ostruttivo (Belker et al. 1991). I tassi di ricomparsa degli spermatozoi nel liquido seminale e di gravidanza nella partner sono, rispettivamente, del 97 e del 76% nel caso di un intervallo ostruttivo di meno di 3 anni, dell'88 e del 53% dai 3 agli 8 anni, del 79 e del 44% dai 9 ai 14 anni e del 71 e del 30% a 15 anni o più (Belker et al. 1991). I risultati delle tecniche microchirurgiche a uno strato (Schmidt 1978) e a due strati (Belker 1980) sono simili (Belker et al. 1991).

Un fattore peroperatorio determinante per il successo della vasovasostomia è la qualità degli spermatozoi nel liquido raccolto da un'estremità testicolare del deferente. I tassi di successo della vasovasostomia si riducono progressivamente a seconda che il liquido peroperatorio contenga prevalentemente spermatozoi mobili, spermatozoi non mobili, teste di spermatozoi (senza flagello), solamente teste di spermatozoi o nessuno spermatozoo (Belker et al. 1991, vedi Cap. II.4.1). Se si ritiene necessaria una vasoepididimostomia microchirurgica, il tasso di ricomparsa degli spermatozoi nel liquido seminale allo stadio postoperatorio è del 60-85% e il tasso di gravidanza del 20-44% (Matthews et al. 1995; Kim et al. 1998; Kolettis e Thomas 1997).

I tassi di successo della vasovasostomia o della vasoepididimostomia sono migliori quando queste procedure vengono eseguite mediante microchirurgia rispetto a quando sono praticate senza ingrandimento ottico. Tuttavia, la realizzazione microchirurgica di entrambe queste tecniche richiede una formazione in laboratorio seguita dalla pratica, prima di poter ottenere dei risultati ottimali.

I.5.2.7 Conclusioni

La riparazione della vasectomia può richiedere una vasovasostomia o una vasoepididimostomia. La decisione peroperatoria della procedura necessaria viene presa indipendentemente per ogni lato. Alcuni pazienti possono anche richiedere una vasovasostomia da un lato e una vasoepididimostomia dall'altro.

I risultati della riparazione della vasectomia sono stati notevolmente migliorati dall'introduzione di metodiche microchirurgiche per effettuare la vasovasostomia o la vasoepididimostomia.

Bibliografia

Belker AM (1980) Microsurgical two-layer vasovasostomy: simplified technique using hinged, folding-approximating clamp. Urology 16:376 - 381

Belker AM, Thomas AJ Jr, Fuchs EF, Konnak JW, Sharlip ID, Thomas AJ Jr (1991) Results of 1,469 microsurgical vasectomy reversals by the Vasovasostomy Study Group. J Urol 145: 505 - 511

Kim ED, Winkel E, Orejuela F, Lipshultz LI (1998) Pathological epididymal obstruction unrelated to vasectomy: results with microsurgical reconstruction. J Urol 160:2078 - 2080

Kolettis PN, Thomas AJ Jr (1997) Vasoepididymostomy for vasectomy reversal: a critical assessment in the era of intracytoplasmic sperm injection. J Urol 158:467 - 470

Matthews GJ, Schlegel PN, Goldstein M (1995) Patency following microsurgical vasoepididymostomy and vasovasostomy: temporal considerations. J Urol 154:2070 - 2073

Schmidt SS (1978) Vasovasostomy. Urol Clin North Am 5:585 - 592

Silber SJ (1977) Sperm granuloma and reversibility of vasectomy. Lancet 2:588 - 589

Silber SJ (1979) Epididymal extravasation following vasectomy as a cause for failure of vasectomy reversal. Fertil Steril 31:309 - 315

I.5.3 Contraccezione maschile

D. Handelsman, G. Waites

I.5

Messaggi chiave

- Attualmente gli uomini dispongono solo di metodi tradizionali (astinenza periodica, coito interrotto, preservativi) e della vasectomia, e sono privi di metodi contraccettivi reversibili.
- I metodi ormonali a base di progestinici migliorati, sviluppati per la contraccezione femminile, stanno entrando nella pratica clinica somministrati per via orale o impiantati e associati al testosterone per iniezione.

I.5.3.1 Introduzione

La contraccezione maschile mira a impedire la gravidanza riducendo il numero degli spermatozoi fecondanti nell'eiaculato. Attualmente, gli uomini dispongono solo di metodi tradizionali (astinenza periodica, coito interrotto, preservativi) e della vasectomia, ma non hanno metodi contraccettivi affidabili e reversibili comparabili alle metodiche moderne per le donne. Benché non sia stato introdotto alcun nuovo contraccettivo maschile nel corso del ventesimo secolo, un terzo di tutte le coppie adotta ancora dei metodi di regolazione delle nascite che richiedono la partecipazione attiva degli uomini (United Nations 2000), e i risultati di studi realizzati in tutto il mondo indicano che essi accetterebbero nuovi metodi (Martin et al. 2000). Le metodiche ormonali simili a quelle sviluppate per le donne sono quelle più vicine a entrare nella pratica clinica.

I.5.3.2 Metodi ormonali

Alcuni studi clinici che utilizzano dei farmaci prototipi hanno dimostrato che il metodo ormonale per interrompere la spermatogenesi è, a volte, efficace e reversibile, con una sicurezza a breve termine (Anderson e Baird 2002; Kamischke e Nieschlag 2004; Handelsman 2005). Nonostante le nicchie disponibili e l'interesse generale, lo sviluppo commerciale di contraccettivi ormonali maschili da parte dell'industria farmaceutica è stato lento a emergere (Handelsman 2003).

Nessun protocollo ormonale permette per il momento di ottenere un'azoospermia in tutti gli uomini, anche se la somministrazione di testosterone in soggetti in Cina e in Indonesia permette di avvicinarcisi (WHO 1990; Gu et al. 2002). Tra gli uomini non asiatici, i regimi combinati che implicano un secondo agente di soppressione della gonadotropina, abitualmente un progestinico combinato al testosterone, stanno raggiungendo l'ideale universale di blocco della spermatogenesi (Bebb et al. 1996; Handelsman et al. 1996; Meriggiola et al. 1996).

I.5.3.3 Metodi non ormonali

Sono stati proposti recentemente numerosi e nuovi approcci contraccettivi non ormonali maschili. Questi comprendono l'uso di varianti fisiche e biochimiche di tecniche esistenti (calore, bersagli post-meiotici e dell'epididimo) e, più recentemente, dei metodi di controllo genomico. Benché la fattibilità di interferire in modo reversibile con la maturazione epididimaria degli spermatozoi sia stata stabilita (Ford e Waites 1986; Cooper 2002), lo sviluppo di un farmaco contraccettivo non ormonale nell'uomo è ancora allo stadio pre-clinico.

I.5.3.4 Vaccini

Ci si è da molto tempo interessati ai vaccini che hanno come bersaglio gli antigeni degli spermatozoi implicati nella fecondazione. Contrariamente ai vaccini contro l'infezione (i quali non hanno bisogno di bloccare completamente il carico corporeo di agenti infettivi per permettere al sistema immunitario di eradicare un'infezione), i vaccini contraccettivi anti-spermatozoo devono bloccare in modo funzionale praticamente tutti gli spermatozoi. Il carico antigenico necessario alla neutralizzazione è minore nelle donne i cui ovociti si confrontano una volta al mese con solo 100-1000 spermatozoi, per cui un vaccino anti-spermatozoi dovrebbe logicamente riguardare le donne. Questo eliminerebbe anche il rischio di orchite auto-immune e ridurrebbe probabilmente la possibilità di una malattia da complessi immuni dovuta a un'immunizzazione contro gli antigeni nell'uomo (ma non nella donna). Benché i modelli animali siano promettenti, stabilire l'efficacia e la sicurezza di un vaccino contraccettivo nell'uomo rimane una grande sfida.

I.5.3.5 Conclusioni

I nuovi metodi contraccettivi maschili si applicherebbero a situazioni particolari, per esempio per ritardare una vasectomia o in caso di intolleranza ai metodi femminili o durante il periodo del post-partum. Benché il loro sviluppo sia stato ritardato per le ragioni spiegate altrove (Waites 2003), il principio dell'efficacia contraccettiva è ben stabilito e nuovi farmaci prototipi sono attualmente sul punto di essere valutati in ambito di studi, quali i progestinici migliorati sviluppati nella contraccezione femminile, somministrati per via orale o sotto forma di impianti e combinazioni di iniezioni puntiformi di testosterone e di androgeni per via orale (vedi Cap. II.4.7).

Bibliografia

Anderson RA, Baird DT (2002) Male contraception. Endocr Rev 23:735 - 762

Bebb RA, Anawalt BD, Christensen RB, Paulsen CA, Bremner WJ, Matsumoto AM (1996) Combined administration of levonorgestrel and testosterone induces more rapid and effective suppression of spermatogenesis than testosterone alone: a promising male contraceptive approach. J Clin Endocrinol Metab 81:757 - 762

Cooper TG (2002) The epididymis as a target for male contraception. In: Robaire B, Hinton BT (eds) The epididymis: from molecules to clinical practice. Kluwer Academic/Plenum, New York, pp 483 - 502

Ford WCL, Waites GMH (1986) Sperm maturation and the potential for contraceptive interference. In: Zatuchni GI, Goldsmith A, Spieler JM, Sciarra JJ (eds) Male contraception: advances and future prospects. Harper and Row, Philadelphia, Pa., pp 89 - 106

Gu YQ, Wang XH, Xu D, Peng L, Cheng LF, Huang MK, Huang ZJ, Zhang GY (2002) A multicenter contraceptive efficacy study of injectable testosterone undecanoate in healthy Chinese men. J Clin Endocrinol Metab 88:562 - 568

Handelsman DJ (2003) Hormonal male contraception - lessons from the East when the Western market fails. J Clin Endocrinol Metab 88:559 - 561

Handelsman DJ (2005) Male contraception. In: DeGroot LJ, Jameson JL (eds) Endocrinology, 5th edn. WB Saunders, Philadelphia pp 3247 - 3256

Handelsman DJ, Conway AJ, Howe CJ, Turner L, Mackey MA (1996) Establishing the minimum effective dose and additive effects of depot progestin in suppression of human spermatogenesis by a testosterone depot. J Clin Endocrinol Metab 81:4113 - 4121

Kamischke A, Nieschlag E (2004) Progress towards hormonal male contraception. Trends Pharmacol Sci 25:49 - 57

Martin CW, Anderson RA, Cheng L, Ho PC, van der Spuy Z, Smith KB et al (2000) Potential impact of hormonal male contraception: cross-cultural implications for development of novel preparations. Hum Reprod 15:637 - 645

Meriggiola MC, Bremner WJ, Paulsen CA, Valdiserri A, Incorvaia L, Motta R, Pavani A, Capelli M, Flamigni C (1996) A combined regimen of cyproterone acetate and testosterone enanthate as a potentially highly effective male contraceptive. J Clin Endocrinol Metab 81:3018 - 3023

United Nations (2000) Levels and trends of contraceptive use as assessed in 1998. Department of International Economic and Social Affairs, New York

Waites GMH (2003) Development of methods of male contraception: impact of the World Health Organization Task Force. Fertil Steril 80:1 - 15

WHO Task Force on Methods for the Regulation of Male Fertility (1990) Contraceptive efficacy of testosterone-induced azoospermia in normal men. Lancet 336: 955 - 959

I.5.4 Metodi tradizionali

D. Handelsman, G. Waites

Messaggi chiave

- I tassi di insuccesso tipici del primo anno di uso dei metodi tradizionali maschili (astinenza periodica, ritiro, preservativi) mostrano che, tranne la vasectomia, questi metodi presentano un rischio elevato.
- Questo sottolinea il bisogno pressante negli uomini di avere accesso a metodiche ormonali alternative attualmente in corso di sviluppo.

I.5.4.1 Introduzione

Gli uomini dispongono solo di alcuni metodi tradizionali (astinenza periodica, ritiro, preservativi) e della vasectomia (vedi Parte I.5.1), ma sono privi di metodi contraccettivi affidabili e reversibili comparabili ai metodi femminili moderni. Tuttavia, un terzo delle coppie che adottano metodiche di controllo delle nascite lo fa utilizzando questi metodi tradizionali (United Nations 2000).

I.5.4.1.1
Astinenza periodica

L'astinenza periodica come contraccezione viene eseguita da più di 30 milioni di coppie in tutto il mondo (United Nations 2000). Essa evita la gravidanza evitando i rapporti vaginali durante il periodo previsto dell'ovulazione, tipicamente tra i giorni 9 e 19 del ciclo mestruale regolare (WHO 1999). L'astinenza periodica ha un'efficacia contraccettiva accettabile quando il momento dei rapporti sessuali è attentamente controllato, ma il tasso di insuccesso aumenta significativamente in caso di mancato rispetto di questi tempi. La necessità di evitare i rapporti durante quasi la metà dei giorni non mestruali rappresenta la principale fonte del tasso di insuccesso relativamente elevato a causa di errore dei componenti della coppia. L'accettabilità di questo metodo può essere migliorata con una più precisa determinazione della fase ovulatoria rispetto a quella consentita dal calcolo del calendario (che richiede un ciclo regolare). I metodi che permettono una valutazione dei marker indiretti dell'ovulazione (temperatura corporea basale o modificazione del muco cervicale) o quelli, più precisi ma costosi, di individuazione degli ormoni nelle urine (LH, steroidi) possono ridurre il periodo di astinenza ma la percentuale di insuccesso del metodo di ovulazione (Tabella I.5.2) rimane elevato (Trussell e Grummer-Strawn 1990).

I.5.4.1.2
Coito interrotto

Tra i metodi di prevenzione della gravidanza senza farmaci né dispositivi, il coito interrotto prima dell'eiaculazione viene utilizzato da 40 milioni di coppie nel mondo (Rogow e Horowitz 1995). Come il metodo dell'ovulazione, i rischi di insuccesso sono essenzialmente dovuti all'errore umano. Da qui i risultati, con percentuali di insuccesso relativamente elevate e simili a quelle dell'astinenza periodica (Trussell e Kost 1987; Trussell e Grummer-Strawn 1990; Trussell e Vaughan 1999).

I.5.4.1.3
Preservativi

I preservativi, descritti per la prima volta nel XVI secolo, sono utilizzati da più di 45 milioni di coppie nel mondo per prevenire le gravidanze (Liskin et al. 1990), mentre un maggior numero utilizza i preservativi per prevenire il contagio di infezioni sessualmente trasmesse (STD), in particolare l'HIV. Tipicamente, il preservativo maschile è una guaina cilindrica in lattice, in poliuretano o in membrane animali, talvolta utilizzato in associazione con uno spermicida. I preservativi sono un sistema meccanico moderatamente efficace di contraccezione (Trussell et al. 1990; Trussell e Vaughan, 1999) con valori tipici di insuccesso di circa il 14% nel corso del primo anno; questi superano i tassi di insuccesso «di impiego perfetto» del 3% circa (Tabella I.5.2; Hatcher et al. 1994), e lo scarto è dovuto principalmente a un non uso piuttosto che a un uso scorretto, a un difetto, a una rottura oppure a uno scivolamento.

I preservativi garantiscono una doppia protezione contro la gravidanza e le STD, cosa che li rende ideali per rapporti sessuali non previsti o con partner sessuali non comuni. Viceversa, i preservativi non sono un mezzo contraccettivo popolare nelle coppie stabili per la loro interferenza con la spontaneità delle relazioni sessuali e per l'attenuazione della sensazione peniena e per i connotati culturali, in particolare l'associazione con il sesso proibito o commerciale. In caso di allergia al lattice, sono disponibili preservativi in copolimeri di polistirene (Rosenberg et al. 1996), ma sono meno efficaci (Gallo et al. 2003).

I preservativi forniscono una protezione sostanziale ma incompleta contro le STD, HIV compreso (Carey et al. 1999; Walsh et al. 2003; Holmes et al. 2004). La prevenzione delle STD richiede l'utilizzo di un preservativo ad ogni incontro sessuale, mentre una contraccezione sicura richiede la sua utilizzazione solo nel periodo di ovulazione a metà ciclo. I tassi di fallimento del preservativo contro le STD rischiano quindi di superare sempre i tassi di fallimento del preservativo come contraccettivo, poiché la causa maggiore in entrambi i casi è un uso non affidabile e non sono motivi tecnici come una rottura, uno scivolamento o una porosità ad agenti infettivi.

Tabella I.5.2. Percentuali di fallimento tipici del primo anno (%), necessità e svantaggi delle opzioni contraccettive maschili tradizionali e confronto con le metodiche femminili (Hatcher et al. 1994)

	Percentuale di fallimento (gravidanza) annuale		Necessità	Svantaggi
	Tipica[a]	Perfetta		
Ritiro	19	4	Competenza e disciplina	Assenza di protezione contro le STD
Astinenza con:	20	0	Verifica regolare dei segnali di fertilità	Assenza di protezione contro le STD
Metodo del calendario		9		
Metodo per localizzare l'ovulazione		3		
Temperatura/muco cervicale		2		
Preservativi	14	3	Legate al rapporto sessuale	Male accettati dalle coppie stabili; allergia al lattice
Vasectomia	0,15	0,10	Medico competente	Considerata irreversibile
Metodi femminili reversibili moderni[b]	0,1–3	0,3–1,5	Medico competente	Assenza di coinvolgimento maschile
Legatura delle tube	0,4	0,4	Medico competente, anestesia generale	Considerata irreversibile

[a]Primo anno di utilizzazione tipica
[b]Comprende le metodiche ormonali e l'IUD

I.5

I.5.4.2
Conclusioni

Dalle percentuali di insuccesso tipiche del primo anno dei metodi maschili tradizionali (Tabella I.5.2), è evidente che questi metodi, eccetto la vasectomia, implicano un rischio elevato sia per un uso anticoncezionale che come protezione contro le infezioni sessualmente trasmesse. Queste considerazioni sottolineano ancora di più il bisogno pressante per gli uomini di disporre di metodi alternativi attualmente in corso di sviluppo (vedi Cap. II.4.3 B).

Bibliografia

Carey RF, Lytle CD, Cyr WH (1999) Implications of laboratory tests of condom integrity. Sex Transm Dis 26:216 - 220

Gallo MF, Grimes DA, Schulz KF (2003) Nonlatex vs. latex male condoms for contraception: a systematic review of randomized controlled trials. Contraception 68:319 - 326

Hatcher RA, Trussell J, Stewart F, Stewart GK, Kowal D, Guest F, Cates W Jr, Policar MS (1994) Contraceptive technology, 16th edn. Irvington, New York

Holmes KK, Levine R, Weaver M (2004) Effectiveness of condoms in preventing sexually transmitted infections. Bull World Health Organ 82:454 - 461

Liskin L, Wharton C, Blackburn R, Kestelman P (1990) Condoms – Now more than ever. Population Information Program, Center for Communication Programs, The Johns Hopkins University, Baltimore, Md.Rogow D, Horowitz S (1995) Withdrawal: a review of the literature and an agenda for research. Stud Fam Plann 26:140 - 153

Rosenberg MJ, Waugh MS, Solomon HM, Lyszkowski AD (1996) The male polyurethane condom: a review of current knowledge. Contraception 53:141 - 146

Trussell J, Grummer-Strawn L (1990) Contraceptive failure of the ovulation method of periodic abstinence. Fam Plann Perspect 22:65 - 75

Trussell J, Kost K (1987) Contraceptive failure in the Unites States: a critical review of the literature. Stud Fam Plann 18:237 - 283

Trussell J, Vaughan B (1999) Contraceptive failure, method-related discontinuation and resumption of use: results from the 1995 National Survey of Family Growth. Fam Plann Perspect 31:64 - 72, 93

Trussell J, Hatcher RA, Cates W, Stewart FH, Kost K (1990) Contraceptive failure in the United States: an update. Stud Fam Plann 21:51 - 54

United Nations (2000) Levels and trends of contraceptive use as assessed in 1998. Department of International Economic and Social Affairs, New York

Walsh TL, Frezieres RG, Peacock K, Nelson AL, Clark VA, Bernstein L, Wraxall BG (2003) Use of prostate specific antigen (PSA) to measure semen exposure resulting from male condom failures: implications for contraceptive efficacy and the prevention of sexually transmitted disease. Contraception 67:139 - 150

WHO (1999) Annual Technical Report 1998, Special Programme of Research, Development and Research Training in Human Reproduction, Geneva, Switzerland, p 111

Problema: infezioni dell'apparato riproduttivo I.6

I.6.1 Infezione dell'apparato riproduttivo/malattie sessualmente trasmesse

F. R. Ochsendorf

Messaggi chiave

- I dati riguardanti l'importanza delle infezioni dell'apparato riproduttivo nell'infertilità maschile sono contraddittori.
- Secondo la prevalenza locale delle malattie infettive e la disponibilità delle cure mediche, l'impatto può essere diverso da una regione all'altra.
- Gli agenti infettivi alterano la fertilità in diversi modi (uomini: lesione degli organi, lesione cellulare dai mediatori dell'infiammazione, ostruzione, legame agli spermatozoi; donne: malattie infiammatorie pelviche e ostruzione delle tube).
- I batteri spesso sono riscontrati nel liquido seminale e la loro sola presenza sembra indicare una contaminazione.
- L'importanza clinica del ruolo dei virus non è nota.
- Dato che l'anamnesi delle infezioni sembra essere più influente sulla fertilità delle infezioni presenti, è importante trattare ogni infezione adeguatamente e in maniera appropriata.

I.6.1.1 Definizione della malattia

In un'infezione, dei microrganismi si inseriscono in un macro-organismo dove si legano, si moltiplicano e inducono una risposta locale o sistemica. Le successioni dipendono dalle proprietà dei microrganismi, dalla sede di questo processo e dal tipo e dalla forza della reazione immunologica.

Se vengono rilevati dei microrganismi nell'eiaculato, è difficile determinare se questi abbiano solo colonizzato (siano confinati al) l'uretra o se abbiano invaso le ghiandole accessorie, l'epididimo o il testicolo (la prostatite è discussa nel Cap. I.9). Inoltre, la loro capacità di moltiplicarsi e il grado della reazione dell'organismo, cioè la risposta infiammatoria, sono spesso impossibili da valutare. Questi fattori, tuttavia, sono decisivi nell'alterazione delle funzioni riproduttive. Le lesioni risultanti agli organi riproduttivi persistono anche dopo una remissione spontanea o terapeutica dell'infezione.

I dati epidemiologici collegano le infezioni all'infertilità maschile. È stata riportata un'associazione dell'età alle infezioni e alla diminuzione della conta totale degli spermatozoi (Rolf et al. 2002). In alcuni studi, il 45% degli pazienti che si consulta per approfondire le cause di un'infertilità sospetta aveva un'anamnesi di perdita uretrale (Schulenburg et al. 1993; Bayasgalan et al. 2004). Altri studi non hanno rivelato un'anamnesi significativa di infezione sessualmente trasmessa (STD) nei loro pazienti (Oldereid et al. 1992), o non si sono potute confermare alterazioni delle caratteristiche seminali dopo un'uretrite dovuta a gonorrea o a *Chlamydia* (Ness et al. 1997). Gli autori hanno concluso così la loro revisione nel 1997: «Benché ci siano manifestazioni cliniche e patologiche che portano fortemente a credere in una combinazione tra le STD e l'infertilità... la letteratura epidemiologica attuale non permette alcuna conclusione di causalità». Sebbene numerosi studi trattino le infezioni batteriche e le STD, le informazioni sulle infezioni virali dell'apparato riproduttivo sono scarse (Deiucq e Iegou 2001). Le infezioni e le STD hanno una prevalenza differente in funzione della regione geografica. Conseguentemente, non si può fare alcun commento generale sull'importanza delle «infezioni» in una data popolazione.

I.6.1.2 Eziologia e patogenesi

Gli agenti infettivi possono raggiungere gli organi riproduttivi attraverso il sangue, per esempio i virus della parotite, *Mycobacterium tuberculosis* o *Mycobacterium leprae*, o mediante l'ascensione attraverso l'uretra. Questi possono alterare le funzioni riproduttive in diversi modi (Tabella I.6.1).

La Tabella I.6.2 riassume gli agenti batterici, i protozoi e i funghi trasmessi sessualmente, mentre la Tabella I.6.3 illustra i virus. A seconda della sede dell'infezione, il tessuto viene distrutto, alterando le funzioni dell'organo, come la distruzione del tessuto testicolare dopo una tubercolosi o

Tabella I.6.1. Conseguenze possibili delle infezioni dell'apparato riproduttivo maschile (da Dejucq e Jégou 2001)

Meccanismo	Conseguenze
Diffusione della malattia	Malattia della donna Infertilità femminile Infezione dell'ovocita e dell'embrione, falso parto spontaneo, alterazioni embrionali e fetali
Anomalie delle cellule germinali	Infertilità/sterilità maschile
Anomalie delle cellule di Sertoli	Infertilità/sterilità maschile
Anomalie delle cellule di Leydig	Infertilità/sterilità maschile
Infiltrazione di leucociti nell'apparato riproduttivo	Risposta a mediazione cellulare T contro gli spermatozoi e infertilità autoimmune
Diminuzione della produzione di testosterone	Cachessia, infertilità maschile
Incorporazione del genoma virale nel genoma delle cellule germinali	Rischio di trasmissione alle generazioni successive

I.6

nella lebbra lepromatosa. Inoltre, possono essere indotti meccanismi autoimmuni (Munoz e Witkin 1995). Altri autori, tuttavia, non sono riusciti a confermare la relazione tra anticorpo anti-spermatozoo e la presenza di una varietà di batteri o di segni infiammatori nel liquido seminale (Eggert-Kruse et al. 1998). Un danno degli spermatozoi eiaculati può essere la conseguenza di una lesione da parte dei mediatori dell'infiammazione, come le specie reattive dell'ossigeno (Ochsendorf 1999). In questo modo, può risultare un'ostruzione parziale o totale dei dotti escretori (Dohle 2003). Alcuni batteri possono alterare la motilità aderendo direttamente agli spermatozoi. Ciò è stato messo in evidenza da una concentrazione elevata di *Escherichia coli* e di *Ureaplasma* (Bornman et al. 1992; Diemer et al. 2003; Keck et al. 1998). Un effetto inibitore elevato da *Candida albicans* in vitro è stato scoperto in campioni con concentrazioni iniziali di germi pari a 2×10^7/mL (Huwe et al. 1998). Si è suggerito un effetto negativo sulla motilità degli spermatozoi e un aumento dell'agglutinazione in caso di vaginite dovuta a micosi (Tuttle et al. 1977).

Dal momento che i batteri possono essere osservati in percentuali elevate di eiaculato senza un'influenza riscontrabile sull'interazione spermatozoi-muco, sulla formazione di anticorpi o sulla qualità del liquido seminale, i microrganismi del liquido seminale sembrano solo essere agenti contaminanti (Eggert-Kruse et al. 1992; Cottell et al. 2000).

Il ruolo dei virus è lungi dall'essere chiarito. Il DNA virale è stato messo in evidenza con nested PCR nell'eiaculato dei pazienti infertili nel 5 6% dei casi [Herpes simplex virus (HSV) 49%, Epstein-Barr virus (EBV) 17%, citomegalovirus (CMV) 7%]. Solo l'HSV è stato associato a una bassa conta degli spermatozoi e a una scarsa motilità (Kapranos et al. 2003). Altri autori riportano un'incidenza del 24% (El Borai et al. 1998) e del 3% (Wald et al. 1999) o non hanno potuto confermare i risultati (Krause et al. 2002). È stato riportato che il trattamento dei due partner con acyclovir con un DNA positivo per HSV ha permesso delle gravidanze (El Borai et al. 1998; Kotronias e Kapranos 1998). Un'infezione cervicale da virus herpes simplex non è una causa significativa di alterazione della qualità e della penetrabilità del muco cervicale (Eggert-Kruse et al. 2000).

L'adenovirus (AAV) è stato messo in evidenza nel 38% dei pazienti che presentano alterazioni all'analisi del liquido seminale, nel 26% delle biopsie testicolari di uomini infertili e nel 5% dei campioni di liquido seminale normali. Non è stata riscontrata alcuna differenza tra l'incidenza del papillomavirus umano e quella del CMV tra i differenti gruppi (Erles et al. 2001). Il CMV è stato messo in evidenza nel 5,6% dei campioni di liquido seminale crioconservati per un'inseminazione (Mansat et al. 1997). L'escrezione virale di CMV non ha colpito la qualità del liquido seminale (Yang et al. 1995); in altri studi, la presenza del CMV è stata associata a una diminuzione della concentrazione e della motilità (Torino et al. 1987). Si è suggerito che il CMV potesse essere una causa di emospermia (Komment e Poor 1983). Quando l'HPV era presente nel liquido seminale, l'incidenza dell'astenozoospermia era significativamente più elevata (Lai et al. 1997).

I.6.1.3 Segni clinici: anamnesi, esame clinico, esami diagnostici

I pazienti possono essere asintomatici o presentare sintomi di infiammazione. Questi differiscono in funzione della sede dell'infezione: disuria e perdite (uretrite), dolore, arrossamento della cute e tumefazione dell'epididimo o del testicolo (epididimite, orchite). La reazione immunologica è responsabile del grado della sintomatologia clinica. Le infezioni acute possono essere diagnosticate a causa della loro tipica presentazione clinica. Tuttavia, esse sono estremamente rare in un contesto andrologico ambulatoriale.

Nella pratica quotidiana, i pazienti possono riferire episodi precedenti di infezione delle vie genito-urinarie. Se è stato somministrato un trattamento appropriato, questa infezione è stata probabilmente trattata correttamente senza conseguenze negative. In caso contrario, ha potuto derivarne un'infezione cronica con lesioni tissutali, dirette o indirette, attraverso un'infiammazione cronica. A volte, un ispessimento dell'epididimo può rappresentare un segnale clinico. Alcuni autori hanno suggerito che una prostato-vescicolite cronica potrebbe essere diagnosticata mediante ecografia endorettale (Purvis e Christiansen 1993), mentre altri hanno dimostrato che questo metodo è inutile per diagnosticare infezioni delle ghiandole accessorie maschili (Schipper et al. 2001). Al fine di provare la presenza di un'infezione attiva, deve essere identificato l'agente responsabile.

La vescicolite seminale cronica può derivare da una guarigione incompleta di un processo infiammatorio acuto. I sintomi sono spesso assenti o sono simili a quelli della prostatite cronica che spesso può essere associata (dolore spastico durante l'eiaculazione, perdita uretrale mattutina, emospermia e fruttosio ridotto nell'eiaculato, Farid e Hargreave 1995).

Tabella I.6.2. Malattie sessualmente trasmesse: agenti patogeni, segni clinici, terapia e grado

Malattia	Agente patogeno	Segni clinici	Esame clinico	Esame	Risultati di laboratorio	Diagnosi differenziale	Terapia	Importanza per l'infertilità
Batteri								
Gonorrea	*Neisseria gonorrhoeae*	Disuria, scolo uretrale, epididimo aumentato di volume doloroso (soprattutto unilaterale)	Perdita uretrale	Striscio uretrale, colorazione di Gram, coltura (trasporto rapido, terreno di trasporto speciale)	Diplococchi intracellulari gram negativi Coltura positiva	Uretrite da *Chlamydia*, *Ureaplasma*, ecc.	Uretrite: 1 × chinolone, cefalosporine, spectinomicina Epididimite: più a lungo	Uomo + Donna +
Infezione da *Chlamydia*	*Chlamydia trachomatis* (D–K)	Disuria, scolo uretrale, epididimo aumentato di volume doloroso (soprattutto unilaterale)	Perdita uretrale o asintomatica	Urina del primo getto e metodo molecolare (PCR; LCR)	Diagnosi di DNA positiva	Uretrite dovuta a una gonorrea	Uretrite: doxiciclina 2 × 100 mg/giorno 7 giorni, azitromicina 1 g Epididimite: più a lungo	Uomo ? Donna + Donna +
Uretrite da	*Ureaplasma urealyticum*	Disuria, scolo uretrale	Perdita uretrale o asintomatica	Coltura	Conta delle colonie elevata	Uretrite dovuta a una gonorrea o a *Chlamydia*	Doxiciclina, 2 × 100 mg/die 7 giorni, azitromicina 1 g	Può alterare la motilità ??
Sifilide	*Treponema pallidum*	A seconda dello stadio: ulcera, adenopatia indolore, esantema, infiltrazione gummatous e ipertrofia dei testicoli e della prostata	Ulcera, aumento di volume dei linfonodi, segni cutanei, anamnesi Testicoli duri aumentati di volume o aumento di volume della prostata	Sierologia (VDRL, TPHA o TPPA)	Coltura positiva	Dipende dai segni cutanei Testicolo: tumore, tumore prostatico benigno o maligno	Penicillina	Cofattore di trasmissione dell'HIV Lesioni da parte di gomme: + Donna +
Ulcera molle	*Haemophilus ducreyi*	Ulcera, adenopatia dolente,	Ulcera dolorosa, linfonodi aumentati di volume rossi e dolenti	Coltura, colorazione	Coltura positiva e colorazione positiva	Sifilide	Azitromicina 1 g (e altri)	–
Linfogranuloma venereo	*Chlamydia trachomatis* (L1–L3)	Adenopatia inguinale monolaterale sensibile, proctocolite, fistolizzazione	Adenopatia dolente	Diagnosi differenziali cliniche, sierologia	Test di fissazione del complemento > 1:64	Sifilide	Doxiciclina, 2 × 100 mg 21 giorni	–
Granuloma inguinale	*Calymmatobacterium granulomatis*	Ulcera evolutiva indolore	Ulcerazione senza adenopatia	Diagnosi differenziale clinica	Corpi di Donovan colorati in nero alla biopsia o allo schiacciamento tissutale	Sifilide, ulcera molle	Doxiciclina, 2 × 100 mg > 21 giorni Cotrimossazolo 2 ×/die > 21 giorni	–
Protozoi								
Uretrite (prostatite, epididimite) da	*Trichomonas vaginalis*	Perdita, asintomatica o con prurito	Perdita	Diagnosi differenziali cliniche	Lama umida di scolo uretrale o di sedimento urinario	Uretrite da altre cause	Metronidazolo	?Controverso
Lieviti								
Balanite, uretrite da	*Candida albicans*	Balanite, prurito	Arrossamento, bianco	Clinica	Lama umida, coltura	Dermatite da contatto	Imidazolo	–

Tabella I.6.3. Revisione generale dei virus osservati nel tratto genitale maschile/liquido seminale umano e anomalie scoperte in presenza di virus. (*CMV* citomegalovirus, *EBV* Epstein-Barr virus, *HBV* virus dell'epatite B, *HCV* virus dell'epatite C, *HERV* retrovirus endogeno umano [human endogenous retrovirus], *HHV8* herpes virus umano 8 [human herpes virus], *HIV* virus dell'immunodeficienza umana, *HSV* virus herpes simplex [herpes simplex virus], *HTLV* virus linfotropo T umano [human T lymphotropic virus], *LCMV* virus della coriomeningite linfocitaria [lymphocytic choriomeningitis virus])

Virus	Scoperto nelle cellule	Di questi organi/ secrezioni	Anomalie scoperte in presenza del virus
HIV	Monociti/macrofagi e linfociti Cellule germinali Spermatozoi (?)	Testicolo Prostata Liquido seminale	Orchite, fibrosi interstiziale, infiltrazione linfocitaria, alterazioni del numero di cellule di Leydig, diminuzione del numero di cellule germinali, alterazione della spermatogenesi; aumento del testosterone a uno stadio precoce dell'infezione; riduzione nell'AIDS Azoospermia Oligozoospermia Spermatozoi di morfologia abnorme Piospermia
CMV	Monociti/macrofagi e linfociti	Prostata Vescicola seminale Liquido seminale	Emospermia Diminuzione del numero di cellule CD4
HBV	Monociti/macrofagi e linfociti Spermatozoi	Liquido seminale	
HSV 1, 2	Spermatozoi	Testicolo Prostata Liquido seminale	Infertilità Azoospermia, oligozoospermia
Papilloma virus umano	Frazione cellulare (nessun tipo cellulare specifico identificato)	Prostata Liquido seminale	Astenozoospermia Sottogruppo di cancro della prostata (?)
Adenovirus	Frazione cellulare (nessun tipo cellulare specifico identificato)	Testicolo Liquido seminale	Infertilità Orchite[b]
HHV 8	Frazione cellulare mononucleare	Prostata Liquido seminale	
Virus coxsackie β 4 (?)		Epididimo	Associato a un'orchite
EBV		Testicolo Liquido seminale (?)	Orchite[b] Carcinoma del testicolo (?)
HCV (?)	Risultati contraddittori	Liquido seminale	
HTLV1	Linfociti contaminati	Liquido seminale	
Parotite	Cellule di Leydig, cellule germinali (?)	Testicolo	Orchite, atrofia testicolare, sterilità, diminuzione della secrezione degli androgeni, carcinoma del testicolo (?)
Parvovirus B19		Testicolo	Carcinoma del testicolo (?)
Virus Coxsackie A 9		Testicolo	Orchite (?)

Presenza nel testicolo non definitivamente documentata: virus delle ghiandole salivari del pipistrello[a], virus influenzali[b], Dengue[a], LCMV[b], ECHO virus[b], virus della varicella[b], virus della vaccina[b], virus della rosolia[b], virus della varicella[b], HERV, epatite G.

[a]Associazione con incidenza significativa di orchite clinica

[b]Orchite raramente associata

Un'atrofia del testicolo può sopraggiungere dopo un'orchite virale ma è, il più delle volte, monolaterale, e anche la sterilità è estremamente rara. Per la bibliografia, vedi Dejucq e Jégou (2001); sono elencate solo le alterazioni che riguardano l'infertilità maschile

Spesso il paziente è asintomatico. Sono state rilevate colture batteriche positive negli eiaculati del 47% (Onemu e Ibeh 2001) e del 66% di questi pazienti (Merino et al. 1995). Se sono presenti delle condizioni particolari, batteri anaerobi vengono riscontrati nel 99% dei pazienti. Nell'ultimo studio, tuttavia, non c'è alcuna relazione con l'alterazione dei parametri seminali, la penetrazione del muco cervicale o la fertilità (Eggert-Kruse et al. 1995). Quando si esaminano i due partner, non è riscontrabile nessun microrganismo solo nell'1% dei casi. Non è stata osservata alcuna alterazione dell'interazione con il muco cervicale. Dunque, l'individuazione di microrganismi senza sintomi di infezione dell'apparato genitale sembra riflettere la colonizzazione, ma non l'infezione. In accordo con questo punto di vista, si osserva che il trattamento antibiotico di pazienti asintomatici che hanno dei microrganismi potenzialmente patogeni nei campioni di liquido seminale e/o nei tamponi cervicali cambia significativamente l'aspetto microbico ma non i parametri dell'eiaculato.

Tabella I.6.4 Sinopsi delle evidenze cliniche dei pazienti

Evidenze batteriologiche	Precedente	Segno clinico	Interpretazione possibile	Importanza per la fertilità	Terapia specifica
Microrganismi	Significativo	Significativo	Infezione	+	+
	Non rimarchevole	Significativo	Infezione	+	+
	Non rimarchevole	Non rimarchevole	Commensale	-	-
			Contaminazione	-	-
			Infezione (?)	? +	+ Se numero significativo di batteri o di patogeni
Assenza di microrganismi	Significativo (p. es., precedenti di perdite)	Significativo (p. es., edema, dolore dell'epididimo)	Infezione/infiammazione asintomatica cronica (silente)	+	Verificare MAGI
	Non rimarchevole	Significativo	Infezione/infiammazione asintomatica cronica (silente)??	? +	?+
	Non rimarchevole	Non rimarchevole	Pregressa infezione	? +	-
			Infezione/infiammazione asintomatica cronica (silente)??	? +	Verificare MAGI

La Tabella I.6.2 riassume gli esami fisici/tecnici e gli esami diagnostici per i microrganismi patogeni importanti. La Tabella I.6.4 mostra i segni clinici dei pazienti.

I.6.1.4 Diagnosi differenziale

I sintomi clinici e i segni non permettono una diagnosi specifica. Tutti i microrganismi della Tabella I.6.2 possono essere causa di sintomi clinici.

Le differenze regionali nella prevalenza delle malattie infettive portano a diverse diagnosi differenziali. Un epididimo indurito e ipertrofico può rappresentare un segno di tubercolosi o di schistosomiasi. Un'ipertrofia della ghiandola prostatica e dei segni clinici di prostatite possono essere dovuti ad actinomicosi, blastomicosi, coccidioidomicosi, sifilide o schistosomiasi in alcune parti del mondo.

I.6.1.5 Terapia

Il trattamento è riassunto nella Tabella I.6.2. I dettagli sono descritti altrove (Centers for Disease Control and Prevention 2002; Naber et al. 2001; Radcliffe 2001). È raccomandato il trattamento della partner.

I.6.1.6 Risultati della terapia

Il trattamento precoce di un'infezione acuta guarisce la malattia senza lasciare conseguenze. Il risultato del trattamento nelle infezioni croniche dipende dalle lesioni già presenti al momento del trattamento.

I.6.1.7 Prognosi

La prognosi è determinata nel momento della prima visita del paziente, con la diagnosi corretta e il trattamento adeguato. In tutte le STD ma, in particolare, in caso di gonorrea e di infezioni da *Chlamydia*, il trattamento adeguato della partner è importante per prevenire la salpingite, le malattie infiammatorie pelviche e le ostruzioni.

I.6.1.8 Prevenzione

Apparentemente, l'individuazione di microrganismi nei campioni di liquido seminale di pazienti asintomatici indica una colonizzazione (Eggert-Kruse et al. 1992). È stato concluso che le infezioni passate sono più importanti di quelle attuali (Gonzales et al. 2004). Conseguentemente, solo un trattamento adeguato e precoce delle infezioni dell'apparato riproduttivo può prevenire effetti nocivi sugli organi riproduttivi.

I.6.1.9 Considerazioni

Riassumendo i dati disponibili, sembra essere presente una rilevante differenza geografica riguardo alla rilevanza pratica delle infezioni sessualmente trasmesse per l'infertilità maschile. Nei Paesi occidentali è stato concluso che, nell'insieme, le STD ricoprono un ruolo minore nell'infertilità maschile (Krause e Weidner 1989) e che, la maggior parte delle volte, i microrganismi presenti nel liquido seminale sono soprattutto agenti contaminanti (Cottell et al. 2000). La condizione sembra, invece, differente in altre parti del mondo. La rilevanza delle infezioni virali, a oggi, non è ancora completamente chiara.

Bibliografia

Bayasgalan G, Naranbat D, Tsedmaa B, Tsogmaa B, Sukhee D, Amarjargal O, Lhagvasuren T, Radnaabazar J, Rowe PJ (2004) Clinical patterns and major causes of infertility in Mongolia. J Obstet Gynaecol Res 30:386 – 393

Bornman MS, Crewe-brown HH, Reif S, Mahomed MF, Broomker D, Schulenburg GW (1992) Sexually transmitted diseases (STD) in infertile males attending the andrology clinic at Ga-Rankuwa Hospital. Arch AIDS Res 6:213 – 220

Center of Disease Control and Prevention (2002) Sexually transmitted diseases treatment guidelines 2002. MMWR 51 (No. RR-6):1 – 77

Cottell E, Harrison RF, McCaffrey M, Walsh T, Mallon E, BarryKinsella C (2000) Are seminal fluid microorganisms of significance of merely contaminants? Fertil Steril 74:465 – 470

Dejucq N, J´egou B (2001) Viruses in the mammalian male genital tract and their effects on the reproductive system. Microbiol Mol Biol Rev 65:208 – 231

Diemer T, Huwe P, Ludwig M, Schroeder-Printzen I, Michelmann HW, Schiefer HG, Weidner W (2003) Influence of autogenous leucocytes and Escherichia coli on sperm parameters in vitro. Andrologia 35:100 – 105

Dohle GR (2003) Inflammatory-associated obstructions of the male genital tract. Andrologia 35:321 – 324

Eggert-Kruse W, Hofmann H, Gerhard I, Bilke A, Runnebaum B, Petzoldt D (1988) Effects of antimicrobial therapy on sperm-mucus interaction. Hum Reprod 3:861 – 869

Eggert-Kruse W, Pohl S, Naher H, Tilgen W, Runnebaum B (1992) Microbial colonization and sperm–mucus interaction: results in 1000 infertile couples. Hum Reprod 7:612 – 620

Eggert-Kruse W, Rohr G, Strock W, Pohl S, Schwalbach B, Runnebaum B (1995) Anaerobes in ejaculates of subfertile men. Hum Reprod Update 1:462 – 478

Eggert-Kruse W, Rohr G, Probst S, Rusu R, Hund M, Demirakca T, Aufenanger J, Runnebaum B, Petzoldt D (1998) Antisperm antibodies and microorganisms in genital secretions – a clinically significant relationship? Andrologia 30 [Suppl 1]: 61 – 71

Eggert-Kruse W, Mildenberger-Sandbrink B, Schnitzler P, Rohr G, Strowitzki T, Petzoldt D (2000) Herpes simplex virus infection of the uterine cervix–relationship with a cervical factor? Fertil Steril 73:248 – 257

El Borai N, LeFevre C, Inoue M, Naumova EN, Sato K, Suzuki S, Tsuji K, Yamamura M (1998) Presence of HSV-1 DNA in semen and menstrual blood. J Reprod Immunol 41:137 – 147

Erles K, Rohde V, Thaele M, Roth S, Edler L, Schlehofer JR (2001) DNA of adeno-associated virus (AAV) in testicular tissue and in abnormal semen samples. Hum Reprod 16:2333 – 2337

Farid M, Hargreave TB (1995) Infection and male infertility. In: Hargreave TB (ed) Male infertility. Springer, Berlin Heidelberg New York, pp 291 – 306

Gonzales GF, Munoz G, Sanchez R, Henkel R, Gallegos-Avila G, Diaz-Gutierrez O, Vigil P, Vasquez F, Kortebani G, Mazzolli A, Bustos-Obregon E (2004) Update on the impact of Chlamydia trachomatis infection on male fertility. Andrologia 36:1 – 23

Huwe P, Diemer T, Ludwig M, Liu J, Schiefer HG, Weidner W (1998) Influence of different uropathogenic microorganisms on human sperm motility parameters in an in vitro experiment. Andrologia 30 Suppl 1:55 – 59

Kapranos N, Petrakou E, Anastasiadou C, Kotronias D (2003) Detection of herpes simplex virus, cytomegalovirus, and Epstein-Barr virus in the semen of men attending an infertility clinic. Fertil Steril 79 [Suppl 3]:1566 – 1570

Keck C, Gerber-Schafer C, Clad A, Wilhelm C, Breckwoldt M (1998) Seminal tract infections: impact on male fertility and treatment options. Hum Reprod Update 4:891 – 903

Komment RW, Poor PM (1983) Infection by human cytomegalovirus associated with chronic hematospermia. Urology 22:617 – 621

Kotronias D, Kapranos N (1998) Detection of herpes simplex virus DNA in human spermatozoa by in situ hybridization technique. In Vivo 12:391 – 394

Krause W, Weidner W (1989) [Sexually transmitted diseases as causes of disorders of male fertility]. Z Hautkr 64:596, 599 – 601

Krause W, Herbstreit F, Slenzka W (2002) Are viral infections the cause of leukocytospermia? Andrologia 34:87 – 90

Lai YM, Yang FP, Pao CC (1997) The effect of human papillomavirus infection on sperm motility in vitro. Fertil Steril 66:1152 – 1155

Mansat A, Mengelle C, Chalet M, Boumzebra A, Mieusset R, Puel J, Prouhez C, Segondy M (1997) Cytomegalovirus detection in cryopreserved semen samples collected for therapeutic donor insemination. Hum Reprod 12:1663 – 1666

Merino G, Carranza-Lira S, Murrieta S, Rodriguez L, Cuevas E, Moran C (1995) Bacterial infection and semen characteristics in infertile men. Arch Androl 35:43 – 47

Munoz MG, Witkin SS (1995) Autoimmunity to spermatozoa, asymptomatic Chlamydia trachomatis genital tract infection and gamma delta T lymphocytes in seminal fluid from the male partners of couples with unexplained infertility. Hum Reprod 10:1070 – 1074

Naber KG, Bergman B, Bishop MC, Bjerklung-Johansen TE, Botto H, Lobel B, Cruz FJ, Selvaggy FP (2001) EAU Guidelines for the management of urinary and male genital tract infections. Eur Urol 40:576 – 588

Ness RB, Markovic N, Carlson CL, Coughlin MT (1997) Do men become infertile after having sexually transmitted urethritis? An epidemiologic examination. Fertil Steril 68:205 –213

Ochsendorf FR (1999) Infections in the male genital tract and reactive oxygen species. Hum Reprod Update 5:399 – 420

Oldereid NB, Rui H, Purvis K (1992) The value of anamnestic information regarding previous genital infection in male fertility investigation. Eur J Obstet Gynecol Reprod Biol 47: 207 – 212

Onemu SO, Ibeh IN (2001) Studies on the significance of positive bacterial semen cultures in male fertility in Nigeria. Int J Fertil Womens Med 46:210 – 214

Purvis K, Christiansen E (1993) Infection in the male reproductive tract. Impact, diagnosis and treatment in relation to male infertility. Int J Androl 16:1 – 13

Radcliffe K (2001) European STD guidelines. Internat J STD AIDS 12 [Suppl 3]:1 – 102

Rolf C, Kenkel S, Nieschlag E (2002) Age-related disease pattern in infertile men: increasing incidence of infections in older patients. Andrologia 34:209 – 217

Schipper RA, Trum JW, Messelink EJ, van der Veen F, Kurth KH (2001) Transrectal ultrasonography in male subfertility patients: an intra- and interobserver study. Urol Res 29:57 – 59

Schulenburg GW, Borman MS, Reif S, Bookmer D (1993) Semen profiles in infertile African males. In: Andrology in the nineties. Int. Symposium on male infertility and assisted reproduction. Gen K, Belgium. Wyeth, The Netherlands

Torino G, Bizzarro A, Castello G, Daponte A, Fontana A, De Bellis A, Paglionico VA (1987) Cytomegalovirus and male infertility. Ann Biol Clin (Paris) 45:440 – 443

Tuttle JP Jr, Bannister ER, Derrick FC (1977) Interference of human spermatozoal motility and spermatozoal agglutination by Candida albicans. J Urol 118:797 – 799

Wald A, Matson P, Ryncarz A, Corey L (1999) Detection of herpes simplex virus DNA in semen of men with genital HSV-2 infection. Sex Transm Dis 26:1 – 3

Yang YS, Ho HN, Chen HF, Chen SU, Shen CY, Chang SF, Huang ES, Wu CW (1995) Cytomegalovirus infection and viral shedding in the genital tract of infertile couples. J Med Virol 45:179 – 182

I.6.2 Infezione da HIV

F. R. Ochsendorf

Messaggi chiave

- Nel liquido seminale umano, l'HIV è presente soprattutto nei leucociti.
- Gli spermiogrammi dei pazienti infettati da HIV sono spesso nei limiti del valore normale.
- Parallelamente alla progressione dell'immunodeficienza acquisita, la funzione testicolare è alterata, come dimostrano i parametri seminali patologici e l'ipogonadismo.
- Nelle coppie sierodiscordanti, è possibile ottenere campioni di liquido seminale esenti da HIV che possono essere utilizzati per la riproduzione assistita.
- In caso di manipolazione dei campioni infetti, il rischio di infezione del personale di laboratorio è molto basso.

I.6.2.1 Definizione della malattia

L'infezione da HIV ha diversi aspetti riguardanti la medicina riproduttiva: i problemi etici, la prevenzione del contagio del bambino, l'importanza per le funzioni degli organi riproduttivi e i problemi di sicurezza del personale di laboratorio (Ethics Committee of the American Society for Reproductive Medicine 2004).

I.6.2.2 Eziologia e patogenesi

Nel testicolo di soggetti sieropositivi asintomatici, il DNA provirale dell'HIV-1 si evidenzia nel nucleo delle cellule germinali a tutti gli stadi della differenziazione attraverso la PCR in situ. La presenza del provirus non è associata a una lesione delle cellule germinali; la spermatogenesi è normale e si osserva una leggera risposta immunitaria locale (Muciaccia et al. 1998). Il virus è presente nel liquido seminale come virus libero nel plasma seminale e come virus associato nei leucociti. I dati riguardanti l'infezione degli spermatozoi con il virus sono contradditori (Deiucq e Iegou 2001). Il microscopio elettronico mostra che l'HIV può aderire alla superficie degli spermatozoi ed entrare in queste cellule attraverso la membrana plasmatica intatta (Bagasra et al. 1994), probabilmente attraverso un recettore alternativo (GalAAG, Piomboni e Baccetti 2000) oppure una proteina di 160 kDa del liquido seminale (Bandivdekar et al. 2003). Altri non hanno potuto confermarlo (Pudney et al. 1998).

I più importanti, tuttavia, sono i linfociti, i monociti e i macrofagi contagiati (Dulioust et al. 1998), poiché la vasectomia non influenza la quantità di cellule prive di virus nel liquido seminale (Krieger et al. 1998). Inoltre, è possibile ottenere frazioni di spermatozoi sprovvisti di HIV attraverso procedure di lavaggio, cosa che rappresenta un argomento contro la teoria dell'infezione degli spermatozoi mobili da parte del virus. Nei portatori di HIV, è stata riportata una diminuzione dei tassi di testosterone, che potrebbe alterare la funzione testicolare (Dobs et al. 1988). Inoltre, alcuni studi autoptici hanno descritto un'atrofia testicolare nei pazienti affetti da AIDS (Chabon et al. 1987).

I.6.2.3 Segni clinici: anamnesi, esame clinico, esami diagnostici

Molti uomini sieropositivi per HIV hanno risultati delle analisi del liquido seminale normali, secondo le norme della WHO ma, a mano a mano che la malattia evolve, si osserva un aumento del numero di anomalie, in particolare dal punto di vista dei rigidi criteri morfologici degli spermatozoi. Un numero più basso di cellule $CD4^+$ ($< 200/mm^3$) è stato associato a una riduzione significativa della percentuale di motilità e di spermatozoi con morfologia normale, a un aumento significativo del numero di spermatidi nel liquido seminale e a percentuali più elevate di teratozoospermia, oligoastenoteratozoospermia e leucospermia. I soggetti in condizioni di salute migliori, basandosi sui sintomi clinici, possiedono un numero significativamente più elevato di spermatozoi normali, mentre una percentuale più bassa presenta azoospermia, oligoastenoteratozoospermia o leucospermia. Alterazioni importanti dei parametri seminali e piospermia sono state riportate in pazienti affetti da AIDS (Muller et al. 1998; Nicopoullos et al. 2004). Altri hanno riportato una riduzione del volume del liquido seminale, delle percentuali di motilità a progressione rapida e del numero totale degli spermatozoi e un aumento della concentrazione delle cellule non seminali (Dulioust et al. 2002). I parametri rimangono invariati anche sotto medicazione anti-retrovirale (Nicopoullos et al. 2004).

Nel caso di un donatore, il liquido seminale è stato analizzato prima e dopo l'infezione da HIV. Il volume del liquido seminale, la motilità e la percentuale degli spermatozoi di morfologia normale erano ridotti dopo positività per l'HIV. Una funzione anormale delle vescicole seminali e della prostata potrebbe spiegare la riduzione del volume, così come l'aumento della viscosità del liquido seminale nei soggetti affetti da HIV (Van Leeuwen et al. 2004; Dondero et al. 1996). Le alterazioni degli spermatozoi osservate oggi possono essere attribuite agli effetti della chemioterapia anti-retrovirale (Dulioust et al. 2002; Barboza et al. 2004).

I.6.2.4 Terapia

Nelle coppie sierodiscordanti la riproduzione assistita può essere impiegata con successo. È possibile escludere l'HIV dai campioni di liquido seminale attraverso alcune tecniche di lavaggio. Prima di utilizzare i campioni, viene effettuata una PCR per confermare che l'HIV non sia più in atto.

La terapia anti-retrovirale permette di ridurre il carico sierico di RNA virale di HIV, che migliora significativamente i risultati dell'inseminazione intrauterina (IUI) indipendentemente dalla conta delle CD4, dai parametri seminali e dalla procedura di stimolazione (Nicopoullos et al. 2004).

La preparazione degli spermatozoi utilizza una tecnica di gradiente e di migrazione ascendente. Un'aliquota del campione degli spermatozoi lavati viene ulteriormente saggiata alla ricerca di RNA dell'HIV. In uno studio, circa il 5% dei test NASBA risultava positivo dopo questa procedura (Nicopoullos et al. 2004).

I.6.2.5 Risultati della terapia

Fino a oggi sono nati più di 300 bambini sani e, nel mondo, sono stati effettuati più di 2300 cicli di lavaggio degli spermatozoi e di individuazione virale, seguiti da un'IUI o da una fecondazione in vitro/iniezione intracitoplasmatica di spermatozoo (FIV/ICSI), senza aver osservato alcuna sieroconversione nei partner o nei figli (Nicopoullos et al. 2004; Semprini e Fiore 2004).

I.6.2.6 Prognosi

Un carico virale di meno di 1000 copie/mL e l'uso di antivirali sono i soli parametri che migliorano significativamente i risultati dell'IUI (Nicopoullos et al. 2004). Una terapia antivirale efficace deve, quindi, essere iniziata prima di eseguire le attività legate alla riproduzione per migliorare la prognosi.

I.6.2.7 Prevenzione

È stato raccomandato di testare tutti i donatori di gameti e le persone considerate ad alto rischio di infezione da HIV, come coloro che hanno un'anamnesi di infezioni sessualmente trasmesse ripetute, molteplici partner sessuali senza protezione, comportamenti bisessuali oppure i consumatori di droghe per via endovenosa. È stato anche raccomandato di consigliare lo screening dell'HIV a tutte le coppie che desiderano un bambino nel quadro di una paternità o di una maternità responsabile (Ethics Committee of the American Society for Reproductive Medicine 2004).

In una coppia sierodiscordante, la donna ha un rischio dello 0,1-0,2% di contrarre l'HIV mediante un rapporto sessuale non protetto (Mastro et al. 1997). I tentativi di concepimento naturale comportano un rischio elevato per la donna o per il bambino non infetti (Mandelbrot et al. 1997).

A oggi, sono state riportate solo alcune trasmissioni dell'HIV legate alla professione. Nella maggior parte dei casi, infermieri e tecnici di laboratorio si sono inoculati accidentalmente con il sangue di un paziente attraverso un ago oppure hanno avuto un'esposizione mucocutanea significativa. Se vengono prese le misure di prevenzione abituali contro la trasmissione delle malattie infettive, il rischio di contagio del virus al personale di laboratorio è molto basso.

I.6.2.8 Considerazioni

Il personale ospedaliero e le persone infette da HIV condividono la responsabilità di garantire la sicurezza dei partner non infetti e della possibile prole. Essi devono essere curati in centri che dispongano dei mezzi appropriati. Come alternativa, si possono consigliare loro altre opzioni e si può prendere in considerazione la donazione di liquido seminale, l'adozione o il non avere figli (Ethics Committee of the American Society for Reproductive Medicine 2004).

Bibliografia

Anonymous (1983) Infertility and sexually transmitted disease: a public health challenge. Popul Rep L L114 - 151

Bagasra O, Farzadegan H, Seshamma T, Oakes JW, Saah A, Pomerantz RJ (1994) Detection of HIV-1 proviral DNA in sperm from HIV-1 - infected men. Aids 8:1669 - 1674

Bandivdekar AH, Velhal SM, Raghavan VP (2003) Identification of CD4-independent HIV receptors on spermatozoa. Am J Reprod Immunol 50:322 - 327

Barboza JM, Medina H, Doria M, Rivero L, Hernandez L, Joshi NV (2004) Use of atomic force microscopy to reveal sperm ultrastructure in HIV patients on highly active antiretroviral therapy. Arch Androl 50:121 - 129

Chabon AB, Stenger AJ, Grebstaldt H (1987) Histopathology of testis in acquired immunodeficiency syndrome. Urology 29:658 - 663

Dejucq N, J´egou B (2001) Viruses in the mammalian male genital tract and their effects on the reproductive system. Microbiol Mol Biol Rev 65:208 - 231

Dobs AS, Dempsey MA, Ladenson PW, Polk PF (1988) Endocrine disorders in men infected with human immunodeficiency virus. Am J Med 84:811 - 816

Dondero F, Rossi T, D'Offizi G, Mazzilli F, Rosso R, Sarandrea N, Pinter E, Aiuti F (1996) Semen analysis in HIV seropositive men and in subjects at high risk for HIV infection. Hum Reprod 11:765 - 768

Dulioust E, Tachet A, De Almeida M, Finkielsztejn L, Rivalland S, Salmon D, Sicard D, Rouzioux C, Jouannet P (1998) Detection of HIV-1 in seminal plasma and seminal cells of HIV-1 seropositive men. J Reprod Immunol 41:27 - 40

Dulioust E, Du AL, Costagliola D, Guibert J, Kunstmann JM, Heard I, Juillard JC, Salmon D, Leruez-Ville M, Mandelbrot L, Rouzioux C, Sicard D, Zorn JR, Jouannet P, De Almeida M (2002) Semen alterations in HIV-1 infected men. Hum Reprod 17:2112 - 2118

Ethics Committee of the American Society for Reproductive Medicine (2004) Human immunodeficiency virus and infertility treatment. Fertil Steril 82 [Suppl 1]:S228–S231

Krieger JN, Nirapathpongporn A, Chaiyaporn M, Peterson G, Nikolaeva I, Akridge R, Ross SO, Coombs RW (1998) Vasectomy and human immunodeficiency virus type 1 in semen. J Urol 159:820 - 825; discussion 825 - 826

Mandelbrot L, Heard I, Henrion-Geant E, Henrion R (1997) Natural conception in HIV-negative women with HIV-infected partners. Lancet 349:850 - 851

Mastro TD, Kunanusont C, Dondero TJ, Wasi C (1997) Why blood by a needlestick or were do HIV-1 subtypes segregate among persons with different risk behaviors in South Africa and Thailand? Aids 11:113 - 116

Muciaccia B, Filippini A, Ziparo E, Colelli F, Baroni CD, Stefanini M (1998) Testicular germ cells of HIV-seropositive asymptomatic men are infected by the virus. J Reprod Immunol 41:81 - 93

Muller CH, Coombs RW, Krieger JN (1998) Effects of clinical stage and immunological status on semen analysis results in human immunodeficiency virus type 1-seropositive men. Andrologia 30 [Suppl 1]:15 – 22
Nicopoullos JD, Almeida PA, Ramsay JW, Gilling-Smith C (2004) The effect of human immunodeficiency virus on sperm parameters and the outcome of intrauterine insemination following sperm washing. Hum Reprod 19:2289 – 2297
Piomboni P, Baccetti B (2000) Spermatozoon as a vehicle for HIV-1 and other viruses: a review. Mol Reprod Dev 56: 238 – 242
Pudney J, Nguyen H, Xu C, Anderson DJ (1998) Microscopic evidence against HIV-1 infection of germ cells or attachment to sperm. J Reprod Immunol 41:105 – 125
Semprini AE, Fiore S (2004) HIV and reproduction. Curr Opin Obstet Gynecol 16:257 – 262
Van Leeuwen E, Cornelissen M, De Vries JW, Lowe SH, Jurriaans S, Repping S, Van der Veen F (2004) Semen parameters of a semen donor before and after infection with human immunodeficiency virus. A case report. Hum Reprod 19:2845 – 2848

I.7 Problema: emergenze in andrologia

I.7.1 Torsione del testicolo

C. F. Heyns, A. J. Visser

Messaggi chiave

- La torsione del testicolo è un'emergenza frequente.
- La diagnosi è clinica e il trattamento consiste in una detorsione chirurgica d'urgenza con captazione bilaterale.
- Nei casi dubbi, è imperativo avere un sospetto molto forte, e gli errori di trattamento dovrebbero essere causati da un atteggiamento più aggressivo che conservativo.
- Un'orchidopessi omo- e contro-laterale deve essere eseguita con suture non riassorbibili per prevenire una recidiva della torsione.
- I tassi di preservazione del testicolo sono correlati alla durata e al grado della torsione.
- L'ipofertilità dopo torsione è ben conosciuta ma probabilmente non ha alcuna rilevanza clinica.
- La torsione del testicolo rimane un'emergenza chirurgica fino al trascorrere di 48 ore con sintomi persistenti.
- In presenza di un indurimento scrotale ligneo, la torsione del testicolo non è più un'urgenza dopo 24 ore con sintomi persistenti.
- I pazienti con un quadro clinico di torsione subacuta intermittente o recidivante e quelli che hanno già perso un testicolo a causa di torsione, traumi o tumore, devono probabilmente essere sottoposti a orchidopessi.
- Le torsioni delle appendici testicolari possono essere trattate in modo conservativo e non hanno conseguenze cliniche al di fuori del fatto che esse devono essere differenziate dalla torsione del testicolo stesso.

I.7.1.1 Definizione

La torsione del testicolo è stata inizialmente descritta da Delasiauve nel 1840 (Delasiauve 1840). Il primo caso di torsione di un testicolo completamente sceso è stato riportato da Langton nel 1881 (Williamson 1976). Nel 1893, Nash ha descritto la prima detorsione manuale del testicolo (Nash 1893). Curling (1857) ha citato un caso riportato da Rosenmerkel di Monaco, che ha detorto un criptorchidismo e lo ha fissato nello scroto con una sutura attraverso la tunica dartos (Noske et al. 1998). Defontaine ha descritto il primo caso di riparazione operatoria di una torsione intrascrotale nel 1893 (Sparks 1971). Mosby ha descritto la prima torsione sopravaginale nel 1897 (Taylor 1897).

Nel 1901, Scudder ha rilevato nella letteratura mondiale solo 32 casi (Williamson 1976). Prima del 1919, erano stati riportati solo 124 casi ma, tra il 1923 e il 1930, sono aumentati a 250, probabilmente grazie a una migliore conoscenza della patologia (O'Conor 1933).

Abbiamo rivisitato 276 articoli, effettuato meta-analisi sui dati pubblicati e riportato questi risultati in due pubblicazioni recenti che possono essere consultate per i punti più importanti (Visser e Heyns 2003, 2004).

I.7.1.1.1 Torsione intravaginale

La torsione intravaginale (IntraVaginal Torsion, IVT) è la forma più frequente di torsione. Il testicolo subisce generalmente una torsione negli ultimi centimetri del funicolo spermatico all'interno della tunica vaginale. I fattori anatomici predisponenti sono:

1. Una disposizione a elica e un inserimento basso delle fibre del cremastere.
2. Una tunica vaginale che si estende prossimalmente intorno al funicolo spermatico, la deformità a batacchio di campana.
3. Un'anomalia della giunzione tra epididimo e testicolo, che forma un mesorchio (Jones 1962).

La nostra comprensione attuale del meccanismo e delle anomalie anatomiche è in gran parte dovuta al lavoro di Muschat che ha coniato il termine «batacchio di campana» nel 1932, descrivendo le sue constatazioni in un caso di torsione intravaginale (Muschat 1932).

È stata avanzata l'ipotesi che, durante la discesa del testicolo, la posizione degli organi scrotali sia diversa rispetto alla tunica vaginale. Invece di scendere posteriormente alla tunica vaginale, coprendo parzialmente gli organi discendenti, il testicolo e l'epididimo protrudono nel sacco vaginale e continuano a scendere in questa borsa fino a che testicolo, epididimo e una parte del funicolo spermatico non siano completamente ricoperti dalla tunica vaginale (Muschat 1932).

Il termine «mesorchio» è stato utilizzato per descrivere due elementi:

1. Il mesentere inserito nel lato posteriore dell'epididimo e che va verticalmente dal globus major al globus minor. Questa disposizione è caratteristica dei testicoli normali, dove essa agisce come un fattore di stabilizzazione.
2. La sottile inserzione lineare dell'epididimo al testicolo (Fig. I.7.1). Questo tipo di mesorchio può essere importante se la torsione si verifica tra il testicolo e l'epididimo, una causa rara di torsione intravaginale (Jones 1962).

La torsione intravaginale è possibile a tre livelli diversi:

1. Il funicolo spermatico situato nella vagina può torcersi e provocare un infarto del testicolo e dell'epididimo; questa è la tipologia più frequente (deformità a batacchio di campana).
2. Il piano di rotazione può essere localizzato attraverso il mesorchio tra il testicolo e l'epididimo, il che comporta un infarto del solo testicolo, ma non interessa l'epididimo (torsione mesorchiale).
3. La torsione può raramente manifestarsi attraverso il corpo dell'epididimo e una parte dell'epididimo sarà allora risparmiata (torsione nell'epididimo, Parker e Robison 1971).

La deformità a batacchio di campana è riscontrata nel 12% delle autopsie ed è bilaterale nel 66% di questi casi, il che suggerisce una deformazione frequente nell'uomo e una prevalenza più alta della sua manifestazione clinica (Caesar e Kaplan 1994a). Nella torsione del testicolo, la deformità a batacchio di campana è riscontrata nel 71-75% dei casi (Cass et al. 1980; Ransler e Allen 1982).

La torsione del mesorchio viene riscontrata nel 9-25% dei casi, e l'anomalia è presente nell'altro lato in percentuali che vanno dal 55% al 100% dei casi (Ransler e Allen 1982; Anderson e Williamson 1988).

Alcuni puristi preferiscono il termine di «torsione del funicolo spermatico» a quello di «torsione del testicolo». Tuttavia, alla luce di ciò che è stato descritto sopra, è chiaro che la torsione non coinvolge sempre il funicolo spermatico.

I.7.1.1.2
Torsione extravaginale, torsione del funicolo spermatico, torsione sopravaginale

Sir Astley Cooper è stato il primo a notare, nel 1830, che la totalità del contenuto scrotale del neonato poteva essere liberamente esteriorizzata dallo scroto senza recidere i tessuti e si ritiene che questo meccanismo spieghi le rare torsioni extravaginali, osservate nei neonati, per le quali si torce la totalità del complesso testicolare (Williamson 1976). Jerkins et al. (1983) hanno avanzato l'ipotesi che la fissazione del testicolo verso la parete scrotale si verifichi tra i 7 e i 10 giorni dopo la nascita. Tuttavia, la fissazione può manifestarsi anche più tardi, poiché una torsione extravaginale è stata riportata in un lattante di 5 settimane nato dopo 36 settimane di gestazione (Kaufman 1984).

I.7

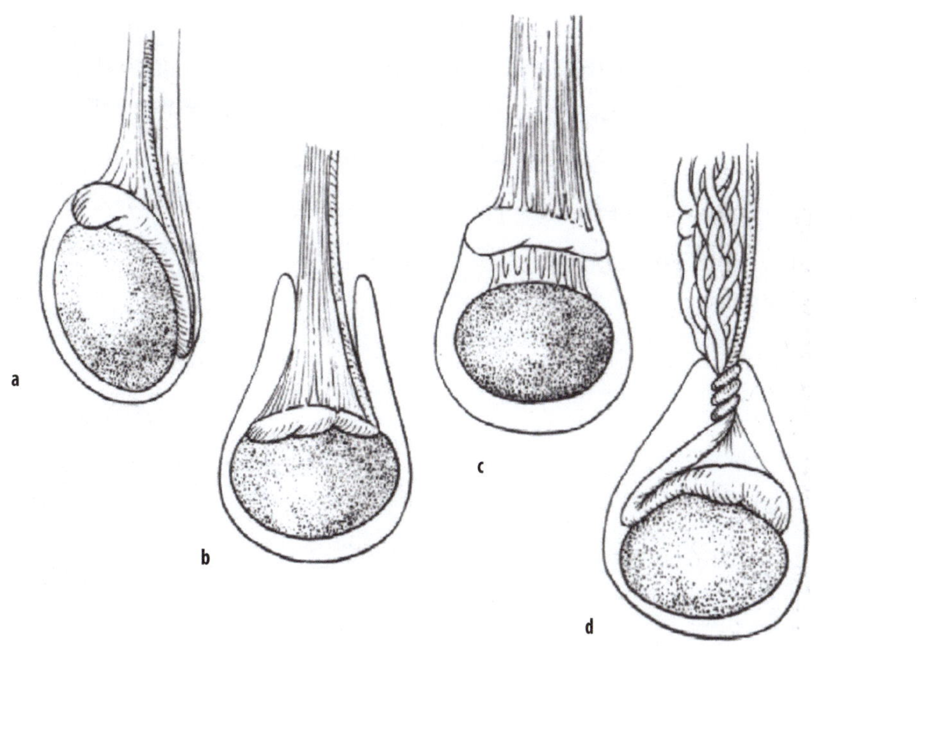

Fig. I.7.1. Anatomia (**a**) dei legami normali, (**b**) della deformità a batacchio di campana, (**c**) di mesorchio anormale e (**d**) della torsione intravaginale (Modificato da Stillwell e Kramer 1986)

I.7.1.1.3
Detorsione spontanea

La detorsione spontanea può manifestarsi al momento dell'anestesia, o prima, nel 10-25% dei casi, probabilmente a causa della scomparsa dello spasmo del cremastere che mantiene la torsione (Cass et al. 1980; Ransler e Allen 1982).

I.7.1.1.4
Torsione intermittente, torsione subacuta, detorsione

Van der Poel ha descritto il primo caso di torsione intermittente nel 1895 (Schulsinger et al. 1991). Molte attività sono associate a questo fenomeno; tra queste, l'esercizio fisico, camminare, sedersi, alzarsi, dormire, tossire, incrociare le gambe, lo sforzo eccessivo nella defecazione e il coito (Schulsinger et al. 1991).

Anderson e Williamson (1988) hanno rilevato che, nel 76% dei casi di torsione subacuta recidivante, il testicolo si trova in posizione orizzontale dal lato interessato, e che questa anomalia è bilaterale nel 20% dei casi. Jones (1991) ha rilevato un testicolo in posizione orizzontale nel 97% dei pazienti e una deformità a batacchio di campana nel 55%. Cass (1982) ha riscontrato una deformità a batacchio di campana nel 66% dei pazienti e un lungo mesorchio nel 22% dei pazienti con torsione intermittente.

Nella nostra meta-analisi su 521 casi di torsione del testicolo partendo da 10 studi, la torsione subacuta intermittente rappresenta il 23% del totale dei casi.

I.7

I.7.1.1.5
Torsione delle appendici

L'idatide sessile, un residuo del dotto di Müller situato nel polo superiore del testicolo, è l'appendice che si può torcere più frequentemente. L'idatide peduncolato, localizzato sulla testa dell'epididimo, è un residuo del dotto di Wolff e anch'esso si può torcere. Il meccanismo preciso della torsione delle appendici non è chiaro, ma sembra manifestarsi inaspettatamente nel periodo puberale e, generalmente, può essere preceduto da un'attività vigorosa o da un trauma. Un meccanismo possibile è che l'aumento della stimolazione estrogenica prima dell'inizio della pubertà possa provocare un'ipertrofia e la costrizione di queste appendici vestigiali (Skoglund et al. 1970b).

I.7.1.2
Eziologia e patogenesi

Le condizioni necessarie per la torsione intravaginale comprendono una predisposizione anatomica alla torsione (deformità a batacchio di campana o mesorchio lungo), una forza di iniziazione (riflesso cremasterico) e un meccanismo sconosciuto che mantiene il testicolo nella posizione torta (molto probabilmente anche con uno spasmo cremasterico).

I.7.1.2.1
Torsione intravaginale

Predisposizione anatomica

Fino al 12% della popolazione maschile presenta un difetto dei legami testicolari (deformità a batacchio di campana), anche se la frequenza della torsione del testicolo nella popolazione generale è molto inferiore (Caesar e Kaplan 1994a).

Forza di iniziazione

Uno spasmo del cremastere durante il sonno, un trauma, uno sforzo fisico intenso o per il freddo potrebbe costituire la forza di iniziazione (Williamson 1985).

Stagioni fredde

Diverse relazioni suggeriscono che il freddo può predisporre alla torsione del testicolo, probabilmente per stimolazione delle fibre del muscolo cremastere (Sparks 1971; Anderson e Williamson 1988; Hoshino et al. 1993). Tuttavia, McCombe e Scobie (1988) non hanno rilevato variazioni stagionali nella loro casistica.

Trauma

Un precedente certo di trauma precede la torsione nel 4-10% dei casi (Anderson e Williamson 1988; Jefferson et al. 1997). Un trauma testicolare è una causa diffusa di mancata diagnosi della torsione (Cos e Rabinowitz 1982). Un trauma grave può provocare una torsione extravaginale in pazienti anziani (Kursh 1981).

Esercizio fisico

Le attività associate alla torsione comprendono il ciclismo, il nuoto, il paracadutismo, il pattinaggio sul ghiaccio, il calcio, il rugby, il girarsi durante il sonno e i rapporti sessuali. Un precedente recente di esercizio fisico o di attività intensa è riportato nel 7-60% dei casi (Skoglund et al. 1970a; Anderson e Williamson 1988).

Sonno

La torsione del testicolo si verifica frequentemente la notte, spesso svegliando il paziente. Essa è probabilmente il risultato di un forte riflesso cremasterico associato alle erezioni notturne (Burgher 1998). La comparsa della torsione durante il sonno è riportata nell'11-40% dei casi (Skoglund et al. 1970a; Anderson e Williamson 1988).

Pubertà e cause ormonali

Durante la pubertà, l'aumento delle dimensioni del testicolo rispetto al funicolo spermatico (che impartisce un momento maggiore ad ogni azione di rotazione) può contribuire alla torsione perché il 65% dei casi riguarda ragazzi di 12-18 anni (Williamson 1976).

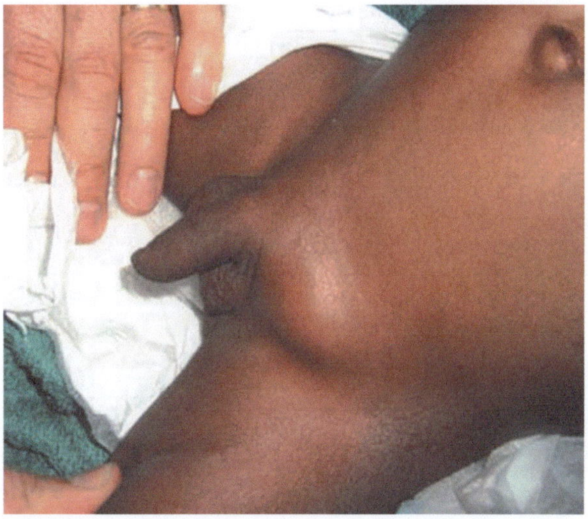

Fig. I.7.2. Torsione di un testicolo ritenuto situato nel canale inguinale, inizialmente diagnosticata come un'ernia inguinale strozzata

Diversi casi di torsione del testicolo sono stati riportati in pazienti trattati con gonadotropine corioniche umane (hCG, Sawchuk et al. 1993; Van Glabeke et al. 1999).

Testicoli ritenuti

Il rischio di torsione del testicolo è dieci volte più elevato nei pazienti con testicoli ritenuti (Fig. I.7.2, Williamson 1976). Prima del 1952, il 60% dei casi di torsione del testicolo si manifestava in testicoli criptorchidi. Questa proporzione è diminuita con l'orchidopessi e, attualmente, la maggior parte delle torsioni si osserva sul testicolo intrascrotale (Noske et al. 1998). La torsione del testicolo ritenuto può essere extravaginale o intravaginale (Jones 1962; Van Glabeke et al. 1999). La torsione di un testicolo intra-addominale è estremamente rara, con solo 45 casi riportati in letteratura, e il 65% di questi pazienti aveva un tumore maligno del testicolo (Loostma e Van Der Pol 1987).

Forme familiari

La torsione del testicolo è stata descritta in diverse famiglie (Cunningham 1960; Sparks 1971; Castilla et al. 1975; Stewart e Maiti 1985; Anderson e Williamson 1988; Sinisi et al. 1993).

Poliorchidia

Witte et al. (1998) riportano che meno di 100 casi di poliorchidia sono stati descritti, con il loro caso che rappresenta il nono riportato con una torsione. Il lato sinistro è duplice nel 75% dei casi di triorchidia (Tulchinsky ed Eggli 1992). La torsione può presentarsi sia sul testicolo normale che su quello soprannumerario e può essere bilaterale (Kajbafzadeh 1996).

I.7.1.2.2
Torsione extravaginale/neonatale

Le cause più comuni di torsione neonatale (extravaginale) sono l'estrema motilità della tunica vaginale all'interno dello scroto del neonato e un riflesso cremasterico energico (Al-Salem 1999). Gli altri fattori sono un peso alla nascita elevato e un trauma durante un parto difficile oppure una presentazione podalica. Il peso medio alla nascita riportato in caso di torsione neonatale è di 3,6 kg (da 2,9 a 4,2, Guiney e McGlinchey 1981). Brandt et al. (1992) hanno rilevato che il peso alla nascita era eccezionalmente elevato (3,8 kg) nella loro casistica, dato che il 60% dei casi era al di sopra del 90° percentile, anche con una forte correlazione con la pluriparità. Sono stati descritti casi di torsione extravaginale in soggetti anziani, tra i quali quasi la metà è associata a un trauma scrotale grave (Lyon 1961; Jones 1962; Kursh 1981; Melekos et al. 1988).

I.7.1.2.3
Direzione e grado della rotazione

La torsione si presenta con una rotazione interna nel 71-100% dei casi (Ransler e Allen 1982; Garel et al. 2000). L'angolo della rotazione varia da 180° a 1440° (Williamson 1976). Benson et al. hanno constatato un grado di rotazione significativamente più elevato nei pazienti oltre i 20 anni rispetto a quelli di meno di 21 anni. La rotazione in media era di 585° nel gruppo più anziano rispetto a 431° nel gruppo più giovane (Cummings et al. 2002).

Nella nostra meta-analisi di 91 casi in letteratura dove il grado di torsione viene specificato, la rotazione mediana è di 360° e la rotazione media è di 480° (da 180° a 1080°, Fig. I.7.3). La direzione della rotazione veniva raramente riportata ma, nei 57 casi dove lo era, la torsione si era prodotta per rotazione interna nel 74% dei casi e per rotazione esterna nel 26%.

I.7.1.2.4
Meccanismo dell'infarto

Quando il funicolo spermatico è torto, le vene del funicolo vengono rapidamente ostruite perché le pareti sono molto sottili. Grazie alla resistenza del tessuto connettivo che circonda il funicolo spermatico, le vene tumefatte possono produrre una pressione sufficiente a fermare il flusso arterioso, anche se la torsione stessa non riesce a ostruire l'arteria. Ciò provoca inizialmente un edema e una congestione del testicolo, poi un'emorragia e un infarto (Chen et al. 1983a). L'occlusione arteriosa richiede probabilmente diverse rotazioni, mentre la stasi arteriolare secondaria all'occlusione venosa si sviluppa con meno rotazioni (Cuckow e Frank 2000).

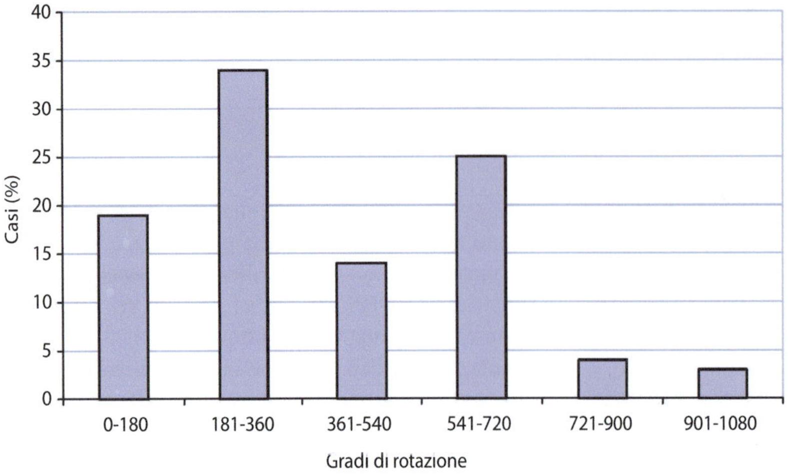

Fig. I.7.3. Grado di rotazione in occasione della torsione del testicolo in 91 casi riportati in letteratura

Alcuni studi sperimentali hanno dimostrato che la sospensione completa del flusso arterioso si verifica con una torsione di 300-540° (Mevorach et al. 1991; Lee et al. 1996). Sonda e Lapides hanno dimostrato che tre-quattro rotazioni complete (1080-1440°) producono alterazioni testicolari irreversibili dopo 2 ore. Una torsione di 90° per tempi che vanno fino a 7 giorni non comporta necrosi. Una torsione di 180° comporta una necrosi irreversibile dopo 48 ore nel 50% dei casi. Una torsione di 360° comporta sempre una necrosi entro le 24 ore (Sonda e Lapides 1961).

Alcuni studi sperimentali nel cane hanno mostrato la scomparsa di tutte le cellule germinali e di Sertoli dopo 6 ore di ischemia testicolare e quella delle cellule di Leydig dopo 10 ore (Smith 1955). Negli studi animali, la pO_2 intratesticolare scende entro 5-7 min. Se la detorsione viene eseguita entro un'ora, la pO_2 si normalizza in circa 15 min (Klotz et al. 1996). Se la torsione non è ridotta, di solito si verifica una riduzione progressiva del dolore in 2-5 giorni, ma la tumefazione e la sensibilità locale persistono per 10-14 giorni (O'Conor 1933).

Le lesioni del testicolo sono provocate dall'associazione di ischemia e riperfusione. Le lesioni indotte dalla riperfusione svolgono un ruolo importante solo durante le prime 3 ore; in seguito, quelle provocate dall'ischemia sono molto più importanti (Greenstein et al. 2001). Le lesioni di riperfusione sono provocate dai derivati attivi dell'ossigeno che provengono dall'attivazione del sistema xantina ossidasi nelle cellule parenchimali o dei leucociti che aderiscono alla parete delle venule riperfuse prima di subire la diapedesi verso il parenchima (Yazawa et al. 2001).

I.7.1.3 Sintomatologia

I.7.1.3.1 Epidemiologia

Torsione del testicolo

Incidenza

La torsione del testicolo è l'emergenza genito-urinaria pediatrica più frequente e probabilmente la seconda emergenza chirurgica più frequente nell'adolescenza dopo l'appendicite acuta (Rampaul e Hosking 1998). Il rapporto è di circa una torsione del testicolo su otto casi di appendicite acuta (Sparks 1971).

Un uomo su 158 avrà presentato una torsione del testicolo prima dei 25 anni. L'incidenza annuale della torsione negli uomini di meno di 25 anni è di 25,4/100 000. L'incidenza riportata è aumentata da 10,7/100 000 nel 1968 a 27,0/100 000 nel 1980, probabilmente a causa di una migliore consapevolezza (Anderson e Williamson 1988). Il picco d'incidenza si verifica nel gruppo di età 15-19 anni (Tabella I.7.1).

L'incidenza relativa delle eziologie più frequenti della borsa acuta varia a seconda degli studi. Gli studi più desueti erano basati su pazienti ricoverati o sottoposti a intervento chirurgico che influenzavano i dati in direzione di una sovrastima dell'incidenza della torsione del testicolo, rendendola, così, la causa più frequente di borsa acuta.

Tabella I.7.1. Incidenza della torsione per gruppo di età (Jones et al. 1986)

Età (anni)	Incidenza per 100 000
15–19	10,1
20–24	7,5
25–29	4,5
> 30	2,0

Studi più recenti basati su popolazioni di pazienti di pronto soccorso hanno mostrato che la torsione del testicolo rappresenta probabilmente meno di un quarto di tutti i casi di dolore scrotale acuto (Burgher 1998). Kass et al. (1993) hanno notato che solo il 29% dei casi di borsa acuta richiedeva una chirurgia immediata. Sidler et al. (1997) hanno effettuato uno studio delle borse acute nei maschi di meno di 13 anni e hanno trovato una torsione del testicolo nel 31% dei casi, una torsione degli annessi testicolari nel 31% dei casi e un'orchiepididimite nel 28% dei casi. Lo scroto acuto rappresenta il 6-10% delle emergenze chirurgiche addominali in un ospedale pediatrico di Parigi tra il 1986 e il 1996 (Van Glabeke et al. 1999). L'incidenza della torsione del testicolo in presenza di una borsa acuta nel bambino va dal 16 al 39,5% (Marcozzi e Suner 2001). Corbett e Simpson (2002) hanno trovato che solamente il 12% dei pazienti di meno di 15 anni che si presentano al servizio di pronto soccorso con una borsa acuta ha una torsione del testicolo e che, tra quelli che hanno un esame per sospetta torsione, solo il 38% presenta effettivamente una torsione del testicolo.

Nella nostra meta-analisi di 5180 soggetti provenienti da 50 serie di borsa acuta nel bambino e nell'adolescente, l'orchiepididimite è la causa più frequente con un'incidenza relativa di 30%, seguita dalla torsione del testicolo con un'incidenza relativa del 28% e dalla torsione di un'appendice testicolare con il 23% (Fig. I.7.4). Nelle casistiche di pazienti ricoverati, la torsione predomina con un'incidenza relativa del 37% e, nelle casistiche chirurgiche, una torsione viene osservata nel 53% dei casi. Nelle casistiche dei reparti di pronto soccorso, la torsione delle appendici testicolari è più frequente con il 33% dei casi, mentre la torsione del testicolo rappresenta il 22% dei casi. Nelle casistiche radiologiche, l'orchiepididimite è la diagnosi più frequente (41%, Fig. I.7.4).

Lateralità

Esiste una discreta predominanza del lato sinistro, con un rapporto di 1,2:1, probabilmente dovuta a una lunghezza leggermente più rilevante del funicolo spermatico sinistro (Skoglund et al. 1970a; Anderson e Williamson 1988). Fino al 2% dei casi può presentare una torsione asincrona bilaterale, anche se studi precedenti hanno rilevato un'incidenza del 5-7%, probabilmente perché la fissazione controlaterale non viene praticata in modo sistematico (Williamson 1976). Sono stati riportati molti casi di torsione sincrona bilaterale (O'Conor 1933; Wasnick et al. 1981; Shefi e Haskel 1998).

Nella nostra meta-analisi di 1971 casi di torsione intravaginale descritti in letteratura, il 5 6% interessa il lato sinistro e il 44% il lato destro (rapporto sinistro:destro di 1,3:1) con l'1% di torsione bilaterale.

Età

La torsione del testicolo può insorgere a qualsiasi età, ma il picco d'incidenza si situa verso i 14 anni, con un secondo picco meno importante nel primo anno di vita (Prater e Overdorf 1991). Una torsione intravaginale è stata descritta in neonati e in uomini di 77 anni, ma il 62% dei casi compare in pazienti di 12-18 anni. Nei pazienti con torsione del testicolo, l'89% ha meno di 25 anni. La torsione è altrettanto frequente nel primo (14%) e nel terzo decennio (12%) di vita (Anderson e Williamson 1988).

Nel primo anno di vita, la torsione del testicolo è la causa più frequente della borsa acuta (83%). Tra i 3 e i 13 anni, la diagnosi più frequente è quella di torsione di un'appendice del testicolo. Dopo 17 anni, l'epididimite è la diagnosi più frequente (75%, Lewis et al. 1995).

Il 26-39% dei pazienti con torsione del testicolo ha più di 20 anni ed è la seconda causa più frequente di borsa acuta dopo l'epididimite acuta in questo gruppo d'età (Lee et al. 1983;

I.7

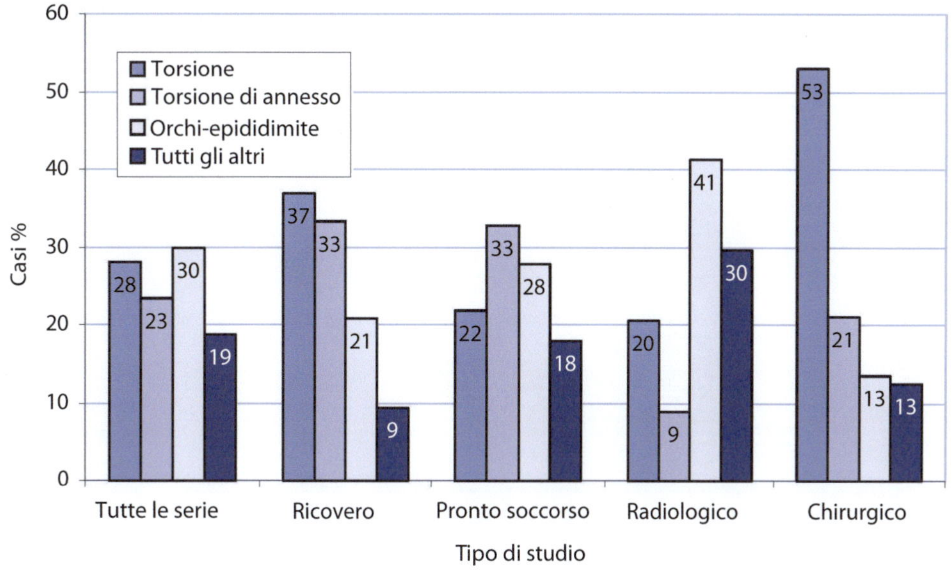

Fig. I.7.4. Incidenza relativa delle cause della borsa acuta in 5180 pazienti di 50 casistiche in letteratura

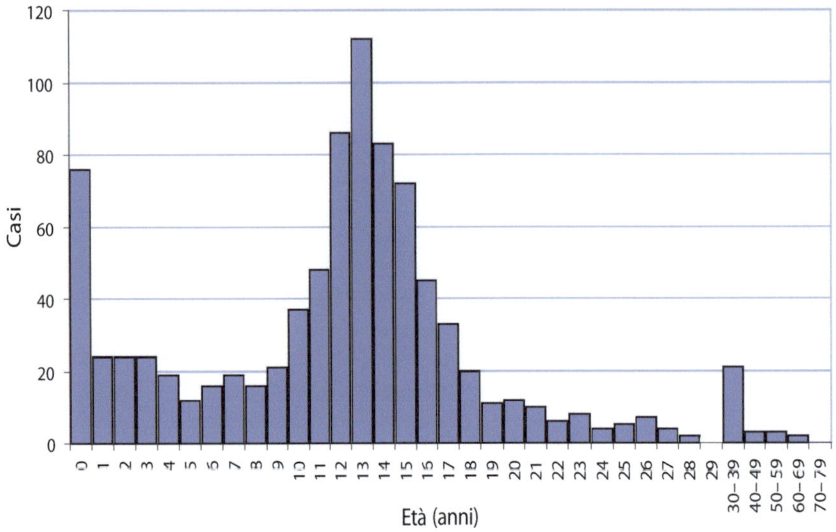

Fig. I.7.5. Incidenza dell'età sulla torsione del testicolo in 886 casi riportati in 40 serie

Witherington e Jarrell 1990). Il 5-9% dei pazienti affetti da torsione ha più di 30 anni (Lee et al. 1983; Watkin et al. 1996). Tra i pazienti di meno di 21 anni che si presentano in pronto soccorso con uno scroto acuto, solo il 25% soffre di torsione del testicolo (Caldamone et al. 1984).

Nella nostra meta-analisi di 886 casi di torsione del testicolo provenienti da 40 casistiche, il picco d'incidenza è 13 anni, con un picco più modesto durante il primo anno (escludendo le casistiche di torsione neonatale esclusiva, Fig. I.7.5).

I.7

Incidenza dell'età sulla torsione del testicolo rispetto alla torsione degli annessi

La torsione delle appendici del testicolo è stata descritta dal primo al quinto decennio, ma l'82% dei casi si manifesta tra i 7 e i 14 anni (Jones 1962; Williamson 1976; Holland et al. 1981). Il picco d'incidenza è verso gli 11-12 anni (Mc Combe e Scobie 1988; Hastie e Charlton 1990).

Nella nostra meta-analisi di 454 casi, il picco d'incidenza si localizza all'età di 11 anni, con l'80% dei casi tra i 6 e i 13 anni (Fig. I.7.6). In confronto, il picco d'incidenza per la torsione del testicolo si situa a 13 anni (Fig. I.7.7).

L'idatide sessile è implicata nel 92% dei casi, l'idatide peduncolato nel 7%, il vaso aberrante di Haller nello 0,3% e il paradidimo nello 0,6% dei casi (Skoglund et al. 1970b).

I due lati sono interessati con la stessa frequenza. La torsione bilaterale metacrona degli annessi è riportata nello 0-11% dei casi (Jones 1962; Skoglund et al. 1970b).

Nella nostra meta-analisi di 629 casi esiti di nove studi, una torsione metacrona bilaterale delle appendici si verifica nel 2,5% dei casi e anche i lati sinistro e destro sono affetti in percentuale uguale.

Torsione neonatale, extravaginale, sopravaginale, perinatale

La torsione neonatale è molto più rara della torsione intravaginale, ma sono già stati descritti più di 200 casi. Fino al 10-17% delle torsioni può presentarsi durante il periodo neonatale (Tryfonas et al. 1994; Cuckow e Frank 2000).

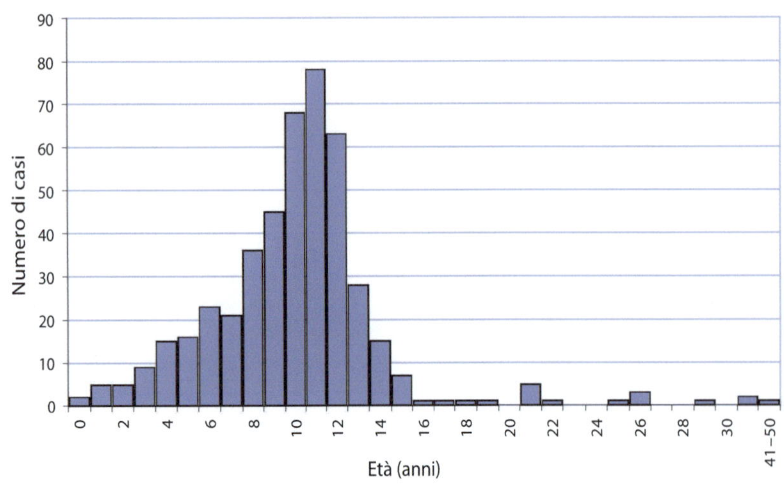

Fig. I.7.6. Incidenza dell'età sulla torsione delle appendici testicolari in 454 casi della letteratura

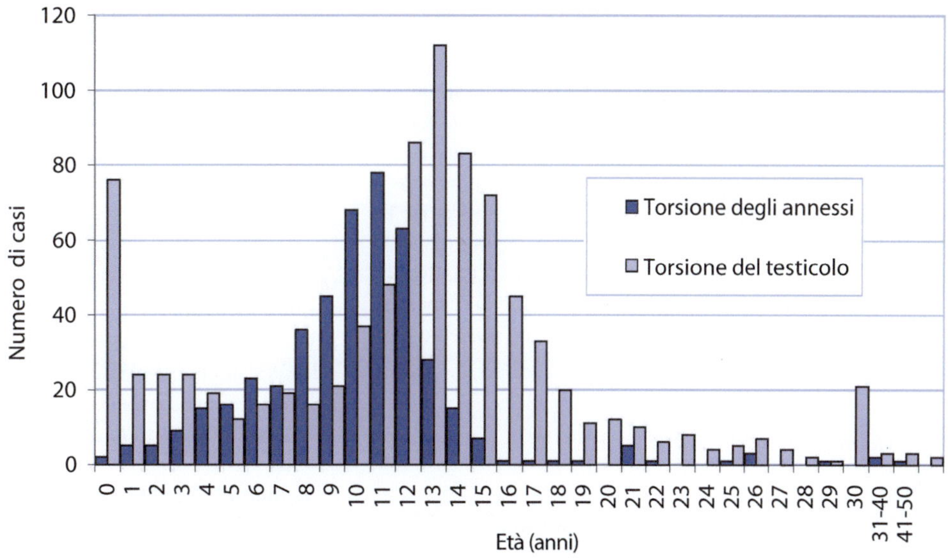

Fig. I.7.7. Incidenza dell'età per la torsione del testicolo rispetto alla torsione degli annessi

La torsione neonatale può essere divisa in due gruppi:

1. La torsione pre-natale (torsione in utero), che è quasi esclusivamente extravaginale
2. La torsione post-natale, che è generalmente intravaginale (Das e Singer 1990; Brandt et al. 1992).

Nella revisione di 83 casi di torsioni neonatali di Das e Singer, il 72% è antenatale e il 28% post-natale. La torsione si trova nel lato destro nel 41% dei casi, nel lato sinistro nel 38% ed è bilaterale nel 21% dei casi; il 92% delle torsioni è extravaginale e l'8% intravaginale (Das e Singer 1990). L'incidenza riportata di torsione intravaginale neonatale varia dal 4 al 22% (Hitch et al. 1980; Das e Singer 1990; Brandt et al. 1992).

Nella nostra meta-analisi di 211 casi, l'85% delle torsioni è antenatale e il 15% post-natale. La torsione si trova nel lato destro nel 48% dei casi e nel lato sinistro nel 52%; l'89% delle torsioni è extravaginale e l'11% intravaginale. Una torsione extravaginale bilaterale viene riportata nel 18% dei casi. Tuttavia, questa cifra è probabilmente troppo elevata perché i casi bilaterali sono probabilmente riportati più spesso di quelli unilaterali e sono generalmente operati, mentre i casi unilaterali possono essere trattati in modo conservativo, diminuendo il numero di casi unilaterali ben documentati.

Nelle due più grandi casistiche monocentriche di torsioni post-natali, la lesione è bilaterale nel 9-11% dei casi (Brandt et al. 1992; Pinto et al. 1997). Nella nostra analisi della letteratura abbiamo riscontrato 37 casi di torsione neonatale bilaterale, dei quali il 19% era asincrono.

Testicolo evanescente

Il termine «testicolo evanescente» corrisponde a un testicolo divenuto atrofico probabilmente a causa di una torsione testicolare pre- o perinatale ignorata. Ciò è anche conosciuto sotto il termine di «sindrome di regressione testicolare» (Belman e Rushton 2001). Turek et al. hanno revisionato 117 casi confermati chirurgicamente di assenza del testicolo, e hanno trovato dei residui testicolari nel canale inguinale nel 95% dei casi. La frequenza di depositi di emosiderina (30%) e di calcio (35%) è in favore della teoria di torsione antenatale con incidente vascolare e indica che la torsione antenatale insorge tardivamente nella gestazione, quando il testicolo è già entrato nel canale inguinale (Turek et al. 1994).

Nei casi di tumefazione scrotale acuta, il tempo è essenziale. L'anamnesi e l'esame obiettivo devono essere praticati contemporaneamente. I dati dell'anamnesi più utili sono l'età, l'intensità, la durata, i sintomi di nausea e vomito, la presenza di episodi precedenti e l'attività praticata al momento dell'inizio della tumefazione. L'esame fisico deve essere sistematico e comprende un'ispezione seguita dalla ricerca del riflesso cremasterico prima nel lato non affetto, poi in quello interessato da tumefazione. L'addome viene, quindi, esaminato con un'attenzione particolare per i canali inguinali. Lo scroto viene esaminato per ultimo, cominciando con il lato non interessato. Si palpa lo scroto nella sua parte inferiore, esaminando inizialmente il polo inferiore del testicolo e, quindi, il polo superiore. Lo scroto viene poi esaminato in posizione eretta per osservare la disposizione dei testicoli. Un'analisi delle urine viene effettuata per escludere un'infezione urinaria. A questo punto la diagnosi del paziente può essere classificata in una delle seguenti categorie: torsione, assenza di torsione o equivoca (Rabinowitz e Hulbert 1995).

I.7.1.3.2 Anamnesi

Età

La torsione del testicolo è molto frequente nei neonati e nei maschi post-puberi, la torsione di un'appendice testicolare si presenta tipicamente nei ragazzi pre-puberi, mentre l'epididimite si sviluppa il più delle volte nei maschi dopo la pubertà (Galejs e Kass 1999).

Inizio e intensità del dolore

Il dolore si scatena in genere rapidamente, dal 55 al 91% dei pazienti con un dolore iniziale acuto. La sensibilità di questo sintomo è del 91%, con una specificità del 27% per la torsione del testicolo (Kaplan e King 1970; Van Glabeke et al. 1999). Il dolore è intenso e il paziente è visibilmente in difficoltà. Il dolore può cominciare a diminuire dopo 6 ore (Sparks 1971). Un dolore moderato che si sviluppa gradualmente nel corso di alcuni giorni indica piuttosto un'epididimite o una torsione di appendice e, in entrambi i casi, il paziente può apparire non molto sofferente, salvo quando è esaminato (Galejs e Kass 1999).

Durata

I pazienti con torsione del testicolo hanno tendenza a consultarsi prima (mediana, 6 ore) che in caso di torsione dell'appendice testicolare (mediana, 29–48 ore, Hastie e Charlton 1990; Watkin et al. 1996). Tuttavia, fino al 20% dei pazienti con torsione del testicolo si consulta dopo 24 ore (Watkin et al. 1996).

Dolore extrascrotale

Il 5-25% dei pazienti con torsione del testicolo lamenta solo un dolore addominale (Sparks 1971; Anderson e Williamson 1988).

Nausea e vomito

I pazienti con torsione del testicolo hanno spesso nausea o vomito quando il dolore sopraggiunge, mentre è raro che accada nella torsione delle appendici (Knight e Vassy 1984). Nausea e vomito sono presenti nel 26-60% dei casi di torsione del testicolo. Il valore predittivo positivo è del 96% per la nausea e del 98% per il vomito, ma la sensibilità è più debole (nausea 69% e vomito 60%, Skoglund et al. 1970a; Jefferson et al. 1997).

Sintomi urinari

Dei sintomi urinari sono presenti nel 5-7% dei pazienti con torsione del testicolo. I sintomi sono tipicamente una pollachiuria leggera e dei dolori minzionali. Tuttavia, sintomi urinari sono presenti anche nel 7% dei casi di epididimite acuta (Cass et al. 1980; Anderson e Williamson 1988).

Episodi precedenti di dolore (dolore profetico)

Tra l'11 e il 47% dei pazienti con torsione descrive degli episodi precedenti di dolore identico di breve durata e che migliora spontaneamente; ciò indica una torsione intermittente con detorsione spontanea (Skoglund et al. 1970a; Cass et al. 1980; Knight e Vassy 1984).

I.7.1.3.3
Esame clinico

Riflesso cremasterico

Si tratta di un riflesso cutaneo superficiale dipendente dalle radici nervose L1–L2 (ilio-inguinale e genito-femorale). È stimolato toccando la parte supero-interna della coscia; un riflesso positivo determina l'aumento del testicolo omolaterale (Walsh et al. 1998). Il riflesso normalmente è presente nel 48% dei neonati, nel 45% dei maschi tra 1 e 30 mesi e nel 100% dei maschi tra 30 mesi e 12 anni (Caesar e Kaplan 1994b).

Rabinowitz ha riportato una correlazione del 100% tra la presenza di un riflesso cremasterico omolaterale e l'assenza di torsione del testicolo in una casistica di ragazzi con tumefazione scrotale acuta. Di quelli in cui il riflesso era assente, il 47% aveva una torsione del testicolo (Rabinowitz 1984). Tuttavia, sono stati pubblicati diversi casi di torsione confermata del testicolo con riflesso cremasterico normale (Blaivas et al. 2000).

Il riflesso cremasterico è assente nel 40-100% dei pazienti con torsione testicolare, ma è presente nei pazienti con torsione di appendice. Per la torsione del testicolo, la sensibilità di un riflesso cremasterico assente è del 60% e la sua specificità è del 67%. Il suo valore predittivo positivo è del 43% e il suo valore predittivo negativo è del 96% (Van Glabeke et al. 1999).

Testicolo in ascensore

Era chiamato testis redux negli articoli meno recenti e può essere stato confuso con il testicolo ritenuto. Un testicolo in ascensore è presente nel 26-80% dei casi di torsione del testicolo (Skoglund et al. 1970a; Van Glabeke et al. 1999).

Posizione orizzontale del testicolo controlaterale (segno di Angell)

Tra il 25 e il 90% dei pazienti con torsione ha una disposizione anormale del testicolo controlaterale, che si evidenzia quando il paziente si trova in posizione eretta (Angell 1963; Anderson e Williamson 1988).

Ransler e Allen hanno osservato che una torsione del testicolo è presente nel 100% pazienti che, a volte, ha un testicolo in ascensore e una disposizione orizzontale del testicolo controlaterale (Ransler e Allen 1982).

Idrocele secondario

È osservato allo stadio preoperatorio nel 52% dei casi e quasi sempre durante l'intervento chirurgico (Anderson e Williamson 1988).

Febbre

La febbre è presente nell'8-41% dei casi di torsione del testicolo; costituisce un segno sfavorevole per la vitalità testicolare, poiché il 50-100% dei pazienti con torsione testicolare e febbre ha un'ischemia testicolare (Kaplan e King 1970; Parker e Robison 1971; Anderson e Williamson 1988; Melekos et al. 1988).

Indurimento scrotale

Eritemi ed edemi sono di prognosi sfavorevole per la vitalità testicolare e sono associati a un prolungamento della durata della torsione (> 12 ore, Angell 1963; Hemalatha e Rickwood 1981). Questo segno è presente nel 70% dei pazienti con infarto testicolare e, quando è presente, il 78% dei testicoli è infartuato (Skoglund et al. 1970a; Knight e Vassy 1984).

Segno di Prehn

Quando l'elevazione del testicolo allevia il dolore, è un'indicazione di epididimite e, in caso contrario, di una torsione. In teoria, questo è analogo al sollevamento di un arto, per il quale il dolore dovuto a un'infiammazione viene alleviato mentre quello dovuto alla sola ischemia non provoca giovamento (Prehn 1934). Tuttavia, la non attendibilità di questo segno è nota e non deve essere utilizzato per la diagnosi (Melekos et al. 1988).

Analisi delle urine

L'analisi delle urine per escludere un'infezione delle vie urinarie è essenziale nei casi di scroto acuto (Kass e Lundake 1997). Un'anomalia dell'analisi delle urine è presente nello 0-10% dei casi di torsione (Skoglund et al. 1970a; Ransler e Allen 1982). Una piuria è presente in circa il 50% dei pazienti con epididimite, ma la sua assenza non la esclude, così come la sua presenza non esclude la torsione del testicolo (Burgher 1998). Tuttavia, la torsione del testicolo con una piuria di più di 20 leucociti per campo a forte ingrandimento è particolarmente insolita (Haynes et al. 1983).

I.7.1.3.4
Torsione dell'annesso

Una sensibilità limitata al polo superiore suggerisce la torsione di un'appendice testicolare, in particolare quando un nodulo duro e sensibile è palpabile in questa regione. Una piccola decolorazione bluastra può essere visibile attraverso la pelle a livello del polo superiore. Dressner di Chicago ha coniato il termine «segno del punto blu» nel 1973 (da Noske et al. 1998). È praticamente patognomonico di una torsione di appendice quando è presente anche una certa sensibilità. Tuttavia, questi sintomi sono presenti solo nel 21% dei casi (McCombe e Scobie 1988). Il dolore generalmente non è intenso (Jones 1962). I pazienti hanno la tendenza a consultarsi più tardi che in caso di torsione del testicolo (Watkin et al. 1996). La trans-illuminazione può mostrare un nodulo scuro sul polo superiore del testicolo (Skoglund et al. 1970b).

Quasi tutti gli aspetti clinici della torsione del testicolo possono essere presenti in caso di torsione dell'appendice del testicolo, inclusi i sintomi di nausea e vomito, traumi minori, anamnesi di dolore, febbre, assenza di riflesso cremasterico e anomalie nell'analisi delle urine (Kaplan e King 1970). Una torsione di appendice del testicolo è la lesione testicolare più frequentemente diagnosticata male, dal momento che una diagnosi preoperatoria corretta viene effettuata solo nell'11% dei casi (Williamson 1976).

I.7.1.3.5
Torsione neonatale

Torsione antenatale

I bambini presentano alla nascita una tumefazione scrotale asintomatica che si manifesta con un gonfiore testicolare, duro e non dolente, in un emiscroto edematoso e olivastro non transilluminabile (Das e Singer 1990). Il caso più precoce di torsione prenatale è quello di un bimbo prematuro nato a 32 settimane di gestazione con una torsione bilaterale, cosa che suggerisce che la torsione si produce intorno alla 32ª settimana di gravidanza (Ryken et al. 1990).

Torsione postnatale

Questi pazienti sono visitati nei primi 30 giorni di vita, con una tumefazione scrotale sintomatica mentre lo scroto alla nascita è normale (Das e Singer 1990).

I.7.1.3.6
Diagnosi clinica

La presenza di uno dei seguenti segni suggerisce fortemente una torsione del testicolo.

1. Anomala risalita del testicolo interessato con ispessimento o torsione palpabile del funicolo seminale (il testicolo in ascensore).
2. Alterazione dell'asse (posizione orizzontale) del testicolo quando il paziente viene esaminato in posizione eretta.
3. Posizione anomala dell'epididimo (anteriore o laterale, invece che posteriore rispetto al testicolo).
4. Alterazione dell'asse (posizione orizzontale) del testicolo controlaterale.

Nei due terzi dei casi circa, l'anamnesi e l'esame fisico sono sufficienti per stabilire una diagnosi precisa (Caldamone et al. 1984). La precisione della diagnosi clinica preoperatoria è del 60-90% (Williamson 1976; Caldamone et al. 1984). Basandosi sui segni clinici, i medici generici fanno una diagnosi preoperatoria corretta di torsione del testicolo nel 74% dei casi e gli specialisti nell'87% dei casi (Watkin et al. 1996).

I.7.1.3.7 Metodi di imaging

Le tecniche di imaging forniscono informazioni utili nei casi in cui la diagnosi di torsione del testicolo è da ritenere poco probabile o quando la durata dei sintomi è in favore di un'ischemia del testicolo. Tuttavia, la diagnosi della torsione acuta deve essere clinica e il trattamento deve essere un'esplorazione chirurgica d'urgenza. Non sono state riportate conseguenze giudiziarie per le procedure chirurgiche negative o in caso di complicanza grave dopo l'esplorazione di un testicolo normale (Cuckow e Frank 2000).

Ecografia

L'ecografia da sola non è sufficiente a valutare lo scroto acuto. Sono stati riportati diversi casi clinici di diagnosi prenatale di torsione neonatale (Tripp e Homsy 1990; Cartwright et al. 1995). La diagnosi prenatale ha poco interesse pratico poiché il testicolo è già danneggiato; l'induzione precoce del parto non ha un ruolo nella terapia.

Ecocolordoppler testicolare

L'ecocolordoppler è attualmente il metodo di scelta nei casi dubbi. È rapido, ha un buon rapporto costo-efficacia, è facile da realizzare, ampiamente disponibile e fornisce informazioni anatomiche che possono aiutare a eliminare le patologie che simulano la torsione del testicolo. Gli svantaggi sono i seguenti: il flusso sanguigno non viene visualizzato in modo affidabile nei testicoli piccoli e nei bambini molto piccoli; è operatore-dipendente; la presenza del flusso vascolare non permette di escludere la torsione del testicolo (Atkinson et al. 1992; Kass et al. 1993; Steinhardt et al. 1993).

I dati dell'ecocolordoppler in favore della vitalità del testicolo sono caratterizzati dalla presenza di flussi ematici riscontrabili nel testicolo interessato e un'ecostruttura parenchimale omogenea e isoecogena al testicolo controlaterale. I segnali prognostici negativi rispetto alla vitalità sono: l'aumento volumetrico testicolare e la presenza di aree ipoecogene o disomogenee (Burks et al. 1990; Baud et al. 1998). Baud et al. (1998) hanno descritto il segnale della torsione in spirale, che è un cambiamento brusco del tragitto, della dimensione e della forma del funicolo spermatico al di sotto del punto di torsione. Strauss et al. (1997) hanno riportato che, nella torsione dell'idatide sessile, l'idatide tumefatta localizzata vicino alla testa dell'epididimo ha l'aspetto di «Topolino» in scansione trasversale.

Numerosi falsi negativi sono stati riscontrati con l'esame colordoppler, che possono essere dovuti a problemi tecnici durante l'esame, alla mancanza di esperienza del radiologo, alle difficoltà legate al contesto clinico pre-puberale e alla possibilità di una torsione intermittente (Allen ed Elder 1995).

Nella nostra meta-analisi di 1585 esami con colordoppler provenienti da 18 pazienti hanno mostrato una sensibilità in caso di torsione del 92% e una specificità del 99%. Il risultato non permette di decidere nel 3% dei casi. Se la sensibilità e la specificità vengono ricalcolate includendo i risultati non probanti, la sensibilità reale è dell'89% e la specificità reale del 98%. Il valore predittivo positivo del doppler in caso di torsione è del 96%, mentre il valore predittivo negativo è del 98%.

Scintigrafia

La scintigrafia che utilizza il tecnezio-99m è stata utilizzata per esplorare la perfusione testicolare dal 1973 (Nadel et al. 1973; Nakielny et al. 1984). L'ipocaptazione del tracciante mostra un'ischemia (torsione del funicolo spermatico) e l'ipercaptazione può essere ricondotta a stati patologici, quali un'orchiepididimite, una torsione dell'appendice testicolare, un tumore, un trauma leggero oppure una torsione regredita (Fischman et al. 1987). Il segno dell'alone è caratterizzato da un nodulo «freddo» (ipocaptante) centrale con una corona periferica «calda» (ipercaptante) legata a un'ipercaptazione marcata del radioisotopo; esso corrisponde generalmente a una torsione evoluta, un tumore, un idrocele, un ascesso o un ematoma (Fig. I.7.8, Nakielny et al. 1984). La presenza del segno dell'alone non implica necessariamente che il testicolo non possa essere salvaguardato (Chen et al. 1983a).

La scintigrafia isotopica è una tecnica rapida e sicura (Nakielny et al. 1984). Tuttavia, i suoi limiti sono dovuti alla radioattività residua e ha un'affidabilità limitata nei

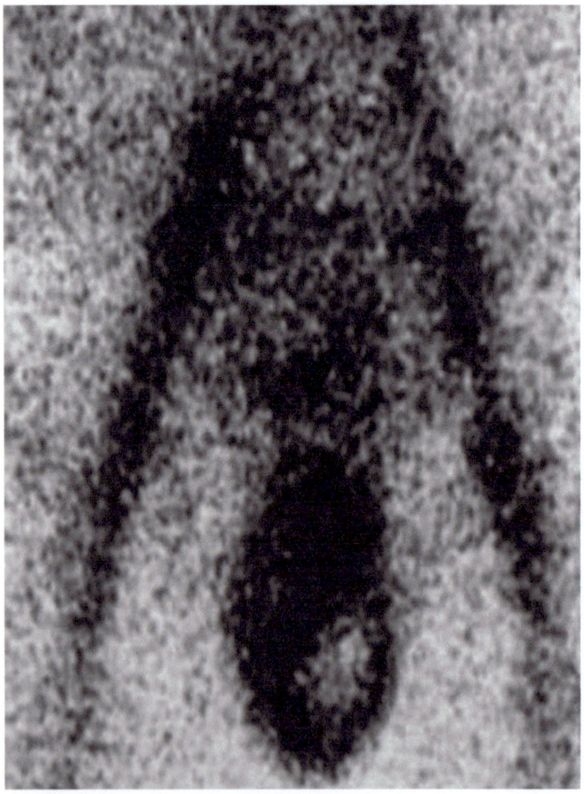

Fig. I.7.8. Scintigrafia che mostra il segno dell'«alone», caratterizzato da una macchia centrale «fredda» con una periferia «calda» per aumento di fissazione dell'isotopo

bambini, in caso di testicolo controlaterale anomalo o di criptorchidismo e nei rari casi di torsione bilaterale (Nakielny et al. 1984). L'incapacità di distinguere l'epididimite dalla torsione dell'appendice testicolare e l'incapacità di rilevare le torsioni intermittenti o spontaneamente regressive costituiscono un altro limite (Burgher 1998).

Nella nostra meta-analisi di 527 esami scintigrafici provenienti da 12 casistiche, la sensibilità in caso di torsione è del 97% e la specificità del 99%. I risultati sono dubbi nel 2% dei casi. Quando si includono i risultati non probanti, la sensibilità reale in caso di torsione è del 96% e la specificità reale è del 99%. La scintigrafia ha un valore predittivo positivo del 99% e un valore predittivo negativo del 99% per la torsione del testicolo.

Imaging mediante risonanza magnetica

L'imaging mediante risonanza magnetica (MRI) può chiaramente differenziare la patologia intratesticolare (torsione, tumore, infarto) dalla patologia extratesticolare (epididimite, torsione di appendici, Fig. I.7.9, Watanabe et al. 2000). La MRI dinamica è più costosa dell'ecografia colordoppler e, probabilmente, meno accessibile al di fuori delle ore lavorative. Il suo utilizzo nei ragazzi in età prepuberale è limitato dalla necessità di una sedazione nei più giovani. Tuttavia, MRI più rapide e meno costose potrebbero far pendere la bilancia in favore di questa tecnica (Choyke 2000).

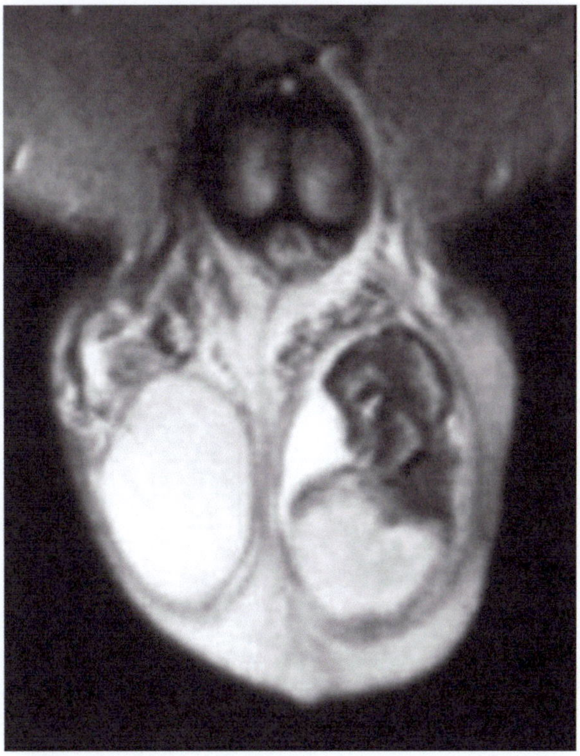

Fig. I.7.9. MRI che mostra una torsione del testicolo sinistro

I.7.1.4 Diagnosi differenziale

Nel 94% dei casi di scroto acuto, la causa potrebbe essere una torsione del testicolo o delle appendici testicolari o un'epididimite acuta (Knight e Vassy 1984). Benché la torsione del testicolo sia la causa meno frequente, essa deve essere la diagnosi presunta fino a prova contraria (Burgher 1998).

Nel primo anno di vita la torsione del testicolo è la causa più frequente di borsa acuta (83%). Altri studi in soggetti di meno di un anno hanno mostrato un'orchiepididimite nel 69% dei casi e una torsione del testicolo nel 31% dei casi (Sidler et al. 1997). Per quelli di 3-13 anni, la diagnosi più frequente è la torsione dell'idatide. Dopo i 17 anni, l'epididimite è la diagnosi più frequente (75%, Lewis et al. 1995). Nei ragazzi in età prepuberale con borsa acuta, una torsione del testicolo è presente nel 7-42% dei casi e una torsione dell'idatide nel 52-62% dei casi (Al Mufti et al. 1995; Watkin et al. 1996).

Le altre patologie che devono essere incluse nella diagnosi differenziale di una borsa acuta sono l'orchite, il trauma scrotale, gli edemi scrotali idiopatici, l'ascesso scrotale, l'ernia inguinale, l'idrocele, la porpora di Henoch-Schönlein, la febbre mediterranea familiare, l'infarto testicolare senza torsione, il tumore del testicolo e l'appendicite acuta (Kaplan e King 1970; Loh e Jalan 1974; Williamson 1976; Kaplan 1977; Urwin et al. 1986; Jordan 1987; Baer et al. 1989; Eshel et al. 1994; Baratelli et al. 1996; Davenport et al. 1996; Burgher 1998; Gofrit et al. 1998; Van Glabeke et al. 1999; Lee et al. 2001b).

L'emorragia intra-tumorale di un cancro del testicolo può manifestarsi con una borsa acuta. Inoltre, la torsione di un testicolo ritenuto può costituire la prima manifestazione di una trasformazione neoplastica (Burgher 1998). L'infiltrazione leucemica può provocare una borsa acuta (Moharib e Krahn 1970).

L'orchite relativa alla parotite di solito segue la parotite dopo 4-8 giorni. L'orchite è raramente osservata nei soggetti non puberi, ma il 14-35% degli adolescenti e degli adulti con parotite sviluppa anche un'orchite. L'orchite colpisce più spesso un solo testicolo, ma un'orchite bilaterale è stata segnalata nel 17-30% dei casi. La malattia si attenua di solito dopo 7-10 giorni. Un certo grado di atrofia seguirà nel 30-50% dei casi. Un'alterazione della fertilità è stata segnalata nel 7-13% dei casi (Manson 1990).

L'appendicite acuta può provocare sintomi scrotali quando il processo vaginale è pervio. Questa stessa via può permettere al sangue, al pus così come al liquido peritoneale di entrare nella borsa. Questo fenomeno è stato riportato in occasione della rottura della milza, dopo dialisi peritoneale e appendicite (Mendez et al. 1998). Il processo vaginale è permeabile in quasi tutti i neonati, nel 60%

dei bambini di un anno e, probabilmente, fino nel 20% degli uomini adulti (Chen et al. 1983a).

La diagnosi differenziale della torsione neonatale del testicolo include idrocele, ematocele, ernia inguinale, torsione di idatide, orchiepididimite, orchite sifilitica, infarto idiopatico del testicolo, vestigi spleniche o surrenaliche ectopiche, peritonite da meconio con processo vaginale pervio, tumori del testicolo e traumi alla nascita (Kaplan 2000).

I.7.1.5 Terapia

I.7.1.5.1 Torsione intravaginale

Esplorazione chirurgica

Quando l'anamnesi e l'esame obiettivo indicano fortemente la presenza di una torsione del testicolo e il dolore persiste da meno di 12 ore, è indicato un intervento chirurgico d'urgenza. Nessun imaging è necessario perché questi esami possono ritardare la terapia e, quindi, minacciare la sopravvivenza del testicolo. Quando il dolore persiste da più di 12 ore o quando la diagnosi è incerta, l'ecografia colordoppler può essere utile alla decisione clinica. Se gli esami di imaging sono dubbi o mostrano una riduzione della vascolarizzazione, deve essere eseguita un'esplorazione chirurgica d'urgenza (Fig. I.7.10). È importante ricordare che la maggior parte dei pazienti con borsa acuta non ha una torsione del testicolo, che solo il 29% dei casi richiede un intervento chirurgico immediato e che è difficile giustificare un'esplorazione chirurgica sistematica in ogni caso di borsa acuta (Kass et al. 1993).

Una chirurgia immediata è indicata in ogni caso di borsa acuta che insorge su un testicolo unico. Tutti i maschi non puberi con una grande borsa scrotale dolente devono essere immediatamente operati eccetto che se l'esame doppler o con la scintigrafia dimostrino in modo incontestabile una vascolarizzazione testicolare normale o se vi sia una prova formale di una causa diversa dalla torsione (Haynes et al. 1983). In un commento editoriale, Allen ha dato quattro raccomandazioni di buon senso (Steinhardt et al. 1993):

1. Ogni bambino con probabilità di torsione deve essere operato immediatamente.
2. La diagnosi di epididimite all'inizio della pubertà deve essere fortemente messa in dubbio.
3. Quando un soggetto presenta un quadro clinico che lascia ipotizzare l'assenza di torsione, è sempre preferibile realizzare uno studio del flusso sanguigno prima di stabilire una diagnosi finale.
4. Nessuno studio, clinico o tecnico, è migliore della persona che lo realizza.

Detorsione manuale

Nonostante ciò che è stato scritto, si tratta di una manovra semplice e molto utile per preservare il testicolo. Poiché la torsione del testicolo si manifesta abitualmente con una rotazione interna, lo svolgimento manuale deve prima di tutto essere tentato tramite la rotazione esterna, come quando si apre un libro. Un immediato sollievo del dolore indicherà che la detorsione è stata realizzata in maniera adeguata. Se lo svolgimento manuale per la rotazione esterna non ha successo, allora deve essere tentata una rotazione interna (Marcozzi e Suner 2001). La manovra può essere eseguita senza analgesia e il sollievo immediato del dolore indicherà una detorsione riuscita, ma può anche essere effettuata sotto sedazione o con un blocco anestetico del funicolo spermatico. Questo può essere più comodo per il paziente, ma la riuscita della detorsione è più difficile da giudicare poiché la terapia del dolore non può più servire da indicatore. Anche con una detorsione riuscita, molti pazienti conservano una torsione parziale con un certo grado di ipovascolarizzazione persistente. Si tratta, dunque, solo di una misura per prendere tempo che non deve ritardare la chirurgia per un trattamento definitivo. La manovra riesce nell'80% dei tentativi, ma persiste una torsione residua in più del 28% dei casi.

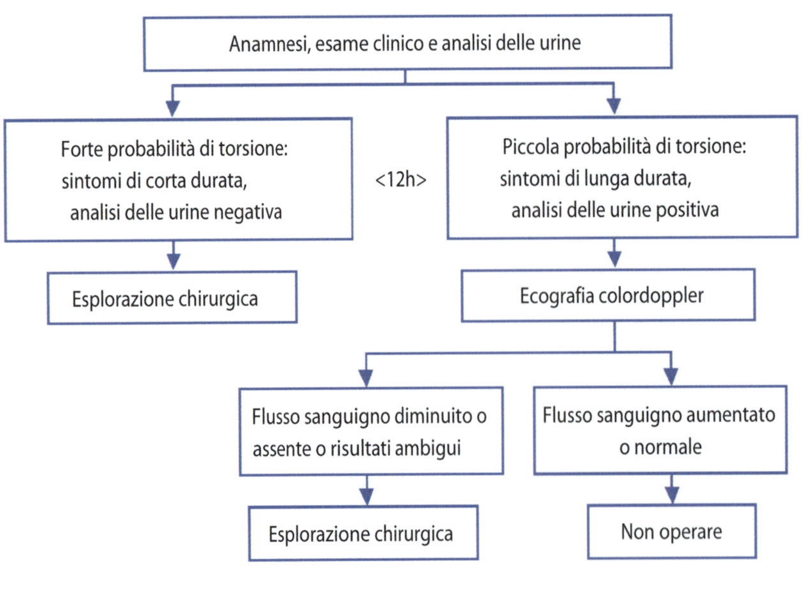

Fig. I.7.10. Protocollo di trattamento della borsa acuta (modificato da Galejs e Kass 1999)

Quando la manovra riesce, più del 90% dei testicoli viene preservato (Jefferson et al. 1997; Cornel e Karthaus 1999). Il pericolo di una riduzione parziale della torsione può essere evitato monitorando il flusso sanguigno con un'ecografia doppler (Kiesling et al. 1984; Garel et al. 2000). La detorsione manuale è probabilmente possibile solo nei casi ancora recuperabili. In quasi tutti i casi riportati di detorsione riuscita, la durata è inferiore alle 12 ore.

Raffreddamento esterno

Una misura addizionale che dovrebbe essere messa in opera appena la torsione del testicolo è sospettata o confermata, è il raffreddamento terapeutico del testicolo colpito. Ciò viene realizzato mettendo una borsa del ghiaccio sul testicolo colpito. Un asciugamano deve essere posto tra il paziente e la borsa in modo da proteggere lo scroto da una lesione da ipotermia. Alcuni studi animali sperimentali hanno dimostrato che il raffreddamento esterno preserva la funzione testicolare nell'85-90% dei casi fino a 6 ore rispetto all'8-25% nei testicoli non raffreddati (Miller et al. 1990). Nei campioni di orchiectomia nell'uomo, il raffreddamento del testicolo a 15 °C fa allungare il tempo di comparsa di lesioni irreversibili da 2 a 6 ore (Kallerhof et al. 1996). In alcuni centri, il raffreddamento è impiegato di routine in pronto soccorso prima dell'esplorazione chirurgica (Lewis et al. 1995).

Orchiectomia

Lo studio dei due compartimenti scrotali può generalmente essere eseguito con una piccola incisione unica sul rafe mediano. Quando è evidente che il testicolo torto è necrotico, esso deve essere rimosso (Fig. I.7.11). I testicoli di vitalità dubbia devono essere avvolti in una garza imbevuta di soluzione salina calda per 5-10 minuti, mentre il testicolo controlaterale viene fissato (Kass e Lundak 1997).

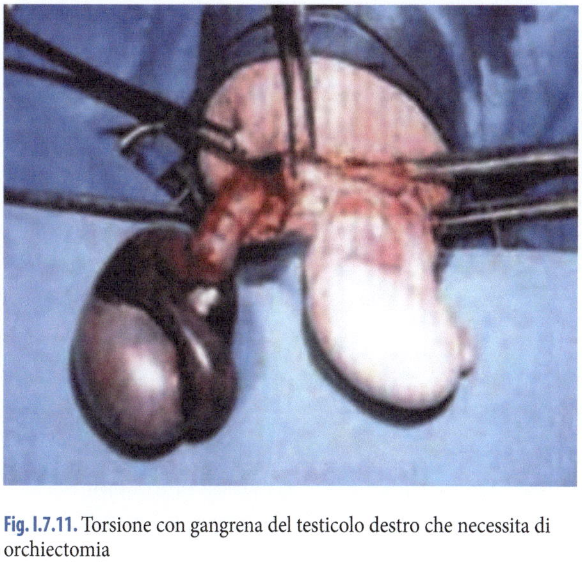

Fig. I.7.11. Torsione con gangrena del testicolo destro che necessita di orchiectomia

Se il testicolo non ritorna a un colore rosato dopo la detorsione, se è presente solo del sangue nero che esce da un'incisione eseguita nell'albuginea testicolare e se i sintomi sono presenti da più di 24 ore, è indicata un'orchiectomia. Se il testicolo ritrova una certa colorazione maculata, con un sanguinamento rosso dall'incisione dell'albuginea e se i sintomi sono presenti da meno di 24 ore, il testicolo può, probabilmente, essere conservato (Knight e Vassy 1984).

Nell'insieme, un atteggiamento conservativo è giustificato, poiché, nei casi dubbi, il testicolo può essere reintrodotto nello scroto senza timore di conseguenze quali dolore ischemico o suppurazione (Jones 1962). Tuttavia, è stato riportato che fino al 45% dei testicoli manifestamente necrotici e conservati può liquefarsi ed esteriorizzarsi attraverso la ferita o fistolizzarsi (Anderson e Williamson 1988).

Arda e Özyaylali hanno proposto un sistema di classificazione per fasi del sanguinamento, per aiutare a prendere la decisione in caso di vitalità dubbia. Dopo la detorsione, un'incisione profonda viene effettuata nel parenchima e il sanguinamento può essere classificato in:

Grado 1: emorragia sufficiente
Grado 2: emorragia insufficiente ma che inizia entro 10 min
Grado 3: assenza di sanguinamento entro 10 min

I testicoli di grado 1 e 2 possono tutti essere conservati con un rischio atteso di atrofia del 16%. I testicoli di grado 3 sono infartuati e devono essere rimossi (Arda e Özyaylali 2001). A dispetto dell'ispezione visiva e dell'incisione dell'albuginea per prendere la decisione, il 13% dei campioni di orchiectomia ha dei segni istologici di vitalità (Sidler et al. 1997).

Si può considerare l'impianto simultaneo di una protesi in Silastic per ragioni psicologiche ed estetiche. La sua messa in sede al momento del test non comporta pericoli (Knight e Vassy 1984).

Orchidopessi

Le tecniche raccomandate per la fissazione del testicolo comprendono:

1. La fissazione con tre fili non riassorbibili, preferibilmente in nylon.
2. L'eversione della tunica vaginale con creazione di una sacca di dartos, con o senza fissazione con sutura.
3. L'intervento di fenestramento.

Nella letteratura inglese, esistono almeno 22 casi riportati di recidiva di torsione dopo una precedente fissazione. I fili utilizzati erano riassorbibili in 19 di questi casi e non riassorbibili negli altri tre (Morse e Hollabaugh 1977; May e Thomas 1980; Thurston e Whitaker 1983). Sono state riportate delle recidive di torsione dopo un'orchidopessi eseguita con la tecnica della tasca di dartos (Thurston e Whitaker 1983).

Il motivo che giustifica l'uso di fili riassorbibili è l'induzione di una reazione infiammatoria più intensa e di una fibrosi, ma essi sono anche responsabili di un tasso più elevato di ascesso (Morse e Hollabaugh 1977). I fili non riassorbibili provocano poca fibrosi, ma la loro permanenza mantiene la fissazione. Tuttavia, potrebbero strappare le tuniche, di conseguenza bisogna usare almeno tre punti di fissazione. La seta causa ascessi e ha più tendenza a uscire; i fili in nylon o Prolene sono, invece, adatti allo scopo (Thurston e Whitaker 1983).

Numerosi studi su animali da laboratorio hanno confrontato le diverse tecniche di fissazione. Morse e Hollabaugh (1977), utilizzando la tecnica del fenestramento con suture di seta, non hanno trovato alcun caso di fissazione inadeguata. Bellinger et al. (1989) hanno confrontato la fissazione con fili, riassorbibili o meno, con la fissazione con tasca di dartos (eversione della tunica vaginale senza suture) e hanno fortemente raccomandato di usare la fissazione con tasca di dartos senza fili. Rodriguez e Kaplan (1988) hanno confrontato la fissazione con sutura (assorbibile e non assorbibile), con eversione della tunica vaginale (con e senza sutura di fissazione) e con sclerosanti chimici (talco e tetraciclina) e hanno concluso che l'eversione della tunica vaginale è il metodo di fissazione più efficace.

La fissazione con eversione della tunica vaginale con creazione di una sacca di dartos provoca un'aderenza efficace del testicolo ai tessuti di vicinanza (Rodriguez e Kaplan 1988).

I.7

L'orchidopessi da fenestramento è un'eccellente combinazione della fissazione con sutura e dell'eversione. È rapida e semplice da effettuare e lascia una vasta area di albuginea scoperta per una futura aderenza con, in più, una fissazione con punti non riassorbibili. Un'incisione viene eseguita sulla linea mediana dello scroto. Il margine della tunica vaginale è suturata all'albuginea con sei punti non riassorbibili 4/0, creando una finestra di almeno 1,5 × 2,0 cm. Il contenuto dell'altra borsa viene utilizzato per la stessa incisione cutanea e fissato in modo identico. L'incisione è successivamente richiusa su queste due finestre, lasciando una larga superficie dei testicoli esposta al tessuto sottocutaneo (Fig. I.7.12, Morse e Hollabaugh 1977).

Diagnosi tardiva

L'esame urgente è obbligatorio in ogni caso di torsione del testicolo in evoluzione da meno di 24 ore e in tutti i casi dove il chirurgo ha un dubbio (Hastie e Charlton 1990). Se un paziente presenta un dolore continuo da più di 24 ore, nonché un rossore e un edema della cute scrotale sovrastante, il testicolo è solitamente infartuato e lo scopo dell'esplorazione è di prevenire una torsione controlaterale ulteriore (Knight e Vassy 1984). Hastie e Charlton hanno riportato una strategia destinata a ridurre il numero di esami inutili, monitorando i pazienti con sintomi delineati da più di 24 ore e che presentano uno scroto rosso e tumefatto. Se la risoluzione si verifica nei giorni successivi, essi sono considerati come aventi una torsione di appendice. In assenza di una risoluzione, viene eseguita un'esplorazione in maniera semielettiva dopo una conferma radiologica della torsione, e una fissazione controlaterale viene realizzata attraverso un'orchiectomia ipsilaterale (Hastie e Charlton 1990).

Alcuni autori hanno riportato di non avere osservato testicoli vitali dopo 48 ore dall'inizio dei sintomi (Lewis et al. 1995). Jones et al. hanno riportato un tasso di conservazione del testicolo del 46% in pazienti con dolore da più di 24 ore, cosa che è molto più elevata di ciò che è descritto in letteratura. Alcuni pazienti sofferenti da più di 24 ore possono avere una torsione intermittente del testicolo e possono trarre beneficio da un'esplorazione in urgenza nonostante alcuni sintomi acuti prolungati (Jones et al. 1986).

Sono stati riportati diversi casi di testicoli salvati dopo 3-5 giorni di torsione (Skoglund et al. 1970a; Chen et al. 1983b; Watkin et al. 1996). Tuttavia, nonostante questi risultati,

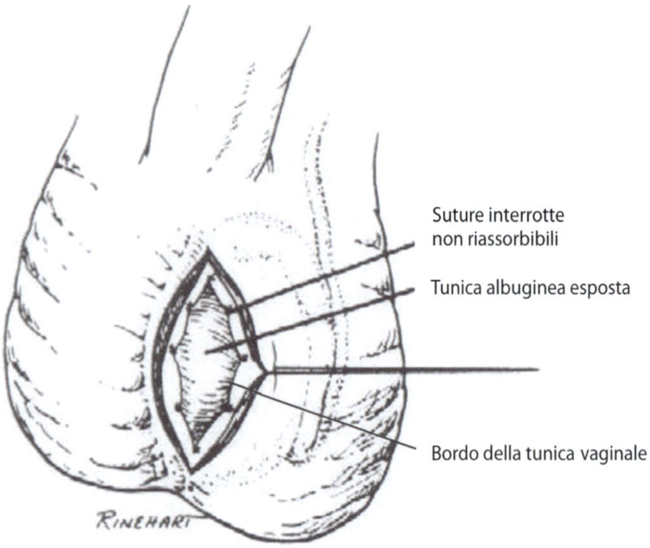

Fig. I.7.12. Tecnica chirurgica dell'orchidopessi da fenestramento (modificata da Morse e Hollabaugh 1977)

è estremamente improbabile che il testicolo sia vitale se un indurimento ligneo è presente nei casi che evolvono da più di 24 ore. L'esplorazione semi-elettiva di questi pazienti è giustificata. Nei casi dove i sintomi persistono fino a 48 ore senza indurimento, è indicata un'esplorazione immediata. La probabilità di salvataggio del testicolo a lungo termine in tali casi si attesta intorno al 5% (Anderson e Williamson 1988).

Biopsia omolaterale

In un basso numero di casi dove l'esplorazione di una borsa acuta non apporta una diagnosi definitiva, è indicata una biopsia testicolare per escludere un'orchite virale o una vasculite (Knight e Vassy 1984).

I.7.1.5.2 Torsione extravaginale

Ogni caso di torsione postnatale deve essere immediatamente operato. Anche i pazienti con un testicolo singolo e quelli con una torsione bilaterale devono essere operati immediatamente per tentare di preservare a qualunque costo la funzione ormonale. L'orchidopessi profilattica deve essere praticata in tutti questi casi.

Per la torsione neonatale, la gestione dei casi unilaterali è controversa. Gli argomenti contro l'intervento chirurgico sono:

1. Possibilità di preservazione funzionale scarsa.
2. Rischio di torsione del testicolo controlaterale molto debole e verosimilmente di breve durata (2–6 settimane) fino a che il testicolo non si fissi all'interno dello scroto.
3. Rischio legato all'anestesia aumentato nel neonato.

Gli argomenti in favore della terapia chirurgica sono:

1. Almeno il 4-8% delle torsioni neonatali è intravaginale e solo l'esame permette di verificarlo (Brandt et al. 1992). Nella nostra meta-analisi della letteratura, l'11% delle torsioni neonatali è intravaginale.
2. Il testicolo può essere salvato, anche se la probabilità è bassa (Longino e Martin 1955; Guiney e McGlinchey 1981; LaQuaglia et al. 1987; Brandt et al. 1992; Pinto et al. 1997; Sidler et al. 1997; Al-Salem 1999). La nostra analisi della letteratura mostra che il 5% dei casi neonatali è salvo al momento di un follow-up a lungo termine.
3. Può manifestarsi una torsione neonatale asincrona bilaterale, ma è un evento raro (Kay et al. 1980; Feins 1983; La Quaglia et al. 1987; Mishriki et al. 1992; Pinto et al. 1997; Barca et al. 1997).
4. La diagnosi è confermata e le altre cause possibili sono escluse (p. es., tumore, ernia).
5. Anche se il testicolo è gravemente interessato, la funzione ormonale può essere in parte preservata.
6. Lasciare un testicolo infartuato in sede può avere effetti collaterali sul testicolo controlaterale.

Prendendo in considerazione questi argomenti, è difficile giustificare un trattamento conservativo se il neonato può tollerare un'anestesia. Il momento del trattamento chirurgico resta dibattuto, ma la maggior parte degli autori raccomanda l'esplorazione immediata (Longino e Martin 1955; Barca et al. 1997; Pinto et al. 1997; Sidler et al. 1997; Frank e O'Brien 2002).

Per quanto riguarda la torsione antenatale, Brandt et al. (1992) non hanno trovato alcun testicolo vitale e sostengono fermamente che la torsione in utero è un evento irreversibile per il quale il migliore trattamento è l'esplorazione elettiva precoce.

L'uso di un accesso inguinale o scrotale è una questione di preferenza personale, ma l'accesso inguinale lascia aperte più opzioni, in particolare quando la diagnosi è incerta o quando viene scoperta una patologia concomitante (p. es., processo vaginale pervio). L'accesso chirurgico dipende anche dalla situazione del testicolo. Un approccio scrotale anterolaterale o mediano è indicato quando il testicolo craniocerebrale rimane nello scroto ma, quando è migrato nel canale inguinale, può essere preferibile un accesso inguinale con orchidopessi convenzionale. La fissazione del testicolo controlaterale deve essere effettuata attraverso una via scrotale. I testicoli con evidenze necrotiche devono essere tolti ma, nei casi di dubbio, è consigliata la conservazione. Longino e Martin (1955) non hanno osservato alcuna complicanza dopo la conservazione di un testicolo apparentemente necrotico e hanno dichiarato che l'atrofia secondaria in tali casi può essere sorprendentemente bassa. Quando è stata fatta un'orchiectomia bilaterale, deve essere iniziata una terapia ormonale sostitutiva nel periodo della pubertà e delle protesi testicolari possono essere impiantate in età scolare (Barca et al. 1997).

I.7.1.5.3 Torsione delle appendici

Se la diagnosi è certa, il trattamento comporta un riposo a letto di diversi giorni e un sollevamento scrotale per minimizzare l'infiammazione e l'edema. Una normale attività può, a volte, aggravare la situazione e prolungare i sintomi. Gli antinfiammatori non steroidei e gli analgesici sono generalmente poco efficaci e, dunque, di impiego non sistematico. L'infiammazione scompare generalmente in 2-7 giorni, anche se l'esame clinico testicolare può non essere completamente normale dopo alcune settimane (Galejs e Kass 1999). Nonostante i provvedimenti conservativi, il 13% dei casi richiede un intervento per dolore persistente o recidivante (Holland et al. 1981). Se i sintomi sono ancora gravi dopo 2 giorni, sembra ragionevole operare (Jones 1962). Se una torsione di un annesso viene rilevata durante l'esame, essa può generalmente essere asportata senza legatura.

L'utilità di esplorare il lato controlaterale e di asportare tutte le appendici scoperte fortuitamente è controversa. Una torsione asincrona bilaterale delle appendici testicolari compare nell'1-4% dei casi (Williamson 1976; Holland et al. 1981).

Nella nostra meta-analisi di 79 casi di torsione delle appendici trattati in maniera conservativa, il 9% non ha risposto al trattamento conservativo e ha richiesto una chirurgia. In una analisi di 629 casi provenienti da nove studi, una torsione bilaterale metacrona è stata osservata nel 2,5% dei casi. Nell'insieme, asportare appendici scoperte fortuitamente aggiunge solo alcuni secondi all'intervento, ma l'esame del lato opposto solamente per asportare le appendici non è giustificato, tenuto conto del rischio quasi nullo in questo lato.

I.7.1.5.4
Torsione intermittente, torsione subacuta e detorsione

In uno studio prospettico di pazienti con diagnosi clinica di torsione subacuta recidivante, Jones (1991) ha rilevato che la fissazione guarisce l'84% dei sintomi. Fino al 50% dei pazienti con torsione acuta del testicolo presenta episodi dolorosi precedenti che possono essere dovuti a torsione intermittente. Se un fissaggio elettivo viene realizzato dopo la scomparsa di un dolore testicolare acuto, la percentuale di salvaguardia potrebbe migliorare evitando una torsione successiva (Cass 1982). La torsione intermittente può essere causa di dolori testicolari recidivanti e, in questi pazienti, deve essere effettuata un'orchidopessi profilattica.

I.7.1.5.5
Testicolo unico

L'esame di pazienti con un testicolo non palpabile rivela frequentemente una terminazione cieca del canale deferente che determina un residuo testicolare. Questi testicoli assenti potrebbero verificarsi in quasi il 10% dei pazienti con diagnosi iniziale di criptorchidismo. L'istologia di questi residui è compatibile con una torsione perinatale o silente. In tali casi, il testicolo controlaterale deve essere fissato. Alcuni autori raccomandano anche la fissazione di tutti i testicoli unici, per esempio dopo una rimozione per trauma o tumore, per impedire la perdita accidentale successiva del testicolo rimasto a causa di una torsione (Mishriki et al. 1992; Cuckow e Frank 2000).

Nei pazienti con criptorchidismo unilaterale che si manifesta all'esame come monorchidia, può essere osservata una deformità controlaterale a batacchio di campana nell'85% dei casi; per questo motivo, la fissazione del testicolo singolo è raccomandata in caso di monorchidia congenita (Bellinger 1985).

I.7.1.5.6
Torsione di un testicolo intra-addominale

La torsione di un testicolo intra-addominale è estremamente rara, con meno di 45 casi riportati. Tra questi pazienti, il 65% aveva un tumore maligno in questo testicolo. La terapia di un episodio addominale acuto in un paziente con testicolo non palpabile implica una laparotomia immediata per stabilire una diagnosi e, se la torsione è confermata, è raccomandata una detorsione; un'orchidopessi secondaria può essere effettuata successivamente per portare il testicolo in posizione scrotale dopo aver escluso qualsiasi tumore maligno (Lootsma e Van Der Pol 1987). Due casi clinici recentemente riferiti sottolineano il valore della laparoscopia in questo contesto (Lee et al. 2001; Porpiglia et al. 2001).

I.7.1.6
Risultati della terapia

I.7.1.6.1
Complicanze della chirurgia

Alcune lievi complicanze dopo l'esame scrotale sono riportate nel 2-27% dei casi; esse comprendono febbre, complicanze della ferita, infezioni, emorragie ed ematomi (Fenner et al. 1991; Van Glabeke et al. 1999). Non è stato registrato alcun caso di mortalità dovuta a una torsione del testicolo o alla terapia.

I.7.1.6.2
Recidiva dopo fissazione

Se solo il fissaggio ipsilaterale viene eseguito senza orchidopessi controlaterale, il 18-43% dei pazienti presenterà, in seguito, una torsione del testicolo non fissato (Moharib e Krahn 1970; Skoglund et al. 1970a).

Sono stati riportati almeno 22 casi di torsione recidivante dopo una fissazione precedente. Fili riassorbibili erano stati utilizzati nell'86% dei casi. Quando erano stati utilizzati fili riassorbibili, il testicolo era, il più delle volte, immobile, senza aderenze; quando erano presenti delle aderenze, il testicolo era generalmente torto sull'asse della sola aderenza, come una piroetta di ballerina. Nei tre casi in cui erano stati utilizzati fili non riassorbibili (due casi con seta, un caso non specificato), in un caso le suture si erano completamente staccate, in un altro una sutura era rimasta provocando la «piroetta» e, nell'ultimo, il filo era stato fissato per via percutanea e la sutura tolta 1 settimana più tardi (Kaplan e King 1970; Johenning 1973; Morse e Hollabaugh 1977; May e Thomas 1980; McNellis e Rabinovitch 1980; Thurston e Whitaker 1983; Knight e Vassy 1984; Kuntze et al. 1985; Steinhardt et al. 1993; Chinegwundoh 1995).

Una torsione recidivante dopo fissazione provoca necrosi o atrofia nel 50% dei casi (Lent e Stephani 1993).

Nella nostra meta-analisi di 22 casi di torsione recidivante, la mediana del tempo di recidiva è di 21 mesi, con l'80% che si verifica nel testicolo controlaterale.

Sono stati riportati diversi casi di torsione testicolare dopo un intervento chirurgico per criptorchidismo, alcuni con creazione di una sacca nel dartos. Quando si realizza un'orchidopessi per criptorchidismo, bisogna eseguire un'eversione della tunica vaginale ed è consigliato fissare l'albuginea testicolare in una delle suture cutanee (Johenning 1973; Thurston e Whitaker 1983; Phipps 1987; Van Glabeke et al. 1999).

I.7.1.7 Prognosi

I.7.1.7.1 Salvaguardia del testicolo

I due fattori più importanti che determineranno un'alterazione del testicolo sono il tempo trascorso tra la comparsa dei sintomi e la riduzione della torsione testicolare e il grado di torsione del funicolo spermatico.

Tasso di tutela secondo le epoche

Fino al 1966, sono state riportate più di 500 osservazioni di torsione del testicolo, e il 90% di queste aveva comportato la perdita del testicolo, nell'80% dei casi a causa dell'orchiectomia immediata e nel 10% a causa della sopraggiunta atrofia (Sparks 1971). Dal 1960 al 1984, circa il 44% dei testicoli era perso dopo torsione, il 38% per orchiectomia e il 6% per atrofia. Dal 1980 al 1984, l'indice di salvaguardia era del 67% (Anderson e Williamson 1988).

In uno studio effettuato su 10 anni, Cass et al. hanno dimostrato che un approccio chirurgico aggressivo della borsa scrotale poteva salvare il 90% dei testicoli in torsione. Tuttavia, a 6 mesi di follow-up, solo il 73% dei testicoli salvati era normale, mentre gli altri si erano atrofizzati (Cass et al. 1980). Tryfonas et al. hanno salvato chirurgicamente il 72% dei testicoli in torsione, ma di questi il 60% è andato incontro ad atrofia. La salvaguardia dell'integrità testicolare è stata osservata solo nel 28% dei casi, mentre il testicolo era totalmente assente nel 33% dei casi salvati (Tryfonas et al. 1994).

Le possibilità di salvaguardia dei testicoli ritenuti che subiscono una torsione sono minori di quelle dei testicoli normalmente discesi, con il 60-71% di orchiectomie necessarie (Anderson e Williamson 1988; Nour e Mackinnon 1991).

La nostra meta-analisi della letteratura dimostra un aumento dei tassi di salvaguardia chirurgica testicolare sia a breve che a lungo termine, con una percentuale di salvaguardia testicolare precoce che passa dal 50% nel diciannovesimo secolo a quasi l'80% alla fine del ventesimo secolo. Similmente, la percentuale di salvaguardia vera è passata dallo 0% nel diciannovesimo secolo al 65% negli anni '90 (Fig. I.7.13).

Indice di salvaguardia in base alla durata della torsione

Il grado di atrofia successiva a una torsione testicolare è direttamente proporzionale alla durata della torsione stessa (Krarup 1978). Quando la durata della torsione supera le 4 ore, un certo grado di atrofia testicolare è quasi inevitabile (Thomas e Williamson 1983). Oltre le 10 ore di torsione, la maggior parte dei pazienti ha una riduzione del volume testicolare di più del 50% al momento del follow-up (Thomas et al. 1984). Bartsch et al. (1980) hanno osservato un'atrofia testicolare che va dal 40 al 90% in tutti i casi che sono durati più di 8 ore. Tryfonas et al. (1994) hanno dimostrato che ogni caso di torsione > 360° con sintomi durati più di 24 ore presentava un testicolo assente o molto atrofico al momento del follow-up.

Oltre le 10 ore di torsione, la probabilità di sopravvivenza del testicolo è bassa, a meno che non si verifichi una riduzione spontanea o a meno che il grado di torsione non abbia superato i 180-360°. Un ischemia testicolare è possibile già dalla 4ª ora se il funicolo si è torto su diversi giri (Williamson 1976).

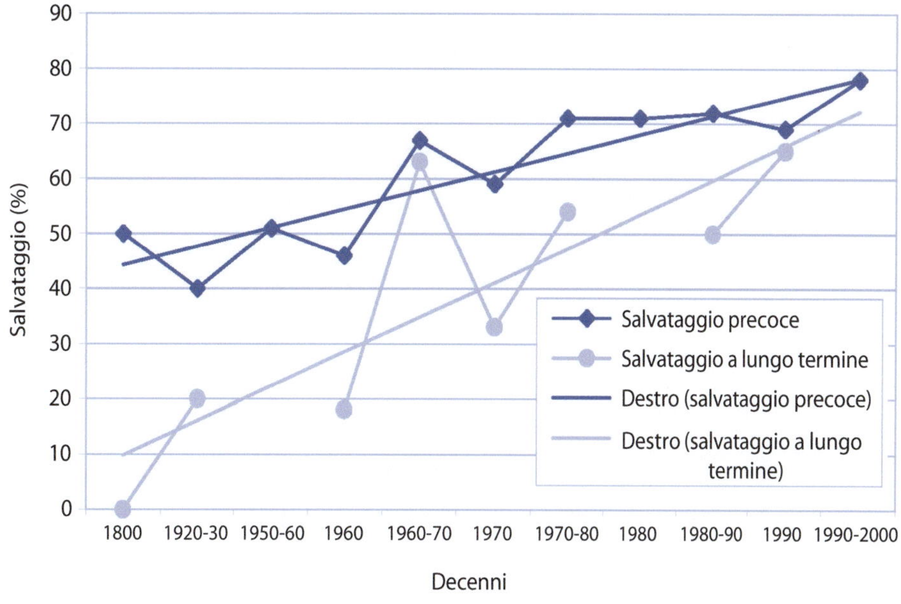

Fig. I.7.13. Tasso di salvaguardia precoce e a lungo termine del testicolo per decennio dal XIX al XXI secolo

Nei casi in cui il testicolo era vitale nonostante alcuni sintomi prolungati, la rotazione non superava mai i 180° o si era prodotta una riduzione spontanea (Anderson e Williamson 1988).

Le percentuali di salvaguardia testicolare precoce (valida al momento del test) e tardiva (testicolo non atrofico al follow-up) del più grande studio monocentrico (624 casi) sono indicate nella Tabella I.7.2.

Nella nostra meta-analisi di 22 studi che comprendono 1140 casi, i tassi di salvaguardia precoce del testicolo sono stati calcolati in funzione della durata di torsione e sono menzionati nella Tabella I.7.3. e nella Fig. I.7.14.

Nella nostra meta-analisi di 535 soggetti provenienti da 8 studi, la probabilità di un'atrofia dei testicoli è stata calcolata in base alla durata della torsione ed è mostrata nella Tabella I.7.4 e nella Fig. I.7.15.

Tabella I.7.2. Tasso di salvaguardia del testicolo nella più importante serie di torsione pubblicata (Anderson e Williamson 1988)

Durata della torsione (h)	Salvaguardia precoce (%)	Salvaguardia tardiva (%)
0–6	98	98
7–12	90	89
13–18	70	59
19–24	48	31
25–48	26	5
> 48	8	3

Tabella I.7.3. Tasso di tutela precoce del testicolo secondo la durata della torsione nella nostra meta-analisi di 1140 casi

Durata della torsione (ore)	Salvaguardia precoce (%)
0–6	97
7–12	82
13–18	59
19–24	45
> 24	20
> 48	8

Tabella I.7.4. Atrofia sopraggiunta dei testicoli apparentemente chirurgicamente salvati rispetto alla durata della torsione secondo la nostra meta-analisi di 535 casi

Tasso di salvaguardia secondo la durata di torsione (ore)	Probabilità di atrofia (%)
0–6	2
7–12	7
13–24	43
> 24	78

I.7

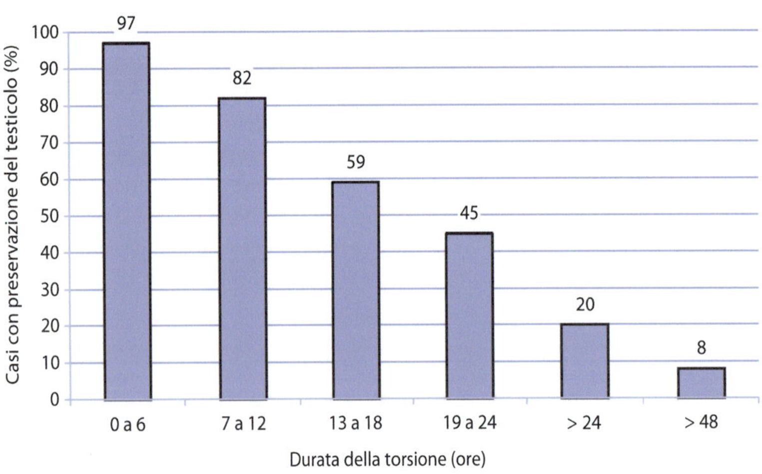

Fig. I.7.14. Tasso di salvaguardia precoce del testicolo rispetto alla durata della torsione secondo la nostra meta-analisi di 1140 casi

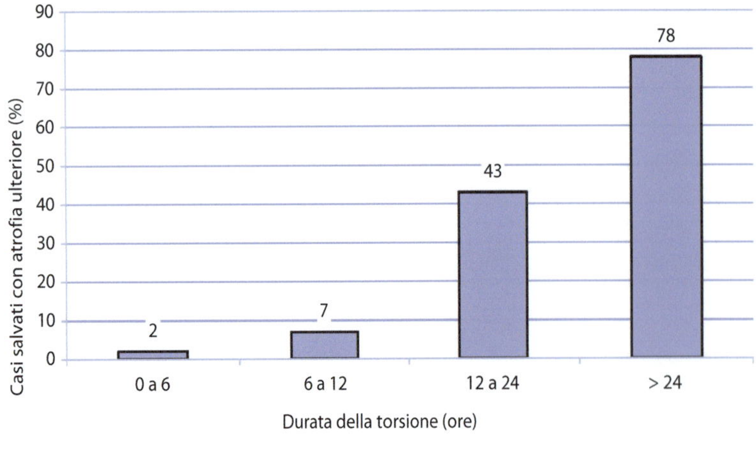

Fig. I.7.15. Atrofia sopraggiunta dei testicoli apparentemente chirurgicamente salvati rispetto alla durata della torsione secondo la nostra meta-analisi di 535 casi

Salvaguardia testicolare dopo torsione in età neonatale

Nella nostra meta-analisi di torsioni in età neonatale riportate in letteratura, il 60% ha subito un'orchiectomia e, nel 34% dei casi, il testicolo è stato lasciato in sede. Solo il 5% presentava un testicolo sano al momento del follow-up.

I.7.1.7.2
Effetti sulla fertilità

Sono stati pubblicati numerosi studi sull'effetto della torsione sulla fertilità. La tendenza generale è che più è lunga la durata della torsione, più le alterazioni seminali sono gravi, sia che venga eseguita o meno un'orchiectomia. Tuttavia, anche se la torsione del testicolo è un evento frequente, essa non contribuisce in modo significativo all'infertilità dell'uomo adulto. Si ritiene che meno dell'1% degli uomini infertili abbia un'anamnesi di torsione del testicolo (Turner 1987).

Effetti sul testicolo omolaterale

I risultati di studi funzionali suggeriscono che una torsione testicolare monolaterale interferisce significativamente sulla spermatogenesi in circa il 50% dei pazienti in maniera minore sul 20%. Al contrario, la funzione endocrina è relativamente ben preservata, con aumento delle gonadotropine circolanti nei pazienti con un'atrofia testicolare (Williamson e Thomas 1984). In studi di follow-up a lungo termine, uno spermiogramma normale è osservato solo nel 5-14% dei pazienti dopo una torsione del testicolo (Krarup 1978; Thomas et al. 1984). Bartsch et al. hanno riscontrato un liquido seminale normale nel 50% dei pazienti studiati 2,5 anni dopo una torsione monolaterale e con orchidopessi bilaterale. Anche quando la detorsione e l'orchidopessi erano effettuate nelle 4 ore, la funzione testicolare era normale solo nel 50% dei pazienti (Bartsch et al. 1980). L'ipofertilità, definita da una conta degli spermatozoi inferiore a 20 milioni/mL, è individuata nel 36-39% dei pazienti dopo una torsione (Krarup 1978; Thomas et al. 1984).

La motilità degli spermatozoi e il grado di atrofia testicolare sono tutti e due strettamente correlati con la durata della torsione. Nel follow-up, i parametri seminali sono più bassi nei pazienti con una torsione di più di 8 ore che in quelli con durata di torsione più breve. I pazienti con un'atrofia o che hanno subito un'orchiectomia hanno un numero di spermatozoi significativamente più basso rispetto a quelli che non hanno atrofia testicolare (Krarup 1978; Thomas et al. 1984; Brasso et al. 1993).

Una detorsione e un'orchidopessi precoce portano a una qualità del liquido seminale simile a quella di controlli sani. Invece nei pazienti con una torsione di lunga durata prima dell'intervento chirurgico, un grave deterioramento della qualità del liquido seminale è generalmente osservato malgrado la rimozione del testicolo torto e la presenza di un testicolo controlaterale clinicamente sano (Anderson et al. 1992).

La maggioranza dei pazienti ha livelli di gonadotropine normali, ma i valori di LH e FSH aumentano nei pazienti che hanno avuto una torsione di più di 8 ore (Brasso et al. 1993). L'anticorpo anti-spermatozoo compare nello 0-11% dei casi al momento della torsione o più tardi nel follow-up (Anderson et al. 1992; Hagen et al. 1992).

I testicoli prepuberi potrebbero essere più resistenti ai danni della torsione o avere un migliore meccanismo di compensazione rispetto ai testicoli di gruppi di pazienti più anziani. La fertilità dei pazienti che hanno presentato una torsione prima della pubertà con successivo intervento di orchidopessi è paragonabile a quella degli adulti della popolazione generale. Dopo una torsione del testicolo avvenuta prima della pubertà, il testicolo controlaterale si sviluppa normalmente con una fertilità normale in età adulta (Puri et al. 1985; Anderson et al. 1992). Tuttavia, altri studi non hanno trovato nessuna differenza significativa di qualità del liquido seminale tra i pazienti che hanno avuto una torsione prima della pubertà e quelli che l'hanno presentata dopo (Brasso et al. 1993).

Effetti sul testicolo controlaterale

Negli studi passati, era suggerito che la conservazione di un testicolo non vitale o gravemente danneggiato poteva essere più dannosa per il testicolo controlaterale dell'orchiectomia. Tra i pazienti con durata della torsione testicolare > 24 ore prima dell'esplorazione, quelli che avevano subito un'orchiectomia avevano uno spermiogramma normale mentre quelli in cui il testicolo era stato conservato presentavano uno spermiogramma alterato. (Bartsch et al. 1980).

Dopo una torsione unilaterale, le biopsie del testicolo controlaterale presentano alterazioni nel 57-88% dei casi. Queste anomalie sono riscontrabili al momento della torsione e alcune anomalie potrebbero già preesistere (Anderson e Williamson 1986; Hagen et al. 1991). Se la biopsia del testicolo controlaterale è normale, in generale anche lo spermiogramma è normale. Se la biopsia mostrerà un arresto maturativo, quasi l'80% dei casi presenterà un'oligozoospermia allo spermiogramma e il 40% di essi avrà livelli elevati di FSH (Anderson e Williamson 1986).

Hadziselimovic et al. (1998) hanno riportato che un'apoptosi estesa dell'epitelio germinale era spesso presente nel testicolo controlaterale. Hanno ipotizzato che un danno della barriera emato-testicolare dovuto alla torsione induceva la liberazione di fattori di attivazione dell'apoptosi (citochine), che provocavano un'apoptosi estesa dell'epitelio germinale controlaterale, che porta a un'eventuale infertilità.

Un testicolo si deteriora anche quando il testicolo controlaterale è danneggiato da cause quali, un'ernia inguinale strozzata, un testicolo ritenuto, un varicocele, una torsione, un'ostruzione del canale deferente o un tumore. Tutte queste cause hanno probabilmente un meccanismo d'azione comune (Andiran et al. 2000).

Esistono diverse ipotesi per spiegare il deficit funzionale testicolare bilaterale dopo una torsione monolaterale. Tra queste ricordiamo il meccanismo immunologico, degli episodi precedenti di torsione silente, una displasia congenita, la liberazione di citochine e una vasocostrizione riflessa.

I.7.1.7.3
Immunopatologia

Il testicolo è un sito immunologicamente privilegiato, e una lesione ischemica può provocare una rottura della barriera emato-testicolare. Il tessuto antigenico del testicolo alterato potrebbe anche essere esposto al sistema immunitario, con la formazione di autoanticorpi che potrebbero allora danneggiare il testicolo sano. Benché molti dati sperimentali vengano a sostegno di questa teoria, non c'è un'evidenza diretta della sua validità nell'uomo (Anderson et al. 1986).

Nagler e De Vere White (1982) hanno concluso, in uno studio condotto sui ratti, che una lesione controlaterale era secondaria a processi immunologici volti all'eliminazione dello stimolo antigenico, il testicolo necrotico proteggevano il testicolo controlaterale. Alcuni studi sperimentali sono a favore di questa teoria (Harrison et al. 1981; Madarikan 1987). Tuttavia, altri studi hanno mostrato che i meccanismi autoimmuni non intervengono nelle lesioni controlaterali dopo la torsione monolaterale del funicolo spermatico (Karagüzel et al. 1994a).

Mastrogiacomo ha osservato degli anticorpi anti-agglutinazione nel 20% dei pazienti, ma questi non erano correlati con un'eventuale infertilità; lo stesso vale per gli anticorpi immunofluorescenti. Tuttavia, gli anticorpi immobilizzanti erano significativamente correlati con l'infertilità, in particolare con le alterazioni della motilità (Mastrogiacomo et al. 1982). Zanchetta et al. (1984) hanno messo in evidenza l'anticorpo antispermatozoo nel 13% dei pazienti, ma non hanno trovato alcuna correlazione con un deficit funzionale testicolare. Fraser et al. (1985) hanno osservato delle alterazioni della funzione gonadica endocrina o esocrina nel 77% dei pazienti 2-10 anni dopo una torsione, ma non hanno trovato nessuna prova di autoimmunità testicolare. Anderson e Williamson (1986) hanno osservato una formazione minima di anticorpo anti-spermatozoo e non hanno trovato nessun anticorpo anti-testicolo in uno studio prospettico di pazienti di più di 17 anni con torsione monolaterale del testicolo.

I.7.1.7.4
Displasia congenita o torsione silenziosa intermittente

Un'oligozoospermia dopo torsione monolaterale del testicolo può essere dovuta a un'anomalia sottostante dei due testicoli (Krarup 1978). Le biopsie testicolari prelevate al momento dell'intervento per un sospetto di torsione intermittente mostravano dei segni di atrofia o di fibrosi peritubulare nel 42% dei casi (Stillwell e Kramer 1986). Le biopsie del testicolo controlaterale, prelevate al momento dell'esplorazione per torsione o poco dopo, mostravano delle anomalie nel 57-88% dei casi (Anderson e Williamson 1986; Hagen et al. 1991). Le alterazioni istologiche consistevano in un arresto maturativo, in una degenerazione delle cellule germinali, in un'ialinizzazione tubulare, nella presenza di tubuli immaturi e in un ispessimento concentrico delle membrane basali. Queste anomalie sono presenti nei pazienti con una torsione di meno di 24 ore, il che dimostra che esse preesistevano alla torsione (Laor et al. 1990).

La causa anatomica che predispone il testicolo alla torsione può essere associata a un'anomalia della spermatogenesi, come si osserva in caso di criptorchidismo. I pazienti con un criptorchidismo unilaterale sono spesso sterili e delle anomalie istologiche sono in grado di essere riscontrate nel testicolo normalmente disceso. Il criptorchidismo aumenta anche il rischio di torsione (Woodhead et al. 1973). Tuttavia, Thomas et al. (1984) hanno chiaramente dimostrato una correlazione tra la durata della torsione e la motilità degli spermatozoi, che va contro la teoria di una displasia testicolare preesistente come unica causa delle alterazioni testicolari.

I.7.1.7.5
Esplorazione chirurgica e orchidopessi controlaterale

Alcuni autori hanno suggerito che l'esplorazione chirurgica e l'orchidopessi potrebbero ledere il testicolo controlaterale (Williamson 1976). Tuttavia, in studi sperimentali, l'orchidopessi controlaterale isolata non altera la spermatogenesi (Nagler et De Vere White 1982). Anomalie istologiche sono già presenti durante l'esplorazione per torsione, e le anomalie dello spermiogramma si verificano nei pazienti trattati con orchidopessi controlaterale e in quelli non trattati, il che rende questa teoria improbabile (Krarup 1978).

I.7.1.7.6
Liberazione di citochine

Hadziselimovic et al. (1998) hanno ipotizzato il ruolo chiave delle citochine liberate dalla barriera emato-testicolare lesa al momento della torsione o della detorsione, nell'apoptosi del testicolo controlaterale.

I.7.1.7.7
Vasocostrizione riflessa

La teoria più recente indica che la sofferenza del funicolo spermatico indurrebbe una vasocostrizione riflessa simpatica dei vasi seminali controlaterali, da cui un'ischemia e i suoi danni secondari (Tanyel et al. 1989). L'ipossia risultante da una riduzione del flusso sanguigno potrebbe essere all'origine delle lesioni del testicolo controlaterale (Akgür et al. 1994; Kolettis et al. 1996; Çiftçi et al. 1997).

Nguyen et al. (1999) hanno trovato una diminuzione bilaterale del flusso sanguigno dopo la torsione monolaterale e un aumento bilaterale del flusso sanguigno dopo la detorsione. Essi hanno concluso che le lesioni del testicolo controlaterale erano provocate da un aumento della perfusione dopo la detorsione e non dalla riduzione iniziale del flusso sanguigno. La torsione del funicolo spermatico e dei vasi seminali provoca da sola anche un'ipossia del testicolo controlaterale.

Al momento di una torsione, la sofferenza dell'arteria testicolare sembra essere fondamentale nella comparsa dell'ipossia del testicolo controlaterale (Salman et al. 1997). Attualmente, si considera che il meccanismo più probabile delle lesioni controlaterali è uno spasmo vascolare con arco riflesso simpatico, che provoca un'ipossia (Altay et al. 2001).

I.7.1.8 Prevenzione

I.7.1.8.1 Miglioramento dei tassi di salvaguardia

Per salvare un testicolo in occasione di una torsione, sono necessari tre fattori: visitare il paziente precocemente, fare una diagnosi rapida, indirizzarlo immediatamente a un ospedale di riferimento e operare in urgenza. Se il paziente non si presenta nel più breve tempo possibile, tutti gli sforzi dei medici saranno vani. I nostri sforzi attuali devono essere diretti verso l'educazione della popolazione generale con tutti i mezzi a nostra disposizione.

Jones et al. hanno studiato le cause del ritardo con cui il paziente consulta il medico e hanno osservato che, nel 58% dei casi, il medico viene consultato troppo tardi. La diagnosi iniziale del medico generico era errata nel 29% dei casi mentre, nel 13% dei casi, vi era un errore di gestione da parte dell'ospedale (Jones et al. 1986).Per migliorare il tasso di salvaguardia del testicolo ci si può basare solo sull'esplorazione chirurgica di molti pazienti che non hanno una torsione o su una diagnosi precoce, precisa e non invasiva (Haynes et al. 1983).

I.7.1.8.2 Limitare le conseguenze sulla fertilità

Diverse modalità sono state studiate allo scopo di impedire o di diminuire le lesioni testicolari bilaterali dopo la torsione. Molte terapie sperimentali sono state studiate con successi variabili, ma nessuna è stata utilizzata nella pratica clinica.

Il raffreddamento esterno ritarda l'effetto dell'ischemia di alcune ore (Sarica e Bakir 1999).

I trattamenti volti a ridurre le lesioni di riperfusione comprendono il verapamil, i surfattanti, l'allopurinolo, gli inibitori del fattore attivatore delle piastrine e l'ossigenoterapia iperbarica (Akgür et al. 1994; Palmer et al. 1997; Kolski 1998; Palmer et al. 1998; Sarica et al. 1999).

L'immunosoppressione è stata provocata mediante l'uso di farmaci come il desametasone, l'idrocortisone, la ciclosporina A e l'azatioprina (Madarikan 1987; Yazawa et al. 2001).

La simpatectomia chimica agisce probabilmente inibendo l'iperafflusso di sangue al testicolo omolaterale e prevenendo l'ipossia controlaterale. I farmaci utilizzati comprendono la capsaicina, la dopamina, la guanetidina e il monossido d'azoto (Karagüzel et al. 1994b; Oguzkurt et al. 1998; Dokucu et al. 2000; Sarioglu-Buke et al. 2001).

La sola modalità attualmente utilizzata nella pratica clinica, a eccezione della detorsione e della fissazione chirurgiche, è il raffreddamento del testicolo prima di entrare in sala operatoria.

I.7.1.8.3 Rischio di cancro del testicolo

Chilvers et al. hanno stimato che gli uomini con un'anamnesi di torsione del testicolo avevano un rischio di sviluppare un tumore testicolare maggiore di 3,3 volte rispetto alla popolazione normale. Tuttavia, tra i nove casi di pazienti con torsione e tumore del testicolo nella loro casistica, due soli presentavano simultaneamente una torsione e un tumore omolaterale e quattro avevano un tumore controlaterale alla torsione, indicando che la torsione non giocava probabilmente alcun ruolo nell'eziologia del carcinoma. (Chilvers et al. 1987). Kaplan e King (1970) hanno descritto due casi di torsione del testicolo dove l'istologia ha mostrato la presenza di un tumore testicolare.

I.7.1.8.4 Ruolo medico-legale

Fin dal 1933, O'Connor ha mostrato un dolore per un trauma sul lavoro derivante da una torsione del testicolo (O'Conor 1933).

Matteson et al. hanno passato in rassegna i casi di errori medici secondari a una torsione nel New Jersey, USA, dal 1979 al 1997. Sono elencati 39 casi, tra cui 26 sono stati indennizzati e 13 giudicati in favore dei medici. Cinque casi sono stati oggetto di un processo, con un solo verdetto in favore del malato. Il risarcimento medio era di 45 000 dollari (da 5000 a 250 000 dollari).Gli urologi erano tirati in causa più spesso, seguiti dai chirurghi e dai medici generici. I motivi di richiesta di indennità comprendevano una diagnosi erronea, un iter diagnostico sbagliato, l'assenza di esami di imaging, l'assenza di intervento chirurgico, l'errore chirurgico e la falsificazione del dossier (Matteson et al. 2001).

In una rivista della Medical Protection Society su 77 casi di torsione testicolare tra il 1980 e il 1998, le cause più comuni di denunce includevano una diagnosi errata del medico generico basata sul solo esame clinico e l'assenza di orientamento urgente in direzione di un ospedale di riferimento. Nei casi di diagnosi errata, i medici erano fuorviati da dolori addominali, da una disuria e dall'età del paziente. L'errore della diagnosi non è stato considerato una negligenza, ma il non eseguire indagini ulteriori (Anthony 2002).

I.7.1.9 Conclusioni

1. Lo scroto acuto è un'urgenza urologica frequente, e la torsione del testicolo è la terza causa più frequente.
2. La diagnosi è clinica e il trattamento è chirurgico in urgenza.
3. Un sospetto molto forte è necessario nei casi dubbi. L'ecocolordoppler e la scintigrafia possono essere utili
4. La gestione deve essere più aggressiva che conservativa.
5. Un'orchidopessi omo e controlaterale deve essere eseguita con suture non riassorbibili per prevenire una recidiva della torsione.
6. I due fattori più importanti per la salvaguardia del testicolo sono la durata della torsione e il grado di rotazione del testicolo.
7. La salvaguardia del testicolo torto richiede un arrivo rapido del paziente in ospedale, una diagnosi rapida e un intervento immediato.
8. La precocità della diagnosi e del trattamento può essere ottenuta con l'educazione degli studenti e dei medici mentre, per ridurre il ritardo dell'arrivo in ospedale, bisogna educare la popolazione generale.
9. Le lesioni del testicolo controlaterale, anche se notevolmente documentate, non sono forse ancora abbastanza prese in considerazione.
10. Le metodiche sperimentalmente testate di prevenzione delle lesioni testicolari provocate dalla torsione non hanno ancora ricevuto un'applicazione clinica.

Bibliografia

Akgür FM, Kilinc K, Aktug T, Olguner M (1994) The effect of allopurinol pretreatment before detorting testicular torsion. J Urol 151:1715 - 1717

Al Mufti RA, Ogedegbe AK, Lafferty K (1995) The use of Doppler ultrasound in the clinical management of acute testicular pain. Br J Urol 76:625 - 627

Alfert HJ, Canning DA (1987) Testicular torsion in a 62-yearold man. J Urol 138:149 - 150

Allan WR, Brown RB (1966) Torsion of the testis: a review of 58 cases. BMJ 1:1396 - 1397

Allen TD, Elder JS (1995) Shortcomings of color Doppler sonography in the diagnosis of testicular torsion. J Urol 154:1508 - 1510

Al-Salem AH (1999) Intra-uterine testicular torsion: early diagnosis and treatment. BJU Int 83:1023 - 1025

Altaffer LF 3rd (1980) Testicular torsion in men. J Urol 123:37 - 38

Altay B, Hekimgil M, Kefi A, Cikili N (2001) Histopathological examination of both ipsilateral and contralateral testes with different obstructive models in prepubertal and adult rats. BJU Int 88:84 - 89

Anderson MJ, Dunn JK, Lipshultz LI, Coburn M (1992) Semen quality and endocrine parameters after acute testicular torsion. J Urol 147:1545 - 1550Anderson JB, Williamson RC (1986) The fate of the human testes following unilateral torsion of the spermatic cord. Br J Urol 58:698 - 704

Anderson J, Williamson R (1988) Testicular torsion in Bristol: a 25-year review. Br J Surg 75:988 - 992

Anderson JB, Cooper MJ, Thomas WE, Williamson RC (1986) Impaired spermatogenesis in testes at risk of torsion. Br J Surg 73:847 - 849

Anderson PA, Giacomantonio JM (1985) The acutely painful scrotum in children: review of 113 consecutive cases. Can Med Assoc J 132:1153 - 1155

Andiran F, Okur DH, Kilin¸c A, Gedikoglu G, Kilin¸c K, Tanyel FC (2000) Do experimentally induced ipsilateral testicular torsione, vas deferens obstruction, intra-abdominal testis or venous obstruction damage the contralateral testis through a common mechanism? BJU Int 85:330 - 335

Angell JC (1963) Torsion of the testicle: a plea for diagnosis. Lancet 1963; 1:19 - 21

Anthony S (2002) Scrotal confusion: focus on diagnosis. Med Protect Soc Casebook 17:5 - 11

Arda IS, Özyaylali I (2001) Testicular tissue bleeding as an indicator of gonadal salvageability in testicular torsion surgery. BJU Int 87:89 - 92

Atallah MW, Ippolito JJ, Rubin BW (1976) Intrauterine bilateral torsion of the spermatic cord. J Urol 116:128 - 129

Atkinson GO Jr, Patrick LE, Ball TI Jr, Stephenson CA, Broekker BH, Woodard JR (1992) The normal and abnormal scrotum in children: evaluation with colour Doppler sonography. AJR Am J Roentgenol 158:613 - 617

Baer HM, Gerber WL, Kendall AR, Locke JL, Putong PB (1989) Segmental infarct of the testis due to hypersensitivity angiitis. J Urol 142:125 - 127

Baker L, Sigman D, Mathews R, Benson J, Docimo S (2000) An analysis of clinical outcomes using color Doppler testicular ultrasound for testicular torsion. Pediatrics 105:604 - 607

Baptist EC, Amin PV (1996) Perinatal testicular torsion and the hard testicle. J Perinatol 16:67 - 68

Barada JH, Weingarten JL, Cromie WJ (1989) Testicular salvage and age-related delay in the presentation of testicular torsion. J Urol 142:746 - 748

Baratelli GM, Vischi S, Mandelli PG, Gambetta GL, Visetti F, Sala EA (1996) Segmental hemorrhagic infarction of testicle. J Urol 156:1442

Barca PR, Dargallo T, Jardon JA, Estevez E, Bautista A, Varela Cives R (1997) Bilateral testicular torsion in the neonatal period. J Urol 158:1957 - 1959

Bartsch G, Frank S, Marberger H, Mikuz G (1980) Testicular torsion: late results with special regard to fertility and endocrine function. J Urol 124:375 - 378

Baud C, Veyrac C, Couture A, Ferran JL (1998) Spiral twist of the spermatic cord: a reliable sign of testicular torsion. Pediatr Radiol 28:950 - 954

Becker D, Burst M, Wehler M, Tauschek D, Herold C, Hahn EG (1997) Differential diagnosis of acute testicular pain using color-coded duplex ultrasonography: difference between testicular torsion and epididymitis (in tedesco). Dtsch Med Wochenschr 122:1405 - 1409

Bellinger MF (1985) The blind-ending vas: the fate of the contralateral testis. J Urol 133:644 - 645

Bellinger MF, Abromowitz H, Brantley S, Marshall G (1989) Orchidopexy: an experimental study of the effect of surgical technique on testicular histology. J Urol 142:553 - 555

Belman AB, Rushton HG (2001) Is the vanished testis always a scrotal event? BJU Int 87:480 - 483

Bennett S, Nicholson M, Little T (1987) Torsion of the testis: why is the prognosis so poor? BMJ 294:824

Bennett S, O'Hara S Wacksman J, Meiers H (2002) Ultrasound

findings as predictors of clinical outcomes in the acute scrotum. J Urol 167 [Suppl]:107
Bickerstaff KI, Sethia K, Murie JA (1988) Doppler ultrasonography in the diagnosis of acute scrotal pain. Br J Surg 75:238 - 239
Bird K, Rosenfield AT, Taylor KJ (1983) Ultrasonography in testicular torsion. Radiology 147:527 - 534
Blaivas M, Batts M, Lambert M (2000) Ultrasonographic diagnosis of testicular torsion by emergency physicians. Am J Emerg Med 18:198 - 200
Brandt MR, Sheldon CA, Wacksman J, Matthews P (1992) Prenatal testicular torsion. Principles of management. J Urol 147:670 - 672
Brasso K, Andersen L, Kay L, Willie-Jorgensen P, Linnet L, Egense J (1993) Testicular torsion: a follow-up study. Scand J Urol Nephrol 27:1 - 6
Brewer ME, Glasgow BJ (1986) Adult testicular torsion. Urology 27:356 - 357
Burge DM (1987) Neonatal testicular torsion and infarction: aetiology and management. BJU 59:70 - 73
Burgher S (1998) Acute scrotal pain. Emer Clin N Am 16: 781 - 809
Burks DD, Markey BJ, Burkhard TK, Balsara ZN, Haluszka MM, Canning DA (1990) Suspected testicular torsion and ischemia: evaluation with color Doppler sonography. Radiology 175:815 - 821
Caesar R, Kaplan G (1994a) Incidence of the bell clapper deformity in an autopsy series. Urology 44:114 - 116
Caesar RE, Kaplan GW (1994b) The incidence of the cremasteric reflex in normal boys. J Urol 152:779 - 780
Caldamone AA, Valvo JR, AltebarmakianVK, Rabinowitz R (1984) Acute scrotal swelling in children. J Pediatr Surg 19: 581 - 584
Calleja R, Archer TJ (1996) Bilateral testicular torsion in a neonate. BJU 78:799
Campbell MF (1948) Torsion of the spermatic cord in the newborn infant. J Ped 33:323 - 327
Cartwright PC, Snow BW, Reid BS, Shultz PK (1995) Color Doppler ultrasound in newborn testis torsion. Urology 45:667 - 670
Cass AS (1982) Elective orchiopexy for recurrent testicular torsion. J Urol 127:253 - 254
Cass AS, Cass BP, Veerarghavan K (1980) Immediate exploration of the unilateral acute scrotum in young male subjects. J Urol 124:829 - 832
Castilla EE, Sod R, Anzorena O, Texido J (1975) Neonatal testicular torsion in two brothers. J Med Genet 12:112 - 113
Cattolica EV (1985) Preoperative manual detorsion of the torsed spermatic cord. J Urol 133:803 - 805
Chen DC, Holder LE, Melloul M (1983a) Radionuclide scrotal imaging: further experience with 210 patients. Part I: Anatomy, pathophysiology, and methods. J Nucl Med 24:735 - 742
Chen DC, Holder LE, Melloul M (1983b) Radionuclide scrotal imaging: further experience with 210 new patients. Part II. Results and discussion. J Nucl Med 24:841 - 853
Chilvers CE, Pike MC, Peckham MJ (1987) Torsion of the testis: a new risk factor for testicular cancer. Br J Cancer 55:105 - 106
Chinegwundoh FI (1995) Acute testicular torsion following testicular fixation. BJU 76:268
Choyke PL (2000) Editorial: dynamic contrast-enhanced MR imaging of the scrotum: reality check. Radiology 217:14 - 15
Ciftci AO, Müftüoglu S, Çakar N, Tanyel FC (1997) Histological evidence of decreased contralateral testicular blood flow during ipsilateral testicular torsion. BJU 80:783 - 786
Colt GH (1922) Torsion of the hydatid of Morgagni. Brit J Surg 9:464 - 465
Cooper CS, Synder OB, Hawtrey CE (1997) Bilateral neonatal testicular torsion. Clin Ped 36:653 - 656
Corbett H, Simpson E (2002) Management of the acute scrotum in children. Aust N Z J Surg 72:226 - 228
Cornel EB, Karthaus HFM (1999) Manual derotation of the twisted spermatic cord. BJU Int 83:672 - 674
Corriere JN (1972) Horizontal lie of the testicle: a diagnostic sign in torsion of the testis. J Urol 107:616 - 617
Cos LR, Rabinowitz R (1982) Trauma-induced testicular torsion in children. J Trauma 22:244 - 246
Cranston DW, Moisey CU (1983) The management of acute scrotum pain. Br J Surg 70:505 - 506
Cruickshank ME (1991) Acute scrotal pain in two brothers. BJU 68:203
Cuckow PM, Frank JD (2000) Torsion of the testis. BJU Int 86:349 - 353
Cummings J, Boullier J, Sekhon D, Bose B (2002) Adult testicular torsion. J Urol 167:2109 - 2110
Cunningham RF (1960) Familial occurrence of testicular torsion. JAMA 174:1330 - 1331
Das S, Singer A (1990) Controversies of perinatal torsion of the spermatic cord: a review, survey and recommendations. J Urol 143:231 - 233
Davenport A, Downey SE, Goel S, Maciver AG (1996) Wegener's granulomatosis involving the urogenital tract. BJU 78:354 - 357
Delasiauve LJF (1840) Descente tardive du testicule gauche prise pour une hernie étranglée. Rev Med Franc Etrang 1840; pp 363 - 375 [English abstract, Article in French]
Della Negra E, Martin M, Bernardini S, Bittard H (2000) Spermatic cord torsion in adults. Prog Urol 10:265 - 270 [English abstract, Article in French]
Dennis MJ, Fahim SF, Doyle PT (1987) Testicular torsion in older men. BMJ (Clin Res Ed) 294:1680
Devesa R, Munoz A, Torrents M, Comas C, Carrera JM (1998) Prenatal diagnosis of testicular torsion. Ultrasound Obstet Gynecol 11:286 - 288
Dewire DM, Begun FP, Lawson RK, Fitzgerald S, Foley WD (1992) Color Doppler ultrasonography in the evaluation of the acute scrotum. J Urol 147:89 - 91
Dokucu AI, Öztürk H, Özdemir E, Ketani A, Büyükbayram H, Yücesan S (2000) The protective effects of nitric oxide on the contralateral testis in prepubertal rats with unilateral testicular torsion. BJU Int 85:767 - 771
Driver CP, Losty PD (1998) Neonatal testicular torsion. BJU 82:855 - 858
Dunne PJ, O'Loughlin BS (2000) Testicular torsion: time is the enemy. Aust N Z J Surg 70:441 - 442
Eshel G, Vinograd I, Barr J, Zemmer D (1994) Acute scrotal pain complicating familial Mediterranean fever in children. Br J Surg 81:894 - 896
Feins NR (1983) To pex or not to pex? J Pediat Surg 18:697 - 698
Fenner MN, Roszhart DA, Texter JH (1991) Testicular scanning: evaluating the acute scrotum in the clinical setting. Urology 38:237 - 241
Festen C (1987) The acute scrotum in children (in Olandese). Ned Tijdschr Geneeskd 131:1465 - 1456
Fischman AJ, Palmer EL, Scott JA (1987) Radionuclide imaging of sequential torsions of the appendix testis. J Nucl Med 28:119 - 121
Flanigan RC, Dekernion JB, Persky L (1981) Acute scrotal pain and swelling in children. Urology 17:51 - 53
Foshee CH (1932) Torsion of the appendix testis. JAMA 99: 289 - 292
Frank J, O' Brien M (2002) Fixation of the testis. BJU Int 89:331 - 333
Fraser I, Slater N, Tate C, Smart TG (1985) Testicular torsion does not cause autoimmunisation in man. Br J Surg 72:237 - 238
Frazier WJ, Bucy JG (1975) Manipulation of torsion of the testicle. J Urol 114:410 - 411
Galejs LE, Kass EJ (1999) The diagnosis and treatment of the acute scrotum. Am Fam Phys 59:817 - 824
Gandia VM, Arrizabalaga M, Leiva O, Diaz Gonzalez R (1987) Polyorchidism discovered as testicular torsion associated with an undescended atrophic contralateral testis: a surgical solution. J Urol 137:743 - 44
Garel L, Dubois J, Azzie G, Filiatrault D, Grignon A, Yazbeck S (2000) Preoperative manual detorsion of the spermatic cord with Doppler ultrasound monitoring in patients with intravaginal acute testicular torsion. Pediatr Radiol 30:41 - 44
Gofrit O, Rund D, Shapiro A, Pappo O, Landau E, Pode D (1998) Segmental testicular infarction due to sickle cell disease. J Urol 160:835 - 836

Greenstein A, Schreiber L, Matzkin H (2001) The effect of methylene blue on histological damage after spermatic cord torsion in a rat model. BJU Int 88:90 – 92
Groisman GM, Naserallah M, Bar-Maor JA (1996) Bilateral intra-uterine testicular torsion in a newborn. BJU 78:800 – 801
Guiney EJ, McGlinchey J (1981) Torsion of the testes and the spermatic cord in the newborn. Surg Gynaecol Obstet 152: 273 – 274
Hadziselimovic F, Geneto R, Emmons LR (1998) Increased apoptosis in the contralateral testes of patients with testicular torsion as a factor for infertility. J Urol 160:1158 – 1160
Hadziselimovic F, Geneto R, Emmons LR (1997) Increased apoptosis in the contralateral testis in patients with testicular torsion. Lancet 350:118
Hagen P, Buchholz M, Eigenmann J, Bandhauer K (1992) Testicular dysplasia causing disturbance of spermiogenesis in patients with unilateral torsion of the testis. Urol Int 49: 154 – 157
Hahn LC, Nadel NS, Gitter MH, Vernon A (1975) Testicular scanning: a new modality for the preoperative diagnosis of testicular torsion. J Urol 113:60 – 62
Harrison RG, Lewis-Jones DI, Moreno de Marval MJ, Connolly RC (1981) Mechanism of damage to the contralateral testis in rats with an ischaemic testis. Lancet 2:723 – 725
Hastie K, Charlton C (1990) Indications for conservative management of acute scrotal pain in children. Br J Surg 77: 309 – 311
Hawtrey CE (1998) Assessment of acute scrotal symptoms and findings. A clinician's dilemma. Urol Clin North Am 25:715– 723
Haynes BE, Bessen HA, Haynes VE (1983) The diagnosis and management of acute scrotal conditions in boys. JAMA 249:2522 – 2527
Hemalatha V, Rickwood AM (1981) The diagnosis and management of acute scrotal conditions in boys. BJU 53:455 – 459
Hendrikx AJ, De Vries JD, Debruyne FM (1988) Differential diagnosis and therapy in acute disorders of the scrotum (in Olandese). Ned Tijdschr Geneeskd 132:1142 – 1145
Hesser U, Rosenborg M, Gierup J, Karpe B, Nystrom A, Hedenborg L (1993) Gray-scale sonography in torsion of the testicular appendages. Pediatr Radiol 23:529 – 532
Heydenrych JJ (1974) Haemoperitoneum and associated torsion of the testicle in the newborn. S Afr Med J 48:2221 – 2222
Hitch DC, Shandling B, Lilly JR (1980) Recognition of bilateral neonatal testicular torsion. Arch Dis Child 55:153 – 155
Holland JM, Graham JB, Ignatoff JM (1981) Conservative management of twisted testicular appendages. J Urol 125:213 – 214
Hollman AS, Ingram S, Carachi R, Davis C (1993) Colour Doppler imaging of the acute paediatric scrotum. Paediatr Radiol 23:83 – 87
Hoshino H, Abe T, Watanabe H, Katsuoka Y, Kawamura N (1993) Correlation between atmospheric temperature and testicular torsion. Hinyokika Kiyo 39:1031 – 1034 [English abstract, Article in Japanese]Hubbard AE, Ayers AB, MacDonald LM, James CE (1984) In utero torsion of the testis: antenatal and postnatal ultrasonic appearances. Br J Radiol 57:644 – 646
Hughes ME, Currier SJ, Della-Giustina D (2001) Normal cremasteric reflex in a case of testicular torsion (letter). Am J Emerg Med 19:241 – 242
Ichikawa T, Kitagawa N, Shiseki Y, Sumiya H, Shimazaki J (1993) Testicular function after spermatic cord torsion. Hinyokika Kiyo 39:243 – 248 [English abstract, Article in Japanese]
Ingram S, Hollman AS, Azmy A (1993) Testicular torsion: missed diagnosis on colour Doppler sonography. Pediatr Radiol 23:483 – 484
Iuchtman M, Zoireff L, Assa J (1979) Doppler flowmeter in the differential diagnosis of the acute scrotum in children. J Urol 121:221 – 223
Jefferson RH, Perez LM, Joseph DB (1997) Critical analysis of the clinical presentation of acute scrotum: a 9-year experience at a single institution. J Urol 158:1198 – 1200
Jequier S, Patriquin H, Filiatrault D, Garel L, Grignon A, Jequier JC, Petitjeanroget T (1993) Duplex Doppler sonographic examination of the testis in prepubertal boys. J Ultrasound Med 12:317 – 322
Jerkins GR, Noe HN, Hollabaugh RS, Allen RG (1983) Spermatic cord torsion in the neonate. J Urol 129:121 – 122
Johenning PW (1973) Torsion of the previously operated testicle. J Urol 110:221 – 222
Johnson DB, Sarda R, Uehling DT (1999) Mullerian-type epithelial tumor arising within a torsed appendix testis. Urology 54:561
Jones DJ (1991) Recurrent subacute torsion: prospective study of effects on testicular morphology and function. J Urol 145:297 – 299
Jones DJ, Macreadie D, Morgans BT (1986) Testicular torsion in the armed services: twelve year review of 179 cases. Br J Surg 73:624 – 626
Jones P (1962) Torsion of the testis and its appendages during childhood. Arch Dis Child 37:214 – 226
Jordan GH (1987) Segmental hemorrhagic infarct of testicle. Urology 29:60 – 63
Kadish HA, Bolte RG (1998) A retrospective review of pediatric patients with epididymitis, testicular torsione, and torsion of testicular appendages. Pediatrics 102:73 – 76
Kajbafzadeh AM (1996) Bilateral duplication of undescended testes associated with testicular torsion. BJU 78:314 – 315
Kallerhoff M, Gross AJ, Botefur IC, Zoller G, Weidner W, Holstein AF, Ringert RH (1996) The influence of temperature on changes in pH, lactate and morphology during testicular ischaemia. BJU 78:440 – 445
Kaplan G (2000) Scrotal swelling in children. Pediatr Rev 21:311 – 314
Kaplan GW, King LR (1970) Acute scrotal swelling in children. J Urol 104:219 – 223
Kaplan GW (1977) Acute idiopathic scrotal edema. J Pediatr Surg 12:647 – 649
Karagüzel G, Gedikoglu G, Tanyel FC, Büyükpamuk¸ cu N, Hi¸csönmez A (1994a) Is ipsilateral testis mandatory for contralateral testicular damage encountered following spermatic cord torsion? Urol Res 22:115 – 117
Karagüzel G, Tanyel FC, Kilin¸c K, Büyükpamuk¸cu N, Hi¸csönmez A (1994b) The preventive role of chemical sympathectomy on contralateral testicular hypoxic parameters encountered during unilateral testicular torsion. BJU 74:507 – 510
Kass EJ, Lundak B (1997) The acute scrotum. Pediatr Clin North Am 44:1251 – 1266
Kass EJ, Stone KT, Cacciarelli AA, Mitchell B (1993) Do all children with an acute scrotum require exploration? J Urol 150: 667 – 669
Kaufman JM (1984) Torsion of the spermatic cord in the postnatal period. J Urol 131:351 – 352
Kay R, Strong DW, Tank ES (1980) Bilateral spermatic cord torsion in the neonate. J Urol 123:293 – 294
Kiesling VJ, Schroeder DE, Pauljev P, Hull J (1984) Spermatic cord block and manual reduction: primary treatment for spermatic cord torsion. J Urol 132:921 – 923
Klotz T, Vorreuther R, Heidenreich A, Zumbe J, Engelmann U (1996) Testicular tissue oxygen pressure. J Urol 155:1488 – 1491
Knight PJ, Vassy LE (1984) The diagnosis and treatment of the acute scrotum in children and adolescents. Ann Surg 200: 664 – 673
Kolettis PN, Stowe NT, Inman SR, Thomas AJ (1996) Acute spermatic cord torsion alters the microcirculation of the contralateral testis. J Urol 155:350 – 354
Kolski JM (1998) Effect of hyperbaric oxygen therapy on testicular ischemia-reperfusion injury. J Urol 160:601 – 604
Krarup T (1978) The testes after torsion. Br J Urol 50:43 – 46
Kuntze JR, Lowe P, Ahlering TE (1985) Testicular torsion after orchidopexy. J Urol 134:1209 – 1210
Kursh ED (1981) Traumatic torsion of testicle. Urology 17:441 – 442
Laor E, Fisch H, Tennenbaum S, Sesterhenn I, Mostofi K, Reid RE (1990) Unilateral testicular torsion: abnormal histological findings in the contralateral testis – cause or effect? BJU 65:520 – 523
LaQuaglia M, Bauer S, Eraklis A, Feins N, Mandell J (1987) Bilateral neonatal torsion. J Urol 138:1051 – 1054
Lee KF, Tang YC, Leong HT (2001) Emergency laparoscopic orchidectomy for torsion of intra-abdominal testis: a case report. J R Coll Surg Edinb 46:110 – 112
Lee LM, Wright JE, McLoughlin MG (1983) Testicular torsion in the adult. J Urol 1983; 130:93 – 94

Lee FT Jr, Winter DB, Madsen FA, Zagzebski JA, Pozniak MA, Chosy SG, Scanlan KA (1996) Conventional color Doppler velocity sonography versus color Doppler energy sonography for the diagnosis of acute experimental torsion of the spermatic cord. AJR Am J Roentgenol 167:785 - 790

Lee Y, Huang C, Huang C (2001) Testicular infarction associated with protein S deficiency. J Urol 165:1220 - 1221

Lent V, Stephani A (1993) Eversion of the tunica vaginalis for prophylaxis of testicular torsion recurrences. J Urol 150: 1419 - 421

Lerner RM, Mevorach RA, Hulbert WC, Rabinowitz R (1990) Color Doppler US in the evaluation of acute scrotal disease. Radiology 176:355 - 358

Lester DB, Gummess GH (1961) Torsion of the spermatic cord in the newborn infant. J Urol 86:631 - 633

Levy BJ (1975) The diagnosis of torsion of the testicle using the Doppler ultrasonic stethoscope. J Urol 113:63 - 65

Lewis AG, Bukowski TP, Jarvis PD, Wacksman J, Sheldon CA (1995) Evaluation of acute scrotum in the emergency department. J Pediatr Surg 30:277 - 282

Loh HS, Jalan OM (1974) Testicular torsion in Henoch-Schönlein syndrome. BMJ 2:96 - 97

Londergan TA (1995) Testicular torsion in a 59-year-old man. J Urol 154:1480

Longino LA, Martin LW (1995) Torsion of the spermatic cord in the newborn infant. New Engl J Med 253:695-697

Lootsma E, Van der Pol JJ (1987) Acute abdomen caused by torsion of an undescended testis (in Olandese). Ned Tijdschr Geneeskd 131:1490 - 1492

Luscombe CJ, Coppinger SMV, Mountford PJ, Gadd R (1996) Diagnosing testicular torsion. BMJ 312:1358 - 1359

Lyon RP (1961) Torsion of the testicle in childhood: a painless emergency requiring contralateral orchiopexy. JAMA 178: 702 - 705

Madarikan BA (1987) Testicular salvage following spermatic cord torsion. J Pediatr Surg 22:231 - 234

Manson AL (1990) Mumps orchitis. Urology 36:355 - 358

Manson AL (1989) Traumatic testicular torsion: case report. J Trauma 29:407 - 408

Marcozzi D, Suner S (2001) The nontraumatic, acute scrotum. Emerg Med Clin North Am 19:547 - 568

Mastrogiacomo I, Zanchetta R, Graziotti P, Betterle C, Scrufari P, Lanbo A (1982) Immunological and clinical studies in patients after spermatic cord torsion. Andrologia 14:25 - 30

Matteson JR, Stock JA, Hanna MK, Arnold TV, Nagler HM (2001) Medicolegal aspects of testicular torsion. Urology 57:783 - 786; discussion 786 - 787

May RE, Thomas WE (1980) Recurrent torsion of the testis following previous surgical fixation. Br J Surg 67:129 - 130

McCombe AW, Scobie WG (1988) Torsion of scrotal contents in children. BJU 61:148 - 150

McNellis DR, Rabinovitch HH (1980) Repeat torsion of fixed testis. Urology 16:476 - 477

Melekos MD, Asbach HW, Markou SA (1988) Etiology of acute scrotum in 100 boys with regard to age distribution. J Urol 139:1023 - 1025

Melloul M, Paz A, Lask D, Manes A, Mukamel M (1995) The value of radionuclide scrotal imaging in the diagnosis of acute testicular torsion. BJU 76:628 - 631

Mendez R, Tellado M, Montero M, Rios J, Vela D, Pais E, Lafuente G, Candal J (1998) Acute scrotum: an exceptional presentation of acute nonperforated appendicitis in childhood. J Pediatr Surg 33:1435 - 1436

Mevorach RA, Lerner RM, Greenspan BS, Russ GA, Heckler BL, Orosz JF, Rabinowitz R (1991) Color Doppler ultrasound compared to a radionuclide scanning of spermatic cord torsion in a canine model. J Urol 145:428 - 433

Middleton WD, Siegel BA, Melson GL, Yates CK, Andriole GL (1990) Acute scrotal disorders: prospective comparison of color Doppler US and testicular scintigraphy. Radiology 177:177 - 181

Miller DC, Peron SE, Keck RW, Kropp KA (1990) Effects of hypothermia on testicular ischemia. J Urol 143:1046 - 1048

Milleret R (1976) Doppler ultrasound diagnosis of testicular cord torsion. J Clin Ultrasound 4:425 - 427

Mishriki SF, Winkle DC, Frank JD (1992) Fixation of a single testis: always, sometime or never. BJU 69:311 - 313

Moharib NH, Krahn HP (1970) Acute scrotum in children with emphasis on torsion of spermatic cord. J Urol 104:601 - 603

Morse TS, Hollabaugh RS (1977) The window orchidopexy for prevention of testicular torsion. J Pediatr Surg 12:237 - 240

Muschat M (1932) The pathological anatomy of testicular torsion: an explanation of its mechanism. Surg Gynecol Obstet 54:758 - 763

Myers NA (1961) Torsion of the spermatic cord in the neonatal period. Med J Australia 48:793 - 795

Nadel NS, Gitter MH, Hahn LC, Vernon AR (1973) Preoperative diagnosis of testicular torsion. Urology 1:478 - 479

Nagler HM, DeVere White R (1982) The effect of testicular torsion on the contralateral testis. J Urol 128:1343 - 1348

Naidoo VV, Boniaszczuk J, Potgieter JD, Pontin A (1994) Scrotal scintigraphy in bilateral adolescent testicular torsion. BJU 74:804 - 805

Nakielny RA, Thomas WE, Jackson P, Jones M, Davies ER (1984) Radionuclide evaluation of acute scrotal disease. Clin Radiol 35:125 - 129

Napolez A (2001) Unilateral testicular torsion in a neonate. Am J Emerg Med 19:524 - 525

Nash WG (1893) Acute torsion of the spermatic cord: reduction: immediate relief. BMJ 1:742 - 743

Nguyen L, Lievano G, Ghosh L, Radhakrishnan, Fornell L, John E (1999) Effect of unilateral testicular torsion on blood flow
and histology of contralateral testes. J Pediatr Surg 34:680 -683

Nishimura K, Namba Y, Nozawa M, Sugao H, Oka T, Osafune M (1996) Clinical studies on acute scrotum–focusing on torsion of the spermatic cord. Hinyokika Kiyo 42:723 - 727 [English abstract, Article in Japanese]

Noske H, Kraus B, Altinkilic B, Weidner W (1998) Historical milestones regarding torsion of the scrotal organs. J Urol 159:13 - 16

Nour S, Mackinnon AE (1991) Acute scrotal swelling in children. J R Coll Surg Edinb 36:392 - 394

O'Conor VJ (1993) Torsion of the spermatic cord. Surg Gynecol Obstet 57:242 - 246

Oguzkurt P, Okur DH, Tanyel FC, Büyükpamukçu N, Hiçsönmez A (1998) The effects of vasodilatation and chemical sympathectomy on spermatogenesis after unilateral testicular torsion: a flow cytometric DNA analysis. BJU 82:104 - 108

Palmer JS, Cromie WJ, Plzak LF, Leff AR (1997) A platelet activating factor antagonist attenuates the effects of testicular ischemia. J Urol 158:1186 - 1190

Palmer JS, Cromie WJ, Lee RC (1998) Surfactant administration reduces testicular ischemia-reperfusion injury. J Urol 159:2136 - 2139

Paltiel HJ, Connolly LP, Atala A, Paltiel AD, Zurakowski D, Treves ST (1998) Acute scrotal symptoms in boys with an indeterminate clinical presentation: comparison of color Doppler sonography and scintigraphy. Radiology 207:223 - 231

Parker RM, Robison JR (1971) Anatomy and diagnosis of torsion of the testicle. J Urol 106:243 - 247

Pascoe JR, Ellenburg TV, Culbertson MR Jr, Meagher DM (1981) Torsion of the spermatic cord in a horse. J Am Vet Med Assoc 178:242 - 245

Patriquin HB, Yazbeck S, Trinh B, Jequier S, Burns PN, Grignon A, Filiatrault D, Garel L, Dubois J (1993) Testicular torsion in infants and children: diagnosis with Doppler sonography. Radiology 188:781 - 785

Perri AJ, Slachta GA, Feldman AE, Kendall AR, Karafin L (1976) The Doppler stethoscope and the diagnosis of the acute scrotum. J Urol 116:598 - 600

Peterson CG (1961) Testicular torsion and infarction in the newborn. J Urol 85:65 - 68

Phipps JH (1987) Torsion of testis following orchidopexy. BJU 59:596

Pinto KJ, Noe NH, Jerkins GR (1997) Management of neonatal testicular torsion. J Urol 158:1196 - 1197

Pollock WB (1981) Spermatic cord torsion in a dog. Mod Vet Pract 62:216

Porpiglia F, Destefanis P, Fiori C, Tarabuzzi R, Fontana D (2001) Laparoscopic diagnosis and management of acute intra-abdominal testicular torsion. J Urol 166:600 - 601
Prater JM, Overdorf BS (1991) Testicular torsion: a surgical emergency. Am Fam Physician 44:834 - 840
Prehn DT (1934) A new sign in the differential diagnosis between torsion of the spermatic cord and epididymitis. J Urol 32:191 - 200
Pryor JL, Watson LR, Day DL, Abbitt PL, Howards SS, Gonzalez R, Reinberg Y (1994) Scrotal ultrasound for evaluation of subacute testicular torsion: sonographic findings and adverse clinical implications. J Urol 151:693 - 697
Puri P, Barton D, O' Donnell B (1985) Prepubertal testicular torsion: subsequent fertility. J Pediatr Surg 20:598 - 601
Rabinowitz R, Hulbert WC Jr (1995) Acute scrotal swelling. Urol Clin North Am 22:101 - 105
Rabinowitz R (1984) The importance of the cremasteric reflex in acute scrotal swelling in children. J Urol 132:89 - 90
Rampaul MS, Hosking SW (1998) Testicular torsion: most delay occurs outside hospital. Ann R Coll Surg Engl 80:169 -172
Ransler CW, Allen TD (1982) Torsion of the spermatic cord. Urol Clin North Am 9:245 - 250
Redman JF, Barthold SJ (1995) A technique for atraumatic scrotal pouch orchidopexy in the management of testicular torsion. J Urol 154:1511 - 1512
Rodriguez DD, Rodriguez WC, Rivera JJ, Rodriguez S, Otero AA (1981) Doppler ultrasound versus testicular scanning in the evaluation of the acute scrotum. J Urol 125:343 - 345
Rodriguez LE, Kaplan GW (1988) An experimental study of methods to produce intrascrotal testicular fixation. J Urol 139:565 - 567
Ryken TC, Turner JW, Haynes T (1990) Bilateral testicular torsion in a pre-term neonate. J Urol 143:102 - 103
Salman AB, Kilin¸c K, Tanyel FC (1997) Torsion of only spermatic cord in the absence of testis and/or epididymis results in contralateral testicular hypoxia. Urol Res 25:413 - 415
Sarica K, Bakir K (1999) Semiquantitative evaluation of testicular histology after testicular torsion: protective effect of external cooling. Urol Int 63:110 - 114
Sarica K, Bakir K, Yagci F, Erbagci A, Topcu O, Uysal O (1999) Unilateral testicular torsion: protective effect of verapamil on contralateral testicular histology. Urol Int 62:159 - 163
Sarioglu-Buke A, Erdem S, Gedikoglu G, Bingol-Kologlu M, Tanyel FC (2001) Capsaicin effectively prevents apoptosis in the contralateral testis after ipsilateral testicular torsion. BJU Int 88:787 - 789
Sawchuk T, Costabile RA, Howards SS, Rogers BM (1993) Spermatic cord torsion in an infant receiving human chorionic gonadotrophin. J Urol 150:1212 - 1213
Schneider RE, Laycob LM, Griffin WT (1973) Testicular torsion in utero. Am J Obstet Gynec 117:1126 - 1127
Schulsinger D, Glassberg K, Strashun A (1991) Intermittent torsion: association with horizontal lie of the testicle. J Urol 145:1053 - 1055
Shah SN, Miller BM, Geisler E (1992) Polyorchidism discovered as testicular torsion. Urology 39:543 - 544
Shefi S, Haskel Y (1998) Simultaneous bilateral testicular torsion in an adult. J Urol 159:206 - 207
Sheldon CA (1985) Undescended testis and testicular torsion. Surg Clin North Am 65:1303 - 1329
Sidler D, Brown R, Millar A, Rode H, Cywes S (1997) A 25-year review of the acute scrotum in children. S Afr Med J 87:1696 - 1698
Siegel M, Herman TE (1994) Special imaging casebook. Neonatal spermatic cord torsion and testicular infarction. J Perinatol 14:431 - 432
Sinisi AA, Di Finizio B, Lettieri F, Pasquali D, Scurini C, De Bellis A, Bellastella A (1993) Late gonadal function and auto- immunization in familial testicular torsion. Arch Androl 30:147 - 152
Skoglund RW, McRoberts JW, Ragde H (1970a) Torsion of testicular appendages: presentations of 43 cases and a collective review. J Urol 104:598 - 603
Skoglund RW, McRoberts JW, Ragde H (1970b) Torsion of the spermatic cord: a review of the literature and an analysis of 70 new cases. J Urol 104:604 - 607
Smith G (1955) Cellular changes from graded testicular ischemia. J Urol 73:355 - 362
Sonda LP, Lapides J (1961) Experimental torsion of the spermatic cord. Surg Forum 12:502 - 504
Sparks JP (1971) Torsion of the testis. Ann R Coll Surg Engl 49:77 - 91
Steinhardt G, Boyarsky S, Mackey R (1993) Testicular torsion: pitfalls of color Doppler sonography. J Urol 150:461 - 462
Stewart JO, Maiti AK (1985) Familial torsion of the testicle. BJU 57:190 - 191
Stillwell TJ, Kramer SA (1986) Intermittent testicular torsion. Pediatrics 77:908 - 911
Stone KT, Kass EJ, Cacciarelli AA, Gibson DP (1995) Management of suspected antenatal torsion: what is the best strategy? J Urol 153:782 - 784
Strauss S (1997) Torsion of the testicular appendages: sonographic appearance. J Ultrasound Med 16:189 - 192
Tanyel FC, Büyükpamuk¸cu N, Hi¸csönmez A (1989) Contralateral testicular blood flow during unilateral testicular torsion. BJU 63:522 - 524
Taylor MR (1897) A case of testicle strangulation at birth; castration; recovery. BMJ 1:458
Thomas WE, Williamson RC (1983) Diagnosis and outcome of testicular torsion. Br J Surg 70:213 - 216
Thomas WE, Crane GA, Cooper MJ, Lee G, Williamson RCN (1984) Testicular exocrine malfunction after torsion. Lancet 2:1357 - 360
Thompson IM, Latourette H, Chadwick S, Ross G, Lichti E (1975) Diagnosis of testicular torsion using Doppler ultrasonic flowmeter. Urology 6:706 - 707
Thurston A, Whitaker R (1983) Torsion of testis after previous testicular surgery. Br J Surg 70:217 - 230
Tripp BM, Homsy YL (1995) Prenatal diagnosis of bilateral neonatal torsion. A case report. J Urol 153:1990 - 1991
Tryfonas G, Violaki A, Tsikopoulos G, Avtzoglou P, Zioutis J, Limas C, Gregoriadis G, Badouraki M (1994) Late postoperative results in males treated for testicular torsion during childhood. J Pediatr Surg 29:553 - 556
Tulchinsky M, Eggli DF (1992) Scintigraphy of torsion in triorchidism. J Nucl Med 33:1854 - 1956
Turek PJ, Ewalt DH, Snyder HM, Snyder HM 3rd, Stampfers D, Blyth B, Huff DS, Duckett JW (1994) The absent cryptorchid testis: surgical findings and their implications for diagnosis and etiology. J Urol 151:718 - 720; discussion 720 - 721
Turner TT (1987) On unilateral testicular and epididymal torsion: no effect on the contralateral testis. J Urol 138:1285 - 1290
Urwin GH, Kehoe N, Dundas S, Fox M (1986) Testicular infarction in a patient with sickle cell trait. BJU 58:340 - 341
Van Glabeke E, Khairouni A, Larroquet M, Audry G, Gruner M (1999) Acute scrotal pain in children: results of 543 surgical explorations. Pediatr Surg Int 15:353 - 357
Visser AJ, Heyns CF (2003) Testicular function after torsion of the spermatic cord. BJU Int 92:200 - 203
Visser AJ, Heyns CF (2004) Torsion of the testis and its appendages: diagnosis and management. Afr J Urol 10:85 - 91
Vordermark JS (1984) Testicular torsion: management with ultrasonic Doppler flow detector. Urology 14:41 - 42
Walsh, PC (1998) Campbells urology, 7th edn. WB Saunders, Philadelphia, pp 2184 - 2186
Wasnick RJ, Steigman E, Macchia RJ (1981) Simultaneous bilateral torsion of the testes in a man. J Urol 125:427 - 428
Watanabe Y, Dohke M, Ohkubo K, Ishimori T, Amoh Y, Okumura A, Oda K, Hayashi T, Dodo Y, Arai Y (2000) Scrotal disorders: evaluation of testicular enhancement patterns at dynamic contrast-enhanced subtraction MR imaging. Radiology 217:219 - 227
Watkin NA, Reiger NA, Moisey CU (1996) Is the conservative management of the acute scrotum justified on clinical grounds? BJU 78:623 - 627
Weingarten JL, Garafalo FA, Cromie WJ (1990) Bilateral synchronous neonatal torsion of the spermatic cord. Urology 35:135 - 136

Whitesel JA (1971) Intrauterine and newborn torsion of spermatic cord. J Urol 106:786 – 787
Wilbert DM, Schaerfe CW, Stern WD, Strohmaier WL, Bichler KH (1993) Evaluation of the acute scrotum by color-coded Doppler ultrasonography. J Urol 149:1475 – 1477
Williamson RCN (1976) Torsion of the testis and allied conditions. Br J Surg 63:465 – 476
Williamson RCN (1985) The continuing conundrum of testicular torsion. Br J Surg 72:509 – 510
Williamson RCN, Thomas WEG (1984) Sympathetic orchiopathia. Ann R Coll Surg Engl 66:264 – 266
Witherington R, Jarrell TS (1990) Torsion of the spermatic cord in adults. J Urol 143:62 – 63
Witte M, Kim ED, Lipshultz LI (1998) Torsion in a triorchid testis. J Urol 159:1694
Woodhead DM, Pohl DR, Johnson DE (1973) Fertility of patients with solitary testes. J Urol 109:66 – 67
Yazawa H, Sasagawa I, Suzuki Y, Nakada T (2001) Glucocorticoid hormone can suppress apoptosis of rat testicular germ cells induced by testicular ischemia. Fertil Steril 75:980 – 985
Yazbeck S, Patriquin HB (1994) Accuracy of Doppler sonography in the evaluation of acute conditions of the scrotum in children. J Pediatr Surg 29:1270 – 1272
Youssef BA, Sammak BM, Al Shahed M (2000) Case report. Pre-natally diagnosed testicular torsion ultrasonographic features. Clin Radiol 55:150 – 151
Zanchetta R, Mastrogiacomo I, Graziotti P, Foresta C, Betterle C (1984) Autoantibodies against Leydig cells in patients after spermatic cord torsion. Clin Exp Immunol 55:49 – 57
Zielie PJ, Haveran LA, Fung LC (2002) Diagnosing pediatric testicular torsion with a high degree of accuracy using a clinically based protocol. J Urol 167 (Suppl) 255
Zoeller G, Ringert RH (1991) Colour-coded duplex sonography for the diagnosis of testis torsion. J Urol 146:1288 – 1290

I.7.2 Traumi testicolari contundenti

J. Vale

Messaggi chiave

- Lo scroto deve essere esaminato in ogni caso di traumi importanti alla ricerca di eventuali segni di ematocele o di una torsione traumatica.
- Benché l'ecografia sia divenuta di comune impiego nella valutazione di un testicolo tumefatto doloroso dopo un trauma, la sua capacità di diagnosticare la lacerazione della tunica albuginea è discutibile.
- Una rilevante tumefazione scrotale dopo un trauma indirizza fortemente l'intervento chirurgico quali che siano i risultati dell'ecografia, poiché questo approccio sembra il migliore per preservare il testicolo.
- Dopo un trauma testicolare importante indotto nel ratto, esiste una riduzione significativa del numero di cellule germinali sia nel testicolo traumatizzato che in quello controlaterale sano, forse per un meccanismo immunologico. In questo modello animale, l'orchiectomia sembra proteggere meglio la fertilità rispetto all'orchidopessi, ma le prove a oggi limitate nell'uomo non sostengono questo approccio.
- La raccomandazione attuale per l'intervento chirurgico è la riparazione di ogni lacerazione della tunica albuginea, con asportazione di tutto il parenchima testicolare estruso necrotico.

I.7.2.1 Definizione

I traumi testicolari contundenti sono caratterizzati da una tumefazione, una dislocazione oppure una lussazione di un testicolo dopo un trauma contundente. In generale, il danno può essere classificato in:

- Contusione senza ematoma intra-testicolare grave (grado minore di trauma).
- Ematoma intra-testicolare grave (grado di trauma moderato).
- Rottura dell'albuginea con ematocele conseguente (trauma maggiore).
- Lussazione traumatica (trauma maggiore, spesso associato ad altri traumi addominali chiusi).

I.7.2.2 Eziologia e patogenesi

I traumi testicolari insorgono più spesso a seguito di un'aggressione o di un'attività sportiva. In misura minore (10%) sono dovuti a disturbi della circolazione. I testicoli sono protetti dalle cosce e dalla loro motilità nello scroto. Tuttavia, se sono bloccati contro la coscia o le ossa del bacino e se è applicato un peso molto rilevante (superiore a 50 kg), si può produrre una rottura dell'albuginea che provoca un sanguinamento nello spazio limitato dalla tunica vaginale, con formazione di un ematocele. Se il peso applicato è ancora maggiore, la tunica vaginale può rompersi, inducendo un sanguinamento nella zona inguinale e nel perineo, con una contusione evidente.

I.7.2.3 Diagnosi

La diagnosi deve partire dall'anamnesi e dalla scoperta di una tumefazione scrotale con o senza contusione. Un'eccezione a ciò è data dalla lussazione, perché la lesione testicolare può, talvolta, passare inosservata a causa di altri traumi più gravi (Ko et al. 2004). Per evitare di non evidenziare una lussazione, gli specialisti d'urgenza devono sempre esaminare lo scroto in tutti i pazienti traumatizzati. Nei casi dubbi è preferibile una TC utile anche per gli altri traumi per confermare la presenza e la localizzazione del testicolo. Le lussazioni possono essere ridotte manualmente sotto anestesia in alcuni casi, ma esse richiederanno spesso una riduzione chirurgica mediante incisione inguinale e fissazione.

L'ecografia è sempre più usata per valutare un testicolo tumefatto doloroso dopo un trauma, riservando spesso l'esplorazione chirurgica e la fissazione solo ai pazienti che hanno dei segni di rottura dell'albuginea. Qual è, tuttavia, la sensibilità dell'ecografia testicolare? La maggior parte degli articoli mostra che l'ecografia non può essere considerata assolutamente affidabile. In parecchi casi, infatti, non si è intervenuti chirurgicamente sui pazienti con un'albuginea intatta all'ecografia e, probabilmente, trascurando dei casi di rottura (falsi negativi). In effetti, gli studi nei quali l'esplorazione è stata effettuata indipendentemente dai risultati dell'ecografia suggeriscono che l'ecografia non è affidabile per predire l'integrità dell'albuginea (Ugarte et al. 1990; Cass e Luxenberg 1991; Corrales et al. 1993; Mulhall et al. 1995). La storia dell'ecografia in questa patologia riflette quella di numerosi altri test diagnostici che emergono in medicina: entusiasmo iniziale (1980–1990) seguito da un realismo sano (1995–2005). Tuttavia, l'ecografia con sonda di 7,5 MHz è ancora ampiamente utilizzata per i traumi testicolari ed essa ha due sostanziali ruoli:

- Smentire o confermare ogni anomalia della struttura testicolare. L'eterogeneità del parenchima è suggestiva di un ematoma intra-testicolare; la perdita di continuità della tunica albuginea è suggestiva di una sua rottura. Questi due elementi classificano diversi gradi di trauma ma, visto che l'ecografia testicolare non è affidabile per la diagnosi di lacerazione dell'albuginea, devono essere considerati come un'indicazione per un'eventuale esplorazione chirurgica se esiste una rilevante tumefazione scrotale.

- Permettere la diagnosi differenziale tra qualunque patologia testicolare e un tumore. Ciò è importante per le profonde implicazioni riguardo a un accesso chirurgico.

I.7.2.4 Trattamento conservativo versus chirurgico

È il problema più controverso dei traumi testicolari contundenti. Esistono due scuole di pensiero riguardo all'esplorazione chirurgica: chi la esegue ad ogni paziente che presenta una tumefazione scrotale rilevante e chi solo nei casi di segni di rottura all'ecografia testicolare malgrado la poca sensibilità.

Per determinare la migliore strategia, è necessario definire l'obiettivo più importante che è la preservazione della fertilità con salvaguardia di un testicolo che sia funzionale. Ponendo la fertilità in primo piano, esistono diverse indagini per stabilire se un trauma unilaterale può avere effetti negativi. Sperimentalmente nel ratto, esiste una riduzione significativa dell'inibina B sierica dopo un trauma unilaterale, che lascia ipotizzare una riduzione della spermatogenesi (Ozkan et al. 2003). Questi dati sono confermati da altri studi nel ratto che hanno dimostrato una riduzione del numero di cellule germinali sia nel testicolo traumatizzato che in quello sano controlaterale (Srinivas et al. 2002). Un certo miglioramento si ottiene se il testicolo traumatizzato è asportato rapidamente o dopo la somministrazione endovenosa di ciclosporina nel topo (Srinivas et al. 1999).Ciò confermerebbe il ruolo dell'immunità nell'infertilità dopo la rottura traumatica della barriera emato-testicolare.

Se l'attivazione immunitaria è dovuta a una lesione della barriera emato-testicolare, la riparazione potrebbe persistere anche dopo la riparazione chirurgica; pertanto, un'orchiectomia immediata potrebbe essere un'opzione migliore. Esistono, a tal proposito, dei risultati contraddittori: nel solo studio su uomini pubblicato, la riparazione e la salvaguardia del testicolo sembrano proteggere bene da un'alterazione della fertilità (Lin et al. 1998), ma, nel ratto, l'orchiectomia sembra essere più protettiva (Shaul et al. 1997). Secondo i dati più recenti, la riparazione e la salvaguardia sembrerebbero essere il trattamento di scelta nei casi di trauma testicolare.

Il secondo problema legato all'esplorazione chirurgica immediata è la conservazione del testicolo. Tutti i dati suggeriscono che la probabilità di salvaguardia del testicolo è più alta in caso di esplorazione immediata, di drenaggio dell'ematocele e di riparazione della tunica albuginea. Una delle casistiche più citate è quella di Cass e Luxenberg (1991): in 72 pazienti con un trauma contundente, il tasso di salvaguardia del testicolo era pari al 94%, in caso di esplorazione immediata, rispetto al 79%, se la terapia di prima scelta era quella conservativa. Altarac (1994) ha anche mostrato una tendenza a un aumento della salvaguardia del testicolo quando l'intervento chirurgico è precoce, riduce l'invalidità e accelera la guarigione.

I.7.2.4.1 Chirurgia dei traumi testicolari scivolosi

L'indicazione alla chirurgia è data dalla presenza di una tumefazione scrotale, indipendentemente dai risultati dell'ecografia. La procedura viene eseguita mediante incisione scrotale e drenaggio dell'ematocele. Il testicolo, l'epididimo e la parte inferiore del funicolo spermatico sono esposti. Il testicolo è esaminato alla ricerca delle lesioni della tunica albuginea e di ogni estrusione del tessuto testicolare. In questi casi, il testicolo sarà devitalizzato e dovrà essere asportato; ogni tentativo per salvare il parenchima testicolare è controproducente poiché aumenterebbe la pressione intra-testicolare con danno testicolare completo. La tunica è quindi riparata utilizzando una sutura a sopraggitto riassorbibile come il vicril 3/0 o 4/0. Se l'ematocele è espansivo, è appropriato lasciare un drenaggio: alcuni autori raccomandano un sistema di drenaggio chiuso, come un drenaggio in aspirazione, mentre altri raccomandano un sistema aperto, come un drenaggio di Penrose. Infine, sono posizionati una medicazione con garza e un sospensorio scrotale.

I.7.2.5 Follow-up postoperatorio

Dopo 4 settimane dall'intervento, i pazienti devono essere rivalutati mediante follow-up clinico, a meno che l'evoluzione clinica non meriti una consulenza più precoce. Lo studio del liquido seminale non è appropriato perché non può essere confrontato con un liquido seminale prima del trauma. Un'infertilità che si manifesta in seguito deve essere considerata come una qualsiasi altra infertilità.

Bibliografia

Altarac S (1994) Management of 53 cases of testicular trauma. Eur Urol 25:119 – 123

Cass AS, Luxenberg M (1991) Testicular injuries. Urology 37:528 – 530

Corrales JG, Corbel L, Cipolla B et al (1993) Accuracy of ultrasound diagnosis after blunt testicular trauma. J Urol 150: 1834 – 1836

Ko SF, Ng SH, Wan YL et al (2004) Testicular dislocation: an uncommon and easily overlooked complication of blunt abdominal trauma. Ann Emerg Med 43:371 – 375

Lin WW, Kim ED, Quesada ET et al (1998) Unilateral testicular injury from external trauma: evaluation of semen quality and endocrine parameters. J Urol 159:841 – 843

Mulhall JP, Gabram SG, Jacobs LM (1995) Emergency management of blunt testicular trauma. Acad Emerg Med 2: 639 – 643

Ozkan KU, Kucukaydin M, Muhtaroglu S et al (2003) Serum inhibin B levels reflect contralateral testicular damage following unilateral testicular trauma. Urol Int 71:73 – 76

Shaul DB, Xie HW, Diaz JF et al (1997) Surgical treatment of

testicular trauma: effects on fertility and testicular histology. J Paediatr Surg 32:84 – 87
Srinivas M, Chandrasekharam VV, Degaonkar M et al (2002) Effects of unilateral grade 1 testicular injury in the rat. Urology 60:548 – 551
Srinivas M, Hashim S, Mitra DK (1999) Unilateral blunt testicular trauma in pre-pubertal rats. Paediatr Surg Int 15:457 – 460
Ugarte R, Spaedy M, Cass AS (1990) Accuracy of ultrasound in diagnosis of rupture after blunt testicular trauma. Urology 36:253 – 254

I.7.3 Fratture peniene

W. D. Aiken

Messaggi chiave

- Una frattura peniena è definita come la rottura traumatica della tunica albuginea dei corpi cavernosi durante l'erezione.
- Le fratture peniene sono associate a eccessive spinte coitali.
- Una detumescenza improvvisa sembra essere il discriminante clinico più utile per la diagnosi differenziale tra una vera e propria frattura peniena e una rottura delle vene peniene.
- La diagnosi è generalmente stabilita sui soli risultati clinici.
- L'ecografia e la MRI possono essere utili nei casi atipici o ambigui, così come per determinare la sede e il grado della rottura della tunica.
- La riparazione chirurgica precoce comporta un migliore risultato funzionale ed estetico e una minore frequenza di complicanze.

I.7.3.1 Definizione della malattia

Una frattura peniena è definita come la rottura traumatica della tunica albuginea dei corpi cavernosi durante l'erezione.

I.7.3.2 Eziologia e patogenesi

Durante l'erezione, l'albuginea che circonda i corpi cavernosi diventa flessibile, stirata e assottigliata fino a 0,25-0,5 mm rispetto ai suoi 2 mm di spessore durante lo stato di flaccidità peniena (Bitsch et al. 1990). Una frattura peniena si verifica quando il pene in erezione è sottoposto a un carico assiale o trasversale improvviso, come durante un trauma contundente, cosa che provoca un aumento istantaneo della pressione intracavernosa che supera la resistenza alla trazione dell'albuginea, causandone così la rottura (Penson et al. 1992). Nella società occidentale, questa lesione si verifica, il più delle volte, durante un'attività sessuale o durante la masturbazione (Aiken et al. 2001; Mydlo 2001). Durante l'attività sessuale può accadere che il pene in erezione scivoli fuori dalla vagina e urti contro il perineo, la parte alta della coscia o la sinfisi pubica. La frattura peniena può avvenire in qualunque posizione coitale e sembra essere legata a eccessive spinte coitali (Eke 2002). Una vigorosa masturbazione da parte del paziente o della partner è anche stata descritta come causa di frattura sottosfinterica (Aiken et al. 2001).
I tentativi di ottenere una detumescenza con una manipolazione improvvisa del pene in erezione rappresentano la causa più frequente di frattura sottosfinterica, soprattutto in alcune culture, in cui vi è una scarsa informazione sessuale (Zargooshi 2000). In una frattura peniena, la rottura improvvisa dell'albuginea provoca lo stravaso immediato di sangue dal corpo cavernoso ai tessuti periferici del pene, causando un'emorragia interstiziale e una detumescenza immediata. La fascia di Buck che ricopre la sede di rottura della tunica è generalmente lacerata e il sangue ha così accesso allo spazio del perineo superficiale ed è limitato da una fascia di Colles (dartos) intatta. Nel 10-20% dei casi, si produce una lesione uretrale simultanea (Aiken et al. 2001; Mydlo 2001). Raramente, può esserci una sezione completa del corpo spongioso/dell'uretra e dei due corpi cavernosi, con un ponte dorsale di albuginea preservata, sotto i peduncoli neurovascolari penieni.

I.7.3.3 Sintomatologia

I.7.3.3.1 Anamnesi

Il periodo di tempo che va dalla frattura alla visita medica è molto variabile da un caso all'altro e il ritardo è spesso dovuto all'imbarazzo e, in alcuni casi, all'ignoranza riguardo alla natura della lesione e alla necessità di cure mediche urgenti. L'anamnesi indirizza verso un incidente durante l'attività sessuale chiaramente identificabile. Al momento della frattura, il paziente avverte un forte dolore penieno di insorgenza improvvisa e generalmente sente uno scatto, associato a una detumescenza immediata accompagnata da tumefazione, contusione e deformazione progressive del pene. Non sempre si verifica il sanguinamento dal meato uretrale in caso di lacerazione uretrale associata. Il peggioramento del dolore e della tumefazione penieni durante la minzione o per l'impossibilità di urinare sono anche osservati in caso di lacerazione uretrale associata.

I.7.3.4 Esame clinico

Il paziente con sospetto di frattura del pene deve essere esaminato scrupolosamente preservando l'intimità e la dignità del paziente. Gli organi genitali esterni devono essere completamente esposti e il meato uretrale esterno deve essere esaminato per valutare la presenza di sangue. In caso di importante tumefazione peniena in un pene non circonciso, può essere difficile localizzare il meato per esaminarlo. La presenza e il grado della tumefazione, della contusione e della deformazione del pene devono essere valutati, così come ogni tumefazione e colorazione dello scroto. Il pene deve essere integralmente palpato, cominciando dalla parte distale e continuando verso la parte prossimale. Si riscontrano una tumefazione, un'ecchimosi e una deformazione diffuse del pene nella maggior parte dei casi. Nei casi in cui la fascia di Buck è ben preservata e ricopre la sede di rottura della tunica, può essere palpata una tumefazione dura, liscia e fissa che corrisponde a un ematoma nel punto di rottura della tunica (segno del rolling, Naraynsingh et al. 1998). I due terzi delle lacerazioni della tunica avvengono sulla parte prossimale del pene o vicino alla giunzione penoscrotale.

I.7.3.5 Esami diagnostici

La diagnosi della stragrande maggioranza dei casi di frattura peniena è interamente fondata sui dati clinici, e le indagini di conferma non sono, di solito, necessarie. Alcuni esami possono, tuttavia, essere utilizzati allo scopo di confermare un caso equivoco di frattura peniena e un sospetto di lacerazione uretrale associata e di mettere in evidenza il sito di rottura della tunica, permettendo così un approccio chirurgico più o meno mirato. La presenza di ematuria suggerisce una possibile lesione uretrale associata e, pertanto, bisogna richiedere un'uretrografia retrograda. L'esame accertato che permette la diagnosi di frattura peniena è la cavernosografia. Questa implica l'iniezione di 50 mL di mezzo di contrasto idrosolubile nei corpi cavernosi sotto controllo radiografico. Lo stravaso del mezzo di contrasto visualizza la sede di rottura della tunica.

La cavernosografia è, comunque, limitata da un tasso elevato di falsi negativi (Mydlo 2001) ed essa è considerata come potenzialmente nociva al tessuto erettile (Mc Aninch 2004). L'ecografia è stata descritta come utile alla localizzazione del sito di rottura della tunica (Ciciliato et al. 2002). La MRI è più dettagliata nel fornire dati anatomici precisi nella delimitazione della sede e dell'estensione della rottura della tunica, nella diagnosi di lesione associata dell'uretra e per la diagnosi differenziale dei casi dubbi, quali una rottura della vena sottosfinterica, e dei casi di vera e propria rottura della tunica (Uder et al. 2002). Ha il vantaggio di essere non invasiva, ma è una tecnica di imaging costosa e non disponibile ovunque.

I.7.3.6 Diagnosi differenziale

La principale diagnosi differenziale va fatta con la rottura della vena dorsale profonda del pene, che è anche osservata in occasione di un trauma contundente del pene in erezione, solitamente durante l'attività sessuale; si manifesta con un dolore, una tumefazione e una contusione immediati del pene e, frequentemente, con un rumore di schiocco al momento del trauma (Nehru-Babu et al. 1999). L'improvvisa detumescenza è utile per la diagnosi differenziale perché è tipica nei pazienti con frattura del pene, ma assente in caso di rottura della vena dorsale (Aiken et al. 2001). All'esame clinico, si possono osservare una tumefazione, una contusione e una deformazione importanti del pene, e la cavernosografia, l'ecografia o la MRI possono essere necessarie per permettere di escludere una frattura peniena.

I.7.3.7 Terapia

Il trattamento delle fratture peniene è passato da un approccio conservativo a quello di una riparazione chirurgica precoce dell'albuginea lacerata. Studi degli ultimi due decenni documentano dei risultati migliori con la chirurgia rispetto all'approccio conservativo (Eke 2002). Un'incisione circonferenziale balanoprepuziale è più spesso utilizzata e ha il vantaggio di esporre completamente il corpo del pene fino a livello della fascia di Colles (dartos). Alcuni chirurghi preferiscono un'incisione delimitata, sotto anestesia locale, direttamente sul sito di rottura della tunica (Naraynsingh et al. 1998). Ciò richiede la localizzazione preoperatoria del sito di frattura, mediante la diagnostica per immagini, che non sempre è attendibile e che, invece, non è necessaria in caso di incisione balanoprepuziale. Le rotture della tunica hanno tipicamente un orientamento trasversale e sopraggiungono nella porzione prossimale del pene, in prossimità della giunzione penoscrotale. Qualunque sia il tipo di incisione, l'ematoma è drenato e l'emorragia è controllata.

I bordi della tunica rotta sono riavvicinati mediante punti di sutura a riassorbimento lento 3/0, assicurandosi che i nodi siano invertenti. In caso di lesione uretrale simultanea, l'uretra è principalmente riparata su un catetere di silicone 16 F, utilizzando dei punti di sutura riassorbili 4/0. La fascia di Buck viene richiusa, la cute è rivoltata e una circoncisione può essere praticata in quel momento. I pazienti lasciano l'ospedale il primo giorno dopo l'operazione, i rapporti sessuali sono vietati per un periodo di 6 settimane e i pazienti devono essere riesaminati dopo 3 mesi.

I.7.3.8 Risultati della terapia

Le sequele potenziali delle fratture peniene sono una disfunzione erettile, un difetto di curvatura peniena, un dolore durante l'erezione e i rapporti sessuali, una tumefazione peniena e un diverticolo pulsatile. Studi recenti di riparazioni chirurgiche immediate hanno mostrato dei risultati migliori, con un minore rischio di complicanze secondarie rispetto a quelli ottenuti con il trattamento conservativo (Eke 2002).

I.7.3.9 Prognosi

I.7

La prognosi dopo una frattura peniena è eccellente se viene eseguita una riparazione chirurgica immediata (Zargooshi 2002).

I.7.3.10 Prevenzione

Nelle colture dove si pratica un'auto-manipolazione forzata del pene in erezione per ottenerne la detumescenza, un'educazione sanitaria sui tessuti del pene è necessaria al fine di scoraggiare questa abitudine (Zargooshi 2000).

Bibliografia

Aiken W, Johnson L, Mayhew R, Tulloch T (2001) A ten year review of suspected penile fractures seen at two Jamaican hospitals. WIMJ 50 [Suppl 6]: 25

Bitsch M, Kromann-Andersen B, Schou J, Sjøntoft E (1990) The elasticity and the tensile strength of the tunica albuginea of the corpora cavernosa. J Urol 143:642

Ciciliato S, Bucci S, Liguori G, Marega D, Trombetta C (2002) Ultrasonographic diagnosis of penile fracture. Arch Ital Urol Androl 74:302

Eke N (2002) Fracture of the penis. Br J Surg 89:555

McAninch J (2004) Editorial comment on management of penile fracture. J Trauma 56:1140

Mydlo J (2001) Surgeon experience with penile fracture. J Urol 166:526

Naraynsingh V, Mahaaraj D, Kuruvilia T, Ramsewak R (1998) Simple repair of fractured penis. J R Coll Surg Edinb 43:97

Nehru-Babu M, Hendry D, Ai-Saffar N (1999) Rupture of the dorsal vein mimicking fracture of the penis. BJU Int 84:179

Penson D, Seftel A, Krane R, Frohrib D, Goldstein I (1992) The haemodynamic pathophysiology of impotence following blunt trauma to the erect penis. J Urol 148:1171

Uder M, Gohl D, Takahashi M, Derouet H, Defreyne L, Kramann B et al (2002) MRI of penile fracture: diagnosis and therapeutic follow-up. Eur Radiol 12:113

Zargooshi J (2000) Penile fracture in Kermanshah, Iran: report of 172 cases. J Urol 164:364

Zargooshi J (2002) Penile fracture in Kermanshah, Iran: the long term results of surgical treatment. BJU Int 89:890

I.7.4 Priapismo

P. Kumar, D. J. Ralph

Messaggi chiave

- L'emogasanalisi del sangue dei corpi cavernosi e un ecocolordoppler penieno aiutano la diagnosi di priapismo.
- Il priapismo ischemico a basso flusso è un'urgenza chirurgica, poiché la necrosi e la fibrosi del pene sono le sequele a lungo termine più frequenti di un trattamento ritardato.
- L'aspirazione del sangue cavernoso stagnante e l'iniezione di agenti simpaticomimetici rappresentano il primo stadio della terapia del priapismo ischemico.
- I provvedimenti chirurgici più invasivi, tra cui la creazione di una derivazione e l'impianto di una protesi peniena, devono essere considerati in caso di fallimento del primo stadio della terapia.
- L'angiografia e l'embolizzazione selettiva dell'arteria pudenda rappresentano il trattamento di scelta del priapismo arterioso.

I.7.4.1 Definizione

Per priapismo si definisce un'erezione persistente e anomala dei corpi cavernosi del pene non accompagnata da una stimolazione sessuale.

I.7.4.2 Eziologia e patogenesi

Malgrado i progressi nella conoscenza della fisiopatologia dell'erezione, il priapismo resta un enigma diagnostico e terapeutico. Il priapismo si classifica in ischemico a basso flusso e in arterioso ad alto flusso. Il priapismo ischemico è, il più delle volte, idiopatico, anche se la sua prevalenza è più elevata in alcuni gruppi di pazienti come quelli affetti da una drepanocitosi

Tabella I.7.5. Cause di priapismo ischemico

Categoria	Sottotipi
Idiopatica	
Malattia generale	Ipertensione Diabete Poliartrite reumatoide
Ematologica	Drepanocitosi Trombofilia Altre emoglobinopatie Leucemia Mieloma
Trattamento farmacologico della disfunzione erettile	Papaverina PGE1 intracavernosa Inibitori del PDE5 Alprostadil Fentolamina
Farmacoterapia e altri farmaci	Fenotiazine Inibitori selettivi del re-uptake della serotonina (SSRI) Anticoagulanti Antipertensivi Alcol Marijuana Cocaina
Tumori solidi	Cancro della vescica Cancro della prostata Cancro dal rene metastatizzato
Altro	Nutrizione parenterale totale prolungata, amiloidosi, rabbia, appendicite

(Adeyoju 2002). Il priapismo arterioso è dovuto a un flusso sanguigno arterioso non regolato nel pene, di solito conseguente a una lacerazione dell'arteria cavernosa dopo un trauma penieno o perineale. La detumescenza peniena e la conservazione della funzione sessuale a lungo termine sono gli obiettivi del trattamento.

Benché la maggior parte dei casi di priapismo ischemico sia idiopatica, diverse malattie sistemiche e terapie farmacologiche sono associate a questa malattia e possono dare degli indizi riguardo all'eziologia (Tabella I.7.5). La causa più frequente del priapismo è l'iniezione intracavernosa di farmaci vasoattivi (papaverina o prostaglandina E_1).

I.7.4.3 Segni clinici ed esami di laboratorio

La durata della tumescenza è indicativa della probabilità di efficacia dell'aspirazione e delle procedure di derivazione nella cura del priapismo ischemico. Lesioni del muscolo liscio penieno si presentano se sono trascorse più di 12 ore, e i pazienti devono essere avvertiti che, nel 50% dei casi, può residuare una disfunzione erettile, anche in caso di successo del trattamento iniziale (Winter 1988). Deve anche essere ricercata una disfunzione erettile preesistente, poiché essa avrà una certa influenza su ogni trattamento chirurgico proposto.

L'assenza di dolore potrebbe indicare che il pene è perfuso con del sangue ossigenato e che un priapismo arterioso è più probabile. Precedenti traumi penieni o perineali, che si verificano il più delle volte durante l'attività sessuale e durante l'attività sportiva, potrebbero anche indicare la presenza di una lesione dell'arteria cavernosa o della pudenda interna all'origine di un priapismo ad alto flusso.

Il corpo spongioso non è generalmente colpito nel priapismo; un pene rigido con ghiandola flaccida è, quindi, la constatazione abituale. Una contusione peniena o perineale può essere osservata anche in caso di priapismo prolungato. Una sensibilità marcata del corpo cavernoso potrebbe indicare che il priapismo è di tipo ischemico. In caso di priapismo arterioso, il pene può essere parzialmente in erezione e una pressione applicata sulla zona perineale può produrre una detumescenza. Deve essere praticato un esame obiettivo addominale e pelvico completo con esplorazione rettale, poiché il priapismo può derivare da localizzazioni metastatiche intrapeniene secondarie a un tumore primitivo a distanza (Schroeder-Printzen et al. 1994; Kvarstein 1996; Nezu et al. 1998).

L'aspirazione del sangue del corpo cavernoso fornisce informazioni che aiutano a distinguere un priapismo a basso e ad alto flusso (Montague et al. 2003). L'analisi deve includere il pH, la pO_2, la pCO_2 e una misurazione della glicemia. Nel priapismo arterioso, i gas del sangue cavernoso sono simili della saturazione arteriosa normale mentre, nel priapismo ischemico, si osservano un'ipossia e un'acidosi (Broderick e Harkaway 1986, Tabella I.7.6).

L'ecografia permette di valutare il flusso sanguigno penieno senza pericolo ed è non invasiva. Nel priapismo arterioso le velocità del flusso sanguigno sono elevate nel corpo cavernoso. Una turbolenza del flusso si verifica a livello di un eventuale pseudo-aneurisma o di una fistola traumatica di un'arteria cavernosa. Il perineo, così come il pene stesso, devono essere esaminati, poiché i traumi si manifestano più frequentemente nella porzione prossimale del pene. In caso di priapismo ischemico il flusso sanguigno nel pene è basso o inesistente.

Tabella I.7.6. Emogas del sangue cavernoso

	Pene flaccido normale	Priapismo ischemico	Priapismo arterioso
pH	7,35	< 7,25	7,4
pO_2	40 mmHg	< 30 mmHg	50–90 mmHg
pCO_2	50 mmHg	> 60 mmHg	40–50 mmHg
Glicemia	4–8	< 4	6–10

I.7.4.4
Terapia

I.7.4.4.1
Trattamento del priapismo ischemico

Trattamento per aspirazione e iniezione

Due aghi Butterfly devono essere inseriti nel pene in erezione e deve essere tentata l'aspirazione del sangue coagulato. Questa unica manovra può permettere di ottenere la detumescenza, in particolare se il priapismo è di durata molto breve. Quando il sangue aspirato è fortemente coagulato, deve essere effettuato un clisma leggero con una soluzione salina. Se questo fallisce, l'iniezione di un agente simpaticomimetico può aiutare alla detumescenza provocando la contrazione del muscolo liscio del pene. La fenilefrina α_1-agonista è raccomandata per poter minimizzare gli effetti secondari cardiovascolari indesiderati (ipertensione, tachicardia e aritmia). Le iniezioni possono essere ripetute per un periodo di 90 minuti sotto sorveglianza continua della pressione arteriosa e per un breve periodo dopo il trattamento. L'aspirazione e l'iniezione di agenti simpaticomimetici non hanno alcun ruolo terapeutico nel priapismo arterioso.

Chirurgia di derivazione

I.7

L'obiettivo della chirurgia di derivazione è di creare un dotto di drenaggio venoso alternativo per il deflusso del sangue nel corpo cavernoso, dopo l'insuccesso del trattamento per aspirazione e iniezione. Sono stati descritti diversi tipi di chirurgia di derivazione. I più frequenti sono le derivazioni corpoghiandolari con introduzione di un ago di biopsia Tru-Cut di grosso calibro o di un bisturi appuntito attraverso il glande in ciascuno dei corpi cavernosi (Winter 1976; Ebbehoj 1974). L'obiettivo è creare abbastanza fenestrature nella tunica dei corpi cavernosi per permettere al sangue di defluire. La derivazione del tipo Al-Ghorab è una variante più invasiva nella quale le estremità dei corpi cavernosi sono esposte e una finestra è creata nella porzione distale di ogni lato per permettere la detumescenza prima della sutura della cute del glande (Wendel e Grayhack 1981). Si può creare una derivazione tra i corpi cavernosi, il corpo spongioso prossimale o la vena safena, se la parte distale del pene si rivelasse molto dolorosa e/o edematosa. Una fistola è creata tra i corpi spongiosi e cavernosi prossimali attraverso un'incisione perineale nella derivazione caverno-spongiosa (Quackels 1964). Una derivazione corpo cavernoso/vena safena è il tipo più invasivo (Grayhack et al. 1964). Un tratto di vena safena è mobilizzato e tunnellizzato fino alla radice dei corpi cavernosi dove è anastomotizzata alla base del pene.

Dopo la chirurgia di derivazione, l'incidenza della disfunzione erettile a lungo termine è elevata. Uno studio recente ha pubblicato una casistica di 28 pazienti trattati con chirurgia di derivazione (Nixon et al. 2003). È stato osservato che quasi il 90% dei pazienti descriveva un certo grado di disfunzione erettile nel corso del follow-up a lungo termine e il 75% dei pazienti non presentava nessun tipo di erezione spontanea. Dopo una chirurgia di derivazione, la probabilità di una detumescenza prolungata diminuisce con il tempo. La realizzazione di una biopsia del corpo cavernoso al momento dell'intervento chirurgico, per determinare se la necrosi è già comparsa, sembrerebbe essere un'opzione utile (Pryor et al. 2004). Ciò permetterebbe ai pazienti con un priapismo ischemico prolungato che non hanno risposto ai trattamenti medici e hanno dei tessuti necrotici, di essere trattati immediatamente con l'inserzione di una protesi peniena, piuttosto che con chirurgia di derivazione, per minimizzare l'accorciamento penieno e per preservare la funzione sessuale.

Trapianto penieno chirurgico

Nel priapismo ischemico, l'incapacità di ottenere la detumescenza con agenti simpaticomimetici o con la chirurgia di derivazione può causare una fibrosi dei corpi cavernosi con indurimento e accorciamento del pene (Kulmala e Tamella 1995). Il priapismo scompare con il tempo, e la disfunzione erettile che ne deriva può essere grave. Il posizionamento di una protesi peniena nel pene fibrotico può essere estremamente difficoltoso e associato a rischi più elevati di complicanze (Douglas et al. 1990; Monga et al. 1996).

La gestione del priapismo a basso flusso attraverso l'inserzione immediata di una protesi peniena è stata recentemente rivisitata (Rees et al. 2002). Dei pazienti con un priapismo ischemico prolungato (> 32 h) nessuno aveva risposto ai trattamenti conservativi attraverso aspirazione e iniezione di fenilefrina. L'inserimento di una protesi è stato proposto a questi pazienti per alleviare il priapismo dolente, per preservare la funzione sessuale a lungo termine e per minimizzare l'accorciamento penieno dovuto alla fibrosi. Nessuno di questi pazienti ha sviluppato infezioni postoperatorie. Tutti i pazienti erano soddisfatti dei risultati della chirurgia, e 7 pazienti su 8 avevano dei rapporti sessuali soddisfacenti dopo oltre un anno.

I.7.4.4.2
Trattamento del priapismo arterioso

La visualizzazione dell'arteria pudenda e dei suoi rami è l'esame di scelta in questo gruppo di pazienti (Bastuba et al. 1994; Hakim et al. 1996).La sede e la natura precise della lesione vascolare possono essere identificate così da permettere un'embolizzazione mirata per ottenere la detumescenza. La funzione erettile a lungo termine è preservata in questi pazienti (Ciampalini et al. 2002). Se i tentativi ripetuti di embolizzazione sono inefficaci o se, in caso di priapismo prolungato ad alto flusso, una capsula fibrotica si è formata intorno alla fistola arteriocavernosa, può essere necessario tentare una legatura a cielo aperto della fistola. (Riccardi et al. 1993).

In questi casi, l'incidenza della disfunzione erettile a lungo termine è elevata, anche con l'uso preoperatorio dell'ecografia doppler peniena per individuare la sede della fistola.

I.7.4.5 Conclusioni

Il priapismo ischemico è un'urgenza medica. La gestione deve essere condotta in modo logico sia per il trattamento specifico del pene, che per ogni disturbo sistemico associato. Il trattamento di aspirazione e iniezione precede l'intervento chirurgico più invasivo. La scelta del trattamento dipende dalla funzione erettile preesistente, dalla durata del priapismo e dalla necessità di preservare la funzione sessuale. L'embolizzazione selettiva del priapismo ad alto flusso è una tecnica sicura e ben tollerata che preserva la funzione erettile. È importante che i pazienti siano adeguatamente informati riguardo alla prognosi del priapismo e all'eventuale disfunzione erettile secondaria.

Bibliografia

Adeyoju AB, Olujohungbe ABK, Morris J, Yardumian A, Bareford D, Akenova A, Akinyanju O, Cinkotai K, O'Reilly PH (2002) Priapism in sickle-cell disease; incidence, risk factors and complications-an international multicentre study. BJU Int 90:898 - 902

Bastuba MD, Saenz de Tejada I, Dinlenc CZ, Sarazen A, Krane RJ, Goldstein I (1994) Arterial priapism: diagnosis, treatment and long-term follow up. J Urol 151:1231 - 1237

Broderick GA, Harkaway R (1986) Pharmacological erection: time-dependent changes in the corporal environment. Int J Impot Res 6:9

Ciampalini S, Savoca G, Buttazzi L, Gattuccio I, Mucelli FP, Bertolotto M, De Stefani S, Belgrano E (2002) High-flow priapism: treatment and long-term follow-up. Urology 59:110–113

Douglas L, Fletcher H, Serjeant GR (1990) Penile prostheses in the management of impotence in sickle cell disease. Br J Urol 65:533 - 535

Ebbehoj J (1974) A new operation for priapism. Scand J Plast Reconstr Surg 18:241

Grayhack JT et al (1964) Venous bypass to control priapism. Invest Urol 1:509

Hakim LS, Kulaksizoglu H, Mulligan R et al (1996) Evolving concepts in the diagnosis and treatment of arterial high flow priapism. J Urol 155:541 - 548

Kulmala RV, Tamella TJL (1995) Effects of priapism lasting 24 h or longer caused by intracavernosal injection of vasoactive drugs. Int J Impot Res 7:131 - 136

Kvarstein B (1996) Bladder cancer complicated with priapism Scan J Urol Nephrol Suppl 179:155 - 156

Monga M, Broderick GA, Hellstrom WJG (1996) Priapism in sickle cell disease: the case of early implantation of the penile prosthesis. Eur Urol 30:54 - 59

Montague DK, Jarow J et al (2003) American Urological Association guideline on the management of priapism. J Urol 170:1318 - 1324

Nezu FM, Dhir R, Logan TF, Lavelle J, Becich MJ (1998) Malignant priapism as the initial presentation of metastatic renal cell adenocarcinoma, with invasion of both the corpora cavernosum and spongiosum. Int J Impot Res 10:101

Nixon RG, O' Connor JL, Milam DF (2003) Efficacy of shunt surgery for refractory low flow priapism: a report on the incidence of failed detumescence and erectile dysfunction. J Urol 170:883 - 886

Pryor J, Akkus E, Alter G, Jordan G, Lebret T, Levine L, Mulhall J, Perovic S, Ralph DJ, Stackl W (2004) Priapism. J Sexual Med 1:116 - 123

Quackels R (1964) Cure of the patient suffering from priapism by cavernospongiosal anastamosis. Acta Urol Belg 32:5

Rees RW, Kalsi J, Minhas S, Peters J, Kell P, Ralph DJ (2002) The management of low-flow priapism with the immediate insertion of a penile prosthesis. Br J Urol 90:893 - 897

Riccardi R, Bhatt G, Cynamon J, Bakal CW, Melman A (1993) Delayed high flow priapism: pathophysiology and management. J Urol 149:119

Schroeder-Printzen I, Vosshenrich R, Weidner W, Ringert RH (1994) Malignant priapism in a patient with metastatic prostate adenocarcinoma. Urol Int 52:52 - 54

Wendel EF, Grayhack JT (1981) Corpora cavernosa-glans penis shunts for priapism. Surg Gynecol Obstet 153:586

Winter CC (1976) New procedure for creating fistula between glans penis and corpora cavernosa. Urology 8:389 - 391

Winter CC, McDowell G (1988) Experience with 105 patients with priapism: update review of all aspects. J Urol 140:980 -983

I.7.5 Dolore testicolare e sindromi dolorose associate

T. B. Hargreave, L. Turner-Stokes

Messaggi chiave

- In caso di dolore testicolare acuto, è importante diagnosticare rapidamente la torsione del testicolo e, se è confermata una torsione, bisogna subito intervenire chirurgicamente perché una torsione non diagnosticata porta alla perdita del testicolo.
- È buona pratica fare un'anestesia locale oltre all'anestesia generale per qualsiasi chirurgia andrologica allo scopo di assicurare un recupero postoperatorio indolore, dato che esistono delle prove secondo le quali un mal controllo del dolore può causare un dolore cronico.
- La prima tappa nella gestione di un dolore cronico testicolare è raccogliere una dettagliata anamnesi ed eseguire un esame clinico accurato.
- Se la diagnosi è un dolore testicolare cronico e vengono escluse altre condizioni di dolore ilio-inguinale e altre patologie, un intervento di denervazione del funicolo spermatico può aiutare in circa il 75% dei casi, ma esiste un rischio che tale chirurgia aggravi il dolore cronico.
- Gli specialisti della terapia del dolore cronico e i medici esperti in riabilitazione funzionale sono i più idonei a garantire la gestione a lungo termine del dolore testicolare cronico di origine neurologica, e questa gestione è incentrata a spronare il paziente a condurre una vita più normale possibile nonostante il dolore.

I.7

I.7.5.1 Definizione della malattia

I.7.5.1.1 Dolore testicolare acuto

Il dolore acuto nella regione del testicolo può verificarsi per una varietà di condizioni patologiche che coinvolgono il testicolo e l'epididimo. Il dolore testicolare acuto è così definito come la risposta nocicettiva a una patologia testicolare o epididimaria locale.

I.7.5.1.2 Dolore testicolare di origine neuropatica

È definito come un dolore testicolare provocato da una lesione dell'innervazione del testicolo.

I.7.5.1.3 Dolore testicolare cronico e sindromi dolorose croniche del testicolo

Il dolore testicolare cronico (orchialgia oppure orchiodinia) è definito come un dolore del testicolo e delle zone adiacenti presente da più di 6 mesi. Esiste uno spettro di patologie, che vanno dal dolore dell'epididimo ricorrente cronico, tipico dopo una vasectomia, a una sindrome dolorosa cronica completamente invalidante. Queste patologie pongono un considerevole problema di gestione, sia per il paziente che per il medico.

I.7.5.2 Eziologia e patogenesi

I.7.5.2.1 Dolore testicolare acuto, patogenesi

Il dolore testicolare acuto può essere provocato da una varietà di patologie che interessano il testicolo. La causa più frequente di dolore è l'orchiepididimite. Le altre cause sono la torsione, l'emorragia da tumore testicolare, l'idrocele, le cisti dell'epididimo e gli spermatoceli. I tumori del testicolo sono classicamente descritti come non dolenti, ma il 40% dei pazienti lamenta dolori sordi o senso di pesantezza.

I.7.5.2.2 Dolori neuropatici del testicolo, patogenesi

Meno frequentemente, il dolore testicolare può essere causato da una lesione neurologica (dolore neuropatico). L'innervazione del testicolo e dello scroto è complessa e, per comprendere le basi delle sindromi neuropatiche che si accompagnano a un dolore testicolare, è necessario capire la neuro-anatomia interessata (Fig. I.7.16; Wesselmann et al. 1997).

- La sensibilità al dolore del testicolo è trasmessa soprattutto attraverso le fibre simpatiche a partire da T10-L1. Queste decorrono attraverso il plesso ipogastrico superiore (Superior Hypogastric Plexus, SHP) e sono, in seguito, dirette nel plesso seminale lungo le strutture del funicolo seminale per terminare nel testicolo, nell'epididimo e nel canale deferente.
- Un seconda via sensoriale ha origine dal nervo genitofemorale (L1–L2), che segue la via retro-peritoneale. Il ramo genitale di questo nervo segue il canale inguinale per innervare il cremastere, il funicolo e la tunica vaginale.
- I nervi sacrali posteriori (S2–S3) forniscono un apporto ausiliare attraverso il plesso sacrale e il nervo pudendo e innervano parte dello scroto.

CEL = plesso celiaco

DRG = linfonodo spinale delle radici dorsali

SCG = linfonodo della catena simpatica paravertebrale

SHP = plesso ipogastrico superiore

HGP = nervo ipogastrico

SSP = nervo seminale superiore

SAC = nervo sacrale

IHP = plesso ipogastrico inferiore

PSN = nervo pelvico

PUD = nervo pudendo

ISP = nervo seminale inferiore

SA = afferenze sensitive

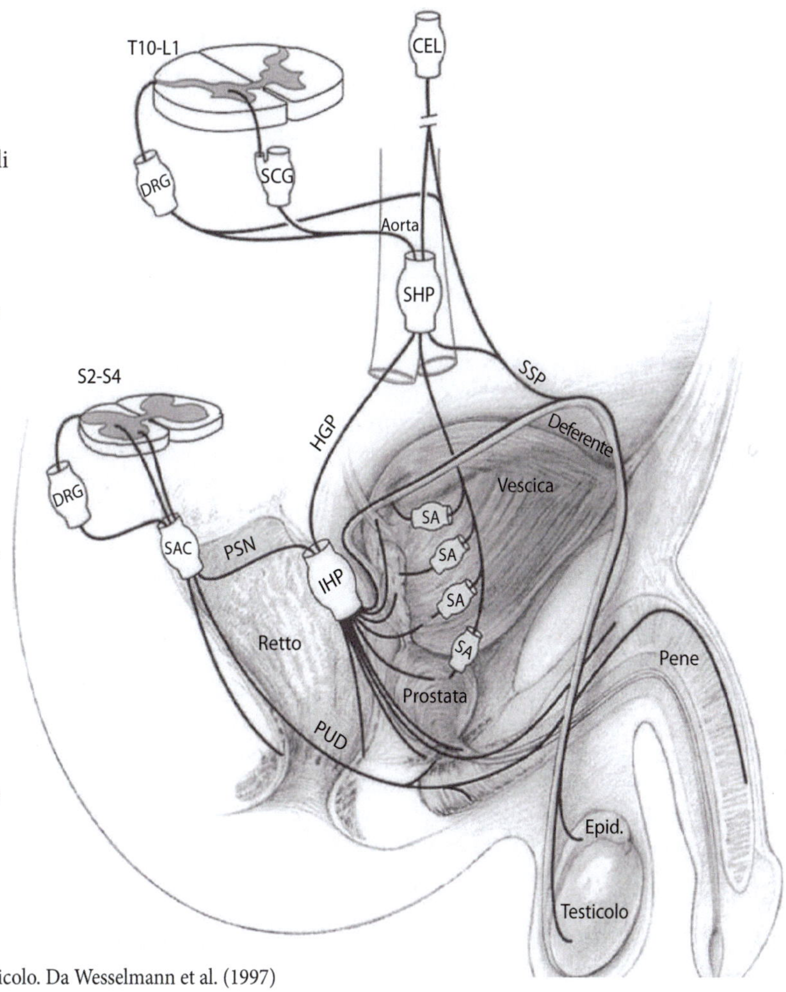

Fig. I.7.16. Innervazione del testicolo. Da Wesselmann et al. (1997)

La compressione del nervo pudendo è considerata come una causa di dolore scrotale (Kim et al. 2003), che può scomparire a volte alla decompressione.

Il dolore testicolare di origine neuropatica può essere dovuto a (Wesselmann et al. 1997):

- Neuropatie per incarceramento conseguente a:
  - Ernie inguinali (nervo ilio-inguinale o genito-femorale)
  - Aneurisma dell'arteria iliaca comune (nervo genito-femorale)
  - Fibrosi retroperitoneale: il dolore testicolare, in questo caso, è abitualmente associato a un dolore addominale o della parte bassa della schiena
  - Patologia del midollo spinale o sacrale, per esempio dovuta a un'ernia discale
- Lesioni nervose locali che possono far seguito a interventi chirurgici locali, tra cui:
  - Vasectomia
  - Erniotomia
  - Nefrectomia laparoscopica da donatore vivente; Kim et al. (2003) hanno osservato un'orchialgia ipsilaterale in 14 pazienti su 145 (9,6%)
- Condizioni neuropatiche generalizzate come diabete, neuropatia alcolica o periartrite nodosa
- Dolori irradiati: talvolta il dolore testicolare può essere percepito a livello dell'anca o dell'uretere

I.7.5.2.3
Sindrome dolorosa cronica del testicolo, patogenesi

I dolori acuti sono provocati dalle risposte nocicettive a una patologia locale, ma altri fattori entrano in gioco quando il dolore persiste da alcuni mesi, come le risposte psicologiche, emotive o comportamentali. Questa associazione di fattori può provocare una sindrome dolorosa cronica. In questo caso, il dolore può non essere alleviato da semplici interventi medici o chirurgici ed è necessario un approccio complessivo.

I.7

Le sindromi dolorose croniche che coinvolgono gli arti con partecipazione dei nervi somatici e vegetativi sono conosciute da molti anni. I diversi nomi per descrivere le varie manifestazioni delle sindromi comprendono la causalgia, la distrofia simpatica riflessa, l'algodistrofia e il dolore neuropatico cronico e sono spesso stati utilizzati in modo interscambiabile. L'espressione corrente di «sindrome complessa dolorosa regionale» è stata usata per sottolineare l'interazione complessa dei fattori somatici, psicologici e comportamentali e la distribuzione eterogenea dei sintomi (Harden et al. 1999). Il dolore segue raramente una distribuzione anatomica o neuro-anatomica identificata.

In questi ultimi anni, si è data più importanza a queste sindromi che coinvolgono gli organi interni e in modo predominante le vie nervose vegetative. Gli esempi comprendono il dolore cronico cardiaco, i dolori lombari cronici (Sockeel et al. 2004; Chapuis et al. 2004; Greenwell et al. 2004) e il dolore pelvico cronico (Janicki et al. 2003), tra cui alcune manifestazioni di prostatite cronica. Una caratteristica comune a tutte queste sindromi è il dolore cronico che è sproporzionato in intensità, distribuzione e durata rispetto alla patologia sottostante (Dunn 2000). La sindrome dolorosa può o meno seguire un evento scatenante come un episodio di dolore molto intenso o una ferita, che è spesso banale. Inoltre, possono esserci delle manifestazioni di iperattività simpatica, come un edema cutaneo, una sudorazione eccessiva, discromie cutanee e febbre, che portavano alla denominazione di «dolore mantenuto per via simpatica», anche se il ruolo fisiologico del sistema nervoso simpatico rimane poco chiaro.

La patologia delle sindromi dolorose croniche non è completamente conosciuta. (Janig e Baron 2003), nel midollo spinale e nei nervi periferici. Pare che i segnali del dolore siano percepiti a soglie che non raggiungerebbero normalmente la coscienza. La soglia del dolore è più alta (iperalgesia) e anche una stimolazione lieve è percepita come dolore (allodinia). Nel caso dei dolori testicolari cronici, degli stimoli che normalmente passerebbero inosservati, come la pressione di biancheria intima stretta o la posizione seduta a gambe incrociate, possono provocare un disturbo o un dolore percettibili. Ogni infiammazione o ferita ulteriore, comprese le operazioni chirurgiche, possono avere l'effetto di facilitare ancora di più le vie nervose del dolore e di amplificare il dolore. Inoltre, ogni trattamento chirurgico, come l'epididimectomia per il dolore dell'epididimo post-vasectomia, o anche le operazioni di denervazione sono in grado di aggravare il problema.

Rapporto tra dolore testicolare acuto e cronico

La relazione tra il dolore testicolare acuto e cronico non è del tutto chiara. In alcuni casi, esiste un episodio causale individuabile. Questo può essere un episodio di dolore molto forte (p. es., torsione, vasectomia senza anestesia locale adeguata) o di dolore persistente (per esempio, da varicocele). Può esserci una lesione ischemica dopo un'orchite o un'orchidopessi. Non è raro osservare un evento scatenante che peggiora il dolore come una seconda operazione, per esempio un'epididimectomia fatta per tentare di alleviare un disturbo cronico dell'epididimo. Generalmente, un intervento chirurgico è raccomandato per tentare di guarire la sorgente del dolore. Può esserci un periodo di sollievo temporaneo ma, alla fine, il dolore ricompare e spesso più forte. Infatti, esiste sempre un rischio che i trattamenti chirurgici possano aumentare il dolore e questo rischio, che non è quantificabile, deve essere spiegato al paziente prima dell'intervento.

Non esiste alcun test che definisca il dolore testicolare cronico e la diagnosi è basata sui criteri clinici. Con il passare del tempo, il dolore può diventare sempre meno localizzabile e può presentarsi una parestesia. Contrariamente alle altre condizioni di dolore neuropatico, gli edemi della cute scrotale e le discromie non sono frequenti, perché l'innervazione del testicolo è interamente separata da quella della parete scrotale. I nervi autonomi e le fibre del dolore vegetativo decorrono in direzione del testicolo in prossimità stretta con l'arteria testicolare, il canale deferente e i vasi del funicolo, mentre l'innervazione della cute dello scroto si realizza a partire dai rami terminali del nervo ilio-inguinale. Se gli edemi e le discromie della cute dello scroto fanno parte del quadro clinico, è molto probabile che la sindrome dolorosa cronica sia legata a un problema del nervo ilio-inguinale.

Dolore post-vasectomia

Il dolore post-vasectomia è generalmente estremo, evocato alla palpazione dell'epididimo e, tranne nei casi più gravi, è piuttosto facile differenziarlo, con un attento esame obiettivo, da un dolore testicolare. In circa il 25% dei casi, l'orchialgia è di tipo idiopatico. Uno studio ha riportato che un terzo dei pazienti presentava un dolore successivo alla vasectomia, ma di questi solo 3 pazienti su 172 hanno accettato un secondo intervento (1,7%, McMahon et al. 1992). Un dolore scrotale dolente è più frequente del numero di 1 per 1000 citato in letteratura; tuttavia, recenti studi randomizzati prospettici sulle tecniche di vasectomia, il dolore cronico non è stato classificato come un vero problema (Aradhya et al. 2005), cosa che indica che questa complicanza può dipendere dalla tecnica. Una migliore conoscenza dell'incidenza del dolore cronico post-vasectomia e degli strumenti per prevenirlo è necessario. Per prevenirlo, alcuni hanno suggerito una vasectomia a canale aperto (Shapiro e Silber 1979).

I.7.5.3

Segni clinici: anamnesi, esame clinico, esami diagnostici

La diagnosi di dolore testicolare è generalmente posta su un'anamnesi e un esame clinico accurati e su un approfondimento urologico. Una guida pratica di valutazione è data nel riquadro 1.

Il dolore testicolare può essere:

- unilaterale o bilaterale
- intermittente o continuo
- focale o irradiato, per esempio a livello dell'inguine, dell'addome, del bacino, del perineo, delle gambe o del dorso.

Non c'è generalmente un'interferenza con la funzione sessuale, tranne che per il dolore post-vasectomia che è spesso più rilevante dopo i rapporti sessuali. Il dolore testicolare dovuto a un'infezione è abitualmente associato a dei sintomi urinari quali poliuria oppure pollachiuria; se è dovuto a infezioni sessualmente trasmesse può associarsi la secrezione uretrale.

La valutazione deve comprendere un'anamnesi e un esame obiettivo accurati e un'analisi delle urine. L'ecografia del testicolo è essenziale sia nei casi acuti che cronici. La maggior parte dei pazienti che hanno un dolore cronico teme un cancro, e un'ecografia negativa permetterà al medico di rassicurarli. La TC può anche risultare utile mostrando la presenza di un epididimo ispessito. Le microcalcificazioni testicolari sono frequenti all'ecografia e possono anche non essere associate al dolore testicolare (Mac Kinnon et al. 1990). Altre tecniche di diagnostica per immagini (p. es., MRI) sono raramente necessarie ma, talvolta, possono essere eseguite per casi dubbi.

I.7

Riquadro 1: esame di un paziente che presenta dolori testicolari: una guida pratica

Anamnesi:

Anamnesi del dolore

- Durata, carattere, irradiazione, fattori aggravanti e di sollievo

Sintomi associati

- Sintomi delle basse vie urinarie e sintomatologia intestinale
- Anamnesi sessuale (un questionario di autovalutazione può essere utile e far guadagnare tempo, www.urologyedinburgh.co.uk/sexual_function_questionnaire.htm).

Esame:

- Esame del testicolo in piedi e sdraiato
  1. Ricerca di segni di varicocele e di ernia
  2. Dimensioni e sensibilità dei testicoli
  3. Transilluminazione
- Esplorazione rettale
  1. Ricercare un dolore o una sensibilità o qualsiasi altro difetto (Cap. II.3.1)
- Sistema nervoso periferico, per escludere una neuropatia
  1. Ricercare tutte le zone di iperestesia oppure di insensibilità[a]
  2. Segni motori o di fusione muscolare
  3. Esame dei riflessi
- Sistema vascolare, per escludere un'arteriopatia o una dilatazione aneurismatica
  1. Ricercare polso e soffi periferici
  2. Pressione arteriosa
  3. Soffi
- Esame obiettivo delle anche, del bacino e del rachide
  1. Valutare l'ampiezza dei movimenti e ricercare un dolore dell'anca, della sinfisi pubica e delle articolazioni sacroiliache
  2. Porre le gambe in estensione

Analisi:

- Analisi delle urine di routine (zucchero, sangue, proteine), microscopico e colturale
- Esame ecografico
  1. Testicolo
  2. Ecografia endorettale
- Le altre procedure possono includere
  1. TC o MRI
  2. Escludere un'ernia inguinale, un'iniezione di contrasto intraperitoneale e un'erniografia
  3. È stato riportato che il blocco del dolore testicolare con la bupivacaina poteva permettere di selezionare le eventuali indicazioni alla denervazione microchirurgica del funicolo

[a]La distribuzione del dolore e delle anomalie sensitive delle sindromi dolorose croniche tradizionalmente non rispetta i territori nervosi. La diagnosi è complicata dalle variazioni dell'evoluzione e dai territori di innervazione cutanea dei nervi ilio-inguinali e genito-femorali.

I.7.5.4
Diagnosi differenziale

I.7.5.4.1
Diagnosi differenziale del dolore testicolare acuto

La più importante delle diagnosi differenziali del dolore testicolare acuto di insorgenza improvvisa è tra la torsione (vedi Parte I.7.1) e l'orchiepididimite. È essenziale escludere subito un sospetto di torsione nei giovani, in cui si sviluppa improvvisamente un dolore testicolare acuto. Se la diagnosi differenziale tra torsione e orchiepididimite non può essere fatta con certezza mediante l'ecografia (Dogra e Bhatt 2004), l'esame doppler e l'esame clinico, è preferibile intraprendere una chirurgia esplorativa per escludere una torsione. Anche se un intervento per un sospetto di torsione rivela una diagnosi di orchiepididimite, i danni a lungo termine sono poco probabili, mentre ritardare una chirurgia esplorativa nel sospetto di torsione del testicolo può determinare la perdita del testicolo.

I.7.5.4.2
Diagnosi differenziale del dolore testicolare cronico e delle sindromi dolorose croniche del testicolo

I.7

Questa può essere molto difficoltosa e dipende dalla capacità dell'andrologo di valutare tutte le possibilità diagnostiche e di intraprendere le procedure descritte prima per eliminare ogni causa curabile.

I.7.5.5
Terapia

I.7.5.5.1
Trattamento del dolore testicolare cronico (orchialgia)

Medicazione per l'orchialgia

Gli analgesici orali sono, in genere, molto utili, tranne che nello stadio acuto postoperatorio dopo la chirurgia testicolare. È interessante notare che esistono delle differenze secondo il sesso riguardo alla risposta agli analgesici nei roditori (Terner et al. 2003; Mitrovic et al. 2003) e negli uomini (Fillingim 2002; Craft 2003); gli uomini rispondono meglio agli oppioidi analgesici rispetto alle donne. Nel dolore neuropatico accertato, può essere utile una terapia orale con amitriptilina (Pilowsky e Barrow 1990; McQuay et al. 1992) e gabapentina (Gustorff et al. 2002). I recettori GABA sono presenti nel testicolo, nel canale deferente (Geigerseder et al. 2003) e nel sistema nervoso centrale (Naumenko et al. 1996). La gabapentina può, quindi, avere un effetto a diversi livelli ma non è noto quello sulla fertilità.

Blocco locale e ablazione dei nervi

Il blocco anestetico locale del simpatico è largamente utilizzato nel trattamento dei dolori cronici, ma generalmente con scarsi risultati (Chaturvedi e Dash 2001; Hord e Oaklander 2003).

Hamza e Rowlingson (2004) hanno riportato un breve studio nel quale un blocco del plesso ipogastrico superiore ha alleviato il dolore in 12 casi su 14 di dolore testicolare e Yamamoto et al. (1995) hanno descritto il blocco transrettale dei nervi del plesso pelvico come superiore al blocco dei nervi del funicolo spermatico in un'altra coorte di pazienti.

La neurotomia con radiofrequenza pulsata è stata utilizzata nell'artropatia sacroiliaca (Ahadian 2004) e Cohen e Foster (2003) hanno pubblicato tre casi di orchialgia senza dolore dopo 6 mesi dall'intervento, ma nessuno di questi studi fornisce delle solide prove di efficacia. Al meglio, il blocco nervoso locale può apportare un sollievo temporaneo durante il quale possono essere intrapresi altri trattamenti. Levine e Matkov (2001) hanno raccomandato il blocco anestetico locale del funicolo spermatico come fase iniziale per individuare i pazienti che sarebbero in grado di trarre beneficio da una denervazione microchirurgica.

Gli oppiacei intratecali e altri farmaci sono stati utilizzati in dolori cronici resistenti (Kanoff 1994); sono state utilizzate anche tecniche come la stimolazione del midollo spinale (Grabow et al. 2003; Kemler et al. 2004; Forouzanfar et al. 2004), l'agopuntura, la TENS (neurostimolazione elettrica transcutanea) e altre tecniche similari. Non esistono evidenze certe sull'uso di queste tecniche per il dolore cronico.

Intervento chirurgico

Il ruolo della gestione chirurgica nel contesto del dolore testicolare cronico rimane una fonte di dibattito. L'intervento chirurgico può essere più efficace nelle situazioni dove esiste una prova tangibile di causa chirurgicamente rimediabile, come una patologia primaria del testicolo o dello scroto, oppure una prova tangibile di reale compressione nervosa che possa essere alleviata da decompressione microchirurgica. Si sono, a volte, provate delle procedure come l'epididimectomia o altre tecniche di denervazione, ma queste sono sempre meno efficaci e spesso aumentano il dolore. Benché siano stati descritti alcuni successi dopo degli interventi di denervazione del funicolo, questi sono casi privati dove può essere presente una distorsione chirurgica. Le casistiche sono generalmente brevi e con un breve follow-up. Non ci sono studi clinici randomizzati adeguatamente controllati in letteratura, qualunque sia la procedura descritta.

Gli articoli pubblicati sulle procedure interventistiche in caso di dolore testicolare sono elencati nella Tabella I.7.7.

Tabella I.7.7. Risultati delle tecniche interventistiche per dolori testicolari cronici

Legatura del varicocele	
Ribe et al. (2002)	Miglioramento o scomparsa del dolore in 22/25 uomini dopo la legatura subinguinale del varicocele
Yeniyol (2003)	Dolore guarito in 72/87
Maghraby (2002)	Dolore guarito in 49/58 uomini dopo legatura laparoscopica del varicocele
Peterson et al. (1998)	Dolore guarito in 30/35 uomini dopo legatura chirurgica
Yaman et al. (2000)	Dolore guarito in 72/82 uomini dopo legatura microchirurgica subinguinale del varicocele
Riparazione della vasectomia per dolore post-vasectomia	
Myers et al. (1997)	Serie (n = 32): 75% di guarigione dopo una prima procedura chirurgica, 10% dopo la seconda procedura
Nangia et al. (2000)	Serie (n = 13): 69% senza dolore
Denervazione microchirurgica del funicolo	
Levine e Matkov (2001)	Scomparsa completa del dolore in 25/33 testicoli
Heidenreich (2001); Heidenreich et al. (2002)	Serie (n = 35): 97% di successo (follow-up mediano 31,5 mesi) Scelti su blocchi transitori del funicolo spermatico riusciti
Devine e Schellhammer (1978)	Due casi
Caddedu et al. (1999)	Serie (n = 9). Denervazione laparoscopica, sollievo dal dolore in 7/9 (follow-up medio 25 mesi). Scelti su blocchi transitori del funicolo spermatico riusciti
Choa e Swami (1992)	Serie (n = 4). Sollievo completo del dolore immediatamente dopo chirurgia nei quattro casi (follow-up 2–36 mesi)
Decompressione nervosa	
Shafik (2002)	Serie (n = 4). Decompressione del nervo pudendo nel canale pudendo, dolore alleviato in 1-3 settimane. Follow-up di 9-14 mesi
Orchiectomia	
Yamamoto et al. (1995)	Tre uomini su quattro hanno beneficiato di un sollievo dal dolore dopo orchiectomia
Negri et al. (2002)	Un caso clinico di estrazione e di conservazione degli spermatozoi in un uomo che ha subito un'orchiectomia. Si tratta di una possibilità che deve essere considerata nei giovani

Bisogna riconoscere che la chirurgia in caso di orchialgia comporta un rischio significativo di aggravamento. Ciò deve essere discusso in maniera approfondita con il paziente, a cui va fatto firmare un consenso informato. Conviene anche ricordare che è stato dimostrato che i pazienti con dolore cronico spesso avevano scarse informazioni concernenti i rischi (Apkarian et al. 2004), di una chirurgia supplementare. Gli interventi che possono essere considerati sono:

- L'epididimectomia in caso di dolore cronico post-vasectomia con sensibilità marcata dell'epididimo all'esame clinico
- La legatura del varicocele in caso di orchialgia sinistra
- La divisione microchirurgica dei nervi del funicolo che vanno al testicolo in caso di dolore che appare limitato al testicolo

L'orchiectomia è abbastanza spesso utilizzata quando tutto è fallito, ma ci sono pochissime casistiche in letteratura per definirne l'utilità.

La denervazione chirurgica deve probabilmente essere considerata solo se il blocco anestetico locale del funicolo spermatico fornisce un sollievo a breve termine (Levine e Matkov 2001). L'intervento di denervazione del funicolo non è standardizzato; alcuni chirurghi sezionano tutte le strutture a eccezione dell'arteria testicolare e delle principali vene ma includono il canale deferente, mentre altri preservano il dotto deferente e i linfatici. Questa procedura viene eseguita al meglio sotto microscopio, in particolare se i vasi linfatici devono essere preservati. È saggio usare un blocco anestetico locale con, per esempio, la levobupivacaina, oltre all'anestesia generale, di modo che, al risveglio postoperatorio, il paziente non accusi nessun dolore. Inoltre, può essere utile prescrivere 6 settimane di gabapentina o di amitriptilina nel postoperatorio; tuttavia, questa è una pratica aneddotica e richiede conferma con uno studio clinico. All'esame di controllo 6 settimane dopo l'intervento, la gabapentina può essere sospesa se non è stato provato nessun dolore per almeno 2 settimane; in alternativa, deve essere proseguita.

Trattamento interdisciplinare del dolore nelle sindromi dolorose testicolari croniche

Costabile (1991) ha rivisto le cartelle dei 48 casi di dolore testicolare cronico che avevano nel totale subito 221 procedure diagnostiche e 74 interventi chirurgici di cui l'80% con esame istologico normale. A 8 anni dall'intervento, 31 sono stati rivalutati e, di questi, 29 (93%) avevano dei dolori invariati.

Si capisce chiaramente da tali risultati che la chirurgia è, nella maggior parte dei casi, una scelta di terapia errata.

Se la diagnosi di dolore testicolare cronico sembra probabile e se non esiste alcuna patologia chiaramente definita, la gestione non consiste nel tentare di trattare il disturbo, ma nell'aiutare il paziente ad adattarsi alla sua invalidità e a gestirla al meglio. In questo caso, la migliore gestione è multidisciplinare, con l'urologo e gli specialisti della medicina del dolore (Harden e Cole 1998). Le componenti di un approccio interdisciplinare alla gestione sono descritte nella Tabella I.7.8.

In caso di dolore non remittente, le persone spesso diventano fisicamente inattive, un condizionamento secondario che può indurre una diminuzione dei livelli di endorfina e aumentare la percezione del dolore. I familiari possono, talvolta, rivolgere delle cure o delle attenzioni esagerate, provocando delle alterazioni del comportamento del paziente che adotta un ruolo inutilmente passivo. La disfunzione sessuale può provocare tensione nella relazione tra partner e, nei casi gravi, l'assenteismo può portare alla perdita del posto di lavoro con tutti i problemi associati. Ripetuti ricoveri ospedalieri o interventi chirurgici possono allarmare il medico riguardo all'insuccesso dei precedenti interventi medici.

Un dolore non remittente può essere un'esperienza penosa (Hendler 1984), che interessa non solamente il paziente (Kemler et de Vet 2000), ma anche i membri della sua famiglia (Kemler e Furnee 2002). È, quindi, importante identificare e gestire tutti i fattori emotivi e psicosociali in gioco in ciascun caso (Stanton-Hicks 1998; Harden e Cole 1998). Questi fattori possono includere:

- La depressione, l'ansia e altri disturbi dell'umore
- La collera o l'amarezza nei confronti della causa del problema
- Il timore della malattia iniziale o del futuro
- Le difficoltà sessuali e relazionali
- Le conseguenze sociali del problema come l'incapacità di lavorare e di risolvere i problemi finanziari
- Le controversie o altre procedure legali

Bisogna incoraggiare il paziente a condurre una vita il più normale possibile indipendentemente dal suo dolore e devono essere prescritti analgesici per incoraggiarlo a uscire di casa e a lavorare normalmente, al fine di distrarlo dalla focalizzazione sul dolore.

La focalizzazione dell'attenzione sul problema e sulla sua causa ipotetica può ritardare la scomparsa del dolore stesso. In alcuni casi, un'azione propositiva nei confronti del paziente e dei suoi consulenti giuridici permette una conclusione precoce del problema giuridico e di avanzare.

Tabella I.7.8. Componenti di un approccio interdisciplinare

Terapia medica
Rassicurare sull'assenza di una malattia sottostante mortale e sull'innocuità dell'aumento dell'attività fisica
Fare un follow-up continuo per evitare il consumo di cure e le lesioni iatrogene
Aiutare in ogni procedura di litigio/indennizzazione fino alla sua risoluzione e conclusione
Educazione
Spiegare come lo stress e il decondizionamento emozionali possano aumentare la sintomatologia
Mostrare in che modo il proprio comportamento possa aggravare i sintomi
Aiutare i pazienti a comprendere e ad accettare un approccio di gestione di sé
Insegnare le tecniche di rilassamento, gli esercizi respiratori, ecc., per inibire l'eccitazione simpatica
Psichiatria e psicologia
Individuare ogni fattore psicologico che contribuisce a una sintomatologia eccessiva e ai comportamenti malati
Controllare lo stato mentale e valutare i rischi di auto-lesionismo
Trattare l'ansia e la depressione (prendere in considerazione un trattamento con farmaco psicotropico se necessario)
Insegnare le risposte adattative e i modelli di pensiero positivo per aiutare a riprendere il controllo e a inibire i pensieri negativi, catastrofismo, ecc.
Identificare e combattere i benefici secondari che causano un comportamento morboso eccessivo
Identificare i comportamenti familiari inadatti e sostenere la famiglia a incoraggiare il paziente ad abbandonare il suo ruolo di malato e a fare di più per se stesso
Fisioterapia ed ergoterapia
Aumento progressivo di attività fisica e rieducazione per rimessa in forma cardiovascolare
Incoraggiare gli sforzi fisici ricreativi e funzionali
Incoraggiare il ritorno verso delle attività sociali, ricreative e professionali, se appropriato

I.7.5.6 Risultati della terapia

Se la diagnosi è di dolore testicolare cronico, i risultati dei trattamenti interventistici sono, in genere, accettabili ma, in caso di sindrome dolorosa testicolare cronica, le terapie interventistiche possono aggravare il problema. Sfortunatamente, solo il quadro clinico permette di differenziare questi stati, e questa difficoltà fa sì che la maggior parte degli studi di trattamento riportino livelli di fallimento tra il 20 e il 50% (Gray et al. 2001, Tabella I.7.7). Dei tassi di successo più elevati sono stati osservati dopo la denervazione microchirurgica se l'indicazione è basata sul blocco nervoso con anestesia locale.

I.7.5.7
Prognosi

I.7.5.7.1
Prevenzione
Prevenzione del dolore testicolare cronico

La prevenzione delle sindromi dolorose croniche è un aspetto importante della chirurgia scrotale. Esistono degli elementi secondo i quali il dolore cronico ha più possibilità di insorgere nel postoperatorio immediato. È, quindi, probabile che un blocco anestetico locale, oltre all'anestesia generale per qualsiasi chirurgia scrotale, possa evitarne l'insorgenza. Si tratta, di solito, di una procedura complementare semplice che consiste nell'iniettare 2-3 mL di levobupivacaina allo 0,5% nel funicolo spermatico a livello del collo scrotale durante le procedure di routine quali la chirurgia per idrocele o la rimozione di una cisti nell'epididimo o l'inversione microchirurgica post-vasectomia, ecc. Come per ogni iniezione di anestetico locale, bisogna fare attenzione a non iniettare l'anestetico in un vaso.

I.7.5.8
Conclusioni

Il dolore testicolare rappresenta un sintomo presente in un ampio spettro di patologie: alcune malattie localizzate, che possono essere trattate con una chirurgia appropriata, e dolore neuropatico diffuso, aggravato dall'intervento chirurgico. È, spesso, molto difficile decidere la gestione migliore, ma l'urologo non deve ignorare la possibilità di un peggioramento nel trattare gli uomini con dolore testicolare.

Bibliografia

Ahadian FM (2004) Pulsed radiofrequency neurotomy: advances in pain medicine Curr Pain Headache Rep 8:34 - 40

Apkarian AV, Sosa Y, Krauss BR, Thomas PS, Fredrickson BE, Levy RE, Harden RN, Chialvo DR (2004) Chronic pain patients are impaired on an emotional decision-making task. Pain 108:129 - 136

Aradhya KW, Best K, Sokal DC (2005) Recent developments in vasectomy BMJ 330:296 - 299

Cadeddu JA, Bishoff JT, Chan DY, Moore RG, Kavoussi LR, Jarrett TW (1999) Laparoscopic testicular denervation for chronic orchalgia. [erratum appears in J Urol 1999 162:1708]. J Urol 162:733 - 735; discussion 735 - 756

Chapuis O, Sockeel P, Pallas G, Pons F, Jancovici R (2004) Thoracoscopic renal denervation for intractable autosomal dominant polycystic kidney disease-related pain. Am J Kidney Dis 43:161 - 163

Chaturvedi A, Dash HH (2001) Sympathetic blockade for the relief of chronic pain. J Indian Med Assoc 99:698 - 703

Choa RG, Swami KS (1992) Testicular denervation: a new surgical procedure for intractable testicular pain. Br J Urol 70: 417 - 419

Cohen SP, Foster A (2003) Pulsed radiofrequency as a treatment for groin pain and orchialgia. Urology 61:645

Costabile RA, Hahn M, McLeod DG (1991) Chronic orchialgia in the pain prone patient: the clinical perspective. J Urol 146:1571 - 1574

Craft RM (2003) Sex differences in drug- and non-drug-induced analgesia. Life Sci 72:2675 - 2688

Devine CJ, Schellhammer PF (1978) The use of microsurgical denervation of the spermatic cord for orchialgia. Trans Am Assoc Genitourin Surg 70:149 - 151

Dogra V, Bhatt S (2004) Acute painful scrotum. Radiol Clin North Am 42:349 - 363

Dunn D (2000) Chronic regional pain syndrome, type 1: Part I. AORN J 72:422 - 32, 435 - 449; quiz 452 - 458

Fillingim RB (2002) Sex differences in analgesic responses: evidence from experimental pain models. Eur J Anaesthesiol Suppl 26:16 - 24

Forouzanfar T, Kemler MA, Weber WE, Kessels AG, van Kleef M (2004) Spinal cord stimulation in complex regional pain syndrome: cervical and lumbar devices are comparably effective. Br J Anaesth 92:348 - 353

Geigerseder C, Doepner R, Thalhammer A, Frungieri MB, Gamel-Didelon K, Calandra RS, Kohn FM, Mayerhofer A (2003) Evidence for a GABAergic system in rodent and human testis: local GABA production and GABA receptors. Neuroendocrinology 77:314 - 323

Grabow TS, Tella PK, Raja SN (2003) Spinal cord stimulation for complex regional pain syndrome: an evidence-based medicine review of the literature. Clin J Pain 19:371 - 383

Gray CL, Powell CR Amling CL (2001) Outcomes for surgical management of orchalgia in patients with identifiable intrascrotal lesions. Eur Urol 39:455 - 459

Greenwell TJ, Peters JL, Neild GH, Shah PJ (2004) The outcome of renal denervation for managing loin pain haematuria syndrome. BJU Int 93:818 - 821

Gustorff B, Nahlik G, Spacek A, Kress HG (2002) [Gabapentin in the treatment of chronic intractable pain] Gabapentin in der Therapie chronischer therapieresistenter Schmerzen. Erste Erfahrungen bei 99 Patienten. Schmerz 16:9 - 14

Hamza M, Rowlingson J (2004) Management of chronic testicular pain with superior hypogastric plexus block University of Virginia, Charlottesville, VA, USA, Poster number 881, American Pain Society 2004

Harden RN, Cole PA (1998) New developments in rehabilitation of neuropathic pain syndromes. Neurol Clin 16:937 - 950

Heidenreich A (2001) Re: Microsurgical testicular denervation of the spermatic cord as primary surgical treatment of chronic orchialgia. J Urol 166:2322 - 2323

Heidenreich A, Olbert P, Engelmann UH (2002) Management of chronic testalgia by microsurgical testicular denervation. Eur Urol 41:392 - 397

Hendler N (1984) Depression caused by chronic pain. J Clin Psychiatry 45:30 - 38

Hord ED, Oaklander AL (2003) Complex regional pain syndrome: a review of evidence-supported treatment options. Curr Pain Headache Rep 7:188 - 196

Janicki TI (2003) Chronic pelvic pain as a form of complex regional pain syndrome. Clin Obstet Gynecol 46:797 - 803

Janig W Baron R (2003) Complex regional pain syndrome: mystery explained? Lancet Neurol 2:687 - 697

Kanoff RB (1994) Intraspinal delivery of opiates by an implantable, programmable pump in patients with chronic, intractable pain of nonmalignant origin. J Am Osteopath Assoc 94:487 - 493

Kemler MA, de Vet HC (2000) Health-related quality of life in chronic refractory reflex sympathetic dystrophy (complex regional pain syndrome type I). J Pain Symptom Manage 20:68 - 76

Kemler MA, Furnee CA (2002) The impact of chronic pain on life in the household. J Pain Symptom Manage 23:433 - 441

Kemler MA, De Vet HC, Barendse GA, Van Den Wildenberg FA, Van Kleef M (2004) The effect of spinal cord stimulation in

I.7

patients with chronic reflex sympathetic dystrophy: two years' follow-up of the randomized controlled trial. Ann Neurol 55:13 – 18

Kim F, Pinto P, Su LM, Jarrett TW, Rattner LE, Montgomery R Kavoussi LR (2003) Ipsilateral orchialgia after laparoscopic donor nephrectomy. J Endourol 17:405 – 409

Levine LA, Matkov TG (2001) Microsurgical denervation of the spermatic cord as primary surgical treatment of chronic orchialgia. J Urol 165:1927 – 1929

MacKinnon J, Coz F, Diaz L (1990) [Testicular microlithiasis: echographic diagnosis of a new cause of orchialgia and infertility] Microlitiasis testicular: diagnostico ecografico de una nueva causa de orquialgia e infertilidad. Rev Chil Obstet Ginecol 55:6 – 9

Maghraby HA (2002) Laparoscopic varicocelectomy for painful varicoceles: merits and outcomes. J Endourol 16:107 – 110

Manikandan R, Srirangam SJ, Pearson E, Collins GN (2004) Early and late morbidity after vasectomy: a comparison of chronic scrotal pain at 1 and 10 years. BJU Int 93:571 – 574

McMahon AJ, Buckley J, Taylor A, Lloyd SN, Deane RF, Kirk D (1992) Chronic testicular pain following vasectomy. Br J Urol 70:338 – 339

McQuay HJ, Carroll D, Glynn CJ (1992) Low dose amitriptyline in the treatment of chronic pain. Anaesthesia 47:646 – 652

Mitrovic I, Margeta-Mitrovic M, Bader S Stoffel M, Jan LY, Basbaum AI (2003) Contribution of GIRK2-mediated postsynaptic signaling to opiate and alpha 2-adrenergic analgesia and analgesic sex differences. Proc Natl Acad Sci USA 100: 271 – 276

Myers SA, Mershon CE, Fuchs EF (1997) Vasectomy reversal for treatment of the post-vasectomy pain syndrome. J Urol 157:518 – 520

Nangia AK, Myles JL, Thomas AJ (2000) Vasectomy reversal for the post-vasectomy pain syndrome: a clinical and histological evaluation. J Urol 164:1939 – 1942

Naumenko EV, Amikishieva AV, Serova LI (1996) Role of GABAA and GABAB receptors of the brain in the negative feedback mechanism of the hypothalamohypophyseotesticular complex. Neurosci Behav Physiol 26:277 – 280

Negri L, Albani E, Di Rocco M, Levi-Setti PE (2002) Aspermia and chronic testicular pain after imperforate anus correction. Cryopreservation of sperm cells extracted from whole orchiectomized testis: case report. Hum Reprod 17:2935 – 2937

Peterson AC, Lance RS, Ruiz HE (1998) Outcomes of varicocele ligation done for pain. J Urol 159:1565 – 1567

Pilowsky I, Barrow CG (1990) A controlled study of psychotherapy and amitriptyline used individually and in combination in the treatment of chronic intractable, 'psychogenic' pain. Pain 40:3 – 19

Ribe N, Manasia P, Sarquella J, Grimaldi S, Pomerol JM (2002) Clinical follow-up after subinguinal varicocele ligation to treat pain. Arch Ital Urol Androl 74:51 – 53

Schover LR (1990) Psychological factores in men with genital pain. Clevel Clin J Med 57:697 – 670

Shafik A (2002) Re: Microsurgical denervation of the spermatic cord as primary surgical treatment of chronic orchialgia. J Urol 167:1408

Shapiro EI, Silber SJ (1979) Open-ended vasectomy, sperm granuloma, and postvasectomy orchialgia. Fertil Steril 32: 546 – 550

Sockeel P, Pallas P, Pons F, Jancovici R (2004) Thoracoscopic renal denervation for intractable autosomal dominant polycystic disease-related pain. Am J Kidney Dis 43:161 – 163

Stanton-Hicks M, Baron R, Boas R, Gordh T, Harden N, Hendler N et al (1998) Complex regional pain syndromes: guidelines for therapy. Clin J Pain 14:155 – 166

Terner JM, Lomas LM, Smith ES, Barrett AC, Picker MJ (2003) Pharmacogenetic analysis of sex differences in opioid antinociception in rats. Pain 106:381 – 391

Yamamoto M, Hibi H, Katsuno S, Miyake K (1995) Management of chronic orchialgia of unknown etiology. Int J Urol 2:47 – 49

Yaman O, Ozdiler E, Anafarta K, Gogus O (2000) Effect of microsurgical subinguinal varicocele ligation to treat pain. Urology 55:107 – 108

Yeniyol CO, Tuna A, Yener H, Zeyrek N, Tilki A (2003) High ligation to treat pain in varicocele. Int Urol Nephrol 35:65 – 68

Lesioni benigne e maligne dell'apparato genitale maschile I.8

I.8.1 Lesioni benigne scrotali, cisti dell'epididimo, tumori dell'epididimo

K. Turner

Messaggi chiave

- L'associazione della valutazione clinica e dell'ecografia permette la diagnosi della maggior parte delle lesioni scrotali.
- In ogni intervento chirurgico sullo scroto, esistono dei rischi di lesione dei deferenti o dei vasi testicolari che potrebbero interessare la fertilità; i pazienti devono quindi esserne informati.
- L'idrocele nel bambino e nell'adulto ha cause diverse.
- L'asportazione delle cisti dell'epididimo può non risolvere il disturbo attribuito a queste cisti.

L'associazione dell'esame clinico e dell'ecografia permette la diagnosi della maggior parte delle lesioni scrotali. Vedi- Fig. I.8.1.

I.8.1.1 Idrocele

I.8.1.1.1 Definizione

Discendendo nello scroto nelle fasi dello sviluppo, il testicolo porta con sé una protrusione intraperitoneale (il processo vaginale). Di solito, la parte superiore di questo processo vaginale si ferma tra l'anello inguinale profondo e lo scroto prossimale, formando così una tasca isolata del peritoneo (la tunica vaginale) che circonda il testicolo. L'idrocele corrisponde a un accumulo abnorme di liquido in questa tasca.

I.8.1.1.2 Eziologia e patogenesi

Le cause e il trattamento dell'idrocele differiscono nel bambino e nell'adulto. L'idrocele del bambino è il risultato di una chiusura incompleta del processo vaginale (vedi oltre). L'idrocele dell'adulto è, in genere, idiopatico. Tuttavia, dal momento che l'idrocele può essere associato a una neoplasia testicolare, un'ecografia dello scroto deve essere praticata per confermare l'assenza di alterazioni del testicolo.

I.8.1.1.3 Segni clinici ed esami di laboratorio

L'idrocele dell'adulto è evidente con la transilluminazione. Si limita allo scroto e circonda il testicolo. Se l'idrocele è flaccido, è possibile palpare il testicolo (in genere dietro la sacca di idrocele) ma, se l'idrocele è teso, la palpazione del testicolo può rivelarsi difficoltosa. L'ecografia pone abitualmente la diagnosi.

I.8.1.1.4 Terapia

L'idrocele sintomatico dell'adulto viene corretto al meglio chirurgicamente con accesso scrotale. L'anatomia intrascrotale può essere alterata dall'idrocele. I pazienti devono essere, quindi, avvertiti del rischio di lesioni del canale deferente o dei vasi testicolari in occasione della cura dell'idrocele, con un rischio di alterazione secondaria del liquido seminale o per la fertilità. Esistono diverse tecniche chirurgiche tra cui l'escissione della sacca, l'escissione e la flessione della sacca dietro il testicolo e l'epididimo (intervento di Jaboulay) e il ripiegamento della sacca (procedura di Lord; Lord 1964). Qualunque sia la tecnica, il paziente deve essere informato della persistenza di una massa residua dal lato dell'intervento rispetto allo scroto controlaterale e di un rischio di recidiva con tutte le tecniche.

La scleroterapia (con agenti infiammatori come il fenolo o la tetraciclina) è un'alternativa al trattamento dell'idrocele (e delle cisti epididimali). Secondo alcuni chirurghi, la scleroterapia è efficace quanto la chirurgia, con una morbilità più debole e con lo stesso impatto sulla spermatogenesi (Shan et al. 2003).

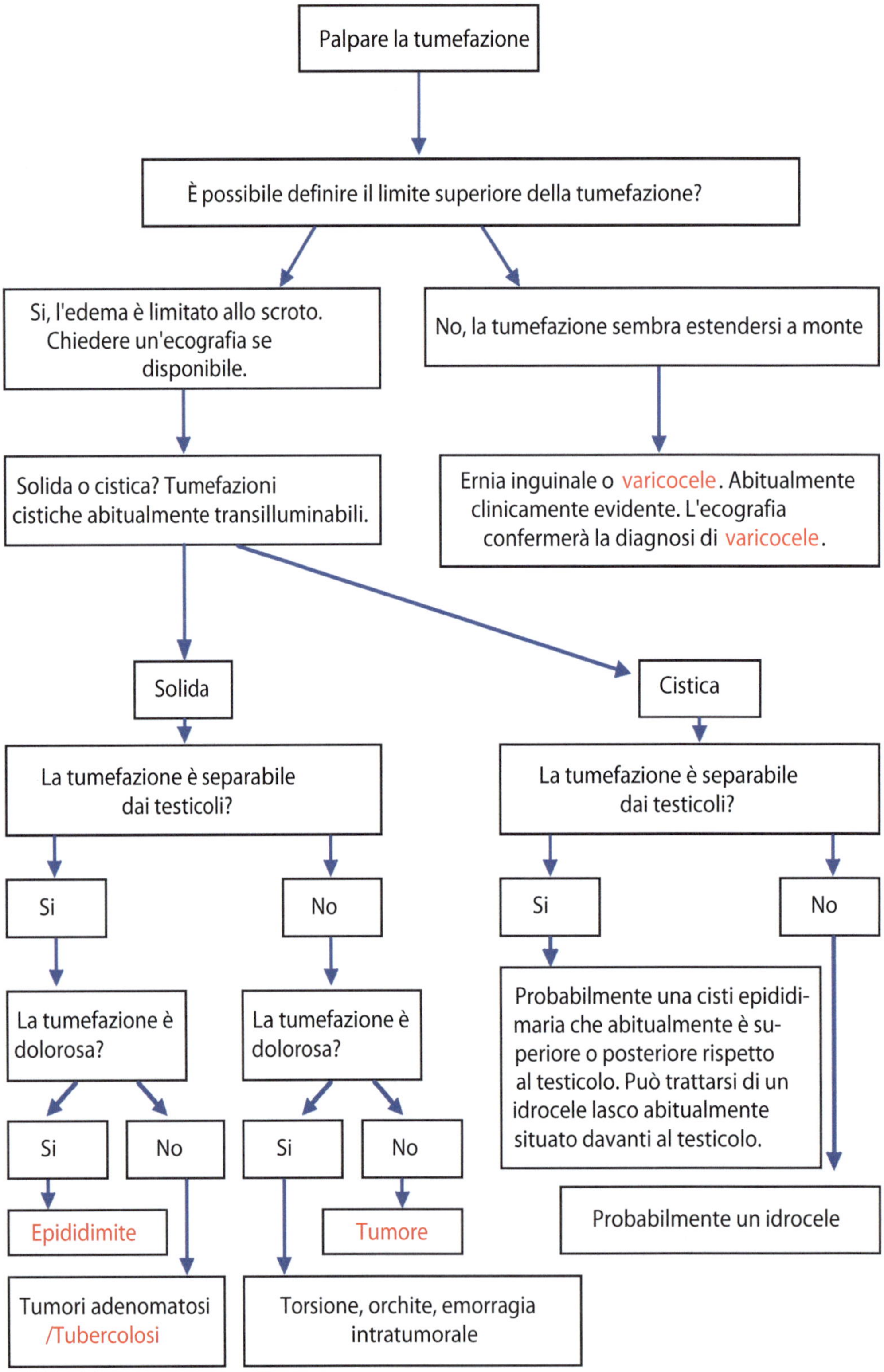

Fig. I.8.1. Algoritmo della valutazione delle tumefazioni scrotali nell'adulto. L'ecografia scrotale è ormai disponibile e viene eseguita in numerosi centri, prima che il paziente sia esaminato in ambiente specialistico. Non ha sostituito un esame clinico accurato e il medico esperto può spesso gestire il paziente senza ricorrere all'ecografia. Adattata con autorizzazione di Mostofi e Sesterhenn (1998)

Diverse iniezioni di sostanze sclerosanti possono rivelarsi necessarie. Altri chirurghi hanno constatato dei tassi di recidiva e di morbilità più elevati con la scleroterapia; essi propongono di riservarla ai casi in cui la chirurgia ha un rischio elevato non accettabile (Thomson e Odell 1979; Sigurdsson et al. 1994).

I.8.1.1.5 Idrocele comunicante e idrocele del funicolo spermatico

La mancata chiusura del processo vaginale permette al liquido intraperitoneale di accumularsi intorno al testicolo, effetto che induce un idrocele comunicante (se lo spazio di apertura del processo è rilevante, può derivarne un'ernia inguinale). Il 90% degli idroceli comunicanti si risolve prima dei 12 mesi ed essi sono molto rari oltre i 5 anni. Di solito, si presentano sotto forma di una tumefazione scrotale non dolente e visibile con transilluminazione, le cui dimensioni variano durante la giornata e in relazione alle attività quotidiane. La chirurgia è raramente necessaria ma, quando lo diventa, l'intervento prevede un'incisione della piega inguinale e l'aspirazione dell'idrocele.

Se un segmento del processo vaginalis resta aperto, si può formare un idrocele del funicolo e si presenta abitualmente sotto forma di una massa mobile, indolente e visibile con transilluminazione, in linea con il funicolo spermatico. L'idrocele può comunicare con la cavità peritoneale (idrocele comunicante del funicolo). La rimozione della massa con accesso inguinale è, di solito, curativa (con chiusura del processo aperto se l'idrocele del funicolo è comunicante).

I.8.1.2 Cisti dell'epididimo

I.8.1.2.1 Definizione

Per spermatocele si intende una cisti dell'epididimo contenente spermatozoi.

I.8.1.2.2 Eziologia e patogenesi

Le cisti dell'epididimo sono molto frequenti e la loro incidenza aumenta con l'età. Nella maggior parte dei casi, non vi è alcuna causa evidente. Esse sono più comuni nei bambini di donne trattate con il dietilstilbestrolo (Vohra e Morgentaler 1997). I cistoadenomi dell'epididimo sono una delle caratteristiche della malattia di von Hippel-Lindau (Gruber et al. 1980).

I.8.1.2.3 Segni clinici ed esami di laboratorio

Queste cisti sono, di solito, sferiche, visibili con transilluminazione e distinte dal testicolo. Esse possono insorgere in qualsiasi sito dell'epididimo ma sono situate, la maggior parte delle volte, vicino alla testa dell'epididimo.

I.8.1.2.4 Terapia

La maggior parte delle cisti è asintomatica e, una volta rassicurati, molti pazienti rifiutano l'intervento chirurgico. Si può esaminare lo scroto ed estrarre la cisti, se è particolarmente voluminosa o se si pensa che sia fonte di disagio a livello dello scroto. Una pressione intermittente esercitata sulla cisti può, talvolta, produrre dolore. In tutti i casi, i pazienti devono essere avvertiti che il fatto di estrarre una cisti apparentemente dolente non significa far scomparire i sintomi e che le cisti dell'epididimo possono recidivare. Lesioni subite attraverso il dotto epididimario al momento dell'estrazione di una cisti dell'epididimo possono provocare la formazione di granulomi seminali che possono causare, a loro volta, un disturbo cronico. Si devono anche spiegare i rischi delle lesioni del canale deferente e dei vasi testicolari, così come la possibilità di una riduzione conseguente della qualità del liquido seminale e della fertilità. La scleroterapia rappresenta un'alternativa al trattamento delle cisti dell'epididimo (vedi prima).

I.8.1.3 Tumori dell'epididimo

I.8.1.3.1 Caratteristiche cliniche

Le masse localizzate nell'epididimo che non sono visibili con transilluminazione o che risultano solide all'ecografia possono essere delle neoplasie dell'epididimo. Esse sono generalmente indolori.

I.8.1.3.2 Eziologia e patogenesi

I tumori dell'epididimo sono quasi sempre degli adenomi benigni (tumore adenomatoide dell'epididimo, Folpe e Weiss 2000). Le neoplasie maligne primitive dell'epididimo sono molto rare. Esse comprendono leiomiosarcomi, rabdomiosarcomi e linfomi (Kizer et al. 2001; Novella et al. 2001; Varzaneh et al. 2002; Maniyur et al. 2003). Sono state anche descritte metastasi localizzate all'epididimo (Ozdal et al. 2002; Gaskin e Shah 2003).

I.8.1.3.3 Terapia

La chirurgia delle masse solide dell'epididimo deve essere realizzata mediante accesso inguinale, controllando il funicolo prima della liberazione del testicolo. Si può eseguire una biopsia e analizzare una sezione congelata per differenziare i tumori epididimari benigni e maligni, allo stadio peroperatorio. I tumori benigni possono essere tolti preservando il testicolo, mentre i tumori maligni richiedono un'orchiectomia (Goldstein e Waterhouse 1983).

I.8.1.4
Altre lesioni benigne dell'epididimo: granuloma seminale

I.8.1.4.1
Definizione

I granulomi seminali sono provocati da una reazione infiammatoria dovuta alla fuoriuscita degli spermatozoi dall'apparato genitale vero e proprio. Sono caratterizzati dalla presenza di spermatozoi e macrofagi nei canali epiteliali.

I.8.1.4.2
Eziologia e patogenesi

Ogni procedura o lesione che crea una lesione nell'apparato genitale e permette una perdita di spermatozoi può indurre la formazione di granulomi seminali. La causa più frequente è la vasectomia. La loro incidenza dopo una vasectomia è difficile da quantificare, ma si possono scoprire dei granulomi seminali microscopici a livello della sede della vasectomia nel 10-30% dei casi di riparazione di vasectomia.

I.8.1.4.3
Caratteristiche cliniche

Nella maggior parte dei casi, i granulomi sono di dimensioni ridotte e asintomatici, anche se possono raggiungere 1-2 cm di diametro ed essere sensibili alla palpazione. Essi sono probabilmente più frequenti dopo una vasectomia eseguita con occlusione dei deferenti che dopo una vasectomia eseguita mediante cauterizzazione endoluminale (per sutura o clip). In caso di orchialgia cronica dopo la vasectomia, una pressione esercitata su un granuloma palpabile può riprodurre il disturbo del paziente.

I.8

I.8.1.4.4
Terapia

L'escissione del granuloma seguita da una cauterizzazione endoluminale o da una vasovasostomia è, in linea di massima, curativa (Silber 1977; Schmidt 1979; Belker et al. 1992).

I.8.1.5
Altre lesioni benigne dell'epididimo: tubercolosi dell'epididimo

I.8.1.5.1
Eziologia e patogenesi

La tubercolosi dell'epididimo deriva, di solito, da una diffusione ematogena di *Mycobacterium tuberculosis*. L'epididimo è particolarmente vulnerabile per la sua ricca vascolarizzazione. Questo fenomeno può essere associato a tubercolosi renale, anche se la presenza di un focolaio renale è spesso difficile da dimostrare. Il testicolo è raramente coinvolto.

I.8.1.5.2
Caratteristiche cliniche

La presentazione clinica consiste generalmente in una tumefazione dell'epididimo (che può essere doloroso o meno) in un uomo che ha una storia di pregressa tubercolosi. Si stabilisce, in genere, la diagnosi isolando *M. tuberculosis* nelle urine o nel liquido seminale. Quando le colture delle urine sono sterili, il batterio può essere isolato a partire da un campione di epididimectomia proveniente da un seno nell'epididimo.

I.8.1.5.3
Terapia

Il trattamento consiste in una chemioterapia antitubercolare.

Bibliografia

Belker AM, Thomas A Jr et al. (1992) Results of 1,469 microsurgical vasectomy reversals by the Vasovasostomy Study Group. J Urol Nurs 11:93 - 111

Folpe AL, Weiss SW (2000) Paratesticular soft tissue neoplasms. Semin Diagn Pathol 17:307 - 318

Gaskin DA, Shah D (2003) Bilateral epididymal metastases from primary adenocarcinoma of the prostate. West Indian Med J 52:253 - 254

Goldstein M, Waterhouse K (1983) When to use the Chevassu maneuver during exploration of intrascrotal masses. J Urol 130:1199 - 1200

Gruber MB, Healey GB et al (1980) Papillary cystadenoma of epididymis: component of von Hippel-Lindau syndrome. Urology 16:305 - 306

Kizer WS, Dykes TE et al (2001). Paratesticular spindle cell rhabdomyosarcoma in an adult. J Urol 166: 606 - 607

Lord PH (1964) A bloodless operation for the radical cure of idiopathic hydrocele. Br J Surg 51:914 - 916

Maniyur R, Anant K et al (2003). Posttransplant epididymal lymphoma: an aggressive variant. Transplantation 75:246 - 247

Novella G, Porcaro AB et al (2001) Primary lymphoma of the epididymis: case report and review of the literature. Urol Int 67:97 - 99

Ozdal OL, Yakupoglu YK et al (2002). Epididymal metastasis from gastric signet ring cell adenocarcinoma. Can J Urol 9:1498 - 1499

Schmidt SS (1979) Spermatic granuloma: an often painful lesion. Fertil Steril 31:178 - 181

Shan CJ, Lucon AM et al (2003) Comparative study of sclerotherapy with phenol and surgical treatment for hydrocele. J Urol 169:1056 - 1059

Sigurdsson T, Johansson JE et al (1994) Polidocanol sclerotherapy for hydroceles and epididymal cysts. J Urol 151:898 - 901

Silber SJ (1977) Sperm granuloma and reversibility of vasectomy. Lancet 2:588 - 589

Thomson H, Odell M (1979) Sclerosant treatment for hydroceles and epididymal cysts. BMJ 2:704 - 705

Varzaneh FE, Verghese M et al (2002) Paratesticular leiomyosarcoma in an elderly man. Urology 60:1112

Vohra S, Morgentaler A (1997) Congenital anomalies of the vas deferens, epididymis, and seminal vesicles. Urology 49: 313 - 321

I.8.2 Carcinoma del testicolo, CIS, microcalcificazioni, classificazione TNM

O. Ståhl, J. Eberhard, A. Giwercman

Messaggi chiave

- Il carcinoma del testicolo a cellule germinali (Germ Cell Cancer, GCC) è il tumore maligno più frequente dell'uomo giovane. Deve essere sospettato in ogni caso di dolore e di tumore testicolare.
- Il GCC può essere prevenuto con lo screening del carcinoma in situ del testicolo (CIS).
- Questo screening deve essere affrontato in categorie selezionate di pazienti, come in caso di anamnesi di criptorchidismo, di oligozoospermia o di GCC unilaterale.
- Grazie ai trattamenti moderni, circa il 95% dei pazienti affetti da GCC può essere guarito. La questione della tossicità a lungo termine e della qualità della vita riveste, quindi, un ruolo importante.
- Il GCC in sé, così come il suo trattamento, possono avere effetti negativi sulla fertilità potenziale del paziente. La crioconservazione del liquido seminale deve, prima di tutto, essere proposta prima del trattamento, di preferenza prima dell'orchiectomia.
- Il GCC e il suo trattamento possono anche avere degli effetti negativi sulla funzione delle cellule di Leydig. I pazienti affetti da GCC devono ricevere dei consigli andrologici, per quanto riguarda sia la loro fertilità che la necessità di terapie androgeniche sostitutive.

I.8.2.1 Carcinoma del testicolo

I.8.2.1.1 Definizione della malattia

Nell'adulto, più del 90% dei tumori del testicolo ha origine dalle cellule germinali: carcinoma del testicolo a cellule germinali (Testicular Germ Cell Cancer, TGCC, Richie 1997). Altre neoplasie testicolari, come i carcinoidi, i linfomi, i seminomi spermatocitari, la diagnosi di mesotelioma e i tumori a cellule di Leydig e di Sertoli, sono rare e non verranno trattate qui.

Dal punto di vista istologico, il TGCC è stato suddiviso in due sottopopolazioni, i seminomi e i non seminomi, e ciascuna rappresenta circa il 50% dei casi. Esistono diversi sistemi di classificazione dei tumori a cellule germinali del testicolo: la classificazione della WHO (Tabella I.8.1, Mostofi e Sesterhenn 1998) è raccomandata dall'European Germ Cell Cancer Consensus Group (EGCCCG, Schmoll et al. 2004). Il picco d'incidenza dei non seminomi si attesta tra i 25 e i 30 anni e si tratta, nella maggior parte dei casi, di tumori istologicamente misti. I seminomi insorgono caratteristicamente verso i 35 anni. Il dieci per cento dei GCC è inizialmente localizzato fuori dalle gonadi, la maggior parte delle volte nel retroperitoneo o, raramente, primitivamente nel mediastino.

Tabella I.8.1. Classificazione WHO dei tumori a cellule germinali del testicolo (Mostofi e Sesterhenn 1998)

Tumori di un unico tipo istologico
Seminomi
Seminomi spermatocitari
Carcinoma embrionale
Poliembrioma
Teratoma
Maturo
Immaturo
Con trasformazione maligna
Tumore del sacco vitellino (tumore sinusale endodermico)
Coriocarcinoma
Tumori di più di un tipo istologico
Carcinoma embrionale con teratoma (teratocarcinoma)
Coriocarcinoma e altri tipi
Altre combinazioni

Citogeneticamente, i TGCC sono, in genere, iperdiploidi, dal momento che degli isocromosomi 12p o altre aberrazioni del cromosoma 12 sono praticamente sempre presenti (Chaganti et al. 1993).

Epidemiologia

Il TGCC è il tumore maligno più frequente nei giovani, ma rappresenta solo l'1-2% di tutti i tumori maligni negli uomini. Nel mondo, l'incidenza aumenta del 100% ogni 20 anni (Schmoll et al. 2004) ed è caratterizzata da una grande eterogeneità geografica (Schmoll et al. 2004). Le incidenze più elevate colpiscono i Paesi dell'Europa settentrionale e occidentale, raggiungendo il tasso di 15/100 000 abitanti in Danimarca (Richiardi et al. 2004), contro meno di 1/100 000 negli afroamericani. Il suo impatto è ancora più debole in Estremo Oriente.

I.8.2.1.2 Eziologia e patogenesi

Si stanno accumulando dati che affermano che il TGCC si sviluppa a partire da cellule germinali di carcinoma in situ (CIS) che compare all'inizio della vita fetale (per i dettagli vedi «Carcinoma in situ del testicolo» oltre).

I.8.2.1.3 Sintomatologia

Bisogna cercare la presenza di un GCC in uomini che lamentano una tumefazione o una massa scrotale o che soffrono di dolori testicolari diffusi che mimano quelli di una torsione testicolare o nell'epididimo. Il GCC è, talora, accompagnato da idrocele.

L'esame obiettivo rivela, di solito, la presenza di un nodulo, portando alla diagnosi di tumore testicolare. La palpazione rivela spesso un'ipertrofia del testicolo e un dolore; tuttavia, in alcuni casi, si può palpare un piccolo nodulo in una gonade di dimensioni normali, o anche atrofica.

La prima sede delle metastasi linfatiche è costituita dai linfonodi retroperitoneali omolaterali (a meno che il paziente non abbia subito un intervento chirurgico nella regione inguinale con lesione dei linfatici a cui afferiscono i testicoli). Il primo segno della malattia metastatica è, spesso, un dolore lombare, provocato dalle masse linfonodali retroperitoneali. La disseminazione ematogena ha soprattutto luogo a livello dei polmoni e raramente a livello di altri organi quali fegato, cervello o scheletro.

I.8.2.1.4
Esame clinico

Quando si sospetta un tumore testicolare, si deve eseguire un'ecografia scrotale per differenziare le masse extra-testicolari dalle masse intra-testicolari, maggiormente maligne. Se si riscontra una lesione, si deve eseguire un'esplorazione transinguinale del testicolo e, se c'è il sospetto di un tumore, si deve eseguire un'orchiectomia. I prelievi di sangue per misurare marcatori sierici, alfa-fetoproteina (AFP), gonadotropina corionica umana (βhCG) e, se possibile, fosfatasi alcalina placentare (PLAP), devono essere effettuati prima dell'intervento. Una biopsia del testicolo controlaterale che tende a escludere un CIS è raccomandata da alcuni centri (vedi «Carcinoma in situ del testicolo» più avanti nel testo).

I.8

Dopo aver diagnosticato il GCC, bisogna praticare degli esami per la classificazione in stadi e una TC del torace, dell'addome e del bacino. Se, prima dell'intervento, i marker tumorali sono aumentati, occorre eseguire delle misurazioni ripetute durante il follow-up al fine di controllare la comparsa di metastasi. Nei seminomi, i tassi sierici di βhCG e di PLAP sono elevati rispettivamente nel 15-20% dei casi e nel 50-60%. Nei non seminomi, i tassi di βhCG e/o di AFP sono alti nel 60-70% dei casi. L'aumento persistente dei livelli di AFP e di βhCG dopo ablazione del tumore testicolare indica che la malattia si è propagata. L'LDH (lattato deidrogenasi) è elevata nel 70-80% dei pazienti in cui il GCC si è propagato e il suo dosaggio ha un interesse prognostico, in particolare se l'AFP e la βhCG sono normali (Tabella I.8.2). A causa delle reattività crociate nei fumatori, la specificità della PLAP è scarsa, ma può essere impiegata nei non fumatori affetti da seminoma avanzato.

Tabella I.8.2. Uso clinico dei marcatori tumorali *AFP* e βhCG

Per riclassificare i seminomi istologici in non seminomi, l'AFP è elevata solo nei non seminomi
Per individuare una malattia metastatica
Come strumento prognostico nelle forme evolute
Per valutare l'effetto clinico della terapia
Per una diagnosi rapida della recidiva
L'AFP può essere falsamente positiva in caso di malattia epatica
La βhCG può essere falsamente positiva nei pazienti con un ipogonadismo o che consumano della marijuana

I.8.2.1.5
Sistema di classificazione per stadi clinici

Esistono diversi sistemi di classificazione; l'EGCCCG raccomanda l'uso della classificazione TNM dell'International Union Against Cancer (UICC, 2002, Tabella I.8.3) con, in caso di malattia disseminata, un raggruppamento di rischio secondo la classificazione prognostica dell'International Germ Cell Cancer Collaborative Group (IGCCG, 1997). Anche il sistema di classificazione del Royal Marsden Hospital, RMH, Horwich 1995) è ampiamente utilizzato, ed è stato il metodo più utilizzato prima dell'introduzione della classificazione prognostica dell'IGCCG.

Tabella I.8.3. Classificazione TNM dall'UICC (Union Internationale Contre le Cancer, 2002). *CIS* Carcinoma in situ

Tumore primitivo (T)	
L'estensione del tumore primitivo è di solito classificata dopo un'orchiectomia radicale ed è dunque attribuito uno stadio anatomopatologico	
pTX	Il tumore primitivo non può essere valutato
pT0	Nessun segno di tumore primitivo (p. es., cicatrice istologica nel testicolo)
pTis	Neoplasia intratubulare delle cellule germinali (CIS)
pT1	Tumore limitato al testicolo e all'epididimo senza invasione vascolare/linfatica; il tumore può invadere la tunica albuginea ma non la tunica vaginale
pT2	Tumore limitato al testicolo e all'epididimo con invasione vascolare/linfatica o tumore che si estende attraverso la tunica albuginea con interessamento della tunica vaginale
pT3	Il tumore invade il funicolo spermatico con o senza invasione vascolare/linfatica
pT4	Il tumore invade lo scroto con o senza invasione vascolare/linfatica
Linfonodi regionali (N)	
Clinica	
NX	I linfonodi regionali non possono essere valutati
N0	Assenza di metastasi linfonodali regionali
N1	Metastasi con una massa linfonodale di 2 cm o meno nella sua più grande dimensione o linfonodi multipli, nessuno di più di 2 cm nella sua più grande dimensione
N2	Metastasi con una massa linfonodale compresa fra 2 cm e 5 cm o linfonodi multipli, compresi fra 2 cm e 5 cm di dimensione massima.
N3	Metastasi con massa linfonodale di più di 5 cm nella sua più grande dimensione
Anatomopatologia (pN)	
pNX	I linfonodi regionali non possono essere valutati
pN0	Non hanno metastasi linfonodali regionali
pN1	Metastasi con massa linfonodale di 2 cm o meno nella sua più grande dimensione e, al massimo, 5 linfonodi positivi, nessuno di più di 2 cm nella sua più grande dimensione

Tabella I.8.3. (*Segue*)

pN2	Metastasi con una massa linfonodale di più di 2 cm ma non di più di 5 cm nella sua più grande dimensione o più di 5 linfonodi, nessuno di più di 5 cm o segni di estensione extralinfatica di tumore
pN3	Metastasi con una massa linfonodale di più di 5 cm
Metastasi a distanza (M)	
MX	Le metastasi a distanza non possono essere valutate
M0	Assenza di metastasi a distanza
M1	Metastasi a distanza
M1a	Assenza di metastasi linfonodale regionale o polmonare
M1b	Metastasi a distanza diverse dalle metastasi linfonodali non regionali o polmonari
Marker tumorali sierici	
SX	Esame dei marker non disponibile o non effettuato
S0	Tasso dei marker nei limiti del valore normale
S1	LDH<1,5×n^a *e* βhCG (mUI/mL)<5000 *e* AFP (ng/mL)
S2	< 1000
S3	LDH > 1,5–10 × *n o* βhCG (mUI/mL) 5000–50000 *o* AFP (ng/mL) 1000–10000
	LDH > 10 × *n o* βhCG (mUI/mL) > 50000 *o* AFP (ng/mL) > 10000

Raggruppamento delle fasi

Fase 0	pTis	N0	M0	S0
Fase I	pT1–4	N0	M0	SX
Fase IA	pT1	N0	M0	S0
Fase IB	pT2	N0	M0	S0
	pT3	N0	M0	S0
	pT4	N0	M0	S0
Fase IS	Ogni pT/Tx	N0	M0	S 1–3
Fase II	Ogni pT/Tx	N 1–3	M0	SX
Fase IIA	Ogni pT/Tx	N1	M0	S 0–1
Fase IIB	Ogni pT/Tx	N2	M0	S 0–1
Fase IIC	Ogni pT/Tx	N3	M0	S 0–1
Fase III	Ogni pT/Tx	Ogni N	M1	SX
Fase IIIA	Ogni pT/Tx	Ogni N	M1a	S 0–1
Fase IIIB	Ogni pT/Tx	N1–3	M0	S2
	Ogni pT/Tx	Ogni N	M1a	S2
Ogni IIIC	Ogni pT/Tx	N1–3	M0	S3
	Ogni pT/Tx	Ogni N	M1a	S3
	Ogni pT/Tx	Ogni N	M1b	Ogni S

[a]*n* indica il limite superiore rispetto alla norma per il dosaggio della lattico deidrogenasi (*LDH*)

Tabella I.8.4. Ripartizione degli stadi secondo i criteri RMH (Horwich 1995): le frequenze sono basate sulla Swedish-Norwegian testicular cancer groups registration

Fase	Seminoma	Non seminoma
I	88%	57%
II	10%	24%
III	1%	2%
IV	1%	16%

In breve, lo stadio I della malattia si limita al testicolo, mentre lo stadio II della malattia si limita ai linfonodi sottodiaframmatici. Lo stadio III della classificazione TNM corrisponde alla disseminazione dei linfonodi sopra-diaframmatici e/o alla presenza di metastasi viscerali. Nella classificazione RMH, lo stadio III della malattia colpisce i linfonodi sopra-diaframmatici e lo stadio IV implica un'estensione extralinfatica (polmone, fegato, cervello e scheletro). Per la ripartizione degli stadi secondo la classificazione RMH, vedi Tabella I.8.4.

I.8.2.1.7 Terapia

A meno che il paziente non sia affetto da una malattia metastatica che minaccia la sua vita, l'orchiectomia viene effettuata prima di ogni altro trattamento. Una crioconservazione del liquido seminale deve essere effettuata per tutti i pazienti affetti da GCC poiché la chemioterapia può alterare la fertilità futura (vedi oltre). A causa del rischio di azoospermia post-orchiectomia, la crioconservazione degli spermatozoi dovrà essere eseguita prima dell'intervento chirurgico. L'orchiectomia radicale viene eseguita con un'incisione inguinale e la totalità del testicolo e del funicolo spermatico sono rimossi a livello dell'anello inguinale interno. Il trattamento ulteriore sarà in funzione della diagnosi istologica, dello stadio della malattia e della classificazione del rischio.

Il TGCC è una malattia con tassi elevati di guarigione per la sua sensibilità alla chemioterapia e al cisplatino in particolare.

Malattia di stadio I

Senza trattamento adiuvante, la recidiva interessa il 15-50% dei pazienti (Schmoll et al. 2004), secondo l'istologia e il rischio istopatologico. La terapia adiuvante fa passare il rischio di recidiva al 2-5% (Schmoll et al. 2004). Il tasso di sopravvivenza specifica del tumore non è influenzato da una recidiva, ma esso richiederà una terapia più intensiva.

I seminomi sono estremamente sensibili alla radioterapia e alla chemioterapia. Le opzioni terapeutiche sono: il monitoraggio, con chemioterapia o radioterapia in caso di recidiva o un trattamento adiuvante con chemioterapia (un ciclo di carboplatino) o irradiazione (linfonodi retroperitoneali, Schmoll et al. 2004). Se il tumore è di dimensioni superiori a 4 cm e se la rete testis è invasa da cellule tumorali, il rischio di recidiva è di circa il 30% (Warde et al. 2002) ed è raccomandato un trattamento adiuvante. In altri casi la terapia è facoltativa.

I non seminomi sono meno sensibili alla radioterapia e i trattamenti che si possono applicare sono il monitoraggio, la terapia adiuvante, la chemioterapia (uno o due cicli) oppure, in alcuni centri, la dissezione dei linfonodi retroperitoneali che risparmia i nervi (RPLND, Schmoll et al. 2004). In caso di invasione vascolare del tumore testicolare, il rischio di recidiva è del 50% (Klepp et al. 1997); si consiglia, quindi, in questi pazienti, un trattamento adiuvante. In altri casi, la terapia è facoltativa.

Malattia di stadio II

La terapia, così come la prognosi, dipendono dal grado di invasione dei linfonodi linfatici. Nei pazienti in cui i linfonodi sono relativamente indenni, il tasso di guarigione è del 97-98%

I.8

(Classen et al. 2003; Schmoll et al. 2004). I seminomi sono trattati soprattutto con radioterapia e, in caso di recidiva o se la radioterapia è controindicata, con chemioterapia. Si trattano i non seminomi con tre o quattro cicli di chemioterapia, a volte seguiti da una dissezione retroperitoneale dei linfonodi linfatici che non interessano i nervi.

Il trattamento dello stadio II della malattia con interessamento peritoneale è descritto qui di seguito.

Malattia avanzata

Il primo trattamento consiste sempre in una chemioterapia a base di cisplatino con, per i non seminomi, il protocollo BEP (bleomicina, etoposide e cisplatino) e, per i seminomi, di solito il protocollo EP (BEP senza bleomicina). Si valuta in maniera continua l'efficacia del trattamento, seguendo il dimezzamento dei marker tumorali sierici e con degli esami radiologici.

In funzione della risposta della terapia, nei pazienti portatori di tumori non seminomatosi si consiglia una chirurgia estesa. I non seminomi contengono spesso delle componenti benigne, i teratomi che, nel lungo termine, hanno una capacità di accrescimento e di trasformazione maligna. Le componenti benigne non sono aggredite dalla chemioterapia e devono, quindi, essere asportate chirurgicamente. In caso di risposta non soddisfacente alla terapia, è in corso di studio una possibilità terapeutica con uso di cellule autologhe (Beyer et al. 1996).

I.8.2.1.8 Prognosi

Oggi il 95% dei pazienti affetti da sindrome di TGCC guarisce (Schmoll et al. 2004), e il trattamento non ha più per unico obiettivo la guarigione ma anche minimizzare gli effetti tossici a lungo termine.

La percentuale di guarigione della malattia di stadio I, e II con invasione limitata dei linfonodi arriva al 100% (Schmoll et al. 2004). La prognosi dei TGCC di stadio più avanzato dipende da numerosi fattori. La percentuale di guarigione oscilla tra meno del 50% (in caso di metastasi cerebrali estese) e più del 90% (Tabella I.8.5).

I.8.2.1.9 Effetti collaterali

Il protocollo BEP può provocare numerosi effetti secondari acuti quali alopecia, mielotossicità e nausea. Il cisplatino è nefrotossico e può provocare lesioni renali croniche. Il cisplatino è anche oto- e neurotossico con un basso rischio di disturbi uditivi permanenti o di polinevrite. La bleomicina può provocare una polmonite e una fibrosi polmonare, che sono tossicità dose-dipendenti; la dose cumulata è cruciale.

Non si conosce completamente la tossicità a lungo termine del trattamento dei GCC. La produzione degli spermatozoi è colpita in modo dose dipendente. La chemioterapia adiuvante non sembra avere effetti negativi sul numero

I.8

Tabella I.8.5. Classificazione IGCCCG dei gruppi prognostici (1997)

Prognosi	Numero dei pazienti	Soprav-vivenza a 5 anni (%)	Non seminoma	Seminoma
Buona	56	90	Tumore del testicolo o extragonadico retroperitoneale primitivo *e* marker ridotti AFP < 1000 ng/mL *E* βhCG < 1000 ng/mL (< 5000 UI/L) *E* LDH < 1,5 × livello normale *E* nessuna metastasi viscerale non polmonare	Qualsiasi sede primitiva Ogni livello del marker *E* assenza di metastasi viscerale non polmonare
Intermedia	28	80	Tumore del testicolo o retroperitoneale extragonadico primario *e* marker intermedi AFP 1000–10 000 ng/mL *E/o* βhCG > 1000–10 000 ng/mL (5000–50 000 UI/L) *E/o* LDH 1,5 – 10 × livello normale superiore *E* assenza di metastasi viscerali non polmonari	Qualsiasi sede primitiva *E* presenza di metastasi viscerale non polmonare (fegato, SNC, ossa, intestino) Ogni livello del marker
Cattiva	16	50	Tumore primario mediastinico a cellule germinali con o senza altri fattori di rischio Tumore del testicolo o retroperitoneale primitivo *E* presenza di metastasi viscerali non polmonari (fegato, SNC, ossa, intestino) *E/o* marker elevati AFP > 10 000 ng/mL *E/o* βhCG > 10 000 ng/mL (50 000 UI/L) *E/o* LDH > 10 × livelli normali	

di spermatozoi, mentre una chemio o una radioterapia più intensive possono provocare un'azoospermia definitiva (Petersen et al. 1994; Eberhard et al. 2004). Tuttavia, per la maggior parte dei pazienti che ricevono un trattamento standard, la capacità di riproduzione ritornerà la stessa di prima del trattamento, nei 2-3 anni successivi alla fine del trattamento (Eberhard et al. 2004). Non abbiamo mezzi che permettono di identificare i pazienti che possono sviluppare una sterilità permanente. È questo il motivo per cui è raccomandata la crioconservazione del liquido seminale. Le tecniche di riproduzione assistita, come l'ICSI (intracytoplasmic sperm injection, iniezione intracitoplasmatica di spermatozoo), hanno aumentato per questi pazienti la possibilità di diventare padre.

La dissezione retroperitoneale dei linfonodi e dei linfatici può provocare un'eiaculazione retrograda, anche se le tecniche chirurgiche indirizzate a risparmiare i nervi riducono questo rischio.

Il TGCC è associato a un ipogonadismo, e il trattamento può, inoltre, ridurre i livelli di testosterone; i pazienti trattati per un TGCC devono essere considerati a rischio di sviluppare un'insufficienza androgenica. Gli effetti secondari a lungo termine comprendono un rischio anche maggiore di malattia cardiovascolare e di secondo cancro (Huddart et al. 2003; Zagars et al. 2004).

I.8.2.1.10

Prevenzione

Vedi «Carcinoma in situ del testicolo».

I.8.2.2
Carcinoma in situ del testicolo

I.8.2.2.1
Definizione della malattia

Il termine «carcinoma in situ» (CIS) del testicolo corrisponde a un aspetto istologico caratteristico che precede ogni tipo di TGCC, a eccezione dei seminomi spermatocitari. L'associazione tra il CIS e lo sviluppo ulteriore di un TGCC è stata descritta per la prima volta da Skakkebaek nel 1972. Nella maggior parte dei casi, le cellule del CIS sono situate nei tubuli seminiferi, con le cellule di Sertoli di aspetto normale. In alcuni casi, le altre cellule della spermatogenesi, compresi gli spermatidi, possono essere presenti nei tubuli contenenti un CIS. Le cellule del CIS possiedono delle caratteristiche cellulari tipiche della malignità con un nucleo voluminoso e di forma irregolare, dei blocchi grossolani della cromatina e, spesso, molteplici nuclei (Skakkebæk 1978). Il citoplasma è abbondante e ricco di glicogeno. Oltre il termine «CIS» sono state utilizzate altre definizioni come «gonocitoma in situ», «neoplasia delle cellule germinali intratubulari» e «seminoma in situ».

I.8.2.2.2
Eziologia e patogenesi

Non si conosce ancora l'eziologia dei tumori testicolari maligni. Tuttavia, sempre più indicazioni ci permettono di affermare che le cellule del CIS esistono già durante la vita fetale, presumibilmente delle cellule primordiali germinali/gonociti in un momento molto precoce nel corso dello sviluppo intrauterino (Rajpert-De Meyts et al. 1996). Un rischio elevato di malattia testicolare maligna è stato osservato nei pazienti con stati intersessuali a causa di un'insensibilità agli androgeni o di alcune forme di disgenesia gonadica. Gli uomini che hanno un'anamnesi di criptorchidismo hanno un rischio 5-10 volte più elevato del CIS o del TGCC (Giwercman et al. 1993). Secondo alcune ipotesi, la trasformazione maligna dei gonociti in cellule del CIS deriverebbe da una discrepanza tra l'effetto degli estrogeni e degli androgeni in favore degli ormoni sessuali femminili. Questo squilibrio potrebbe spiegarsi con fattori endogeni. È stata avanzata l'ipotesi che l'esposizione a sostanze chimiche presenti nell'ambiente e che hanno degli effetti estrogenici oppure anti-androgenici potrebbe aumentare il rischio di CIS (Skakkebæk et al. 2001).

Secondo i dati disponibili, un CIS implica un rischio molto elevato di sviluppo ulteriore di un tumore invasivo. Così, negli uomini infertili, il 70% dei pazienti in cui è stato diagnosticato un CIS ha sviluppato un cancro nel corso dei 7 anni di follow-up. Non è stata riportata nessuna regressione spontanea del CIS, ed è, quindi, probabile che tutti i CIS divengano presto o tardi dei TGCC (Giwercman et al. 1993). La trasformazione del CIS in tumore invasivo dipende probabilmente dall'azione degli steroidi sessuali e/o delle gonadotropine. Il CIS può evolversi in seminoma o in non seminoma.

I.8.2.2.3
Segni clinici: anamnesi, esame clinico, indagini di laboratorio, esami di laboratorio

Sono stati identificati alcuni gruppi a rischio elevato di CIS, e le cifre tra parentesi indicano la percentuale di persone che hanno un CIS (Giwercman 1992):

1. TGCC unilaterale (5–6% nel testicolo controlaterale)
2. Anamnesi di criptorchidismo (2–3%)
3. Infertilità con disturbo della spermatogenesi (2–3% dei pazienti con azoospermia non ostruttiva)
4. Tumore a cellule germinali extragonadico (50%)
5. Stato intersessuale con cromosoma Y (25–50%).

   Il CIS non è, di solito, associato a nessun sintomo specifico, anche se alcuni pazienti hanno osservato una lieve riduzione della dimensione e, perfino, della sensibilità del testicolo. Nessun tumore è percepibile alla palpazione. Tuttavia, l'ecografia dei testicoli rivela una microlitiasi testicolare (MT) e focolai ecogeni molteplici, uniformi e senza cono d'ombra, all'interno del testicolo (Lenz et al.1987; von Eckardstein et al. 2001).

Nei gruppi 1 e 2 (qui sopra), la presenza di MT era associata a un rischio di circa il 20% di CIS (Lenz et al. 1996; von Eckardstein et al. 2001). Tuttavia, l'assenza di MT non esclude la presenza di un CIS (Lenz et al. 1996). Non esistono marker sierici specifici utilizzabili per la diagnosi di CIS.

Il metodo diagnostico più sicuro nel caso del CIS è la biopsia a cielo aperto. Poiché le lesioni del CIS sono spesso disseminate nel testicolo, un solo prelievo tissutale di 3 mm di diametro è molto sensibile (95%) per la diagnosi del CIS (Dieckmann et al. 1999). Quando è realizzata da un anatomopatologo esperto, la diagnosi può essere fatta a partire da una colorazione standard di campioni (ematossilina-eosina). Tuttavia, lo screening del CIS può essere facilitato da marker immunoistochimici quali le fosfatasi alcaline placentari o altri. A oggi, non si conosce la sensibilità della biopsia con ago o dell'aspirazione con ago sottile.

Lo screening del CIS mediante biopsia deve essere proposto ai gruppi a rischio menzionati precedentemente. In caso di TGCC, si può sottoporre a biopsia il testicolo controlaterale, in funzione delle raccomandazioni locali. In caso di tumore extragonadico a cellule germinali, è raccomandata una biopsia bilaterale. Per quanto riguarda gli uomini infertili con o senza anamnesi di criptorchidismo, un'ecografia di prescreening può essere praticata e restringere la biopsia ai pazienti affetti da MT. I pazienti con uno stato intersessuale richiedono una terapia individualizzata, ma bisogna prendere in considerazione il rischio elevato di malignità.

I.8.2.2.4
Diagnosi differenziale

Per un anatomopatologo esperto, la diagnosi istologica del CIS non presenta di solito alcuna difficoltà. Spermatogoni anormali osservati spesso nei testicoli degli uomini infertili o nelle gonadi criptorchidi, possono essere scambiati per delle cellule del CIS. In tali casi, i marker immunoistochimici (vedi prima) possono essere utili.

I.8.2.2.5
Terapia

Lo scopo del trattamento del CIS testicolare è di prevenire il TGCC. La scelta del trattamento dipende dall'unilateralità o dalla bilateralità dell'interessamento.

Se la lesione è unilaterale (deve essere effettuata anche la biopsia dell'altro testicolo in quanto il 5–6% dei CIS è bilaterale) come, il più delle volte, in caso di infertilità maschile o in caso di testicoli criptorchidi, l'orchiectomia è il trattamento di scelta. Occorre, quindi, effettuare la procedura abituale di classificazione per stadi e per escludere metastasi mai osservate nel CIS testicolare isolato.

In caso di TGCC unilaterale e di CIS della gonade controlaterale o nei rari casi di CIS bilaterale, è raccomandato praticare un'irradiazione locale. L'irradiazione è frazionata in dosi di 2 Gy e la dose totale deve essere compresa tra 16 e 20 Gy (Petersen et al. 2002; Schmoll et al. 2004). Il vantaggio dell'irradiazione rispetto all'orchiectomia è che il paziente produrrà sempre testosterone endogeno se il testicolo è lasciato in sede. In più del 50% di questi casi, la terapia telogenica sostitutiva non sarà necessaria (Petersen et al. 2002). Tuttavia, la radioterapia non è raccomandata se l'altro testicolo è esente dalla lesione maligna, poiché la spermatogenesi è irreversibilmente distrutta da tale trattamento. Conviene, quindi, effettuare un crioconservazione del liquido seminale prima dell'irradiazione per CIS.

I.8.2.2.6
Risultati della terapia

In caso di orchiectomia, la malattia è guarita e non esiste nessun rischio di ulteriore sviluppo tumorale. Dei casi aneddotici di TGCC sono stati descritti in seguito a un'irradiazione testicolare per CIS (Petersen et al. 2002). Tuttavia, in tali casi, la dose era di 14 Gy e nessun fallimento del trattamento è stato riportato in seguito a una radioterapia di 16 Gy.

Si deve tenere a mente che i pazienti possono sviluppare un'insufficienza delle cellule di Leydig e, dunque, un ipogonadismo, conseguenza dell'orchiectomia ma anche dell'irradiazione testicolare.

I.8.2.2.7
Prognosi

Vedi «Risultati della terapia» di seguito.

I.8.2.2.8
Prevenzione

La prevenzione non è possibile, ma lo screening del CIS deve essere affrontato come prevenzione del TGCC.

Bibliografia

Beyer J, Kramar A, Mandanas R, Linkesch W, Greinix A, Droz JP, Pico JL, Diehl A, Bokemeyer C, Schmoll HJ, Nichols CR, Einhorn LH, Siegert W (1996) High-dose chemotherapy as salvage treatment in germ cell tumours: a multivariate analysis of prognostic variables. J Clin Oncol 14:2638 – 2645

Chaganti RS, Rodriguez E, Bosl GJ (1993) Cytogenetics of male germ-cell tumors. Urol Clin North Am 20:55 – 66

Classen J, Schmidberger H, Meisner C, Souchon R, Sautter-Bihl ML, Sauer R, Weinknecht S, Kohrmann KU, Bamberg M (2003) Radiotherapy for stages IIA/B testicular seminoma: final report of a prospective multicenter clinical trial. J Clin Oncol 21:1101 – 1106

Dieckmann KP, Souchon R, Hahn E, Loy V (1999) False-negative biopsies for testicular intraepithelial neoplasia. J Urol 162:364 - 368

Eberhard J, Stahl O, Giwercman Y, Cwikiel M, Cavallin-Stahl E, Lundin KB, Flodgren P, Giwercman A (2004) Impact of therapy and androgen receptor polymorphism on sperm concentration in men treated for testicular germ cell cancer: a longitudinal study. Hum Reprod 19:1418 - 1425

Giwercman A (1992) Carcinoma-in-situ of the testis: screening and management. Scand J Urol Nephrol 148 [Suppl]:1 - 47

Giwercman A, von der Maase H, Skakkebæk NE (1993) Epidemiological and clinical aspects of carcinoma in situ of the testis. Eur Urol 23:104 - 114

Horwich A (1995) Testicular cancer. In: Horwich A (ed) Oncology - a multidisciplinary textbook. Chapman and Hall, London pp 485 - 498

Huddart RA, Norman A, Shahidi M, Horwich A, Coward D, Nicholls J, Dearnaley DP (2003) Cardiovascular disease as a long-term complication of treatment for testicular cancer. J Clin Oncol 21:1513 - 1523

International Germ Cell Cancer Collaborative Group (1997) International Germ Cell Consensus Classification: a prognostic factor-based staging system for metastatic germ cell cancers. International Germ Cell Cancer Collaborative Group. J Clin Oncol 15:594 - 603

Klepp O, Dahl O, Flodgren P, Stierner U, Olsson AM, Oldbring J, Nielsson S, Daehlin L, Tornblom M, Smaland R, Starkhammar H, Abramsson L, Wist E, Raabe N, Edekling T, CavallinStahl E (1997) Risk-adapted treatment of clinical stage I non-seminoma testis cancer. Eur J Cancer 7:1038 - 1044

Lenz S, Giwercman A, Skakkebæk NE, Bruun E, FrimodtMøller C (1987) Ultrasound in detection of early neoplasia of the testis. Int J Androl 10:187 - 190

Lenz S, Skakkebæk NE, Hertel NT (1996) Abnormal ultrasonic pattern in contralateral testes in patients with unilateral testicular cancer. World J Urol 14:S55–S58

Mostofi FK, Sesterhenn IA (1998) Histological typing of testis tumours. WHO International classification of tumours. Springer, Berlin Heidelberg New York

Petersen PM, Hansen SW, Giwercman A, Rørth M, Skakkebæk NE (1994) Dose-dependent impairment of testicular function in patients treated with cisplatin-based chemotherapy for germ cell cancer. Ann Oncol 5:355 - 358

Petersen PM, Giwercman A, Daugaard G, Rorth M, Petersen JH, Skakkeaek NE, Hansen SW, von der Maase H (2002) Effect of graded testicular doses of radiotherapy in patients treated for carcinoma-in-situ in the testis. J Clin Oncol 20:1537 - 1543

Rajpert-De Meyts E, Jørgensen N, Müller J, Giwercman A, Skakkebæk NE (1996) Origin of germ cell tumours. In: Hughes IA (ed) Sex differentiation: clinical and biological aspects. Frontiers in endocrinology. Serono Symposia Publications, Rome, pp 45 - 54

Richiardi L, Bellocco R, Adami HO, Torrang A, Barlow L, Hakulinen T, Rahu M, Stengrevics A, Storm H, Tretli S, Kurtinaitis J, Tyczynski JE, Akre O (2004) Testicular cancer incidence in eight northern European countries: secular and recent trends. Cancer Epidemiol Biomarkers Prev 13:2157 - 2166

Richie JP (1997) Neoplasms of the testis. In: Walsh PC(ed) Campbell's urology. Saunders, Philadelphia, pp 2411 - 2452

Schmoll HJ, Souchon R, Krege S, Albers P, Beyer J, Kollmannsberger C, Fossa SD, Skakkebaek NE, de Wit R, Fizazi K, Droz JP, Pizzocaro G, Daugaard G, de Mulder PH, Horwich A, Oliver T, Huddart R, Rosti G, Paz AL, Pont O, Hartmann JT, Aass N, Algaba F, Bamberg M, Bodrogi I, Bokemeyer C, Classen J, Clemm S, Culine S, de Wit M, Derigs HG, Dieckmann KP, Flasshove M, Garcia dM, X, Gerl A, Germa-Lluch JR, Hartmann M, Heidenreich A, Hoeltl W, Joffe J, Jones W, Kaiser G, Klepp O, Kliesch S, Kisbenedek L, Koehrmann KU, Kuczyk M, Laguna MP, Leiva O, Loy V, Mason MD, Mead GM, Mueller RP, Nicolai N, Oosterhof GO, Pottek T, Rick O, Schmidberger H, Sedlmayer F, Siegert W, Studer U, Tjulandin S, von der MH, Walz P, Weinknecht S, Weissbach L, Winter E, Wittekind C (2004) European consensus on diagnosis and treatment of germ cell cancer: a report of the European Germ Cell Cancer Consensus Group (EGCCCG). Ann Oncol 15:1377 - 1399

Skakkebæk NE (1972) Possible carcinoma-in-situ of the testis. Lancet ii:516 - 517

Skakkebæk NE (1978) Carcinoma in situ of the testis: frequency and relationship to invasive germ cell tumours in infertile men. Histopathology 2:157 - 170

Skakkebæk NE, Rajpert-De Meyts E, Main KM (2001) Testicular dysgenesis syndrome: an increasingly common developmental disorder with environmental aspects. Hum Reprod 16:972 - 978

UICC (2002) UICC: TNM Classification of malignant tumours. Wiley-Liss, New York

Von Eckardstein S, Tsakmakidis G, Kamischke A, Nieschlag E (2001) Sonographic testicular microlithiasis as an indicator of premalignant conditions in normal and infertile men. J Androl 22:818 - 824

Warde P, Specht L, Horwich A, Oliver T, Panzarella T, Gospodarowicz M, von der Maase H (2002) Prognostic factors for relapse in stage I seminoma managed by surveillance: a pooled analysis. J Clin Oncol 20:4448 - 4452

Zagars GK, Ballo MT, Lee AK, Strom SS (2004) Mortality after cure of testicular seminoma. J Clin Oncol 22:640 - 647

I.8.3 Infiammazioni peniene

F.-M. Köhn

Messaggi chiave

- Gli andrologi pongono una particolare attenzione all'ispezione e alla palpazione della regione genitale dell'uomo e devono, dunque, conoscere le lesioni dermatologiche significative del pene.
- Le dermatosi infiammatorie del pene possono essere i sintomi di malattie sistemiche o delle alterazioni specifiche della regione genitale.
- Le diagnosi differenziale delle dermatosi peniene comprende le infezioni, le balaniti, le malattie neoplastiche, i traumi, le malattie papulosquamose o sistemiche, le reazioni da farmaci, le dermatiti da contatto allergiche o irritative e varie altre lesioni.
- Alcuni uomini possono anche essere inquieti per la scoperta di alterazioni intrapeniene che sono delle varianti fisiologiche, come delle ghiandole sebacee eterotopiche o delle papule peniene perlacee.

I.8.3.1 Introduzione

Le dermatosi infiammatorie del pene possono essere i sintomi di malattie sistemiche o delle alterazioni specifiche della regione genitale. La diagnosi differenziale comprende le malattie infettive o le neoplasie benigne e maligne. Spesso i pazienti richiedono un consulto al loro medico solo se i disturbi penieni provocano dei dolori o se interessano i rapporti sessuali. Le diagnosi differenziali delle dermatosi peniene comprendono le infezioni, le balaniti, le malattie neoplastiche, i traumi, le malattie sistemiche o papulosquamose, le reazioni da farmaci, le dermatiti da contatto allergiche o irritative e varie altre lesioni (English et al.1997; Köhn et al. 1999; Buechner 2002; Bunker 2001, 2004). Questa sezione viene dedicata soltanto alle malattie peniene infiammatorie più importanti. Al contrario, gli uomini possono essere anche preoccupati per la scoperta di alterazioni peniene che sono delle varianti fisiologiche come delle ghiandole sebacee eterotopiche (Fig. I.8.2) o delle papule peniene perlacee.

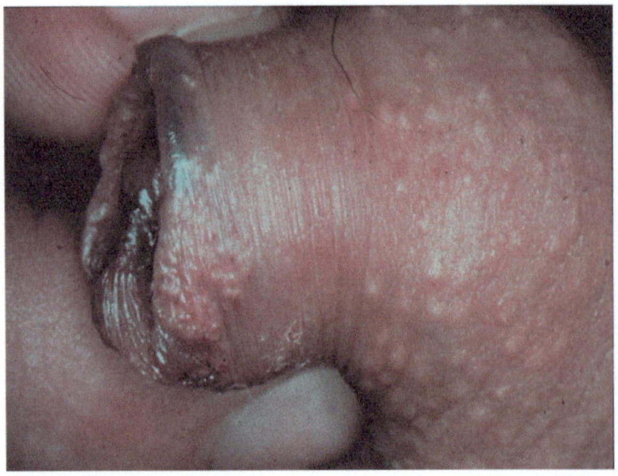

Fig. I.8.2. Ghiandole sebacee eterotopiche

I.8.3.2 Papule peniene perlacee

I.8.3.2.1 Definizione

Strutture anatomiche normali localizzate a livello del glande del pene.

I.8.3.2.2 Eziologia e patogenesi

Dal punto di vista istologico, queste papule sono degli angiofibromi delle estremità con acantosi, tessuto connettivo denso e ricco complesso vascolare (Ackerman e Kronberg 1973).

I.8.3.2.3 Segni clinici

Le papule intrapeniene perlacee sono dello stesso colore della pelle e asintomatiche e si presentano a volte sotto forma di papule fissuranti di 1-2 mm che hanno una distribuzione circonferenziale intorno alla corona del glande (Fig. I.8.3). La loro incidenza è superiore al 30% (Rehbein 1977; Rufli et al. 1978).

I.8.3.2.4 Diagnosi differenziale

Benché le papule perlacee del pene siano tipiche, esse sono frequentemente diagnosticate per errore come condilomi o ghiandole sebacee ectopiche.

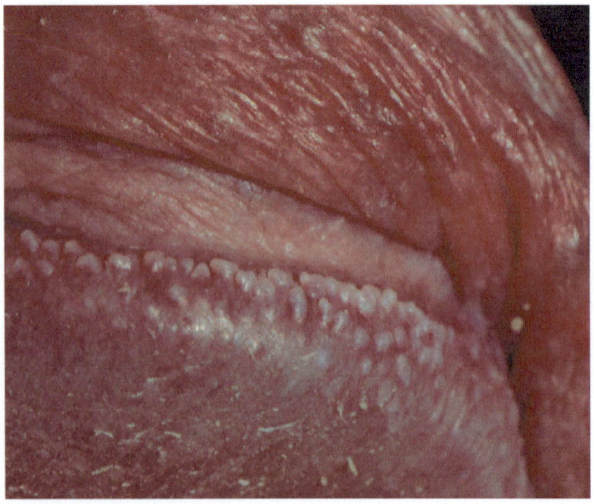

Fig. I.8.3. Papule peniene perlacee

I.8.3.2.5
Terapia

Nessun trattamento è raccomandato e i pazienti devono essere rassicurati sull'innocuità delle papule perlacee del pene. Tuttavia, esse sono state trattate con laser al biossido di carbonio e criochirurgia (Magid e Garden 1989; Ocampo-Candiani e Cueva-Rodriguez 1996; Lane et al. 2002).

I.8.3.3
Linfangite sclerosante del pene

I.8.3.3.1
Definizione

La malattia è provocata da un vaso linfatico trombizzato o sclerotico

I.8.3.3.2
Eziologia e patogenesi

Questo disturbo si verifica più spesso dopo un'attività sessuale vigorosa e si risolve spontaneamente. Tuttavia, può anche essere associato a delle infezioni sessualmente trasmesse sottostanti (Rosen e Hwong 2003).

I.8.3.3.3
Segni clinici

Il sintomo tipico della linfangite sclerotizzante non venerea è un funicolo indurito, minimamente sensibile, che implica il solco della corona (Fig. I.8.4).

I.8.3.3.4
Diagnosi differenziale

Un indurimento tipo funicolo, improvviso e quasi indolore, sulla faccia dorsale del pene, è dovuto alla malattia di Mondor del pene che può essere trattata con farmaci antinfiammatori non steroidei (Sasso et al. 1996).

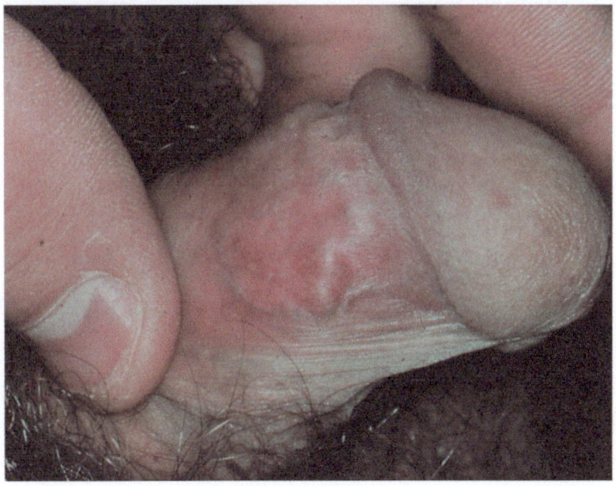

Fig. I.8.4. Linfangite sclerosante del pene

I.8.3.3.5
Terapia

La terapia non è indicata. Una terapia locale con corticosteroidi è raccomandata in caso di cronicità con dolore.

I.8.3.3.6
Prognosi

Evoluzione auto-limitata.

I.8.3.4
Balanite e balanopostite

I.8.3.4.1
Definizione

La balanopostite è un'infiammazione delle mucose contigue e opposte del glande (balanite) e del prepuzio (postite, Fig. I.8.5).

I.8.3.4.2
Eziologia e patogenesi

La diagnosi differenziale della balanopostite comprende molte malattie infettive e non infettive (Tabella I.8.6). Alcune balanopostiti non rientrano in tale classificazione. Tuttavia, si è potuto dimostrare che esse avevano segni clinici e istopatologici comuni. La balanite è stata diagnosticata nell'11% dei 2006 pazienti che frequentavano una clinica di medicina urogenitale (Birley et al. 1993). Nella popolazione generale, l'incidenza della balanite è in funzione dell'esistenza o meno di una circoncisione.

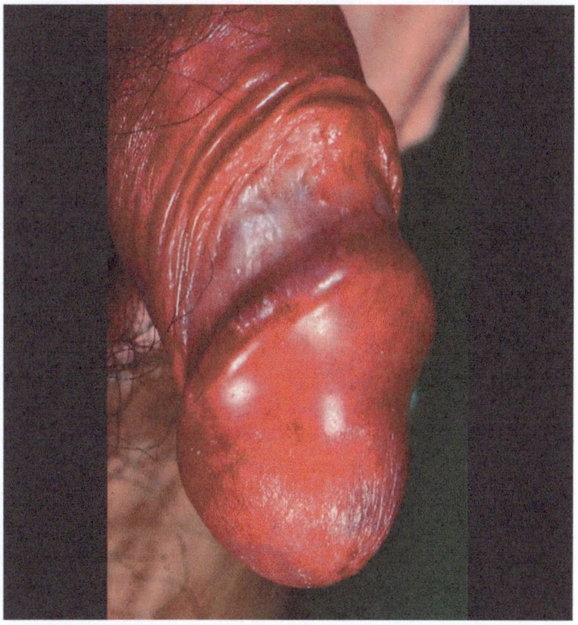

Fig. I.8.5. Balanopostite acuta dopo infezione da *Candida albicans* (diversi giorni dopo il trattamento antimicotico)

I.8

Tabella I.8.6. Infezioni peniene dermatologicamente evidenti (da English et al. 1997; Köhn et al. 1999)

Infezioni micotiche	*Candida* spp *Malassezia furfur* *Trichophyton rubrum* *Trichophyton mentagrophytes* *Histoplasma capsulatum* *Blastomycosis dermatitidis* *Cryptococcus neoformans* *Penicillium marneffei*
Infezioni batteriche	Streptococco β–emolitico del gruppo A Streptococco β–emolitico del gruppo B *Staphylococcus aureus* *Staphylococcus epidermidis* *Streptococcus milleri*, gruppo HB5 *Escherichia coli* *Pseudomonas aeruginosa* *Haemophilus parainfluenza* *Klebsiella* *Enterococcus faecalis* *Proteus mirabilis* *Morganella* *Gardnerella vaginalis* *Bacteroides* spp *Mycobacterium tuberculosis* *Mycobacterium celatum* *Chlamydia trachomatis* *Mycoplasma hominis* *Neisseria gonorrhoeae* *Treponema pallidum* *Haemophilus ducreyi* *Calymmatobacterium granulomatis*
Infezioni virali	Herpes simplex virus Papillomavirus umano Zoster Virus *Molluscum contagiosum*
Infezioni parassitarie	*Entamoeba histolytica* *Trichomonas vaginalis* *Sarcoptes scabiei* *Leishmania* spp

Uno studio trasversale randomizzato di 398 soggetti dermatologici ha messo in evidenza una balanite nel 2,3% degli uomini circoncisi e del 12,5% degli uomini non circoncisi. Nei diabetici, la balanite ha una prevalenza del 34,8% nella popolazione non circoncisa (Fakjian et al. 1990).

I microrganismi all'origine delle lesioni del pene formano un gruppo eterogeneo e comprendono degli agenti micotici, batterici, parassitari e virali (Tabella I.8.7). Le infezioni micotiche e batteriche prendono soprattutto la forma di una balanite o di una balanopostite e a volte quella di ulcerazioni o di gangrena. Le cause più comuni di balanite o balanopostite infettive sono *Candida* e *Streptococcus* spp. Tuttavia, gli anaerobi sono anche spesso riscontrati nei maschi non circoncisi (76%) che hanno una balanopostite (Masfari et al. 1983). *Bacteroides* spp sono i microrganismi predominanti delle balaniti anaerobie (Cree et al. 1982). Nei Paesi tropicali oppure nei pazienti infettati da HIV, anche le infezioni rare del pene devono essere evocate (p. es., leishmaniosi, lebbra, micobatteriosi). Le infezioni parassitarie dermatologiche significative del pene sono quelle da *Trichomonas* e la scabbia. Lesioni del glande e del prepuzio (balanopostite) sono state osservate nel 34% dei 46 uomini con una tricomoniasi; esse erano a predominanza erosiva (Michalowski 1981).

Tabella I.8.7. Diagnosi differenziale delle balaniti e delle balanopostiti (da Johnson 1993, Köhn et al. 1999)

Infezioni
Intertrigine non specifica
Traumi
Allergie o dermatite da contatto allergica o irritativa
Psoriasi volgare
Balanite circinnata della sindrome di Reiter
Eruzioni da farmaci
Neoplasie maligne
Balanite a plasmociti
Lichen sclerosus e atrofico
Pemfigo

I.8.3.4.3
Segni clinici

La balanite può essere acuta o cronica. I sintomi tipici della balanite sono l'eritema (100%), la tumefazione (91%), il deflusso (73%), la disuria (13%), il sanguinamento (2%) e, a volte, un'ulcerazione del glande (1%, Escala e Rickwood 1989). Un prurito notturno e papule eritematose escoriate del pene sono tipici della scabbia.

I.8.3.4.4
Diagnosi differenziale

Le diagnosi differenziali sono riassunte nella Tabella I.8.6.

I.8.3.4.5
Terapia

Il trattamento della balanopostite è in funzione degli agenti o delle malattie scatenanti. Conseguentemente, si pratica un trattamento antibatterico, antinfiammatorio o una circoncisione, in particolare in presenza di una balanopostite recidivante.

I.8.3.4.6
Prognosi

La prognosi dipende dall'eziologia della balanite.

I.8.3.5
Lichen sclero-atrofico

I.8.3.5.1
Definizione

Il lichen sclero-atrofico è un processo sclerotico cronico a eziologia sconosciuta.

I.8.3.5.2
Eziologia e patogenesi

Sono sospettati fattori traumatici, una malattia autoimmune, fattori genetici e ormonali.

I.8.3.5.3
Segni clinici

La malattia si localizza prevalentemente (83%) nella regione genitale, ed essa è osservata soprattutto nei maschi non circoncisi di età media (Meffert et al. 1995; English et al. 1997). Tuttavia, l'esame clinico di 100 maschi prima della circoncisione per fimosi ha rivelato un lichen sclero-atrofico in 14 casi (Chalmers et al. 1984). In generale, il lichen sclero-atrofico è diagnosticato nel 3,6-19% dei prepuzi rimossi per diverse ragioni (English et al. 1997).

La malattia è caratterizzata da alcune macule e da placche eritematose, che diventano papule o placche bianche atrofiche e sclerose del glande e del prepuzio (Fig. I.8.6). Mentre le lesioni precoci sono asintomatiche, i pazienti segnalano più tardi un prurito, delle ustioni, una diminuzione della sensibilità del glande, delle erezioni dolorose, una stenosi del meato, delle aderenze tra il prepuzio e il glande oppure una fimosi. Anche delle emorragie, delle erosioni e delle ulcerazioni possono essere osservate in queste lesioni.

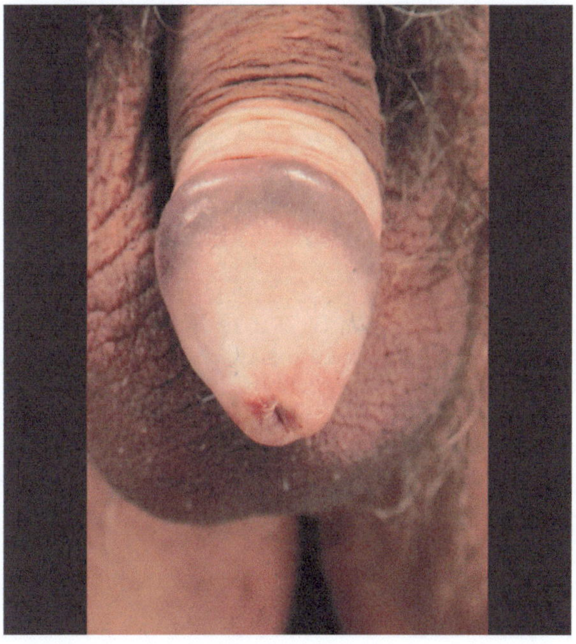

Fig. I.8.6. Lichen sclero-atrofico

Un lichen sclerotico è stato riscontrato in 68 dei 207 pazienti con dei carcinomi malpighiani e dei condilomi giganti. La regione anatomica di predilezione del lichen sclerotico è il prepuzio (Velazquez e Cubilla 2003). Al contrario, 5 degli 86 uomini non circoncisi con un lichen sclerosus genitale avevano delle caratteristiche istopatologiche maligne o premaligne (tre carcinomi epidermoidali, un'eritroplasia di Queyrat, un carcinoma verrucoso). La durata media trascorsa dalla comparsa del lichen sclerosus era di 17 anni. Un'infezione da HPV 16 è stata segnalata con la PCR in quattro di questi pazienti (Nasca et al. 1999).

I.8.3.5.4
Diagnosi differenziale

Vitiligine, depigmentazione postinfiammatoria, cicatrici chirurgiche o post-traumatiche, cicatrici pemfigoidi.

I.8.3.5.5
Terapia

La terapia comprende la circoncisione, la terapia locale con corticosteroidi (clobetasolo) o degli immunomodulatori (tacrolimus), la vaporizzazione con laser al diossido di carbonio e l'applicazione locale di agenti antibatterici in caso di sovrainfezione (Neill e Ridley 2001). La terapia con propionato di testosterone è un'opzione generalmente non raccomandata ai nostri giorni. I pazienti con un lichen sclerotico e atrofico devono essere regolarmente controllati.

I.8.3.5.6
Prognosi

In rari casi, un carcinoma verrucoso o a cellule squamose può svilupparsi su lesioni di lichen sclerotici e atrofici.

I.8.3.6
Balanite circoscritta plasmacellulare (balanite di Zoon)

I.8.3.6.1
Definizione

La balanite circoscritta plasmacellulare è considerata una malattia cronica presente negli uomini di età media non circoncisi e negli uomini anziani. La caratteristica istologica dominante è la predominanza delle plasmacellule.

I.8.3.6.2
Eziologia e patogenesi

L'eziologia della balanite circoscritta plasmacellulare è sconosciuta. Una scarsa igiene e un'infezione cronica da *Mycobacterium smegmatis*, dei fattori fisici come il calore, lo sfregamento o un trauma, degli agenti esogeni e dei processi immunologici sconosciuti che implicano gli anticorpi di classe IgE potrebbero rivestire un ruolo nella patogenesi della balanite di Zoon (English et al. 1997).

I.8.3.6.3
Segni clinici

La malattia si presenta sotto forma di una placca liscia, isolata, lucida, eritematosa, sul glande e/o sul prepuzio (Kumar et al. 1995). A volte, il colore è simile a quello del pepe di Cayenne. Sono conosciute delle varianti cliniche di tipo erosivo o vegetativo (Johnson 1993). La lesione è asintomatica a eccezione di un prurito moderato. La diagnosi di balanite plasmacellulare deve essere confermata attraverso delle biopsie e degli esami istopatologici. Le caratteristiche istologiche sono un'atrofia epidermica, la perdita delle creste della rete di Malpighi, una spongiosi e un infiltrato denso del derma da parte delle plasmacellule e dei linfociti disseminati. Uno stravaso eritrocitario e un deposito di emosiderina non sono costanti (Fig. I.8.7; Kumar et al. 1995).

I.8.3.6.4
Diagnosi differenziale

La diagnosi differenziale della balanite plasmacellulare include l'eritroplasia di Queyrat, la malattia di Paget extramammaria, le eruzioni da farmaci fissate, le dermatiti allergiche da contatto, la psoriasi, l'eczema, il lichen planus, il lichen semplice cronico, il lichen sclero-atrofico, l'infezione da HPV, il sarcoma di Kaposi, la sifilide secondaria, la balanite da *Candida*, la sindrome di Reiter e il pemphigus vulgaris.

I.8

I.8.3.6.5
Terapia

Degli effetti positivi sulla malattia sono stati riscontrati dopo il trattamento con i corticosteroidi, la circoncisione, degli agenti antimicrobici e il laser al diossido di carbonio.

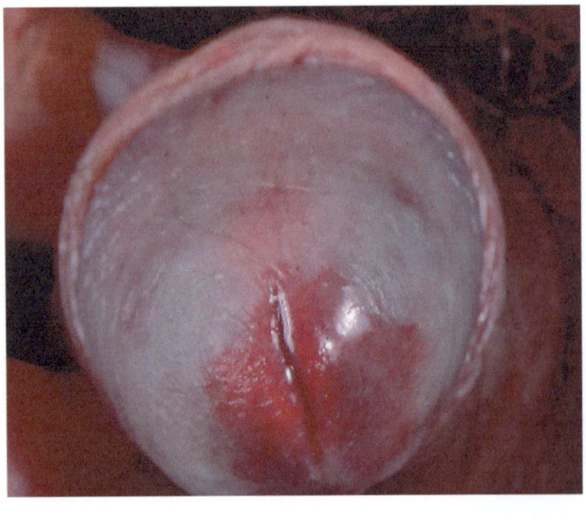

Fig. I.8.7. Balanite circoscritta plasmacellulare (balanite di Zoon)

I.8.3.6.6
Prognosi

È una malattia cronica con una cattiva risposta alla terapia. Non si associa con il cancro del pene.

I.8.3.7
Balanite circinata

I.8.3.7.1
Definizione

La sindrome di Reiter è definita con la triade artrite reattiva, congiuntivite e uretrite; inoltre, può essere presente una varietà di sintomi minori come una diarrea, delle malattie infiammatorie degli occhi e delle lesioni mucocutanee.

I.8.3.7.2
Eziologia e patogenesi

La patogenesi di questa malattia è incompletamente compresa. Certe infezioni genitali e gastrointestinali scatenano la sindrome nei pazienti geneticamente predisposti (positività dell'HLA-B27 fino al 90%). Gli agenti infettivi implicati comprendono *Chlamydia trachomatis*, *Shigella flexneri*, *Salmonella* spp, *Yersinia enterocolitica*, *Campylobacter* spp, *Ureaplasma urealyticum* e *Neisseria gonorrhoeae* (Adimora et al. 1994). Le infezioni genitali da *Chlamydia* sono quelle il più delle volte associate alla sindrome di Reiter (50% dei pazienti di sesso maschile). L'incidenza e la prevalenza della sindrome di Reiter presentano variazioni geografiche. Non si sa ancora se gli uomini sono colpiti più frequentemente delle donne.

I.8.3.7.3
Segni clinici

La maggior parte dei pazienti ha tra i 30 e i 40 anni. L'incidenza della sindrome di Reiter negli uomini di meno di 50 anni è di 3,5 per 100 000 (Michet et al. 1988). La balanite circinata è il segno cutaneo più frequente nei pazienti portatori di questa malattia; essa è osservata nel 12-70% dei pazienti con sindrome di Reiter (English et al. 1997). Le lesioni sono indolori e si presentano sotto forma di placche a bordi lacerati, serpiginose, eritematose e, talvolta, anche erosive (Fig. I.8.8). Esse sono localizzate sul glande negli uomini non circoncisi. Negli uomini circoncisi, le lesioni sono secche e desquamanti, simili a una psoriasi (Johnson 1993). L'aspetto istopatologico è quello della psoriasi.

I.8.3.7.4
Diagnosi differenziale

Balanite candidosica.

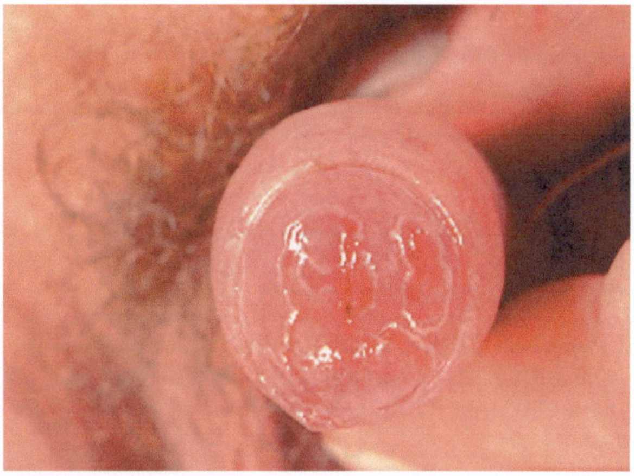

Fig. I.8.8. Balanite circinata

I.8.3.7.5
Terapia

Il migliore trattamento è l'applicazione locale di dosi moderate di corticosteroidi.

I.8.3.7.6
Prognosi

Malattia subacuta o cronica.

I.8.3.8
Psoriasi volgare

I.8.3.8.1
Definizione

La psoriasi volgare è una malattia cronica recidivante della pelle con lesioni eritrosquamose. Dopo il lichen planus, è la dermatite sistemica più frequente con manifestazione genitale (Tabella I.8.8).

Tabella I.8.8. Malattie papulosquamose e sistemiche con lesioni del glande e del prepuzio (da Johnson 1993; English et al. 1997; Köhn et al. 1999)

Psoriasi volgare	Dermatite erpetiforme
Lichen planus	Porpora di Henoch-Schönlein
Lichen nitidus	Granulomatosi di Wegener
Dermatite seborroica	Neurofibromatosi
Dermatite atopica	Necrobiosi lipoidea
Pitiriasi rosea	Sindrome ipereosinofila
Malattia di Crohn	Sindrome di Behçet
Rettocolite ulcero-emorragica	Angiocheratoma diffuso
Sarcoidosi	Eritema polimorfo
Amiloidosi	Lichen sclerosus e atrofico
Vitiligine	Balanite circinata
Varianti del pemfigo	Mastocitosi
Pemfigoide bolloso	

I.8.3.8.2
Eziologia e patogenesi

Le lesioni della psoriasi sono caratterizzate da una proliferazione dei cheratociti (riduzione del ciclo cellulare epidermico da 311 a 36 ore) e da meccanismi infiammatori/immuni (numero aumentato di cellule T) nell'epidermide e nel derma alterati. La psoriasi di comparsa precoce è associata ai marker HLA di classe I e II (B13, Bw57, Cw6, DR7). I fattori scatenanti sono i traumi (fenomeno di Koebner), le infezioni (streptococchi), lo stress e i farmaci (antagonisti beta-adrenergici). Un'infezione da HIV sembra anche essere un fattore scatenante di psoriasi ano-genitale (Weitzul e Duvic 1997).

I.8.3.8.3
Segni clinici

L'incidenza della psoriasi nei Paesi Occidentali varia tra l'1 e il 2%. La psoriasi è stata diagnosticata dal punto di vista istologico nel 3% dei 60 pazienti di sesso maschile che frequentavano un istituto clinico di medicina urogenitale (Hillman et al. 1992). Le lesioni psoriasiche della regione genitale sono osservate in tutte le fasce d'età, dalla piccola infanzia alle persone anziane. Circa il 25-50% degli studi epidemiologici indica che la psoriasi genitale è più frequente negli uomini che nelle donne (Farber e Nall 1992). I segni clinici della psoriasi peniena sono differenti negli uomini circoncisi e non circoncisi. Mentre le lesioni psoriasiche appaiono come delle placche eritematose ben delimitate senza squame negli uomini non circoncisi (prepuzio integro, Fig. I.8.9, I.8.10), le placche psoriasiche sono eritematose, con degli accumuli variabili di squame negli uomini circoncisi (Fig. I.8.11; Johnson 1993). A eccezione di eventuali pruriti o di un aumento della sensibilità percepiti al momento dei rapporti sessuali, le lesioni psoriasiche del pene sono asintomatiche.

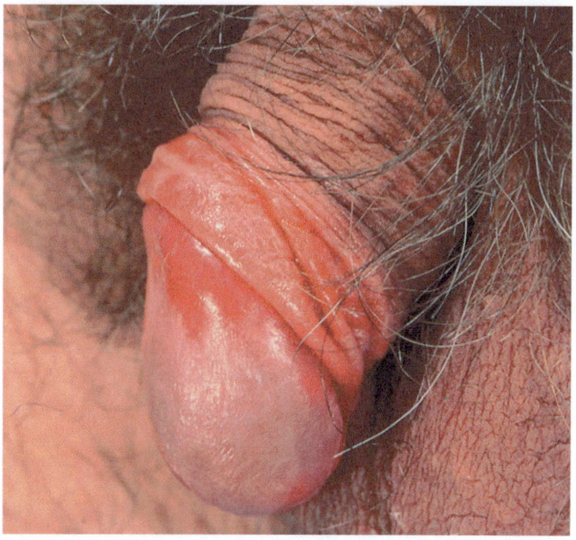

Fig. I.8.9. Psoriasi volgare del pene con placche non desquamanti dai limiti netti

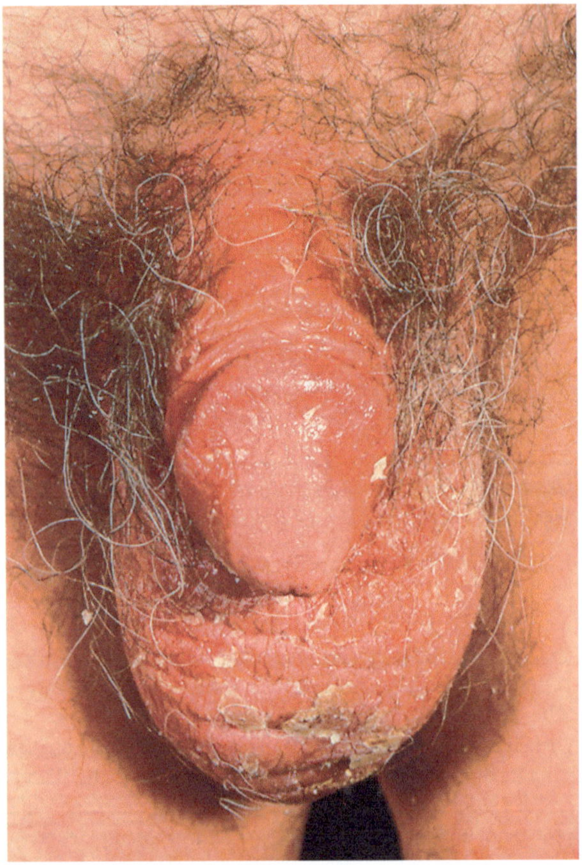

Fig. I.8.10. Psoriasi volgare del pene

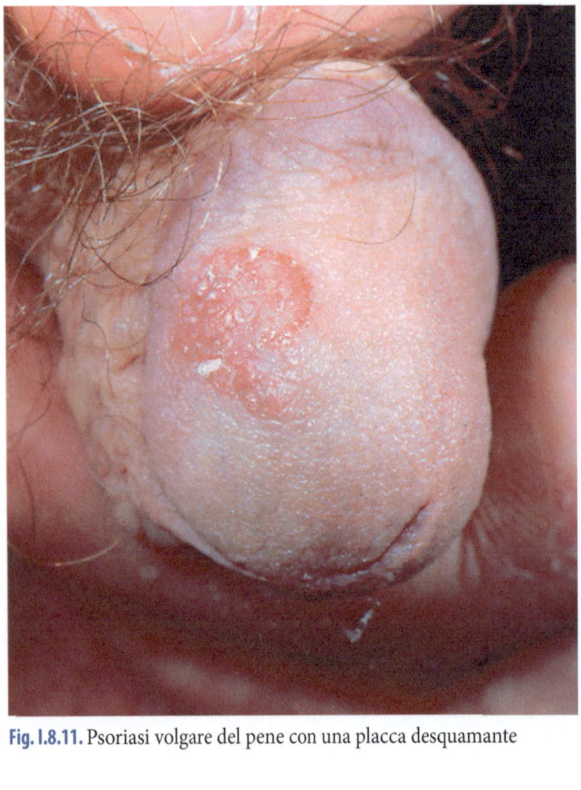

Fig. I.8.11. Psoriasi volgare del pene con una placca desquamante

I.8.3.8.4
Diagnosi differenziale clinica

Balanite di Zoon, lichen planus, eritroplasia di Queyrat e malattia di Paget extramammaria.

I.8.3.8.5
Terapia

La terapia comprende l'applicazione locale di corticosteroidi, di vernice di Castellani o degli analoghi della vitamina D.

I.8.3.8.6
Prognosi

Malattia cronica e ricorrente. Complicanze genitali associate al trattamento della psoriasi, come lo sviluppo di un epitelioma epidermoidale o di ulcere genitali, sono state rispettivamente dimostrate dopo PUVA-terapia e terapia locale con tazarotene (De la Brassinne e Richert 1992; Wollina 1998).

I.8.3.9
Lichen planus

I.8.3.9.1
Definizione

Il lichen planus è una dermatosi infiammatoria che interessa sia le mucose che l'epitelio cheratinizzato. Gli organi genitali sono interessati nel 25% dei casi.

I.8.3.9.2
Eziologia e patogenesi

L'eziologia del lichen planus è sconosciuta. I meccanismi immunologici sembrano avere un ruolo cruciale. È stata descritta un'associazione con l'epatite C (Tanei et al. 1997).

I.8.3.9.3
Segni clinici

Il lichen planus del pene si presenta sotto forma di papule piatte tipiche di forma poligonale, a configurazione anulare, così come di strie bianche (Fig. I.8.12, I.8.13). Sono anche conosciute delle varianti di tipo erosivo. Benché le lesioni genitali siano solitamente associate a un lichen planus in altre regioni cutanee, esse si possono sviluppare come una manifestazione iniziale o esclusiva del lichen planus. Nei casi tipici la diagnosi è posta clinicamente; in altri casi, è necessaria l'analisi istologica della biopsia.

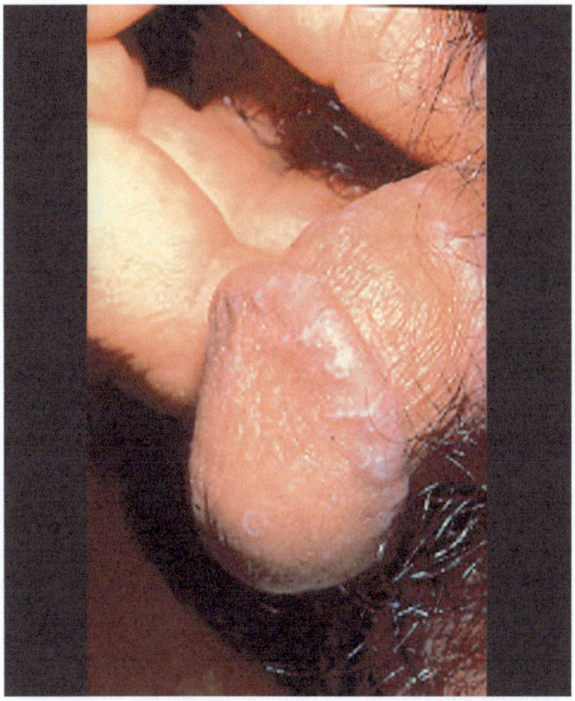

Fig. I.8.12. Lichen planus del glande che mostra delle papule tipiche poligonali, piatte, abrase di configurazione anulare e delle strie bianche

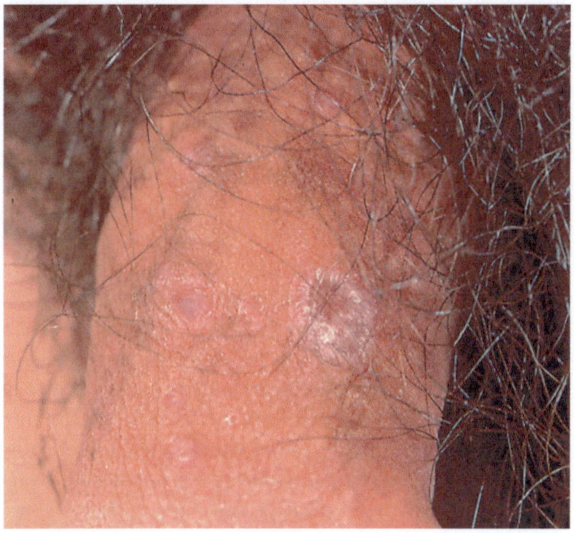

Fig. I.8.13. Lichen planus penieno della guaina peniena

I.8.3.9.4
Diagnosi differenziale clinica

La psoriasi, la balanite di Zoon, il lichen sclerosus, le verruche virali (tra cui la papulosi bowenoide) e l'ipercheratosi figurata centrifuga atrofizzante.

I.8.3.9.5
Terapia

Il trattamento del lichen planus penieno consiste nell'applicazione locale di corticosteroidi. Per alcuni casi individuali, sono stati realizzati dei trattamenti sistemici per delle lesioni erosive con ciclosporina o talidomide (Perez-Alfonzo et al. 1987; Jemec e Baadsgaard 1993).

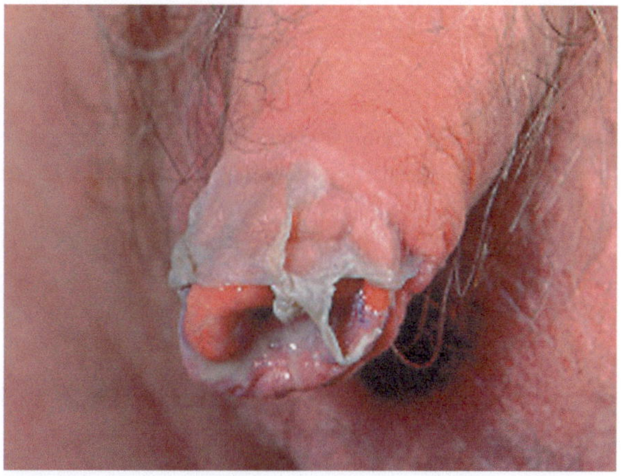

Fig. I.8.14. Eruzione da farmaci con macula e fissurazione con vescicole eritematose.

I.8.3.9.6
Prognosi

Mentre una remissione spontanea con iperpigmentazione postinfiammatoria può essere auspicata nella maggior parte dei casi, le varianti erosive di questa malattia possono persistere per decenni (Johnson 1993). È estremamente raro che un carcinoma epidermoide si sviluppi nel lichen planus penieno (Leal-Khouri e Hruza 1994).

I.8.3.10
Eruzioni da farmaci

I.8.3.10.1
Definizione

Dopo la sensibilizzazione a un farmaco, le eruzioni appaiono come delle macule o delle placche eritematose ben demarcate, isolate o multiple, che possono anche generare delle bolle (Fig. I.8.14). Dopo l'esposizione allo stesso farmaco, le lesioni recidivano tipicamente negli stessi siti anatomici.

I.8.3.10.2
Eziologia e patogenesi

Le sostanze all'origine delle eruzioni da farmaci del pene sono le tetracicline, la doxiciclina, le penicilline, la fenolftaleina, i sulfamidici, i barbiturici, i salicilati, il dapsone, la griseofulvina, la carbamazepina, il dimenidrinato, il metamizolo, l'idrossizina idrocloride e la colchicina. Eruzioni da farmaci sono state riportate dopo rapporti sessuali con delle donne che assumevano questo stesso farmaco al quale i loro partner erano ipersensibili (Zawar et al. 2004).

I.8.3.10.3
Segni clinici

Pandhi et al. (1984) hanno studiato le eruzioni da farmaci che interessano esclusivamente gli organi genitali di 60 pazienti di sesso maschile. Le aree affette erano il glande, il solco balano-prepuziale e la cute del prepuzio. I principali segni clinici erano un'ulcerazione superficiale o delle zone pigmentate circondate da un alone eritematoso. Sono descritte anche delle ulcerazioni.

I.8.3.10.4
Diagnosi differenziale

Devono essere evocate tutte le altre diagnosi differenziali di balanite acuta o di balanopostite.

I.8.3.10.5
Terapia

Applicazione locale di corticosteroidi. Identificazione e interruzione del farmaco responsabile.

I.8.3.10.6
Prognosi

Le eruzioni da farmaci guariscono in 2-3 settimane, lasciando un'iperpigmentazione postinfiammatoria.

I.8

I.8.3.11
Altre lesioni del pene di origine farmacologica

L'applicazione topica prolungata di corticosteroidi causa un'atrofia epiteliale e dermica della regione genitale (Stankler 1982). Un'ulcerazione locale del pene è stata riportata dopo un'iniezione sottocutanea mal eseguita di papaverina (Borgström 1988). Ulcerazioni del pene possono anche comparire dopo iniezioni di dequalinium e nel 5-28% dei pazienti affetti da AIDS e trattati con il foscarnet, un inibitore della transcriptasi inversa retrovirale (Braun-Falco e Lukacs 1970; English et al. 1997). Poiché l'escrezione urinaria del foscarnet si esegue sotto una forma immutata, può essere responsabile di una dermatite irritativa da contatto che induce delle ulcerazioni periuretrali. I dicumarolici, tra cui il warfarin, possono causare una necrosi peniena (Weinberg et al. 1983). La necrosi del pene provocata dai dicumarolici è riscontrata nei pazienti portatori di un deficit relativo di proteina C; essa inizia tra il 3° e il 10° giorno di terapia (Barkley et al. 1989).

I.8.3.12
Dermatiti da contatto allergiche e irritative del pene

I.8.3.12.1
Definizione

La dermatite da contatto allergica è provocata da un'ipersensibilità ritardata e da una risposta immunitaria cellulare di tipo IV ad alcuni allergeni. Al contrario, la dermatite da contatto irritativa è una reazione infiammatoria non immunologica osservata dopo l'esposizione a un agente chimico o fisico.

I.8.3.12.2
Eziologia e patogenesi

Secondo Johnson (1993), la dermatite da contatto del pene può manifestarsi dopo un contatto mano-pene, un rapporto sessuale (spray deodoranti e docce igieniche femminili intime, lubrificanti contenenti del propilene glicole) e come manifestazione locale di una dermatite da contatto generalizzata. Gli agenti responsabili di reazioni allergiche dipendono da fattori geografici. Negli Stati-Uniti, per esempio, una causa frequente di dermatite da contatto del pene è rappresentata dalle specie del pentadecilcatecol (edera tossica; Fisher 1996). Altri allergeni spesso presenti nei preservativi oppure nei diaframmi in gomma sono il mercaptobenzotiazolo, il tetrametilthiuram, il ditiocarbamato di zinco e il lattice (Johnson 1993; English et al. 1997). La fonte dell'allergene può essere rappresentata dalla materia del preservativo, dal lubrificante (conservanti paraben) o dallo spermicida (Johnson 1993). I pazienti che hanno una lesione del midollo spinale e usano un sistema di raccolta dell'urina nella gomma hanno un rischio di sviluppare una dermatite sottosfinterica da contatto dovuta alla gomma o agli articoli in lattice (Bransbury 1979). Alcuni preservativi contengono degli anestetici locali come la benzocaina, che è nota per provocare una dermatite da contatto allergica del pene (Placucci et al. 1996). Contrariamente alle dermatiti allergiche intrapeniene, le lesioni irritative di questa regione sono più frequenti. La dermatite irritativa è stata diagnosticata nel 72% dei pazienti con una balanite recidivante o non rispondente alla terapia (Birley et al. 1993). La dermatite irritativa sottosfinterica più frequente è provocata dal lavaggio (uso eccessivo di saponi) o da una terapia eccessivi (abuso di pomate). Le tecniche diagnostiche comprendono dei test cutanei con cerotto e degli esami istologici e microbiologici.

I.8.3.12.3
Segni clinici

Poiché la vascolarizzazione peniena è più attiva che nella maggior parte delle altre regioni della pelle, la dermatite da contatto allergica del pene è più florida e sintomatica, con eritema, edema, microvescicolazione, erosioni ed essudazione (Fig. I.8.15). Le lesioni più vecchie sono ricoperte da croste. Le erosioni dovute a un prurito intenso si possono infettare. Nei casi di allergia al lattice in particolare,

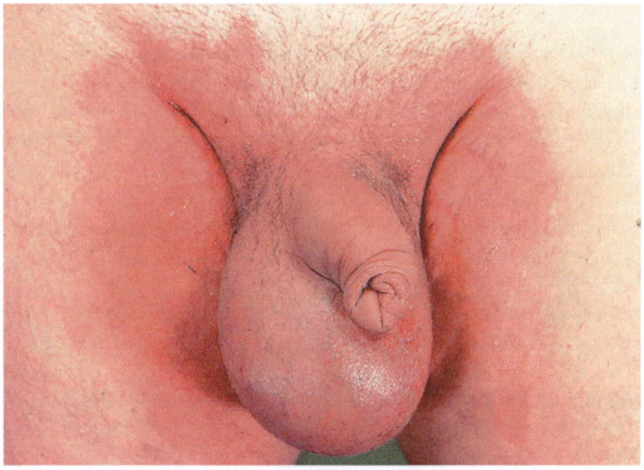

Fig. I.8.15. Dermatite acuta da contatto del pene

una tumefazione e un prurito locali possono essere accompagnati da sintomi sistemici (orticaria) o respiratori.

I.8.3.12.4
Diagnosi differenziale

Devono essere evocate tutte le altre diagnosi differenziali di balanite o di balanopostite.

I.8.3.12.5
Terapia

La dermatite allergica o irritativa peniena è trattata con applicazione locale di corticosteroidi o di agenti antimicrobici. Nei casi gravi, dei corticosteroidi o degli antistaminici sono somministrati per via generale.

I.8.3.12.6
Prognosi

Gli uomini con una dermatite irritativa del pene hanno una più alta incidenza di malattia atopica nel corso della vita e praticano più frequentemente un lavaggio genitale quotidiano con il sapone. Nella maggioranza (90%) di questi pazienti, l'uso di creme e la restrizione del lavaggio con il sapone bastano a ridurre i sintomi.

I.8.3.13
Dermatite atopica

I.8.3.13.1
Definizione

I termini di «dermatite» e di «eczema» sono spesso utilizzati come sinonimi. La dermatite atopica è una diatesi atopica; gli altri sintomi possono essere delle allergie mediate da IgE, come riniti, congiuntiviti o asma, un aumento dei livelli sierici di IgE, pelle secca (sebostasi) oppure una predisposizione familiare.

I.8.3.13.2
Eziologia e patogenesi

La dermatite atopica è una malattia multifattoriale a predisposizione genetica, che coinvolge fattori immunologici e ambientali (sensibilizzazione mediata da IgE a una varietà di allergeni) e una sebostasi.

I.8.3.13.3
Segni clinici

I sintomi cutanei frequenti sono l'eritema, un lichene, delle escoriazioni da grattamento secondario al prurito e una sovrainfezione con un'impetigine. Una diatesi atopica è stata messa in evidenza in più del 70% degli uomini con una balanite irritativa (Birley et al. 1993).

I.8.3.13.4
Diagnosi differenziale

Eczema seborroico, psoriasi, dermatite irritativa o da contatto.

I.8.3.13.5
Terapia

La dermatite atopica del pene è trattata con l'applicazione locale di corticosteroidi, di immunomodulatori (tacrolimus, pimecrolimus) o di agenti antimicrobici. Nei casi gravi, i corticosteroidi, la ciclosporina, gli antibiotici o gli antistaminici sono somministrati per via generale.

I.8.3.13.6
Prognosi

Malattia cronica e ricorrente, a volte auto-risolutiva.

I.8.3.14
Eczema seborroico

I.8.3.14.1
Definizione

Dermatosi eritrosquamosa cronica delle zone cutanee ricche di follicoli sebacei (capo, tronco e regione genitale).

I.8.3.14.2
Eziologia e patogenesi

Pityrosporum ovale, un lievito saprofita dell'epidermide e dei follicoli, ha un ruolo importante nella patogenesi dell'eczema seborroico. L'eczema seborroico è, il più delle volte, riscontrato negli uomini con infezione da HIV.

I.8.3.14.3
Segni clinici

Le localizzazioni tipiche di questa malattia sono il cuoio capelluto, la glabella, le sopracciglia, le pieghe nasolabiali e il condotto uditivo esterno, ma anche la regione genitale. I sintomi clinici sono degli eritemi di color salmone con desquamazione.

I.8.3.14.4
Diagnosi differenziale

Eczema atopico, psoriasi, dermatite irritativa o da contatto.

I.8.3.14.5
Terapia

La terapia comprende l'applicazione locale di corticosteroidi o di antimicotici come gli imidazoli.

I.8.3.14.6
Prognosi

Nella maggior parte dei casi, malattia senza gravità; il trattamento della malattia non è indispensabile.

I.8

Bibliografia

Ackerman AB, Kronberg R (1973) Pearly penile papules. Acral angiofibromas. Arch Dermatol 108:673 - 675

Adimora AA, Hamilton H, Holmes KK, Sparling PF (1994) Sexually transmitted diseases. McGraw-Hill, New York

Barkley C, Badalament RA, Metz EN, Nesbitt J, Drago JR (1989) Coumarin necrosis of the penis. J Urol 141:946 - 948

Birley HD, Walker MM, Luzzi GA, Bell R, Taylor-Robinson D, Byrne M, Renton AM (1993) Clinical features and management of recurrent balanitis; association with atopy and genital washing. Genitourin Med 69:400 - 403

Borgström E (1988) Penile ulcer as complication in self-induced papaverine erections. Urology 32:416 - 417

Bransbury AJ (1979) Allergy to rubber condom urinals and medical adhesives in male spinal injury patients. Contact Dermatitis 5:317 - 323

Braun-Falco O, Lukacs I (1970) Dequalinium necrosis. Dtsch Med Wochenschr 95:1115 - 1117

Buechner SA (2002) Common skin disorders of the penis. BJU Int 90:498 - 506

Bunker CB (2001) Topics in penile dermatology. Clin Exp Dermatol 26:469 - 479

Bunker CB (2004) Male genital skin disease. Saunders, Edinburgh

Chalmers RJ, Burton PA, Bennett RF, Goring CC, Smith PJ (1984) Lichen sclerosus et atrophicus. A common and distinctive cause of phimosis in boys. Arch Dermatol 120: 1025 - 1027

Cree GE, Willis AT, Phillips KD, Brazier JS (1982) Anaerobic balanoposthitis. Br Med J Clin Res Ed 284:859 - 860

De la Brassinne M, Richert B (1992) Genital squamous-cell carcinoma after PUVA therapy. Dermatology 185:316 - 318

English JC, Laws RA, Keough GC, Wilde JL, Foley JP, Elston DM (1997) Dermatoses of the glans penis and prepuce. J Am Acad Dermatol 37:1 - 24

Escala JM, Rickwood AM (1989) Balanitis. Br J Urol 63:196 - 197

Fakjian N, Hunter S, Cole GW, Miller J (1990) An argument for circumcision. Prevention of balanitis in the adult. Arch Dermatol 126:1046 - 1047

Farber EM, Nall L (1992) Genital psoriasis. Cutis 50:263 - 266

Fisher AA (1996) Poison ivy/oak/sumac. Part II: specific features. Cutis 58:22 - 24

Hillman RJ, Walker MM, Harris JR, Taylor-Robinson D (1992) Penile dermatoses: a clinical and histopathological study. Genitourin Med 68:166 - 169

Jemec GB, Baadsgaard O (1993) Effect of cyclosporine on genital psoriasis and lichen planus. J Am Acad Dermatol 29: 1048 - 1049

Johnson RA (1993) Diseases and disorders of the anogenitalia of males. In: Fitzpatrick TB, Eisen AZ, Wolff K, Freedberg IM, Austen KF (eds) Dermatology in general medicine. McGraw-Hill, New York, pp 1417 - 1462

Köhn FM, Pflieger-Bruss S, Schill WB (1999) Penile skin diseases. Andrologia 31 [Suppl 1]:3 - 11

Kumar B, Sharma R, Rajagopalan M, Radotra BD (1995) Plasma cell balanitis: clinical and histopathological featuresresponse to circumcision. Genitourin Med 71:32 - 34

Lane JE, Peterson CM, Ratz JL (2002) Treatment of pearly penile papules with CO_2 laser. Dermatol Surg 28:617 - 618

Leal-Khouri S, Hruza GJ (1994) Squamous cell carcinoma developing within lichen planus of the penis. Treatment with Mohs micrographic surgery. J Dermatol Surg Oncol 20: 272 - 276

Magid M, Garden JM (1989) Pearly penile papules: treatment with the carbon dioxide laser. J Dermatol Surg Oncol 15:552 - 554

Masfari AN, Kinghorn GR, Duerden BI (1983) Anaerobes in genitourinary infections in men. Br J Vener Dis 59:255 - 259

Meffert JJ, Davis BM, Grimwood RE (1995) Lichen sclerosus. J Am Acad Dermatol 32:393 - 416

Michalowski R (1981) Trichomonal balano-posthitis. Report of 16 cases. Ann Dermatol Venereol 108:731 - 738

Michet CJ, Machado EB, Ballard DJ, McKenna CH (1988) Epidemiology of Reiter's syndrome in Rochester, Minnesota: 1950 - 1980. Arthritis Rheum 31:428 - 431

Nasca MR, Innocenzi D, Micali G (1999) Penile cancer among patients with genital lichen sclerosus. J Am Acad Dermatol 41:911 - 914

Neill SM, Ridley CM (2001) Management of anogenital lichen sclerosus. Clin Exper Dermatol 26:637 - 643

Ocampo-Candiani J, Cueva-Rodriguez JA (1996) Cryosurgical treatment of pearly penile papules. J Am Acad Dermatol 35:486 - 487

Pandhi RK, Kumar AS, Satish DA, Bhutani LK (1984) Fixed drug eruptions on male genitalia: clinical and etiologic study. Sex Transm Dis 11:164 - 166

Perez-Alfonzo R, Weiss E, Piquero-Martin J, Rondon-Lugo A (1987) Generalized lichen planus with erosive lesions of the penis, treated with thalidomide. Report of a case and review of the literature. Med Cutan Ibero Lat Am 15:321 - 326

Placucci F, Lorenzi S, La-Placa M, Vincenzi C (1996) Sensitization to benzocaine on a condom. Contact Dermatitis 34:293

Rehbein HM (1977) Pearly penile papules: incidence. Cutis 19:54 - 57

Rosen T, Hwong H (2003) Sclerosing lymphangitis of the penis. J Am Acad Dermatol 49:916 - 918

Rufli T, Eichenberger P, Heer K (1978) Papillomatosis coronae glandis. Frequency of occurrence and clinical picture. Schweiz Med Wochenschr 108:229 - 231

Sasso F, Gulino G, Basar M, Carbone A, Torricelli P, Alcini E (1996) Penile Mondors' disease: an underestimated pathology. Br J Urol 77:729 - 732

Stankler L (1982) Striae of the penis. Br J Dermatol 107:371 - 372
Tanei R, Ohta Y, Katsuoka K (1997) Lichen planus and Sjögren-type sicca syndrome in a patient with chronic hepatitis C. J Dermatol 24:20–27
Velazquez EF, Cubilla AL (2003) Lichen sclerosus in 68 patients with squamous cell carcinoma of the penis: frequent atypias and correlation with special carcinoma variants suggest a precancerous role. Am J Surg Pathol 27:1448 - 1453
Weinberg AC, Lieskovsky G, McGehee WG, Skinner DG (1983) Warfarin necrosis of the skin and subcutaneous tissue of the male external genitalia. J Urol 130:352 - 354
Weitzul S, Duvic M (1997) HIV-related psoriasis and Reiter's syndrome. Semin Cutan Med Surg 16:213 - 218
Wollina U (1998) Genital ulcers in a psoriasis patient using topical tazarotene. Br J Dermatol 138:713 - 714
Zawar V, Kirloskar M, Chuh A (2004) Fixed drug eruption - a sexually inducible reaction? Int J STD AIDS 15:560 - 563

I.8.4 Cancro del pene

I. D. C. Mitchell

Messaggi chiave

- Alcune forme rare di tumori maschili possono avere una presentazione tardiva.
- Il carcinoma epidermoidale rappresenta il 95% dei tumori maligni.
- Il trattamento della malattia locale e quello dei linfonodi loco-regionali devono essere entrambi considerati nel quadro della gestione della malattia.
- Una terapia multi-modale è allo stadio di studio per il trattamento delle malattie avanzate.

I.8.4.1 Definizione

Il carcinoma penieno è raro e si stima la sua incidenza a 1 su 100 000, rappresentando lo 0,4-0,6% dei tumori che colpiscono gli uomini nei Paesi occidentali. Questo tumore interessa generalmente il glande e/o il prepuzio. In più del 90% dei casi, si tratta di un carcinoma epidermoide, ma sono stati osservati altri tumori come, per esempio, il melanoma. È molto raro nei Paesi Occidentali ma più esteso in altri Paesi come il Brasile o l'India.

I.8.4.2 Eziologia e patogenesi

Si suppone che infezioni o infiammazioni croniche siano all'origine delle modificazioni che portano a una neoplasia maligna. Si è collegata la malattia all'età, a una fimosi, alle infezioni virali, all'appartenenza a categorie socio-economiche sfavorite e al fumo.

Si nota che, benché l'età avanzata del paziente sia un fattore, l'età media di insorgenza della malattia è di 60 anni e che non è rara negli uomini più giovani. Le fimosi sono presenti in molti pazienti con questa malattia. Si ritiene che le condizioni osservate sotto il prepuzio abbiano a che fare con lo sviluppo del tumore. Lo studio delle culture che praticano la circoncisione precoce, come la religione ebraica, rafforza questa teoria perché il carcinoma penieno non ha quasi alcuna incidenza. Tuttavia, una circoncisione tardiva non sembra fornire protezione, come dimostra l'osservazione delle popolazioni Bantu dell'Africa del Sud. Alcuni dati recenti del programma SEER non hanno mostrato alcuna differenza «razziale» di incidenza del cancro penieno tra popolazioni bianca e afro-americana. Questo studio non ha mostrato alcuna differenza tra uomini sposati e quelli che non lo sono mai stati.

Ricerche ulteriori sulla patogenesi tumorale hanno trovato una relazione tra questo tumore e il papilloma virus umano (HPV). In particolare, sono implicati gli HPV di tipo 16, 18 e 33.

I.8.4.3 Sintomatologia

Questo tumore spesso viene diagnosticato tardivamente e ciò è stato messo in evidenza da studi di ricerca. Lo screening tardivo può essere legato all'imbarazzo nel sottoporsi alla visita medica, ma anche al fatto che un prepuzio non retrattile può celare la lesione primaria. Quando una lesione è dissimulata dal prepuzio, l'inizio può essere caratterizzato da un sanguinamento, da perdite maleodoranti, da un nodulo indurito sotto il prepuzio e, addirittura, da linfonodi inguinali anormali. Le lesioni primarie possono essere pseudo-ulcerose o esofitiche. Si raccomanda una biopsia in ogni paziente che abbia una lesione persistente sul pene.

Oltre a una lesione locale sul pene, una percentuale significativa dei pazienti, che può raggiungere il 50%, ha un'adenopatia inguinale palpabile per la quale l'inguine deve essere esaminato con attenzione durante la visita. Quando questi linfonodi sono esaminati istologicamente, il 30-60% è infiammatorio; tuttavia, uno studio recente suggerisce che la percentuale di linfonodi palpabili con una metastasi è molto più elevata.

Esistono due sistemi di classificazione per stadi di questi tumori: quello di Jackson (1966) e il TNM (1997), entrambi presentati nella Tabella I.8.9.

Tabella I.8.9. Classificazione per stadi di Jackson e classificazione TNM dei tumori penieni

Classificazione di Jackson per stadi-1966	
I	Tumore limitato al glande, al prepuzio o a entrambi
II	Il tumore raggiunge la guaina peniena o i corpi cavernosi: linfonodi negativi
III	Tumore limitato al pene, con metastasi linfonodali inguinali operabili
IV	Il tumore si estende oltre la guaina peniena con metastasi linfonodali inoperabili inguinali o a distanza o metastasi a distanza
Classificazione TNM (1997)	
T-Tumore primario	
TX	Tumore non valutabile
T0	Nessun segno di tumore primario
Tis	Carcinoma in situ
Ta	Carcinoma verrucoso non invasivo
T1	Il tumore invade il corion
T2	Il tumore invade i corpi spongiosi o cavernosi
T3	Il tumore invade l'uretra o la prostata
T4	Il tumore invade altre strutture adiacenti
N-Linfonodi regionali	
NX	Non valutabile
N0	Assenza di metastasi linfonodali regionali
N1	Il tumore invade un solo linfonodo inguinale superficiale
N2	Il tumore invade diversi linfonodi inguinali superficiali o bilaterali
N3	Il tumore invade i linfonodi inguinali profondi o pelvici, unilaterali o bilaterali
M-Metastasi a distanza	
MX	Non valutabili
M0	Assenza di metastasi a distanza
M1	Metastasi a distanza presenti

I.8

I.8.4.4 Diagnosi differenziale

Numerose lesioni possono somigliare al cancro del pene e devono essere escluse prima di effettuare una diagnosi definitiva e di avviare una terapia. Sono i condilomi acuminati, il tumore di Buschke-Lowenstein, le ulcere, il cancroide, il linfogranuloma venereo, il granuloma inguinale e la tubercolosi. Queste diverse diagnosi rafforzano la necessità di una biopsia prima del trattamento.

I.8.4.5 Terapia

La terapia del cancro del pene deve comportare anche il trattamento della malattia locale e quello dell'estensione metastatica ad essa legata, poiché il futuro a lungo termine del paziente dipende da entrambi. Oggi sono disponibili molte opzioni terapeutiche per la terapia locale del cancro del pene; il trattamento ottimale dipende spesso da un gran numero di fattori e dovrà essere adattato per ciascun paziente.

Il carcinoma in situ viene trattato con successo in diversi modi, tra i quali l'applicazione locale di 5-fluoro-uracile, il laser CO_2, la crioterapia, la tecnica microchirurgica di Mohs (Mohs' Microsurgical Technique, MMT) e l'escissione chirurgica con innesto di cute, se indicata.

Nel caso del trattamento di lesioni più importanti, come negli stadi T1 e T2, il concetto di preservazione dell'organo diventa sempre più importante. Il trattamento consiste generalmente in una chirurgia conservativa con ricostruzione o in una radioterapia, anche se la MMT ha molti sostenitori. Per la radioterapia è descritto l'uso di tecniche diverse, cioè la tecnica a fascio esterno, la curieterapia e l'irradiazione esterna. Con la radioterapia ci sono effetti collaterali importanti che possono richiedere un intervento chirurgico di salvataggio e, attualmente, la maggior parte delle equipe sembra preferire l'approccio chirurgico. Tuttavia, quando si esegue una penectomia parziale tradizionale o un approccio ricostruttivo con innesto di cute, devono essere prese determinate precauzioni in modo da lasciare al paziente, quando è possibile, un moncone sufficiente per permettergli di avere una buona igiene, così come una funzione sessuale.

Alcuni studi retrospettivi hanno mostrato che queste due modalità permettono un buon controllo locale, sebbene esistano degli effetti collaterali ben conosciuti legati a questi trattamenti. È probabile che, in futuro, si tenteranno degli approcci combinati in modo da ridurre l'invasività di questi trattamenti.

Tuttavia, in caso di tumori più estesi e di lesioni di stadio T3 e T4, il trattamento chirurgico è spesso praticato per il controllo locale, anche se alcuni hanno raccomandato una chemioradioterapia come per il cancro dell'ano.

L'incertezza e il disaccordo più importanti nella gestione di questa malattia riguardano il trattamento dei linfonodi inguinali e pelvici. Il cancro penieno è uno dei rari tumori maligni per i quali la linfoadenectomia può aumentare la sopravvivenza. Questo aumento della sopravvivenza sembra essere più marcato quando la lesione è di piccolo volume (linfonodi impalpabili); tuttavia, questa procedura induce una significativa invasività e richiede un miglioramento della selezione dei pazienti che possono essere selezionati per una linfoadenectomia. Alcuni dubbi persistono anche riguardo ai benefici della linfoadenectomia pelvica in questi pazienti, poiché la sopravvivenza dei pazienti con linfonodi positivi è estremamente bassa. L'esperienza del trattamento degli altri tumori di Malpighi, come il carcinoma dell'ano o della vulva, indicherebbe che una terapia multi-modale sarebbe ottimale nei pazienti in fase avanzata della malattia.

La chemioterapia è una terapia accettata per il cancro del pene solo nel caso del trattamento locale del carcinoma in situ con 5-fluoro-uracile; tuttavia, dati probanti hanno mostrato che la polichemioterapia potrebbe rivestire un ruolo nel trattamento dei tumori maligni del pene. Per la rarità della malattia, dovranno essere eseguiti degli studi multicentrici per valutare la validità di questi trattamenti farmacologici; tuttavia, una base razionale sembra esistere per queste terapie.

I.8.4.6
Risultati della terapia

È, di solito, possibile ottenere un buon controllo locale del cancro del pene attraverso i trattamenti proposti per lo stadio precoce (Ta–T2) ma, di solito, è preferita la chirurgia per le forme più avanzate.

I tassi di sopravvivenza del cancro del pene sono ricapitolati nella Tabella I.8.10.

Tabella I.8.10. Tasso di sopravvivenza in caso di cancro del pene. Le percentuali hanno una media di sopravvivenza a 5 anni in diversi studi

Terapia	Sopravvivenza (%) allo stadio tumorale			
	I	II	III	IV
Chirurgia	65	42	27	0
Radioterapia	68	51	21	5

Adattato da Gillenwater J, Howards S, Grayhack J, Mitchell ME (2001) Adult and Pediatric Urology, 4th edn. Lippincott, Wilkins & Williams, Philadelphia, p. 1990

I.8.4.7
Prognosi

Come si può vedere nella sezione precedente, i pazienti con una malattia localizzata hanno generalmente una prognosi buona; tuttavia, in caso di segnali di estensione (salvo in caso di un lieve interessamento dei linfonodi inguinali) i risultati del trattamento sono piuttosto deludenti. Diversi studi retrospettivi hanno dimostrato che un interessamento linfonodale ha un impatto elevato sulla sopravvivenza. Altri studi hanno anche dimostrato che la rimozione di un tumore di piccolo volume (linfoadenectomia profilattica) fornisce un vantaggio, in termini di sopravvivenza, in confronto a un trattamento più tardivo dei linfonodi colpiti. L'aumento della sopravvivenza di alcuni pazienti deve essere messo in bilancio con la forte morbilità della linfoadenectomia. Il grado tumorale ha effettivamente una certa importanza prognostica che riflette probabilmente l'inclinazione dei tumori poco differenziati a metastatizzare, ma non bisogna dimenticare che anche i tumori ben differenziati metastatizzano.

I.8.4.8
Prevenzione

Come descritto precedentemente, la circoncisione precoce può prevenire lo sviluppo del cancro del pene, ma studi epidemiologici recenti realizzati in Scandinavia hanno dimostrato che una buona igiene associata a un miglioramento dello status socio-economico può provocare una riduzione dell'incidenza di questa malattia.

I.8.4.9
Considerazioni

Un aumento dell'incidenza del cancro del collo dell'utero e della vulva è stato dimostrato nelle partner dei pazienti affetti da tumori maligni del pene. Questo esame sembra sicuramente confermare che esiste probabilmente un fattore trasmissibile comune allo sviluppo di queste malattie. Recentemente è stata espressa la speranza che la vaccinazione contro l'HPV prevenga il cancro del collo dell'utero e si spera che un approccio simile possa portare i suoi frutti nella prevenzione dello sviluppo del cancro del pene in alcuni pazienti.

I.8

I.8.5 Circoncisione

C.F. Heyns, J.N. Kriegerl

Messaggi chiave

- La circoncisione è l'intervento chirurgico conosciuto più antico e ha generato più controversie di qualsiasi altro intervento.
- Le indicazioni mediche per la circoncisione comprendono la fimosi patologica (cicatriziale), la parafimosi recidivante, la balanite recidivante, il condiloma acuminato che coinvolge il prepuzio e il glande, la lesione coitale recidivante del prepuzio e l'impianto di una protesi peniena.
- La circoncisione neonatale può ridurre il rischio di infezione delle vie urinarie di tre-sette volte, ma il rischio di infezione delle vie urinarie in un neonato non circonciso è soltanto dell'1% circa.
- Il rischio di infezioni sessualmente trasmesse (STD), tra cui l'HIV, può essere da due a otto volte più elevato nei maschi non circoncisi, ma, a oggi, non vi sono dati che la circoncisione sia una strategia valida sul piano costo-efficacia per ridurre i tassi di infezione.
- La circoncisione neonatale riduce di tre volte il rischio di cancro penieno ma, per ogni singolo caso di cancro penieno prevenuto, ci si possono attendere circa due complicanze della circoncisione
- Benché delle evidenze scientifiche dimostrino alcuni benefici medici della circoncisione, questi dati non sono tuttavia sufficienti per raccomandare la circoncisione neonatale sistematica.

I.8.5.1
Introduzione

La circoncisione è la procedura chirurgica più antica, e rimane uno dei campi più controversi della medicina. È stata praticata per migliaia di anni da popoli di tutti i continenti e, in Egitto, la procedura risale ad almeno 6000 anni fa (Fig. I.8.16). La pratica della circoncisione negli ebrei precede la sua comparsa nella Torah di più di 1000 anni ed essa non rappresenta una condizione preliminare per essere ebreo. La circoncisione era una pratica quotidiana nell'Arabia pre-islamica ed essa è considerata come un segno esterno per essere musulmani, ma non una condizione per divenirlo.

I motivi reali della circoncisione nelle culture antiche sono tuttora oggetto di speculazioni, ma alcune teorie suggeriscono chc cssa avrcbbc avuto originc come:

1. Un rito di passaggio o una cerimonia iniziatica
2. Un marchio di abnegazione applicato agli schiavi oppure ai prigionieri di guerra
3. Una forma di controllo sociale nelle società patriarcali
4. Un metodo di «imprinting» del dolore per aumentare in seguito la capacità di sopravvivenza del bambino nel corso della sua vita
5. Un marchio di identità culturale
6. Un rito di fertilità
7. Un intervento sanitario igienico o preventivo
8. Una misura per controllare la sessualità maschile
9. Un rito di coinvolgimento maschile di relazione (Gairdner 1949; Kaplan 1983; Dunsmuir e Gordon 1999; Elchalal et al. 1999; Glass 1999; Goldman 1999; Goodman 1999; Hammond 1999; Rizvi et al. 1999; Lerman e Liao 2001; Alanis e Lucidi 2004).

I.8.5.2
Epidemiologia della circoncisione

Esistono delle differenze rilevanti dei tassi di circoncisione nelle varie regioni del mondo, ma circa l'80% degli uomini nel mondo non è circonciso. La prevalenza della circoncisione neonatale è influenzata dalle affiliazioni religiose, dal paese di origine, dall'etnia, dal luogo di residenza, dall'educazione materna, dallo status socio-economico, dal tipo di assicurazione medica e dagli atteggiamenti dei genitori e dei medici (Kaplan 1983; Laumann et al. 1997; Lerman e Liao 2001).

Negli Stati Uniti, il tasso della circoncisione neonatale è diminuito da circa il 90% negli anni '50 a circa il 60-70% negli anni '80, mentre studi recenti hanno descritto valori che variano dal 65 all'82%. La circoncisione è molto poco frequente nei Paesi Europei, in America centrale e meridionale e in Asia. In Gran-Bretagna, i livelli di circoncisione si sono ridotti da circa il 30% nel 1940 al 6% nel 1975. La Corea del sud è il solo paese asiatico dove la circoncisione è stata ampiamente praticata dalla guerra di Corea negli anni '50, con un tasso del 90% nei liceali (Gairdner 1949; Frisch et al. 1995; Niku et al. 1995; Dunsmuir e Gordon 1999; Goldman 1999; Hammond 1999; Rickwood 1999; Quayle et al. 2003; Alanis e Lucidi 2004).

I.8.5.3
Embriologia e funzione del prepuzio

Lo sviluppo del prepuzio ha inizio a 8-12 settimane di vita intrauterina ed è abitualmente concluso a 16-20 settimane. L'epitelio della faccia interna del prepuzio e del glande è un epitelio malpighiano, ed entrambi i tessuti sono inizialmente fusi l'uno con l'altro.

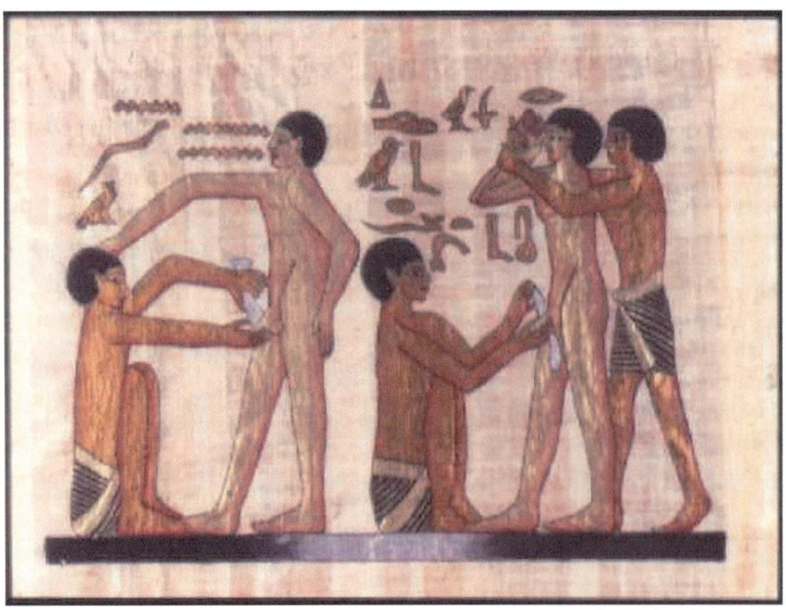

Fig. I.8.16. Riproduzione moderna su papiro di una decorazione della tomba di Ankh-Mahor a Saqqara (2400 a.C.), che illustra la circoncisione nell'antico Egitto

Il distacco tra il prepuzio e il glande inizia a 24 settimane di gestazione, ma esso è generalmente incompleto alla nascita. È questo il motivo per cui il prepuzio normale del neonato non è retrattile. Per i primi 3-4 anni di vita, il prepuzio e il glande si dividono a causa di diversi processi, tra cui la crescita del corpo intracavernoso, l'accumulo di detriti epiteliali (smegma) e le erezioni peniene intermittenti. Lo sviluppo ventrale o dorsale del prepuzio è abitualmente deficitario, rispettivamente in caso di ipospadia e di epispadia (Kaplan 1983; Niku et al. 1995; Cold e Taylor 1999; Lerman e Liao 2001).

Gairdner (1949) ha rilevato che l'incidenza di un prepuzio non retrattile diminuisce progressivamente dal 96% nei neonati al 6% nei ragazzi di 5-13 anni. Similmente, Øster (1968) ha osservato che il prepuzio è retrattile in quasi tutti i maschi di 17 anni (Fig. I.8.17).

Kayaba et al. (1996) hanno classificato lo stato del prepuzio in cinque tipi secondo la retraibilità e hanno osservato che l'incidenza di tipo V (esposizione facile di tutto il glande) aumentava dello 0% nei maschi di meno di un anno fino al 63% in quelli di 11-15 anni. Un prepuzio stretto, definito come un anello stenosante che impedisce la contrazione del prepuzio, diminuisce dall'84% all'età di 0-6 mesi al 9% a 11-15 anni.

Lo smegma è un prodotto bianco, cremoso costituito da cellule epiteliali che possono raccogliersi sotto il prepuzio. Lo smegma maschile contiene degli steroidi, degli steroli e degli acidi grassi che possono avere una funzione protettiva. Nei maschi di 5-13 anni, uno smegma spesso può divenire maleodorante, cosa che non si produce nei soggetti più giovani. La produzione di smegma aumenta all'età di 12-13 anni.

I batteri uropatogeni aderiscono alla superficie della mucosa (interna) del prepuzio che essi colonizzano facilmente. Nei neonati di sesso maschile, la regione periuretrale è colonizzata da parte di batteri aerobi, in particolare *Escherichia coli*, e di enterococchi e stafilococchi, ma questa colonizzazione scompare durante il primo anno di vita. Dall'età di circa 5 anni, la colonizzazione periuretrale da parte degli uropatogeni è stata individuata solo nei soggetti che hanno delle infezioni recidivanti delle vie urinarie (Gairdner 1949; Øster 1968; American Academy of Pediatrics 1999; Cold e Taylor 1999).

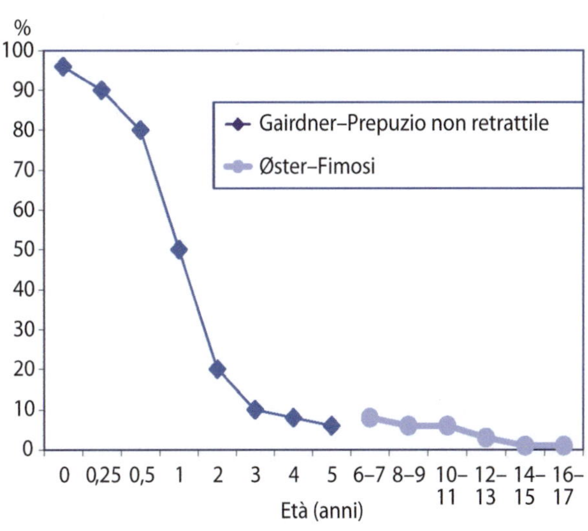

Fig. I.8.17. Incidenza del prepuzio non retrattile e della fimosi in funzione dell'età (da Gairdner 1949; Øster 1968)

Il prepuzio è spesso considerato come una struttura vestigiale ridondante, ma le sue funzioni possono:

1. impedire delle ulcerazioni del meato dovute a una lesione del glande per contatto con pannolini umidi
2. favorire il piacere sessuale attraverso la sua innervazione sensibile
3. fornire una lubrificazione per i rapporti vaginali
4. costituire un elemento del sistema immunitario della mucosa cutanea, poiché contiene delle cellule di Langerhans
5. essere una fonte di fibroblasti umani viventi per le colture cellulari a scopo di ricerca
6. fornire tessuto per la chirurgia ricostruttiva delle vie genitali (Gairdner 1949; Cold e Taylor 1999; Dunsmuir e Gordon 1999; Hammond 1999).

I.8.5.4 Indicazioni per la circoncisione

Le indicazioni per la circoncisione sono:

1. Fimosi patologica
2. Parafimosi recidivante
3. Balanite o balanopostite ricorrente
4. Lichen sclerosus del pene (balanitis xerotica obliterans)
5. Condilomi acuminati (se estensivi) e lesioni rare quali le cisti linfogene del prepuzio e il linfedema penieno cronico
6. Preparazione alla messa in sede di una protesi peniena (non sempre necessario)
7. Parte della chirurgia riparatrice delle vie genitali nell'ipospadia o nella stenosi uretrale
8. Indicazioni non mediche: religiose, culturali (consiglio dei genitori), pressioni sociali o personali (sessualità o immagine di sé amplificata da un pene più ampio, Niku et al. 1995; Cold e Taylor 1999; Kim et al. 1999; Rickwood 1999; Fink et al. 2002).

I.8.5.4.1 Fimosi patologica

La fimosi fisiologica (prepuzio non retraibile) del neonato non costituisce un'indicazione per la circoncisione. Quando si tira la cute della guaina peniena in direzione della base del pene, si riscontra frequentemente un'apertura puntiforme che dà l'impressione di una fimosi patologica. Tuttavia, tirando il prepuzio distalmente si vedrebbe che l'orifizio prepuziale è piuttosto ampio e che non disturba la minzione.

Ciò è spesso denominato a torto meato a cruna d'ago, ma non è un'indicazione di circoncisione.

La vera fimosi patologica è caratterizzata da un orifizio meatale bianco cicatriziale e/o indurito, senza «fioritura» al momento del tentativo di retrazione del prepuzio. La fimosi vera è rara prima dell'età di 5 anni e interessa solo lo 0,6-4% dei ragazzi di 17 anni e lo 0,9% degli uomini anziani di 19-31 anni. La fimosi patologica (cicatriziale) ha gli aspetti istologici caratteristici della balanite secca obliterante (balanitis xerotica obliterans, BXO), identici a quelli del lichen sclero-atrofico della vulva. Alcuni autori ritengono che la fimosi secondaria potrebbe essere dovuta ai tentativi di retrazione del prepuzio, cosa che causerebbe una lesione tissutale e la formazione di una cicatrice, oppure che un'infiammazione cronica del prepuzio potrebbe indurre una cicatrizzazione. La fimosi patologica vera resistente alle terapie corticosteroidee locali rappresenta un'indicazione assoluta per la circoncisione. Tuttavia, alcuni pazienti possono preferire di evitare il trattamento steroideo ed eseguire direttamente la circoncisione (Gairdner 1949; Øster 1968; Kaplan 1983; Rickwood 1999; Kim et al. 1999; Larsen e Williams 1990).

I.8.5.4.2
Parafimosi recidivante

La parafimosi (prepuzio fimotico retratto dietro il glande con edema) non è rara, in particolare nei reparti di urologia dove si manifesta in molti casi dopo gli interventi; essa può essere trattata in maniera conservativa, di modo che la circoncisione neonatale non sia necessaria per la prevenzione. Una riduzione in anestesia locale o generale è quasi sempre possibile senza richiedere un'incisione dorsale. La circoncisione non deve essere effettuata nei rari casi di parafimosi recidivante, nei pazienti nei quali la parafimosi non può essere ridotta oppure nei soggetti anziani non circoncisi che hanno bisogno di cateterismo vescicale intermittente o cronico e che potrebbero avere un rischio più elevato di parafimosi (Gairdner 1949; Dunsmuir e Gordon 1999; Rickwood 1999; Lerman e Liao 2001).

I.8.5.4.3
Balanite/balanopostite recidivanti

L'infezione o l'infiammazione del glande (balanite) e del prepuzio (postite) possono insorgere isolatamente, ma è molto più frequente la lesione contemporanea di due strutture (balanopostite). La balanopostite acuta è caratterizzata da eritema e da edema del prepuzio e/o da un'effusione purulenta dell'orifizio del prepuzio. I microrganismi comunemente responsabili sono *E. coli* e *Proteus vulgaris* anche se, in circa il 30% dei casi, nei bambini il deflusso del prepuzio è sterile. Nell'adulto, la maggior parte dei casi è legata a un'infezione mista, che include spesso batteri anaerobi e funghi, specialmente nei diabetici. Una postite può far parte di una dermatite ammoniacale dovuta a batteri che decompongono l'urea, liberando l'ammoniaca dall'urea nell'urina. Altri casi di balanopostite sono legati a una dermatite da contatto, a eruzioni da farmaci o a psoriasi.

L'incidenza della balanopostite è di circa il 3% nei maschi non circoncisi e solo un terzo di essi recidiva. Essa è osservata più spesso nei maschi tra i 5 e gli 11 anni, il che suggerisce che essa è auto-limitantesi. Nell'adulto, la balanite è cinque volte più frequente nei maschi non circoncisi, in particolare per la balanite moniliasica nel contesto di un diabete. Tuttavia, i portatori circoncisi sono più suscettibili di essere asintomatici, e ciò li rende potenzialmente un vettore più insidioso di disseminazione alla donna delle infezioni da lieviti. L'esperienza clinica suggerisce che i diabetici con una balanopostite recidivante traggono un considerevole beneficio dalla circoncisione, ma non esiste nessuno studio prospettico per quanto riguarda il valore della circoncisione profilattica nei diabetici. La balanite di Zoon può richiedere una circoncisione, ma una crema steroidea locale o una terapia con il laser al diossido di carbonio sono altri trattamenti possibili (Gairdner 1949; Kaplan 1983; Kayaba et al. 1996; Rickwood 1999; Van Howe 1999; Lerman e Liao 2001).

I.8.5.4.4
Protesi peniena

Alcuni autori consigliano la circoncisione prima del posizionamento di una protesi peniena semirigida per evitare una deformazione edematosa della pelle sotto-glanulare. Tuttavia, negli uomini che preferiscono non essere circoncisi, risultati soddisfacenti possono essere ottenuti dopo la scomparsa dell'edema iniziale del prepuzio. In caso di balanopostite, la circoncisione è consigliata per ridurre il rischio di infezioni (Lewis e Jordan 2002).

I.8.5.5
Controindicazioni alla circoncisione

Le controindicazioni alla circoncisione del neonato comprendono:

1. La prematurità, o qualsiasi timore concernente la salute del neonato
2. Qualsiasi discrasia sanguigna, emofilia o anamnesi familiare di coagulopatia
3. Se la parte ventrale del prepuzio è breve o assente
4. Una deformazione ad angolo dorsale
5. Un'ipospadia o un'epispadia
6. Una cordata ventrale o dorsale, con o senza ipospadia
7. Un megameato con un prepuzio integro
8. Una mega-uretra
9. Un pene poco evidente, piccolo o palmato (Kaplan 1983; Niku et al. 1995; Glass 1999).

I.8.5.5.1
Prepuzio sovrabbondante

La dermatite da ammoniaca che coinvolge il prepuzio può provocare un ispessimento della cute ed è spesso etichettata come «prepuzio sovrabbondante», un termine inesatto che può condurre a una circoncisione non necessaria. Le dimensioni del prepuzio variano di poco tra gli individui, di conseguenza il vero «prepuzio sovrabbondante» non esiste, e questa denominazione, come quella del «meato a cruna d'ago», dovrebbe essere scartata (Gairdner 1949; Kim et al. 1999; Rickwood 1999).

I.8.5.5.2
Gonfiore del prepuzio

Un prepuzio non retrattile è spesso associato a un gonfiore del prepuzio durante la minzione. Durante l'infanzia, la malattia è autolimitata e non si ha alcuna prova che sia il segno di un'ostruzione delle vie urinarie ed essa non richiede la circoncisione (Gairdner 1949; Rickwood 1999; Babu et al. 2004).

I.8.5.5.2
Aderenze del prepuzio

Le aderenze del prepuzio sono solitamente innocue e autolimitate; sono sintomatiche solo quando la loro rottura induce degli episodi di lieve infiammazione. La «liberazione delle aderenze del prepuzio» è un trattamento non necessario (Øster J 1968; Rickwood 1999).

I.8.5.6
Complicanze della circoncisione

La vera incidenza delle complicanze dopo la circoncisione è sconosciuta, poiché i tassi riportati variano ampiamente secondo il tipo di studio (indagine versus rassegna aperta degli studi versus studio prospettico), il quadro (centro medico versus comunità), l'operatore (circoncisore medico versus rituale), il tipo di strumento utilizzato, le definizioni delle complicanze specifiche e la durata del follow-up. Alcuni studi hanno riportato un tasso di complicanze dello 0,2-0,6% durante la circoncisione neonatale, mentre altri hanno menzionato valori che vanno dall'1,5 al 10%. Le complicanze più frequenti sono emorragie, infezioni, stenosi del meato, ulcere del frenulo, intrappolamento del pene, aderenze del prepuzio e circoncisione incompleta o insufficiente (Gee e Ansell 1976; Kaplan 1983; Niku et al. 1995; Ahmed et al. 1999; Rizvi et al. 1999; Amir et al. 2000; Christakis et al. 2000; Sylla et al. 2003; Alanis e Lucidi 2004).

I.8.5.6.1
Emorragia

L'emorragia rappresenta la complicanza più frequente, con un'incidenza dello 0-35%. La maggior parte di questi episodi è di lieve entità e senza conseguenze cliniche, ma un'emorragia fatale può verificarsi nel caso di disturbi della coagulazione (Gairdner 1949; Kaplan 1983).

I.8.5.6.2
Infezione

L'infezione della ferita è la seconda complicanza più frequente, con un'incidenza dello 0,2-10%. La maggior parte di queste infezioni non ha conseguenze. Fino al 60% dei soggetti più anziani presenta una disuria, e si può verificare un'infezione delle vie urinarie. La circoncisione rituale nelle regioni rurali dei Paesi in via di sviluppo ha spesso luogo in condizioni igieniche non soddisfacenti, cosa che può facilitare le complicanze infettive (Kaplan 1983; Crowley e Kesner 1990; Wiswell et al. 1993; Niku et al. 1995; Senkul et al. 2004).

I.8.5.6.3
Fimosi recidivante

Quando è stata rimossa una quantità insufficiente di cute, l'aspetto estetico è tale che il pene non appare come circonciso. In caso di contrazione o di fibrosi dell'anello del prepuzio, può comparire una vera fimosi recidivante, che si manifesta come pene nascosto (Kaplan 1983; Williams et al. 2000; Lerman e Liao 2001; Blalock et al. 2003).

I.8.5.6.4
Briglia cutanea

Una briglia cutanea tra la guaina del pene e il glande può ostacolare il pene durante l'erezione, effetto che induce un dolore addominale basso o una curvatura sottosfinteriale. Può derivare da lesioni del glande o dalla liberazione incompleta dell'epitelio interno del prepuzio dal glande al momento della circoncisione (Kaplan 1983).

I.8.5.6.5
Meatite/stenosi meatica

La meatite e le ulcere meatiche si verificano probabilmente perché il glande non è più protetto dal prepuzio dall'effetto dell'ammoniaca prodotta dall'azione batterica sull'urina, dato che l'incidenza è dell'8-31%. La meatite ulcerosa può provocare una stenosi del meato, con un'incidenza riferita del 5-10%. La stenosi del meato può anche derivare dalla sezione dell'arteria del frenulo durante la circoncisione (Gairdner 1949; Kaplan 1983; Niku et al. 1995; Cold e Taylor 1999; Rickwood 1999).

I.8.5.6.6
Dolore

Esistono delle prove secondo le quali, durante e dopo la circoncisione neonatale, i neonati soffrono di dolori che possono alterare l'allattamento alla mammella, il rapporto madre-bambino e il ritmo del sonno (Goodman 1999; Van Howe et al. 1999; American Academy of Pediatrics 1999; Alanis e Lucidi 2004).

I.8.5.6.7
Complicanze rare

Complicanze rare ma gravi possono sopraggiungere dopo la circoncisione, anche se la loro incidenza reale è ignota. Le complicanze infettive rare ma gravi comprendono la setticemia, la gangrena di Fournier, la meningite, il tetano neonatale e la glomerulonefrite post-streptococcica. La tubercolosi del pene e l'infezione genitale per HSV-1 sono state descritte dopo il rituale ebraico della circoncisione, nel quale un *mohel* (circoncisore rituale) ha effettuato una *metzitzah* orale (succhiare il pene del neonato per sospendere il sanguinamento). Anche le epatiti B e C possono essere trasmesse durante il rituale della circoncisione.

Una curvatura può essere prodotta da una cicatrice densa sulla faccia ventrale del pene. L'ipo- e l'epispadia possono essere indotte entrambe tagliando involontariamente il glande. Cisti di inclusione epidermiche possono essere prodotte con l'arrotolamento verso l'interno dell'epidermide al momento della sutura o con l'intrusione di smegma nella ferita della circoncisione. Può verificarsi un linfedema penieno, in particolare se la ferita si riapre oppure si infetta. Una ritenzione urinaria può essere dovuta a un bendaggio emostatico stretto e può provocare una setticemia di origine urinaria, un'infezione sistemica, un'insufficienza renale oppure una rottura vescicale. Fistole uretro-cutanee possono essere provocate dallo schiacciamento dell'uretra dalla pinza per la circoncisione, dall'incisione dell'uretere con un bisturi o con una sutura emostatica oppure da una lesione tissutale dovuta all'elettrocauterio.

Si può anche verificare un'amputazione del glande o del pene utilizzando una pinza di Mogen oppure un denudamento penieno o una lesione di degloving. La necrosi e l'escara del glande o della totalità del pene possono derivare da un'infezione, dall'uso di soluzioni contenenti adrenalina, da tentativi di emostasi con sutura o cauterizzazione, dall'uso prolungato di un laccio o di un bendaggio stretto o dall'uso di un laser di contatto (Fig. I.8.18). Altre complicanze rare comprendono l'insufficienza cardiaca acuta, lo pneumotorace, la rottura gastrica, il granuloma piogeno e un restringimento sotto il glande che provoca una deformazione a forma di fungo. Il decesso dopo la circoncisione può presentarsi con emorragia, setticemia o anestesia (Gairdner 1949; King 1982; Kaplan 1983; Sotolongo et al. 1985; Crowley e Kesner 1990; Niku et al. 1995; Laumann et al. 1997; Dunsmuir e Gordon 1999; Glass 1999; Rizvi et al. 1999; Van Howe 1999; Patel et al. 2001; Ncayiyana 2003; Gesundheit et al. 2004).

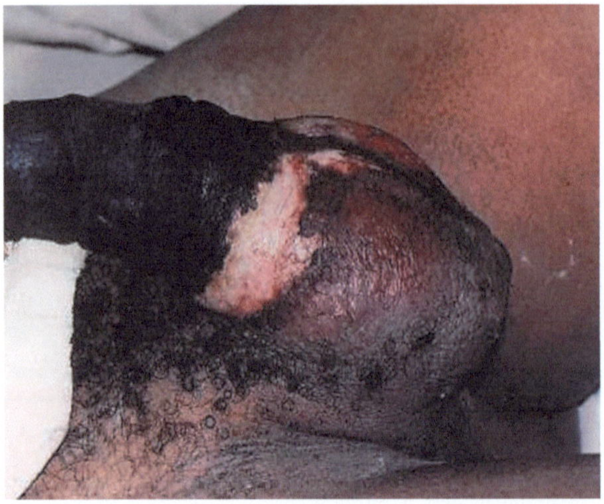

Fig. I.8.18. Gangrena del pene probabilmente per l'uso di un laccio dopo la circoncisione rituale in un giovane che è successivamente morto per setticemia e per insufficienza organica multipla, malgrado l'amputazione peniena d'urgenza e un trattamento in unità di terapia intensiva

I.8.5.7
Controversie attuali riguardo alla circoncisione

I.8.5.7.1
Prevenzione dei carcinomi genitali

La circoncisione neonatale offre una certa protezione contro il carcinoma penieno invasivo ma ha un effetto meno protettivo contro il carcinoma in situ. La circoncisione dopo il periodo neonatale riduce il rischio di sviluppo del carcinoma penieno, mentre la circoncisione in età adulta offre poca protezione o non ne offre affatto. Sembra esserci un rischio di cancro del pene aumentato di almeno tre volte nei maschi non circoncisi; la fimosi aumenta ulteriormente questo rischio. Tuttavia, l'incidenza annuale stimata del cancro del pene è bassa, e va da 0,1/100 000 negli uomini in Israele a 1/100 000 negli Stati Uniti e a 10,5/100 000 in India. Benché il rischio sia almeno tre volte superiore, la probabilità di un cancro del pene in un uomo non circonciso resta comunque molto bassa. Inoltre, esistono delle misure preventive alternative come una buona igiene genitale. Uno studio ha stimato che la circoncisione diminuisce il numero di anni di vita di una media di 14 ore, mentre un altro studio ha rilevato un aumento medio di 10 giorni. È stato stimato che, in caso di circoncisione neonatale, ci si può apettare quasi due complicanze per ogni caso di carcinoma penieno prevenuto (Gairdner 1949; Kaplan 1983; Ganiats et al. 1991; Lawler et al. 1991; Frisch et al. 1995; American Academy of Pediatrics 1999; Van Howe et al. 1999; Christakis et al. 2000; Schoen et al. 2000; Lerman e Liao 2001; Alanis e Lucidi 2004).

Malgrado alcuni elementi contradditori, sembra che la circoncisione, così come fattori quali la monogamia, l'igiene, sessuale e l'uso di barriere contraccettive, possano ridurre l'incidenza del cancro cervicale nei partner femminili (Niku et al. 1995; Shanta et al. 2000; Castellsague et al. 2002).

I.8.5.7.2
Prevenzione dell'infezione delle vie urinarie

L'aderenza batterica alle cellule epiteliali del prepuzio, che porta alla colonizzazione periuretrale della regione del sacco prepuziale, può predisporre alle infezioni delle vie urinarie; queste però possono essere evitate con la circoncisione. Alcuni studi recenti di coorte e casi controllo mostrano un aumento del rischio di infezione delle vie urinarie da tre a sette volte nei maschi non circoncisi, con il rischio più elevato osservato nei bambini di meno di un anno. Tuttavia, il rischio assoluto di infezione delle vie urinarie in un bambino non circonciso è basso (al massimo, circa l'1%). Il rapporto tra la giovane età in occasione della prima infezione sintomatica delle vie urinarie e la conseguente comparsa di una cicatrice renale e di una riduzione della filtrazione glomerulare non è definito, e non sono disponibili informazioni sulle conseguenze delle infezioni delle vie urinarie nei bambini con un apparato urogenitale normale. Il costo totale della gestione delle infezioni delle vie urinarie nei soggetti non circoncisi può essere dieci volte più alto che nei circoncisi, ma non c'è alcuna evidenza secondo la quale la circoncisione neonatale sarebbe una misura profilattica economicamente valida per le infezioni delle vie urinarie nel bambino. È stato stimato che occorrono 80-100 circoncisioni neonatali per evitare un'infezione delle vie urinarie, mentre possono essere evitate sei infezioni delle vie urinarie per ogni complicanza della circoncisione. L'infezione delle vie urinarie si sviluppa più spesso in pazienti non circoncisi con reflusso vescico-ureterale perché la profilassi antibiotica non permette di ridurre la colonizzazione batterica del prepuzio. La circoncisione può, quindi, essere giustificata in caso di reflusso vescico-ureterale principale o di altre alterazioni importanti delle vie urinarie. Nei neonati prematuri ricoverati, il tasso di infezione delle vie urinarie può raggiungere il 5%; di conseguenza, la circoncisione neonatale potrebbe, quindi, essere utile in questi bambini, sebbene il rischio operatorio possa essere più elevato (Wiswell et al. 1993; American Academy of Pediatrics 1999; Rickwood 1999; Cason et al. 2000; Christakis et al. 2000; Schoen et al. 2000; Cascio et al. 2001; Alanis e Lucidi 2004; Mingin et al. 2004).

I.8.5.7.3
Prevenzione delle infezioni sessualmente trasmesse

La maggior parte dei primi studi che legano la non-circoncisione alle infezioni sessualmente trasmesse non era correttamente aggiustata per i potenziali fattori di confusione, quali l'etnia, l'età, lo status socio-economico, il livello di educazione, il numero di partner sessuali nel corso della vita, la frequenza dei rapporti sessuali, i precedenti di infezioni sessualmente trasmesse o le differenze culturali, etniche e di accesso all'assistenza sanitaria. Inoltre, molti ragazzi e adulti non riportano chiaramente se siano stati circoncisi o meno e perfino i medici a volte commettono errori al riguardo; di conseguenza, tutto ciò può influenzare i risultati degli studi che mettono in relazione le infezioni sessualmente trasmesse alla non-circoncisione. Tuttavia, studi più recenti indicano che gli uomini non circoncisi sarebbero da due a sette volte più sensibili alle malattie genitali ulcerose (Genital Ulcer Disease, GUD), tra le quali l'herpes, la sifilide, l'ulcera molle e il linfogranuloma venereo (LGV) in alcune popolazioni, mentre gli uomini circoncisi sarebbero più suscettibili di contrarre uretriti. Le infezioni sessualmente trasmesse ulcerose (GUD) sono particolarmente importanti poiché sono associate a rotture della pelle genitale e al reclutamento di cellule infiammatorie, con una moltiplicazione da due a quattro volte dei tassi di infezione e di trasmissione dell'HIV. È stato ipotizzato che, nelle popolazioni che non adottano pratiche sessuali protette, la circoncisione di routine possa aiutare a prevenire le infezioni sessualmente trasmesse (Cook et al. 1994; Laumann et al. 1997; Goldman 1999; Lavreys et al. 1999; Van Howe 1999; Diseker et al. 2001; Alanis e Lucidi 2004; Reynolds et al. 2004).

I.8.5.7.4
Prevenzione dell'infezione da HIV

Alcuni studi sul rapporto tra la circoncisione e il rischio di infezione da HIV hanno prodotto dei risultati contraddittori, ed è possibile che alcuni fattori comportamentali possano essere più importanti della circoncisione. Tuttavia, sembra probabile che ci sia un rischio di infezione da HIV di un fattore almeno due-otto volte più elevato negli uomini non circoncisi ad alto rischio di infezione da HIV. L'età alla circoncisione potrebbe costituire un fattore critico: per le circoncisioni eseguite prima dei 12 anni l'effetto protettivo è maggiore mentre, dopo i 20 anni, la circoncisione non ha alcun effetto. La raccomandazione di effettuare la circoncisione come misura di salute pubblica per evitare l'infezione da HIV dovrà attendere i risultati degli studi clinici attualmente in corso. Tuttavia, il fatto che fino al 30% degli uomini africani circoncisi ritenga che la circoncisione li protegga completamente dall'HIV e che possano senza pericolo avere rapporti sessuali con molteplici partner potrebbe eliminare gli effetti benefici della rimozione del prepuzio. Inoltre, l'efficacia economica della circoncisione come misura di prevenzione contro la trasmissione dell'HIV deve essere attentamente valutata (Laumann et al. 1997; American Academy of Pediatrics 1999; Lavreys et al. 1999; Van Howe 1999; Quinn et al. 2000; Weiss et al. 2000; Lerman e Liao 2001; Siegfried et al. 2003; Alanis e Lucidi 2004; Reynolds et al. 2004).

I.8.5.7.5
Conseguenze sessuali e psicologiche della circoncisione

È stato suggerito che il dolore dovuto alla circoncisione e alla rottura del rapporto madre-bambino possano avere conseguenze emotive negative durature quali sentimenti di mutilazione, diminuzione dell'autostima, rabbia, amarezza, depressione e un sentimento di violazione o di tradimento da parte dei genitori.

La diminuzione della sensibilità del pene dopo la circoncisione in età adulta può essere percepita favorevolmente, fornendo maggiore controllo sull'orgasmo oppure, al contrario, come una perdita irreversibile. Alcuni studi di follow-up in soggetti adulti prima e dopo la circoncisione non hanno dimostrato alcuna differenza significativa in termini di impulso sessuale, di erezione, di eiaculazione o di soddisfazione globale, anche se la latenza eiaculatoria media è significativamente più lunga (Goldman 1999; Hammond 1999; Kim et al. 1999; O'Hara et O'Hara 1999; Senkul et al. 2004).

I.8.5.7.6 Problemi etici e giuridici

Alcune associazioni di protezione dei diritti del bambino affermano che la circoncisione neonatale non è etica perché il bambino non deve essere sottoposto a interventi preventivi «nel loro migliore interesse» o per ragioni di sanità pubblica, qualora esistano delle alternative. È stato anche suggerito che proporre ai genitori una chirurgia non necessaria che sarà di beneficio al medico e all'ospedale ma non al paziente non sia etico. Alcuni autori hanno messo in dubbio la legalità della circoncisione neonatale e hanno avanzato che essa costituisca una violenza, un'aggressione e una tortura. Diversi Paesi hanno attuato una legislazione specifica che proibisce ogni forma di mutilazione genitale femminile (Female Genital Mutilation, FGM), mentre altri Paesi considerano che queste pratiche contravvengano alle leggi esistenti sull'abuso dei minori. È stata avanzata anche l'ipotesi che i tribunali abbiano il dovere di estendere la protezione contro le mutilazioni genitali femminili alla circoncisione neonatale. È stato sottolineato che i sostenitori dell'argomento secondo il quale le mutilazioni genitali femminili e la circoncisione sono radicalmente diverse non apportano alcun fondamento di principio e pochi elementi empirici di supporto per trattare differentemente le alterazioni genitali maschile e femminile (Laumann et al.1997; Elchalal et al.1999; Freeman 1999; Goodman 1999; Van Howe et al. 1999; Hodges et al. 2002).

I.8.5.8 Alternative alla circoncisione

I.8.5.8.1 Corticosteroidi topici

Gli steroidi topici, quali gli unguenti al betametasone, al triamcinolone, al clobetasolo o al mometasone due volte al giorno per un mese, hanno percentuali di successo del 67-95% senza effetti secondari. Sono indicati nei ragazzi di più di 3 anni con fimosi persistente ma senza segni di infezione. I corticosteroidi topici sono efficaci nell'87%, 88 e 75% dei pazienti rispettivamente con fimosi isolate, balaniti concomitanti e anamnesi di infezione delle vie urinarie. Gli scettici suggeriscono che la maggior parte di questi ragazzi ha una fimosi fisiologica (prepuzio non retraibile), ma i sostenitori di questo trattamento sostengono di includere solo ragazzi nei quali è stata riconosciuta clinicamente una BXO con fimosi cicatriziale (Golubovic et al. 1996; Monsour et al. 1999; Rickwood 1999; Webster e Leonard 2002; Ashfield et al. 2003).

I.8.5.8.2 Retrazione del prepuzio

Il tentativo di liberare con forza il prepuzio dal glande nei soggetti giovani produce solitamente dolore e sanguinamento e fa correre il rischio di escoriazioni e traumi del glande con, per risultato, cicatrizzazioni, fimosi e traumi psicologici. La retrazione forzata del prepuzio può portare anche a parafimosi, perciò deve essere evitata (Gairdner 1949; Kaplan 1983; Niku et al. 1995; Cold et al. 1999; Rickwood 1999).

I.8.5.8.3 Incisione dorsale e plastica del prepuzio

L'incisione dorsale generalmente non viene raccomandata perché i risultati cosmetici non sono soddisfacenti. Tuttavia, essa è utile in soggetti anziani con diversi problemi affetti da balanopostite grave o parafimosi recidivante. La plastica del prepuzio può essere eseguita sotto forma di incisione dorsale delimitata, con sutura trasversale, o di incisione longitudinale dell'«anello costrittore» in prossimità del meato del prepuzio, sempre con sutura trasversale. È, tuttavia, stato suggerito che la prepuzioplastica sia un trattamento adatto ai prepuzi non retrattili e non al trattamento della fimosi patologica, per la quale l'operazione è inefficace fin dall'inizio o lo diventa più tardi, dal momento che il processo patologico ristenotizza l'orifizio (Cuckow et al. 1994; Rickwood 1999; Barber et al. 2003).

I.8.5.8.4 Reversione della circoncisione

Gli interventi chirurgici per ripristinare il prepuzio sono inizialmente stati descritti da Celse 2000 anni fa e, nel corso del XX secolo, sono state descritte numerose versioni alternative. Più recentemente, alcuni membri del movimento per «l'integrità genitale» hanno gravemente criticato la circoncisione neonatale e hanno vantato i meriti della reversione della circoncisione. Per il chirurgo che intraprende un ripristino chirurgico del prepuzio, è essenziale informare precisamente i pazienti delle complicanze potenziali, dei risultati estetici e della natura non comune della chirurgia (Kaplan 1983; Brandes et Mc Aninch 1999).

I.8.5.9 Conclusioni

La circoncisione maschile è stata da tempo utilizzata per ragioni religiose e culturali per ispirare e rafforzare l'identità di gruppo. Queste differenze e preferenze hanno come risultato una grande variabilità nella pratica della circoncisione a seconda della regione geografica e dei differenti gruppi etnici.

La circoncisione, per ragioni mediche specifiche, comporta chiaramente dei vantaggi. Indicazioni ben definite e generalmente accettate della circoncisione maschile comprendono la fimosi patologica, la parafimosi recidivante, la balanopostite recidivante, il condiloma acuminato esteso e la chirurgia genitale ricostruttiva.

Esistono attualmente almeno quattro considerazioni importanti a proposito della circoncisione:

1. Il rischio di cancro genitale diminuisce con la circoncisione neonatale ma, dal punto di vista del rapporto rischi-benefici, non si tratta di una misura di salute preventiva obbligatoria.

2. Il rischio di infezioni delle vie urinarie nei maschi diminuisce con la circoncisione neonatale, e il rapporto rischio-beneficio è migliore rispetto al carcinoma genitale, ma ancora non è sufficiente per raccomandare in modo sistematico la circoncisione neonatale.

3. La riduzione del rischio di infezione da HIV è una questione molto importante per le popolazioni ad alto rischio ed è attualmente studiata attivamente, ma devono essere ottenuti dati provenienti da studi clinici prospettici prima che la circoncisione possa essere prescritta come misura preventiva dell'infezione da HIV.
4. Per quanto riguarda la riduzione del piacere sessuale e gli effetti psicologici secondari, esistono al momento solo elementi aneddotici, generalmente non supportati da studi prospettici ben concepiti e rimane un argomento aperto alla ricerca.

Bibliografia

Ahmed A, Mbibi NH, Dawam D, Kalayi GD (1999) Complications of traditional male circumcision. Ann Trop Paediatr 19:113 - 117

Alanis MC, Lucidi RS (2004) Neonatal circumcision: a review of the world's oldest and most controversial operation. Obstet Gynecol Survey 59:379 - 395

American Academy of Pediatrics (1999) Task force on circumcision. Circumcision policy statement. Pediatrics 103:686 - 693

Amir M, Raja MH, Niaz WA (2000) Neonatal circumcision with Gomco clamp - a hospital-based retrospective study of 1000 cases. J Pak Med Assoc 50:225 - 227

Ashfield JE, Nickel KR, Siemens DR, MacNeily AE, Nickel JC (2003) Treatment of phimosis with topical steroids in 194 children. J Urol 169:1106 - 1108

Babu R, Harrison SK, Hutton KA (2004) Ballooning of the foreskin and physiological phimosis: is there any objective evidence of obstructed voiding? BJU Int 94:384 - 387

Barber NJ, Chappell B, Carter PG, Britton JP (2003) Is preputioplasty effective and acceptable? J R Soc Med 96:452 - 453

Blalock HJ, Vemulakonda V, Ritchey ML, Ribbeck M (2003) Outpatient management of phimosis following newborn circumcision. J Urol 169:2332 - 2324

Brandes SB, McAninch JW (1999) Surgical methods of restoring the prepuce: a critical review. BJU Int 83 [Suppl 1]: 109 - 113

Cascio S, Colhoun E, Puri P (2001) Bacterial colonization of the prepuce in boys with vesicoureteral reflux who receive antibiotic prophylaxis. J Pediatr 139:160 - 162

Cason DL, Carter BS, Bhatia J (2000) Can circumcision prevent recurrent urinary tract infections in hospitalized infants? Clin Pediatr (Phila) 39:699 - 703

Castellsague X, Bosch FX, Munoz N, Meijer CJ, Shah KV, de Sanjose S, Eluf-Neto J, Ngelangel CA, Chichareon S, Smith JS, Herrero R, Moreno V, Franceschi S; International Agency for Research on Cancer Multicenter Cervical Cancer Study Group (2002) Male circumcision, penile human papillomavirus infection, and cervical cancer in female partners. N Engl J Med 346:1105 - 1112

Cherpes TL, Meyn LA, Krohn MA, Hillier SL (2003) Risk factors for infection with herpes simplex virus type 2: role of smoking, douching, uncircumcised males, and vaginal flora. Sex Transm Dis 30:405 - 410

Christakis DA, Harvey E, Zerr DM, Feudtner C, Wright JA, Connell FA (2000) A trade-off analysis of routine newborn circumcision. Pediatrics 105:246 - 249

Cold CJ, Taylor JR (1994) The prepuce. BJU Int [Suppl 1]:34 - 44

Cook LS, Koutsky LA, Holmes KK (1994) Circumcision and sexually transmitted diseases. Am J Public Health 84:197 - 201

Crowley JP, Kesner KM (1990) Ritual circumcision (Umkwetha) among the Xhosa of the Ciskei. Br J Urol 66:318 - 321

Cuckow PM, Rix G, Mouriquand PD (1994) Preputial plasty: a good alternative to circumcision. J Pediatr Surg 29:561 - 563

Diseker RA 3rd, Lin LS, Kamb ML, Peterman TA, Kent C, Zenilman J, Lentz A, Douglas JM Jr, Rhodes F, Malotte KC, Iatesta M (2001) Fleeting foreskins: the misclassification of male circumcision status. Sex Transm Dis 28:330 - 335

Dunsmuir WD, Gordon EM (1999) The history of circumcision. BJU Int 83 [Suppl 1]:1 - 12

Elchalal U, Ben-ami B, Brzezinski A (1999) Female circumcision: the peril remains. BJU Int 83 [Suppl 1]:103 - 108

Fink KS, Carson CC, DeVellis RF (2002) Adult circumcision outcomes study: effect on erectile function, penile sensitivity, sexual activity and satisfaction. J Urol 167:2113 - 2116

Freeman MDA (1999) A child's right to circumcision. BJU Int 83 [Suppl 1]:74 - 78

Frisch M, Friis S, Kjaer SK, Melbye M (1995) Falling incidence of penile cancer in an uncircumcised population (Denmark 1943 - 90). BMJ 311:1471

Gairdner D (1949) The fate of the foreskin - a study of circumcision. BMJ 2:1433 - 1437

Ganiats TG, Humphrey JB, Taras HL, Kaplan RM (1991) Routine neonataloldest circumcision:and most a cost-utilityoperation. Ob- analysis. Med Decis Making 11:282 - 293

Gee WF, Ansell JS (1976) Neonatal circumcision: a ten year overview with comparison of the Gomco clamp and the Plastibell device. Pediatrics 58:824 - 827

Gesundheit B, Grisaru-Soen G, Greenberg D, Levtzion-Korach O, Malkin D, Petric M, Koren G, Tendler MD, Ben-Zeev B, Vardi A, Dagan R, Engelhard D (2004) Neonatal genital herpes simplex virus type 1 infection after Jewish ritual circumcision: modern medicine and religious tradition. Pediatrics 114:259 - 263

Glass JM (1999) Religious circumcision: a Jewish view. BJU Int 83 [Suppl 1]:17 - 21

Goldman R (1999) The psychological impact of circumcision. BJU Int 83 [Suppl 1]:93 - 102

Golubovic Z, Milanovic D, Vukadinovic V, Rakic I, Perovic S (1996) The conservative treatment of phimosis in boys. Br J Urol 78:786 - 788

Goodman J (1999) Jewish circumcision: an alternative perspective. BJU Int 83 [Suppl 1]:22 - 27

Hammond T (1999) A preliminary poll of men circumcised in infancy and childhood. BJU Int 83 [Suppl 1]:85 - 92

Hodges FM, Svoboda JS, Van Howe RS (2002) Prophylactic interventions on children: balancing human rights with public health. J Med Ethics 28:10 - 16

Kaplan GW (1983) Complications of circumcision. Urol Clin North Am 10:543 – 549
Kayaba H, Tamura H, Kitajima S, Fujiwara Y, Kato T, Kato T (1996) Analysis of shape and retractability of the prepuce in 603 Japanese boys. J Urol 156:1813 – 1815
Kim DS, Lee JY, Pang MG (1999) Male circumcision: a South Korean perspective. BJU Int 83 [Suppl 1]:28 – 33
King LR (1982) Neonatal circumcision in the United States in 1982. J Urol 128:1135
Lagarde E, Dirk T, Puren A, Reathe RT, Bertran A (2003) Acceptability of male circumcision as a tool for preventing HIV infection in a highly infected community in South Africa. AIDS 17:89 – 95
Larsen GL, Williams SD (1990) Postneonatal circumcision: population profile. Pediatrics 85:808 – 812
Laumann EO, Masi CM, Zuckerman EW (1997) Circumcision in the United States: prevalence, prophylactic effects, and sexual practice. JAMA 277:1052 – 1057
Lavreys L, Rakwar JP, Thompson ML, Jackson DJ, Mandaliya K, Chohan BH, Bwayo JJ, Ndinya-Achola JO, Kreiss JK (1999) Effect of circumcision on incidence of human immunodeficiency virus type 1 and other sexually transmitted diseases: a prospective cohort study of trucking company employees in Kenya. J Infect Dis 180:330 – 336
Lawler FH, Bisoni RS, Holtgrave DR (1991) Circumcision: a decision analysis of its medical value. Fam Med 23:587 – 593
Lerman SE, Liao JC (2001) Neonatal circumcision. Ped Clin North Am 48:1539 – 1557
Mingin GC, Hinds A, Nguyen HT, Baskin LS (2004) Children with a febrile urinary tract infection and a negative radiologic workup: factors predictive of recurrence. Urology 63:562 – 565
Monsour MA, Rabinovitch HH, Dean GE (1999) Medical management of phimosis in children: our experience with topical steroids. J Urol 162:1162 – 1164
Ncayiyana DJ (2003) Astonishing indifference to deaths due to botched ritual circumcision. S Afr Med J 93:545
Niku SD, Stock JA, Kaplan GW (1995) Neonatal circumcision. Urol Clin North Am 22:57 – 65
O'Hara K, O'Hara J (1999) The effect of male circumcision on the sexual enjoyment of the female partner. BJU Int 83 [Suppl 1]:79 – 84
Øster J (1968) Further fate of the foreskin: incidence of preputial adhesions, phimosis, and smegma among Danish schoolboys. Arch Dis Childh 43:200 – 203
Patel HI, Moriarty KP, Brisson PA, Feins NR (2001) Genitourinary injuries in the newborn. J Pediatr Surg 36:235 – 239
Quayle SS, Coplen DE, Austin PF (2003) The effect of health care on circumcision rates among newborns. J Urol 170: 1533 – 1536
Quinn TC, Wawer MJ, Sewankambo N, Serwadda D, Li C, Wabwire-Mangen F, Meehan MO, Lutalo T, Gray RH (2000) Viral load and heterosexual transmission of human immunodeficiency virus type 1. N Engl J Med 342: 921 – 929
Reynolds SJ, Shepherd ME, Risbud AR, Gangakhedkar RR, Brookmeyer RS, Divekar AD, Mehendale SM, Bollinger RC (2004) Male circumcision and risk of HIV-1 and other sexually transmitted infections in India. Lancet 363:1039 – 1040
Rickwood AMK (1999) Medical indications for circumcision. BJU Int 83 [Suppl 1]:45 – 51
Rizvi SAH, Naqvi SAA, Hussain M, Hasan AS (1999) Religious circumcision: a Muslim view. BJU Int 83 [Suppl 1]:13 – 16
Schoen EJ, Colby CJ, Ray GT (2000) Newborn circumcision decreases incidence and costs of urinary tract infections during the first year of life. Pediatrics 105:789 – 793
Senkul T, IserI C, sen B, KarademIr K, Saracoglu F, Erden D (2004) Circumcision in adults: effect on sexual function. Urology 63:155 – 158
Shanta V, Krishnamurthi S, Gajalakshmi CK, Swaminathan R, Ravichandran K (2000) Epidemiology of cancer of the cervix: global and national perspective. J Indian Med Assoc 98:49 – 52
Siegfried N, Muller M, Volmink J, Deeks J, Egger M, Low N, Weiss H, Walker S, Williamson P (2003) Male circumcision for prevention of heterosexual acquisition of HIV in men. Cochrane Database Syst Rev CD003362
Sotolongo JR jr, Hoffman S, Gribetz ME (1985) Penile denudation injuries after circumcision. J Urol 133:102 – 103
Sylla C, Diao B, Diallo AB, Fall PA, Sankale AA, Ba M (2003) Les complications de la circoncision. A propos de 63 cas. Prog Urol 13:266 – 272
Van Howe RS (1999) Does circumcision influence sexually transmitted diseases? A literature review. BJU Int 83 [Suppl 1]: 52 – 62
Van Howe RS, Svoboda JS, Dwyer JG, Price CP (1999) Involuntary circumcision: the legal issues. BJU Int 83 [Suppl 1]: 63 – 73
Webster TM, Leonard MP (2002) Topical steroid therapy for phimosis. Can J Urol 9:1492 – 1495
Weiss HA, Quigley MA, Hayes RJ (2000) Male circumcision K, O'Hara and risk of HIV infection in sub-Saharan Africa: a systematic review and meta-analysis. AIDS 14:2361 – 2370
Williams CP, Richardson BG, Bukowski TP (2000) Importance of identifying the inconspicuous penis: prevention of circumcision complications. Urology 56:140 – 142
Wiswell TE, Tencer HL, Welch CA, Chamberlain JL (1993) Circumcision in children beyond the neonatal period. Pediatrics 92:791 – 793

Problema: malattie prostatiche (infezione, ipertrofia benigna e cancro della prostata) I.9

I.9.1 Ipertrofia benigna e cancro della prostata

S. A. McNeill, S. K. W. Leung

Messaggi chiave

- L'ipertrofia benigna della prostata e il cancro della prostata sono malattie comuni la cui incidenza aumenta con l'avanzare dell'età.
- Queste patologie possono provocare disturbi delle basse vie urinarie.
- L'esplorazione rettale e il dosaggio dell'antigene specifico della prostata (PSA) sono esami utili per determinare la natura della patologia.
- Le malattie benigne della prostata possono essere trattate in molti casi dal punto di vista medico.
- La prostatectomia radicale e la radioterapia sono tuttora il principale supporto al trattamento curativo del cancro localizzato a livello della prostata.

I.9.1.1 Introduzione

L'ipertrofia benigna della prostata (Benign Prostatic Hyperplasia, BPH) e il cancro della prostata sono due malattie distinte che comunemente colpiscono la prostata degli uomini nella fase dell'invecchiamento. La prostata è una ghiandola sessuale accessoria, situata intorno all'uretra alla base della vescica, le cui dimensioni aumentano dopo la pubertà sotto l'influenza del testosterone. I tessuti ghiandolari della prostata sono organizzati in tre zone, come descritto da McNeal (1981,1988). Queste affezioni hanno la tendenza a colpire parti differenti della ghiandola. La BPH colpisce quasi esclusivamente la zona di transizione della prostata che circonda l'uretra. Benché possa anche sopraggiungere nelle zone centrali e di transizione, il cancro della prostata interessa il più delle volte la zona periferica della ghiandola, ragione per la quale l'esplorazione rettale (Digital Rectal Examination, DRE) è molto utile alla valutazione della prostata. Poiché queste malattie colpiscono di preferenza regioni distinte, non sorprende che la BPH tenda a presentarsi con sintomi legati all'ostruzione urinaria più precocemente del cancro della prostata, mentre i pazienti che presentano sintomi di ostruzione urinaria per cancro della prostata saranno spesso a uno stadio avanzato della malattia (Fig. I.9.1).

I.9.1.2 Eziologia e patogenesi

I.9.1.2.1 Ipertrofia benigna della prostata

La BPH è il tumore benigno più frequente nell'uomo: la sua prevalenza istologica aumenta con l'età: il 50% degli uomini tra i 50 e 60 anni è colpito, così come più del 90% degli uomini di più di 80 anni (Berry et al. 1984). L'eziologia della BPH non è chiaramente definita, ma sembra comprendere diversi fattori tra i quali una disorganizzazione delle interazioni tra lo stroma (tessuti di supporto) e l'epitelio (tessuto ghiandolare) e le loro risposte ai fattori di crescita, agli androgeni e agli estrogeni. Quando i testicoli non sono funzionali, la BPH non si sviluppa. Questa osservazione ha portato i chirurghi, tra i quali Louis Mercier nel 1857, a trattare la BPH con l'orchiectomia.

Le cellule epiteliali delle ghiandole producono l'antigene specifico della prostata (PSA), una proteasi callicreinica che è secreta nell'eiaculato, dove essa rende il liquido seminale liquefatto promuovendo la motilità degli spermatozoi. L'aumento del tessuto epiteliale associato alla BPH induce quindi, spesso, un aumento del PSA che entra nel siero dove può essere dosato. Il PSA è prodotto anche dalle cellule epiteliali maligne del cancro della prostata, ma il lettore deve ricordare che il PSA è specifico del tessuto prostatico e non è, dunque, un vero marker del cancro della prostata. Tuttavia, più il PSA è elevato, più è elevata la probabilità che un tumore prostatico maligno ne sia responsabile.

Lo stroma della prostata è un tessuto costituito da cellule muscolari lisce, fibroblasti, cellule neuroendocrine, vasi sanguigni e tessuti nervosi e linfatici. Nel muscolo liscio della prostata e del collo vescicale si riscontra una ricca innervazione da parte dei recettori alfa-adrenergici che controlla la chiusura

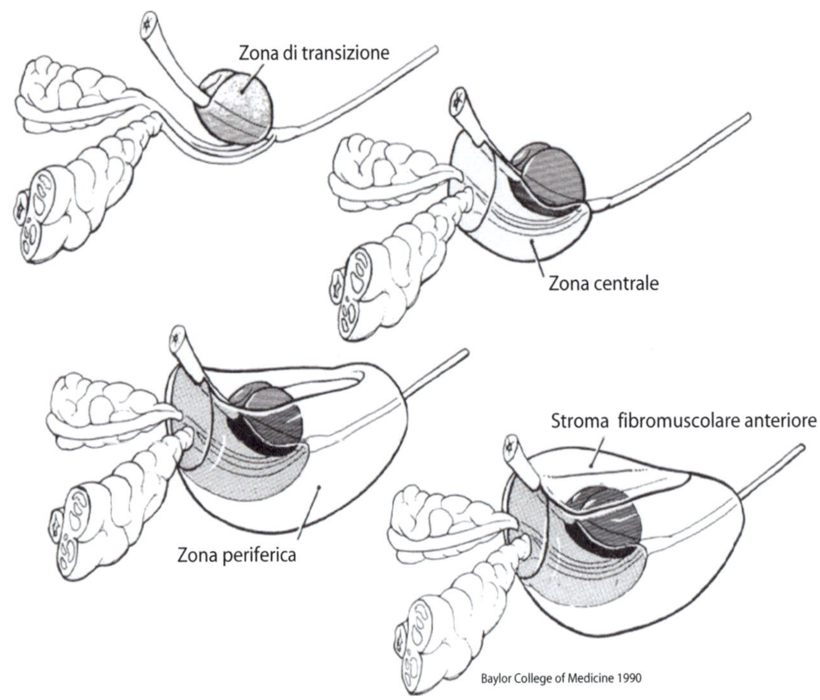

Fig. I.9.1. Anatomia regionale della prostata

del collo vescicale e l'espulsione del liquido prostatico durante l'eiaculazione. Si ipotizza che un aumento del tono di questi muscoli lisci svolga un ruolo nell'ostruzione dell'orifizio vescicale associata alla BPH.

I.9

I.9.1.3 Cancro della prostata

Come in tutti i tumori, lo sviluppo di un cancro della prostata probabilmente è multifattoriale, ed è evidente che i fattori di rischio genetici e alimentari svolgano un ruolo importante. Ciò è indicato dal fatto che i parenti di primo grado di pazienti affetti da cancro della prostata hanno essi stessi un rischio tre volte maggiore di sviluppare la malattia, in particolare se i loro genitori sviluppano la malattia in giovane età. Inoltre, il cancro della prostata è più frequente nei pazienti neri ed è raro nelle popolazioni asiatiche. Esistono anche alcune prove che l'alimentazione occidentale, ricca di lipidi, aumenti il rischio di cancro della prostata (Reiter et de Kernion 2002).

Il naturale sviluppo del cancro della prostata spesso è molto lungo ed è dunque possibile rilevare la malattia quando è ancora confinata all'organo e curabile. Lo screening del cancro della prostata attraverso il dosaggio sierico del PSA è molto dibattuto ma, fino a quando non saranno disponibili i risultati dei numerosi studi in corso, uno screening generale della popolazione non potrà essere raccomandato.

I.9.1.4 Segni clinici, diagnosi e terapia

I principali disturbi delle basse vie urinarie, che sono il risultato di un'ostruzione dell'orifizio vescicale in caso di BPH o di cancro della prostata, sono l'esitazione (l'attesa che inizi il flusso urinario), una gittata urinaria debole, a volte intermittente, un gocciolamento alla fine della minzione, una pollachiuria diurna e notturna e l'urgenza minzionale, quando la necessità di urinare è quasi incontrollabile. L'importanza dei sintomi è valutata con il punteggio internazionale di sintomatologia prostatica (International Prostate Symptom Score, IPSS, vedi Parte II), mentre la valutazione del flusso urinario e del volume del residuo post-minzionale misurato mediante un'ecografia trans-addominale sono utili per determinare l'importanza dell'ostruzione vescicale. Una patologia benigna è probabile se l'esplorazione rettale rileva una ghiandola liscia, che non è né anfrattuosa né dura e se il PSA sierico è normale (vedi Parte II). Nei soggetti sintomatici è importante dosare il PSA sierico, poiché coloro i quali presentano i sintomi possono essere affetti da un cancro della prostata, e la diagnosi di un cancro della prostata può modificare l'approccio terapeutico ai sintomi del paziente.

Se un cancro della prostata è sospettato per un livello elevato di PSA o per una prostata anomala all'esplorazione digitorettale, è raccomandata una biopsia guidata con ecografia endorettale (TRUS), eseguita in anestesia locale. Se viene diagnosticato un cancro della prostata su biopsia guidata da TRUS, il paziente può richiedere una valutazione di estensione che comprenda una scintigrafia ossea e una MRI pelvica prima di determinare la strategia di trattamento ottimale attraverso un consulto multidisciplinare di oncologi, urologi, medici e infermieri. Il cancro della prostata è classificato in stadi secondo lo schema descritto da Gleason e Mellinger (1974), cosa che permette la sua caratterizzazione attraverso una delle cinque tipologie che riflettono la prognosi. Le diverse fasi del cancro della prostata sono state stabilite secondo la classificazione TNM dell'UICC (vedi Parte II).

I.9.1.4.1 Trattamento dell'ipertrofia benigna della prostata

Trattamento medico dell'ipertrofia benigna della prostata

Mentre, per molti anni, il trattamento di scelta della BPH era la rimozione chirurgica dei tessuti prostatici, con laparotomia o con resezione transuretrale, il trattamento medico è divenuto sempre più popolare nel corso degli ultimi due decenni. Gli alfa-bloccanti adrenergenici, volti particolarmente ai recettori alfa della prostata (uroselettivi) provocano un rilassamento del muscolo liscio che si accompagna a un miglioramento dello score dei sintomi, del flusso urinario e del residuo post-minzionale. Essi non hanno alcun effetto sul volume prostatico o sul PSA sierico.

L'altra classe terapeutica comunemente utilizzata è quella degli inibitori della 5-alfa-reduttasi (5ARI) che inibiscono, nella prostata, la conversione del testosterone nel suo metabolita più attivo, il diidrotestosterone. Essi determinano una riduzione del volume ghiandolare della prostata del 18-25% in 3-6 mesi, associata a una riduzione del PSA sierico di circa il 50% (McConnell et al. 1998; Roehrborn et al. 2002). Sono stati osservati dei miglioramenti nello score dei sintomi e dei flussi urinari e una riduzione dell'incidenza della ritenzione urinaria acuta e degli interventi chirurgici. Questi effetti sono aumentati se all'inibitore della 5-alfa reduttasi è associato un alfa-bloccante (Mc Connell et al. 2003).

Anche la fitoterapia viene comunemente utilizzata in diversi Paesi europei. Si suppone che la sua azione agisca soprattutto attraverso l'attività della 5-alfa-reduttasi.

Trattamento chirurgico dell'ipertrofia benigna della prostata

Per i pazienti sintomatici che non rispondono alla terapia medica o che hanno sviluppato delle complicanze della BPH, come una ritenzione urinaria refrattaria, la rimozione chirurgica del tessuto prostatico rimane il trattamento privilegiato. I diversi approcci della prostatectomia vengono trattati nella Parte II.

I.9.1.4.2 Trattamento dello stadio precoce del cancro della prostata

Lo stadio precoce del cancro della prostata, dove il cancro è limitato alla prostata con un tasso di PSA basso, può avere una gestione a scopo curativo mediante radioterapia esterna, curieterapia (impianto di aghi radioattivi direttamente nella prostata) o prostatectomia radicale (asportazione di tutta la prostata e delle vesciche seminali). Un buon numero di uomini anziani ai quali viene diagnosticato uno stadio precoce del cancro della prostata probabilmente non morirà di questa malattia né soffrirà dei suoi sintomi e, quindi, può essere ragionevolmente adottata una politica di sorveglianza attiva del loro cancro. La sorveglianza attiva implica un controllo regolare dei pazienti con dosaggio del PSA, mentre alcuni raccomandano un programma di biopsie prostatiche ripetute.

Radioterapia

La radioterapia esterna consiste in una dose frazionata di radioterapia per un periodo di 4-5 settimane. Con l'uso della radioterapia conformazionale 3D, viene somministrata una dose che va fino a 74 Gray, i cui risultati riportati dimostrano che la sopravvivenza a 5 anni senza recidiva biochimica (PSA) raggiunge il 79% per i pazienti che hanno un cancro T2, qualunque sia il grado tumorale (Perez et al. 2002). La cistite e la proctite, effetti secondari frequenti provocati dalla radioterapia esterna, sono meno frequenti con la radioterapia tridimensionale.

La curieterapia implica la liberazione di una dose di radiazione alla prostata con l'impianto di granuli radioattivi di iodio (125) o di palladio (103). È stato dimostrato che essa produce tassi molto buoni di sopravvivenza senza progressione biochimica in pazienti con malattia a basso rischio [PSA basso (< 10)], con grado tumorale poco elevato (Gleason 2–6) e a uno stadio iniziale (T1–T2b) dell'87% a 10 anni (Grimm et al. 2001).

Prostatectomia radicale

La prostatectomia radicale comporta la rimozione chirurgica completa della prostata e delle vescicole seminali. La sopravvivenza senza recidiva biologica riportata dopo la prostatectomia radicale è legata al grado della malattia riscontrato alla biopsia e al tasso di PSA in occasione della diagnosi. Per quelli con una malattia poco sviluppata e a uno stadio poco avanzato, le percentuali di sopravvivenza a 10 anni senza recidiva biochimica vanno fino al 95% (PSA < 10, Gleason 2–6, Stadio T1c, Han et al. 2001).

Il lettore capirà che è difficile confrontare i trattamenti del cancro della prostata in termini di risultati, dato l'impatto del grado, dello stadio e del tasso di PSA sulla prognosi. Ciò può, a sua volta, rendere difficile raccomandare un trattamento particolare per qualsiasi paziente. Per questo motivo, uno studio randomizzato di vari trattamenti, che include la sorveglianza attiva, è in corso in Gran Bretagna (ProTecT Study) per pazienti con malattia rilevata attraverso PSA (Mills et al. 2003). I risultati di questo studio sono molto attesi.

I.9.1.4.3
Trattamento del cancro avanzato della prostata

Una volta che il cancro della prostata ha metastatizzato non esiste alcun trattamento curativo; tuttavia, è stato dimostrato che la soppressione della produzione di testosterone provoca un regressione del cancro e migliora la sopravvivenza. Sebbene la castrazione chirurgica sia stata ampiamente utilizzata in passato, la castrazione chimica è divenuta sempre più popolare dalle osservazioni di Huggins e Hodge nel 1941, mostrando gli effetti benefici degli estrogeni in pazienti affetti da cancro della prostata metastatizzato. È stato dimostrato che un analogo del GnRH per iniezione è equivalente alla castrazione e può prolungare la sopravvivenza di molti anni, in funzione del grado e dello stadio del tumore al momento della sua scoperta (Albertsen et al. 1998). Esso agisce sopprimendo la produzione di LH da parte dell'ipofisi che, a sua volta, provoca una sospensione della produzione di testosterone da parte dei testicoli. Gli antiandrogeni vengono a volte utilizzati in associazione con gli analoghi dell'LHRH, poiché essi bloccano l'azione del testosterone in circolo prodotto dalle ghiandole surrenaliche (blocco androgenico massimo).

La chemioterapia ha avuto, fino a oggi, solo un successo limitato nel trattamento del cancro avanzato della prostata, ma nuovi agenti, come il doclitaxel, sono promettenti in termini di miglioramento dei risultati (Meluch et al. 2004).

Bibliografia

I.9

Albertsen PC, Hanley JA, Gleason DF, Barry MJ (1998) Competing risk analysis of men aged 55 to 74 years at diagnosis managed conservatively for clinically localized prostate cancer. JAMA 280:975 – 980

Berry SJ, Coffey DS, Walsh PC, Ewing LL (1984) The development of human benign prostatic hyperplasia with age. J Urol 132:474 – 479

Gleason DF, Mellinger GT (1974) Prediction of prognosis for prostatic adenocarcinoma by combined histological grading and clinical staging. J Urol 111:58 – 64

Grimm PD, Blasko JD, Sylvester JE, Meier RM, Cavanagh W (2001) 10-year biochemical (prostate-specific antigen) control of prostate cancer with (125)I brachytherapy. Int J Radiat Oncol Biol Phys 51:31 – 40

Han M, Partin AW, Zahurak M et al (2001) Long-term biochemical disease-free and cancer-specific survival following anatomic radical retropubic prostatectomy. The 15-year Johns Hopkins experience. Urol Clin North Am 28:555-565

Huggins C, Hodges CV (1941) Studies on prostate cancer I. The effect of castration, of estrogen and of androgen injection on serum phosphatase in metastatic cancer of the prostate. Cancer Res 1:293 – 297

McConnell JD, Bruskewitz R et al (1998) The effect of finasteride on the risk of acute urinary retention and the need for surgical treatment among men with benign prostatic hyperplasia. Finasteride Long-Term Efficacy and Safety Study Group. N Engl J Med 338:557 – 563

McConnell JD, Roehrborn CG et al (2003) The long-term effect of doxazosin, finasteride, and combination therapy on the clinical progression of benign prostatic hyperplasia. N Engl J Med 349:2387 – 2398

McNeal JE (1981) The zonal anatomy of the prostate. Prostate 2:35 – 49

McNeal JE (1988) Normal histology of the prostate. Am J Surg Pathol 12:619 – 633

Meluch AA, Greco FA, Burris HA et al (2004) Weekly paclitaxel/estramustine phosphate plus carboplatin administered either weekly or every 4 weeks in the treatment of hormone refractory prostate cancer (HRPC): a randomised phase II trial of the Minnie Pearl Cancer Research Network. J Clin Onc 21(14S) (421s): Abstract No. 4659

Mills N, Donovan JL, Smith M et al (2003) Perceptions of equipoise are crucial to trial participation: a qualitative study of men in the ProtecT study. Control Clin Trials 24:272 – 282

Perez CA, Michalski JM, Mansur D, Lockett MA (2002) Three dimensional conformal therapy versus standard radiation therapy in localized carcinoma of prostate: an update. Clin Prostate Cancer 1:97 – 104

Reiter RE, de Kernion JB (2002) Epidemiology, etiology and prevention of prostate cancer. In: Campbell's urology, 8th edn. WB Saunders, Philadelphia

Roehrborn CG, Boyle P, Nickle JC et al (2002) Efficacy and safety of a dual inhibitor of 5-alpha-reductase types 1 and 2 (dutasteride) in men with benign prostatic hyperplasia. Urology 60:434 – 441

See WA, Wirth MP et al (2002) Bicalutamide as immediate therapy either alone or as adjuvant to standard care of patients with localized or locally advanced prostate cancer: first analysis of the early prostate cancer program. J Urol 168:429 – 435

I.9.2 Prostatite

M. C. Bishop

Messaggi chiave

- La prostatite acuta è una malattia infettiva ben definita provocata da uropatogeni standard. Il trattamento antibiotico può essere accompagnato da un intervento chirurgico al fine di drenare gli ascessi e di liberare dai calcoli.
- Non più del 5% dei pazienti con prostatite cronica soffre di un'infezione accertata delle vie urinarie.
- La maggioranza degli altri pazienti soffre di una sindrome dolorosa pelvica cronica (Chronic Pelvic Pain Syndrome, CPPS, nuova terminologia NIH Categoria IIIA e B).
- È possibile, in una minoranza dei casi di CPPS, identificare le cellule infiammatorie nella secrezione prostatica, nell'urina post-massaggio, nel liquido seminale oppure nei campioni bioptici della prostata.
- È raccomandato limitare i test prostatici alle ricerche cliniche.
- Nuove tecniche analitiche molecolari possono chiarire il legame tra l'infezione, probabilmente da parte dei microrganismi opportunistici o inconsueti, l'infiammazione e i sintomi di prostatite cronica.
- Qualunque sia la causa di CPPS, è probabile che alcune terapie destinate a lenire il dolore sempre più sofisticate siano necessarie come supplemento o anche in sostituzione delle terapie tradizionali (antibiotici, antinfiammatori non steroidei, alfa-bloccanti, ecc.).

I.9.2.1 Introduzione

La vecchia classificazione della prostatite descriveva quattro sindromi nelle quali i dolori pelvici nell'uomo rappresentavano il fattore comune (Drach et al. 1978, Tabella I.9.1). La combinazione occasionale tra i disturbi delle basse vie urinarie e il segno comune di sensibilità prostatica era rassicurante, poiché indicava che la malattia era generalmente dovuta a un'infiammazione della prostata. Una volta stabilito ciò, si è constatato che la prostatite cronica era la causa più frequente di consulenza urologica degli uomini di meno di 50 anni, con una prevalenza nello stesso gruppo di età di circa il 10% (Schaeffer 2003). Inoltre, il suo effetto devastante sulla qualità della vita ha potuto essere paragonato a quello dell'angina instabile e della malattia di Crohn (Wenninger et al. 1996; Pewitt e Schaeffer 1997; McNaughton-Collins et al. 2000).

La diagnosi di prostatite batterica acuta non lascia spazio ai dubbi. Il fatto che la prostatite batterica cronica provochi infezioni urinarie acute recidivanti è evidente (Anderson 2002). Sfortunatamente, le categorie più frequenti di prostatite non batterica cronica e di prostatodinia sono state definite in modo poco preciso in funzione della presenza o dell'assenza di cellule infiammatorie e/o di batteri nella secrezione prostatica espressa e/o nell'urina emessa immediatamente dopo il massaggio o nel liquido seminale. Sfortunatamente, il numero di leucociti e di microrganismi diagnostico della prostatite non è mai stato convalidato. Le opinioni erano nettamente discordanti. Da un lato, c'erano quelli che si riferivano al «buon senso» secondo il quale un numero significativo di casi era provocato da batteri. Tuttavia, questi non potevano essere isolati a causa di tecniche batteriologiche inadeguate o per la presenza di microrganismi opportunisti che rendevano le identificazioni convenzionali in laboratorio impossibili. Alcuni scettici sostenevano che la prostatite cronica non rappresentasse un'entità specifica (Lummus e Thompson 2001; Nickel 2000).

Una classificazione stabilita in seguito dal NIH (National Institute of Health) negli Stati Uniti rappresentava un compromesso e lasciava la porta aperta a nuove ricerche per risolvere la questione.

Tabella I.9.1. Classificazione delle prostatiti. (*EPS* secrezione prostatica espressa [Expressed Prostatic Secretion], *PSA* antigene specifico della prostata [Prostate-Specific Antigen], *UTI* infezione delle vie urinarie [Urinary Tract Infection], *GB* numerazione dei globuli bianchi)

Categoria	Nome	Caratteristiche di definizione	Vecchia classificazione (Drach et al. 1978)
I	Prostatite batterica acuta	Infezione acuta della prostata	Prostatite batterica acuta
II	Prostatite batterica cronica	UTI recidivanti, GB e coltura + ve nelle EPS, ecc., quando asintomatica	Prostatite batterica cronica
IIIA	Sindrome dolorosa pelvica cronica (CPPS) infiammatoria	Sintomi di CPPS, GB nelle EPS/urina post-massaggio/ liquido seminale	Prostatite cronica non batterica
IIIB	Sindrome dolorosa pelvica cronica (CPPS) non infiammatoria	Sintomi di CPPS, GB non significativi nelle EPS, ecc.	Prostatodinia
IV	Prostatite infiammatoria asintomatica	Assenza di sintomi. Scoperta occasionale (p. es., PSA aumentato), GB ± infezione nei campioni post-massaggio, infiammazione istologica o citologica della prostata	

Questo consisteva nell'usare il termine non soggettivo di «sindrome dolorosa pelvica cronica» per le prostatiti non batteriche infiammatorie e non infiammatorie. Fu anche definita una nuova categoria: la prostatite infiammatoria asintomatica (Krieger et al. 1999).

È possibile che altri stati infiammatori cronici insoliti dell'apparato genitourinario con una fase acuta ben definita debbano essere considerati come un continuum della prostatite. Di conseguenza, secondo logica, si potrebbero, quindi, considerare le cistiti acute e croniche, l'orchiepididimite, l'uretrite e la prostatite come un unico insieme.

I.9.2.2 Diagnosi della prostatite

I.9.2.2.1 Categorie

Prostatite acuta (Categoria NIH I)

La diagnosi della prostatite batterica acuta è sempre evidente. L'anamnesi può essere importante. I pazienti che hanno subito un cateterismo uretrale e delle procedure strumentali o una biopsia prostatica sono a rischio, particolarmente se sono immunodepressi. Essi possono presentare dei dolori dell'addome inferiore, del perineo, degli organi genitali e della parte inferiore della schiena, febbre e sintomi minzionali irritativi od ostruttivi. All'esplorazione rettale, la prostata è sensibile e fluttuante a causa della formazione di ascessi. Le urine del getto principale contengono un microrganismo che è la causa della malattia la quale, salvo alcune eccezioni, è sempre un coliforme; la frequenza degli agenti patogeni riflette la comunità nella quale i microrganismi sono stati contratti. Questi avranno già occupato la flora intestinale. L'infezione prostatica può essere associata a un'uretrite in caso di infezione sessualmente trasmessa. Il microrganismo sarà, allora, un gonococco o una *Chlamydia*. A volte, come nelle donne affette da cistite non batterica, diversi tipi di virus influenzano l'urotelio e la cute contemporaneamente, per esempio, l'herpes zoster. Un'infiammazione delle basse vie urinarie può provocare una setticemia ma, raramente, sintomi infiammatori generalizzati coesistono con un'irritazione delle basse vie urinarie nel quadro di una sindrome identificata (p. es., sindrome di Reiter, sindrome di Behçet).

L'infiammazione della prostata può provocare il suo aumento di volume e una ritenzione acuta. I marker infiammatori sierici possono essere fortemente aumentati (ESR, CRP). Il PSA può salire a livelli superiori a 100 ng/mL ed è importante comprendere che possono passare 3 mesi dalla risoluzione della prostatite acuta prima che i tassi ritornino al loro valore normale (Tchetgen e Oesterling 1997).

Prostatite batterica cronica (Categoria NIH II)

Il segno distintivo in una piccola minoranza di uomini che presenta questa malattia consiste in episodi ricorrenti di infezione delle vie urinarie, provocati da uno dei patogeni standard (comunemente *Escherichia coli*). Si possono osservare dei sintomi irritativi o meno spesso ostruttivi delle vie urinarie, e spesso i pazienti si lamentano di dolori perineali, addominali inferiori, genitali, della schiena e della parte inferiore del retto. Questi pazienti presentano anche delle esacerbazioni di infezioni urinarie acute con un peggioramento dei sintomi di irritazione vescicale, a volte associati a febbre e a dolori addominali e lombari. Come nella prostatite acuta, i patogeni standard possono essere coltivati a partire da campioni di getto principale raccolti durante gli episodi di infezione urinaria. Tra questi episodi, l'origine prostatica dell'infezione recidivante è *apparentemente* stabilita con il test tradizionale a quattro bicchieri di Stamey-Meares (Meares e Stamey 1968). Le colture positive sono così ottenute a partire da materiale che si ritiene provenga dalla prostata (secrezione prostatica espressa, urina post-massaggio o eiaculato). La validità di questo test è sempre stata messa in discussione, e i postulati di Koch che definiscono i microbi come patogeni sono raramente rispettati. Ciò è discusso più in dettaglio qui di seguito.

Sindrome dolorosa pelvica cronica (Categoria NIH III)

Nella maggior parte dei casi di dolori pelvici/perineali non c'è un'anamnesi di infezione urinaria recente. È possibile una grande varietà di sintomi supplementari, spesso simili a quelli della prostatite batterica cronica. Nelle categorie II-IIIB della prostatite, la prostata ha una consistenza variabile all'esplorazione rettale.

Nelle categorie IIIA e IIIB, i campioni urinari rivelano livelli normali di leucociti e una conta delle colonie batteriche nella coltura insignificante. La distinzione tra le due è basata sulla presenza di leucociti nel liquido prostatico espresso e nell'urina dopo un massaggio prostatico e/o nel liquido seminale. La metodologia e il significato dei risultati positivi del test di Stamey-Mears e la sua alternativa più semplice sono discussi di seguito.

Alcuni ricercatori zelanti possono eseguire un'ecografia endorettale. In questo modo possono essere osservate numerose anomalie, ma la loro validità è discutibile. Il significato della calcificazione multifocale non è stato definito. Un cancro della prostata a volte viene diagnosticato in pazienti con dolori pelvici, un aumento minimo o assente del PSA sierico, una prostata sensibile e irregolare e delle alterazioni focali all'ecografia endorettale, tutti fattori che incoraggiano l'operatore a praticare delle biopsie. L'esame dei sintomi delle basse vie urinarie e dell'ematuria porterà evidentemente a praticare degli studi dei flussi, un'urodinamica, una cistoscopia e un'ecografia del tratto superiore.

In rari casi, il dolore prostatico viene considerato come facente parte di una neuropatia sacrale, e gli esami specifici saranno, dunque, motivati da segni clinici supplementari. Questa categoria include la nevralgia pudenda. Il semplice fatto di fare una diagnosi per alcuni pazienti è importante.

Prostatite infiammatoria asintomatica (Categoria IV)

Questa categoria, di definizione relativamente recente, comprende segni di infiammazione, di infezione o entrambi, in campioni prostatici post-massaggio e/o citologici o istologici da biopsia effettuata per un aumento del PSA sierico (Potts 2000).

I.9.2.2.2
Test di Stamey-Meares

Il test di Stamey-Meares è stato per molti anni «il gold standard» per localizzare l'infiammazione e i microrganismi patogeni nella prostata. Descritto inizialmente nel 1930 (Nickel 1930), il protocollo è definito nella Tabella I.9.2 e la sua interpretazione nella Tabella I.9.3.

Questo test è difficile da eseguire. Le secrezioni prostatiche espresse raramente riescono a essere ottenute. I falsi negativi sono frequenti. Praticamente tutti i pazienti ai quali sarà stata diagnosticata una prostatite cronica avranno ricevuto degli antibiotici. È molto probabile che la crescita batterica sia inibita, anche se il trattamento viene sospeso un mese prima del test. Possono essere coltivati microrganismi diversi dai coliformi e di dubbio significato (p. es., microrganismi gram-positivi). Un inconveniente importante è che i risultati non permettono di prevedere la risposta al trattamento. Probabilmente per uno o più di questi motivi, questo test viene praticato raramente. È probabilmente stata eseguita per un certo periodo, come alternativa, in modo non ufficiale, una versione semplificata detta «del povero», la quale descrive l'utilizzo dell'urina pre- e post-massaggio (Nickel 1998, Tabella I.9.2). Ovviamente non deve essere presente alcun segno di uretrite o di cistite, che potrebbero facilmente coesistere con una prostatite di categoria II. In questo caso, non esiste alcuna alternativa alla terapia antibiotica per almeno 3 giorni. Idealmente, questo trattamento non ha bisogno di penetrare profondamente nei tessuti, e l'uso della nitrofurantoina in questi casi è ottimale. In caso di prostatite batterica cronica, le cellule infiammatorie aumentano e la coltura di campioni urinari post-massaggio è positiva. Sfortunatamente, la pertinenza della coltura dell'eiaculato è incerta (Weidner et al. 1991).

Tabella I.9.2. Regime di localizzazione quantitativa alla prostata (Stamey-Meares, *VB2* Urina pre-massaggio, *VB3* Urina post-massaggio)

1. Assenza di minzione nelle 3 ore che precedono il test		
2. Vescica piena		
3. Esporre il glande, pulirlo con soluzione saponata semplice		
4. Urinare	Primi 5-10 mL Metà minzione	VB1 VB2
5. Massaggio prostatico vigoroso per 1 minuto dalla periferia verso la linea mediana. Secrezione nel meato – EPS		
6. Urinare immediatamente dopo il massaggio	5-10 mL	VB3
7. vb1-3 ed EPS: esame immediato al microscopio dei GB (N/campo a forte ingrandimento) e coltura		

I.9.2.2.3
Quantificazione dei sintomi

È chiaro che la maggior parte dei medici generici e, probabilmente, anche degli urologi considera la prostatite cronica come una diagnosi basata su un complesso sintomatico e prescriverà una terapia standard senza praticare esami di localizzazione o, se questi vengono effettuati, non saranno influenzati da risultati negativi (McNaught-Collins et al. 2000).

Tabella I.9.3. Interpretazione del test di Stamey-Meares. (*CC* conta della colonie, *GB* numerazione dei globuli bianchi)

Categoria NIH	Test	VB1 Urina uretrale	VB2 Urina vescicale	VB3 Urina prostatica	EPS Liquido prostatico	Commenti
I	CC GB	> 10^5/mL +	> 10^5/mL +	Massaggio prostatico contro-indicato	Massaggio prostatico contro-indicato	
II	CC GB	minima 0	minima ±	> 10^4/mL +	> 10^4/mL +	+ UTI recidivante
IIIA	CC GB	0 0	0 0	0 +	0 +	Occasionalmente batteri coltivati su VB3, EPS. Assenza di UTI recidivante
IIIB	CC GB	0 0	0 0	0 0	0 0	
IV	CC GB	0 0	0 0	0 +	0 +	Occasionalmente batteri coltivati su EPS/VB3
Cistite (infettiva)	CC GB	> 10^5/mL	> 10^5/mL	> 10^5/mL	± > 10^5/mL	Conteggio di KASS valutato ma < 10^5/mL VB1→EPS possono tutti essere + ve in presenza di uretrite da contaminazione; quindi trattare con nitrofurantoina e ripetere
Uretrite	CC GB	± > 10^5/mL +	0 +	0 +	0 0	

I.9

La situazione può probabilmente essere paragonata alla quantificazione ufficiale dei sintomi delle basse vie urinarie nel punteggio IPSS. Il suo nome suggerisce una patologia prostatica e, generalmente, una BPH. Tuttavia, questo non è sempre vero e il punteggio non stabilirà certamente la diagnosi. Tuttavia, è considerato estremamente utile per classificare la gravità dei sintomi e, più in particolare, per determinare fino a che punto sia compromessa la qualità della vita, oltre a essere importante dal punto di vista epidemiologico e nelle prove di terapia. A tale proposito, sono stati messi a punto numerosi questionari, mezzi, strumenti e indicatori (Brähler et al. 1997; Nickel 1998). I loro fattori comuni sono l'autovalutazione da parte del paziente circa la presenza e l'intensità del dolore agli organi genitali, al perineo, al retto e all'addome. In un secondo tempo vengono valutati i sintomi ostruttivi e irritativi durante la minzione. In alcuni casi è valutata la funzione sessuale.

I.9.2.3
Eziologia della prostatite cronica

I.9.2.3.1
Una malattia infettiva?

La maggior parte degli specialisti della prostatite ritiene che la maggioranza dei pazienti soffra di una malattia infettiva (Nickel 2000). L'impossibilità per un urologo di coltivare un microrganismo è, dunque, un problema tecnico. I microrganismi cosiddetti criptici, difficili o non coltivabili sono dei possibili responsabili (Weidner e Ludwig 2003, Tabella I.9.4). Un problema dibattuto riguarda la durata della coltura dei campioni di liquidi specifici della prostata. Un gruppo ritiene che le secrezioni prostatiche espresse, o il liquido seminale, debbano essere tenuti in coltura per 5 giorni invece che per i 2 giorni convenzionali (Shoskes et al. 2000). Si possono, così, rilevare microrganismi in alcuni pazienti con leucociti nelle secrezioni prostatiche espresse. Questi pazienti possono essere classificati nella categoria II, sebbene essi non abbiano ufficialmente presentato episodi ricorrenti di infezione urinaria convenzionale.

I.9

Tabella I.9.4. Cause di sindrome di dolore pelvico cronico

Uropatogeni convenzionali
Reazione autoimmune (correlata a un'anamnesi di infezione batterica?)
Minzione disfunzionale ad alta pressione (+ reflusso canalare intraprostatico)
Microrganismi difficili o non coltivabili/batteri atipici
Frammenti batterici
Biofilm
Calcoli prostatici
Virus
Irritazione chimica da strumento, cateterismo, ecc.
Altre diagnosi
Cistite interstiziale
Carcinoma in situ della vescica
Sindrome somatica funzionale

Gli specialisti sono, tuttora, molto scettici per quanto riguarda un'eventuale causa non microbica in assenza di prove oggettive di infiammazione, cioè di tipo IIIB. Il valore diagnostico delle cellule infiammatorie nelle secrezioni prostatiche espresse nei pazienti con CPPS deve essere rimesso in discussione quando la maggior parte dei pazienti non presenta alcun segno di infiammazione (IIIB). Un importante studio istopatologico di 368 biopsie su 97 pazienti con CPPS ha dimostrato un'infiammazione calcolabile solo nel 33% dei pazienti, e questa era moderata o grave solo nel 5% dei 97 soggetti valutati (True et al. 1999). Dato che la presenza di leucociti nelle secrezioni prostatiche espresse è un'entità nei pazienti asintomatici, il rapporto tra il dolore e i leucociti o altri segni di infiammazione non è, quindi, forse causale, per cui la distinzione tra le categorie IIIA e IIIB è artificiale. Anche le colture positive possono essere discutibili, mentre una flora normale della prostata è ancora incerta. Tuttavia, uno studio su dei pazienti che hanno subito una prostatectomia radicale o transvescicale ha prodotto risultati a favore della visione convenzionale (Hochreiter et al. 2000). Inoltre, un'analisi completa con PCR specifica di tutti i patogeni implicati nella prostatite cronica e con PCR ad ampio spettro delle biopsie della prostata in caso di CPPS associata agli esami tradizionali ha mostrato una correlazione tra la concentrazione dei leucociti nelle secrezioni prostatiche espresse e la presenza di DNA 16sr (Krieger et al. 2003).

La ricerca di cellule infiammatorie rappresenta un metodo piuttosto impreciso; segni più sensibili di infiammazione potrebbero essere ottenuti attraverso l'isolamento di citochine e con diverse misure di stress ossidativo nelle secrezioni prostatiche espresse (Shahed e Shoskes 2000). È stato realizzato un tale studio e si sono potuti individuare segnali di attività enzimatica antiossidante e di induzione dei geni corrispondenti in pazienti sintomatici con una coltura positiva delle secrezioni prostatiche espresse. Tuttavia, si trattava soprattutto di microrganismi Gram-positivi e la pertinenza di tali risultati deve, quindi, essere rimessa in discussione. In qualche caso, tra questi pazienti, sono state rilevate una risposta alle lesioni, una risposta clinica favorevole agli antibiotici e una riduzione dello stress ossidativo.

La concentrazione di diversi costituenti nel liquido prostatico si modifica in modo piuttosto abituale in risposta a un'infezione batterica (Tabella I.9.5, Weidner et al. 1997). L'aumento del pH può essere dovuto a un'infezione da parte di un microrganismo produttore di ureasi o a un abbassamento della concentrazione di acido citrico. Teoricamente ciò potrebbe causare una riduzione della biodisponibilità di alcuni antibiotici ma, in pratica, ciò non rappresenta un vero problema.

Un altro gruppo ha studiato l'IL1β e il fattore di necrosi tumorale alfa (TNF-α) nelle secrezioni prostatiche (Nadler et al. 2000). I valori apparivano più elevati in pazienti con prostatiti di categoria IIIA rispetto a quelli di categoria IIIB e nei controlli sani. C'era anche una correlazione positiva tra la presenza di IL1β e di TNF-α, ma nessuna relazione tra questi due fattori e la presenza di leucociti.

I funghi potrebbero essere implicati in alcune prostatiti, anche se i pazienti non sono immunodepressi (Elert et al. 2000).

Tabella I.9.5. Modificazioni della secrezione prostatica nella prostatite batterica cronica (NIH II)

Aumento
pH, IgA, IgG, IgM
LDH5/LDH1
Diminuzione
Densità
Fattore antibatterico prostatico (FAP)
Cationi (zinco, magnesio, calcio)
Acido citrico
Enzimi (lisozima, fosfatasi acida)

Da Weidner et al. (1997)

Al fine di evidenziare questi microrganismi difficili da rilevare, possono essere necessari terreni di coltura specializzati e analisi di DNA.

Alcuni pazienti affetti da prostatite di categoria I o II hanno microrganismi coliformi di tipo identico nelle urine e nelle secrezioni prostatiche espresse. In questi pazienti esiste una varietà di possibili vie di ingresso nella prostata per i batteri. Il reflusso dell'urina nei dotti intra-prostatici è certamente una possibilità e ciò è stato evidenziato utilizzando degli studi di imaging appropriati. Allo stesso modo, è ragionevole supporre che una colonizzazione rilevante dell'uretra maschile con dei coliformi (come al momento di un cateterismo e di rapporti anali) possa coinvolgere le ghiandole para-uretrali e la prostata. È stata anche ipotizzata la trasmissione eterosessuale. La presenza nella prostata di calcoli composti da sostanze riscontrate nell'urina ma non nella prostata (p. es., urato) è il segno di un reflusso. Tali calcoli contengono molto spesso dei batteri e possono essere associati a un biofilm, in particolare in caso di infezione secondaria da *Proteus*. La persistenza di un processo infiammatorio associato inizialmente a un'infezione batterica dimostrata è un altro enigma affascinante e rappresenta forse il fattore comune di una famiglia di malattie infiammatorie croniche che includono la prostatite, l'epididimite e la cistite interstiziale.

I.9.2.3.2 Prostatite sperimentale

Roditori e modelli animali sono stati utilizzati al fine di dimostrare l'infezione della prostata attraverso i coliformi (Nickel 1997). Essi possono fornire dati importanti a proposito dell'origine di un'infiammazione cronica persistente nel tessuto sterile da una prostatite infettiva acuta apparentemente guarita attraverso un trattamento antibiotico appropriato. La prostatite cronica non batterica può anche essere indotta da un'immunizzazione attraverso componenti tissutali prostatici. Un'altra constatazione interessante che può venire dai modelli animali è che gli aggregati batterici che aderiscono all'epitelio duttale si ricoprono di una matrice del glicocalice che li rende relativamente resistenti alle difese dell'ospite e agli antibiotici a concentrazioni tissutali normali.

I modelli animali hanno anche permesso di stabilire un altro principio, secondo il quale l'infiammazione prostatica può essere la conseguenza di una disfunzione provocata da un'ostruzione associata a un reflusso canalare intra-prostatico che spinge l'urina indietro verso la ghiandola prostatica. Una prostatite batterica acuta si può sviluppare in presenza di un'infezione urinaria ma, nel caso in cui il paziente abbia già sofferto di un'infezione precedente, si manifesta in una forma meno grave di infiammazione cronica batterica.

La prostatite sperimentale da *E. coli* è ben stabilita, ma è stato dimostrato in molteplici modelli animali che *Chlamydia* può anche essere patogena. Questi modelli, in particolare il cane, sono stati utilizzati per dimostrare la secrezione prostatica di vari antibiotici e studiare la distribuzione e la farmacocinetica dei vari agenti. È stato confermato che diversi antibiotici, per esempio, il trimetoprim e i chinolonici, sono di preferenza concentrati nei sistemi canalari. È stato anche dimostrato che esiste una grande differenza tra il compartimento intracanalare di una ghiandola infiammata e quello di una ghiandola normale non infetta.

I dotti infetti possono essere bloccati dai detriti, cosa che provocherebbe una differenza di distribuzione degli antibiotici, apparentemente presenti in concentrazioni adeguate, nella ghiandola normale. I modelli animali sono, senza alcun dubbio, di grande utilità per gli studi che riguardano i processi fondamentali di invasione e di aderenza batterica. È probabile che il significato dei frammenti di DNA batterici individuabili con metodologia molecolare verrà chiarito.

I.9.2.4 Terapia

I.9

I.9.2.4.1 Convenzionale

Prostatite acuta

La terapia della prostatite acuta solitamente è semplice, ma esiste un rischio significativo di endotossiemia e di setticemia sistemica. Inizialmente viene somministrata un'associazione antibiotica a largo spettro, se necessario per via endovenosa, accompagnata da misure sintomatiche o di rianimazione. Devono essere effettuate emocolture e urinocolture, e la terapia antibiotica deve essere adattata in funzione delle sensibilità appena queste sono disponibili. Deve essere sospettata la presenza di un ascesso prostatico ed essere esclusa tramite TC, se la risposta clinica non è soddisfacente. Le manipolazioni rettali devono essere evitate dopo un esame diagnostico iniziale molto leggero, poiché una pressione sulla ghiandola infiammata può essere estremamente dolorosa e facilitare una disseminazione dell'infezione. Un ascesso prostatico si può drenare spontaneamente nell'uretra o nel retto, ma è molto probabile che sia necessaria un'incisione con la resezione transuretrale o, preferibilmente, con un'incisione con bisturi di Collins. Benché si abbiano solo pochissimi riferimenti in letteratura, sembra ragionevole continuare la terapia antibiotica orale per 3 settimane e verificare le colture urinarie una volta al mese per 6 mesi.

Una volta trattata l'infezione acuta, è consuetudine realizzare uno studio delle vie urinarie con tecniche di imaging. Queste quasi sempre risultano normali.

Prostatite cronica

Non esiste una base di riferimento di qualità abbastanza elevata sulla quale pianificare il trattamento di qualunque categoria di prostatite cronica.

Antibiotici

È logico prescrivere un trattamento antibiotico di lunga durata per le malattie di categoria II, utilizzando l'antibiogramma degli esami microbiologici delle urine durante gli episodi di infezione urinaria acuta recidivante. Se i risultati sono dubbi, un'indicazione più chiara può essere ottenuta con una coltura delle secrezioni prostatiche espresse o dell'urina post-massaggio. In alcuni pazienti che si trovano tra le categorie II e IIIA, cioè nei pazienti che non hanno un'anamnesi di infezione urinaria recidivante ma nei quali un'infezione batterica della prostata è chiaramente evidente, il trattamento sarà logicamente basato sui risultati dell'antibiogramma.

Un fluorochinolone è raccomandato con un bersaglio terapeutico presunto Gram-negativo (Naber et al. 2000). I nuovi dati provenienti dalle analisi molecolari batteriche suggeriscono che la resistenza alla tetraciclina è molto frequente e conviene notare che l'esperienza clinica dimostra che il miglioramento iniziale che fa seguito a un trattamento antibiotico a base di tetraciclina non è duraturo (Krieger et al. 2003). La risposta alla terapia antibiotica nei pazienti della categoria III sembra prevedibile in funzione della presenza di frammenti genomici batterici messi in evidenza con PCR ricombinante 16 S in tempo reale (RTPCR, Shoskes e Shahed 2000). In altri termini, in caso di colture e di PCR negative, l'antibioticoterapia prolungata potrebbe essere evitata così come i suoi costi e il rischio di effetti collaterali. Molti medici, quando non sanno come procedere, prescrivono sistematicamente alcuni antibiotici in caso di CPPS. È possibile, in futuro, che questa decisione possa essere corretta con l'uso di queste tecniche molecolari.

I.9

In linea generale, non esistono dati che mostrino una differenza di risposta agli antibiotici con o senza aggiunta di agenti antinfiammatori tra le categorie IIIA e IIIB. È stato chiaramente stabilito che ogni beneficio può avere origine da un effetto placebo, in particolare se di breve durata (Weidner et al. 1999).

Massaggio prostatico

Il massaggio prostatico può essere efficace, in particolare se viene effettuato in anestesia loco-regionale o generale (Nickel et al. 1999). La logica consiste nell'aprire i canali ostruiti e nel disperdere i batteri intrappolati, permettendo così una migliore penetrazione degli antibiotici. I calcoli prostatici potrebbero anche inibire la penetrazione tissutale e l'eliminazione, ma ancora non esiste alcuna certezza al riguardo. La resezione transuretrale può essere efficace nell'aprire le sacche di calcoli, ma tende a essere utilizzata in ultima istanza, poiché, ovviamente, questo procedimento deve essere molto radicale per rimuovere più tessuto possibile, in particolare a livello dello strato ghiandolare adiacente alla capsula.

Uso di alfa-bloccanti/finasteride

Anche l'uso di agenti alfa-bloccanti è controverso. I sostenitori credono che esistano prove di iperattività dello sfintere uretrale esterno in pazienti con prostatite cronica/CPPS (Barbalias 2003). Tuttavia, non esiste alcuna correlazione tra la risposta alla terapia e la presenza o l'estensione dell'ostruzione urodinamicamente dimostrata. È stato anche suggerito che questa possa essere responsabile dell'infiammazione prostatica, ed è questo il motivo per cui il termine «sindrome uretrale maschile dolorosa» può essere appropriato. Poiché le prove sono di cattiva qualità, si effettua uno studio empirico, come durante l'utilizzo di ogni altro agente o una sua combinazione. Le prove dell'efficacia della finasteride sono più convincenti, ma probabilmente sottovalutate (Leskinen et al. 1999).

I.9.2.4.2
Altri trattamenti possibili

È stato dimostrato che il bioflavonoide quercetina migliora i sintomi della CPPS di categoria IIIA e B in uno studio controllato contro placebo (Shoskes et al. 1999). Questa sostanza di origine naturale ha un ampio range d'azione, tra cui l'inibizione del monossido di azoto, della tirosina chinasi e l'inibizione di diverse citochine infiammatorie. Diversi studi hanno mostrato che i tassi di IL1 e di TNF-α nelle secrezioni prostatiche espresse e nel liquido seminale sono più elevati nella categoria IIIA che nella categoria IIIB.

È interessante rilevare che la quercetina sembra provocare una riduzione dei tassi di isoprostano, un marcatore di stress ossidativo del liquido prostatico.

Ci sono numerose incoerenze quando si associano i sintomi alla presenza di leucociti e di marker infiammatori nelle secrezioni prostatiche espresse all'istopatologia prostatica e ai nuovi dati molecolari sulla presenza di frammenti batterici. Ciò che è più sconvolgente è il numero molto elevato di pazienti che possono essere considerati affetti da prostatite cronica di tipo IV. Un sottogruppo comprende i pazienti asintomatici che si erano presentati in clinica urologica a causa di un aumento del PSA. Si è constatato un aumento di leucociti nelle secrezioni prostatiche espresse nel 42% dei casi (Potts 2000). È chiaro che ciò potrebbe rappresentare un gran numero di pazienti in una popolazione di uomini di età matura e che questo potrebbe essere considerato come un gruppo di riferimento in uno studio di marker infiammatori localizzati nella prostata in relazione a un dolore cronico e ad altri sintomi che costituiscono la diagnosi clinica di CPPS. Un tema frequentemente trattato in questo capitolo è la mancanza di prove che stabiliscono che la CPPS rappresenti un'entità autonoma. È stato chiaramente stabilito che qualsiasi beneficio che faccia seguito a uno di questi trattamenti tradizionali potrebbe essere dovuto a un effetto placebo, particolarmente se è di breve durata.

I.9.2.4.3 Aspetti psicosomatici

È importante che il medico non limiti la sua riflessione alla prostata come fonte dei sintomi. Quasi tutte le specialità mediche hanno affezioni dolorose per le quali non può essere riscontrata nessuna eziologia. Una componente psicologica ritorna senza alcun dubbio in gioco in tutti i pazienti nei quali gli esami tradizionali rivelano risultati negativi e nei quali una grande varietà di terapie si rivela inefficace. Questa reazione può essere amplificata quando il medico è impaziente e non compassionevole e quando fa sentire al suo paziente che i sintomi sono il riflesso di una personalità debole o, peggio ancora, di una simulazione (Wessely et al. 1999).

In altre specialità simili, quali la ginecologia e la coloproctologia, vengono osservati sintomi molto simili che riflettono uno spasmo muscolare nel pavimento pelvico. Può essere utile considerare tutte queste sindromi come facenti parte di una famiglia di malattie che si verificano in entrambi i sessi. In linea di principio, ci sono poche differenze tra le sindromi dei dolori epididimari cronici o penieni e una vulvodinia (Fall et al. 2004). Potrebbero esserci malattie più specifiche: il blocco del nervo pudendo può, in fin dei conti, essere considerato come una vera e propria malattia, ma solamente se i sintomi sono limitati a una sensazione di bruciore monolaterale e a una sensibilità laterale in occasione dell'esplorazione rettale. Ci potrebbe essere una latenza del nervo pudendo dal lato appropriato, per cui un anestetico locale può rivelarsi temporaneamente efficace. La MRI può mostrare il percorso del nervo pudendo e di altri nervi pelvici, così come le radici spinali affette da diverse malattie. Una notevole proporzione di pazienti risponde, almeno a breve termine, alla fisioterapia e al massaggio interno per favorire il rilascio muscolare dei punti trigger dei muscoli del pavimento pelvico. Questa tecnica fisioterapica è stata riconosciuta come efficace in pazienti di categoria NIH III (Potts 2003).

Può coesistere una varietà di patologie simili, tra le quali la sindrome dell'intestino irritabile, la sindrome da fatica cronica, i dolori pre-mestruali e la dispepsia non ulcerosa. Sono coinvolte le alterazioni delle vie serotoninergiche. Un'entità chiamata sindrome dei dolori aumentati di origine limbica implica una combinazione tra il trattamento dei dolori refrattari e delle funzioni cerebrali che possono essere localizzati nel sistema limbico a un'estremità rostrale del tronco cerebrale che collega l'ipotalamo, il corpo pineale, l'ippocampo e la corteccia temporale. Queste aree controllano il sonno e l'eccitazione, la libido, alcuni aspetti della memoria e la tolleranza allo stress. Il corollario è che tutti questi pazienti affetti da sindromi somatiche funzionali devono essere studiati insieme. Una terapia appropriata, in particolare con antidepressivi triciclici, la gestione dello stress e le tecniche di biofeedback, possono essere efficaci a condizione che facciano parte di un programma pianificato in un'unità specializzata e che siano somministrate, di preferenza, da un solo medico competente in materia di consulenza.

Bibliografia

Anderson RU (2002) Management of chronic prostatitis – chronic pelvic pain syndrome. Urol Clin North Am 29:235 – 239

Barbalias GA (2003) Why alphablockers in prostatitis? Eur Urol Suppl 2:27 – 29

Brähler E, Wurz J, Unger U et al (1997) The Giessen Prostatitis Symptom Score. Standardisation of the questionnaire and prevalence of symptoms. J Urol 157:239

Drach GW, Fair WR, Meares EM et al (1978) Classification of benign disease as associated with prostatic pain: prostatitis or prostatodynia? J Urol 120:266 – 269

Elert A, Von Knobloch R, Nusser R et al (2000) Isolated candidal prostatitis. J Urol 163:244

Fall M, Baranowski AP, Fowler CJ et al (2004) EAU guidelines on chronic pelvic pain. Eur Urol 46:681 – 689

Hochreiter WW, Duncan JL, Schaeffer AJ (2000) Evaluation of the bacterial flora of the prostate using a 16SrRNA gene based polymerase chain reaction. J Urol 163:127 – 130

Krieger JN, Nyberg L, Nickel JC (1999) NIH consensus, definition and classification of prostatitis. JAMA 282:236 – 237

Krieger JN, Takahashi S, Riley DE (2003) Chronic prostatitis: role of uncommon organisms. Eur Urol Suppl 2:19 – 22

Leskinen M, Lukkarinen O, Marttila T (1999) Effects of Finasteride in patients with inflammatory chronic pelvic pain syndrome: a double blind, placebo controlled pilot study. Urology 53:502 – 505

Lummus WE, Thompson I (2001) Prostatitis. Emerg Med Clin North Am 19:691 – 707

McNaughton-Collins M, O'Leary MP, Litwin MS et al (2000b) Fowler FJ, Elliott DB et al (2000a) Diagnosing and treating prostatitis: do urologists do the four glass test? Urology 55:403 – 407

McNaughton-Collins M, Quality of life is impaired in men with chronic prostatitis: results from the NIH cohort study. J Urol 163 [Suppl]:23

Meares EM, Stamey TA (1968) Bacteriologic localisation patterns in bacterial prostatitis and urethritis. Invest Urol 5:492 – 518

Naber KG, Busch W, Focht J (2000) The German Prostatitis Study Group. Ciprofloxacin in the treatment of chronic bacterial prostatitis: prospective, non-comparative multicentre clinical trial with long term follow up. Int J Antimicrobial Agents 14:143 – 149

Nadler RB, Koch AE, Calhoun EA et al (2000) IL-1 beta and TNF-alpha in prostatic secretions are indicators in the evaluation of men with chronic prostatitis. J Urol 164:214 – 218

Nickel AC (1930) The bacteriology of chronic prostatitis and seminal vesiculitis and elective localisation of the bacteria as isolated. J Urol 24:343 – 346

Nickel JC (1997) The role of the animal model in the study of prostatitis. In: Bergen T (ed) Urinary tract infections. Infectiology, vol. 1. Kager, Basel, pp 89 – 97

Nickel JC (1998) Effective office management of chronic prostatitis. Urol Clin North Am 25:677 – 684

Nickel JC (2000) Chronic prostatitis: an infectious disease? Infect Urol 13:31 – 38

Nickel JC, Alexander R, Anderson R et al (1999) Prostatism unplugged? Prostatic massage revisited. Tech Urol 5:1 – 7

Pewitt EB, Schaeffer AJ (1997) Urinary tract infection in urology, including acute and chronic prostatitis. Infect Dis Clin North Am 11:623 – 646

Potts JM (2000) Prospective identification of national institutes of health Category IV prostatitis in men with elevated prostate specific antigen. J Urol 164:1550 – 1553

Potts JM (2003) Alternative approaches to the management of prostatitis: biofeedback, progressive relaxation, the concept of somatic syndromes. Eur Urol Suppl 2:34 – 37

Schaeffer AJ (2003) Epidemiology and demographics of prostatitis. Eur Urol Suppl 2:5 – 10

Shahed A, Shoskes DA (2000) Oxidative stress in prostatic fluid of men with chronic pelvic pain syndrome: correlation with bacterial growth and treatment response. J Urol 163 Suppl:24

Shoskes DA, Shahed A (2000) Presence of bacterial signal in expressed prostatic secretions predicts response to antibiotic therapy in men with chronic pelvic pain syndrome. J Urol 163 Suppl:23

Shoskes DA, Zeitlin SI, Shahed A, Rajfer J (1999) Quercetin in men with Category III chronic prostatitis: a preliminary prospective, double blind, placebo controlled trial. Urology 54:960 – 963

Shoskes DA, Mazurick C, Landis R et al (2000) Bacterial cultures of urine, prostatic fluid and semen of men with chronic pelvic pain syndrome: role of culture for two vs five days. J Urol 163 (Suppl):24

Tchetgen MB, Oesterling JE (1997) The effect of prostatitis, urinary retention, ejaculation and ambulation on the serum PSA. Urol Clin North Am 24:283 – 286

True LD, Berger RE, Rothman I et al (1999) Prostate histopathology and chronic prostatitis/chronic pelvic pain syndrome: a prospective biopsy study. J Urol 162:2014 – 2018

Weidner W, Ludwig M (2003) Common organisms in urogenital infections with special impact on prostatitis. Eur Urol Suppl 2:15 – 18

Weidner W, Jantos C, Schiefer HG et al (1991) Semen parameters in men with and without proven chronic prostatitis. Arch Androl 26:173 – 183

Weidner W, Ludwig M, Schiefer HG (1997) Chronic bacterial prostatitis – a clinical re-evaluation of old woes. In: Bergen T (ed) Urinary tract infections. Infectiology, vol. 1. Karger, Basel, pp 60 – 66

Weidner W, Ludwig M, Brähler E, Schiefer HG (1999) Outcome of antibiotic therapy with Ciprofloxacin in chronic bacterial prostatitis. Drugs 58 [Suppl 2]:103 – 106

Wenninger K, Heiman JR, Rothman I et al (1996) Sickness impact of chronic nonbacterial prostatitis and its correlates. J Urol 155:956 – 968

Wessely S, Nimnuan C, Sharpe M (1999) Functional somatic syndromes: one or many? Lancet 354:936 – 939

Problema: patologie della mammella nell'uomo I.10

I.10.1 Ginecomastia e iperplasia benigna della mammella incluse le cause iatrogene

W. Krause

Messaggi chiave

- Definire la ginecomastia misurando la dimensione della tumefazione.
- Indagare sull'assunzione di farmaci, di ormoni e la presenza di patologie testicolari.
- Prendere in considerazione un carcinoma mammario nell'uomo ed escluderlo con la mammografia, in particolare negli uomini provenienti da famiglie a rischio.
- Consigliare l'exeresi chirurgica dei tessuti ipertrofici se il trattamento farmacologico non è efficace.

I.10.1.1 Definizione, epidemiologia

La ginecomastia è un aumento di volume della mammella dell'uomo. Il termine deriva dalle parole greche «γψνε» (donna) e «μαστοσ» (mammella). Letteralmente, il termine indica la mammella della donna, per cui il termine «andromastia» sarebbe più adeguato (Leiber 1995).

Non esiste alcuna soglia clinica della ginecomastia che sia stata accettata a livello generale. Non può essere definita né attraverso l'imaging né per mezzo di esami di laboratorio, e i segni istologici sono, al momento, sconosciuti. Niewöhner e Nuttall (1984) hanno utilizzato una plica cutanea orizzontale come misura e hanno proposto che una ginecomastia si verifica quando il gonfiore supera i 2 cm (Fig. I.10.1). Nel nostro dipartimento abbiamo seguito questo consiglio con due modificazioni (Krause e Splieth 1996): quando l'indice di massa corporea supera i 25 kg/m^2 nei pazienti esaminati, il limite della plica cutanea è di 3 cm. Indipendentemente dalla plica cutanea, una ginecomastia deve essere sospettata se il diametro dell'areola mammaria è superiore a 3 cm.

Il substrato patologico della ginecomastia non consiste sempre in un aumento del tessuto ghiandolare, poiché un aumento dei depositi di grasso in questa regione induce un aspetto clinico identico. In tal caso di parla di ginecomastia falsa o di lipomastia. Benché la posizione relativa del tessuto grasso e ghiandolare possa essere differente, non esiste alcun metodo affidabile di discriminazione clinica, radiologica o istologica

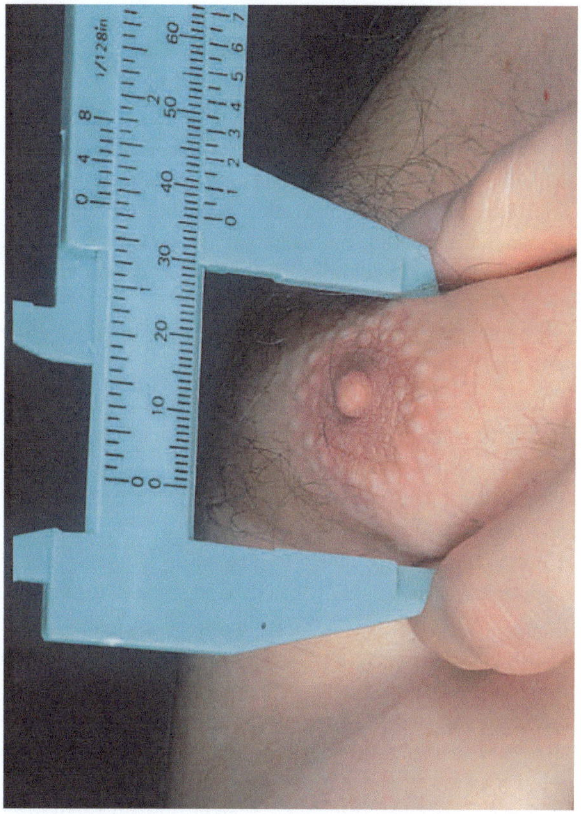

Fig. I.10.1. Misurazione della plica cutanea orizzontale nella ginecomastia

(Labhardt et al. 1978). Das et al. (1995) hanno studiato, attraverso l'aspirazione con ago sottile, 188 pazienti con una ginecomastia e in nessuno di essi hanno descritto un aspetto di «ginecomastia falsa» istologica.

La ginecomastia fisiologica è riscontrata in tre fasi della vita: nel neonato, dove essa dipende dagli estrogeni materni, durante la pubertà nei maschi, in cui regredisce spontaneamente, e nell'anziano. La frequenza nella popolazione è elevata. Niewöhner e Nutall (1984)

hanno studiato 214 soggetti tra i 27 e i 92 anni, utilizzando una piega cutanea orizzontale come misura. Essi hanno rilevato una ginecomastia nel 65% dei casi, con una percentuale più elevata oltre i 50 anni. Gli autori hanno anche osservato una correlazione con la massa corporea: gli uomini che presentano un indice di massa corporea (BMI) elevato hanno un'incidenza di ginecomastia più elevata rispetto agli uomini magri. Durante uno studio su 115 pazienti di un dipartimento di dermatologia, una ginecomastia è stata osservata in 32 pazienti (27,8%).

I.10.1.2
Eziologia e patogenesi

Il tessuto ghiandolare della mammella maschile è sensibile agli estrogeni. La ginecomastia può sopraggiungere a causa di un aumento delle concentrazioni di estrogeni a livello cellulare dovuto ad:

- Aumento del tasso sierico degli estrogeni
- Aumento locale del metabolismo degli estrogeni
- Aumento della sensibilità delle cellule target

La maggior parte degli autori mette in causa uno squilibrio dell'azione degli androgeni e degli estrogeni come fattore patogeno. Benché la presenza di recettori degli androgeni nel tessuto mammario maschile normale e patologico sia ben stabilita, a oggi il meccanismo di inibizione dell'azione degli androgeni non è stato ben studiato (Calzada et al. 2001).

L'aumento degli estrogeni sierici può essere dovuto a differenti meccanismi:

- Tumori secernenti estrogeni (in genere tumori testicolari)
- Malattie con alterazione del metabolismo degli estrogeni (p. es., malattie epatiche)
- Farmaci con effetti collaterali (p. es., terapia estrogenica del cancro della prostata)
- Assorbimento transcutaneo accidentale di estrogeni (p. es., trasmissione al partner di una crema vaginale estrogenica)

I.10

L'aumento della produzione locale di estrogeni, per un'aumentata attività dell'aromatasi (conversione dell'androstenedione e del testosterone in estrone ed estradiolo) e della sulfatasi steroidea (conversione dell'estriolo solfato in estradiolo), può essere all'origine della maggior parte delle ginecomastie iatrogene. Satoh et al. (2002) hanno studiato in vitro, con incubazione di microsomi placentari come fonte degli enzimi, gli effetti di 29 farmaci riportati come causa di ginecomastia. La Tabella I.10.1 riporta dei risultati selezionati del loro studio.

L'aumento dell'aromatizzazione del testosterone in estrogeni può anche essere una conseguenza di mutazioni del gene dell'aromatasi. Mutazioni isolate sono state descritte da Shozu et al. (2003). L'attivazione dell'aromatasi può anche essere causa della ginecomastia nel diabete mellito (Seibel et al. 1998). L'inibizione competitiva del citocromo P450 CYP3A con inibitori del calcio può comportare un aumento dei tassi di estradiolo (Ioulios et al. 2003). Il meccanismo che conduce a una ginecomastia nelle terapie anti-retrovirali molto forti (Highly Active Anti-Retroviral Therapy, HAART) contro l'infezione da HIV (Jover et al. 2004) non è ancora ben compreso.

Tabella I.10.1. Farmaci capaci di provocare una ginecomastia raccolti dalla letteratura (Satoh et al. 2002)

Farmaco	Indicazione	Inibizione sperimentale dell'aromatasi
Allilestrenolo	Nausea	
Acetato di clormadinone	Anti-androgeno	12%
Cimetidina	Ulcera gastrica	13%
Ciclosporina A	Immunomodulatore	5%
Famotidina	Ulcera gastrica	
Flutamide	Anti-androgeno	15%
Griseofulvina	Tigna	
Aloperidolo	Schizofrenia	0
Ipriflavone	Fito-estrogeno	
Isoniazide	Tubercolosi	
Ketoconazolo	Tigna	52%
Lansoprazolo	Ulcera gastrica	
Manidipina	Ipertensione	
Metoclopramide	Nausea	18%
Nicardipina	Ipertensione	
Nifedipina	Ipertensione	19%
Nisordipina	Ipertensione	
Nitrendipina	Ipertensione	
Omeprazolo	Ulcera gastrica	19%
Pilsicainide	Ipertensione	
Ranitidina	Ulcera gastrica	
Spironolattone	Iperaldosteronismo	23%
Sulpiride	Antagonista della dopamina	
Tacrolimus	Modulatore immunitario	0
Verapamil	Ipertensione	13%

Gli anti-androgeni determinano uno squilibrio dell'azione degli androgeni e degli estrogeni bloccando l'azione degli androgeni. Queste sostanze vengono utilizzate nel cancro della prostata, e l'incidenza della ginecomastia osservata durante questi trattamenti varia tra il 6 e il 79% (McLeod e Iversen 2000). Nel quadro di un trattamento con bicalutamide (Casodex) in 8113 pazienti, la ginecomastia è comparsa nel 47% dei casi (McLeod 2002).

Una sensibilità aumentata agli estrogeni può anche essere la causa della ginecomastia non spiegata dell'anziano.

Un'altra causa rara di ginecomastia è l'iperprolattinemia. Non si conoscono i livelli di prolattina al di sopra dei quali si verifica la ginecomastia. Lo sviluppo di una ginecomastia sembra dipendere dalla sensibilità individuale. È indipendente dalla causa dell'iperprolattinemia che può essere scatenata da un adenoma ipofisario o da farmaci (Coppola e Cuomo 1998). In particolare, i farmaci simil-dopaminergici, quali gli inibitori selettivi della ricaptazione della serotonina, ne sono responsabili (Damsa et al. 2004).

I.10.1.3
Caratteristiche cliniche

Il termine «ginecomastia» è utilizzato per tutti i tipi di aumento di volume della ghiandola mammaria e di aumento di volume della regione mammaria nell'uomo, indipendentemente dalla consistenza e dal grado di gonfiore (Fig. I.10.2). Khan e Blamey (2003) hanno distinto due forme di ginecomastia: una di tipo nodulare e l'altra di tipo grasso. La prima corrisponde a una tumefazione nodulare singola dura, spesso retro-areolare, mentre la seconda è una lesione grassa diffusa di tutta la regione mammaria. Il primo tipo è più frequente negli adolescenti, il secondo negli uomini più anziani. L'areola può essere ingrossata e iperpigmentata (Fig. I.10.3).

Né l'eziologia né il substrato patologico possono essere presi in causa solo dall'analisi clinica, anche se alcuni autori sostengono di poter differenziare una «ginecomastia vera» da una «pseudo-ginecomastia». L'aumento del tessuto ghiandolare, così come l'aumento dei depositi di grasso in questa regione, possono apparire identici. Non c'è un metodo istologico attendibile di discriminazione. Das et al. (1995) hanno studiato, tramite aspirazione con ago sottile, 188 pazienti che presentavano una ginecomastia; in nessuno di essi hanno descritto una pseudo-ginecomastia dal punto di vista istologico.

La ginecomastia può essere unilaterale o bilaterale. La presenza di masse nelle due mammelle è un segnale di bassa probabilità di carcinoma (Volpe et al. 1999). Il dolore è più frequente nella ginecomastia benigna, ma l'assenza di sintomi non è di alcun aiuto alla diagnosi differenziale (Giordano et al. 2002). L'iperprolattinemia abitualmente è associata a una tumefazione bilaterale. Nella maggior parte dei casi, il lato sinistro è più sviluppato.

I.10.1.4
Istopatologia

Una diagnosi corretta è impossibile senza un esame istologico del tessuto asportato. La diagnosi differenziale più frequente è il fibromioblastoma (Magro et al. 2002). La diagnosi più grave è quella di carcinoma mammario dell'uomo come causa dell'aumento di volume della ghiandola mammaria.

Williams (1963) ha descritto due tipi di ginecomastie. Il tipo I, la ginecomastia florida, è caratterizzato da un aumento del numero dei canali con lume irregolare, in alcuni casi con la formazione di uno pseudolobulo. L'epitelio può avere più di tre strati, talvolta con piccole papille. I canali possono essere circondati da cuffie di tessuto connettivo che resta molto separato dal tessuto connettivo interlobulare normale (Fig. I.10.4). Il tipo II, la ginecomastia quiescente, presenta dei canali con epitelio normale formato da un singolo strato, ma con lume irregolare e con una discreta ectasia. Non è stata osservata alcuna cuffia di tessuto connettivo. Lo stroma presenta spesso un'ialinizzazione e una proliferazione non fibroblastica (Fig. I.10.5). Attraverso l'immunoistologia, si riscontra una reattività immunitaria nel PSA nell'epitelio normale e iperplastico dei canali in caso di ginecomastia, ma non in caso di carcinoma mammario dell'uomo (Male Breast Cancer, MBC). Questo può essere importante per la diagnosi differenziale (Gatalica et al. 2000; Kidwai et al. 2004).

Nei pazienti diabetici può essere riscontrata una mastopatia. Si osservano una reazione infiammatoria con infiltrati pericanalari e perivascolari cronici, così come dei fibroblasti detti epitelioidi dello stroma nella matrice fibrotica (Hunfeld et al. 1997).

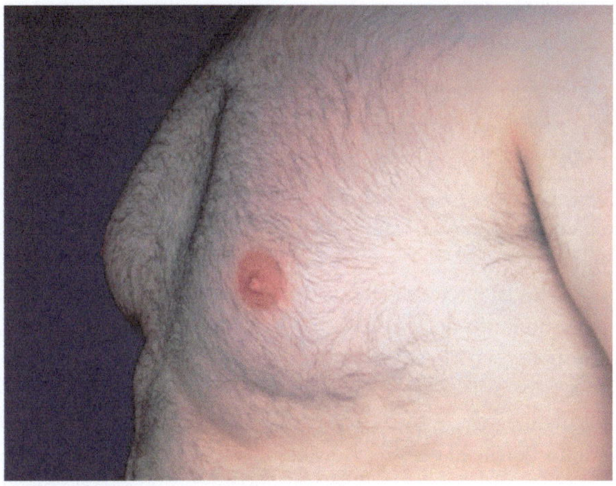

Fig. I.10.2. Ginecomastia dell'adolescente: tumefazione uniforme intorno alla mammella e aumento del capezzolo

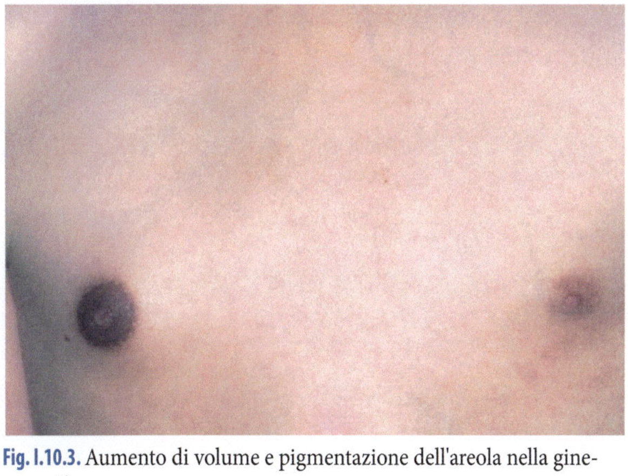

Fig. I.10.3. Aumento di volume e pigmentazione dell'areola nella ginecomastia

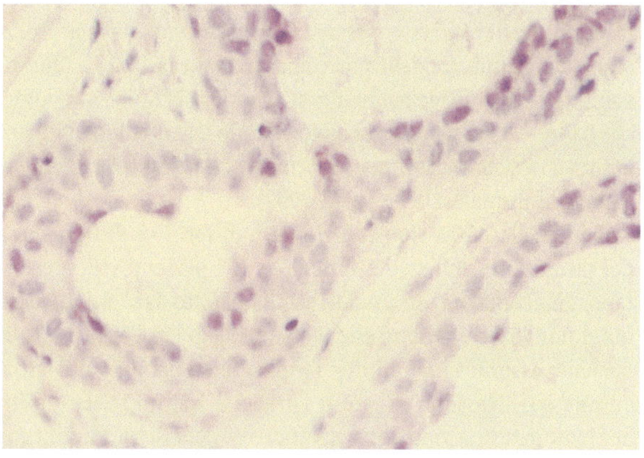

Fig. I.10.4. Aspetto istologico di una ginecomastia florida. L'epitelio può avere più di tre strati, talvolta con piccole papille

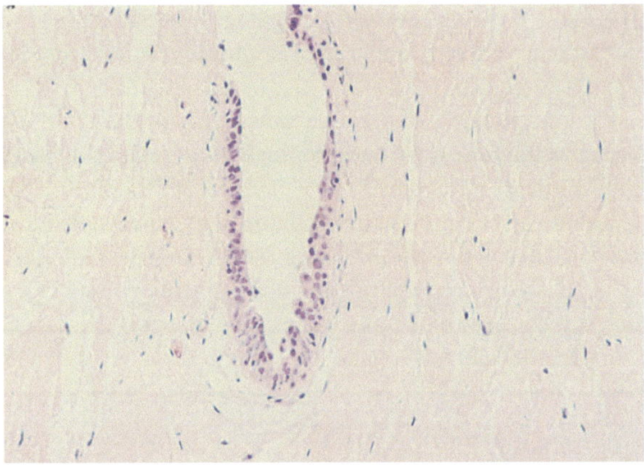

Fig. I.10.5. Aspetto istologico di una ginecomastia quiescente. Canali con epitelio normale, a singolo strato. Non è visibile nessuna cuffia di tessuto connettivo.

I.10.1.5 Fattori di rischio genetici

Le cause o i fattori di rischio genetici di ginecomastia sono sconosciuti. Tuttavia, esiste un carattere familiare. Alcune forme genetiche di ipogonadismo aumentano il rischio di ginecomastia. In particolare, è importante prendere in considerazione i geni di suscettibilità al carcinoma della mammella negli uomini che presentano ginecomastia. Il più importante è il gene *BRCA1*, e l'associazione di mutazioni dei geni *BRCA1* e *BRCA2* è responsabile di circa l'80% del rischio di carcinoma mammario ereditario (de Jong et al. 2002). Le proteine associate a BRCA1 e BRCA2 sono prodotte dall'epitelio mammario normale nell'uomo e nella donna (Bernhard-Gallon et al. 2003).

I.10.1.6 Iter diagnostici

I.10

I.10.1.6.1 Diagnosi clinica

Nell'anamnesi, i farmaci e le malattie che causano una ginecomastia devono essere esclusi attraverso un questionario standardizzato. Gli estrogeni, gli anti-androgeni e i progestinici sono cause rare, ma che devono essere esaminate. Anche molti farmaci sono sospettati di indurre delle ginecomastie (Tabella I.10.1). Questo sospetto si basa principalmente su alcuni casi clinici. Gli autori che hanno pubblicato questa ipotesi hanno tentato di individuare la prova dell'efficacia di questi farmaci sulla base della stimolazione dell'aromatasi (Satoh et al. 2002).

La Tabella I.10.2 riporta i risultati, in termini di frequenza dei farmaci, di uno studio limitato a 115 pazienti che presentano ginecomastia. Sono stati citati diciotto farmaci diversi, ma il numero di pazienti che li assumevano era basso. Nessun paziente assumeva più di due farmaci (allopurinolo, dilatatori coronarici). Nessuno di questi farmaci è stato associato a un aumento o a una riduzione significativa del rischio di ginecomastia. La probabilità più elevata è stata osservata per l'insulina (p = 0,07). Questo può essere spiegato con la stimolazione dell'aromatasi nella ghiandola mammaria da parte dell'insulina, inducendo, così, l'aumento dei livelli di estradiolo nei tessuti (Milazzo et al. 1992).

Tabella I.10.2. Farmaci indicati per i pazienti con (GM) o senza (C) ginecomastia (Seibel et al. 1998)

Farmaci	GM	C	Odds Ratio	Valore della p
Diazepam	0	2	0	1,0
Bronchiolitici	0	2	0	1,0
Urologici	0	2	0	1,0
Sulfaniluree	1	1	2,7	0,3
Insulina	2	0	0	0,07
Antipertensivi	0	3	0	0,57
Dermatologici	1	2	1,30	1,0
ACE inibitori	2	2	2,70	0,30
Agenti antiaritmici	0	4	0	0,55
FANS	1	3	0,86	1,0
Allopurinolo	3	2	4,19	0,13
Tireostatici	1	4	0,63	1,0
Beta-bloccanti	2	3	1,77	0,61
Analgesici	2	4	1,31	0,67
Diuretici	1	5	0,50	1,0
Glicosidi digitalici	1	5	0,50	1,0
Dilatatori coronarici	3	4	2,64	0,39
Calcio-antagonisti	2	6	0,85	1,0
Cimetidina	2	2	2,70	0,30

Gli intervalli di fiducia non sono indicati, per la bassa frequenza dei farmaci indicati

Inoltre, numerose malattie concomitanti possono provocare uno squilibrio degli estrogeni e degli androgeni (Fig. I.10.6); queste devono essere escluse attraverso procedure diagnostiche specifiche (Tabella I.10.3). La Tabella I.10.4 elenca le malattie dermatologiche, e anche altre, nei pazienti osservati nel nostro studio. Anche in questo caso, nessuna di queste malattie è stata associata all'aumento o alla riduzione significativa del rischio di ginecomastia, benché una tendenza possa essere osservata per il diabete (OR 8,48) e per l'erisipela (8,48).

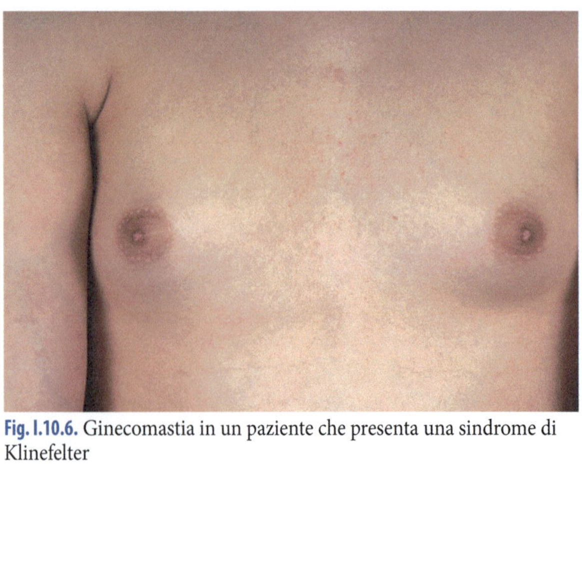

Fig. I.10.6. Ginecomastia in un paziente che presenta una sindrome di Klinefelter

Tabella I.10.3. Cause di ginecomastia legata allo squilibrio estrogeni-androgeni

Ipogonadismo	Cirrosi epatica
Tumori testicolari	Infezione da HIV
Tumori surrenalici	Malnutrizione
Altri tumori	Alcolismo
Insufficienza renale	

Tabella I.10.4. Malattie in pazienti con (GM) o senza (C) ginecomastia (da Seibel et al. 1998)

Malattia	GM	C	Odds ratio	Intervallo di confidenza	*P*
Diabete mellito	3	1	8,48	[0,84; 84,81]	0,065
Ipertiroidismo	1	4	0,63	[0,068; 5,92]	1,0
Epatopatie	1	6	0,35	[0,041; 2,96]	0,44
Nefropatie	4	10	1,55	[0,42; 5,70]	0,49
Lesioni cerebrali	1	3	2,75	[0,52; 14,44]	0,34
Carcinoma basocellulare	4	18	0,48	[0,16; 1,66]	0,75
Psoriasi	5	11	1,09	[0,38; 3,81]	0,76
Allergie	5	10	1,35	[0,42; 4,31]	0,75
Varici	2	9	0,54	[0,11; 2,68]	0,54
Dermatite	2	7	0,72	[0,14; 3,68]	1,0
Orticaria	6	10	1,68	[0,55; 5,09]	0,26
Melanoma	1	4	0,63	[0,06; 5,92]	1,0
Erisipela	3	1	8,48	[0,848; 84,81]	0,065
Malattia di Darier	1	0	0		0,278
Fimosi	2	1	2,64	[0,16; 43,60]	0,48
Disagio psichico	1	2	1,30	[0,11; 14,92]	1,0

Nel nostro studio non è stato incluso nessun paziente portatore di HIV.

I.10.1.6.2
Ecografia

L'ecografia in B-mode fornisce dei risultati non specifici (Fig. I.10.7). La comparsa di una massa cistica complessa nella mammella dell'uomo all'ecografia deve indicare la possibilità di una patologia maligna e, conseguentemente, giustifica la biopsia (Yang et al. 2001).

Schinina et al. (2002) hanno studiato soggetti con ginecomastia dovuta a terapie anti-virali in alcuni pazienti affetti da HIV. Essi non hanno potuto differenziare il tessuto ghiandolare da accumulo di grasso. Gli autori consigliano di effettuare una risonanza magnetica, che ha permesso la differenziazione. Tuttavia, essi non hanno indicato le conseguenze cliniche dei loro risultati.

I.10.1.6.3
Mammografia

Basandosi su 104 mammografie in 89 pazienti, Merkle et al. (1996) hanno concluso che la mammografia è necessaria solo in rari casi, in assenza di segni clinici di tumore maligno. Tuttavia, l'esplorazione di un aumento di volume della mammella nell'uomo attraverso esami radiologici sembra essere un metodo utile e affidabile. Appelbaum et al. (1999) hanno descritto che il carcinoma mammario dell'uomo insorge di solito sotto l'areola e decentrato rispetto al capezzolo. I bordi delle lesioni sono più frequentemente ben definiti, e le calcificazioni meno frequenti e più grossolane di quelle osservate nel carcinoma mammario della donna (Female Breast Cancer, FBC). Al contrario, la ginecomastia benigna compare di solito come una «densità a forma di ventaglio che parte dal capezzolo e si fonde gradualmente nel grasso circostante». Tuttavia, è presente una sovrapposizione sostanziale di queste caratteristiche; in particolare, un'infiammazione cronica potrebbe simulare una ginecomastia.

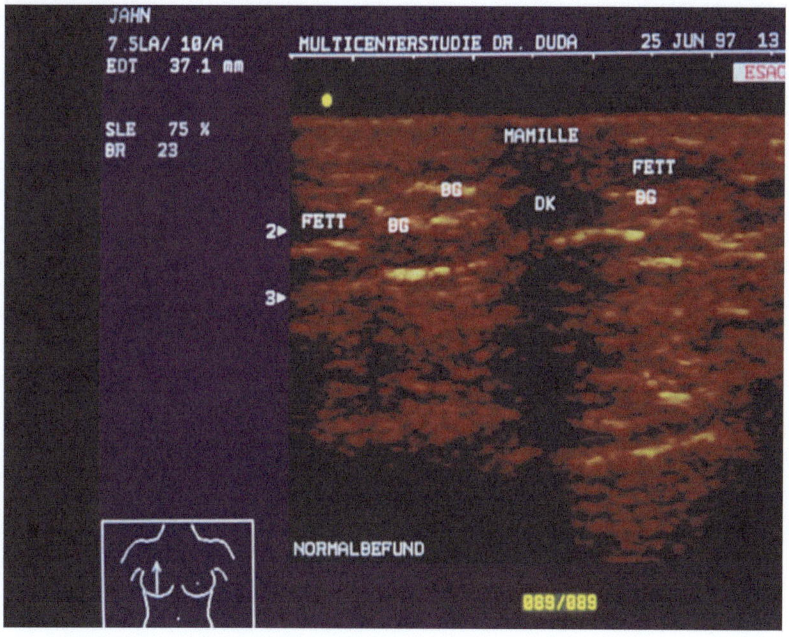

Fig. I.10.7. Ecografia in B-mode: regione di ipoecogenicità con processo «dendritico», assenza di cisti o di calcificazione, nessuna formazione solida definita

I.10.1.6.4
Biopsia con ago sottile

La citologia dei prelievi aspirati con ago sottile è un metodo molto affidabile della diagnosi delle lesioni mammarie. Vetto et al. (1998) hanno confrontato i risultati di quest'ultima con la valutazione istologica della biopsia in 51 pazienti che presentavano ginecomastia e in sei casi di neoplasia. Il valore predittivo negativo e la specificità per le neoplasie maligne sono stati del 100%, e anche il valore predittivo positivo e la sensibilità sono stati del 100%. La mammografia non ha fornito informazioni diagnostiche supplementari nella loro casistica. In un caso di carcinoma secernente, la citologia si è rivelata simile alle modificazioni tipiche dell'adenoma secernente (Vesoulis e Kashkari 1998).

Joshi et al. (1999) hanno descritto i risultati di aspirazioni con ago sottile in 507 soggetti appartenenti a un gruppo di 13175 pazienti. In 393 dei 507 casi, le aspirazioni erano soddisfacenti, 70 di queste erano positive per le neoplasie maligne, 295 erano negative (58%) e 29 non diagnostiche. In rapporto con il risultato istologico ottenuto dopo l'intervento chirurgico, l'aspirazione con ago sottile, in questo studio di dati, ha avuto una sensibilità, una specificità e una precisione diagnostica del 100% per le lesioni mammarie nell'uomo. Siddiqui et al. (2002), hanno riportato dei valori simili in 614 pazienti di sesso maschile su un totale di 14026 aspirazioni mediante ago sottile. Il prelievo ottenuto mediante aspirazione era non diagnostico in 94 pazienti, dei quali 21 erano stati operati. Su questi 21 soggetti, 19 avevano una ginecomastia e due un carcinoma. Essi hanno stimato che 427 casi erano benigni. Trentadue erano diagnosticati come maligni, dei quali 15 erano tumori primari e 17 corrispondevano a tumori metastatici. Complessivamente, la sensibilità per le neoplasie maligne era del 95,3%, la specificità del 100% e la precisione diagnostica del 98%.

Valori leggermente più bassi sono stati riportati da Westenend e Jobse (2002): la sensibilità era del 100% e la specificità dell'89%. Tuttavia, il valore predittivo positivo di una diagnosi di malignità era del 100%.

I.10

Le insidie della diagnosi citologica con un'aspirazione mediante ago sottile devono essere tenute in debita considerazione, in particolare dopo il trattamento con finasteride. In particolare erano presenti atipie nucleari e una vacuolizzazione citoplasmatica. Durante la successiva biopsia escissionale, non è stato riscontrato alcun segno di malignità. In generale, in caso di ginecomastia, è raccomandata un'estrema prudenza prima di confermare la diagnosi istologica di malignità (Zimmerman et al. 2000). Quando la ginecomastia compare nel corso di una terapia citotossica sistemica, non bisogna dimenticare che possono essere osservate delle gravi atipie cellulari all'istologia nel tessuto benigno (Jun Yang 2002). Inoltre, gli esami istologici hanno rivelato una grande varietà della ginecomastia. Le metaplasie apocrine e le atipie epiteliali sono frequenti (Amrikachi et al. 2001).

I.10.1.6.5
Differenziazione tra ginecomastia e carcinoma mammario dell'uomo

In generale, la probabilità che un nodulo della mammella sia un carcinoma è bassa. La ginecomastia non è un fattore di rischio di carcinoma. Olsson et al. (2002), che hanno seguito per 20 anni un gruppo di 446 pazienti con ginecomastia e hanno riportato i tumori maligni verificatisi in questi pazienti, affermano che non è stato osservato nessun nuovo caso di carcinoma mammario. Ambrogetti et al. (1996) hanno descritto 748 soggetti di sesso maschile, inviati per screening del carcinoma della mammella, di età media di 50,5 anni. Una lesione maligna è stata segnalata in 20 pazienti (2,67%). La sensibilità per l'assenza di malignità era dell'85% tramite la palpazione, dell'88,8% attraverso la mammografia, del 93,7% tramite la citologia e del 100% con l'ecografia. La specificità era, rispettivamente, del 95,3%, del 94%, del 95,6 e del 97,9%. La palpazione associata alla mammografia aveva una sensibilità del 100%. I farmaci noti per (o sospettati di) provocare una ginecomastia non aumentano la probabilità di carcinoma (O'Hanlon et al. 1995). Nella casistica di Daniels e Layer su 175 uomini con ginecomastia (2003), di 44 anni di età media, due casi presentavano un carcinoma del testicolo, ma non è stato osservato nessun carcinoma della mammella. Una percentuale considerevolmente elevata è quella di Gill et al. (2000), i quali hanno descritto una serie di 150 uomini nei quali il 58,6 6% aveva un carcinoma mammario. Questo numero elevato è dovuto al fatto che la loro istituzione è un punto di riferimento.

I.10.1.7
Prevenzione e terapia

I.10.1.7.1
Farmacologica

Il solo farmaco che sembra essere efficace è il tamoxifene, composto anti-estrogenico. Esso viene utilizzato soprattutto nelle ginecomastie dell'adolescente. Il tamoxifene si è rivelato efficace nell'83% dei pazienti (studio senza confronto con un controllo; Khan e Blamey 2003). Non è disponibile nessun risultato di studi controllati. Sebbene gli effetti indesiderati siano rari e poco gravi, Doughty e Wilson (2003) ricordano che i dati in favore di questo trattamento sono pochi. I dati sono insufficienti per dimostrare che il tamoxifene non comporti pericoli in questo gruppo di pazienti. Numerose domande restano senza risposta: quale effetto ha sull'accrescimento osseo? La ginecomastia recidiva alla sospensione del trattamento? Qual è la durata ottimale della terapia? Dal punto di vista della medicina basata sulle evidenze (Evidence-Based Medicine, EBM), attualmente questo trattamento non può essere raccomandato.

I.10.1.7.2
Radioterapia

Come prevenzione nel trattamento ormonale del carcinoma della prostata, la radioterapia ha effetti ben accertati (McLeod e Iversen 2000). Tyrell et al. (2004) hanno trattato 106 pazienti prima della terapia con bicalutamide o con una seduta singola di radioterapia

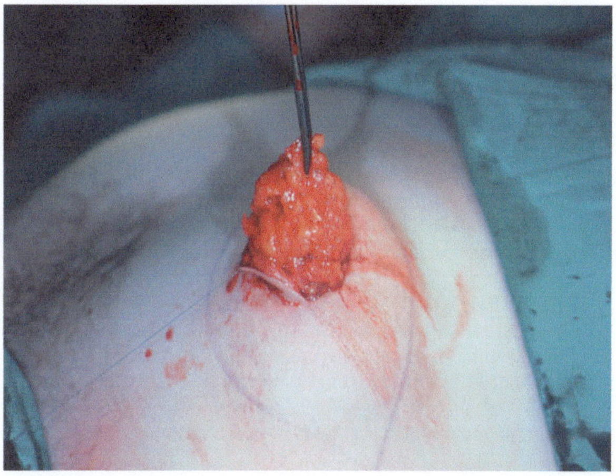

Fig. I.10.8. Trattamento chirurgico della ginecomastia con incisione semicircolare, intra-areolare e resezione di tessuto

con fascio di elettroni (10 Gy) o mediante simulazione di radioterapia. L'incidenza della ginecomastia era significativamente meno elevata in caso di radioterapia precedente (52% vs 85%). Tuttavia, un numero simile di pazienti nei due gruppi avvertiva dolore alla mammella (83 e 91%, rispettivamente).

I.10.1.7.3 Chirurgia

Il trattamento raccomandato è la resezione chirurgica del tessuto ipertrofico. Esiste una grande varietà di procedure (Rohrich et al. 2003):

- L'incisione semicircolare, intra-areolare e la resezione di tessuto (Fig. I.10.8)
- La trasposizione del capezzolo con un unico lembo dermico
- Un trapianto del capezzolo dopo escissione della pelle e dei tessuti ipertrofici della mammella
- L'approccio transascellare
- La liposuzione
- La liposuzione guidata

Quest'ultima è la terapia più efficace da un punto di vista funzionale ed estetico.

Bibliografia

Ambrogetti D, Ciatto S, Catarzi S, Muraca MG (1996) The combined diagnosis of male breast lesions: a review of a series of 748 consecutive cases. Radiol Med (Torino) 91:356 - 359

Amrikachi M, Green LK, Rone R, Ramzy I (2001) Gynecomastia: cytologic features and diagnostic pitfalls in fine needle aspirates. Acta Cytol 45:948 - 952

Appelbaum AH, Evans GF, Levy KR, Amirkhan RH, Schumpert TD (1999) Mammographic appearances of male breast disease. Radiographics 19:559 - 568

Bernard-Gallon DJ, Dechelotte PJ, Le Corre L, Vissac-Sabatier C, Favy DA, Cravello L, De Latour MP, Bignon YJ (2003) Expression of BRCA1 and BRCA2 in male breast cancers and gynecomastias. Anticancer Res 23:661 - 667

Calzada L, Torres-Calleja J, Martinez JM, Pedron N (2001) Measurement of androgen and estrogen receptors in breast tissue from subjects with anabolic steroid-dependent gynecomastia. Life Sci 69:1465 - 1469

Coppola A, Cuomo MA (1998) Prolactinoma in the male. Physiopathological, clinical, and therapeutic features. Minerva Endocrinol 23:7 - 16

Damsa C, Bumb A, Bianchi-Demicheli F, Vidailhet P, Sterck R, Andreoli A, Beyenburg S (2004) «Dopamine-dependent» side effects of: a clinical review. J Clin Psychiatry 65:1064 - 1068

Daniels IR, Layer GT (2003) Testicular tumours presenting as gynaecomastia. Eur J Surg Oncol 29:437 - 439

Das DK, Junaid TA, Mathews SB et al (1995) Fine needle aspiration cytology diagnosis of male breast lesions. Acta Cytol 39:870 - 876

De Jong MM, Nolte IM, te Meerman GJ, van der Graaf WT, Oosterwijk JC, Kleibeuker JH, Schaapveld M, de Vries EG (2002) Genes other than BRCA1 and BRCA2 involved in breast cancer susceptibility. J Med Genet 39:225 - 242

Doughty JC, Wilson CR (2003) Tamoxifen is unproved for gynaecomastia (letter). BMJ 327:1050

Frank TS, Deffenbaugh AM, Reid JE, Hulick M, Ward BE, Lingenfelter B, Gumpper KL, Scholl T, Tavtigian SV, Pruss DR, Critchfield GC (2002) Clinical characteristics of individuals with germline mutations in BRCA1 and BRCA2: analysis of 10,000 individuals. J Clin Oncol 20:1480 - 1490

Gatalica Z, Norris BA, Kovatich AJ (2000) Immunohistochemical localization of prostate-specific antigen in ductal epithelium of male breast. Potential diagnostic pitfall in patients with gynecomastia. Appl Immunohistochem Mol Morphol 8:158 - 161

Gill MS, Kayani N, Khan MN, Hasan SH (2000) Breast diseases in males–a morphological review of 150 cases. J Pak Med Assoc 50:177 - 179

Giordano SH, Buzdar AU, Hortobagyi GN (2002) Breast cancer in men. Ann Intern Med 137:678 - 687

Hunfeld KP, Bassler R, Kronsbein H (1997) «Diabetic mastopathy» in the male breast–a special type of gynecomastia. A comparative study of lymphocytic mastitis and gynecomastia. Pathol Res Pract 193:197 - 205

Ioulios P, Charalampos M, Efrossini T (2003) The spectrum of cutaneous reactions associated with calcium antagonists: a review of the literature and the possible etiopathogenic mechanisms. Dermatol Online J 9:6

Joshi A, Kapila K, Verma K (1999) Fine needle aspiration cytology in the management of male breast masses. Nineteen years of experience. Acta Cytol 43:334 - 338

Jover F, Cuadrado JM, Roig P, Rodriguez M, Andreu L, Merino J (2004) Efavirenz-associated gynecomastia: report of five cases and review of the literature. Breast J 10:244 - 246

Jun Yang Y (2002) Gynecomastia with marked cellular atypia associated with chemotherapy. Arch Pathol Lab Med 126: 613 - 614

Khan HN, Blamey KW (2003) Endocrine treatment of physiological gynaecomastia. Tamoxifen seems to be effective. BMJ 327:301 - 302

Kidwai N, Gong Y, Sun X, Deshpande CG, Yeldandi AV, Rao MS, Badve S (2004) Expression of androgen receptor and prostate-specific antigen in male breast carcinoma. Breast Cancer Res 6:R18–R23

Krause W, Splieth B (1996) Erkrankungen der männlichen Brustdrüse. Hautarzt 47:422 - 426

Labhart A, Hedinger C, Kistler G, Müller J, et al (1978) Testis. In Labhart Klinik der inneren Sekretion, 3. Auflage, Springer, Berlin Heidelberg New York, pp 497 - 499

Leiber B (1995) Aspekte eines polyätiologischen Symptoms: Gynäkomastie. Gyne 16: 237 - 241

Llort G, Munoz CY, Tuser MP, Guillermo IB, Lluch JR, Bale AE, Franco MA (2002) Low frequency of recurrent BRCA1 and BRCA2 mutations in Spain. Hum Mutat 19:307

Magro G, Gurrera A, Scavo N, Lanzafame S, Bisceglia M (2002) Fibromatosis of the breast: a clinical, radiological and pathological study of 6 cases. Pathologica 94:238 - 246
Mcleod DG (2002) Emerging role of adjuvant hormonal therapy. Urology 60 [3 Suppl 1]:13 - 20
McLeod DG, Iversen P (2000) Gynecomastia in patients with prostate cancer: a review of treatment options. Urology 56: 713 - 720
Merkle E, Muller M, Vogel J, Klatt S, Gorich J, Beger HG, Brambs HJ (1996) Clinical relevance of mammography in men. Rofo Fortschr Geb Rontgenstr Neuen Bildgeb Verfahr 164:7 - 12
Milazzo G, Yip CC, Maddux BA, Vigneri R, Goldfine ID (1992) High-affinity insulin binding to an atypical insulin-like growth factor-I receptor in human breast cancer cells. J Clin Invest 89:899 - 908
Niewöhner CB, Nuttall RQ (1984) Gynecomastia in a hospitalized male population. Am J Med 77:633 - 638
O'Hanlon DM, Kent P, Kerin MJ, Given HF (1995) Unilateral breast masses in men over 40: a diagnostic dilemma. Am J Surg 825:170:24 - 26
Olsson H, Bladstrom A, Alm P (2002) Male gynecomastia and risk for malignant tumors – a cohort study. BMC Cancer 2:26
Rohrich RJ, Ha RY, Kenkel JM, Adams WP Jr (2003) Classification and management of gynecomastia: defining the role of ultrasound-assisted liposuction. Plast Reconstr Surg 111: 909 - 923
Satoh T, Munakata H, Fujita K, Itoh S, Itoh S, Kamataki T, Yoshizawa I (2003) Studies on the interactions between drug and estrogen. II. On the inhibitory effect of 29 drugs reported to induce gynecomastia on the oxidation of estradiol at C-2 or C-17. Biol Pharm Bull 26:695 - 700
Scheike O, Visfeldt J, Petersen B (1973) Male breast cancer. 4. Gynecomastia in patients with breast cancer. Arch Path Microbiol Scand A 81:359 - 365
Schinina V, Busi Rizzi E, Zaccarelli M, Carvelli C, Bibbolino C (2002) Gynecomastia in male HIV patients MRI and US findings. Clin Imaging 26:309 - 313
Seibel V, Müller HH, Krause W (1998) Die Inzidenz der Gynäkomastie bei dermatologischen Patienten. Hautarzt 49:382 - 387
Shozu M, Sebastia S, Takayama K, Wei-Tong Hsu, Schultz RA, Neely K, Bryant M, Bulun SE (2003) Estrogen excess associated with novel gain-of function mutation affecting the aromatase gene. New Engl J Med 348:1855 - 1865
Siddiqui MT, Zakowski MF, Ashfaq R, Ali SZ (2002) Breast masses in males: multi-institutional experience on fine-needle aspiration. Diagn Cytopathol 26:87 - 91
Tyrrell CJ, Payne H, Tammela TL, Bakke A, Lodding P, Goedhals L, Van Erps P, Boon T, Van De Beek C, Andersson SO, Morris T, Carroll K (2004) Prophylactic breast irradiation with a single dose of electron beam radiotherapy (10 Gy) significantly reduces the incidence of bicalutamide-induced gynecomastia. Int J Radiat Oncol Biol Phys 60:476 - 483
Vesoulis Z, Kashkari S (1998) Fine needle aspiration of secretory breast carcinoma resembling lactational changes. A case report. Acta Cytol 42:1032 - 1036
Vetto J, Schmidt W, Pommier R, DiTomasso J, Eppich H, Wood W, Moseson D (1998) Accurate and cost-effective evaluation of breast masses in males. Am J Surg 175:383 - 387
Volpe CM, Raffetto JD, Collure DW, Hoover EL, Doerr RJ (1999) Unilateral male breast masses: cancer risk and their evaluation and management. Am Surg 65:250 - 253
Westenend PJ, Jobse C (2002) Evaluation of fine-needle aspiration cytology of breast masses in males. Cancer 96:101 - 104
Williams MJ (1963) Gynecomastia. Its incidence, recognition and host characterization in 447 autopsy cases. Am J Med 34:103 - 112
Yang WT, Whitman GJ, Yuen EH, Tse GM, Stelling CB (2001) Sonographic features of primary breast cancer in men. AJR Am J Roentgenol 176:413 - 416
Zimmerman RL, Fogt F, Cronin D, Lynch R (2000) Cytologic atypia in a 53-year-old man with finasteride-induced gynecomastia. Arch Pathol Lab Med 124:625 - 627

I.10.2 Affezioni cutanee del capezzolo dell'uomo

W. Krause

I.10

Messaggi chiave

- Le lesioni cutanee del capezzolo possono far parte di una malattia generale della cute.
- I tumori possono essere benigni o maligni e si deve prendere in considerazione, in particolare, la malattia di Paget.
- La politelia non è associata ad altre malattie sistemiche.

I.10.2.1 Malattie cutanee generali

Tutte le malattie cutanee disseminate possono includere il capezzolo e l'areola mammaria. L'enumerazione di queste può essere consultata in qualsiasi manuale completo di dermatologia.

I.10.2.2 Malattie infiammatorie localizzate

I.10.2.2.1 Piercing del capezzolo

Il piercing del capezzolo può provocare una mastite. I rischi del piercing del capezzolo sembrano essere sottovalutati: essi possono arrivare al 10-20% nei mesi successivi all'intervento.

I.10.2.2.2 Eczema del capezzolo

L'eczema del capezzolo, una lesione pruriginosa e spesso erosiva, provoca una tumefazione del capezzolo e dell'areola (Fig. I.10.9). Si presenta come una dermatite allergica da contatto dopo una sensibilizzazione transdermica a degli antigeni specifici. In questa regione possono essere implicati cosmetici, indumenti, coloranti, detergenti e profumi.

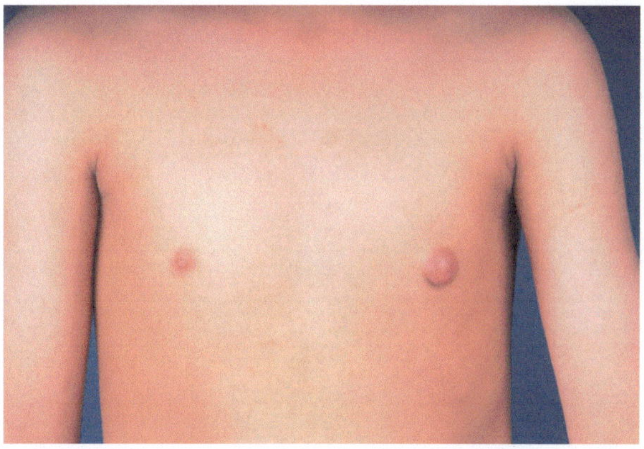

Fig. I.10.9. Eczema della mammella in un paziente che presenta un eczema atopico

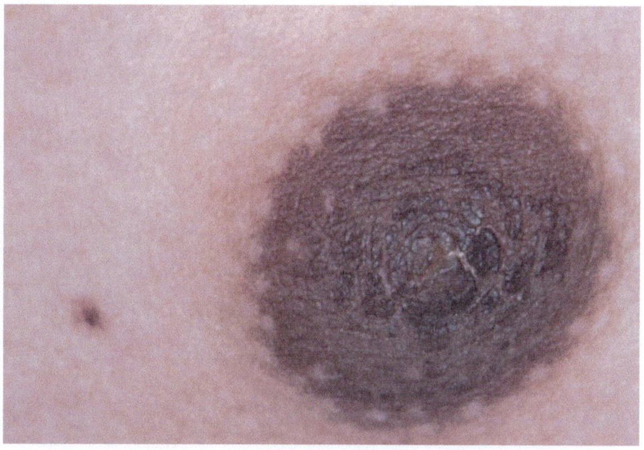

Fig. I.10.10. Ipercheratosi nevoide: le creste dello strato mucoso sono notevolmente allungate e il derma della papilla mostra un'acantosi filiforme e un'ipercheratosi con spazi ampiamente dilatati e ricchi di cheratina

Un'altra forma include l'eczema atopico, che è una reazione congenita anomala della cute a diversi fattori.

I.10.2.2.3 Linfoadenosi cutanea benigna

La linfoadenosi cutanea benigna è un linfoma delle cellule B della cute associato a un'infezione da *Borrelia burgdorferi*. I siti specifici di questa malattia sono il capezzolo, lo scroto e il lobo dell'orecchio (Gissler e Heininger 2002). Di solito, si osservano delle cellule B policlonali.

I.10.2.2.4 Secrezione dal capezzolo

Una secrezione dal capezzolo può indicare un'infiammazione, ma anche un tumore concomitante. La secrezione dal capezzolo è un evento raro e il suo valore diagnostico è, dunque, limitato.

I.10.2.2.5 Ipercheratosi nevoide

L'ipercheratosi nevoide (Fig. I.10.10) è stata descritta per la prima volta da Tauber nel 1923 (citato da Kubota et al. 2000). Più tardi è stata classificata in tre tipi (Kubota et al. 2000). Il primo tipo fa parte dei nevi epidermici, il secondo tipo è associato all'ittiosi e il terzo è la forma nevoide delle giovani donne. Le creste dello strato mucoso di Malpighi sono notevolmente allungate, e il derma della papilla presenta un'acantosi filiforme e un'ipercheratosi con spazi ampiamente dilatati e ricchi di cheratina. Il quadro istologico assomiglia alla «crosta di pomata» osservata nel lattante e dovuta a cure cutanee eccessive (Gartmann e Steigleder 1975).

I.10.2.3 Tumori

I.10.2.3.1 Iperplasia sebacea areolare

Nell'areola, l'iperplasia areolare sebacea prende il nome di tubercoli di Montgomery. Benché anatomicamente identici alle ghiandole sebacee, essi sono fisiologicamente diversi. L'iperplasia areolare sebacea è diversa dall'iperplasia di Montgomery. Essa è osservata soprattutto nelle donne, mentre esistono rari casi negli uomini (Krisp e Krause 2003). Si manifesta con delle chiazze biancastre o giallastre con una superficie papillomatosa (Fig. I.10.11). Dal punto di vista istologico, si osservano ghiandole sebacee completamente differenziate. La terapia non è conosciuta e non è necessaria.

I.10.2.3.2 Tumori cutanei benigni

Sono stati descritti quasi tutti i tipi di tumori cutanei benigni a livello del capezzolo, come i nevi melanocitari (Fig. I.10.12), la cheratosi seborroica (Fig. I.10.13), le macchie cutanee (fibroma pendulans) e i laghi venosi (angioma senile).

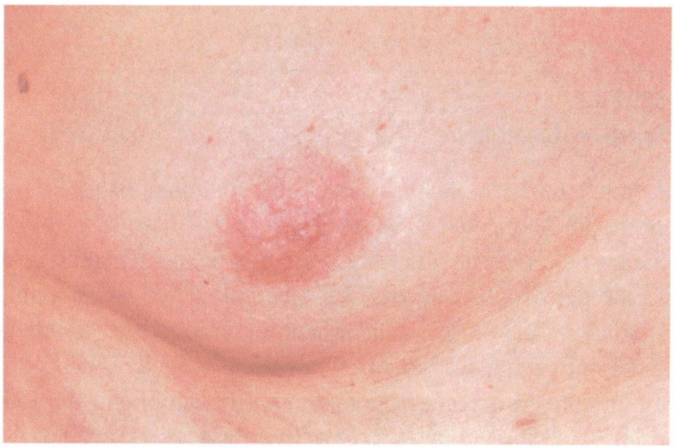

Fig. I.10.11. Iperplasia sebacea areolare: placche biancastre o giallastre con superficie papillomatosa

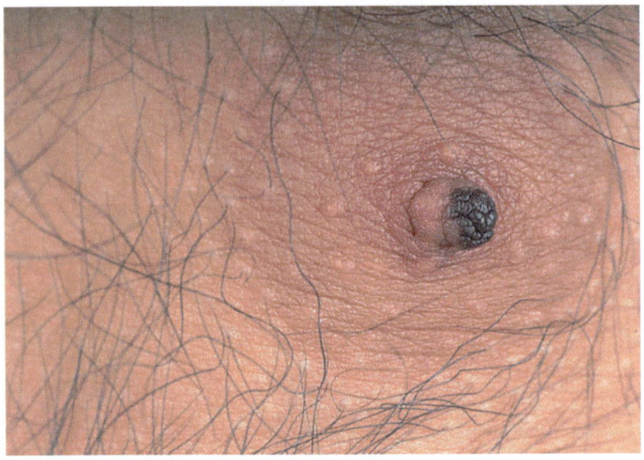

Fig. I.10.12. Neo melanocitico: tumore marrone, molle, presente fin dall'infanzia

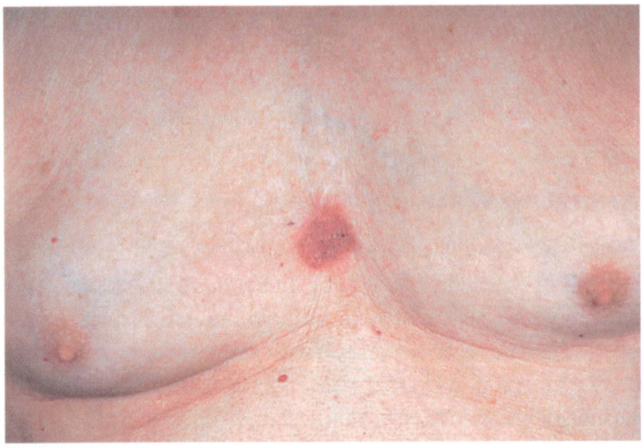

Fig. I.10.14. Un epitelioma basocellulare può coinvolgere anche il capezzolo. Si presenta come un tumore rossastro, piatto con una desquamazione poco rilevante

Le caratteristiche cliniche e le procedure sono identiche a quelle delle altre regioni cutanee.

Il leiomioma è un tumore della cute benigno, isolato e raro, proveniente dai muscoli lisci di tre tipi: i muscoli pilo-motori, i muscoli lisci vascolari (angioleiomioma) e il dartos o la mammella. I leiomiomi della cute sono, solitamente, dolorosi, ma ciò non si applica a quelli della cute genitale o areolare, anche se sono facilmente osservate fibre nervose, come negli altri leiomiomi.

I.10.2.3.3 Epitelioma basocellulare

L'epitelioma basocellulare (Basal Cell Carcinoma, BCC) è il tumore più frequente nell'uomo (Fig. I.10.14). Esso si forma di solito nelle regioni cutanee esposte al sole, principalmente a livello del viso. La comparsa sul capezzolo o sull'areola mammaria è rara; Betti et al. (2003) hanno revisionato 20 casi della letteratura. Il quadro clinico è simile a quello dei BCC del volto. Un nodulo asintomatico color carne cresce lentamente durante mesi o anni. Alla biopsia, si osserva un aspetto istopatologico tipico di un BCC. Il tumore deve essere rimosso chirurgicamente.

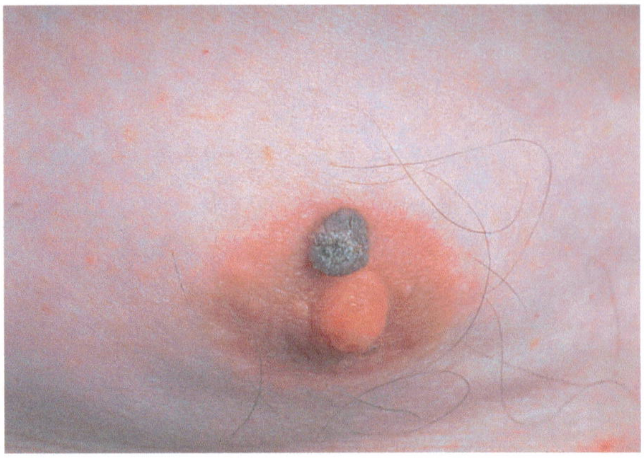

Fig. I.10.13. Cheratosi seborroica: tumore piatto con superficie rugosa, verrucoso

I.10.2.3.4 Melanoma maligno

Non esiste alcuna manifestazione clinica specifica del melanoma maligno mammario; esso compare accidentalmente a livello del capezzolo o della mammella. Il melanoma superficiale diffuso (Superficial Spreading Melanoma, SSM) può essere a lungo confuso con un neo benigno. Il melanoma nodulare (Nodular Melanoma, NM) ha una crescita rapida nelle tre dimensioni e si ulcera precocemente. Le procedure diagnostiche e terapeutiche non sono diverse da quelle del melanoma di altre regioni della cute.

I.10.2.3.5 Malattia di Paget

La malattia di Paget corrisponde alla diffusione intraepidermica di cellule neoplastiche intorno al capezzolo a partire da un carcinoma duttale. Le cellule di Paget sono delle grandi cellule chiare con immunomarcatura positiva per il recettore degli estrogeni, l'antigene carcinoembrionale (CarcinoEmbryonic Antigen, CEA), l'antigene di membrana epiteliale, la pan-citocheratina e la proteina lipidica del latte umano, ma negativa per la S-100 o l'HMB-45 (Nakamura et al. 2001). L'espressione della citocheratina-7 è caratteristica delle cellule di Paget.

La malattia di Paget è raramente osservata negli uomini. Deve essere sospettata in particolare quando è associata a una neoformazione mammaria. Esistono diverse osservazioni di questa malattia in letteratura (Desai et al. 1996; Holloway et al. 1996; Raton et al. 1998; Bodnar et al. 1999; Menet et al. 2001; Chao et al. 2003). Hayes et al. (2000) hanno riportato, a partire da una ricerca Medline, 43 casi pubblicati di malattia di Paget a partire da un carcinoma mammario nell'uomo. Nella loro ricerca, gli autori hanno osservato l'infiltrazione specifica degli annessi della cute da parte delle cellule maligne. Ottuso (2002) ha descritto il primo caso in letteratura dermatologica di carcinoma infiltrante diagnosticato a partire da una malattia di Paget. Tra le varianti della malattia di Paget, sono state descritte alcune lesioni pigmentate. La pigmentazione è il risultato della presenza di numerosi melanociti con melanina abbondante a stretto contatto con le cellule di Paget, probabilmente a causa di un fattore simile al peptide della proopiomelanocortina (POMC).

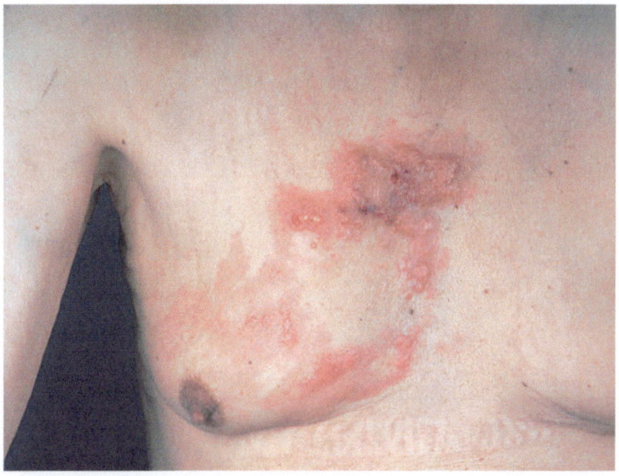

Fig. I.10.15. Carcinoma erisipeloide: diffusione linfatica di un carcinoma della mammella con interessamento del capezzolo

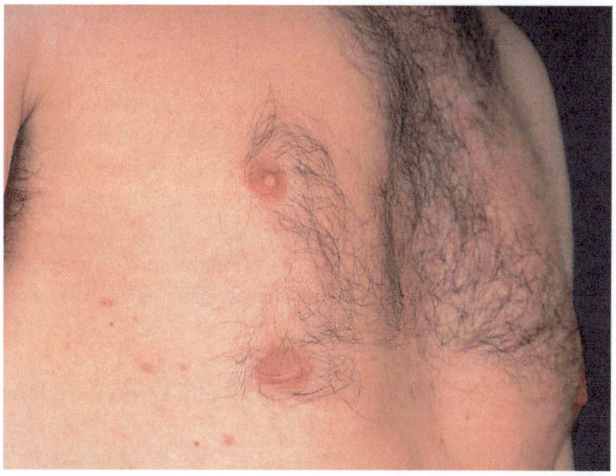

Fig. I.10.16. Politelia: multipli complessi areola-mammella nell'adulto normale, areola irsuta

È stato osservato più frequentemente negli uomini che nelle donne (Menet et al. 2001). O'Sullivan et al. (1995) e Takeuchi et al. (1999) hanno entrambi descritto delle malattie di Paget in assenza di un carcinoma concomitante.

I.10.2.3.6
Carcinoma della mammella

Inoue et al. (2003) hanno presentato il caso di un uomo di 72 anni con ipertrofia del capezzolo accompagnata da secrezione. L'esame istopatologico dopo resezione chirurgica del capezzolo ha rivelato un carcinoma papillare intraduttale non invasivo del capezzolo. La diagnosi differenziale è stata di adenoma benigno del capezzolo (ginecomastia del capezzolo; Liebau et al. 1998). Nel nostro dipartimento abbiamo osservato un interessamento del capezzolo in un carcinoma erisipeloide (Fig. I.10.15).

Come per la donna, il carcinoma mammario nell'uomo ha una base genetica in circa il 10% dei casi. Le mutazioni dei geni *BRCA1* e *BRCA2* sono responsabili della maggioranza dei casi di origine genetica. La malattia di Paget sembra più frequente in caso di mutazioni del gene *BRCA2* (Neuhausen et al. 1998; Ottini et al. 2003).

I.10.2.4
Malformazioni

I.10.2.4.1
Tessuto mammario aberrante

Esiste una grande varietà clinica di tessuto mammario aberrante. Esso si manifesta sotto forma (con frequenza decrescente) di capezzolo isolato (politelia), di capezzolo con areola (politelia areolare), di capezzolo con tessuto ghiandolare adiacente o di mammella completa.

Una politelia è osservata in quasi l'1% dei neonati, generalmente lungo le linee embrionali delle creste mammarie. Nella maggior parte dei casi, questo fenomeno è osservato solo nei pazienti adulti (Fig. I.10.16). Un esame dermatologico accurato (microscopio a epiluminescenza), che è ampiamente utilizzato nella diagnosi delle patologie cutanee e, in particolare, nel caso di tumori pigmentati, è utile anche in caso di mammella accessoria. L'esame dermatologico attento rivela una placca bianca centrale cicatriziale con una delicata rete pigmentata periferica, che può essere spiegata con la presenza di un'iperplasia epidermica, anche nell'areola del capezzolo originale. Questo aspetto è simile a quello del dermatofibroma (Blum e Roehm 2003). Esiste anche il fenomeno di politelia intra-areolare, chiamato capezzolo doppio o capezzolo diviso displasico (Urbani e Betti, 1996b).

Molte pubblicazioni descrivono le relazioni tra tessuto mammario aberrante (Aberrant Mammary Tissue, AMT) e malformazioni dell'apparato nefro-urinario. Camacho et al. (1998) hanno osservato 72 casi in 3 anni, dei quali 30 uomini. Non sono stati riscontrati disturbi degli organi di senso né alterazioni nefro-urinarie congenite/ereditarie. In letteratura, l'associazione tra tessuto mammario aberrante e malformazioni dell'apparato urinario rimane controversa. In alcune popolazioni (ebrei e ungheresi), fino al 40% dei bambini nati con capezzoli soprannumerari ha delle malformazioni dell'apparato urinario. Tuttavia, non esiste a oggi alcuna spiegazione di questa associazione. Urbani e Betti (1996a) hanno studiato 146 pazienti con tessuto mammario aberrante. Malformazioni del rene e dell'apparato urinario erano presenti in 11 pazienti con mammella soprannumeraria (9 uomini, 2 donne) e in un controllo. Gli autori sono convinti che il tessuto mammario accessorio offra una chiave diagnostica rilevante per le anomalie congenite ed ereditarie del rene e delle vie urinarie.

Una politelia è stata osservata di frequente nella sindrome di Char (OMIM 169100), che si manifesta con una facies tipica, strabismo e malformazioni dei piedi (Zanolli et al. 2000). Esistono delle prove secondo le quali la sindrome di Char è provocata da mutazioni non senso del TFAP2B (601601) che agiscono in modo dominante negativamente.

I.10.2.4.2
Assenza del capezzolo

L'assenza del capezzolo è osservata nella sindrome di Finlay-Marks (OMIM 181270), descritta nel 1978 in una famiglia di 10 persone, per cinque generazioni, che presentavano un'anomalia del cuoio capelluto, delle orecchie e dei capezzoli. Benché l'alterazione del cuoio capelluto assomigli all'aplasia cutanea congenita, questa sindrome sembra diversa. Gli individui affetti hanno escrescenze dure e rilevate della parte posteriore del cuoio capelluto, non ricoperte da capelli. Dal punto di vista istologico, si osserva un eccesso di tessuto connettivo collageno. I capezzoli sono rudimentali o assenti. Le donne hanno una forma di aplasia praticamente completa della mammella e una piccola fossetta cutanea senza pigmentazione nella sede del capezzolo. Le alterazioni dentarie comprendono dei denti permanenti molto distanziati o mancanti. Le orecchie sono a coppa o leucodermiche e sporgenti. Le secrezioni apocrine ascellari e la crescita dei peli ascellari sono ridotte. Le unghie sono fragili. Anomalie dei reni e dell'apparato urinario devono essere ricercate come facenti parte della sindrome.

I.10.2.5
Interventi chirurgici

I.10.2.5.1
Escissione chirurgica

L'escissione chirurgica di un'ipertrofia della mammella (ginecomastia) generalmente deve essere realizzata con un'incisione circumareolare con sopraggitto (vedi Cap. I.10.1). Questo porta i migliori risultati estetici, con poche complicanze e pochi rischi di recidiva (Persichetti et al. 2000). Una procedura chirurgica alternativa in caso di ginecomastia grave è la mastectomia totale e l'innesto di capezzolo.

I.10.2.5.2
Ricostruzione

Dopo la perdita bilaterale dei capezzoli, dovuta al trattamento di tumori benigni e maligni così come a infiammazioni croniche o a un trauma, è utile una ricostruzione a scopo estetico. Al fine di calcolare i dati semplici di tale ricostruzione, Beer et al. (2001) hanno effettuato uno studio trasversale sulla configurazione e sulla localizzazione del complesso capezzolo-areola in 100 uomini sani di 20-36 anni; 91 avevano un complesso capezzolo-areola ovale e 7 rotondo. Un'asimmetria tra i lati destro e sinistro era rara. Il centro del complesso capezzolo-areola si trovava nel quarto spazio intercostale nel 75% degli individui e nel quinto spazio intercostale nel 23%. Murphy et al. (1994) hanno calcolato la sede adeguata del nuovo capezzolo in 20 uomini in buona salute utilizzati come controlli. La distanza media dalla forchetta sternale al capezzolo era di 21 cm. Il piano del capezzolo era localizzato a 0,33 volte la distanza dalla forchetta sternale al pube, e la distanza tra i capezzoli era di 0,23 volte la circonferenza del torace. Spence (1992) ha revisionato i dettagli tecnici della ricostruzione e ha concluso che una ricostruzione soddisfacente è generalmente difficile.

Bibliografia

Bayramgurler D, Bilen N, Apaydin R, Ercin C (2002) Nevoid hyperkeratosis of the nipple and areola: treatment of two patients with topical calcipotriol. J Am Acad Dermatol 46: 131 – 133

Beer GM, Budi S, Seifert B, Morgenthaler W, Infanger M, Meyer VE (2001) Configuration and localization of the nipple-areola complex in men. Plast Reconstr Surg 108:1947 – 1952

Betti R, Martino P, Moneghini L, Vergani R, Tolomio E, Crosti C (2003) Basal cell carcinomas of the areola-nipple complex: case reports and review of the literature. J Dermatol 30: 822 – 826

Blum A, Roehm S (2003) Accessory nipple looks like dermatofibroma in dermoscopy. Arch Dermatol 139:948 – 949

Bodnar M, Miller OF 3rd, Tyler W (1999) Paget's disease of the male breast associated with intraductal carcinoma. J Am Acad Dermatol 40:829 – 831

Camacho FM, Moreno-Gimenez JC, Garcia-Hernandez MJ (1998) Is aberrant mammary tissue a marker for chronic alcoholism or kidney-urinary tract malformations? Dermatology 197:132 – 136

Cerroni L, Hofler G, Back B, Wolf P, Maier G, Kerl H (2002) Specific cutaneous infiltrates of B-cell chronic lymphocytic leukemia (B-CLL) at sites typical for Borrelia burgdorferi infection. J Cutan Pathol 29:142 – 147

Chao C, Edwards MJ, Wolfson S, Sewell C, Edwards D, McMasters KM (2003) Paget's disease of the male breast: an unusual case of dermal invasion. Breast J 9:254

Desai DC, Brennan EJ Jr, Carp NZ (1996) male breast. Am Surg 62:1068 – 1072

Elsner E, Thewes M, Worret WI (1998) Guess What! Idiopathic hyperkeratosis and papillomatosis areolae mammae. Eur J Dermatol 8:131 – 132

Gartmann H, Steigleder GK (1975) Inguinale Pomaden-Kruste der Säuglinge. Z Hautkr 50:667 – 669

Gissler S, Heininger U (2002) Borrelia lymphocytoma («lymphadenosis benigna cutis»). Arch Dis Child 87:12

Hayes R, Cummings B, Miller RA, Guha AK (2000) Male disease of the breast. J Cutan Med Surg 4:208 – 212

Holloway KB, Ramos-Caro FA, Flowers FP (1997) Paget's disease of the breast in a man with neurofibromatosis. Int J Dermatol 36:609 – 611

Inoue S, Kunitomo K, Okamoto H, Fujii H, Matsumoto Y (2003) A case of male noninvasive intracystic papillary carcinoma forming a tumor in the nipple duct. Breast Cancer 10:85 – 88

Jacobs VR, Golombeck K, Jonat W, Kiechle M (2003) Mastitis nonpuerperalis after nipple piercing: time to act. Int J Fertil Womens Med 48:226 – 231

Kapila K, Verma K (2003) Cytology of nipple discharge in florid gynecomastia. Acta Cytol 47:36 – 40

Krisp A, Krause W (2003) Areolar sebaceous hyperplasia. Acta Derm Venereol 83:61 – 62

Kubota Y, Koga T, Nakayama J, Kiryu H (2000) Naevoid hyperkeratosis of the nipple and areola in a man. Br J Dermatol 142:382 – 384

Liebau J, Machens HG, Berger A (1998) Gynecomastia of the male nipple. Ann Plast Surg 40:678 – 681

Lundquist K, Kohler S, Rouse RV (1999) Intraepidermal cytokeratin 7 expression is not restricted to Paget cells but is also seen in Toker cells and Merkel cells. Am J Surg Pathol 23: 212 - 219

Menet E, Vabres P, Brecheteau P, Bonneau-Herve F, Duport G, Levillain P, Larregue M, Babin P (2001) Pigmented Paget's disease of the male nipple. Ann Dermatol Venereol 128: 649 - 652

Mitxelena J, Raton JA, Bilbao I, Diaz-Perez JL (1999) Nevoid hyperkeratosis of the areola in men: response to cryotherapy. Dermatology;199:73 - 74

Murphy TP, Ehrlichman RJ, Seckel BR (1994) Nipple placement in simple mastectomy with free nipple grafting for severe gynecomastia. Plast Reconstr Surg 94:818 - 823

Nakamura S, Ishida-Yamamoto A, Takahashi H, Hashimoto Y, Yokoo H, Iizuka H (2001) Pigmented Paget's disease of the male breast: report of a case. Dermatology 202:134 - 137

Neuhausen SL, Godwin AK, Gershoni-Baruch R, Schubert E, Garber J, Stoppa-Lyonnet D, Olah E, Csokay B, Serova O, Lalloo F, Osorio A, Stratton M, Offit K, Boyd J, Caligo MA, Scott RJ, Schofield A, Teugels E, Schwab M, Cannon-Albright L, Bishop T, Easton D, Benitez J, King MC, Goldgar D et al (1998) Haplotype and phenotype analysis of nine recurrent BRCA2 mutations in 111 families: results of an international study. Am J Hum Genet 62:1381 - 1388

O'Sullivan ST, McGreal GT, Lyons A, Burke L, Geoghegan JG, Brady MP (1994) Paget's disease of the breast in aman without underlying breast carcinoma. J Clin Pathol 47:851 - 852

Ottini L, Masala G, D'Amico C, Mancini B, Saieva C, Aceto G, Gestri D, Vezzosi V, Falchetti M, De Marco M, Paglierani M, Cama A, Bianchi S, Mariani-Costantini R, Palli D (2003) BRCA1 and BRCA2 mutation status and tumor characteristics in male breast cancer: a population-based study in Italy. Cancer Res 63:342 - 347

Ottuso P (2002) The dermatologist's role in diagnosing a rare disease - male breast cancer. Cutis 69:99–102

Persichetti P, Berloco M, Casadei RM, Marangi GF, Di Lella F, Nobili AM (2001) Gynecomastia and the complete circumareolar approach in the surgical management of skin redundancy. Plast Reconstr Surg 107:948–954

Poulain JF, Courtade S, Carmi E, Chatelain D, Denoeux JP, Lok C (2002) Genital leiomyomas of the male nipple: two cases (in francese). Ann Dermatol Venereol 129:1392–1394

Raton JA, Bilbao I, Gardeazabal J, Alvarez S, Vicente JM, Gonzalez R, Mitxelena J, Diaz-Perez JL (1998) Skin involvement in male breast carcinoma. Arch Dermatol 134:517–518

Shertz WT, Balogh K (1986) Metastasizing basal cell carcinoma of the nipple. Arch Pathol Lab Med 110:761–762

Spence RJ (1992) Bilateral reconstruction of the male nipple. Ann Plast Surg 28:288–291

Takeuchi T, Komatsuzaki M, Minesaki Y, Yokoi K, Kamide R, Niimura M, Yamada T (1999) Paget's disease arising near a male areola without an underlying carcinoma. J Dermatol 26:248–252

Tegner E, Bjornberg A (2003) Erythroderma with sparing around the nipples. Acta Derm Venereol 83:236

Urbani CE, Betti R (1996a) Accessory mammary tissue associated with congenital and hereditary nephrourinary malformations. Int J Dermatol 35:349–352

Urbani CE, Betti R (1996b) Sporadic unilateral intra-areolar polythelia. Report of an additional case and review of the literature. Acta Derm Venereol 76:156

Velasco M, Ubeda B, Autonell F, Serra C (1995) Leiomyoma of the male areola infiltrating the breast tissue. AJR Am J Roentgenol 164:511–512

Zannolli R, Mostardini R, Matera M, Pucci L, Gelb BD, Morgese G (2000) Char syndrome: an additional family with polythelia, a new finding. Am J Med Genet 95:201–203

I.10.3 Carcinoma mammario dell'uomo

P. S. H. Soon, J. M. Dixon

Messaggi chiave

- Il carcinoma della mammella nell'uomo è raro.
- I pazienti si presentano molto spesso con una tumefazione retroareolare, indolore.
- La diagnosi viene stabilita secondo una triplice valutazione: esame clinico, tecniche di imaging e biopsia con ago sottile.
- La gestione è simile a quella del carcinoma della mammella nella donna.

I.10.3.1 Incidenza

Il carcinoma della mammella nell'uomo è raro e rappresenta meno dell'1% di tutti i tumori della mammella e circa l'1% di tutti i tumori nell'uomo. Esso rappresenta anche lo 0,1% di tutti i decessi per cancro nell'uomo (Memon e Donohue 1997). In Gran Bretagna, meno dello 0,5% di tutti i tumori mammari si manifesta nell'uomo e il carcinoma della mammella è responsabile dello 0,7% di tutti i tumori nell'uomo (Dixon et al. 2000).

I.10.3.2 Fattori di rischio

La sindrome di Klinefelter, un'anomalia congenita nella quale un uomo eredita un cromosoma X supplementare, che porta a un cariotipo 47,XXY, è il fattore di rischio maschile più importante di carcinoma mammario. La sindrome di Klinefelter moltiplica il rischio di carcinoma mammario di 20-50 volte (Johnson et al. 2002).

L'anamnesi familiare rappresenta un fattore di rischio importante di carcinoma della mammella nell'uomo. I pazienti con parenti di primo grado, donne o uomini, affetti da carcinoma mammario sono a rischio maggiore. I dati della SEER (Surveillance, Epidemiology and End Results, sorveglianza, epidemiologia e risultati finali), un programma del National Cancer Institute degli Stati Uniti che ha pubblicato i dati riguardanti l'incidenza e la sopravvivenza dei tumori di 14 registri del carcinoma basati sulla popolazione e tre registri supplementari corrispondenti a circa il 26% della popolazione americana) hanno dimostrato che gli uomini con anamnesi familiare di tumore della mammella hanno un Odds Ratio di 3,98 di sviluppare un carcinoma mammario, e il rischio aumenta con l'aumento del numero di parenti di primo grado affetti, in particolare nei soggetti giovani al momento della diagnosi (Giordano et al. 2002).

Il gene *BRCA2*, ma non il *BRCA1*, è stato messo in relazione con il carcinoma della mammella nell'uomo. Come per la donna, il tumore mammario nell'uomo è sotto il controllo ormonale, con alterazioni dell'equilibrio estrogeni/androgeni che sottintendono i fattori di rischio. Patologie come la cirrosi, dove esiste un aumento delle concentrazioni sieriche di estrogeni per una diminuzione della degradazione, sono associate a un rischio maggiore di carcinoma della mammella nell'uomo. L'obesità, che induce un iperestrogenismo relativo, è anche associata a un aumento del rischio di tumore mammario nell'uomo. La ginecomastia è stata associata al carcinoma della mammella nell'uomo, visto che entrambe le malattie sono riconducibili a un eccesso di estrogeni. Le patologie che provocano un ipo-androgenismo, tra cui i traumi testicolari e l'infertilità, sono anche associate a un lieve aumento del rischio di carcinoma mammario (Levi et al. 2002).

Come per la donna, irradiazioni della parete toracica aumentano il rischio di sviluppare un cancro della mammella (Memon e Donohue 1997).

Anche gli uomini di classi sociali più elevate, i single e gli uomini di origine ebraica sono più predisposti a sviluppare un cancro della mammella (Levi et al. 2002).

I.10.3.3
Istopatologia

Il cancro della mammella nell'uomo e nella donna differiscono per età alla diagnosi, per frequenza dei tipi istologici e per percentuale di espressione dei recettori ormonali.

L'età media degli uomini con carcinoma mammario è di 60 anni, 10 anni di più delle donne.

Il 90% dei tumori della mammella nell'uomo è invasivo, e il 10% restante è un carcinoma duttale in situ. La maggior parte dei tumori invasivi della mammella nell'uomo è rappresentata da carcinomi duttali, i quali costituiscono più dell'80% dei cancri invasivi della mammella nell'uomo. Si è pensato inizialmente che non vi fosse un carcinoma lobulare invasivo nell'uomo a causa dell'assenza del lobulo della mammella, ma una rassegna durata 40 anni di 229 casi di cancro della mammella nell'uomo, studiati all'ospedale Princess Margaret in Canada, ha rivelato un'incidenza del carcinoma lobulare invasivo del 2,6% (Goss et al. 1999).

Come per la donna, vi è un'elevata prevalenza di positività dei recettori ormonali nei tumori della mammella nell'uomo; l'80-90% è positivo per i recettori degli estrogeni, il 70% per i recettori del progesterone e il 50% per i recettori degli androgeni (Osborne 1998).

I fattori prognostici del cancro della mammella nell'uomo sono simili a quelli della donna. Essi comprendono la stadiazione dei linfonodi ascellari, la dimensione del tumore, il grado istologico e il tipo di recettori ormonali. L'interessamento dei linfonodi ascellari è un fattore prognostico sfavorevole. In uno studio, la percentuale di sopravvivenza a 5 anni in caso di malattia con linfonodi positivi all'istologia era del 65%, rispetto al 90% in caso di malattia con linfonodi negativi. Anche il numero dei linfonodi ascellari coinvolti è un importante fattore prognostico, con una percentuale di sopravvivenza a 10 anni dell'84% nei pazienti senza interessamento linfonodale, del 44% in quelli con tre linfonodi interessati e del 14% in caso di interessamento di quattro o più linfonodi (Guinea 1993). La dimensione del tumore primario è un altro fattore prognostico importante: le percentuali di sopravvivenza a 5 anni sono dell'85% per i tumori di meno di 2 cm, del 63% per i tumori di 2-5 cm e del 51% per i tumori oltre i 5 cm (Cutuli et al. 1995). Il grado istologico è un altro fattore di rischio significativo. Sono stati riportati dei tassi di sopravvivenza a 5 anni rispettivamente del 76, del 66 e del 43% per i tumori di grado 1, 2 e 3 (Ribeiro et al. 1996).

I.10.3.4
Presentazione

Come per la donna, gli uomini con carcinoma mammario si presentano in genere con una tumefazione (Fig. I.10.17), delle alterazioni della cute o del capezzolo e una secrezione siero-ematica del capezzolo. La maggior parte dei tumori della mammella nell'uomo si manifesta con tumefazioni dure e non dolorose della regione retroareolare; il quadrante superiore esterno è la seconda sede più comune. In uno studio retrospettivo durato 20 anni a Nottingham, sono stati riscontrati 43 pazienti di sesso maschile con un carcinoma mammario (due carcinomi intra-duttali in situ e 41 cancri invasivi). L'80% (36/41) presentava una neoformazione, tre una secrezione siero-ematica dal capezzolo, uno un dolore e un altro una deformità del capezzolo. Trentanove dei quarantuno pazienti presentavano una tumefazione palpabile e gli altri due soltanto una secrezione dal capezzolo (Willsher et al. 1997).

Il cancro della mammella bilaterale nell'uomo è molto raro. Ciò potrebbe essere dovuto alla comparsa più tardiva del cancro della mammella nell'uomo e alla tendenza negli uomini a morire per altre cause prima della comparsa di un cancro della mammella controlaterale.

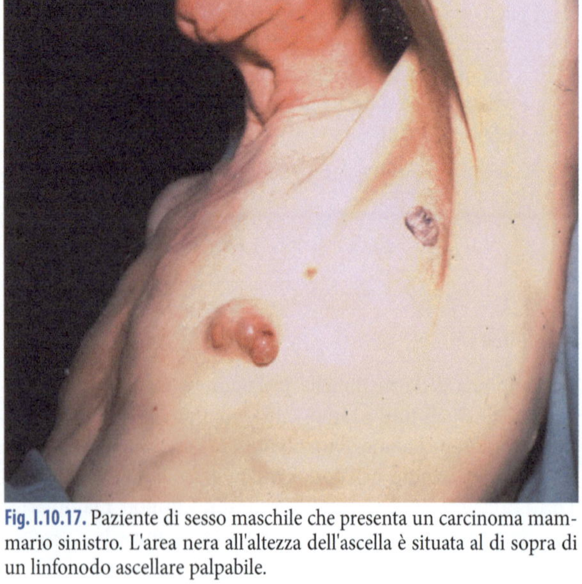

Fig. I.10.17. Paziente di sesso maschile che presenta un carcinoma mammario sinistro. L'area nera all'altezza dell'ascella è situata al di sopra di un linfonodo ascellare palpabile.

Lo screening eseguito mediante mammografia della mammella sana, alla ricerca di un cancro controlaterale, non è raccomandato nell'uomo (Goss et al. 1999).

I.10.3.5 Indagini

La principale diagnosi differenziale del cancro della mammella nell'uomo è la ginecomastia; essa è comune nell'uomo tra i 50 e gli 80 anni. La mammografia è utile per distinguere i noduli benigni da quelli maligni (Fig. I.10.18). Un carcinoma è spesso di localizzazione eccentrica rispetto alla mammella e presenta margini irregolari. L'ecografia è un aiuto prezioso per la diagnosi e per guidare la biopsia. Ogni nodulo sospetto deve essere oggetto di una biopsia con aspirazione tramite ago sottile o di una biopsia del nodulo. La biopsia del nodulo in pazienti di sesso maschile permette una diagnosi affidabile di malignità, facilita la pianificazione della gestione successiva ed evita le operazioni inutili nei pazienti con ginecomastia (Westenend 2003). Vetto et al. (1998) hanno valutato il rapporto costo-efficacia dell'esame clinico, dell'aspirazione con ago sottile, della biopsia e della mammografia nella valutazione dei noduli della mammella nell'uomo e hanno concluso che la mammografia, oltre all'esame clinico e alla biopsia per aspirazione con ago sottile, non aggiunge alcuna informazione diagnostica supplementare né ne modifica la gestione.

Una volta stabilita la diagnosi di carcinoma mammario alla biopsia, vengono generalmente effettuati degli esami per la stadiazione. Ogni paziente deve effettuare un esame ematico completo, una valutazione della funzionalità epatica e una radiografia del torace. I pazienti con funzione epatica alterata e quelli con carcinoma mammario avanzato devono eseguire un'ecografia epatica. La scintigrafia ossea deve essere eseguita nei pazienti sintomatici o in quelli con cancro della mammella allo stadio avanzato.

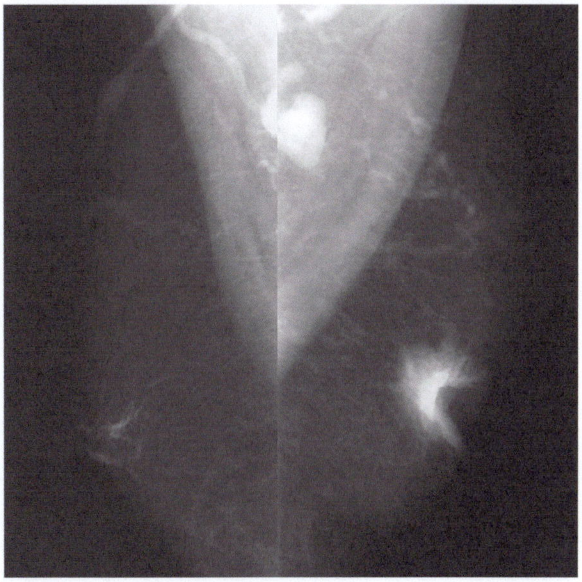

Fig. I.10.18. Mammografia bilaterale di un uomo che presenta un carcinoma della mammella sinistra

I.10.3.6 Trattamento del carcinoma mammario allo stadio precoce

Data la rarità delle neoplasie della mammella nell'uomo, non è stato effettuato alcuno studio clinico randomizzato, e il trattamento si basa sull'esperienza della gestione del cancro della mammella nella donna.

La chirurgia è alla base della terapia, dal momento che la mastectomia totale modificata (mastectomia e svuotamento ascellare) è l'operazione più comune. Mentre non esiste alcun dato sull'efficacia della chirurgia conservativa della mammella nell'uomo, per la bassa quantità di tessuto mammario presente, la tumorectomia è un'opzione solo nei pazienti con piccoli tumori. Benché non sia stato condotto alcuno studio randomizzato sull'utilità della biopsia del linfonodo sentinella negli uomini con cancro della mammella, si possono realizzare una mastectomia semplice o la biopsia del linfonodo sentinella invece della mastectomia totale modificata. Cimmino et al. hanno effettuato una biopsia del linfonodo sentinella in sei pazienti affetti da cancro della mammella con una dimensione media del carcinoma di 1,6 cm (da 0,7 a 2,8 cm). È stata analizzata una media di 2,2 linfonodi sentinella per persona; essi hanno fatto ricorso alla marcatura con radioisotopo e a un colorante blu in cinque pazienti e al solo colorante blu in un paziente. Quattro dei sei pazienti con linfonodi sentinella positivi hanno subito uno svuotamento linfonodale ascellare completo e uno solo di questi ha manifestato altri linfonodi ascellari positivi. Gli autori hanno concluso che la biopsia del linfonodo sentinella può essere proposta come alternativa allo svuotamento linfonodale ascellare completo negli uomini con cancro della mammella a uno stadio precoce (Cimmino et al. 2004).

La radioterapia postoperatoria viene eseguita in caso di tumori avanzati localizzati o di tumori con metastasi linfonodali ascellari. La radioterapia postoperatoria riduce significativamente i tassi di recidiva locale ma non ha effetti sulla sopravvivenza (Memon e Donohue 1997). In uno studio di 21 pazienti con carcinoma mammario operabile, la conclusione è stata che la radioterapia postoperatoria aveva un ruolo essenziale nella strategia globale del trattamento. Sei di questi 21 pazienti hanno avuto una recidiva (due a livello della cicatrice e quattro nel cavo ascellare); nessuno dei pazienti con recidiva aveva subito una radioterapia postoperatoria adiuvante (Schuchardt et al. 1996).

La terapia adiuvante sistemica è benefica in termini di sopravvivenza in caso di interessamento linfonodale. Il tamoxifene è il trattamento sistemico più utilizzato. Ribeiro e Swindell hanno studiato il tamoxifene come adiuvante per 1-2 anni allo stadio 2 e allo stadio 3 operabile di carcinoma mammario negli uomini confrontati con controlli. La sopravvivenza a 5 anni senza recidiva dei pazienti trattati con tamoxifene era del 61% rispetto al 44% dei controlli, con una sopravvivenza globale rispettiva del 56 e del 25% (Ribeiro e Swindell 1992). Tuttavia, Moredo Anelli et al. hanno osservato un tasso di recidiva del 20,8% in meno di un anno negli uomini rispetto a un tasso del 4% nelle donne con il tamoxifene come adiuvante.

I.10

Dei 24 uomini trattati con tamoxifene, il 62,5% ha sviluppato effetti collaterali: il 29,2% ha avuto una riduzione della libido, il 25% un aumento di peso, il 20,8% vampate di calore e disturbi dell'umore, il 16,6% depressione, il 12,5% insonnia e, infine, il 4,2% una trombosi venosa profonda (Moredo Anelli et al. 1994).

La chemioterapia è indicata in caso di tumori privi di recettori degli estrogeni. La terapia con la sola chirurgia dei pazienti con linfonodi positivi comporta tassi di sopravvivenza a 5 anni del 16-57%. Patel et al. (1989) hanno studiato il 5-fluorouracile, la doxorubicina e la ciclofosfamide come terapia adiuvante in dieci uomini portatori degli stadi 2 e 3 della malattia e hanno riportato un tasso di sopravvivenza a 5 anni di oltre l'85%.

L'MD Anderson Cancer Center consiglia 5 anni di terapia con tamoxifene per i tumori con recettori ormonali positivi e propone una chemioterapia adiuvante in caso di linfonodi positivi o di tumore primario di più di 1 cm. Alcuni studi condotti al National Cancer Institute e all'MD Anderson Cancer Center hanno mostrato un miglioramento dei risultati con tassi di sopravvivenza a 5 anni tra l'80 e l'85% per i pazienti con linfonodi positivi e trattati con chemioterapia adiuvante (Giordano et al. 2002).

I.10.3.7

Trattamento del carcinoma mammario metastatico

Il trattamento sistemico è il fondamento della terapia del carcinoma mammario metastatico. L'orchiectomia è un trattamento molto efficace del cancro metastatico della mammella con recettori ormonali positivi. Tuttavia, il tamoxifene è la forma più comune di trattamento poiché esso è reversibile e più accettato (Giordano et al. 2002). Tuttavia, i sintomi dovuti alla terapia ne limitano l'uso in questi pazienti (Moredo Anelli et al. 1994). In alcuni casi di malattia metastatica, i pazienti sono stati trattati con inibitori dell'aromatasi. Gli inibitori dell'aromatasi sembrano meno efficaci del tamoxifene o dell'orchiectomia poiché essi bloccano solo circa l'80% della produzione di estrogeni negli uomini con testicoli sani (Giordano et al. 2002).

I.10.3.8

Follow-up

Questi pazienti devono essere seguiti annualmente nel corso di 5-10 anni.

I.10.3.9

Conclusioni

Il cancro della mammella è raro nell'uomo. Esso si manifesta, il più delle volte, con una tumefazione retroareolare indolore. La diagnosi è clinica, mediante diagnostica per immagini e biopsia con ago. La gestione è simile a quella del carcinoma della mammella nella donna. Allo stadio precoce della malattia, la chirurgia seguita da tamoxifene con o senza radioterapia è il trattamento raccomandato. In caso di metastasi, sono indicati il tamoxifene o la chemioterapia.

Bibliografia

Cimmino VM, Degnim AC, Sabel MS, Diehl KM, Newman LA, Chang AE (2004) Efficicy of sentinel lymph node biopsy in male breast cancer. J Surg Oncol 86:74 – 77

Cutuli B, Lacroze M, Dilhuydy JM, Velten M, De Lafontan B, Marchal C, Resbeut M, Graic Y, Campana F, Moncho-Bernier V et al (1995) Male breast cancer: results of the treatments and prognostic factors in 397 cases. Eur J Cancer 31:1960 – 1964

Dixon JM, Sainsbury JRC, Rodger A (2000) Breast cancer: treatment of elderly patients and uncommon conditions. In: Dixon JM (ed) ABC of breast diseases (2nd edn.) BMJ Publishing Group, London, pp 50 – 54

Giordano SH, Buzdar AU, Hortobagyi GN (2002) Breast cancer in men. Ann Intern Med 137:678 – 687

Giordano SH, Valero V, Buzdar AU, Hortobagyi GN (2002) Efficacy of anastrozole in male breast cancer. Am J Clin Oncol 25:235 – 237

Goss PE, Reid C, Pintilie M, Lim R, Miller N (1999) Male breast carcinoma: A review of 229 patients who presented to the Princess Margaret hospital during 40 years 1955 – 1996. Cancer 85:629 – 639

Guinee VF, Olsson H, Moller T, Shallenberger RC, van den Blink JW, Peter Z, Durand M, Dische S, Cleton FJ, Zewuster R et al. (1993) The prognosis of breast cancer in males. A report of 335 cases. Cancer 71:154 – 161

Johnson KC, Pan S, Mao Y (2002) Risk factors for male breast cancer in Canada, 1994 – 1998. Eur J Cancer Prev 11:253 – 263

Levi F, Lucchini F, La Vecchia C (2002) Epidemiology of male breast cancer. Eur J Cancer Prev 11:315 – 318

Memon MA, Donohue JH (1997) Male breast cancer. Br J Surg 84:433 – 435

Moreda Anelli TF, Anelli A, Tran KN, Lebwohl DE, Borgen PI (1994) Tamoxifen administration is associated with a high rate of treatment-limiting symptoms in male breast cancer patients. Cancer 74:74 – 77

Osborne CK (1998) Tamoxifen in the treatment of breast cancer. N Engl J Med 339:1609 – 1618

Patel HZ, Buzdar AU, Hortobagyi GN (1989) Role of adjuvant chemotherapy in male breast cancer. Cancer 64:1583 – 1585

Ribeiro G, Swindell R (1992) Adjuvant tamoxifen for male breast cancer. Br J Cancer 65:252 – 254

Ribeiro G, Swindell R, Harris M, Banerjee S, Cramer A (1996) A review of the management of the male breast carcinoma based on an analysis of 420 treated cases. Breast 5:141 – 146

Schuchardt U, Seegenschmiedt MH, Kirschner MH, Renner H, Sauer R (1996) Adjuvant radiotherapy for breast carcinoma in men: A 20-year clinical experience. Am J Clin Oncol 19:330 – 336

Vetto J, Schmidt W, Pommier R, DiTomasso J, Eppich H, Wood W, Moseson D (1998) Am J Surg 175:383 – 387

Westenend PJ (2003) Core needle biopsy in male breast lesions. J Clin Pathol 56:863 – 865

Willsher PC, Leach IH, Ellis IO, Bell JA, Elston CW, Bourke JB, Blamey RW, Robertson JF (1997) Male breast cancer: pathological and immunohistochemical features. Anticancer Res 17:2335 – 2338

Problema: invecchiamento maschile I.11

I.11.1 Regolazione neuroendocrina della funzione testicolare

J. M. Kaufman

Messaggi chiave

- Le modificazioni di numerosi sistemi endocrini nel corso dell'invecchiamento provocano una riduzione della secrezione dell'ormone della crescita, del deidroepiandrosterone e del testosterone.
- La variabilità circadiana del testosterone, presente nell'uomo giovane, diminuisce con l'invecchiamento.
- La riduzione delle concentrazioni sieriche di testosterone totale e libero deriva, a volte, dalla diminuzione della capacità secretoria delle cellule di Leydig testicolari e dall'alterazione della regolazione ipotalamo-ipofisi sulla secrezione dell'ormone luteinizzante (LH).
- Contrariamente alla diminuzione della funzione endocrina dei testicoli, la funzione delle cellule di Sertoli e la spermatogenesi sono ben conservate nei soggetti anziani.

I.11.1.1 Definizione

Nessuna funzione fisiologica rimane inalterata dal processo di invecchiamento, che determina ineluttabilmente una diminuzione della capacità funzionale e dell'efficacia dei meccanismi regolatori omeostatici. Tutti i sistemi ormonali vengono colpiti in gradi diversi dal fenomeno dell'invecchiamento e l'asse gonadico dell'uomo non fa eccezione, anche se le modificazioni sono progressive e di ampiezza modesta, se confrontate con la riduzione relativamente improvvisa della produzione degli ormoni ovarici che caratterizza la menopausa nella donna.

Le principali modificazioni ormonali legate all'azione androgenica e alla funzione riproduttiva osservate durante l'invecchiamento nell'uomo sono riassunte nella Tabella I.11.1. Nell'uomo anziano in buona salute, queste alterazioni presentano variazioni individuali considerevoli riguardo al loro svolgimento e alla loro intensità. Inoltre, i soggetti anziani hanno una prevalenza piuttosto elevata di stati morbosi e di trattamenti farmacologici che possono interessare negativamente la produzione di steroidi sessuali e accentuare i cambiamenti legati all'età (Tabella I.11.2). Infine, gli uomini anziani possono essere affetti da malattie specifiche della funzione gonadica (p. es., prolattinoma) o presentare le conseguenze di anomalie dell'asse gonadico, congenite o acquisite in età più giovane (p. es., sindrome di Klinefelter, criptorchidismo, torsione del testicolo, ipogonadismo ipogonadotropo). Ovviamente, la valutazione andrologica dell'anziano richiede un approccio clinico accurato.

I.11.1.2 Eziologia e patogenesi

Il testosterone sierico ha una variazione circadiana la cui ampiezza è di circa il 35%, con tassi più elevati la mattina e livelli più bassi nel tardo pomeriggio (Resko ed Eik-Nes 1966). Questo ritmo circadiano è alterato negli uomini anziani (Bremner et al. 1983; Deslypere e Vermeulen 1984; Plymate et al. 1989; Diver et al. 2003); per questa ragione, le differenze di livelli di testosterone sierico tra uomini giovani e anziani sono più chiaramente dimostrate in studi dove i prelievi ematici vengono effettuati al mattino. Tali studi hanno mostrato che la concentrazione sierica media di testosterone (T) totale a 65 anni rappresenta circa i due terzi del livello medio a 25 anni (Deslypere e Vermeulen 1984; Vermeulen et al. 1996). Sebbene le alterazioni del livello sierico di T totale legate all'età siano poco marcate, esse si accompagnano a un aumento progressivo di circa l'1,2% all'anno dei livelli sierici della globulina di legame degli ormoni sessuali (SHBG, Vermeulen et al. 1996; Feldman et al. 2002), cosicché, rispetto alla riduzione del livello sierico di T totale, si verifica una diminuzione legata all'età più marcata delle frazioni sieriche del T non legate alla SHBG, cioè il T libero e il T detto biodisponibile (frazioni di T libero e di T legato all'albumina), che sono immediatamente disponibili per l'azione biologica. Le medie della popolazione, per quanto riguarda i livelli sierici di T libero e di T biodisponibile, diminuiscono fino al 50% tra i 25 e i 75 anni (Deslypere e Vermeulen

Tabella I.11.1. Invecchiamento nell'uomo: modificazioni ormonali legate alla riproduzione e all'azione androgenica; rappresentazione schematica delle tendenze medie negli uomini più anziani in buona salute rispetto ai giovani

	Tendenza legata all'età	Note
Testosterone (T) sierico totale	↓	= 30% tra l'età di 25 e 75 anni; valido per i livelli del mattino; nella maggioranza dei soggetti giovani; alterazione del ritmo circadiano del T
Clearance metabolica (CM) del T	↓	Livelli sierici con CM ridotta segnano la diminuzione della produzione di T
Secrezione testicolare del T	↓	Misurata nel plasma venoso testicolare
SHBG sierico	↑↑	Di circa l'1,2%/anno
T sierico libero	↓↓	Frazione biologicamente attiva; ≥ 50% tra 25 e 75 anni
T sierico biodisponibile oppure non legato alla SHBG	↓↓	Frazione biologicamente attiva; ≥ 50% tra 25 e 75 anni
Concentrazioni tissutali di androgeni	↓↓	Nella maggior parte dei tessuti eccetto la cute scrotale
Estradiolo (E2) sierico totale	→	La riduzione del substrato per l'aromatizzazione compensata da un aumento dell'attività aromatasica
E2 sierico libero	↓	Di solito = 30% tra 25 e 75 anni
E2 sierico non legato alla SHBG oppure biodisponibile	↓	Di solito = 30% tra 25 e 75 anni
Androstenedione sierico	↓↓	
Diidrotestosterone (DHT) sierico	→ (↑? ↓?)	Non rappresentativo dei livelli tissutali; non modificato secondo la maggior parte degli studi
DHEA-solfato sierico	↓↓↓	Soprattutto surrenalico; ≥ 80% tra 25 e 75 anni
Rapporto cortisolo sierico/DHEA	↑↑↑	Cfr. produzione surrenalica di cortisolo leggermente aumentata o immodificata
Ormone luteinizzante (LH) sierico	↑	Nella maggioranza dei soggetti giovani
Ormone follicolo-stimolante (FSH) sierico	↑↑	Aumento più importante che nel caso dell'LH sierico
Inibina B sierica	↑(→)	Lieve riduzione; alterazioni precoci suggestive di fattori testicolari diversi dall'invecchiamento; relativamente stabile negli uomini anziani
Inibina B/FSH sierico	↓↓	Declino progressivo evidente

↑, ↑↑, ↑↑↑: aumento rispettivamente limitato, moderato, importante; ↓, ↓↓, ↓↓↓: diminuzione rispettivamente limitata, moderata, importante

Tabella I.11.2. Malattie e trattamenti che possono aggravare il declino legato all'età della produzione di testosterone, temporaneo o permanente

Malattia acuta
Qualsiasi malattia acuta
Infarto miocardico
Malattia acuta grave
Malattia cronica
Obesità; insulino-resistenza
Diabete mellito (mal controllato)
Aterosclerosi
Broncopneumopatia cronica ostruttiva
Fibrosi polmonare
Asma
Apnea ostruttiva del sonno
Malattia cronica del fegato (con o senza cirrosi)
Emocromatosi
Insufficienza renale
Sindrome di Cushing
Prolattinoma
Altri tumori ipofisari
Stile di vita e trattamento
Glucocorticoidi
Farmaci neurolettici
Ketoconazolo
Spironolattone
Agenti chemioterapici alchilanti
Oppiacei
Cannabinoidi
Alcolismo

I.11

1984; Simon et al. 1992; Vermeulen et al. 1996; Ferrini e Barrett-Connor 1998). Queste modificazioni legate all'età, osservate negli studi trasversali ambulatoriali negli uomini in buona salute, sono state confermate in un tipo di approccio longitudinale (Morley et al. 1997; Zmuda et al. 1997; Harman et al. 2001; Feldman et al. 2002). Dal momento che la clearance metabolica del T tende a diminuire con l'età (Vermeulen et al. 1972), si può considerare che il declino del testosterone sierico legato all'età rifletta una diminuzione della sua produzione testicolare, cosa dimostrata anche in alcuni studi che misuravano i livelli di T nelle vene spermatiche (Hollander e Hollander 1958) e la produzione sanguigna di T (Kent e Acone 1966; Vermeulen et al. 1972; Giusti et al. 1975; Baker et al. 1977).

I dati limitati a proposito dell'influenza dell'età sulle concentrazioni tissutali di androgeni dimostrano che la diminuzione dei livelli plasmatici di T è parallela alla riduzione delle concentrazioni di androgeni nella maggior parte, ma non nella totalità, dei tessuti (p. es., non nella cute scrotale, Deslypere e Vermeulen 1981, 1985). Il testosterone esercita effetti androgenici diretti grazie al suo legame con il recettore degli androgeni (Androgen Receptor, AR). Il T agisce come pro-ormone e deriva in parte dalla sua attivazione mediata dalla riduzione in diidrotestosterone (DHT, l'androgeno più potente e principale nei tessuti dell'apparato urogenitale) e, in parte, dalla sua aromatizzazione in estradiolo che esercita nell'uomo delle azioni fisiologicamente importanti per la sua relazione con i recettori estrogenici alfa e beta (RE e RE). Sono stati riportati livelli sierici di DHT nefrogenici (Gray et al 1991; Vermeulen et al 1996), diminuiti (Sparrow et al 1980; Couillard et al 2000) e anche aumentati (Feldman et al 2002) nei soggetti anziani. Tuttavia, poiché l'80% del DHT in circolo proviene dalla riduzione del testosterone nei tessuti periferici e poiché l'attività della 5-alfa-reduttasi è regolata diversamente nei differenti tessuti (Russell e Wilson 1994) e una parte del DHT formata è metabolizzata localmente, la concentrazione plasmatica di DHT non deve essere considerata come un riflesso attendibile dei livelli tissutali.

La somministrazione di estradiolo plasmatico deriva per l'80% dall'aromatizzazione del T e dell'androstenedione nei tessuti, in particolare nel grasso sottocutaneo e nel muscolo striato, anche se l'attività dell'aromatasi è presente in numerosi tessuti. I livelli plasmatici di estradiolo totale nell'uomo adulto non variano in modo importante con l'età, poiché il calo legato all'età delle concentrazioni sieriche di T e di androstenedione, il substrato dell'aromatasi, enzima della famiglia dei citocromi P450, è compensato da un aumento della massa grassa e dell'attività aromatasica tissutale (Hemsell et al. 1974; Ferrini et al. 1998; Vermeulen et al. 2003).

La concentrazione sierica di androstenedione si riduce in modo significativo con l'età (Vermeulen 1995), dal momento che l'attività androgenica dell'androstenedione dipende dalla sua conversione in testosterone. Il deidroepiandrosterone sierico (DHEA) e il DHEA solfato (DHEAS) sono prodotti quasi esclusivamente a livello surrenalico, e non più del 10% del DHEA proviene dalle gonadi. Benché l'ipotesi secondo la quale il DHEA potrebbe avere azioni ormonali specifiche sia proposta da diversi laboratori, le sue azioni ormonali conosciute dipendono dalla conversione del DHEA o in testosterone o in estrogeni, e una simile conversione nei tessuti periferici potrebbe contribuire all'attività tissutale androgenica ed estrogenica (Labrie et al. 2003), anche se il contributo del DHEA all'attività androgenica totale nell'adulto probabilmente è solo marginale. Le concentrazioni sieriche di DHEA e DHEAS presentano un declino progressivo e marcato legato all'età in più dell'80% dei casi tra i 20 e i 75 anni.

I metaboliti terminali del metabolismo degli androgeni endogeni, cioè l'androsterone, l'etiocolanolone e i 3,17β-dioli sono glucuronizzati o sulfatati ed escreti attraverso i reni (Griffin e Wilson 1980). I livelli sierici e l'escrezione urinaria di androstenediolo glucuronato diminuiscono con l'età poiché, nell'uomo, provengono per il 70% dal T e per il 30% dal DHEAS (Deslypere et al. 1982).

Le modificazioni ormonali legate all'età descritte precedentemente sono delle tendenze medie della popolazione, ma si osserva a qualsiasi età una considerevole variabilità individuale, in particolare dei livelli sierici di T. Nel corso dell'invecchiamento, si osserva un graduale spostamento della distribuzione del T sierico verso valori più bassi, con una percentuale maggiore di uomini che hanno livelli di T sierico più bassi del limite inferiore della norma degli uomini giovani, cioè circa 3,15 ng/mL (o 11 nmol/L) per il T totale, circa 0,065 ng/mL (o 0,225 nmol/L) per il T libero e circa 1,4 ng/mL (o 5 nmol/L) per il T biodisponibile (Vermeulen 2001; Mahmoud et al. 2003). Più del 20% degli uomini di 65 anni o più in buona salute ha livelli di T sierico ridotti rispetto agli uomini giovani, ma la maggioranza degli anziani continua a presentare livelli sierici nei valori normali. Benché non siano stati completamente chiariti i meccanismi alla base della considerevole variabilità individuale del livello di T sierico, l'origine di questa variabilità sembra multifattoriale con il contributo di fattori genetici, fisiologici e dello stile di vita (Kaufman e Vermeulen 1997; vedi Kaufman et al. 2004 per una rassegna).

Bisogna sottolineare che molti fattori sono coinvolti nella determinazione dell'effetto tissutale del testosterone, quali la produzione di T, il legame del T alle proteine plasmatiche e la sua clearance metabolica, i determinanti della disponibilità del testosterone per l'effetto tissutale, la regolazione locale del metabolismo del T nei tessuti, l'espressione dei recettori degli androgeni e/o degli estrogeni, le varianti genetiche di questi recettori e l'espressione di un certo numero di coattivatori e di repressori di questi recettori. Molti di questi fattori possono essere influenzati dall'età, e l'effetto dell'invecchiamento può variare a seconda del tessuto e della funzione fisiologica considerata. Ciò potrebbe spiegare perché non si è ancora stabilito se i livelli di T possano cambiare con l'età, un argomento clinicamente rilevante che i dati clinici attualmente disponibili non hanno ancora chiarito (Kaufman e Vermeulen 199s7; Kaufman et al. 2004 per una rassegna).

I.11.1.2.1 Meccanismi della diminuzione dei livelli sierici di testosterone

Alcune delle caratteristiche più importanti dell'asse gonadico nell'uomo anziano sono riassunte nella Tabella I.11.3.

I fattori testicolari primari che comportano la riduzione della capacità secretoria di testosterone, l'alterazione della regolazione neuroendocrina delle cellule di Leydig e l'aumento indipendente della capacità di legame del testosterone plasmatico contribuiscono tutti alle modificazioni legate all'età dei livelli di testosterone nel circolo sistemico.

Alterazioni testicolari primarie

Nell'uomo in buona salute, il fenomeno dell'invecchiamento si accompagna a una riduzione modesta del volume testicolare, con un volume medio a 75 anni diminuito di circa il 30% rispetto a quello del giovane (Mahmoud et al. 2003). Alcuni studi che comportano la somministrazione di gonadotropina corionica umana (hCG; Longcope 1973; Rubens et al. 1974; Harman e Tsitouras 1980; Nankin et al. 1981) e la somministrazione periodica di ormone di liberazione della gonadotropina (GnRH, Mulligan et al. 1999) o di LH biosintetico dopo l'eliminazione della secrezione di LH endogeno

Tabella I.11.3. Alcune caratteristiche dell'asse gonadico descritte negli anziani in buona salute

Regione testicolare
Volume diminuito (di circa il 30% tra 25 e 75 anni)
Riduzione del numero di cellule di Leydig
Riduzione del numero di cellule di Sertoli
Riduzione del numero e anomalie qualitative dei tubuli seminiferi
Diminuzione della risposta del testosterone all'LH
Regione ipofisaria
Reattività mantenuta dell'LH alla stimolazione fisiologica con GnRH
Regione ipotalamica
Ritmi circadiani dell'LH sierico e del testosterone alterati
Diminuzione della regolarità dei picchi secretivi di LH sierico
Frequenza immutata o solo leggermente aumentata dei picchi secretivi di LH sierico
Diminuzione della frequenza degli impulsi di LH di grande ampiezza
Diminuzione dell'ampiezza media dei picchi di LH
Diminuzione del sincronismo della secrezione dell'LH con l'FSH e la prolattina
Diminuzione del sincronismo con il sonno e la tumescenza peniena notturna
Risposta diminuita dell'LH al blocco per gli oppiacei (tono oppioide diminuito)
Sensibilità aumentata al feedback inibitorio da parte degli ormoni sessuali

(Mulligan et al. 2001) mostrano che la capacità secretoria del testosterone per il testicolo è ridotta negli uomini anziani rispetto all'uomo giovane. Questa diminuzione della riserva secretoria testicolare può essere attribuita a una riduzione del numero di cellule di Leydig (Harbitz 1973; Neaves et al. 1984). Esistono, inoltre, degli argomenti in favore di un coinvolgimento delle modificazioni vascolari (Suoranta 1971) e dei cambiamenti della biosintesi steroidea testicolare (Vermeulen e Deslypere 1986; Zirkin e Chen 2000). In accordo con la presenza di anomalie testicolari primarie, i livelli medi di LH hanno la tendenza ad aumentare nell'uomo anziano (Vermeulen e Giagulli 1991; Tsitouras e Bulat 1995; Culty et al. 2002 2002 per una rassegna).

Alterazione della regolazione della secrezione di LH

Le osservazioni combinate di diminuzione delle riserve di secrezione testicolare del testosterone e di incremento dei livelli basali di gonadotropina sembrano in accordo con il concetto che il declino legato all'età della funzione delle cellule di Leydig dipenda da una disfunzione testicolare primaria; nonostante ciò, l'aumento legato all'età dei livelli sierici di LH è modesto e inconsistente (Morley et al. 1997) e molti uomini anziani, con concentrazioni sieriche di testosterone inferiori alla norma rispetto ai giovani, non hanno livelli di LH elevati (Vermeulen e Kaufman 2002). Inoltre, l'aumento moderato dell'LH sierico basale negli anziani dipende, almeno in parte, da una clearance plasmatica bassa piuttosto che da un aumento della secrezione ipofisaria (Kaufman et al. 1991; Bergendahl et al. 1998). In ogni caso, in molti uomini anziani, l'aumento dell'LH è meno rilevante di quanto non sarebbe in presenza di livelli di testosterone sierico costantemente bassi, cosa che, al contrario, determina l'alterazione della regolazione della secrezione dell'LH in questi soggetti. Queste ultime alterazioni neuroendocrine sono importanti. Esperimenti di stimolazione diretta della secrezione di androgeni testicolari dimostrano una riduzione della capacità secretoria nel soggetto anziano e hanno anche dimostrato che gli anziani hanno generalmente una riserva secretoria che dovrebbe permettere a molti di loro di aumentare in maniera sostanziale il loro testosterone sierico se il comando dell'LH ipofisario è adeguato.

Contrariamente alle osservazioni iniziali di risposta ritardata o diminuita dell'LH ipofisario alla stimolazione da parte del GnRH sintetico somministrato ad alte dosi, studi più recenti che hanno valutato la risposta in vivo dell'LH ipofisario a basse dosi, quasi fisiologiche, di GnRH sintetico hanno mostrato un mantenimento (Mulligan et al. 1999) o, come atteso in caso di ipoandrogenismo relativo, un leggero aumento dell'LH (valutato mediante dosaggio immunologico o biochimico) negli uomini anziani rispetto ai giovani (Kaufman et al. 1991). Questi esperimenti, che mostrano una conservazione della capacità secretoria ipofisaria dell'LH, mostrano anche indirettamente che l'incapacità apparente dei meccanismi di feedback nel provocare un aumento adeguato dell'LH sierico in presenza di livelli di testosterone costantemente ridotti deve derivare da alterazioni della regolazione ipotalamica.

Numerose alterazioni del controllo neuroendocrino della secrezione di LH sono state messe in evidenza nell'anziano. In primo luogo, il ritmo circadiano della secrezione di LH e di testosterone è alterato nell'anziano (Bremner et al. 1983; Deslypere e Vermeulen 1984; Tenover et al. 1988; Plymate et al.1989; Diver et al. 2003). In secondo luogo, la pulsatilità della secrezione dell'LH presenta una maggiore irregolarità (Pincus et al. 1997) e un asincronismo di secrezione con l'ormone follicolo-stimolante (FSH) e la prolattina e, infine, con la tumescenza peniena notturna e le fasi del sonno (Veldhuis et al. 1992, 2000; Luboshitzky et al. 2003). La frequenza degli impulsi di LH rimane in sostanza invariata (Winters et al. 1984; Deslypere et al. 1987; Tenover et al. 1987; Urban et al. 1988) o è leggermente aumentata (Veldhuis et al. 1992) rispetto al giovane, ma si verifica una riduzione della frequenza degli impulsi di LH di grande ampiezza e una riduzione dell'ampiezza media dei picchi secretivi di LH; quest'ultimo elemento è un parametro importante per l'effetto stimolante dei picchi secretivi dell'LH sulle cellule di Leydig (Deslypere et al. 1987; Veldhuis et al. 1992).

La secrezione pulsante dell'LH dall'ipofisi dipende dalla stimolazione intermittente del GnRH ipotalamico, e ogni impulso di LH deriva dalla liberazione di un bolo di GnRH nella circolazione portale ipofisaria. Di conseguenza, accanto all'aumento dell'irregolarità dei picchi secretivi dell'LH, la loro frequenza pressoché invariata è il segno di alterazioni ipotalamiche. In effetti, la frequenza del generatore ipotalamico di impulsi di GnRH si suppone aumenti in uno stato di ipo-androgenismo (Plant 1986).

Poiché la capacità secretoria di LH dall'ipofisi è conservata nelle persone anziane, la diminuzione dell'ampiezza media dei picchi secretivi dell'LH può, dunque, essere attribuita a modificazioni ipotalamiche con, probabilmente, una riduzione del bolo di GnRH liberato in modo intermittente nel circolo portale ipofisario. Benché la possibilità di un contributo delle alterazioni vascolari della circolazione portale non possa essere esclusa, una riduzione del bolo di GnRH liberato in modo intermittente può, a sua volta, essere la conseguenza di una riduzione del numero di neuroni produttori di GnRH, di un reclutamento e/o di una sincronizzazione meno efficaci di questi neuroni e/o della loro regolazione funzionale dovuta alla riduzione da parte di alcuni fattori locali e/o sistemici. Così, un dato importante è l'aumento evidente della sensibilità nei soggetti più anziani all'effetto di feedback inibitorio degli androgeni (Winters et al. 1984; Deslypere et al. 1987; Mulligan et al. 1997; Winters e Atkinson 1997). Questo aumento dell'effetto inibitorio sulla secrezione di LH nei soggetti anziani è stato dimostrato per il DHT, androgeno puro non aromatizzabile, così come per il testosterone (Winters et al. 1984; Deslypere et al. 1987). Si ignora, attualmente, in che modo gli estrogeni agiscano nelle modificazioni legate all'età della regolazione della secrezione di LH. Tuttavia, è stato recentemente dimostrato che la somministrazione di un inibitore dell'aromatasi può aumentare in maniera significativa la secrezione di testosterone e di LH negli anziani (Leder et al. 2004). Un aumento dell'effetto di feedback negativo degli steroidi sessuali negli anziani non è la conseguenza di un aumento del tono oppioide ipotalamico, perché quest'ultimo è ridotto (Vermeulen et al. 1989; Mikuma et al. 1994). È stato anche dimostrato che le alterazioni della regolazione neuroendocrina della funzione delle cellule di Leydig non sono la conseguenza di anomalie dei livelli sierici di leptina (Van den Saffele et al. 1999).

I.11.1.2.2
Aumento della capacità di legame della SHBG plasmatica

In questo contesto di alterazione della secrezione degli androgeni negli anziani che hanno delle modificazioni dei due livelli, testicolare e ipotalamico, l'aumento legato all'età dei tassi di SHBG nell'uomo anziano si manifesta con una diminuzione della frazione di testosterone sierico non legata all'SHBG, dal momento che questa frazione è facilmente disponibile per l'azione biologica (cioè T libero e T biodisponibile). Questo aumento dell'SHBG insorge nonostante un aumento della massa grassa e dell'insulina nell'anziano, due determinanti negativi dei livelli sierici di SHBG (Demoor e Goossens 1970; Haffner et al. 1993; Giagulli et al. 1994; Vermeulen et al. 1996, 2003). I meccanismi responsabili dell'aumento legato all'età dell'SHBG sierico sono ancora sconosciuti. È poco probabile che la diminuzione del T plasmatico sia, in sé, responsabile, poiché l'aumento dei livelli di SHBG sembra iniziare a un'età più precoce (Vermeulen et al. 1996). Un possibile ruolo sulla riduzione dell'attività dell'asse somatotropo nell'uomo anziano si basa su evidenze indirette (Erfurth et al.1996; Pfeilschifter et al. 1996; Vermeulen et al. 1996) e deve essere oggetto di ulteriori esami.

I.11.1.2.3
Alterazione della spermatogenesi e della funzione delle cellule di Sertoli

Una riduzione del volume testicolare medio di circa il 30% negli uomini di 75 anni rispetto agli uomini giovani, così come un aumento progressivo dell'FSH sierico (Mahmoud et al. 2003) indicano delle alterazioni nella capacità della spermatogenesi dell'anziano. Tuttavia, i pochi dati disponibili suggeriscono che l'invecchiamento non abbia alcuna influenza importante sulla qualità degli spermatozoi, dal momento che le alterazioni dei parametri seminali si limitano essenzialmente a una diminuzione del volume dell'eiaculato e della motilità degli spermatozoi (Nieschlag et al. 1982; Rolf et al. 1996); la riduzione della frequenza dell'eiaculazione nell'anziano è un fattore di confusione che rende più complessa la valutazione delle modificazioni legate all'età.

La funzione testicolare globale delle cellule di Sertoli e l'attività della spermatogenesi, valutate indirettamente attraverso i livelli sierici di inibina B, sembrano essere correttamente mantenute negli uomini anziani visitati ambulatorialmente. In effetti, si è dimostrato che la media dei livelli sierici di inibina B diminuisca in età relativamente giovane, rimanga stabile tra i 35 e i 79 anni e si riduca solo lievemente in seguito (Mahmoud et al. 2000). Tuttavia, la funzione sertoliana si altera con l'età, poiché i livelli sierici di inibina B vengono mantenuti solo al prezzo di un aumento progressivo della stimolazione con FSH ipofisario (Mahmoud et al. 2000). Negli anziani, come nei giovani, i livelli sierici di inibina B hanno una forte correlazione negativa con l'FSH sierico, e il volume testicolare degli uomini più anziani ha una forte correlazione positiva con i livelli sierici di inibina B e negativa con quelli dell'FSH. C'è una netta diminuzione legata all'età del rapporto sierico inibina B/FSH. Queste constatazioni, e la leggera diminuzione del volume testicolare, sono compatibili con il concetto di riduzione delle cellule di Sertoli nell'uomo anziano (Mahmoud et al. 2003) in accordo con la riduzione descritta in alcuni studi morfologici (Johnson et al. 1984). Nonostante queste alterazioni testicolari, la funzione globale delle cellule di Sertoli rimane in gran parte conservata, anche se è necessaria una stimolazione aumentata dell'FSH ipofisario. Così, in disaccordo con l'alterazione del controllo neuroendocrino della secrezione di LH, la regolazione ipofisaria della secrezione di FSH sembra, in sostanza, immutata negli uomini anziani.

I.11.1.2.4
Alterazione della secrezione di androgeni surrenalici

Il fenomeno dell'invecchiamento nell'uomo, come nella donna, si accompagna a una riduzione selettiva e radicale dei livelli plasmatici degli androgeni surrenalici, con livelli normali o aumentati di cortisolo sierico. Queste alterazioni derivano da una diminuzione selettiva delle cellule secernenti della zona reticolata (Endoh et al. 1966). Tramite stimolazione con l'ACTH, la risposta del DHEA sierico diminuisce considerevolmente nell'anziano, mentre la risposta del cortisolo rimane immodificata rispetto al giovane (Parker et al. 1981; Vermeulen et al. 1982). Si è dimostrato che, durante la stimolazione con l'ACTH, l'aumento del DHEAS nell'anziano è proporzionale alla riduzione dei livelli basali (Yamaji e Ibayashi 1969), cosa che è compatibile con il concetto di diminuzione delle cellule secernenti e di una mantenuta capacità di risposta delle cellule residue.

I.11.1.3 Segni clinici ed esami di laboratorio

Il colloquio può rivelare dei sintomi che vengono riuniti sotto la denominazione di andropausa oppure PADAM (deficienza parziale di androgeni nell'uomo anziano). Questi sintomi comprendono sintomi psicologici, fisici e sessuali. Il colloquio può rivelare patologie, incidenti o interventi a livello testicolare o inguinale che hanno provocato un'alterazione o un'atrofia testicolare. Tuttavia, dei sintomi identici a quelli descritti nell'andropausa possono anche essere dovuti a malattie sistemiche, che devono essere escluse attraverso un esame clinico generale e degli esami ematici e con tecniche di imaging.

Durante l'esame clinico, alcuni segni sono rilevatori dell'alterazione della secrezione degli androgeni, quali una riduzione dei peli pubici e del volume testicolare. Gli uomini portatori di varicocele hanno spesso un deficit di androgeni e una sintomatologia di andropausa precoce.

La diagnosi di disfunzione neuroendocrina richiede il dosaggio ormonale, inclusi il testosterone totale e libero, gli ormoni tiroidei e il deidroepiandrosterone solfato.

I.11.1.4 Diagnosi differenziale

I segni e i sintomi di disfunzione neuroendocrina possono essere dovuti a malattie sistemiche come l'obesità, il diabete, l'aterosclerosi, le malattie cardiovascolari e cerebrovascolari, la depressione e i tumori maligni. L'ipo-androgenismo può essere secondario a questi problemi e ad altre patologie che richiedono una terapia preparatoria prima di poter considerare qualunque terapia ormonale.

I.11.1.5 Terapia

Persiste un dibattito riguardo al rapporto rischi-benefici del trattamento con sostituzione ormonale nell'anziano che presenta una disfunzione neuroendocrina. La sostituzione con l'ormone della crescita o con il deidroepiandrosterone non può essere raccomandata sulla base delle evidenze scientifiche disponibili. Il tamoxifene e le gonadotropine corioniche umane finora sono state utilizzate per migliorare la produzione di testosterone endogeno, ma i dati in favore di questo trattamento sono insufficienti. Può essere considerata, in alcuni casi, la sostituzione con gli androgeni, che ripristina la variabilità circadiana fisiologica.

I.11.1.6 Risultati della terapia

Una terapia che miri a ristabilire le concentrazioni di androgeni può offrire un miglioramento dei sintomi generali e della condizione fisica. È stato riportato il miglioramento della stanchezza, dei disturbi del sonno, dell'umore depresso e dei disturbi della memoria a breve termine, e anche la libido, così come la funzione sessuale, possono migliorare. Tuttavia, sono necessari studi prospettici a lungo termine che includano un numero elevato di pazienti per fare il bilancio tra possibili effetti benefici e potenziali effetti indesiderati. Il trattamento ormonale deve sempre essere adattato ai bisogni individuali del paziente e richiede una stretta sorveglianza.

I.11.1.7 Sintesi e conclusioni

Il fenomeno dell'invecchiamento è accompagnato, negli uomini in buona salute, da un declino progressivo e variabile a livello individuale del livello sierico di T totale, con un declino più marcato dei livelli di T libero e di T biodisponibile biologicamente attivi. Queste modificazioni sono indicate (1) da una diminuzione della capacità secretoria dei testicoli che deriva da una riduzione della massa di cellule di Leydig, (2) da disturbi della regolazione ipotalamica della secrezione di LH ipofisario, con un aumento della sensibilità al feedback negativo esercitato dagli steroidi sessuali e (3) da un aumento della capacità di legame sierico del testosterone dovuto a un aumento dei livelli di SHBG. La conseguenza è che la percentuale di uomini con livelli di testosterone sierico ridotti rispetto ai valori degli uomini giovani aumenta con l'età. La prevalenza di questi livelli di testosterone sierico ridotti supera il 20% negli uomini di 60 anni e oltre, e il 35% in quelli di 80 anni e oltre. La funzione delle cellule di Sertoli è relativamente ben conservata negli anziani, poiché la riduzione della massa delle stesse cellule viene compensata da un aumento progressivo della secrezione di FSH. Secondo i dati disponibili, e come mostrano indirettamente i livelli sierici di inibina B, sembra che l'attività globale della spermatogenesi sia generalmente ben conservata negli anziani.

Bibliografia

Baker HWD, Burger HG, de Kretser DM, Hudson B (1977) Endocrinology of aging: pituitary testicular axis. In: James VHT (ed) Proceedings of the Fifth International Congress of Endocrinology, pp 179 – 183

Bergendahl M, Aloi JA, Iranmanesh A, Mulligan TM, Veldhuis JD (1998) Fasting suppresses pulsatile luteinizing hormone

(LH) secretion and enhances orderliness of LH release in young but not older men. J Clin Endocrinol Metab 83: 1967 – 1975

Bremner WJ, Vitiello MV, Prinz PN (1983) Loss of circadian rhythmicity in blood testosterone levels with aging in normal men. J Clin Endocrinol Metab 56:1278 – 1281

Couillard C, Gagnon J, Bergeron J, Leon AS, Rao DC, Skinner JS, Wilmore JH, Despres JP, Bouchard C (2000) Contribution of body fatness and adipose tissue distribution to the age variation in plasma steroid hormone concentrations in men: The HERITAGE family study. J Clin Endocrinol Metab 85: 1026 – 1031

Culty M, Luo LD, Yao ZX, Chen HL, Papadopoulos V, Zirkin BR (2002) Cholesterol transport, peripheral benzodiazepine receptor, and steroidogenesis in aging Leydig cells. J Androl 23:439 – 447

Demoor P, Goossens JV (1970) An inverse correlation between body weight and the activity of the steroid binding globulin in human plasma. Steroidologia 1:129 – 136

Deslypere JP, Vermeulen A (1981) Aging and tissue androgens. J Clin Endocrinol Metab 53:430 – 434

Deslypere JP, Vermeulen A (1984) Leydig-cell function in normal men – effect of age, life-style, residence, diet, and activity. J Clin Endocrinol Metab 59:955 – 962

Deslypere JP, Vermeulen A (1985) Influence of age on steroid concentrations in skin and striated muscle in women and in cardiac muscle and lung tissue in men. J Clin Endocrinol Metab 61:648 – 653

Deslypere JP, Sayed A, Punjabi U, Verdonck L, Vermeulen A (1982) Plasma 5 alpha-androstane-3 alpha,17 beta-diol and urinary 5 alpha-androstane-3 alpha,17 beta-diol glucuronide, parameters of peripheral androgen action: a comparative study. J Clin Endocrinol Metab 54:386 – 391

Deslypere JP, Kaufman JM, Vermeulen T, Vogelaers D, Vandalem JL, Vermeulen A (1987) Influence of age on pulsatile luteinizing-hormone release and responsiveness of the gonadotrophs to sex-hormone feedback in men. J Clin Endocrinol Metab 64:68 – 73

Diver MJ, Imtiaz KE, Ahmad AM, Vora JP, Fraser WD (2003) Diurnal rhythms of serum total, free and bioavailable testosterone and of SHBG in middle-aged men compared with those in young men. Clin Endocrinol 58:710 – 717

Endoh H, Kristiansen SB, Casson PR, Buster JE, Hornsby PJ (1966) The zona reticularis is the site of biosynthesis of dehydroepiandrosterone sulphate in the adult human adrenal cortex resulting from its low expression of 3β-hydroxysteroid dehydrogenase. J Clin Endocrinol Metab 81:3558 – 3565

Erfurth EMT, Hagmar LE, Saaf M, Hall K (1996) Serum levels of insulin-like growth factor I and insulin-like growth factor-binding protein 1 correlate with serum free testosterone and sex hormone binding globulin levels in healthy young and middle-aged men. Clin Endocrinol 44:659 – 664

Feldman HA, Longcope C, Derby CA, Johannes CB, Araujo AB, Coviello AD, Bremner WJ, Mckinlay JB (2002) Age trends in the level of serum testosterone and other hormones in middle-aged men: longitudinal results from the Massachusetts Male Aging Study. J Clin Endocrinol Metab 87:589 – 598

Ferrini RL, Barrett-Connor E (1998) Sex hormones and age: a cross-sectional study of testosterone and estradiol and their bioavailable fractions in community-dwelling men. Am J Epidemiol 147:750 – 754

Giagulli VA, Kaufman JM, Vermeulen A (1994) Pathogenesis of the decreased androgen levels in obese men. J Clin Endocrinol Metab 79:997 – 1000

Giusti G, Gonnelli P, Borrelli D, Fiorelli G, Forti G, Pazzagli M, Serio M (1975) Age-related secretion of androstenedione, testosterone and dihydrotestosterone by human testis. Exp Geront 10:241 – 245

Gray A, Feldman HA, Mckinlay JB, Longcope C (1991) Age, disease, and changing sex-hormone levels in middle-aged men – results of the Massachusetts Male Aging Study. J Clin Endocrinol Metab 73:1016 – 1025

Griffin JE, Wilson JD (1980) The testis. In: Bondy PK, Rosenberg LE (eds) Metabolic control and disease. WB Saunders, Philadelphia, pp 1535 – 1538

Haffner SM, Valdez RA, Stern MP, Katz MS (1993) Obesity, body-fat distribution and sex-hormones in men. Int J Obesity 17:643 – 649

Harbitz TB (1973) Morphometric studies of Leydig cells in elderly men with special reference to the histology of the prostate. An analysis in an autopsy series. Acta Pathol Microbiol Scand A 81:301 – 314

Harman SM, Tsitouras PD (1980) Reproductive hormones in aging men. 1. Measurement of sex steroids, basal luteinizing-hormone, and Leydig-cell response to human chorionic-gonadotropin. J Clin Endocrinol Metab 51:35 – 40

Harman SM, Metter EJ, Tobin JD, Pearson J, Blackman MR (2001) Longitudinal effects of aging on serum total and free testosterone levels in healthy men. J Clin Endocrinol Metab 86:724 – 731

Hemsell DI, Grodin JM, Brenner P, Siiteri PK, McDonald PC (1974) Plasma precursors of estrogens. Correlation of the extent of conversion of plasma androstenedione to estrone with age. J Clin Endocrinol Metab 34:476 – 479

Hollander N, Hollander VP (1958) The microdetermination of testosterone in human spermatic vein blood. J Clin Endocrinol Metab 19:966 – 997

Johnson L, Zane RS, Petty CS, Neaves WB (1984) Quantification of the human Sertoli-cell population – its distribution, relation to germ-cell numbers, and age-related decline. Reprod Biol 31:785 – 795

Kaufman JM, Vermeulen A (1997) Declining gonadal function in elderly men. Baillieres Clin Endocrinol Metab 11:289 – 309

Kaufman JM, T'Sjoen G, Vermeulen A (2004) Androgens in male senescence. In: Nieschlag E, Behre HM (eds) Testosterone: action, deficiency, substitution. Cambridge University Press, Cambridge, pp 497 – 541

Kaufman JM, Giri M, Deslypere JM, Thomas G, Vermeulen A (1991) Influence of age on the responsiveness of the gonadotrophs to luteinizing-hormone-releasing hormone in males. J Clin Endocrinol Metab 72:1255 – 1260

Kent JZ, Acone AB (1966) Plasma androgens and aging. In: Vermeulen A, Exley D (eds) Androgens in normal and pathological conditions. Excerpta Medica Foundation, Amsterdam, pp 31 – 35

Labrie F, Belanger A, Cusan L, Candas B (2003) Physiological changes in dehydroepiandrosterone are not reflected by serum levels of active androgens and estrogens but of their metabolites: intracrinology. J Clin Endocrinol Metab 82: 2403 – 2409

Leder BZ, Rohrer JL, Rubin SD, Gallo J, Longcope C (2004) Effects of aromatase inhibition in elderly men with low or borderline-low serum testosterone levels. J Clin Endocrinol Metab 89:1174 – 1180

Longcope C (1973) Effect of human chorionic gonadotropin on plasma steroid levels in young and old men. Steroids 21: 583 – 590

Luboshitzky R, Shen-Orr Z, Herer P (2003) Middle-aged men secrete less testosterone at night than young healthy men. J Clin Endocrinol Metab 88:3160 – 3166

Mahmoud AM, Goemaere S, De Bacquer D, Comhaire FH, Kaufman JM (2000) Serum inhibin B levels in communitydwelling elderly men. Clin Endocrinol (Oxf) 53:141 – 147

Mahmoud AM, Goemaere S, El-Garem Y, Van Pottelbergh I, Comhaire FH, Kaufman JM (2003) Testicular volume in relation to hormonal indices of gonadal function in community-dwelling elderly men. J Clin Endocrinol Metab 88: 179 – 184

Mikuma N, Kumamoto Y, Maruta H, Nitta T (1994) Role of the hypothalamic opioidergic system in the control of gonadotropin secretion in elderly men. Andrologia 26:39 – 45

Morley JE, Kaiser FE, Perry HM, Patrick P, Morley PMK, Stauber PM, Vellas B, Baumgartner RN, Garry PJ (1997) Longitudinal changes in testosterone, luteinizing hormone, and follicle-stimulating hormone in healthy older men. Metab Clin Exp 46:410 – 413

Mulligan T, Iranmanesh A, Johnson ML, Straume M, Veldhuis JD (1997) Aging alters feed-forward and feedback linkages between LH and testosterone in healthy men. Am J Physiol 42:R – 407–R1413

Mulligan T, Iranmanesh A, Kerzner R, Demers LW, Veldhuis JD (1999) Two-week pulsatile gonadotropin releasing hormone infusion unmasks dual (hypothalamic and Leydig cell) defects in the healthy aging male gonadotropic axis. Eur J Endocrinol 141:257 – 266

Mulligan T, Iranmanesh A, Veldhuis JD (2001) Pulsatile iv infusion of recombinant human LH in leuprolide-suppressed men unmasks impoverished Leydig-cell secretory responsiveness to mid physiological LH drive in the aging male. J Clin Endocrinol Metab 86:5547 – 5553

Nankin HR, Lin T, Murono EP, Osterman J (1981) The aging Leydig cell. 3. Gonadotropin stimulation in men. J Androl 2:181 – 189

Neaves WB, Johnson L, Porter JC, Parker CR, Petty CS (1984) Leydig cell numbers, daily sperm production, and serum gonadotropin-levels in aging men. J Clin Endocrinol Metab 59:756 – 763

Nieschlag E, Lammers U, Freischem CW, Langer K, Wickings EJ (1982) Reproductive functions in young fathers and grandfathers. J Clin Endocrinol Metab 55:676 – 681

Parker L, Gral T, Perrigo V, Skowksy R (1981) Decreased adrenal androgen sensitivity to ACTH during aging. Metabolism 30:601 – 604

Pfeilschifter J, Scheidt-Nave C, Leidig-Bruckner G, Woitge HW, Blum WF, Wuster C, Haack D, Ziegler R (1996) Relationship between circulating insulin-like growth factor components and sex hormones in a population-based sample of 50- to 80-year-old men and women. J Clin Endocrinol Metab 81:2534 – 2540

Pincus SM, Veldhuis JD, Mulligan T, Iranmanesh A, Evans WS (1997) Effects of age on the irregularity of LH and FSH serum concentrations in women and men. Am J Physiol 273:E989–E995

Plant M (1986) Gonadal regulation of hypothalamic gonadotropin-releasing hormone release in primates. Endocr Rev 7:75 – 88

Plymate SR, Tenover JS, Bremner WJ (1989) Circadian variation in testosterone, sex hormone-binding globulin, and calculated non-sex hormone-binding globulin bound testosterone in healthy-young and elderly men. J Androl 10: 366 – 371

Resko JA, Eik-Nes KA (1966) Diurnal testosterone levels in peripheral plasma of human male subjects. J Clin Endocrinol Metab 26:573 – 576

Rolf C, Behre M, Nieschlag E (1996) Reproductive parameters of older compared to younger men of infertile couples. Int J Androl 19:135 – 142

Rubens R, Dhont M, Vermeulen A (1974) Further studies on Leydig cell function in old age. J Clin Endocrinol Metab 39:40 – 45

Russell DW, Wilson JD (1994) Steroid 5 alpha-reductase: two genes/two enzymes. Annu Rev Biochem 63:25 – 61

Simon D, Preziosi P, Barrettconnor E, Roger M, Saintpaul M, Nahoul K, Papoz L (1992) The influence of aging on plasma sex-hormones in men – the Telecom study. Am J Epidemiol 135:783 – 791

Sparrow D, Bosse R, Rowe JW (1980) The influence of age, alcohol consumption, and body build on gonadal function in men. J Clin Endocrinol Metab 51:508 – 512

Suoranta H (1971) Changes in the small vessels of the adult testes in relation to age and to some pathological conditions. Virchows Arch A Pathol Anat 352:765 – 781

Tenover JS, Matsumoto AM, Plymate SR, Bremner WJ (1987) The effects of aging in normal men on bioavailable testosterone and luteinizing hormone secretion: response to clomiphene citrate. J Clin Endocrinol Metab 65:1118 – 1126

Tenover JS, Matsumoto AM, Clifton DK, Bremner WJ (1988) Age related alterations in the circadian rhythms of pulsatile luteinizing hormone and testosterone secretion in healthy men. J Gerontol 43:M163–M169

Tsitouras PD, Bulat T (1995) The aging male reproductive system. Endocrinol Metab Clin North Am 24:297 – 315

Urban RJ, Veldhuis JD, Blizzard RM, Dufau ML (1988) Attenuated release of biologically active luteinizing hormone in healthy aging men. J Clin Invest 81:1020 – 1029

Van den Saffele JK, Goemaere S, De Bacquer D, Kaufman JM (1999) Serum leptin levels in healthy ageing men: are decreased serum testosterone and increased adiposity in elderly men the consequence of leptin deficiency? Clin Endocrinol 51:81 – 88

Veldhuis JD, Urban RJ, Lizarralde G, Johnson ML, Iranmanesh A (1992) Attenuation of luteinizing hormone secretory burst amplitude as a proximate basis for the hypoandrogenism of healthy aging in men. J Clin Endocrinol Metab 75:707 – 713

Veldhuis JD, Iranmanesh A, Godschalk M, Mulligan T (2000). Older men manifest multifold synchrony disruption of reproductive neurohormone outflow. J Clin Endocrinol Metab 85:1477 – 1486

Vermeulen A, Deslypere JP (1986) Intratesticular unconjugated steroids in elderly men. J Steroid Biochem Mol Biol 24:1079 – 1083

Vermeulen A, Giagulli VA (1991) Physiopathology of plasma androstanediol-glucuronide. J Steroid Biochem Mol Biol 39:829 – 833

Vermeulen A (2001) Androgen replacement therapy in the aging male – a critical evaluation. J Clin Endocrinol Metab 86:2380 – 2390

Vermeulen A (1995) Dehydroepiandrosteronesulfate and aging. Ann N Y Acad Sci 774:121 – 127

Vermeulen A, Verdonck L, Rubens R (1972) Testosterone secretion and metabolism in male senescence. J Clin Endocrinol Metab 34:730

Vermeulen A, Deslypere JP, Schelfhout W, Verdonck L, Rubens R (1982) Adrenocortical function in old age: response to acute adrenocorticotropin stimulation. J Clin Endocrinol Metab 54:187 – 191

Vermeulen A, Deslypere JP, Kaufman JM (1989) Influence of antiopioids on luteinizing hormone pulsatility in aging men. J Clin Endocrinol Metab 68:68 – 72

Vermeulen A, Kaufman JM, Giagulli VA (1996) Influence of some biological indexes on sex hormone-binding globulin and androgen levels in aging or obese males. J Clin Endocrinol Metab 81:1821 – 1826

Vermeulen A, Kaufman JM (2002) Diagnosis of hypogonadism in the aging male. Aging Male 5:170 – 176

Vermeulen A, Kaufman JM, Goemaere S, Van Pottelbergh I (2003) Estradiol in elderly men. Aging Male 5:98 – 102

Winters SJ, Atkinson L (1997) Serum LH concentrations in hypogonadal men during transdermal testosterone replacement through scrotal skin: further evidence that ageing enhances testosterone negative feedback. Clin Endocrinol 47:317 – 322

Winters SJ, Sherins RJ, Troen P (1984) The Gonadotropin-suppressive activity of androgen is increased in elderly men. Metab Clin Exp 33:1052–1059
Yamaji T, Ibayashi H (1969) Plasma dehydroepiandrosterone sulfate in normal and pathological conditions. J Clin Endocrinol Metab 29:273–278
Zirkin BR, Chen HL (2000) Regulation of Leydig cell steroidogenic function during aging. Biol Reprod 63:977–981
Zmuda JM, Cauley JA, Kriska A, Glynn NW, Gutai JP, Kuller LH (1997) Longitudinal relation between endogenous testosterone and cardiovascular disease risk factors in middle-aged men – A 13-year follow-up of former Multiple Risk Factor Intervention Trial participants. Am J Epidemiol 146: 609–617

I.11.2 Invecchiamento maschile

F. Comhaire, A. Mahmoud

Messaggi chiave

- Il processo di invecchiamento colpisce i sistemi neuroendocrini e immunologici, e i radicali liberi ossigenati provocano lesioni a livello della membrana cellulare, dei mitocondri e del DNA.
- Il deterioramento delle cellule legato al tempo induce alterazioni funzionali e aumenta il rischio di malattie.
- L'individuazione precoce e il trattamento adeguato delle malattie, sane abitudini alimentari e l'esercizio fisico sono le basi di un invecchiamento in buona salute.
- Le lesioni cellulari possono essere neutralizzate attraverso l'integrazione alimentare con nutriceutici.

I.11.2.1 Definizione e patogenesi

Anche se non diventiamo più vecchi, al giorno d'oggi viviamo più a lungo. Questo paradosso riassume il fatto che l'aspettativa di vita massima della specie umana sembra geneticamente limitata, ma che una sempre più alta percentuale della popolazione può vivere fino a questo massimo. Pare che il numero di divisioni cellulari sia limitato dalla perdita di materiale cromosomico ad ogni divisione, cosa che, alla fine, accorcia i telomeri (Morin 1997; Dhaene et al. 2000; Martens et al. 2000; Stewart et al. 2003; Baird e Kipling 2004) al punto che i cromosomi non possono più replicarsi e che le cellule non possono funzionare normalmente.

Durante il processo di invecchiamento si verificano molti cambiamenti nel sistema neuroendocrino e nei meccanismi di difesa immunitaria (Bruunsgaard 2002). Inoltre, si può verificare un declino delle funzioni organiche e un blocco d'organo. Questo processo, così come le caratteristiche ereditarie, favoriscono la comparsa di malattie legate all'età.

Non si sa bene quali sono i fattori che determinano il deterioramento della funzione delle cellule e degli organi, ma sembrano essere implicati tutti i tipi di tossine quali tossine esogene che si sono accumulate nell'organismo per inalazione o nutrizione e i radicali liberi (specie reattive dell'ossigeno, ROS) prodotti dal metabolismo endogeno. Generalmente le tossine esogene hanno un lungo tempo di dimezzamento e si accumulano nell'organismo, in particolare nel tessuto adiposo che ha un metabolismo lento. La bioconcentrazione e la dispersione nell'organismo delle riserve del tessuto adiposo possono inficiare il metabolismo normale inibendo i processi enzimatici. Per esempio, i bifenili policlorati apolari (PCB) inibiscono la funzione dell'ossidoreduttasi Q10 che è essenziale per una produzione ottimale di energia. Il metabolismo stesso produce «rifiuti» e provoca delle ROS, che alterano la composizione dei fosfolipidi della membrana cellulare, diminuendo, così, l'attività degli enzimi fissati sulla membrana, e che influenzano la configurazione tridimensionale dei recettori che perdono, così, alcune delle loro capacità di legame. Inoltre, diminuendo la produzione di energia attraverso i lisosomi, si possono presentare modificazioni ossidative del DNA che inducono una mutagenicità (Knight 2000). Infine, lo stress ossidativo, che induce la formazione di guanosina ossidata, accelera l'accorciamento dei telomeri (Kawanishi e Oikawa 2004).

I.11.2.2 Segni clinici: anamnesi, esame clinico, esami diagnostici

Tutte le malattie, gli incidenti gravi e gli interventi lasciano postumi che aumentano la vulnerabilità dell'organo o del sistema interessato. La raccolta dell'anamnesi deve, di conseguenza, stilare una lista completa di patologie e trattamenti passati e presenti. Inoltre, l'anamnesi familiare è importante, poiché può rivelare una predisposizione costituzionale per alcune malattie. È raccomandata una valutazione dello stato psicologico e delle abitudini della vita quotidiana. La valutazione accurata dello stato fisico deve includere, nei limiti del possibile, le funzioni e i sistemi vitali. Oltre all'anamnesi e alle osservazioni cliniche, possono essere indicati alcuni esami diagnostici, evitando le tecniche poco affidabili o con un rischio potenziale.

Deve essere effettuata un'analisi del sangue a intervalli regolari per diagnosticare eventuali malattie legate all'età, ma anche per valutare lo stato nutrizionale, in particolare nelle persone anziane assistite in un istituto o a domicilio.

I.11.2.3
Terapia e prevenzione

È evidente che ogni malattia dell'anziano deve essere trattata con le misure più moderne. Grazie ai progressi importanti delle tecniche in anestesiologia e in chirurgia, gli interventi nei soggetti anziani comportano solo un rischio leggermente più elevato che nelle persone più giovani. L'età avanzata non può, quindi, rappresentare una scusa per non somministrare una terapia adeguata o per non fare un intervento, quando ciò è indicato.

La diagnosi precoce delle malattie legate all'età e del cancro (Mulshine 1999; Srivastava et al. 2001; Baker et al. 2004; Kelly et al. 2004; Troyer et al. 2004) deve essere sistematicamente messa in atto, e il trattamento deve essere effettuato il più rapidamente possibile. Non c'è alcun dubbio che le malattie, compreso il carcinoma, hanno una migliore prognosi quando sono scoperte e trattate a uno stadio precoce, piuttosto che quando si instaurano complicanze o quando la terapia diventa impossibile.

Oltre a ciò, l'anziano deve essere incoraggiato ad adattare le sue abitudini alimentari e a ridurre il suo apporto calorico (Montani et al. 2002; Patel e Finch 2002) per equilibrare il suo dispendio energetico più debole. Deve essere incoraggiata una regolare attività fisica adattata alle capacità funzionali (Ji 2001).

Il trattamento ormonale sostitutivo con testosterone deve essere previsto in caso di ipo-androgenismo, poiché esso riduce l'infiammazione e abbassa il colesterolo totale (Malkin et al. 2004).

Infine, gli integratori alimentari che utilizzano una miscela di vitamine, minerali ed estratti di piante sono in grado di alleggerire il sovraccarico tossico e ossidativo e di compensare alcuni dei loro effetti negativi sul DNA (Ferguson et al. 2004) e sui telomeri (von Zglinicki 2000), sulla membrana cellulare, sugli organi e sui sistemi vitali (Mc Carty 2004).

I.11.2.4
Considerazioni

Oltre alla correzione di eventuali deficit endocrini, una strategia di lotta contro le conseguenze dell'invecchiamento deve seguire un approccio globale. Quest'ultimo comprende la diagnosi precoce e il trattamento appropriato delle malattie e dei carcinomi legati all'età, un'alimentazione sana, l'attività fisica e l'uso ragionato di integratori alimentari.

Bibliografia

Baird DM, Kipling D (2004) The extent and significance of telomere loss with age. Ann N Y Acad Sci 1019:265 - 268

Baker SG, Kramer BS, Prorok PC (2004) Development tracks for cancer prevention markers. Dis Markers 20:97 - 102

Bruunsgaard H (2002) Effects of tumor necrosis factor-alpha and interleukin-6 in elderly populations. Eur Cytokine Netw 13:389 - 391

Dhaene K, Van Marck E, Parwaresch R (2000) Telomeres, telomerase and cancer: an up-date. Virchows Arch 437:1 - 16

Ferguson LR, Philpott M, Karunasinghe N (2004) Dietary cancer and prevention using antimutagens. Toxicology 198: 147 - 159

Ji LL (2001) Exercise at old age: does it increase or alleviate oxidative stress? Ann N Y Acad Sci 928:236 - 247

Kawanishi S, Oikawa S (2004) Mechanism of telomere shortening by oxidative stress. Ann N Y Acad Sci 1019:278 - 284

Kelly K, Alencar H, Funovics M, Mahmood U, Weissleder R (2004) Detection of invasive colon cancer using a novel, targeted, library-derived fluorescent peptide. Cancer Res 64: 6247 - 6251

Knight JA (2000) The biochemistry of aging. Adv Clin Chem 35:1 - 62

Malkin CJ, Pugh PJ, Jones RD, Kapoor D, Channer KS, Jones TH (2004) The effect of testosterone replacement on endogenous inflammatory cytokines and lipid profiles in hypogonadal men. J Clin Endocrinol Metab 89:3313 - 3318

Martens UM, Chavez EA, Poon SS, Schmoor C, Lansdorp PM (2000) Accumulation of short telomeres in human fibroblasts prior to replicative senescence. Exp Cell Res 256: 291 - 299

McCarty MF (2004) Optimizing endothelial nitric oxide activity may slow endothelial aging. Med Hypotheses 63:719 - 723

Montani JP, Antic V, Yang Z, Dulloo A (2002) Pathways from obesity to hypertension: from the perspective of a vicious triangle. Int J Obes Relat Metab Disord 26 [Suppl 2]: S28–S38

Morin GB (1997) Telomere control of replicative lifespan. Exp Gerontol 32:375 - 382

Mulshine JL (1999) Reducing lung cancer risk: early detection. Chest 116:493S-496S

Patel NV, Finch CE (2002) The glucocorticoid paradox of caloric restriction in slowing brain aging. Neurobiol Aging 23:707 - 717

Srivastava S, Verma M, Henson DE (2001) Biomarkers for early detection of colon cancer. Clin Cancer Res 7:1118 - 1126

Stewart SA, Ben Porath I, Carey VJ, Weinberg RA (2003) Erosion of the telomeric single-strand overhang at replicative senescence. Nat Genet 33:492 - 496

Troyer DA, Mubiru J, Leach RJ, Naylor SL (2004) Promise and challenge: Markers of prostate cancer detection, diagnosis and prognosis. Dis Markers 20:117 - 128

Von Zglinicki T (2000) Role of oxidative stress in telomere length regulation and replicative senescence. Ann N Y Acad Sci 908:99 - 110

I.11.3 Insufficienza d'organo e malattie frequenti dell'invecchiamento

E. J. H. Meuleman, F. Comhaire

Messaggi chiave

- Le malattie cardiovascolari e la depressione sono le due principali patologie non legate al carcinoma che interessano gli anziani. Queste due condizioni interagiscono con alcune affezioni urologiche frequenti quali l'ipertrofia prostatica benigna (BPH), la disfunzione erettile (ED) e l'ipogonadismo a insorgenza tardiva (Late-Onset Hypogonadism, LOH).
- Uno stile di vita sedentario, l'alimentazione eccessiva e la mancanza di esercizio fisico sono responsabili di malattie quali il diabete, l'obesità e la sindrome metabolica che ne risulta, così come del rischio aumentato per tutti i tipi di cancro.
- I sintomi generali degli anziani sono spesso considerati parte integrante del normale invecchiamento, mentre questi sintomi sono, in realtà, provocati da malattie specifiche, curabili e spesso guaribili.
- Il primo obiettivo del trattamento è di eliminare i fattori responsabili rilevati attraverso una visita completa. Il secondo obiettivo è il miglioramento della sintomatologia.

I.11.3.1 Introduzione e definizione della malattia

Gli uomini vivono in media 5 anni meno delle donne. Questo fenomeno, chiamato disparità tra i due sessi, è stato attribuito alla differenza di suscettibilità globale alle malattie. Inoltre, è stato suggerito che gli uomini si occupino meno di loro stessi rispetto alle donne, e che la risposta degli uomini agli eventi stressanti potrebbe essere inferiore a causa di una tolleranza fisiologica, comportamentale ed emotiva meno flessibile (Kristenson et al. 1998; Weidner e Cain 2003).

Alcune condizioni socioeconomiche sfavorevoli appaiono come fattori significativi che contribuiscono alla disparità tra i sessi. Gli uomini appartenenti a classi agiate, con un elevato livello di istruzione, con professioni ben pagate e che vivono in un ambiente confortevole, vivono più a lungo e in un migliore stato di salute rispetto a coloro i quali fanno parte di classi sociali meno agiate; di queste, un gran numero appartiene a minoranze etniche (Isaacs e Schroeder 2004). In generale, l'educazione e il reddito sembrano essere i migliori predittori di mortalità (Winkleby et al. 1992; Lantz et al. 1998).

Complessivamente, le malattie cardiovascolari e la depressione sono le due principali patologie non legate al carcinoma che colpiscono gli uomini in età avanzata. Queste due patologie interagiscono con affezioni urologiche frequenti quali l'ipertrofia prostatica benigna (BPH), la disfunzione erettile (ED) e l'ipogonadismo a insorgenza tardiva (LOH), anche conosciuto come deficit androgenico parziale dell'anziano (PADAM), o andropausa. D'altra parte, una vita sedentaria, un'alimentazione scorretta e la mancanza di attività fisica sono probabilmente responsabili di malattie quali il diabete, l'obesità e le sindromi metaboliche che ne derivano, oltre a un rischio aumentato per tutti i tipi di neoplasie.

I.11.3.2 Eziologia e patogenesi

I.11.3.2.1 Sindrome metabolica (sindrome X)

La sindrome metabolica è stata definita da Reaven (1988) e indica un raggruppamento di anomalie correlate alla resistenza periferica all'insulina. Per porre diagnosi di sindrome metabolica, devono essere presenti almeno tre dei cinque segni seguenti (NCEP Expert Panel 2001):

1. Obesità addominale
2. Aumento dei trigliceridi a digiuno
3. Riduzione del colesterolo HDL
4. Ipertensione arteriosa
5. Iperglicemia a digiuno

La sindrome metabolica è osservata nel 41% degli uomini europei di più di 55 anni. Questa sindrome deriva dall'interazione di fattori genetici e stile di vita, in particolare l'alimentazione scorretta e la mancanza di esercizio fisico. La sindrome X predispone alle malattie cardiovascolari e al diabete di tipo 2 (Bjorntorp 1988; Wannamethee et al. 2005).

I.11.3.2.2 Malattie cardiovascolari

A oggi, le malattie cardiovascolari (CardioVascular Disease, CVD) costituiscono la principale causa di mortalità maschile (33%). Insieme all'ipercolesterolemia, all'ipertensione e al diabete di tipo 2, lo stile di vita e il tabagismo sono i fattori di rischio più importanti (NCEP Expert Panel 2001). Inoltre, una concentrazione elevata di omocisteina (Geisel et al. 2003) e un aumento della PCR, marker dell'infiammazione (Ridker et al. 2001; Brandt et al. 2004), sono stati identificati come fattori di rischio indipendenti. Il World Health Report del 2002 ha stimato che circa l'8% dell'insieme delle malattie che colpiscono i Paesi sviluppati sia provocato dall'ipercolesterolemia e l'11% dall'ipertensione arteriosa. Infine, il diabete di tipo 2, che moltiplica da 2 a 4 volte il rischio annuo di malattie cardiovascolari (Garcia et al. 1974), è presente nel 5,8% degli uomini tra i 55 e i 68 anni e nell'8,7% degli uomini di più di 75 anni (Heartstats). Il diabete non aumenta solo il rischio di malattie cardiovascolari, ma amplifica l'effetto di altri fattori di rischio per le malattie cardiovascolari come l'ipercolesterolemia, l'ipertensione arteriosa e l'obesità.

I.11.3.2.3 Insufficienza cardiaca

L'insufficienza cardiaca cronica è uno dei principali interferenti della qualità della vita (QdV) dell'invecchiamento con un'incidenza intorno a 10 su 1000 nei soggetti di più di 65 anni. Tra questi, il 75% ha un'anamnesi di ipertensione arteriosa misconosciuta o insufficientemente trattata. L'insufficienza cardiaca è una sindrome clinica che può avere numerose cause. I pazienti affetti non presentano necessariamente una cattiva contrazione ventricolare, e una frazione di eiezione bassa può essere dovuta a una miocardiopatia ischemica. I pazienti possono presentare valvulopatie non corrette, stenosi aortiche, insufficienze mitraliche o un riempimento alterato, che provocano un'insufficienza cardiaca diastolica. Molti pazienti presentano almeno una condizione patologica grave oltre all'età avanzata (Jessup et Brozena 2003). Si può pensare che potrebbe anche essere coinvolta l'esposizione prolungata a tossine ambientali. Le diossine e i polifenili policlorati apolari (PCB) presenti nelle piccole particelle di gas di scappamento delle automobili (in particolare a motore diesel) sono stati individuati come patogeni.

I.11.3.2.4 Depressione

I.11

La depressione, uno dei disturbi mentali più comuni, è particolarmente diffusa nelle persone anziane. Negli Stati Uniti, la prevalenza della depressione negli anziani che non vivono in istituto varia dall'1 al 3%, con sintomi depressivi presenti nell'8-16% (Blazer et al. 1987). La prevalenza della depressione supera di gran lunga la frequenza della malattia di Alzheimer. Benché la depressione sia più frequente nelle donne, nei disoccupati, nei disabili e nelle persone che non sono mai state sposate oppure vedove o separate (Alonso et al. 2004), la prevalenza aumenta in caso di una malattia cronica o se la persona vive in una casa di riposo. Sembra che la sensazione di vita priva di senso sia la causa principale. Secondo i dati di studi clinici basati su colloqui strutturati, la somatizzazione da parte dei pazienti depressi è molto diffusa (Simon et al. 1999). Per questo motivo, la depressione resta spesso non diagnosticata (Rapp et al. 1988); i sintomi depressivi devono essere ricercati nelle persone anziane che si dicono essere in buona o in cattiva salute (Ried e Planas 2002).

La depressione che accompagna spesso una cardiopatia ischemica, una malattia polmonare cronica o l'insufficienza cerebrovascolare può nascondere un'ossigenazione insufficiente di alcune regioni del cervello e la degenerazione di neuroni chiave. Inoltre, le teorie attuali mettono in causa una diminuzione dell'attività serotoninergica del sistema nervoso centrale (Bryer et al. 1992), e il declino del testosterone legato all'età negli uomini può essere associato a sintomi di depressione. Si è, infatti, dimostrato che il trattamento ormonale sostitutivo con testosterone può provocare un notevole effetto antidepressivo nei soggetti depressi con livelli di testosterone bassi (Pope et al. 2003).

I.11.3.2.5 Demenza

Oltre alla malattia di Alzheimer, la demenza senile è una patologia frequente negli uomini anziani. L'insufficienza cerebrovascolare, ma anche le lesioni dovute alle specie reattive dell'ossigeno e un apporto alimentare non bilanciato, sono stati identificati come fattori predisponenti. In particolare, un assorbimento inadeguato di acidi grassi polinsaturi del gruppo degli omega 3 è stato associato a disturbi della memoria e a demenza progressiva.

I.11.3.2.6 Disfunzione erettile

La prevalenza della disfunzione erettile (ED) aumenta con l'età e ha un impatto considerevole sulla qualità della vita (Feldman et al. 1994; Fugl-Meyer et al. 1997; Stolk e Busschbach 2003). Una revisione sistematica degli studi di popolazione mostra che la prevalenza della ED va dal 2% negli uomini di meno di 40 anni all'86% negli uomini di 80 anni e oltre (Meuleman et al. 2001; Prins et al. 2002; de Boer et al. 2004). La depressione, i disturbi delle basse vie urinarie (LUTS), le malattie cardiovascolari, l'insufficienza cardiaca cronica e l'ipogonadismo a insorgenza tardiva sono le co-morbilità più frequenti. Inoltre, si pensa che la ED sia un indicatore di morbilità e di mortalità cardiovascolari (Meuleman 2002; Seftel 2003).

I.11.3.2.7 Disturbi delle basse vie urinarie

L'ipertrofia prostatica benigna (BPH) è la principale causa dei disturbi delle basse vie urinarie (LUTS) negli uomini anziani. L'evento biochimico specifico che scatena e favorisce lo sviluppo della BPH rimane da individuare e caratterizzare. La disuria, la riduzione della forza del getto urinario e le minzioni frequenti sono i tre sintomi più frequenti. La prevalenza dei LUTS aumenta con l'età: il 10% degli uomini di 40-49 anni riporta una sintomatologia da moderata a grave rispetto al 44% degli uomini oltre i 70 anni (Sonke et al. 2000). Benché i sintomi possano colpire negativamente la qualità della vita e alterare le attività quotidiane, solo il 9% degli uomini consulta un medico per questi LUTS in un intervallo di tempo medio di 10 mesi (Stolk e Busschbach 2003). Benché la gravità dei LUTS sia un fattore di rischio indipendente di disfunzione sessuale (Rosen e al. 2003), l'impatto negativo dei LUTS sulla qualità della vita è così noto solo per l'associazione alla ED. Tuttavia, la diagnosi e il trattamento dei LUTS possono migliorare la qualità della vita (Welch et al. 2002) ed evitare la ritenzione acuta di urina, un intervento chirurgico, l'incontinenza, l'infezione del tratto urinario o l'uropatia ostruttiva (vedi Cap. II.4.3.d).

La prevalenza del cancro della prostata aumenta con l'età, specialmente nel periodo della vita durante il quale il testosterone sierico diminuisce. Il cancro della prostata può essere scoperto quando il paziente è visitato per dei LUTS. Sempre più frequentemente, tuttavia, la malattia viene rilevata attraverso lo screening sistematico, in particolare quando l'antigene specifico della prostata (PSA) è dosato nel sangue e/o quando viene effettuata un'esplorazione rettale (vedi Cap. II.3.6). Il cancro della prostata è molto frequente all'autopsia negli uomini più anziani, ma la malattia resta spesso limitata alla prostata. Le ragioni per le quali il cancro della prostata diventa invasivo non sono chiare (vedi Cap. II.2.8).

I.11.3.2.8
Ipogonadismo a insorgenza tardiva

Al momento dell'invecchiamento maschile si osserva un declino progressivo del testosterone e un aumento della proteina di trasporto degli ormoni sessuali (Sex Hormone-Binding Globulin, SHBG), cosa che induce una diminuzione relativamente maggiore del tasso di testosterone libero (Vermeulen et al. 1996, Partial Androgen Deficiency of the Ageing Male, PADAM, deficit androgenico parziale dell'invecchiamento).

La sintomatologia e i segni clinici dell'ipogonadismo a insorgenza tardiva comprendono il calo della libido, la disfunzione erettile, la diminuzione della massa magra e della massa muscolare, la riduzione della sensibilità all'insulina, la diminuzione della densità minerale ossea che induce l'osteoporosi, la depressione, l'irritabilità e la diminuzione dell'acuità mentale, la fatica e alcuni sintomi vasomotori (vampate di calore).

Persiste un dibattito sulla correlazione della sindrome di ipogonadismo a insorgenza tardiva e il fatto che i disturbi somatici e affettivi siano realmente legati a un deficit androgenico o che costituiscano solo delle manifestazioni fisiologiche dell'invecchiamento (Hargreave et al. 2004). Inoltre, la maggior parte dei sintomi attribuiti al deficit androgeno è aspecifica e può avere altre cause. Per esempio, uno studio olandese trasversale su soggetti anziani che vivono in comunità ha messo in evidenza l'effetto negativo dei LUTS, della ED e dei sintomi cardiaci nei diversi campi della salute (Blanker et al. 2002); inoltre, studi condotti in Germania sulle stesse popolazioni hanno sottolineato queste interazioni. Esiste una relazione tra la disfunzione sessuale, la depressione e altri processi patologici. La fatica, la ridotta attività e un aumento della depressione, così come l'ansia riguardo alla disfunzione sessuale, sono frequenti negli uomini anziani (Beute et al. 2002; Tan e Philip 1999). A partire da questi dati, è giustificato considerare che mancano ancora dei dati certi che giustifichino l'impiego di routine di un trattamento androgeno sostitutivo negli anziani, anche se esistono enormi potenziali benefici. In primo luogo bisogna sviluppare dei marker di efficacia del trattamento con il testosterone, basandosi anche sui livelli sierici.

I.11.3.2.9
Osteoporosi

L'osteoporosi è la principale causa di frattura negli uomini anziani. Le fratture dell'anca si manifestano in età più tardiva nell'uomo rispetto che nella donna, ma la prognosi è più grave nell'uomo poiché quasi il 50% dei casi è fatale. La comparsa più tardiva di fratture è dovuta a un picco di massa ossea più elevato nell'uomo che nella donna. L'osteoporosi maschile è legata alla diminuzione della produzione di testosterone e all'ipogonadismo a insorgenza tardiva (Van Pottelbergh et al. 2004). Inoltre, il rischio è significativamente più elevato negli uomini con livelli elevati di omocisteina sierica (Mc Lean et al. 2004; van Meurs et al. 2004), e possono essere implicati anche dei fattori genetici. Il rischio di frattura è particolarmente elevato negli uomini trattati con deprivazione androgenetica per cancro della prostata (Shahinian et al. 2005) e nei pazienti che ricevono una terapia cortisonica a lungo termine, per esempio per una broncopneumopatia cronica ostruttiva (Campbell et al. 2004).

I.11.3.3
Segni clinici: anamnesi, esame clinico, esami diagnostici

Il messaggio più importante a proposito dell'insufficienza d'organo e delle malattie frequenti nell'invecchiamento è che a qualsiasi persona che consulta il medico per dei disturbi della sfera urogenitale, cardiovascolare o cerebrale bisogna eseguire una valutazione generale completa. L'anamnesi deve comprendere i precedenti patologici e terapeutici personali, i sintomi presenti e la loro evoluzione nel tempo, così come l'anamnesi relativa agli altri organi. L'esame clinico può essere effettuato efficacemente solo su un paziente completamente nudo. Il medico deve sempre effettuare una palpazione e un'auscultazione accurata della totalità del corpo, misurare la pressione arteriosa, eseguire un'esplorazione rettale e così via. Le analisi di sangue e urine devono essere complete e sono raccomandati il dosaggio del PSA e una valutazione ormonale. Esami di imaging come radiografia, ecografia e tomodensitometria ossea devono essere prescritti in maniera elettiva in funzione dell'anamnesi e dell'esame clinico.

Il paziente può presentare un cancro del colon, dello stomaco o del polmone, che devono essere rilevati a uno stadio precoce per permettere una guarigione completa.

Il diabete, l'iperlipidemia, l'insufficienza renale, l'anemia, ecc. devono essere curati. Lo stato cardiovascolare può essere valutato con ECG, ecografia cardiaca e prova da sforzo. La densità ossea può essere necessaria. Un'indagine dettagliata concernente le abitudini alimentari può rivelare un'alimentazione non equilibrata e degli eventuali apporti deficitari di alcune vitamine, minerali o acidi grassi omega-3.

I.11.3.4 Diagnosi differenziale

Troppo spesso i sintomi sistemici degli anziani sono considerati come facenti parte del normale invecchiamento, mentre questi sintomi sono di fatto causati da malattie specifiche trattabili e spesso anche curabili. Tuttavia, le ricerche dei medici si possono focalizzare sui motivi di disturbo che lasciano ipotizzare una disfunzione o una malattia particolare d'organo, cosa che può tenere nascoste altre malattie. In una casistica di pazienti che lamentavano sintomi legati all'andropausa, più dell'80% soffriva di una patologia grave, mentre l'ipo-androgenismo di rivelazione tardiva era il solo fattore riscontrabile solo nel 20% dei casi (T'sjoen et al. 2003).

I.11.3.5 Terapia

Il trattamento deve sempre mirare a eliminare tutti i fattori in causa messi in evidenza con un esame completo. È chiaro che la semplice prescrizione di un farmaco (vedi oltre) per compensare la disfunzione erettile è inefficace quando il paziente soffre di una malattia grave (p. es., disfunzioni vascolari, metaboliche o neurologiche), la quale non sarà scoperta se non viene effettuato un esame generale.

Alla fine degli anni '80, il solo trattamento disponibile per i soggetti che soffrivano di ED era la terapia sessuale, una protesi impiantabile, la pompa del pene oppure il testosterone, i quali spesso si rivelavano inappropriati. L'avvento della terapia con iniezioni intracavernose ha permesso alle coppie di riprendere dei rapporti sessuali, sebbene molti trovassero questo trattamento doloroso e invasivo (Hatzichristou et al. 2000). Nel 1998, il sildenafil, inibitore della PDE5, è apparso come il primo trattamento orale efficace della ED. Il trattamento sintomatico preferito dei pazienti con ED è rappresentato dalla terapia orale (73,8%), dalla PGE1 intrauretrale (sistema farmacologico uretrale per l'erezione, 5,1%), dalle iniezioni intracavernose (IIC, 4,7%), dal dispositivo di erezione con pompa (5,8%) e dall'impianto di una protesi peniena (2,4%, Braun et al. 2000). Sulla base di questi dati, l'attuale trattamento sintomatico della ED consiste in un programma progressivo a seconda del successo ottenuto, che spazia dai trattamenti orali o meccanici non invasivi a una terapia intrauretrale e intracavernosa, fino all'impianto di una protesi peniena (vedi Cap. I.4).

Il trattamento prevalente della BPH sintomatica è farmacologico, con un antagonista dei recettori alfa-adrenergici (alfabloccante) che riduce il tono muscolare liscio della prostata e del collo vescicale, o con un inibitore della 5α-reduttasi che riduce il volume della prostata abbassando il tasso di diidrotestosterone (DHT), principale metabolita attivo del testosterone nella prostata, il quale induce anche un'atrofia epiteliale (Lepor et al. 1996).

Gli alfa-bloccanti hanno un'azione relativamente rapida sulla sintomatologia (in qualche giorno o settimana); essi rappresentano, dunque, spesso la scelta iniziale, in particolare negli uomini che presentano una prostata piccola. L'inizio dell'azione degli inibitori della 5α-reduttasi, che sono i più efficaci in caso di prostata grande (> 40 mL), può durare fino a 6 mesi. Inoltre, essi riducono il rischio a lungo termine di ritenzione urinaria acuta e di trattamento invasivo (Mc Connell et al. 1998, 2003) e riducono i tassi di PSA. Preoccupazioni sono sorte a causa di questa riduzione dei livelli del PSA, la quale può nascondere la presenza di un cancro della prostata. Tuttavia, alcuni dati recenti suggeriscono che la capacità del PSA di individuare un cancro della prostata clinicamente significativo non è influenzata negativamente dall'inibizione della 5α–reduttasi.

Lo studio MTOPS (Medical Therapy Of Prostatic Symptoms) è stato condotto per determinare se il trattamento combinato con un alfa-bloccante e un inibitore della 5α-reduttasi (finasteride) sia più efficace di ciascuno dei farmaci assunti isolatamente. I risultati hanno mostrato una progressione clinica della BPH più lenta sotto terapia combinata che con un farmaco preso singolarmente (riduzione del rischio rispetto al placebo: doxazosina 39%, finasteride 34%, terapia associativa 67%, Tan e Philip 1999). Il trattamento farmacologico dei LUTS dovuti a una BPH riduce il numero di trattamenti chirurgici e ritarda il loro uso. Tuttavia, un quarto dei pazienti con sintomi moderati, e un numero ancora maggiore di quelli con sintomi gravi necessiteranno, alla fine, di un intervento chirurgico. La resezione transuretrale della prostata (TURP) è il metodo standard, ma alcune tecniche meno invasive, come la termoterapia transuretrale (TransUrethral Thermotherapy TUMT) hanno recentemente guadagnato credibilità (de la Rosette et al. 2003).

Deve anche essere considerato l'approccio non farmacologico utilizzando degli estratti di piante, poiché il suo costo è inferiore e gli effetti secondari o collaterali sono meno frequenti (Comhaire e Mahmoud 2004).

L'osteoporosi è spesso scarsamente trattata (Meryn 2005). Allo scopo può essere indicato il trattamento ormonale sostitutivo con degli androgeni aromatizzabili. Gli integratori alimentari di calcio e vitamina D_3, ma soprattutto i bifosfonati, rappresentano il trattamento preferenziale (Diamond 2005).

Per la sindrome X, la prevenzione è di importanza fondamentale. Il trattamento di questi pazienti adotta frequentemente le biguanidi, quali la metformina, per aumentare la sensibilità all'insulina (Knowler et al. 2002).

I.11.3.6
Prevenzione

Sebbene l'invecchiamento non possa essere interrotto, le malattie ad esso associate devono essere individuate e curate a uno stadio precoce. Uno stile di vita inadeguato deve essere corretto per migliorare la salute, favorendo l'esercizio fisico e adattando le abitudini nutrizionali. Il consumo regolare di alcuni nutriceutici (vedi Cap. II.4.15) e di integratori alimentari può rallentare l'invecchiamento cellulare dovuto al tempo e alle lesioni (ossidative) del DNA e della membrana cellulare. Inoltre, gli integratori alimentari di calcio e di vitamina D_3, così come di vitamine B_6, B_9 e B_{12}, possono prevenire l'osteoporosi riducendo il tasso di omocisteina nel sangue. Un trattamento ormonale sostitutivo è indicato in caso di valori ormonali nel sangue bassi. Esistono forti indizi che la supplementazione di antiossidanti, come le vitamine E e C, e di acidi grassi polinsaturi del gruppo degli omega 3 possano prevenire la malattia di Alzheimer (Zamaria 2004; Zandi et al. 2004).

Queste misure possono ridurre la disparità tra i due sessi, poiché non c'è alcuna ragione biologica evidente per cui gli uomini non possano avere la stessa aspettativa di vita (in salute) delle donne.

Bibliografia

Alonso J, Angermeyer MC, Bernert S, Bruffaerts R, Brugha TS, Bryson H, Girolamo G, Graaf R, Demyttenaere K, Gasquet I, Haro JM, Katz SJ, Kessler RC, Kovess V, Lepine JP, Ormel J, Polidori G, Russo LJ, Vilagut G, Almansa J, Arbabzadeh-Bouchez S, Autonell J, Bernal M, Buist-Bouwman MA, Codony M, Domingo-Salvany A, Ferrer M, Joo SS, Martinez-Alonso M, Matschinger H, Mazzi F, Morgan Z, Morosini P, Palacin C, Romera B, Taub N, Vollebergh WA (2004) Prevalence of mental disorders in Europe: results from the European Study of the Epidemiology of Mental Disorders (ESEMeD) project. Acta Psychiatr Scand Suppl 21 - 27

Beutel ME, Wiltink J, Schwarz R, Weidner W, Brähler E (2002) Complaints of the ageing male based on a representative community study. Eur Urol 41:85 - 92

Bjorntorp P (1988) Abdominal obesity and the development of noninsulin-dependent diabetes mellitus. Diabetes Metab Rev 4:615 - 622

Blanker MH, Driessen LF, Bosch JL, Bohnen AM, Thomas S, Prins A, Bernsen RM, Groeneveld FP (2002) Health status and its correlates among Dutch community-dwelling older men with and without lower urogenital tract dysfunction. Eur Urol 41:602 - 607

Blazer D, Hughes DC, George LK (1987) The epidemiology of depression in an elderly community population. Gerontologist 27:281 - 287

Brandt B, Hermann S, Straif K, Tidow N, Buerger H, Chang Claude J (2004) Modification of breast cancer risk in young women by a polymorphic sequence in the egfr gene. Cancer Res 64:7 - 12

Braun M, Wassmer G, Klotz T, Reifenrath B, Mathers M, Engelmann U (2000) Epidemiology of erectile dysfunction: results of the 'Cologne Male Survey'. Int J Impot Res 12: 305 - 311

Bryer JB, Starkstein SE, Votypka V, Parikh RM, Price TR, Robinson RG (1992) Reduction of CSF monoamine metabolites in poststroke depression: a preliminary report. J Neuropsychiatry Clin Neurosci 4:440 - 442

Campbell IA, Douglas JG, Francis RM, Prescott RJ, Reid DM (2004) Five year study of etidronate and/or calcium as prevention and treatment for osteoporosis and fractures in patients with asthma receiving long term oral and/or inhaled glucocorticoids. Thorax 59:761 - 768

Comhaire F, Mahmoud A (2004) Preventing diseases of the prostate in the elderly using hormones and nutriceuticals. Aging Male 7:155 - 169

de Boer BJ, Bots ML, Nijeholt AA, Moors JP, Pieters HM, Verheij TJ (2004) Erectile dysfunction in primary care: prevalence and patient characteristics. The ENIGMA study. Int J Impot Res 16:358 - 364

de la Rosette JJ, Floratos DL, Severens JL, Kiemeney LA, Debruyne FM, Pilar LM (2003) Transurethral resection vs microwave thermotherapy of the prostate: a cost-consequences analysis. BJU Int 92:713 - 718

Diamond TH (2005) Pharmacotherapy of osteoporosis in men. Expert Opin Pharmacother 6:45 - 58

Feldman HA, Goldstein I, Hatzichristou DG, Krane RJ, McKinlay JB (1994) Impotence and its medical and psychosocial correlates: results of the Massachusetts Male Aging Study. J Urol 151:54 - 61

Fugl-Meyer AR, Lodnert G, Branholm IB, Fugl-Meyer KS (1997) On life satisfaction in male erectile dysfunction. Int J Impot Res 9:141 - 148

Garcia MJ, McNamara PM, Gordon T, Kannel WB (1974) Morbidity and mortality in diabetics in the Framingham population. Sixteen year follow-up study. Diabetes 23:105 - 111

Geisel J, Hennen B, Hubner U, Knapp JP, Herrmann W (2003) The impact of hyperhomocysteinemia as a cardiovascular risk factor in the prediction of coronary heart disease. Clin Chem Lab Med 41:1513 - 1517

Hargreave TB, Meuleman EJ, Weidner W (2004) Hormonal replacement therapy for aging men? The debate goes on. Eur Urol 46:155 - 161

Hatzichristou DG, Apostolidis A, Tzortzis V, Ioannides E, Yannakoyorgos K, Kalinderis A (2000) Sildenafil versus intracavernous injection therapy: efficacy and preference in patients on intracavernous injection for more than 1 year. J Urol 164:1197 - 1200

Heartstats: www.heartstats.org

Isaacs SL, Schroeder SA (2004) Class – the ignored determinant of the nation's health. N Engl J Med 351:1137 - 1142

Jessup M, Brozena S (2003) Medical progress. Heart failure. N Engl J Med 348:2007 - 2018

Knowler WC, Barrett-Connor E, Fowler SE, Hamman RF, Lachin JM, Walker EA, Nathan DM (2002) Reduction in the incidence of type 2 diabetes with lifestyle intervention or metformin. N Engl J Med 346:393 - 403

Kristenson M, Kucinskiene Z, Bergdahl B, Calkauskas H, Urmonas V, Orth-Gomer K (1998) Increased psychosocial strain in Lithuanian versus Swedish men: the LiVicordia study. Psychosom Med 60:277 - 282

Lantz PM, House JS, Lepkowski JM, Williams DR, Mero RP, Chen J (1998) Socioeconomic factors, health behaviors, and mortality: results from a nationally representative prospective study of US adults. JAMA 279:1703 - 1708

Lepor H, Williford WO, Barry MJ, Brawer MK, Dixon CM, Gormley G, Haakenson C, Machi M, Narayan P, Padley RJ (1996) The efficacy of terazosin, finasteride, or both in benign prostatic hyperplasia. Veterans Affairs Cooperative Studies Benign Prostatic Hyperplasia Study Group. N Engl J Med 335:533 - 539

McConnell JD, Bruskewitz R, Walsh P, Andriole G, Lieber M, Holtgrewe HL, Albertsen P, Roehrborn CG, Nickel JC, Wang DZ, Taylor AM, Waldstreicher J (1998) The effect of finasteride on the risk of acute urinary retention and the need for surgical treatment among men with benign prostatic hyperplasia. Finasteride Long-Term Efficacy and Safety Study Group. N Engl J Med 338:557 – 563

McConnell JD, Roehrborn CG, Bautista OM, Andriole GL, Jr., Dixon CM, Kusek JW, Lepor H, McVary KT, Nyberg LM, Jr., Clarke HS, Crawford ED, Diokno A, Foley JP, Foster HE, Jacobs SC, Kaplan SA, Kreder KJ, Lieber MM, Lucia MS, Miller GJ, Menon M, Milam DF, Ramsdell JW, Schenkman NS, Slawin KM, Smith JA (2003) The long-term effect of doxazosin, finasteride, and combination therapy on the clinical progression of benign prostatic hyperplasia. N Engl J Med 349:2387 – 2398

McLean RR, Jacques PF, Selhub J, Tucker KL, Samelson EJ, Broe KE, Hannan MT, Cupples LA, Kiel DP (2004) Homocysteine as a predictive factor for hip fracture in older persons. N Engl J Med 350:2042 – 2049

Meryn S (2005) Undertreatment of osteoporosis in men. Arch Intern Med 165:241

Meuleman EJ (2002) Prevalence of erectile dysfunction: need for treatment? Int J Impot Res 14 (Suppl) 1:S22-S28

Meuleman EJ, Donkers LH, Robertson C, Keech M, Boyle P, Kiemeney LA (2001) [Erectile dysfunction: prevalence and effect on the quality of life; Boxmeer study]. Ned Tijdschr Geneeskd 145:576 – 581

NCEP Expert Panel (2001) Executive Summary of The Third Report of The National Cholesterol Education Program (NCEP) Expert Panel on Detection, Evaluation, And Treatment of High Blood Cholesterol In Adults (Adult Treatment Panel III). JAMA 285:2486 – 2497

Pope HG Jr, Cohane GH, Kanayama G, Siegel AJ, Hudson JI (2003) Testosterone gel supplementation for men with refractory depression: a randomized, placebo-controlled trial. Am J Psychiatry 160:105 – 111

Prins J, Blanker MH, Bohnen AM, Thomas S, Bosch JL (2002) Prevalence of erectile dysfunction: a systematic review of population-based studies. Int J Impot Res 14:422 – 432

Rapp SR, Parisi SA, Walsh DA, Wallace CE (1988) Detecting depression in elderly medical inpatients. J Consult Clin Psychol 56:509 – 513

Reaven GM (1988) Banting lecture 1988. Role of insulin resistance in human disease. Diabetes 37:1595 – 1607

Ridker PM, Stampfer MJ, Rifai N (2001) Novel risk factors for systemic atherosclerosis: a comparison of C-reactive protein, fibrinogen, homocysteine, lipoprotein(a), and standard cholesterol screening as predictors of peripheral arterial disease. JAMA 285:2481 – 2485

Ried LD, Planas LG (2002) Aging, health, and depressive symptoms: are women and men different? J Womens Health (Larchmt) 11:813 – 824

Rosen R, Altwein J, Boyle P, Kirby RS, Lukacs B, Meuleman E, O'Leary MP, Puppo P, Robertson C, Giuliano F (2003) Lower urinary tract symptoms and male sexual dysfunction: the multinational survey of the aging male (MSAM-7). Eur Urol 44:637 – 649

Seftel AD (2003) Erectile dysfunction in the elderly: epidemiology, etiology and approaches to treatment. J Urol 169: 1999 – 2007

Shahinian VB, Kuo YF, Freeman JL, Goodwin JS (2005) Risk of fracture after androgen deprivation for prostate cancer. N Engl J Med 352:154 – 164

Simon GE, Von Korff M, Piccinelli M, Fullerton C, Ormel J (1999) An international study of the relation between somatic symptoms and depression. N Engl J Med 341:1329 – 1335

Sonke GS, Kolman D, de la Rosette JJ, Donkers LH, Boyle P, Kiemeney LA (2000) [Prevalence of lower urinary tract symptoms in men and its influence on their quality of life: Boxmeer Study]. Ned Tijdschr Geneeskd 144:2558 – 2563

Stolk EA, Busschbach JJ (2003) Are patients and the general public like-minded about the effect of erectile dysfunction on quality of life? Urology 61:810 – 815

T'sjoen G, Feyen E, De Kuyper P, Comhaire F, Kaufman JM (2003) Self-referred patients in an aging male clinic: much more than androgen deficiency alone. Aging Male 6:157 – 165

Tan RS, Philip PS (1999) Perceptions of and risk factors for andropause. Arch Androl 43:97 – 103

Van Meurs JB, Dhonukshe-Rutten RA, Pluijm SM, van der KM, de Jonge R, Lindemans J, de Groot LC, Hofman A, Witteman JC, van Leeuwen JP, Breteler MM, Lips P, Pols HA, Uitterlinden AG (2004) Homocysteine levels and the risk of osteoporotic fracture. N Engl J Med 350:2033 – 2041

Van Pottelbergh I, Goemaere S, Zmierczak H, Kaufman JM (2004) Perturbed sex steroid status in men with idiopathic osteoporosis and their sons. J Clin Endocrinol Metab 89: 4949 – 4953

Vermeulen A, Kaufman JM, Giagulli VA (1996) Influence of some biological indexes on sex hormone-binding globulin and androgen levels in aging or obese males. J Clin Endocrinol Metab 81:1821 – 1826

Wannamethee SG, Shaper AG, Walker M (2005) Overweight and obesity and weight change in middle aged men: impact on cardiovascular disease and diabetes. J Epidemiol Community Health 59:134 – 139

Weidner G, Cain VS (2003) The gender gap in heart disease: lessons from Eastern Europe. Am J Public Health 93:768 – 770

Welch G, Weinger K, Barry MJ (2002) Quality-of-life impact of lower urinary tract symptom severity: results from the Health Professionals Follow-up Study. Urology 59:245 – 250

Winkleby MA, Jatulis DE, Frank E, Fortmann SP (1992) Socioeconomic status and health: how education, income, and occupation contribute to risk factors for cardiovascular disease. Am J Public Health 82:816 – 820

Zamaria N (2004) Alteration of polyunsaturated fatty acid status and metabolism in health and disease. Reprod Nutr Dev 44:273 – 282

Zandi PP, Anthony JC, Khachaturian AS, Stone SV, Gustafson D, Tschanz JT, Norton MC, Welsh-Bohmer KA, Breitner JC (2004) Reduced risk of Alzheimer disease in users of antioxidant vitamin supplements: the Cache County Study. Arch Neurol 61:82 – 88

Razionale II

Comprensione dell'anatomia e delle funzioni normali

II.1

II.1.1 Anatomia e istologia dell'apparato genitale maschile

A. Meinhardt

II.1.1.1 Testicoli e scroto

II.1.1.1.1 Testicoli

Il *testicolo* ha due funzioni essenziali: la produzione dei gameti maschili, gli spermatozoi, in un processo chiamato la *spermatogenesi* e la sintesi e la liberazione controllata di testosterone come principale androgeno, denominata la *steroidogenesi.* I testicoli sono organi pari di forma ovale sospesi fuori dalla cavità pelvica addominale, nella quale la temperatura è 2-3 °C sotto quella corporea centrale di 37 °C. Lo sviluppo degli spermatozoi può essere normale solo a questa temperatura. Il plesso venoso pampiniforme contribuisce al raffreddamento perché si svolge intorno all'arteria testicolare per assorbire il calore del sangue arterioso, raffreddandolo così prima che penetri nella gonade. Prima della nascita, i testicoli scendono dalla cavità addominale, dove si sviluppano, nello scroto attraverso il canale inguinale. Durante il loro percorso, si ricoprono di un rivestimento proveniente dagli strati sierosi, muscolari e fibrosi delle pareti addominali e dello scroto. Ogni testicolo è circondato da una capsula fibrosa biancastra dura, la *tunica albuginea,* che contiene cellule muscolari lisce. Sulla superficie dorsale, la tunica albuginea si ispessisce e forma il mediastino testicolare. Qui, il sangue e i vasi linfatici, i nervi e i dotti deferenti che drenano gli spermatozoi all'epididimo entrano nelle gonadi o ne escono. A partire dalla tunica albuginea, circa 250 trabecole fibrose si dipartono in direzione centripeta, suddividendo il parenchima testicolare in lobuli. In ogni lobulo si osservano da uno a quattro *tubuli seminiferi* molto sinuosi che producono spermatozoi (Fig. II.1.1). I tubuli seminiferi proseguono ad ogni estremità con altri tubuli, i dotti deferenti, che trasportano gli spermatozoi dal testicolo nel canale epididimario.

II.1.1.1.2 Compartimento interstiziale

La produzione di androgeni e spermatozoi ha luogo in due compartimenti diversi del testicolo. Gli spermatozoi si sviluppano nei tubuli seminiferi in stretta associazione con le cellule di Sertoli, mentre gli androgeni sono prodotti nelle *cellule di Leydig* localizzate nello spazio interstiziale tra i tubuli (Fig. II.1.1). Oltre alle cellule di Leydig, lo spazio interstiziale comprende soprattutto fibrociti, vasi sanguigni e linfatici e un numero significativo di leucociti (soprattutto macrofagi e in minor grado dei linfociti T e dei mastociti). Le cellule di Leydig si raggruppano spesso in piccoli ammassi intorno ai vasi sanguigni e sono ricchi di reticolo endoplasmatico liscio, segno strutturale caratteristico delle cellule che sintetizzano gli ormoni steroidei. Hanno un citoplasma rosa abbondante con lipidi, un lipocroma pigmentoso, soluzioni cristalloidi di Reinke (prismi esagonali in microscopia elettronica) e nuclei rotondi con nucleoli distinti, e sono spesso associate alle fibre nervose. Alcune cellule di Leydig sparse sono anche trovate nel funicolo spermatico, così come nella tunica albuginea. Le cellule di Leydig sintetizzano il *testosterone* come principale androgeno e numerosi fattori proteinergici quali i fattori di crescita, i neuropeptidi e le citochine. La funzione normale delle cellule di Leydig è dipendente dall'ormone luteinizzante (LH).

II.1.1.1.3 Scroto

Lo scroto è una sacca cutanea che avvolge i testicoli e la parte inferiore dei funicoli spermatici. Sulla superficie mediana dello scroto è visibile un rafe, il quale si estende in avanti sotto la superficie del pene e indietro, sotto forma di cresta lungo la linea centrale del perineo fino all'ano. L'aspetto esterno dello scroto varia secondo le circostanze da breve e raccolto ad allungato e flaccido. Lo scroto è costituito dai seguenti strati, dall'esterno verso l'interno:

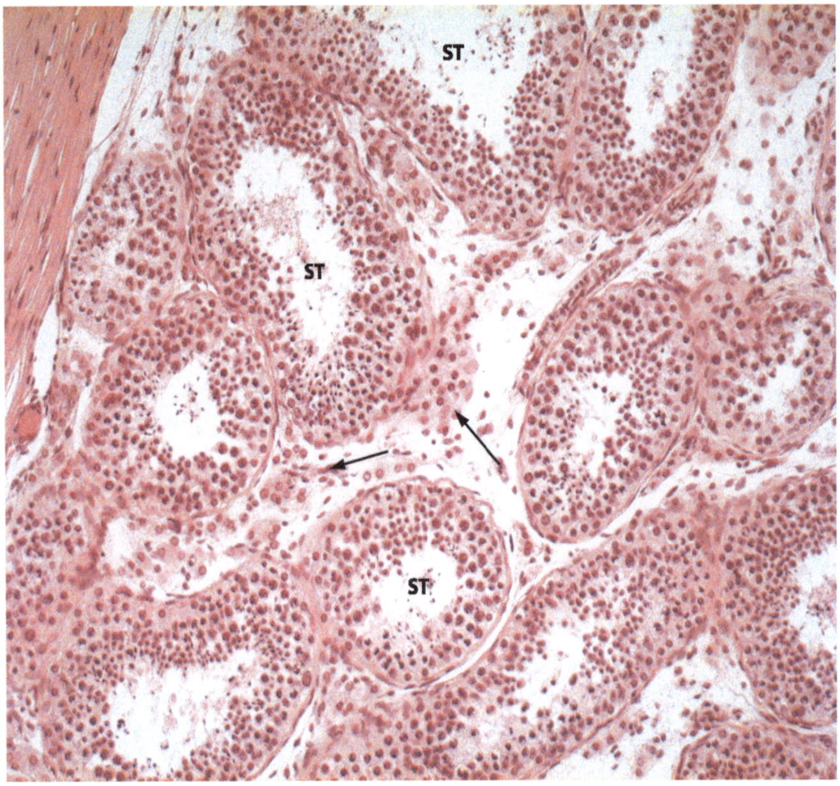

Fig.II.1.1. Istologia del testicolo umano. Le cellule di Leydig (*freccia*) possono essere osservate nello spazio interstiziale tra i tubuli seminiferi (*ST*). Sulla sinistra la tunica albuginea è parzialmente visibile

la pelle (non grasso sottocutaneo), il dartos (un sottile strato di fibre muscolari lisce), la fascia seminale esterna, il muscolo cremastere, la fascia seminale interna e la tunica vaginale (una membrana sierosa che ricopre la parte anteriore e i lati del testicolo e dell'epididimo, composta da uno strato viscerale [foglietto viscerale] e da uno strato parietale [foglietto parietale], proveniente dal peritoneo).

II.1.1.1.4
Vasi e nervi

L'arteria che irrora il testicolo e l'epididimo è *l'arteria testicolare,* la quale deriva direttamente dall'aorta addominale sotto l'arteria renale. La vena testicolare si estende verso il *plesso pampiniforme* che segue il corso dell'arteria testicolare. Questi due vasi sono presenti nel funicolo spermatico. Dopo il passaggio attraverso il *canale inguinale,* le vene si riuniscono e confluiscono nella vena renale sul lato sinistro e in direzione della vena cava inferiore sul lato destro. Lo scroto e i suoi rivestimenti ricevono il loro apporto di sangue arterioso attraverso *l'arteria cremasterica* dell'epigastrica inferiore e dei rami dell'arteria pudenda. Le vene seguono le arterie corrispondenti. I vasi linfatici del testicolo evolvono in linfonodi linfatici intorno all'origine dell'arteria testicolare (linfonodi lombari), mentre i vasi linfatici scrotali portano a dei linfonodi inguinali. Il muscolo cremastere, il dartos e la cute dello scroto sono tutti innervati dal ramo scrotale del nervo addomino-genitale e dalle ramificazioni del nervo pudendo.

II.1.1.2
Epididimo

L'epididimo è costituito da un corpo centrale (corpo dell'epididimo), da un'estremità superiore ingrossata (testa dell'epididimo) e da una parte inferiore appuntita, la coda (coda dell'epididimo), che si estende dal canale deferente. L'epididimo è ricoperto da una tunica albuginea fibrosa e sottile ed è collegato al dorso del testicolo mediante due piccoli legamenti. La testa dell'epididimo è palpabile attraverso la cute dello scroto ed è, dunque, accessibile all'esame clinico. La rete testis sulla parte dorso-cranica del testicolo collega i tubuli seminiferi con i dotti efferenti nella testa dell'epididimo. Circa 6-12 *canali efferenti* convergono verso un canale, il *canale dell'epididimo,* che è molto tortuoso e aumenta di diametro e di spessore quando giunge al canale deferente. Le sinuosità sono tenute insieme da un sottile tessuto connettivo. La testa dell'epididimo contiene i canali efferenti e l'estremità prossimale del canale dell'epididimo, mentre il corpo e la coda comprendono solo il canale epididimario. Dal punto di vista istologico, l'epitelio della parte terminale dei tubuli seminiferi contiene solo cellule di Sertoli e si fonde progressivamente con l'epitelio cuboide o prismatico della *rete testis.* Queste cellule epiteliali possono, infatti, rappresentare una continuazione delle cellule di Sertoli che rivestono i tubuli seminiferi. I canali efferenti sono caratterizzati da un epitelio prismatico di altezza variabile, cosa che fornisce alla superficie interna un aspetto simile a un'onda.

Il canale epididimario è rivestito da un epitelio prismatico stereociliato pseudostratificato costituito da grandi cellule prismatiche ciliate (principali), cellule prismatiche strette di colore più scuro, cellule basali, cellule chiare e alcuni linfociti intraepiteliali (Fig. II.1.2). Giunzioni strette tra le cellule epiteliali contigue formano una barriera di diffusione. Il canale epididimario prossimale possiede un sottile strato muscolare che si accresce gradualmente a livello del corpo e particolarmente in prossimità del canale deferente. Gli spermatozoi sono immagazzinati all'interno del canale dell'epididimo mentre subiscono una serie complessa di modificazioni biochimiche per divenire spermatozoi maturi (Fig. II.1.2). Lo sviluppo e il funzionamento dell'epididimo dipendono dall'apporto intraluminale del testosterone, che è fissato a una proteina carrier, la proteina di legame degli androgeni (Androgen-Binding Protein, ABP), un prodotto delle cellule di Sertoli. Il complesso ABP-testosterone è trasportato nel liquido duttale, captato dalle cellule epiteliali dell'epididimo e metabolizzato nel deidrotestosterone attraverso l'attività della 5α-reduttasi. Le cellule epiteliali dell'epididimo secernono vari fattori ed enzimi che intervengono nella maturazione degli spermatozoi tra cui le proteine HE (epididimo umano), caratteristiche dell'epididimo. Gli spermatozoi maturi vengono immagazzinati nella parte distale del canale epididimario fino all'eiaculazione. In caso di debole attività sessuale, l'eccesso degli spermatozoi è liberato a un ritmo lento nel canale deferente finché non viene espulso durante la minzione.

II.1.1.3

Funicolo spermatico e dotto deferente

II.1.1.3.1

Funicolo spermatico

Il *funicolo spermatico* (*funiculus spermaticus*) si estende per circa 10 cm nella porzione addominale dell'anello inguinale, sulla parte superiore dorsale del testicolo. Il funicolo sinistro è più lungo di quello destro e, di conseguenza, il testicolo sinistro è situato un po' più in basso. Localizzato nel grasso e nel tessuto connettivo, il funicolo spermatico contiene arterie, vene, un sistema linfatico, nervi e il canale deferente che riveste il ruolo di canale escretore dell'epididimo. Queste strutture sono rivestite da strati trasportati dal testicolo nel corso della sua discesa e comprendono, dall'esterno verso l'interno: la cute dello scroto, il dartos, la fascia seminale esterna, il muscolo cremastere e la fascia seminale interna. Il muscolo cremastere interviene nella regolazione della temperatura testicolare, poiché la contrazione e il rilassamento influenzano la distanza tra i testicoli e il corpo. Il muscolo cremastere è innervato dal ramo genitale del nervo genitofemorale. Il ramo femorale, a sua volta, fornisce l'innervazione sensitiva della cute della superficie mediale della coscia. La stimolazione di questa area provoca una contrazione riflessa del muscolo cremastere.

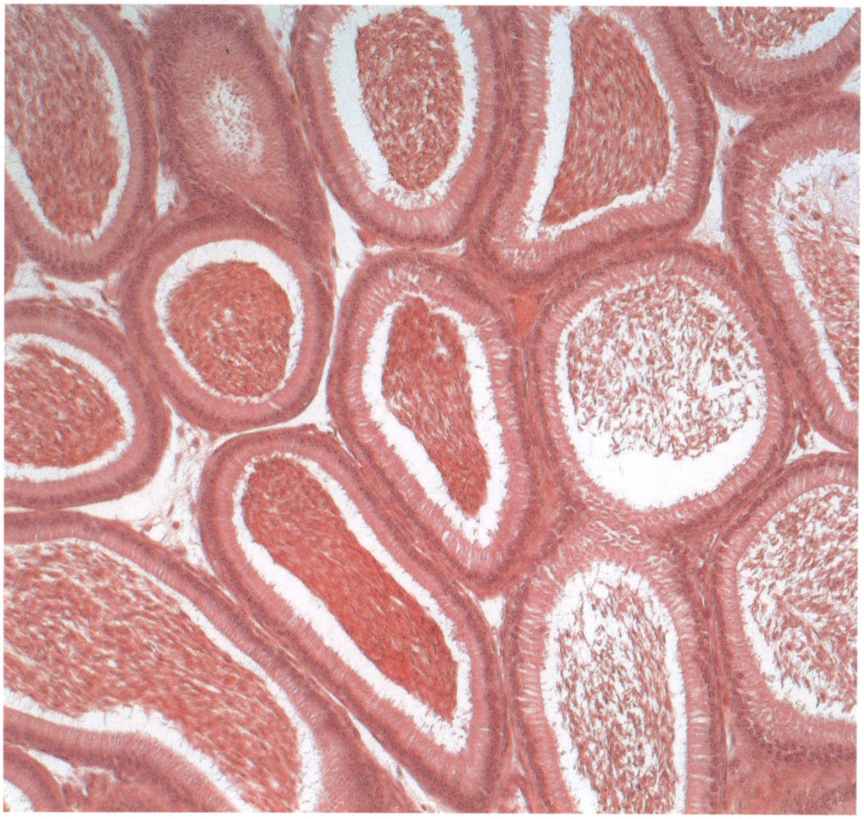

Fig.II.1.2. Sezione trasversale che mostra l'epitelio prismatico che costeggia il condotto dell'epididimo. Il canale è riempito da spermatozoi. I tubuli hanno un rivestimento muscolare che svolge un ruolo importante nel movimento degli spermatozoi lungo l'epididimo

II.1

II.1.1.3.2
Canale deferente

Il canale deferente è il prolungamento del canale epididimario e il suo diametro è di circa 3 mm. Fa parte del funicolo spermatico e attraversa, pertanto, il canale inguinale per entrare nella cavità pelvica. Prima di entrare nella prostata a livello della sua superficie dorsale, il canale deferente si ingrandisce formando un'ampolla e raggiunge, in seguito, il canale della vescicola seminale per formare il dotto eiaculatore, il quale passa attraverso la prostata e sbocca nella porzione prostatica dell'uretra, in prossimità dell'orifizio dell'utricolo prostatico. Il dotto deferente è palpabile nel funicolo spermatico grazie alla sua parete densa. Il canale deferente dell'adulto è rivestito da un epitelio prismatico pseudo-stratificato (costituito da cellule principali, cellule a matita e cellule ricche di mitocondri) che si appoggia su un unico strato di cellule basali. Il rivestimento muscolare spesso si compone di due-tre strati spessi di fibre muscolare lisce. L'avventizia esterna si compone di tessuto connettivo, vasi sanguigni e fibre nervose.

II.1.1.3.3
Vasi e nervi

Le arterie del funicolo spermatico sono costituite dalle arterie testicolari, le quali si dividono in diversi rami e irrorano il testicolo e l'epididimo. Le vene spermatiche escono dalla parte posteriore del testicolo e ricevono degli affluenti dell'epididimo per formare un plesso contorto, il cosiddetto plesso pampiniforme. Entrando nell'addome, le vene si uniscono per formare la vena testicolare, che drena nella vena renale sinistra sul lato sinistro e direttamente nella vena cava inferiore sul lato destro. I nervi sono le ramificazioni genitali del nervo genito-femorale, le fibre lo sono del sistema nervoso autonomo e il ramo scrotale è la ramificazione del nervo ilio-inguinale.

II.1.1.4
Prostata

La prostata è una ghiandola solida, delle dimensioni di una castagna, situata nella cavità pelvica presso l'origine dell'uretra. Sviluppata da una capsula di tessuto connettivo, essa è composta da una serie radiale di circa 30-50 ghiandole tubulo-alveolari ramificate circondate da un denso *stroma fibromuscolare.* La contrazione dei muscoli lisci libera il contenuto della ghiandola prostatica nell'uretra al momento dell'eiaculazione. L'epitelio ha uno strato di cellule cubiche-prismatiche ricoperto da uno strato di cellule basali (Fig. II.1.3). La principale caratteristica della ghiandola, tuttavia, è la presenza di concrezioni che si manifestano con strutture a forma di cipolla nel lume. Dal punto di vista embriologico e istologico, la struttura interna della prostata umana è divisa in quattro sezioni: (1) lo stroma non ghiandolare, (2) il segmento preprostatico, (3) la zona periferica e (4) la zona centrale. La zona centrale circonda i dotti eiaculatori ed è costituita da acini, ha una configurazione relativamente semplice ed è inserita a cuneo nella zona periferica.

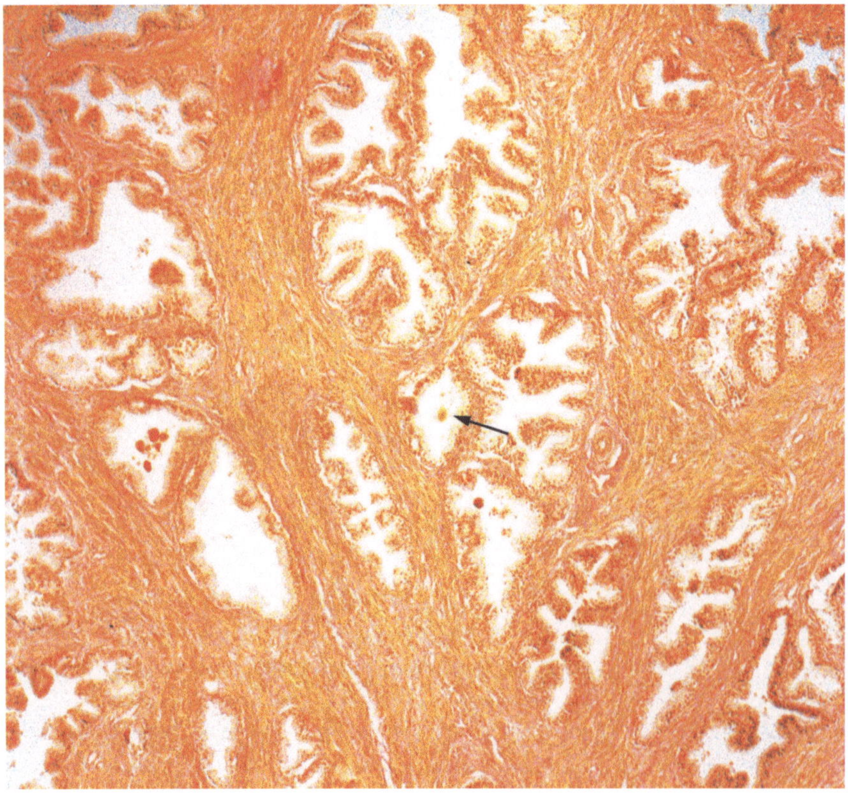

Fig. II.1.3. Sezione trasversale della prostata. Il lume è circondato da un epitelio a due strati e da uno stroma fibromuscolare denso. Talvolta, possono essere osservate delle concrezioni nel lume (*freccia*)

II.1

Il segmento pre-prostatico è la parte periuretrale, considerata la sede principale dello sviluppo dell'ipertrofia prostatica benigna (BPH).

La prostata umana ha una duplice funzione, in quanto produce numerosi composti secretori che influenzano la superficie uretrale al passaggio del liquido seminale e che agiscono sugli spermatozoi e sulle proteine della coagulazione follicolare (liquefazione del liquido seminale). La secrezione è leggermente acida (pH 6,4) e ricca di zinco, citrato, fosfatasi acidi e proteasi, tra cui *l'antigene specifico della prostata* (*PSA*), utilizzato a scopo diagnostico.

II.1.1.4.1
Vasi e nervi

Le arterie che irrorano la prostata provengono dall'arteria pudenda interna e dall'arteria vescicale. Le sue vene formano il plesso vescico-prostatico intorno ai lati e alla base del glande; esse ricevono la vena dorsale del pene e drenano nelle vene ipogastriche. La prostata riceve un'innervazione autonoma doppia: simpatica delle ultime radici toraciche e lombari attraverso i nervi ipogastrici e parasimpatica attraverso i nervi pelvici.

II.1.1.5
Vescicola seminale, ghiandola bulbo-uretrale

II.1.1.5.1
Vescicola seminale (Glandula vesiculosa)

Le vescicole seminali sono strutture pari, allungate, a forma di sacco o di tubulo, circondate da un rivestimento spesso di muscoli lisci. Le ghiandole sono situate tra il fondo della vescica e il retto. Le vescicole seminali hanno una capacità di circa 3,4-4,5 mL e producono circa il 60-70% del liquido seminale. Si fistolizzano separatamente nell'uretra posteriore dopo essersi legate al dotto deferente. Le loro parti prossimale e ampollare hanno una funzione di riassorbimento di liquido e di spermatofagia (ingestione e degradazione da parte delle cellule epiteliali degli spermatozoi lesi). Ogni vescicola è costituita da un unico tubulo, ripiegato su se stesso e all'origine di molti diverticoli irregolari, che conferiscono alla ghiandola una superficie esterna irregolare. Il lume è rivestito da uno o da due strati di un epitelio prismatico che si piega fornendo un aspetto reticolato. L'epitelio è circondato da un rivestimento muscolare (Fig. II.1.4).

L'attività secretoria delle vescicole è una misura dell'apporto di testosterone all'epitelio. I prodotti della secrezione delle vescicole seminali comprendono ioni, fruttosio, prostaglandine,

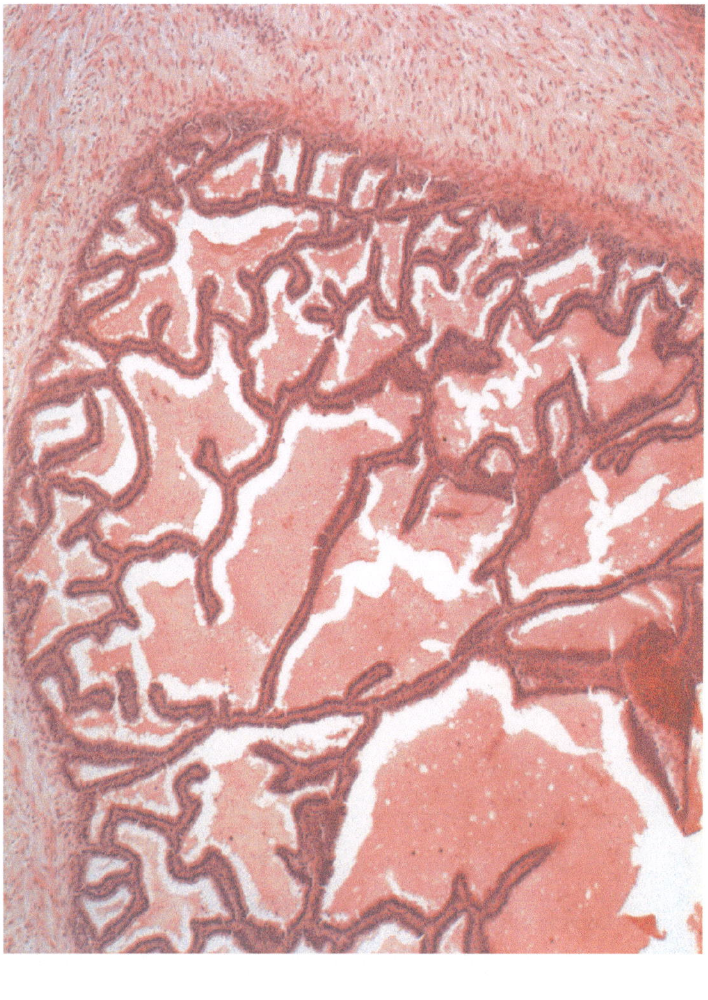

Fig. II.1.4. Istologia delle vescicole seminali. L'epitelio è costituito da uno o da due strati di cellule epiteliali cilindriche che si ripiegano per dare un aspetto reticolare molto caratteristico. La mucosa è circondata da un rivestimento muscolare ricco di fibre collagene ed elastiche

peptidi e proteine. Oltre alle forme di proteine legate al plasma quali la transferrina, la lattoferrina e la fibronectina, sono sintetizzati dei fattori immunosoppressori e delle proteine specifiche, come la *semenogelina* (52 kDa), costitutiva della rete proteica del coagulo di liquido seminale sulla quale si esercita l'azione enzimatica dell'antigene specifico della prostata (PSA). Le funzioni delle vescicole seminali riguardano dunque: (1) la formazione del coagulo seminale, (2) la modificazione delle funzioni degli spermatozoi (motilità, capacitazione) e (3) l'immunosoppressione.

II.1.1.5.2
Vasi e nervi

Le arterie che riforniscono la vescicola seminale derivano dall'arteria vescicale e dall'arteria rettale mediana. Le vene accompagnano le arterie e contribuiscono al plesso venoso vescico-prostatico. I nervi derivano dai plessi ipogastrici superiore e inferiore. La regolazione nervosa della secrezione è realizzata attraverso le fibre post-linfonodali colinergiche e le fibre simpatiche (e forse parasimpatiche), provenienti dal plesso pelvico. La contrazione della parete muscolare si manifesta sotto l'influenza delle fibre nervose eccitatorie adrenergiche e del neuropeptide Y modulatore (NPY-encephalin–peptidergic nerve fibres).

II.1.1.5.3
Ghiandola bulbo-uretrale (ghiandola di Cowper)

Le ghiandole bulbo-uretrali sono ghiandole pari, della dimensione di un pisello, situate sotto la prostata. Esse producono un muco denso e chiaro che drena nell'uretra e che viene liberato prima dell'eiaculazione. Si ritiene che la secrezione neutralizzi le tracce di urina acida nell'uretra e che essa agisca come lubrificante.

II.1.1.6
Pene e uretra

II.1.1.6.1
Pene

Il pene e lo scroto costituiscono gli organi genitali esterni maschili. Il pene è costituito da una radice fissa e da un corpo o peduncolo libero che termina con un'estremità sensibile ipertrofizzata, il glande, sul quale la pelle è ripiegata due volte per formare una piega retrattile lassamente legata, il prepuzio. All'interno, il pene comprende l'uretra e tre corpi erettili spugnosi. I due cilindri superiori sono i *corpi cavernosi* appaiati e, nella parte inferiore, un piccolo cilindro singolo che contiene l'uretra, il *corpo spongioso* (corpus cavernosum urethrae). I tre cilindri sono avvolti da una fascia connettiva fibrosa e da cute lassa (Fig. II.1.5). I tre quarti anteriori dei corpi cavernosi sono uniti l'uno all'altro ma, nella parte posteriore, essi divergono in due peduncoli saldamente inseriti nel ramo inferiore dell'osso sovrapubico con due rami circondati dal *muscolo ischiocavernoso*. La contrazione

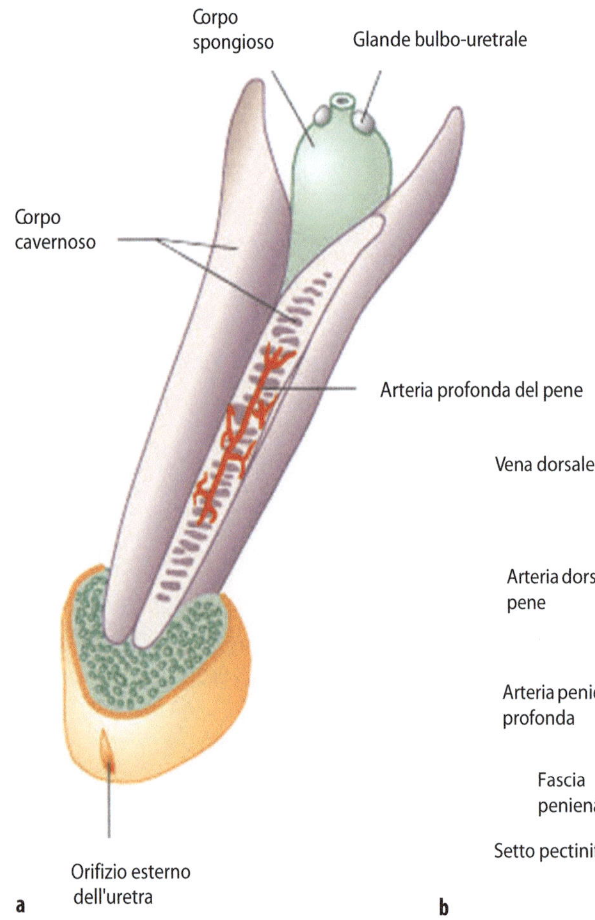

a

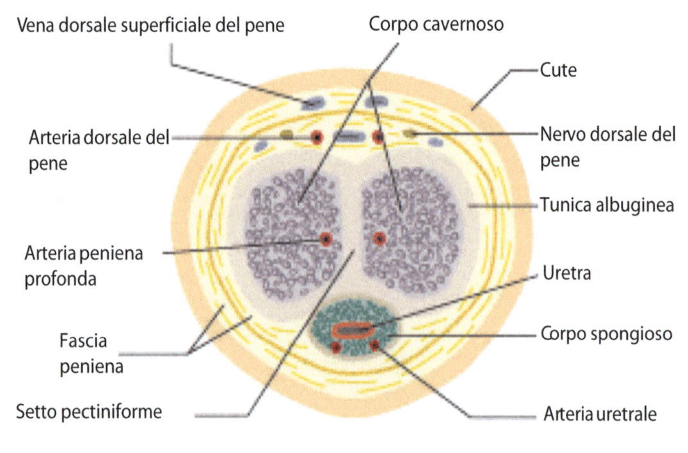

b

Fig. II.1.5 a, b. Sezioni longitudinale e trasversale del pene. **a** Corpo cavernoso (*violetto*) e corpo spongioso con glande (*verde*). **b** Sezione trasversale del pene

di questo muscolo induce un aumento della tumescenza dei corpi cavernosi durante l'erezione. Appena prima della giunzione dei due corpi cavernosi, i peduncoli convergono nel bulbo del corpo cavernoso del pene. Ogni corpo cavernoso termina con un'estremità arrotondata ricoperta dal glande a forma di fungo, che è una dilatazione distale del corpo spongioso (Fig. II.1.5). I corpi cavernosi del pene sono circondati da una forte guaina fibrosa, la *tunica albuginea*, e formano il setto del pene con la loro giunzione nel piano medio-sagittale. Esso è spesso completo a monte ma parziale in periferia, dove è costituito da una serie di bande verticali disposte come i denti di un pettine; per questo motivo è chiamato *setto pectiniforme* (Fig. II.1.5). La tunica albuginea è spessa circa 1 mm e ricca di fibre elastiche, che compensano la distensione dei corpi cavernosi durante l'erezione massima.

Il corpo spongioso aumenta di volume alla sua estremità prossimale per formare il bulbo uretrale ed è ripreso, nella sua parte distale, dal lato inferiore concavo dei corpi cavernosi. I tre cilindri di tessuto erettile sono ricoperti da una fascia comune, la fascia profonda del pene. L'uretra entra nel bulbo più vicino alla superficie superiore rispetto a quella inferiore. Il muscolo bulbo-cavernoso avvolge la parte prossimale del corpo spongioso e facilita l'espulsione dell'eiaculato comprimendo l'uretra. L'estremità anteriore del corpo spongioso è dilatata a forma di cono. Questa espansione è chiamata *glande del pene* ed è modellata sull'estremità anteriore dei corpi cavernosi del pene. Un'orifizio uretrale esterno verticale, a forma di fessura, si apre sul glande (Fig. I.1.5). La corona del glande è un bordo alla base del glande che sovrasta un solco retro-ghiandolare profondo. Si può descrivere il pene dividendolo nelle seguenti regioni: la radice, che è connessa al periostio dell'osso pubico, il corpo e l'estremità che include il glande.

Immediatamente sopra la corona del glande si trova la base del *prepuzio*, il quale copre completamente il glande quando il pene non è in erezione. Il foglietto interno del prepuzio è ricoperto da un epitelio malpighiano leggermente cheratinizzato. Dopo la nascita, il foglietto interno dell'epidermide si stacca dal prepuzio e acquisisce una flessibilità limitata dal frenulo legato alla parte mediana inferiore del glande.

II.1.1.6.2
Istologia e funzione

I *corpi cavernosi* consentono l'erezione del pene. Essi sono costituiti da tessuto spongioso. Gli inter-spazi (spazi cavernosi) sono maggiori al centro rispetto alla periferia. Essi sono pieni di sangue e orlati da uno strato appiattito di cellule che assomiglia allo strato endoteliale delle vene. Gli spazi cavernosi sono attraversati da numerose trabecole fibrose, ricoperte da delle cellule endoteliali sulla loro superficie luminale e che contengono fasci di muscoli lisci e di fibre elastiche. Essi contengono rami delle arterie *elicine* e nervi provenienti dal nervo pudendo. Le arterie elicoidali provengono da numerose divisioni dell'arteria pudenda del pene, che passa attraverso i corpi cavernosi e si ramifica nella loro estremità distale. Le arterie elicoidali si aprono direttamente negli spazi cavernosi senza un letto capillare interposto. Questi spazi sono caratterizzati da cellule muscolari epitelioidi localizzate sotto l'endotelio che formano una prominenza nel lume del vaso.

Il *corpo spongioso* contiene trabecole più delicate di quelle dei corpi cavernosi e contiene meno cellule muscolari lisce con una maglia più stretta tra di esse rispetto ai corpi cavernosi. L'apporto ematico è assicurato dall'arteria *cavernosa del pene*, la quale entra nel corpo spongioso attraverso il bulbo, e da piccoli rami dell'arteria dorsale del pene. La tumescenza dell'erezione è meno rigida che nei corpi cavernosi, per evitare l'ostruzione dell'uretra durante l'eiaculazione.

Il sangue venoso viene drenato dalle grandi cavità centrali in direzione di una mammella periferica più piccola. Viene raccolto dalle *vene emissarie* che passano trasversalmente attraverso la tunica albuginea e ristabiliscono il sangue verso la linea dorsale della vena profonda del pene. Alcune vene escono dalla faccia inferiore dei corpi cavernosi del pene, ricevono rami provenienti dal corpo spongioso e contribuiscono alla vena dorsale profonda dopo essersi avvolte intorno ai lati del pene.

II.1.1.6.3
Vasi e nervi

La *vena dorsale profonda del pene* è ben visibile sotto la cute e raggiunge il plesso venoso prostatico. Il pene è attraversato da numerosi vasi linfatici che sono presenti nella pelle, nel glande e nell'uretra. Essi si drenano nei linfonodi inguinali mediani. I nervi afferenti provengono dal nervo pudendo attraverso il nervo dorsale del pene. Essi terminano con delle estremità libere o con dei corpuscoli tattili specializzati. Le fibre parasimpatiche (*Nn. erigentes*) derivano dai segmenti S2-S4; i nervi del sistema simpatico derivano da T12–L2.

II.1.1.6.4
Uretra maschile

L'uretra maschile si estende dall'orifizio uretrale interno nella vescica all'orifizio uretrale esterno a un'estremità del pene. Essa misura circa 20 cm di lunghezza ed è divisa in quattro parti: *intramurale*, *prostatica*, *membranacea* e *cavernosa*. La parte intramurale (pars intramuralis) è lunga 0,5-1 cm e si estende a partire dalla parte caudale della parete muscolare della vescica. Essa continua nella *parte prostatica* (pars prostatica), la quale misura circa 3 cm di lunghezza, e attraversa verticalmente la prostata.

A livello della parete posteriore si riscontra un piccolo dotto, il colliculus seminalis (veru montanum), sui margini o all'interno del quale sono localizzate le aperture dei canali prostatici escretori e dei dotti eiaculatori. La *porzione membranosa* (pars membranacea) misura 1-2 cm di lunghezza e attraversa il diaframma urogenitale. È la porzione più stretta del canale ed è avvolta dalle fibre del muscolo dello sfintere uretrale. La *parte cavernosa* (pars cavernosa) è contenuta nel corpo spongioso e rappresenta la parte più lunga dell'uretra (15 cm). Essa si dilata nel glande e forma la fossetta navicolare prima di aprirsi nell'orifizio uretrale esterno. La mucosa dell'uretra maschile presenta delle differenze regionali, con il profilo tipico dell'urotelio nella porzione prossimale che si differenzia, in seguito, in epitelio prismatico pseudostratificato distalmente. Nella fossetta navicolare, l'epitelio prismatico si appiattisce per diventare colonnare. Esso contiene del glicogeno, che viene metabolizzato in lattato attraverso i lattobacilli non patogeni, generando un ambiente acido che evita le infezioni ascendenti delle vie urinarie.

Letture consigliate

Aumüller G, Seitz J (1990) Protein secretion and secretory processes in male accessory sex glands. Int Rev Cytol 121:127–231

Benninghoff A, Drenckhahn D (2002) Anatomie. Makroskopische Anatomie, Histologie, Embryologie, Zellbiologie, Bd.1. Urban and Fischer, Munich

II.1.2 Differenziazione e sviluppo sessuali

Y. L. Giwercman, A. Nordenskjöl di

Sintesi

Una differenziazione sessuale normale richiede eventi molecolari complessi che si devono verificare in un ordine preciso e, benché molte conoscenze siano state acquisite nel corso dei recenti decenni, la ricerca è sempre necessaria per comprendere la patogenesi dei diversi disturbi della differenziazione sessuale. Per il medico che si confronta con un bambino con un'ambiguità sessuale, è importante non cercare di indovinare il sesso, ma iniziare un processo diagnostico appropriato, di preferenza effettuato mediante un'equipe di specialisti. La diagnosi richiede generalmente un esame clinico completo del bambino e un'anamnesi familiare accurata. Il seguito del processo diagnostico include analisi ormonalicitogenetiche e mutazionali prima dell'attribuzione del sesso. I progressi della genetica molecolare forniscono continuamente degli strumenti per l'individuazione delle anomalie genetiche e per la diagnosi primaria degli stati intersessuali. Questi metodi possono anche essere applicati alla diagnosi prenatale e all'identificazione del portatore.

II.1.2.1 Introduzione

L'ambiguità genitale è una patologia devastante per i genitori di un neonato, e una diagnosi precisa e un'attribuzione razionale del sesso sono di importanza cruciale. Tuttavia, la diagnosi clinica è spesso difficile e la conoscenza della differenziazione sessuale normale è necessaria per comprendere queste alterazioni. Noi descriveremo qui di seguito i principi dello sviluppo sessuale, le alterazioni legate alle varie tappe della differenziazione sessuale e alcuni punti chiave utili alla diagnosi di ambiguità genitale.

Due processi determinano il sesso fenotipico: la determinazione del sesso e la differenziazione sessuale. Nel corso delle prime 6 settimane di sviluppo normale di un feto umano, gli embrioni maschile e femminile hanno tutti lo stesso fenotipo anche se il *sesso cromosomico* differisce, 46,XY e 46,XX, rispettivamente. A questo stadio, l'embrione sviluppa due gonadi bipotenti e due sistemi canalari doppi, i dotti wolffiani e i dotti mulleriani (Fig. II.1.6). Durante la fase della determinazione del sesso, la gonade si svilupperà nel testicolo o nell'ovaio secondo i diversi eventi genetici, conferendo così al feto un *sesso gonadico*. Alcuni studi classici condotti su animali da Alfred Jost nel 1947 hanno basato la ricerca sulla determinazione del sesso nei mammiferi (Jost 1947). Jost ha asportato chirurgicamente le creste gonadiche, dalle quali derivano sia i testicoli che le ovaie, in feti di coniglio in utero, e ha lasciato arrivare a termine gli animali castrati. Lo studio ha mostrato che la castrazione embrionale dei conigli maschi prima di arrivare a uno stadio di sviluppo critico provocava una differenziazione femminile degli organi genitali interni ed esterni, mentre la castrazione unilaterale produceva degli organi genitali femminili unilateralmente. Jost ha suggerito che i fattori di determinazione del testicolo, cioè gli ormoni del testicolo fetale che agiscono localmente, erano essenziali alla differenziazione maschile normale. Gli ormoni testicolari essenziali per lo sviluppo maschile sono il testosterone secreto dalle cellule di Leydig testicolari e dall'ormone anti-mulleriano (AMH) prodotto dalle cellule di Sertoli. Il testosterone agisce con dei recettori sui canali wolffiani, stimolando così lo sviluppo degli organi genitali interni maschili, che producono il dotto deferente, l'epididimo e la vescicola seminale. L'AMH agisce sulle cellule dei dotti mulleriani, che inducono una regressione di questi canali e che, dunque, impediscono anche la formazione di un utero e delle tube di Falloppio. Allo stesso modo, gli organi genitali esterni degli uomini e delle donne sono identici dopo 6 settimane di gestazione (Fig. II.1.6).

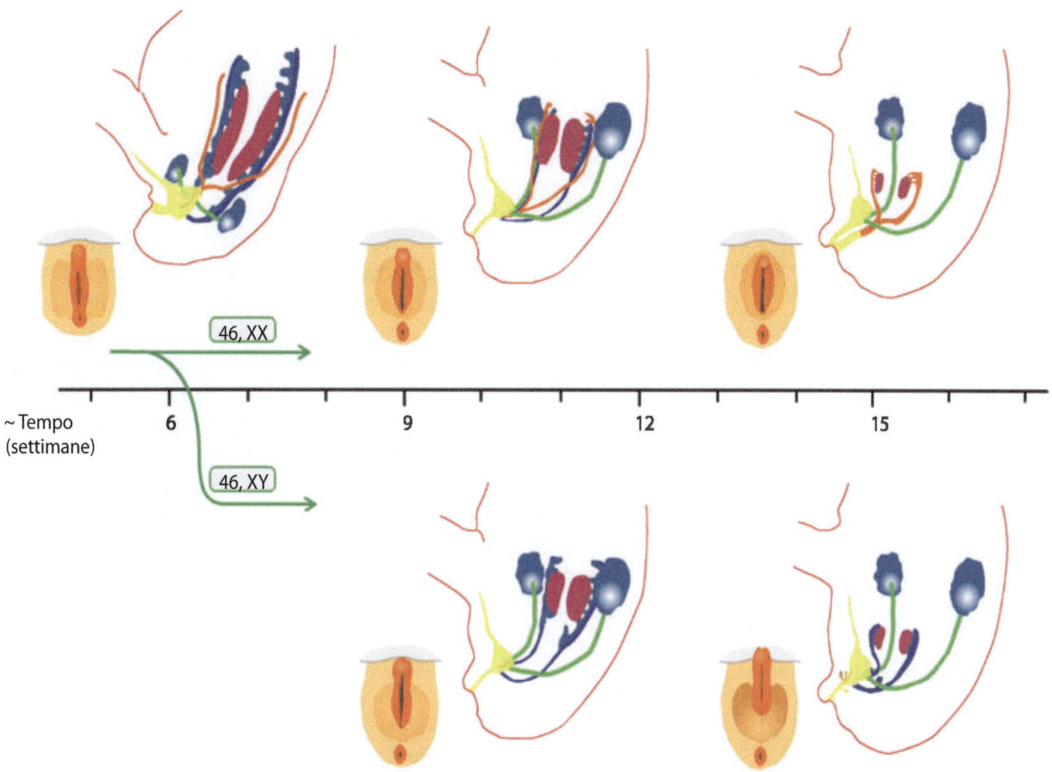

Fig. II.1.6. Sviluppo degli organi genitali interni. Il dotto di Müller è indicato in *rosso* e il canale di Wolff in *blu*. L'uretere è in *verde*. Il seno urogenitale, la vescica, l'uretra e la parte distale della vagina sono in giallo. Modificato dall'originale di Larsen, Human Embryology

Nell'uomo, sotto l'effetto degli androgeni, il tubercolo genitale cresce e si differenzia nel pene, la placca uretrale si chiude progressivamente nell'uretra che si apre all'estremità del glande e si forma lo scroto attraverso la fusione della linea mediana, mentre i testicoli migrano dalla loro posizione addominale iniziale nello scroto. Lo sviluppo degli organi genitali interni ed esterni maschili induce quindi, normalmente, il *sesso fenotipico* maschile, accompagnato da pubertà e fertilità normali.

A causa di questa serie di eventi durante lo sviluppo, le anomalie dello sviluppo sessuale nell'uomo si manifestano con diversi gradi di virilizzazione inadeguata. Nelle forme leggere, il maschio presenta un'ipospadia con un meato uretrale a livello del glande. Nelle forme più gravi, il meato è situato a livello del perineo. Questa forma grave è anche generalmente associata a un pene piccolo e incurvato ed è spesso considerata come uno stato intersessuale. Altre malformazioni associate sono il criptorchidismo e il micropene. Nelle donne, la virilizzazione induce diversi gradi di ipertrofia del clitoride o una chiusura mediana per formare un seno urogenitale e uno scroto. La causa più frequente degli stati intersessuali nelle donne è l'iperplasia surrenalica congenita.

A causa della presenza di anomalie cromosomiche legate al sesso, la sindrome di Turner (45,XO) e la sindrome di Klinefelter (47,XXY) hanno fatto presupporre la presenza di un fattore specifico per il testicolo sul cromosoma Y. In alcuni casi di infertilità maschile, il braccio lungo del cromosoma Y è in gran parte assente, mentre il braccio corto è sdoppiato (Jacobs e Ross 1966). La delezione del braccio corto era associata a un fenotipo femminile. Queste osservazioni hanno condotto alla conclusione che uno o più geni necessari per la formazione del testicolo siano localizzati sul braccio corto del cromosoma Y. Studiando il genoma di uomini XX con quantità variabili di materiale traslocato proveniente dal cromosoma Y, il gene di determinazione del testicolo è stato clonato da Sinclair et al. nel 1990. Il principale fattore di determinazione del sesso maschile è stato chiamato SRY per «sex-determining region of the Y chromosome»; esso induce nell'uomo la gonade indifferenziata a differenziarsi in testicolo e inizia la cascata di eventi della differenziazione genitale maschile.

Oltre alle sindromi di Turner e di Klinefelter, che hanno svolto un ruolo cruciale nella nostra comprensione dei cromosomi sessuali e della differenziazione testicolare, altre anomalie sono state importanti per definire il processo della differenziazione sessuale e, dunque, per individuare i geni chiave (Fig. II.1.7). Le mutazioni di uno qualsiasi di questi geni causano diversi tipi di stati intersessuali con fenotipi, nella maggior parte dei casi, prevedibili.

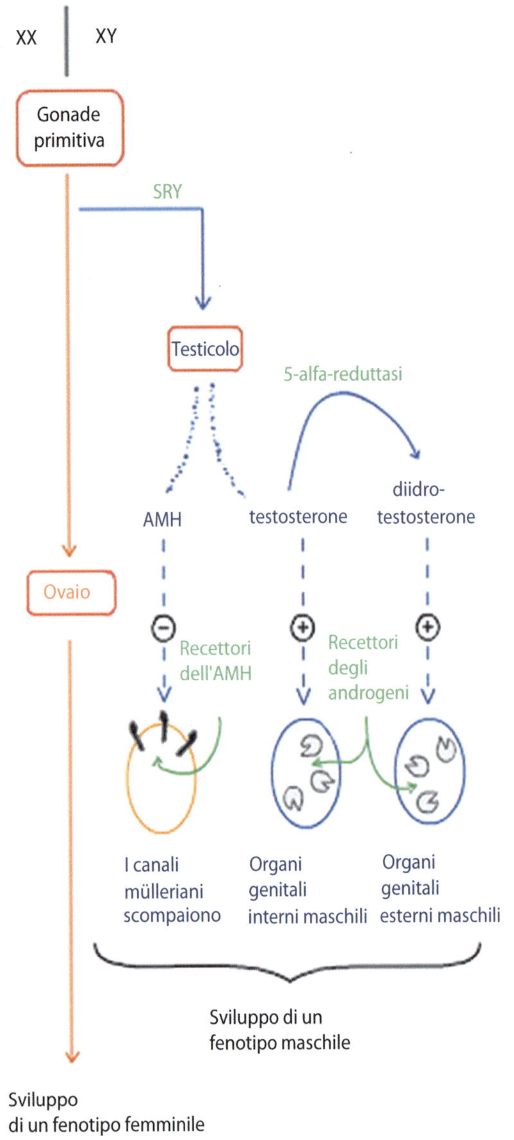

Fig. II.1.7. Modello schematico della differenziazione del sesso maschile

II.1.2.2 Geni implicati nella differenziazione sessuale nell'uomo

II.1.2.2.1 SF-1 (Steroidogenic Factor 1)

SF-1 codifica per una proteina recettrice nucleare, che è espressa nella cresta urogenitale prima della differenziazione della gonade (Luo et al. 1994). SF-1 svolge anche un ruolo diretto nella steroidogenesi, regolando l'espressione degli enzimi della steroidogenesi implicata nella produzione del testosterone. L'inattivazione del gene omologo del ratto provoca un'assenza dei surreni e delle gonadi. Questi ratti muoiono per insufficienza surrenalica poco dopo la nascita. Nel 1999, è stato osservato il primo paziente con una mutazione del gene SF-1 (Achermann et al. 1999). Questo paziente si è presentato con una crisi surrenalica e con un fenotipo femminile malgrado un cariotipo 46,XY. Come previsto per il modello del topo, il fenotipo era dovuto all'assenza di gonadi e di ghiandole surrenali.

II.1.2.2.2 WT1 (Wilms' Tumor 1 Gene)

Il gene WT1 è inizialmente stato determinato per il suo ruolo di gene soppressore tumorale nel tumore di Wilms o nefroblastoma, un tumore pediatrico del rene (Little e Wells 1997). Il prodotto normale del gene WT1 si presenta sotto differenti isoforme che interagiscono entrambe con SF-1 e che provocano l'espressione di altri geni a valle, quali l'AMH (vedi oltre), e agisce per transattivazione del gene SRY (Hossain e Saunders 2001). Il gene è situato nella regione cromosomica 11p13. La perdita di questa regione cromosomica è osservata nei bambini con una sindrome WAGR, un'anomalia multigenica con aniridia, malformazioni genitali, ritardo mentale e tumore di Wilms (Francke et al. 1979). A causa del profilo di espressione molto specifico, sia spazialmente che temporalmente nella cresta genitale, nelle gonadi e nei reni allo stadio precoce, questo gene è stato identificato come causa della sindrome di Denys-Drash (Pelletier et al. 1991a). Questa sindrome inusuale si manifesta con insufficienza renale precoce con sclerosi mesangiale, con una disgenesia gonadica e con il tumore di Wilms. Nel maschio, la sindrome è più facilmente identificata a causa dello pseudo-ermafroditismo maschile provocato dal deficit gonadico. Nelle femmine, al contrario, solamente un grado molto elevato può rivelare la diagnosi prima della comparsa dei segni associati al tumore di Wilms. Questa sindrome deve, quindi, sempre essere sospettata in una giovane ragazza che presenta insufficienza renale per diagnosticare precocemente i tumori. Le mutazioni di questo gene provocano anche, raramente, malformazioni genitali e tumore di Wilms (Pelletier et al. 1991b).

II.1.2.2.3 SRY (regione di determinazione del sesso sul cromosoma Y)

La SRY è lo scatenante iniziale della cascata di eventi che differenzia la gonade totipotente in testicolo, portando a una differenziazione genitale maschile normale. Il gene è situato sul braccio corto del cromosoma Y ed è costituito da un esone con una regione centrale che agisce come fattore di trascrizione (Sinclair et al. 1990). Alcuni studi hanno rivelato che mutazioni o delezioni del gene SRY sono responsabili in almeno il 20% dei casi di tutte le donne XY. Questa affezione è associata a un rischio sostanziale di tumori gonadici. L'assenza di funzione normale della SRY comporta sempre una disgenesia gonadica completa con gonadi a stria; tuttavia, si osserva l'assenza degli altri segni. Inoltre, circa l'80-90% degli uomini XX ha una traslocazione del gene SRY, di solito sul cromosoma X. Sorprendentemente, alcune donne XY ereditano la mutazione della SRY dal padre in buona salute.

Il meccanismo è sconosciuto, ma si ritiene si tratti di un mosaicismo gonadico. È stato riportato qualche caso di fenotipo maschile XX in assenza di gene SRY, cosa che indica che altri geni di reversione sessuale possono stimolare uno sviluppo maschile normale anche in assenza di SRY.

II.1.2.2.4
SOX9 (SRY-Related HMG-BOX Gene 9)

SOX9 è un gene autosomico localizzato sul cromosoma 17q24. È, probabilmente, subito a valle del gene SRY ed è particolarmente importante per la differenziazione delle cellule di Sertoli (Morais da Silva et al. 1996). È espresso durante la differenziazione dei condrociti e della cresta genitale maschile. Il SOX9 espresso nelle gonadi XX di un modello murino induce la differenziazione nel testicolo. L'inattivazione delle mutazioni eterozigoti di questo gene provoca una sindrome chiamata displasia campomelica. Questa displasia scheletrica, che comprende caratteristici arti curvi, è associata a una disgenesia gonadica totale nelle donne XY (nel 75% dei casi) o a una disgenesia parziale (Foster et al. 1994).

II.1.2.2.5
DSS (Dosage-Sensitive Sex Reversal o inversione sessuale dosaggio-sensibile)

La DSS corrisponde a una regione del cromosoma X (p21–22), che è stata duplicata in alcune donne 46,XY. Questa regione normalmente si suppone essere inattivata per l'X, poiché le persone 47,XXY e 48,XXXY sono di fenotipo maschile mentre, nei soggetti DSS che hanno due copie attive della regione, la funzione della SRY è sopraffatta ed essi non sviluppano testicoli (Bardoni et al. 1994).

II.1.2.2.6
DAX-1 (DSS-ACH Critical Region on the X Chromosome Gene 1)

Il nome di DAX-1 ha origine dal suo doppio ruolo patologico negli esseri umani, cioè la sindrome DSS e l'ipoplasia congenita delle surrenali (HCS). L'HCS è una malattia della corticosurrenale ed è mortale se non trattata, a causa della disidratazione e per lo squilibrio elettrolitico provocato dal deficit di mineralcorticoidi. DAX-1 è indispensabile per lo sviluppo gonadico maschile, ma non è indispensabile nella donna. L'inattivazione delle mutazioni del gene DAX-1 induce un HCS legato al cromosoma X e un ipogonadismo ipogonadotropo nei giovani (Muscatelli et al. 1994). Inoltre, una deficienza testicolare è presente negli uomini HCS perché il trattamento con gonadotropine non normalizza la spermatogenesi. Nei campioni di biopsia si osserva un'iperplasia delle cellule di Leydig e una disorganizzazione delle strutture dei tubuli seminiferi (Ozisik et al. 2003). Tuttavia, in una donna omozigote per una mutazione di DAX-1, è stata osservata la differenziazione ovarica (Merke et al. 1999). Una sovraespressione del gene, cioè dovuta a delle duplicazioni di Xp21, induce organi genitali ambigui negli individui 46,XY, forse per effetto dell'antagonismo del DAX-1 sulla produzione di AMH e di testosterone. Il meccanismo d'azione esatto del DAX-1 non è conosciuto, e i fattori implicati nella regolazione del DAX-1 nei diversi tessuti e durante lo sviluppo rimangono da chiarire.

II.1.2.2.7
MIH (Müllerian Inhibiting Hormone)

Il MIH, anche denominato ormone anti-mulleriano (AMH) o sostanza inibitrice mulleriana, è prodotto dalle cellule di Sertoli testicolari a 7-8 settimane di gestazione, quando il testicolo ha dei tubuli riconoscibili. Concentrazioni omolaterali elevate di MIH e di testosterone inducono, rispettivamente, la regressione del dotto mülleriano e la conservazione del dotto wolffiano (Josso et al. 1977). Sembra, in particolare, che esista una finestra nel corso dello sviluppo, durante la quale si verifica la regressione del dotto mülleriano in risposta al MIH tra le 8 e le 12 settimane di gestazione. In assenza di MIH, si sviluppano normalmente dei dotti bilaterali in strutture riproduttive interne femminili, e le mutazioni del gene dell'AMH causano una sindrome di persistenza del dotto mülleriano in uomini altrimenti normalmente virilizzati (Imbeaud et al. 1996). La stessa sindrome è stata osservata anche in quasi la metà dei casi dovuti a mutazioni del recettore di MIH sui canali mulleriani (Imbeaud et al. 1995).

II.1.2.2.8
17β-HSD tipo 3 (17-β-idrossisteroide-deidrogenasi)

La 17β-HSD di tipo 3 è l'ultimo enzima della via metabolica di sintesi del testosterone a partire dall'androstenedione nel testicolo fetale. Il deficit di questo enzima è un'anomalia recessiva autosomica che induce uno pseudo-ermafroditismo maschile, di solito con fenotipo femminile ma con organi genitali interni maschili, cosa che indica la presenza di una certa produzione iniziale di testosterone nel corso della vita fetale (Geissler et al. 1994). Esistono tre isoforme dell'enzima che sono probabilmente responsabili della virilizzazione spontanea durante la pubertà e dello sviluppo maschile iniziale del feto. La forma testicolare è l'isoforma di tipo 3. La sindrome può, quindi, essere sospettata in caso di pseudoermafroditismo maschile con forte concentrazione di androstenedione, che induce una virilizzazione durante la pubertà.

II.1.2.2.9
3β-HSD (3β-idrossisteroide deidrogenasi)

Gli isoenzimi della 3β-HSD sono essenziali per la formazione del progesterone (l'ormone precursore dell'aldosterone) e del 17-idrossiprogesterone (17-OHP, l'ormone precursore del cortisolo) nella ghiandola corticosurrenalica.

Essi sono essenziali anche per la formazione dell'androstenedione, del testosterone e degli estrogeni surrenalici e gonadici, catalizzando, così, una tappa della formazione di tutte le classi di ormoni steroidei attivi. Negli esseri umani esistono due isoenzimi 3β-HSD, che sono stati designati cronologicamente di tipo I e di tipo II e sono codificati, rispettivamente, dai geni HSD3B1 e HSD3B2. Il gene HSD3B1 codifica per l'isoenzima 3β-HSD espresso quasi esclusivamente nella placenta e nei tessuti periferici, mentre il gene HSD3B2 codifica per l'isoenzima 3β-HSD espresso principalmente nella ghiandola surrenalica, nell'ovaio e nel testicolo. Il deficit di 3β-HSD di tipo II è responsabile di una rara forma di iperplasia congenita surrenalica, che induce vari gradi di perdita di sali in entrambi i sessi e una virilizzazione incompleta degli organi genitali esterni negli uomini genetici (Simmard et al. 1995). Una variante meno grave e non classica del deficit di 3β-HSD è stata riportata come causa della peluria sessuale prematura in molti bambini e di irsutismo e di disturbi extraurinari in molte adolescenti e giovani donne (Nayak et al. 1998).

II.1.2.2.10
SRD5A2 (Steroid 5α-reduttasi 2)

La SRD5A2 trasforma il testosterone in diidrotestosterone (DHT), più potente, negli organi bersaglio, cioè gli organi genitali esterni (scroto e pene) e la prostata. Il deficit di DHT provoca, di conseguenza, uno sviluppo insufficiente degli organi esterni maschili ma con organi genitali interni maschili normali (Wilson et al. 1993). Un deficit di questo enzima non ha un fenotipo nella donna. Questa affezione è una forma ereditaria recessiva autosomica di pseudoermafroditismo maschile ed è stata osservata per la prima volta in una regione isolata della Repubblica Dominicana (Imperato-McGinley et al. 1974). Questi pazienti presentano un rapporto testosterone/DHT elevato, accentuato dopo un test di stimolazione alla gonadotropina corionica umana (hCG) che può essere utilizzato per la diagnosi differenziale insieme all'analisi delle mutazioni. In questa forma di pseudoermafroditismo maschile è presente anche una virilizzazione durante la pubertà, dovuta a un'isoforma alternativa dell'enzima (SRD5A1). L'isoenzima non è espresso nel tessuto fetale e solo per poco nella cute del neonato; tuttavia, più tardi, dopo la pubertà, è espresso nel fegato e nella cute. I segni fisici negli individui affetti, anche dopo la pubertà, comprendono prostata piccola, villosità corporea ridotta, assenza di acne e un'attaccatura dei capelli temporo-frontale di tipo femminile. Per l'ipoplasia della prostata, questa alterazione induce quasi sempre un'infertilità maschile, salvo alcune eccezioni (Katz et al. 1997; Nordenskjold e Ivarsson 1998). Gli studi mutazionali dei pazienti hanno dimostrato che le mutazioni sono diffuse sui cinque esoni del gene. Le diverse mutazioni causano diversi gradi di alterazione dell'attività enzimatica dovuti a vari disturbi funzionali riguardanti il legame con il ligando, ai cofattori oppure all'emi-vita dell'enzima, il che spiega la gravità variabile dei fenotipi degli uomini affetti (Wigley et al. 1994).

II.1.2.2.11
AR (Recettore degli androgeni)

La sindrome da resistenza agli androgeni (Androgen Insensitivity Syndrome, AIS), un'anomalia della differenziazione sessuale maschile, è di gran lunga la più comune causa identificabile di pseudo-ermafroditismo maschile (Quigley et al. 1995). La AIS è un'anomalia recessiva legata all'X, che colpisce così solo le persone con un cariotipo 46,XY. La AIS è provocata dall'assenza o da una disfunzione del recettore degli androgeni (AR), e il fenotipo è costituito da un ampio spettro di ambiguità genitali, da quello completamente femminile a un fenotipo maschile leggermente ipovirilizzato. Il testosterone e il DHT si legano al AR, e qualsiasi anomalia del gene del AR può indurre quindi, nei casi più gravi, una AIS completa (CAIS) e un fenotipo femminile, in particolare dei genitali esterni. In generale, sono presenti testicoli normali ma immaturi e, poiché la differenziazione dei canali wolffiani embrionali si produce in risposta agli androgeni, i canali wolffiani sono assenti nei soggetti affetti da CAIS. Anche i dotti mulleriani sono generalmente assenti, dato che l'azione dell'AMH nel feto è normale. Generalmente, i soggetti colpiti non presentano peluria pubica né ascellare.

Durante la pubertà, la resistenza agli androgeni induce un tasso di LH elevato in circolo e, di conseguenza, un aumento del tasso di testosterone. Il testosterone è, a sua volta, aromatizzato perifericamente in estradiolo, cosa che, in caso di AIS, comporta uno sviluppo mammario e una trasformazione di tipo ginoide del corpo. Pazienti con una CAIS si rivolgono al medico durante diversi stadi della vita per cui alcuni casi vengono diagnosticati subito dopo la nascita, mentre altri per un'ernia inguinale che avvolge un testicolo nel corso della prima infanzia. Una parte dei pazienti si presenta dopo la pubertà per un'amenorrea primaria.

Nella forma parziale di AIS (PAIS), il fenotipo genitale è molto variabile, e va da un aspetto femminile predominante (con organi genitali esterni femminili e sviluppo di peli pubici durante la pubertà o con lieve fusione labiale e/o clitoromegalia moderata) a soggetti con organi genitali ambigui, fino a un fenotipo a predominanza maschile. Le strutture derivate dal canale wolffiano possono essere completamente sviluppate o rudimentali in caso di PAIS, a seconda dell'attività androgenica residua. Così, l'epididimo, il canale deferente e la vescicola seminale si possono sviluppare in gradi variabili, da rudimentali a completamente formati. Durante la pubertà vengono osservati livelli di LH, testosterone ed estrogeni elevati e, come nella CAIS, si verificano uno sviluppo mammario e una trasformazione di tipo ginoide del corpo in seguito all'aumento dei livelli di estrogeni, ma il grado di femminilizzazione è solitamente inferiore che in caso di CAIS.

La diagnosi di AIS richiede l'individuazione di un cariotipo 46,XY, e di testicoli funzionali, i quali sono capaci di sintetizzare e di metabolizzare gli androgeni in modo normale. Una volta stabilita la diagnosi di CAIS, le gonadi spesso vengono rimosse, possibilmente prima della pubertà, per il rischio di tumori maligni. Benché alcune mutazioni siano osservate più volte in individui non imparentati, nel gene del AR non esistono hotspot per le mutazioni (archivio delle mutazioni del AR). Nelle situazioni dove esiste un'anamnesi familiare limitata dell'anomalia, informazioni precise possono essere ottenute solo attraverso il sequenziamento del gene del AR per la mutazione in causa.

II.1.2.3 Diagnosi di ambiguità sessuale

La diagnosi di ambiguità sessuale è clinicamente facile quando il sesso non può essere determinato con un esame standard. È cruciale, a questo stadio, non tentare di indovinare il sesso del bambino. Un'azione pratica immediata è quella di prendere un campione ematico durante le prime 24 ore di vita per un dosaggio del testosterone poiché questo può essere utile nella decisione finale. La procedura abituale è di indirizzare il paziente, appena possibile, a un'equipe qualificata per uno studio completo prima di attribuire il sesso del figlio con i genitori. L'equipe dovrebbe essere costituita da medici di Endocrinologia Pediatrica, di Chirurgia Pediatrica, di Psichiatria Pediatrica, di Ginecologia e di Genetica Clinica. L'equipe procederà in urgenza, raccogliendo dati sull'ereditarietà, stabilendo la genealogia ed effettuando un esame clinico completo del bambino attraverso ecografia, uretrocistoscopia, laparotomia/laparoscopia e biopsia delle gonadi. L'esame di laboratorio più importante è il cariotipo e/o l'esame del SRY. Se il cariotipo è 46,XX la causa è quasi sempre l'iperplasia surrenalica congenita, provocata da un deficit di 21 idrossilasi. Il seguito dell'iter diagnostico negli individui 46,XY è più complesso, ma le sindromi menzionate precedentemente sono finora le più studiate. Nella realtà clinica, esistono dei bambini con pseudo-ermafroditismo maschile (cariotipo 46,XY e testicoli, con sviluppo insufficiente delle caratteristiche fenotipiche sessuali maschili) i quali, alla fine, non hanno una diagnosi molecolare specifica prima dell'attribuzione del sesso. Si tratta della sfida futura più importante per i ricercatori in questo campo.

Bibliografia

Achermann JC, Ito M, Hindmarsh PC, Jameson JL (1999) A mutation in the gene encoding steroidogenic factor-1 causes XY sex reversal and adrenal failure in humans. Nature Genet 22:125 - 126

Bardoni B, Zanaria E, Guioli G, Floridia G, Worley KC, Tononi G, Ferrante E, Chiumello G, McCabe ERB, Fraccaro M, Zuffardi O, Camerino G (1994) A dosage sensitive locus at chromosome Xp21 is involved in male to female sex reversal. Nature Genet 7:497 - 501

Foster JW, Dominguez-Steglich MA, Guioli S, Kwok C, Weller PA, Stevanovic M, Weissenbach J, Mansour S, Young ID, Goodfellow PN, Brook JD, Schafer AJ (1994) Campomelic dysplasia and autosomal sex reversal caused by mutations in an SRY-related gene. Nature 372:525 - 530

Francke U, Holmes LB, Atkins L, Riccardi VM (1979) Aniridia Wilms' tumor association: evidence for specific deletion of 11p13. Cytogenet Cell Genet 24:185 - 192

Geissler WM, Davis DL, Wu L, Bradshaw KD, Patel S, Mendonca BB, Elliston KO, Wilson JD, Russel DW, Andersson S (1994) Male pseudohermaphroditism caused by mutations of testicular 17β-hydroxysteroid dehydrogenase 3. Nature Genet 7:34 - 39

Hossain A, Saunders GF (2001) The human sex-determining gene SRY is a direct target of WT1. J Biol Chem 276: 16817 - 16823

Imbeaud S, Faure E, Lamarre I, Mattéi M-G, di Clemente N, Tizard R, Carré-Eusèbe D, Belville C, Tragethon L, Tonkin C, Nelson J, McAuliffe M, Bidart J-M, Lababidi A, Josso N, Cate RL, Picard J-Y (1995) Insensitivity to anti-Müllerian hormone due to a mutation in the human anti-Müllerian hormone receptor. Nature Genet 11:382 - 388

Imbeaud S, Belville C, Messika-Zeitoun L, Rey R, di Clemente N, Josso N, Picard J-Y (1996) A 27 base pair deletion of the anti-Müllerian type II receptor gene is the most common cause of the persistent Müllerian duct syndrome. Hum Mol Genet 5:1269 - 1277

Imperato-McGinley[J, Guerrero L, Gautier T, Peterson E (1974) Steroid 5α-reductase deficiency in man: an inherited form of male pseudohermaphroditism. Science 186:1213 - 1215

Jacobs PA, Ross A (1966) Structural abnormalities of the Y chromosome in man. Nature 210:352 - 354

Josso N, Picarf JY, Tran D (1977) The antimüllerian hormone. Rec Prog Horm Res 33:117 - 160

Jost A (1947) Recherches sur la differenciation sexuelle de l'embryon de lapin. Arch Anat Micr Morph Exp 36:271 - 315

Katz MD, Kligman I, Cai LQ, Zhu YS, Fratianni CM, Zervoudakis I, Rosenwaks Z, Imperato-McGinley J (1997) Paternity by intrauterine insemination with sperm from a man with 5-alpha-reductase-2 deficiency. N Engl J Med 336:994 - 997

Little M, Wells C (1997) A clinical overview of WT1 gene mutations. Human Mutat 9:209 - 225

Luo X, Ikeda Y, Parker KL (1994) A cell-specific nuclear receptor is essential for adrenal and gonadal development and sexual differentiation. Cell 77:481 - 490

Merke DP, Tajima T, Baron J, Cutler GB Jr (1999) Hypogonadotropic hypogonadism in a female caused by an X-linked recessive mutation in the DAX1 gene. N Engl J Med 340:1248 - 1252

Morais da Silva S, Hacker A, Harley V, Goodfellow P, Swain A, Lovell-Badge R (1996) Sox9 expression during gonadal development implies a conserved role for the gene in testis differentiation in mammals and birds. Nature Genet 14:62 - 68

Muscatelli F, Strom TM, Walker AP, Zanaria E, Récan D, Meindl A, Bardoni B, Guioli S, Zehetner G, Rabl W, Schwarz HP, Kaplan J-C, Camerino G, Meitinger T, Monaco AP (1994) Mutations in the DAX-1 gene give rise to both X-linked adrenal hypoplasia congenita and hypogonadotropic hypogonadism. Nature 372:672 - 676

Nayak S, Lee PA, Witchel SF (1998) Variants of the type II 3beta-hydroxysteroid dehydrogenase gene in children with premature pubic hair and hyperandrogenic adolescents. Mol Genet Metab 64:184 - 192

Nordenskjold A, Ivarsson SA (1998) Molecular characterization of 5 alpha-reductase type 2 deficiency and fertility in a Swedish family. J Clin Endocrinol Metab 83:3236 - 3238

Ozisik G, Mantovani G, Achermann JC, Persani L, Spada A, Weiss J, Beck-Peccoz P, Jameson JL (2003) An alternate

II.1

translation initiation site circumvents an amino-terminal DAX1 nonsense mutation leading to a mild form of X-linked adrenal hypoplasia congenita. J Clin Endocrinol Metab 88:417 - 423
Pelletier J, Bruening W, Kashtan CE, Mauer SM, Manivel JC, Striegel JE, Houghton DC, Junien C, Habib R, Fouser L, Fine RN, Silverman BL, Housman D (1991a) Germline mutations in the Wilms' tumor suppressor gene disrupt urogenital development in humans. Cell 67:437 - 447
Pelletier J, Bruening W, Li FP, Haber DA, Glaser T, Housman DE (1991b) WT1 mutations contribute to abnormal genital system development and hereditary Wilms' tumour. Nature 353:431 - 434
Quigley CA, De Bellis A, Marschke KB, El-Awady MK, Wilson EM, French FS (1995) Androgen receptor defects: historical, clinical, and molecular perspectives. Endocr Rev 16:271 - 321
Simard J, Rheaume E, Mebarki F, Sanchez R, New MI, Morel Y, Labrie F (1995) Molecular basis of human 3 beta-hydroxysteroid dehydrogenase deficiency. J Steroid Biochem Mol Biol 53:127 - 138
Sinclair AH, Berta P, Palmer MS, Hawkins JR, Grittiths BL, Smith MJ, Foster JW, Frischauf A-M, Lovell-Badge R, Goodfellow PN (1990) A gene from the human sex-determining region encodes tumor a protein suppressor with gene homology disrupt to a conserved deDNA-binding motif. Nature 346:240 - 244
Wigley WC, Prihoda JS, Mowszowicz I, Mendonca BB, New MI, Wilson JD, Russel DW (1994) Natural mutagenesis study of the human steroid 5 alpha-reductase 2 isozyme. Biochemistry 33:1265 - 1270
Wilson JD, Griffin JE, Russell DW (1993) Steroid 5-alpha-reductase 2 deficiency. Endocr Rev 14:577 - 593

II.1.3 Fisiologia della spermatogenesi

M. Bergmann

Sintesi

La spermatogenesi include la moltiplicazione degli spermatogoni, la meiosi che si svolge negli spermatociti e la differenziazione degli spermatidi in gameti maschili, i quali hanno la capacità di muoversi e di fecondare l'ovocita. La spermatogenesi ha luogo nei tubuli seminiferi testicolari, costituiti dal tessuto peritubulare e dall'epitelio seminifero. Quest'ultimo è composto da cellule germinali e cellule somatiche di Sertoli. Le cellule di Sertoli separano l'epitelio seminifero in compartimenti basale e luminale attraverso la presenza, tra le cellule di Sertoli, di complessi giunzionali che proteggono gli spermatociti e gli spermatidi dal sistema immunitario. Le cellule di Sertoli aiutano e promuovono lo sviluppo delle cellule germinali attraverso la mediazione di stimoli ormonali perché sono le uniche cellule dell'epitelio a possedere dei recettori dell'ormone follicolo-stimolante e degli androgeni. L'apoptosi delle cellule germinali è particolarmente importante, nel corso della pubertà, per il rapporto specie-specifico cellule germinali/cellule di Sertoli; essa aumenta in caso di alterazione della spermatogenesi. Ci sono sei diverse combinazioni specifiche di cellule germinali nell'epitelio seminifero, i cosiddetti «stadi della spermatogenesi». Questi stadi sono disposti sequenzialmente lungo un tubulo in direzione della sua lunghezza: «onda della spermatogenesi». La durata di questa onda rappresenta il «ciclo della spermatogenesi». Essa dura 16 giorni; il processo completo della spermatogenesi, dallo spermatogonio alla liberazione dello spermatozoo, dura circa 70-75 giorni.

L'efficacia della spermatogenesi si confronta all'interno degli altri primati e mostra che il numero degli spermatozoi non è limitato dalla perdita di cellule germinali durante la meiosi ma dipende dal numero di spermatogoni che entrano nella meiosi.

L'alterazione della spermatogenesi di solito è associata a un deficit di maturazione delle cellule di Sertoli, e l'integrità e l'addensamento scorretto di DNA dovuti a un difetto della sostituzione degli istoni da parte delle protamine potrebbero essere un importante fattore predittivo dell'esito delle tecniche di procreazione assistita tramite fecondazione in vitro o estrazione testicolare di spermatozoi/iniezione intracitoplasmatica di spermatozoi.

II.1

II.1.3.1 Spermatogenesi

La spermatogenesi è il processo completo di sviluppo delle cellule germinali nell'epitelio seminifero del testicolo adulto. Può essere suddivisa in quattro fasi e comprende: (1) la proliferazione e il differenziamento degli spermatogoni, (2) le divisioni meiotiche degli spermatociti e (3) la trasformazione degli spermatidi rotondi aploidi, provenienti dalla seconda divisione meiotica, in spermatozoi (spermiogenesi), che (4) vengono liberati nel lume dei tubuli seminiferi (spermiazione, Fig. II.1.8a, b).

II.1.3.2 Tubuli seminiferi

I tubuli seminiferi hanno un diametro di circa 180 μm e sono composti dalla guaina peritubulare (lamina propria) e dall'epitelio seminifero. La guaina peritubulare (8 μm) è costituita da quattro-cinque strati di miofibroblasti contrattili e di tessuto connettivo. L'epitelio seminifero (80 μm) si appoggia sulla membrana basale ed è composto da cellule germinali in vari stadi di sviluppo e da cellule di Sertoli somatiche di sostegno, che producono una ramificazione citoplasmica molto fornita e circondano le cellule germinali adiacenti (Fig. II.1.9a, b).

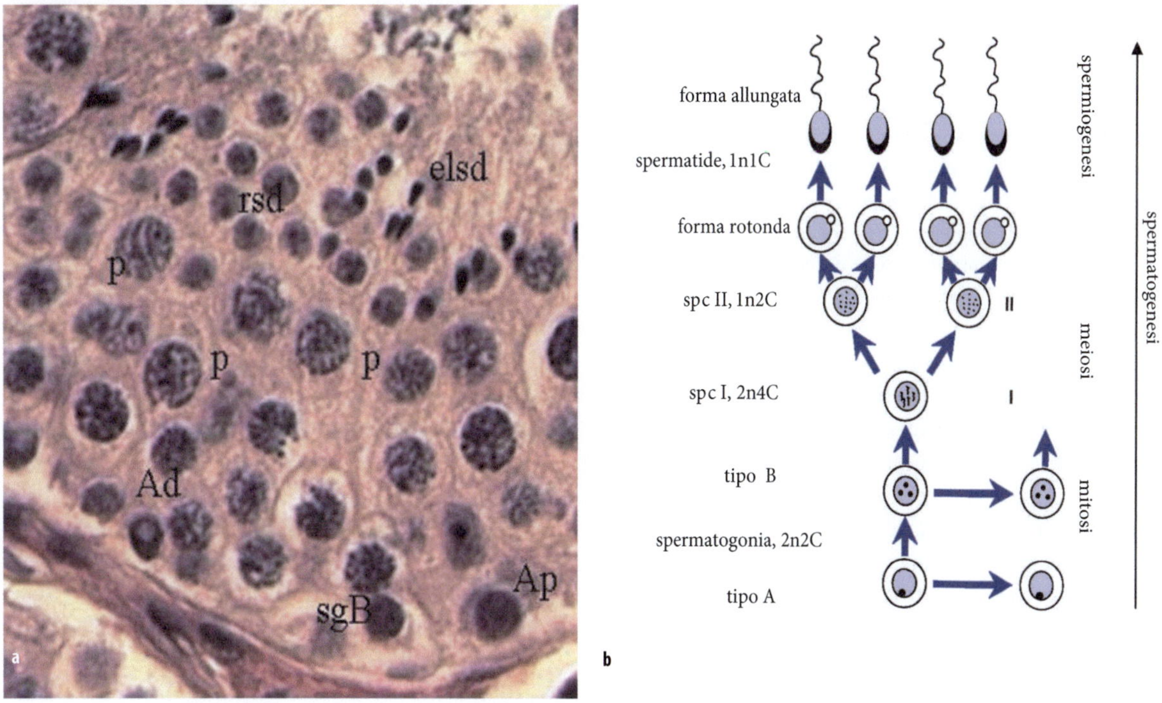

Fig. II.1.8 a, b. Epitelio seminifero e processo della spermatogenesi. **a** Epitelio seminifero normale. *Ap* spermatogonio tipo A (pallido), *Ad* spermatogonio tipo A (scuro), *sgB* spermatogonio tipo B, *P* spermatocita primario pachitene, *rsd* spermatide rotondo, *elsd* spermatide allungato. Sezione di un'inclusione in paraffina, ematossilina ed eosina, ingrandimento × 40. **b** Processo della spermatogenesi

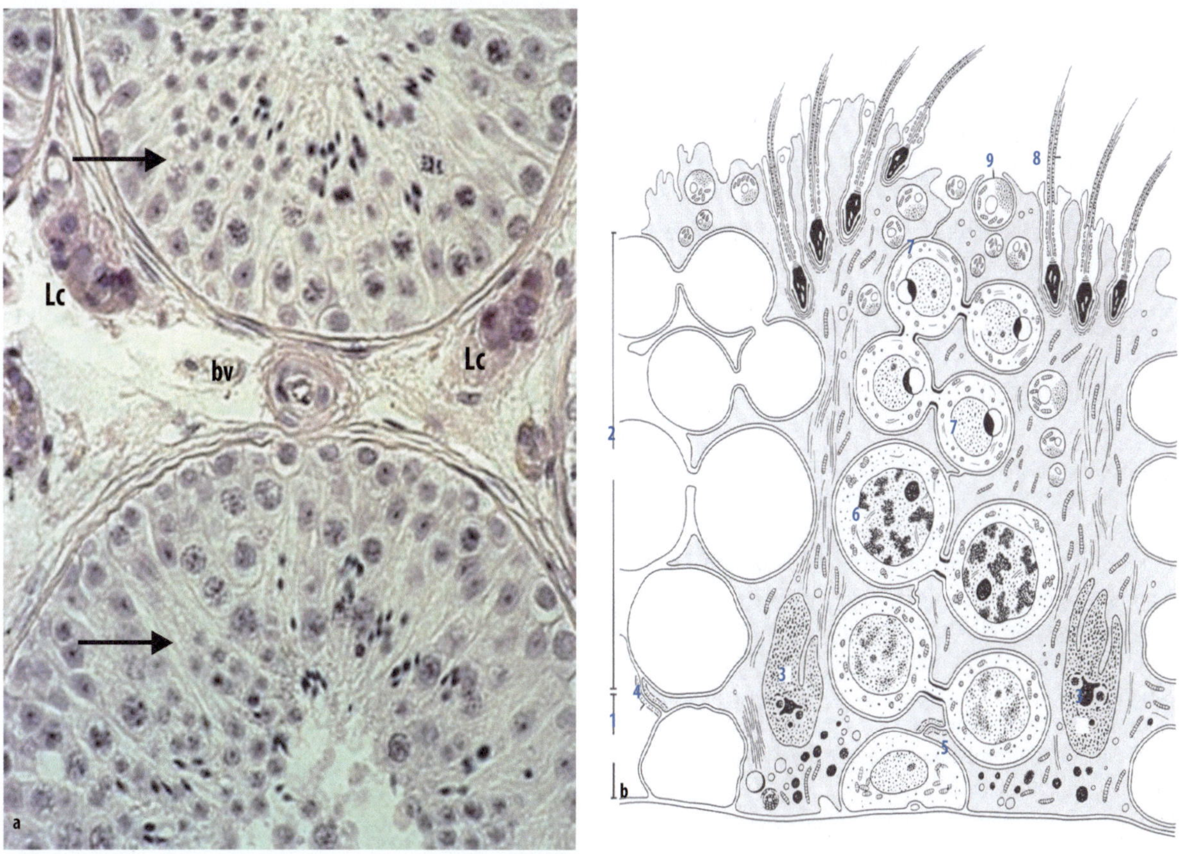

Fig. II.1.9 a, b. Epitelio seminifero normale. **a** Tubuli seminiferi con epitelio seminifero intatto (*frecce*) e tessuto interstiziale contenente vasi sanguigni (*bv*) e cellule di Leydig (*Lc*); sezione di un'inclusione in paraffina, ematossilina ed eosina, ingrandimento × 20. **b** Schema dell'epitelio seminifero. *1* compartimento basale, *2* regione luminale, *3* nucleo della cellula di Sertoli, *4* complesso giunzionale tra le cellule di Sertoli, *5* spermatogonio tipo A (pallido), *6* spermatocita primario pachitene, *7* spermatide rotondo, *8* spermatide allungato, *9* corpo residuo. Da Holstein (1994)

II.1.3.3
Spermatogoni

Gli spermatogoni sono le cellule germinali diploidi (2n2C) della spermatogenesi e possono essere suddivisi in tipo A e tipo B. Essi sono sottoposti a divisioni mitotiche e permettono il rinnovamento della popolazione di cellule germinali. La classificazione è basata soprattutto sulle differenze di aspetto della cromatina nucleare. Gli spermatogoni di tipo A hanno un nucleo ovale eucromatico, a differenza degli spermatogoni di tipo B, i quali hanno un nucleo rotondo eterocromatico. Nei primati, compreso l'uomo, gli spermatogoni di tipo A sono inoltre suddivisi in A pallido (Ap) e A scuro (Ad) secondo il loro aspetto nucleare. Contrariamente agli Ap, gli spermatogoni Ad sono caratterizzati da un nucleo scuro con un alone chiaro. Rimane controverso il possibile significato funzionale in rapporto all'attività mitotica. Nei primati non umani, gli spermatogoni Ad hanno poca o nessuna attività proliferativa (Schlatt e Weinbauer 1994), mentre un'immunoreattività Ki-67 specifica della fase S, che indica un'attività mitotica, è stata scoperta talvolta negli spermatogoni Ap e Ad da Steger et al. (1998) nell'uomo. In genere è accettato che gli spermatogoni di tipo B sono capaci di differenziarsi e di entrare nel processo della meiosi. A causa di una citochinesi incompleta, gli spermatogoni di tipo B sono tuttora interconnessi, dopo l'ultima divisione mitotica, da ponti intercellulari, che formano, così, dei cloni cellulari, i quali consentono la sincronizzazione della maturazione delle cellule germinali. Questi ponti intercellulari persistono fino alle ultime fasi della spermiogenesi. Negli spermatogoni, l'impronta genetica che permette la regolazione parenterale dell'espressione dei geni con metilazione del DNA ha luogo e termina prima della prima divisione meiotica (Kierszenbaum 2002).

II.1.3.4
Spermatociti/meiosi

II.1.3.4.1
Spermatociti primari

II.1

La meiosi inizia con la sintesi del DNA negli spermatogoni di tipo B quando perdono contatto con la falda basale (preleptotene). Dopo la fine della sintesi del DNA, ogni cromosoma si compone di due cromatidi (C). Queste cellule sono definite spermatociti primari, e il contenuto di DNA è tetraploide (2n4C). Gli spermatociti primari subiscono la prima divisione meiotica. La profase della prima divisione meiotica dura circa 1-3 settimane ed è divisa in diversi stadi: leptotene, zigotene, pachitene e diplotene.

Lo stadio di leptotene è caratterizzato dalla condensazione del DNA che causa la comparsa di sottili filamenti nel nucleo. Nel corso dello stadio di zigotene, prosegue la condensazione dei cromosomi, e l'allineamento dei cromosomi omologhi avviene grazie alla formazione di «complessi sinaptonemali», i quali sono visibili solo al microscopio elettronico. Nello stadio di pachitene si verifica uno scambio di materiale genetico di origine materna e paterna tra i cromatidi dei cromosomi omologhi, comportando la rottura e la riparazione del DNA e la riparazione degli autosomi, ma non negli eterosomi «x» e «y». L'appaiamento dei cromosomi induce l'«incrocio» dei cromatidi omologhi adiacenti. Quando i cromosomi cominciano a separarsi allo stadio di diplotene, questi siti diventano evidenti e sono chiamati «chiasmi». Allo stadio di diplotene, i cromosomi si dividono, a eccezione dei siti dei chiasmi. L'ultima tappa della profase meiotica è chiamata «diacinesi», quando cioè i cromosomi si accorciano e i quattro cromatidi separati diventano evidenti. Infine, la membrana nucleare scompare e i cromosomi si dispongono sulla placca di metafase. Dopo la formazione del fuso, i cromosomi si spostano verso i poli opposti ma, contrariamente alla divisione mitotica, i cromatidi rimangono connessi. Così, il numero dei cromosomi è aploide negli spermatociti secondari che ne risultano, ma il contenuto nel DNA è ancora diploide (1n2C).

II.1.3.4.2
Spermatociti secondari

Gli spermatociti collaterali subiscono la seconda divisione meiotica dopo una breve interfase di circa 6 ore nell'uomo, senza sintesi di DNA. Nel corso di questa divisione, i cromatidi sono definitivamente divisi, cosa che porta alla formazione di spermatidi rotondi con un numero aploide di cromosomi e di contenuto di DNA (1n1C).

II.1.3.5
Spermatidi/spermiogenesi

Gli spermatidi rotondi iniziali sono cellule post-mitotiche con un nucleo contenente cromatina omogenea, i quali possono essere identificati per la presenza della vescicola acrosomica perinucleare, facilmente individuabile con la reazione all'acido periodico-Schiff (PAS) su sezioni istologiche fissate alla formalina o nel Bouin e incluse nella paraffina o mediante analisi ultrastrutturale.

La trasformazione degli spermatidi rotondi in spermatozoi con motilità e capacità di fecondare un ovocita comprende una complessa sequenza di eventi: (1) formazione dell'acrosoma, (2) addensamento del nucleo, (3) sviluppo del flagello dello spermatozoo, (4) riorganizzazione degli organelli cellulari quali i mitocondri e i centrioli e (5) riduzione del citoplasma.

La sintesi di molti enzimi proteolitici specifici dell'acrosoma inizia già negli spermatociti pachiteni. Queste proteine, come la proacrosina, sono immagazzinate in vescicole elettron-dense: i granuli proacrosomici (ProAcrosomal Granules, PAG), provenienti dai complessi di Golgi. Essi cominciano a fondersi dopo il completamento delle divisioni meiotiche, negli spermatidi di stadio 1.

L'acrosoma in accrescimento forma una struttura che ha l'aspetto di un cappuccio che ricopre circa il 30-50% della superficie nucleare (Bermudez et al. 1994).

La condensazione nucleare nell'uomo è dovuta alla sostituzione di circa l'85% degli istoni ricchi di lisina, associati al DNA, con proteine di transizione e con protamine ricche di arginina. Contrariamente agli istoni, i quali formano un'associazione a forma di anello con il DNA (nucleosomi), le protamine sono legate ai solchi dell'elica del DNA, effetto che induce un'estrema condensazione e, alla fine, la riduzione di circa il 10% delle dimensioni del nucleo. Si ritiene che le proteine di transizione siano coinvolte nei meccanismi di riparazione del DNA durante lo scambio istone-protamina (Fig. II.1.10). Una riduzione e una successiva sospensione della trascrizione dei geni sono associate a un aumento dello scambio delle proteine nucleari. Così, negli spermatidi, la trascrizione dei geni e la traduzione in proteine sono temporalmente separate (per una rassegna vedi Steger 1999, 2001), con il deposito dell'mRNAnei complessi nucleoproteici specifici degli spermatidi, che sono stati descritti a livello ultrastrutturale da Holstein e Roosen-Runge (1981). La capacità di fecondazione degli spermatozoi richiede che il contenuto di protamina sia adeguato e che il rapporto delle due protamine PRM1 e PRM2 sia adeguato (Steger et al. 2003).

La formazione del flagello ha inizio precocemente nel corso della spermiogenesi. L'assonema mostra la struttura tipica «9 + 2» dei microtubuli. È il modello comune di tutte le ciglia degli eucarioti e ha origine da uno dei due centrioli. Questi centrioli sono posti in una fossetta nucleare dalla parte opposta dell'acrosoma. Il centriolo distale dà origine al flagello. Le altre strutture del flagello, la guaina fibrosa e le fibre dense esterne si sviluppano nel corso della spermiogenesi.

I mitocondri della periferia dello spermatide si aggregano in modo elicoidale intorno alla porzione prossimale del flagello e formano la parte intermedia del flagello. Alla fine, il citoplasma dello spermatide viene eliminato grazie all'azione delle cellule di Sertoli adiacenti e questo «corpo residuale» viene fagocitato dalle cellule di Sertoli.

Gli eventi descritti si manifestano contemporaneamente o con un certo grado di sovrapposizione. Per ragioni pratiche, a seconda dello sviluppo e della formazione dell'acrosoma, il processo completo della spermiogenesi può venire suddiviso come segue:

- Fase di Golgi: sviluppo della vescicola acrosomica
- Fasi del mantello: formazione del mantello acrosomico concomitante all'inizio dell'addensamento nucleare e allo sviluppo del flagello
- Fase acrosomica: differenziazione dell'acrosoma e allungamento del nucleo e del corpo cellulare

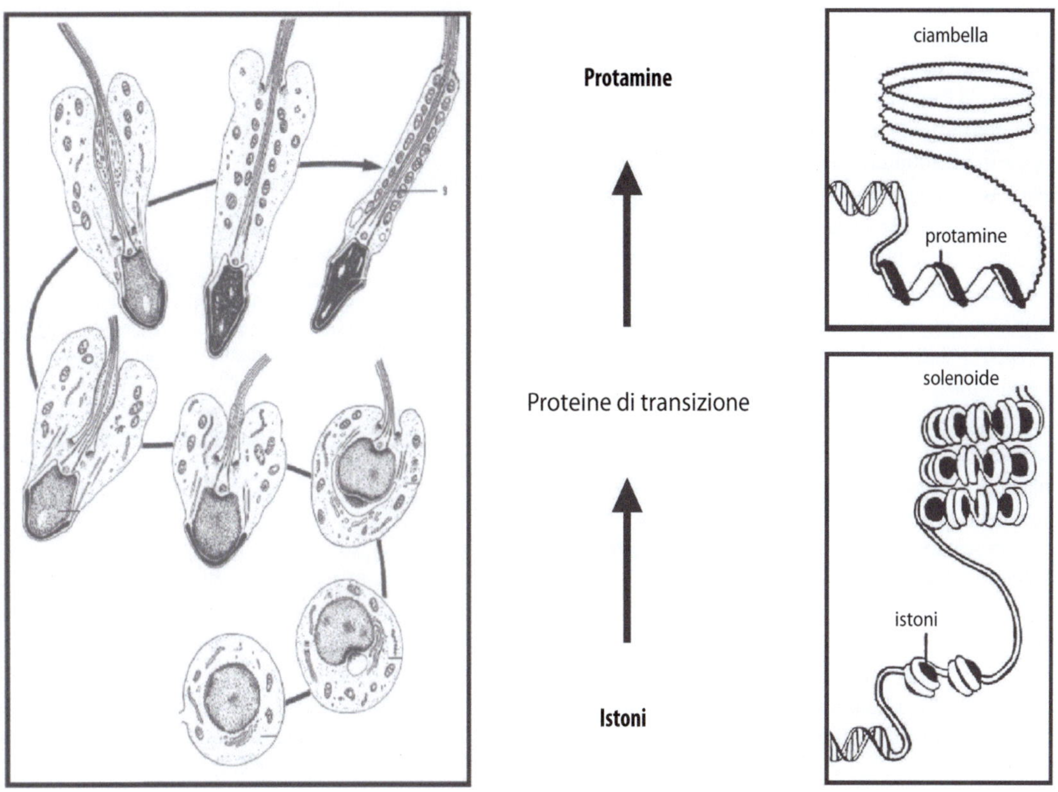

Fig. II.1.10. Presentazione schematica dello scambio istone-protamina

- Fase di maturazione: differenziazione delle forme specie-specifiche dell'acrosoma e della testa degli spermatozoi; completamento dell'addensamento nucleare e riduzione del citoplasma.

La liberazione di spermatidi completamente differenziati nel lume del tubulo seminifero, che è scatenata dalla cellula di Sertoli, è denominata «spermiazione».

Le cellule germinali aploidi nell'epitelio seminifero sono chiamate «spermatidi» (rotondi, in allungamento, allungati). Dopo la spermiazione, la cellula germinale aploide è detta «spermatozoo».

II.1.3.6 Spermatozoo (Fig. II.1.11)

La lunghezza dello spermatozoo umano è di circa 60 μm. La testa appiattita e ovale (diametro: 3 μm, lunghezza: 5 μm) comprende l'acrosoma e il nucleo molto condensato. L'acrosoma ricopre la superficie della testa e contiene molti enzimi proteolitici, vale a dire ialuronidasi, collagenasi, neuraminidasi, fosfolipasi A, acrosina e altri. La liberazione di questi enzimi, chiamata reazione acrosomica, rende lo spermatozoo capace di penetrare la «corona radiata» delle cellule follicolari e la zona pellucida dell'ovocita. Possono essere osservati alcuni vacuoli nucleari.

Il flagello misura circa 55 μm di lunghezza. Esso possiede l'assonema centrale ed è suddiviso in:

- colletto/segmento connettivo (1 μm). Contiene le colonne segmentate ed è il punto di articolazione tra la testa dello spermatozoo e il flagello.
- Segmento intermedio (6 μm). Contiene i mitocondri e le nove coppie di microtubuli, i quali sono associati alle fibre dense esterne, ognuna consistente in almeno 14 polipeptidi di peso molecolare che va da 11 a 87 kDa (Henkel et al. 1994). Si ritiene che le fibre dense esterne mantengano la struttura elastica passiva, necessaria alla curvatura del flagello e che lo proteggano anche dalle forze di taglio durante il transito nell'epididimo e l'eiaculazione (Baltz et al. 1990). Hinsch et al. (2004) hanno scoperto dei canali VDAC2 e VDAC3 voltaggio-dipendenti sensibili agli anioni, nelle fibre dense esterne dei bovini, che indicano il loro ruolo funzionale nella regolazione del movimento o dell'integrità strutturale dello spermatozoo.
- Segmento principale (45 μm). Oltre alle fibre dense esterne, il flagello contiene una guaina fibrosa.
- Segmento terminale (5 μm): esso chiude solo dei microtubuli.

Gli spermatozoi acquisiscono le capacità di motilità nel corso del loro passaggio nell'epididimo e la competenza per la fecondazione durante il passaggio nel tratto genitale femminile (capacitazione).

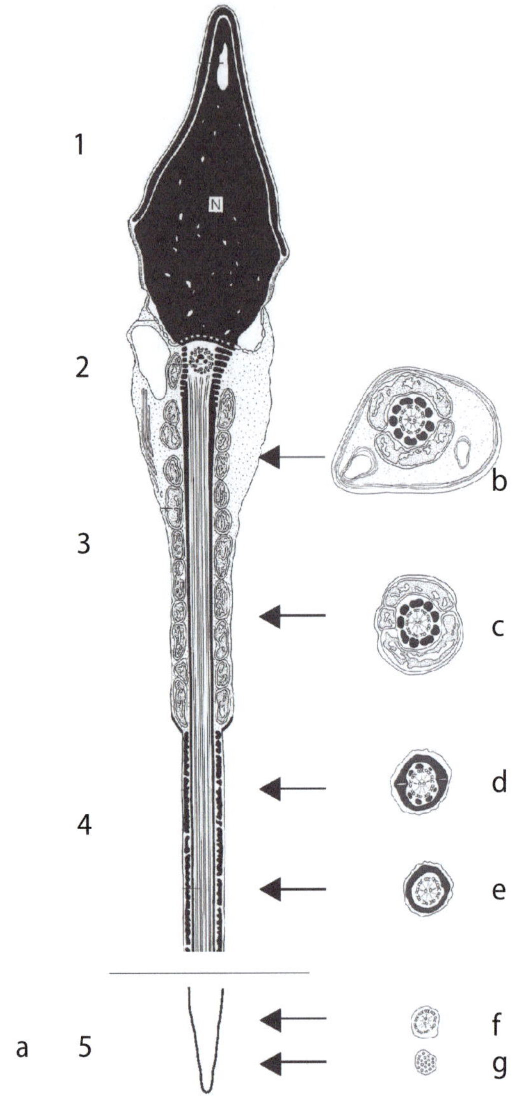

Fig. II.1.11. Schema dello spermatozoo umano da Holstein e Roosen-Runge (1981). **a** Sezione longitudinale che mostra *1* la testa con l'acrosoma, *2* il colletto, *3* il segmento intermedio, *4* il segmento principale e *5* il segmento terminale. **b–g** Sezioni trasversali del flagello attraverso **b, c** il segmento intermedio, **d, e** il segmento principale e **f, g** il segmento terminale

II.1.3.7 Cellule di Sertoli

Le cellule di Sertoli sono cellule somatiche post-mitotiche che si estendono dalla membrana basale all'estremità del tubulo seminifero, costituendo una rete citoplasmatica molto ramificata, e che circondano le cellule germinali circostanti (Fig. II.1.9b, II.1.12a). Esse sono responsabili della formazione della barriera emato-testicolare (Blood–Testis Barrier, BTB), all'interno dell'epitelio seminifero, per la presenza di complessi giunzionali tra le cellule di Sertoli. Questi complessi sono localizzati tra lo strato degli spermatogoni e quello degli spermatociti primari e sono costituiti da giunzioni serrate e da giunzioni comunicanti, associate a dei filamenti di actina e alle cisterne del reticolo endoplasmico.

Quest'ultima porta dei ribosomi sul versante citoplasmico. Le giunzioni serrate impediscono qualsiasi diffusione attraverso lo spazio intercellulare, cosa che può essere dimostrata con l'uso di traccianti come il lantano o la perossidasi del rafano (Bergmann et al. 1989). Così, le cellule di Sertoli separano l'epitelio seminifero in un compartimento basale (ambiente sanguigno) e in una regione luminale (coltura del liquido intratubulare creato dalle cellule di Sertoli, Fig. II.1.9a, II.1.12b–d). Il significato funzionale è che esse: (1) formano una barriera immunologica che protegge gli spermatociti e gli spermatidi del sistema immunitario, impedendo così l'orchite autoimmune e (2) creano un ambiente specifico allo sviluppo delle cellule germinali differente dal mezzo intercellulare normale proveniente dal sangue. La BTB deve essere considerata come una struttura molto dinamica che subisce disintegrazioni e ricostruzioni in occasione del passaggio delle cellule germinali dal compartimento basale al compartimento luminale.

Nell'epitelio seminifero, la comunicazione intercellulare avviene attraverso giunzioni comunicanti tra le cellule di Sertoli e tra queste ultime e le cellule germinali (Fig. II.1.12d). La proteina più importante delle giunzioni comunicanti è la connessina 43 (Cx43) e, in misura minore, la connessina 26 (Cx26), che sono espresse, per la prima volta, nel corso della pubertà, contemporaneamente all'inizio della spermatogenesi e alla formazione della BTB (vedi Brehm et al. 2002).

Le cellule di Sertoli sostengono e promuovono lo sviluppo e la differenziazione delle cellule germinali, servendo da mediatori agli stimoli ormonali. Esse sono note per essere il solo tipo cellulare nell'epitelio seminifero a esprimere sia il recettore di membrana dell'FSH (FSHR, Böckers et al. 1994) che il recettore nucleare di androgeni (AR, Van Roijen et al. 1995; Suarez Quian et al. 1999). Tuttavia, degli mRNA dell'FSH e dell'FSHR in seguito sono stati trovati nelle cellule germinali, dagli spermatogoni agli spermatidi rotondi, da Baccetti et al. (1998). L'espressione dell'FSH è regolata dall'inibina, ormone steroideo prodotto dalle cellule di Sertoli.

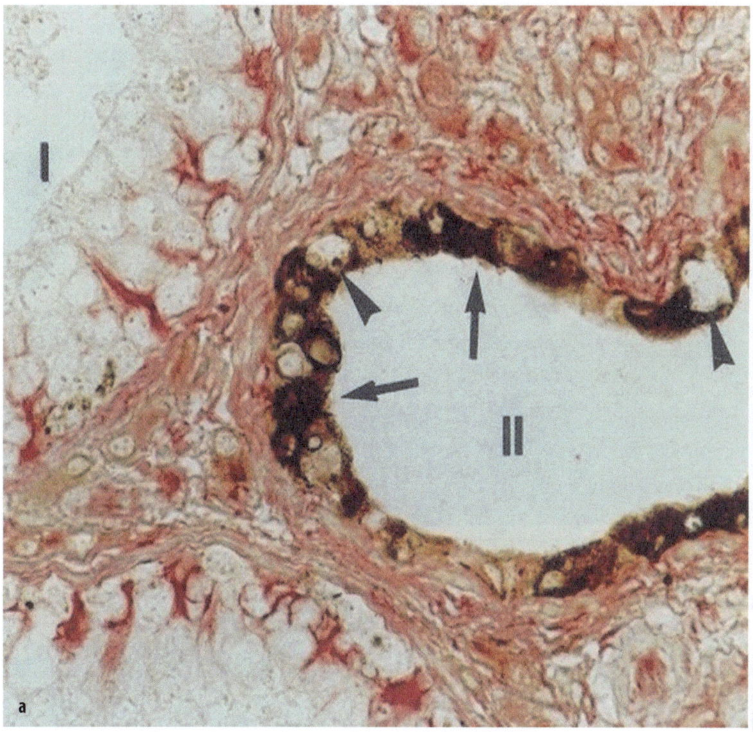

a

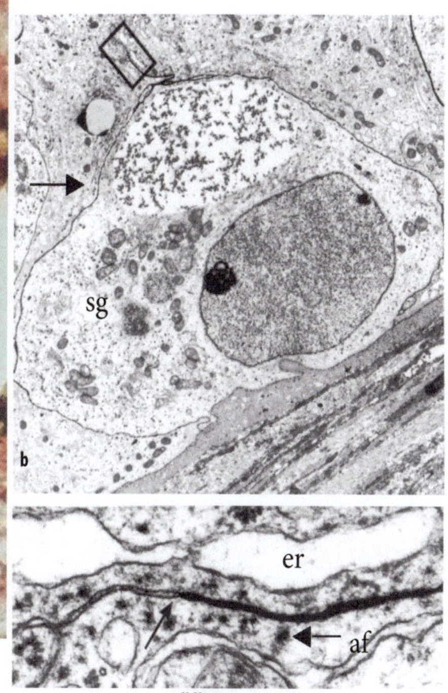

b

c

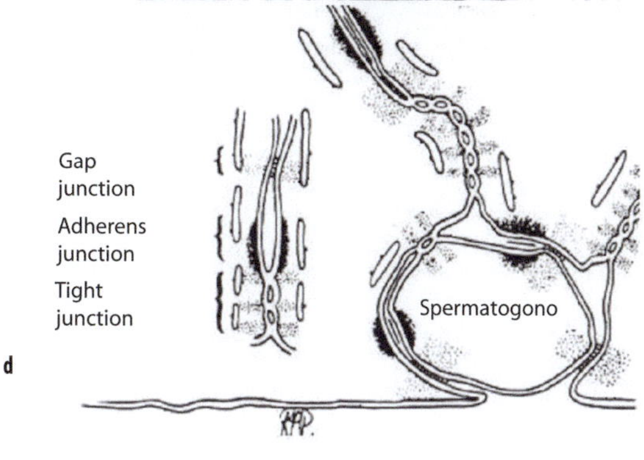

d

Fig. II.1.12. Le cellule di Sertoli e il complesso giunzionale tra le cellule di Sertoli. **a** Cellule di Sertoli normali in un epitelio seminifero intatto che mostra un'immunoattività anti-vimentina (*colore rosso*, I) e cellule di Sertoli non differenziate (*frecce*) associate a una sospensione di maturazione a livello degli spermatogoni, mostrando un'immunoattività supplementare anti-citokeratina-18 (*colore bruno*, II). *Punte di freccia:* spermatogoni (da Bergmann e Kliesch 1994). **b** Micrografia elettronica dello spermatogono (*sg*) di tipo A (*chiaro*) circondato da un tracciante elettron-denso, il nitrato di lantano (*freccia*). **c** L'ingrandimento del rettangolo nella Fig. II.1.12b mostra il complesso giunzionale tra le cellule di Sertoli, che consiste in giunzioni serrate che impediscono la penetrazione del tracciante (*freccia*), filamenti di actina (*af*) e cisterne del reticolo endoplasmico (*er*) (**b**, **c** da Bergmann et al. 1989). **d** Schema del complesso giunzionale tra le cellule di Sertoli (da Pelletier e Byers 1992)

II.1

Gli elementi essenziali del citoscheletro sono i microtubuli e i filamenti intermedi di vimentina, i quali sono responsabili della forma delle cellule di Sertoli (Fig. II.1.12a, vedi Bergmann e Kliesch 1994).

Le cellule di Sertoli producono numerosi fattori come la proteina che si lega agli androgeni (ABP), la quale assicura livelli elevati di testosterone nel liquido seminale a livello del compartimento luminale, della rete testis, dei dotti efferenti e del canale epididimario, della proteina che lega il ferro, la transferrina, e della proteina che lega il rame, la ceruloplasmina, entrambe necessarie per la differenziazione delle cellule germinali (per una rassegna vedi De Kretser 2003). Questi fattori scatenano la proliferazione degli spermatogoni ACTH attraverso il fattore delle cellule germinali (SCF) dipendente dall'FSH, il quale si lega al recettore c-kit della tirosina chinasi espresso dallo spermatogonio (Rossi et al. 2000). Il loro metabolismo è influenzato dalle cellule germinali e viceversa.

II.1.3.8
Apoptosi e spermatogenesi

La morte cellulare per apoptosi è una condizione preliminare per una spermatogenesi continua, ed essa limita la popolazione delle cellule germinali in condizioni fisiologiche. È molto importante stabilire una rapporto specie-specifico tra le cellule germinali e le cellule di Sertoli durante la pre-spermatogenesi e, soprattutto, nel periodo della pubertà (Heiskanen et al. 1996; Rodriguez et al. 1997). Nell'epitelio seminifero dell'uomo adulto, l'apoptosi si presenta come un evento raro a livello degli spermatogoni, degli spermatociti e degli spermatidi (Brinkworth et al. 1997) e mostra possibili differenze etniche tra i maschi caucasici e cinesi. Queste differenze possono spiegare la maggiore efficacia della sospensione della spermatogenesi indotta dal testosterone negli asiatici rispetto ai non asiatici (SinhaHikim et al. 1998). Tuttavia, l'apoptosi aumenta nei pazienti con spermatogenesi alterata (Lin et al. 1997), soprattutto a livello degli spermatociti primari e degli spermatidi rotondi in caso di blocco incompleto della spermatogenesi (Tesarik et al. 1998). La regolazione dell'apoptosi nell'epitelio seminifero dipende dal sistema Fas/FasL. FasL è espresso dalle cellule di Sertoli e Fas soltanto dalle cellule germinali degenerative (Francavilla et al. 2000). Le proteine della famiglia Bcl2 bloccano l'apoptosi (per una rassegna vedi Print e Loveland 2000). Essa sembra inibita dal testosterone (Singh et al. 1995) e dal FSH (Tesarik et al. 2000). L'apoptosi delle cellule di Sertoli non è ancora stata riportata in condizioni fisiologiche.

II.1.3.9
Cinetica della spermatogenesi

II.1.3.9.1
Ciclo dell'epitelio seminifero

In sezione trasversale, l'epitelio seminifero mostra una combinazione caratteristica di cellule germinali a vari stadi di sviluppo. Il tipo di spermatogonia è specifico dello stadio della meiosi e dello sviluppo dello spermatide. La serie di diverse combinazioni di cellule germinali tra due manifestazioni della stessa fase è stata inizialmente descritta nel ratto da Leblond e Clermont (1952) e, più tardi, da Clermont (1963) nell'uomo, come il ciclo dell'epitelio seminifero. Nel ratto sono state definite XIV fasi sulla base di 19 stadi diversi della spermiogenesi identificati con la reazione del PAS sull'acrosoma. Il numero di stadi dell'epitelio seminifero è differente secondo la specie: XII stadi nel topo o nei primati non umani, VIII stadi nel toro, nello stallone o nel cane e VI fasi che comprendono 8 stadi della spermiogenesi nell'uomo e nelle scimmie (Fig. II.1.13, vedi Wistuba et al. 2003).

In ogni caso, lo stadio I è definito dalla comparsa dei primi spermatidi rotondi con vescicola acrosomica dopo la seconda divisione meiotica. L'ultimo stadio (VI, VIII, XII o XIV, secondo le specie) è caratterizzato dalla presenza di spermatociti collaterali.

Allo stadio II della spermatogenesi nell'uomo, si trovano dei corpi residui nelle cellule di Sertoli provenienti dal citoplasma degli spermatidi. Dopo lo stadio II si produce la spermiazione. Lo stadio III è caratterizzato dalla comparsa della condensazione nucleare degli spermatidi e dall'ingresso in meiosi degli spermatogoni di tipo B.

II.1

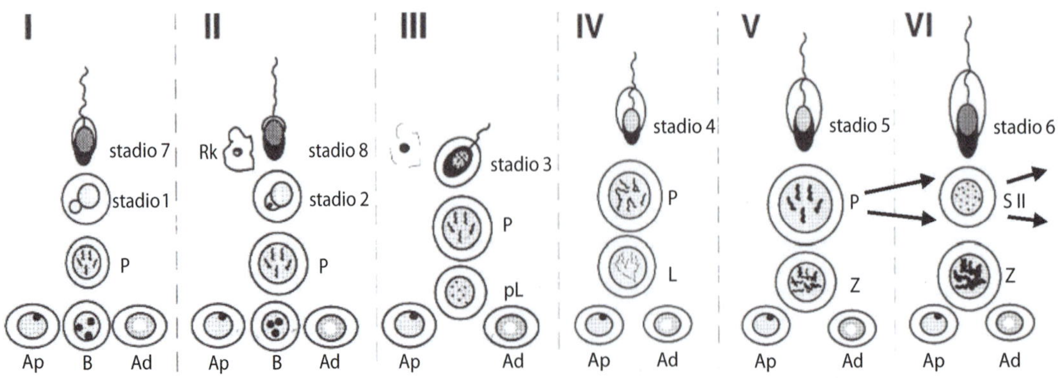

Fig. II.1.13. VI Stadi della spermatogenesi (da Bergmann 1998)

Gli stadi IV e V sono riconoscibili per la condensazione dei nuclei degli spermatidi e possono essere distinti dalla presenza di spermatociti primari allo stadio di leptotene nello stadio IV e di spermatociti primari allo stadio di zigotene nello stadio V. Dopo lo stadio V, gli spermatociti primari allo stadio di pachitene realizzano la diacinesi e ha luogo la prima divisione meiotica. La seconda divisione meiotica degli spermatociti secondari alla fine dello stadio VI dà vita agli spermatidi rotondi dello stadio I. Allo stadio I, gli spermatogoni di tipo A si differenziano in spermatogoni di tipo B.

Questi stadi sono disposti in modo sequenziale lungo il tratto seminifero, cosa che si traduce in un'«onda di spermatogenesi». Contrariamente alla maggior parte dei mammiferi studiati fino a oggi, nell'uomo, come nelle scimmie, una sezione trasversale del tubulo seminifero contiene più di uno stadio della spermatogenesi (organizzazione multifase contro organizzazione a stadio singolo, p. es., il ratto, Fig. II.1.14). Questo è stato spiegato da Schulze e Rheder (1984) come risultato di un semplice orientamento elicoidale di diverse spirali di onde della spermatogenesi, ma Johnson et al. (1996) hanno mostrato la presenza di una distribuzione casuale dei differenti stadi in sezione trasversale. La differenza tra l'organizzazione in unica fase e in quella multifase si basa, molto probabilmente, sulle differenze della dimensione dei cloni delle cellule germinali, che è più ridotta nelle specie che presentano un'organizzazione multifase (per una rassegna vedi Luetjens et al. 2005).

La durata di questa onda nel tempo rappresenta il «ciclo dell'epitelio seminifero». Nell'uomo, questo ciclo dura circa 16 giorni, e la progressione dalla spermatogonia allo spermatozoo dura circa 70-75 giorni, cioè quattro cicli e mezzo (Heller e Clermont 1964).

II.1.3.9.2
Efficacia della spermatogenesi nell'uomo

L'efficacia della spermatogenesi dipende da molti fattori, cioè dal numero assoluto di cellule germinali e di cellule di Sertoli, dal rapporto cellule di Sertoli/cellule germinali, dalla durata del ciclo dell'epitelio seminifero, dalla perdita di cellule germinali durante la spermatogenesi, così come da parametri anatomici, quali la lunghezza dei tubuli seminiferi o le dimensioni dei testicoli, effetto che induce dei valori specifici di specie diverse durante la produzione quotidiana degli spermatozoi. Nei primati, il numero assoluto di cellule germinali è basso, dell'ordine di 100-300 mL/g di peso del testicolo paragonato a circa 530 mL/g di peso del testicolo nel ratto. Tuttavia, nell'uomo, il rapporto di conversione degli spermatociti pachiteni in spermatidi rotondi è stato calcolato in 3,5 e il rapporto di spermatidi rotondi in spermatidi allungati è pari a circa 0,9, raggiungendo quasi i livelli teorici rispettivi di 4 e 1. Questi valori sono nei limiti di quelli ottenuti per altri primati così come per il ratto (3,85/1,33) e indicano che l'efficacia della spermatogenesi nell'uomo non differisce da quella degli altri mammiferi (per una rassegna vedi Wistuba et al. 2003, Luetjens et al. 2005). Questi dati mostrano anche che la produzione degli spermatozoi non è limitata durante la perdita delle cellule germinali durante la meiosi o la spermiogenesi, ma che essa dipende dal numero degli spermatogoni che entrano nella meiosi.

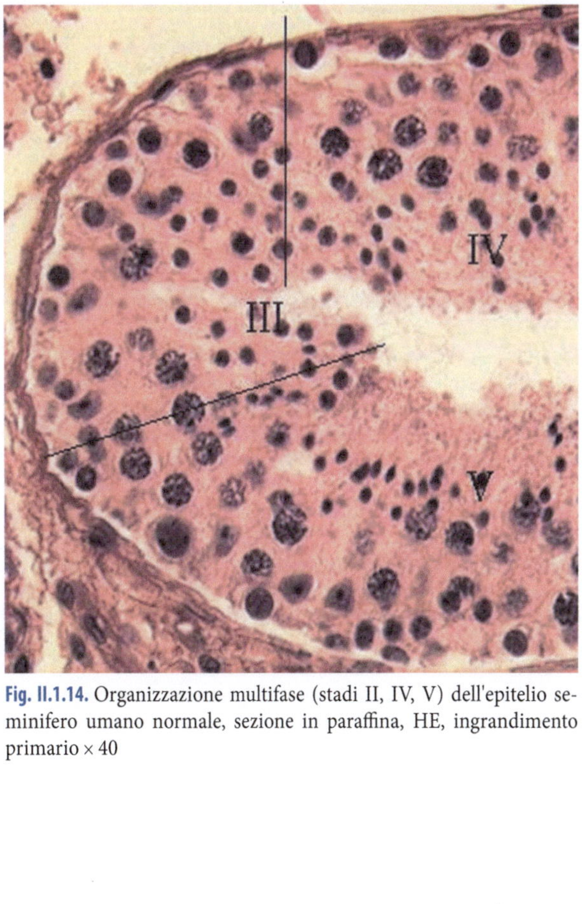

Fig. II.1.14. Organizzazione multifase (stadi II, IV, V) dell'epitelio seminifero umano normale, sezione in paraffina, HE, ingrandimento primario × 40

II.1.3.10
Fisiopatologia della spermatogenesi e infertilità

L'alterazione della spermatogenesi che porta a infertilità è associata sul piano istologico all'ipo-spermatogenesi, a una sospensione parziale o completa di maturazione a livello degli spermatidi rotondi precoci, degli spermatociti primari o degli spermatogoni e a una perdita completa delle cellule germinali (Sertoli Cell Only syndrome, SCO) o di tutte le cellule (tubuli fantasma) nell'epitelio seminifero. Queste ultime sono spesso descritte come «tubuli ialinizzati». Si riscontrano spesso delle SCO e dei tubuli ialinizzati nella sindrome di Klinefelter. Inoltre, sono state descritte numerose alterazioni della differenziazione delle cellule germinali, cioè un arresto meiotico (megalospermatociti) o un deterioramento della spermiogenesi (spermatidi multinucleari, per una rassegna vedi Holstein et al. 1988). È interessante notare che ogni deterioramento della spermatogenesi è associato a un gruppo di cellule di Sertoli che presenta dei segni di carenza di differenziazione, tra i quali la persistenza di nuclei non differenziati e della secrezione di ormone anti-mulleriano o l'espressione di filamenti intermedi della citocheratina 18 fetale (Bruning et al. 1993; Bergmann e Kliesch 1994; Steger et al. 1999; Maymon et al. 2000, per una rasssegna vedi Sharpe et al. 2003, Fig. II.1.12a).

L'alterazione della spermatogenesi influenza i parametri dell'eiaculato, determinando una riduzione della concentrazione (oligo-), della motilità (oligo-asteno-) e un aumento delle anomalie degli spermatozoi (oligo-asteno-teratozoospermia = sindrome OAT). Esiste un numero crescente di prove secondo le quali l'integrità e la condensazione errata del DNA, dovute a un'alterazione durante la spermatogenesi (scambio istone in protamina), sembrano essere un importante fattore predittivo del risultato della procreazione assistita con spermatozoi di morfologia normale (Blanchard et al. 1990; Ankem et al. 2002; Steger et al. 2003) o anche in caso di globozoospermia con cellule germinali prive di acrosoma (Vicari et al. 2002).

Bibliografia

Ankem MK, Mayer E, Ward WS, Cummings KB, Barone JG (2002) Novel assay for determining DNA organization in human spermatozoa: implications for male factor infertility. Urology 59:575 – 578

Baccetti B, Collodel G, Constatino-Ceccarini E, Eshkol A, Gambera L, Moretti E, Strazza M, Piomboni P (1998) Localization of human follicle-stimulating hormone in the testis. FASEB J 12:1045 – 1054

Baltz JM, Pallini V, Burrini AG (1990) Dense fibers protect mammalian sperm against damage. Biol Reprod 43:484 – 491

Bergmann M (1998) Spermatogenese. In: Krause W, Weidner W (eds) Andrologie, Krankheiten der männlichen Geschlechtsorgane, Ferdinand Enke Verlag, Stuttgart, pp 9 – 14

Bergmann M, Kliesch S (1994) The distribution pattern of cytokeratin and vimentin immunoreactivity in testicular biopsies in infertile men. Anat Embryol 190:515 – 520

Bergmann M, Nashan D, Nieschlag E (1989) Pattern of compartmentation in human seminiferous tubules showing dislocation of spermatogonia. Cell Tissue Res 256:183 – 190

Bermudez D, Escalier D, Gallo JM, Viellefond A, Rius F, Perezde Vargas I, Schrevel J (1994) Proacrosin as a marker of meiotic and postmeiotic germ cell differentiation: quantitative assessment of human spermatogenesis with a monoclonal antibody. J Reprod Fertil 100:567 – 575

Blanchard Y, Lescoat D, LeLannou D (1990) Anomalous distribution of nuclear basic proteins in round-headed human spermatozoa. Andrologia 22:549 – 555

Böckers T, Nieschlag E, Kreutz MR, Bergmann M (1994) Localization of follicle-stimulating hormone (FSH) immunoreactivity and hormone receptor mRNA in testicular tissue of infertile men. Cell Tissue Res 278:595 – 600

Brehm R, Marks A, Rey R, Kliesch S, Bergmann M, Steger K (2002) Altered expression of connexins 26 and 32 in Sertoli cells in seminiferous tubules infiltrated with carcinoma in situ. J Pathol 197:647 – 653

Brinkworth M, Weinbauer GF, Bergmann M, Nieschlag E (1997) Apoptosis as a mechanism of germ cell loss in elderly men. Int J Androl 20:222 – 228

Bruning G, Dierichs R, Stümpel C, Bergmann M (1993) Sertoli cell nuclear changes in human testicular biopsies as revealed by three dimensional reconstruction. Andrologia 25:311 – 316

Clermont Y (1963) The cycle of the seminiferous epithelium in man. Am J Anat 112:35 – 51

De Kretser DM (2003) Endocrinology of the male reproductive system. In: McLachlan R (ed) Endocrinology of male reproduction. www.endotext.com

Francavilla S, DAbrizio P, Rucci N, Silvano G, Properzi G, Straface E, Gordeschi G, Necione S, Gnessi L, Arizzi M, Ulisse S (2000) Fas and Fas ligand expression in fetal and adult human testis with normal or deranged spermatogenesis. J Clin Endocrinol Metab 85:2692 – 2700

Heiskanen P, Billig H, Toppari J, Kaleva M, Arsalo A, Rapola J, Dunkel L (1996) Apoptotic cell death in the normal and cryptorchid human testis: the effect of human chorionic gonadotropin on testicular germ cell survival. Pediatr Res 40: 351 – 356

Heller CG, Clermont Y (1964) Kinetics of the germinal epithelium in man. Rec Progr Horm Res 20:545 – 574

Henkel R, Stalf T, Mertens N, Miska W, Schill WB (1994) Outer dense fibers of human spermatozoa – partial characterization and possible physiological functions. Int J Androl 17:68 – 73

Hinsch K-B, De Pinto V, Aires VA, Schneidert X, Messina A, Hinsch E (2004) Voltage-dependent anion-selective channels VDAC2 and VDAC3 are abundant proteins in bovine outer dense fibers, a cytoskeletal component of the sperm flagellum. J Biol Chem 279:15281 – 15288

Holstein AF (1994) Männliche Geschlechtsorgane. In: Graumann W, Holstein AF, Sasse D, Welsch U (eds) Taschenbuch der Anatomie, vol 2. Gustav Fischer, Stuttgart

Holstein AF, Roosen-Runge EC (1981) Atlas of human spermatogenesis. Grosse, Berlin

Holstein AF, Schirren C, Roosen-Runge EC (1988) Illustrated pathology of human spermatogenesis. Grosse, Berlin

Johnson L, McKenzie KS, Snell JR (1996) Partial wave in human seminiferous tubules appears to be a random occurrence. Tissue Cell 28:127 – 136

Kierszenbaum AL (2002) Genomic imprinting and epigenetic reprogramming: Unearthing the garden of forking paths. Mol Reprod Dev 63:269 – 272

LeBlond CP, Clermont Y (1952) Definition of the stages of the cycle of the seminiferous epithelium in the rat. Ann NY Acad Sci 55:548 – 573

Luetjens CM, Weinbauer GF, Wistuba J (2005) Primate spermatogenesis: comparative evidence and new insights into testicular organisation, spermatogenic efficiency and endocrine control. Biol Rev Camb Philos Soc 80:475 – 488

Lin WW, Lamb DJ, Wheeler TM, Lippschultz L, Kim ED (1997) In situ-end-labelling of human testicular tissue demonstrates increased apoptosis in conditions of abnormal spermatogenesis. Fertil Steril 68:1065 – 1069

Maymon BB, Paz G, Elliott DJ, Hammel I, Kleimann SE, Yogev L, Hauser R, Botchan A, Yavetz H (2000) Maturation phenotype of Sertoli cells in testicular biopsies of azoospermic men. Hum Reprod 14:1537 – 1542

Pelletier RM, Byers SW (1992) The blood-testis barrier and Sertoli cell junctions: structural considerations. Microsc Res Tech 20:3 – 33

Print C, Loveland KL (2000) Germ cell suicide: new insights into apoptosis during spermatogenesis. Bioessays 22:423 – 430

Rodriguez I, Ody C, Araki K, Garcia I, Vassalli P (1997) An early and massive wave of germinal cell apoptosis is required for the development of functional spermatogenesis. EMBO J 16:2262 – 2270

Rossi P, Sette C, Dolci S, Geremia R (2000) Role of c-kit in mammalian spermatogenesis. J Endocrinol Invest 23:609 – 615

Schlatt S, Weinbauer GF (1994) Immunohistochemical localization of proliferating nuclear antigen as a tool to study cell proliferation in rodent and primate testes. Int J Androl 17:214 – 222

Schulze W, Rheder U (1984) Organization and morphogenesis of the human seminiferous epithelium. Cell Tissue Res 237: 395 – 407

Sharpe RM, McKinnell C, Kivlin C, Fisher S (2003) Proliferation and functional maturation of Sertoli cells, and their relevance to disorders of testis function in adulthood. Reproduction 125:769 – 784

Singh J, ONeill C, Handelsman DJ (1995) Induction of spermatogenesis by androgens in gonadotropin-deficient (hpg) mice. Endocrinology 136:5311 – 5321

SinhaHikim AP, Wang C, Lue Y, Johnson L, Wang X-H, Swerdiloff RS (1998) Spontaneous germ cell apoptosis in humans: evidence for ethnic differences in the susceptibility of germ cells to programmed cell death. J Clin Endocrinol Metab 83:152 - 156

Steger K (1999) Transcriptional and translational regulation of gene expression in haploid spermatids. Anat Embryol 199: 471 - 487

Steger K (2001) Haploid spermatids contain translationally repressed mRNAs. Anat Embryol 203:323 - 334

Steger K, Aleithe I, Behre HM, Bergmann M (1998) The proliferation of spermatogonia in normal human seminiferous epithelium: an immunohistochemical study using monoclonal antibodies against Ki-67 protein and proliferating cell nuclear antigen. Mol Hum Reprod 4:227 - 233

Steger K, Rey R, Louis F, Kliesch S, Behre HM, Nieschlag E, Hoepffner W, Bailey D, Marks A, Bergmann M (1999) Reversion of the differentiated phenotype and maturation block in Sertoli cells in pathological human testis. Hum Reprod 14:136 - 143

Steger K, Fink L, Failing K, Bohle RM, Kliesch S, Weidner W, Bergmann M (2003) Decreased protamin-1 transcript levels in testes from infertile men. Mol Hum Reprod 9:331 - 336

Suarez-Quian CA, Martinez-Garcia F, Nistal M, Regadera J (1999) Androgen receptor distribution in adult human testis. J Clin Endocrinol Metab 84:350 - 358

Tesarik J, Greco E, Cohen-Bacrie P, Mendoza C (1998) Germ cell apoptosis in men with incomplete spermiogenesis failure. Mol Hum Reprod 4:757 - 762

Tesarik J, Mendoza C, Greco E (2000) The effect of FSH on male germ cell survival and differentiation in vitro is mimicked by pentoxifiline but not insulin. Mol Hum Reprod 6:877 - 881

Van Roijen JH, Van Assen S, Van der Kwast TH, De Rooij DG, Boersma WA, Vreeburg JTM, Weber RFA (1995) Androgen receptor immunoexpression in the testes of subfertile men. J Androl 16:510 - 516

Vicari E, Perdichizzi A, De Palma A, Burrello N, D'agata R, Calogero AE (2002) Globozoospermia is associated with chromatin structure abnormalities. Hum Reprod 17:2128 - 2133

Wistuba J, Schrod A, Greve B, Hodges JK, Aslam H, Weinbauer GF, Luetjens CM (2003) Organization of seminiferous epithelium in primates: Relationship to spermatogenic efficiency, phylogeny, and mating system. Biol Reprod 69:582 - 591

II.1.4 Fisiologia della funzione sessuale

O. Baldo, I. Eardley

Sintesi

Il sistema nervoso parasimpatico fornisce l'innervazione pro-erettile primaria del pene proveniente dalle radici nervose sacrali (S2–S4); questi nervi assicurano l'innervazione vasodilatatrice del tessuto cavernoso. I nervi parasimpatici liberano una miscela di neurotrasmettitori pro-erettili, tra i quali il più importante è il monossido di azoto (NO) che agisce sulla cellula muscolare liscia attraverso un sistema di secondo messaggero che coinvolge il GMP ciclico. L'innervazione simpatica agisce come mediatore della detumescenza e ha origine dal midollo toraco-lombare (T11–L2) attraverso la liberazione di noradrenalina. La farmacologia dell'erezione ci ha recentemente fornito un certo numero di approcci terapeutici al trattamento della disfunzione erettile. Il nervo pudendo rappresenta l'innervazione somatica del pene che porta sia gli impulsi afferenti degli organi genitali che le fibre motorie ai muscoli del pavimento pelvico.

L'erezione in se stessa è un evento vascolare il cui grado dipende dall'equilibrio tra flusso arterioso e perdita venosa del pene. La stimolazione parasimpatica (con una riduzione simultanea della stimolazione simpatica) comporta il rilassamento muscolare liscio delle arterie intrapeniene, il rilassamento del muscolo liscio cavernoso (trabecolare) e la chiusura del flusso venoso che fuoriesce dal pene.

L'eiaculazione ha due fasi, l'emissione e l'eiezione, di cui l'ultima di solito è accompagnata dall'orgasmo.

L'emissione coinvolge la contrazione sequenziale degli epididimi, dei dotti deferenti, delle vescicole seminali e della prostata e l'emissione del liquido eiaculatorio nell'uretra posteriore. L'eiezione si accompagna alla chiusura serrata del collo vescicale con contrazione della muscolatura prostatica e a una sequenza di contrazioni coordinate dei muscoli bulbocavernosi, dei muscoli ischiocavernosi e di altri muscoli del pavimento pelvico. L'eiaculato viene espulso verso l'uretra anteriore e oltre.

Il prepuzio è un tessuto giunzionale cutaneomucoso specializzato che delimita il confine tra la mucosa e la cute. Può avere molte funzioni, tra cui quella di zona erogena sensoriale, e forse anche altre, ma, di fatto, le nostre conoscenze al riguardo sono scarse.

La funzione sessuale dell'uomo può essere suddivisa in quattro fasi: il desiderio, l'eccitazione, l'orgasmo e la risoluzione. Questo capitolo riguarda la fisiologia della seconda e della terza fase, cioè l'eccitazione e l'orgasmo. Negli uomini, la manifestazione più evidente dell'eccitamento è l'erezione peniena, mentre l'eiaculazione compare abitualmente con l'orgasmo, anche se questi eventi sono, in generale, distinti. Questo capitolo comincia trattando la fisiologia dell'erezione e, quindi, la fisiologia dell'eiaculazione e dell'orgasmo, e termina con una breve sintesi di ciò che conosciamo sulla fisiologia del prepuzio.

II.1.4.1
Erezione peniena

II.1.4.1.1
Neuroanatomia dell'erezione

Il sistema nervoso parasimpatico fornisce l'innervazione primaria pro-erettile del pene. Originandosi dalla colonna intermedio-laterale del midollo spinale sacrale, le fibre passano attraverso le radici dei nervi sacrali (S2–S4) e proseguono attraverso i nervi erettori fino al plesso pelvico prima di circolare nei nervi cavernosi, situati lungo la prostata. Questi nervi assicurano l'innervazione vasodilatatrice del tessuto cavernoso. Il nervo cavernoso ha un'importanza considerevole per i chirurghi, in particolare nelle relazioni con la prostata, poiché è esposto al rischio di lesioni durante la prostatectomia a cielo aperto. Il nervo cavernoso corre nello spazio retroperitoneale sulla parte esterna del retto e della vescica e passa, in seguito, al di sotto e lateralmente verso la prostata, prima di penetrare nel diaframma dell'apparato urogenitale nella posizione lateralmente all'uretra membranosa (Walsh e Donker 1982). I nervi parasimpatici innervano la muscolatura liscia dei vasi penieni e dei sinusoidi cavernosi.

L'innervazione simpatica regola la detumescenza e ha origine nel midollo toraco-lombare (T11–L2). Essa passa attraverso le radici ventrali e la catena simpatica nel plesso ipogastrico prima di raggiungere il plesso pelvico. Le fibre post-sinaptiche passano attraverso i nervi cavernosi al pene, dove esse innervano il muscolo liscio delle arterie intrapeniene e dei sinusoidi cavernosi.

Il nervo pudendo interno rappresenta l'innervazione somatica del pene; esso porta sia gli impulsi afferenti degli organi genitali attraverso il nervo dorsale del pene sia delle fibre motorie in direzione dei muscoli del pavimento pelvico, tra i quali i muscoli bulbocavernoso e ischiocavernoso. I corpi cellulari di queste fibre motorie risiedono nel nucleo di Onuf, esso stesso situato nel midollo sacrale (S2–S4). Il nervo dorsale del pene è il ramo terminale del nervo pudendo interno e contiene solo alcune fibre sensorie. Sulla porzione dorsale della guaina peniena, lateralmente all'arteria dorsale, partono numerosi rami a ventaglio per fornire terminazioni nervose propriocettive e sensitive alla parte dorsale della tunica albuginea e alla cute della guaina peniena e del glande.

II.1

II.1.4.1.2
Neurofisiologia dell'erezione

Sembrano esserci almeno tre vie attraverso le quali può avere inizio l'erezione. In primo luogo, le erezioni possono essere iniziate con uno stimolo erotico che può essere visivo, olfattivo, uditivo o immaginativo, e lo stimolo è probabilmente accompagnato da una stimolazione corticale dell'ipotalamo. Esse vengono definite erezioni psicogene. Dall'ipotalamo, le fibre pro-erettili scendono verso la colonna mediolaterale del midollo spinale in direzione dell'origine della via parasimpatica sacrale pro-erettile. Il secondo tipo di erezione viene definito erezione riflessa ed è collegato agli stimoli tattili degli organi genitali. Gli impulsi afferenti sono portati verso il midollo spinale dai nervi dorsali del pene, mentre quelli efferenti attraverso le fibre parasimpatiche pelviche. Le due vie (centrale e periferica) possono interagire al fine di rendere massima la stimolazione parasimpatica della muscolatura liscia del pene e, inevitabilmente, si verifica l'inibizione simultanea della via simpatica anti-erettile. Questa integrazione si produce probabilmente nel midollo spinale. Il terzo meccanismo di erezione riguarda le erezioni notturne. Gli uomini non affetti da ED hanno numerose erezioni nel corso della notte. I meccanismi nervosi centrali implicati non sono chiaramente identificati, ma dovrebbero comprendere l'inibizione della via simpatica e la stimolazione della via parasimpatica.

II.1.4.1.3
Erezione peniena come evento vascolare

L'erezione è un evento vascolare nel corso del quale il grado di erezione dipende dall'equilibrio tra il flusso arterioso afferente e il reflusso venoso del pene. La stimolazione parasimpatica (con riduzione simultanea della stimolazione simpatica) induce il rilassamento della muscolatura liscia delle arterie peniene e il rilassamento del muscolo liscio cavernoso (trabecolare). Ciò provoca un aumento del flusso arterioso e l'accumulo di sangue nel tessuto sinusoidale. La tumefazione dei sinusoidi cavernosi che ne deriva comprime le vene sub-tunicali efferenti contro la tunica albuginea con riduzione conseguente del reflusso venoso. Tale meccanismo viene detto veno-occlusivo. La sequenza di eventi che accompagnano un'erezione è stata descritta da Lue et al. 1983 ed è riassunta nella Tabella II.1.1.

II.1.4.1.4
Neurofarmacologia centrale dell'erezione

La nostra conoscenza recente della neurofarmacologia centrale dell'erezione peniena è stata in gran parte ottenuta a partire da esperimenti animali. Questi dati suggeriscono che esistono delle vie discendenti pro-erettili che nascono dal nucleo paraventricolare (ParaVentricular Nucleus, PVN) e dall'area preottica mediana (Medial PreOptic Area, MPOA) dell'ipotalamo. Diverse influenze corticali agiscono sul PVN e sulla MPOA modulando gli stimoli erotici descritti in seguito. I neurotrasmettitori dopamina, monossido d'azoto (NO), ormone alfa-melano-stimolante (alfa-MSH), glutammato e ormone adrenocorticotropo (ACTH) hanno tutti degli effetti pro-erettili, mentre l'acido gamma-aminobutirrico (GABA) e la noradrenalina (NA) hanno degli effetti inibitori. A partire dall'ipotalamo, le vie ossitocinergiche passano nel midollo spinale da dove si origina la via parasimpatica.

Tabella II.1.1. Fisiologia vascolare dell'erezione (Lue et al. 1983)

Fase	Nome	Neurofisiologia	Modificazioni vascolari peniene
0	Flaccido	Tono simpatico dominante	Il flusso arterioso è scarso Muscolo liscio trabecolare contratto Sinusoidi vuoti I gas del sangue sono simili a quelli del sangue venoso
1	Riempimento	Stimolazione parasimpatica con riduzione del tono simpatico	Dilatazione arteriolare Aumento massiccio del flusso arterioso Rilassamento trabecolare Riempimento sinusoidale senza aumento della pressione intracavernosa (IntraCavernosal Pressure, ICP)
2	Tumescenza	Tono parasimpatico dominante	L'aumento della ICP porta a una relativa diminuzione del flusso entrante arterioso Quando la ICP si innalza sopra la pressione diastolica, il flusso continua solo durante la fase sistolica I sinusoidi aumentano di volume sotto l'effetto della compressione del plesso venoso situato sotto la tunica Il pene aumenta di volume fino alla sua capacità massima.
3	Erezione completa	Tono parasimpatico dominante	La ICP è uguale alla pressione sistolica in media. L'aumento della quantità di sangue che passa nei sinusoidi provoca la compressione del plesso venoso localizzato sotto la tunica, cosa che induce una riduzione del flusso delle vene di drenaggio I gas del sangue sono uguali a quelli del sangue arterioso
4	Erezione rigida	Tono parasimpatico dominante con stimolazione pudenda concomitante	La contrazione dei muscoli ischiocavernosi induce un aumento della ICP maggiore della pressione sistolica Assenza di afflusso ematico attraverso l'arteria cavernosa Le vene si chiudono completamente impedendo qualsiasi afflusso di sangue La fase continua fino a che il muscolo si affatica e il processo si inverte
5	Detumescenza iniziale	Stimolazione simpatica aumentata	Contrazione muscolare liscia contro un sistema venoso temporaneamente chiuso Lieve aumento transitorio della ICP
6	Detumescenza lenta	Tono simpatico dominante	Contrazione del muscolo liscio trabecolare La rete arteriolare si contrae con riduzione della ICP Riempimento del letto venoso cavernoso
7	Detumescenza veloce	Tono simpatico dominante	Diminuzione rapida del flusso del sangue arterioso Caduta della ICP Aumento della perdita venosa Flaccidità sottosfinteriale

La dopamina a questo livello può anche avere un effetto pro-erettile.

Esiste probabilmente una seconda via dalla formazione reticolare della medulla verso i nuclei simpatici spinali. La stimolazione di questa via provoca una detumescenza, e gli elementi attuali suggeriscono che il neurotrasmettitore più importante in questo sistema sia la serotonina.

Queste due vie devono essere coordinate per permettere un'attività reciproca ma, fino a oggi, le basi anatomiche e fisiologiche di questa interazione non sono chiare.

II.1.4.1.5

Farmacologia periferica

Lo stato del muscolo liscio è determinato dall'equilibrio tra il sistema nervoso simpatico (contrattile) e parasimpatico (rilassante), e lo sviluppo dell'erezione ha bisogno non soltanto di un aumento della stimolazione parasimpatica, ma anche di una riduzione della stimolazione simpatica. In modo funzionale, nonostante alcune piccole differenze, il muscolo liscio delle arterie peniene sembra comportarsi in maniera simile al muscolo liscio che riveste i sinusoidi trabecolari. Esistono molteplici neurotrasmettitori implicati nel controllo periferico del tono muscolare liscio (Tabella II.1.2), ma si pensa che il ruolo dominante sia rivestito dal NO (rilassamento muscolare liscio) e dalla NA (contrazione muscolare liscia, Saenz de Tejada et al. 2004). Le fonti primarie dei mediatori sono i nervi autonomi ma, come si può vedere, anche l'endotelio svolge un ruolo, così come (in misura minore) i fattori umorali in circolo.

I nervi parasimpatici del muscolo liscio del pene liberano un cocktail di neurotrasmettitori pro-erettili, di cui il più importante è l'NO. Sintetizzato dal monossido d'azoto sintasi neuronale (nNOS) e supplementato dal NO

II.1

Tabella II.1.2. Fattori che influenzano lo stato del muscolo liscio penieno

Fattori contrattili		Fattori rilassanti	
Neuro-trasmettitore	**Fonte**	**Neuro-trasmettitore**	**Fonte**
Noradrenalina	Nervi simpatici	Monossido d'azoto	Nervi parasimpatici ed endotelio
Endotelina	Endotelio	Peptide intestinale vasoattivo	Nervi parasimpatici
Prostaglandine costrittrici	Endotelio	Prostaglandine rilassanti	Endotelio
Angio-tensina II	Circolante	Acetilcolina	Nervi parasimpatici (a mediazione endoteliale)

proveniente dall'endotelio (dove è sintetizzato dal monossido di azoto sintasi endoteliale o eNOS), l'NO entra nelle cellule muscolari lisce del pene per stimolare l'enzima guanilato ciclasi a produrre un secondo messaggero attivo, il GMP ciclico (cGMP, Fig. II.1.15). Segue una cascata di processi che induce una caduta del calcio intracellulare, il quale, a sua volta, induce un rilassamento della muscolatura liscia (Fig. II.1.16). L'azione del cGMP è interrotta dall'enzima fosfodiesterasi di tipo 5 (PDE5). I farmaci che inibiscono questo enzima, tra cui il sildenafil, il tadalafil e il vardenafil, prolungano l'attività del cGMP e sono di valore terapeutico documentato nel trattamento delle disfunzioni erettili.

Oltre al NO, i nervi parasimpatici liberano un polipeptide intestinale vasoattivo e acetilcolina, dato che sono pro-erettili. L'acetilcolina sembra agire (almeno in parte) attraverso la stimolazione dell'eNOS nell'endotelio vascolare per produrre NO.

I nervi simpatici liberano anche un cocktail di neuro-trasmettitori tra cui il NA, mentre l'endotelio vascolare libera un certo numero di sostanze anti-erettili tra cui l'endotelina e varie prostaglandine. L'azione del NA sul muscolo liscio avviene attraverso il recettore adrenergico alfa-1, il quale è legato attraverso una proteina G a un enzima fissato alla membrana (fosfolipasi C) che, a sua volta, favorisce una serie di processi intracellulari, inducendo, di conseguenza, un aumento del calcio citoplasmatico e una successiva contrazione della muscolatura liscia (Fig. II.1.17).

II.1.4.1.6
Target farmacologici del trattamento della disfunzione erettile

Nel corso degli ultimi anni, l'uso di inibitori della fosfodiesterasi di tipo 5 (PDE5i) ha rivoluzionato il trattamento delle disfunzioni erettili. Il motivo del loro impiego è stato descritto precedentemente. Benché la PDE5 sia presente in altri organi (come il muscolo liscio vascolare, il muscolo liscio intestinale e la mucosa rinofaringea), la stimolazione sessuale comporta la liberazione di NO nel pene (e non negli altri tessuti), per cui si ottiene una selettività funzionale di questi farmaci che facilita la possibilità di erezione. Altri approcci al trattamento delle disfunzioni erettili, basati sulle cellule muscolari lisce, sono le iniezioni intracavernose di agenti rilassanti del muscolo liscio, come la prostaglandina E_1 (alprostadil) e la papaverina. Sono stati utilizzati anche altri farmaci che interferiscono con la contrazione noradrenergica del muscolo liscio, tra i quali la fentolamina (agente alfa-bloccante). Un'efficacia moderata è stata dimostrata con questo farmaco somministrato per via intramuscolare e orale.

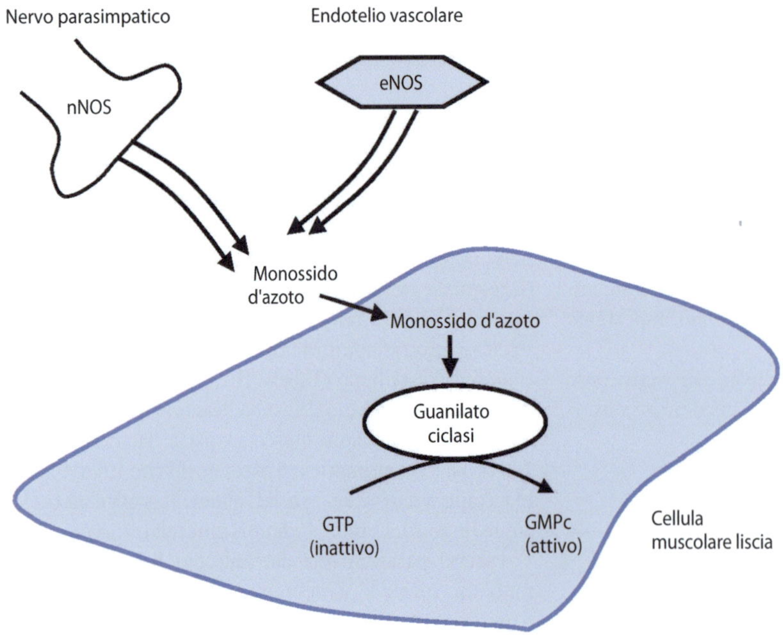

Fig. II.1.15. Rappresentazione grafica delle fonti di monossido d'azoto che inducono il rilassamento dei muscoli lisci del pene. L'NO sintasi neuronale (*nNOS*) e quella endoteliale (*eNOS*) producono monossido d'azoto che entra nella cellula muscolare liscia. Successivamente, esso induce la conversione del guanilil trifosfato (*GTP*) in guanilil mononofosfato ciclico (*cGMP*), il secondo messaggero attivo

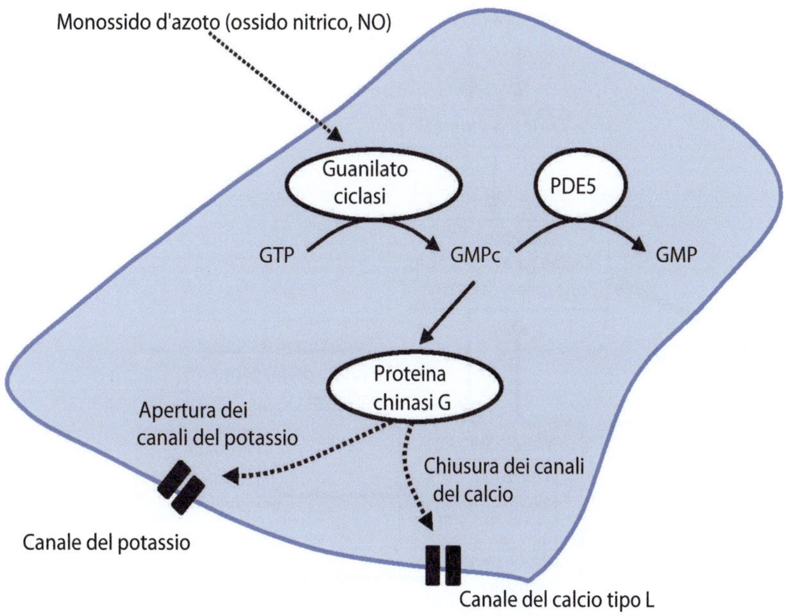

Fig. II.1.16. Azioni intracellulari del monossido d'azoto (*NO*) nella cellula muscolare liscia. L'NO stimola la guanilato ciclasi che converte il GTP nel cGMP, il secondo messaggero attivo. Il cGMP è degradato dalla fosfodiesterasi tipo 5 (*PDE5*). Il cGMP stimola la proteina chinasi G la quale, a sua volta, apre i canali del potassio e chiude i canali del calcio con una serie di fosforilazioni sequenziali. Ciò causa una diminuzione della concentrazione di calcio intra-citoplasmico che induce il rilassamento muscolare liscio

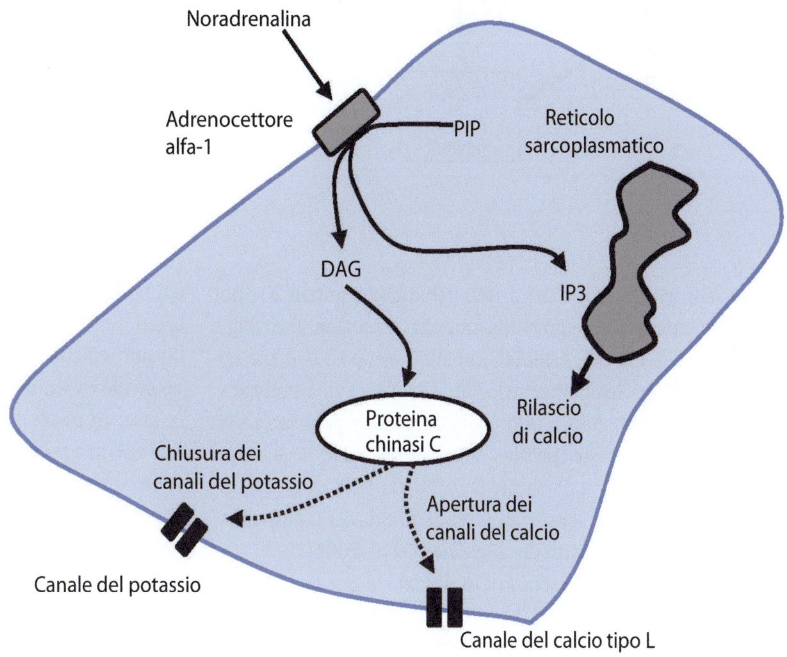

Fig. II.1.17. Azioni della noradrenalina sulla cellula muscolare liscia del pene. Essa stimola gli adrenocettori alfa-1 della superficie cellulare che inducono la conversione del fosfatidilinositol bifosfato (*PIP*) in diacilglicerolo (*DAG*) e in inositolo trifosfato (*IP3*). L'IP3 stimola la liberazione di calcio da parte del reticolo sarcoplasmatico nel citoplasma e il DAG stimola la proteina chinasi C la quale, a sua volta, apre i canali del calcio e chiude quelli del potassio attraverso una serie di fosforilazioni. Ne deriva un aumento della concentrazione di calcio intra-citoplasmatico e una contrazione della muscolatura liscia.

Grazie alla conoscenza sempre maggiore del controllo centrale dell'erezione peniena, sono stati testati farmaci che agiscono a livello centrale. L'apomorfina, un agente dopaminergico, è stata autorizzata in Europa nel trattamento della disfunzione erettile, ma la sua efficacia è limitata. Attualmente, esiste un interesse per gli analoghi della melanocortina che sembrano stimolare la possibilità di erezione per le vie centrali che possono (o meno) coinvolgere il sistema dopaminergico.

II.1.4.2 Eiaculazione e orgasmo

II.1.4.2.1 Neuroanatomia dell'eiaculazione

Come per l'erezione peniena, la nostra conoscenza della neuroanatomia e della neurofisiologia dell'eiaculazione è stata ampiamente chiarita attraverso i modelli animali, ma la nostra conoscenza di questi processi nell'uomo attualmente è incompleta. Noi sappiamo, tuttavia, che l'eiaculazione è un riflesso (Fig. II.1.18). La componente sensitiva (afferente) ha origine da recettori sensoriali del pene, del prepuzio e degli organi genitali, e le fibre sensorie viaggiano lungo il nervo dorsale del pene.

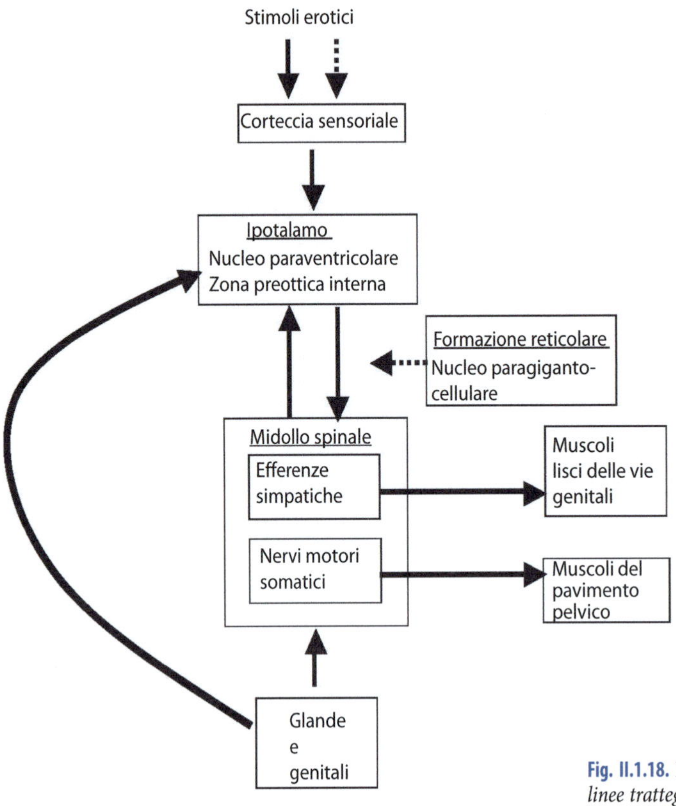

Fig. II.1.18. Il meccanismo neurologico coinvolto nell'eiaculazione. Le *linee tratteggiate* rappresentano le vie inibitrici e le *linee continue* le vie eccitatrici.

Le vie sensoriali somatiche salgono nel midollo spinale e sono probabilmente accompagnate da impulsi sensoriali che viaggiano con i nervi del sistema simpatico attraverso il plesso ipogastrico. Il nucleo paraventricolare (PVN) e l'area preottica mediana (MPOA) sono molto probabilmente i principali siti dell'ipotalamo anteriore che integrano le informazioni sensitive e che controllano l'eiaculazione. Il PVN e la MPOA ricevono informazioni dalle vie sensoriali ascendenti e da centri superiori quali la corteccia sensoriale (McMahon et al. 2004).

Le vie discendenti lasciano l'ipotalamo e passano attraverso il midollo spinale e, in particolare, attraverso la via simpatica (T12–L2). Con i loro corpi cellulari situati nelle colonne laterali della sostanza grigia, le fibre efferenti escono dalla catena simpatica, la quale, attraverso il plesso ipogastrico e pelvico, innerva la muscolatura liscia dell'epididimo, del canale deferente, della prostata, del collo vescicale e delle vescicole seminali. Nel tronco cerebrale, il nucleo reticolare paragiganto-cellulare può esercitare un effetto inibitore sulle vie discendenti.

II.1

II.1.4.2.2
Fisiologia dell'eiaculazione

L'eiaculazione comprende due fasi, l'emissione e l'eiezione, e l'ultima è di solito accompagnata dall'orgasmo. L'emissione coinvolge la contrazione sequenziale degli epididimi, dei dotti deferenti, delle vescicole seminali e della prostata, con un liquido eiaculatorio «emesso» nell'uretra posteriore. Il collo vescicale (o sfintere pre-prostatico) si ferma di solito in quella fase, impedendo il reflusso nella vescica. Esiste una sensazione progressiva di inevitabilità, sulla quale è possibile di solito un certo grado di controllo volontario, anche se questo si perde progressivamente con l'aumento della sensazione di inevitabilità.

L'eiezione si accompagna alla chiusura serrata del collo vescicale, con contrazione della muscolatura prostatica, e a una sequenza di contrazioni coordinate in modo variabile dei muscoli bulbocavernosi, ischiocavernosi e di altri muscoli del pavimento pelvico. L'eiaculato viene espulso verso l'uretra anteriore. Ciò che si produce esattamente a livello dello sfintere striato dell'uretra non è chiaro; esso si deve rilassare per far sì che l'eiaculato possa passare, ma questo rilassamento deve essere incompleto o molto breve, poiché i soggetti che hanno subito una prostatectomia trans-uretrale (con lesione del collo vescicale) non diventano incontinenti a questo stadio. Il controllo volontario dell'eiezione è estremamente limitato.

La migliore spiegazione dell'orgasmo è che esso rappresenta la sensazione associata a questi processi e, in particolare, alla formazione dell'eiaculato nell'uretra posteriore e alle contrazioni dei muscoli bulbocavernosi, ischiocavernosi e di altri muscoli del pavimento pelvico.

Sembra si tratti di un riflesso midollare perché l'orgasmo può manifestarsi anche dopo la lesione del midollo spinale. È, tuttavia, chiaro che ci sono degli effetti sui centri superiori. Per esempio, esistono delle prove che l'orgasmo si accompagna a modificazioni del flusso sanguigno cerebrale, con un aumento della perfusione di alcune aree (come la corteccia pre-frontale destra) e una riduzione di quella di altre (Tiihonen et al. 1994).

II.1.4.2.3
Neurofarmacologia centrale dell'eiaculazione

Nell'ipotalamo sembra verificarsi un'interazione tra diversi neurotrasmettitori, tra i quali la dopamina e la serotonina sono attualmente considerati i protagonisti principali. La dopamina sembra favorire l'eiaculazione, probabilmente per i recettori D2, mentre la serotonina sembra inibirla. Non si sa chiaramente quali recettori siano i più importanti, ma è clinicamente pertinente che gli inibitori specifici del re-uptake della serotonina (SSRI) tendono a ritardare l'eiaculazione, e sono, in effetti, stati utilizzati a questo scopo. Altri neurotrasmettitori come il GABA, l'acetilcolina, la noradrenalina e il monossido d'azoto possono avere un ruolo ma, come per il controllo centrale dell'erezione, la nostra conoscenza è, a oggi, limitata.

II.1.4.2.4
Farmacologia periferica dell'eiaculazione

La muscolatura liscia dell'apparato genitale sembra contrarsi soprattutto in risposta a uno stimolo noradrenergico simpatico. Tuttavia, altri neurotrasmettitori sono quasi sicuramente implicati, come l'acetilcolina, il neuropeptide Y tra gli altri e, negli anni a venire, impareremo di più sui processi neurofisiologici implicati.

II.1.4.2.5
Target farmacologico del trattamento dell'eiaculazione precoce

È già stato fatto riferimento all'uso potenziale degli SSRI nel trattamento dell'eiaculazione precoce. Al momento della redazione di questo testo, almeno due SSRI sono in via di sviluppo per un potenziale trattamento (al bisogno) dell'eiaculazione precoce (o veloce). Altri approcci per risolvere questo problema sono rappresentati dal tentativo di interrompere la componente afferente dell'arco di riflesso tramite l'uso di agenti anestetici locali applicati sul glande. Il ruolo degli inibitori del PDE5 in questa situazione è in corso di investigazione, data la coesistenza frequente di disfunzione erettile e di eiaculazione precoce.

II.1.4.2.6
Struttura e funzione del prepuzio

Il prepuzio è un tessuto specializzato, mucocutaneo giunzionale che segna il confine tra la mucosa e la cute (Cold e Taylor 1999). Esso appare all'ottava settimana di vita intra-uterina come un anello di epidermide ispessito. La mucosa fusa del glande e del rivestimento interno del prepuzio si rompe nel corso dei primi 6 mesi di vita post-natale e si separa progressivamente nel corso degli anni attraverso un processo biologico spontaneo. La separazione prepuzio/mucosa del glande di solito si conclude intorno ai 17 anni di età.

Tabella II.1.3. Caratteristiche delle strutture del prepuzio

Caratteristiche strutturali	Strato interno del prepuzio	Strato esterno del prepuzio
Superficie mucosa	Epitelio mucoso di Malpighi	Epitelio di Malpighi cheratinizzato, stratificato
	Cellule di Langerhans sono visibili	Cellule di Langerhans sono visibili
	Melanociti non sono visibili	Melanociti sono visibili
Terminazioni nervose sensitive	Soprattutto terminazioni nervose libere	Terminazioni nervose incapsulate
	Alcune terminazioni nervose incapsulate vicino al frenulo e al solco coronale	
Regione sottomucosa	Assenza di follicoli piliferi	Derma tipico
	Assenza di ghiandole sebacee o sudoripare	Ghiandole sebacee rotonde
	Vascolare +++	Più fibre elastiche che nello strato interno

Strutturalmente, il prepuzio rappresenta la transizione tra l'epitelio del glande e la pelle normale della guaina del pene. Questa transizione è riflessa attraverso le differenze strutturali tra gli strati interni ed esterni del prepuzio, i quali hanno un certo significato funzionale (Tabella II.1.3). Tra gli strati interni ed esterni del prepuzio si localizza uno strato di muscolo dartos provvisto di una ricca rete vascolare.

Il prepuzio può avere un certo numero di funzioni. Innanzitutto, è una zona erogena sensibile. Tuttavia, l'innervazione del glande fornisce solo sensazioni poco localizzate e, in effetti, la sola parte del corpo che abbia una discriminazione meno fine al tatto è la pianta dei piedi! Tuttavia, alla giunzione con lo strato esterno del prepuzio, in particolare intorno al frenulo, è presente una modificazione delle terminazioni sensitive (come può essere constatato dal punto di vista istologico) e quest'ultima è correlata all'aumento del grado di sensibilità discriminante. La circoncisione sembra causare l'alterazione della sensazione di quest'area.

Altre funzioni sono una possibile prevenzione immunologica dell'infezione da parte delle cellule di Langerhans e la presenza di un'ampia e variabile comunità commensale che comprende *Corynebacterium,* anaerobi Gram negativi, enterococchi e micobatteri. Le secrezioni della prostata, delle vescicole seminali e delle ghiandole di Littré consentono la lubrificazione all'interno del sacco prepuziale, cosa che può avere importanza per la lubrificazione durante il rapporto.

Bibliografia

Cold CJ, Taylor JR (1999) The prepuce. BJU Int 83 [Suppl 1]: 34 - 44
Giuliano F, Rampin O (2000) Central control of erection and its pharmacological modification. Curr Opin Urol 10:629 - 633
Lue TF, Takamura T, Schmidt RA, Palubishos AJ, Tanagho EA (1983) Hemodynamics of erection in the monkey. J Urol 128:1237 - 1241
McMahon CG, Abdo C, Hull E, Incrocci L, Levin R, Perelman M, Rowland D, Sipski M, Stuckey B, Waldinger M, Cheng Xin Z (2004) Disorders of orgasm and ejaculation in men. In: Lue TF, Basson R, Rosen R, Giuliano F, Khoury S, Montorsi F (eds) Sexual medicine: sexual dysfunctions in men and women. Editions 21, Paris, Chap. 13
Saenz de Tejada I, Angulo J, Cellek S, Gonzalez-Cadavid NF, Heaton J, Pickard R, Simonsen U (2004) Physiology of erectile function and pathophysiology of erectile dysfunction. In: Lue TF, Basson R, Rosen R, Giuliano F, Khoury S, Montorsi F (eds) Sexual medicine: sexual dysfunctions in men and women. Editions 21, Paris, Chap. 10
Tiihonen J, Kuikka J, Kupila J, Partanen K, Vainio P et al (1994) Increase in cerebral blood flow of right prefrontal cortex in man during orgasm. Neurosci Lett 170:241 - 243
Walsh PC, Donker PJ (1982) Impotence following radical prostatectomy: insight into aetiology and prevention. J Urol 128:492 - 496

II.1.5 Regolazione endocrina

F. Comhaire, A. Mahmoud

Sintesi

La secrezione pulsatile di gonadoliberina (LHRH) da parte dell'ipotalamo stimola la produzione e la secrezione delle gonadotropine attraverso l'ipotalamo e dell'ormone luteinizzante (LH) e della follicolostimolina (FSH) attraverso l'ipofisi. Queste gonadotropine circolano nel sangue per raggiungere il testicolo. L'LH stimola la secrezione di testosterone e di estradiolo da parte delle cellule interstiziali di Leydig. I tubuli seminiferi sono circondati da concentrazioni molto elevate di testosterone necessarie per la spermatogenesi. Il testosterone in circolo induce la pubertà e la virilizzazione ed esercita un feedback inibitorio della secrezione di LHRH e di LH, dopo l'aromatizzazione e la 5-alfa riduzione a livello ipotalamo-ipofisario. L'FSH si lega alle cellule di Sertoli, stimolando la produzione e la secrezione di enzimi e di sostanze che assicurano il sostegno della spermatogenesi. A seconda dell'intensità della spermatogenesi, le cellule di Sertoli secernono l'inibina B nel sangue, la quale esercita un feedback inibitorio della secrezione di FSH dall'ipofisi. Una spermatogenesi ottimale dipende dalla funzione idonea di tutti gli aspetti dell'asse ipotalamo-ipofisi-testicolo, ma può essere de-regolata da numerosi fattori interni ed esterni.

II.1.5.1 Asse ipotalamo-ipofisi-testicolo

II.1.5.1.1 Ormone di liberazione dell'ormone luteinizzante (LHRH)

La virilità dipende dagli effetti degli androgeni, soprattutto del testosterone, che sono necessari allo sviluppo puberale (Hammond et al. 1979), alla composizione corporea, alla crescita, alla funzione sessuale e alla spermatogenesi (Dufau 1988). I neuroni ipotalamici causano e secernono un fattore di liberazione chiamato fattore od ormone che libera le gonadotropine (GnRH), più comunemente menzionato come ormone che libera l'ormone luteinizzante o gonadoliberina (LHRH). La GnRH porta a un rilascio preferenziale di LH e sembra giocare un ruolo meno determinante nella secrezione dell'ormone follicolo-stimolante (FSH). Tuttavia, non è stato rilevato un ormone specifico per il rilascio di FSH (Schally et al. 1971), e la secrezione deficitaria del GnRH provoca un difetto di rilascio sia di LH che di FSH. La secrezione di GnRH non è continua ma pulsante (Crowley et al. 1991). Il cosiddetto generatore di pulsazioni (Kaufman et al. 1985; Knobil 1990) favorisce la pulsatilità, la quale è inerente alle cellule neuroendocrine dell'ipotalamo (Knobil 1980; Marshall e Kelch 1986). È sotto il controllo tramite feedback del testosterone (Matsumoto e Bremner 1984; Plant et Dubey 1984), il quale viene convertito in estradiolo attraverso l'aromatasi delle cellule ipotalamiche. La pulsatilità del GnRH viene anche influenzata da neurotrasmettitori ed endorfine (Veldhuis et al. 1984). Può essere ridotta in caso di stress o di sforzo fisico estremi (Mac Connie et al. 1986; Opstad 1992), di malattie gravi (Aitken et al. 1985), di depressione, di malnutrizione (Warren 1983) e di abuso di droghe (Kesner et al. 1986; Vescovi et al. 1992). Il GnRH viene trasportato dal sistema portale del peduncolo pituitario verso il lobo anteriore dell'ipofisi dove esso si lega ai recettori sulle cellule gonadotrope. In alcune circostanze fisiologiche, il complesso GnRH-recettore viene interiorizzato, mentre viene attivato il recettore del GnRH (Clayton 1989). Concentrazioni costanti o elevate di GnRH causano una desensibilizzazione gonadotropa rilevante (Schurmeyer et al. 1984; Matsumoto et al. 1991), la quale implica la disattivazione del recettore (Belchetz et al. 1978; Conn e Crowley 1991). La Fig. II.1.1 9 rappresenta una sintesi semplificata della regolazione ormonale della funzione testicolare e della spermatogenesi.

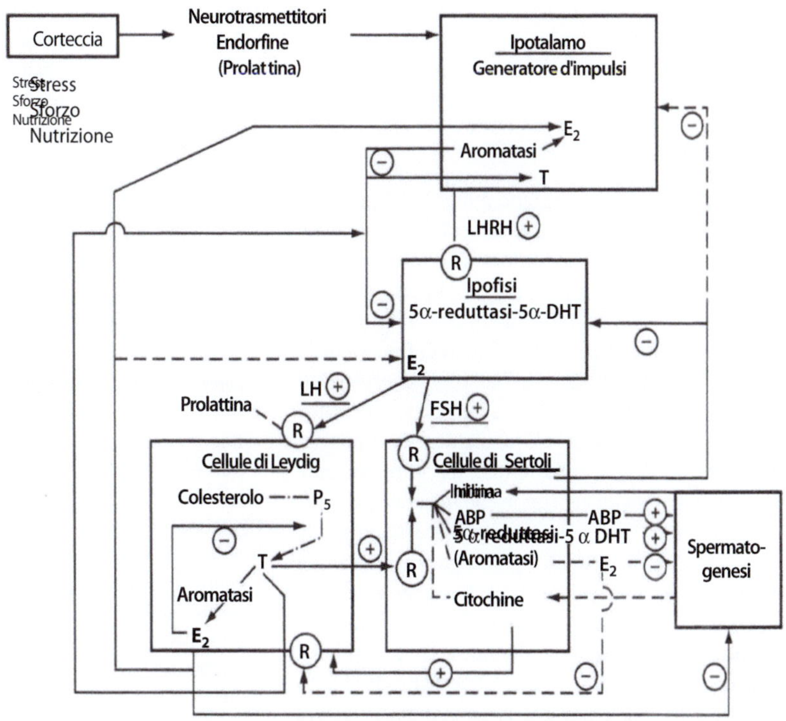

Fig. II.1.19. Sintesi della regolazione ormonale della funzione testicolare e della spermatogenesi

II.1.5.1.2
Ormone luteinizzante (LH)

Gli ormoni gonadotropi ipofisari sono l'LH e l'FSH, due glicoproteine con struttura simile. Sono molecole dimeriche composte da due subunità diverse e non legate per covalenza: le subunità alfa e beta (Nilsson et al. 1986). La subunità alfa è comune alle due gonadotropine e condivisa con altri ormoni, ovvero la gonadotropina corionica umana (hCG) e l'ormone tireostimolante o tireostimolina (TSH). L'attività specifica dell'LH e dell'FSH viene determinata con la subunità beta. La secrezione di LH segue da vicino il profilo di stimolazione con il GnRH ed è nettamente pulsante (Spratt et al. 1988), mentre è molto meno netta per la secrezione di FSH. L'intervallo di tempo medio tra gli impulsi di LH è di circa 120 minuti negli uomini eugonadici. L'ampiezza dei picchi secretivi di LH viene determinata da una complessa interazione di numerosi fattori, tra i quali la reattività intrinseca e il numero delle cellule gonadotrope, la frequenza degli impulsi di GnRH, la dimensione del bolo di GnRH secreto nel sistema portale del peduncolo pituitario e il tempo trascorso dal precedonte bolo di GnRH. Negli uomini eugonadici esiste una grande variabilità intra- e inter-individuale dell'ampiezza dei picchi di LH. Una notevole variabilità diurna della secrezione di LH si osserva nei ragazzi durante la pubertà, con un aumento dell'ampiezza delle pulsazioni durante la notte (Boyar et al. 1972). Nell'adulto la variabilità diurna è meno marcata e differisce a seconda degli individui (Fehm et al. 1991).

In risposta alla stimolazione con LH, la secrezione di testosterone da parte delle cellule di Leydig presenta anche un andamento pulsante, ma la pulsatilità è meno evidente nel sangue periferico (Veldhuis et al. 1987). Il testosterone e la somministrazione di estradiolo raramente vengono secreti insieme (Winters e Troen 1986). La variabilità intra-testicolare della concentrazione di testosterone è molto importante (Comhaire e Vermeulen 1976) e ricalca la secrezione ritmica di LH. Il grado possibile di quest'ultima è sconosciuto, ma si suppone che essa svolga il ruolo di una sorta di «pacemaker», influendo sulla cronologia degli stadi successivi della spermatogenesi. Una modalità pulsatile della secrezione di LH non è necessaria alla secrezione continua di testosterone, poiché gli uomini con ipogonadismo ipogonadotropo possono essere trattati con iniezioni di hCG, le quali causano una stimolazione duratura e non interrotta delle cellule di Leydig e uno sviluppo normale. Tuttavia, l'assenza di pulsatilità può avere una certa influenza sulla spermatogenesi, poiché, in alcuni casi, il trattamento degli uomini ipogonadotropi mediante somministrazione ciclica di GnRH induce una spermatogenesi di migliore qualità rispetto a un trattamento non pulsatile con gonadotropine (Hoffman e Crowley 1982; Christiansen et al. 2002).

La secrezione di LH è regolata attraverso un feedback attivo del testosterone, il quale modifica la frequenza degli impulsi della secrezione di GnRH (Bridges et al. 1993). Il testosterone viene aromatizzato in estradiolo dalle cellule neuro-escretrici ipotalamiche, cosa che ha come effetto la riduzione dell'ampiezza dei picchi di GnRH (Santen 1975; Winters e Troen 1985). In alcuni modelli, il diidrotestosterone ridotto in 5-alfa esercita un feedback sulla secrezione di LH a livello ipofisario, influenzando ancor più la secrezione di LH (Santen 1975; Canovatchel et al. 1994).

II.1.5.1.3
Ormone follicolo-stimolante (FSH)

Il profilo della secrezione di FSH è meno pulsatile (Veldhuis et al. 1989), e l'FSH ha un tempo di dimezzamento relativamente lungo. L'FSH si lega ai recettori sulle cellule di Sertoli e, in sinergia con il testosterone, stimola la produzione da parte di queste cellule di sostanze che sono secrete nei tubuli seminiferi. Queste sostanze sono necessarie all'inizio e per il mantenimento della spermatogenesi (Verhoeven 1992, vedi Cap. I.3.14) normale sul piano qualitativo e quantitativo. Una volta iniziata la spermatogenesi durante la pubertà, essa può essere mantenuta attraverso concentrazioni elevate di solo testosterone, ma la produzione degli spermatozoi non raggiungerà un livello normale dal punto di vista della quantità. Le cellule di Sertoli secernono anche inibina B (Anderson e Sharpe 2000), una glicoproteina che inibisce specificamente la secrezione di FSH a livello ipofisario (Ying 1988; Hancock et al. 1992). L'inibina B è anche coinvolta nella regolazione paracrina della spermatogenesi e può ridurre la produzione degli spermatozoi. La questione riguardo al fatto che la secrezione di FSH sia governata, almeno in parte (Hayes et al. 2001b), dal feedback del testosterone (Hayes et al. 2001a) o, piuttosto, dall'estradiolo resta aperta. La concentrazione di inibina B nel siero riflette anche il livello della spermatogenesi e la sua quantità. Essa è ridotta in caso di spermatogenesi incompleta o assente (Pierik et al. 2003) ed è inversamente correlata alla concentrazione degli spermatozoi (Mahmoud et al. 1998).

II.1.5.1.4
Prolattina e melatonina

Il ruolo della prolattina nella regolazione endocrina è complesso (Bartke 1977). Concentrazioni elevate di prolattina inibiscono la secrezione di GnRH e di LH (Winters e Troen 1984) cosa che induce un ipo-androgenismo, mentre livelli più bassi possono rafforzare l'effetto dell'LH sulle cellule di Leydig tramite l'interazione con il recettore all'LH e il metabolismo degli androgeni (Magrini et al. 1976).

La somministrazione di melatonina a lungo termine non modifica la secrezione di ormoni gonadici attraverso l'ipofisi negli uomini normali. I parametri del sonno sono influenzati dalla melatonina, mentre i valori medi di LH, di FSH, di testosterone e di inibina B notturni non cambiano (Luboshitzky et al. 2000).

Bibliografia

Aitken RJ, Sutton M, Warner P, Richardson DW (1985) Relationship between the movement characteristics of human spermatozoa and their ability to penetrate cervical mucus and zona-free hamster ooytes. J Reprod Fertil 73:441 – 449

Anderson RA, Sharpe RM (2000) Regulation of inhibin production in the human male and its clinical applications. Int J Androl 23:136 – 144

Bartke A (1977) Prolactin and the physiological regulation of the mammalian testis. In: Troen P, Nankin H (eds) The testis in normal and infertile men. Raven, New York, pp 367 – 378

Belchetz PE, Plant TM, Nakai Y, Keogh EJ, Knobil E (1978) Hypophysial responses to continuous and intermittent delivery of hypothalamic gonadotropin-releasing hormone. Science 202:631 – 633

Boyar R, Finkelstein J, Roffwarg H, Kapen S, Weitzman E, Hellman L (1972) Synchronization of augmented luteinizing hormone secretion with sleep during puberty. N Engl J Med 287:582 – 586

Bridges NA, Hindmarsh PC, Pringle PJ, Matthews DR, Brook CG (1993) The relationship between endogenous testosterone and gonadotrophin secretion. Clin Endocrinol (Oxf) 38:373 – 378

Canovatchel WJ, Volquez D, Huang S, Wood E, Lesser ML, Gautier T, Imperato-McGinley J (1994) Luteinizing hormone pulsatility in subjects with 5-alpha-reductase deficiency and decreased dihydrotestosterone production. J Clin Endocrinol Metab 78:916 – 921

Christiansen P, Andersson AM, Skakkebaek NE, Juul A (2002) Serum inhibin B, FSH, LH and testosterone levels before and after human chorionic gonadotropin stimulation in prepubertal boys with cryptorchidism. Eur J Endocrinol 147:95 – 101

Clayton RN (1989) Gonadotrophin-releasing hormone: its actions and receptors. J Endocrinol 120:11 – 19

Comhaire FH, Vermeulen A (1976) Testosterone concentration in the fluids of seminiferous tubules, the interstitium and the rete testis of the rat. J Endocrinol 70:229 – 235

Conn PM, Crowley WF Jr. (1991) Gonadotropin-releasing hormone and its analogues. N Engl J Med 324:93 – 103

Crowley WF Jr., Whitcomb RW, Jameson JL, Weiss J, Finkelstein JS, O'Dea LS (1991) Neuroendocrine control of human reproduction in the male. Recent Prog Horm Res 47:27 – 62

Dufau ML (1988) Endocrine regulation and communicating functions of the Leydig cell. Annu Rev Physiol 50:483 – 508

Fehm HL, Clausing J, Kern W, Pietrowsky R, Born J (1991) Sleep-associated augmentation and synchronization of luteinizing hormone pulses in adult men. Neuroendocrinology 54:192 – 195

Hammond GL, Koivisto M, Kouvalainen K, Vihko R (1979) Serum steroids and pituitary hormones in infants with particular reference to testicular activity. J Clin Endocrinol Metab 49:40 – 45

Hancock AD, Robertson DM, de Kretser DM (1992) Inhibin and inhibin alpha-chain precursors are produced by immature rat Sertoli cells in culture. Biol Reprod 46:155 – 161

Hayes FJ, DeCruz S, Seminara SB, Boepple PA, Crowley WFJ (2001a) Differential regulation of gonadotropin secretion by testosterone in the human male: absence of a negative feedback effect of testosterone on follicle-stimulating hormone secretion. J Clin Endocrinol Metab 86:53 – 58

Hayes FJ, Pitteloud N, DeCruz S, Crowley WFJ, Boepple PA (2001b) Importance of inhibin B in the regulation of FSH secretion in the human male. J Clin Endocrinol Metab 86: 5541 – 5546

Hoffman AR, Crowley WF Jr. (1982) Induction of puberty in men by long-term pulsatile administration of low-dose gonadotropin-releasing hormone. N Engl J Med 307:1237 – 1241

Kaufman JM, Kesner JS, Wilson RC, Knobil E (1985) Electrophysiological manifestation of luteinizing hormone-releasing hormone pulse generator activity in the rhesus monkey: influence of alpha-adrenergic and dopaminergic blocking agents. Endocrinology 116:1327 – 1333

Kesner JS, Kaufman JM, Wilson RC, Kuroda G, Knobil E (1986) The effect of morphine on the electrophysiological activity of the hypothalamic luteinizing hormone-releasing hormone pulse generator in the rhesus monkey. Neuroendocrinology 43:686 - 688

Knobil E (1980) The neuroendocrine control of the menstrual cycle. Recent Prog Horm Res 36:53 - 88

Knobil E (1990) The GnRH pulse generator. Am J Obstet Gynecol 163:1721 - 1727

Luboshitzky R, Levi M, Shen-Orr Z, Blumenfeld Z, Herer P, Lavie P (2000) Long-term melatonin administration does not alter pituitary-gonadal hormone secretion in normal men. Hum Reprod 15:60 - 65

MacConnie SE, Barkan A, Lampman RM, Schork MA, Beitins IZ (1986) Decreased hypothalamic gonadotropin-releasing hormone secretion in male marathon runners. N Engl J Med 315:411 - 417

Magrini B, Ebiner JR, Burckhardt P, Felber JP (1976) Study on the relationship between plasma prolactin levels and androgen metabolism in man. J Clin Endocrinol Metab 43:944 - 947

Mahmoud AM, Comhaire FH, Depuydt CE (1998) The clinical and biologic significance of serum inhibins in subfertile men. Reprod Toxicol 12:591 - 599

Marshall JC, Kelch RP (1986) Gonadotropin-releasing hormone: role of pulsatile secretion in the regulation of reproduction. N Engl J Med 315:1459 - 1468

Matsumoto AM, Bremner WJ (1984) Modulation of pulsatile gonadotropin secretion by testosterone in man. J Clin Endocrinol Metab 58:609 - 614

Matsumoto AM, Gross KM, Bremner WJ (1991) The physiological significance of pulsatile LHRH secretion in man: gonadotrophin responses to physiological doses of pulsatile versus continuous LHRH administration. Int J Androl 14:23 - 32

Nilsson B, Rosen SW, Weintraub BD, Zopf DA (1986) Differences in the carbohydrate moieties of the common alphasubunits of human chorionic gonadotropin, luteinizing hormone, follicle-stimulating hormone, and thyrotropin: preliminary structural inferences from direct methylation analysis. Endocrinology 119:2737 - 2743

Opstad PK (1992) Androgenic hormones during prolonged physical stress, sleep, and energy deficiency. J Clin Endocrinol Metab 74:1176 - 1183

Pierik FH, Burdorf A, De Jong FH, Weber RF (2003) Inhibin B: a novel marker of spermatogenesis. Ann Med 35:12 - 20

Plant TM, Dubey AK (1984) Evidence from the rhesus monkey (Macaca mulatta) for the view that negative feedback control of luteinizing hormone secretion by the testis is mediated by a deceleration of hypothalamic gonadotropin-releasing hormone pulse frequency. Endocrinology 115:2145 - 2153

Santen RJ (1975) Is aromatization of testosterone to estradiol required for inhibition of luteinizing hormone secretion in men? J Clin Invest 56:1555 - 1563

Schally AV, Arimura A, Baba Y, Nair RM, Matsuo H, Redding TW, Debeljuk L (1971) Isolation and properties of the FSH and LH-releasing hormone. Biochem Biophys Res Commun 43:393 - 399

Schurmeyer T, Knuth UA, Freischem CW, Sandow J, Akhtar FB, Nieschlag E (1984) Suppression of pituitary and testicular function in normal men by constant gonadotropin-releasing hormone agonist infusion. J Clin Endocrinol Metab 59:19 - 24

Spratt DI, O'Dea LS, Schoenfeld D, Butler J, Rao PN, Crowley WF Jr. (1988) Neuroendocrine-gonadal axis in men: frequent sampling of LH, FSH, and testosterone. Am J Physiol 254:E658–E666

Veldhuis JD, Rogol AD, Samojlik E, Ertel NH (1984) Role of endogenous opiates in the expression of negative feedback actions of androgen and estrogen on pulsatile properties of luteinizing hormone secretion in man. J Clin Invest 74:47 - 55

Veldhuis JD, King JC, Urban RJ, Rogol AD, Evans WS, Kolp LA, Johnson ML (1987) Operating characteristics of the male hypothalamo-pituitary-gonadal axis: pulsatile release of testosterone and follicle-stimulating hormone and their temporal coupling with luteinizing hormone. J Clin Endocrinol Metab 65:929 - 941

Veldhuis JD, Iranmanesh A, Clarke I, Kaiser DL, Johnson ML (1989) Random and non-random coincidence between luteinizing hormone peaks and follicle-stimulating hormone, alpha subunit, prolactin, and gonadotropin-releasing hormone pulsations. J Neuroendocrinol 1:185 - 194

Verhoeven G (1992) Local control systems within the testis. Baillieres Clin Endocrinol Metab 6:313 - 333

Vescovi PP, Pedrazzoni M, Michelini M, Maninetti L, Bernardelli F, Passeri M (1992) Chronic effects of marihuana smoking on luteinizing hormone, follicle-stimulating hormone and prolactin levels in human males. Drug Alcohol Depend 30:59 - 63

Warren MP (1983) Effects of undernutrition on reproductive function in the human. Endocr Rev 4:363 - 377

Winters SJ, Troen P (1984) Altered pulsatile secretion of luteinizing hormone in hypogonadal men with hyperprolactinaemia. Clin Endocrinol (Oxf) 21:257 - 263

Winters SJ, Troen P (1985) Evidence for a role of endogenous estrogen in the hypothalamic control of gonadotropin secretion in men. J Clin Endocrinol Metab 61:842 - 845

Winters SJ, Troen P (1986) Testosterone and estradiol are cosecreted episodically by the human testis. J Clin Invest 78:870 - 873

Ying SY (1988) Inhibins, activins, and follistatins: gonadal proteins modulating the secretion of follicle-stimulating hormone. Endocr Rev 9:267 - 293

II.1.6 Immunologia del testicolo e dei dotti escretori

H. C. Schuppe, A. Meinhardt

Sintesi

Le cellule immunitarie sono componenti normali dell'apparato riproduttivo dei mammiferi, tra i quali l'uomo. Le interazioni testicolo-sistema immunitario sono state oggetto di discussione per molti anni, ma attualmente esistono prove secondo le quali le cellule immunitarie testicolari hanno un ruolo chiave nella funzione testicolare. Localizzate nel compartimento interstiziale del testicolo, esse sono implicate nei meccanismi che fanno del testicolo un sito immunologicamente privilegiato dove le cellule germinali sono protette dagli attacchi del sistema immunitario e dove i trapianti di tessuti estranei possono sopravvivere per periodi prolungati. Citochine pro- e anti-infiammatorie sono coinvolte in interazioni complesse tra cellule testicolari e somatiche e cellule immunitarie sia residenti che in circolo, nel corso dello sviluppo e del funzionamento normali del testicolo. Queste citochine subiscono un aumento considerevole in caso di induzione e di amplificazione delle risposte immunologiche cellulari, e l'ambiente testicolare non impedisce, pertanto, le reazioni infiammatorie e i disturbi della spermatogenesi e della steroidogenesi. In particolare, l'immunizzazione attiva da parte dei tessuti testicolari o il trasferimento di linfociti specifici provoca un'orchite autoimmune negli animali di laboratorio. Negli uomini, l'infezione e l'infiammazione dell'apparato riproduttivo, come i testicoli, sono considerate importanti fattori eziologici di infertilità. L'orchite sintomatica batterica o virale è considerata rara, mentre la prevalenza delle reazioni infiammatorie testicolari asintomatiche osservata nell'infertilità maschile è importante.

Le cellule immunitarie, come i macrofagi, i mastociti e i linfociti, sono presenti anche nel tessuto interstiziale e peritubulare dell'epididimo e nel sistema duttale escretore. Tuttavia, contrariamente all'epitelio seminifero, i macrofagi e i linfociti si trovano nell'epitelio, dal momento che la maggioranza dei linfociti è rappresentata dalle cellule T $CD8^+$. La separazione degli antigeni delle cellule germinali e immunitarie non è rigorosa nei canali escretori come nel testicolo, ma i meccanismi di immunoregolazione locale sono tuttora sconosciuti. Riguardo all'attivazione immunitaria e al reclutamento delle cellule infiammatorie, l'epididimo sembra più sensibile del testicolo. Lesioni come la vasectomia sono associate a un rischio elevato di induzione di anticorpo anti-spermatozoo.

In conclusione, non bisogna trascurare il fatto che le reazioni immunopatologiche nel testicolo e nei canali escretori possano essere la causa di base o un cofattore di infertilità maschile. Uno studio più preciso dei meccanismi regolatori delle funzioni immunitarie testicolari e dell'epididimo allo stato normale o patologico permetterà di migliorare la diagnosi e le strategie terapeutiche nell'infertilità maschile.

II.1

II.1.6.1

Privilegio immunitario del testicolo

Alcuni studi su animali indicano che il testicolo è uno dei rari organi del corpo in grado di mantenere trapianti di tessuto estraneo per lunghi periodi di tempo senza rigetto (Head et al. 1983b; Head e Billingham 1985). La migliore sopravvivenza dei trapianti allogenici è stata osservata anche dopo un co-trapianto di tessuto testicolare in altri siti (Bellgrau et al. 1995; Korbutt et al. 1997). Questo «privilegio immunitario» del testicolo sarebbe legato al bisogno di prevenire le funzioni immunitarie contro le cellule germinali meiotiche e aploidi che esprimono antigeni non propri che appaiono nella pubertà, molto tempo dopo lo stabilirsi dell'auto-tolleranza immunologica del periodo perinatale. Paradossalmente, gli stessi antigeni possono divenire i bersagli di un attacco immunitario se l'attivazione dei linfociti T specifici è indotta altrove nell'organismo, per esempio, dopo un'iniezione (Tung e Teuscher 1995; Hedger 1997). Inoltre, i meccanismi di difesa, tra i quali l'immunità innata e quella adattativa, generalmente non sono ridotti nel testicolo. Ciò è illustrato dalla capacità del testicolo di rispondere in modo infiammatorio alle infezioni locali e sistemiche, alle neoplasie, così come agli agenti dannosi chimici o fisici (Mikuz e Damjanov 1982; Bell et al. 1987; Weidner et al. 1999; Schuppe 2002).

II.1.6.2

Cellule immunitarie del testicolo

Nel testicolo normale dei mammiferi, tra i quali l'uomo, sono presenti cellule immunitarie in numero considerevole (El Demiry et al. 1985,1987; Pöllänen e Niemi 1987; Hedger 1997, Tabella II.1.4). Localizzate nel compartimento interstiziale, esse sono implicate nei meccanismi che fanno del testicolo un sito immunologicamente privilegiato. Associati ai macrofagi elmintici, i quali rappresentano il secondo tipo di cellula più abbondante insieme alle cellule di Leydig, i mastociti sono componenti del tessuto interstiziale e peritubulare (Nistal et al. 1984; Gaytan et al. 1989).

Tabella II.1.4. Cellule immunitarie del testicolo normale dell'uomo adulto

Macrofagi	++
Mastociti	+
Linfociti	(+)[a]
Cellule natural killer (NK)	?
Cellule dendritiche	?
Granulociti	-

Dati da Nistal et al. (1984), El Demiry et al. (1987), Pöllänen e Niemi (1987), Schuppe (2002)
[a]Cellule T predominanti ($CD4^+$, $CD8^+$)

Il numero di linfociti testicolari è relativamente basso, anche se le cellule immunitarie in circolo hanno accesso all'organo e i vasi linfatici testicolari permettono il drenaggio dei linfonodi linfatici dell'apparato (Head et al. 1983a; Hedger e Meinhardt 2000). La presenza di cellule natural killer (NK), note per essere coinvolte nelle funzioni immunitarie innate, è stata riportata nei roditori, mentre non ci sono dati rilevanti per il testicolo umano. Inoltre, rimangono da individuare nel testicolo normale le cellule dendritiche come possibili cellule specializzate nella presentazione di antigeni durante l'induzione delle risposte immunitarie specifiche. In condizioni fisiologiche, né le cellule immunitarie in circolo né quelle immuni residenti vengono osservate nei tubuli seminiferi, e i leucociti polimorfonucleati sono completamente assenti.

II.1.6.2.1 Macrofagi

Esistono importanti prove secondo le quali i macrofagi testicolari e le loro funzioni sono largamente determinati dall'ambiente in cui si trovano (Hedger 1997, 2002). Nel testicolo del ratto, due sottopopolazioni distinte di macrofagi sono state identificate con anticorpi monoclonali ED1 ed ED2, con l'85% delle cellule portatrici del fenotipo «residente» $ED1^-ED2^+$ (Wang et al. 1994). Il numero dei macrofagi aumenta durante la pubertà e dipende in parte dall'interazione con le cellule di Leydig (Hedger 2002). D'altra parte, i macrofagi residenti hanno un effetto trofico sulla steroidogenesi delle cellule di Leydig nel testicolo adulto (Wang et al. 1994). Nei topi privi di fattore 1 stimolatore delle colonie, la riduzione del numero di macrofagi testicolari induce un'alterazione della spermatogenesi, a causa della considerevole riduzione del tasso di testosterone (Cohen et al. 1999). Oltre al loro effetto sulle funzioni testicolari specifiche, i macrofagi testicolari devono essere considerati come le cellule della prima linea del sistema di difesa, per esempio attivando le risposte immunitarie congenite e, quindi, l'infiammazione. È stato dimostrato che i macrofagi testicolari esprimono in particolare il complesso maggiore di istocompatibilità di classe II (CMH II), molecole essenziali alla presentazione dell'antigene delle cellule T $CD4^+$ (Hedger 1997). Tuttavia, nel ratto, la capacità dei macrofagi testicolari isolati di liberare citochine pro-infiammatorie come l'interleuchina-1 (IL-1), l'IL-6 e il fattore di necrosi tumorale-α (TNF-α) è ridotta rispetto a quella dei macrofagi di altra origine (Kern et al. 1995; Hayes et al. 1996). I dati disponibili suggeriscono che i macrofagi residenti nel testicolo adulto normale esercitano soprattutto attività antinfiammatorie e partecipano alla regolazione della steroidogenesi e della spermatogenesi (Frungieri et al. 2002; Hedger 2002; Hedger e Meinhardt 2003).

II.1.6.2.2 Mastociti

Simili ai macrofagi, i mastociti sembrano implicati nella complessa regolazione locale della funzione testicolare (Hedger 1997). I mastociti svolgono un ruolo importante nell'immunità innata e nelle funzioni immunitarie acquisite specifiche e possono liberare una grande varietà di mediatori infiammatori come la triptasi e altre proteasi, l'istamina, i leucotrieni, le prostaglandine e le citochine (Janeway et al. 2005). Nel testicolo umano adulto si possono osservare mastociti nell'interstizio, nella guaina peritubulare dei tubuli seminiferi e nella tunica albuginea (Nistal et al. 1984; Jezek et al. 1999; Meineke et al. 2000; Schuppe 2002). La localizzazione e i diversi fenotipi ultrastrutturali dei mastociti testicolari suggeriscono un'eterogeneità funzionale.

II.1.6.2.3 Linfociti

È stato dimostrato che circa il 15% delle cellule immunitarie del testicolo adulto normale nel ratto è rappresentato da linfociti (Hedger 1997). La maggior parte di questi linfociti esprime dei marker delle cellule T con predominanza di cellule T $CD8^+$, mentre non sono riscontrate cellule B. Riguardo al testicolo umano, gli studi sono scarsi e sono disponibili solo dati qualitativi. L'immuno-istochimica non ha rivelato nessun linfocita nel tessuto testicolare periferico normale, o ne ha rivelati pochi, mentre è riscontrabile un numero considerevole di cellule T nel rivestimento dell'epitelio ($CD8^+ > CD4^+$) e nel tessuto connettivo intertubulare ($CD4^+ > CD8^+$) della rete testis (El-Demiry et al. 1985, 1987; Pöllänen e Niemi 1987). Così come nel ratto, le cellule B sono assenti. Per quanto riguarda le funzioni del linfocita nel testicolo non infiammatorio, rimangono da caratterizzare le sottopopolazioni di cellule T e i loro profili in termini di citochine.

II.1.6.3 Barriera emato-testicolare

La prevenzione delle malattie autoimmuni specifiche delle cellule germinali nel testicolo adulto è stata spiegata per molto tempo solo dal fatto che gli auto-antigeni delle cellule germinali sono presenti solo nei tubuli seminiferi (vedi Tabella II.1.5). Al momento dell'inizio della meiosi nella pubertà,

Tabella II.1.5. Meccanismi supposti dell'immunoregolazione testicolare

Isolamento parziale degli antigeni specifici delle cellule germinali attraverso la barriera emato-testicolare
Anergia locale dei linfociti T
Apoptosi dei linfociti T (p. es., attraverso la mediazione Fas/FasL)
Soppressione delle risposte immunitarie a mediazione cellulare T con dei mediatori locali (p. es., citochine)

Adattato da Pöllänen et al. (1997), Filippini et al. (2001)

la cosiddetta barriera emato-testicolare separa il compartimento basale dall'epitelio seminifero che contiene gli spermatogoni e gli spermatociti pre-leptotene del compartimento adluminale, dove si verificano la meiosi e la spermiogenesi (Lui et al. 2003; vedi Cap. II.1.1, II.1.3). Morfologicamente, «le giunzioni serrate» tra le cellule di Sertoli rendono gli spazi intercellulari impermeabili anche alle piccole molecole. Inoltre, il microambiente del compartimento adluminale è isolato dal sistema vascolare e dalle cellule immunitarie in circolo. Tuttavia, la segregazione degli auto-antigeni specifici delle cellule germinali attraverso la barriera emato-testicolare non è completa. L'auto-antigenicità del compartimento basale dell'epitelio seminifero è stata messa in evidenza nel ratto (Yule et al. 1988; Saari et al. 1996). Oltre a ciò, le funzioni della barriera sono meno estese lungo la rete testis e i canali escretori (Pöllänen e Cooper 1994).

II.1.6.4 Meccanismi di tolleranza immunitaria nel testicolo

Le barriere tissutali e il sequestro meccanico sono importanti ma insufficienti a proteggere le cellule germinali dagli attacchi immunitari. Esistono prove valide secondo le quali numerosi meccanismi immunoregolatori sono implicati nel mantenimento della tolleranza nei confronti delle cellule germinali e del privilegio immunitario del testicolo adulto normale (Pöllänen et al. 1997; Filippini et al. 2001, Tabella II.1.5). Mentre la delezione clonale di linfociti T autoreattivi, attraverso la selezione timica durante il periodo perinatale, non controlla l'auto-reattività delle cellule germinali, si ritiene che i meccanismi della tolleranza periferica come l'anergia locale delle cellule T svolgano un ruolo chiave (Janeway et al. 2005). Le cellule T naive rimangono refrattarie all'attivazione specifica per gli antigeni quando rilevano i complessi peptide antigenico: MHC in assenza di segnali co-stimolatori indipendenti dell'antigene liberati dalla stessa cellula che presenta l'antigene. Allo stesso modo, l'espressione costitutiva delle molecole del MHC è presente nel compartimento interstiziale del testicolo, mentre le molecole co-stimolatrici come la CD80 e CD86 sono assenti (Tung e Teuscher 1995; Hedger 1997; Pöllänen et al. 1997). È stata riportata solo una debole espressione costitutiva della molecola-1 di adesione cellulare intercellulare (Intercellular Cell Adhesion Molecule-1, ICAM-1) e della molecola-1 di adesione cellulare vascolare (Vascular Cell Adhesion Molecule-1, VCAM-1) nelle cellule di Leydig e di Sertoli murine, mentre queste molecole di adesione esistono solo nell'endotelio vascolare nel testicolo umano normale (Riccioli et al. 1995; Braendstrup et al. 1996; Pöllänen et al. 1997).

Le risposte auto-immuni negative possono essere evitate attraverso l'eliminazione attiva grazie alla mediazione di cellule T regolatrici (T_{reg}, O'Garra e Vieira 2004; Janeway et al. 2005). Tra le cellule responsabili T $CD4^+$ effettrici, il profilo delle citochine prodotto dalle cellule T_H2 esercita un effetto inibitore sulle cellule T_H1, le quali influenzano le risposte immunologiche cellulari come l'autoimmunità specifica d'organo. Le osservazioni preliminari del testicolo murino normale suggeriscono una polarizzazione funzionale delle cellule T in direzione di un profilo T_H2 (Schuppe 2002). Anche il controllo dell'infiammazione in vivo è stato attribuito a cellule T_{reg} produttrici di IL-10 o di fattore di crescita multifunzione β (Transforming Growth Factor-β, TGF-β, O' Garra e Vieira 2004). Inoltre, alcuni esperimenti su linfociti ematici periferici di donatori sani hanno mostrato che il volume delle cellule T autoreattive dirette contro gli antigeni testicolari può essere soppresso dai T_{reg} $CD4^+$ $CD25^+$ (Danke et al. 2004). Tuttavia, la presenza e il possibile ruolo del T_{reg} $CD4^+$ $CD25^+$ nel testicolo in vivo devono ancora essere chiariti.

L'apoptosi indotta dall'attivazione di linfociti T che entrano nel testicolo immunologicamente privilegiato rappresenta un livello supplementare di protezione (Tabella II.1.5). Alcuni dati recenti da modelli murini indicano che le cellule T $CD8^+$ della memoria che migrano nel testicolo possono creare una risposta immune contro i trapianti di tessuto estraneo, ma subiscono una forte apoptosi con l'aumento di Fas (CD95) e di CD30 sulla loro superficie (Dai et al. 2005). Infatti, anche l'espressione del ligando di Fas (FasL) da parte delle cellule di Sertoli è implicata nel mantenimento del privilegio immunitario testicolare, così come nell'aumento della sopravvivenza dei trapianti allogenici co-trapiantati con del tessuto testicolare a livello di altri siti (Bellgrau et al. 1995; Korbutt et al. 1997). Tuttavia, questa ipotesi è dibattuta e sono stati riportati risultati contraddittori, anche in studi su testicolo umano (Francavilla et al. 2000; Kimmel et al. 2000).

Infine, è stata descritta un'attività immuno-soppressiva nei liquidi prodotti dal testicolo (Filippini et al. 2001; Hedger e Meinhardt 2003). Esistono prove secondo le quali i mediatori prodotti localmente, le citochine, potrebbero avere un ruolo chiave nella prevenzione dell'attivazione immunitaria e della conseguente infiammazione del testicolo (Tabella II.1.5).

II.1.6.5 Fattori locali dell'immunoregolazione testicolare, il doppio ruolo delle citochine

Oltre al controllo ormonale generale, la regolazione precisa della spermatogenesi e della steroidogenesi nel testicolo si basa su numerosi mediatori autocrini e paracrini, tra i quali i fattori di crescita e le citochine (Schlatt et al. 1997). In condizioni fisiologiche, i macrofagi residenti così come

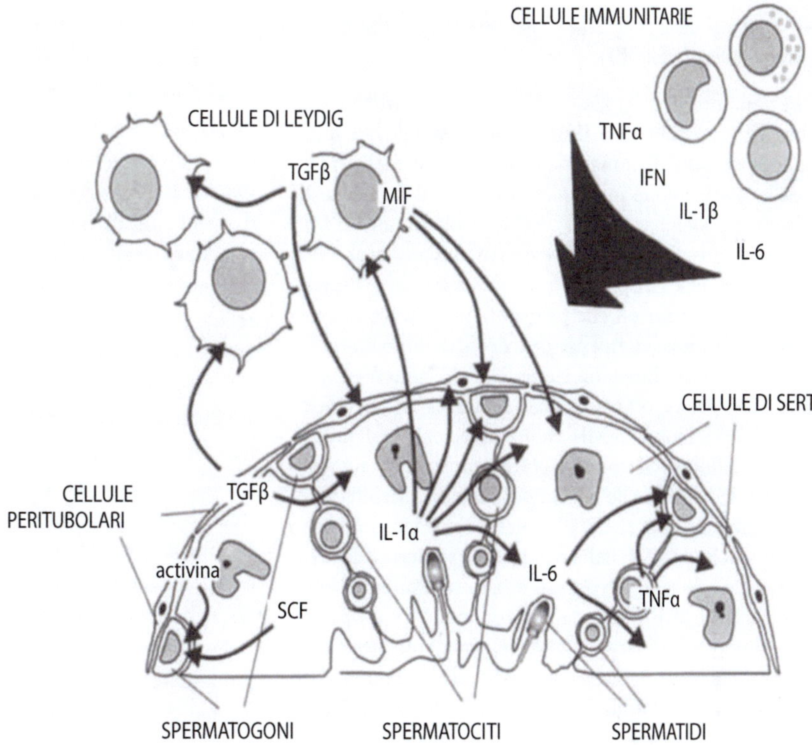

Fig. II.1.20. Sinossi delle citochine chiave implicate nella funzione testicolare: siti di produzione e bersagli regolatori potenziali. Le interazioni messe in evidenza non discriminano tra i siti di produzione in condizioni normali o in caso di malattie infiammatorie. (*IL-1α* interleuchina-1α, *IL-1β* interleuchina-1β, *IL-6* interleuchina-6, *IFN* interferone, *MIF* fattore inibitore della migrazione dei macrofragi [macrophages migration inhibitory factor], *SCF* fattore delle cellule germinali [stem cell factor], *TGF-β* fattore di crescita multifunzione [transforming growth factor β], *TNF-α* fattore di necrosi tumorale [tumor necrosis factor α]). Secondo Hedger e Meinhardt (2003) con autorizzazione

le cellule testicolari non immunitarie producono citochine pro- e anti-infiammatorie, come TNF-α, IL-1, IL-6, IL-10, interferoni e membri della famiglia del TGFβ (Hedger e Meinhardt 2003, Fig. II.1.20). L'apparente sovrapposizione tra le funzioni regolatrici testicolari e immunitarie potrebbe permettere di comprendere il fenomeno di privilegio immunitario e i processi che portano alle lesioni da infiammazione del testicolo (vedi Tabella II.1.5).

II.1.6.5.1
Interleuchina-1

La citochina pro-infiammatoria IL-1 (che si manifesta in due isoforme: IL-1α e IL-1β) viene prodotta abbondantemente dai macrofagi attivati, ma anche da altri tipi di cellule (Janeway et al. 2005). Nel testicolo del ratto, in condizioni fisiologiche, l'IL-1α è prodotta e secreta dalle cellule di Sertoli (Syed et al. 1988; Gérard et al. 1991, Fig. II.1.20). Alcuni studi hanno mostrato che gli spermatociti e gli spermatidi possono produrre l'IL-1α in modo costitutivo (Haugen et al. 1994). Siti di legame dell'IL-1 ad affinità elevata e mRNA per il recettore di segnalazione dell'IL-1 sono stati osservati nella maggior parte delle cellule dell'interstizio e dell'epitelio seminifero (Gomez et al. 1997). Inoltre, l'IL-1 stimola la sintesi del DNA degli spermatogoni e degli spermatociti molto precoci (pre-leptotene) nei tubuli seminiferi di ratto in coltura (Parvinen et al. 1991). Queste azioni mettono in evidenza il ruolo dell'IL-1 testicolare nella coordinazione dello sviluppo delle cellule germinali e delle cellule di Sertoli nell'epitelio seminifero. Il ruolo nel controllo della steroidogenesi è indicato dal fatto che l'IL-1 inibisce gli enzimi P450 della steroidogenesi nelle cellule di Leydig adulte in vitro (Hales et al. 1999). Alcuni dati recenti suggeriscono che l'IL-1 inibisca in generale la produzione di testosterone stimolata dall'LH, ma può stimolare la steroidogenesi basale in condizioni adeguate (Svechnikov et al. 2001). Contrariamente all'IL-1 α, l'IL-1 β non sembra essere prodotta in grande quantità nel testicolo normale (Hedger e Meinhardt 2003). Tuttavia, un terzo membro della famiglia, l'antagonista del recettore dell'IL-1 (IL-1 AR) viene prodotto nelle cellule di Sertoli nei topi (Zeyse et al. 2000).

II.1.6.5.2
Fattore di necrosi tumorale α (Tumor Necrosis Factor α)

Nel testicolo murino normale, l'espressione della molecola effettrice citotossica TNF-α è stata riscontrata in spermatociti allo stadio di pachitene e negli spermatidi rotondi (De et al. 1993, Fig. II.1.20). Inoltre, TNF-α è prodotto dai macrofagi testicolari attivati in vitro (Xiong e Hales 1993). Simile all'IL-1, il TNF-α inibisce la steroidogenesi delle cellule di Leydig, e la sua localizzazione rispetto alle cellule germinali post-meiotiche indica un suo possibile coinvolgimento nella spermatogenesi (Hales et al. 1999). Osservazioni del testicolo umano suggeriscono che il TNF-α potrebbe avere un ruolo nel controllo dell'efficacia della spermatogenesi, inibendo l'apoptosi delle cellule germinali attraverso la regolazione del tasso di FasL (Pentikainen et al. 2001). Riguardo all'immunopatologia testicolare, il TNF-α è considerato uno dei principali agenti responsabili dello sviluppo dell'orchite autoimmune (Yule e Tung 1993; Suescun et al. 2003).

II.1.6.5.3
Fattore inibitore della migrazione dei macrofagi (Macrophage migration-inhibitory factor, MIF)

Il fattore inibitore di migrazione dei macrofagi (MIF) è una proteina pleiotropa di ampia distribuzione tissutale che interviene nelle risposte infiammatorie e agisce come contro-regolatore della soppressione immunitaria indotta dai glucocorticoidi (Hedger e Meinhardt 2003). Nel testicolo di ratto, il MIF è stato localizzato sulle cellule di Leydig (Meinhardt et al. 1996, Fig. II.1.20). Sebbene i macrofagi testicolari rimangano negativi al MIF, le cellule di Sertoli che prima erano negative rivelano un'ingente espressione compensatoria del MIF dopo un trattamento con sulfonato dimetano etano (Ethane Dimethane Sulphonate, EDS) per asportazione delle cellule di Leydig (Meinhardt et al. 1999). Inoltre, il MIF riduce la secrezione di inibina attraverso le cellule di Sertoli in coltura e provoca un aumento temporaneo del calcio nelle cellule peritubulari (Meinhardt et al. 1996; Wennemuth et al. 2000). Queste considerazioni sono a favore del ruolo del MIF nella regolazione paracrina delle interazioni tra le cellule di Leydig e il tubulo seminifero. È stato dimostrato che il MIF riduce la secrezione del TGF-β2 nelle cellule peritubulari; conseguentemente, l'aumento della citochina pro-infiammatoria MIF nel corso dell'infiammazione può inibire la risposta immunosoppressiva del testicolo (Müller et al. 2005).

II.1.6.5.4
Transforming Growth Factor-β (Fattore di crescita multifunzione β)

I membri della famiglia del TGF-β sono citochine dimeriche prevalentemente ad attività immunosoppressiva e antinfiammatoria (Janeway et al. 2005). Esistono tre isoforme TGF-β (1–3) fortemente espresse nei mammiferi dalle cellule di Sertoli, peritubulari e di Leydig nel testicolo fetale e immaturo, anche se la sua produzione si riduce drasticamente nel periodo postpuberale (Mullaney e Skinner 1993, Fig. II.1.20). I recettori del TGF-β sono presenti nelle cellule somatiche e germinali (Caussanel et al. 1997; Goddard et al. 2000). Queste citochine sono, quindi, coinvolte nel controllo dello sviluppo delle cellule di Leydig e dei tubuli seminiferi (Hedger e Meinhardt 2003). Il loro ruolo preciso nel testicolo adulto rimane da stabilire, anche se il TGF-β è stato coinvolto nell'attività immunoprotettrice delle cellule di Sertoli e nel privilegio immunitario testicolare (Filippini et al. 2001). Oltre al TGF-β, alcune attivine strutturalmente simili modulano l'attività delle citochine pro-infiammatorie come IL-1 e IL-6 nel testicolo (de Kretser et al. 2001).

II.1

II.1.6.6
Infiammazione del testicolo

L'ambiente testicolare non impedisce l'attivazione immunitaria e potenziali danni. Infatti, il reclutamento di cellule infiammatorie non presenti nel testicolo indica un'anomalia dell'immunoregolazione locale e, di conseguenza, del privilegio immunitario testicolare. Le cellule immunitarie infiltranti superano ovviamente l'influenza immunodepressiva del testicolo (Hedger 1997). Ciò è ben illustrato nei modelli animali, come l'orchite autoimmune sperimentale (Experimental Autoimmune Orchitis, EAO, Tung e Teuscher 1995). L'immunizzazione attiva, con omogenati testicolari omologhi con adiuvante di Freund completo o con cellule germinali singeniche vitali uniche, induce un'importante risposta immunitaria specifica d'organo con deterioramento caratteristico della spermatogenesi («aspermatogenesi»). Gli infiltrati infiammatori dell'EAO comprendono prevalentemente i linfociti T attivati, insieme a cellule B e macrofagi non locali (Itoh et al. 1991; Lustig et al. 1993). In questo modo, le cellule CD4$^+$ Th1 produttrici di TNF-α hanno un ruolo chiave nello sviluppo dell'EAO (Yule e Tung 1993; Suescun et al. 2003). Alla luce di questi risultati, l'EAO può essere trasferita in modo adottivo a riceventi singenici da cellule T CD4$^+$ o da linee cellulari specifiche del testicolo, mentre la deplezione di linfociti T CD4$^+$ in vivo inibisce la malattia (Tung e Teuscher 1995). Le chemiochine e i loro recettori sono componenti essenziali del reclutamento dei leucociti (Guazzone et al. 2003).

Negli uomini, l'infezione e l'infiammazione dell'apparato riproduttivo, come i testicoli, sono considerate importanti fattori eziologici di infertilità (Rowe et al. 2000). Tuttavia, un'orchite sintomatica acuta, virale o batterica, è considerata un'eventualità rara (Mikuz e Damjanov 1982; Weidner et al. 1999). D'altra parte, l'infiammazione asintomatica del testicolo, subacuta o cronica, e anche infettiva, può spesso rimanere inspiegata. In particolare, le biopsie testicolari di uomini infertili mostrano un'elevata prevalenza di reazioni infiammatorie asintomatiche con una preponderante infiltrazione peritubulare dei linfociti, secondo uno schema focale o multifocale e segni caratteristici delle lesioni tubulari nel 5-15% dei casi (Suominen e Söderström 1982; Schuppe 2002). Di conseguenza, le funzioni immunitarie negative del testicolo probabilmente non sono indotte soltanto da agenti infettivi, per cui devono essere tenuti in considerazione numerosi fattori eziologici, tra i quali neoplasie, agenti chimici e traumi fisici (Tabella II.1.6). Come nell'EAO animale, un'infiammazione grave del testicolo umano induce la sospensione completa della spermatogenesi, riflessa da atrofia testicolare e infertilità permanente. Le cellule di Leydig del compartimento interstiziale rivelano pochi segni di lesione, nella maggior parte dei casi, ma un'orchite bilaterale può portare a un deficit della produzione degli androgeni testicolari (Mikuz e Damjanov 1982).

Tabella II.1.6. Fattori eziologici delle reazioni infiammatorie nel testicolo dell'uomo

Infezione localizzata o generale
Neoplasie (seminoma, carcinoma in situ)
Agenti chimici tossici
Fattori fisici, traumi
Altri problemi testicolari (p. es., congeniti, precocemente acquisiti)?

In accordo con i dati dei modelli animali, una caratteristica delle reazioni infiammatorie croniche del testicolo umano è l'infiltrazione da parte di linfociti T attivati e infiammatori ($CD4^+$, $CD8^+$), i quali sono accompagnati dall'aumento del numero dei macrofagi non residenti $CD68^+$ e di mastociti (El-Demiry et al. 1987; Schuppe 2002). Per questi ultimi due tipi di cellule, è stata riportata una migrazione dall'interstizio nei tubuli seminiferi in altre patologie testicolari ed essa è stata associata al rimodellamento del tessuto e alla fibrosi (Meineke et al. 2000; Frungieri et al. 2002). In particolare, il grado di infiltrazione linfocitaria è correlato a segni caratteristici delle lesioni tubulari, tra i quali la perdita parziale o completa dell'epitelio germinativo, l'ispessimento della lama basale e la fibrosi tubulare completa (Schuppe 2002).

La sede peritubulare predominante dei linfociti e le modificazioni morfologiche caratteristiche dei tubuli seminiferi che assomigliano all'EAO sono a favore della tesi secondo la quale è coinvolta l'attivazione concomitante di cellule T autoreattive. È, tuttavia, poco probabile che il deterioramento della spermatogenesi derivi dalla citotossicità diretta delle cellule T, ma esso riflette, piuttosto, lo squilibrio delle citochine prodotte localmente in favore di un profilo pro-infiammatorio. L'alterazione della funzione delle cellule di Sertoli e la degradazione conseguente della barriera emato-testicolare sembrano, quindi, essere caratteristiche importanti delle reazioni infiammatorie testicolari (Filippini et al. 2001).

II.1.6.7

Immunobiologia e patologie dei dotti escretori

Le cellule immunitarie, quali i macrofagi, i mastociti e i linfociti, non sono presenti solo nel testicolo ma sono anche delle componenti normali del tessuto interstiziale e peritubulare dell'epididimo e del sistema duttale escretore (Nistal et al. 1984; El-Demiry et al. 1985; Nashan et al. 1989; Pöllänen e Cooper 1994). Tuttavia, contrariamente a ciò che si verifica nei tubuli seminiferi, i linfociti sono anche fisiologicamente presenti nell'epitelio della rete testis adulta, dell'epididimo e del deferente, dal momento che la maggior parte di loro esprime dei marker delle cellule T. Nell'epididimo umano, i linfociti costituiscono fino al 12% delle cellule epiteliali con un numero in aumento verso le regioni distali dell'organo (El-Demiry et al. 1985; Yakirevich et al. 2002). La maggior parte dei linfociti intraepiteliali è rappresentata da cellule T $CD8^+$ citotossiche, tra le quali le cellule granzima B^+ attivate.

Differenze significative nel numero di linfociti intra-epiteliali, tra l'epididimo adulto normale e l'epididimo del testicolo criptorchide associato a una sindrome delle sole cellule di Sertoli, suggeriscono che l'esposizione dei dotti escretori agli spermatozoi o alle cellule germinali immature inneschi il reclutamento di cellule T (Yakirevich et al. 2002). In effetti, un assorbimento considerevole del liquido testicolare e di prodotti antigenici provenienti dalla degradazione degli spermatozoi ha luogo nel sistema duttale escretore. In accordo con questo concetto, macrofagi contenenti spermatozoi o frammenti di essi risiedono nel lume duttale e sono stati osservati contatti intercellulari tra i linfociti intraepiteliali e i macrofagi nell'epididimo umano (Holstein 1978; Wang e Holstein 1983). Inoltre, è stato dimostrato che le cellule basali dell'epitelio esprimono antigeni macrofagici, e che gli spermatozoi difettosi possono essere fagocitati dalle cellule epiteliali (Pöllänen e Cooper 1994). D'altra parte, la citotossicità linfocitaria non si verifica generalmente in condizioni fisiologiche, poiché le cellule germinali testicolari e gli spermatozoi dell'epididimo non possiedono molecole MHC di classe I (Pöllänen e Cooper 1994). Quindi, è stato suggerito che le cellule T $CD8^+$ intraepiteliali abbiano funzioni regolatrici che permettono di mantenere lo stato immunologico privilegiato della regione (Yakirevich et al. 2002).

Una sopravvivenza più breve degli allotrapianti nell'epididimo rispetto al testicolo mostra, tuttavia, che il controllo delle cellule immunitarie è meno rigoroso nel sistema duttale escretore (Kazeem 1988). Riguardo alle funzioni di barriera («barriera emato-testicolare»), le giunzioni serrate inter-cellulari dell'epitelio della rete testis, dell'epididimo e del deferente sono meno estese di quelle dell'epitelio seminifero (Suzuki e Nagano 1978; Pöllänen e Cooper 1994).

Nell'epididimo è stato riportato il rilascio a livello locale di numerose molecole con un ruolo immuno-regolatore potenziale, tra le quali le immunoglobuline, oltre ai componenti del sistema complementare e ai loro inibitori (Pöllänen e Cooper 1994). Inoltre, è stata identificata una grande varietà di citochine pro- e antinfiammatorie nel plasma seminale umano in condizioni fisiologiche. L'origine cellulare e il significato funzionale delle citochine seminali rimangono, tuttavia, da precisare. Come nel testicolo, le citochine potrebbero avere funzioni di regolazione delle funzioni del canale escretore e subire un aumento considerevole durante l'infiammazione. L'aumento dei tassi di citochine pro-infiammatorie come l'IL-1, l'IL-6 o l'IL-8 è, in effetti, legato a malattie infiammatorie dell'apparato genitale maschile (Ochsendorf 1999; vedi Cap. I.3.13, II.2.4). Dati da modelli murini suggeriscono che sia implicata una forte espressione di IL-10 da parte delle cellule epiteliali nella protezione locale contro gli attacchi immunitari (Verankorva et al. 2002). Inoltre, le citochine sembrano avere un ruolo importante durante la maturazione epididimaria degli spermatozoi. Il MIF è fortemente espresso nella testa dell'epididimo del ratto ed è stato dimostrato che esso provoca, in vitro, la liberazione di ioni zinco da parte degli spermatozoi (Eickhoff et al. 2004). È stato dimostrato che le isoforme delle defensine antimicrobiche specifiche dell'epididimo siano implicate nella maturazione dello spermatozoo e nell'acquisizione della sua motilità (Yenugu et al. 2004; Zhou et al. 2004).

Il sistema duttale escretore maschile sembra più sensibile del testicolo ai problemi infettivi e infiammatori. Per esempio, la prevalenza dell'epididimite infettiva acuta supera ampiamente quella delle orchiti sintomatiche (Weidner et al. 1999; Chan e Schlegel 2002). Inoltre, il rischio di attivazione immunitaria e di reclutamento dei leucociti con conseguente auto-immunità anti-spermatozoi è considerato significativamente più elevato nell'epididimo che nel testicolo (Pöllänen e Cooper 1994). La formazione di anticorpo anti-spermatozoo (ASA) è associata in maniera predominante a lesioni dell'apparato genitale, quali la vasectomia, o ad altre patologie ostruttive, mentre pochi pazienti con fenomeni infiammatori testicolari, per esempio, i pazienti affetti da orchite parotitica, hanno valori positivi degli anticorpi (Mazumdar e Levine 1998; Kalaydjiev et al. 2002; vedi Cap. I.3.4). Tuttavia, i meccanismi precisi all'origine della formazione dell'ASA nell'epididimo umano e i rispettivi ruoli dei linfociti intra-epiteliali e interstiziali ancora non sono stati definiti.

Bibliografia

Bell DA, Flotte TJ, Bhan AK (1987) Immunohistochemical characterization of seminoma and its inflammatory cell infiltrate. Hum Pathol 18:511 - 520

Bellgrau D, Gold D, Selawry H, Moore J, Franzusoff A, Duke RC (1995) A role for CD95 ligand in preventing graft rejection. Nature 377:630 - 632

Braendstrup O, Jensen L, Werdelin O (1996) Sertoli cells, but not tumor cells, of seminoma in situ express ICAM-1. APMIS 104:817 - 822

Caussanel V, Tabone E, Hendrick J-C, Dacheux F, Benahmed M (1997) Cellular distribution of transforming growth factor betas 1, 2 and 3 and their types I and II receptors during postnatal development and spermatogenesis in the boar testis. Biol Reprod 56:357 - 367

Chan PTK, Schlegel PN (2002) Inflammatory conditions of the male excurrent ductal system. Part I. J Androl 23:453 - 460

Cohen PE, Nishimura K, Zhu L, Pollard JW (1999) Macrophages: important accessory cells for reproductive function. J Leukoc Biol 66:765 - 72

Dai Z, Nasr IW, Reel M, Deng S, Diggs L, Larsen CP, Rothstein DM, Lakkis FG (2005) Impaired recall of CD8 memory T cells in immunologically privileged tissue. J Immunol 174:1165 - 1170

Danke NA, Koelle DM, Yee C, Beheray S, Kwok WW (2004) Autoreactive T cells in healthy individuals. J Immunol 172: 5967 - 5972

De SK, Chen HL, Pace JL, Hunt JS, Terranova PF, Enders GC (1993) Expression of tumor necrosis factor-alpha in mouse spermatogenic cells. Endocrinology 133:389 - 396

Eickhoff R, Baldauf C, Koyro HW, Wennemuth G, Suga Y, Seitz J, Henkel R, Meinhardt A (2004) Influence of macrophage migration inhibitory factor (MIF) on the zinc content and redox state of protein-bound sulphydryl groups in rat sperm: indications for a new role of MIF in sperm maturation. Mol Hum Reprod 10:605 - 611

El Demiry MI, Hargreave TB, Busuttil A, James K, Ritchie AW, Chisholm GD (1985) Lymphocyte sub-populations in the male genital tract. Br J Urol 57:769 - 774

El Demiry MI, Hargreave TB, Busuttil A, Elton R, James K, Chisholm GD (1987) Immunocompetent cells in human testis in health and disease. Fertil Steril 48:470 - 479

Filippini A, Riccioli A, Padula F, Lauretti P, D'Alessio A, De Cesaris P, Gandini L, Lenzi A, Ziparo E (2001) Control and impairment of immune privilege in the testis and in semen. Hum Reprod Update 7:444 - 449

Francavilla S, D'Abrizio P, RucciN, Silvano G, Properzi G, Straface E, Cordeschi G, Necozione S, Gnessi L, Arizzi M, Ulisse S (2000) Fas and Fas ligand expression in fetal and adult human testis with normal or deranged spermatogenesis. J Clin Endocrinol Metab 85:2692 - 2700

Frungieri MB et al (2002) Number, distribution pattern, and identification of macrophages in the testes of infertile men. Fertil Steril 78:298 - 306

Gaytan F, Carrera G, Pinilla L, Aguilar R, Bellido C (1989) Mast cells in the testis, epididymis and accessory glands of the rat: effects of neonatal steroid treatment. J Androl 10:351 - 358

Gérard N, Syed V, Bardin W, Genetet N, Jégou [B (1991) Sertoli cells are the site of interleukin-1α synthesis in rat testis. Mol Cell Endocrinol 82:R13–R16

Goddard I, Bouras M, Keramidas M, Hendrick JC, Feige JJ, Benahmed M (2000) Transforming growth factor-b receptor types I and II in cultured porcine Leydig cells: expression and hormonal regulation. Endocrinology 141:2068 - 2074

Gomez E, Morel G, Cavalier A, Lienard MO, Haour F, Courtens JL, Jegou B (1997) Type I and type II interleukin-1 receptor expression in rat, mouse, and human testes. Biol Reprod 56:1513 - 1526

Guazzone VA, Rival C, Denduchis B, Lustig L (2003) Monocyte chemoattractant protein-1 (MCP-1/CCL2) in experimental autoimmune orchitis. J Reprod Immunol 60:143 - 157

Hales DB, Diemer T, Hales KH (1999) Role of cytokines in testicular function. Endocrine 10:201 - 217

Haugen TB, Landmark BF, Josefsen GM, Hansson V, Högset A (1994) The mature form of interleukin-1α is constitutively expressed in immature male germ cells from rat. Mol Cell Endocrinol 105:R19–R23

Hayes R, Chalmers SA, Nikolic Paterson DJ, Atkins RC, Hedger MP (1996) Secretion of bioactive interleukin 1 by rat testicular macrophages in vitro. J Androl 17:41 - 49

Head JR, Billingham RE (1985) Immune privilege in the testis. II. Evaluation of potential local factors. Transplantation 40: 269 - 275

Head JR, Neaves WB, Billingham RE (1983a) Reconsideration of the lymphatic drainage of the rat testis. Transplantation 35:91 - 95

Head JR, Neaves WB, Billingham RE (1983b) Immune privilege in the testis. I. Basic parameters of allograft survival. Transplantation 36:423 - 431.

Hedger MP (1997) Testicular leukocytes: what are they doing? Rev Reprod 2:38 - 47

Hedger MP (2002) Macrophages and the immune responsiveness of the testis. J Reprod Immunol 57:19 - 34

Hedger MP, Meinhardt A (2000) Local regulation of T cell numbers and lymphocyte-inhibiting activity in interstitial tissue of the adult rat testis. J Reprod Immunol 48:69 - 70

Hedger MP, Meinhardt A (2003) Cytokines and the immunetesticular axis. J Reprod Immunol 58:1 - 26

Holstein AF (1978) Spermatophagy in the seminiferous tubules and excurrent ducts of the testis in Rhesus monkey and in man. Andrologia 10:331 - 352

Itoh M, Hiramine C, Tokunaga Y, Mukasa A, Hojo K (1991) A new murine model of autoimmune orchitis induced by immunization with viable syngeneic testicular germ cells alone. II. Immunohistochemical findings of fully-developed inflammatory lesion. Autoimmunity 10:89 - 97

JanewayCA,TraversP,WalportM,ShlomchikMJ(2005)Im-munobiology: the immune system in health and disease. 6th edn. Garland, New York

II.1

Jezek D, Banek L, Hittmair A, Pezerovic-Panijan R, Goluza T, Schulze W (1999) Mast cells in testicular biopsies of infertile men with «mixed atrophy» of seminiferous tubules. Andrologia 31:203 - 210

Kalaydjiev S, Dimitrova D, Nenova M, Peneva S, Dikov I, Nakov L (2002) Serum sperm antibodies are not elevated after mumps orchitis. Fertil Steril 77:76 - 82

Kazeem AA (1988) A critical consideration of the rat epididymis as an immunologically privileged site. Scand J Immunol 27:149 - 156

Kern S, Robertson SA, Mau VJ, Maddocks S (1995) Cytokine secretion by macrophages in the rat testis. Biol Reprod 53:1407 - 1416

Kimmel SG, Ohbatake M, Kushida M, Merguerian P, Clarke ID, Kim PC (2000) Murine xenogeneic immune responses to the human testis: a presumed immune-privileged tissue. Transplantation 69:1075 - 1084

Korbutt GS, Elliott JF, Rajotte RV (1997) Cotransplantation of allogeneic islets with allogeneic testicular cell aggregates allows long-term graft survival without systemic immunosuppression. Diabetes 46:317 - 322

de Kretser DM, Loveland KL, Meehan T, O'BryanMK, Phillips DJ, Wreford NG (2001) Inhibins, activins and follistatin: actions on the testis. Mol Cell Endocrinol 180:87 - 92

Lui WY, Mruk D, Lee WM, Cheng CY (2003) Sertoli cell tight junction dynamics: their regulation during spermatogenesis. Biol Reprod 68:1087 - 1097

Lustig L, Lourtau L, Perez R, Doncel GF (1993) Phenotypic characterization of lymphocytic cell infiltrates into the testes of rats undergoing autoimmune orchitis. Int J Androl 16:279 - 284

Mazumdar S, Levine AS (1998) Antisperm antibodies: etiology, pathogenesis, diagnosis, and treatment. Fertil Steril 70:799 - 810

Meineke V, Frungieri MB, Jessberger B, Vogt H, Mayerhofer A (2000) Human testicular mast cells contain tryptase: increased mast cell number and altered distribution in the testes of infertile men. Fertil Steril 74:239 - 244

Meinhardt A, Bacher M, McFarlane JR, Metz CN, Seitz J, Hedger MP, de Kretser DM, Bucala R (1996) Macrophage migration inhibitory factor production by Leydig cells: evidence for a role in the regulation of testicular function. Endocrinology 137:5090 - 5095

Meinhardt A, Bacher M, O'BryanMK, McFarlaneJR, Mallidis C, Lehmann C, Metz CN, de Kretser DM, Bucala R, Hedger MP (1999) A switch in the cellular localization of macrophage migration inhibitory factor in the rat testis after ethane dimethane sulfonate treatment. J Cell Sci 112:1337 - 1344

Mikuz G, Damjanov I (1982) Inflammation of the testis, epididymis, peritesticular membranes, and scrotum. Pathol Annu 17:101 - 128

Mullaney BP, Skinner MK (1993) Transforming growth factorbeta (beta 1, beta 2, and beta 3) gene expression and action during pubertal development of the seminiferous tubule: potential role at the onset of spermatogenesis. Mol Endocrinol 7:67 - 76

Müller R, Keng J, Rodewald M, Meinhardt A (2005) Macrophage migration inhibitory factor suppresses transforming growth factor β2 secretion in cultured rat testicular peritubular cells. Reprod Fertil Dev 17:435 - 438

Nashan D, Malorny U, Sorg C, Cooper T, Nieschlag E (1989) Immuno-competent cells in the murine epididymis. Int J Androl 12:85 - 94

Nistal M, Santamaria L, Paniagua R (1984) Mast cells in the human testis and epididymis from birth to adulthood. Acta Anat (Basel) 119:155 - 160

Ochsendorf FR (1999) Infections in the male genital tract and reactive oxygen species. Hum Reprod Update 5:399 - 420

O'Garra A, Vieira P (2004) Regulatory T cells and mechanisms of immune system control. Nature Med 10:801 - 805

Parvinen M, Söder O, Mali P, Froysa B, Ritzen EM (1991) In vitro stimulation of stage-specific deoxyribonucleic acid synthesis in rat seminiferous tubule segments by interleukin-1 alpha. Endocrinology 129:1614 - 1620

Pentikainen V, Erkkila K, Suomalainen L, Otala M, Pentikainen MO, Parvinen M, Dunkel L (2001) TNFalpha down-regulates the Fas ligand and inhibits germ cell apoptosis in the human testis. J Clin Endocrinol Metab 86:4480 - 4488

Pöllänen P, Cooper TG (1994) Immunology of the testicular excurrent ducts. J Reprod Immunol 26:167 - 216

Pöllänen P, Niemi M (1987) Immunohistochemical identification of macrophages, lymphoid cells and HLA antigens in the human testis. Int J Androl 10:37 - 42

Pöllänen P, Saari T, Jahnukainen K, Sainio-Pöllänen S, Verajankorva E, Martikainen M, Antola H, Hämäläinen H (1997) Mechanisms preventing an anti-germ cell immune response. In: Waites GMH, Frick J, Baker GWH (eds) Current advances in andrology. Monduzzi Editore, Bologna

Riccioli A, Filippini A, De Cesaris P, Barbacci E, Stefanini M, Starace G, Ziparo E (1995) Inflammatory mediators increase MK, Phillips surface expression of integrin ligands, adhesion to lymphocytes, and secretion of interleukin 6 in mouse Sertoli cells. Proc Natl Acad Sci USA 92:5808 - 5812

Rowe PJ, Comhaire FH, Hargreave TB, Mahmoud AMA (2000) WHO manual for the standardized investigation, diagnosis and management of the infertile male. Cambridge University Press, Cambridge

Saari T, Jahnukainen K, Pöllänen P (1996) Autoantigenicity of the basal compartment of seminiferous tubules in the rat. J Reprod Immunol 31:65 - 79

Schlatt S, Meinhardt A, Nieschlag E (1997) Paracrine regulation of cellular interactions in the testis: factors in search of a function. Eur J Endocrinol 137:107 - 117

Schuppe HC (2002) Testicular inflammatory reactions in infertile men [German]. Habilitationsschrift, Fachbereich Humanmedizin, Justus-Liebig-Universität Giessen

Suescun MO, Rival C, Theas MS, Calandra RS, Lustig L (2003) Involvement of tumor necrosis factor-alpha in the pathogenesis of autoimmune orchitis in rats. Biol Reprod 68: 2114 - 2121

Suominen J, Söderström KO (1982) Lymphocyte infiltration in human testicular biopsies. Int J Androl 5:461 - 466

Suzuki F, Nagano T (1978) Regional differences of cell junctions in the excurrent duct epithelium of the rat testis as revealed by freeze fracture. Anat Rec 191:503 - 520

Svechnikov KV, Sultana T, Soder O (2001) Age-dependent stimulation of Leydig cell steroidogenesis by interleukin-1 isoforms. Mol Cell Endocrinol 182:193 - 201

Syed V, Söder O, Arver S, Lindh M, Khan S, Ritzén EM (1988) Ontogeny and cellular origin of an interleukin-1-like factor in the reproductive tract of the male rat. Int J Androl 11: 437 - 447

Tung KS, Teuscher C (1995) Mechanisms of autoimmune disease in the testis and ovary. Hum Reprod Update 1:35 - 50

Verankorva E, Pöllänen P, Hanninen A, Martikainen M, Sundström J, Antola H (2002) IL-10 is highly expressed in the cryptorchid cryptepididymal epithelium: a probable mechanism preventing immune responses against autoantigenic spermatozoa in the epididymal tubule. Int J Androl 25: 129 - 133

Wang J, Wreford NG, Lan HY, Atkins R, Hedger MP (1994) Leukocyte populations of the adult rat testis following removal of the Leydig cells by treatment with ethane dimethane sulfonate and subcutaneous testosterone implants. Biol Reprod 51:551 - 561

Wang YF, Holstein A (1983) Intraepithelial lymphocytes and macrophages in the human epididymis. Cell Tissue Res 233:517 - 521

Weidner W, Krause W, Ludwig M (1999) Relevance of male accessory gland infection for subsequent fertility with special focus on prostatitis. Hum Reprod Update 5:421 - 432

Wennemuth G, Aumüller G, Bacher M, Meinhardt A (2000) Macrophage migration inhibitory factor-induced Ca2+ response in rat testicular peritubular cells. Biol Reprod 62: 1632 - 1639

Xiong Y, Hales DB (1993) Expression, regulation, and production of tumor necrosis factor-alpha in mouse testicular interstitial macrophages in vitro. Endocrinology 133:2568 - 2573

Yakirevich E, Yanai O, Sova Y, Sabo E, Stein A, Hiss J, Resnick MB (2002) Cytotoxic phenotype of intra-epithelial lymphocytes in normal and cryptorchid human testicular excurrent ducts. Hum Reprod 17:275 - 283

Yenugu S, Hamil KG, Radhakrishnan Y, French FS, Hall SH (2004) The androgen-regulated epididymal sperm-binding protein, human beta-defensin 118 (DEFB118) (formerly ESC42), is an antimicrobial beta-defensin. Endocrinology 145:3165 - 3173

Yule TD, Tung KS (1993) Experimental autoimmune orchitis induced by testis and sperm antigen-specific T cell clones: an important pathogenic cytokine is tumor necrosis factor. Endocrinology 133:1098 - 1107

Yule TD, Montoya GD, Russell LD, Williams TM, Tung KS (1988) Autoantigenic germ cells exist outside the blood testis barrier. J Immunol 141:1161 - 1167

Zeyse D, Lunenfeld E, Beck M, Prinsloo I, Huleihel M (2000) Interleukin-1 receptor antagonist is produced by Sertoli cells in vitro. Endocrinology 141:1521 - 1527

Zhou CX, Zhang YL, Xiao L, Zheng M, Leung KM, Chan MY, Lo PS, Tsang LL, Wong HY, Ho LS, Chung YW, Chan HC (2004) An epididymis-specific beta-defensin is important for the initiation of sperm maturation. Nature Cell Biol 6:458 - 64

II.1.7 Contributi maschili alla biologia del concepimento e della fecondazione

H. J. Tournaye

Sintesi

Attraverso un processo chiamato spermatogenesi vengono formate delle cellule aploidi, gli spermatozoi. Lo sviluppo di un organismo inizia quando questa cellula aploide, lo spermatozoo, feconda un ovocita, ristabilendo così la diploidia somatica. Lo spermatozoo non contiene solamente il genoma maschile, ma anche una serie di segnali e organelli necessari all'inizio dello sviluppo. La fecondazione consta di quattro fasi: l'interazione dei gameti, la penetrazione dell'ovocita, la fusione del materiale genetico e l'attivazione del metabolismo e dello sviluppo dell'ovocita. Tuttavia, lo spermatozoo deve anche fornire il suo centrosoma, il quale serve come modello che permette ulteriori divisioni dell'ovocita fecondato. Oltre al suo genoma aploide, lo spermatozoo apporta anche dei trascritti di RNA all'ovocita. A oggi, tuttavia, il loro ruolo rimane incerto.

II.1

II.1.7.1 Preludio

II.1.7.1.1 Migrazione degli spermatozoi

Nell'uomo, come nella maggior parte dei mammiferi, alla fine del rapporto sessuale vengono depositati milioni di spermatozoi che nuotano liberamente nel basso apparato genitale della donna (la parte superiore della vagina) vicino all'orifizio cervicale. L'epitelio cervicale secerne delle mucine impenetrabili durante il ciclo mestruale. Tuttavia, nei giorni che precedono l'ovulazione, con l'azione sulle cellule epiteliali cervicali di livelli aumentati di estradiolo provenienti dal follicolo in via di sviluppo, queste mucine modificano le loro proprietà fisicochimiche al punto che gli spermatozoi mobili sono in grado di penetrare nel muco cervicale. La penetrazione degli spermatozoi può essere valutata con un test di interazione liquido seminale-muco cervicale. Il muco cervicale agisce, così, come un primo serbatoio di spermatozoi e ha un'azione di filtrazione. Gli spermatozoi che hanno motilità e morfologia adeguate abbandonano il muco cervicale e continuano il loro percorso nelle vie genitali superiori della donna. È stato dimostrato che gli spermatozoi possono essere osservati nelle tube di Falloppio nei 30 minuti che seguono il loro deposito nella parte superiore della vagina. Poiché la velocità di movimento di uno spermatozoo funzionale è di circa 25 μm/s, le contrazioni dell'apparato genitale femminile hanno un effetto benefico sulla migrazione degli spermatozoi.

II.1.7.1.2 Capacitazione

Una volta eiaculati e venuti in contatto con le vie genitali femminili, durante la migrazione, gli spermatozoi subiscono una serie di modificazioni fisiologiche verso il loro bersaglio, l'ovocita. Una di queste alterazioni è la capacitazione, una riprogrammazione funzionale dello spermatozoo. Con l'interazione con le cellule epiteliali femminili e l'esposizione alle lipoproteine del liquido follicolare, la superficie degli spermatozoi modifica gradualmente le sue proprietà funzionali, soprattutto attraverso lo scambio lipidico (Therien et al. 2001). La riduzione di colesterolo induce l'aumento della fluidità della membrana plasmatica (Go e Wolf 1985).

Con l'esposizione al bicarbonato, le proteine di segnalazione vengono attivate per fosforilazione (Visconti et al. 2002) e la motilità flagellare diventa iperattiva (Ho e Suarez 2001). È, inoltre, stato dimostrato che, anche nell'uomo, il liquido follicolare esercita un'azione chemio-attrattiva sugli spermatozoi che nuotano nell'apparato genitale femminile (Fabri et al. 1998; Yao et al. 2000).

II.1.7.1.3 Reazione acrosomica

Una volta capacitato lo spermatozoo, esso è in grado di eseguire un'esocitosi controllata che, in questo caso, viene chiamata reazione acrosomica, poiché gli enzimi contenuti nell'acrosoma sono liberati nel corso di questo evento. Questa esocitosi è indotta da contatto sia con i recettori specifici della zona pellucida dell'ovocita (Wassarman 1999) che con il progesterone secreto dalle cellule della granulosa (Patrat et al. 2000).

II.1.7.1.4 Penetrazione

Solo gli spermatozoi che hanno effettuato la reazione acrosomica possono penetrare nell'ovocita e fondersi con la zona pellucida, cioè con la membrana plasmatica dell'ovocita. La penetrazione della zona pellucida non dipende soltanto dalla lisi localizzata dagli enzimi dell'acrosoma, ma anche dalla motilità dello spermatozoo (Bedford 1998). La fusione della zona pellucida con la membrana dello spermatozoo si verifica con il legame di proteine di superficie specifiche degli spermatozoi, alcune delle quali appartengono alla famiglia ADAM (*A D*isintegrin *A*nd *M*etalloprotease), con il recettore dell'integrina sulla membrana cellulare dell'ovocita (Bigler et al. 1997).

II.1.7.2 Contributi paterni al concepimento

II.1.7.2.1 Attivazione degli ovociti

Durante la fecondazione, lo spermatozoo fornisce all'ovocita un segnale di ripresa della meiosi e dell'inizio del programma di sviluppo dell'ovocita. Questo segnale è chiamato attivazione dell'ovocita, un contributo importante dello spermatozoo all'inizio dello sviluppo embrionale (Runft et al. 2002). Per anni è stato ipotizzato che il legame dello spermatozoo a un recettore dell'ovocita, come il legame definito ADAM-integrina, dia inizio a una cascata di segnali nell'ovocita che porta alla liberazione di calcio intracellulare, il quale, a sua volta, attiva il metabolismo dell'ovocita fecondato. Questo modello presupponeva un contatto e una fusione delle membrane dei due gameti (Williams 2002). Il successo dell'introduzione dell'iniezione intracitoplasmatica di spermatozoi (ICSI) (Palermo et al. 1992; Van Steirteghem et al. 1993) ha dimostrato che esistono meccanismi alternativi, poiché con questa tecnica non si stabilisce alcun contatto extracellulare spermatozoo-ovocita senza attivazione dell'ovocita. Un secondo modello presuppone, quindi, la presenza di fattori intracellulari e solubili dello spermatozoo che possono attivare l'ovocita senza contatto tra le membrane (Swann 1993).

II.1.7.2.2 Centro organizzatore dei microtubuli

Il centrosoma è indispensabile per la divisione cellulare; esso agisce come una matrice nella produzione dei microtubuli ed è dunque anche chiamato centro organizzatore dei microtubuli (MTOC). Dopo la decondensazione, il centrosoma riunisce i due pronuclei dello spermatozoo e dell'ovocita. Dopo la singamia, il centrosoma si sdoppia e unisce un fuso che dirige i cromatidi nel corso della divisione cellulare (Santhanantan 1997).

Nell'uomo, l'ereditarietà del centrosoma è paterna (Schatten 1994). È lo spermatozoo che fornisce il centriolo che sarà in seguito trasformato in centrosoma dopo la fusione spermatozoo-ovocita (Stearns e Kirschner 1994, Fig. II.1.21).

Una volta nel citoplasma dell'ovocita, i microtubuli hanno origine dal centrosoma e si allungano nel citoplasma. Questa struttura microtubulare è chiamata «aster dello spermatozoo» a causa della sua morfologia. Esso incontra il pronucleo femminile contenente un gruppo aploide di cromosomi dopo il completamento della meiosi. I microtubuli trasportano il pronucleo femminile in direzione di quello maschile. Dopo la giunzione dei pronuclei, i cromosomi paterni e materni si condensano e si legano lungo i microtubuli del fuso di divisione.

Alterazioni della funzione del centriolo possono essere cause potenziali di infertilità maschile (Asch et al. 1995; Nagy 2000; Terada et al. 2004) e di insuccesso della fecondazione assistita, anche dopo ICSI (Nijs et al. 1996; Tournaye 2000; Westlander et al. 2003). Queste deficienze possono anche spiegare il forte tasso di mosaicismi cromosomici osservato tra gli embrioni ottenuti con ICSI con spermatozoi immaturi raccolti da pazienti con spermatogenesi alterata (Silber et al. 2003; Platteau et al. 2004).

II.1.7.2.3 Genoma

Il gruppo aploide dei cromosomi è il primo contributo maschile alla fecondazione e al concepimento nei mammiferi. Questo gruppo include 23 cromosomi scelti in modo casuale; un uomo può quindi produrre 2^{23} spermatozoi cromosomicamente diversi, cioè 8 388 608. Tuttavia, a causa della ricombinazione genetica tramite scambio tra cromosomi omologhi nel corso della meiosi, c'è solo una piccolissima probabilità che due spermatozoi siano geneticamente identici.

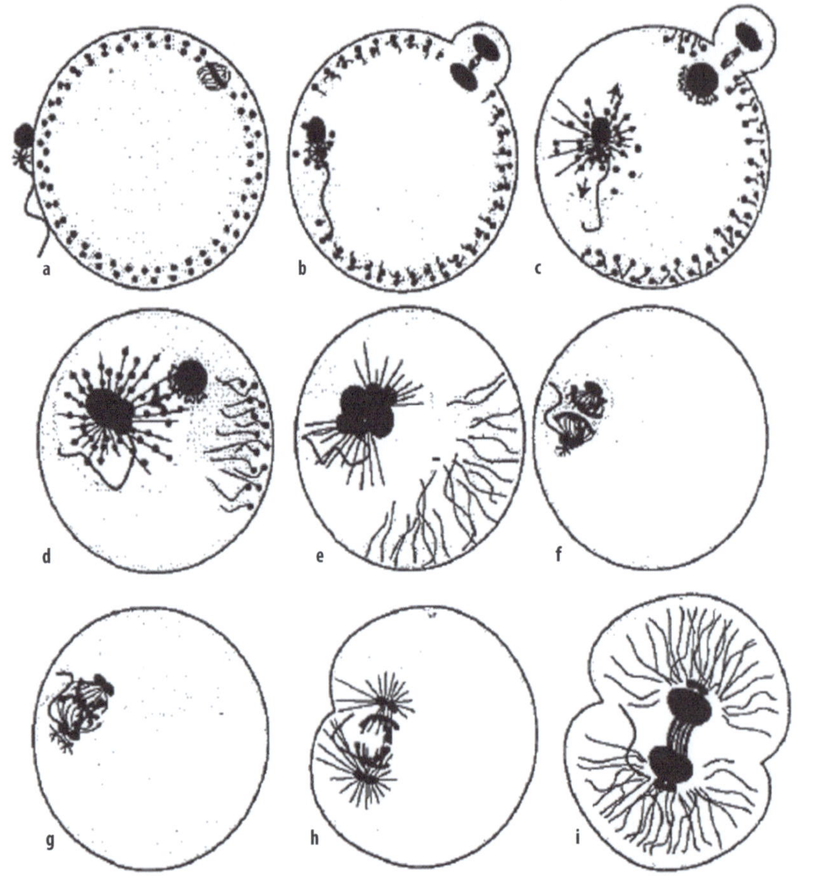

Fig. II.1.21a–i. Eredità del centrosoma e organizzazione dei microtubuli durante la fecondazione negli esseri umani. L'ovocita maturo non fecondato presenta dei microtubuli solo durante la seconda fusione meiotica (**a**), la quale è interrotta durante la metafase, orientata radialmente e, negli esseri umani, asimmetrica. Lo spermatozoo introduce il centrosoma (rappresentato a *ruota dentata* **a**). Dopo l'incorporazione dello spermatozoo, i microtubuli si dispongono secondo fasci radiali intorno allo spermatozoo (**b**). La posizione e la forma del centrosoma si deducono dall'aspetto dei microtubuli, e la dimensione del corpo cellulare è mostrata dal citoplasma più chiaro. I microtubuli sono osservati anche nel corpo mediale del secondo fuso meiotico (**b**, **c**). Mentre i pronuclei maschili e femminili si decondensano (**c**), i microtubuli astrali dello spermatozoo aumentano di volume e il pronucleo maschile si sposta al di fuori dalla corteccia e nel citoplasma. Il pronucleo femminile si sposta verso il pronucleo maschile (**d**) quando l'aster dello spermatozoo diventa asimmetrico. La comparsa di due gruppi di microtubuli che fuoriescono dalla regione giustapposta tra i pronuclei strettamente attaccati (**e**) indica che il centrosoma si divide durante l'interfase tardiva. I cromosomi materni e paterni si condensano al momento della profase e, durante la prometafase (**f**), si allineano, cosicché, con la metafase, i genomi parentali si riuniscono intorno all'equatore del fuso (**g**). Uno o due piccoli aster si sviluppano nella metafase a partire dal polo del fuso associato al flagello dello spermatozoo. I pronuclei restano posizionati eccentricamente durante la prima interfase e fino alla prima anafase mitotica (**h**). Durante l'anafase, gli aster mitotici si formano, si ingrossano e interagiscono di preferenza con la regione corticale adiacente: in questo modo si sposta il fuso mitotico verso il centro dello zigote. La piega si forma inizialmente in questo punto, suggerendo che la posizione dell'aster dello spermatozoo svolge un ruolo nella determinazione dell'asse nella prima scissione (**i**). Gli eventi che compaiono dopo la metafase sono studiati a partire dagli zigoti di scimmia rhesus. Le anomalie osservate negli ovociti di pazienti infertili includono l'impossibilità di portare a termine i seguenti processi: (1) incorporazione dello spermatozoo (**a**), (2) attivazione dell'ovocita (**a**, **b**), (3) nucleazione dell'aster dello spermatozoo (**b**), (4) aumento di volume dell'aster dello spermatozoo e decondensazione pronucleare (**c**), (5) migrazione del pronucleo femminile (**d**, **e**) e (6) aumento del ciclo cellulare, dalla meiosi all'interfase (**a**, **b**) o dall'interfase alla mitosi (**e**, **i**) (riprodotto da Dev Biol 165:299–335, 1994. Schatten G: The centrosome and its mode of inheritance: the reduction of the centrosome during gametogenesis and its restoration during fertilization in humans. Copyright 2006, con l'autorizzazione di Elsevier).

Oltre a questa selezione random, seguita da una ricombinazione, un terzo fenomeno induce un'espressione differente del genoma dello spermatozoo, cioè l'imprinting genomico (Reik e Walter 2001). Sebbene la selezione dei cromatidi e la ricombinazione formino il genotipo, l'imprinting è un modellamento supplementare del genoma. Il fenomeno viene chiamato imprinting perché si produce un'impronta del DNA dell'ovocita o del genoma dello spermatozoo, cosa che indica che il DNA è di origine materna o paterna e che influenza l'azione del gene nella generazione successiva, nei discendenti sia maschili che femminili. L'impronta è il risultato della metilazione allele-specifica del DNA. I geni a imprinting paterno sono «spenti» quando sono trasmessi dal padre al figlio, mentre i geni a impronta materna sono «spenti» quando vengono trasmessi dalla madre al figlio. L'imprinting, dunque, causa una marcatura reversibile ma gamete-specifica del genoma, la quale crea una differenza funzionale tra le informazioni genetiche fornite da ogni genitore. Di solito le informazioni dei geni sia paterni che materni sono utilizzate attivamente. Tuttavia, alcuni geni devono avere un imprinting materno o paterno per funzionare. La sindrome di Prader-Willi e quella di Angelman sono alcuni esempi del concetto di imprinting. Queste sindromi sono il risultato di una delezione della stessa regione del cromosoma 15 ma, se la regione deleta viene ereditata dal padre, il bambino svilupperà la sindrome Prader-Willi poiché il gene è «spento» sul cromosoma 15 ereditato dalla madre. Se la regione deleta è ereditata dalla madre, il bambino svilupperà la sindrome di Angelman poiché questo gene è «spento» sul cromosoma 15 ereditato dal padre.

Un altro esempio dell'importanza dell'imprinting è la mole idatiforme completa. A causa della perdita del genoma materno, compensata dalla duplicazione del genoma paterno o da una fecondazione polizoospermica, l'embrione svilupperà solo tessuti extra-embrionali. Al contrario, in assenza del contributo paterno nel genoma, chiamato ginogenesi, difficilmente i tessuti extra-embrionari si sviluppano, ma la massa cellulare interna diventa ipertrofica. Le due patologie dimostrano chiaramente che, benché gli autosomi ereditati contengano le stesse sequenze di DNA, esse sono differenti in termini di espressione del gene a causa delle differenze di impronta specifiche dell'allele. La scarsa performance riproduttiva degli esperimenti di clonazione è un altro esempio dell'importanza dell'impronta specifica dei genitori.

L'impronta genomica si modifica nel corso del ciclo della vita. Quando delle cellule germinali primordiali si sviluppano nelle creste gonadiche durante la vita fetale, tutte le impronte sono cancellate (Ueda et al. 2000). Tuttavia, prima della nascita, inizia una metilazione de novo e l'impronta viene ripristinata (Davis et al. 2000). Benché le cellule germinali maschili abbiano un'impronta prima dell'inizio della meiosi, si può verificare che l'impronta sia solo incompleta o insufficiente quando vengono utilizzati gameti immaturi o gameti di uomini che presentano un'insufficienza testicolare primaria nella procreazione assistita (Gosden et al. 2003; Lucifero et al. 2004). Benché sia necessaria un'ulteriore ricerca in questo campo, non esiste a oggi alcuna evidenza solida che la procreazione assistita possa aumentare il rischio di anomalie dell'imprinting.

II.1.7.3 Altri attributi degli spermatozoi

II.1.7.3.1 Mitocondri degli spermatozoi

Gli spermatozoi hanno bisogno dei mitocondri per produrre l'energia necessaria al mantenimento della motilità flagellare. La maggior parte delle strutture dello spermatozoo che penetrano nell'ovocita in occasione della fecondazione, cioè la guaina fibrosa, le doppiette di microtubuli, le fibre dense esterne e le colonne striate del tratto connettivo, viene eliminata dal citoplasma dell'ovocita. I mitocondri possono essere rigettati anche dopo la fecondazione e liberati dal citoplasma dell'ovocita diluendo il DNA mitocondriale paterno (mtDNA). Le poche copie del mtDNA paterno sono inattivate durante lo sviluppo embrionale pre-impiantatorio, attraverso un meccanismo dipendente dall'ubiquitina (Sutovsky et al. 1996). Tuttavia, si può verificare che, ogni volta che vengono utilizzati degli spermatozoi carenti nella procreazione assistita, questa eliminazione sia incompleta e possa provocare un'eteroplasmia del mtDNA (St. John et al. 2004).

II.1.7.3.2 RNA degli spermatozoi

Per anni si è considerato che gli spermatozoi non contenessero mRNA, contrariamente agli ovociti. Tuttavia, nel corso degli ultimi anni, l'mRNA simile a quello osservato durante la spermatogenesi nel testicolo è stato riscontrato negli spermatozoi maturi (Miller et al. 2000). Si è anche evidenziato che gli spermatozoi maturi conservano una debole attività trascrizionale fino alla reazione acrosomica (Naz 1998). Il ruolo di questi trascritti resta ignoto, ma l'mRNA dello spermatozoo è stato trovato in ovociti fecondati (Ostermeier et al. 2004), da cui l'ipotesi che questo mRNA conservato potrebbe essere utile nelle prime fasi della fecondazione e che potrebbe contribuire all'imprinting paterno.

Bibliografia

Asch R, Simerly C, Ord T, Ord VA, Schatten G (1995) The stages at which human fertilization arrests: microtubule and chromosome configurations in inseminated oocytes which failed to complete fertilization and development in humans. Hum Reprod 10:1897 - 1906

Bedford JM (1998) Mammalian fertilization misread? Sperm penetration of the eutherian zona pellucida is unlikely to be a lytic event. Biol Reprod 59:1275 - 1287

Bigler D, Chen M, Waters S, White JM (1997) A model for sperm-egg binding and fusion based on ADAMs and integrins. Trend Cell Biol 7:220 - 225

Davis TL, Yang GJ, McCarrey JR, Bartolomei MS (2000) The H19 methylation imprint is erased and re-established differentially on the parental alleles during male germ cell development. Hum Mol Genet 19:2885 - 2894

Fabri R, Porcu E, Lenzi A, Gandini L, Marsella T, Flamigni C (1998) Follicular fluid and human granulosa cell cultures: influence on sperm kinetic parameters, hyperactivation and acrosome reaction. Fertil Steril 69:112 - 117

Go KJ, Wolf DP (1985) Albumin-mediated changes in sperm sterol content during capacitation. Biol Reprod 32:145 - 153

Gosden R, Trasler J, Lucifero D, Faddy M (2003) Rare congenital disorders, imprinted genes, and assisted reproductive technology. Lancet 361:1975 - 1977

Ho HC, Suarez SS (2001) Hyperactivation of mammalian spermatozoa: function and regulation. Reproduction 122:519 - 526

Lucifero D, Chaillet JR, Trasler JM (2004) Potential significance of genomic imprinting defects for reproduction and assisted reproductive technology. Hum Reprod Update 10:3 - 18

Miller D, Briggs D, Snowden H, Hamlington J, Rollinson S, Lilford R, Krawetz SA (2000) A complex population of RNAs exists in human ejaculate spermatozoa: implications for understanding molecular aspects of spermiogenesis. Gene 237:385 - 392

Nagy ZP (2000) Sperm centriole dysfunction and sperm immotility. Mol Cell Endocrinol 166:59 - 62

Naz RK (1998) Effect of actinomycin D and cycloheximide on human sperm function. Arch Androl 41:135 - 142

Nijs M, Vanderzwalmen P, Vandamme B, Segal-Bertin G, Lejeune B, Segal L, van Roosendaal E, Schoysman R (1996) Fertilizing ability of immotile spermatozoa after intracytoplasmic sperm injection. Hum Reprod 11:2180 - 2185

Ostermeier GC, Miller D, Huntriss JD, Diamond MP, Krawetz SA (2004) Reproductive biology: delivering spermatozoon RNA to the oocyte. Nature 429:154

Palermo G, Joris H, Devroey P, Van Steirteghem AC (1992) Pregnancies after intracytoplasmic injection of single spermatozoon into an oocyte. Lancet 340(8810):17 – 18

Patrat C, Serres C, Jouannet P (2000) Induction of a sodium ion influx by progesterone in human spermatozoa. Biol Reprod 62:1380 – 1386

Platteau P, Staessen C, Michiels A, Tournaye H, Van Steirteghem A, Liebaers I, Devroey P (2004) Comparison of the aneuploidy frequency in embryos derived from testicular sperm extraction in obstructive and non-obstructive azoospermic men. Hum Reprod 19:1570 – 1574

Reik W, Walter J (2001) Genomic imprinting: parental influence on the genome. Nat Rev Genet 2:21 – 32

Runft LL, Jaffe LA, Mehlmann LM (2002) Egg activation at fertilization: where it all begins. Dev Biol 245:237 – 254

Santhanantan AH (1997) Mitosis in the human embryo: the vital role of the sperm centrosome (centriolo). Histol Histopathol 12:827 – 856

Schatten G (1994) The centrosome and its mode of inheritance: the reduction of the centrosome during gametogenesis and its restoration during fertilization. Dev Biol 165:299 – 335

Silber S, Escudero T, Lenahan K, Abdelhadi I, Kilani Z, Munne S (2003) Chromosomal abnormalities in embryos derived from testicular sperm extraction. Fertil Steril 79:30 – 38

St. John JC, Lloyd R, El Shourbagy S (2004) The potential risks of abnormal transmission of mtDNA through assisted reproductive technologies. Reprod Biomed Online 8:34 – 44

Stearns T, Kirschner M (1994) In vitro reconstitution of centrosome assembly and function: the central role of gammatubulin. Cell 76:623 – 637

Sutovsky P, Navara CS, Schatten G (1996) Fate of the sperm mitochondria, and the incorporation, conversion, and disassembly of the sperm tail structures during bovine fertilization. Biol Reprod 55:1195 – 1205

Swann K (1993) The soluble sperm oscillogen hypothesis. Zygote 1:273 – 276

Terada Y, Nakamura S, Simerly C, Hewitson L, Murakami T, Yaegashi N, Okamura K, Schatten G (2004) Centrosomal function assessment in human sperm using heterologous ICSI with rabbit eggs: a new male factor infertility assay. Mol Reprod Dev 67:360 – 365

Therien I, Bousquet D, Manjunath P (2001) Effect of seminal phospholipid-binding proteins and follicular fluid on bovine sperm capacitation. Biol Reprod 65:41 – 51

Tournaye H (2000) Management of male infertility by assisted reproductive technologies. Baillieres Best Pract Res Clin Endocrinol Metab 14:423 – 435

Ueda T, Abe K, Miura A, Yuzuriha M, Zubair M, Noguchi M, Niwa K, Kawase Y, Kono T, Matsuda Y, Fujimoto H, Shibata H, Hayashizaki Y, Sasaki H (2000) The paternal methylation imprint of the mouse H19 locus is acquired in the gonocyte stage during foetal testis development. Genes Cells 5: 649 – 659

Van Steirteghem AC, Liu J, Joris H, Nagy Z, Janssenswillen C, Tournaye H, Derde MP, Van Assche E, Devroey P (1993) Higher success rate by intracytoplasmic sperm injection than by subzonal insemination. A report of a second series of 300 consecutive treatment cycles. Hum Reprod 8:1055 – 1060

Visconti PE, Westbrook VA, Chertihin O, Demarco I, Sleight S, Diekman AB (2002) Novel signaling pathways involved in sperm acquisition of fertilizing capacity. J Reprod Immunol 53:133 – 150

Wassarman PM (1999) Mammalian fertilization: molecular aspects of gamete adhesion, exocytosis, and fusion. Cell 96:175 – 183

Westlander G, Barry M, Petrucco O, Norman R (2003) Different fertilization rates between immotile testicular spermatozoa and immotile ejaculated spermatozoa for ICSI in men with Kartagener's syndrome: case reports. Hum Reprod 18:1286 – 1288

Williams CJ (2002) Signalling mechanisms of mammalian oocyte activation. Hum Reprod Update 8:313 – 321

Yao Y, Ho P, Yeung WS (2000) Effects of human follicular fluid on the capacitation and motility of human spermatozoa. Fertil Steril 73:680 – 686

Meccanismi delle disfunzioni e patologie II.2

II.2.1 Anomalie dello sviluppo sessuale prenatale

P. Wieacker

Sintesi

Il differenziamento sessuale e la fertilità maschili sono il risultato di una sequenza di segnali che comprende fattori cellulari, genetici ed endocrini. Le manifestazioni cliniche delle anomalie dello sviluppo sessuale maschile sono l'ipogonadismo, l'inversione sessuale e lo stato intersessuale. Esse possono essere dovute ad anomalie nella determinazione e nella differenziazione delle gonadi, a disturbi della regolazione ipotalamo-ipofisi-gonadi e della biosintesi degli ormoni steroidei, a sindromi da insensibilità agli ormoni e ad anomalie delle vie di escrezione. Dopo l'esame clinico, è necessaria una valutazione endocrinologica per distinguere l'ipogonadismo ipergonadotropo dall'insufficienza gonadica primaria e l'ipogonadismo ipogonadotropo dai disturbi pituitari e ipotalamici. La valutazione genetica comprende l'analisi dei cromosomi e, per un numero crescente di anomalie, oggi è possibile uno screening grazie alla genetica molecolare. In molti casi, in particolare in quelli di inversione sessuale e di stato intersessuale, è necessario un approccio interdisciplinare della diagnosi e del trattamento.

II.2.1.1 Introduzione

Lo sviluppo sessuale è costituito da una sequenza che comprende la determinazione gonadica, la differenziazione genitale e la produzione delle cellule germinali. I principi di questo sviluppo sono indicati nella Fig. II.2.1. Il sesso cromosomico viene stabilito al momento della fecondazione. In presenza di un cromosoma Y, le gonadi bipotenti si differenziano in testicoli. La differenziazione genitale è un processo endocrinologico prevalentemente influenzato dall'ormone anti-mulleriano (AMH) e degli androgeni. L'AMH è secreto dalle cellule di Sertoli, mentre gli androgeni sono secreti dalle cellule di Leydig e dai surreni. L'AMH controlla la regressione dei canali mulleriani e, in mancanza di ciò, questi ultimi si trasformano in tube uterine, utero e parte superiore della vagina. Il testosterone favorisce lo sviluppo dei dotti wolffiani in dotti deferenti, vescicole seminali ed epididimi. Nelle zone periferiche il testosterone è convertito in diidrotestosterone, il quale favorisce la differenziazione della prostata e degli organi genitali.

Le anomalie dello sviluppo sessuale possono agire a livello molecolare, cromosomico, gonadico e somatico, dando luogo a dissociazioni tra i diversi livelli.

II.2.1.2 Anomalie primarie dello sviluppo gonadico

Le anomalie primarie dello sviluppo gonadico sono caratterizzate da un ipogonadismo ipergonadotropo. Esse possono derivare da aberrazioni cromosomiche e da mutazioni geniche. Tuttavia, in molti casi, il problema rimane sconosciuto e si suppone l'esistenza di riarrangiamenti e di mutazioni sconosciute di geni e di fattori esogeni.

II.2.1.2.1 Sindrome di Klinefelter

La sindrome di Klinefelter è l'anomalia più frequente osservata in caso di azoospermia. In circa l'85% dei casi si può riscontrare un cariotipo 47,XXY, dovuto a una mancata disgiunzione meiotica. Il cromosoma X supplementare è di origine materna in poco più del 50% dei casi (Harvey et al. 1990). In circa il 15% dei casi, si può osservare una forma a mosaico costituita da cellule 46,XY e 47,XXY o da cellule con cromosomi X supplementari.

I neonati portatori di cariotipo 47,XXY non presentano un particolare dismorfismo. La crescita in altezza si ha verso i 5 anni di età. Negli adulti, le caratteristiche cliniche comprendono eccessiva altezza, in particolare dovuta alla lunghezza delle gambe, una ginecomastia nel 15-30% dei casi e peluria ascellare e corporea ridotta. I testicoli sono piccoli e subiscono un'ialinizzazione progressiva con fibrosi dei tubuli seminiferi. Le cellule di Leydig si riducono in numero, provocando la riduzione della capacità di sintesi del testosterone. Senza la procreazione

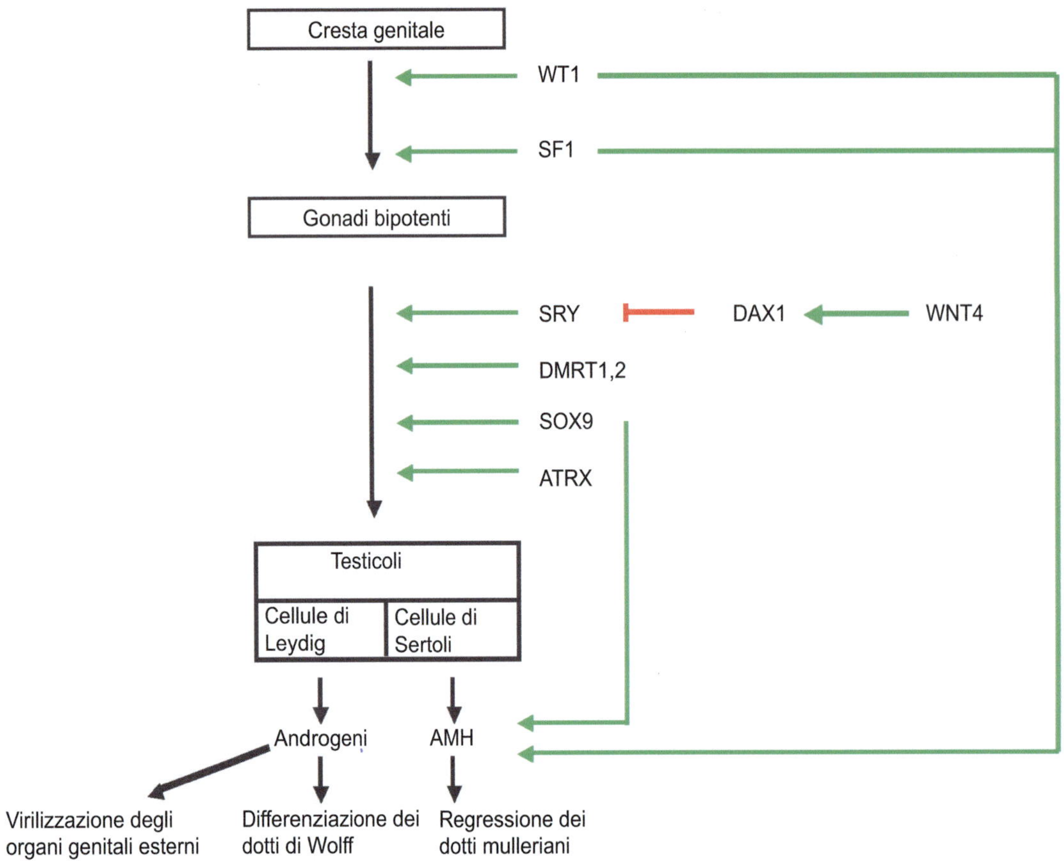

Fig. II.2.1. Sequenza del differenziamento sessuale maschile. *AMH* ormone anti-mulleriano, *ATRX* talassemia alfa-ritardo mentale, legato al cromosoma X (alpha-thalassemia-mental-retardation-X-linked gene), *DAX1* regione critica DSS ACH sul cromosoma X, gene 1, *DMRT* double-sex- and mab-3-related transcription factor, *SF1* fattore steroidogeno 1, *SOX9* SRY-related HMG-BOX gene 9, *SRY* regione del cromosoma Y determinante del sesso, *WT1* gene 1 del tumore di Wilm. L'azione genica stimolatrice (*verde*) e quella inibitrice (*rosso*) sono rappresentate dalle frecce

assistita, l'infertilità è inevitabile. I pochi casi di paternità possono essere attribuiti a una forma a mosaico nascosta con presenza di cellule 46,XY nelle gonadi. In generale, la percentuale di successo tramite iniezione intracitoplasmatica di spermatozoi (ICSI) dopo estrazione degli spermatozoi testicolari (TESE) nei pazienti affetti da sindrome di Klinefelter sembra essere bassa. In 20 pazienti 47,XXY, Levron et al. (2000) hanno potuto ottenere spermatozoi testicolari solo in otto di essi, e si è verificata una gravidanza solo in quattro coppie. Il rischio di alterazione dei gonosomi nella prole è di circa il 3%. Il rischio di anomalia degli autosomi deve essere preso in considerazione.

II.2

II.2.1.2.2 Sindrome maschile XX

Gli uomini XX hanno un fenotipo maschile, a dispetto di un cariotipo 46,XX. La frequenza è di 1 su 20 000 neonati maschi. Le caratteristiche cliniche sono simili a quelle della sindrome di Klinefelter con ginecomastia, peluria di tipo femminile e azoospermia, ma l'altezza è normale. Circa l'80% dei casi è dovuto a una traslocazione della parte terminale dell'Yp che comprende l'SRY (regione del cromosoma Y che determina il sesso) sul cromosoma X durante la meiosi paterna (Weil et al. 1994). Conseguentemente, le gonadi sono testicoli, ma gli spermatozoi sono assenti in virtù dell'assenza della regione AZF sull'Yq. In circa il 20% dei casi, l'SRY non è riscontrabile. Contrariamente agli uomini XX positivi per SRY, gli uomini XX negativi per SRY presentano spesso malformazioni genitali quali ipospadia o scroto bifido. La causa della mascolinità negli uomini XX negativi per SRY può essere dovuta a un'attivazione inappropriata della sequenza a valle dell'SRY durante la differenziazione testicolare. Jarrah et al. (2000) hanno descritto una parentela consanguinea che comprende degli uomini XX negativi per SRY e degli ermafroditismi veri XX, cosa che suggerisce un'eredità monogenetica.

II.2.1.2.3 Ermafroditismo vero

In caso di ermafroditismo vero, le gonadi sono sempre costituite da strutture testicolari e ovariche. Sono state riportate alcune centinaia di casi al riguardo. Si osservano ovaie e testicoli separati o, più spesso, uno o più ovotestis. In generale, l'ermafroditismo vero si presenta come un'ambiguità degli organi genitali. Le gonadi possono essere localizzate nell'addome, nella regione inguinale o nella regione labio-scrotale. Gli spermatozoi sono rari, ma spesso si riscontrano dei follicoli. È, in genere, presente, un utero bicorno o unicorno, e quest'ultimo indica la presenza di un testicolo o di un ovotestis controlaterale. Nella pubertà, spesso compaiono le mestruazioni e lo sviluppo delle mammelle. In circa il 60% dei casi si osserva un cariotipo 46,XX e, in circa un terzo dei casi, un mosaico con una linea cellulare contenente un cromosoma Y (46,XX/46,XY o 46,XX/47,XXY) o parti di questo cromosoma. In una minoranza di casi il cariotipo è 46,XY (Queipo et al. 2002). La combinazione XX/XY potrebbe provenire dalla fusione di embrioni gemelli XX e XY, mentre la combinazione XXY/XY si potrebbe spiegare con un mosaico seguito dalla perdita di un cromosoma X in una linea di cellule XXY. La maggior parte dei casi di 46,XX è rappresentata da SRY negativi e l'induzione della sequenza dello sviluppo testicolare a valle di SRY può esserne la causa. Un mosaico nascosto può essere all'origine di un ermafroditismo XY vero con una linea cellulare senza cromosoma Y in una parte delle gonadi. In un caso di XY è stata osservata una mutazione post-zigotica delle SRY (Braun et al. 1993).

II.2.1.2.4 Disgenesia gonadica

La disgenesia gonadica è un'anomalia della differenziazione gonadica eterogenea sul piano clinico e genetico. Da un punto di vista patologico si possono distinguere disgenesia parziale e completa. Nella disgenesia completa, le gonadi degenerano in strisce di tessuto connettivo sprovvisto di cellule germinali e di cellule endocrine attive. Il fenotipo è femminile, indipendentemente dal cariotipo. Al contrario, le gonadi da disgenesia parziale lasciano comparire dei residui di tessuti endocrini. In un cariotipo maschile, la virilizzazione può, quindi, manifestarsi ed essere più marcata alla pubertà. In questo contesto, bisogna differenziare la disgenesia gonadica dalla sindrome di disgenesia testicolare (Testicular Dysgenesis Syndrome, TDS) suggerita da Skakkebaek et al (2001). Sono inclusi nella TDS la spermatogenesi anormale, i testicoli ritenuti, il tumore del testicolo e l'ipospadia. Le altre anomalie testicolari, come la sindrome del Sertoli solamente dovuta a delezioni di AZF, non sono comprese nel termine disgenesia gonadica.

Da un punto di vista genetico, la disgenesia gonadica provocata da aberrazioni cromosomiche può essere differenziata dalla disgenesia gonadica XX o XY. Le aberrazioni numeriche sono, nella maggior parte dei casi, dei mosaicismi con linea cellulare 45,X e una linea 46,XY per perdita post-zigotica del cromosoma Y. I pazienti presentano un fenotipo che può andare dal femminile della sindrome di Turner classica, attraverso uno stato intersessuale, fino al fenotipo maschile. In rari casi, la linea cellulare primaria è 47,XXY, e la perdita post-zigotica del cromosoma Y induce un mosaico 46,XX/47,XXY.

Le aberrazioni della struttura del cromosoma Y hanno permesso la localizzazione del fattore di determinazione testicolare (Testis Determining Factor, TDF) sul braccio corto del cromosoma Y, poiché la delezione del braccio corto dell'Y o quella dell'isocromosoma del braccio lungo dell'Y provoca una disgenesia gonadica. Nelle disgenesie gonadiche XX e XY si possono differenziare alcune forme sindromiche o non sindromiche. Nelle forme sindromiche, la disgenesia gonadica è solo una delle caratteristiche di una malattia complessa mentre, nelle forme non sindromiche, la disgenesia gonadica è l'unica manifestazione dell'alterazione. È dunque importante ricordare che un mosaico XY/X estremo può simulare una disgenesia gonadica XY se le cellule con una monosomia gonosomica sono confinate alle gonadi (Röpke et al. 2004).

La frequenza della disgenesia gonadica XY è di circa 1 caso su 20 000 persone. Il termine sindrome di Swyer è riservato alla forma completa o pura di disgenesia gonadica XY non sindromica. In virtù dell'assenza delle cellule di Leydig, la produzione di testosterone è alterata, i canali di Wolff sono assenti e gli organi genitali esterni sono femminili. L'assenza di cellule di Sertoli significa che la produzione di AMH è alterata, il che provoca lo sviluppo dell'utero, delle tube uterine e della parte superiore della vagina. Il rischio di malattie gonadiche maligne è di circa il 30%. In circa il 15% delle disgenesie gonadiche XY, si può rilevare una delezione della SRY (Cameron e Sinclair 1997). Queste delezioni derivano soprattutto da una traslocazione di materiale del cromosoma Y, tra cui la SRY, sul cromosoma X nel corso della meiosi paterna. In circa il 15% dei casi di disgenesia gonadica XY, si possono individuare sul gene della SRY delle mutazioni puntiformi, inserzioni o delezioni di alcuni nucleotidi. La maggior parte delle mutazioni è localizzata nel campo HMG (High Mobility Group, gruppo a motilità elevata) della SRY. In questo contesto sono state descritte mutazioni a penetranza ridotta. Inoltre, è stato dimostrato un mosaico paterno in alcuni casi di mutazioni della SRY, con interessamento di più di un membro della famiglia.

Lo studio delle forme sindromiche di disgenesia gonadica XY ha permesso l'identificazione di altri geni implicati nella differenziazione gonadica. Si possono differenziare i geni dello sviluppo precoce delle gonadi da quelli della differenziazione testicolare. Le mutazioni dei geni dello sviluppo precoce delle gonadi possono portare a disgenesia gonadica XY o XX, a seconda del cariotipo.

Il gene 1 del tumore di Wilms (WT1) in 11p13 è implicato nello sviluppo precoce delle gonadi e nella differenziazione renale. Topi transgenici omozigoti, con mutazioni che inattivano WT1, sono caratterizzati da agenesia gonadica e renale (Kreidberg et al. 1993). Negli esseri umani, le mutazioni del WT 1 sono associate a disgenesia gonadica e a glomerulopatia. Le mutazioni missenso o stop provocano spesso una sindrome di Denys-Drash, caratterizzata da disgenesia gonadica mista e da ambiguità degli organi genitali in pazienti con cariotipo maschile, così come la comparsa precoce di insufficienza renale. Al contrario, la sindrome di Frasier, dovuta a mutazioni di splicing dell'introne 9, è caratterizzata da una disgenesia gonadica completa, con organi genitali esterni femminili e insufficienza renale a comparsa tardiva. Inoltre, la sindrome di Denys-Drash comporta un rischio elevato di tumore di Wilms e un minor rischio di gonadoblastoma, al contrario della sindrome di Frasier (Konig et al. 1993). Tuttavia, occorre notare che le due malattie si somigliano da un punto di vista della biologia molecolare. Le delezioni del WT1 possono far parte della sindrome del gene contiguo (WAGR), caratterizzata da tumore di Wilms, aniridia, alterazioni genitali e ritardo mentale. In questa sindrome, l'alterazione della virilizzazione può essere spiegata attraverso un'aplo-insufficienza di WT1.

Un altro gene implicato nello sviluppo precoce della gonade è il gene del fattore 1 della steroidogenesi (SF-1) nel cromosoma 9q33, il quale svolge un ruolo importante nello sviluppo surrenalico. SF-1 interagisce con WT1 per favorire la produzione di AMH e regola l'espressione di alcuni enzimi della biosintesi degli steroidi. A oggi, sono state riportate solo alcune mutazioni: una mutazione eterozigote in un paziente affetto da insufficienza surrenalica e da inversione sessuale uomo-donna, una mutazione eterozigote in una donna affetta da insufficienza surrenalica e una mutazione missenso omozigote associata a inversione sessuale e a insufficienza surrenalica (Achermann et al. 1999).

La disgenesia gonadica XY può anche essere dovuta a mutazioni del gene SOX9 in 17q24.3-q25.1 (Wagner et al. 1994). Come il SRY, SOX9 è un membro delle proteine dell'HMG e promuove sia lo sviluppo testicolare che quello osseo. I portatori di mutazioni del SOX9 sono affetti da displasia campomelica, che è caratterizzata da nanismo, dalla curvatura degli arti (in particolare degli arti inferiori) e da altre anomalie. Circa i due terzi dei pazienti con cariotipo XY sono affetti da inversione sessuale uomo-donna. Le gonadi sono costituite da stroma ovarico o da tessuto testicolare disgenetico. Le mutazioni del SOX9 sono distribuite su tutta la lunghezza del gene, ma la maggior parte delle mutazioni missense è situata nel dominio HMG. Inoltre, un numero notevole di pazienti ha traslocazioni cromosomiche con un punto di rottura simile a quello del SOX9, il che suggerisce un effetto di posizione. Si è ritenuto che l'SRY sia un antagonista di un inibitore ancora non identificato di SOX9.

I rari casi di disgenesia gonadica XY sono trasmessi con tratto recessivo legato all'X e possono derivare da una duplicazione della regione denominata inversione sessuale dosaggio-sensibile (Dosage-Sensitive Sex reversal region, DSS) legata al gene DAX1 localizzato in Xp 21. Le delezioni o le mutazioni del DAX1 provocano ipoplasia congenita delle ghiandole surrenaliche, ipogonadismo ipogonadotropo, azoospermia o grave oligospermia. Al contrario, la duplicazione di DAX1 è associata a inversione sessuale uomo-donna o all'ambiguità degli organi genitali in pazienti in cui il cariotipo è maschile (Muscatelli et al. 1994). Le gonadi sono costituite da stroma ovarico con o senza tessuto testicolare. In accordo con l'istologia delle gonadi, esistono diversi tipi di derivati di Wolff e di Müller. È stato ipotizzato che DAX1 sia un antagonista dipendente dal dosaggio di SRY. Tuttavia, un'analisi recente di ratto knock-out per DAX1 indica che DAX1 è, in sé, importante anche per la determinazione testicolare (Meeks et al. 2003).

Lo studio di pazienti che hanno delezioni della regione terminale 9p ha permesso l'identificazione di DMRT1 e DMRT2 (Doublesex- and Mab-3-Related Transcription factors 1 and 2) localizzati nel cromosoma 9p24.3 (Raymond et al. 1998). Le delezioni di questi geni sono associate a inversione sessuale o ad ambiguità degli organi genitali. Le gonadi diventano delle strie o dei testicoli ipoplasici (Stumm et al. 2000). È da notare che l'omologo del DMRT sul cromosoma Z degli uccelli è un gene di determinazione testicolare che agisce secondo un meccanismo dipendente dal dosaggio. Le femmine di uccelli che hanno una combinazione gonosomica WZ hanno solo una copia del DMRT, mentre i maschi provvisti di due cromosomi Z hanno due copie di DMRT.

Un altro gene implicato nella differenziazione testicolare è l'ATRX (alpha-thalassaemia-mental-retardation-X-linked). Questo gene, localizzato sul cromosoma Xq13-q21, è responsabile del rimodellamento della cromatina e ha effetti pleiotrofici. È implicato nei processi cognitivi, così come nella differenziazione sessuale. Recentemente, sono state identificate molte sindromi causate dalle mutazioni dell'ATRX. Nella sindrome di Sutherland-Haan, nella sindrome di Smith-Fineman e nella sindrome di Juberg-Marsidi si possono osservare inversione sessuale o ambiguità degli organi genitali. Le gonadi sono costituite da tessuto testicolare immaturo. In un contesto evoluzionista, è interessante constatare che, nei marsupiali, l'omologo ATRY del cromosoma Y è il fattore di determinazione testicolare.

La «via di segnalazione Hedgehog», che svolge un ruolo chiave nello sviluppo embrionale, è anch'essa coinvolta nella differenziazione sessuale. Si è scoperta una mutazione del gene «Desert Hedgehog» (DHH), localizzato sul cromosoma 12q13 che è associata a una disgenesia gonadica parziale e a una neuropatia minifascicolare (Umehara et al. 2000). Nei testicoli, il DHH sembra controllare lo sviluppo delle cellule peritubulari, le interazioni cellulari Sertoli-Leydig e lo sviluppo della linea germinale maschile.

Recentemente, alcune mutazioni del gene della proteina specifica like-1 del testicolo (Testis-Specific Protein-Like 1, TSPYL1) sul cromosoma 6q22-q23 sono state identificate come causa di disgenesia testicolare e di ambiguità genitale in bambini affetti da disfunzione del simpatico viscerale e da morte improvvisa durante l'infanzia (Puffenberger et al. 2004).

Le aberrazioni autosomiche hanno contribuito in modo sostanziale all'individuazione di geni implicati nella differenziazione gonadica, come per SRY, WT1, SOX9 e DMRT1/DMRT2. Altre aberrazioni compatibili, osservate in caso di inversione sessuale uomo-donna, sono le delezioni sul cromosoma 10q25-q26 (Wilkie et al. 1993) e sul cromosoma 2q31.1-q31.3 (Slavotinek et al. 1999) o le duplicazioni parziali del cromosoma 1p (Wieacker et al. 1995). Alcuni casi di duplicazione del cromosoma 1p associati a inversione sessuale possono essere spiegati con la duplicazione di WNT4, poiché è stato ipotizzato che WNT 4 sia un antagonista di DAX1(Jordan et al. 2001).

Attualmente, la causa della disgenesia gonadica XY rimane sconosciuta in circa il 70% dei casi che includono forme sindromiche di disgenesia gonadica. Lo studio di topi Knock-Out rappresenta una strategia rilevante per identificare i geni responsabili.

II.2.1.2.5

Vanishing Testis

Per vanishing testis si intende un'anomalia eterogenea costituita da un largo spettro clinico che va dall'agonadia all'anorchidia. Possono essere riscontrate forme sindromiche e non sindromiche. Il fenotipo genitale dipende dal momento della regressione testicolare. L'inizio precoce della regressione testicolare in un embrione 46,XY ha per risultato organi genitali interni ed esterni femminili a causa del deficit di produzione di androgeni e di AMH. Questi casi sono clinicamente molto simili alla disgenesia gonadica XY. In caso di regressione testicolare tardiva si possono osservare strutture wolffiane e mulleriane ipoplasiche, così come ambiguità degli organi genitali esterni, fino a organi genitali esterni maschili con anorchia. L'incidenza familiare suggerisce una trasmissione autosomica recessiva. È da notare che soggetti affetti dalla sindrome provenienti dalla stessa famiglia possono presentare un fenotipo variabile che include inversioni sessuali e ambiguità degli organi genitali (Wieacke et al. 2003). Inoltre, Mendonca et al. (1994) hanno descritto un'agonadia in fratelli portatori rispettivamente di un cariotipo 46,XY e 46,XX, cosa che suggerisce anche una trasmissione autosomica recessiva di questa anomalia.

II.2.1.3
Alterazioni della biosintesi degli ormoni steroidei

La trasmissione delle alterazioni della produzione degli ormoni steroidei è autosomica recessiva. Le anomalie all'origine della riduzione della produzione di androgeni provocano uno pseudo-ermafroditismo in caso di cariotipo maschile. Poiché la differenziazione gonadica non è alterata, esiste una produzione normale di AMH, il cui risultato è l'assenza di strutture mulleriane. Le anomalie all'origine dell'aumento della sintesi degli androgeni causano uno pseudo-ermafroditismo femminile in caso di cariotipo femminile (Fig. II.2.2).

Il trasporto del colesterolo dalla membrana esterna alla membrana interna dei mitocondri si realizza attraverso la proteina STAR (Steroidogenic Acute Regulatory Protein). Le mutazioni della STAR sono, quindi, associate a una significativa riduzione degli steroidi gonadici e surrenalici. I neonati affetti presentano un'insufficienza surrenalica grave con perdita di sali. I bambini di cariotipo maschile hanno genitali esterni femminili o solo leggeri segni di virilizzazione (Lin et al. 1995).

La 3β-idrossisteroido-deidrogenasi (3βHSD) converte il pregnenolone in progesterone, il 17-idrossipregnenolone in 17-idrossiprogesterone e il deidroepiandrosterone in androstenedione. La 3βHSD2 localizzata sul cromosoma 1p13.1 codifica per l'isoenzima espresso nelle ghiandole surrenaliche e nelle gonadi. In caso di cariotipo maschile, le mutazioni della 3βHSD2 provocano insufficienza surrenalica e disturbi della virilizzazione. Al contrario, i pazienti con cariotipo femminile presentano spesso virilizzazione degli organi genitali esterni o irsutismo forse provocato da una produzione aumentata di deidroepiandrosterone (Pang et al. 1985).

Il citocromo p450C17 codificato dal CYP17 possiede attività 17α-idrossilasica e 17,20-liasica. Le mutazioni che disattivano i due domini causano la riduzione del tasso di glucocorticoidi e di steroidi sessuali e l'aumento dei mineralcorticoidi associato a un ipertono. Le mutazioni che attivano solo il dominio 17α-idrossilasi inducono, in caso di cariotipo maschile, un ipogonadismo isolato con organi genitali femminili oppure un'ambiguità degli organi genitali.

La 17β–idrossisteroide-deidrogenasi catalizza la conversione dell'androstenedione in testosterone e dell'estrone in estradiolo. Le mutazioni HSD17B3 sul cromosoma 9q22 sono associate a una virilizzazione alterata degli organi genitali

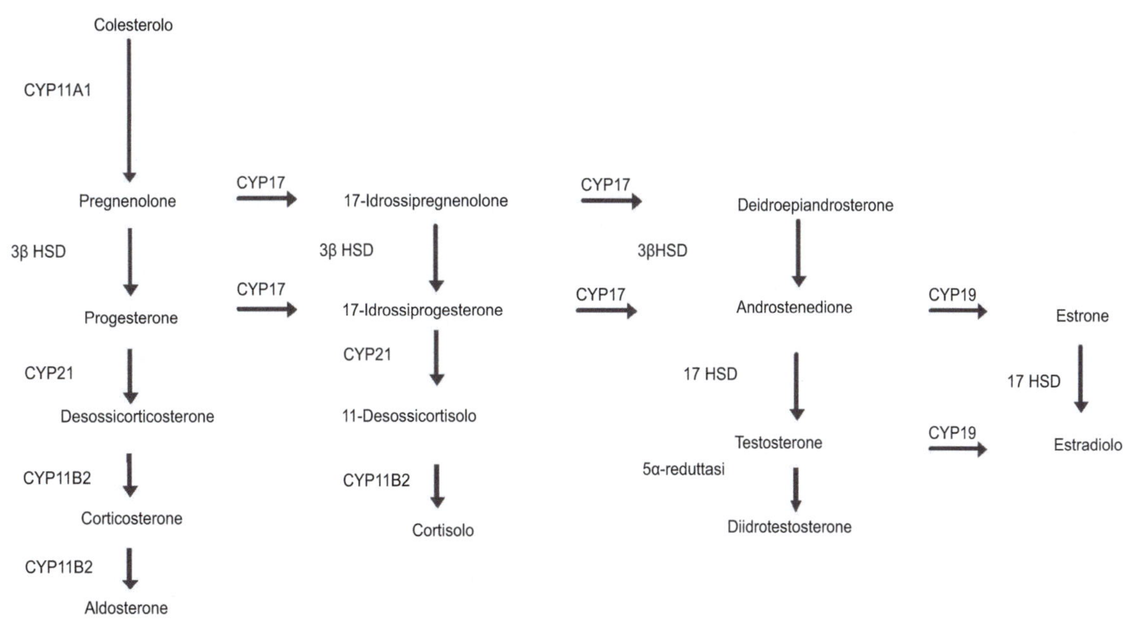

Fig. II.2.2. Vie importanti della biosintesi surrenalica e gonadica

II.2

esterni, ma anche a irsutismo, clitoromegalia e al cambiamento della voce durante la pubertà in caso di cariotipo maschile. Dopo stimolazione con le gonadotropine corioniche umane (hCG) il rapporto androstenedione/testosterone aumenta (Geisller et al. 1994).

La 5α-reduttasi è responsabile della conversione del testosterone in diidrotestosterone. Le mutazioni del gene corrispondente, SRD5A2 localizzato nel cromosoma 2p23, causano un'ipospadia perineoscrotale pseudovaginale (Thipgen et al. 1992). Nella pubertà, gli effetti anabolizzanti del testosterone sono evidenti e si presenta un cambiamento della voce. La stimolazione con hCG induce un aumento dei livelli di testosterone, mentre quelli di diidrotestosterone restano bassi.

Le anomalie della 21-idrossilasi o della P450C21, codificate dal CYP21 localizzato sul cromosoma 6p21.3, sono le cause più comuni di iperplasia surrenalica congenita. Circa il 90% delle mutazioni del CYP21 è rappresentato da delezioni o deriva da una conversione genica. Si distinguono tre percorsi clinici. In caso di iperplasia surrenalica congenita con la sola virilizzazione, la conversione del 17-idrossiprogesterone in desossicortisolo è bloccata, cosa che provoca livelli elevati di idrossiprogesterone e bassi di cortisolo. La conseguenza di una sintesi alterata di cortisolo è l'ipersecrezione dell'ormone adrenocorticotropo (ACTH, corticotropina) il cui risultato è un'iperpigmentazione e un'iperproduzione di androgeni, causa di virilizzazione nelle donne. In caso di iperplasia surrenalica congenita con perdita di sali, anche la conversione del progesterone in desossicorticosterone viene bloccata. Oltre a una sintesi alterata del cortisolo (con virilizzazione nelle donne), la secrezione di aldosterone è alterata e, in assenza di un trattamento, questo induce iperkaliemia e disidratazione. Nella sindrome adrenogenitale a comparsa tardiva, esiste un ampio spettro clinico che va della disfunzione ovarica alla virilizzazione e alla pseudopubertà precoce. In quest'ultima forma, sono state segnalate mutazioni in omozigosi, in eterozigosi oppure in eterozigosi del CYP21. Circa il 5% dei casi di sindrome adrenogenitale è dovuto a mutazioni del CYP11B1 che codifica per la 11β-idrossilasi (P450C11). L'alterazione della sintesi del cortisolo provoca un'ipersecrezione di ACTH e una virilizzazione nelle donne. Nei giovani, sia maschi che femmine, una produzione eccessiva di desossicorticosterone provoca ritenzione di acqua e di sali accompagnata da ipertensione.

II.2.1.4
Insensibilità agli androgeni

L'azione degli androgeni è dovuta al loro legame con i recettori androgenici, il cui gene è stato localizzato sul cromosoma Xq12 (Wieacker et al. 1987) e clonato alla fine degli anni '80 (Lubahn et al. 1988). Le mutazioni del gene del recettore degli androgeni (AR) sono associate a un ampio spettro di sindromi da resistenza agli androgeni (AIS) caratterizzate da donne con organi genitali esterni femminili, in caso di resistenza completa agli androgeni, da pazienti con ambiguità degli organi genitali, in caso di resistenza parziale agli androgeni, e da uomini con organi genitali maschili ma infertilità, in caso di resistenza minima agli androgeni. Quigley et al. (1995) hanno proposto una classificazione più dettagliata, considerando 7 livelli. Il livello 1 è caratterizzato da organi genitali maschili normali, e i livelli 6 e 7 da un fenotipo femminile con (livello 6) o senza (livello 7) effetti dipendenti dagli androgeni dopo la pubertà. I livelli 2-5 descrivono diverse manifestazioni genitali di resistenza agli androgeni.

La sindrome da resistenza completa agli androgeni (CAIS) ha una frequenza di circa 1 su 20 000 soggetti ed è caratterizzata da dei genitali esterni femminili. La differenziazione normale del testicolo permette una produzione di AMH normale, il cui risultato è l'assenza di tube uterine e di utero e la presenza di una vagina cieca. Tuttavia, abbozzi di strutture mulleriane possono essere rilevati in circa un terzo dei casi. La carenza dell'azione degli androgeni causa la regressione dei dotti di Wolff e una mancata discesa testicolare. I testicoli possono essere situati nell'addome, nel canale inguinale o sulle grandi labbra. Molti pazienti vengono studiati in età infantile a causa di ernie inguinali. Dopo la pubertà, amenorrea primaria, scarsa o assente peluria ascellare e pubica e uno sviluppo mammario normale sono delle caratteristiche tipiche della CAIS. Lo sviluppo delle mammelle si spiega con livelli elevati di estrogeni a causa di un'aromatizzazione periferica del testosterone e dell'inefficacia degli androgeni.

La sindrome da resistenza parziale agli androgeni (PAIS) comprende un ampio spettro di anomalie cliniche. La femminilizzazione testicolare incompleta, la sindrome di Lubs, la sindrome di Gilbert-Dreyfus e la sindrome di Rosewater descrivono delle manifestazioni della resistenza parziale agli androgeni. Secondo la classificazione di Quigley et al. (1995), il livello 5 è caratterizzato da un fenotipo femminile con clitoromegalia moderata e un basso grado di fusione labiale posteriore. Nel livello 4 si possono osservare una struttura fallica intermedia tra clitoride e fallo, un seno urogenitale e delle pieghe labio-scrotali.

Il livello 3 è caratterizzato da un fenotipo maschile predominante, con ipospadia del perineo, un pene piccolo, criptorchidismo e scroto bifido. I pazienti che appartengono al livello 2 presentano un fenotipo maschile con pochi effetti da resistenza agli androgeni, quali ipospadia isolata.

Il rischio di tumore testicolare aumenta nella AIS, ma si ignora se questo rischio sia più alto di quello legato al criptorchidismo. Asworth et al. (1971) hanno stimato il rischio di tumori maligni tra il 5 e il 10%. Rutgers e Scully (1991) hanno trovato dei tumori maligni nel 9% dei casi di CAIS o di PAIS. A oggi, più di 350 mutazioni del gene per l'AR sono state scoperte nei pazienti con AIS (Gottlieb et al. 1998). Le mutazioni missense sono le più frequenti, e la maggior parte di esse ha una specificità familiare (Wieacker et al. 1998).

La resistenza minima agli androgeni (MAIS) corrisponde al livello 1 ed è caratterizzata da organi genitali maschili normali, da ginecomastia e da infertilità dovuta ad azoospermia o a un'oligozoospermia grave.

Precedenti studi di legame degli androgeni condotti sui fibroblasti della cute genitale di uomini infertili hanno suggerito che la resistenza minima agli androgeni potesse essere all'origine dell'infertilità maschile. Tuttavia, solo alcune mutazioni sono state scoperte recentemente nell'infertilità maschile (Knoke et al. 1999). Yong et al. (1994) hanno scoperto la mutazione missenso Asn 727L ys in un paziente con un'oligozoospermia grave. È da notare che una terapia con gli androgeni ha portato al miglioramento dello spermiogramma e ha ripristinato la fertilità in questo paziente.

II.2.1.5 Anomalie dell'azione dell'AMH

Il gene dell'AMH sul cromosoma 19p13.3 è un membro della famiglia del fattore di crescita multifunzione (TGFβ). La regressione dei dotti di Müller indotta dall'AMH inizia appena dopo la determinazione del sesso testicolare. L'azione dell'AMH richiede la funzione del recettore II AMH sul cromosoma 12q13. Le mutazioni dell'AMH o del suo recettore (AMHR) provocano la sindrome da persistenza dei dotti di Müller (Persistent Müllerian Duct Syndrome, PMDS). Le mutazioni del recettore dell'AMH e dell'AMHR 2 sono a trasmissione autosomica recessiva. I pazienti affetti hanno genotipo e fenotipo maschili, ma presentano spesso un criptorchidismo, a volte accompagnato da un'ernia inguinale. I testicoli sono strutture estremamente mobili e predisposte alla torsione testicolare. La differenziazione dei testicoli è, di solito, normale e le cellule germinali sono presenti se il criptorchidismo non è durato troppo a lungo. Tuttavia, è spesso associata una forma di aplasia dell'epididimo e della parte superiore del canale deferente (Imbeaud et al. 1996).

Le mutazioni del gene dell'AMH, riscontrate nel 47% dei casi di PMDS isolate, hanno più spesso una specificità familiare e hanno dei livelli molto bassi o assenti di AMH. Tuttavia, l'interpretazione dei livelli di AMH è attendibile solo nei bambini, poiché la produzione di AMH normalmente viene inibita dopo la pubertà. Nei pazienti portatori di mutazioni dell'AMHR 2, i livelli sierici di AMH sono normali. Mutazioni di AMHR 2 sono state scoperte in circa il 38% dei pazienti affetti da PMDS isolata. Nel restante 15% dei pazienti la causa è sconosciuta (Picard 2004).

II.2.1.6 Alterazioni dell'asse ipotalamo-ipofisi-gonadi

Le anomalie di secrezione dell'ormone rilasciante la gonadotropina (GnRH) o delle gonadotropine sono associate all'ipogonadismo, ma non hanno alcun effetto sullo sviluppo sessuale prenatale maschile, poiché la produzione di testosterone fetale è stimolata dalla gonadotropina corionica umana (hCG). Tra le alterazioni dell'asse ipotalamo-ipofisi-gonadi, solo le alterazioni del recettore dell'LH/hCG saranno quindi oggetto di discussione, poiché l'azione della hCG è bloccata dalle mutazioni che inattivano il gene del recettore dell'LH. In caso di cariotipo maschile, le mutazioni che inattivano il gene del recettore per l'LH/hCG sono responsabili di organi genitali esterni femminili o di ambiguità degli organi genitali a causa di aplasia o di ipoplasia delle cellule di Leydig (Kremer et al. 1995). Le strutture mulleriane sono assenti perché la produzione di AMH non è alterata. Ciò differisce dalla disgenesia gonadica XY nella quale sono presenti l'utero, le tube uterine e la vagina. Le mutazioni inattivanti del gene del recettore per l'LH/hCG hanno carattere autosomico recessivo, mentre le mutazioni helper sono di carattere dominante e causano pubertà precoce in individui di sesso maschile.

II.2.1.7 Ipospadia e testicolo ritenuto

L'ipospadia e il testicolo ritenuto possono essere segni di varie sindromi ma, nella maggior parte dei casi, si tratta di anomalie isolate. La frequenza dell'ipospadia è di un caso su 1000 neonati. Le malformazioni associate, in particolare quelle dell'apparato urogenitale, possono essere osservate in circa il 15% dei casi. Nella maggior parte dei casi, è sospettato un tipo di ereditarietà poligenica multifattoriale, e il rischio di recidiva nei fratelli o nei figli è di circa il 6-17%. Tuttavia, Alléra et al. (1995) hanno scoperto delle mutazioni del gene del recettore degli androgeni nel 7% dei casi di ipospadia grave. In caso di alterazione complessa bisogna prendere in considerazione le aberrazioni cromosomiche e le anomalie mendeliane.

La frequenza dei testicoli ritenuti è di circa il 3-6% nei neonati. La discesa del testicolo richiede l'azione degli androgeni, e le anomalie della produzione di androgeni così come la resistenza agli androgeni sono tipicamente associate ai testicoli ritenuti. In rare condizioni, il criptorchidismo può essere legato a mutazioni del gene dell'insulin-like-3(INSL, Tomboc et al. 2000) o del gene, ricco di leucine ripetute, del recettore 8 della proteina G (L6R8, Gorlov et al. 2002). Il criptorchidismo può anche far parte di anomalie complesse. Aberrazioni cromosomiche sono state descritte nel 2% dei casi di criptorchidismo. Nella maggior parte dei casi, il criptorchidismo sembra, tuttavia, avere un'eziologia poligenica multifattoriale. Il rischio di recidiva nei fratelli è del 10% in caso di alterazione isolata.

Bibliografia

Achermann JC, Ito M, Ito M, Hindmersch PC, Jameson JL (1999) A mutation in the gene encoding steroidogenic factor 1 causes sex reversal and adrenal failure in humans. Nat Genet 22:125 - 126

Alléra A, Herbst MA, Griffin JE, Wilson JD, Schweikert HU, McPhaul MJ (1995) Mutations of the androgen receptor coding sequence are infrequent in patients with isolated hypospadias. J Clin Endocrinol Metab 80:2697 - 2699

Braun A, Kammerer S, Cleve H, Löhrs U, Schwarz HP, Kuhnle U (1993) True hermaphroditism in a 46,XY individual, caused by a postzygotic somatic point mutation in the male gonadal sex-determining locus (SRY): molecular genetics and histological findings in a sporadic case. Am J Hum Genet 52:578 - 585

Cameron FJ, Sinclair AH (1997) Mutations in SRY and SOX9: testis-determining genes. Hum Mut 9:388 - 395

Dewhurst CJ, Ferreira HP, Gillett PG (1971) Gonadal malignancy in XY females. J Obstet Gynecol Br Commonw 78:1077 – 1083

Geissler WMD, Davis DL, Wu L, Bradshaw KD, Patel S, Mendonca BB, Elliston KO, Wilson JD, Russel DW, Andersson S (1994) Male pseudohermaphroditism caused by mutations of testicular 17β-hydroxysteroid dehydrogenase 3. Nature Genet 7:34 – 39

Gorlov IPP, Kamat A, Bogatcheva, Jones E, Lamb DJ (2002) Mutations of the GREAT gene cause cryptorchidism. Hum Mol Genet 11:2309 – 2318

Gottlieb B, Lehvaslaiko H, Beitel LK, Lumbroso R, Pinsky L, Trifiro M (1998) The androgen receptor mutations database. Nucleic Acid Res 26:234 – 238

Harvey J, Jacobs PA, Hassold T, Pettay D (1990) The parental origin of 47,XXY males. Birth Defects Original Article Series 26:289 – 296

Imbeaud S, Belville C, Messika-Zeitoun L, Rey R, di Clemente N, Josso N, Picard JY (1996) A 27 bp-deletion of the antiMüllerian type II receptor gene is the most frequent cause of the persistent Müllerian duct syndrome. Hum Mol Genet 5:1269 – 1279

Jarrah N, El-Shanti H, Khier A, Obeidat FN, Haddidi A, Ajlouni K (2000) Familial disorder of sex determination in seven individuals from three related sibships. Eur J Pediatr 159: 912 – 918

Jordan BK, Mohammed M, Ching ST, Delot E, Chen XN, Dewing P, Swain A, Rao PN, Elejalde BR, Vilain E (2001) Up-regulation of WNT4 signaling and dosage-sensitive sex reversal in humans. Am J Hum Genet 68:1102 – 1109

Knoke I, Jakubiczka S, Lehnert H, Wieacker P (1999) Mutation of the androgen receptor gene in a patient with severe oligospermia. Andrologia 31:199 – 201

König A, Jakubiczka S, Wieacker P, Schlösser HW, Gessler M (1993) Further evidence that imbalance of WT1 isoforms may be involved in Denys-Drash syndrome. Hum Mol Genet 2:1967 – 1968

Kreidberg JA, Sariola H, Lornig JM, Maeda M, Pelletier J, Housman D, Jaenisch R (1993) WT1 is required for early kidney development. Cell 74:679 – 691

Kremer H, Kraaj R, Toledo SPA, Post M, Fridman JB, Hayashida CY, Van Reen M, Milgrom E, Ropers HH, Marinam E, Themmen APN, Brunner HG (1995) Male pseudohermaphroditism due to a homozygous mutation in the luteinizing hormone receptor gene. Nat Genet 9:160 – 164

Levron J, Aviram-Goldring A, Madgar I, Raviv G, Barkai G, Dor J (2000) Sperm chromosome analysis and outcome of IVF in patients with non-mosaic Klinefelter's syndrome. Fertil Steril 74:925 – 929

Lin D, Sugawara T, Strauss JF, Clark BJ, Stocco DM, Saenger P, Rogol A, Miller WL (1995) Role of steroidogenic acute regulatory protein in adrenal and gonadal steroidogenesis. Science 267:1828 – 1831

Lubahn DB, Joseph DR, Sullivan PM, Willard HF, Wilson EM (1988) Cloning of human androgen receptor complementary DNA and localization to the X chromosome. Science 240:327 – 333

Meeks JJ, Weiss J, Jameson JL (2003) Dax1 is required for testis determination. Nat Genet 34:32 – 33

Mendonca BB, Barbosa AS, Arnhold IJ, McElreavy K, Fellous M, Moreira-Filho CA (1994) Gonadal agenesis in XX and XY sisters: evidence for the involvement of an autosomal recessive gene. Am J Med Genet 52:39 – 43

Muscatelli F, Strom TM, Walker AP, Zanaria E, Recan D, Meindl A, Bardoni B, Guioli S, Zehetner G, Rabl W et al (1994) Mutations in the DAX1 gene give rise to both X-linked adrenal hypoplasia congenital and hypogonadotrophic hypogonadism. Nature 372:672 – 676

Pang S, Lerner AJ, Stoner E, Levine LS, Oberfield SE, Engel I, New MI (1985) Late-onset adrenal steroid 3β-hydroxysteroid dehydrogenase deficiency. A cause of hirsutism in pubertal and postpubertal women. J Clin Endocrinol Metab 60:428 – 439

Picard JY (2004) AMH/MIS and its receptors and sexual ambiguity and persistent Müllerian derivatives. In: Epstein CJ, Erickson RP, Wynshaw-Boris A (eds) Inborn errors of development. Oxford University Press, Oxford, pp 497 – 501

Puffenberger EG, Hu-Lince D, Parod JM, Craig DW, Dobrin SE, Conway AR, Donarum EA, Strauss KA, Dunckley T, Cardenas JF, Melmed KR, Wright CA, Liang W, Stafford P, Flynn CR, Morton DH, Stephan DA (2004) Mapping of sudden infant death with dysgenesis of the testes syndrome (SIDDT) by a SNP genome scan and identification of TSPYL loss of function. Proc Natl Acad Sci USA 101:11689 – 11694

Queipo G, Zenteno JC, Pena R, Nieto K, Radillo A, Dorantes LM, Erana L, Lieberman E, Söderlund D, Jimenez AL, Ramon G, Kofman-Alfaro S (2002) Molecular analysis in true hermaphroditism: demonstration of low-level hidden mosaicism for Y-derived sequences in 46,XX cases. Hum Genet 111:278 – 283

Quigley CA, DeBellis A, Marschke KB, El Awady MK, Wilson EM, French FS (1995) Androgen receptor defects: historical, clinical, and molecular perspectives. Endocr Rev 16:271 – 321

Raymond CS, Shamu CE, Shen MM, Seifert KJ, Hirsch B, Hodgkin J, Zarkower D (1998) Evidence for evolutionary conservation of sex-determining genes. Nature 391:691 – 695

Röpke A, Pelz AF, Volleth M, Schösser HW, Morlot S, Wieacker P (2004) Sex chromosomal mosaicism in the gonads of patients with gonadal dysgenesis, but normal female or male karyotypes in lymphocytes. Am J Obstet Gynecol 190:1059 – 1062

Rutgers JL, Scully RE (1991) The androgen insensitivity syndrome (testicular feminization): a clinicopathological study of 43 cases. Int J Gynecol Pathol 10:126 – 144

Skakkebaek NE, Rajpert-De Meyts E, Main KM (2001) Testicular dysgenesis syndrome: an increasingly common developmental disorder with environmental aspects. Hum Reprod 16:972 – 978

Slavotinek A, Schwarz C, Getty JF, Stecko O, Goodman F, Kingston H (1999) Two cases with interstitial deletions of chromosome 2 and sex reversal in one. Am J Med Genet 86: 75 – 81

Stumm M, Kessel-Weiner E, Pascu F, Ottolenghi C, Theile U, Wieacker P (2000) Deletion of the DM domain gene cluster in a fetus with ring chromosome 9 and sex syndrome. reversal. Fertil Ped Ste- Pathol Mol Med 19:415 – 423

Thipgen AE, Davis DL, Milatovich A, Mendonca BB, ImperatoMc-Ginley, Griffin JE, Francke U, Wilson JD, Russel DW (1992) Molecular genetics of 5α-reductase[2 deficiency. J Clin Invest 90:799 – 809

Tomboc M, Lee PE, Mitwally MF, Schneck FX, Bellinger M, Witchel SF (2000) Insulin-like 3/relaxin-like factor gene mutations are associated with cryptorchidism. J Clin Endocr Metab 85:4013 – 4018

Umehara F, Tate G, Itoh K, Yamaguchi N, Douchi T, Mitsuya T, Osame M (2000) A novel mutation of desert hedgehog in a patient with partial gonadal dysgenesis accompanied by minifascicular neuropathy. Am J Hum Genet 67:1302 – 1305

Wagner T, Wirth J, Meyer J, Zabel B, Held M, Zimmer J, Pasantes J, Bricarelli FD, Keutel J, Hustert E, Wolf U, Tommerup N, Chempp W, Scherer G (1994) Autosomal sex reversal and campomelic dysplasia are caused by mutations in and around the SRY-related gene SOX9. Cell 79:1111 – 1120

Weil D, Wang I, Dietrich A, Poustka A, Weissenbach J, Petit C (1994) Highly homologous loci on the X and Y chromosomes are hot spots for ectopic recombination leading to XX maleness. Nat Genet 7:414–419

Wieacker P, Griffin JE, Wienker T, Lopez JM, Breckwoldt M (1987) Linkage analysis with RFLPs in families with androgen resistance syndromes: evidence for close linkage between the androgen receptor locus and the DXS1 segment. Hum Genet 76:248–252

Wieacker P, Missbach D, Jakubiczka S, Albers N (1995) Sex reversal in a child with the karyotype 46,XY, dup(1) (p22.3 p32.3). Clin Genet 49:271–273

Wieacker P, Knoke I, Jakubiczka S (1998) Clinical and molecular aspects of androgen receptor defects. Exp Clin Endocrinol Diabetes 106:446–452

Wieacker P, Pfäffle R, Zabel G, Jakubiczka S (2003) Agonadismus mit phänotypischer Variabilität bei zwei Geschwistern. Reproduktionsmedizin 19:157–160

Wilkie AO, Campbell FM, Daubeney P, Grant DB, Daniels RJ, Mullarkey M, Affara NA, Fitchett M, Huson SM (1993) Complete and partial XY sex reversal associated with terminal deletion of 10q: report of 2 cases and literature review. Am J Med Genet 46:597–600

Yong EL, Ng SC, Roy AC, Yun G, Ratmann SS (1994) Pregnancy after hormonal correction of severe spermatogenic defects due to a mutation in androgen receptor gene. Lancet 344:826–827

II.2.2 Disturbi endocrini e ruolo degli interferenti endocrini

A. Mahmoud, F. Comhaire

Sintesi

Escludendo l'insufficienza testicolare primaria e il diabete mellito, le alterazioni endocrine sono cause rare ma curabili di infertilità maschile e di disfunzione erettile. Dopo il trattamento della causa, se possibile, la terapia con il testosterone induce la pubertà e normalizza la funzione erettile in caso di ipogonadismo ipogonadotropo (HH). L'infertilità da HH è trattata con gonadotropine e con fecondazione assistita, se necessaria. La scelta tra gli agonisti dopaminergici e la chirurgia in caso di prolattinoma si basa sulle caratteristiche tumorali. I pochi studi disponibili indicano che il malfunzionamento tiroideo è associato all'alterazione della qualità degli spermatozoi. Dati recenti suggeriscono che l'alterazione della spermatogenesi sia associata a una «disfunzione subclinica» delle cellule di Leydig. In questo caso, è raccomandato un follow-up a lungo termine del testosterone sierico. L'aumento progressivo dell'incidenza delle alterazioni dell'apparato genitale maschile, dell'infertilità maschile e del cancro del testicolo suggerisce un effetto negativo dei fattori ambientali. La combinazione di queste patologie è detta sindrome da disgenesia testicolare (Testicular Dysgenesis Syndrome, TDS). Diversi studi suggeriscono che la TDS è causata da interferenti endocrini sintetici, principalmente prodotti chimici con effetti (anti-)estrogeni-like (xeno-estrogeni).

II.2.2.1 Introduzione

Il differenziamento e lo sviluppo sessuale maschile (Cap. II.1.2), la fertilità e la sessualità maschile sono sottoposti a stretta regolazione endocrina dall'asse ipotalamo-ipofisi-testicolo (Hypothalamo-Pituitary-Testicular, HPT, Cap. II.1.5). Inoltre, esistono inter-relazioni tra l'asse HPT e altri organi endocrini e non endocrini. Ogni fattore che influenza l'asse HPT può, quindi, indurre una disfunzione gonadica.

Per complicare ulteriormente le cose, è stato dimostrato o si sospetta che molte sostanze esogene, naturali o sintetiche ormonalmente attive, gli interferenti ormonali o endocrini, abbiano una certa influenza sulla funzione gonadica maschile (vedi oltre).

II.2.2.2 Disturbi endocrini

A eccezione dell'insufficienza testicolare primaria (e del diabete mellito, in pazienti che presentano una disfunzione erettile), l'incidenza dei disturbi endocrini è scarsa nei pazienti con infertilità (0,6-1,5%, WHO 1987; Sigman e Jarow 1997) e disfunzione erettile (Buvat e Lemaire 1997; Earle e Stuckey 2003; Maatman e Montague 1986). Tuttavia, un trattamento, per esempio, dell'iperprolattinemia, può determinare il ripristino della fertilità e della funzionalità erettile.

II.2.2.2.1 Ipogonadismo ipogonadotropo (HH)

Le cause di HH sono tante (Tabella II.2.1). Una descrizione dettagliata di queste malattie (p. es., Melmed 2002) va oltre lo scopo di questo libro. Di seguito è riportato solamente un breve riassunto per l'andrologo, con i recenti sviluppi e bibliografia/riviste rappresentative.

I progressi nella genetica molecolare hanno chiarito la causa di alcuni casi di HH «idiopatico» (Silveira et al 2002; de Roux et al 2003; Seminara et al 2003).

Nei pazienti giovani, la presentazione più frequente del deficit di gonadotropine è il ritardo puberale. Criptorchidismo, micropene e/o ipospadia possono essere presenti alla

Tabella II.2.1. Cause di ipogonadismo ipogonadotropo

Deficit di GnRH
Congenito e sindromico
Idiopatico
Sindrome di Kallmann (con anosmia/iposmia, mutazioni geniche Kal1, Kal2)
Prader-Willi (cromosoma 15 q11-q13 alterato)
Laurence-Moon
Bardet-Biedl
Displasia setto-ottica
Ipoplasia surrenalica congenita (mutazione genica del recettore orfano di DAX-1)
Altre mutazioni geniche del recettore orfano: GPR 54 (recettore accoppiato alla proteina G)
Deficit isolato di LH (sindrome dell'eunuco fertile)
Deficit acquisito di GnRH
Idiopatico post-puberale
Lesione del peduncolo pituitario:
Tumore
Craniofaringioma
Tumore delle cellule germinali
Amartoma
Glioma
Metastasi
Vascolare, infiammatorio: post-infettivo, irradiazione, vasculite, infarto
Trauma ed emorragia cranici
Infiltrante: tubercolosi, sarcoidosi, istiocitosi
Deficit gonadotrofico
Tumore/massa pituitaria: adenomi come prolattinoma, aneurisma, meningioma
Ipofisectomia
Sella turcica vuota di natura primaria
Post-infartuale (apoplessia ipofisaria)
Infiltrazione/ascesso ipofisario: tubercolosi, emocromatosi
Mutazioni dei geni dei fattori di trascrizione ipofisari (HESX1, LHX3, e PROP-1)
Mutazioni dei geni dell'obesità: leptina, recettore della leptina, convertasi 1 del proormone
Mutazioni dei recettori del GnRH
Mutazioni dei geni della subunità β dell'LH e dell'FSH
Immunoglobuline che bloccano l'interazione FSH/recettore? (riportato nella donna)
Alterazioni funzionali
Pubertà ritardata costituzionale
Obesità grave, perdita di peso, inanizione, malnutrizione
Stress, sforzo estremo
Farmaci (steroidi anabolizzanti, glucocorticoidi, androgeni, analoghi del GnRH)
Sostanze stupefacenti, alcol
Iperprolattinemia
Ipotiroidismo
Malattie sistemiche (p. es., insufficienza renale, diabete mal controllato, ustioni gravi)

nascita a causa di una produzione inadeguata di testosterone durante la vita fetale, in particolare nelle forme congenite. La disfunzione sessuale o l'infertilità possono essere il sintomo iniziale di HH nell'adulto. La diagnosi di HH è determinata dalla scoperta di livelli bassi (o normali) di gonadotropine e di testosterone nel sangue dei pazienti con infertilità o disfunzione erettile. Altri esami possono rendersi necessari per mettere in evidenza possibili carenze ipofisarie simultanee e tecniche di imaging appropriate (p. es., radiografie per età/qualità ossea, TC o, meglio, MRI per i tumori e per la sindrome da sella vuota) e degli esami genetici completeranno la valutazione diagnostica. Oltre a trattare la causa, se possibile, la terapia con il testosterone permetterà di stimolare la pubertà e di iniziare la sostituzione androgenica (vedi Sez. II.4.6.2, Androgeni). L'inizio della spermatogenesi si verifica nel momento in cui è necessaria la fertilità, con una gonadotropina umana menopausale (hMG) per via parenterale associata alla gonadotropina corionica umana (hCG) che sostituisce il testosterone per evitare la soppressione della spermatogenesi (Schaison et al. 1993). L'ormone di stimolazione follicolare puro (l'FSH, più costoso) può rappresentare un'alternativa all'hMG, ma la sua validità resta da dimostrare. La terapia pulsatile con ormone di liberazione delle gonadotropine (GnRH), in casi di deficit di GnRH, non è migliore del trattamento con gonadotropine (Liu et al. 1988). Questi farmaci possono essere associati a tecniche di riproduzione assistita quali la fecondazione in vitro con iniezione intracitoplasmatica di spermatozoi, la quale può permettere di ottenere una gravidanza con un numero molto basso di spermatozoi (AACE 2002).

Sindrome di Kallmann (circa 1 bambino su 10 000 nati vivi)

La sindrome di Kallmann è caratterizzata dall'associazione di ipogonadismo ipogonadotropo e di anosmia/iposmia (in particolare per gli odori aromatici). I casi sporadici sono più frequenti delle forme ereditarie (Voorhoeve e Delemarre-van de Waal 2004). L'ereditarietà autosomica, sia recessiva che dominante (a penetranza incompleta), è più frequente della forma «classica» legata al cromosoma X (Oliveira et al. 2001). Il gene responsabile della forma legata al cromosoma X è il KAL-1 (cromosoma Xp22.3). Esso codifica per una glicoproteina, l'anosmina-1, che è implicata nella migrazione embrionale dei neuroni che sintetizzano il GnRH e nella differenziazione dei bulbi olfattivi (Kottler et al. 2004). Una mutazione legata alla perdita di funzione del gene del recettore del fattore di crescita fibroblastico (fibroblast growth factor 1, KAL-2, cromosoma 8p11-p12) è stata dimostrata come causa della forma autosomica dominante (Dode et al. 2003).

Sindrome di Prader-Willi (1 su 10 000–16 000 bambini nati vivi)

La sindrome di Prader-Willi è caratterizzata da altezza ridotta, ipotonia muscolare, appetito eccessivo con obesità progressiva, ipogonadismo, ritardo mentale, disturbi comportamentali, disturbi del sonno e dismorfismi (Holm et al. 1993; Burman et al. 2001).

II.2.2.2.2

Iperprolattinemia

L'iperprolattinemia può essere asintomatica oppure si può presentare con perdita della libido/disfunzione erettile accompagnata da sintomi di compressione provocati da un tumore, per esempio, da alterazioni del campo visivo. La diagnosi si basa sull'individuazione ripetuta di livelli elevati di prolattina sierica. Bisogna escludere i farmaci, per esempio, i neurolettici, gli antidepressivi, gli antipertensivi e le patologie sistemiche (p. es., ipotiroidismo) come cause dell'iperprolattinemia. L'identificazione delle macroprolattinemie (grandi complessi proteici biologicamente inattivi) è clinicamente importante per evitare esami e cure inutili in caso di iperprolattinemia idiopatica (Hattori 2003). La MRI è preferibile alla TC per la sua migliore definizione di lesioni molto piccole della sella turcica e per la sua migliore definizione anatomica prima della eventuale terapia chirurgica (Di Sarno et al. 2003). La scelta tra trattamento con agonisti dopaminergici (p. es., bromocriptina, cabergolina) e chirurgia dipende dalla dimensione del tumore, dalla sua evoluzione, dalla sua riposta alla terapia medica e dalla presenza o meno di disturbi compressivi sulle strutture limitrofe (Webster 1999; Colao et al. 2004; Liu e Couldwell 2004).

II.2.2.2.3
Disturbi tiroidei

Sia l'ipertiroidismo che l'ipotiroidismo possono avere un effetto negativo sulla funzione gonadica maschile, ma sono disponibili pochi studi sui loro effetti sulla riproduzione maschile (riviste: Krassas e Pontikides 2004; Meikle 2004).

Nei pazienti ipertiroidei, i livelli di testosterone totale, di estradiolo, di SHBG, di LH e di FSH, così come le risposte delle gonadotropine al GnRH, sono significativamente più elevati che nei controlli della stessa fascia di età, mentre i livelli di testosterone libero sono più bassi (Hudson ed Edwards 1992). Il rapporto testosterone/estradiolo liberi nei pazienti ipertiroidei è, dunque, inferiore al valore normale (Hudson ed Edwards 1992). I parametri seminali sono frequentemente alterati (Hudson ed Edwards 1992; Abalovich et al. 1999). Queste alterazioni si possono correggere dopo la correzione dell'ipertiroidismo (Hudson ed Edwards 1992; Abalovich et al 1999).

L'ipotiroidismo è stato associato sia all'ipogonadismo ipergonadotropo (Jaya et al. 1990) che a quello ipogonadotropo (Meikle 2004). I parametri seminali, in particolare la motilità, possono essere alterati (Corrales Hernandez et al. 1990). Una terapia sostitutiva con ormone tiroideo corregge le alterazioni ormonali e migliora i parametri seminali (Jaya et al. 1990).

Alcune lesioni gonadiche possono essere consecutive a una terapia con iodio radioattivo (^{131}I) per cancro tiroideo. Hyer et al. (2002) suggeriscono di prendere in considerazione la crioconservazione del liquido seminale nei pazienti che devono ricevere dosi cumulative superiori a 17 GBq. Ciò presuppone che la funzione testicolare di partenza sia normale e, quindi, le crioconservazioni nelle banche del seme dovrebbero essere facilitate, soprattutto se è fortemente consigliata la terapia con iodio radioattivo (Mazzaferri 2002).

II.2.2.2.4
Alterazione della spermatogenesi e «disfunzione subclinica» delle cellule di Leydig

Un ampio studio di Andersson et al. (2004) ha dimostrato che l'alterazione della spermatogenesi è spesso associata all'alterazione della funzione delle cellule di Leydig e che, nel 12-15% dei casi di diminuzione della spermatogenesi, i tassi di testosterone sono inferiori oppure le concentrazioni di LH sono più elevate rispetto al 97,5% degli uomini fertili. Si tratta di un elemento importante in favore del concetto sviluppato a partire da diversi studi più piccoli effettuati nel corso degli ultimi 30 anni (Andersson et al. 2004; rassegna: de Kretser 2004). Così, un rapporto LH/testosterone basso che diminuisce quando i livelli di FSH aumentano è stato riportato nei casi di infertilità idiopatica (Giagulli e Vermeulen 1988). Questo suggerisce un'insufficienza delle cellule di Leydig compensate negli uomini ipofertili (Giagulli e Vermeulen 1988). Non si sa attualmente se la produzione alterata di androgeni sia la manifestazione della sindrome di disgenesia testicolare (vedi Sez. II.2.2.3) o il risultato dell'interruzione dei meccanismi di controllo locale tra tubuli seminiferi e cellule di Leydig (de Kretser 2004). Kretser (2004) raccomanda che i pazienti con LH elevato, ma con testosterone da basso a normale, siano seguiti per poter iniziare una sostituzione androgenica appropriata se i soggetti diventano chiaramente ipogonadici.

Andersson et al. (2004) hanno osservato anche che l'estradiolo sierico e il rapporto estradiolo/testosterone sono elevati negli uomini infertili rispetto ai controlli fertili. Nei pazienti che presentano livelli sierici di inibina B e di FSH normali, è stato dimostrato che l'oligozoospermia è associata ai livelli di estradiolo sierico più elevati che nel caso di normozoospermia (Mahmoud et al. 1998). Uno studio aperto ha dimostrato che il trattamento di questi pazienti con un inibitore dell'aromatasi migliora significativamente lo squilibrio ormonale del rapporto estradiolo/testosterone e l'alterazione dei parametri del liquido seminale (Raman e Schlegel 2002). Queste constatazioni possono spiegare anche il miglioramento dei parametri del liquido seminale conseguente al trattamento dei pazienti ipofertili con tamoxifene (vedi Sez. II.4.6.5.2).

II.2.2.3
Ruolo degli interferenti endocrini

La riduzione progressiva della fertilità maschile nella specie umana e negli animali selvatici è stata chiaramente documentata in molti studi. Queste alterazioni della fertilità maschile vanno di pari passo con un'incidenza aumentata di patologie «endocrino-dipendenti» nell'uomo, compresi l'ipospadia, il criptorchidismo e il cancro del testicolo, denominati collettivamente «sindrome da disgenesia testicolare» (Skakkebaek et al. 2001, 2003). Uno studio recente suggerisce che la disfunzione delle cellule di Leydig possa anche essere una componente di questa sindrome (Andersson et al. 2004). L'incidenza di altre malattie «endocrino-dipendenti» è anch'essa in aumento, per esempio, il cancro della prostata e della mammella.

«L'ipotesi estrogenica» è stata concepita per tentare di spiegare questi effetti. L'ipotesi è che l'esposizione crescente a prodotti chimici naturali e sintetici, soprattutto a un gruppo di sostanze sintetiche che hanno un'azione simile agli estrogeni (xeno-estrogeni), sia responsabile dell'aumento di queste patologie. Alcuni studi in vitro suggeriscono che anche alcuni metalli pesanti abbiano un'azione simile a quella degli estrogeni (Choe et al. 2003; Johnson et al. 2003).

L'effetto sul recettore degli estrogeni non è il solo meccanismo attraverso il quale gli interferenti endocrini esercitano il loro effetto. Alcuni interferenti endocrini sono anti-androgeni, per esempio, gli ftalati (Fisher 2004) e/o i pro-ossidanti. Inoltre, alcuni idrocarburi poliaromatici possono inibire la loro degradazione e aumentano la biodisponibilità degli estrogeni intrinseci nei tessuti bersaglio per inibizione degli enzimi coinvolti nell'inattivazione degli estrogeni (Kester et al. 2002).

Un'iperproduzione inappropriata di inibina B da parte delle cellule di Sertoli esposte ad agenti tossici ambientali può anche bloccare la spermatogenesi sia localmente (Bame et al. 1999) che attraverso l'inibizione della produzione di FSH attraverso l'ipofisi (Voglmayr et al. 1990; Martin et al. 1991; Lovell et al. 2000). Le cause comprendono lo stress ossidativo (Comhaire e Mahmoud 2003; Richthoff et al. 2003), il piombo (Mahmoud et al. 2005) e alcuni xeno-estrogeni (Depuydt et al. 1999; Monsees et al. 2000).

È stato dimostrato che gli spermatozoi umani esprimono dei recettori per gli idrocarburi di arile (diossina); esiste un meccanismo mediante il quale le diossine ambientali, gli idrocarburi aromatici policiclici e i bifenili polialogenati potrebbero influire direttamente sulla funzione degli spermatozoi (Khorram et al. 2004). Per maggiori dettagli riguardanti i meccanismi d'azione e i metodi di individuazione degli interferenti endocrini, si rimanda alla revisione di Eertmans et al. (2003).

II.2

Molte sperimentazioni animali e in vitro sono in favore dell'ipotesi dell'alterazione endocrina. I dati che derivano da studi nell'uomo sono pochi. Questi sono riassunti di seguito.

II.2.2.3.1
Criptorchidismo e ipospadia

L'aumento del rischio di ipospadia è stato riportato in figli di donne esposte al dietilstilbestrolo (DES) in utero (rapporto di prevalenza 21,3 [intervallo di confidenza, IC, al 95% 6,5-70,1], Klip et al. 2002). Un trend simile è stato riportato da Roelofs et al. (2004), odds ratio (OR) 2,6, IC 95% 0,8-9,1. I due studi indicano che l'ipospadia è fortemente associata a un basso peso alla nascita, a una gravidanza gemellare o trigemellare, al parto prima del termine e all'uso di tecniche di riproduzione assistita.

Il rischio di ipospadia raddoppia quando la madre è stata esposta ad agenti chimici (pesticidi) durante la gestazione (Morera et al. 2004).

Un aumento significativo del rischio di criptorchidismo, ma non dell'ipospadia, è stato dimostrato nei figli di donne danesi che si dedicano al giardinaggio (OR 1,67; IC 95% 1,14–2,47). I rischi non erano aumentati invece nei figli di uomini che lavorano in fattoria o che si dedicano al giardinaggio (Weidner et al. 1998).

È stato riportato che l'esposizione paterna ad alcuni pesticidi aumenti il rischio di criptorchidismo (OR 12,79; IC 95% 2,90–56,43, Wang e Wang 2002).

Livelli significativamente più elevati di eptacloroeposside (HCE) e di exaclorobenzene (HCB) sono stati individuati nel tessuto grasso di bambini criptorchidi, rispetto a quello di bambini che subiscono altri interventi chirurgici (Hosie et al. 2000).

I risultati di uno studio controllato sul diclorodifeniltricloroetano (DDT) e la sua relazione con ipospadie/criptorchidia non sono stati conclusivi (Longnekker et al. 2002). I maschi con tasso sierico materno di diclorodifenildicloroetilene (DDE) superiore o uguale a 85,6 µg/L avevano dei valori di OR di 1,3 (IC 95%, 0,7-2,4) per il criptorchidismo, di 1,2 (IC 95% 0,6-2,4) per l'ipospadia e di 1,9 (IC 95%, 0,9-4,0) per la politelia.

In uno studio condotto su 7928 maschi nati da madri che partecipavano allo studio Avon Longitudinal Study of Pregnancy and Childhood, le donne vegetariane durante la gravidanza avevano un valore OR standardizzato di 4,99 (IC 95%, 2,10–11,88) di probabilità di concepire un figlio portatore di ipospadie, rispetto alle onnivore (North e Golding 2000). Le donne vegetariane hanno una maggiore esposizione ai fito-estrogeni rispetto alle onnivore, e questi risultati sono in favore del fatto che i fito-estrogeni (probabilmente anche gli xeno-estrogeni o i deficit nutrizionali sconosciuti) potrebbero avere un effetto dannoso sullo sviluppo dell'apparato riproduttivo maschile.

II.2.2.3.2
Pubertà

Nella maggior parte dei Paesi europei, l'età dell'inizio della pubertà e delle prime mestruazioni si è ridotta nel corso di questi ultimi decenni (Muinich Keizer e Mul 2001). Ciò è stato attribuito a dei fattori ambientali, forse degli xeno-estrogeni.

Inoltre, la pubertà precoce è più frequente nei bambini immigrati o stranieri adottati che vivono in Europa occidentale (Parent et al. 2003). Questa diagnosi è ancora spesso non riconosciuta. È molto importante non ritardare né la diagnosi, né il trattamento, in modo da non compromettere l'altezza del paziente alla fine dello sviluppo (De Monleon 2001). Tassi più elevati di *p,p′*-DDE sono stati riportati in questi bambini in Belgio (Krstevska-Konstantinova et al. 2001). È stato supposto che la riduzione di xeno-estrogeni, a causa dei più bassi livelli di esposizione in Europa occidentale rispetto al paese d'origine, potrebbe essere una causa di pubertà precoce in bambini immigrati o stranieri adottati (Krstevska-Konstantinova et al. 2001).

Benché un altro studio belga abbia dimostrato che l'esposizione agli idrocarburi aromatici policlorati (PolyChlorinated Aromatic Hydrocarbons, PCAH) sia stato associato al ritardo puberale (Staessen et al. 2001; Den Hond et al. 2002), la metodologia e le conclusioni di questo studio sono tuttora oggetto di critica (Dhooge et al. 2001; Molenberghs et al. 2003). Lo sviluppo puberale degli adolescenti che vivono in periferia vicino a due inceneritori di rifiuti è stato confrontato con un gruppo di controllo. Un numero significativamente inferiore di ragazzi della regione inquinata ha raggiunto gli stadi adulti di sviluppo genitale e di crescita dei peli pubici. In alcuni maschi, il raddoppio della concentrazione sierica di alcuni congeneri dei bifenili policlorati (PCB, congeneri 138 e 153) ha moltiplicato per 3,5 la probabilità di non raggiungere lo stadio adulto di sviluppo genitale e di crescita dei peli pubici ($p = 0{,}04$). Il volume testicolare totale (sinistro e destro) era inferiore nelle due regioni inquinate rispetto a quello osservato nella regione di riferimento (42,4 mL vs 47,3 mL, $p = 0{,}005$) ma non era legato all'esposizione degli adolescenti ai PCAH.

II.2.2.3.3 Infertilità maschile

Sono sorte delle perplessità a proposito del tasso di nascite basso e decrescente di molti Paesi industrializzati, dove fino al 5-6% dei bambini oggi nasce grazie alla procreazione assistita (Jensen et al. 2002). Sapere se questa riduzione sia dovuta a modificazioni sociali o a fattori ambientali richiede ampie ricerche, sebbene trend simili siano stati osservati negli animali selvatici.

Una meta-analisi di Carlsen et al. (1992) principalmente su pubblicazioni in Europa e in Nord America, ha dimostrato che la concentrazione globale degli spermatozoi si è dimezzata in un periodo di 50 anni.

L'analisi di Carlsen ha provocato numerose discussioni. In una nuova analisi di questo studio, Swan et al. (1997) hanno rilevato che la riduzione potrebbe essere maggiore negli europei. Un'altra interpretazione dei dati di Carlsen indica che la concentrazione degli spermatozoi è, in realtà, in aumento e che ha iniziato a diminuire solo dopo il 1980 (Becker e Berhane 1998). In accordo con quest'ultima interpretazione, dati autoptici in più di 20 000 uomini giapponesi tra il 1948 e il 1998 hanno dimostrato che il volume testicolare è aumentato progressivamente fino al 1960. Gli stessi autori hanno scoperto che la riduzione del volume testicolare legato all'età ha subito una marcata accelerazione in questi anni e che l'aumento del volume testicolare dei ragazzi si verifica a un'età progressivamente minore (Fig. II.2.3, Mori et al. 2002). Ciò è in accordo con l'osservazione della riduzione dell'età di insorgenza della pubertà riportata in molti studi.

Un peggioramento della qualità del liquido seminale è stato anche constatato in diversi studi nel corso degli ultimi anni in vari Paesi d'Europa, peggioramento che non è uniforme geograficamente (Auger et al. 1995; Irvine et al. 1996; Paulsen et al. 1996; Van Waeleghem et al. 1996). Rispetto ai giovani di una grande città del Belgio, nei giovani di una zona agricola sono state osservate concentrazioni

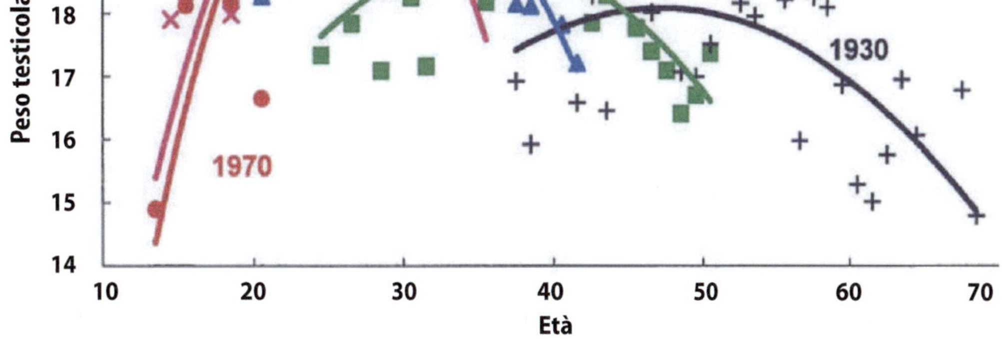

Fig. II.2.3. Evoluzione del volume testicolare negli uomini giapponesi (riprodotto da Mori et al. 2002 con l'autorizzazione di Blackwell)

più basse di spermatozoi e un tasso di testosterone sierico più basso, accompagnati da tassi più elevati di DDT nelle donne della stessa regione (Dhooge et al., non pubblicati).

Gli uomini avvelenati dai PCB e dai dibenzofurani policlorati in Taiwan (esposizione del Yucheng) avevano un aumento delle forme atipiche di spermatozoi, un'incidenza più elevata di oligozoospermia e i loro spermatozoi avevano una capacità fecondante gli ovociti nelle cavie ridotta rispetto ai controlli (Hsu et al. 2003).

I dati provenienti da pazienti ipofertili indicano una relazione dosaggio-risposta inversa tra il PCB-138 e la concentrazione, la motilità e la morfologia degli spermatozoi. Inoltre, sono stati osservati pochi casi di relazione inversa tra i PCB totali e i PCB del gruppo 3 (induttori enzimatici del citocromo P450) e la motilità e la morfologia degli spermatozoi, così come si hanno dati limitati riguardo all'associazione inversa tra *p,p′*-DDE e motilità degli spermatozoi (Hauser et al. 2003).

Uno studio di popolazione in una zona agricola (Missouri, USA) ha identificato diversi erbicidi comunemente utilizzati come l'alaclor (30,0; IC 95% 4,3–210), l'atrazina (OR 11,3; IC 95% 1,3–98,9) e l'insetticida diazinon (OR 16,7; IC 95% 2,8–98,0), come associati alla diminuzione della qualità del liquido seminale (Swan et al. 2003).

I PCB sono stati individuati nel plasma seminale di un gruppo di uomini indiani infertili, ma non nei controlli, con una concentrazione di esteri di ftalati significativamente più elevata nell'infertilità maschile (Rozati et al. 2002). Lo stesso studio ha dimostrato che la conta totale degli spermatozoi mobili nell'infertilità maschile è inversamente proporzionale alle loro concentrazioni di xeno-estrogeni nel plasma seminale e significativamente inferiore rispetto a quella dei rispettivi controlli (Rozati et al. 2002). Relazioni dose-risposta negative per uno o più parametri seminali sono state riportate negli uomini ipofertili per il monobutil ftalato e il monobenzil ftalato urinari (Duty et al. 2003a). Tassi urinari di monoetil ftalato sono stati associati all'aumento delle lesioni del DNA degli spermatozoi (Duty et al. 2003b).

Altre sostanze che influiscono sulla riduzione della qualità o della capacità fecondante degli spermatozoi sono il clordecone (chepone), il metamidofos, il captan, il 2,4-D, il dibromocloropropano, il dibromuro di etilene e il glifosato (Cocco 2002).

II.2

L'esposizione sul lavoro all'etilparation e al metamidofos sembra avere un effetto negativo moderato sulla concentrazione e sulla motilità degli spermatozoi (Padungtod et al. 2000).

Dati dai Paesi Bassi indicano che l'esposizione paterna ai pesticidi è associata alla riduzione dei tassi di fecondazione e di impianto in caso di fecondazione in vitro per infertilità (Tielemans et al. 1999, 2000).

Il tempo necessario per ottenere una gravidanza non aumenta nelle coppie con un'esposizione paterna al di(2-etiexil)ftalato a una concentrazione media di esposizione < 0,5 mg/m^3 (Modigh et al. 2002).

II.2.2.3.4
Rapporto tra i sessi

Alcuni dati mostrano una riduzione della percentuale di nascita di bambini di sesso maschile in Europa (Martuzzi et al. 2001). La riduzione delle nascite maschili rispetto a quelle femminili è stata riportata dopo l'esposizione a tassi elevati all'esaclorobenzene (Jarrell et al. 2002). L'esposizione di uomini al 2,3,7,8-tetraclorodibenzoparadiossina (TCDD) nel corso dell'incidente di Seveso in Italia (Pesatori et al. 2003) e durante esposizioni sul lavoro (Ryan et al. 2002) è stata collegata alla riduzione del numero di figli maschi rispetto alle femmine. Non è stata trovata nessuna correlazione significativa tra l'inquinamento ambientale e le nascite maschili in Italia durante il periodo 1989-1993 (Figa-Talamanca et al. 2003). Uno studio eseguito in Finlandia riguardo al rapporto tra i sessi, in 250 anni, va contro l'ipotesi secondo cui gli estrogeni ambientali agricoli o industriali svolgerebbero un ruolo significativo nelle modificazioni del rapporto delle nascite tra maschi e femmine (Vartiainen et al. 1999).

II.2.2.3.5
Cancro della prostata

Alcuni studi indicano che l'esposizione perinatale a composti estrogenici può provocare alterazioni della dimensione della prostata adulta e aumentare l'incidenza delle prostatiti (Stoker et al. 1999). L'infiammazione cronica della prostata è considerata un fattore predisponente al cancro della prostata (De Marzo et al. 2003).

Una meta-analisi ha dimostrato che l'esposizione sul lavoro ai pesticidi è associata a un rischio maggiore di cancro della prostata nei contadini (Keller-Byrne et al. 1997). La maggior parte degli studi più recenti conferma questa associazione.

In uno studio si è visto che, benché i lavoratori incaricati di spruzzare dei pesticidi in Florida siano stati in migliore salute rispetto alla popolazione generale, la mortalità per cancro della prostata [rapporto di mortalità standardizzato (RMS) 2,38; IC 95% 1,83–3,04] era significativamente aumentata in questi uomini (Fleming et al. 1999).

Rischi maggiori sono riportati nei contadini esposti a insetticidi e ad acaricidi organoclorati (OR 2,5; IC 95% 0,4–4,2), più specificamente il DDT (OR 2,1; IC 95% 1,2–3,8) e il dicofol (OR 2,8; IC 95% 1,5–5,0), i cui effetti non sono completamente conosciuti (Settimi et al. 2003). Uno studio pilota ha mostrato che l'oxiclordano e il PCB 180 sono associati a un rischio maggiore di cancro della prostata (Ritchie et al. 2003).

Non è stata trovata una relazione tra mortalità per cancro della prostata e del testicolo e possibile esposizione ambientale al *p,p′*-DDE negli Stati Uniti (Cocco e Benichou 1998).

In Brasile sono state osservate relazioni che vanno da moderate a elevate tra l'uso di pesticidi e la mortalità per cancro della prostata (Koifman et al. 2002).

Le quantità di atrazina e di captano utilizzate nella California centrale sono correlate all'incidenza del cancro della prostata negli uomini neri ma non negli uomini bianchi (Mills 1998).

La contaminazione con TCCD dopo l'incidente di Seveso in Italia non ha avuto effetti sulla mortalità per cancro della prostata (Bertazzi et al. 2001).

I braccianti agricoli ispano-americani che presentano dei livelli relativamente elevati di esposizione ai pesticidi organoclorati (lindano ed eptaclor), ai pesticidi organofosfati (dichlorvos), agli erbicidi fumiganti (metil bromuro) o contenenti della triazina (simazina) hanno un rischio maggiore di cancro della prostata rispetto ai lavoratori che presentano dei tassi di esposizione minori (Mills e Yang 2003).

Uno studio ha riportato un'incidenza di cancro della prostata più bassa rispetto a quella prevista negli uomini esposti ai PCB (rapporto di incidenza standardizzato= 0,83; IC 95% 0,69–0,97, Pavuk et al. 2004).

II.2.2.3.6
Carcinoma del testicolo

Livelli elevati di *cis*-nonaclordano sono stati riportati in pazienti con cancro del testicolo (Hardell et al. 2003). Le madri di questi pazienti hanno concentrazioni significativamente maggiori di PCB, esaclorobenzene (HCB), *trans*- e *cis*- nonaclordano e di clordani. Nelle madri, la somma dei PCB dava un OR di 3,8 (IC 95% 1,4–10). Gli odds ratio erano anche aumentati per l'HCB (OR 4,4; IC 95% 1,7–12), il *trans*-nonaclordano (OR 4,1; IC 95% 1,5–11) e il *cis*-nonaclordano (OR 3,1; IC 95% 1,2–7,8) (Hardell et al 2003).

In Brasile sono state osservate correlazioni da moderate a elevate tra l'uso di pesticidi e l'infertilità, così come con la mortalità per cancro del testicolo e dell'ovaio (Koifman et al. 2002).

II.2.2.3.7
Testosterone sierico e disfunzione erettile

L'esposizione agli agenti ambientali è stata riportata come fattore di rischio di disfunzione erettile negli uomini argentini (OR 7,1; IC 95% 1,5–33,0 per i pesticidi; OR 12,2; IC 95% 1,2–124,8 per i solventi, Oliva et al. 2002).

Uno studio belga indica che l'andropausa, anche denominata deficit androgenico parziale dell'anziano (PADAM), potrebbe essere in parte dovuta a un accumulo eccessivo di pesticidi organoclorati (Legros et al 2003). Gli uomini con concentrazioni di *p,p*'DDE > 5 μg/L hanno un tasso di testosterone libero (43,3 ± 14,1 μg/L) inferiore a quello degli uomini con concentrazioni di *p,p*'DDE < 5 μg/L (59,6 ± 23,2, Legros et al. 2003).

Bibliografia

AACE (2002) American Association of Clinical Endocrinologists Medical Guidelines for clinical practice for the evaluation and treatment of hypogonadism in adult male patients - 2002 update. Endocr Pract 8:440 - 456

Abalovich M, Levalle O, Hermes R, Scaglia H, Aranda C, Zylbersztein C, Oneto A, Aquilano D, Gutierrez S (1999) Hypothalamic-pituitary-testicular axis and seminal parameters in hyperthyroid males. Thyroid 9:857 - 863

Andersson AM, Jorgensen N, Frydelund-Larsen L, Rajpert-De Meyts E, Skakkebaek NE (2004) Impaired Leydig cell function in infertile men: a study of 357 idiopathic infertile men and 318 proven fertile controls. J Clin Endocrinol Metab 89:3161 - 3167

Auger J, Kunstmann JM, Czyglik F, Jouannet P (1995) Decline in semen quality among fertile men in Paris during the past 20 years. N Engl J Med 332:281 - 285

Bame JH, Dalton JC, Degelos SD, Good TE, Ireland JL, JimenezKrassel F, Sweeney T, Saacke RG, Ireland JJ (1999) Effect of long-term immunization against inhibin on sperm output in bulls. Biol Reprod 60:1360 - 1366

Becker S, Berhane K (1998) Have sperm densities declined? A reanalysis of global trend data. Environ Health Perspect 106:A420–A421

Bertazzi PA, Consonni D, Bachetti S, Rubagotti M, Baccarelli A, Zocchetti C, Pesatori AC (2001) Health effects of dioxin exposure: a 20-year mortality study. Am J Epidemiol 153: 1031 - 1044

Burman P, Ritzen EM, Lindgren AC (2001) Endocrine dysfunction in Prader-Willi syndrome: a review with special reference to GH. Endocr Rev 22:787 - 799

Buvat J, Lemaire A (1997) Endocrine screening in 1,022 men with erectile dysfunction: clinical significance and costeffective strategy. J Urol 158:1764 - 1767

Carlsen E, Giwercman A, Keiding N, Skakkebaek NE (1992) Evidence for decreasing quality of semen during past 50 years. Br Med J 305:609 - 613

Choe SY, Kim SJ, Kim HG, Lee JH, Choi Y, Lee H, Kim Y (2003) Evaluation of estrogenicity of major heavy metals. Sci Total Environ 312:15 - 21

Cocco P (2002) On the rumors about the silent spring. Review of the scientific evidence linking occupational and environmental pesticide exposure to endocrine disruption health effects. Cad Saude Publica 18:379 - 402

Cocco P, Benichou J (1998) Mortality from cancer of the male reproductive tract and environmental exposure to the antiandrogen United States. Oncology 55:334 - 339

Colao A, Vitale G, Cappabianca P, Briganti F, Ciccarelli A, De Rosa M, Zarrilli S, Lombardi G (2004) Outcome of cabergoline treatment in men with prolactinoma: effects of a 24 month treatment on prolactin levels, tumor mass, recovery of pituitary function, and semen analysis. J Clin Endocrinol Metab 89:1704 - 1711

Comhaire FH, Mahmoud A (2003) The role of food supplements in the treatment of the infertile man. Reprod Biomed Online 7:385 - 391

Corrales Hernandez JJ, Miralles Garcia JM, Garcia Diez LC (1990) Primary hypothyroidism and human spermatogenesis. Arch Androl 25:21 - 27

de Kretser DM (2004) Is spermatogenic damage associated with Leydig cell dysfunction? J Clin Endocrinol Metab 89: 3158 - 3160

De Marzo AM, Meeker AK, Zha S, Luo J, Nakayama M, Platz EA, Isaacs WB, Nelson WG (2003) Human prostate cancer precursors and pathobiology. Urology 62:55 - 62

De Monleon JV (2001) [Foreign adopted children growth follow-up]. Ann Endocrinol (Paris) 62:458 - 460

de Roux N, Genin E, Carel JC, Matsuda F, Chaussain JL, Milgrom E (2003) Hypogonadotropic hypogonadism due to loss of function of the KiSS1-derived peptide receptor GPR54. Proc Natl Acad Sci USA 100:10972 - 10976

Den Hond E, Roels HA, Hoppenbrouwers K, Nawrot T, Thijs

L, Vandermeulen C, Winneke G, Vanderschueren D, Staessen JA (2002) Sexual maturation in relation to polychlorinated aromatic hydrocarbons: Sharpe and Skakkebaek's hypothesis revisited. Environ Health Perspect 110:771 - 776

Depuydt CE, Mahmoud AM, Dhooge WS, Schoonjans FA, Comhaire FH (1999) Hormonal regulation of inhibin B secretion by immature rat Sertoli cells in vitro: possible use as a bioassay for estrogen detection. J Androl 20:54 - 62

Dhooge W, Kaufman JM, Comhaire F (2001) Delayed sexual development in adolescents [letter]. Lancet 358:1816 - 1817

Di Sarno A, Rota F, Auriemma R, De Martino MC, Lombardi G, Colao A (2003) An evaluation of patients with hyperprolactinemia: have dynamic tests had their day? J Endocrinol Invest 26:39 - 47

Dode C, Levilliers J, Dupont JM, De Paepe A, Le Du N, SoussiYanicostas N, Coimbra RS, Delmaghani S, Compain-Nouaille S, Baverel F, Pecheux C, Le Tessier D, Cruaud C, Delpech M, Speleman F, Vermeulen S, Amalfitano A, Bachelot Y, Bouchard P, Cabrol S, Carel JC, Delemarre-van de Waal H, Goulet-Salmon B, Kottler ML, Richard O, Sanchez-Franco F, Saura R, Young J, Petit C, Hardelin JP (2003) Loss-of-function mutations in FGFR1 cause autosomal dominant Kallmann syndrome. Nat Genet 33:463 - 465

Duty SM, Silva MJ, Barr DB, Brock JW, Ryan L, Chen Z, Herrick RF, Christiani DC, Hauser R (2003a) Phthalate exposure and human semen parameters. Epidemiology 14:269 - 277

Duty SM, Singh NP, Silva MJ, Barr DB, Brock JW, Ryan L, Herrick RF, Christiani DC, Hauser R (2003b) The relationship between environmental exposures to phthalates and DNA damage in human sperm using the neutral comet assay. Environ Health Perspect 111:1164 - 1169

Earle CM, Stuckey BG (2003) Biochemical screening in the assessment of erectile dysfunction: what tests decide future therapy? Urology 62:727 - 731

Eertmans F, Dhooge W, Stuyvaert S, Comhaire F (2003) Endocrine disruptors: effects on male fertility and screening tools for their assessment. Toxicol In Vitro 17:515 - 524

Figa-Talamanca I, Carbone P, Lauria L, Spinelli A, Ulizzi L (2003) Environmental factors and the proportion of males at birth in Italy. Arch Environ Health 58:119 - 124

Fisher JS (2004) Environmental anti-androgens and male reproductive health: focus on phthalates and testicular dysgenesis syndrome. Reproduction 127:305 - 315

Fleming LE, Bean JA, Rudolph M, Hamilton K (1999) Mortality in a cohort of licensed pesticide applicators in Florida. Occup Environ Med 56:14 - 21

Giagulli VA, Vermeulen A (1988) Leydig cell function in infertile men with idiopathic oligospermic infertility. J Clin Endocrinol Metab 66:62 - 67

Hardell L, van Bavel B, Lindstrom G, Carlberg M, Dreifaldt AC, Wijkstrom H, Starkhammar H, Eriksson M, Hallquist A, Kolmert T (2003) Increased concentrations of polychlorinated biphenyls, hexachlorobenzene, and chlordanes in mothers of men with testicular cancer. Environ Health Perspect 111:930 - 934

Hattori N (2003) Macroprolactinemia: a new cause of hyperprolactinemia. J Pharmacol Sci 92:171 - 177

Hauser R, Chen Z, Pothier L, Ryan L, Altshul L (2003) The relationship between human semen parameters and environmental exposure to polychlorinated biphenyls and DDE. Environ Health Perspect 111:1505 - 1511

Holm VA, Cassidy SB, Butler MG, Hanchett JM, Greenswag LR, Whitman BY, Greenberg F (1993) Prader-Willi syndrome: consensus diagnostic criteria. Pediatrics 91:398 - 402

Hosie S, Loff S, Witt K, Niessen K, Waag KL (2000) Is there a correlation between organochlorine compounds and undescended testes? Eur J Pediatr Surg 10:304 - 309

Hsu PC, Huang W, Yao WJ, Wu MH, Guo YL, Lambert GH (2003) Spermchanges in men exposed to polychlorinated biphenyls and dibenzofurans. J Am Med Assoc 289:2943–2944

Hudson RW, Edwards AL (1992) Testicular function in hyperthyroidism. J Androl 13:117–124

Hyer S, Vini L, O'Connell M, Pratt B, Harmer C (2002) Testicular dose and fertility in men following I(131) therapy for thyroid cancer. Clin Endocrinol (Oxf) 56:755–758

Irvine S, Cawood E, Richardson D, Mac Donald E, Aitken J (1996) Evidence of deteriorating semen quality in the United Kingdom: birth cohort study in 577 men in Scotland over 11 years. Br Med J 312:467–471

Jarrell JF, Gocmen A, Akyol D, Brant R (2002) Hexachlorobenzene exposure and the proportion of male births in Turkey 1935–1990. Reprod Toxicol 16:65–70

Jaya KB, Khurana ML, Ammini AC, Karmarkar MG, Ahuja MM (1990) Reproductive endocrine functions in men with primary hypothyroidism: effect of thyroxine replacement. Horm Res 34:215–218

Jensen TK, Carlsen E, Jorgensen N, Berthelsen JG, Keiding N, Christensen K, Petersen JH, Knudsen LB, Skakkebaek NE (2002) Poor semen quality may contribute to recent decline in fertility rates. Hum Reprod 17:1437–1440

Johnson MD, Kenney N, Stoica A, Hilakivi-Clarke L, Singh B, Chepko G, Clarke R, Sholler PF, Lirio AA, Foss C, Reiter R, Trock B, Paik S, Martin MB (2003) Cadmium mimics the invivo effects of estrogen in the uterus and mammary gland. Nat Med 9:1081–1084

Keller-Byrne JE, Khuder SA, Schaub EA (1997) Meta-analyses of prostate cancer and farming. Am J Ind Med 31:580–586

Kester MH, Bulduk S, van Toor H, Tibboel D, Meinl W, Glatt H, FalanyCN, Coughtrie MW, Schuur AG, Brouwer A, VisserTJ (2002) Potent inhibition of estrogen sulfotransferase by hydroxylated metabolites of polyhalogenated aromatic hydrocarbons reveals alternative mechanismfor estrogenic activity of endocrine disrupters. J Clin Endocrinol Metab 87:1142–1150

Khorram O, Garthwaite M, Jones J, Golos T (2004) Expression of aryl hydrocarbon receptor (AHR) and aryl hydrocarbon receptor nuclear translocator (RNAT) mRNA expression inhuman spermatozoa. Med Sci Monit 10:BR135-BR138

Klip H, Verloop J, van Gool JD, Koster ME, Burger CW, van Leeuwen FE (2002) Hypospadias in sons of women exposed to diethylstilbestrol in utero: a cohort study. Lancet 359:1102–1107

Koifman S, Koifman RJ, Meyer A (2002) Human reproductive system disturbances and pesticide exposure in Brazil. Cad Saude Publica 18:435–445

Kottler ML, Hamel A, Malville E, Richard N (2004) [GnRH deficiency: new insights from genetics]. J Soc Biol 198:80–87

Krassas GE, Pontikides N (2004) Male reproductive function in relation with thyroid alterations. Best Pract Res Clin Endocrinol Metab 18:183–195

Krstevska-Konstantinova M, Charlier C, Craen M, Du CM, Heinrichs C, de Beaufort C, Plomteux G, Bourguignon JP (2001) Sexual precocity after immigration from developing countries to Belgium: evidence of previous exposure to organochlorine pesticides. Hum Reprod 16:1020–1026

Legros JJ, Charlier C, Bouillon G, Plomteux G (2003) Partial androgen deficiency of aging male (P.A.D.A.M.) might in part be due to excessive organochlonide pesticide (OC) impregnation. Ann Endocrinol (Paris) 64:136

Liu JK, Couldwell WT (2004) Contemporary management of prolactinomas. Neurosurg Focus 16:E2

Liu L, Banks SM, Barnes KM, Sherins RJ (1988) Two-year comparison of testicular responses to pulsatile gonadotropin-releasing hormone and exogenous gonadotropins from the in-ception of therapy in men with isolated hypogonadotropic hypogonadism. J Clin Endocrinol Metab 67:1140 – 1145

Longnecker MP, Klebanoff MA, Brock JW, Zhou H, Gray KA, Needham LL, Wilcox AJ (2002) Maternal serum level of 1,1dichloro-2,2-bis(p-clorofenil) ethylene and risk of cryptorchidism, hypospadias, and polythelia among male offspring. Am J Epidemiol 155:313 – 322

Lovell TM, Knight PG, Groome NP, Gladwell RT (2000) Measurement of dimeric inhibins and effects of active immunization against inhibin alpha-subunit on plasma hormones and testis morphology in the developing cockerel. Biol Reprod 63:213 – 221

Maatman TJ, Montague DK (1986) Routine endocrine screening in impotence. Urology 27:499 – 502

Mahmoud AM, Comhaire FH, Depuydt CE (1998) The clinical and biologic significance of serum inhibins in subfertile men. Reprod Toxicol 12:591 – 599

Mahmoud A, Kiss P, Vanhoorne M, De Bacquer D, Comhaire F (2005) Is inhibin B involved in the toxic effect of lead on male reproduction? Int J Androl 28:150 – 155

Martin TL, Williams GL, Lunstra DD, Ireland JJ (1991) Immunoneutralization of inhibin modifies hormone secretion and sperm production in bulls. Biol Reprod 45:73 – 77

Martuzzi M, Di Tanno ND, Bertollini R (2001) Declining trends of male proportion at birth in Europe. Arch Environ Health 56:358 – 364

Mazzaferri EL (2002) Gonadal damage from 131I therapy for thyroid cancer. Clin Endocrinol (Oxf) 57:313 – 314

Meikle AW (2004) The interrelationships between thyroid dysfunction and hypogonadism in men and boys. Thyroid 14 Suppl 1:S17–S25

Melmed S (ed) (2002) The pituitary. Blackwell, Oxford

Mills PK (1998) Correlation analysis of pesticide use data and cancer incidence rates in California counties. Arch Environ Health 53:410 – 413

Mills PK, Yang R (2003) Prostate cancer risk in California farm workers. J Occup Environ Med 45:249 – 258

Modigh CM, Bodin SL, Lillienberg L, Dahlman-Hoglund A, Akesson B, Axelsson G (2002) Time to pregnancy among partners of men exposed to di(2-etiexil)phthalate. Scand J Work Environ Health 28:418 – 428

Molenberghs G, Cuypers C, Goetghebeur EJ, Passchier WF, Pieters J (2003) Comment on sexual maturation in relation to polychlorinated aromatic hydrocarbons: Sharpe and Skakkebaek's hypothesis revisited. Environ Health Perspect 111:A202, author-3

Monsees TK, Franz M, Gebhardt S, Winterstein U, Schill WB, Hayatpour J (2000) Sertoli cells as a target for reproductive hazards. Andrologia 32:239 – 246

Morera AM, Asensio MJ, Chossegros L, Chauvin MA, Valmalle AF, Mouriquand P (2004) A survey of risk factors in hypospadiacs compared with controls. BJU Int 93:55 – 55

Mori C, Hamamatsu A, Fukata H, Koh KB, Nakamura N, Takeichi S, Kusakabe T, Saito T, Morita M, Tanihara S, Kayama F, Shiyomi M, Yoshimura J, Sagisaka K (2002) Temporal changes in testis weight during the past 50 years in Japan. Anat Sci Int 77:109 – 116

Muinich Keizer SM, Mul D (2001) Trends in pubertal development in Europe. Hum Reprod Update 7:287 – 291

North K, Golding J (2000) A maternal vegetarian diet in pregnancy is associated with hypospadias. The ALSPAC Study Team. Avon Longitudinal Study of Pregnancy and Childhood. BJU Int 85:107 – 113

Oliva A, Giami A, Multigner L (2002) Environmental agents and erectile dysfunction: a study in a consulting population. J Androl 23:546 – 550

Oliveira LM, Seminara SB, Beranova M, Hayes FJ, Valkenburgh SB, Schipani E, Costa EM, Latronico AC, Crowley WF Jr., Vallejo M (2001) The importance of autosomal genes in Kallmann syndrome: genotype-phenotype correlations and neuroendocrine characteristics. J Clin Endocrinol Metab 86:1532 – 1538

Padungtod C, Savitz DA, Overstreet JW, Christiani DC, Ryan LM, Xu X (2000) Occupational pesticide exposure and semen quality among Chinese workers. J Occup Environ Med 42:982 – 992

Parent AS, Teilmann G, Juul A, Skakkebaek NE, Toppari J, Bourguignon JP (2003) The timing of normal puberty and the age limits of sexual precocity: variations around the world, secular trends, and changes after migration. Endocr Rev 24:668 – 693

Paulsen CA, Berman NG, Wang C (1996) Data from men in greater Seattle area reveals no downward trend in semen quality: further evidence that deterioration of semen quality is not geographically uniform. Fertil Steril 65:1015 – 1020

Pavuk M, Cerhan JR, Lynch CF, Schecter A, Petrik J, Chovancova J, Kocan A (2004) Environmental exposure to PCBs and cancer incidence in eastern Slovakia. Chemosphere 54:1509 – 1520

Pesatori AC, Consonni D, Bachetti S, Zocchetti C, Bonzini M, Baccarelli A, Bertazzi PA (2003) Short- and long-term morbidity and mortality in the population exposed to dioxin after the Seveso accident. Ind Health 41:127 – 138

Raman JD, Schlegel PN (2002) Aromatase inhibitors for male infertility. J Urol 167:624 – 629

Richthoff J, Rylander L, Hagmar L, Giwercman A (2003) Effect of cigarette smoking on reproductive characteristics in an unselected population of young males. Reprod Biomed Online 7 [Suppl 1]: 8 – 9

Ritchie JM, Vial SL, Fuortes LJ, Guo H, Reedy VE, Smith EM (2003) Organochlorines and risk of prostate cancer. J Occup Environ Med 45:692 – 702

Roelofs L, Brouwers M, Gier RDE, Feitz W, Kiemeney B, Roeleveld N (2004) Diethylstilbestrol, risk factors and hypospadias development. BJU Int 93:55 – 55

Rozati R, Reddy PP, Reddanna P, Mujtaba R (2002) Role of environmental estrogens in the deterioration of male factor fertility. Fertil Steril 78:1187 – 1194

Ryan JJ, Amirova Z, Carrier G (2002) Sex ratios of children of Russian pesticide producers exposed to dioxin. Environ Health Perspect 110:A699–A701

Schaison G, Young J, Pholsena M, Nahoul K, Couzinet B (1993) Failure of combined follicle-stimulating hormone-testosterone administration to initiate and/or maintain spermatogenesis in men with hypogonadotropic hypogonadism. J Clin Endocrinol Metab 77:1545 – 1549

Seminara SB, Messager S, Chatzidaki EE, Thresher RR, Acierno JS Jr., Shagoury JK, Bo-Abbas Y, Kuohung W, Schwinof KM, Hendrick AG, Zahn D, Dixon J, Kaiser UB, Slaugenhaupt SA, Gusella JF, O'Rahilly S, Carlton MB, Crowley WF Jr., Aparicio SA, Colledge WH (2003) The GPR54 gene as a regulator of puberty. N Engl J Med 349:1614 – 1627

Settimi L, Masina A, Andrion A, Axelson O (2003) Prostate cancer and exposure to pesticides in agricultural settings. Int J Cancer 104:458 – 461

Sigman M, Jarow JP (1997) Endocrine evaluation of infertile men. Urology 50:659 – 664

Silveira LF, MacColl GS, Bouloux PM (2002) Hypogonadotropic hypogonadism. Semin Reprod Med 20:327 – 338

Skakkebaek NE, Rajpert-De Meyts E, Main KM (2001) Testicular dysgenesis syndrome: an increasingly common developmental disorder with environmental aspects. Hum Reprod 16:972 – 978

Skakkebaek NE, Holm M, Hoei-Hansen C, Jorgensen N, Rajpert-De Meyts E (2003) Association between testicular dysgenesis syndrome (TDS) and testicular neoplasia: evidence from 20

adult patients with signs of maldevelopment of the testis. APMIS 111:1 - 9
Staessen JA, Nawrot T, Hond ED, Thijs L, Fagard R, Hoppenbrouwers K, Koppen G, Nelen V, Schoeters G, Vanderschueren D, Van Hecke E, Verschaeve L, Vlietinck R, Roels HA (2001) Renal function, cytogenetic measurements, and sexual development in adolescents in relation to environmental pollutants: a feasibility study of biomarkers. Lancet 357: 1660 - 1669
Stoker TE, Robinette CL, Cooper RL (1999) Perinatal exposure to estrogenic compounds and the subsequent effects on the prostate of the adult rat: evaluation of inflammation in the ventral and lateral lobes. Reprod Toxicol 13:463 - 472
Swan SH, Elkin EP, Fenster L (1997) Have sperm densities declined? A reanalysis of global trend data. Environ Health Perspect 105:1228 - 1232
Swan SH, Kruse RL, Liu F, Barr DB, Drobnis EZ, Redmon JB, Wang C, Brazil C, Overstreet JW (2003) Semen quality in relation to biomarkers of pesticide exposure. Environ Health Perspect 111:1478 - 1484
Tielemans E, van Kooij R, te Velde ER, Burdorf A, Heederik D (1999) Pesticide exposure and decreased fertilisation rates in vitro. Lancet 354:484 - 485
Tielemans E, van Kooij R, Looman C, Burdorf A, te Velde E, Heederik D (2000) Paternal occupational exposures and embryo implantation rates after IVF. Fertil Steril 74:690 - 695
Van Waeleghem K, De Clercq N, Vermeulen L, Schoonjans F, Comhaire F (1996) Deterioration of sperm quality in young healthy Belgian men. Hum Reprod 11:325 - 329
Vartiainen T, Kartovaara L, Tuomisto J (1999) Environmental chemicals and changes in sex ratio: analysis over 250 years in Finland. Environ Health Perspect 107:813 - 815
Voglmayr JK, Mizumachi M, Washington DW, Chen CL, Bardin CW (1990) Immunization of rams against human recombinant inhibin alpha-subunit delays, augments, and extends season-related increase in blood gonadotropin levels. Biol Reprod 42:81 - 86
Voorhoeve PG, Delemarre-van de Waal HA (2004) [From gene to disease; hypogonatrophic hypogonadism and anosmia: Kallmann's syndrome]. Ned Tijdschr Geneeskd 148:1142 - 1144
Wang J, Wang B (2002) Study on risk factors of cryptorchidism. Zhonghua Liu Xing Bing Xue Za Zhi 23:190 - 193
Webster J (1999) Clinical management of prolactinomas. Baillieres Best Pract Res Clin Endocrinol Metab 13:395 - 408
Weidner IS, Moller H, Jensen TK, Skakkebaek NE (1998) Cryptorchidism and hypospadias in sons of gardeners and farmers. Environ Health Perspect 106:793 - 796
WHO (1987) Towards more objectivity in diagnosis and management of male infertility. Int J Androl Suppl 7

II.2.3 Infezione/infiammazione dell'apparato genitale maschile responsabili di anomalie dei parametri seminali

C. Depuydt, A. Mahmoud, K. Everaert

Sintesi

Gli effetti dell'infezione/infiammazione delle ghiandole accessorie (MAGI) sulla fertilità maschile dipendono dal tipo di agente patogeno, dalla forma acuta rispetto a quella cronica della lesione e dall'organo colpito. I meccanismi attraverso i quali la MAGI altera la capacità fecondante degli spermatozoi sono ben conosciuti. I danni provocati dalle alte concentrazioni di citochine, di fattori di accrescimento e di specie reattive dell'ossigeno alterano la membrana e il DNA degli spermatozoi.

Di solito, una terapia antibiotica non porta al ripristino della funzione della ghiandola accessoria e della capacità fecondante degli spermatozoi. Possono essere indicate terapie complementari con nutriceutici antiossidanti e, a volte, la fecondazione assistita.

II.2

II.2.3.1

Introduzione

Gli andrologi frequentemente si confrontano con pazienti che presentano un'infezione delle ghiandole accessorie (MAGI, WHO 1987; Rowe et al. 2000). Recentemente la MAGI è stata accettata come diagnosi eziologica se i parametri seminali mostrano anomalie, compresa l'azoospermia. Secondo la WHO, la diagnosi di MAGI come causa di infertilità è accettata se un paziente ha parametri seminali alterati e se sono presenti alcuni criteri nell'anamnesi, nell'esame clinico e nell'analisi delle urine e/o dell'eiaculato (vedi Cap. I.3.13). La MAGI può essere causa di infertilità di coppia non soltanto per i suoi effetti diretti sulla capacità fecondante degli spermatozoi, ma anche a causa degli effetti sulla partner (Eggert-Kruse et al. 1997; Rowe et al. 2000). Il disaccordo persistente su questo punto di vista (Tomlinson et al. 1993) può essere legato a problemi di definizione della diagnosi di MAGI e al fatto che spesso la terapia antibiotica non ripristina la fertilità (Comhaire et al. 1986; Branigan e Muller 1994; Yanushpolsky et al. 1995). Ci si trova meno in disaccordo riguardo al ruolo della malattia in termini di biochimica e di qualità funzionale degli spermatozoi. Inoltre, la maggior parte delle alterazioni funzionali non viene evidenziata nell'«analisi seminale di base», il che spiega perché alcuni autori non siano stati in grado di collegare l'infezione delle ghiandole sessuali accessorie maschili all'infertilità (Comhaire et al. 1999).

Numerosi patogeni e altri fattori influenzano il grado di alterazione della fertilità nelle MAGI: batteri, virus, globuli bianchi, infiammazioni, ostruzioni, sedi di infezione e fattori immunologici.

Tutti questi fattori sembrano avere un ruolo patologico, sebbene manchino dati di causalità per alcuni di essi (Wolff 1998), ed è stato suggerito che sia coinvolta una causalità multifattoriale sinergica (Cap. I.3.3). Infine, il termine MAGI non si riferisce a una malattia specifica d'organo. Esso non differenzia la malattia acuta dall'infezione cronica, l'infezione dall'infiammazione, né le malattie specifiche degli organi, come la prostatite, dall'epididimite.

II.2.3.2 Fattori causali e ruolo delle citochine

Il liquido seminale umano contiene delle citochine i cui effetti sulla qualità del liquido seminale e sulle funzioni degli spermatozoi sono ancora oggetto di ricerca. È ora ben noto che le citochine agiscono raramente in modo isolato ma, piuttosto, per induzione o inibizione di altre citochine (Wilson et al. 1998). Le citochine infiammatorie sono prodotte dai globuli bianchi (White Blood Cells, WBC o GB), principalmente dai macrofagi, in risposta ad antigeni estranei, a germi patogeni e anche in caso di infiammazione cronica (attivazione immunologica). Gli agenti patogeni che causano l'infezione (Wilson et al. 1998) possono avere origine nel tratto urinario o essere trasmessi sessualmente (Ness et al. 1997, vedi Cap. II.2.4).

II.2.3.2.1 Batteri e virus

Escherichia coli, *Proteus* spp, *Klebsiella* e *Streptococcus* del gruppo D sono patogeni frequenti nell'apparato urinario (Comhaire et al. 1980). In caso di infezione batterica acuta delle ghiandole sessuali accessorie maschili, sono osservate alterazioni evidenti dei parametri del liquido seminale, tra cui la motilità e la morfologia, la capacità fecondante degli spermatozoi e i marker biochimici del plasma seminale (Gonzales et al. 1989; Depuydt et al. 1998b; Wolff et al. 1990; Diemer et al. 2000). Concentrazioni elevate di *E. coli* e di altri germi patogeni possono provocare un'alterazione diretta degli spermatozoi in vitro (Tabella II.2.2).

Altri patogeni importanti dell'apparato urogenitale sono *Chlamydia trachomatis*, i micoplasmi, gli stafilococchi e gli enterococchi (Huwe et al. 1998). È stato dimostrato che *E. coli*, i micoplasmi e *Chlamydia trachomatis* sono in grado di inibire la reazione acrosomica (Köhn et al. 1998; Jungwirth et al. 2002); tuttavia, nessuno studio ha potuto dimostrare una riduzione della capacità fecondante degli spermatozoi in vivo. Abbiamo riportato una riduzione della probabilità di fecondazione dopo inseminazione intrauterina in pazienti con infezione da *Chlamydia trachomatis* (Everaert et al. 2003).

In sintesi, l'impatto dei germi patogeni in caso *di infezione acuta* è evidente, ma il ruolo dell'*infezione cronica* rimane oggetto di dibattito (Purvis e Christiansen 1993; Huwe et al. 1998). Inoltre, la sola presenza di microrganismi nel liquido seminale è un criterio insufficiente per stabilire una diagnosi di infezione dell'apparato genitale maschile. La concentrazione delle citochine può indicare in modo più preciso una fase iniziale di infezione/infiammazione. Si deve anche sottolineare che l'infezione batterica non è l'unico fattore in grado di aumentare i globuli bianchi e di determinare infertilità. Altri fattori, tra i quali la presenza di una percentuale elevata di spermatozoi alterati da tossine chimiche e ambientali, così come le infezioni virali, possono provocare una reazione immunobiologica simile. Il ruolo dei lieviti, di altri funghi e dei virus non è quasi stato studiato fino a oggi per le difficoltà sperimentali e per il loro discutibile significato clinico.

Tabella II.2.2. Ruolo potenziale dei batteri sulla fertilità nei pazienti con MAGI

	In vitro	In vivo	Commenti
Gram negativi	+	–	Motilità e vitalità
Gram positivi	–	–	–
Candida	±	–	Effetto meccanico?
Chlamydia trachomatis	±	–	Fattore femminile Più spesso nell'azoospermia ostruttiva Si possono attaccare agli spermatozoi
Neisseria gonorrhoeae	±	±	Ostruzione
Ureaplasma urealyticum	±	±	Si possono attaccare agli spermatozoi

II.2.3.2.2 Infiammazione

Infezioni, traumi, allergie, lesioni neurologiche, fattori chimici (p. es., metaboliti del fumo di sigaretta; Mahmoud et al. 1998b) e meccanici possono portare all'infiammazione persistente degli organi pelvici, che può perdurare anche dopo l'eliminazione dell'agente eziologico. Ciò può essere legato all'infertilità a causa degli effetti delle citochine.

Le interleuchine e i fattori di crescita sono prodotti in risposta all'infezione e alle lesioni tissutali, o da parte dei batteri, ed è stato provato che essi esercitano effetti deleteri sulla capacità fecondante degli spermatozoi.

II.2

II.2.3.2.3 Citochine

I germi patogeni stimolano la produzione di interleuchina-8 (IL-8) da parte dei macrofagi (Yoshimura et al. 1987). È stato riportato che questa citochina esercita un effetto negativo sulla capacità fecondante degli spermatozoi (Buch et al. 1994; Rajasekaran et al. 1995). Una concentrazione elevata nel plasma seminale dell'IL-8 è considerata come marker sensibile di un'infezione genitale silente

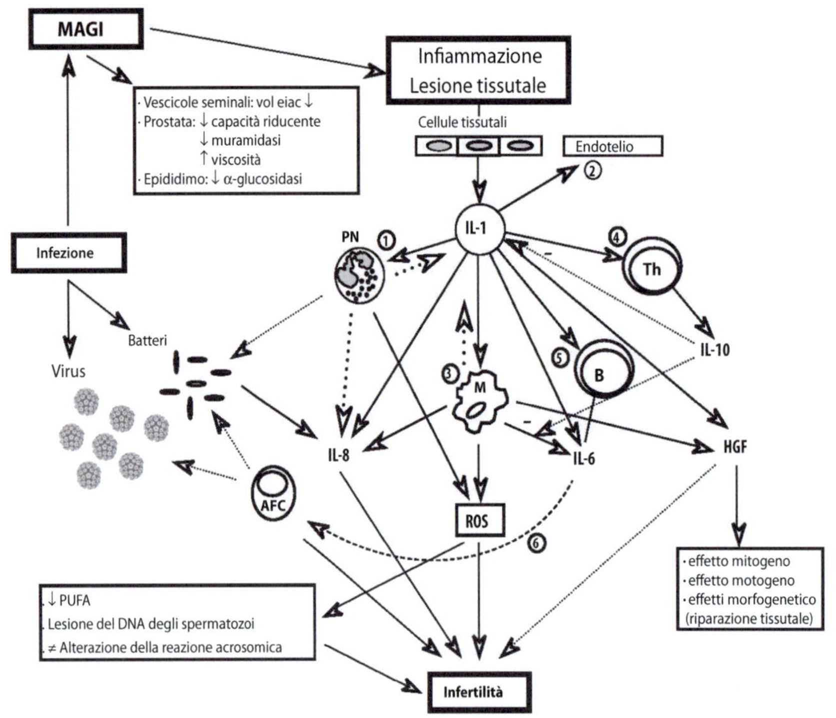

Fig. II.2.4. Revisione di alcuni effetti delle infezioni sulla funzione delle ghiandole sessuali accessorie, sulla produzione di specie reattive dell'ossigeno, di citochine e del fattore di accrescimento degli epatociti e sulle modificazioni delle funzioni degli spermatozoi (adattato da Depuydt et al. 1998b). L'IL-1 è prodotta da numerosi tipi di cellule in risposta a lesione, a infezione o ad antigeni. Essa ha un effetto su molte cellule e processi: (*1*) i PN metabolicamente attivati si spostano verso il sito di produzione dell'IL-1 per chemiotassi (*linea punteggiata*); (*2*) nell'endotelio, vengono indotte le molecole di adesione e i procoagulanti e aumenta la permeabilità; (*3*) la secrezione di prostaglandine e l'attività citocida aumenta nei macrofagi. Anche la chemiotassi è stimolata (*linea tratteggiata*); (*4*) la proliferazione delle cellule T helper, dei recettori dell'IL-2 e delle citochine aumenta; (5) la proliferazione e la differenziazione delle cellule B in cellule produttrici di anticorpi sono stimolate e regolate (*6*) da parte di altre citochine. *AFC* cellule produttrici di anticorpi, *B* linfocita B, *HGF* fattore di crescita dell'epatocita (fattore di diffusione), *IL-1* interleuchina 1, *IL-6* interleuchina 6, *IL-8* interleuchina 8, *IL-10* interleuchina 10, *M* macrofago, *PMN* polimorfonucleati, *PUFA* acidi grassi polinsaturi, *ROS* specie reattive dell'ossigeno

(Eggert Kruse et al. 2001) e per la diagnosi di MAGI (Koumantakis et al. 1998). La lesione tissutale causata dall'infezione provoca una reazione infiammatoria che stimola la produzione di interleuchina-1 (IL-1), cosa che induce numerosi effetti nell'ambiente circostante (Arend e Dayer 1995). L'interleuchina-1 stimola i polimorfonucleati neutrofili a secernere, tra l'altro, sia IL-8 che le specie reattive dell'ossigeno. L'interleuchina-1 stimola anche i macrofagi, i quali sono la fonte principale di IL-8 e secernono anche l'IL-6 e il fattore di crescita dell'epatocita (anche denominato fattore di diffusione, Depuydt et al. 1998a). L'interleuchina-6 interagisce con i linfociti B che si trasformano in cellule produttrici di anticorpi (Hirano 1998). Questi anticorpi sono diretti contro i patogeni invasori, ma possono anche alterare le funzioni degli spermatozoi (Fig. II.2.4, Depuydt et al. 1998b).

È stato dimostrato che particolari citochine, per esempio, IL-6, potevano provocare lesioni di membrana (Yamauchi Takihara et al. 1995), le quali potrebbero ridurre la capacità funzionale degli spermatozoi. Livelli elevati di IL-6 nel plasma seminale sono legati anche a MAGI (Comhaire et al. 1994; Shimoya et al. 1995; Eggert-Kruse et al. 2001; Friebe et al. 2003). Nel corso degli ultimi anni, sono stati misurati nel plasma seminale diversi fattori di crescita e citochine: il fattore di crescita dell'epatocita (HGF), IL-1α, IL-1β, IL-2, IL-6, IL-8, IL-10, il fattore di necrosi tumorale (tumor necrosis factor-α, TNF-α), il recettore di tipo I e II del TNF solubile (sTNF) e diversi altri recettori solubili (sR) come sR IL-2, sR IL-6 e il recettore antagonista dell'IL-1 (RA, Comhaire et al. 1994; Rajasekaran et al. 1995; Depuydt et al. 1996; Gruschwitz et al. 1996; Dousset et al. 1997; Denison et al. 1999; Huleihel et al. 1999). Tuttavia, gli studi sugli effetti delle citochine e dei fattori di crescita sulla funzione degli spermatozoi hanno dato risultati contradditori (per una rassegna vedi Depuydt e Comhaire 1998).

L'aumento delle citochine per combattere l'infezione dipende dalla natura del microrganismo infettante e dal corredo genetico dell'individuo. È stato dimostrato che molti geni delle citochine presentano dei polimorfismi in regioni non codificanti, le quali possono controllare il tasso di produzione delle citochine. Si ritiene che queste citochine possano rendere i pazienti più o meno resistenti a particolari infezioni (Westendorp et al. 1997). Così, i maschi affetti da prostatite cronica non batterica/sindrome dolorosa pelvica sono più suscettibili di esprimere il genotipo associato a una scarsa produzione di IL-10 rispetto ai controlli in buona salute (Shoskes et al. 2002).

Tabella II.2.3. Durata di contatto tra gli spermatozoi e i diversi organi, le loro secrezioni o le componenti cellulari

Testicolo: 74 giorni
Epididimo: 7-14 giorni
Canale deferente: alcuni secondi
Vescicole seminali, prostata, uretra: alcuni secondi
Eiaculato: da minuti ad alcune ore

Wolff (1995)

II.2.3.2.4 Sede dell'infezione

La causalità diretta tra infezione e infertilità dipende fortemente dalla durata di contatto tra i fattori infiammatori (p. es., globuli bianchi, specie reattive dell'ossigeno, citochine) e gli spermatozoi, che differisce a seconda degli organi interessati (Tabella II.2.3). Oltre alle differenze nella durata del contatto, esistono anche differenze nell'alterazione della funzione secretrice. Gli effetti della prostatite, la quale riduce la secrezione di muramidasi, di gamma glutamil transferasi, dell'antigene specifico della prostata (PSA), dell'acido citrico e che riduce la liquefazione con aumento della viscosità, sono completamente diversi dagli effetti dell'infezione delle vescicole seminali, che determinano una diminuzione del volume dell'eiaculato e della concentrazione di fruttosio. Nell'epididimite diminuisce la secrezione di alfa-glucosidasi e di carnitina, così come la produzione di antiossidanti (Mahmoud et al. 1998 a, b; Ludwig et al. 2002). Fino a ora, i meccanismi attraverso i quali queste alterazioni alterano la fertilità sono stati chiariti solo in parte. Considerando gli effetti variabili dei diversi siti del processo infettivo/infiammatorio, devono essere fatti tutti gli sforzi per identificare la sede della MAGI. Per questo motivo, è obbligatoria la valutazione delle caratteristiche fisiche e biochimiche dell'eiaculato (vedi Cap. II.3.2).

II.2.3.3 Globuli bianchi e specie reattive dell'ossigeno

I leucociti presenti nel liquido seminale sono identificati come cellule rotonde positive alla perossidasi. Inoltre, sembra utile il dosaggio dell'attività dell'elastasi o delle specie reattive dell'ossigeno (Reactive Oxygen Species, ROS). La produzione di ROS da parte dei neutrofili e/o dei macrofagi provoca l'alterazione della composizione degli acidi grassi della membrana plasmatica dello spermatozoo (Zalata et al. 1998). Tipicamente, i fosfolipidi della membrana plasmatica dello spermatozoo degli uomini fertili contengono una percentuale elevata di acidi grassi polinsaturi a catena lunga appartenenti al gruppo degli omega-3, in particolare l'acido docosaesaenoico (DHA; 22:6 ω3). Al contrario, il livello di acidi grassi della membrana degli spermatozoi nel caso di MAGI è fortemente diminuito. Questo, associato alla percentuale relativamente più elevata di acidi grassi saturi negli spermatozoi di pazienti affetti da MAGI, riduce la fluidità delle membrane degli spermatozoi. Ne deriva, dunque, un'alterazione della reattività acrosomica indotta e della capacità fusogenica degli spermatozoi, cosa che diminuisce il loro potenziale fecondante (Zalata et al. 2004). D'altra parte, livelli elevati di ROS inducono modificazioni ossidative del DNA degli spermatozoi, per esempio, con conversione della guanosina in 8-OH-desossiguanosina, cosa che corrisponde a una mutagenesi di transizione (Loft e Poulsen 1996; Chen et al. 1997). È stato dimostrato che una concentrazione elevata di DNA ossidato degli spermatozoi diminuisce il tasso di concepimento mensile in occasione di una prima gravidanza (Loft et al. 2003).

Benché una MAGI clinica coincida spesso con una leucocitospermia, la MAGI asintomatica può essere associata a concentrazioni variabili di leucociti. Inoltre, ci può essere un tasso elevato di risoluzione spontanea dei globuli bianchi nell'eiaculato, e i leucociti possono anche esercitare un effetto positivo sulla fecondazione (Aitken e Baker 1995; Wolff 1995; Yanushpolsky et al. 1995; Ludwig et al. 1998). Questi dati contraddittori suggeriscono che i leucociti non abbiano di per sé un effetto negativo sulla fertilità maschile e che livelli ottimali di ROS, di interleuchine e di fattori di crescita prodotti da questi leucociti sono necessari per una funzione normale degli spermatozoi (buoni samaritani, Aitken e Baker 1995). Tuttavia, livelli eccessivi di globuli bianchi (rispetto alla concentrazione degli spermatozoi), probabilmente in sinergia con altri fattori patogeni, sono deleteri per la fertilità maschile (vedi Cap. I.3.3). Ciò fornisce la base razionale per il trattamento con antiossidanti (Mahmoud et al. 1999; Comhaire et al. 2000).

II.2.3.4 Ostruzione al trasporto degli spermatozoi e anticorpo anti-spermatozoo

Un'infezione e/o un'infiammazione, che sia acuta o cronica, può provocare un'ostruzione parziale o completa del trasporto degli spermatozoi con, rispettivamente, oligozoospermia o azoospermia. Un'ostruzione bilaterale, in particolare degli epididimi, è frequente dopo un'infezione (recidivante) da *Chlamydia* o *Gonococcus* (Weidner et al. 1999). Da un punto di vista anatomico, è facile collegare un'ostruzione completa del trasporto degli spermatozoi all'infertilità maschile, ma il ruolo di un'ostruzione parziale o unilaterale resta discutibile. Un'ostruzione completa è diagnosticata in caso di azoospermia e di attività alfa-glucosidasi molto bassa nel plasma seminale, ma il valore di questo marker per la diagnosi di ostruzione parziale rimane poco chiaro (Mahmoud et al. 1998a). Fatta eccezione per le conseguenze anatomiche dell'ostruzione, l'infiammazione può agire come cofattore nell'eziopatogenesi dell'infertilità. Inoltre, la rottura del canale epididimario o dei canali efferenti indotta dalla pressione arteriosa comporta la rottura della barriera emato-testicolare (Witkin 1988), la quale, a sua volta, attiva una reazione di difesa immunologica e induce la produzione di anticorpi anti-spermatozoo (Munoz e Witkin 1995; Witkin et al. 1995, vedi Cap. I.3.7).

Bibliografia

Aitken RJ, Baker HWC (1995) Seminal leucocytes: passengers, terrorists or good Samaritans? Hum Reprod 10:1736 – 1739

Arend WP, Dayer JM (1995) Inhibition of the production and effects of interleukin-1 and tumor necrosis factor alpha in rheumatoid arthritis. Arthritis Rheum 38:151 – 160

Branigan EF, Muller CH (1994) Efficacy of treatment and recurrence rate of leukocytospermia in infertile men with prostatitis. Fertil Steril 62:580 – 584

Buch JP, Kolon TF, Maulik N, Kreutzer DL, Das DK (1994) Cytokines stimulate membrane lipid peroxidation of human sperm. Fertil Steril 62:186 – 188

Chen CS, Chao HT, Pan RL, Wei YH (1997) Hydroxyl radical induced decline in motility and increase in lipid peroxidation and DNA modification in human sperm. Biochem Mol Biol Int 43:291 – 303

Comhaire F, Verschraegen G, Vermeulen L (1980) Diagnosis of accessory gland infection and its possible role in male infertility. Int J Androl 3:32 – 45

Comhaire FH, Rowe PJ, Farley TM (1986) The effect of doxycycline in infertile couples with male accessory gland infection: a double blind prospective study. Int J Androl 9:91 – 98

Comhaire F, Bosmans E, Ombelet W, Punjabi U, Schoonjans F (1994) Cytokines in semen of normal men and of patients with andrological diseases. Am J Reprod Immunol 31:99 –103

Comhaire FH, Mahmoud AMA, Depuydt CE, Zalata AA, Christophe AB (1999) Mechanisms and effects of male genital tract infection on sperm quality and fertilizing potential: the andrologist's viewpoint. Hum Reprod Update 5:393 - 398

Comhaire FH, Christophe AB, Zalata AA, Dhooge WS, Mahmoud AM, Depuydt CE (2000) The effects of combined conventional treatment, oral antoxidants and essential fatty acids on sperm biology in subfertile men. Prostaglandins Leukot Essent Fatty Acids 63:159 – 165

Denison FC, Grant VE, Calder AA, Kelly RW (1999) Seminal plasma components stimulate interleukin-8 and interleukin-10 release. Mol Hum Reprod 5:220 – 226

Depuydt CE, Comhaire FH (1998) Role of cytokines and other growth factors in sperm function. Modern ART in the 2000s: andrology in the nineties: the proceedings of an International Symposium on Male Infertility and Assisted Reproduction (Studies in profertility series; v. 8), p 165 – 175

Depuydt CE, Bosmans E, Zalata A, Schoonjans F, Comhaire FH (1996) The relation between reactive oxygen species and cytokines in andrological patients with or without male accessory gland infection. J Androl 17:699 – 707

Depuydt CE, De Potter CR, Zalata A, Baekelandt E, Bosmans E, Comhaire FH (1998a) Levels of hepatocyte growth factor/scatter factor (HGF/SF) in seminal plasma of patients with andrological diseases. J Androl 19:175 – 182

Depuydt C, Zalata A, Christophe A, Mahmoud A, Comhaire F (1998b) Mechanisms of sperm deficiency in male accessory gland infection. Andrologia 30:29 – 33

Diemer T, Ludwig M, Huwe P, Hales DB, Weidner W (2000) Influence of urogenital infection on sperm function. Curr Opin Urol 10:39 – 44

Dousset B, Hussenet F, Daudin M, Bujan L, Foliguet B, Nabet P (1997) Seminal cytokine concentrations (IL-1 beta, IL-2, IL6, sR IL-2, sR IL-6), semen parameters and blood hormonal status in male infertility. Hum Reprod 12:1476 – 1479

Eggert-Kruse W, Rohr G, Demirakca T, Rusu R, Naher H, Petzoldt D, Runnebaum B (1997) Chlamydial serology in 1303 asymptomatic subfertile couples. Hum Reprod 12:1464 – 1475

Eggert-Kruse W, Boit R, Rohr G, Aufenanger J, Hund M, Strowitzki T (2001) Relationship of seminal plasma interleukin (IL)-8 and IL-6 with semen quality. Hum Reprod 16:517 –528

Everaert K, Mahmoud A, Depuydt C, Maeyaert M, Comhaire F (2003) Chronic prostatitis and male accessory gland infection – is there an impact on male infertility (diagnosis and therapy)? Andrologia 35:325 – 330

Friebe K, Bohring C, Skrzypek J, Krause W (2003) Levels of interleukin-6 and interleukin-8 in seminal fluid of men attending an andrological clinic. Andrologia 35:126 – 129

Gonzales GF, Garcia-Hjarles MA, Gutierrez R, Guerra-Garcia R (1989) The secretory activity of the seminal vesicles and its relationship to sperm motility: effects of infection in the male reproductive tract. Int J Androl 12:286 – 294

Gruschwitz MS, Brezinschek R, Brezinschek HP (1996) Cytokine levels in the seminal plasma of infertile males. J Androl 17:158 – 163

Hirano T (1998) Interleukin 6 and its receptor: ten years later. Int Rev Immunol 16:249 – 284

Huleihel M, Lunenfeld E, Horowitz S, Levy A, Potashnik G, Mazor M, Glezerman M (1999) Expression of IL-12, IL-10, PGE2, sIL-2R and sIL-6R in seminal plasma of fertile and infertile men. Andrologia 31:283 – 288

Huwe P, Diemer T, Ludwig M, Liu J, Schiefer HG, Weidner W (1998) Influence of different uropathogenic microorganisms on human sperm motility parameters in an in vitro experiment. Andrologia 30:55 – 59

Jungwirth A, Straberger A, Esterbauer B, Fink K, Schmeller N (2003) Acrosome reaction in chlamydia positive and negative patients. Andrologia 35:314 – 316

Köhn FM, Erdman I, Oeda T, El Mulla KF, Schiefer HG, Schill WB (1998) Influence of urogenital infections on sperm function. Andrologia 30:73 – 80

Koumantakis E, Matalliotakis I, Kyriakou D, Fragouli Y, Relakis K (1998) Increased levels of interleukin-8 in human seminal plasma. Andrologia 30:339 – 343

Loft S, Poulsen HE (1996) Cancer risk and oxidative DNA damage in man. J Mol Med 74:297 – 312

Loft S, Kold-Jensen T, Hjollund NH, Giwercman A, Gyllemborg J, Ernst E, Olsen J, Scheike T, Poulsen HE, Bonde JP (2003) Oxidative DNA damage in human sperm influences time to pregnancy. Hum Reprod 18:1265 – 1272

Ludwig M, Kümmel C, Schroeder-Printzen I, Ringert RH, Weidner W (1998) Evaluation of seminal plasma parameters in patients with chronic prostatitis or leucocytospermia. Andrologia 30:41 – 47

Ludwig M, Vidal A, Diemer T, Pabst W, Failing K, Weidner W (2002) Seminal secretory capacity of the male accessory glands in chronic pelvic pain syndrome (CPPS)/chronic prostatitis with special focus on the new prostatitis classification. Eur Urol 42:24 – 28

Mahmoud AM, Geslevich J, Kint J, Depuydt C, Huysse L, Zalata A, Comhaire FH (1998a) Seminal plasma alpha-glucosidase activity and male infertility. Hum Reprod 13:591 – 595

Mahmoud AM, Schoonjans F, Zalata AA, Comhaire FH (1998b) The effect of male smoking on semen quality, reducing capacity, reactive oxygen species, and spontaneous and assisted conception rates. Andrology in the Nineties, Gent, Belgium, April 22 – 25, 13

Mahmoud AM, Comhaire FH, Christophe AB (1999) Oral antioxidants and male infertility. Hum Reprod 14:1028 – 1033

Munoz MG, Witkin SS (1995) Autoimmunity to spermatozoa, asymptomatic Chlamydia trachomatis genital tract infection and gamma delta T lymphocytes in seminal fluid from the male partners of couples with unexplained infertility. Hum Reprod 10:1070 – 1074

Ness RB, Markovic N, Carlson CL, Coughlin MT (1997) Do men become infertile after having sexually transmitted urethritis? An epidemiologic examination. Fertil Steril 68:205 – 213

Pavone C, Caldarera E, Liberti P, Miceli V, Di Trapani D, Serretta V, Porcu M, Pavone-Macaluso M (2000) Correlation be-

II.2

tween chronic prostatitis syndrome and pelvic venous disease: a survey of 2,554 urological outpatients. Eur Urol 37:400 - 403
Purvis K, Christiansen E (1993) Infection in the male reproductive tract. Impact, diagnosis and treatment in relation to male infertility. Int J Androl 16:1 - 13
Rajasekaran M, Hellstrom WJ, Naz RK, Sikka SC (1995) Oxidative stress and interleukins in seminal plasma during leukocytospermia. Fertil Steril 64:166 - 171
Rowe PJ, Comhaire FH, Hargreave TB, Mahmoud AM (2000) World Health Organization manual for the standardized investigation, diagnosis and management of the infertile male, 1st edn. Cambridge University Press, Cambridge
Shimoya K, Matsuzaki N, Ida N, Okada T, Taniguchi T, Sawai K, Itoh S, Ohashi K, Saji F, Tanizawa O (1995) Detection of monocyte chemotactic and activating factor (MCAF) and interleukin (IL)-6 in human seminal plasma and effect of leukospermia on these cytokine levels. Am J Reprod Immunol 34:311 - 316
Shoskes DA, Albakri, Thomas K, Cook D (2002) Cytokine polymorphisms in men with chronic prostatitis/chronic pelvic pain syndrome: association with diagnosis and treatment response. J Urol 168:331 - 335
Tomlinson MJ, Barratt CLR, Cooke ID (1993) Prospective study of leukocytes and leukocyte subpopulations in semen suggests they are not a cause of male infertility. Fertil Steril 60:1069 - 1075
Weidner W, Krause W, Ludwig M (1999) Relevance of male accessory gland infection for subsequent fertility with special focus on prostatitis. Hum Reprod 5:421 - 432
Westendorp RG, Langermans JA, Huizinga TW, Verweij CL, Sturk A (1997) Genetic influence on cytokine production in meningococcal disease. Lancet 28; 349(9069):1912 - 1913
WHO (1987) Towards more objectivity in diagnosis and management of male infertility. Int J Androl [Suppl 7] 19 - 33
Wilson M, Seymour R, Henderson B (1998) Bacterial perturbation of cytokine networks. Infect Immun 66:2401 - 2409
Witkin SS (1988) Mechanisms of active suppression of the immune response to spermatozoa. Am J Reprod Immunol Microbiol 17:61 - 64
Witkin SS, Kligman I, Bongiovanni AM (1995) Relationship between asymptomatic male genital tract exposure to Chla mydia trachomatis and an autoimmune response to spermatozoa. Hum Reprod 10:2952 - 2955
Wolff H (1995) The biological significance of white blood cells in semen. Fertil Steril 63:1143 - 1157
Wolff H (1998) Methods for the determination of male genital tract inflammation. Andrologia 30:35 - 39
Wolff H, Politch JA, Martinez A, Haimovici F, Hill JA, Anderson DJ (1990) Leucocytospermia is associated with poor semen quality. Fertil Steril 53:528 - 536
Yamauchi-Takihara K, Ihara Y, Ogata A, Yoshizaki K, Azuma J, Kishimoto T (1995) Hypoxic stress induces cardiac myocyte-derived interleukin-6. Circulation 91:1520 - 1524
Yanushpolsky EH, Politch JA, Hill JA, Anderson DJ (1995) Antibiotic therapy and leucocytospermia: a prospective, randomised, controlled study. Fertil Steril 63:142 - 147
Yoshimura T, Matsushima K, Oppenheim JJ, Leonard JJ (1987) Neutrophil chemotactic factor produced by lipopolysaccharide (LPS)-stimulated human blood mononuclear leukocytes: partial characterization and separation from interleukin 1 (IL 1). J Immunol 139:788 - 793
Zalata AA, Christophe A, Depuydt CE, Schoonjans F, Comhaire FH (1998) White blood cells cause oxidative damage to the fatty acid composition of phospholipids of human spermatozoa. Int J Androl 21:154 - 162
Zalata AA, Ahmed AH, Allamaneni SS, Comhaire FH, Agarwal A (2004) Relationship between acrosin activity of human spermatozoa and oxidative stress. Asian J Androl 6:313 - 318

II.2.4 Uretrite, infezioni sessualmente trasmesse (STD), sindrome da immunodeficienza acquisita (AIDS)

F. R. Ochsendorf

Sintesi

Secondo i dati attuali, l'uretrite non comporta alcun problema di fertilità maschile. Nelle infezioni croniche, come per esempio la gonorrea, le stenosi uretrali e le orchiepididimiti sono comunque possibili. *Chlamydia trachomatis* e *Neisseria gonorrhoeae* possono indurre un'infezione genitale nella partner e un'ostruzione delle tube. Secondo la loro prevalenza locale, alcuni agenti di infezioni sessualmente trasmesse (STD) possono alterare la fertilità maschile se non sono correttamente trattati. Ogni STD aumenta la probabilità di trasmissione del virus dell'immunodeficienza umana (HIV). L'infezione da HIV è associata a liquido seminale infetto e al rischio di trasmissione del virus. Gli uomini che sono sieropositivi, ma senza AIDS conclamato, hanno spesso del liquido seminale i cui parametri sono normali. Le loro funzioni testicolari endocrine ed esocrine sono, tuttavia, alterate dalla progressione dell'immunodeficienza acquisita. La riproduzione è possibile nelle coppie sierodiscordanti per HIV, grazie alle procedure particolari di lavaggio del liquido seminale e allo screening del campione prima della riproduzione assistita.

II.2

II.2.4.1

Introduzione

Un tratto comune delle STD è che i microrganismi responsabili sono labili negli ambienti inanimati. Conseguentemente, essi sono trasmessi solo per contatto intimo. I tipi principali sono riassunti nella Tabella II.2.4 e nel Cap. I.6.1. A causa della modalità di trasmissione, molti di questi agenti possono essere trasmessi contemporaneamente, e la diagnosi di una STD stimola, così, la ricerca di altri.

Microrganismo e tempo di incubazione	Frequenza (%)	Metodo di individuazione	Terapia
Neisseria gonorrhoeae 1–6 (–14) giorni	[0] 0,4 -9– [18]	Coltura (ambiente selettivo di Thayer-Martin; trasporto rapido!); ibridizzazione del DNA (urina del primo getto)	Un ciclo: spectinomicina 2 g o ceftriaxone 0,25 g i.m. in alternativa (p.o.): cefixima 400 mg o ciprofloxacina 500 mg od ofloxacina 400 mg o azitromicina 1 g
C. trachomatis 7–21 giorni	[6] 15–26	Diagnosi delle Ag (immunofluorescenza diretta, EIA), amplificazione del DNA (PCR; LCR)	Un ciclo: azitromicina 1 × 1000 mg o 7 giorni: doxiciclina 2 × 100 mg; alternativa: (7 giorni p.o.): tetracicline 4 × 500 mg o eritromicina 4 × 500 mg od orofloxacina 2 × 300 mg
Micoplasmi	10–21	Coltura (ambiente speciale)	Come *Chlamydia*
Ureaplasma urealyticum	15–17		
Mycoplasma hominis	4–6		
Mycoplasma genitalium (Deguchi e Maeda 2002)	18–45	Coltura speciale (metodo di routine non disponibile)	Doxiciclina 7 giorni 2 × 100 mg/die; alternativa: macrolidi, nuovi chinoloni
Batteri patogeni (*Enterococcus*, streptococchi beta-emolitici, *E. coli*, *Staphylococcus aureus*)	[4] - 20 -31	Coltura	Secondo l'antibiogramma
Trichomonas vaginalis da 4 giorni a 3 settimane	0,4–1	Sedimento urinario del primo getto di urina	Una volta metronidazolo 2 g p.o. o tinidazolo una volta 2 g p.o.
Herpes simplex virus	Casi individuali	Solo in assenza di effetto terapeutico: coltura, individuazione dell'antigene o PCR	Acyclovir 5 × 200 mg p.o.5-7 giorni
Candida	Casi individuali 3	Solo in assenza di effetto terapeutico: coltura	Derivato imidazolo topico; alternativa: p.o.: fluconazolo 1 × 150 mg p.o. o chetoconazolo 2 × 200 mg 5 giorni
Nessun agente dimostrabile	-26		
Cause possibili:			
Falso negativo		Ripetizione dei test microbiologici	
Irritazione funzionale			
Uretrite traumatica			
Tumori dell'uretra		Diagnosi urologiche (uretroscopia)	
Infezione da HPV			
Malattia generale		Precedenti	

Tabella II.2.4. Microrganismi più frequenti che sono causa di uretrite, diagnosi e terapia. Le percentuali sono riprese dalla letteratura; in caso di varianza elevata, i massimi e i minimi sono citati tra parentesi (da Gall et al. 1999; Elsner et al. 1987; Heise 2001; Kohl 2001)

Le STD possono indurre infezione genitale (Ankum et al. 1996), gravidanza ectopica, infertilità, dolori pelvici cronici, lesioni genitali, neoplasie genitali, esiti di gravidanza negativi, disfunzioni del sistema immunitario, patologie epatiche, setticemie gonococciche e, infine, la morte; esse hanno, dunque, un impatto considerevole sulla salute dell'uomo e della donna. Anche se la malattia non provoca alcuna alterazione dei parametri seminali, come, per esempio, le infezioni da *Chlamydia trachomatis* nell'uomo, essa può essere trasferita alla partner e, quindi, avere un impatto considerevole nella donna, come un'infezione genitale che può provocare un'occlusione delle tube (Sulak 2003).

II.2

Alcuni studi hanno riportato dei precedenti positivi per STD nel 45% dei pazienti infertili (Schulenburg et al. 1993), mentre altri studi non hanno trovato alcun legame tra residuo uretrale o disuria e la successiva qualità del liquido seminale (Oldereid et al. 1992). Una percentuale più elevata di STD è stata riportata in uomini e donne infertili rispetto ai controlli (Rodriguez et al. 2001). È probabile che la prevalenza delle STD, la disponibilità dei servizi sanitari e la durata e la modalità del trattamento delle STD in una popolazione determinata siano tutti fattori che influenzano il ruolo di queste infezioni nell'infertilità maschile (Cates et al. 1985; De Schryver e Meheus 1990; Bambra 1999; Jansen et al. 2003; Orroth et al. 2003; Bayasgalan et al. 2004). Diverse revisioni trattano più in dettaglio queste domande (Keck et al. 1998; Comhaire et al. 1999; Paavonen ed Eggert-Kruse 1999; Sulak 2003).

II.2.4.2 Uretrite

II.2.4.2.1 Germi patogeni

L'uretrite può essere provocata da numerosi germi patogeni (Tabella II.2.4; Elsner et al. 1987; Gall et al. 1999; Heise 2001; Kohl 2001; Deguchi e Maeda 2002).

I principali sono i gonococchi, *Chlamydia trachomatis*, *Ureaplasma urealyticum*, *Mycoplasma genitalium*, *Trichomonas vaginalis* (Tabella II.2.4). L'uretrite causata da un trauma meccanico non è legata all'infertilità. Si è stimato che l'ascensione dei gonococchi si verifica in circa l'1% dei pazienti infetti.

II.2.4.2.2 Manifestazioni cliniche

I sintomi sono variabili. In caso di uretrite acuta, il paziente constata una perdita uretrale e disuria. Altri pazienti sono asintomatici o non hanno alcun sintomo nel corso della giornata e notano solo una semplice goccia di pus la mattina prima della prima minzione. A volte, il glande o il meato uretrale possono presentare un certo arrossamento che testimonia l'infiammazione.

II.2.4.2.3 Diagnosi

L'evidenziazione di > 15 granulociti nel sedimento dei primi 3 millilitri di urina (ingrandimento × 400) è considerata patognomonica di un'infiammazione acuta dell'uretra (Schiefer 1998). La diagnosi definitiva è determinata dalla scoperta dell'agente patogeno [coltura, immunofluorescenza diretta, immuno-enzimologia (EIA) e, attualmente, metodiche molecolari come l'amplificazione a catena da parte della polimerasi (PCR) o della ligasi (LCR); vedi Tabella II.2.4]. Questi test hanno diverse sensibilità e specificità (Watson et al. 2002).

II.2.4.2.4 Importanza

La domanda se l'uretrite possa provocare infertilità maschile è argomento di accesa discussione. È biologicamente plausibile che i gonococchi e/o *Chlamydia* possano causare infertilità maschile. Esistono prove cliniche e patologiche che collegano questi germi patogeni all'uretrite, l'uretrite all'orchiepididimite e l'orchiepididimite all'infertilità. Un'analisi retrospettiva della letteratura non ha, tuttavia, potuto dimostrare che questi patogeni alterino le caratteristiche seminali. Si ritiene che ne siano responsabili dei problemi metodologici (Ness et al. 1997). Non ci sono attualmente studi prospettici controllati che provino questa associazione. La stenosi uretrale è un'altra complicanza possibile dell'uretrite, principalmente dovuta ai gonococchi (Bewes 1973).

Gonorrea

La sieroprevalenza di *N. gonorrhoeae* varia dal 3 al 31% nei diversi gruppi a rischio (studio in Messico; Cravioto Mdel et al. 2003). Questi valori sono differenti in altri Paesi (Dougan et al. 2004).

L'infertilità per un'ostruzione delle tube sembra essere un problema importante, particolarmente in Africa (Meheus et al. 1986). Nell'uomo, si può verificare una stenosi uretrale (Osoba 1981; Fievet et al. 1987). La maggior parte delle stenosi si manifesta a livello dell'uretra posteriore, dove una fibrosi e un restringimento si possono estendere da meno di 5 mm a più di 10 cm. Si verifica una grande varietà di sintomi iniziali e di complicanze. La diagnosi è semplice quando il paziente si presenta in ritenzione acuta o in caso di anamnesi di minzione difficile. Tuttavia, quando la stenosi è causa di un ascesso perianale, di gangrena dello scroto con ispessimento, di uremia o di ipertensione, di ernia o di prolasso rettale, di infezione urinaria o di elefantiasi dello scroto con fistole multiple, la diagnosi può essere difficile. È utile un'accurata anamnesi, in particolare in caso di anamnesi di infezione da gonococco. La diagnosi definitiva si effettua mediante uretrografia e uretroscopia (Bewes 1973). Nei Paesi occidentali come la Scozia, tuttavia, la gonorrea non è una causa significativa di stenosi uretrale (McMillan et al. 1994). Si è avanzata l'ipotesi che la velocità di declino dell'ipofertilità in Svezia possa essere attribuita all'eradicazione della gonorrea (Akre et al. 1999), un punto di vista non condiviso da altri autori (Jensen et al. 2000).

In caso di gonorrea asintomatica nell'uomo non è stata osservata alcuna differenza delle caratteristiche seminali prima o dopo il trattamento, rispetto a un gruppo di riferimento, a eccezione di una diminuzione della concentrazione di citrato (Perez-Plaza et al. 1982). Tuttavia, uno studio di follow-up dopo un'uretrite gonococcica e un'orchiepididimite monolaterale in uomini fertili ha dimostrato che, dopo 2 anni, solo il 21% di essi ha prodotto liquido seminale sufficiente per il concepimento. Nonostante le lesioni fossero limitate a un solo testicolo, i campioni di biopsia testicolare hanno dimostrato lesioni a entrambi i testicoli. La gonorrea può, quindi, indurre oligo e azoospermia (Osegbe 1991). Altri autori hanno riportato un aumento dell'incidenza di anticorpo anti-spermatozoo dopo un'uretrite gonococcica (Shahmanesh et al. 1986). I gonococchi sopravvivono alla crioconservazione in azoto liquido, cosa che deve essere presa in considerazione nella selezione dei donatori di liquido seminale (Sherman et Rosenfeld 1975; Glander et al.1986).

Le analisi di liquido seminale di uomini asintomatici non comprendono alcuno screening sistematico dei gonococchi a causa della loro scarsa prevalenza. È stato riportato che la diluizione del liquido seminale (1:2 con siero fisiologico) aumenta i livelli di identificazione del *N. gonorrhoeae* (non diluito: 0 positivo; diluito: 9/68 positivi; Vicari et al. 1986). Gli stessi autori hanno osservato colture positive per i gonococchi in 111 uomini su 785 (14%) in una clinica ambulatoriale di andrologia (Vicari et al. 1991). Lo screening deve anche apparentemente essere adattato alla prevalenza locale della malattia.

L'importanza di *N. gonorrhoeae* risiede nella sua capacità di indurre nell'uomo una stenosi uretrale e lesioni testicolari come risultato dell'orchiepididimite, così come l'infiammazione e l'ostruzione delle tube nella donna.

Chlamydia trachomatis

Il ruolo della *Chlamydia trachomatis* come causa di infertilità maschile è oggetto di discussione (Krause e Bohring 2003; Gonzales et al. 2004). Non c'è dubbio che *Chlamydia trachomatis* sia un germe patogeno frequente in caso di infiammazione dell'apparato genitale maschile e che questo microrganismo sia raramente presente negli uomini in buona salute. *Chlamydia trachomatis* provoca l'infiammazione dell'uretra e dell'epididimo. Tuttavia, non è provato se possa o meno causare prostatiti e infezioni delle vescicole seminali (Weidner et al. 1999, 2002). L'antigene o il DNA di *Chlamydia trachomatis* è facilmente evidenziabile nei prelievi uretrali e nelle urine. Le tecniche di amplificazione del DNA (LCR, PCR, sonda molecolare) nel primo getto di urine hanno una sensibilità più elevata (85–96%) rispetto ai prelievi cervicali (84–88%, come anche per gli strisci uretrali) e danno risultati migliori rispetto ai test immuno-enzimatici (urina 38%, striscio 65%). I metodi di biologia molecolare sono più efficaci per individuare infezioni asintomatiche da *Chlamydia* degli esami tradizionali, in particolare nelle popolazioni a bassa prevalenza (Watson et al. 2002). *Chlamydia trachomatis*, tuttavia, non è stata evidenziata in modo riproducibile nelle secrezioni delle ghiandole accessorie maschili, liquido seminale incluso.

Le analisi sierologiche possono essere utili per gli studi epidemiologici. In questi studi è stata osservata una combinazione tra la diagnosi di anticorpi specifici di immunotipi di *C. trachomatis* e l'ipofertilità, sia nell'uomo che nella donna. Per questo motivo, un'anamnesi di infezione da *C. trachomatis* sembra associata a ipofertilità nell'uomo o nella donna all'interno della coppia (Karinen et al. 2004).

Il ruolo della sierologia di *Chlamydia* come marker di un'infezione recente non è chiaro. I primi test ricorrevano a esami che non riuscivano a differenziare *C. trachomatis* da *C. pneumoniae*. Sistemi di test differenti hanno dato risultati contraddittori. La determinazione di anticorpi anti-*Chlamydia* nel siero o nel liquido seminale non indica in modo certo un'infezione da *C. trachomatis*. Il profilo di questi anticorpi dopo il trattamento è sconosciuto. Alcuni autori hanno trovato prevalenze più elevate di anticorpi anti-*Chlamydia trachomatis* negli uomini infertili e associazioni con delle proteine di shock termico (Schuppe et al. 2003), mentre altri autori hanno trovato associazioni con marker infiammatori (Wolff et al. 1991; Ochsendorf et al. 1999).

II.2

Alcune osservazioni hanno indicato che *Chlamydia* può penetrare negli spermatozoi umani (Erbengi 1993) e che potrebbe indurre la produzione di anticorpi (Shahmanesh et al. 1986); Soffer et al. 1990; Witkin et al.1995 a,b) e potrebbe essere causa di stress ossidativo (Segnini et al. 2003) e di infiammazione (Hosseinzadeh et al. 2004). Tuttavia, non esiste alcuno studio conclusivo che dimostri che gli uomini infettati da *C. trachomatis* siano meno fertili degli uomini non infettati (riferimenti in Krause e Bohring 2003). Inoltre, le funzioni degli spermatozoi non sono alterate (Vigil et al. 2002). Gli spermatozoi servono apparentemente anche come veicolo per il trasporto dell'agente patogeno nella donna.

Non c'è alcun dubbio che le infezioni genitali dell'uomo con *Chlamydia* siano una minaccia per gli organi genitali della donna, poiché l'infezione di questi ultimi con *C. trachomatis* può essere deleteria per la fertilità, soprattutto attraverso l'occlusione delle tube. Ciò è stato dimostrato in più occasioni (Eggert-Kruse et al. 1990, 1996; Paavonen ed Eggert-Kruse 1999; Krause e Bohring 2003; Mardh 2004). *C. trachomatis* deve, pertanto, in linea di principio, essere considerato come un rischio di infertilità femminile.

Micoplasmi

I micoplasmi comprendono *Mycoplasma hominis*, *Ureaplasma urealyticum* e *Mycoplasma genitalium*. Mentre i primi due possono colonizzare l'uretra senza provocare sintomi, si pensa che *M. genitalium* sia una causa maggiore di uretrite e, forse, di cervicite (Uuskula e Kohl 2002). È stato suggerito di effettuare uno screening per questi microrganismi nelle partner, al fine di isolarli a livello dell'apparato genitale maschile (Trum et al. 2000). L'incidenza *di U. urealyticum* nel liquido seminale di uomini fertili e infertili è stata valutata tra il 7 e il 42% (Reichart et al. 2000). Un rischio più elevato è stato riportato nel liquido seminale di uomini infertili (38% sul 9% nei controlli, dXu et al. 1997). *U. urealyticum* è sospettato come causa di prostatite cronica (Badalyan et al. 2003). *U. urealyticum* e *M. genitalium* si possono attaccare agli spermatozoi, possono essere trasportati nell'apparato genitale femminile e possono provocare una patologia genitale nella donna (Taylor-Robinson 2002; Svenstrup et al. 2003).

Nel corso della fecondazione in vitro (FIV) *M. hominis* è stato osservato nel 2-12% e *U. urealyticum* nel 17-29% del liquido seminale (Hill 1990; Witkin et al. 1995b). L'evidenziazione di un'infezione da micoplasmi non è mai associata alla modificazione dei parametri seminali (Soffer et al. 1990) o a un risultato insoddisfacente della FIV, se è stata effettuata in precedenza una terapia con tetracicline (Witkin et al. 1995a,b). Tuttavia, è stato ipotizzato che questa infezione possa provocare una perdita dell'embrione senza necessariamente interessare la qualità del liquido seminale. Uno dei meccanismi possibili è legato all'instabilità della cromatina. Il periodo di incubazione in vitro provoca negli spermatozoi la decondensazione della cromatina e lesioni del DNA che sono tempo e dosaggio-dipendenti. In vivo, questi effetti potrebbero essere significativamente ridotti con una terapia con doxiciclina (Reichart et al. 2000).

Per questo, *U. urealyticum* potrebbe causare infertilità attraverso effetti deleteri sulla cromatina e sul DNA degli spermatozoi; ciò porta all'alterazione dello sviluppo embrionale. Il ruolo esatto di questi microrganismi rimane, tuttavia, da chiarire.

Trichomonas vaginalis

Le infezioni protozoarie dell'apparato genitale maschile sono rare e coinvolgono solo alcune specie di parassiti (Martinez-Garcia et al. 1996). *T. vaginalis* è l'agente più frequentemente osservato (~120 milioni di nuovi casi nel mondo;

Crosignani et al. 1992). È stato recentemente dimostrato che l'incidenza nell'uomo può essere sottostimata se viene utilizzato un solo campione per diagnosticare questo agente. Rispetto al primo getto di urine e al prelievo uretrale, il liquido seminale si rivela essere il campione più sensibile (liquido seminale positivo solo nel 25% dei casi) per l'individuazione di *T. vaginalis* (Kaydos-Daniels et al. 2004). Nelle regioni a forte prevalenza di infezione da *Trichomonas* è raccomandato l'uso di metronidazolo nel trattamento medico dell'uretrite maschile (Price et al. 2003). Nella donna, non è stata evidenziata alcuna differenza nelle percentuali di individuazione di *T. vaginalis* tra donne fertili e infertili (Okonofua et al. 1995). Tuttavia, è stato dimostrato che la tricomoniasi può giocare un ruolo nello sviluppo dei tumori del collo dell'utero e nelle infezioni postoperatorie e avere conseguenze negative sulla gravidanza; inoltre, essa potrebbe essere un fattore di algie pelviche atipiche e di infertilità (Soper 2004).

È stato osservato un aumento della frequenza della contaminazione seminale da *Trichomonas* negli uomini infertili rispetto ai fertili (47% contro 30%), oltre a una viscosità e a un'agglutinazione degli spermatozoi più elevate. Un miglioramento significativo delle caratteristiche del liquido seminale è stato osservato nel 50% dei pazienti un mese dopo il trattamento con metronidazolo (Bornman et al. 1992b). Altri autori non hanno potuto confermare gli effetti negativi di *T. vaginalis* sulla motilità degli spermatozoi (Daly et al. 1989). Non è stato osservato alcun effetto negativo sull'interazione liquido seminale-muco (Eggert-Kruse et al. 1987). *T. vaginalis* non sopravvive alla crioconservazione degli spermatozoi (Glander et al. 1986).

La tricomoniasi potrebbe causare un'infertilità reversibile nell'uomo, anche se il significato reale dell'infezione da *T. vaginalis* nell'infertilità non è ancora stato chiaramente definito (Martinez Garcia et al. 1996; Soper 2004).

II.2.4.3
STD

Gli agenti trasmessi sessualmente sono riassunti nel Cap. I.6.1, Tabella II.2.4. Alcuni patogeni non sono elencati perché non sono associati all'infertilità maschile (come la scabbia umana o le infezioni da papilloma virus). Le STD sono state discusse in numerose pubblicazioni (Moskowitz e Mellinger 1992; Radcliffe 2001; Center of Disease Control and Prevention 2002; Sulak 2003). È stato accertato solo che le STD sono meno rilevanti nell'uomo che nella donna, in termini di fertilità (Westrom 1994). Studi di coorte su un numero elevato di uomini hanno dimostrato l'assenza di aumento del tasso di produzione di anticorpi anti-spermatozoo negli uomini che consultano i centri di trattamento delle STD (Hargreave et al. 1984). Questo meccanismo non sembra, quindi, essere rilevante.

La prevalenza delle STD varia nel mondo, con un'incidenza più elevata nei Paesi in via di sviluppo (De Schryver e Meheus 1990). Inoltre, il trend cambia di anno in anno, con una diminuzione dell'incidenza negli anni 1990 durante l'epidemia da HIV e un aumento in tempi più recenti (Dougan et al. 2004).

Circa i due terzi delle STD coinvolgono persone di meno di 25 anni (Braverman 2000). Questa popolazione sessualmente attiva potrebbe avere conseguenze a lungo termine, come infertilità, algie pelviche croniche e carcinoma; sono, quindi, necessarie strategie educative per la loro prevenzione (Wilken e Rosler 1985; Stone 1990; Workowski et al. 2002). Ciò è, talvolta, impedito a causa di una gestione suddivisa tra centri per le STD e l'infertilità (Hardon 2003).

Il papilloma virus umano è stato evidenziato nella cute di circa il 13% degli uomini che si rivolgono a un centro per infertilità, così come nel liquido seminale di uomini portatori o meno di condilomi esterni (Green et al. 1991; Pakendorf et al. 1998). La trasmissione dalla donna all'uomo sembra essere poco rilevante. Il DNA e l'RNA di tipo 16 di HPV (25 e 8% dei pazienti selezionati casualmente), così come il DNA e l'RNA di tipo 18 (46 e 21%), sono stati individuati nelle cellule del liquido seminale (letteratura in Dejucq e Jégou 2001). Un'incidenza significativamente più elevata di astenoazoospermia è stata riportata nei pazienti portatori di HPV nel loro liquido seminale (Lai et al. 1997).

L'incidenza della sifilide è stata valutata intorno al 3-8% in un reparto andrologico in Sud Africa (Bornman et al. 1992a). Ciò è importante da un punto di vista epidemiologico: anche se *Treponema pallidum* non altera direttamente l'infertilità maschile, ciò dimostra che i pazienti sono a rischio di altre STD in particolare l'infezione da HIV.

Attualmente, uno dei principali effetti delle STD è la loro capacità di aumentare i tassi di trasmissione dell'HIV. Ciò è stato chiaramente studiato e pubblicato. Il trattamento delle STD non è, dunque, solo importante per la prevenzione delle conseguenze negative a lungo termine sulla fertilità, ma anche per la prevenzione dell'HIV (Passey 1996; Ping et al. 2000; Aral 2001; Pilcher et al. 2004).

Infine, i patogeni delle STD devono essere presi in considerazione durante la riproduzione assistita (Diani 1999) e nei programmi di donazione di liquido seminale. Anche in questi casi, la variabilità geografica delle STD spiega la grande variabilità delle incidenze riportate (Craig et al. 1997; Olatunbosun et al. 1998; Wortley et al. 1998).

II.2.4.4
HIV

I primi rapporti sui decessi inusuali di maschi omosessuali sono stati pubblicati nel 1981. Dopo alcuni mesi è stata identificata la sindrome da immunodeficienza acquisita. Nel 1983 è stato isolato un virus come causa probabile di questa sindrome da immunodeficienza acquisita (AIDS) e la relazione causale è stata provata nel corso degli anni successivi (letteratura in: Hoffmann e Kamps 2004 o www.hiv.net, www.hivmedicine.com). Uno degli obiettivi essenziali è la prevenzione della malattia. Formulazioni topiche intravaginali di sostanze anti-HIV o di prodotti microbici sono in corso di sviluppo per prevenire il contagio perinatale e attraverso le mucose dell'HIV.

Questi agenti devono essere in grado di attaccare l'HIV in diversi modi: attraverso l'inattivazione diretta dell'HIV con il blocco della sua fissazione alle cellule bersaglio, della sua penetrazione o della sua replicazione e attraverso la prevenzione della diffusione delle cellule bersaglio presenti nel liquido seminale o nelle cellule ospiti che rivestono la parete vaginale (D'Cruz e Uckun 2004).

Nel corso dei primi anni dell'epidemia da HIV sono stati affrontati problemi non riguardanti la procreazione. Il desiderio di avere un figlio è stato messo in discussione per le possibili infezioni del partner e per la prognosi della malattia. Oggi l'infezione da HIV è considerata una malattia cronica; di conseguenza, un numero maggiore di coppie consulta specialisti in previsione del concepimento. Ciò implica un approccio multidisciplinare affinché la coppia sia bene informata. I criteri di decisione del trattamento devono essere basati sugli stessi criteri applicati alle coppie affette da altre malattie croniche. La terapia medica dipende dalle circostanze (Williams et al. 2003).

Possono essere utilizzate diverse metodiche di fecondazione assistita. Fino alla metà del 2003, più di 1800 coppie sono state trattate con circa 4500 cicli e, in Europa, sono nati circa 500 bambini (Sonnenberg-Schwan 2004).

L'infezione da HIV ha influenze diverse nella medicina della riproduzione: la funzione degli organi di riproduzione, i problemi etici, la prevenzione del contagio del neonato e i problemi di sicurezza del personale di laboratorio (Ethics Committee of the American Society for Reproductive Medicine 2004).

II.2.4.4.1 Effetti dell'HIV sulla funzione degli organi riproduttivi dell'uomo

Testicolo

Le fonti più importanti di HIV nell'apparato riproduttivo maschile sono i leucociti infetti (linfociti, monociti, macrofagi, Dulioust et al. 1998). La vasectomia non influenza la quantità di virus libero nel plasma seminale (Krieger et al. 1998). C'è una controversia riguardo alla possibilità che il virus infetti anche gli spermatozoi (Dejucq e Jégou 2001).

È stato dimostrato che i macrofagi testicolari esprimono CD 4, CCR 5 e CXCR 4, permettendo così l'ingresso dell'HIV in queste cellule e fornendo, così, una riserva (Habasque et al. 2002).

Il DNA provirale è stato scoperto tramite ibridazione con PCR in situ nel nucleo delle cellule germinali in tutti gli stadi di differenziazione, nei testicoli di soggetti sieropositivi. La presenza del provirus non è mai stata associata all'alterazione delle cellule germinali, la spermatogenesi è normale ed è stata osservata una leggera risposta immunitaria locale (Muciaccia et al. 1998b). Attraverso la microscopia elettronica, si è evidenziato che l'HIV si può attaccare alla superficie degli spermatozoi e penetrare in queste cellule attraverso la membrana plasmatica intatta (Bagasra et al. 1994), probabilmente attraverso un recettore alternativo (GalAAG, Piomboni e Baccetti 2000) oppure una proteina di 160 kDa del liquido seminale (Bandivdekar et al. 2003). Altri autori, però, non sono riusciti a confermarlo (Pudney et al. 1998). È possibile isolare spermatozoi liberi da HIV tramite procedure di lavaggio (Semprini e Fiore 2004). Nei tessuti prostatici e testicolari, i linfociti T sono le cellule maggiormente colpite dall'HIV-1. È stato, dunque, concluso che l'HIV-1 presente nel plasma seminale provenga dalla prostata, mentre le cellule del liquido seminale infettate da HIV-1 provengono principalmente dalla rete testis e dall'epididimo (Paranjpe et al. 2002).

Numerose disfunzioni endocrine e testicolari sono state riportate in pazienti affetti da HIV, a seconda dello stadio della malattia. L'ipogonadismo è frequente in caso di AIDS. La perdita di peso osservata nell'AIDS conclamato potrebbe essere la conseguenza di tassi ridotti di testosterone (Dobs et al. 1988; Villette et al. 1990; Schurmeyer et al. 1997). Un'associazione significativa è stata osservata tra l'atrofia testicolare e l'indice di massa corporea (BMI, $P = 0{,}0496$). I pazienti di basso peso corporeo affetti da HIV hanno un rischio 3,52 volte maggiore di avere un'atrofia testicolare rispetto a quelli il cui peso corporeo è accettabile (Mhawech et al. 2001).

Alcuni studi dimostrano che il trattamento sostitutivo con testosterone nei pazienti affetti da HIV, i quali presentano una perdita di peso e dei livelli di testosterone bassi, può migliorare la massa muscolare, la resistenza, la massa magra corporea e altri sintomi dell'ipogonadismo (Bhasin et al. 1998; Bhasin e Javanbakht 1999). In previsione di un concepimento conviene, comunque, prendere in considerazione il fatto che possa risultare un'azoospermia reversibile a causa del trattamento con testosterone (Pena et al. 2003). Inoltre, è stato dimostrato che circa un terzo degli uomini con HIV che frequentano le palestre utilizza steroidi anabolizzanti (Bolding et al. 2002).

Nei pazienti affetti da AIDS, sono stati riportati orchiti, ipogonadismi, oligospermie e azoospermie (Dobs e al. 1988; Pudney e Anderson 1991; Poretski e al. 1995). Sono stati osservati tumori delle cellule germinali e linfomi del testicolo. L'incidenza dei tumori del testicolo è 57 volte maggiore dell'incidenza media della popolazione sana negli Stati Uniti (lo 0,2% in 3015 uomini HIV-positivi contro lo 0,0035% nella popolazione sana; Tessler e Catanese 1987).

I meccanismi d'azione dell'HIV sul testicolo comprendono il deterioramento non specifico delle funzionalità dovuto alla malattia debilitante cronica e alla cachessia o effetti sinergici delle infezioni opportunistiche del testicolo, come quelle dovute al citomegalovirus (CMV), al *Mycobacterium avium intracellulare* o al *Toxoplasma gondii* nel testicolo. Un solo paziente su tre presenta tali infezioni in presenza di lesioni testicolari dimostrabili quindi, probabilmente, queste infezioni non sono la causa principale (De Paepe et al. 1990). Un'alterazione dell'asse ipotalamo-ipofisi

(Dobs et al. 1988), non ha potuto essere confermata in altri studi (Schlienger e Lang 1989; Poretsky et al. 1995). I tassi elevati di ormone luteinizzante (LH) e di ormone follicolo-stimolante (FSH) osservati in alcuni pazienti suggeriscono un'insufficienza testicolare primaria (Croxson et al. 1989).

Gli studi post-mortem descrivono un'atrofia testicolare nei pazienti affetti da AIDS (Chabon et al. 1987). L'ipogonadismo deriva probabilmente da una riduzione del numero di cellule di Leydig, così come da un'infiltrazione linfocitaria e da una fibrosi del tessuto interstiziale testicolare (Dalton e Harcourt-Webster 1991; Pudney e Anderson 1991). Numerose modifiche sono state descritte nel testicolo, ed è stato proposto un sistema di classificazione (De Paepe e Waxman 1989; Yoshikawa et al. 1989). Gli autori hanno osservato sindromi a sole cellule di Sertoli (42%), formazione di cellule germinali (27%), fibrosi peritubulari associate a ialinizzazione tubulare (15%), arresti di maturazione (13%) e aspetti normali (3%). Inoltre, l'arresto della spermatogenesi a vari stadi, la degenerazione delle cellule germinali e un blocco dell'epididimo sono stati descritti da altri autori (Shevchuk et al. 1998). Il prolungamento della sopravvivenza tramite terapie antiretrovirali è stato associato ai dati istologici che mostravano una perdita più pronunciata di cellule germinali (Shevchuk et al. 1999).

Sembra, quindi, che un'azione locale diretta possa essere responsabile di questa lesione osservata nelle gonadi. Ciò si basa su numerose evidenze: Da Silva et al. (1990) hanno scoperto con l'immunoistochimica la proteina p17 dell'HIV nel testicolo. Più tardi, cellule di tipo linfocitario o monocitico infettate da HIV sono state riscontrate nei tubuli seminiferi e nell'interstizio del testicolo e nel liquido seminale (Pudney e Anderson 1991). Il DNA dell'HIV-1 è stato messo in evidenza con PCR all'interno delle cellule germinali testicolari, negli spermatogoni, negli spermatociti e in alcuni spermatidi (Nuovo et al. 1994). Altri hanno messo in evidenza la presenza di DNA dell'HIV nei nuclei degli spermatogoni e di cellule germinali in tutti gli stadi di differenziazione (Muciaccia et al. 1998a,b). La presenza isolata del provirus non è associata a una spermatogenesi alterata negli uomini sieropositivi asintomatici. Tuttavia, in caso di AIDS, la spermatogenesi è bloccata e sono stati osservati solo spermatogoni e spermatociti infetti (Muciaccia et al. 1998a). Il DNA dell'HIV è stato osservato in circa il 25-33% delle cellule germinali residue in testicoli di pazienti affetti da AIDS, ma non in quelle di adolescenti che avevano contratto l'HIV in utero (Shevchuk et al. 1998).

Inoltre, l'infezione da HIV altera le funzioni esocrine ed endocrine del testicolo con l'evoluzione della malattia.

Eiaculato

Negli uomini sieropositivi asintomatici, i parametri seminali sono normali. Con il progredire della malattia, si osserva un aumento delle alterazioni, in particolare della morfologia degli spermatozoi. Livelli bassi di $CD4^+$ (< $200/mm^3$) sono associati a una motilità significativamente diminuita degli spermatozoi, a una morfologia alterata, a spermatidi più numerosi nel liquido seminale e a percentuali più elevate di teratozoospermia, oligoastenoteratozoospermia e leucospermia. Gli uomini più sani hanno significativamente più spermatozoi di forma normale e un numero minore di soggetti presenta azoospermia, oligoastenoteratospermia o leucospermia. In caso di AIDS, sono stati osservati spermatozoi macroscopicamente anomali e piospermia (Muller et al. 1998; Nicopoullos et al. 2004). Nessuno dei parametri mostra differenze in pazienti trattati con terapia antiretrovirale (Nicopoullos et al. 2004).

Altri autori hanno riportato una riduzione del volume del liquido seminale, della percentuale di motilità progressiva rapida e del numero totale di spermatozoi e un aumento delle cellule non seminali (Dulioust et al. 2002).

In un donatore di liquido seminale, il liquido seminale è stato analizzato prima e dopo l'infezione da HIV. Il volume del liquido seminale, la motilità degli spermatozoi e la percentuale degli spermatozoi a morfologia normale erano ridotti dopo l'infezione da HIV. Un'alterazione della funzione delle vescicole seminali e della prostata potrebbe spiegare la riduzione del volume così come la più alta viscosità del liquido seminale osservate nei soggetti sieropositivi (Dondero et al. 1996; Van Leeuwen et al. 2004). Le alterazioni del liquido seminale sono attribuite agli effetti del trattamento antiretrovirale (Dulioust et al. 2002; Barboza et al. 2004).

II.2.4.4.2 Problemi etici

Un recente aggiornamento delle questioni etiche legate alla riproduzione dai pazienti sieropositivi ha concluso che l'infezione da HIV non è ancora guaribile, ma che è curabile. Essa deve, quindi, essere classificata come malattia cronica, dati i progressi significativi nella terapia che ritardano l'inizio dell'AIDS in molti pazienti affetti, sebbene non in tutti. La possibilità per le persone sieropositive di avere figli non infetti e di non trasmettere il virus al loro partner è aumentata in maniera sostanziale. Le persone affette da HIV e il personale medico e paramedico hanno la responsabilità della sicurezza del partner non infetto e della possibile prole. È stato stabilito che le coppie malate ricevano un'assistenza per il bambino, in strutture in grado di fornire gli esami, le terapie e i controlli migliori. Come alternativa, si deve pensare alla fecondazione assistita con liquido seminale di donatore, all'adozione o a non avere figli (Ethics Committee of the American Society for Reproductive Medicine 2004).

II.2.4.4.3 Procreazione nelle coppie sierodiscordanti

Nel quadro di una coppia sierodiscordante, la donna ha un rischio dello 0,1–0,2% di contrarre l'HIV in occasione di un rapporto sessuale non protetto (Mastro et al. 1997).

Questo dipende dal carico virale del liquido seminale: la probabilità calcolata di trasmissione dell'HIV-1 è di 1/100 quando il liquido seminale contiene 100 000 copie di RNA dell'HIV e di 3/10 000 per 1000 copie di RNA dell'HIV nel liquido seminale (Chakraborty et al. 2001). I tentativi di concepimento naturale comportano, dunque, un forte rischio per la donna o per il bambino non infetti (Mandelbrot et al. 1997). I problemi e le questioni sull'assistenza medica alla procreazione in questa situazione sono discussi altrove (Englert et al. 2004).

Durante la prima visita, entrambi i partner devono essere ascoltati. Questo primo incontro deve comprendere: informazioni riguardanti la diagnosi, le opzioni terapeutiche, informazioni sulla situazione psicosociale ed economica e le prospettive future della coppia, così come il possibile sostegno da parte delle famiglie d'origine e degli amici. È importante sottolineare che i rischi di trasmissione dell'HIV sono estremamente improbabili, ma non impossibili, e che il successo della terapia, cioè la nascita di un bambino sano, non può essere garantito. Si devono anche presentare le alternative, cioè la decisione di non avere figli, l'adozione o la fecondazione assistita con liquido seminale di donatore.

Se la scelta della coppia è la fecondazione assistita, è raccomandato un approccio multidisciplinare (anamnesi generale e possibili altre malattie infettive, ginecologiche e andrologiche). Deve essere contattato un centro dotato di infrastrutture per la preparazione del liquido seminale e lo screening dell'HIV nel liquido seminale. Si devono prendere in considerazione i costi e la gestione da parte delle assicurazioni, che variano a seconda della nazione e delle procedure affrontate.

Le consulenze psicosociali sono molto importanti. Fino a un terzo delle coppie decide di non avere figli. Se queste informazioni non sono correttamente discusse, le frustrazioni potrebbero portare i genitori ad avere rapporti non protetti. Inoltre, possono essere individuati altri fattori di morbilità, quali l'abuso di droghe (Sonnenberg-Schwan 2004).

Infezione da HIV nell'uomo

Secondo la qualità del liquido seminale, gli spermatozoi possono essere utilizzati tramite inseminazione intra-uterina, FIV oppure ICSI. Gli spermatozoi devono essere lavati per escludere l'HIV e, prima dell'utilizzo, ci si deve assicurare che questa procedura abbia avuto successo (Hanabusa et al. 2000; Dunne et al. 2003; Weigel 2003; Bujan et al. 2004; Garrido et al. 2004; Nicopoullos et al. 2004). Una terapia con degli antiretrovirali potenti riduce il carico di HIV nel liquido seminale e può essere dunque utilizzata come complemento (Vernazza et al. 2000; Williams et al. 2003).

II.2

Gli spermatozoi vengono preparati con tecniche di gradiente come il Puresperm (Nicadon, Svezia), che è diluito al 45 e al 90%, utilizzando un mezzo tampone per il liquido seminale. L'eiaculato è depositato sui gradienti di densità e centrifugato a 200 *g* a temperatura ambiente per 20 minuti. Il supernatante viene poi aspirato e il fondo viene rimosso, rimesso in sospensione e centrifugato di nuovo per 10 minuti. La procedura di lavaggio deve essere ripetuta altre due volte. Successivamente, viene eseguita una procedura di migrazione ascendente. Una quota degli spermatozoi lavati viene poi saggiata per individuare l'RNA dell'HIV, per esempio, per amplificazione sequenziale basata sugli acidi nucleici (Nucleic Acid-Based Sequence Amplification, NASBA), come il test Biomérieux. In uno studio, circa il 5% dei test NASBA è risultato positivo dopo questa procedura (Nicopoullos et al. 2004).

Infezione da HIV nella donna

In questo caso, potrebbe essere tentata un'auto-inseminazione nel periodo fertile del ciclo. Si possono utilizzare preservativi privi di spermicida, cappucci cervicali, applicatori vaginali o siringhe.

Se è necessaria la riproduzione assistita, l'esperienza attuale dimostra una percentuale limitata di successo (Ohl et al. 2003).

II.2.4.4.4 Problemi di sicurezza del personale di laboratorio

Sono state riportate solo alcune trasmissioni sul lavoro dell'HIV. Se vengono prese le precauzioni standard di prevenzione della trasmissione delle malattie infettive, il rischio di trasmissione del virus per il personale di laboratorio è molto basso. Nella maggior parte dei casi, le infermiere e i tecnici di laboratorio entrano in contatto con il sangue del paziente accidentalmente attraverso un ago oppure attraverso ferite a livello della cute e delle mucose (http://www.cdc.gov/niosh/topics/bbp/emergnedl.html, http://www.cdc.gov/ncidod/hip/Needle/needle.htm).

Bibliografia

Akre O, Cnattingius S, Bergstrom R, Kvist U, Trichopoulos D, Ekbom A (1999) Human fertility does not decline: evidence from Sweden. Fertil Steril 71:1066 - 1069

Ankum WM, Mol BW, Van der Veen F, Bossuyt PM (1996) Risk factors for ectopic pregnancy: a meta-analysis. Fertil Steril 65:1093 - 1099

Aral SO (2001) Sexually transmitted diseases: magnitude, determinants and consequences. Int J STD AIDS 12:211 - 215

Badalyan RR, Fanarjyan SV, Aghajanyan IG (2003) Chlamydial and ureaplasmal infections in patients with nonbacterial chronic prostatitis. Andrologia 35:263 - 265

Bagasra O, Farzadegan H, Seshamma T, Oakes JW, Saah A, Pomerantz RJ (1994) Detection of HIV-1 proviral DNA in sperm from HIV-1-infected men. Aids 8:1669 - 1674

Bambra CS (1999) Current status of reproductive behaviour in Africa. Hum Reprod Update 5:1 - 20

Bandivdekar AH, Velhal SM, Raghavan VP (2003) Identification of CD4-independent HIV receptors on spermatozoa. Am J Reprod Immunol 50:322 - 327

Barboza JM, Medina H, Doria M, Rivero L, Hernandez L, Joshi NV (2004) Use of atomic force microscopy to reveal sperm ultrastructure in HIV-patients on highly active antiretroviral therapy. Arch Androl 50:121 - 129

Bayasgalan G, Naranbat D, Tsedmaa B, Tsogmaa B, Sukhee D, Amarjargal O, Lhagvasuren T, Radnaabazar J, Rowe PJ (2004) Clinical patterns and major causes of infertility in Mongolia. J Obstet Gynaecol Res 30:386 – 393Bewes PC (1973) Urethral stricture. Trop Doct 3:77 – 81

Bhasin S, Javanbakht M (1999) Can androgen therapy replete lean body mass and improve muscle function in wasting associated with human immunodeficiency virus infection? J Parent Enteral Nutr Suppl 23:195 – 201

Bhasin S, Storer TW, Asbel-Sethi N, Kilbourne A, Hay R, SinhaHiski I, Shen R, Arver S, Beall G (1998) Effects of testosterone replacement with a nongenital, transdermal system, Androderm, in human immunodeficiency virus infected men with low testosterone levels. J Clin Endocrinol Metab 83:3155 – 3162

Bolding G, Sherr L, Elford J (2002) Use of anabolic steroids and associated health risks among gay men attending London gyms. Addiction 97:195 – 203

Bornman MS, Mokonoto JR, Mohamed MF, Boomker D, Reif S, Crewe-Brown HH (1992a) Syphilis serology in men at an andrology clinic in South Africa. Arch AIDS Res 6:71 – 72

Bornman MS, Grobler L, Boomker D, Mahomed MF, Schulenburg GW, Reif S, Crewe-Brown HH (1992b) Is Trichomonas vaginalis a cause of male infertility? Prog Reprod Biol Med 15:94

Braverman PK (2000) Sexually transmitted diseases in adolescents. Med Clin North Am 84:869 – 889, vi-vii

Bujan L, Daudin M, Matsuda T, Righi L, Thauvin L, Berges L, Izopet J, Berrebi A, Massip P, Pasquier C (2004) Factors of intermittent HIV-1 excretion in semen and efficiency of sperm processing in obtaining spermatozoa without HIV-1 genomes. Aids 18:757 – 766

Cates W, Farley TM, Rowe PJ (1985) Worldwide patterns of infertility: is Africa different? Lancet 2:596 – 598

Center of Disease Control and Prevention (2002) Sexually transmitted diseases treatment guidelines 2002. MMWR Morb Mortal Wkly Rep 51 (No. RR-6):1 – 77

Chabon AB, Stenger AJ, Grebstaldt H (1987) Histopathology of testis in acquired immunodeficiency syndrome. Urology 29:658 – 663

Chakraborty H, Sen PK, Helms RW, Vernazza PL, Fiscus SA, Eron JJ, Patterson BK, Coombs RW, Krieger JN, Cohen MS (2001) Viral burden in genital secretions determines maleto-female sexual transmission of HIV-1: a probabilistic empiric model. Aids 15:621 – 627

Comhaire FH, Mahmoud AM, Depuydt CE, Zalata AA, Christophe AB (1999) Mechanisms and effects of male genital tract infection on sperm quality and fertilizing potential: the andrologist's viewpoint. Hum Reprod Update 5:393 - 398

Craig JM, Barratt CL, Kinghorn GR (1997) Semen donors and STD screening. Genitourin Med 73:280 – 283

Cravioto Mdel C, Matamoros O, Villalobos-Zapata Y, Pena O, Garcia-Lara E, Martinez M, Castelo J, Sifuentes-Osornio J (2003) [Prevalence of anti-Chlamydia trachomatis and antiNeisseria gonorrhoeae antibodies in Mexican populations]. Salud Publica Mex 45 (Suppl 5):S681–S689

Crosignani PG, Diczfalusy E, Newton J, Rubin B (1992) Sexually transmitted diseases. Hum. Reprod. 7: 1330

Croxson TS, Chapman WE, Miller LK, Levitt CD, Senie R, Zumoff B (1989) Changes in the hypothalamic-hypopituitarygonadal axis in human immunodeficiency-virus infected homosexual men. J Clin Endocrinol Metabol 68:317 – 321

D'Cruz OJ, Uckun FM (2004) Clinical development of microbicides for the prevention of HIV infection. Curr Pharm Des 10:315 – 336

da Silva M, Shevchuk MM, Cronin WJ, Armenakas NA, Tannenbaum M, Fracchia JA, Ioachim HL (1990) Detection of HIV-related protein in testes and prostates of patients with AIDS. Am J Clin Pathol 93:196 – 201

Dalton AD, Harcourt-Webster JN (1991) The histopathology of testis and epididymis in AIDS – a post-mortem study. J Pathol 163:47 – 52

Daly JJ, Sherman JK, Green L, Hostetler TL (1989) Survival of Tri chomonas vaginalis in human semen. Genitourin Med 65:106

De Paepe ME, Waxman M (1989) Testicular atrophy in AIDS: a study on 57 autopsy cases. Hum Pathol 20:210 – 214

De Paepe ME, Guerri C, Waxman M (1990) Opportunistic infections of the testis in acquired immunodeficiency syndrome. Mt Sinai J Med 57:25 – 29

De Schryver A, Meheus A (1990) Epidemiology of sexually transmitted diseases: the global picture. Bull World Health Organ 68:639 – 654

Deguchi T, Maeda S (2002) Mycoplasma genitalium: another important pathogen of nongonococcal urethritis. J Urol 167:1210 – 1217

Dejucq N, Jégou B (2001) Viruses in the mammalian male genital tract and their effects on the reproductive system. Microbiol Mol Biol Rev 65:208 – 231

Diani F (1999) Sexually-transmitted diseases and assisted reproduction techniques. Clin Exp Obstet Gynecol 26:131 – 132

Dobs AS, Dempsey MA, Ladenson PW, Polk PF (1988) Endocrine disorders in men infected with human immunodeficiency virus. Am J Med 84:811 – 816

Dondero F, Rossi T, D'Offizi G, Mazzilli F, Rosso R, Sarandrea N, Pinter E, Aiuti F (1996) Semen analysis in HIV seropositive men and in subjects at high risk for HIV infection. Hum Reprod 11:765 – 768

Dougan S, Brown AE, Logan LE, Patel B, Munro HL, Evans BG, Gill ON (2004) Epidemiology of HIV in young people in England, Wales and Northern Ireland. Commun Dis Public Health 7:15 – 23

Dulioust E, Tachet A, De Almeida M, Finkielsztejn L, Rivalland S, Salmon D, Sicard D, Rouzioux C, Jouannet P (1998) Detection of HIV-1 in seminal plasma and seminal cells of HIV-1 seropositive men. J Reprod Immunol 41:27 – 40

Dulioust E, Du AL, Costagliola D, Guibert J, Kunstmann JM, Heard I, Juillard JC, Salmon D, Leruez-Ville M, Mandelbrot L, Rouzioux C, Sicard D, Zorn JR, Jouannet P, De Almeida M (2002) Semen alterations in HIV-1 infected men. Hum Reprod 17:2112 – 2118

Dunne AL, Mitchell F, Allen KM, Baker HW, Garland S, Clarke GN, Mijch A, Crowe SM (2003) Analysis of HIV-1 viral load in seminal plasma samples. J Clin Virol 26:239 – 245

dXu C, Sun GF, Zhu YF, Wang YF (1997) The correlation of Ureaplasma urealyticum infection with infertility. Andrologia 29:219 – 226

Eggert-Kruse W, Gerhard I, Hofmann H, Runnebaum B, Petzoldt D (1987) Influence of microbial colonization on sperm-mucus interaction in vivo and in vitro. Hum Reprod 2:301 – 308

Eggert-Kruse W, Gerhard I, Naher H, Tilgen W, Runnebaum B (1990) Chlamydial infection – a female and/or male infertility factor? Fertil Steril 53:1037 – 1043

Eggert-Kruse W, Buhlinger-Gopfarth N, Rohr G, Probst S, Aufenanger J, Naher H, Runnebaum B (1996) Antibodies to Chlamydia trachomatis in semen and relationship with parameters of male fertility. Hum Reprod 11:1408 – 1417

Elsner P, Hartmann AA, Wecker I (1987) [Condylomata acuminata-associated STD infections of the urethra of the male. A comparative epidemiologic study]. Hautarzt 38:26 – 30

Englert Y, Lesage B, Van Vooren JP, Liesnard C, Place I, Vannin OJ, Uckun FM (2004) Clinical development of microAS, Emiliani S, Delbaere A (2004) Medically assisted reproduction in the presence of chronic viral diseases. Hum Reprod Update 10:149 – 162

Erbengi T (1993) Ultrastructural observations on the entry of Chlamydia trachomatis into human spermatozoa. Hum Reprod 8:416 – 421

Ethics Committee of the American Society for Reproductive Medicine (2004) Human immunodeficiency virus and infertility treatment. Fertil Steril 82 (Suppl 1):S228 – 231

Fievet JP, Courbon X, Cazenave JC, Barnaud P (1987) [Urethral stricture in Africa. Urologic complication of sexually transmitted diseases in the male in Africa]. Med Trop (Mars) 47:265 – 272

Gall H, Beckert H, Meier-Ewert H, Tummers U, Pust RA, Peter RU (1999) [Pathogen spectrum of urethritis in the man]. Hautarzt 50:186 – 193

Garrido N, Meseguer M, Bellver J, Remohi J, Simon C, Pellicer A (2004) Report of the results of a 2 year programme of sperm wash and ICSI treatment for human immunodeficiency virus and hepatitis C virus serodiscordant couples. Hum Reprod 19:2581 – 2586

Glander HJ, Rytter M, Baumann L, Schonborn C (1986) Risk of transmission of sexually transmitted diseases by cryopreserved semen. Andrologia 18:323 – 325

Gonzales GF, Munoz G, Sanchez R, Henkel R, Gallegos-Avila G, Diaz-Gutierrez O, Vigil P, Vasquez F, Kortebani G, Mazzolli A, Bustos-Obregon E (2004) Update on the impact of Chla mydia trachomatis infection on male fertility. Andrologia 36:1 – 23

Green J, Monteiro E, Bolton VN, Sanders P, Gibson PE (1991) Detection of human papillomavirus DNA by PCR in semen from patients with and without penile warts. Genitourin Med 67:207 – 210

Habasque C, Aubry F, Jegou B, Samson M (2002) Study of the HIV-1 receptors CD4, CXCR4, CCR5 and CCR3 in the human and rat testis. Mol Hum Reprod 8:419 – 425

Hanabusa H, Kuji N, Kato S, Tagami H, Kaneko S, Tanaka H, Yoshimura Y (2000) An evaluation of semen processing methods for eliminating HIV-1. Aids 14:1611 – 1616

Hardon A (2003) Reproductive health care in The Netherlands: would integration improve it? Reprod Health Matters 11: 59 – 73

Hargreave TB, Harvey J, Elton RA, McMillan A (1984) Serum agglutinating and immobilising sperm antibodies in men attending a sexually transmitted diseases clinic. Andrologia 16:111 – 115

Heise H (2001) Gonorrhö. In: Petzoldt D, Gross G (eds) Diagnostik und Therapie sexuell übertragbarer Krankheiten. Springer, Berlin Heidelberg New York, pp 31 – 38

Hill AC (1990) Mycoplasmas, a review of surveys examining human genital infections and experimental infection in mice with special reference to in vitro fertilization. Lijec Vjesn 112:358 – 360

Hoffmann C, Kamps BS (2004) HIV.NET 2004. Steinhäuser

Hosseinzadeh S, Eley A, Pacey AA (2004) Semen quality of men with asymptomatic chlamydial infection. J Androl 25:104 – 109

Jansen HA, Morison L, Mosha F, Changalucha J, Todd J, Obasi A, Rusizoka M, Mayaud P, Munguti K, Mabey D, Grosskurth H, Hayes R (2003) Geographical variations in the prevalence of HIV and other sexually transmitted infections in rural Tanzania. Int J STD AIDS 14:274 – 280

Jensen TK, Keiding N, Scheike T, Slama R, Spira A (2000) Declining human fertility? Fertil Steril 73:421 – 423

Karinen L, Pouta A, Hartikainen AL, Bloigu A, Paldanius M, Leinonen M, Saikku P, Jarvelin MR (2004) Association between Chlamydia trachomatis antibodies and subfertility in the Northern Finland Birth Cohort 1966 (NFBC 1966), at the age of 31 years. Epidemiol Infect 132:977 – 984

Kaydos-Daniels SC, Miller WC, Hoffman I, Price MA, Martinson F, Chilongozi D, Namakwha D, Gama S, Phakati S, Cohen MS, Hobbs MM (2004) The use of specimens from various genitourinary sites in men, to detect Trichomonas vaginalis infection. J Infect Dis 189:1926 – 1931

Keck C, Gerber-Schafer C, Clad A, Wilhelm C, Breckwoldt M (1998) Seminal tract infections: impact on male fertility and treatment options. Hum Reprod Update 4:891 – 903Kohl PK (2001) Urethritis des Mannes. In: Petzoldt D, Gross G (eds) Diagnostik und Therapie sexuell übertragbarer Krankheiten. Springer, Berlin Heidelberg New York, pp 119 – 125

Krause W, Bohring C (2003) Male infertility and genital chlamydial infection: victim or perpetrator? Andrologia 35:209 – 216

Krieger JN, Nirapathpongporn A, Chaiyaporn M, Peterson G, Nikolaeva I, Akridge R, Ross SO, Coombs RW (1998) Vasectomy and human immunodeficiency virus type 1 in semen. J Urol 159:820 – 825; discussion 825 – 826

Lai YM, Yang FP, Pao CC (1997) The effect of human papillomavirus infection on sperm motility in vitro. Fertil Steril 66:1152 – 1155

Mandelbrot L, Heard I, Henrion-Geant E, Henrion R (1997) Natural conception in HIV-negative women with HIV-infected partners. Lancet 349:850 – 851

Mardh PA (2004) Tubal factor infertility, with special regard to chlamydial salpingitis. Curr Opin Infect Dis 17:49 – 52

Martinez-Garcia F, Regadera J, Mayer R, Sanchez S, Nistal M (1996) Protozoan infections in the male genital tract. J Urol 156:340 – 349

Mastro TD, Kunanusont C, Dondero TJ, Wasi C (1997) Why do HIV-1 subtypes segregate among persons with different risk behaviors in South Africa and Thailand? Aids 11:113 – 116

McMillan A, Pakianathan M, Mao JH, Macintyre CC (1994) Urethral stricture and urethritis in men in Scotland. Genitourin Med 70:403 – 405

Meheus A, Reniers J, Colletet M (1986) Determinants of infertility in Africa. Afr J Sex Transmiss Dis 2:31 – 35

Mhawech P, Onorato M, Uchida T, Borucki MJ (2001) Testicular atrophy in 80 HIV-positive patients: a multivariate statistical analysis. Int J STD AIDS 12:221 – 224

Moskowitz MO, Mellinger BC (1992) Sexually transmitted diseases and their relation to male infertility. Urol Clin North Am 19:35 – 45

Muciaccia B, Filippini A, Ziparo E, Colelli F, Baroni CD, Stefanini M (1998a) Testicular germ cells of HIV-seropositive asymptomatic men are infected by the virus. J Reprod Immunol 41:81 – 93

Muciaccia B, Uccini S, Filippini A, Ziparo E, Paraire F, Baroni CD, Stefanini M (1998b) Presence and cellular distribution of HIV in the testes of seropositive subjects: an evaluation by in situ PCR hybridization. FASEB J 12:151 – 163

Muller CH, Coombs RW, Krieger JN (1998) Effects of clinical stage and immunological status on semen analysis results in human immunodeficiency virus type 1-seropositive men. Andrologia 30 (Suppl. 1):15 – 22

Ness RB, Markovic N, Carlson CL, Coughlin MT (1997) Do men become infertile after having sexually transmitted urethritis? An epidemiologic examination. Fertil Steril 68:205 – 213

Nicopoullos JD, Almeida PA, Ramsay JW, Gilling-Smith C (2004) The effect of human immunodeficiency virus on sperm parameters and the outcome of intrauterine insemination following sperm washing. Hum Reprod 19:2289 – 2297

Nuovo GJ, Becker J, Simsir A, Margiotta M, Khalife G, Shevchuk M (1994) HIV-1 nucleic acids localize to the spermatogonia and their progeny. A study by polymerase chain reaction in situ hybridization. Am J Pathol 144:1142 – 1148

Ochsendorf FR, Ozdemir K, Rabenau H, Fenner T, Oremek R, Milbradt R, Doerr HW (1999) Chlamydia trachomatis and male infertility: chlamydia-IgA antibodies in seminal plasma are C. trachomatis specific and associated with an inflammatory response. J Eur Acad Dermatol Venereol 12: 143 – 152Ohl J, Partisani M, Wittemer C, Schmitt MP, Cranz C, Stoll-Keller F, Rongieres C, Bettahar-Lebugle K, Lang JM, Nisand I (2003) Assisted reproduction techniques for HIV serodiscordant couples: 18 months of experience. Hum Reprod 18:1244 – 1249

Okonofua FE, Ako-Nai KA, Dighitoghi MD (1995) Lower genital tract infections in infertile Nigerian women compared with controls. Genitourin Med 71:163 – 168

Olatunbosun OA, Chizen DR, Pierson RA (1998) Screening of potential semen donors for sexual transmitted diseases. West Afr J Med 17:19 - 24

Oldereid NB, Rui H, Purvis K (1992) The value of anamnestic information regarding previous genital infection in male fertility investigation. Eur J Obstet Gynecol Reprod Biol 47:207 - 212

Orroth KK, Korenromp EL, White RG, Changalucha J, de Vlas SJ, Gray RH, Hughes P, Kamali A, Ojwiya A, Serwadda D, Wawer MJ, Hayes RJ, Grosskurth H (2003) Comparison of STD prevalences in the Mwanza, Rakai, and Masaka trial populations: the role of selection bias and diagnostic errors. Sex Transm Infect 79:98 - 105

Osegbe DN (1991) Testicular function after unilateral bacterial epididymo-orchitis. Eur Urol 19:204 - 208

Osoba AO (1981) Sexually transmitted diseases in tropical Africa. A review of the present situation. Br J Vener Dis 57: 89 - 94

Paavonen J, Eggert-Kruse W (1999) Chlamydia trachomatis: impact on human reproduction. Hum Reprod Update 5: 433 - 447

Pakendorf UW, Bornman MS, Du Plessis DJ (1998) Prevalence of human papilloma virus in men attending the infertility clinic. Andrologia 30:11 - 14

Paranjpe S, Craigo J, Patterson B, Ding M, Barroso P, Harrison L, Montelaro R, Gupta P (2002) Subcompartmentalization of HIV-1 quasispecies between seminal cells and seminal plasma indicates their origin in distinct genital tissues. AIDS Res Hum Retroviruses 18:1271 - 1280

Passey M (1996) Issues in the management of sexually transmitted diseases in Papua New Guinea. P N G Med J 39: 252 - 260

Pena JE, Thornton MH Jr., Sauer MV (2003) Reversible azoospermia: anabolic steroids may profoundly affect human immunodeficiency virus-seropositive men undergoing assisted reproduction. Obstet Gynecol 101:1073 - 1075

Perez-Plaza M, Padron RS, Mas J, Peralta H (1982) Semen analyses in men with asymptomatic genital gonorrhoea. Int J Androl 5:6 - 10

Pilcher CD, Tien HC, Eron JJ, Jr., Vernazza PL, Leu SY, Stewart PW, Goh LE, Cohen MS (2004) Brief but efficient: acute HIV infection and the sexual transmission of HIV. J Infect Dis 189:1785 - 1792

Ping LH, Cohen MS, Hoffman I, Vernazza P, Seillier-Moiseiwitsch F, Chakraborty H, Kazembe P, Zimba D, Maida M, Fiscus SA, Eron JJ, Swanstrom R, Nelson JA (2000) Effects of genital tract inflammation on human immunodeficiency virus type 1 V3 populations in blood and semen. J Virol 74:8946 - 8952

Piomboni P, Baccetti B (2000) Spermatozoon as a vehicle for HIV-1 and other viruses: a review. Mol Reprod Dev 56: 238 - 242

Poretsky L, Can S, Zumoff B (1995) Testicular dysfunction in human immunodeficiency virus-infected men. Metabolism 44:946 - 953

Price MA, Zimba D, Hoffman IF, Kaydos-Daniels SC, Miller WC, Martinson F, Chilongozi D, Kip E, Msowoya E, Hobbs MM, Kazembe PN, Cohen MS (2003) Addition of treatment for trichomoniasis to syndromic management of urethritis in Malawi: a randomized clinical trial. Sex Transm Dis 30:516 - 522

Pudney J, Anderson D (1991) Orchitis and human immunodeficiency virus type 1 infected cells in reproductive tissues from men with the acquired immune deficiency syndrome. Am J Pathol 139:149 - 160

Pudney J, Nguyen H, Xu C, Anderson DJ (1998) Microscopic evidence against HIV-1 infection of germ cells or attachment to sperm. J Reprod Immunol 41:105 - 125

Radcliffe K (2001) European STD Guidelines. Internat J STD AIDS 12 (Suppl. 3):1 - 102

Reichart M, Kahane I, Bartoov B (2000) In vivo and in vitro impairment of human and ram sperm nuclear chromatin integrity by sexually transmitted Ureaplasma urealyticum infection. Biol Reprod 63:1041 - 1048

Rodriguez R, Hernandez R, Fuster F, Torres A, Prieto P, Alberto J (2001) [Genital infection and infertility]. Enferm Infecc Microbiol Clin 19:261 - 266

Schiefer HG (1998) Microbiology of male urethroadnexitis: diagnostic procedures and criteria for aetiologic classification. Andrologia 30 (Suppl. 1):7 - 13

Schlienger JL, Lang JM (1989) [Endocrine consequences of infection by human immunodeficiency virus (HIV)]. Pathol Biol (Paris) 37:921 - 926

Schulenburg GW, Bornman MS, Reif S, Bookmer D (1993) Semen profiles in infertile African males. In: Andrology in the nineties. International symposium on male infertility and assisted reproduction. Genk, Belgium. Wyeth, The Netherlands

Schuppe HC, Pichlmeier U, Schenk BI, Bottcher M (2003) Antibodies to Chlamydia trachomatis heat shock protein (cHSP60) and major outer membrane protein (MOMP) in men with impaired fertility. Clin Lab 49:273 - 275

Schurmeyer TH, Mueller V, von zur Muhlen V, Schmidt RE (1997) Endocrine testicular function in HIV-infected outpatients. Eur J Med Res 2:275 - 281

Segnini A, Camejo MI, Proverbio F (2003) Chlamydia tracho matis and sperm lipid peroxidation in infertile men. Asian J Androl 5:47 - 49

Semprini AE, Fiore S (2004) HIV and reproduction. Curr Opin Obstet Gynecol 16:257 - 262

Shahmanesh M, Stedronska J, Hendry WF (1986) Antispermatozoal antibodies in men with urethritis. Fertil Steril 46:308 - 311

Sherman JK, Rosenfeld J (1975) Importance of frozen-stored human semen in the spread of gonorrhea. Fertil Steril 26:1043 - 1047

Shevchuk MM, Nuovo GJ, Khalife G (1998) HIV in testis: quantitative histology and HIV localization in germ cells. J Reprod Immunol 41:69 - 79

Shevchuk MM, Pigato JB, Khalife G, Armenakas NA, Fracchia JA (1999) Changing testicular histology in AIDS: its implication for sexual transmission of HIV. Urology 53:203 - 208

Soffer Y, Ron-El R, Golan A, Herman A, Caspi E, Samra Z (1990) Male genital mycoplasmas and Chlamydia trachomatis culture: its relationship with accessory gland function, sperm quality, and autoimmunity. Fertil Steril 53:331 - 336

Sonnenberg-Schwan U (2004) HIV and wish for a child. In: Hoffman C, Kamps BS (eds) HIV.NET 2004. Steinhäuser, pp 589 - 594

Soper D (2004) Trichomoniasis: under control or undercontrolled? Am J Obstet Gynecol 190:281 - 290

Stone KM (1990) Avoiding sexually transmitted diseases. Obstet Gynecol Clin North Am 17:789 - 799

Sulak PJ (2003) Sexually transmitted diseases. Semin Reprod Med 21:399 - 413

Svenstrup HF, Fedder J, Abraham-Peskir J, Birkelund S, Christiansen G (2003) Mycoplasma genitalium attaches to human spermatozoa. Hum Reprod 18:2103 - 2109

Taylor-Robinson D (2002) Mycoplasma genitalium – an update. Int J STD AIDS 13:145 - 151Tessler AN, Catanese A (1987) AIDS and germ cell tumors of testis. Urology 30:203 - 204

Trum JW, Pannekoek Y, Spanjaard L, Bleker OP, Van Der Veen F (2000) Accurate detection of male subclinical genital tract infection via cervical culture and DNA hybridization assay of the female partner. Int J Androl 23:43 - 45

Uuskula A, Kohl PK (2002) Genital mycoplasmas, including Mycoplasma genitalium, as sexually transmitted agents. Int J STD AIDS 13:79 - 85

Van Leeuwen E, Cornelissen M, De Vries JW, Lowe SH, Jurriaans S, Repping S, Van der Veen F (2004) Semen parameters of a semen donor before and after infection with human immunodeficiency virus. A case report. Hum Reprod 19:2845 - 2848

Vernazza PL, Troiani L, Flepp MJ, Cone RW, Schock J, Roth F, Boggian K, Cohen MS, Fiscus SA, Eron JJ (2000) Potent antiretroviral treatment of HIV-infection results in suppression of the seminal shedding of HIV. The Swiss HIV Cohort Study. Aids 14:117 - 121

Vicari E, Mongioi A, Speciale A, Caccamo F, Calogero A, Gulizia S, Pellegrino MB, Macchi M, D'Agata R (1986) Enhancing detection of gonococcus in ejaculates of adult males using sperm dilution. Arch Androl 16:19 - 23

Vicari E, Di Mauro C, Caruso V, Mongioi A (1991) [Antibiotic therapy in infertile subjects with chronic gonococcal infections: measurement of sperm output]. Arch Ital Urol Nefrol Androl 63:315 - 321

Vigil P, Morales P, Tapia A, Riquelme R, Salgado AM (2002) Chlamydia trachomatis infection in male partners of infertile couples: incidence and sperm function. Andrologia 34:155 - 161

Villette JM, Bourin P, Doimel C, Mansour I, Fiet J, Boudou P, Dreux C, Roue R, Debord M, Levi F (1990) Circadian variations in plasma levels of hypophyseal, adrenocortical and testicular hormones in men infected with human immunodeficiency virus. J Clin Endocrinol Metab 70:572 - 577

Watson EJ, Templeton A, Russell I, Paavonen J, Mardh PA, Stary A, Pederson BS (2002) The accuracy and efficacy of screening tests for Chlamydia trachomatis: a systematic review. J Med Microbiol 51:1021 - 1031

Weidner W, Krause W, Ludwig M (1999) Relevance of male accessory gland infection for subsequent fertility with special focus on prostatitis. Hum Reprod Update 5:431 - 432

Weidner W, Diemer T, Huwe P, Rainer H, Ludwig M (2002) The role of Chlamydia trachomatis in prostatitis. Int J Antimicrob Agents 19:466 - 470

Weigel M (2003) [German-Austrian guidelines for diagnosis and treatment of HIV-discordant couples who wish to have children]. Dtsch Med Wochenschr 128 (Suppl 1):S32–S35

Westrom LV (1994) Sexually transmitted diseases and infertility. Sex Transm Dis 21:S32–S37

Wilken H, Rosler EM (1985) [Prevention of sterility]. Zentralbl Gynakol 107:593 - 604

Williams CD, Finnerty JJ, Newberry YG, West RW, Thomas TS, Pinkerton JV (2003) Reproduction in couples who are affected by human immunodeficiency virus: medical, ethical, and legal considerations. Am J Obstet Gynecol 189:333 - 341

Witkin SS, Kligman I, Bongiovanni AM (1995a) Relationship between an asymptomatic male genital tract exposure to Chlamydia trachomatis and an autoimmune response to spermatozoa. Hum Reprod 10:2952 - 2955

Witkin SS, Kligman I, Grifo JA, Rosenwaks Z (1995b) Ureaplas ma urealyticum and Mycoplasma hominis detected by the polymerase chain reaction in the cervices of women undergoing in vitro fertilization: prevalence and consequences. J Assist Reprod Genet 12:610 - 614

Wolff H, Neubert U, Zebhauser M, Bezold G, Korting HC, Meurer M (1991) Chlamydia trachomatis induces an inflammatory response in the male genital tract and is associated with altered semen quality. Fertil Steril 55:1017 - 1019

Workowski KA, Levine WC, Wasserheit JN (2002) U.S. Centers for Disease Control and Prevention guidelines for the treatment of sexually transmitted diseases: an opportunity to unify clinical and public health practice. Ann Intern Med 137:255 - 262

Wortley PM, Hammett TA, Fleming PL (1998) Donor insemination and human immunodeficiency virus transmission. Obstet Gynecol 91:515 - 518

Yoshikawa Y, Truong LW, Fraire AE, Kim HS (1989) The spectrum of histopathology in the testis in acquired immunodeficiency syndrome. Mod Pathol 2:233 - 238

II.2.5 Alterazioni del flusso sanguigno: disfunzione sessuale e varicocele

G. M. Colpi, M. Mancini, G. Piediferro, F. I. Scroppo

II.2

Sintesi

- Le lesioni endoteliali rappresentano l'alterazione chiave della disfunzione erettile (ED) di origine vascolare organica.
- Gli uomini intorno ai 40 anni con ED devono effettuare uno screening dei fattori di rischio vascolare.
- Una migliore comprensione delle lesioni endoteliali faciliterà lo sviluppo di un marcatore di lesione endoteliale che potrebbe avere un ruolo significativo per la diagnosi dei disturbi vascolari nell'uomo.
- Il varicocele altera la dinamica della circolazione testicolare che, a sua volta, altera la spermatogenesi e la funzione endocrina del testicolo.
- In caso di torsione testicolare, il flusso sanguigno del testicolo controlaterale si riduce a causa di un riflesso simpatico proveniente dall'arteria testicolare compromessa.
- Le lesioni vascolari testicolari sono sei volte più frequenti nei pazienti sottoposti a orchidopessi per criptorchidismo rispetto ai soggetti sani. Benché alcune di queste lesioni vascolari possano essere intrinseche, le rimanenti sono di origine iatrogena.

II.2.5.1

Disfunzione erettile e disfunzione vascolare

II.2.5.1.1

Sintesi

La disfunzione erettile su base vascolare è stata attribuita alla riduzione del flusso arterioso afferente e all'eccessiva perdita venosa, ma il ruolo eziologico di quest'ultima oggi è messo in dubbio. La riduzione del flusso arterioso afferente può essere a volte sia la causa che la conseguenza delle lesioni endoteliali. L'alterazione della funzione endoteliale è uno degli eventi che si presentano all'inizio dell'aterosclerosi. A oggi, non è stato convalidato alcun marcatore affidabile della lesione endoteliale precoce nella disfunzione erettile (ED). Attualmente, i fattori di rischio sono gli elementi più importanti per identificare gli uomini portatori di aterosclerosi precoce.

II.2.5.1.2

Patogenesi delle lesioni vascolari del pene

L'origine multifattoriale è ormai generalmente accettata nella ED. In molti casi, una disfunzione vascolare ne rappresenta la causa principale. L'alterazione vascolare è dovuta a fattori meccanici e biochimici.

Il flusso sanguigno delle arterie cavernose è essenziale per l'ottenimento di una buona erezione. L'integrità del lume arterioso, dell'endotelio e dei muscoli è essenziale per mantenere questo sistema. In seguito, il rilassamento del tessuto trabecolare è regolato da fattori paracrini di contrazione e di rilassamento. Infine, la pressione sottosfinteriale deve essere controbilanciata dall'albuginea, la quale provoca una compressione venosa. La riduzione del flusso arterioso induce una fuga venosa.

Benché una perdita della muscolatura liscia sia stata constatata in pazienti con perdita venosa (Nehra et al. 1996), attualmente si ritiene che la perdita venosa sia una conseguenza della ED di origine vascolare piuttosto che un fattore eziologico.

Al contrario, è stato dimostrato che le lesioni aterosclerotiche dei grossi vasi penieni che causano una diminuzione del flusso sanguigno e della pressione nel corpo cavernoso rappresentano il meccanismo patogenetico. La fibrosi trabecolare, con riduzione del numero di fibre elastiche e aumento dei composti di collagene, è un disturbo della rigidità dell'erezione (Persson et al. 1989; Jevtich et al. 1990; Wespes et al. 1991). Le modificazioni ultrastrutturali che si verificano nel quadro dei corpi cavernosi sono simili a quelle osservate nella parete delle arterie intrapeniene più sottili (Ferrini et al. 2004). I processi ischemici aumentano le specie reattive dell'ossigeno (ROS), che stimolano l'accumulo del fattore di accrescimento β_1 (TGF-β_1) e la proliferazione dei fibroblasti.

Il principale fattore che permette di equilibrare questo fenomeno è la produzione di monossido d'azoto sintasi inducibile (iNOS) da parte delle cellule muscolari lisce (Smooth Muscle Cells, SMC). Il monossido d'azoto (NO) raccoglie le ROS, inibendo, così, il deposito di collagene. Le lesioni causate dall'aterosclerosi portano alla perdita di questo ruolo protettivo.

La riduzione del flusso arterioso favorisce alcune lesioni istologiche e funzionali e rappresenta l'anomalia chiave da ricercare nella ED organica. Le lesioni vascolari possono, a volte, coinvolgere i grandi e i piccoli vasi.

II.2.5.1.3

Lesioni dei grandi e piccoli vasi

Il coinvolgimento dei grandi vasi nell'aterosclerosi fa parte delle lesioni strutturali della guaina del pene.

Nel passato, la ED a progressione lenta era considerata come tipica della disfunzione vascolare.

Fin dal 1988, Little et al. hanno mostrato che le lesioni ostruttive delle piccole arterie degli arti inferiori erano correlate a un maggiore rischio di infarto miocardico.

Le arterie cavernose, i vasi funzionali più importanti del pene, sono di diametro più piccolo rispetto alle arterie coronariche (1–2 e 3–4 mm, rispettivamente). In caso di aterosclerosi generalizzata, un'ostruzione critica (> 50%) delle arterie cavernose si può manifestare sotto forma di ED, inizialmente senza disturbi toracici. La ED potrebbe, quindi, essere il primo segnale di aterosclerosi, che precede i sintomi cardiaci o degli arti. Il 77% dei pazienti affetti da malattie coronariche soffre già di ED più di 3 anni prima che queste insorgano (Montorsi et al. 2003). Inoltre, si ritiene che anche l'alterazione parziale della circolazione arteriosa peniena evolva obbligatoriamente in direzione di una ED grave permanente. Pritzker (1999) ha presentato la circolazione peniena come una finestra che si apre sul cuore dell'uomo.

La grande variabilità delle velocità del picco sistolico nei differenti segmenti dell'albero arterioso penieno significa che quest'ultimo deve essere studiato con un accurato ecocolordoppler, il quale può identificare qualsiasi lesione dei piccoli vasi. L'osservazione di tali lesioni e di queste alterazioni nel tempo è essenziale per la comprensione dello stato di salute della circolazione peniena. La misurazione della velocità del picco sistolico del corpo cavernoso allo stato flaccido può anche essere predittiva delle lesioni vascolari, da confermare con ecocolordoppler dinamico (Mancini et al. 2000 a, b). È stato riportato che una riduzione della ramificazione peniena arteriosa e un aumento delle comunicazioni vascolari tra le arterie dorsali e cavernose siano dei marker di una lesione iniziale (Mancini et al. 1996; Sarteschi et al. 1998).

L'ischemia e il fenomeno di riperfusione possono modificare la circolazione, specialmente in una struttura dinamica come il pene. Ciò è stato confermato anche dopo alcuni trattamenti a lungo termine con vasodilatatori, i quali possono favorire il rimodellamento della circolazione (Mancini et al. 2004).

Le lesioni vascolari costituiscono un processo dinamico, e marker di alterazioni precoci della funzione endoteliale sono necessari per la diagnosi, dato che queste alterazioni non possono essere evidenziate con l'ecocolor-doppler. Le lesioni dell'endotelio sono provocate da processi infiammatori, con conseguente formazione di placche. L'evoluzione delle placche è, dunque, il risultato dell'interazione di diversi mediatori dell'infiammazione. L'endotelio vascolare ha un metabolismo veloce, con rilevante consumo di ossigeno (Intaglietta et al. 1996;

Tsai et al. 1998). Recentemente, l'acido urico è stato preso in considerazione per la sua importanza nella riduzione del rimodellamento endoteliale e nella produzione di ossido nitrico (NO, Kanellis e Kang 2005).

II.2.5.1.4
Lesioni endoteliali

La funzione endoteliale normale svolge un ruolo chiave nella vasodilatazione arteriosa. L'attivazione delle cellule endoteliali è uno dei processi iniziatori dell'aterosclerosi. Alcune malattie generali sono tradizionalmente legate alla ED. L'ipertensione, l'iperlipidemia e l'ipogonadismo sono potenti fattori predittivi della ED (Barrett-Connor 2004; Corona et al. 2004; Fung et al. 2004). Tutti hanno per bersaglio, e deteriorano, l'albero vascolare e agiscono tramite alterazione dell'endotelio.

I protagonisti principali sono l'endotelina e l'NO. Rispetto ai soggetti controllo, l'endotelina-1 aumenta nella ED e in presenza di fattori di rischio cardiovascolari (Bocchio et al. 2004).

La NOS è essenziale per l'attivazione vascolare. Il miglioramento dell'erezione si può ottenere aumentando la NOS intracavernosa con la somministrazione di L-arginina (Gonzales-Cadavid e Rajfer 2000).

In caso di ipercolesterolemia, la riduzione della colesterolemia migliora la funzione erettile (Saltzman et al. 2004). La produzione di nNOS sembra essere il principale fattore responsabile di questo effetto. La vasodilatazione dipendente dall'NO si verifica in caso di ipercolesterolemia con ischemia critica degli arti, dopo somministrazione di L-arginina (Bode Boger et al. 1996).

La legatura sperimentale dell'arteria iliaca interna nel ratto riduce il numero di fibre nervose contenenti la NOS nervosa (Li et al. 2004).

Nei ratti ipertesi, la stimolazione elettrica diminuisce il rilassamento vascolare di origine nervosa. Si considera che l'alterazione della liberazione di NO abbia un'origine nervosa (Ushiyama et al. 2004).

Il coinvolgimento dei canali del K (ATP) nel rilassamento dell'arteria peniena, nei pazienti ipertesi o diabetici, suggerisce un ruolo da parte dei farmaci usati nella terapia di queste patologie (glibenclamide o diuretici), i quali possono modificare il tasso di potassio ematico (Ruiz Rubio 2004).

Sembra che il testosterone abbia un ulteriore ruolo nella fisiologia vascolare. La capacità delle arterie cavernose di dilatarsi si riduce in caso di ED di origine nervosa o vascolare, e ciò sembra essere legato al testosterone biodisponibile (Virag et al. 2004). Il testosterone in circolo modula i sistemi scatenanti centrali e periferici che favoriscono la possibilità di erezione. Negli uomini ipogonadici, la terapia sostitutiva con testosterone migliora il flusso sanguigno, valutato tramite ecocolor-doppler, delle arterie cavernose (Cavallini et al. 2004; Foresta 2004).

Per ottenere questo risultato è essenziale l'integrità funzionale dell'endotelio vascolare. L'importanza dei fattori endocrini a livello penieno è stata confermata da Vignozzi et al. (2005), i quali hanno descritto una riduzione dell'immuno-localizzazione della fosfodiesterasi di tipo 5 (PDE5) nel pene umano nel caso di ipogonadismo ipogonadotropo.

In conclusione, l'insufficienza cavernosa e le patologie metaboliche causano un fattore patogenetico comune, le lesioni endoteliali. Più del 92,1% dei pazienti con ED presenta almeno un fattore di rischio per l'aterosclerosi (El Sakka et al. 2004). La diagnosi precoce di malattie metaboliche che inducono la ED potrebbe rivelarsi un metodo con un rapporto costo-efficacia molto favorevole per identificare gli uomini a rischio di occlusione delle arterie coronarie. Non esiste attualmente alcun marker convalidato delle lesioni endoteliali, e il meglio che si possa fare è sottoporre i pazienti a uno screening in funzione dei fattori di rischio. Tuttavia, se sarà sviluppato un marcatore endoteliale convalidato, si potrà sviluppare in tempi più brevi una terapia efficace che permetta di diminuire il rischio e di migliorare sia il circolo penieno che quello cardiaco. Il fatto che oggi si abbia una migliore comprensione dei meccanismi di ED di origine vascolare lascia sperare che tali marker verranno presto identificati.

II.2.5.2
Varicocele

II.2.5.2.1
Sintesi

Non ci sono dubbi che il varicocele induca l'alterazione della spermatogenesi e che, quindi, degradi la qualità del liquido seminale. Le principali teorie fisiopatologiche attuali si riferiscono ad alterazioni della temperatura, dell'emodinamica e delle specie reattive dell'ossigeno e dei livelli di antiossidanti. Le connessioni chiave tra le anomalie vascolari e i loro effetti gonadici sembrano essere endocrine e genetiche.

II.2.5.2.2
Patogenesi del varicocele

Il varicocele generalmente si sviluppa sul lato sinistro per la predisposizione anatomica della vena spermatica interna, la quale drena da questo lato ad angolo retto nella vena renale ed è così esposta all'aumento della pressione venosa. Il varicocele si sviluppa nel 15% (8–23%) degli uomini nella popolazione generale (Chan e Goldstein 2002). È stato ipotizzato che il varicocele sia una patologia bilaterale, a causa della sua alta prevalenza bilaterale (80,7%, Gat et al. 2004). I fattori patogenetici sono ancora oggetto di discussione (Hargreave 1993) e devono essere menzionate le seguenti possibilità:

A. Teoria di Coolsaet (1980)

Questa teoria è basata sull'associazione tra assenza di valvole competenti e il «fenomeno dello schiaccianoci» (provocato quando una vena passa a livello dell'origine di un'arteria) a livello di una sede prossimale (tipo I, effetto dell'origine dell'arteria mesenterica superiore sulla vena renale sinistra), distale (tipo II, effetto dell'arteria iliaca comune sinistra sulla vena iliaca comune sinistra) o mista (tipo III, associazione dei due tipi precedenti). La riduzione di flusso nel segmento prossimale della vena renale sinistra è correlata con la riduzione dell'angolo aorto-mesenterico, confermando, così, la teoria del fenomeno dello schiaccianoci prossimale: l'inversione del flusso sanguigno durante la manovra di Valsalva si osserva nelle vene di diametro > 3 mm, le quali sono statisticamente associate alla riduzione dell'angolo aorto-mesenterico superiore (Graif et al. 2000). Pallwein et al. (2001) hanno sottolineato la grande frequenza del fenomeno dello schiaccianoci prossimale tramite ecocolor-doppler della vena renale e del plesso pampiniforme nei varicoceli recidivanti.

B. Teoria di Sigmund et al. (1987)

Esaminando i pazienti con varicocele attraverso ecocolor-doppler bidirezionale, esame clinico e flebografia retrograda, Sigmund ha distinto due tipi emodinamici di reflusso: il «tipo blocco» (dove il reflusso è bloccato dalle valvole competenti sopra le vene comunicanti nel plesso) e il «tipo derivazione» (dove il reflusso si abbassa sotto le vene comunicanti a causa di incontinenza valvolare, e il sangue scorre nelle vene cremasteriche e deferenti).

C. Teoria di Shafik (1991)

Qualunque sia la causa primaria, l'ipertensione venosa che è all'origine delle modificazioni osservate a livello delle vene spermatiche. Sono stati identificati tre stadi:

1. «Fase compensata», nella quale le vene rispondono a uno stato ipertensivo ispessendo la loro parete senza dilatarsi e dove non si verifica una stasi venosa a causa di un meccanismo di propulsione adeguato, creato dall'ipertrofia muscolare della tunica media.
2. «Fase nascosta», nella quale la parete muscolare della tunica media collassa, anche se non si è sviluppata nessuna varicosità.
3. «Fase del varicocele manifesto», nella quale l'ipertensione venosa provoca la ialinizzazione della parete venosa, con lo sviluppo di varicosità.

D. Discordanza artero-venosa indotta alla pubertà

Discordanza artero-venosa indotta alla pubertà nella regione testicolare.

E. Presenza di anastomosi

Presenza di anastomosi tra l'arteria seminale interna e la vena cava e/o la vena iliaca comune e/o le vene capsulari del rene e/o la vena renale, mentre le anastomosi artero-venose ipotizzate tra arteria testicolare e plesso pampiniforme sono interpretate come dei vasa vasorum alla microscopia elettronica.

F. Ostruzione del drenaggio venoso

Ostruzione del drenaggio venoso dovuto a una massa retroperitoneale.

II.2.5.2.3
Alterazioni della spermatogenesi indotte dai vasi

L'attuale teoria fisiopatologica dell'alterazione della spermatogenesi indotta dal varicocele si collega all'ipertermia dello scroto (Zorgniotti 1980), la quale ha origine dal rallentamento del flusso sanguigno testicolare e peri-testicolare. Una temperatura intra-testicolare elevata provoca una sospensione parziale o completa della spermatogenesi e può aumentare la produzione degli spermatozoi di morfologia anomala e di motilità alterata (Dada et al. 2003).

Il grado dell'ipertermia scrotale non è correlato al calibro del varicocele, ma al suo passaggio nello scroto: un varicocele limitato al funicolo spermatico condurrà a un'ipertermia circoscritta poco pregiudizievole, mentre un varicocele peri-testicolare può indurre un'ipertermia generalizzata dello scroto (Hamm et al. 1986). Queste osservazioni sono state confermate da studi effettuati durante la microchirurgia del varicocele con flussometria della microcircolazione e misurazione della temperatura testicolare con microsensori (Tritto et al. 2001).

Da un punto di vista clinico, la misurazione del reflusso in direzione dei testicoli che aumenta con la pressione intra-addominale, classificato come reflusso di tipo III, è un criterio diagnostico che permette di evitare una diagnosi erronea di varicocele e un intervento chirurgico non necessario (Tashi et al. 2001), come suggerisce il fatto che le vene testicolari di dimensioni normali nei soggetti sani mostrano un'incidenza considerevolmente elevata di reflusso indotto dalla manovra di Valsalva (Kocakoc et al. 2001). Il ristagno di sangue nei vasi della microcircolazione può provocare ipossia e ischemia locali, le quali determinano dei disturbi della spermatogenesi (Chakraborty et al 1985) e l'aumento della permeabilità vascolare testicolare, come rivelano le percentuali di densità di volume dei leucociti polimorfonucleati per vaso sanguigno testicolare (Salama et al. 2003). Questi dati suggeriscono l'importanza della pressione idrostatica nella patogenesi delle lesioni testicolari indotte dal varicocele.

Inoltre, Tarhan et al. (2003) hanno riportato una riduzione significativa del flusso sanguigno delle arterie testicolari in caso di varicocele, oltre a correlazioni positive significative tra flusso sanguigno dell'arteria testicolare sinistra, concentrazione degli spermatozoi e volume del testicolo sinistro. A seguito della riduzione del flusso sanguigno dell'arteria testicolare, l'alterazione della spermatogenesi può dipendere da un metabolismo difettoso nel letto della microcircolazione.

Per il varicocele di grado 3, sono stati messi in evidenza aumenti significativi della reattività vasocostrittrice e la diminuzione della funzione endoteliale rispetto al varicocele di grado 1, cosa che indica che la disfunzione endoteliale si sviluppa in correlazione con un varicocele di grado elevato (Yildiz et al. 2003). Nel caso di un varicocele chirurgicamente indotto, il flusso sanguigno microvascolare del testicolo si riduce e la sua vasomotricità viene inibita quando la vena renale sinistra è parzialmente legata, come evidenziato dalla flussimetria con immagine laser a effetto doppler (Salama et al. 2001).

II.2.5.2.4
Alterazioni endocrine e genetiche indotte dai vasi

È stato dimostrato che l'aumento della temperatura scrotale si accompagna a una ridotta densità delle cellule di Leydig e a un'ipofunzione delle cellule di Sertoli (Rodriguez-Rigau et al. 1978) e che questi effetti negativi aumentano in funzione della durata e della gravità del varicocele.

La sintesi del testosterone, il cui ruolo nella spermatogenesi è ben noto, viene bloccata ad alcune fasi enzimatiche, come dimostra l'aumento del rapporto 17-idrossiprogesterone:testosterone (Hampl et al. 1992). La diminuzione della sintesi è accompagnata da un'azione locale ancora più debole del testosterone, a causa della diminuita produzione della proteina di legame degli androgeni in condizioni ipertermiche (Hagenas et al. 1978). Si pensa che questa riduzione della sintesi e del fissaggio locale del testosterone sia anche favorita da una diminuzione dei recettori dell'ormone luteinizzante (LH) sulle cellule di Leydig, la quale è indotta dal varicocele in funzione del tempo (Kazama 1995).

Inoltre, alcuni studi del DNA di pazienti con varicocele hanno messo in evidenza dei tassi di non disgiunzione meiotica più elevati sia nei campioni di liquido seminale che in quelli da biopsia testicolare. Le lesioni del DNA sembrano essere legate a tassi elevati di ROS seminali e alla capacità antiossidante totale ridotta (Saleh et al. 2003), a causa delle alterazioni biologiche e cliniche quali alterazioni della microcircolazione, stasi venosa, ipossia, attivazione leucocitaria e necrosi cellulare (Mazzilli et al. 1994).

È stata anche avanzata l'ipotesi che i metaboliti renali e surrenali favoriscano le alterazioni testicolari indotte dal varicocele: il flusso retrogrado dei metaboliti surrenalici è, esso stesso, responsabile di tassi aumentati di ormone follicolo-stimolante (FSH), di tassi ridotti di testosterone e di anomalie strutturali evidenziati con l'istologia testicolare.

II.2

II.2.5.3
Torsione del testicolo

II.2.5.3.1
Sintesi

La torsione del testicolo è un'emergenza urologica dovuta alla torsione del funicolo spermatico e che, se non è trattata rapidamente, provoca una necrosi ischemica del testicolo che può anche richiedere un'orchiectomia. Essa è anche responsabile di modifiche parenchimali nel testicolo controlaterale. In risposta alla conseguente ischemia, si verificano modificazioni biochimiche acute in entrambe le gonadi fin dalla prima ora. Anche le alterazioni del liquido seminale si verificano in circa il 25% dei pazienti colpiti. Una diagnosi rapida e l'esplorazione d'urgenza dello scroto entro 6 ore aumentano le possibilità di salvare il testicolo torto.

II.2.5.3.2
Stress ossidativo

La torsione del funicolo spermatico induce anche la riduzione della vascolarizzazione, con conseguente quantità relativa di ossigeno più bassa nel testicolo controlaterale, anche se non ingente (Salman et al. 1998); ciò è dovuto a un riflesso simpatico che ha origine nell'arteria testicolare affetta (Karaguzel et al. 1994; Salman et al. 1997). Il grado della lesione ischemica dipende dal grado di compressione dell'arteria e dal tempo trascorso tra la torsione e la correzione chirurgica. Molti autori hanno tentato di determinare un tempo minimo prima della comparsa delle lesioni, spesso su modelli animali. Nella torsione del funicolo spermatico a 720 gradi nel ratto maschio adulto, il flusso arterioso omolaterale è ridotto del 94%, e un'ischemia di una sola ora basta a provocare una marcata riduzione della spermatogenesi nel testicolo torto (Turner e Brown 1993). Una riduzione del flusso si verifica anche nell'arteria seminale controlaterale interna, la quale può essere quantificata in circa il 40% dei casi 2 ore dopo la torsione. La vasomotilità della microcircolazione del testicolo controlaterale aumenta per tentare di ridurre la resistenza idraulica (Kolettis et al. 1996). In risposta alla conseguente ischemia, già dalla prima ora si manifestano, in entrambe le gonadi, modificazioni biochimiche acute che sono l'espressione dello stress ossidativo, quali l'aumento dell'acido lattico, dell'ipoxantina e dei tassi dei prodotti della perossidazione lipidica (Akgur et al. 1993, 1994), mentre l'attività degli enzimi epuratori dei radicali liberi, la superossido dismutasi (SOD) e la catalasi, inizia a diminuire. Nei testicoli del ratto, un aumento significativo dei livelli di glutatione-s-transferasi e di perossido di idrogeno insorge dopo 6 ore di ischemia nel testicolo torto e dopo 24 ore nel testicolo controlaterale (non torto); l'esame istologico mostra alterazioni quali una notevole percentuale di arteriole collassate, ispessimento della membrana basale, fibrosi tubulare, punteggio diminuito di Johnsen e modificazioni ultrastrutturali delle cellule di Leydig (Ciftci et al. 1997; Savas et al. 2002). L'apoptosi cellulare aumenta dalla prima alla 24ª ora di ischemia, e questo fenomeno è chiaramente legato allo stress ossidativo. Nel corso delle prime 6 ore di ischemia, tutti i tipi di cellule germinali, senza distinzione, sono soggetti ad apoptosi. Proseguendo, l'ischemia coinvolge in maniera predominante gli spermatidi e gli spermatociti, e queste lesioni progrediscono in modo centrifugo a partire dai tubuli seminiferi localizzati al centro della gonade (Chaki et al. 2003).

II.2.5.3.3
Lesione da ischemia-riperfusione

Dopo la detorsione, il flusso sanguigno nei due testicoli è significativamente aumentato, cosa che è all'origine di quella che si definisce la «lesione da ischemia-riperfusione» (Nguyen et al. 1999; Filho et al. 2004). Sono implicati numerosi meccanismi, ma un ruolo essenziale è giocato dalla perossidazione lipidica delle membrane plasmiche provocata dall'iperproduzione di ROS, i quali sono prodotti in particolare durante la riperfusione. Dopo la torsione unilaterale del testicolo, il grado della lesione controlaterale di riperfusione, misurato in termini di attività della superossidodismutasi e della catalasi, dipende anche dal tempo trascorso dalla torsione, e i valori sono significativi a partire da 6 ore nel ratto maschio adulto Wistar. Gli stadi del ciclo della spermatogenesi più sensibili agli effetti della torsione del testicolo sul testicolo controlaterale sono gli stadi IV-XI, cioè quelli associati a basse capacità antiossidanti (Vigueras et al. 2004). L'orchiectomia proteggerebbe il testicolo controlaterale dalle modificazioni istologiche dovute alla riperfusione, e alcuni autori insistono sull'importanza di togliere il testicolo danneggiato per minimizzare le ripercussioni sulla fertilità (Sarica et al. 1997). Per ridurre al minimo la perossidazione delle membrane dovuta alla riperfusione, sono in fase di studio degli antiossidanti simili alla vitamina E, da somministrare allo stadio acuto (Romeo et al. 2004).

II.2.5.3.4
Segni clinici

Una diagnosi rapida e un'esplorazione d'urgenza dello scroto aumentano le possibilità di conservare il testicolo torto, e 6 ore rappresentano il tempo entro il quale il testicolo è ancora vitale e l'orchiectomia è evitabile (Granados et al. 1998 a, b; Della Negra et al. 2000; Shergill et al. 2002).

Dopo le 6 ore dalla comparsa dei sintomi dolorosi può insorgere un infarto irreversibile, e la necessità di ricorrere all'orchiectomia è più elevata dopo 6-12 ore. In questo lasso di tempo, l'orchiectomia diviene necessaria nel 17% dei pazienti (Granados et al. 1998a, b). Dopo 12 ore, le possibilità di vitalità del testicolo scendono in modo drammatico, e il tasso di perdita del testicolo è del 100% (Jefferson et al. 1997). Ventiquattro ore dopo la torsione, le possibilità che il testicolo sia vitale sono molto basse e non superano il 5% dei casi clinici (Nakajima et al. 1985; Hegarty et al. 2001). Dopo 48 ore, non esiste praticamente alcuna possibilità che il testicolo sia vitale, ed è, per questo, necessaria l'orchiectomia.

In maniera aneddotica, casi di testicoli torti che sono stati salvati dopo periodi più lunghi, per esempio 7 giorni (Barbalias e Liatsikos 1999) o più, sono segnalati in letteratura, ma è probabile che si tratti di episodi di detorsione.

II.2.5.4
Testicolo criptorchide

II.2.5.4.1
Sintesi

La chirurgia è stata proposta per prevenire l'alterazione della spermatogenesi. Una riduzione della fertilità può manifestarsi non solamente in seguito a una modificazione parenchimatosa degenerativa primaria del testicolo, ma anche come conseguenza dell'alterazione del flusso sanguigno nella gonade. L'ischemia, in seguito all'intervento chirurgico o a una detorsione del funicolo spermatico, oppure dovuta all'alterazione della perfusione tissutale, provoca uno stress ossidativo omolaterale e controlaterale.

II.2.5.4.2
Introduzione

Un «testicolo criptorchide» viene osservato nel 2-4% dei maschi nati a termine e in circa l'1% dei bambini di un anno (Barthold e Gonzales 2003). Nel corso dello sviluppo fetale, i testicoli migrano a livello del primo segmento lombare in direzione caudale, associati al dotto deferente, all'epididimo e ai vasi seminali. Dal terzo al settimo mese, i testicoli si situano all'interno o in prossimità dell'anello inguinale profondo. La migrazione dei testicoli nello scroto si verifica nell'ottavo mese di vita intrauterina. Le possibili cause di criptorchidismo comprendono: diminuzione della pressione intra-addominale, gubernaculum testis assente o troppo lungo, anomalie congenite del testicolo, fattori endocrini e ambientali e alterazioni del nervo genito-femorale.

II.2.5.4.3
Conseguenze dei testicoli criptorchidi

Gli uomini con criptorchidismo uni o bilaterale hanno un numero di spermatozoi più basso, un eiaculato di qualità inferiore e tassi di fertilità meno buoni rispetto ai gruppi di controllo (Kogan 1987; Yavetz et al. 1992). L'89% dei pazienti con criptorchidismo bilaterale non trattato sviluppa azoospermia (Hadziselimovic 2002; Weidner et al. 2002). Le caratteristiche istologiche associate al criptorchidismo diventano evidenti tra il primo e il secondo anno di vita e sono costituite dalla riduzione del diametro dei tubuli, dalla presenza di poche cellule germinali, da una maturazione difettosa delle cellule germinali, da cellule germinali polinucleate, da una fibrosi peritubulare, da un sertolizzazione del tratto seminifero, da una riduzione del numero di cellule di Leydig, da una deformazione dell'acrosoma e da una vacuolizzazione delle cellule di Leydig (Cortes et al. 1996; Huff et al. 2001; Rusnack et al. 2003). Queste modificazioni possono essere evidenziate in altre condizioni patologiche, come l'ipertermia di lunga durata e l'ischemia sperimentale e sono presenti anche nel testicolo controlaterale spontaneamente sceso, sebbene in misura minore.

II.2.5.4.4
Ischemia iatrogena

Qualunque sia la tecnica di orchidopessi utilizzata, deve essere preservato un flusso sanguigno intra-testicolare idoneo per mantenere un volume gonadico normale. I testicoli fetali sono vascolarizzati da almeno due arterie, l'arteria testicolare (primaria) e l'arteria deferente (una branca dell'arteria vescicale inferiore) e, nell'80% dei casi, da tre o quattro arterie, compresa una possibile ridondanza di queste ultime e dell'arteria cremasterica (Sampayo et al. 1999). La dissezione dei vasi testicolari può provocare atrofia testicolare per ischemia. L'incidenza di questa complicanza varia dall'8%, per un criptorchidismo distale, a quasi il 25% per i testicoli situati in alto in posizione intra-addominale, con rischi più importanti per le procedure che coinvolgono la legatura alta dell'arteria seminale interna (Docimo 1995). Una scarsa vascolarizzazione dei testicoli può accidentalmente essere la conseguenza della dissezione e della cauterizzazione eccessive del funicolo spermatico o di una detorsione dei vasi seminali in seguito alla fissazione scorretta del testicolo all'interno dello scroto o della legatura e della sezione dei vasi seminali nel corso della tecnica di Fowler-Stephens. Una tensione assiale eccessiva dei vasi seminali e soprattutto dell'arteria deferente, che dipende dalla trazione testicolare dopo l'intervento chirurgico, è un fattore di rischio supplementare (Jarow 1991).

Esperienze nel ratto pre-pubere hanno dimostrato che la legatura dell'arteria e della vena seminali provoca una riduzione del 18% del flusso sanguigno testicolare (Pascual et al. 1990). Alcuni autori hanno osservato che la legatura dell'arteria testicolare, sempre nel ratto, è accompagnata da alterazioni istologiche del testicolo che causano infertilità (Kokoua et al. 2004). Negli uomini sottoposti a orchidopessi durante l'infanzia, si osservano sei volte più frequentemente anomalie dell'arteria testicolare, valutate tramite ecocolordoppler rispetto al testicolo controlaterale sceso spontaneamente (Taskinen et al. 1996). Conseguentemente, l'infertilità degli uomini con anamnesi di criptorchidismo può essere imputabile non soltanto alle alterazioni intrinseche ben conosciute della gonade disgenesica, ma anche a lesioni vascolari durante l'orchidopessi.

II.2

II.2.5.4.5
Ischemia dovuta alla torsione del funicolo spermatico

Alcuni autori hanno precedentemente riportato che la torsione del funicolo spermatico è più frequente per il criptorchidismo che per i testicoli che sono normalmente localizzati nello scroto (Schultz e Walker 1984). Questa patologia provoca ischemia acuta e, in caso di criptorchidismo, si verifica più frequentemente nel periodo intrauterino. Nei neonati di sesso maschile con testicolo con segni e sintomi di torsione testicolare prenatale e che subiscono un intervento in urgenza, in quasi tutti i casi i testicoli non sono vitali e gangrenosi, il che richiede un'orchiectomia (Herzog et al. 1987; Brandt et al. 1992).

L'ischemia prenatale comporta, quindi, atrofia testicolare, una situazione comunemente denominata anorchidia. Non si sa se la monorchidia sia il risultato di una torsione, di endocrinopatia o di altre cause, e solo l'esplorazione chirurgica può determinarne l'eziologia (Turek et al. 1994). Circa il 20% dei testicoli criptorchidi non è palpabile, e l'assenza di una gonade può essere confermata mediante l'esplorazione chirurgica in circa un quinto dei casi, nei quali si possono, tuttavia, riscontrare (in quasi il 90%) delle strutture cordonali cieche come un dotto deferente, un epididimo, del tessuto fibroso/vascolare e pochi tubuli seminiferi con elementi germinali (Lamesch 1994; Turek et al. 1994; Merry et al. 1997). La presenza di strutture wolffiane è una prova che il testicolo omolaterale è presente almeno fino alla 16ª settimana di gestazione e che scompare dopo l'induzione della virilizzazione in seguito a un incidente vascolare intrauterino o a una torsione testicolare, due volte più frequentemente rispetto all'agenesia testicolare classica (Merry et al. 1997).

II.2.5.4.6
Ischemia e stress ossidativo

Nei modelli animali, il criptorchidismo sperimentale mostra che il testicolo criptorchide è la sede di alterazioni tipiche dello stress ossidativo, il quale è imputabile all'ipossia tissutale, assoluta o relativa, conseguente all'aumento delle richieste metaboliche della gonade ipertermica (Peltola et al. 1995). Nei testicoli di ratto adulto con criptorchidismo indotto chirurgicamente, si osserva un aumento dei livelli di acido lattico, di ipoxantina e di perossidazione lipidica, la quale deriva dall'iperproduzione di ROS conseguente all'ischemia (Karnak et al. 1996a, b; Peltola et al. 1995). È stata, inoltre, riportata una diminuzione dei tassi degli enzimi antiossidanti, soprattutto la superossidodismutasi Cu/Zn; quest'ultima è l'espressione dell'alterazione della capacità di detossicazione delle ROS (Ahotupa e Huhtaniemi 1992; Zini e Schlegel 1997).

In caso di criptorchidismo unilaterale provocato nel ratto, sono stati osservati segnali di ischemia controlaterale, quali l'aumento di acido lattico e di ipoxantina, oltre alla riduzione del diametro medio del tubulo seminifero, in modo simile a quanto avviene in occasione di una torsione testicolare; questo argomento resta, tuttavia, controverso (Karnak et al. 1996a, b). Sfortunatamente, l'uso dell'eco-doppler a colori per valutare il flusso sanguigno del testicolo criptorchide è limitato a causa delle ridotte dimensioni dei vasi e dei flussi relativamente deboli, sia in termini di velocità di picco sistolico che di velocità di fine diastole. In questo caso, l'impedenza dell'arteria testicolare, misurata con l'indice di resistenza (Resistive Index, RI), è il parametro più affidabile. L'arteria testicolare del testicolo criptorchide ha un RI significativamente inferiore rispetto a quello del testicolo controlaterale normalmente localizzato, utilizzato come controllo; dal punto di vista istologico, questo corrisponde a un punteggio più basso della biopsia testicolare (Atilla et al. 1997).

Bibliografia

Ahotupa M, Huhtaniemi I (1992) Impaired detoxification of reactive oxygen and consequent oxidative stress in experimental cryptorchid rat testis. Biol Reprod 46:1114 - 1118

Akgur FM, Kilinc K, Aktug T (1993) Reperfusion injury after detorsion of unilateral testicular torsion. Urol Res 21:395 - 399

Akgur FM, Kilinc K, Tanyel FC, Buyukpamukcu N, Hicsonmez A (1994) Ipsilateral and contralateral testicular biochemical acute changes after unilateral testicular torsion and detorsion. Urology 44:413 - 418

Atilla MK, Sargin H, Yilmaz Y, Odabas O, Keskin A, Aydin S (1997) Undescended testes in adults: clinical significance of resistive index values of the testicular artery measured by Doppler ultrasound as a predictor of testicular histology. J Urol 158:841 - 843

Barbalias GA, Liatsikos EN (1999) Testicular torsion: can the testicle be saved one week later? Int Urol Nephrol 31:247 - 251

Barrett-Connor E (2004) Cardiovascular risk stratification and cardiovascular risk factors associated with erectile dysfunction: assessing cardiovascular risk in men with erectile dysfunction. Clin Cardiol 27 (4 Suppl 1): I8–I13

Barthold JS, Gonzales R (2003) The epidemiology of congenital cryptorchidism, testicular ascent and orchiopexy. J Urol 170:2396 - 2401

Bocchio M, Desideri G, Scarpelli P, Necozione S, Properzi G, Spartera C, Francavilla F, Ferri C, Francavilla S (2004) Endothelial cell activation in men with erectile dysfunction without cardiovascular risk factors and overt vascular damage. J Urol 171:1601 - 1604

Bode-Boger SM, Boger RH, Alfke H, Heinzel D, Tsikas D, Creutzig A, Alexander K, Frolich JC (1996) L-Arginine induces nitric oxide dependent vasodilation in patients with critical limb ischemia. Circulation 93:85 - 90

Brandt MT, Sheldon CA, Wacksman J, Matthews P (1992) Prenatal testicular torsion: principles of management. J Urol 147:670 - 672

Camoglio FS, Zampieri N, Corroppolo M, Chironi C, Dipaola G, Giacomello L, Ottolenghi A (2004) Varicocele and retrograde adrenal metabolites flow. An experimental study on rats. Urol Int 73(4):337 - 342

Cavallini G, Caracciolo S, Vitali G, Modenini F, Biagiotti G (2004) Carnitine versus androgen administration in the treatment of sexual dysfunction, depressed mood, and fatigue associated with male aging. Urology 63:641 - 646

Chaki SP, Ghosh D, Misro MM (2003) Simultaneous increase in germ apoptosis and oxidative stress under acute unilateral testicular ischaemia in rats. Int J Androl 26:319 - 328

Chakraborty J, Hikim AP, Jhunjhunwala JS (1985) Stagnation of blood in the microcirculatory vessels in the testes of men with varicocele. J Androl 6(2):117 - 126

Chan PT, Goldstein M (2002) Medical backgrounder on varicocele. Drugs Today (Barc) 38:59 - 67

Ciftci AO, Muftuo glu S, Cakar N, Tanyel FC (1997) Histological evidence of decreased contralateral testicular blood flow during ipsilateral testicular torsion. Br J Urol 80:783 - 786

Coolsaet BLRA (1980) The varicocele syndrome: venography determining the optimal level for surgical management. J Urol 124:833 - 839

Corona G, Mannucci E, Mansani R, Petrone L, Bartolini M, Giommi R, Mancini M, Forti G, Maggi M (2004) Aging and pathogenesis of erectile dysfunction. Int J Impot Res 16: 395 - 402

Cortes D, Thorup JM, Lindenberg S (1996) Fertility potential after unilateral orchiopexy: simultaneous testicular biopsy and orchiopexy in a cohort of 87 patients. J Urol 155:1061 - 1065

Dada R, Gupta NP, Kucheria K (2003) Spermatogenic arrest in men with testicular hyperthermia. Teratog Carcinog Mutagen Suppl 1:235 - 243

Della Negra E, Martin M, Bernardini S, Bittard H (2000) Spermatic cord torsion in adults. Prog Urol 10:265 - 270

Docimo SG (1995) The results of surgical therapy for cryptorchidism: a literature review and analysis. J Urol 154:1148 - 1152

El Sakka AI, Morsy AM, Fagih BI, Nassar AH (2004) Coronary artery risk factors in patients with erectile dysfunction. J Urol 172:251 - 254

Ferrini MG, Davila HH, Valente EG, Gonzalez-Cadavid NF, Rajfer J (2004) Aging-related induction of inducible nitric oxide synthase is vasculoprotective to the arterial media. Cardiovasc Res 61:796 - 805

Filho DW, Torres MA, Bordin AL, Crezcynski-Pasa TB, Boveris A (2004) Spermatic cord torsion and nitrogen species and ischemia-reperfusion injury. Mol Aspects Med 25:199 - 210

Foresta C, Caretta N, Rossato M, Garolla A, Ferlin A (2004) Role of androgens in erectile function. J Urol 171:2358 - 2362

Fung MM, Bettencourt R, Barrett-Connor E (2004) Heart disease risk factors predict erectile dysfunction 25 years later: the Rancho Bernardo Study. J Am Coll Cardiol 43:1405 - 1411

Gat Y, Bachar GN, Zukerman Z, Belenky A, Gornish M (2004) Varicocele: a bilateral disease. Fertil Steril 8:424 - 429

Gonzalez-Cadavid NF, Rajfer J (2000) Therapeutic stimulation of penile oxide synthase and related pathways. Drugs Today 36:163 - 174

Graif M, Hauser R, Hirshebein A, Botchan A, Kessler A, Yabetz H (2000) Varicocele and the testicular-renal venous route: hemodynamic Doppler sonographic investigation. J Ultrasound Med 19:627 - 631

Granados EA, Caicedo P, Garat JM (1998a) Testicular torsion between 6 and 12 hours. I. Arch Esp Urol 51:971 - 974

Granados EA, Caicedo P, Garat JM (1998b) Testicular torsion between 6 and 12 hours. II. Arch Esp Urol 51:975 - 977

Hadziselimovic F (2002) Cryptorchidism, its impact on male fertility. Eur Urology 41:121 - 123

Hagenas L, Ritzen EM, Svennson J, Hansson J, Hansson V, Purvis K (1978) Temperature dependence of Sertoli cell function. Int J Androl 2:449 - 453

Hamm B, Fobbe F, Sorensen R, Felsemberg D (1986) Varicoceles: combined sonography and thermography in diagnosis and posttherapeutic evaluation. Radiology 160:419 - 424

Hampl R, Lachman M, Novack Z (1992) Serum levels of steroid hormones in men with varicocele and oligospermia as compared to normozoospermic men. Exp Clin Endocrinol 100: 119

Hargreave TB (1993) Varicocele: a clinical enigma. Br J Urol 72:401 - 408

Hegarty PK, Walsh E, Corcoran MO (2001) Exploration of the acute scrotum: a retrospective analysis of 100 consecutive cases. Ir J Med Sci 170:181 - 182

Herzog B, Hadziselimovic F, Strebel C (1987) Primary and secondary testicular atrophy. Eur J Pediatr 146 (Suppl 2):S53- S55

Huff DS, Fenig DM, Canning DA, Carr MG, Zderic SA, Snyder HM 3rd (2001) Abnormal germ cell development in cryptorchidism. Horm Res 55:11 - 17

Intaglietta M, Johnson PC, Winslow RM (1996) Microvascular and tissue oxygen distribution. Cardiovasc Res 32:632 - 643

Jarow JP (1991) Clinical significance of intratesticular arterial anatomy. J Urol 145(4):777 - 779

Jefferson RH, Perez LM, Joseph DB (1997) Critical analysis of the clinical presentation of acute scrotum: a 9-year experience at a single institution. J Urol 158:1198 - 1200

Jevtich MJ, Khawand N, Vidic B (1990) Clinical significance of

II.2

ultrastructural findings in the corpus cavernosum of normal and impotent men. J Urol 143:289 – 293

Kanellis J, Kang DH (2005) Uric acid as a mediator of endothelial dysfunction, inflammation, and vascular disease. Semin Nephrol 25:39 – 42

Karaguzel G, Tanyel FC, Kilinc K, Buyukpamukcu N, Hicsonmez A (1994) The preventive role of chemical sympathectomy on contralateral testicular hypoxic parameters encountered during unilateral testicular torsion. Br J Urol 74:507 – 510

Karnak I, Gedikoglu G, Tanyel FC, Buyukpamukcu N, Hicsonmez A (1996a) The effects of chemical sympathectomy on contralateral histology, fertility and fecundity in unilateral abdominal testes. Br J Urol 77:580 – 584

Karnak I, Tanyel FC, Kilinc K, Buyukpamukcu N, Hicsonmez A (1996b) Tissue hypoxia in ipsilateral and contralateral testes undergoing surgically induced maldescent. Eur J Pediatr Surg 6:281 – 284

Kazama T (1995) Effect of experimental left varicocele on rat Leydig cell function. Nippon Hinyokika Gakkai Zasshi 86: 308 – 315

Kocakoc E, Kiris A, Orhan I, Bozgeyik Z, Kanbay M, Ogur E (2001) Incidence and importance of reflux in testicular veins of healthy men evaluated with color duplex sonography. Eur Urol 39:316 – 321

Kogan SJ (1987) Fertility in cryptorchidism. An overview in 1987. Eur J Pediatr 146 (Suppl 2):S21–S24

Kokoua A, Tre Yavo M, Santos KA, Homsy Y, Mobiot ML, Gnanazan Bi N'Guessan G (2004) Importance of the testicular artery: histofunctional approach and comparison between juvenile and adult rats. Morphologie 88:31 – 34

Kolettis PN, Stowe NT, Inman SR, Thomas AJ Jr. (1996) Acute spermatic cord torsion alters the microcirculation of the contralateral testis. J Urol 151:350 – 354

Lamesch AJ (1994) Monorchidism or unilateral anorchidism. Langenbecks Arch Chir 379:105 – 108

Li S, Hu L, Zhao J (2004) Effects of growth hormone on erectile function and number of nNOS-containing nerve fibers in internal iliac arterial ligation rats. Zhonghua Nan Ke Xue10:103 – 106

Little WC, Costantinescu M, Apllegate RJ, Kutcher MA, Burrows MT, Kahl FR et al (1988) Can coronary angiography predict the site of a subsequent myocardial infarction in patients with mild to moderate coronary artery disease? Circulation 78:1157 – 1166

Mancini M, Bartolini M, Maggi M, Innocenti P, Forti G (1996) The presence of arterial anatomical variations can affect the results of duplex sonographic evaluation of penile vessels in impotent patients. J Urol 155:1919 – 1923

Mancini M, Bartolini M, Maggi M, Innocenti P, Villari N, Forti G (2000a) Duplex ultrasound evaluation of cavernosal peak systolic velocity and waveform acceleration in the penile flaccid state: clinical significance in the assessment of the arterial supply in patients with erectile dysfunction. Int J Androl 23:199 – 204

Mancini M, Negri L, Maggi M, Nerva F, Forti G, Colpi GM (2000b) Doppler color ultrasonography in the diagnosis of erectile dysfunction of vascular origin. Arch Ital Urol Androl 72:361 – 365

Mancini M, Raina R, Agarwal A, Nerva F, Colpi GM (2004) Sildenafil citrate vs intracavernous alprostadil for patients with arteriogenic erectile dysfunction: a randomised placebo controlled study. Int J Impot Res 16:8 – 12

Mazzilli F, Rossi T, Marchesini M, Ronconi C, Dondero F (1994) Superoxide anion in human semen related to seminal parameters and clinical aspects. Fertil Steril 62:862 – 868

Merry C, Sweeney B, Puri P (1997) The vanishing testis: anatomical and histological findings. Eur Urol 31:65 – 67

Montorsi F, Briganti A, Salonia A, Rigatti P, Margonato A, Macchi A, Galli S, Ravagnani PM, Montorsi P (2003) Erectile dysfunction prevalence, time of onset and association with risk factors in 300 consecutive patients with acute chest pain and angiographically documented coronary artery disease. Eur Urol 44:360 – 365

Nakajima H, Yui Y, Hara M, Hasegawa J, Hirose H, Akimoto M (1985) Clinical examination of torsion of the spermatic cord – review of 177 cases reported in the recent Japanese literature including our present 7 cases. Hinyokika Kiyo 31:1371 – 1377

Nehra A, Goldstein I, Pabby A, Nugent M, Huang YH, de las Morenas A, Krane RJ, Udelson D, Saenz de Tejada I, Moreland RB (1996) Mechanisms of venous leakage: a prospective clinicopathological correlation of corporeal function and structure. J Urol 156:1320 – 1329

Nguyen L, Lievano G, Ghosh L, Radhakrishnan J, Fornell L, John E (1999) Effect of unilateral testicular torsion on blood flow and histology of contralateral testis. J Pediatr Surg 34:680 – 683

Pallwein L, Klauser A, Frauscher F, Pinggera GM, Studen M, Maneschg C, Helweg G, Bartsh G (2001) Adverse impact of nutcracker phenomenon on outcomes after varicocele repair. Color Doppler ultrasound demonstration. A.U.A. Annual meeting 2001; abstract 1602

Pascual JA, Villanueva-Mejer J, Rutgers JL, Lemni CA, Sikka SC, Ehrlich RM, Mena I, Rajfer J (1990) Long-term effects of prepubertal testicular vessel ligation on testicular function in the rat. J Urol 144:466 – 468

Peltola V, Huhtaniemi I, Ahotupa M (1995) Abdominal position of the rat testis is associated with high level of lipid peroxidation. Biol Reprod 53:1146 – 1150

Persson C, Diederichs W, Lue TF, Yen TS, Fishman IJ, McLin PH, Tanagho EA (1989) Correlation of altered penile ultrastructure with clinical arterial evaluation. J Urol 142: 1462 – 1468

Pritzker MR (1999) The penile stress test: a window to the hearts of men. Circulation 100 (Suppl 1):I711

Rodriguez-Rigau LJ, Weiss DB, Zuckerman Z, Grotyan HE, Smith KD (1978) A possible mechanism for the detrimental effect of varicocele on testicular function in men. Fertil Steril 30:577 – 585

Romeo C, Antonuccio P, Esposito M, Marini H, Impellizzeri P, Turiaco N, Altavilla D, Bitto A, Zuccarello B, Squadrito F (2004) Raxofelast, a hydrophilic vitamin E-like antioxidant, reduces testicular ischemia-reperfusion injury. Urol Res 32:367 – 371

Ruiz Rubio JL, Hernandez M, Rivera del los arcos L, Garcia Sacristan A, Prieto D (2004) Mechanisms of prostaglandin E1-induced relaxation in penile resistance arteries. J Urol 171:968 – 973

Rusnack SL, Wu HY, Huff DS, Snyder HM 3rd, Carr MC, Bellah RD, Zderic SA, Canning DA (2003) Testis histopathology in boys with cryptorchidism correlates with future fertility potential. Urology 169:659 – 662

Salama N, Bergh A, Damber JE (2001) Microvascular testicular blood flow as evaluated by laser Doppler flowmetry after the surgical induction of varicocele. Arch Androl 46:197 – 204

Salama N, Bergh A, Damber JE (2003) The changes in testicular vascular permeability during progression of the experimental varicocele. Eur Urol 43:84 – 91

Saleh RA, Agarwal A, Sharma RK, Said TM, Sikka SC, Thomas AJ Jr (2003) Evaluation of nuclear DNA damage in spermatozoa from infertile men with varicocele. Fertil Steril 80: 1431 – 1436

Salman AB, Kilinc K, Tanyel FC (1997) Torsion of only spermatic cord in the absence of testis and/or epididymis results in contralateral testicular hypoxia. Urol Res 25:413 – 415

Salman AB, Mutlu S, Iskit AB, Guc MO, Mutlu M, Tanyel FC (1998) Haemodynamic monitoring of the contralateral testis during unilateral testicular torsion describes the mechanism of damage. Eur Urol 33:576 – 580

Saltzman EA, Guay AT, Jacobson J (2004) Improvement in erectile function in men with organic erectile dysfunction by correction of elevated cholesterol levels: a clinical observation. J Urol 172: 255 – 258

Sampayo FJ, Favorito LA, Freitas MA, Damiao R, Gouveia E (1999) Arterial supply of the human fetal testis during its migration. J Urol 161:1603 - 1605

Sarica K, Kupeli B, Budak M, Kosar A, Kavukcu M, Durac I, Gogus O (1997) Influence of experimental spermatic cord torsion on the contralateral testis in rats. Evaluation of tissue free oxygen radical scavenger enzyme levels. Urol Int 58:208 - 212

Sarteschi LM, Montorsi F, Fabris FM, Guazzoni G, Lencioni R, Rigatti P (1998) Cavernous arterial and arteriolar circulation in patients with erectile dysfunction: a power Doppler study. J Urol 159:428 - 432

Savas C, Ozogul C, Karaoz E, Bezir M (2002) Ischaemia, whether from ligation or torsion, causes ultrastructural changes on the contralateral testis. Scand J Urol Nephrol 36:302 - 306

Schultz KE, Walker J (1984) Testicular torsion in undescended testes. Ann Emerg Med 13:567 - 569

Shafik A (1991) The physiology of testicular thermoregulation in the light of new anatomical and pathological aspects. In: Zorgniotti AW (ed) Temperature and environmental effects on the testis. Plenum, New York, pp 153 - 172

Shergill IS, Foley Cl, Arya M, Bott SR, Mundy AR (2002) Testicular torsion unravelled. Hosp Med 63:456 - 459

Sigmund G, Gall H, Bahren W (1987) Stop-type and Shunttype varicoceles: venographic findings. Radiology 163:105 - 110

Tarhan S, Gumus B, Gunduz I, Ayyildiz V, Goktan C (2003) Effect of varicocele on testicular artery blood flow in men - color Doppler investigation. Scand J Urol Nephrol 37:38 - 42

Tashi AI, Resim S, Caskurlu T, Dincel C, Bayraktar Z, Gurbuz G (2001) Color doppler ultrasonography and spectral analysis of venous flow in diagnosis of varicocele. Eur Urol 39: 316 - 321

Taskinen S, Lehtinen A, Hovatta O, Wikstrom S (1996) Ultrasonography and colour Doppler flow in the testes of adult patients after treatment of cryptorchidism. Br J Urol 78: 248 - 251

Tritto J, North MO, Dittmar A (2001) Micro-measurements of microcirculation perfusion and thermal parameters in human testis during microsurgery of varicocele. J Androl Suppl 114:P130

Tsai AG, Friesenecker B, Mazzoni MC (1998) Microvascular and tissue oxygen gradients in the rat mesentery. Proc Natl Acad Sci USA 95:6590 - 6595

Turek PJ, Ewalt DH, Snyder HM 3rd, Stamperfs D, Blyth B, Huff DS, Duckett JW (1994) The absent cryptorchid testis: surgical findings and their implications for diagnosis and aetiology. J Urol 151:718 - 720

Turner TT, Brown KJ (1993) Spermatic cord torsion: loss of spermatogenesis despite return of blood flow. Biol Reprod 49:401 - 407

Ushiyama M, Morita T, Kuramochi T, Yagi S, Katayama S (2004) Erectile dysfunction in hypertensive rats results from impairment of the relaxation evoked by neurogenic carbon monoxide and nitric oxide. Hypertens Res 27:253 - 261

Vignozzi L, Corona G, Petrone L, Filippi S, Morelli AM, Forti G, Maggi M (2005) Testosterone and sexual activity. J Endocrinol Invest 28:39 - 44

Vigueras RM, Reyes G, Rojas-Castaneda J, Rojas P, Hernandez R (2004) Testicular torsion and its effects on the spermatogenic cycle in the contralateral testis of the rat. Lab Anim 38: 313 - 320

Virag R, Floresco J, Richard C (2004) Impairment of shearstress-mediated vasodilation of cavernous arteries in erectile dysfunction. Int J Impot Res 16:39 - 42

Weidner W, Colpi GM, Hargreave TB, Papp GK, Pomerol JM (2002) European guidelines on male infertility. Eur Urol 42:313 - 322

Wespes E, Goes PM, Schiffman S, Depierreux M, Vanderhaeghen JJ, Schulman CC (1991) Computerized analysis of smooth muscle fibers in potent and impotent patients. J Urol 146:1015 - 1017

Yavetz H, Harash B, Paz G, Yogev L, Jaffa AJ, Lessing JB, Homonnai ZT (1992) Cryptorchidism: incidence and sperm quality in infertile men. Andrologia 24:293 - 297

Yildiz O, Gul H, Ozgok Y, Onguru O, Kilciler M, Aydin A, Isimer A, Harmankaya AC (2003) Increased vasoconstrictor reactivity and decreased endothelial function in high grade varicocele; functional and morphological study. Urol Res 31: 323 - 328

Zini A, Schlegel PN (1997) Cu/Zn superoxide dismutase, catalase and glutathione peroxidase mRNA expression in the rat testis after surgical cryptorchidism and efferent duct ligation. J Urol 158:659 - 663

Zorgniotti AW (1980) Testis temperature, infertility and the varicocele paradox. Urology 16:7

II.2.6 Effetti dello stile di vita e delle sostanze tossiche

J. P. Bonde

Sintesi

Un gran numero di prodotti chimici tossici riscontrati nel luogo di lavoro, nell'ambiente o legati allo stile di vita possono alterare l'integrità riproduttiva maschile. Le sostanze tossiche note per essere dannose alla riproduzione maschile comprendono le radiazioni ionizzanti, l'esposizione al calore radiante, il piombo inorganico e alcuni pesticidi e solventi organici, ma il numero di prodotti chimici che hanno, secondo gli studi sperimentali, degli effetti potenziali è molto più elevato. I dati sulle esposizioni sul lavoro e legate allo stile di vita devono rappresentare una parte importante dell'anamnesi nei pazienti che si rivolgono alle cliniche dell'infertilità. Le opzioni per distinguere l'esposizione sul lavoro in particolare comprendono:

- L'anamnesi a proposito delle esposizioni sul lavoro in corso.
- La misurazione dei livelli di esposizione nell'aria e nei tessuti.
- L'osservazione del miglioramento della qualità del liquido seminale dopo l'eliminazione temporanea delle potenziali esposizioni pericolose, per esempio, con assegnazione temporanea ad altri compiti.

II.2.6.1 Introduzione

L'eziologia dell'infertilità maschile è sconosciuta nella maggior parte dei casi nella pratica clinica. La mancanza di conoscenze alimenta un'inquietudine crescente riguardo agli effetti dell'esposizione sul lavoro e ambientale sulla qualità del liquido seminale nell'uomo e su ciò che alcuni interpretano come autentiche differenze geografiche e tendenze verso la diminuzione del numero di spermatozoi. Benché i metodi di ricerca nel campo dell'epidemiologia riproduttiva e della tossicologia riproduttiva maschile siano notevolmente migliorati in questi ultimi 20 anni, l'elenco delle sostanze tossiche, con effetti potenziali sulla riproduzione maschile, che abbiano un interesse per il medico rimane limitato. Tuttavia, la lunga lista di esposizioni, i cui danni sull'apparato riproduttivo maschile non sono stati completamente accertati, deve essere consultata dal medico ogni volta che si presenta un dubbio, poiché ci sono valide opzioni per studiare il significato delle esposizioni a sostanze tossiche nei vari casi, in particolare quando gli effetti tossici non provocano lesioni permanenti della regolazione endocrina o dei tessuti testicolari (Fig. II.2.5). Per un elenco delle evidenze sull'effetto delle sostanze tossiche sull'apparato riproduttore maschile nell'uomo, sono disponibili numerose revisioni (Steeno e Pangkahila 1984; Schrag e Dixon 1985; Henderson et al. 1986; Baranski 1993; Bonde e Giwercman 1995; Lahdetie 1995;Tas et al. 1996; Giwercman e Bonde 1998; Figa Talamanca e al. 2001; Bonde e Storgaard 2002; Sheiner et al. 2003). Questo capitolo presenterà brevemente l'interpretazione dell'autore sulle conoscenze attuali, così come sulle informazioni essenziali sulle esposizioni, le quali possono aiutare e guidare il medico a identificare i casi di infertilità maschile legata in particolare ai fattori professionali. L'infertilità provocata dall'esposizione sul lavoro non è una malattia del lavoro riconosciuta in tutti i Paesi dell'Unione Europea, e questo può, in parte, spiegare perché i casi clinici di infertilità legata alla professione siano raramente diagnosticati e riportati. Le diagnosi cliniche dei casi individuali possono avere un'importanza che va oltre il risarcimento del lavoratore. Il riconoscimento dell'infertilità provocata da alcune esposizioni ben definite sul luogo di lavoro può aumentare il miglioramento delle condizioni di lavoro per prevenire nuovi casi. Inoltre, l'eliminazione delle esposizioni pericolose e il trasferimento temporaneo ad altri compiti di lavoro potrebbero migliorare la fertilità, se la lesione testicolare non è né grave né irreversibile.

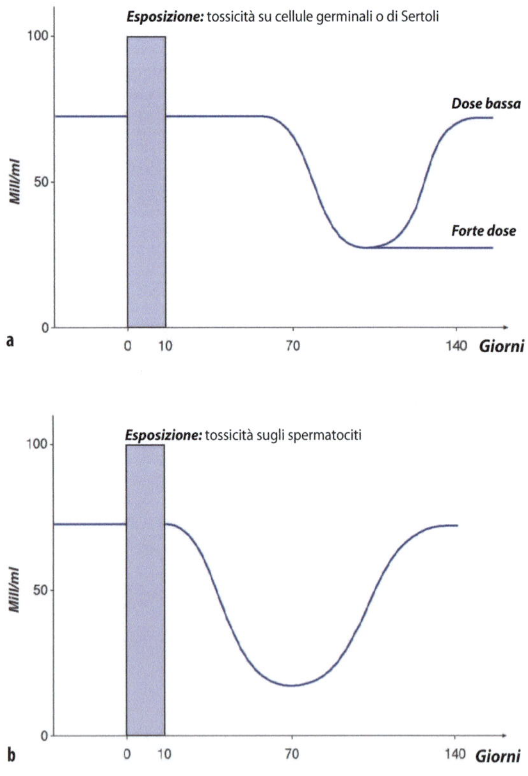

Fig. II.2.5 a, b. Effetti delle sostanze tossiche per la riproduzione sulle caratteristiche seminali a seconda del sito d'azione. Gli effetti delle sostanze tossiche sulle cellule di Sertoli e sulle cellule germinali sono ritardati e gli effetti possono essere permanenti se le lesioni sono gravi (**a**) mentre il ritardo può essere breve e gli effetti reversibili dopo un'esposizione a sostanze tossiche che agiscono sugli ultimi stadi della spermatogenesi (**b**)

II.2.6.2
Fattori legati allo stile di vita

II.2.6.2.1
Consumo di tabacco

Considerando i potenti effetti mutageni, clastogeni (un clastogene è un agente chimico che provoca delle interruzioni nei cromosomi) e tumorali causati dal fumo, la spermatogenesi e la fertilità maschile nell'*uomo adulto* sembrano sorprendentemente resistenti agli effetti del fumo di tabacco. Mentre la probabilità di concepimento per ciclo mestruale (la fertilità) si riduce di circa il 30% se la donna fuma, il tabagismo nell'uomo adulto sembra non avere effetti significativi sulla fertilità (Bolumar et al. 1996). Ciò è compatibile con l'effetto limitato del fumo sul numero degli spermatozoi. Secondo una meta-analisi di 20 differenti studi di popolazioni nel mondo, il numero degli spermatozoi è diminuito in media del 13-17% negli uomini adulti fumatori (95%, IC: 8–21%, Vine et al. 1994).

Allo stesso modo, il tabagismo sembra non avere un impatto consistente sul volume del liquido seminale, sulla morfologia, sulla motilità o sull'integrità della cromatina, anche se i dati che legano il tabagismo a questi criteri di valutazione sono più limitati (Vine 1996; Vine et al. 1997; Spano et al. 1998). Tuttavia, le mogli di uomini che fumano hanno una probabilità di gravidanza con inseminazione intra-uterina (IUI) e di fecondazione in vitro/iniezione intracitoplasmatica di spermatozoo (FIV/ICSI) inferiore, e molti altri effetti del fumo meno evidenti sono stati dimostrati in recenti studi. Numerosi studi indicano che il fumo è associato a lesioni ossidative del DNA degli spermatozoi umani (Loft et al. 2003), e alcuni studi di ibridazione in situ tramite fluorescenza hanno dimostrato una prevalenza aumentata di aneuploidia di diversi cromosomi tra cui l'1, il 7 e i cromosomi sessuali (Robbins et al. 1997; Rubes et al. 1998; Harkonen et al. 1999). Questi risultati sollevano interrogativi riguardo al rischio di cancro, di malformazioni congenite e di malattie genetiche nella prole ma, finora, esistono solo prove limitate, nei fumatori, di una tossicità dello sviluppo mediata dall'uomo. Inoltre, il fumo può avere un impatto maggiore sulla fertilità maschile attraverso altre modalità di esposizione. Ci sono evidenze sempre maggiori secondo le quali i figli di madri che fumano durante la gravidanza hanno un numero ridotto di spermatozoi (Jensen et al. 1998a, 2004; Storgaard et al. 2003), anche se i risultati non sono completamente soddisfacenti (Ratcliffe et al. 1992). In uno di questi studi, una riduzione del 50% della conta degli spermatozoi è stata osservata nei figli di madri che consumano molto tabacco (Storgaard et al. 2003). Questi dati sembrano attualmente indicare che il tabagismo nell'uomo adulto ha un impatto minore sulla qualità del liquido seminale, mentre il fumo nella madre al momento della gravidanza può avere un impatto maggiore.

II.2.6.2.2
Bevande alcoliche e caffeina

L'alterazione della funzione testicolare negli alcolisti è ben documentata, e può essere provocata da un metabolismo epatico alterato così come da effetti tossici sul testicolo, tra cui l'intossicazione da etanolo delle cellule di Leydig (Gluud 1988), ma la fertilità e le misure convenzionali della qualità del liquido seminale sembrano non essere ridotte negli uomini che consumano fino a 15-20 bevande alcoliche a settimana (Gluud 1988; Jensen et al. 1998c; Juhl et al. 2001). Ci sono alcuni elementi per affermare che l'assunzione di caffè (caffeina) da parte della donna o dell'uomo possa essere associata a ridotta fertilità, ma soltanto nei non fumatori (Jensen et al. 1998b). Il fumo può interferire con il metabolismo della caffeina causando un aumento della detossicazione e dell'eliminazione dei metaboliti della caffeina.

II.2.6.2.3
Calore e sedentarietà

Lo sviluppo sociale ed economico nel corso del ventesimo secolo ha fondamentalmente cambiato la vita quotidiana della maggioranza degli individui nei Paesi sviluppati. Una conseguenza evidente è stato il passaggio da un lavoro fisicamente attivo a uno prevalentemente sedentario. Una percentuale molto elevata della popolazione passa molto tempo seduta negli uffici o nei mezzi di trasporto, più a lungo che in passato. A più riprese è stata sollevata la questione se questa evoluzione delle condizioni di lavoro e di vita possano influenzare la fertilità maschile attraverso l'alterazione della regolazione termica del testicolo (Mieusset e Bujan 1995). I testicoli sono localizzati fuori dal corpo per mantenere l'epitelio germinale a una temperatura inferiore rispetto alla temperatura centrale. È ben noto che l'aumento della temperatura del testicolo altera e addirittura inibisce la spermatogenesi (Mieusset e Bujan 1995; Thonneau et al. 1998). Il riscaldamento esterno del testicolo in un breve periodo induce una diminuzione drastica ma temporanea della conta degli spermatozoi dopo un intervallo di 6-8 settimane, e l'aumento della temperatura centrale a causa di febbre o di sedute di sauna intensive riduce il numero degli spermatozoi (Procope 1965; Carlsen e al. 2003). Inoltre, il lavoro in un ambiente lavorativo caldo e l'esposizione al calore radiante possono provocare una riduzione della conta degli spermatozoi nei saldatori, negli operai delle fonderie e della ceramica e tra i fornai (Bonde 1992; Figa-Talamanca et al. 1996; Thonneau et al. 1996, 1998), e l'alterazione della regolazione termica del testicolo può essere causa di concepimento più difficile nei tassisti (Figa-Talamanca et al. 1996; Bujan et al. 2000). È ora ben stabilito che il lavoro sedentario è associato all'aumento della temperatura scrotale (Fig. II.2.6, Hjollund et al. 2000, 2002b).

Gli uomini che rimangono seduti al lavoro per 8 ore al giorno hanno in media un aumento di 0,7° C della temperatura scrotale durante la giornata, rispetto agli impiegati che passano meno di 8 ore in posizione sedentaria.

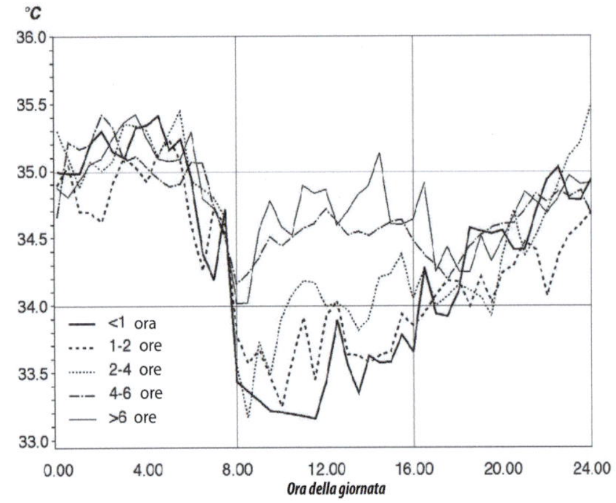

Fig. II.2.6. Temperatura scrotale durante la notte e il giorno, a seconda della durata della posizione durante le ore di lavoro. La diminuzione naturale della temperatura scrotale durante la giornata è parzialmente inibita dalla posizione seduta al lavoro (Hjollund et al. 2002b)

Benché un aumento della temperatura scrotale di quest'ordine di grandezza possa essere sufficiente ad alterare la spermatogenesi, la riduzione della conta degli spermatozoi sembra non essere legata al lavoro sedentario (Hjollund et al. 2002a; Stoy et al. 2004). Si è anche ipotizzato che la necessità di indossare biancheria intima stretta possa agire come un sospensorio testicolare. Alcuni studi hanno riportato una riduzione della conta degli spermatozoi legata all'uso di biancheria intima e di pantaloni stretti (Jung et al. 2005). In conclusione, sembra giustificato prestare attenzione al possibile effetto transitorio sulla conta degli spermatozoi nelle professioni specifiche che presentano un'esposizione a livelli elevati di calore radiante e forse anche nei conducenti di automezzi, mentre un lavoro sedentario in generale sembra non influenzare la fertilità maschile.

II.2.6.3
Fattori ambientali sul lavoro

L'esposizione sul luogo di lavoro è, di solito, molto più alta dell'esposizione ambientale nella popolazione. Benché il numero di persone esposte a questi fattori sia basso, il rischio individuale può essere elevato a causa dell'esposizione a livelli elevati. A oggi, gli studi sulla fertilità maschile condotti sui lavoratori hanno contribuito molto alla conoscenza attuale sulle esposizioni a sostanze tossiche e sulla fertilità maschile. Tuttavia, dal momento che i medici fanno sempre più attenzione al possibile impatto delle esposizioni tossiche e fisiche sul luogo di lavoro, le conoscenze sul ruolo dell'esposizione ambientale verranno probabilmente approfondite nei prossimi anni.

II.2.6.3.1
Radiazioni ionizzanti

Il personale medico e quello delle centrali nucleari, i tecnici di laboratorio, i saldatori e i tecnici di radar possono essere esposti a radiazioni ionizzanti sul luogo di lavoro. Il testicolo è uno dei tessuti dell'organismo più sensibili alle radiazioni. Gli spermatogoni sono le cellule più radio-sensibili, mentre gli spermatociti sono meno vulnerabili e gli spermatidi sono abbastanza radio-resistenti. Una diminuzione temporanea della conta degli spermatozoi si verifica dopo una dose di radiazioni di 0,15 Gy, mentre esposizioni singole superiori a 2 Gy possono provocare un'azoospermia definitiva (Rowley et al. 1974; Littley et al. 1991; Ogilvy Stuart e Shalet 1993). La diminuzione della conta degli spermatozoi si verifica entro un intervallo di 50-60 giorni, compatibile con il fatto che gli spermatogoni sono le cellule più radio-sensibili. L'esposizione alle radiazioni gamma sul luogo di lavoro è facile da controllare, mentre l'esposizione alle radiazioni alfa e beta per inalazione o tramite l'ingestione di particelle può facilmente essere ignorata. Tuttavia, secondo le norme sul lavoro vigenti nell'ambito della ricerca industriale e di laboratorio, i livelli di esposizione sono molto al di sotto dell'irradiazione naturale. Se la soglia di esposizione di 15 millisievert/anno non viene superata, gli effetti sui testicoli sono improbabili.

II.2.6.3.2
Raggi elettromagnetici ad alta frequenza (HHF, 300 kHz-300 mHz, onde corte o microonde)

I raggi elettromagnetici ad alta frequenza non sono ionizzati e hanno un'energia superiore alla radiazione elettromagnetica di frequenza molto bassa (vedi oltre). L'esposizione a raggi elettromagnetici di alta frequenza è in aumento nella società in generale, a causa dell'uso abbondantemente diffuso di telefoni cellulari, tra gli altri apparecchi. L'esposizione sul lavoro si verifica negli operatori di attrezzature radar militari e negli impiegati che lavorano nella fusione termica della plastica, tra le colle da indurire e con degli strumenti di fisioterapia e di telecomunicazione. L'effetto apparente delle microonde sulla qualità del liquido seminale (da 100 mHz a 300 000 mHz) riportato in un precedente studio nell'Europa dell'Est può derivare dal calore radiante associato all'esposizione (Lancranjan et al. 1975a). Il significato della qualità ridotta del liquido seminale osservata negli operatori di attrezzatura radar militare negli Stati Uniti e in Danimarca non è certo (Lancranjan et al. 1975a, Weyandt et al. 1996, Hjollund et al. 1997). Gli effetti osservati in queste piccole popolazioni non sono corroborati da dati sperimentali negli animali.

II.2.6.3.3
Raggi elettromagnetici di frequenza molto bassa

L'esposizione della popolazione ai raggi elettromagnetici di frequenza molto bassa, a partire dalle apparecchiature elettriche domestiche e da cavi di alimentazione è fortemente aumentata negli ultimi anni. I segnali di un possibile significato sulla salute riproduttiva maschile potrebbero essere ottenuti a partire dagli studi sull'ambiente lavorativo. I saldatori di metalli appartengono alla categoria professionale più esposta a causa della loro vicinanza ai cavi di alimentazione durante la saldatura con arco elettrico.

Alcuni studi, con misurazione permanente delle variazioni dei campi elettromagnetici, non hanno provato l'influenza dell'esposizione a tali campi sul profilo endocrino o sulle caratteristiche del liquido seminale (Hjollund et al. 1999). Inoltre, le informazioni sperimentali che indicano un qualsiasi effetto sono rare.

II.2.6.3.4 Pesticidi

Il termine pesticida definisce un gruppo importante ed eterogeneo di prodotti chimici tossici per gli organismi viventi. I programmi di monitoraggio della popolazione condotti per oltre 20 anni hanno mostrato che numerosi pesticidi organici persistenti sono riscontrabili nei tessuti umani in tutto il mondo, anche negli abitanti delle regioni artiche. Un gruppo di lavoro delle Nazioni Unite ha riferito che 9 dei 12 inquinanti organici persistenti più indesiderati sono pesticidi agricoli. I professionisti dell'industria impegnati nella fabbricazione e nella preparazione di pesticidi possono essere esposti in molti modi, mentre la modalità predominante di esposizione nei diffusori di pesticidi, in particolare nelle serre e in agricoltura, sembra essere la cute. La nebulizzazione dei pesticidi può anche causare un'esposizione per inalazione, salvo in caso di protezione adeguata. Migliaia di decessi sono riportati ogni anno dopo intossicazioni acute nei Paesi in via di sviluppo e rappresentano tuttora un motivo di preoccupazione, per quanto riguarda la salute riproduttiva maschile, l'esposizione a livelli elevati dei lavoratori del settore e quella a livelli bassi, ma a lungo termine, della popolazione generale. È ben noto che il nematicida dibromocloropropano (DBCP) è deleterio per la spermatogenesi nell'uomo attraverso meccanismi ancora sconosciuti (Whorton et al. 1977; Potashnik et al. 1978; Whorton e Milbi 1980; Whorton e Foliart 1983; Potashnik e Porat 1995). Un'azoospermia si osserva in certi lavoratori dopo un'esposizione a livelli bassi e per breve durata, e in alcuni casi sembra essere permanente, cosa che è a favore di una tossicità grave sulle cellule staminali o sulle cellule di Sertoli. I gravi effetti riproduttivi del DBCP negli esseri umani sono stati scoperti nel 1977, ma i loro effetti erano già conosciuti da molti decenni nei roditori. La sostanza è stata vietata nella maggior parte dei Paesi tempo fa ma, nel corso degli ultimi 20 anni, molti altri pesticidi sono stati studiati in situazioni lavorative. Alcuni agenti sembrano alterare la spermatogenesi, anche se i loro effetti sono molto meno gravi di quelli del DBCP (Whorton et al. 1979; Wong et al. 1979; Wyrobek et al. 1981; Ratcliffe et al. 1987). Gli esempi comprendono il dibromuro di etilene, che è strutturalmente legato al DBCP (Ratcliffe et al. 1987), il carbaril, che provoca anomalie nella morfologia degli spermatozoi (Wyrobek et al. 1981) e l'acido 2,4-diclorofenossiacetico (Lerda e Rizzi 1991).

Alcuni studi europei sui lavoratori di vigneti, sui lavoratori che utilizzano l'agricoltura tradizionale e biologica (Fig. II.2.7) e su quelli che utilizzano la coltura in serra, esposti a dei bassi livelli di un ampio spettro di pesticidi, non hanno rivelato effetti sulla fertilità maschile, valutata mediante l'aumento del ritardo di concepimento, il profilo ormonale endocrino o le caratteristiche seminali (Larsen et al. 1998a, b, 1999; Thonneau et al. 1999), a eccezione dei lavoratori in serra, nei quali i risultati indicano l'alterazione di diverse caratteristiche del liquido seminale legata alla manipolazione manuale delle colture (Abell et al. 2000). I risultati apparentemente incoerenti degli studi dei pesticidi in ambito lavorativo sulla fertilità maschile possono essere facilmente spiegati con l'esposizione a diversi prodotti chimici a livelli diversi (Rupa et al. 1991; de Cock et al. 1994; Curtis et al. 1999; Tielemans et al. 1999a, 1999b; Petrelli e Figa-Talamanca 2001; Greenlee et al. 2003; Hjollund et al. 2004; Sanchez-Pena et al. 2004). Il medico può ottenere solo informazioni limitate da ampi studi epidemiologici con esposizioni scarsamente caratterizzate. Nel caso individuale bisogna precisare l'anamnesi lavorativa, l'esposizione a prodotti chimici specifici e i dati sperimentali nell'animale. Sfortunatamente, solo pochi pesticidi possono essere misurati con esami di routine nel sangue, nell'urina o nel liquido seminale.

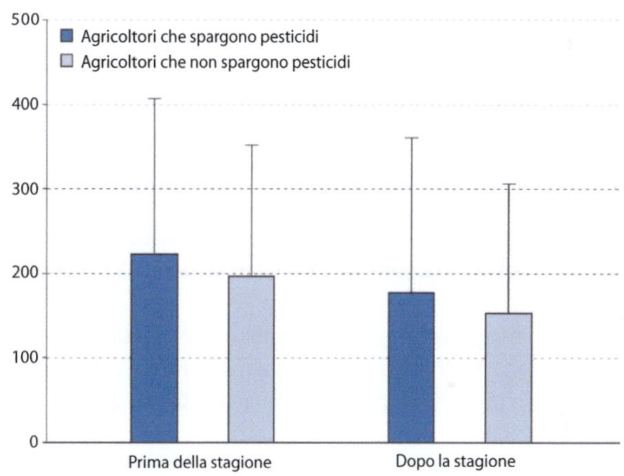

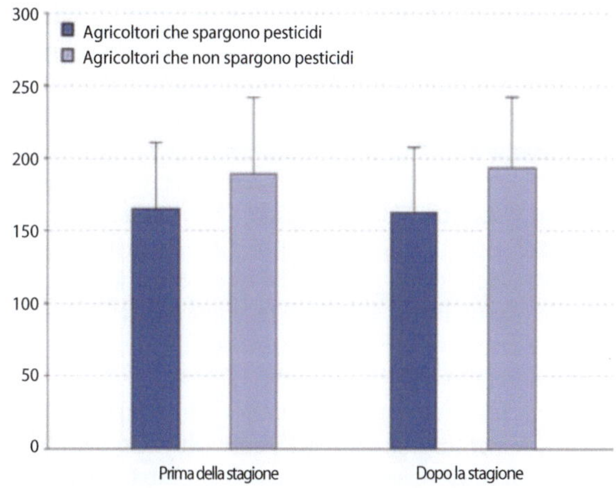

Fig. II.2.7a, b. Numero totale degli spermatozoi (**a**) e inibina B sierica (**b**) nel corso della stagione in contadini danesi che utilizzano o meno dei pesticidi per i cereali. Il modello longitudinale controllato fornisce dati attendibili secondo i quali gli effetti sono limitati o nulli. I livelli di esposizione sono ritenuti bassi (Larsen et al. 1998a)

II.2.6.3.5
Piombo inorganico

Il piombo ha numerose applicazioni nell'industria. Gli operai delle fonderie, delle officine di fabbricazione di batterie, delle industrie della ceramica e della produzione di materie coloranti possono essere esposti a livelli elevati di questo metallo. Tuttavia, l'esposizione al piombo può, talvolta, presentarsi, in maniera inattesa, in molte altre professioni che comprendono anche gli artigiani. In passato, la popolazione è stata fortemente esposta al piombo presente nella benzina, ma i tassi di piombo ematico nella popolazione sono diminuiti in modo marcato dopo la diffusione della benzina senza piombo in molti Paesi. Anche i livelli di esposizione in diverse industrie europee sono diminuiti, secondo un'indagine su 45 000 campioni ematici, da una media di 70 μg/dL nel 1970 a 35 μg/dL nel 1995 (Bonde et al. 1999).

Contrariamente a molti altri agenti chimici cosmetici, è molto positivo il fatto che l'esposizione al piombo durante i 30 giorni precedenti possa essere facilmente rilevata attraverso la misurazione dei livelli di piombo nei campioni ematici. Tuttavia, il rapporto tra il piombo nel sangue e gli organi bersaglio, come il testicolo, è ancora mal compreso.

La tossicità del piombo sulla capacità riproduttiva maschile, in termini di peggioramento della qualità del liquido seminale, di squilibrio ormonale e di riduzione della fertilità, è nota da molto tempo, ma i meccanismi implicati e i siti d'azione sono, tuttora, poco chiari. Essi possono includere un effetto diretto sull'epitelio germinale o sugli spermatozoi durante la loro maturazione, l'interruzione della regolazione endocrina della spermatogenesi o entrambi (Apostoli et al. 1998). A livelli molto elevati di esposizione, superiori a 80-100 μg/dL nel sangue, che possono essere associati a segnali di intossicazione clinica, l'esposizione al piombo è accompagnata alla riduzione della libido e a eventuale impotenza, probabilmente di origine centrale.

Numerose inchieste sul lavoro hanno ricondotto l'esposizione al piombo inorganico, con valori superiori a 50-60 μg/dL, in particolare alla riduzione del numero di spermatozoi, ma anche ad altre caratteristiche seminali e a segnali di tossicità riproduttiva maschile (Lancranjan et al. 1975b; Wildt et al. 1983; Assennato et al. 1986; Coste et al. 1991; Gennart et al. 1992; Lerda 1992; Alexander et al. 1996; Bonde e Kolstad 1997; Viskum et al. 1999; Bonde et al. 2002), anche se la letteratura non è interamente d'accordo (Bonde e Kolstad 1997; Robins et al. 1997; Joffe et al. 1999; Apostoli et al. 2000). Gli studi nell'uomo sono avvalorati da evidenze nel topo, nel coniglio e in alcune specie di ratto (Apostoli et al. 1998), ma resta non risolta la questione su quale sia il livello più basso associato alla comparsa di un effetto negativo.

Uno studio internazionale europeo ha definito la soglia a circa 45 μg/dL, al di sotto della quale gli effetti negativi sul numero degli spermatozoi sembrano improbabili (Bonde et al. 2002). Questi risultati sono in accordo con gli studi sul ritardo nei tempi di ottenimento di una gravidanza che non dipendono dagli effetti dovuti a un'esposizione inferiore a 50 μg/dL (Joffe et al. 1999). Il livello più basso, di circa 45 μg/dL di piombo nel sangue, per il quale si manifestano effetti negativi è una soglia media di gruppo che non si applica necessariamente ai lavoratori presi singolarmente. È probabile che alcuni lavoratori siano più sensibili di altri agli effetti del piombo. La suscettibilità individuale può essere influenzata da polimorfismi genetici che alterano la cinetica tossica del piombo (Alexander et al. 1996). Una variazione della cinetica di distribuzione del piombo nei diversi tessuti può anche spiegare le differenze di sensibilità individuale. Un diagramma della correlazione tra piombo ematico e quello negli spermatozoi mostra una grande variabilità del piombo sugli spermatozoi relativa per ogni livello di piombo nel sangue (Fig. II.2.8, II.2.9). Poiché il piombo può essere riscontrato in condizioni lavorative molto varie, e poiché è facile da rilevare nel sangue, il dosaggio di questo metallo dovrebbe essere praticato sistematicamente in caso di sospetto di esposizione importante sul lavoro.

II.2.6.3.6
Cadmio

L'esposizione ai vapori di cadmio si può verificare nell'ambito della produzione di batterie. Il cadmio induce gravi alterazioni testicolari nei roditori, anche a basse dosi.

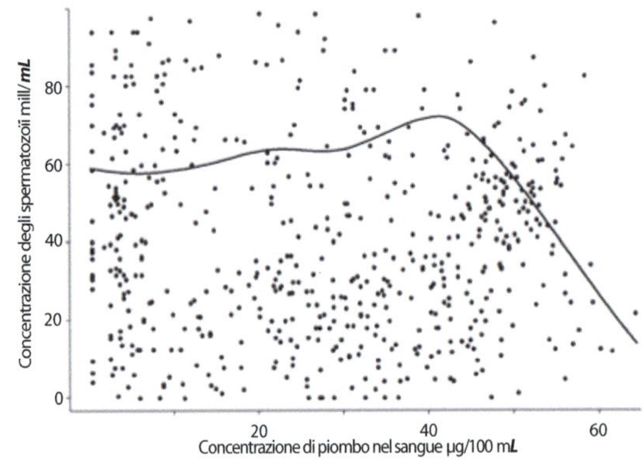

Fig. II.2.8. Concentrazione degli spermatozoi nell'eiaculato di 500 lavoratori di GB, Belgio e Italia secondo la piombemia attuale. Nessun effetto è osservato al di sotto di 45 μg di piombo per dL di sangue (Bonde et al. 2002)

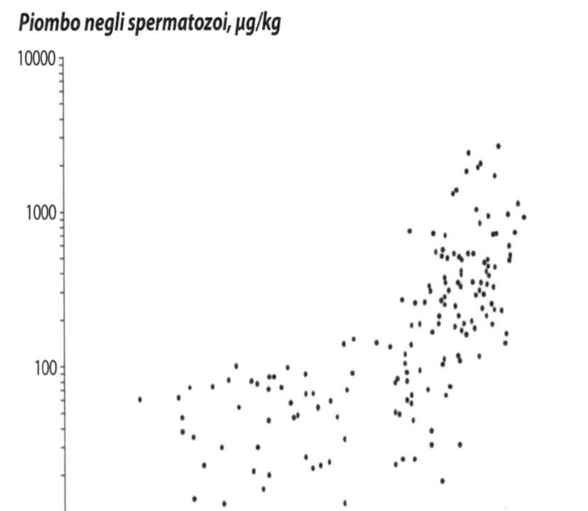

Fig. II.2.9. Relazione tra concentrazione del piombo nel sangue e spermatozoi (Bonde et al. 2002)

II.2

L'effetto iniziale implica una lesione dell'epitelio dei capillari del testicolo. A dispetto di risultati importanti negli animali di laboratorio, i dati sono ancora insufficienti per stabilire la tossicità del cadmio sulla fertilità maschile.

II.2.6.3.7 Mercurio

Il mercurio inorganico e il dimetilmercurio sono entrambi assorbiti dai testicoli dei topi (emi-vita testicolare 3–4 e 56 giorni rispettivamente, Lee e Dixon 1975) e i primi stadi della spermatogenesi sono particolarmente vulnerabili al mercurio anche a livelli che non causano una tossicità sistemica. Le conoscenze sul ruolo del mercurio sulla funzione riproduttiva maschile sono limitate, benché siano stati chiamati in causa gli effetti del mercurio in un caso clinico e in alcuni studi epidemiologici (Lee e Dixon 1975; Ernst e Bonde 1992a).

II.2.6.3.8 Manganese

È stata dimostrata la comparsa di alterazioni istopatologiche del tessuto testicolare in numerose specie animali esposte a dosi altrimenti non tossiche. È stato ipotizzato che il manganese inibisca la deidrogenasi succinica dei mitocondri, la quale induce l'alterazione del metabolismo energetico e la morte cellulare. Un vecchio studio epidemiologico ha rivelato una diminuzione del tasso di nascita in lavoratori esposti a livelli elevati di polvere di manganese (Lauwerys et al. 1985), ma la letteratura è insufficiente per stabilire la tossicità di questo metallo negli uomini.

II.2.6.3.9 Cromo esavalente

Il cromo esavalente provoca una riduzione del numero e della motilità degli spermatozoi epididimari nel ratto (Ernst 1990; Ernst e Bonde 1992b) ma, nei saldatori con un'esposizione piuttosto bassa al cromo esavalente aerogeno solubile nell'acqua, non è stato osservato alcun effetto importante sulle caratteristiche del liquido seminale o sui tassi di fertilità (Ielnes e Knudsen 1988; Bonde e Christensen 1991; Bonde ed Ernst 1992). I saldatori che utilizzano altri metodi di fusione e i placcatori di cromo possono essere soggetti a livelli di esposizione molto più elevati ed essere esposti a rischi per la funzione riproduttiva.

II.2.6.3.10 Saldatori di metallo

La prevalenza della fusione di metalli in molti Paesi nel mondo è di circa il 5%. Il livello e i costituenti delle particelle nei vapori di fusione sono dipendenti dal tipo di metallo e dalla tecnica di fusione. Mentre la saldatura con bacchetta elettrica (saldatura manuale all'arco) e la fusione metallica con gas attivo sono spesso associate a livelli di esposizione elevati, ben oltre 5 mg/m^3, la fusione al tungsteno con gas inerte implica una minore esposizione ai vapori di fusione, spesso al di sotto di 1 mg/m^3. Diversi studi hanno dimostrato l'alterazione della qualità del liquido seminale, un allungamento del tempo necessario per ottenere una gravidanza e la riduzione del tasso di fertilità nei saldatori di metalli (Mortensen 1988; Bonde et al. 1990; Bonde 1990a, 1990b), sebbene studi più recenti non abbiano corroborato i precedenti risultati (Hjollund et al. 1998a,b). Queste apparenti discordanze potrebbero essere dovute a una riduzione recente dei livelli di esposizione. Il rischio non sembra legato alla saldatura autogena dell'acciaio inossidabile, il quale può provocare un'esposizione elevata al cromo esavalente. Il meccanismo rimane poco chiaro. L'esposizione a raggi elettromagnetici di frequenza molto bassa non è una causa plausibile (Hjollund et al. 1999), e l'esposizione al calore radiante è probabilmente importante solo quando viene saldato dell'acciaio pre-riscaldato (Bonde 1992). Un sospetto deve sorgere se si rileva una degradazione della qualità del liquido seminale di origine sconosciuta in un saldatore esposto a tassi elevati di vapore di fusione (oltre i 5–10 mg/m^3). Ciò implica che siano coinvolte solo la saldatura con bacchetta elettrica e quella con gas attivo, ma non la fusione al tungsteno con gas inerte.

II.2.6.3.11 Solventi organici

Tra i solventi organici volatili industriali comunemente utilizzati, sembra che il *bisolfuro di carbonio* comporti un rischio per il sistema riproduttivo maschile (Vanhoorne et al. 1994). Questo solvente è utilizzato in particolare nell'industria del rayon viscosa. Un'esposizione di forte intensità sul luogo di lavoro può provocare la riduzione del numero e della motilità degli spermatozoi e l'aumento della frequenza degli spermatozoi di forma anomala nonché degli effetti endocrini, come già suggerito da livelli ridotti di ormone luteinizzante e follicolo-stimolante. Lo *stirene* viene utilizzato nella fabbricazione dei prodotti in plastica rinforzata come i mulini a vento e gli yacht. Le tecniche manuali di contro-placcatura implicano spesso livelli elevati di esposizione. Al momento sono disponibili solo pochi studi secondo i quali l'inalazione di stirene altera la qualità del liquido seminale (Kolstad et al. 1999b); oltre a ciò, uno studio internazionale non ha mostrato relazioni tra l'esposizione allo stirene nell'uomo e un ritardo nel concepimento (Kolstad et al. 1999a). I dati animali e umani sono limitati per quanto riguarda gli effetti sull'apparato riproduttivo di altri solventi largamente utilizzati, come il toluene, lo xilene, il benzene, il tetracloruro di carbonio e il tricloroetilene.

Gli eteri etilici o metilici del glicole di etilene hanno solventi poco volatili, i quali sono stati utilizzati in modo progressivamente maggiore in sostituzione degli idrocarburi estremamente volatili nelle tinture, negli adesivi, nei diluenti, nell'inchiostro per tipografia e nei liquidi anti-gelo. Si ritiene che due milioni di lavoratori siano esposti a otto differenti eteri di polietilenglicole solo negli Stati Uniti. In studi sperimentali sugli animali questi prodotti hanno rivelato dati inequivocabili di tossicità sulla riproduzione maschile.

Numerosi studi sull'uomo sono attualmente in favore di un'alterazione della salute riproduttiva maschile da parte di queste sostanze (Ratcliffe et al. 1989; Veulemans et al. 1993; Tielemans et al. 1999a).

Il solvente 2-bromopropano ha degli effetti specifici sugli spermatogoni nel ratto (Omura et al. 1999; Son et al. 1999), per cui è interessante l'esame secondo il quale sei lavoratori su otto di una compagnia elettronica coreana hanno riscontrato una significativa riduzione del numero degli spermatozoi (Kim et al. 1996). È chiaro che deve essere posta un'attenzione particolare su questo solvente organico nei lavoratori dell'industria elettronica.

II.2.6.4
Esposizione ambientale

Più di 10 anni fa è stato ipotizzato che le sostanze tossiche ambientali a bassa azione ormonale potessero alterare lo sviluppo delle gonadi nel corso della vita prenatale e dell'infanzia, e provocare successivamente un'alterazione della salute riproduttiva. Benché siano stati raccolti molti dati sperimentali e tossicologici che si riferiscono a questa ipotesi, la conoscenza dei profili di esposizione e i dati epidemiologici nell'uomo rimangono limitati (Sonnenschein e Soto 1998; Sharpe e Irvine 2004). Un rapporto della Commissione Europea ha identificato 60 sostanze (29 gruppi chimici) in un elenco iniziale di 564 prodotti chimici da considerare come fortemente sospettati per la loro persistenza, il volume significativo e la presenza di almeno uno studio che offra la prova di un'alterazione endocrina in un organismo sano. I bifenili policlorati (PCB) e il diclorodifeniltricloroetano (DDT) sono di interesse particolare perché questi composti hanno una persistenza elevata nei tessuti umani, con un'emi-vita di 5-10 anni, e i livelli di esposizione della popolazione sono ben documentati. Questi composti sono stati diffusi nell'ambiente dagli anni '40, ed essi si accumulano in particolare nell'ambiente acquatico per raggiungere livelli elevati nei predatori all'apice della catena alimentare. Oltre al consumo di pesci grassi, l'esposizione della popolazione si verifica attraverso i prodotti caseari e la carne. I dati epidemiologici sono limitati ma tendono a dimostrare che questi composti possono ridurre la fertilità maschile e provocare una lieve alterazione della qualità del liquido seminale (Toft et al. 2004), tuttavia attualmente i dati sono insufficienti per poter essere utilizzati dal medico nel trattamento dei problemi di fertilità o nella consulenza dei pazienti infertili. Ciò si applica anche a diversi altri composti che hanno una bassa attività ormonale, come gli ftalati (Duty et al. 2003; Hoppin 2003; Zhang et al. 2003). Il problema degli interferenti endocrini chimici è trattato in maniera più approfondita in un'altra sezione di questo libro. La popolazione generale è esposta ad altri pesticidi clorati: vedi sopra «Pesticidi».

II.2.6.5
Tossicità sullo sviluppo mediata dall'uomo

Alcuni studi hanno dimostrato come i mutageni e gli agenti cancerogeni possano introdurre delle modificazioni genomiche trasmissibili che possono portare ad aborti, malformazioni congenite e neoplasie nella prole. Traslar et al., nel 1985, hanno dimostrato come l'esposizione dei ratti maschili alla ciclofosfamide provochi una perdita post-impiantatoria senza alterare la fertilità. Gli spermatozoi aneuploidi possono non rappresentare un rischio trasmissibile, se sono danneggiati durante la fecondazione, rispetto agli spermatozoi normali. Tuttavia, studi di Marchetti et al. (1999) hanno dimostrato l'assenza di selezione contro gli spermatozoi aneuploidi di ratto durante la fecondazione. Il problema delle conseguenze delle esposizioni paterne sull'esito della gravidanza sembra, quindi, molto pertinente e, dal 1985, sono state identificate numerose sostanze chimiche sintetiche che causano anomalie genetiche e sono trasmesse alla discendenza. Nell'uomo, il trattamento con citotossici e il fumo di tabacco sono stati associati alla frequenza aumentata di aneuploidia degli spermatozoi (Rubes et al. 1998; Harkonen et al. 1999) ma, finora, non esiste alcuna prova che le anomalie dello sviluppo siano attribuite al fumo paterno, a dispetto dei risultati che suggeriscono tali effetti (Savitz 2003). Molti studi epidemiologici indicano una combinazione tra alcune esposizioni sul lavoro nel padre e un esito sfavorevole della gravidanza (Savitz et al. 1994). Tuttavia, nella maggior parte dei casi, i risultati positivi ottenuti in uno studio non sono stati confermati da altre ricerche. Inoltre, uno studio sulle radiazioni ionizzanti, condotto in circa 70 000 bambini sopravvissuti a bombe atomiche, non ha dimostrato conseguenze sulle gravidanze legate all'irradiazione paterna. Tuttavia, è evidente che la ricerca epidemiologica in questo campo deve superare molte difficoltà e «l'assenza di dati» non può essere considerata come «assenza di effetti». La questione delle esposizioni paterne sull'esito della gravidanza è spesso sollevata nella pratica clinica ma, fino a questo momento, non può essere avanzata nessuna risposta certa.

II.2.6.6
Conclusioni

La conseguenza clinica più evidente della tossicità riproduttiva maschile è il prolungamento del tempo necessario per il concepimento e l'infertilità. Per quanto riguarda le esposizioni che agiscono dopo la pubertà, il risultato finale dipenderà dai meccanismi implicati. Il risultato finale è una sterilità permanente se lo stock di cellule staminali è completamente soppresso, mentre l'infertilità è temporanea se sono raggiunte le cellule germinali post-spermatogoni. Solo alcune esposizioni, come le radiazioni ionizzanti, un livello elevato di calore radiante, il piombo inorganico e alcuni pesticidi e solventi organici, sono ben documentate per quanto riguarda gli effetti sulla riproduzione maschile, ma l'elenco delle sostanze tossiche potenziali per la riproduzione è molto lungo. Nella pratica clinica, il medico dovrà prendere in considerazione i dati sperimentali se si sospetta che un'esposizione specifica sia legata all'infertilità. La raccolta delle informazioni concernenti le esposizioni sul lavoro e lo stile di vita deve costituire un'importante parte dell'anamnesi nei pazienti che si rivolgono ai centri di fertilità.

Bibliografia

Abell A, Ernst E, Bonde JP (2000) Semen quality and sexual hormones in greenhouse workers. Scand J Work Environ Health 26:492 - 500

Alexander BH, Checkoway H, van Netten C, Muller CH, Ewers TG, Kaufman JD, Mueller BA, Vaughan TL, Faustman EM (1996) Semen quality of men employed at a lead smelter. J Occup Med 53:411 - 416

Apostoli P, Kiss P, Porru S, Bonde JP, Vanhoorne M (1998) Male reproductive toxicity of lead in animals and humans. ASCLEPIOS Study Group. Occup Environ Med 55:364 - 374

Apostoli P, Bellini A, Porru S, Bisanti L (2000) The effect of lead on male fertility: a time to pregnancy (TTP) study. Am J Ind Med 38:310 - 315

Assennato G, Paci C, Baser ME, Molinini R, Candela RG, Altamura BM, Giorgino R (1986) Sperm count suppression without endocrine dysfunction in lead-exposed men. Arch Environ Health 41:387 - 390

Baranski B (1993) Effects of the workplace on fertility and related reproductive outcomes. Environ Health Perspect 101 [Suppl 2]:81 - 90

Bolumar F, Olsen J, Boldsen J (1996) Smoking reduces fecundity: a European multicenter study on infertility and subfecundity. The European Study Group on Infertility and Subfecundity. Am J Epidemiol 143:578 - 587

Bonde JP (1990a) Semen quality and sex hormones among mild steel and stainless steel welders: a cross sectional study. Br J Indust Med 47:508 - 514

Bonde JP (1990b) Subfertility in relation to welding. A case referent study among male welders. Dan Med Bull 37:105 - 108

Bonde JP (1992) Semen quality in welders exposed to radiant heat. Br J Indust Med 49:5 - 10

Bonde JP, Christensen JM (1991) Chromium in biological samples from low-level exposed stainless steel and mild steel welders. Arch Environ Health 46:225 - 229

Bonde JP, Ernst E (1992) Sex hormones and semen quality in welders exposed to hexavalent chromium. Hum Exp Toxicol 11:259 - 263

Bonde JP, Giwercman A (1995) Occupational hazards to male fecundity. Reprod Med Rev 4:59 - 73

Bonde JP, Kolstad H (1997) Fertility of Danish battery workers exposed to lead. Int J Epidemiol 26:1281 - 1288

Bonde JP, Storgaard L (2002) How work-place conditions, environmental toxicants and lifestyle affect male reproductive function. Int J Androl 25:262 - 268

Bonde JP, Hansen KS, Levine RJ (1990) Fertility among Danish male welders. Scand J Work Environ Health 16:315 - 322

Bonde JP, Joffe M, Danscher G, Apostoli P, Bisanti L, Giwercman A, Kolstad HA, Thonneau P, Roeleveld N, Vanhoorne M (1999) Objectives, designs and populations of the European Asclepios study on occupational hazards to male reproductive capability. Scand J Work Environ Health 25 [Suppl 1]:49 - 61

Bonde JP, Joffe M, Apostoli P, Dale A, Kiss P, Spano M, Caruso F, Giwercman A, Bisanti L, Porru S, Vanhoorne M, Comhaire F, Zschiesche W (2002) Sperm count and chromatin structure in men exposed to inorganic lead: lowest adverse effect levels. Occup Environ Med 59:234 - 242

Bujan L, Daudin M, Charlet JP, Thonneau P, Mieusset R (2000) Increase in scrotal temperature in car drivers. Hum Reprod 15:1355 - 1357

Carlsen E, Andersson AM, Petersen JH, Skakkebaek NE (2003) History of febrile illness and variation in semen quality. Hum Reprod 18:2089 - 2092

Coste J, Mandereau L, Pessione F, Bregu M, Faye C, Hemon D, Spira A (1991) Lead-exposed workmen and fertility: a cohort study on 354 subjects. Eur J Epidemiol 7:154 - 158

Curtis KM, Savitz DA, Weinberg CR, Arbuckle TE (1999) The effect of pesticide exposure on time to pregnancy. Epidemiology 10:112 - 117

de Cock J, Westveer K, Heederik D, te VE, van Kooij R (1994) Time to pregnancy and occupational exposure to pesticides in fruit growers in The Netherlands. Occup Environ Med 51:693 - 699

Duty SM, Silva MJ, Barr DB, Brock JW, Ryan L, Chen Z, Herrick RF, Christiani DC, Hauser R (2003) Phthalate exposure and human semen parameters. Epidemiology 14:269 - 277

Ernst E (1990) Testicular toxicity following short-term exposure to tri- and hexavalent chromium: an experimental study in the rat. Toxicol Lett 51:269 - 275

Ernst E, Bonde JP (1992a) Sex hormones and epididymal sperm parameters in rats following sub-chronic treatment with hexavalent chromium. Hum Exp Toxicol 11:255 - 258

Ernst E, Bonde JP (1992b) Sex hormones and epididymal sperm parameters in rats following subchronic treatment with hexavalent chromium. Hum Exp Toxicol 11:255 - 258

Figa-Talamanca I, Cini C, Varricchio GC, Dondero F, Gandini L, Lenzi A, Lombardo F, Angelucci L, Di Grezia R, Patacchioli FR (1996) Effects of prolonged autovehicle driving on male reproduction function: a study among taxi drivers. Am J Indust Med 30:750 - 758

Figa-Talamanca I, Traina ME, Urbani E (2001) Occupational exposures to metals, solvents and pesticides: recent evidence on male reproductive effects and biological markers. Occup Med (Lond) 51:174 - 188

Gennart JP, Buchet JP, Roels H, Ghyselen P, Ceulemans E, Lauwerys R (1992) Fertility of male workers exposed to cadmium, lead, or manganese 19. Am J Epidemiol 135:1208 - 1219

Giwercman A, Bonde JP (1998) Declining male fertility and environmental factors. Endocrinol Metab Clin North Am 27:807 - 830, viii

Gluud C (1988) Testosterone and alcoholic cirrhosis. Lægeforeningens, Copenhagen

Greenlee AR, Arbuckle TE, Chyou PH (2003) Risk factors for female infertility in an agricultural region. Epidemiology 14:429 - 436

Harkonen K, Viitanen T, Larsen SB, Bonde JP, Lahdetie J (1999) Aneuploidy in sperm and exposure to fungicides and lifestyle factors. ASCLEPIOS. A European Concerted Action on Occupational Hazards to Male Reproductive Capability. Environ Mol Mutagen 34:39 - 46

Henderson J, Baker HW, Hanna PJ (1986) Occupation-related male infertility: a review. Clin Reprod Fertil 4:87 - 106

Hjollund NH, Bonde JP, Skotte J (1997) Semen analysis of personnel operating military radar equipment. Reprod Toxicol 11:897

Hjollund NH, Bonde JP, Jensen TK, Ernst E, Henriksen TB, Kolstad HA, Giwercman A, Skakkebaek NE, Olsen J (1998a) Semen quality and sex hormones with reference to metal welding. Reprod Toxicol 12:91 - 95

Hjollund NH, Bonde JP, Jensen TK, Henriksen TB, Kolstad HA, Ernst E, Giwercman A, Pritzl G, Skakkebaek NE, Olsen J (1998b) A follow-up study of male exposure to welding and time to pregnancy. Reprod Toxicol 12:29 - 37

Hjollund NH, Skotte JH, Kolstad HA, Bonde JP (1999) Extremely low frequency magnetic fields and fertility: a follow up study of couples planning first pregnancies. The Danish First Pregnancy Planner Study Team. Occup Environ Med 56:253 – 255

Hjollund NH, Bonde JP, Jensen TK, Olsen J (2000) Diurnal scrotal skin temperature and semen quality. The Danish First Pregnancy Planner Study Team. Int J Androl 23:309 – 318

Hjollund NH, Storgaard L, Ernst E, Bonde JP, Olsen J (2002a) Impact of diurnal scrotal temperature on semen quality. Reprod Toxicol 16:215 – 221

Hjollund NH, Storgaard L, Ernst E, Bonde JP, Olsen J (2002b) The relation between daily activities and scrotal temperature. Reprod Toxicol 16:209 – 214

Hjollund NH, Bonde JP, Ernst E, Lindenberg S, Andersen AN, Olsen J (2004) Pesticide exposure in male farmers and survival of in vitro fertilized pregnancies. Hum Reprod 19: 1331 – 1337

Hoppin JA (2003) Male reproductive effects of phthalates: an emerging picture. Epidemiology 14:259 – 260

Jelnes JE, Knudsen L (1988) Stainless steel welding and semen quality. Reprod Toxicol 2:218 – 215

Jensen TK, Henriksen TB, Hjollund NH, Scheike T, Kolstad H, Giwercman A, Ernst E, Bonde JP, Skakkebaek NE, Olsen J (1998a) Adult and prenatal exposures to tobacco smoke as risk indicators of fertility among 430 Danish couples. Am J Epidemiol 148:992 – 997

Jensen TK, Henriksen TB, Hjollund NH, Scheike T, Kolstad H, Giwercman A, Ernst E, Bonde JP, Skakkebaek NE, Olsen J (1998b) Caffeine intake and fecundability: a follow-up study among 430 Danish couples planning their first pregnancy. Reprod Toxicol 12:289 – 295

Jensen TK, Hjollund NH, Henriksen TB, Scheike T, Kolstad H, Giwercman A, Ernst E, Bonde JP, Skakkebaek NE, Olsen J (1998c) Does moderate alcohol consumption affect fertility? Follow up study among couples planning first pregnancy. BMJ 317:505 – 510

Jensen TK, Jorgensen N, Punab M, Haugen TB, Suominen J, Zilaitiene B, Horte A, Andersen AG, Carlsen E, Magnus O, Matulevicius V, Nermoen I, Vierula M, Keiding N, Toppari J, Skakkebaek NE (2004) Association of in utero exposure to maternal smoking with reduced semen quality and testis size in adulthood: a cross-sectional study of 1,770 young men from the general population in five European countries. Am J Epidemiol 159:49 – 58

Joffe M, Bisanti L, Apostoli P, Shah N, Kiss P, Dale A, Roeleveld N, Lindbohm ML, Sallmen M, Bonde JP (1999) Time to pregnancy and occupational lead exposure. Asclepios. Scand J Work Environ Health 25 [Suppl 1]:64 – 65

Juhl M, Nyboe Andersen AM, Gronbaek M, Olsen J (2001) Moderate alcohol consumption and waiting time to pregnancy. Hum Reprod 16:2705 – 2709

Jung A, Leonhardt F, Schill WB, Schuppe HC (2005) Influence of the type of undertrousers and physical activity on scrotal temperature. Hum Reprod 1022 – 1027

Kim Y, Jung K, Hwang T, Jung G, Kim H, Park J, Kim J, Park J, Park D, Park S, Choi K, Moon Y (1996) Hematopoietic and reproductive hazards of Korean electronic workers exposed to solvents containing 2-bromopropane. Scand J Work Environ Health 22:387 – 391

Kolstad HA, Bisanti L, Roeleveld N, Bonde JP, Joffe M (1999a) Time to pregnancy for men occupationally exposed to styrene in several European reinforced plastics companies. Asclepios. Scand J Work Environ Health 25 [Suppl 1]:66 – 69

Kolstad HA, Bonde JP, Spano M, Giwercman A, Zschiesche W, Kaae D, Roeleveld N (1999b) Sperm chromatin structure and semen quality following occupational styrene exposure. Asclepios. Scand J Work Environ Health 25 [Suppl 1]:70 – 73

Lahdetie J (1995) Occupation- and exposure-related studies on human sperm. J Occup Environ Med 37:922 – 930

Lancranjan I, Maicanescu M, Rafaila E, Klepsch I, Popescu HI (1975a) Gonadic function in workmen with longterm exposure to microwaves. Health Physics 29:381 – 383

Lancranjan I, Popescu HI, Gavanescu O, Klepsch I, Serbanescu M (1975b) Reproductive ability of workmen occupationally exposed to lead. Arch Environ Health 30:396 – 401

Larsen SB, Giwercman A, Spano M, Bonde JP (1998a) A longitudinal study of semen quality in pesticide spraying Danish farmers. The ASCLEPIOS Study Group. Reprod Toxicol 12: 581 – 589

Larsen SB, Joffe M, Bonde JP (1998b) Time to pregnancy and exposure to pesticides in Danish farmers. ASCLEPIOS Study Group. Occup Environ Med 55:278 – 283

Larsen SB, Spano M, Giwercman A, Bonde JP (1999) Semen quality and sex hormones among organic and traditional Danish farmers. ASCLEPIOS Study Group. Occup Environ Med 56:139 – 144

Lauwerys R, Roels H, Genet P, Toussaint G, Bouckaert A, De Cooman S (1985) Fertility of male workers exposed to mercury vapor or to manganese dust: a questionnaire study. Am J Indust Med 7:171 – 176

Lee IP, Dixon RL (1975) Effects of mercury on spermatogenesis studied by velocity sedimentation cell separation and serial mating. J Pharmacol Exp Ther 194:171 – 181

Lerda D (1992) Study of sperm characteristics in persons occupationally exposed to lead. Am J Indust Med 22:567 – 571

Lerda D, Rizzi R (1991) Study of reproductive function in persons occupationally exposed to 2,4-dichlorophenoxyacetic acid (2,4-D). Mutat Res 262:47 – 50

Littley MD, Shalet SM, Morgenstern GR, Deakin DP (1991) Endocrine and reproductive dysfunction following fractionated total body irradiation in adults. Q J Med 78:265 – 274

Loft S, Kold-Jensen T, Hjollund NH, Giwercman A, Gyllemborg J, Ernst E, Olsen J, Scheike T, Poulsen HE, Bonde JP (2003) Oxidative DNA damage in human sperm influences time to pregnancy. Hum Reprod 18:1265 – 1272

Marchetti F, Lowe X, Bishop J, Wyrobek AJ (1999) Absence of selection against aneuploid mouse sperm at fertilization. Biol Reprod 61:948 – 954

Mieusset R, Bujan L (1995) Testicular heating and its possible contributions to male infertility: a review. Int J Androl 18: 169 – 184

Mortensen JT (1988) Risk for reduced sperm quality among metal workers, with special reference to welders. Scand J Work Environ Health 14:27 – 30

Ogilvy-Stuart AL, Shalet SM (1993) Effect of radiation on the human reproductive system. Environ Health Perspect 101 [Suppl 2]:109 – 116

Omura M, Romero Y, Zhao M, Inoue N (1999) Histopathological evidence that spermatogonia are the target cells of 2-bromopropane. Toxicol Lett 104:19 – 26

Petrelli G, Figa-Talamanca I (2001) Reduction in fertility in male greenhouse workers exposed to pesticides. Eur J Epidemiol 17:675 – 677

Potashnik G, Porath A (1995) Dibromochloropropane (DBCP): a 17-year reassessment of testicular function and reproductive performance. J Occup Environ Med 37:1287 – 1292

Potashnik G, Ben-Aderet N, Israeli R, Yanai-Inbar I, Sober I (1978) Suppressive effect of 1,2.dibromo-3-chloropropane on human spermatogenesis. Fertil Steril 30:444 – 447

Procope BJ (1965) Effect of repeated increase of body temperature on human sperm cells. Int J Fertil 10:333 – 339

Ratcliffe JM, Schrader SM, Steenland K, Clapp DE, Turner T, Hornung RW (1987) Semen quality in papaya workers with long term exposure to ethylene dibromide. Br J Ind Med 44:317 – 326

Ratcliffe JM, Schrader SM, Clapp DE, Halperin WE, Turner TW, Hornung RW (1989) Semen quality in workers exposed to 2-ethoxyethanol. Br J Ind Med 46:399 – 406

Ratcliffe JM, Gladen BC, Wilcox AJ, Herbst AL (1992) Does early exposure to maternal smoking affect future fertility in adult males? Reprod Toxicol 6:297 – 307

Robbins WA, Vine MF, Truong KY, Everson RB (1997) Use of fluorescence in situ hybridization (FISH) to assess effects of smoking, caffeine, and alcohol on aneuploidy load in sperm of healthy men. Environ Mol Mutagen 30:175 – 183

Robins TG, Bornman MS, Ehrlich RI, Cantrell AC, Pienaar E, Vallabh J, Miller S (1997) Semen quality and fertility of men employed in a South African lead acid battery plant. Am J Ind Med 32:369 – 376

Rowley MJ, Leach DR, Warner GA, Heller CG (1974) Effect of graded doses of ionizing radiation on the human testis. Radiat Res 59:665 – 678

Rubes J, Lowe X, Moore D, Perreault S, Slott V, Evenson D, Selevan SG, Wyrobek AJ (1998) Smoking cigarettes is associated with increased sperm disomy in teenage men. Fertil Steril 70:715 – 723

Rupa DS, Reddy PP, Reddi OS (1991) Reproductive performance in population exposed to pesticides in cotton fields in India. Environ Res 55:123 – 128

Sanchez-Pena LC, Reyes BE, Lopez-Carrillo L, Recio R, MoranMartinez J, Cebrian ME, Quintanilla-Vega B (2004) Organophosphorous pesticide exposure alters sperm chromatin structure in Mexican agricultural workers. Toxicol Appl Pharmacol 196:108 – 113

Savitz DA (2003) Paternal exposure to known mutagens and health of the offspring: ionizing radiation and tobacco smoke. Adv Exp Med Biol 518:49 – 57

Savitz DA, Sonnenfeld NL, Olshan AF (1994) Review of epidemiologic studies of paternal occupational exposure and spontaneous abortion. Am J Ind Med 25:361 – 383

Schrag SD, Dixon RL (1985) Occupational exposures associated with male reproductive dysfunction. Annu Rev Pharmacol Toxicol 25:567 – 592

Sharpe RM, Irvine DS (2004) How strong is the evidence of a link between environmental chemicals and adverse effects on human reproductive health? BMJ 328:447 – 451

Sheiner EK, Sheiner E, Hammel RD, Potashnik G, Carel R (2003) Effect of occupational exposures on male fertility: literature review. Ind Health 41:55 – 62

Son HY, Kim YB, Kang BH, Cho SW, Ha CS, Roh JK (1999) Effects of 2-bromopropane on spermatogenesis in the Sprague-Dawley rat. Reprod Toxicol 13:179 – 187

Sonnenschein C, Soto AM (1998) An updated review of environmental estrogen and androgen mimics and antagonists. J Steroid Biochem Mol Biol 65:143 – 150

Spano M, Kolstad AH, Larsen SB, Cordelli E, Leter G, Giwercman A, Bonde JP (1998) The applicability of the flow cytometric sperm chromatin structure assay in epidemiological studies. Asclepios. Hum Reprod 13:2495 – 2505

Steeno OP, Pangkahila A (1984) Occupational influences on male fertility and sexuality. I. Andrologia 16:5 – 22

Storgaard L, Bonde JP, Ernst E, Spano M, Andersen CY, Frydenberg M, Olsen J (2003) Does smoking during pregnancy affect sons' sperm counts? Epidemiology 14:278 - 286

Stoy J, Hjollund NH, Mortensen JT, Burr H, Bonde JP (2004) Semen quality and sedentary work position. Int J Androl 27:5 – 11

Tas S, Lauwerys R, Lison D (1996) Occupational hazards for the male reproductive system. Crit Rev Toxicol 26:261 – 307

Thonneau P, Ducot B, Bujan L, Mieusset R, Spira A (1996) Heat exposure as a hazard to male fertility. Lancet 347:204 – 205

Thonneau P, Bujan L, Multigner L, Mieusset R (1998) Occupational heat exposure and male fertility: a review. Hum Reprod 13:2122 – 2125

Thonneau P, Abell A, Larsen SB, Bonde JP, Joffe M, Clavert A, Ducot B, Multigner L, Danscher G (1999) Effects of pesticide exposure on time to pregnancy: results of a multicenter study in France and Denmark. ASCLEPIOS Study Group. Am J Epidemiol 150:157 – 163

Tielemans E, Burdorf A, te Velde ER, Weber RF, van Kooij RJ, Veulemans H, Heederik DJ (1999a) Occupationally related exposures and reduced semen quality: a case-control study. Fertil Steril 71:690 – 696

Tielemans E, van Kooij R, te Velde ER, Burdorf A, Heederik D (1999b) Pesticide exposure and decreased fertilisation rates in vitro. Lancet 354:484 – 485

Toft G, Hagmar L, Giwercman A, Bonde JP (2004) Epidemiological evidence on reproductive effects of persistent organochlorines in humans. Reprod Toxicol 19:5 – 26

Trasler JM, Hales BF, Robaire B (1985) Paternal cyclophosphamide treatment of rats causes fetal loss and malformations without affecting male fertility. Nature 316:144 – 146

Vanhoorne M, Comhaire F, De Bacquer D (1994) Epidemiological study of the effects of carbon disulfide on male sexuality and reproduction. Arch Environ Health 49:273 – 278

Veulemans H, Steeno O, Masschelein R, Groeseneken D (1993) Exposure to ethylene glycol ethers and spermatogenic disorders in man: a case-control study. Br J Ind Med 50:71 – 78

Vine MF (1996) Smoking and male reproduction: a review. Int J Androl 19:323 – 337

Vine MF, Margolin BH, Morrison HI, Hulka BS (1994) Cigarette smoking and sperm density: a meta-analysis. Fertil Steril 61:35 – 43

Vine MF, Setzer RW Jr., Everson RB, Wyrobek AJ (1997) Human sperm morphometry and smoking, caffeine, and alcohol consumption. Reprod Toxicol 11:179 – 184

Viskum S, Rabjerg L, Jorgensen PJ, Grandjean P (1999) Improvement in semen quality associated with decreasing occupational lead exposure. Am J Indust Med 35:257 – 263

Weyandt TB, Schrader SM, Turner TW, Simon SD (1996) Semen analysis of military personnel associated with military duty assignments. Reprod Toxicol 10:521 – 528

Whorton MD, Foliart DE (1983) Mutagenicity, carcinogenicity and reproductive effects of dibromochloropropane (DBCP). Mutat Res 123:13 – 30

Whorton MD, Milby TH (1980) Recovery of testicular function among DBCP workers. J Occupat Med 22:177 – 179

Whorton MD, Krauss RM, Marshall S, Milby TH (1977) Infertility in male pesticide workers. Lancet 2:1259 – 1261

Whorton MD, Milby TH, Stubbs HA, Avashia BH, Hull EQ (1979) Testicular function among carbaryl-exposed employees. J Toxicol Environ Health 5:929 – 941

Wildt K, Eliasson R, Berlin M (1983) Effect of occupational exposure to lead on sperm and semen. Reprod Dev Toxicity Metals 279 – 300

Wong O, Utidjian MD, Karten VS (1979) Retrospective evaluation of reproductive performance of workers exposed to ethylene dibromide (EDB). J Occupat Med 21:98 – 102

Wyrobek AJ, Watchmaker G, Gordon L, Wong K, Moore HD, Whorton D (1981) Sperm shape abnormalities in carbaryl-exposed employees. Environ Health Perspect 40:255 – 265

Zhang YH, Chen BH, Zheng LX, Wu XY (2003) [Study on the level of phthalates in human biological samples]. Zhonghua Yu Fang Yi Xue Za Zhi 37:429 – 434

II.2.7 Influenza delle malattie sistemiche e dei fattori iatrogeni sulle funzioni sessuale e riproduttiva

R. Bornman

Sintesi

Le malattie sistemiche e i disturbi dell'eiaculazione possono essere in parte o completamente causa di infertilità maschile. Alcuni farmaci possono avere un effetto negativo sulla funzione degli spermatozoi. Se il medico si accontenta di fare una diagnosi sul risultato dell'analisi del liquido seminale senza ascoltare il paziente (anamnesi) o ricercare dei segni specifici (esame obiettivo), può ignorare delle patologie molto importanti. Ciò può comportare non solo una terapia inappropriata, ma anche una mancata possibilità di migliorare la prognosi a breve e a lungo termine della salute generale e riproduttiva maschile.

II.2.7.1 Introduzione

Un fattore maschile è coinvolto in circa il 50% dei casi di coppie infertili. Il successo della gestione del fattore maschile dell'infertilità dipende sia dalla diagnosi clinica che dalla determinazione della causa del fattore maschile di infertilità. Le possibili cause di infertilità maschile sono numerose, e un approccio sistematico è, dunque, indispensabile per orientare la valutazione e per prendere le decisioni più giuste riguardo alla diagnosi, all'eziologia e alla terapia.

In quanto medici, noi siamo ben consapevoli delle insidie dovute ai tentativi di cercare scorciatoie in medicina, e ciò è particolarmente vero in andrologia e nell'infertilità maschile. Solo un'anamnesi medica dettagliata e completa, unita a un esame clinico obiettivo consentirà di prescrivere esami di laboratorio e altri studi appropriati. Ciò richiede che il medico abbia una buona conoscenza degli aspetti fondamentali e applicati della genetica, dell'anatomia e della fisiologia del sistema riproduttivo maschile. In mancanza di ciò, la valutazione non potrà mettere in evidenza la causa dell'infertilità e comporterà una serie di terapie inadatte.

II.2.7.2 Funzione sessuale e riproduttiva

II.2

La disfunzione sessuale maschile, che si manifesta con l'assenza di erezione può, secondo il DSM IV, essere classificata come la disfunzione sessuale femminile, in disturbi del desiderio, dell'eccitamento e dell'orgasmo o può essere caratterizzata da dolore.

II.2.7.2.1 Libido

Il testosterone induce la libido (desiderio sessuale) e il comportamento psicosessuale maschile normali. In alcuni casi, i problemi di eiaculazione possono essere associati a perdita di libido, nel qual caso si deve ricercare un deficit di androgeni (ipogonadismo) che inizia con una disfunzione ipofisaria o testicolare. Nell'ipogonadismo, l'eiaculazione può essere diminuita o assente perché la funzione secretoria della prostata e delle vescicole seminali dipende dagli androgeni. Se il volume seminale è normale, è poco verosimile che i fattori endocrini siano responsabili della perdita della libido (Gerber e Brendler 2002).

L'assenza primaria di desiderio sessuale sembra estremamente rara. Una diminuzione o una perdita completa della libido è generalmente secondaria a cause organiche, come una dispareunia (dolore fisico durante i rapporti), a disturbi endocrini e a malattie degenerative croniche, così come a cause iatrogene come farmaci antipertensivi, sedativi e tranquillanti. Una riduzione della libido può derivare anche da una depressione e da una serie di malattie sistemiche e da altri disturbi.

La disfunzione erettile, generalmente associata alla riduzione del desiderio sessuale e, talvolta, a una disfunzione orgasmica oppure eiaculatoria, è il principale sintomo rivelatore dell'iperprolattinemia negli uomini, una patologia che non deve essere trascurata in quanto molti casi sono dovuti a tumori dell'ipofisi, i quali possono indurre gravi complicanze. La prolattina (PRL) ha un ruolo fondamentale nell'attività sessuale, e un tasso elevato di PRL è associato ad alterazioni del desiderio o della libido. L'aumento cronico della PRL negli animali riduce la sensibilità delle cellule di Leydig alla stimolazione da parte dell'ormone luteinizzante (LH), il quale riduce il testosterone (Huang et al. 2001). Sembra anche che la PRL entri nel meccanismo di feedback dei centri del SNC che controllano l'eccitazione e il comportamento sessuali. Negli uomini e nelle donne, le concentrazioni plasmatiche di PRL aumentano considerevolmente un'ora dopo un orgasmo indotto con il coito o con la masturbazione. La PRL plasmatica resta, tuttavia, immutata dopo un eccitamento sessuale senza orgasmo (Exton et al. 2001; Kruger et al. 2002).

II.2.7.2.2 Emissione ed eiaculazione

Il processo di eiaculazione è costituito da una sequenza di eventi neuromuscolari che porta all'emissione del liquido seminale a partire dall'uretra. Il potenziale di fertilità sarà, dunque, influenzato da qualsiasi anomalia neuromuscolare o anatomica/meccanica.

Disfunzione eiaculatoria

Una disfunzione eiaculatoria è implicata in meno del 2% delle cause di infertilità (Wang et al. 1996). Le anomalie congenite, farmacologiche, metaboliche, infiammatorie e funzionali sono anch'esse delle potenziali cause, ma alcuni casi sono, tuttora, idiopatici.

Qualsiasi processo che impedisca le contrazioni peristaltiche dei dotti deferenti e la chiusura del collo vescicale può provocare l'assenza di emissione oppure un'eiaculazione retrograda (Brugh et al. 2003). Una disfunzione eiaculatoria deve essere sospettata in caso di scarso volume (< 1,0 mL) o di assenza di eiaculato, e deve essere distinta dall'anorgasmia. Gli spermatozoi non saranno presenti nell'urina in caso di assenza di emissione, che deve essere diagnosticata in base al sospetto clinico.

Le cause della disfunzione eiaculatoria sono riassunte nella Tabella II.2.5.

Eiaculazione retrograda

L'eiaculazione retrograda è provocata dalla chiusura incompleta del collo vescicale che fa sì che gli spermatozoi e il liquido seminale siano spinti indietro nella vescica attraverso il collo vescicale. Il volume dell'eiaculato è, quindi, scarso o nullo. L'eiaculazione retrograda può essere diagnosticata con la ricerca di spermatozoi nell'urina post-eiaculazione. Precisi criteri di positività a un'analisi delle urine post-eiaculazione non sono stati stabiliti, ma la presenza di più di 10 spermatozoi a un forte ingrandimento permette di confermare l'eiaculazione retrograda.

Assenza di eiaculazione (aneiaculazione, aspermia)

In caso di assenza di eiaculazione, l'anamnesi deve ricercare una perdita della libido o altri sintomi di deficit di androgeni, l'assunzione attuale di farmaci, il diabete e precedenti chirurgici. Un'anamnesi accurata permetterà, in genere, di individuare la causa di questo problema (Gerber e Brendler 2002).

Il deficit di androgeni causa una riduzione delle secrezioni della prostata e delle vescicole seminali, la quale induce, a sua volta, una riduzione parziale o completa del volume seminale. Una simpatectomia o un intervento chirurgico retroperitoneale esteso, in particolare la linfoadenectomia retroperitoneale per cancro del testicolo, possono ledere l'innervazione autonoma della prostata e delle vescicole seminali e bloccare la contrazione dei muscoli lisci e l'emissione seminale al momento dell'orgasmo. Gli agenti farmacologici, in particolare gli antagonisti α-adrenergici, possono alterare la chiusura del collo vescicale al momento dell'orgasmo e, così, provocare un'eiaculazione retrograda. Una chirurgia precedente del collo vescicale o dell'uretra prostatica, in genere una resezione transuretrale della prostata, può alterare la chiusura del collo vescicale, cosa che porta all'eiaculazione retrograda. Questa può anche essere la conseguenza di una neuropatia diabetica.

Tabella II.2.5. Cause della disfunzione eiaculatoria

Aneiaculazione	Eiaculazione retrograda	Eiaculazione precoce
Traumatica	**Traumatica**	**Psicologica**
Lesioni midollari Traumi dell'uretra posteriore	Lesioni midollari Traumi dell'uretra posteriore	
Iatrogena	**Iatrogena**	**Cause generali**
Dissezione dei linfonodi retro-peritoneali Chirurgia dell'aneurisma aortico Chirurgia rettocolica Simpatectomia	Dissezione dei linfonodi retro-peritoneali Chirurgia dell'aneurisma aortico Chirurgia rettocolica Simpatectomia Prostatectomia Plastica Y-V del collo vescicale Uretroplastica posteriore	Sclerosi multipla
Farmacologica	**Congenita**	**Infiammatoria**
Antipertensivi Antidepressivi Antipsicotici Altro, tra cui alcol, ecc.	Epispadie Estrofia Valvole dell'uretra posteriore	Prostatite
Metabolica e sistemica	**Farmacologica**	**Altro**
Diabete Sclerosi multipla	Antipertensivi Antidepressivi Antipsicotici Altro, tra cui alcol, ecc.	Tumori midollari Iperplasia prostatica benigna
Psicologica	**Metabolica e sistemica**	
Eiaculazione ritardata *Idiopatica*	Diabete *Idiopatica*	

Eiaculazione precoce

L'eiaculazione precoce è caratterizzata da un'incapacità del paziente di controllare il momento dell'eiaculazione e di permettere così alla sua partner di raggiungere l'orgasmo. L'eiaculazione precoce (PE) è un disturbo sessuale molto frequente, che può essere primario o secondario a una malattia concomitante (Abdel-Hamid 2004). L'eiaculazione precoce è un sintomo molto soggettivo. L'eiaculazione entro due minuti dall'inizio del rapporto è frequente, e molti uomini che lamentano un'eiaculazione precoce hanno, in realtà, una funzione sessuale normale ma aspettative sessuali eccessive. Nell'eiaculazione precoce vera, l'orgasmo è raggiunto in meno di un minuto dall'inizio del rapporto. In questo caso, la causa è quasi sempre psicogena e deve essere trattata da uno psicologo o da uno psichiatra specializzato nel trattamento degli aspetti psicologici della disfunzione sessuale maschile (Han et al. 2002).

La disfunzione erettile è osservata nel 3-5% dei pazienti dopo prostatectomia open ed è più frequente negli anziani che nei giovani.

Anorgasmia

L'anorgasmia, o l'assenza di orgasmo, è generalmente di origine psicologica o provocata da alcuni farmaci utilizzati nelle malattie psichiatriche. L'anorgasmia può, tuttavia, essere dovuta anche alla diminuzione della sensibilità del pene a seguito di un'alterazione della funzione del nervo pudendo, il più delle volte nel contesto di una neuropatia periferica diabetica.

Cause neurologiche

Il diabete lede il sistema nervoso periferico e provoca eiaculazione retrograda o aneiaculazione. Anche le lesioni del SNC, come le lesioni del midollo spinale e la mielodisplasia, possono provocare disfunzioni eiaculatorie.

L'assenza di emissione o di eiaculazione può anche essere dovuta a una dissezione linfonodale per cancro del testicolo o a un'altra chirurgia retroperitoneale addominale o pelvica, quando viene recisa anche una parte di una catena simpatica oppure dei nervi pelvici.

Farmaci

Alcuni farmaci disturbano l'eiaculazione, come gli α-bloccanti, gli antidepressivi, gli antipsicotici e alcuni antipertensivi.

Cause anatomiche

La disfunzione eiaculatoria può essere dovuta all'ostruzione dei dotti eiaculatori o a una precedente chirurgia del collo vescicale (plastica Y-V del collo vescicale, incisione transuretrale o resezione della prostata). L'eiaculazione retrograda è osservata nell'80-90% dei casi dopo prostatectomia. Il rischio può, tuttavia, essere ridotto se il collo vescicale viene preservato al momento dell'intervento chirurgico. Inoltre, nel 2-3% dei pazienti, si sviluppa una contrazione del collo vescicale 6-12 settimane dopo una prostatectomia open, in particolare nei soggetti con un'apertura relativamente piccola del collo vescicale alla fine dell'intervento (Brugh et al. 2003).

II.2.7.2.3

Funzione erettile

La disfunzione sessuale maschile (*impotenza* o *disfunzione erettile* [*ED*]) corrisponde specificamente all'incapacità persistente, per almeno 3 mesi, di raggiungere e mantenere un'erezione del pene sufficiente a una performance sessuale soddisfacente. La ED può essere il sintomo di una malattia e un importante marcatore di una patologia concomitante spesso grave. La ED può essere influenzata dallo stile di vita (stress non controllato, scarso esercizio, obesità, tabagismo, abuso di sostanze stupefacenti) e dalle malattie associate allo stile di vita (ipertensione arteriosa, cardiopatia ischemica, diabete mellito). Queste devono essere diagnosticate appena possibile, in particolare nei giovani, quando dei cambiamenti nello stile di vita possono ancora essere efficaci.

Gli studi indicano che le concentrazioni ematiche di testosterone sono molto inferiori negli uomini in caso di malattie cardiovascolari, il che suggerisce un possibile ruolo preventivo del trattamento con il testosterone. Inoltre, la ED spesso è provocata da un'insufficienza arteriosa pelvica dovuta ad aterosclerosi. Questo ruolo «sentinella» dell'aterosclerosi generalizzata non deve essere trascurato negli uomini che presentano infertilità (Liu et al. 2003).

Le cause sistemiche e iatrogene della ED sono riassunte nella Tabella II.2.6. La Tabella II.2.7 riassume le cause farmacologiche di ED.

Tabella II.2.6. Malattie associate alla disfunzione erettile

Fattore	Condizioni
Malattia cronica	Diabete, insufficienza renale, anemia
Farmaci e uso di stupefacenti	Antipertensivi, antidepressivi, alcol, marijuana, cocaina
Fattori di rischio di aterosclerosi	Ipercolesterolemia, ipertensione, diabete, anamnesi familiare
Traumi pelvici, perineali, penieni	Frattura del bacino, ciclismo
Precedenti di chirurgia	Prostatectomia radicale, laminectomia, bypass vascolare
Patologie neurologiche	Sclerosi multipla, malattia discale lombo-sacrale, lesione midollare
Malattie endocrine	Ipogonadismo, iperprolattinemia, malattia tiroidea
Malattie psichiatriche	Ansia, depressione
Malattie sessualmente trasmesse	Malattia retrovirale, gonorrea, sifilide

Tabella II.2.7 Farmaci frequentemente associati alla disfunzione erettile

Antipertensivi	Diuretici tiazidici, β-bloccanti, inibitori dei canali del calcio, inibitori dell'enzima di conversione dell'angiotensina (ACE)
Antidepressivi	Triciclici, inibitori selettivi del re-uptake della serotonina (SSRI)
Antiaritmici	Digossina
Anti-androgeni	Anti-androgeni
H_2-bloccanti	Cimetidina
Sostanze ricreative	Alcol, marijuana, cocaina, eroina

Un'anamnesi precisa determinerà spesso se il problema sia prevalentemente psicogeno oppure organico. In caso di impotenza psicogena, la malattia fa rapidamente seguito a un evento scatenante come uno stress coniugale o al cambiamento o alla perdita della partner sessuale. Nell'impotenza organica, la malattia si sviluppa solitamente in modo più insidioso e può essere legata all'età o ad altri fattori di rischio.

Durante l'esame è importante ricercare se il problema si manifesta in tutte le situazioni. Molti uomini che lamentano impotenza possono non essere in grado di avere rapporti con una partner particolare, ma possono esserlo con un'altra. Allo stesso modo, è importante determinare se si possono raggiungere erezioni normali con altre forme di stimolazione sessuale (p. es., masturbazione, video erotici). Infine, bisogna indagare se vi siano erezioni notturne o la mattina presto. In generale, se sono possibili erezioni in alcune situazioni ma non in altre, si può pensare a un'eventuale impotenza psicogena piuttosto che organica (Gerber e Brendler 2002).

Cause meccaniche della disfunzione sessuale

Anomalie anatomiche del pene

Le anomalie congenite o acquisite del pene possono alterare il normale flusso del liquido seminale. Le variazioni congenite anatomiche comprendono le ipo-/epispadie e la malattia di La Peyronie. Nell'ipospadia, l'uretra non si estende fino al glande e il meato è situato sulla parte ventrale del pene. Nella maggior parte dei casi si osservano ipospadie ghiandolari, coronali e distali, ma si possono riscontrare anche ipospadie peno-scrotali o perineali.

Nell'epispadia, l'apertura del meato è localizzata sulla parte dorsale del pene e forma spesso una fessura uretrale aperta. Nella maggior parte dei casi, l'epispadia provocherà una grave deviazione dorsale del pene, la quale può indurre anomalie del flusso del liquido seminale.

La fimosi è un restringimento del prepuzio, congenito o acquisito. Nei casi secondari, il diabete, la balanite grave o il lichen sclero-atrofico possono essere responsabili di infezioni e di fimosi collaterali. Nei casi primari, una fimosi non corretta può alterare il flusso di liquido seminale e provocare infertilità (Gerber e Brendler 2002).

Tabella II.2.8. Malattie sistemiche e fertilità

Malattia	Causa possibile di infertilità
Diabete	Neuropatia
Tubercolosi	Epididimite, azoospermia ostruttiva
Malattie croniche dell'apparato respiratorio, quali la bronchiectasia e la sinusite/bronchite cronica	Alterazioni dei flagelli degli spermatozoi, astenozoospermia completa, disturbi secretori dell'epididimo causa di azoospermia ostruttiva (sindrome di Young)
Fibrosi cistica (mucoviscidosi)	Agenesia dei dotti deferenti, vescicole seminali
Insufficienza renale o disfunzione epatica	Disturbi metabolici
Febbre > 38 °C	Spermatogenesi inibita (oligozoospermia)
Iatrogena: chemioterapia, radioterapia, farmaci come nitrofurantoina, nitrodazolo, sulfasalazina, spironolattone, colchicina	Terato- oppure oligozoospermia
Chirurgia, anestesia, stress	Soppressione dell'asse ipotalamo-ipofisi-gonadi
STD come sifilide, gonorrea, linfogranulomatosi venerea, uretriti, infezioni da *Chlamydia*	Granuloma e cicatrizzazione con ostruzione parziale o anticorpi anti-spermatozoi
Orchite parotitica dopo la pubertà	Ischemia e fibrosi testicolari
Trauma testicolare bilaterale, torsione, criptorchidismo	Lesione testicolare
Esposizione sul lavoro o ambientale a metalli quali cadmio, mercurio, piombo; prodotti chimici quali pesticidi, fenolo, esteri fenolici, etilene, fattori legati allo stile di vita: alcolismo, tabagismo, tossicodipendenza	Lesione testicolare

II.2.7.3
Malattie sistemiche e fertilità

Le malattie sistemiche possono contribuire in molti modi all'alterazione della fertilità maschile (Tabella II.2.8, Comhaire 1996).

Per una descrizione dettagliata dei fattori legati allo stile di vita, si veda anche il Cap. II.2.6. Il fumo di tabacco sembra avere effetti minori negli uomini adulti, ma può essere associato a lesioni ossidative del DNA degli spermatozoi e provocare disturbi evidenziati clinicamente sotto forma di tossicità nella prole di origine paterna. I fumatori sono spesso anche grandi consumatori di caffè, e la caffeina stessa può modificare i parametri del liquido seminale. Gli uomini infertili che fumano sigarette hanno livelli più elevati di ROS seminali rispetto ai pazienti infertili non fumatori. In considerazione dei potenziali effetti indesiderati del tabagismo, i medici devono suggerire agli uomini infertili fumatori di smettere di fumare.

Marinelli et al. (2004) hanno pubblicato una revisione della letteratura sul consumo di alcol e sulla qualità del liquido seminale, ma gli studi degli effetti delle abitudini di consumo di alcol sui parametri del liquido seminale sembrano insufficienti per trarne conclusioni precise. In generale, sembra che negli uomini che consumano alcol con moderazione si riscontri un numero minore di anomalie del liquido seminale rispetto ai grandi bevitori (Auger et al. 2001).

Bibliografia

Abdel-Hamid IA (2004) Phosphodiesterase 5 inhibitors in rapid ejaculation: potential use and possible mechanisms of action. Drugs 4:13–26

Auger J, Eustache F, Andersen AG, Irvine DS, Jorgensen N, Skakkebaek J, Suominen J, Toppari J, Vierula M, Jouannet P (2001) Sperm morphological defects related to environment, lifestyle and medical history of 1001 male partners of pregnant women from four European cities. Hum Reprod 16:2710 - 2717

Brugh VM III, Matschke HM, Lipshultz LI (2003) Male factor infertility. Endocrinol Metab Clin 32:689 - 707

Buvat J (2003) Hyperprolactinemia and sexual function in men: a short review. Int J Impotence Res 15:373 - 377

Comhaire FH (1996) Basic investigation of the infertile male and andrological aspects of erectile dysfunction. In: Comhaire FH (ed) Male infertility. Chapman and Hall, London, pp 134 - 142

Exton MS, Kruger TH, Bursch N et al (2001) Endocrine response to masturbation-induced orgasm in healthy men following a 3-week sexual abstinence. World J Urol 19:377 - 382

Gerber GS, Brendler CB (2002) Evaluation of the urologic patient: history, physical examination, and urinanalysis. In: Walsh PC (ed) Campbell's urology, 8th edn. Elsevier, Amsterdam, pp 83 - 110

Han M, Alfert HJ, Partin AW (2002) Retropubic and suprapubic open prostatectomy. In: Walsh PC (ed) Campbell's urology, 8th edn. Elsevier, Amsterdam, p 1433

Huang WJ, Yeh JY, Kan SF et al (2001) Effects of hyperprolactinemia on testosterone production in rat Leydig cells. J Cell Biochem 80:313 - 320

Kruger TH, Haake P, Hartmann U et al (2002) Orgasm-induced prolactin secretion: feedback control of sexual drive? Neurosci Biobehav Rev 26:31 - 44

Liu PY, Death AK, Handelsman DJ (2003) Androgens and cardiovascular disease. Endocr Rev 24:313 - 40

Marinelli D, Gaspari L, Pedotti P, Taioli E (2004) Minireviews of studies on the effects of smoking and drinking habits on semen parameters. Int J Hyg Environ Health 207:185 - 192

Wang R, Monga M, Helsstrom WJG (1996) Ejaculatory dysfunction. In: Comhaire FH (ed) Male infertility. Chapman and Hall, London, pp 134 - 142

II.2.8 Meccanismi patogenetici delle neoplasie urogenitali

T. F. Aho, D. E. Neal

Sintesi

- Alcuni studi epidemiologici hanno identificato fattori di rischio di tumori urogenitali.
- I meccanismi attraverso i quali questi fattori provocano il cancro non sono ancora definiti.
- La cancerogenesi è generalmente un processo multi-step complesso.
- I meccanismi genetici ed epigenetici hanno entrambi un ruolo nella cancerogenesi.
- Una migliore comprensione dei meccanismi della cancerogenesi porterà a progressi nel campo della prevenzione, della diagnosi e del trattamento del cancro.
- Questo capitolo riassume l'opinione attuale sui meccanismi della cancerogenesi in generale, con commenti specifici sui tumori della prostata, del testicolo e del pene.

II.2

II.2.8.1
Patogenesi del carcinoma in generale

II.2.8.1.1
Principi fondamentali della cancerogenesi

La maggior parte delle popolazioni cellulari nell'adulto è differenziata e non prolifera a tassi elevati. La velocità della crescita e della divisione cellulare è strettamente controllata. Le cause determinanti del cancro sono l'accumulo di numerose alterazioni genetiche ed epigenetiche che risultano indipendenti dai meccanismi regolatori normali.

Mutazioni somatiche

È generalmente accettato che la cancerogenesi è un processo multi-step che inizia, il più delle volte, a causa di alcune mutazioni somatiche nel DNA di una singola cellula (Fig. II.2.10). Le mutazioni predisponenti al cancro

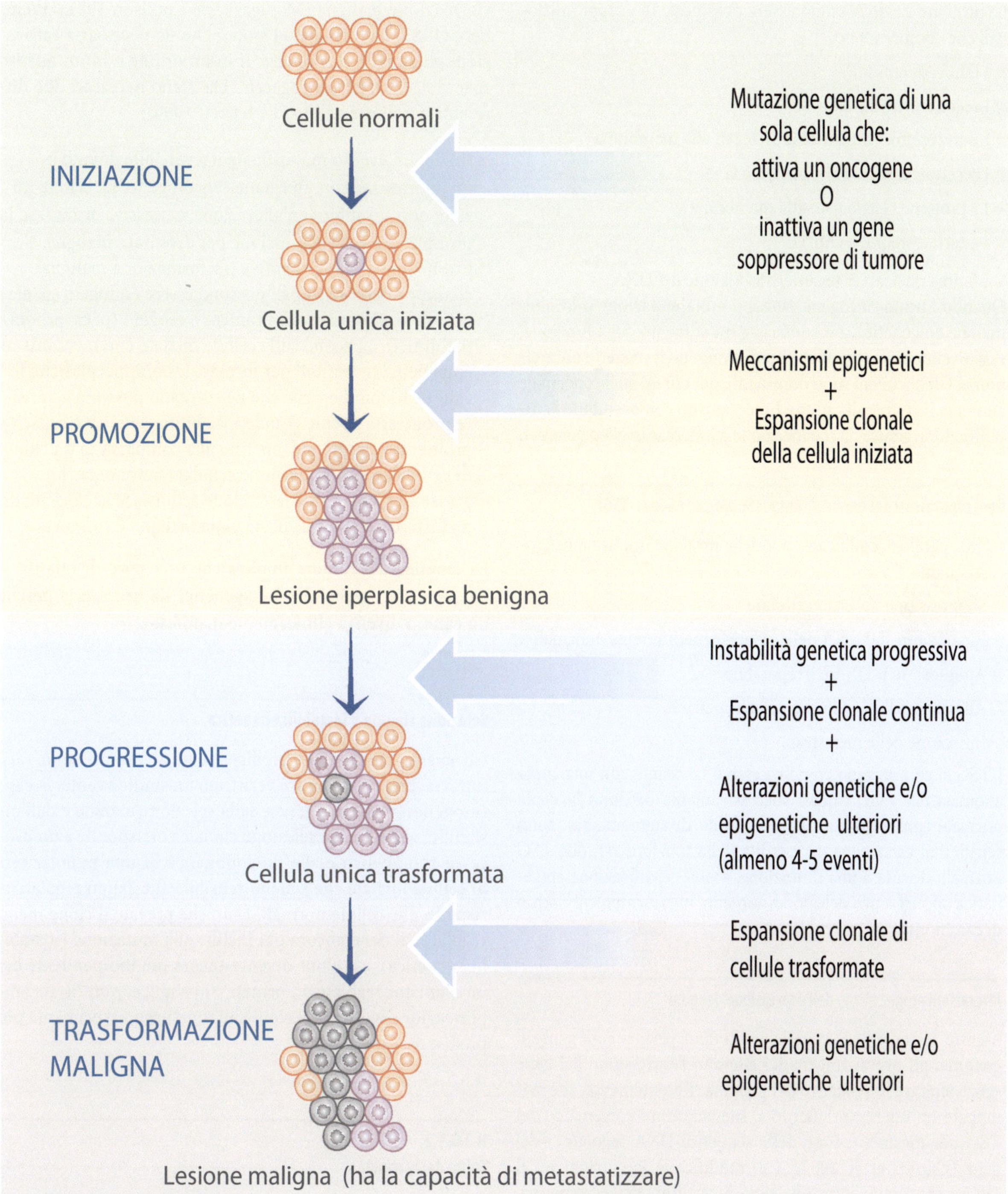

Fig. II.2.10. Stadi della cancerogenesi

possono verificarsi nei geni che codificano per proteine implicate in diversi processi di regolazione, tra i quali:

- la regolazione del ciclo cellulare
- l'apoptosi
- la riparazione del DNA
- la stabilità genetica
- l'adesione intercellulare e cellula-matrice
- i segnali transmembrana
- l'angiogenesi

I geni che codificano per queste proteine possono essere classificati in due gruppi funzionalmente distinti: gli oncogeni e i geni soppressori del tumore.

Oncogeni

Tra i circa 25000 geni del genoma umano, circa l'1% di questi può essere classificato come proto-oncogeni. Sono dei geni normali che codificano per alcune proteine implicate in processi come il controllo dei segnali cellulari, della crescita cellulare e dell'angiogenesi.

Le proteine stesse possono essere classificate in gruppi funzionali che comprendono:

- I fattori di crescita
- I recettori tirosin-chinasi
- I non recettori tirosin-chinasi legati alla membrana
- I recettori associati alle proteine G
- Le proteine G associate alla membrana
- Le serina/treonina chinasi
- I fattori nucleari di legame/trascrizione del DNA

Quando i proto-oncogeni subiscono una mutazione o un'alterazione epigenetica che conferisce un aumento della funzione, essi diventano oncogeni che predispongono il soggetto al carcinoma. Gli oncogeni sono dominanti, per cui un allele anormale aumenta il rischio di cancro. I meccanismi comprendono l'amplificazione genica, la traslocazione e i meccanismi epigenetici.

Geni soppressori del tumore (Tumour Suppressor Genes, TSG)

I TSG, peraltro, codificano per delle proteine implicate in processi quali:

- Soppressione del ciclo cellulare
- Riparazione del DNA delle cellule geneticamente anormali
- Apoptosi, se il DNA è irreparabile
- Adesione cellula-cellula e cellula-matrice
- Inibizione delle metastasi

I TSG si comportano come recessivi. Le cellule con una copia anomala del gene, i quali successivamente perdono la copia normale (processo noto come perdita di eterogeneità), sono sensibili al carcinoma. La perdita della funzione dei due TSG normali, dovuta a una mutazione, a una modificazione epigenetica oppure a una delezione, aumenta ulteriormente il rischio di carcinoma.

Alterazioni epigenetiche dell'espressione dei geni

Mentre le mutazioni genetiche alterano permanentemente il genoma, gli eventi epigenetici alterano l'espressione del gene senza alterare le sequenze del genoma. Recentemente, si è sviluppato un interesse riguardo al silenziamento epigenetico dei TSG per ipermetilazione delle sequenze DNA regolatrici del gene (Garinis et al. 2002). Ciò modifica le interazioni tra il DNA e le proteine intra-nucleari e la struttura della cromatina, influenzando la velocità di trascrizione, e porta a un'espressione diminuita di mRNA nei tumori. I meccanismi epigenetici possono anche trasformare alcuni proto-oncogeni. Contrariamente alle mutazioni genetiche, le alterazioni epigenetiche sono potenzialmente reversibili e conferiscono un grado di plasticità al fenotipo maligno.

Modelli in diverse tappe della cancerogenesi

Secondo l'ipotesi di Knudson dei due eventi, è necessaria più di un'alterazione genetica della cellula per ottenere una trasformazione maligna (Moolgavkar e Knudson 1981). Weinberg (1983) ha formulato l'ipotesi che sia necessaria l'attivazione di almeno due oncogeni in un ordine e in un quadro specifici, e Barrett ha suggerito che siano necessari due differenti tipi di eventi (Boyd e Barrett 1990):

- Inizio: un evento mutazionale irreversibile dovuto a un'interazione con un agente cancerogeno. Le cellule iniziate devono subire un'alterazione successiva attraverso la promozione e la progressione per diventare maligne.
- Promozione, avanzamento e trasformazione maligna: alcuni promotori, i quali possono essere endogeni (p. es. ormoni, infiammazione cronica) o esogeni (p. es. prodotti chimici), agiscono sulle cellule iniziate con meccanismi epigenetici reversibili per formare lesioni iperplasiche focali. Le lesioni benigne che ne risultano possono acquisire progressivamente grande instabilità genetica e capacità proliferativa indipendente fino alla comparsa di un clone di cellule capaci di divisione cellulare autonoma (progressione). Quando questo clone acquisisce la capacità di metastatizzare, la trasformazione maligna è completa.

La cinetica del tumore implica che una serie di quattro o cinque eventi genetici e/o epigenetici sia necessaria perché un cancro divenga clinicamente manifesto.

Selezione clonale e instabilità genetica

Gli eventi mutazionali predisponenti al cancro sono rari; tuttavia, una volta che si è verificato un simile evento, la cancerogenesi viene accelerata dalla selezione clonale e dall'instabilità genetica. La selezione clonale corrisponde a un processo progressivo e alla predominanza di una popolazione di cellule iniziate che è meno sensibile alle azioni regolatrici rispetto alle cellule normali. Dato che prevale il clone meno regolato, diviene ancora più incline alla mutazione (instabilità genetica), e il clone diventa ancora più indipendente dai meccanismi regolatori normali. Si produce, quindi, un'amplificazione in serie dei cloni che sono progressivamente più predisposti al cancro.

II.2.8.1.2 Cause del carcinoma

Gli esperimenti in vitro, i modelli animali e gli studi epidemiologici suggeriscono che la maggior parte dei tumori sia provocata dalla complessa interazione tra fattori endogeni ed esogeni modulati dall'età dell'individuo e dalla sua predisposizione genetica al cancro.

Suscettibilità genetica

Alcuni individui sono geneticamente più inclini al carcinoma di altri. I polimorfismi genetici che coinvolgono i seguenti processi possono rendere un paziente più sensibile agli agenti cancerogeni:

- l'attivazione e la detossificazione degli agenti cancerogeni
- la riparazione del DNA
- la sospensione del ciclo cellulare affiancato alle lesioni del DNA

I seguenti meccanismi sono proposti per alcuni agenti eziologici.

Ormoni

Numerosi ormoni endogeni ed esogeni assicurano lo stimolo alla proliferazione cellulare, e la mitogenesi aumenta il rischio di accumulo di mutazioni genetiche random. Se una serie di errori random nel DNA di una cellula permette di sfuggire ai meccanismi regolatori normali, può svilupparsi un cancro. Contrariamente alla cancerogenesi chimica, dove una sostanza iniziatrice specifica è necessaria prima che possa verificarsi la cancerogenesi, per la cancerogenesi ormonale non è necessario alcun iniziatore.

Virus

Si stima che circa il 15% delle neoplasie nel mondo sia dovuto a virus. I virus oncogeni generalmente non sono cancerogeni completi. Si applica il modello multi-step della cancerogenesi e, di conseguenza, può esserci un intervallo significativo tra l'infezione iniziale e la comparsa di un fenotipo maligno, e la maggior parte degli individui infetti non sviluppa un carcinoma. Esistono due gruppi distinti di virus oncogeni:

- i virus del DNA (p. es., papillomavirus) sono portatori di oncogeni virali che codificano per le proteine essenziali alla replicazione virale [i «grandi» antigeni T, i quali non sono gli antigeni della superficie delle cellule T]. Le proteine dell'antigene T si possono accoppiare e possono inattivare le proteine che sopprimono il tumore, come la Rb e la p53, nelle cellule ospiti;
- i retrovirus trasformanti (p. es., Human T cell Lymphocytotrophic Virus, HTLV) interagiscono con gli oncogeni ospiti secondo una delle due seguenti modalità:
  1. La trasduzione di un nuovo oncogene retrovirale.
     Se l'inserimento del genoma virale in una cellula infetta si produce vicino a un proto-oncogene ospite, un errore di escissione potrà escludere il proto-oncogene così come il genoma virale. Un'alterazione successiva del proto-oncogene con il virus potrà trasformarlo in oncogene virale.
  2. La trasformazione indotta con l'integrazione retrovirale.
     Le ripetizioni terminali lunghe (Long Terminal Repeats, LTR) sono potenti sequenze di promozione trascrizionali situate alla fine dei genomi retrovirali. Se l'inserimento random del genoma virale in quello dell'ospite posiziona le LTR vicino a un proto-oncogene ospite, quest'ultimo può essere sovraespresso.

Infiammazione cronica

La cascata infiammatoria può generare ossidanti ed elettrofili che possono danneggiare il DNA e così predisporre al carcinoma. Alcune lesioni infiammatorie croniche (p. es., atrofia proliferativa infiammatoria nella prostata) sono state proposte come precursori cancerosi.

Prodotti chimici

Le sostanze chimiche cancerogene sono solitamente specifiche del tessuto. Quelle ad azione indiretta richiedono un'attivazione con gli enzimi ospiti per reagire con il DNA, contrariamente agli agenti cancerogeni ad azione diretta. Gli esseri umani possiedono enzimi di degradazione delle sostanze chimiche (xenobiotici) che possono detossificare o attivare gli agenti cancerogeni chimici esogeni. Il più importante tra questi è la superfamiglia delle mono-ossigenasi del citocromo P450. La competizione tra le vie attivatrici e detossificanti determina, alla fine, l'effetto dell'esposizione all'agente cancerogeno. La maggior parte degli agenti cancerogeni diretti e indiretti attivati reagisce con il DNA trasferendo dei gruppi alchili, arili oppure aminoacidi aromatici. Ne derivano la sostituzione del nucleotide o mutazioni del cambiamento di fase.

Radiazioni

Le radiazioni ionizzanti sono cancerogeni universali che possono provocare un cancro nella maggior parte dei tessuti, a qualsiasi età. Esse possono provocare una serie di eventi su grande scala apparentemente casuali che causano lesioni e mutazioni del DNA. Esse possono provocare direttamente un carcinoma o rendere le cellule geneticamente instabili. Mutazioni ulteriori di tali cellule instabili potrebbero allora trasformarle in fenotipo maligno.

Dieta e nutrizione

È stimato che l'alimentazione e i fattori nutrizionali contribuiscono a circa il 35% dei tumori. Due componenti sono state implicate come causa di cancro:

- **Cancerogeni chimici (micro-componente)**
  L'alimentazione può contenere dei micro-elementi potenzialmente tumorali che possono essere naturali, sintetici o derivare da cottura o inquinamento. La maggior parte è presente a livelli troppo bassi per provocare un effetto di laboratorio, ma essi possono interagire gli uni con gli altri e predisporre al cancro. Alcuni reagiscono con il DNA (p. es., ammine eterocicliche aromatiche provenienti dalla cottura dei protidi e idrocarburi policiclici aromatici), contrariamente ad altri (p. es., cadmio e arsenico). Composti con effetti anti-cancerogeni (p. es., vitamine A, C ed E, acido folico, selenio e isoflavoni) possono anch'essi essere presenti nell'alimentazione.

- **Eccesso alimentare (macro-componente)**
  È generalmente accettato che i macro-componenti (p. es., grassi animali ricchi di acidi grassi saturi ed eccesso di calorie) sono i più grandi contribuenti al rischio di carcinoma rispetto ai micro-componenti. Alcuni studi epidemiologici suggeriscono che eccessi alimentari calorici e lipidici sono indipendentemente associati a un aumento dell'incidenza dei tumori. I meccanismi possibili comprendono: un aumento della proliferazione cellulare, una diminuzione della morte cellulare, uno squilibrio ormonale e un aumento dello stress ossidativo.

II.2.8.2 Patogenesi del cancro della prostata

II.2.8.2.1 Introduzione

Il cancro della prostata è una malattia eterogenea a eziologia multifattoriale che comprende fattori genetici, epigenetici e ambientali associati a un aumento progressivo dell'incidenza con l'età (più che in ogni altro tipo di cancro). Il cancro della prostata può essere sporadico, familiare o ereditario; i recettori degli androgeni giocano un ruolo centrale. La patogenesi del carcinoma prostatico resta poco compresa, ma si applicano i principi generali della cancerogenesi (Fig. II.2.11). Sono probabilmente implicati molteplici geni e un'espressione fenotipica variabile (Visakorpi 2003; Deutsch et al. 2004).

II.2.8.2.2 Neoplasia intraepiteliale prostatica (Prostate Intraepithelial Neoplasia, PIN)

Esiste una controversia riguardo alla presenza di una transizione della PIN da basso ad alto grado (High-Grade PIN, HGPIN), fino al cancro della prostata. È stato identificato un certo numero di geni, up-regolati e down-regolati, nella HGPIN e nel cancro della prostata, rispetto alla prostata normale, e alcuni di essi possono essere implicati nella cancerogenesi precoce della prostata (Ashida et al. 2004)

II.2.8.2.3 Atrofia infiammatoria proliferativa (Proliferative Inflammatory Atrophy, PIA)

La PIA si verifica quando le cellule della prostata cronicamente infiammate che hanno subito delle lesioni ossidative tentano di rigenerarsi.

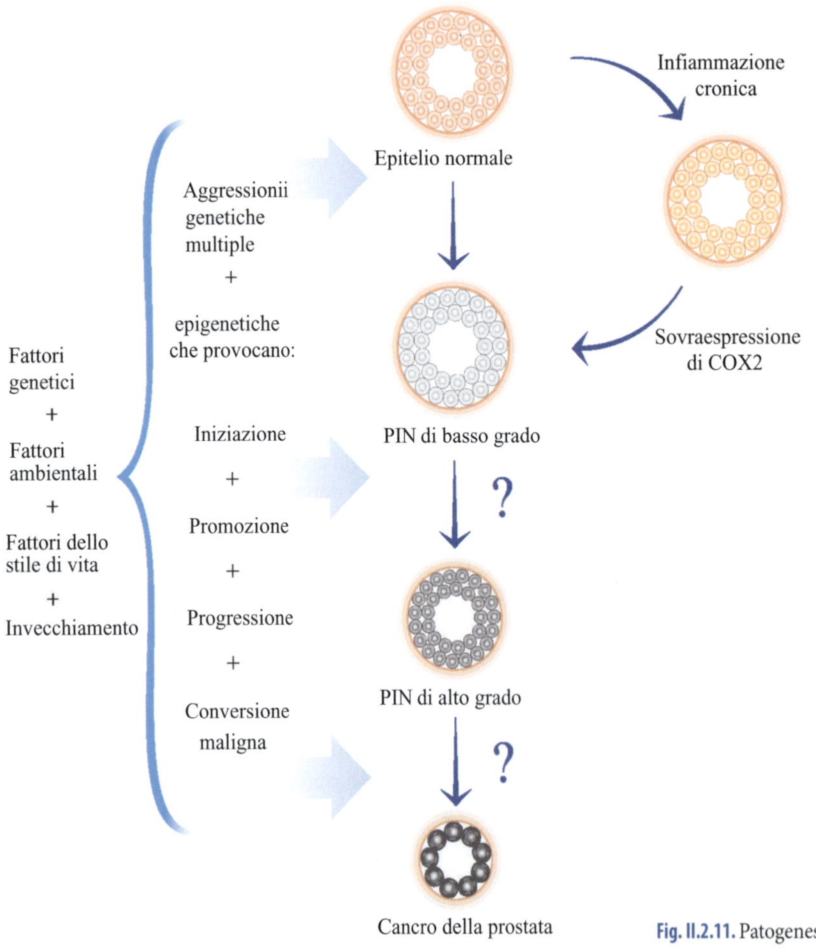

Fig. II.2.11. Patogenesi proposta del cancro della prostata

Nel corso di questo processo proliferativo, generalmente si verifica un aumento dell'espressione del GSTP1 allo scopo di detossificare gli ossidanti flogistici. Se alcune cellule non sono in grado di aumentare l'espressione del GSTP1 (p. es. a causa di un'ipermetilazione), esse sono potenzialmente vulnerabili alle lesioni ossidative del DNA. È stato ipotizzato che la PIA potrebbe essere un precursore della PIN e del cancro della prostata.

II.2.8.2.4
Fattori genetici ed epigenetici

Benché gli studi analitici di legame abbiano identificato numerosi loci cromosomici per la sensibilità al cancro della prostata (p. es., HPC1, PCaP e CAPZB sul cromosoma 1, HPC2 o ELAC2 sul cromosoma 17, HPC20 sul cromosoma 20 e HPCX sul cromosoma X), i legami tra questi loci e il cancro della prostata sono deboli e, al momento, non è stato riscontrato alcun gene predisponente principale. I membri di sesso maschile della famiglia, discendenti da donne portatrici di mutazioni del BRCA 2, hanno un rischio più elevato di cancro della prostata; inoltre, esistono prove di un legame genetico tra cancro della mammella e cancro della prostata al di fuori di queste famiglie. Sono stati identificati alcuni oncogeni e geni soppressori tumorali presunti. Essi sono elencati di seguito:

Oncogeni

Il gene c-*myc* è localizzato sul cromosoma 8q. Solo il 6% dei tumori primari ha un numero di copie dell'8q aumentato rispetto all'89% dei tumori ormono-refrattari, cosa che suggerisce che c-*myc* potrebbe essere coinvolto nella progressione verso l'androgeno-indipendenza. Anche Bcl-2 ed ERBB-2 sono considerati importanti nella progressione verso l'androgeno-indipendenza. L'insulin-like growth factor-1 (IGF-1) ha effetti di stimolazione della crescita ed effetti anti-apoptotici sulle linee cellulari dei tumori della prostata androgeno-dipendenti e androgeno-indipendenti.

Geni soppressori del tumore

Il «ribonuclease L gene» (RNASEL) è l'allele ipotizzato del locus HPC-1. È stato osservato che la sua presenza ha un ruolo nella previsione del rischio di cancro della prostata in alcune famiglie con frequenza elevata di questo tumore. È pro-apoptotico e regola la proliferazione cellulare. La E-caderina è una molecola di adesione cellulare che sembra abbia un ruolo nella soppressione dell'invasione neoplastica. Una riduzione dell'espressione dell'E-caderina si produce in circa il 50% dei tumori della prostata. p53 partecipa alla regolazione del ciclo cellulare di modo che le lesioni del DNA possano essere riparate o, se sono irreparabili, le cellule affette possano essere sottoposte ad apoptosi. Mutazioni di p53 sono state osservate nel 3-79% dei tumori della prostata. p27 è coinvolta nella regolazione della fase G1 del ciclo cellulare. La regolazione alla riduzione di p27 è stata associata a una prognosi sfavorevole del cancro della prostata. La sua associazione con la HGPIN di grado elevato suggerisce che potrebbe trattarsi di un evento iniziale nella cancerogenesi della prostata. Il gene PTEN è pro-apoptotico, regola il ciclo cellulare e inibisce l'angiogenesi. La perdita di eterogeneità a livello del sito PTEN è presente nel 15-49% dei tumori della prostata localizzati e in più del 50% dei tumori della prostata metastatici. L'inattivazione dei due alleli PTEN si verifica in meno del 10% dei tumori della prostata localizzati e nel 30% dei tumori della prostata metastatici. La perdita dei due alleli è associata a una malattia più aggressiva della perdita di eterogeneità.

Polimorfismi genetici

Ogni individuo porta due alleli per ogni gene. Se esistono molti alleli differenti nella popolazione, alcune combinazioni di alleli possono predisporre al cancro più di altre. Esempi di polimorfismo dei geni che possono essere importanti nel cancro della prostata includono: i geni codificanti per l'antigene specifico della prostata (PSA), le isoforme del citocromo P450 e i geni implicati nel metabolismo degli androgeni (p. es., il recettore degli androgeni [AR] e della 5α-reduttasi [SRD5A2]).

Meccanismi epigenetici

Gli eventi epigenetici sono probabilmente importanti quanto le mutazioni genetiche, in termini di cancerogenesi della prostata. Gli esempi comprendono l'ipermetilazione del promotore del gene GSTP 1 che è stata scoperta nel 70% dei casi di PIN di grado elevato (cosa che suggerisce che possa trattarsi di un evento precoce nella cancerogenesi della prostata) e in più del 90% dei casi di cancro della prostata (l'alterazione somatica è la più frequente osservata a oggi nel cancro della prostata). GSTP1 codifica per un enzima detossificante. L'ipermetilazione può renderla inefficiente, predisponendo le cellule agli eventi genotossici.

II.2.8.2.5
Fattori ambientali

Il rischio di cancro della prostata nelle popolazioni migranti tende ad avvicinarsi a quello della società nella quale vengono assimilati, cosa che lascia ipotizzare un importante ruolo eziologico dei fattori ambientali. I fito-estrogeni, il selenio, i licopeni e la vitamina D sono tutti associati alla riduzione dell'incidenza del cancro della prostata, mentre un regime alimentare ad alto contenuto di grasso e una sovralimentazione sono associati all'aumento dell'incidenza. Altri studi sono, tuttavia, necessari per confermare queste associazioni e per chiarire i meccanismi molecolari alla base. I fito-estrogeni (p. es. flavoni, isoflavoni e lignani) sono composti naturali estratti da alcune piante che hanno effetti simili agli estrogeni. I loro meccanismi protettivi del cancro possono comprendere: l'inibizione della 5α-reduttasi, la diminuzione dei tassi di diidrotestosterone e l'inibizione della crescita e della proliferazione delle cellule della prostata, l'induzione della sospensione del ciclo cellulare e dell'apoptosi e l'inibizione dell'angiogenesi e della capacità di metastatizzare. La soia è ricca di isoflavoni. Il selenio è un oligoelemento essenziale. Sempre più elementi suggeriscono che esso possa proteggere dal cancro della prostata. La base molecolare per questo effetto comincia a essere evidenziata e potrebbe comprendere degli effetti sulla proliferazione, metabolismo dei cancerogeni, degli androgeni e dei lipidi, stress ossidativo, infiammazione, riparazione del DNA, apoptosi, angiogenesi e funzione immunitaria.

I meccanismi attraverso i quali i licopeni (nei pomodori) e la vitamina D possono ridurre il rischio di cancro della prostata non sono ancora stati definiti. Il ruolo degli acidi grassi è chiaro, ma alcuni studi dimostrano come gli acidi grassi omega-3 riducano il rischio di cancro della prostata mentre gli acidi grassi omega-6 lo aumentino.

II.2.8.3 Patogenesi del cancro del testicolo

II.2.8.3.1 Introduzione

I tumori testicolari formano un gruppo eterogeneo costituito da tumori a cellule germinali (95%) e non germinali (5%). Anche i tumori testicolari a cellule germinali (Testicular Germ Cell Tumours, TGCT) sono eterogenei. Essi coesistono spesso con delle lesioni non neoplastiche e comprendono diverse tipologie istologiche. Fino all'avvento recente delle tecniche di micro-dissezione (la quale permette di scegliere le cellule specifiche per l'analisi) non era possibile determinare la genetica molecolare delle lesioni dei TCGT individuali. L'origine e la patogenesi dei TCGT sono tuttora oscure, ma si applica il modello multi-step. Sono stati proposti diversi stadi della patogenesi (Fig. I.2.12) che includono il concetto recente secondo il quale il TCGT è una manifestazione poco frequente della sindrome di disgenesia testicolare (Skakkebaek et al. 2003).

II.2.8.3.2 Carcinoma in situ

Il carcinoma in situ (CIS) è riconosciuto come una lesione che funge da precursore della maggior parte dei TCGT, a eccezione dei tumori infantili e dei seminomi spermatocitici, il che significa che essi potrebbero avere una patogenesi differente. Una sovraregolazione dei geni C-KIT, ALPP, CCDN 2 e ZNF 354 A e una deregolazione del CDKN 2 D sono state identificate nel CIS; di conseguenza, queste alterazioni possono verificarsi nella cancerogenesi precoce del testicolo (von Eyben 2004).

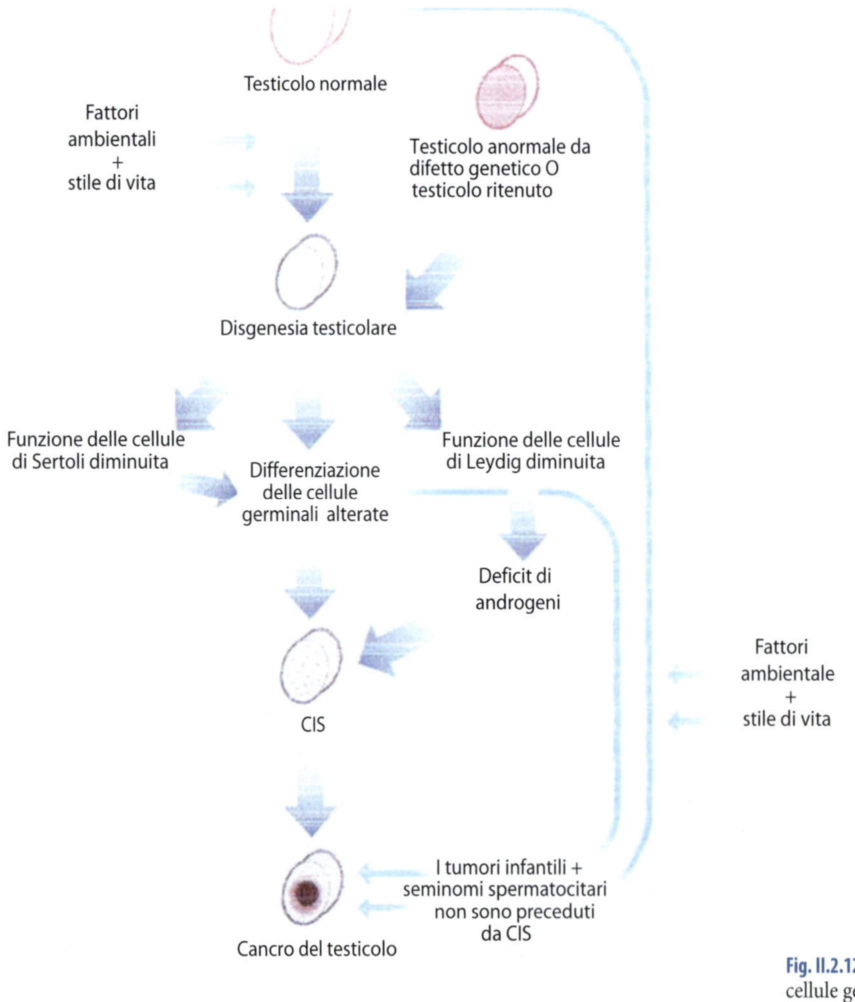

Fig. II.2.12. Patogenesi proposta dei tumori delle cellule germinali testicolari

II.2.8.3.3
Fattori genetici

L'aumento del rischio familiare di TGCT potrebbe essere dovuto a fattori ereditari o ambientali. Alcuni studi recenti sull'intero genoma suggeriscono l'esistenza di un locus sensibile sul cromosoma Xq 27 che potrebbe predisporre al criptorchidismo (Holzik et al. 2004). Il gene presunto in questo locus (TGCT-1 per Testicular Germ Cell Tumor) non è stato ancora identificato.

È ormai riconosciuto che i pazienti con stati intersessuali (p. es., disgenesia gonadica con anomalie del cromosoma Y, insensibilità agli androgeni) abbiano un rischio significativo di TGCT. È stato suggerito che un deficit del cromosoma Y in alcune cellule (p. es., percentuale bassa di aneuploidia 45,XO/46,XY) dove l'individuo affetto sembra normale, a eccezione di un'infertilità inspiegata, può predisporre ai TGCT.

I TGCT hanno tipicamente un aumento di sequenze 12 p, di solito con formazione di isocromosomi. Diversi approcci sono disponibili per identificare i geni implicati nella cancerogenesi del testicolo. Benché un certo numero di geni 12 p sia sovraespresso nelle TGCT [p. es. BCAT 1 (specifici dei non seminomi), CCND2, GLU3, LRP6 e HPH1], il loro ruolo rimane da confermare (Looijenga et al. 2003; Zafarana et al. 2003).

Il testicolo è un ambiente particolare dove complesse interazioni ormone-dipendenti tra cellule di Sertoli e cellule germinali regolano la crescita e la differenziazione delle cellule germinali. Sono stati proposti diversi oncogeni e geni soppressori tumorali nei TGCT che codificano per diverse classi di molecole e vie di segnalazione implicate in queste interazioni regolatrici, (Devouassoux Shisheboran et al. 2003), come indicato di seguito.

Oncogeni

C-KIT codifica un recettore della tirosina chinasi ed è implicato nella proliferazione delle cellule germinali durante lo sviluppo testicolare normale. Mutazioni tipo aumento di funzione di C-KIT sono state identificate in una piccola percentuale di TGCT familiari e sporadici. Più frequenti nei TGCT bilaterali, è stato suggerito che esse possano insorgere precocemente durante l'embriogenesi nelle cellule germinali primordiali che successivamente sono distribuite in entrambi i testicoli (Rapley e al. 2004). L'attivazione o l'iperespressione dei geni che codificano per i fattori di accrescimento che stimolano la proliferazione (p. es., Glial-Derived Neurotrophic Factor, GDNF) e l'angiogenesi (p. es., Vascular Endothelial Growth Factor, VEGF) sono state identificate in alcuni TGCT rispetto alle cellule germinali testicolari normali.

Geni soppressori del tumore

Il gene Fas potrebbe essere coinvolto nell'induzione dell'apoptosi delle cellule germinali testicolari. Mutazioni che inattivano il gene Fas sono state identificate nel 28% dei seminomi e nel 63% dei carcinomi embrionali, ma non negli altri tipi istologici, il che suggerisce un ruolo di soppressore del tumore nella patogenesi di alcuni TGCT (Takayama et al. 2002). Il fattore di crescita multifunzione (Transforming Growth Factor β, TGF-β) della famiglia dei fattori di crescita regola la proliferazione e il differenziamento. La perdita dell'espressione di SMAD-4 (un componente della via di segnalizzazione del TGF-β) è stata identificata in alcuni seminomi.

II.2.8.3.4
Ambiente intrauterino

Il mezzo ormonale dell'ambiente intrauterino potrebbe essere un fattore nella cancerogenesi del testicolo. Le alterazioni genetiche o i fattori esogeni che portano a un eccesso relativo di estrogeni o a un deficit di androgeni nel corso del primo trimestre potrebbero provocare la trasformazione delle cellule germinali primordiali in cellule pre-neoplastiche predisposte al CIS e ai TCGT.

II.2.8.3.5
Fattori ambientali

L'incidenza del cancro del testicolo e la cattiva qualità del liquido seminale sono significativamente aumentate nelle ultime due generazioni in diverse popolazioni. È probabile che fattori ambientali piuttosto che genetici siano responsabili di questa rapida modificazione (Dieckmann e Pichlmeier 2004).

Gli interferenti endocrini sono delle sostanze inquinanti ambientali (naturali e sintetiche) che hanno effetti estrogenici oppure anti-androgenici. Sono stati identificati in numero sempre maggiore nel corso di questi ultimi decenni e comprendono composti di pesticidi, prodotti farmaceutici, plastiche e detergenti. Alterando il substrato ormonale (in particolare durante il periodo vulnerabile della differenziazione sessuale embrionale) essi potrebbero predisporre ai TGCT. Anche alcuni fattori alimentari durante l'infanzia (p. es., un apporto alimentare elevato in latticini) potrebbero anche alterare il rischio di TGCT.

È stata suggerita un'associazione tra tabagismo, fumo materno durante la gravidanza e incidenza dei TGCT, ma i meccanismi non sono ancora stati determinati.

I TCG non seminomatosi sono più frequenti in alcune professioni (gli impiegati hanno un rischio 1,5–2 volte maggiore), il che significa che potrebbero essere implicati alcuni fattori socio-economici e/o dello stile di vita.

II.2.8.4
Patogenesi del cancro del pene

II.2.8.4.1
Introduzione

Il cancro del pene è raro, pertanto i suoi meccanismi patogenetici non sono facili da studiare e sono tuttora mal compresi. Uno stato precursore (CIS, malattia di Bowen o eritroplasia di Queyrat) è stato riconosciuto, e l'associazione con il papilloma virus umano (HPV), la circoncisione e una scarsa igiene è stata suggerita da studi epidemiologici (Dillner et al. 2000). È probabile che la cancerogenesi peniena segua il modello multistep e che sia coinvolta una serie di fattori genetici ed epigenetici.

II.2.8.4.2
Fattori genetici

I virus HPV sono virus a DNA. Il riconoscimento dell'HPV-16 e -18 come agenti eziologici nel cancro del collo dell'utero ha stimolato lo studio del loro eventuale ruolo nel cancro del pene. Il DNA dell'HPV è stato riscontrato nel 10-100% dei tumori penieni, a seconda del metodo utilizzato. I tipi di HPV oncogeni (HPV-16 e -18) esprimono le oncoproteine E6 ed E7 che legano e disattivano rispettivamente i prodotti dei geni soppressori p53 e Rb. Altri metodi non-virali di inattivazione della via di Rb potrebbero comprendere: la metilazione epigenetica del promotore di p16 e la sovraespressione del prodotto del gene policomb BMI-1 (Ferreux et al. 2003). La ciclossigenasi-2 e la sintasi-1 della prostaglandina E microsomiale, che sono coinvolte nella cascata infiammatoria, sono entrambe sovraespresse nel CIS, nel carcinoma epidermoidale invasivo e nelle metastasi dei linfonodi linfatici (Golijanin et al. 2004). Ciò è a favore dell'associazione epidemiologica tra infiammazione cronica e cancro del pene. I meccanismi molecolari precisi sono ancora sconosciuti.

II.2.8.4.3
Fattori ambientali

A eccezione di stili di vita predisponenti all'infezione da HPV, i principali fattori ambientali associati al cancro del pene sono il fumo, la condizione del prepuzio e l'igiene. La circoncisione neonatale (ma non la circoncisione più tardiva) sembra proteggere contro il carcinoma penieno, mentre la fimosi e la scarsa igiene appaiono come fattori predisponenti. La teoria secondo la quale queste condizioni permettono ad agenti cancerogeni non identificati di accumularsi nello smegma e, in seguito, di iniziare e favorire la cancerogenesi sembra logica ma non è documentata a livello molecolare. La teoria secondo la quale l'accumulo nello smegma potrebbe indurre un'infiammazione cronica, la liberazione di specie elettrofile e ossidanti e delle lesioni ulteriori del DNA è anch'essa logica, ma non documentata. Gli uomini esposti agli psoraleni e ai raggi ultravioletti nel quadro della terapia della psoriasi sembrano anch'essi correre un rischio elevato, probabilmente a causa delle lesioni genotossiche degli oncogeni e/o dei geni soppressori del tumore.

II.2.8.5
Prospettive

La recente disponibilità di tecniche molecolari a rendimento elevato consentirà l'identificazione di geni e proteine potenzialmente importanti nella patogenesi di vari tumori. La sfida della genomica e della proteomica sarà di chiarire i meccanismi molecolari e le vie responsabili della cancerogenesi. Una volta compreso ciò, potrebbero aprirsi delle opportunità di identificazione precisa dei soggetti a rischio di cancro, cosa che permetterebbe di diminuire il loro rischio attraverso cambiamenti dello stile di vita, terapia genica, chemioprevenzione o, eventualmente, chirurgia preventiva. Tali progressi cambieranno l'attuale trattamento del cancro.

Bibliografia

Ashida S et al (2004) Molecular features of the transition from PIN to prostate cancer: genome-wide gene-expression profiles of prostate cancers and PINs. Cancer Res 64:5963 – 5972

Boyd J, Barrett J (1990) Genetic and cellular basis of multistep carcinogenesis. Pharmaceut Ther 46:469 – 486

Deutsch E et al (2004) Environmental, genetic, and molecular features of prostate cancer. Lancet Oncol 5:303 – 313

Devouassoux-Shisheboran M et al (2003) Growth regulatory factors and signalling proteins in testicular germ cell tumours. APMIS 111:212 – 224

Dieckmann K, Pichlmeier U (2004) Clinical epidemiology of testicular germ cell tumors. World J Urol 22:2 – 14

Dillner J et al (2000) Etiology of squamous cell carcinoma of the penis. Scand J Urol Nephrol Suppl 205:189 – 193

Ferreux E et al (2003) Evidence for at least three alternative mechanisms targeting the p16/cyclin D/Rb pathway in penile carcinoma, one of which is mediated by high-risk human papillomavirus. J Pathol 201:109 – 118

Garinis G et al (2002) DNA hypermethylation: when tumour suppressor genes go silent. Hum Genet 111:115 – 127

Golijanin D et al (2004) Cyclooxygenase-2 and microsomal prostaglandin E synthase-1 are overexpressed in squamous cell carcinoma. Clin Cancer Res 10:1024 – 1031

Holzik M et al (2004) Genetic predisposition to testicular germ-cell tumours. Lancet Oncol 5:363 – 371

Looijenga L et al (2003) Role of gain of 12p in germ cell tumour development. APMIS 111:167 – 171

Moolgavkar S, Knudson A (1981) Mutation and cancer: a model for human carcinogenesis. J Natl Cancer Inst 66:1037 – 1052

Rapley E et al (2004) Somatic mutations of KIT in familial testicular germ cell tumours. Br J Cancer 90:2397 – 2401

Skakkebaek N et al (2003) Testicular cancer pathogenesis, diagnosis and endocrine aspects. In: McLachlan R (ed) Endocrinology of male reproduction. Endotext.com

Takayama H et al (2002) Frequent Fas gene mutations in testicular germ cell tumours. Am J Pathol 161:635 – 641

Visakorpi T (2003) The molecular genetics of prostate cancer. Urology 62 Suppl 5 A:3 – 10

von Eyben F (2004) Chromosomes, genes, and development of testicular germ cell tumours. Cancer Genet Cytogenet 151:93 – 138

Weinberg R (1983) Alteration of the genomes of tumour cells. Cancer 51:1971 – 1975

Zafarana G et al (2003) 12p-amplicon structure analysis in testicular germ cell tumours of adolescents and adults by array CGH. Oncogene 22:7695 – 7701

Strumenti diagnostici II.3

II.3.1 Anamnesi ed esame clinico per problemi andrologici

T. B. Hargreave

Sintesi

- Il punto più importante per raccogliere l'anamnesi è prendersi il tempo di ascoltare il paziente.
- Un esame clinico accurato che include un esame completo degli organi genitali esterni rassicura, il più delle volte, il paziente riguardo alla gestione adeguata del problema.
- I questionari e le tabelle di punteggio agevolano la valutazione ma non sostituiscono l'esame clinico.
- Qualsiasi uomo di meno di 55 anni che lamenta un gonfiore a livello di un testicolo deve eseguire un'ecografia scrotale, a meno che il medico che lo esamina non sia sicuro che la lesione sia benigna, come una cisti dell'epididimo, e a meno che non possa trasmettere questa certezza al paziente.
- È facile dimenticare alcuni segni durante l'esame clinico, e l'uso di tabelle per l'esame clinico, come quelle presentate in questo capitolo, aiuta a evitare queste omissioni.

II.3.1.1 Anamnesi

Un vecchio adagio medico dice che i migliori strumenti diagnostici sono un'accurata anamnesi e un esame obiettivo minuzioso, e che l'uso più appropriato dell'imaging e degli esami di laboratorio selettivi serve a conferma della diagnosi clinica. Un altro metodo consiste nel prescrivere un gran numero di test ematici di screening, di MRI total-body, ecc., ma un simile approccio può portare a falsi risultati, i quali, a loro volta, potranno condurre a indagini costose, talvolta sgradevoli e potenzialmente a rischio per il paziente e che possono non essere necessarie. Tuttavia, a causa delle sempre più raffinate conoscenze nell'ambito della medicina molecolare, i test ematochimici giocheranno probabilmente un ruolo maggiore sia per la diagnosi che per lo screening, utilizzando nuove tecniche molecolari come lo screening dei geni e delle proteine, in particolare in alcuni gruppi a rischio. In questo capitolo viene messo l'accento sull'anamnesi e sull'esame clinico classici per i problemi andrologici più comuni.

Un'anamnesi medica richiede tempo e pazienza. Il punto più importante è ascoltare il paziente prima di porre delle domande specifiche. Può essere molto utile chiedere di riempire dei questionari prima della visita ma, anche in questo caso, è meglio iniziare la consultazione lasciando al paziente il tempo di esporre il problema. Conviene non lasciarsi indurre in errore a causa di idee preconcette contenute nella lettera di un altro medico.

II.3.1.2 Piano di un'anamnesi

Anamnesi del disturbo principale: perché il paziente si consulta?

Domande specifiche sul problema

- Infertilità
- Disfunzione sessuale e disturbi erettili
- Dolore testicolare
- Masse scrotali
- Disturbi delle basse vie urinarie
  - ostruzione prostatica
  - prostatite
- Altri problemi andrologici

II.3.1.2.1 Anamnesi medica generale

Problemi medici significativi attuali o precedenti. Ciò deve includere i dettagli di ogni farmaco presente o passato, prescritto o meno. In caso di intervento chirurgico, devono essere registrati tutti i problemi che potrebbero riguardare l'anestesia; p. es., una patologia polmonare, allergie, alterazione delle funzioni renale o epatica, malattie cardiache o circolatorie, ecc.

II.3.1.2.2
Precedenti sul lavoro

Alcuni precedenti sul lavoro possono essere in relazione diretta con l'infertilità maschile (vedi Cap. II.2.6). La conoscenza della professione del paziente è di grande importanza per tutti i problemi andrologici quando si valuta l'impatto di questo problema sul suo lavoro e sulla sua vita e per coloro i quali richiedono un'operazione chirurgica, al fine di prendere provvedimenti per la convalescenza.

II.3.1.2.3
Anamnesi legata allo stile di vita

Consumo di tabacco, di alcol o di «sostanze stupefacenti», peso, attività fisica e dieta alimentare (vedi Cap. II.2.6).

II.3.1.2.4
Anamnesi familiare e sociale

L'anamnesi familiare deve essere annotata, per esempio, familiarità per carcinoma della prostata, in quanto è una buona indicazione per iniziare prima lo screening del cancro della prostata. L'anamnesi familiare può anche essere importante in caso di anomalie genetiche. L'anamnesi sociale comprende l'annotazione delle condizioni di vita domestiche.

II.3.1.2.5
Coinvolgimento del partner

In caso di infertilità maschile, è utile esaminare entrambi i partners. In caso di cancro del testicolo, la crioconservazione del liquido seminale è di notevole importanza e la partner deve essere coinvolta. Nell'anziano che soffre di problemi prostatici, la partner è spesso in grado di dare informazioni di valore sul grado del disturbo dovuto ai sintomi urinari. Similmente, se l'uomo lo desidera, è spesso molto utile che la partner assista alla visita, poiché i pazienti hanno tendenza a dimenticare ciò che viene detto loro, in particolare se sono stressati. Infine, la partner può aiutare a valutare il disturbo emotivo e la depressione, il che può essere molto importante in caso di dolori testicolari cronici. Tuttavia, in alcuni casi, le situazioni o le informazioni sono confidenziali e devono rimanere sconosciute alla partner; idealmente, l'esame deve essere effettuato in una sala differente, in modo che il paziente abbia l'opportunità di discutere di ogni aspetto riservato della sua anamnesi medica, per esempio, figli che ha potuto avere con una precedente partner o precedenti infezioni sessualmente trasmesse.

II.3.1.2.6
Relazione con il paziente dopo la visita

I pazienti sono spesso stressati al momento della visita perché sono preoccupati per il loro stato e non ricordano bene ciò che è stato detto loro. È quasi sempre utile scrivere al paziente dopo il consulto, riassumendo il problema e ciò che si propone. In alcune cliniche, si fornisce al paziente una registrazione della visita che può essere particolarmente utile nel contesto delle cure per cancro. La pratica consigliata è di inviare al paziente una copia di ogni lettera che lo riguarda, nella quale si tenta di usare un linguaggio semplice che il paziente possa comprendere.

II.3.1.3
Anamnesi specifica per problemi particolari

II.3.1.3.1
Anamnesi specifiche: partner maschile di una coppia infertile

Ogni medico ha il suo proprio approccio della valutazione iniziale di una coppia infertile. Un modo di assicurarsi che tutte le informazioni siano ottenute è di utilizzare un questionario strutturato come lo schema semplificato di gestione della WHO (1993). Tuttavia, le coppie che arrivano a consultare il medico per problemi di fertilità hanno quasi sempre voglia di fornire le informazioni e, per un periodo di 20 anni a Edimburgo, abbiamo utilizzato un questionario dettagliato e solo 2 coppie sulle prime 2500 non hanno potuto o non hanno voluto rispondere a tutte le domande.

Lista di verifica dell'anamnesi specifica per infertilità maschile

- Durata di infertilità involontaria, tempo necessario per concepire
- Matrimoni, figli precedenti o tentativi di concepimento con altri partner
- Ricerche e trattamenti precedenti per infertilità
- Episodi di febbre alta nel corso dei 3-4 mesi prima di qualsiasi analisi del liquido seminale
- Anamnesi di malattie che possono avere un effetto sulla fertilità (vedi Cap. II.2.7)
- Farmaci con un impatto positivo sulla fertilità (vedi Cap. II.2.7)
- Anamnesi di qualsiasi intervento chirurgico che possa avere effetti sulla fertilità, per esempio, chirurgia uretrale e vasectomia (vedi Cap. I.5.1, vasectomia; Cap. II.2.7, influenza dei fattori iatrogeni)
- Anamnesi di infezioni sessualmente trasmesse (vedi Cap. I.1.6)
- Anamnesi di traumi o di torsione testicolari, di criptorchidismo o di tumore testicolare maligno (vedi Cap. I.7.2, Trauma testicolare; I.3.1 0, Anomalia congenita e infertilità; I.7.1, Torsione, I.8.2, Tumori maligni testicolari)
- Anamnesi lavorativa, esposizione al calore, a prodotti chimici tossici, a radiazioni, ecc. (vedi Cap. II.2.6)
- Tossicodipendenza (vedi Cap. II.2.6)
- Momento e frequenza dei rapporti sessuali
- Disturbi sessuali ed eiaculatori (vedi Cap. I.4.3)
- Problemi psicologici (vedi Parte I.4, Problema: disfunzione sessuale)

I due partner devono essere incoraggiati ad assistere al colloquio iniziale ma, se possibile, l'esame clinico del paziente deve essere effettuato in una sala separata, poiché questo dà ad ogni partner l'opportunità di fornire ogni notizia importante che l'altro partner può ignorare, per esempio, anamnesi di infezioni sessualmente trasmesse (STD) o gravidanze con un partner precedente.

Durata dell'infertilità involontaria

Talvolta anche denominata periodo di prova, la durata di un'infertilità involontaria è definita come il numero di mesi durante i quali la coppia ha avuto rapporti sessuali senza un metodo contraccettivo. La coppia deve essere interrogata sulla durata del periodo dei rapporti non protetti. La durata dell'infertilità è importante poiché essa fornisce informazioni prognostiche sulle future possibilità della coppia (vedi Cap. II.3.2). Se la durata dell'infertilità involontaria è lunga, è allora molto probabile che sia in causa un grave problema biologico, anche se tutti i risultati delle indagini sono nei limiti della norma, ma la durata dell'infertilità involontaria non implica, tuttavia, alcuna informazione sull'origine maschile o femminile del problema.

Precedenti matrimoni

In Scozia, circa un terzo dei matrimoni porta a una separazione; in una clinica scozzese, nel 20% delle coppie, l'uno o l'altro o entrambi i partner avevano avuto una precedente unione (nell'8% dei casi il marito era stato sposato, nel 7% la donna era stata sposata e nel 5% dei casi lo erano stati entrambi i partner). Ogni bambino oppure ogni gravidanza di un'unione precedente è un argomento significativo a favore della fertilità del partner, e la presenza di rapporti non protetti senza l'esito di una gravidanza in un'unione precedente è una prova in favore di un problema di fertilità del partner in questione.

Esami e/o terapie precedenti per infertilità

La conoscenza delle indagini o delle terapie precedenti è importante perché può evitare di dover ripetere degli esami. Devono essere annotati dettagliatamente i precedenti trattamenti, precisando se la terapia era stata prescritta e se è stata seguita correttamente, e anche i risultati devono essere annotati e conservati. Tuttavia, bisogna anche tenere a mente che la fertilità è suscettibile di modifiche nel tempo; il medico non deve basarsi troppo sui risultati di vecchie indagini.

Anamnesi di malattie che hanno possibili effetti collaterali sulla fertilità

Qualsiasi malattia grave può provocare infertilità a causa del disordine metabolico generalizzato che essa provoca. L'infertilità è solitamente, ma non sempre, reversibile dopo la guarigione dalla malattia (vedi Cap. II.2.7). È utile porre domande dirette su malattie respiratorie, cefalee e disturbi dell'olfatto e della vista, poiché spesso i pazienti non riferiscono spontaneamente questi sintomi di cui possono non percepire la relazione con il loro problema di fertilità.

Febbre elevata

La febbre superiore a 38 °C può bloccare la spermatogenesi per un periodo che va fino a 6 mesi. Questo può essere particolarmente importante dopo le febbri elevate che accompagnano malattie infettive tropicali quali la malaria, ecc. Se l'analisi del liquido seminale è anomala, se la dimensione dei testicoli è normale e se si sono verificati stati febbrili nel corso dei 3-4 mesi precedenti, come un'influenza, l'analisi del liquido seminale deve allora essere ripetuta uno o due mesi più tardi, cioè 4-5 mesi dopo l'episodio febbrile, perché il tempo necessario alla spermatogenesi e al transito nell'epididimo è di circa 3 mesi.

Trattamenti medici

I trattamenti farmacologici possono provocare un'alterazione temporanea o permanente della spermatogenesi. È importante sapere se sia possibile interrompere la terapia senza pericolo per il paziente o se esista un'alternativa con preparati senza effetti deleteri sulle funzioni sessuali o sulla qualità del liquido seminale, per esempio, sostituire l'acido amino-5-salicilico (5-ASA) alla sulfasalazina negli uomini affetti da malattia di Crohn (Riley et al. 1987).

Precedenti chirurgici (vedi Cap. II.2.7)

È possibile una diminuzione temporanea della fertilità dopo l'intervento chirurgico, in particolare dopo la somministrazione di anestesia generale. Qualsiasi intervento della regione genitale può causare lesioni.

Infezioni delle vie urinarie

Le infezioni delle vie urinarie possono verificarsi in caso di anomalia congenita o di alterazione acquisita come la stenosi uretrale post-gonococcica.

Infezione dell'apparato riproduttivo (Reproductive Tract Infection, RTI, e infezioni sessualmente trasmesse, STD, vedi Cap. I.6.1)

È spesso difficile ottenere dai pazienti informazioni sulle infezioni sessualmente trasmesse, in particolare nel contesto di una visita congiunta con la partner.

Epididimite

La maggior parte degli uomini non riesce a distinguere un'epididimite da un'orchite, e ciò può essere difficile anche per i medici, in particolare durante la fase acuta.

Il medico deve cercare di differenziare un dolore acuto e generalizzato dello scroto, che può indicare un'orchiepididimite, da un dolore recidivante ben localizzato, indicativo di un'epididimite cronica. L'epididimite può causare ostruzione.

Orchite relativa alla parotite

L'orchite classica è associata a una parotite infettiva ma può essere causata da altre infezioni virali, per esempio, i virus coxsackie o herpes. Dopo un'orchite parotitica, il recupero della fertilità è variabile; alcuni soggetti rimangono sterili, mentre, per altri, il tempo necessario per il recupero della produzione degli spermatozoi può arrivare fino a 2 anni. La parotite prima della pubertà e la parotite non accompagnata da orchite non perturbano la fertilità.

Lesione testicolare: trauma testicolare bilaterale

È una causa rara di infertilità (vedi Cap. I.7.2). È frequentemente riscontrato un precedente lieve trauma dello scroto, ma la sua implicazione nei problemi della fertilità è poco probabile. Essa deve essere annotata se si accompagna a segni di lesioni tissutali come ematomi scrotali, emospermia o ematuria. L'atrofia testicolare secondaria è un segno indiretto forte a testimonianza dell'importanza del trauma. Una ferita monolaterale può essere importante poiché può provocare un travaso degli spermatozoi o un'ostruzione monolaterale e la produzione di anticorpi antispermatozoo.

Altre patologie testicolari

Torsione del testicolo (vedi Cap. I.7.1), varicocele (vedi Cap. I.3.12) e testicolo ritenuto (Cap. I.3.10).

L'anamnesi lavorativa deve essere ricercata per identificare l'eventuale esposizione a sostanze tossiche, metalli pesanti, calore o radiazioni (vedi Cap. II.2.6).

La tossicodipendenza e il consumo eccessivo di tabacco, di caffeina o di alcol possono influenzare la fertilità maschile (vedi Cap. II.2.6, II.3.2), ma esiste una controversia a proposito dei loro effetti. È particolarmente difficile esaminarne il rapporto con la fertilità poiché gli uomini che fumano hanno anche una tendenza a consumare alcol, caffè, ecc. È anche difficile ottenere un'anamnesi adeguata perché il paziente avverte spesso che il medico disapprova queste abitudini.

Ritmo dei rapporti sessuali

L'attività lavorativa dell'uomo o della donna divide a volte la coppia o gli orari di lavoro limitano l'occasione di avere rapporti sessuali. Nella maggior parte dei casi, la conoscenza del periodo fertile non è essenziale per la fertilità; se la donna conta i giorni troppo precisamente, può provocare nel partner l'impotenza. Quando il lavoro è causa di separazione, è importante che la coppia sia informata del probabile periodo fertile e può essere consigliato l'uso di test di individuazione dell'ovulazione, a condizione che la coppia abbia una buona conoscenza del loro utilizzo. Alcune coppie, generalmente più giovani, possono presentare infertilità a causa di rapporti sessuali molto frequenti. Questo tipo di problema può essere diagnosticato se è effettuata un'analisi del liquido seminale:

1. dopo l'intervallo di tempo che separa abitualmente i rapporti sessuali della coppia e
2. dopo un'astinenza di 2-3 giorni.

I rapporti sessuali devono avere luogo più volte al giorno o meno di tre volte al mese per essere in grado di provocare un ritardo notevole della fertilità (Yaukey 1961). Alcune coppie possono concentrarsi sul periodo della fertilità, e la comprensione della valutazione del momento dell'ovulazione permette la fertilità nonostante una bassa frequenza dei rapporti.

Difficoltà nelle funzioni sessuali ed eiaculatorie (Cap. I.3)

Alcune difficoltà al momento dei rapporti sessuali sono causa di infertilità in circa il 2% delle coppie. Queste difficoltà possono essere associate a disturbi evidenti, quali una paraplegia o altri disturbi neurologici acquisiti o, più raramente, essere di ordine psicologico. I farmaci sono cause rare di problemi sessuali nella fascia d'età degli uomini che frequentano le cliniche di fertilità. I problemi sessuali non sono sempre evidenti all'anamnesi e possono essere scoperti solo al momento degli esami, quando il paziente non può o non vuole eseguire una raccolta del liquido seminale per l'analisi, se si osserva un imene integro nella donna oppure in caso di assenza inspiegata di spermatozoi nel test post-coitale.

Eiaculazione precoce

L'eiaculazione si deve verificare nella vagina per essere efficace. Devono essere riportate un'aneiaculazione, un'eiaculazione precoce (cioè prima dell'intromissione), un'eiaculazione extravaginale (p. es. associata a un'ipospadia estrema) e un'eiaculazione retrograda. Un'eiaculazione precoce che si verifica poco dopo la penetrazione vaginale è molto frequente, in particolare nei giovani con una nuova partner, ma ciò non influisce sulla fertilità. L'eiaculazione precoce persistente prima della penetrazione vaginale è una causa rara di infertilità e può essere difficile da diagnosticare poiché il paziente può non desiderare di rivelare questo problema ed essa è abitualmente associata a problemi psicologici.

Problemi psicologici

I disturbi psico-sessuali secondari a un'infertilità sono frequenti, se non universali, ma è raro che un'infertilità si verifichi a causa di disturbi psico-sessuali sufficientemente gravi da impedire i rapporti (< 1% nella clinica di Edimburgo). I disturbi psicologici possono essere aggravati se il problema di fertilità perdura e sono accentuati da indagini e da trattamenti che si prolungano nel tempo. Un aspetto importante della gestione della coppia infertile è rappresentato da un'esplorazione comprensiva e rapida e da consigli adeguati.

II.3.1.3.2
Anamnesi specifica: disfunzioni sessuale ed eiaculatoria

L'avvento del sildenafil (Viagra) e di altre terapie efficaci della disfunzione erettile ha permesso una discussione pubblica dei problemi sessuali maschili e attualmente un numero crescente di uomini si rivolge al medico. Tuttavia, la maggior parte continua ad avere dei problemi a discutere tutto ciò che interessa la disfunzione sessuale e ha difficoltà a parlare dei propri problemi. Il medico deve trovare il tempo di ascoltare e deve evitare qualunque commento umoristico o giudizio di valore. Il fatto per il medico di porre domande dettagliate senza essere disturbato contribuisce a mettere il paziente a suo agio; dare, prima della visita, un questionario dettagliato sulla funzione sessuale è spesso un aiuto che mette il paziente a proprio agio.

Deformità erettili

Quando un paziente riferisce che il suo pene in erezione è deviato, questa informazione è di solito affidabile e non deve essere trascurata. Un problema di base, come un frenulo troppo corto, può essere evidente all'esame clinico ed essere facilmente corretto con la chirurgia; il problema può, tuttavia, essere più complesso, come una angolatura associata a un'uretra corta congenita. Può esserci confusione tra qualità dell'erezione percepita dall'uomo come adeguata per la soddisfazione sessuale e quella necessaria alla fertilità. Per quest'ultima, basta ottenere una penetrazione vaginale.

Problemi di rigidità erettile

Negli uomini anziani, questi disturbi sono spesso secondari a un'insufficienza vascolare. Nei giovani, il problema è generalmente l'eiaculazione precoce oppure di origine psicologica. È necessaria un'anamnesi dettagliata per mettere in evidenza che la perdita dell'erezione si verifica dopo l'eiaculazione, cioè che il vero problema è quello di un'eiaculazione precoce piuttosto che quello di una mancanza di rigidità. In assenza di erezione in un paziente giovane che non presenta nessuna anomalia congenita concomitante, e se i test della tumescenza peniena notturna rivelano erezioni notturne, è indicata una valutazione psico-sessuale da parte di uno specialista, poiché questo problema è spesso complesso e va oltre la competenza dei medici andrologi che non hanno una formazione psichiatrica. Negli anziani che hanno una disfunzione erettile di origine vascolare, è utile l'utilizzo di un sistema di valutazione come l'indice internazionale della funzione erettile.

Disfunzione eiaculatoria

L'eiaculazione precoce è un problema comune nei giovani, in particolare con una nuova partner. L'assenza di eiaculazione può non essere evidente se l'uomo non si è mai masturbato e può essere sospettata solo se l'uomo non è in grado di raccogliere il suo liquido seminale. Generalmente, il primo step della diagnosi è di chiedere al paziente di eseguire una raccolta di liquido seminale con l'aiuto di un preservativo. Un precedente di urina opaca dopo l'orgasmo mostra un'eiaculazione retrograda e la necessità di un'analisi microscopica di un campione di urina raccolto dopo l'orgasmo. Un dolore durante l'eiaculazione può indicare una prostatite ma può anche manifestarsi dopo una lesione incompleta della pozione inferiore del midollo spinale.

Problemi di sensibilità peniena

Una diminuzione generale della sensibilità del pene si verifica con l'età così come un aumento del periodo di latenza. Dei disturbi di sensibilità isolati a livello del pene sono raramente riportati, ma possono insorgere a seguito di una lesione nervosa dopo una chirurgia radicale della prostata. Un'insensibilità peniena è osservata in caso di perdita più generale della sensibilità in presenza di una lesione, di un tumore midollare o di sclerosi a placche. Il dolore uretrale ha molte cause, tra le quali i calcoli e le infezione urinarie e l'uretrite da infezione sessualmente trasmessa. Il dolore uretrale dopo un rapporto sessuale può essere dovuto a una prostatite, ma può anche essere secondario a un'allergia alle secrezioni della partner, specialmente se ha un'infezione da *Candida* o *Trichomonas*. Questo problema può essere sospettato se il disturbo si verifica in caso di rapporto non protetto, ma è assente con l'uso del preservativo.

II.3.1.3.3
Anamnesi specifica: dolore testicolare (vedi Cap. I.7.5)

L'anamnesi è orientata verso l'evidenziazione delle possibili cause di questo dolore, come un varicocele, una lesione o un'infiammazione anteriori. In caso di dolore cronico prolungato, è importante riconoscere i pazienti che hanno sviluppato una sindrome dolorosa cronica poiché i trattamenti ulteriori per «guarire» il dolore sono a rischio e possono peggiorarla.

II.3.1.3.4
Anamnesi specifica: masse scrotali (vedi Cap. I.8.1)

La priorità principale è di diagnosticare precocemente il cancro del testicolo per evitare una chemioterapia aggressiva. Deve essere esplorata ogni massa testicolare. L'anamnesi può indurre in errore poiché il soggetto può riportare la massa in seguito a una lieve lesione precedente. La parte più importante della valutazione è l'esame obiettivo che sarà completato con un'ecografia. Se l'esame clinico è normale ma l'uomo riferisce un precedente di dolore diverso a livello di uno dei testicoli, con sensazione di pesantezza o con una percezione insolita, è necessaria un'ecografia.

È utile ricordare che la fascia d'età del cancro del testicolo si attesta tra i 15 e i 45 anni e che è rara dopo i sessanta anni. L'idrocele è comune negli anziani che spesso richiedono un consulto perché temono un possibile cancro.

II.3.1.3.5
Precedenti anamnestici: disturbi delle basse vie urinarie, ostruzione prostatica e prostatite (vedi Cap. I.9.1 e I.9.2)

In generale, è la frequenza diurna e notturna delle minzioni che spinge l'uomo al consulto medico, ma l'andrologo deve essere prudente prima di collegare immediatamente questi sintomi a una patologia prostatica, poiché simili sintomi possono essere dovuti ad altre malattie, come il carcinoma delle cellule uroteliali della vescica, o a una vescica iperattiva (vecchia terminologia, instabilità vescicale). In caso di gittata urinaria debole, la probabilità di disturbi urinari delle basse vie urinarie a causa di una malattia della prostata aumenta. L'approccio validato più utilizzato è il Punteggio Internazionale di Sintomatologia della Prostata (International Prostate Symptoms Score, IPSS).

II.3.1.3.6
Raccolta anamnestica specifica: deficit di androgeni e deficit di androgeni nell'anziano

Il deficit di androgeni può essere diagnosticato oggettivamente attraverso un dosaggio degli androgeni sierici in caso di assenza dei due testicoli, per esempio, orchiectomia per un carcinoma del testicolo bilaterale. Tuttavia, fortunatamente ciò è raro, e la maggior parte dei deficit di androgeni è molto più difficile da valutare. La diagnosi di deficit di androgeni nell'anziano si basa sulla scoperta di tassi di testosterone inferiori al valore normale associati a sintomi di deficit androgenico. Tuttavia, questi sintomi non sono specifici e possono anche essere la manifestazione di altre malattie, p. es. la fatica e l'astenia possono essere associate a deficit di androgeni ma possono anche essere legate a problemi quali insufficienza cardiaca, depressione, ecc. A causa dei numerosi fattori confondenti, ogni paziente con possibile deficit di androgeni deve essere studiato complessivamente nell'ottica delle malattie comunemente legate all'invecchiamento (vedi Cap. I.11). In assenza di altre malattie sistemiche, può essere utilizzato il punteggio dei sintomi maschili dell'invecchiamento. In generale, la presenza all'esame clinico di testicoli di dimensioni e consistenza normale rende improbabile la diagnosi di deficit di androgeni. Allo stesso modo, gli uomini alla ricerca di androgeni per aumentare la loro performance sessuale hanno di solito una libido inalterata, e la conservazione della libido rende anche la diagnosi di deficit di androgeni poco probabile.

II.3.1.4
Esame clinico per malattie andrologiche

Il paziente deve essere sempre esaminato in una stanza riscaldata (20–24 °C), in condizioni di privacy. Deve essere esaminato sia in piedi che sdraiato sul lettino del medico. Si deve spogliare per permettere un esame generale e una valutazione precisa dello stato endocrino e della statura. Test obiettivi semplici possono essere praticati durante l'esame clinico, per esempio, misurazione della dimensione dei testicoli con un orchidometro o, in condizioni ideali, la dimensione testicolare e il ritorno venoso possono essere valutati con un'ecografia Doppler.

II.3.1.4.1
Esame obiettivo generale

Si osserva la configurazione del corpo e il grado di virilizzazione, anche se quest'ultimo fattore, tuttavia, ha una scarsa correlazione con lo stato endocrino reale. Nella sindrome di Klinefelter, gli arti possono essere di lunghezza sproporzionata rispetto al tronco ma, in molti casi, non vi è alcuna caratteristica clinica evidente. In caso di anomalie cromosomiche, si può osservare una deformità scheletrica associata (Chandley et al. 1980). Una statura significativa e un fisico immaturo possono suggerire la presenza di un fattore endocrino responsabile della pubertà ritardata. Gli altri segni di ipo-androgenismo comprendono l'assenza di caratteri sessuali secondari e una scarsa peluria. Questi pazienti spesso si sono già rivolti al consulto medico durante l'adolescenza per un ritardo puberale e giungono al centro di fertilità con la diagnosi già stabilita. La misurazione della statura, del peso e della pressione arteriosa può fornire informazioni su una malattia sistemica. Un aumento ponderale eccessivo è spesso associato a volume testicolare ridotto e a una spermatogenesi alterata (WHO 1987). Una ripartizione ginoide del tessuto adiposo, con localizzazione a livello delle anche, e la ginecomastia possono indicare un'anomalia endocrina. Ogni anomalia di sviluppo dei caratteri sessuali secondari può essere classificata utilizzando la scala di sviluppo puberale di Tanner.

II.3.1.4.2
Ripartizione della peluria corporea

La distribuzione dei peli varia notevolmente in funzione di fattori etnici, genetici e ormonali. Nei caucasici, ma non nei cinesi, la distribuzione dei peli è un indice della produzione di androgeni; questo può essere corroborato da alcune domande sulla frequenza della rasatura. Una scarsa villosità e una rasatura poco frequente possono indicare una produzione di androgeni relativamente bassa. I peli pubici dipendono dal diidrotestosterone, mentre i peli ascellari potrebbero essere influenzati dal DHEA e dall'adrenarca.

II.3.1.4.3
Ginecomastia (vedi Cap. I.10.1)

Le mammelle devono essere esaminate e palpate alla ricerca della presenza o meno di tessuto ghiandolare. Questo esame è migliore se le mani del paziente sono poste dietro la sua testa per rilassare i muscoli pettorali. La ginecomastia è frequente nei maschi durante la pubertà senza anomalie ormonali evidenti. La ginecomastia è una caratteristica della sindrome di Klinefelter. È dovuta a uno squilibrio tra estrogeni e androgeni, per relativa iperestrogenia o ipo-androgenia. Può essere la conseguenza di un'esposizione agli estrogeni e di una terapia con digitale, spiranolattone e anti-androgeni nel cancro della prostata (bicalutamide, ecc.). Un'altra causa rara è un tumore estrogeno-secernente della ghiandola surrenalica o del testicolo. La ginecomastia può essere associata all'iperprolattinemia e, in un terzo dei casi, alla galattorrea (Thorner et al. 1974).

II.3.1.4.4
Esame inguinale

Lista di verifica per l'esame inguinale

Cicatrici	Le cicatrici da orchidopessi dell'infanzia possono essere molto difficili da osservare sotto i peli pubici. I dotti deferenti possono essere stati lesionati durante la riparazione di un'ernia durante l'infanzia. Le cicatrici possono essere il segno di un'infezione passata o attuale di tubercolosi o di linfogranuloma venereo.
Ernia e tumefazioni	Una volta che il paziente si sente a proprio agio, può essere utile l'esame in ortostatismo (cautela, in quanto i pazienti giovani possono avere delle sincopi in occasione di un esame inguinale o testicolare)
Sensibilità	Una sensibilità del canale inguinale può essere il segno di un'ernia In assenza del testicolo nello scroto, una pressione sul canale inguinale può provocare una sensazione di compressione testicolare e indicare che il testicolo sta nel canale inguinale, anche se non può essere correttamente palpato. In questo caso, l'ecografia confermerà la posizione del testicolo.
Linfonodi	In presenza di infiammazione o di cancro penieni, è importante esaminare attentamente i linfonodi delle regioni inguinali e crurali

II.3.1.4.5
Esame obiettivo penieno

Il pene deve essere esaminato e palpato alla ricerca di ipospadia, cicatrici chirurgiche o traumatiche, placche di indurimento o di altre patologie. Il prepuzio deve sempre essere completamente retratto per individuare problemi quali il restringimento del meato o una fimosi. Deve essere esaminata qualsiasi ulcerazione o effusione uretrale e, se sono presenti, devono essere eseguiti degli esami per identificare infezioni dell'apparato riproduttivo (RTI/STD, vedi Cap. I.6.1). La deformazione del pene durante l'erezione può essere dovuta a una malattia di La Peyronie o a una correzione chirurgica inadeguata di una cordatura associata all'ipospadia o verificarsi negli uomini che hanno un'uretra congenitamente corta. L'importanza della deformazione non sarà evidente durante l'esame clinico del pene flaccido, ed è prudente, in tali casi, valutare il grado di deformazione del pene durante l'erezione. Si può chiedere al paziente di scattare delle foto del suo pene in erezione a casa o inducendo in clinica un'erezione con un'iniezione di papaverina nei corpi cavernosi.

Lista di verifica per l'esame del pene e del prepuzio

Pene di dimensioni normali?	Il micropene vero è un problema raro (vedi Cap. I.3.4)
Cute della guaina peniena normale?	Le cicatrici possono indicare dei precedenti chirurgici per stenosi uretrale o cordata
Contrazione completa del prepuzio?	Le aderenze minori intorno alla corona sono un problema frequente Frenulo normale
Glande normale?	Le ulcerazioni possono essere il segno di una RTI/STD (vedi Cap. I.6.1) Le lesioni premaligne sono più frequenti negli uomini anziani che non retraggono il loro prepuzio (vedi Cap. I.8.3 e I.8.4)
Meato uretrale normale?	I margini del meato si separano facilmente e non ci sono stenosi? Posizione normale del meato? Ipospadie?
Il paziente lamenta erezioni curve o deformate	Ci sono dei noduli o delle placche palpabili della malattia di La Peyronie a livello dei corpi cavernosi? Esaminare il paziente in erezione dopo iniezione di prostaglandine o effettuare una fotografia digitale o Polaroid del pene in erezione

II.3.1.4.6
Esame dei testicoli

Posizione e asse dei testicoli

Il migliore stato per determinare la posizione e l'asse del testicolo è la posizione eretta. I due testicoli devono essere palpabili e localizzati sul fondo dello scroto. Ogni anomalia di localizzazione di ciascuno dei testicoli deve essere esaminata come segue. Alto: nello scroto, cioè a livello del collo scrotale; inguinale: situato nel canale inguinale; ectopico: fuori dal normale percorso della discesa, il più delle volte nella tasca inguinale superficiale ma, più raramente, in posizione femorale o sovrapubica. Se i testicoli non sono palpabili, possono essere nel canale inguinale e atrofici o intra-addominali o assenti. Normalmente, il testicolo è in posizione verticale nello scroto, con l'epididimo subito dietro o in posizione mediale. I testicoli possono retrarsi nel canale inguinale e ciò può essere un problema, in particolare se ciò si verifica nel corso dei rapporti sessuali e provoca dolore.

Tuttavia, questo non ha probabilmente alcuna relazione con la fertilità. Un testicolo in posizione orizzontale è più suscettibile di torsione. Quando un paziente ha un'anamnesi di dolore intermittente e, in particolare, se il volume testicolare è diminuito o se la concentrazione di spermatozoi è bassa, deve essere programmata una fissazione del testicolo.

Volume testicolare

La valutazione del volume testicolare viene eseguita con il paziente in posizione supina a causa del rischio di sincope da crisi vagale. La cute scrotale è tesa sul testicolo, i cui contorni sono isolati dall'epididimo. Il volume di ogni testicolo è confrontato con l'ovoide corrispondente dell'orchidometro di Prader modificato. Si possono anche utilizzare un calibro (Professor Stephen Seager, Fertility Research, Medlantic Research Foundation, George Hymen Memorial Research Building, Washington, USA) o delle forme cave (Takihara et al. 1983). L'orchidometro di Prader modificato è costituito da elementi di taglia più grande per permettere la misurazione dei testicoli adulti, poiché il modello originale era destinato alla valutazione degli adolescenti e dei bambini. L'orchidometro di Takihara e quello di Seager sono di utilizzo leggermente più difficile, ma possono dare una migliore variazione tra gli esaminatori rispetto all'orchidometro di Prader. La dimensione normale può essere legata al gruppo etnico ma dipende, in particolare, dalla statura ed è legata al peso corporeo standardizzato e alla struttura del corpo. Negli orientali, il peso testicolare medio all'autopsia di 100 persone di età che varia dalla fine dell'adolescenza a 70 anni, era: testicolo destro 10 g (SE ± 0,3 g), testicolo sinistro 9,4 g (SE ± 0,3 g, Chang et al. 1960). Dati simili in 140 caucasici hanno fornito le seguenti misure: testicolo destro 21,6 g (SE ± 0,4 g), testicolo sinistro 20,4 g (SE ± 0,5 g, Olesen 1948). La maggior parte del volume corrisponde alla massa dei tubuli seminiferi. Esiste una forte correlazione tra volume testicolare intero (sinistro + destro) e il numero degli spermatozoi con eiaculato (WHO 1987). Per ogni uomo di razza caucasica, un volume inferiore a 15 mL è sintomo dell'alterazione dell'epitelio seminifero di questo testicolo. Testicoli piccoli, duri, generalmente di volume minore di 3 mL, vengono osservati nella sindrome di Klinefelter. Anche i pazienti con ipogonadismo ipogonadotropo hanno testicoli piccoli, ma il volume è di solito tra i 5 e i 12 mL. Un volume testicolare normale in un uomo che presenta azoospermia può indicare un'ostruzione al trasporto degli spermatozoi. Un testicolo grande e asimmetrico può indicare un tumore testicolare. I testicoli simmetrici di grandi dimensioni, condizione chiamata anche macro-orchidia, sono un evento occasionale normale. Un'erronea valutazione del volume testicolare può sopraggiungere in presenza di idrocele.

Consistenza dei testicoli

È normalmente sottostimata con la pressione dolce. La consistenza normale è gommosa. Testicoli di consistenza molle sono quasi sempre associati a una spermatogenesi alterata. Alcune tecniche oggettive, utilizzando un tonometro, sono state utilizzate e hanno dimostrato una correlazione tra consistenza testicolare ridotta e presenza di un varicocele (Lewis et al. 1985). Pochi medici utilizzano attualmente delle tecniche oggettive. L'esame dei pazienti rivela, talvolta, un testicolo duro di volume normale o aumentato, per cui può essere presente un tumore testicolare. Se i testicoli sono duri e di dimensioni ridotte, è sospettata una sindrome di Klinefelter, mentre testicoli di dimensioni ridotte e molli sono spesso riscontrati in caso di ipogonadismo ipogonadotropo.

Lista di verifica per l'esame del testicolo

Entrambi i testicoli sono nello scroto?	Notare ogni anomalia di discesa tra cui il testicolo che si trova nel collo scrotale
Asse del testicolo	L'asse normale è verticale con l'epididimo situato dietro o medialmente. I testicoli orizzontali sono più soggetti alla torsione
Volume del testicolo	Quando il problema è l'infertilità maschile o un sospetto deficit di testosterone, il volume testicolare deve essere misurato utilizzando un metodo oggettivo (orchidometro di Prader, di Takihara, e di Seager o ecografia). Testicoli di dimensioni e di consistenza normali rendono la diagnosi di deficit di androgeni poco probabile
Consistenza dei testicoli	Ciò è basato sull'esperienza poiché, benché esistano dei metodi oggettivi, essi non sono generalmente disponibili. Se il paziente indica una regione del testicolo la cui consistenza è cambiata, deve essere effettuata un'ecografia anche se il medico non rileva anomalie
Contorni del testicolo	Bisogna ricercare accuratamente noduli nel testicolo. È spesso utile chiedere al paziente se avesse apprezzato la presenza di noduli
Sensibilità e dolore testicolari	Una compressione delicata del testicolo produce un disagio, ma questa sensibilità è persa nel caso di una denervazione simpatica (p. es., alcuni pazienti diabetici) Il dolore testicolare è abitualmente poco localizzato e avvertito come un dolore generale, mentre il dolore nell'epididimo è localizzato meglio perché associato a infiammazione della tunica e all'interessamento delle vie nervose periferiche

Esame dell'epididimo

L'epididimo normale è appena palpabile e ha un contorno regolare e consistenza molle. La palpazione dolce non provoca nessun dolore. Dei noduli dolenti possono indicare un'epididimite o un granuloma seminale; a livello della testa dell'epididimo, essi sono indicatori di un'infezione da *Chlamydia*. Una tumefazione dolorosa e/o dei noduli della regione caudale possono indicare un'infezione gonococcica, un'infiammazione o un'infezione da germi urinari patogeni quali *Escherichia coli*. Dei granulomi seminali sono stati osservati anche nella regione caudale dopo una vasectomia anteriore. Deformità cistiche possono essere o meno in rapporto con un'ostruzione. Una tumefazione a bordi sporgenti e non dolorosa dell'epididimo può indicare una tubercolosi delle vie urinarie.

Lista di verifica per l'esame dell'epididimo	
La relazione anatomica con il testicolo è normale?	La posizione normale dell'epididimo è sopra, dietro e sotto il testicolo
Tumefazioni, zone indurite o cisti che aumentano il volume della testa, del corpo o della coda dell'epididimo?	Se sì, la lesione include la testa, il corpo o la coda o la totalità dell'epididimo?
Cisti adiacente all'epididimo?	È frequente trovare piccole appendici cistiche peduncolate in relazione con la testa dell'epididimo (idatide di Morgagni)
Sensibilità della testa, del corpo o della coda dell'epididimo?	Il medico deve tentare di distinguere se un disturbo sia dovuto alla pressione su una parte particolare dell'epididimo o alla pressione sul testicolo o se il dolore non è ben localizzato

Un'ecografia può essere utile per confermare le principali alterazioni dell'epididimo, ma richiede una sonda adeguata e dipende da un'interpretazione corretta.

Esame dei dotti deferenti

I due dotti deferenti devono essere palpabili e sono percepiti come strutture che assomigliano a un sottile filo metallico quando passano tra le dita dell'esaminatore. Tuttavia, i medici possono, talvolta, ignorare un'assenza bilaterale dei dotti deferenti, per cui vale la pena riesaminare tutti gli uomini che hanno un'azoospermia, in particolare in presenza di un volume testicolare normale e di un eiaculato di scarso volume. Un'assenza bilaterale si riscontra in circa il 2% degli uomini con azoospermia ostruttiva. L'assenza unilaterale è molto più rara e spesso associata a un'assenza del rene nello stesso lato. Se è presente il dotto, occorre notare se è normale, ispessito, nodulare o dolente alla pressione, perché ciò può indicare un'infiammazione.

Lista di verifica per l'esame dei dotti deferenti	
I due dotti deferenti sono palpabili?	Può essere difficile da identificare in particolare in presenza di precedente orchidopessi e se il funicolo è ispessito. Se il volume dell'eiaculato è basso in caso di azoospermia, è spesso utile riesaminare per ricercare un'assenza del canale deferente
Il deferente è uniforme?	Dei noduli palpabili possono essere il segno di un'ostruzione (p. es., anamnesi di vasectomia)
C'è una grande distanza tra le estremità tagliate del canale deferente?	Ciò è importante in caso di vasectomia e di desiderio di inversione della vasectomia. Una distanza molto lunga può rendere impossibile questa riparazione

Esame per edema dello scroto

L'esame di un edema dello scroto è descritto nella Fig. I.8.1 del Cap. I.8.1. Al minimo dubbio all'esame clinico, si deve eseguire un'ecografia scrotale.

Lista di verifica per l'esame di noduli e tumefazioni dello scroto	
Dove si trova la tumefazione in rapporto al testicolo?	Coinvolge il testicolo: considerare i tumori maligni testicolari Superiormente: sospettare una cisti nell'epididimo, un varicocele, un'ernia Anteriormente: sospettare un idrocele Posteriormente: evocare una lesione della coda dell'epididimo
Qual è la sua consistenza?	Se la tumefazione è dura, considerare un tumore maligno testicolare
La tumefazione è dolorosa alla palpazione?	Se sì, sospettare un'epididimite
La tumefazione non si avverte in posizione supina?	Se sì, sospettare un varicocele e un'ernia indiretta

Esame della prostata

La maggior parte dei pazienti considera l'esame della prostata fastidioso e sgradevole; occorre, quindi, trovare il tempo di spiegare la necessità di questo esame e ottenere il consenso del paziente per questa parte specifica dell'esame clinico. Alcuni rifiuteranno l'esame della prostata, nel qual caso devono essere informati dei rischi corsi se non si diagnostica una eventuale patologia della prostata. L'esame della prostata si effettua attraverso l'esplorazione rettale, con il paziente in posizione di decubito laterale o genocubitale.

Lista di verifica per l'esame della prostata	
Dimensioni	Benché i medici annotino spesso il peso in grammi questo non è preciso ed è spesso preferibile ridurre la descrizione delle dimensioni in grande, media o piccola
Contorno	Liscio o con protuberanze (irregolare)
Solco mediano	In teoria, è possibile palpare un solco superficiale che separa i due lobi della prostata, anche se questo può venire meno in caso di tumefazione benigna importante
Solchi laterali	Il bordo laterale della prostata e la parete rettale formano un solco che è più marcato in caso di ipertrofia della prostata e che può essere perso in caso di cancro della prostata
Simmetria	I lobi sinistro e destro sono della stessa dimensione
Consistenza	Con l'esperienza, il medico può classificare la consistenza in normale, molle, semi-dura, dura o molto dura
Presenza di noduli	La dimensione e la localizzazione di ogni nodulo devono essere esaminate
Dolore alla palpazione	Il medico deve distinguere un dolore e un disturbo anormali da una sensazione di minzione impellente che, in questa situazione, è normale

È, spesso, difficile far precisare se il dolore è legato all'esame della prostata o a un generale malessere e imbarazzo. Le seguenti parole possono facilitare questa distinzione: «So che è sgradevole e fastidioso, ma le faccio veramente male?»

Esame delle vescicole seminali

Le vescicole seminali non sono normalmente palpabili. Se sono palpabili, ciò indica generalmente un'infiammazione. Alcuni pazienti con azoospermia ostruttiva presentano, a volte, deformazioni cistiche delle vescicole seminali, mentre, in altri casi, possono avere un'agenesia. La migliore modalità di individuazione di queste anomalie è tramite ecografia, preferibilmente con l'aiuto di una sonda rettale.

Lista di questionari e di fogli di punteggi

Questionario strutturato del WHO (Rowe et al. 2000)

Questo opuscolo è stato ampiamente utilizzato in diversi Paesi ed è stato validato. Il principale inconveniente è il tempo necessario per il questionario.

Questionario utilizzato nei Dipartimenti Clinici specializzati in Sterilità (Edimburgo)

Inviato alla coppia prima del primo appuntamento, permette di risparmiare tempo al medico. È stato utilizzato da più di 2000 coppie ma non convalidato in modo indipendente. Il tasso di compliance è elevato. http://www.urologyedinburgh.co.uk/fertility_questionnaire.htm.

Questionario sui problemi sessuali (Edimburgo)

Spedito all'uomo prima del primo colloquio, esso permette di risparmiare tempo al medico. È stato utilizzato da più di 500 uomini ma non convalidato in modo indipendente. Compliance superiore al 95%. Può aiutare «a rompere il ghiaccio» al momento del primo colloquio. http://www.urologyedinburgh.co.uk/sexual_function_questionnaire. htm.

Questionario per reversione dopo vasectomia (Edimburgo)

Destinato ad assicurare la completezza delle informazioni prima di fornire una consulenza sulla fattibilità di un'inversione dopo vasectomia.

Questionario per dolore testicolare (Edimburgo)

Destinato all'utilizzo nel contesto di un colloquio strutturato allo scopo di differenziare un dolore neuropatico. Non convalidato. http://www.urologyedinburgh.co.uk/new_page_24.htm.

Indice internazionale di funzione erettile (IIEF)

Si tratta di uno strumento convalidato di valutazione della gravità dell'alterazione della rigidità delle erezioni. Questo strumento non valuta le disfunzioni orgasmiche ed eiaculatorie.

Punteggio internazionale di sintomatologia prostatica (IPSS)

Si tratta di uno strumento convalidato di misurazione della gravità dei disturbi delle basse vie urinarie in caso di ostruzione prostatica nota.

Scala dei sintomi di invecchiamento maschile

È un sistema di valutazione semi-validato utilizzato in associazione con il dosaggio degli androgeni per stabilire una diagnosi di ipogonadismo nell'anziano.

Bibliografia

Chandley AC, Hargreave TB, Fletcher JM, Soos JM, Axworthy D, Price WH (1980) Trisomy 8. Report of a mosaic human male with near-normal phenotype and normal IQ, ascertained through infertility. Hum Genet 55:31 - 38

Hargreave TB (1990) Questionnaire for the infertile couple. In: Hargreave TB, Soon E (eds) Management of male infertility. PG Press, Singapore, p3

Lewis EL, Rasor MO, Overstreet JW (1985) Measurement of human testicular consistency by tonometry. Fertil Steril 43:911 - 916

Riley SA, Lecarpentier J, Mani V, Goodman Mi, Mandal BK Turnberg LA (1987) Sulphasalazine-induced seminal abnormalities in ulcerative colitis: results of mesalazine substitution. Gut 28:1008 - 1012

Rowe PJ, Comhaire FH, Hargreave TB, Mahmoud AMA (2000) WHO manual for the standardized investigation, diagnosis and management of the infertile male. Cambridge University Press, Cambridge

Takihara H, Sakatoku J, Fujii M, Nasu T, Cosentino IM, Cockett ATK (1983) Significance of testicular size measurement in andrology. I. A new orchiometer and its clinical application. Fertil Steril 39:836 - 840

Thorner MO, McNeilly AS, Hagan C, Besser GM (1974) Long-term treatment of galactorrhoea and hypogonadism with bromocriptine. Br Med J ii:419

WHO (1987) Towards more objectivity in diagnosis and management of male infertility. Int J Androl (Suppl 7)

Yaukey D (1961) Fertility differences in a modernising country: a survey of Lebanese couples. Princeton University Press, Princeton, N.J.

II.3.2 Analisi del liquido seminale e test funzionali degli spermatozoi

F. Comhaire, A. Mahmoud

Sintesi

- L'analisi classica del liquido seminale, che misura con precisione la concentrazione, la motilità e la morfologia degli spermatozoi, è l'esame principale di valutazione della fertilità maschile.
- La tecnica di raccolta del liquido seminale e le metodiche di analisi del laboratorio possono avere una grande influenza sui risultati.
- L'analisi del liquido seminale richiede esperienza e formazione tecnica specifiche, così come l'attenzione continua sulla qualità.
- Ogni laboratorio deve definire i propri valori di riferimento, in particolare sulla motilità e sulla morfologia degli spermatozoi.
- Le metodiche avanzate di analisi del liquido seminale e gli esami funzionali sono degli strumenti di ricerca di valore, ma sono di scarso apporto alla gestione delle coppie infertili.

II.3.2.1 Introduzione

L'analisi del liquido seminale è la pietra miliare dello studio dell'infertilità maschile. Macleod (1942), MacLeod e Gold (1953), Eliasson (1971) e Hellinga (1949, 1976) hanno creato le basi scientifiche per l'analisi convenzionale del liquido seminale, e le tecniche che essi hanno raccomandato sono ancora considerate un riferimento per le tecniche più avanzate. Per eseguire una corretta analisi del liquido seminale, il campione deve essere ottenuto e trasportato secondo delle rigide raccomandazioni (WHO 1999).

L'analisi convenzionale del liquido seminale comprende le misure di aspetti particolari degli spermatozoi e del plasma seminale. È importantissimo applicare un controllo di qualità sia interno che esterno sulle tecniche di analisi del liquido seminale, per ridurre gli errori inter-osservatori e la variabilità intra e inter-esame e per aumentare la riproducibilità.

II.3.2.2 Raccolta e trasporto di un campione

I tecnici di laboratorio devono essere informati che i campioni di liquido seminale presentano rischi potenziali, poiché possono contenere virus pericolosi, per esempio, i virus dell'epatite, dell'immunodeficienza umana e dell'herpes e devono essere manipolati con le precauzioni necessarie.

Bisogna consegnare al paziente un foglio di istruzioni chiare che descriva le modalità di raccolta e di trasporto del liquido seminale.

1. Il tempo tra l'ultima eiaculazione e la raccolta del liquido seminale deve essere ben definito e preferibilmente essere costante, per permettere un'interpretazione attendibile dei risultati, in particolare della motilità e della concentrazione degli spermatozoi. Tuttavia, se il periodo di astinenza non è compreso nei limiti proposti, il campione di liquido seminale deve essere analizzato lo stesso. Se il risultato è normale, non è necessaria una seconda analisi. Quando l'astinenza supera i 7 giorni, la motilità degli spermatozoi, cioè la percentuale degli spermatozoi a motilità progressiva rapida, può diminuire. Se la durata di astinenza è inferiore alle 48 ore, la concentrazione degli spermatozoi può essere ridotta, ma la motilità non sarà probabilmente colpita. In alcune circostanze particolari e, per esempio, in caso di patologie dell'epididimo, le caratteristiche degli spermatozoi possono essere migliori nei campioni raccolti dopo un'astinenza di breve durata (anche di qualche ora) che dopo delle astinenze più lunghe.
2. Benché non sia obbligatorio ripetere l'analisi del liquido seminale se il risultato della prima analisi è completamente normale, si può consigliare una seconda analisi in caso di infertilità inspiegata persistente ed effettuare test funzionali degli spermatozoi.
3. Il plasma seminale può avere un effetto negativo sulla motilità degli spermatozoi, il quale diviene più marcato con l'aumento dell'intervallo tra eiaculazione e analisi. Inoltre, quando si deve preparare del liquido seminale per una tecnica di fecondazione assistita, come l'inseminazione intrauterina o la fecondazione in vitro, bisogna procedere al trattamento del campione appena eseguita la liquefazione.
4. Sono disponibili in commercio contenitori specifici per l'analisi del liquido seminale. Essi hanno il vantaggio di permettere una valutazione del volume del liquido seminale senza dover travasare il campione. Inoltre, è stato dimostrato che i materiali utilizzati non hanno alcun effetto nocivo sulla motilità o sulla vitalità degli spermatozoi.
5. È stato dimostrato che i campioni di liquido seminale raccolti in occasione dei rapporti sessuali per mezzo di un preservativo di plastica speciale hanno tendenza ad avere un più grande volume e una concentrazione più elevata, da cui un numero più elevato di spermatozoi tramite eiaculato. È questo il motivo per cui bisogna considerare l'uso di tali preservativi per la raccolta di un secondo campione se il primo è di volume relativamente basso.

II.3.2.3
Esame macroscopico iniziale

II.3.2.3.1
Aspetto

Prima di tutto, si valuta il campione di liquido seminale con una semplice ispezione. Un campione normale ha un aspetto grigio opalescente, è omogeneo e si liquefa in 60 minuti a temperatura ambiente sotto l'influenza di enzimi proteolitici di origine prostatica. In alcuni casi, la liquefazione completa non si verifica nei 60 minuti; ciò deve, allora, essere annotato perché questo suggerisce un disturbo funzionale della prostata.

Il campione può avere un aspetto chiaro se la concentrazione degli spermatozoi è troppo scarsa. Può anche essere di colore bruno, se sono presenti emazie nell'eiaculato (emospermia). La presenza di strie mucose può perturbare la lettura della conta e suggerisce un'infiammazione o una liquefazione anormale. I campioni di liquido seminale normale possono contenere dei granuli simili alla gelatina che non si liquefanno e sono probabilmente secreti dalle ghiandole di Cowper.

Il campione deve essere esaminato immediatamente dopo la liquefazione o nell'ora che segue l'eiaculazione. I prelievi che non si liquefanno richiedono una terapia supplementare, come l'esposizione alla bromelina o alla tripsina diluita, per rendere il campione idoneo all'analisi.

II.3.2.3.2
Volume

Si deve valutare il volume dell'eiaculato con un cilindro graduato o aspirando il contenuto del campione in una siringa o in una pipetta millimetrata. Se si devono effettuare dosaggi biologici o una spermiocoltura, devono essere utilizzati materiali sterili per manipolare i campioni di liquido seminale. Una gran parte del volume è secreta dalle vescicole seminali e 0,5-1 mL hanno origine dalla prostata. Un basso volume di eiaculato può suggerire una secrezione insufficiente delle vescicole seminali, mentre si riscontra, a volte, un grande volume nel caso di varicocele.

II.3.2.3.3
Consistenza

La consistenza, anche denominata viscosità, del campione liquefatto può essere stimata spingendo delicatamente il liquido seminale attraverso un ago da iniezione smussato (21G, diametro interno circa 0,8 mm) e osservando la lunghezza del filo. Un campione normale cade dall'ago sotto forma di piccole gocce; per contro, se la consistenza è anomala, le gocce vanno a formare un filo di più di 2 cm. Un altro metodo per valutare la consistenza non è tramite ago, ma inserendo una bacchetta di vetro nel campione e osservando la lunghezza del filo che si forma al momento del suo ritiro. Qui ancora, il filo non deve superare i 2 cm.

Una viscosità aumentata ha lo stesso significato clinico di una liquefazione anormale ed è legata a una disfunzione della prostata.

II.3.2.3.4
pH

Una goccia di liquido seminale viene depositata in modo omogeneo su un foglio pH (pH da 6,4 a 8,0, Merck, Darmstadt, Art. 9557). Dopo 30 secondi, il colore della zona impregnata deve essere uniforme e viene controllato con la banda calibrata per leggere il pH. Qualunque sia il tipo di carta pH utilizzato per questa analisi, la sua precisione deve essere equiparata a quella di uno standard di riferimento prima dell'uso per un'analisi del liquido seminale di routine.

Le secrezioni acide della prostata e le secrezioni alcaline delle vescicole seminali determinano il pH. Deve essere normalmente compreso tra 7,2-7,8. Un pH superiore a 7,8 è legato a una diminuzione della secrezione di prodotti acidi, come l'acido citrico, attraverso la prostata. Se il pH è inferiore a 7 in un campione di volume scarso e azoospermico, bisogna considerare una disgenesia congenita dei dotti deferenti, delle vescicole seminali e/o degli epididimi.

II.3.2.4
Esame microscopico iniziale

Durante l'esame microscopico iniziale, si valuta la motilità e la concentrazione degli spermatozoi e si determina la presenza di agglutinati e di cellule diverse dagli spermatozoi.

II.3.2.4.1
Motilità

Un volume fisso di liquido seminale (10–15 μL) prelevato con una micropipetta è depositato su un vetrino pulito e coperto da un vetrino di dimensioni variabili tra 20 × 20 mm e 24 × 24 mm. È importante che il volume di liquido seminale e la dimensione del vetrino siano standardizzati, di modo che le analisi siano sempre condotte su una preparazione di spessore fissata tra 25 e 30 μm. Questo spessore permette un'espressione completa del movimento di rotazione degli spermatozoi normali. Parallelamente, un'aliquota di liquido seminale è posta in contatto con il vetrino della camera di conta di profondità fissata di un dispositivo ad uso unico (Fig. II.3.1).

La preparazione viene poi esaminata con un ingrandimento × 400–600. Si può usare un ordinario microscopio per le preparazioni non colorate, se il condensatore è abbassato per disperdere la luce, ma è preferibile usare un microscopio a contrasto di fase.

Il peso del vetrino disperde il campione per una visione ottimale oppure questo effetto è ottenuto automaticamente usando le camere di conta ad uso unico. Si lascia riposare la preparazione umida per circa un minuto per stabilizzare la preparazione. L'esame può essere effettuato a temperatura ambiente, tra i 18 e i 24 °C.

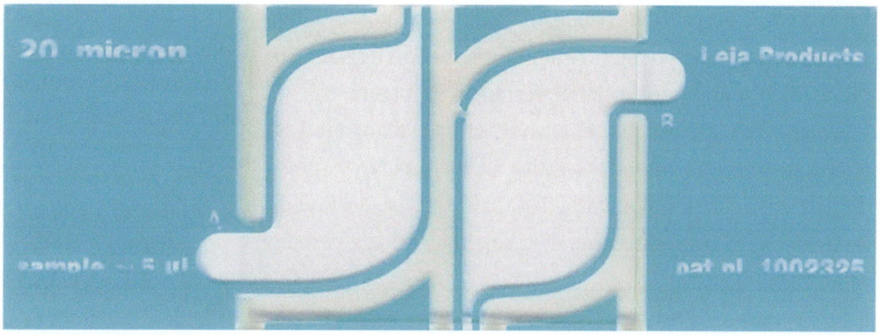

Fig. II.3.1. Camera di conta monouso

Tabella II.3.1. Tipi di motilità degli spermatozoi

Tipi di motilità
Tipo (a): se lo spermatozoo presenta una motilità progressiva rapida, lineare (anche detta progressione eccellente o buona)
Tipo (b): se ha un movimento lento o scarso o non lineare (anche detta progressione debole o moderata)
Tipo (c): se non c'è una motilità progressiva («mobile sul posto»)
Tipo (d): se lo spermatozoo è immobile

Alcuni laboratori preferiscono valutare la motilità a 37 °C, utilizzando una placca del microscopio riscaldante.

Il campo del microscopio è sistematicamente passato in rassegna e si classifica la motilità di ogni spermatozoo. La motilità degli spermatozoi è stata classificata in tipologie designate con (a), (b), (c) e (d) (Tabella II.3.1). Di solito, si esaminano da 4 a 6 campi per accumulare 100 spermatozoi successivi, che sono immessi grazie a un contatore di laboratorio, cosa che dà una percentuale per ogni tipo di motilità.

Un altro metodo consiste nel valutare il numero di spermatozoi di tipo (a) nella totalità del campo del visivo. In seguito, viene valutato il numero di cellule di tipo (b), quindi il numero di cellule di tipo (c) e di cellule di tipo (d). Si sommano questi numeri e si calcola la percentuale degli spermatozoi classificati in ogni tipo di motilità.

Si raccomanda di ripetere la procedura su una seconda goccia di liquido seminale trattata nello stesso modo. È per questo motivo che la camera di conta ad uso unico contiene almeno due camere e due entrate separate. Indipendentemente dal metodo utilizzato, la variabilità dei risultati su uno stesso campione non deve superare il 10%.

II.3.2.4.2
Valutazione della concentrazione degli spermatozoi

Si valuta la concentrazione in maniera approssimativa durante l'esame iniziale per determinare il fattore di diluizione da usare per il metodo con emocitometro e per decidere se una centrifugazione sarà necessaria per la preparazione di uno striscio adatto all'analisi della morfologia. Quando si utilizza una preparazione di 20 µm di spessore e campo microscopico di 250 µm di diametro, si può valutare la concentrazione degli spermatozoi a partire dal numero medio degli spermatozoi per campo microscopico a un ingrandimento di 40 × e si moltiplica questo numero per 10^6. Così, 40 spermatozoi per campo visivo possono essere considerati come equivalenti a circa 40 milioni di spermatozoi per millilitro. Per ottenere una preparazione di spessore standard di 20 µL, una goccia di 11,5 µL di liquido seminale viene posta su un vetrino e ricoperta da un altro vetrino di 24 × 24 mm. Si può anche utilizzare una camera di conta ad uso unico di 20 µm di profondità.

Se il numero degli spermatozoi per campo visivo varia notevolmente, ciò indica che il campione non è omogeneo e che deve essere nuovamente mescolato. L'assenza di omogeneità può anche dipendere da una consistenza o da una liquefazione anomale, dall'aggregazione degli spermatozoi nelle strie di muco o dall'agglutinazione degli spermatozoi. Queste osservazioni devono essere menzionate nel referto d'analisi.

II.3.2.4.3
Elementi cellulari diversi dagli spermatozoi

L'eiaculato contiene abitualmente cellule diverse dagli spermatozoi. Queste comprendono cellule epiteliali poligonali provenienti dalle vie uretrali. Se esse sono presenti in gran numero e se sono ricoperte da batteri, è allora probabile che il campione sia stato ottenuto con un coito interrotto e che le cellule provengano dalla vagina. «Cellule rotonde» sono presenti in quasi tutto il campione di liquido seminale. Sono delle cellule della spermatogenesi e globuli bianchi. Si può valutare la concentrazione di tali cellule per campo visivo nelle preparazioni in occasione della conta degli spermatozoi. La loro concentrazione può essere determinata precisamente utilizzando un emocitometro oppure una camera di conta ad uso unico.

Se la concentrazione di cellule rotonde supera 10^6/mL o 1 per campo visivo utilizzando un ingrandimento 40×, deve essere utilizzata una colorazione specifica per distinguere i globuli bianchi positivi alla perossidasi di altre cellule. Il protocollo per la colorazione si esegue su un prelievo appena raccolto ed è basato sul fatto che i granuli intatti dei polinucleati neutrofili contengono della perossidasi (Endtz 1972,

Leucoscreen, FertiPro, Beernem, Belgio). Le cellule negative alla perossidasi comprendono i polimorfonucleati degranulati, i linfociti e, soprattutto, le cellule germinali immature, cioè gli spermatidi, gli spermatociti e, talvolta, gli spermatogoni. Differenziare le cellule rotonde negative alla perossidasi è spesso difficile e non fa, di solito, parte dell'analisi di base del liquido seminale. Se la concentrazione di cellule positive alla perossidasi supera 10^6/mL, sono necessari degli esami di laboratorio per sapere se il paziente soffre di un'infezione delle ghiandole accessorie.

Un secondo metodo, descritto da Nahoum e Cardozo (1980), conta le cellule rotonde positive alla perossidasi in un emocitometro. Sono necessari i seguenti reagenti: soluzione di NH_4Cl saturata (25 g/100 mL), Na_2-EDTA al 5% (vol/vol) in un tampone fosfato (pH 6),

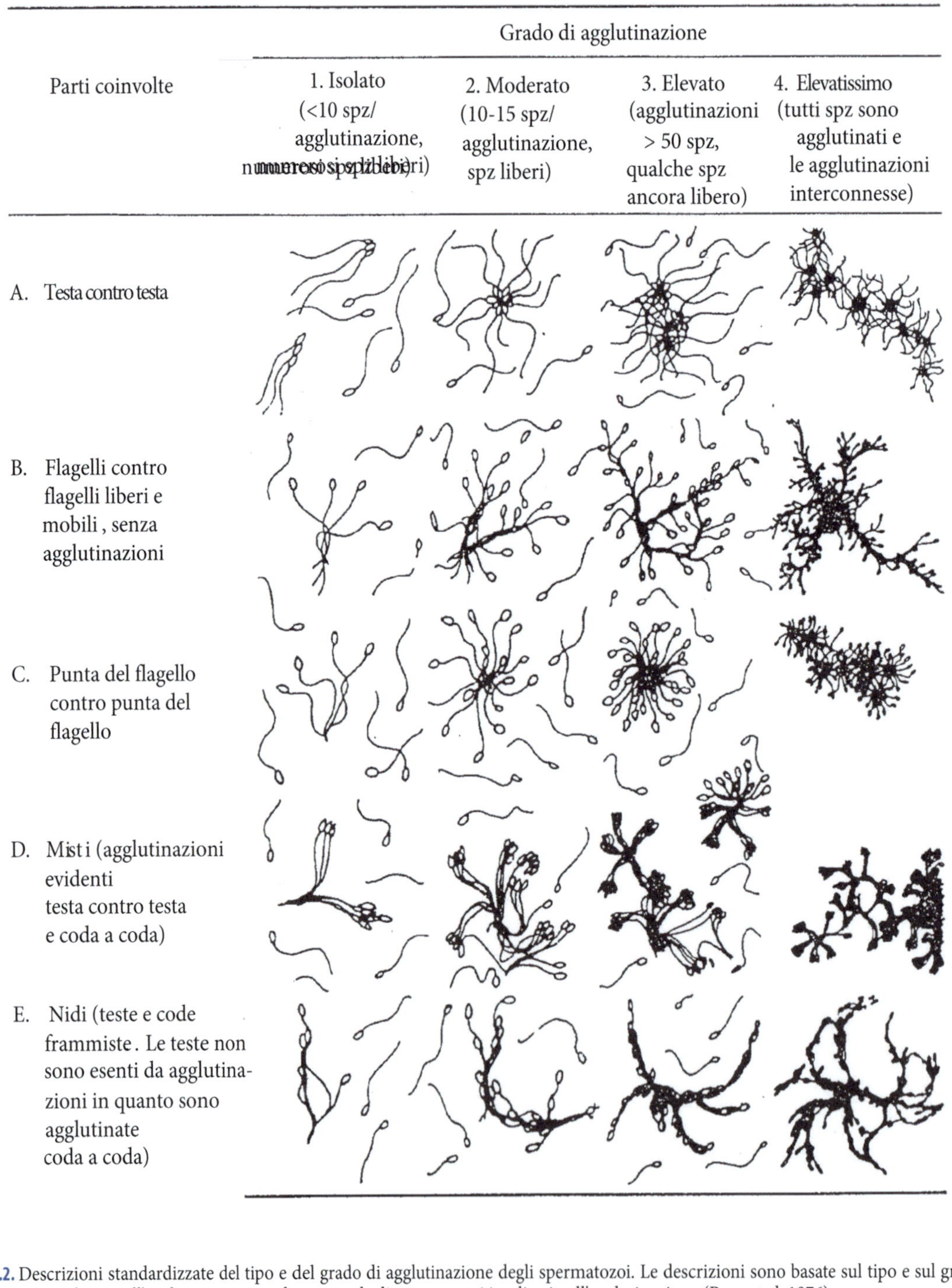

Fig. II.3.2. Descrizioni standardizzate del tipo e del grado di agglutinazione degli spermatozoi. Le descrizioni sono basate sul tipo e sul grado degli spermatozoi implicati nell'agglutinazione e sul numero degli spermatozoi implicati nell'agglutinazione (Rose et al. 1976).

orto-toluidina (0,025% vol/vol) e H_2O_2 (30% vol/vol in acqua distillata).

La soluzione da usare è preparata aggiungendo 1 mL di soluzione di NH_4Cl, 1 mL di Na_2-EDTA al 5%, 9 mL di soluzione di orto-toluidina e una goccia di H_2O_2. La soluzione viene mescolata prima dell'utilizzo e può essere conservata fino a 24 ore dopo la preparazione.

Il protocollo consiste nel mescolare 0,1 mL di liquido seminale con 0,9 mL della soluzione preparata per ottenere un volume totale di 1 mL. La miscela viene agitata per 2 min. Si lascia, quindi, riposare per 20–30 minuti a temperatura ambiente poi è di nuovo agitata per mescolarla.

La miscela viene poi trasferita nella camera di un emocitometro per leucociti (Neubauer o Burker) e si conta il numero di cellule positive alla perossidasi che hanno una colorazione marrone. Le cellule negative alla perossidasi non si colorano e sono contate nella camera dell'emocitometro. È stato proposto di contare 25 grandi quadrati nell'emocitometro di Neubauer e di moltiplicare il numero di cellule per 0,1 per ottenere la concentrazione per millilitro.

II.3.2.4.4
Agglutinazione

L'agglutinazione degli spermatozoi significa che gli spermatozoi mobili aderiscono gli uni agli altri, testa a testa, segmento intermedio a segmento intermedio, coda a coda, o in maniera mista, come segmento intermedio e coda (Fig. II.3.2). L'aderenza degli spermatozoi o mobili o immobili alle strie di muco, alle cellule diverse dagli spermatozoi oppure ai detriti non è considerata un'agglutinazione. La presenza di agglutinazione suggerisce il coinvolgimento di un fattore immunologico, ma non è una prova sufficiente per confermarlo.

L'estensione dell'agglutinazione può essere importante, ma deve essere esaminata la presenza solamente di alcuni gruppi composti da un basso numero di spermatozoi agglutinati. In caso di agglutinazione, deve essere eseguita una spermiocoltura per escludere un'infezione da *Escherichia coli,* e il test della reazione di agglutinazione mista diretta (MAR) o il test di fissazione delle immunosferule (IBT) è indicato per individuare gli anticorpi anti-spermatozoi sugli spermatozoi.

II.3.2.4.5
Vitalità degli spermatozoi

Se la percentuale degli spermatozoi immobili supera il 60-75%, si consiglia di utilizzare una tecnica di colorazione sopra-vitale. Questa tecnica è basata sul principio che le cellule morte, le cui membrane plasmatiche sono danneggiate, acquisiscono la colorazione. Non si possono usare gli spermatozoi morti per la fecondazione in vitro (FIV), mentre gli spermatozoi viventi ma immobili sono utilizzabili.

Una goccia di liquido seminale appena raccolto viene mescolata su un vetrino del microscopio con una goccia di eosina allo 0,5%, quindi la miscela è esaminata al microscopio o alla luce intensa o in contrasto di fase. Con un contatore di laboratorio, 100 spermatozoi vengono classificati di colore arancione-rosso, se la colorazione è passata attraverso la membrana e la cellula è allora considerata morta, o non sono colorati, e le cellule sono allora considerate viventi. Si possono anche mescolare 0,1 mL di liquido seminale a 0,1 mL della soluzione di eosina allo 0,5% in una provetta. Dopo la miscela, una goccia di questa soluzione viene depositata sotto un vetrino di 20 × 20 mm o di 24 × 24 mm.

La percentuale di cellule morte non deve superare la percentuale degli spermatozoi immobili (tipo d) valutati nello stesso momento.

Il risultato del test di vitalità corrisponde al risultato del test di *rigonfiamento ipo-osmotico* (*HOS*), per quanto gli spermatozoi la cui membrana permette la penetrazione del colorante non aumentino di volume al test di HOS. Gli spermatozoi che non assumono il colorante possono o gonfiarsi o morire durante il test di HOS (Van den Saffele et al. 1992).

La presenza di molte cellule viventi ma immobili può essere un'indicazione di anomalie del flagello, per esempio, che fanno parte della sindrome delle ciglia immobili. Tali cellule possono ancora riuscire a fecondare gli ovociti in caso di iniezione intracitoplasmatica dello spermatozoo (ICSI).

II.3.2.5
Valutazione delle caratteristiche morfologiche

II.3.2.5.1
Preparazione e colorazione dei vetrini

È importante preparare, a partire dal campione di liquido seminale appena raccolto, alcuni vetrini da striscio che saranno utilizzati per valutare la morfologia degli spermatozoi. Il vetrino deve essere pulito con del detergente, lavato con acqua e con alcol e asciugato prima dell'uso. Una goccia di 7-10 µL di liquido seminale viene posta sul vetrino. Il margine tagliente di un altro vetrino è messo in contatto con la goccia cosicché questa si distribuisce lungo il bordo. Il vetrino viene strisciato in avanti, trascinando con sé la goccia di liquido seminale. Lo striscio viene lasciato asciugare all'aria e viene fissato in una miscela in parti uguali di etanolo e di etere (Hellinga et al. 1973). Si può eseguire la colorazione usando la colorazione (semplificata) di Papanicolau o una colorazione speciale per gli spermatozoi (Spermac).

II.3.2.5.2
Valutazione della morfologia

Le varie anomalie morfologiche riscontrate vengono annotate su un foglio di controllo. È preferibile usare criteri ben definiti per descrivere le alterazioni degli spermatozoi e considerare tutte le altre cellule, comprese quelle che hanno una morfologia limite, come normali (Comhaire et al. 1994b). Questo metodo implica una percentuale più elevata di forme normali di quella che utilizza «criteri rigorosi» per la morfologia normale degli spermatozoi, la quale classifica tutte le cellule, comprese le forme limite, come anormali (Menkveld et al. 1990).

Gli spermatozoi di *forma ideale* hanno una testa ovale con contorno regolare e un mantello acrosomico che ricopre più di un terzo della superficie della testa. La lunghezza della testa è da 3 a 5 μm e la larghezza deve essere compresa tra la metà e i due terzi della lunghezza. Quando degli spermatozoi colorati al Papanicolau sono osservati sotto illuminazione in contrasto di fase, il mantello acrosomico appare in blu e la materia nucleare della testa in giallo. La porzione intermedia deve essere sottile, meno di un terzo della larghezza della testa, dritta e regolare quanto al suo contorno. Essa deve essere allineata sull'asse longitudinale della testa e misurare circa 7-8 μm. Il flagello è sottile, non avvolto e deve presentare un contorno regolare. È lungo almeno 45 μm. Le definizioni della dimensione degli spermatozoi normali differiscono a volte secondo gli autori e possono dipendere dal metodo di preparazione dello striscio (Hellinga et al. 1973). Una dimensione aumentata o diminuita della testa si manifesta come alterazione solo nello 0,5% degli spermatozoi che hanno una testa ovale, un segmento intermedio e un flagello normali. Conseguentemente, le anomalie dimensionali sono generalmente associate ad altre anomalie.

Gli spermatozoi *a testa allungata* hanno una testa di larghezza ridotta rispetto alla lunghezza, a un punto tale che la larghezza è inferiore alla metà della lunghezza. La testa ha, dunque, la forma di un fiore che può giungere all'altezza del segmento intermedio.

Gli spermatozoi che hanno *una testa a forma di pera* (*piriforme*) sono quelli con una testa di forma allungata a goccia cadente evidente o esagerata, che arriva al di sopra del segmento intermedio.

Gli spermatozoi *a testa rotonda* non hanno spesso alcun acrosoma e possono essere presenti in gran numero in alcuni campioni di liquido seminale.

Testa di spillo: alcuni spermatozoi, che sono di solito molto mobili, non presentano una struttura molto chiara della testa e sono formati solo dal segmento intermedio e dal flagello. Devono essere distinti dagli spermatozoi a piccola testa o microcefali.

Gli spermatozoi *a testa duplicata o doppia* sono dotati di due teste distinte le cui forma e dimensioni possono variare. La presenza di una testa duplice predomina su ogni altra anomalia del tipo di testa.

La *testa irregolare* è un tipo di spermatozoo la cui forma della testa è particolare, a tal punto che non si può metterlo in un'altra categoria. Il contorno è sempre irregolare.

Alterazioni del segmento intermedio

Le alterazioni comprendono un segmento intermedio il cui impianto è spostato o è ad angolo con l'asse longitudinale della testa, la presenza di un residuo citoplasmatico, una larghezza anomala della porzione intermedia o un segmento intermedio corto. La porzione intermedia può anche essere duplicata in caso di doppia testa.

II.3

Alterazioni del flagello

Le alterazioni del flagello comprendono i flagelli brevi, a volte ispessiti, assenti e avvolti, o i flagelli a contorno irregolare a causa di una discontinuità della membrana. Il flagello è, a volte, di lunghezza normale ma la sua estremità terminale può essere molto sottile.

II.3.2.6 Screening degli spermatozoi ricoperti da anticorpi

La presenza di anticorpi anti-spermatozoi che ricoprono gli spermatozoi è abitualmente tipica e considerata come specifica dell'infertilità immunologica. Gli anticorpi anti-spermatozoi del liquido seminale appartengono alle classi immunologiche IgG, IgA o, raramente, IgM. Alcuni dati suggeriscono che gli anticorpi di classe IgA possano avere un significato clinico più importante di quelli di classe IgG come causa di infertilità (Kremer e Jager 1992). Lo screening di questi anticorpi è realizzato sul liquido seminale appena raccolto e si realizza attraverso il test della reazione di agglutinazione mista diretta (MAR) o con il test di fissazione delle immunosferule.

II.3.2.6.1 Anticorpi della classe IgG

Il *MAR test diretto per le IgG* si effettua mescolando su un vetrino del microscopio una goccia (circa 10 μL) di liquido seminale appena raccolto, una goccia di particelle di lattice ricoperte da IgG e una goccia di anti-siero di coniglio anti-IgG umane. Dopo 2-3 minuti, si esamina la miscela al microscopio. La percentuale degli spermatozoi mobili ricoperti da particelle viene calcolata con un contatore ematico da laboratorio. Il test Sperm MAR è più facile da realizzare, più comodo e più pertinente del test di fissazione delle immunosferule (Andreou et al. 1995). La diagnosi di infertilità immunologica è probabile quando almeno il 40% degli spermatozoi mobili è portatore di particelle aderenti. L'infertilità immunologica è sospettata quando il 10-40% degli spermatozoi mobili porta delle particelle aderenti, ma altri test richiedono una conferma di questa diagnosi.

II.3.2.6.2 Anticorpi di classi IgA e IgM specifiche

Il *MAR test per le IgA o le IgM* è effettuato mescolando, su un vetrino del microscopio, una goccia di liquido seminale appena raccolto contenente degli spermatozoi mobili con una goccia di particelle di lattice ricoperte da anticorpi monoclonali anti-IgA o IgM umane. La preparazione è ricoperta da una grande lamella (24 × 32 mm) e osservata immediatamente dopo la miscelazione e dopo 3 minuti. Si calcola la percentuale degli spermatozoi mobili che presentano particelle di lattice.

Altri test diagnostici, come il test di contatto liquido seminale-muco cervicale, la titolazione degli anticorpi agglutinanti gli spermatozoi nel siero ed esami di citotossicità corroboreranno, confermeranno o permetteranno di rifiutare la diagnosi (Kremer e Jager 1992).

II.3.2.7
Conta degli spermatozoi

Il metodo di riferimento per contare gli spermatozoi è quello con l'emocitometro, ma si possono anche utilizzare le camere di conteggio monouso con un'affidabilità sufficiente (Mahmoud et al. 1997).

II.3.2.7.1
Metodo all'emocitometro

Il liquido seminale deve essere diluito per ogni impiego di questo metodo. Il mezzo di diluizione consta di 50 g di $NaHCO_3$, 10 mL di una soluzione di formalina al 35% (vol/vol) e di acqua distillata, per ottenere un volume finale di 1000 mL. Si possono eventualmente includere 5 mL di viola di genziana in soluzione acquosa saturata. Questa colorazione non deve essere aggiunta se si utilizza un microscopio a contrasto di fase.

Se l'esame preliminare del liquido seminale indica che la concentrazione degli spermatozoi è elevata ($> 10 \times 10^7$/mL) o bassa ($< 2 \times 10^6$/mL), la diluizione deve allora essere aggiustata (vedi Fig. II.3.3). Per i campioni la cui concentrazione degli spermatozoi è stimata tra 2×10^6 e 10×10^7/mL, si utilizza una diluizione 1:20. Quest'ultima è ottenuta mescolando 50 µL di liquido seminale liquefatto con 950 µL di diluente. Per i campioni con un basso numero di spermatozoi, si fa una diluizione di 1:10 mescolando 100 µL di liquido seminale con 900 µL di diluente. I campioni contenenti più di 10×10^7/mL di spermatozoi sono diluiti a 1:50, aggiungendo 50 µL di liquido seminale ai 2450 µL di diluente.

Si devono diluire i prelievi nella maggior parte delle piccole provette pulite. Il prelievo diluito deve essere accuratamente agitato con la mano e in centrifuga, poi un volume fisso è trasferito nell'emocitometro e coperto da un vetrino. L'emocitometro opera per 1-5 minuti, preferibilmente in una camera umida, per evitare che il campione si secchi. Durante questo tempo, le cellule sedimentano. La conta si effettua sotto microscopio normale o a contrasto di fase, a un ingrandimento di 100 × o 400 ×. Si contano solo gli spermatozoi che morfologicamente sono cellule germinali mature provviste di flagello.

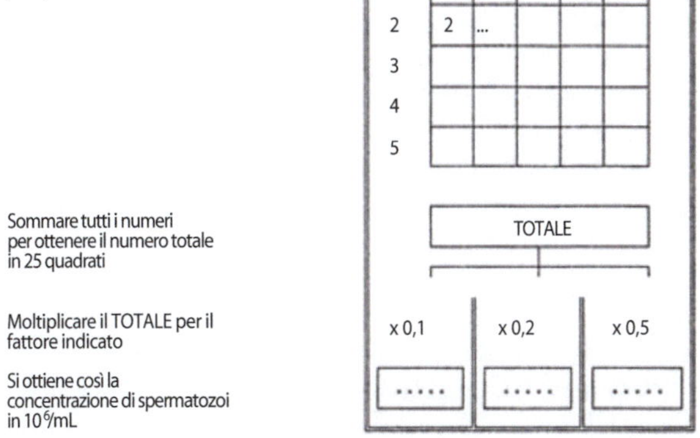

Fig. II.3.3. Formulario di registrazione pratica per la valutazione della concentrazione degli spermatozoi

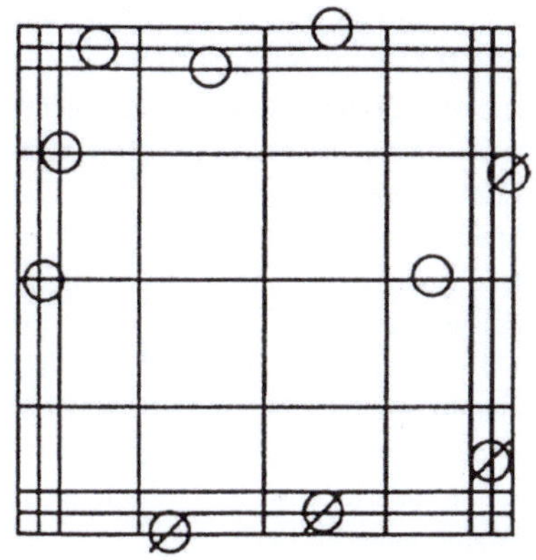

Fig. II.3.4. Le cellule localizzate in *alto* e a *sinistra* che interessano la linea mediana (O) sono contate. Le cellule che coinvolgono la linea mediana *in basso* e *a destra* non sono contate (Ø)

La procedura di conta degli spermatozoi nella camera di un emocitometro è la seguente: il quadrato centrale della griglia di un emocitometro migliorato di Neubauer contiene 25 quadrati grandi, e ciascuno comprende 16 quadrati più piccoli. Per ragioni di praticità, si raccomanda di contare il numero degli spermatozoi che sono presenti nei 25 quadrati. Se uno spermatozoo è localizzato sulla linea che separa 2 quadrati adiacenti, deve essere conteggiato solo se è sul lato in alto o a sinistra del quadrato che si prende in considerazione (Fig. II.3.4). Per determinare la concentrazione degli spermatozoi in milioni/mL nel campione di liquido seminale d'origine, il numero degli spermatozoi contati nei 25 quadrati grandi viene moltiplicato per 0,1 se si è fatta una diluizione 1:10, per 0,2 per una diluizione 1:20 e per 0,5 per una diluizione 1:50.

Si raccomanda di eseguire una seconda conta usando una seconda aliquota di liquido seminale e la stessa diluizione. Idealmente, il risultato dei due conteggi non deve superare il 10% di scarto. In realtà, le differenze sono spesso maggiori a causa della mancanza di omogeneità del campione di liquido seminale e di errori in occasione del pipettaggio o della diluizione. Le differenze che superano il 10% mostrano che il risultato è inadeguato e che la conta deve essere ripetuta.

II.3.2.7.2
Camere di conta monouso di profondità fissa

Un metodo alternativo per determinare la concentrazione degli spermatozoi consiste nell'usare particolari camere di conta degli spermatozoi. Le camere di conta per usi molteplici, come quella di Makler, possono essere utilizzate senza diluizione del liquido seminale, ma possono non avere la precisione della tecnica con emocitometro (Mahmoud et al. 1997).

Un altro metodo utilizza delle camere di conta monouso (Fig. II.3.1). La camera di conta è riempita di 5 μL di liquido seminale e si deposita nella camera di conta usando le proprietà fisiche del flusso capillare. Bisogna introdurre una griglia di taratura speciale nell'oculare, ma si possono anche utilizzare lamelle monouso con una griglia. È raccomandato contare le cellule nella parte centrale della camera, evitando le zone di entrata e di uscita.

La correlazione tra il risultato della conta degli spermatozoi usando le lamelle monouso e l'emocitometro è di 0,95, e il coefficiente di variazione della procedura di conta è solo leggermente superiore, ovvero l'8% contro il 6% per l'emocitometro (Mahmoud et al. 1997).

II.3.2.8
Spermiocoltura

I campioni di liquido seminale per la coltura batteriologica devono essere raccolti tenendo conto di precauzioni specifiche, al fine di evitare qualsiasi contagio. Prima di ottenere il campione, il paziente deve urinare. Egli deve, quindi, lavarsi le mani e le parti genitali con un sapone. Deve sciacquarsi e asciugarsi con un asciugamano pulito. I recipienti per il liquido seminale devono essere sterili. Perché un esame sia completo, si deve far passare il campione a un laboratorio di microbiologia (Mobley 1975). A causa delle capacità batteriostatiche piuttosto elevate del plasma seminale, si raccomanda di diluire il campione di liquido seminale prima dell'inoculazione. Questo può essere realizzato aggiungendo 0,2 mL di soluzione fisiologica sterile a 0,2 mL di liquido seminale nella provetta sterile in vetro o in plastica. Si può anche aspirare direttamente la miscela in una siringa sterile monouso. Dopo una miscela completa, 50 μL della miscela sono estesi in modo omogeneo su un terreno di coltura di agar e sangue. L'agar sangue è incubato a 37 °C per una notte. Il numero di unità che formano colonie è conteggiato e moltiplicato per 40 per dare il numero di colonie (CFU) per mL.

Se il numero delle CFU supera 3000/mL e, se la coltura è uniforme, è allora necessario fare un'identificazione supplementare e un antibiogramma. Una crescita uniforme tra 1000 e 3000 UFC/mL è considerata limite, mentre la presenza di meno di 1000 unità/mL indica una contaminazione. Similmente, una crescita non uniforme di più di 3000 CFU di specie diverse è considerata una contaminazione (Comhaire et al. 1980). I pazienti che risultano positivi alla coltura batteriologica di un primo campione di liquido seminale devono effettuare una nuova spermiocoltura. Solo nel caso in cui la coltura sia positiva per le stesse specie batteriche sulle due spermiocolture si considera che l'infestazione batterica ha un'importanza clinica.

La coltura del plasma seminale può contribuire alla diagnosi dell'infezione delle ghiandole accessorie maschili, in particolare della prostata (Rowe et al. 2000). Si deve eseguire una spermiocoltura su almeno un campione di liquido seminale da ogni paziente o quando un soggetto presenta segni o sintomi di infezione delle ghiandole accessorie o quando il liquido seminale contiene un numero di polimorfonucleati che supera 1×10^6/mL.

II.3.2.9
Resoconto degli esami semplici

Quando sono ben condotte, le tecniche base dell'analisi del liquido seminale daranno risultati affidabili e riproducibili per le caratteristiche convenzionali del liquido seminale. Controlli di qualità, sia interni che esterni, sono obbligatori e si devono applicare delle norme rigorose per la precisione tecnica. Facendo questo, si possono ottenere dei livelli accettabili di variabilità inter- e intra-osservatori, e i risultati possono avere una pertinenza clinica. La valutazione delle caratteristiche degli spermatozoi fornisce indizi importanti per distinguere i liquidi seminali infertili, ipofertili e potenzialmente fertili e, in una certa misura, essa può predire la probabilità di comparsa di una gravidanza spontanea o aiutare a scegliere il migliore metodo di terapia.

II.3.2.10
Valutazione avanzata delle caratteristiche semplici degli spermatozoi

II.3.2.10.1
Concentrazione e motilità degli spermatozoi

Ricerche e sviluppi recenti consentono una misurazione attendibile dei profili di movimento degli spermatozoi e una valutazione dettagliata della loro morfologia, con un'analisi metrica delle immagini. Alcuni elementi sono in favore del fatto che le caratteristiche degli spermatozoi valutate in maniera oggettiva siano più idonee per differenziare i liquidi seminali fertili e ipofertili (Hinting et al. 1988a). Le tecniche avanzate devono non solamente permettere un'analisi oggettiva più precisa e riproducibile delle caratteristiche convenzionali degli spermatozoi, ma devono anche permettere di misurare le caratteristiche complementari, per esempio, il movimento degli spermatozoi come la velocità curvilinea e lineare, la frequenza delle pulsazioni e lo spostamento laterale della testa.

I primi tentativi per valutare con obiettività la motilità degli spermatozoi sono stati riportati (Rothschild 1953), dopodiché numerosi autori hanno descritto tecniche di valutazione delle caratteristiche della motilità.

La *fotografia a posa di lunga durata* è un metodo introdotto all'inizio degli anni '50 (Rothschild 1953) che, dopo alcune modifiche, ha potuto essere applicato all'analisi della motilità degli spermatozoi umani (Overstreet et al. 1979). Gli spermatozoi vengono fotografati sotto illuminazione a campo scuro con un tempo di esposizione di un secondo, durante il quale vengono registrate su pellicola delle immagini di spermatozoi mobili e immobili. I negativi sono proiettati sotto forma di pellicola fissa e analizzati sulla consolle preparata appositamente.

Per evitare le immagini sfumate e indistinte degli spermatozoi mobili, è stato sviluppato un metodo di *fotografia a esposizione multipla* (Makler 1978; Overstreet et al. 1979). Una aliquota di liquido seminale non diluito viene depositata in una camera di 10 μm di profondità, e gli spermatozoi sono fotografati per un secondo, mentre sono esposti a 6 flash di luce stroboscopica.

Gli spermatozoi mobili compaiono sulla fotografia sotto forma di una catena a sei anelli. Gli spermatozoi immobili danno una sola immagine. Questa tecnica è stata semplificata grazie all'uso di un apparecchio Polaroid e ad alcune modificazioni dell'apparato stroboscopico.

Grazie alla *tecnica cinematografica,* gli spermatozoi sono filmati al microscopio con una camera, e le tracce lasciate dagli spermatozoi mobili sono analizzate immagine per immagine.

Lo sviluppo delle videocamere e dei programmi informatici di analisi delle immagini ha reso possibile la valutazione della motilità degli spermatozoi adattando una videocamera al microscopio (Katz et al. 1985). Misure quantitative possono essere effettuate direttamente a partire dalle immagini video e si possono anche analizzare le immagini il cui movimento è lento; un'alternativa è l'analisi computerizzata delle immagini video (Computer Assisted Semen Analysis o CASA, Holt et al. 1985; Katz e Davis 1987; Ginsburg et al. 1988). I valori sono riportati per la concentrazione di spermatozoi, la percentuale di motilità, la velocità e la linearità della progressione degli spermatozoi, l'ampiezza massima e quella media dello spostamento laterale della testa e la frequenza delle pulsazioni della testa (Ginsburg et al. 1988).

Un *metodo semplice e semi-informatico* è stato sviluppato per la valutazione oggettiva delle caratteristiche della motilità degli spermatozoi (Hinting et al. 1988b). Introducendo un cilindro tra l'obiettivo e gli oculari di un microscopio, è possibile osservare gli spermatozoi mobili e seguire manualmente il loro movimento grazie a un cursore localizzato su un grafico (Autosperm, Fertipro, Beernem, Belgio). Questo grafico genera dati che possono essere valutati mediante un programma per computer (Hinting et al. 1988b).

La procedura comporta risultati ottimali per campioni di liquido seminale la cui concentrazione, tra 1×10^6 e 50×10^6/mL, e la cui riproducibilità sono ottime.

Due *problemi principali* sono apparsi con il sistema CASA. Il primo è quello della differenziazione degli spermatozoi e degli oggetti di entità simile quali le cellule tonde, le goccioline o i detriti intranucleari. Nei vecchi sistemi, si definivano, prima di tutto, le caratteristiche particolari della testa delle cellule mobili, al fine di identificare tutti gli altri spermatozoi. La valutazione del contenuto nel DNA (Hamilton-Thorn) o della presenza di una coda dello spermatozoo (Strömberg-Mika) ha ampiamente risolto questo problema. Alcuni errori sono ancora indotti dalla definizione arbitraria dei criteri di velocità minima che possono ridurre le differenze tra i gruppi studiati (Comhaire et al. 1992).

Il secondo problema principale è che il tragitto medio degli spermatozoi è calcolato appianando l'oscillazione laterale periodica dalla traiettoria curvilinea, utilizzando una media di lunghezza fissa. Questo induce errori che tendono anche a ridurre le differenze tra i prelievi, specialmente al momento dell'analisi del liquido seminale, poiché le caratteristiche del movimento degli spermatozoi sono notevolmente diverse. L'introduzione di un appianamento adattativo e dell'analisi armonica (Davis et al. 1992) può correggere solo in parte questi errori.

II.3.2.10.2
Analisi della morfologia

Dalle dichiarazioni di Williams e Savage: «Nello studio microscopico degli spermatozoi, la morfologia della testa dello spermatozoo costituisce l'unica e più rilevante informazione riguardo alla capacità di tali cellule alla riproduzione» (Williams e Savage 1925), sapere quali criteri applicare per definire gli spermatozoi normali e come classificare le forme anormali nel modo più adeguato, rimane di importanza capitale. Molti autori (MacLeod e Gold 1951; Eliasson 1971; Hellinga 1976) suggeriscono di utilizzare criteri rigorosi per la normalità degli spermatozoi, mentre le cellule provviste di una morfologia limite devono essere considerate anormali (approccio A). Al contrario, Page e Houlding (1951) definiscono i criteri degli spermatozoi anormali e considerano tutte le altre cellule come normali (approccio B). Gli autori non propongono alcun vantaggio di questo approccio, «se non per la riduzione degli errori di giudizio tra due osservatori». La controversia sulla valutazione della morfologia è stata ripresa da alcune dichiarazioni secondo le quali l'uso di criteri rigorosi di normalità darebbe migliori risultati in termini di riproducibilità, di precisione clinica e di potere predittivo (Menkveld et al. 1990) rispetto ai criteri più liberali descritti dall'Organizzazione mondiale della sanità (WHO 1987), per esempio. Sono stati sviluppati sistemi computerizzati interamente automatizzati per classificare la morfologia degli spermatozoi (CASA, Katz et al. 1986; Wang et al. 1991; Davis et al. 1992).

In generale, la riproducibilità dei risultati dell'approccio B è migliore di quella dell'approccio A (Comhaire et al. 1994b). I risultati dei due sistemi CASA sono strettamente appaiati, in termini di riproducibilità e di corrispondenza, alla media dei risultati di tutti i centri, ed essi si localizzano tra i risultati degli approcci A e B. I due sistemi CASA hanno dato risultati migliori o peggiori rispetto all'osservatore umano, confermando i risultati di Wang et al. (1991) e MacLeod et al. (1994).

II.3.2.11
Esami funzionali degli spermatozoi

Dopo essere stati depositati nella vagina, gli spermatozoi hanno bisogno di muoversi per una distanza di circa 8 cm attraverso il canale cervicale, l'utero e una parte delle tube, per raggiungere l'ovocita. Le caratteristiche della motilità determinano questo processo. Durante questo viaggio, gli spermatozoi sono capacitati. In seguito, una coorte di spermatozoi raggiunge la corona radiata dove la penetrazione è determinata dalla ialuronidasi che si trova sulla superficie del mantello acrosomiciale. Una volta in contatto con la zona pellucida, gli spermatozoi diventano iperattivi, e la membrana acrosomiale esterna si fonde con la membrana acrosomiale interna. La proacrosina è attivata in acrosina ed è liberata per aiutare la testa dello spermatozoo a penetrare nella zona pellucida con una proteolisi delimitata. Lo spermatozoo è, poi, immobilizzato e la sua testa resta fissata alla membrana dell'ovocita.

Quindi, ha luogo la fusione tra la membrana dello spermatozoo e dell'ovocita, e lo spermatozoo viene fagocitato dall'ovocita.

Diverse fasi di questo processo possono essere valutate attraverso i test in vitro. Si può studiare l'interazione tra il liquido seminale e il muco cervicale per mezzo di un capillare (Kremer 1965; Kroeks e Kremer 1975) o su un vetrino del microscopio. L'iperattivazione può essere misurata con il CASA; si può valutare la reazione acrosomica, spontanea o indotta, utilizzando metodi di colorazione specifici (Henkel et al. 1993). L'attività dell'acrosina degli spermatozoi individuali viene misurata con un test di proteolisi (Henkel et al. 1995), e la sua quantità totale può essere valutata con un esame biochimico (AcroScreen). Il legame degli spermatozoi alla zona pellucida viene stimato con il test dell'emi-zona (Kruger et al. 1991; Oehninger et al. 1992), e la captazione nonché il passaggio attraverso l'oolemma, seguito da una decondensazione della testa dello spermatozoo, possono essere valutati con il test dell'ovocita depellucidato nella cavia (Barros et al. 1978; Tyler et al. 1981).

Questi test sono particolarmente difficili da normalizzare e hanno perso gran parte della loro importanza nella pratica clinica e per la gestione dei pazienti, a causa della disponibilità dell'ICSI. Essi restano, tuttavia, mezzi utili da un punto di vista scientifico, in particolare per valutare gli effetti positivi o collaterali dei trattamenti.

II.3.2.12
Esami biologici e biochimici del liquido seminale

Una crescente attenzione è stata posta sulla misurazione dei parametri biochimici del liquido seminale, allo scopo di esaminare il potenziale di fertilità degli uomini. È stato ampiamente studiato un gran numero di marker biochimici legati alle vescicole seminali, alla prostata, agli epididimi, ai tubuli seminiferi e agli spermatozoi, ma pochi sono stati identificati come utili dal punto di vista clinico.

Gli esami biochimici del liquido seminale mirano a valutare la funzionalità delle ghiandole sessuali accessorie e dei testicoli, a individuare i fattori all'origine dell'infertilità e a valutare la capacità fecondante degli spermatozoi.

II.3.2.12.1
Funzionalità delle ghiandole sessuali accessorie

II.3

Esistono diversi marker biochimici di funzione delle ghiandole accessorie. Una secrezione adeguata delle *vescicole seminali* è necessaria al mantenimento di un'ottimale motilità degli spermatozoi (Okamura et al. 1986). Le vescicole seminali producono e secernono sostanze riduttrici (fruttosio, acido ascorbico ed ergotioneina), prostaglandine e bicarbonato. Questi agenti riducenti possono agire come antiossidanti fisiologici, prevenendo l'agglutinazione degli spermatozoi e la degenerazione della membrana, mentre il bicarbonato e le prostaglandine agiscono direttamente stimolando la motilità mediante un effetto sul sistema dell'adenilato ciclasi che aumenta la produzione di AMPc (Gerozissis et al. 1982). Così, misurare queste sostanze può rivelarsi utile alla valutazione della qualità del liquido seminale.

I metodi di misurazione del bicarbonato e delle prostaglandine seminali non sono disponibili nella maggior parte dei laboratori, ma il fruttosio viene dosato di routine. Dal momento che il fruttosio seminale è correlato negativamente al numero degli spermatozoi e non è correlato alla motilità degli spermatozoi, Gonzales et al. (1988) hanno utilizzato il fruttosio seminale moltiplicato per il logaritmo della concentrazione degli spermatozoi per ottenere un valore chiamato «fruttosio corretto», il quale è più basso nei soggetti astenozoospermici, indipendentemente dalla concentrazione degli spermatozoi.

I prodotti di secrezione della *prostata* rappresentano circa un terzo del liquido seminale nel quale gli spermatozoi sono in sospensione. Il pH del liquido secreto dalla prostata è acido, con una media di 6,7 negli uomini normali, rispetto a 8,1 nei pazienti con prostatite batterica cronica. Il pH fortemente alcalino della secrezione prostatica nel corso di una prostatite batterica cronica è probabilmente la causa dell'inefficacia del trattamento di questa malattia con cotrimoxazolo e doxiciclina. La concentrazione dello zinco nel plasma seminale e negli spermatozoi umani è particolarmente elevata rispetto a quella degli altri liquidi e tessuti corporei (Halsted et al. 1974), e il dosaggio di questa sostanza può fornire informazioni riguardo alla funzione della prostata (Marmar et al. 1975).

La concentrazione di acido citrico nel liquido seminale dà una misura affidabile della secrezione della prostata. Mann e Mann (1981) hanno ipotizzato che l'acido citrico possa essere importante nel mantenimento dell'equilibrio osmotico del liquido seminale, equilibrio che influenzerà la funzione della membrana e la morfologia degli spermatozoi.

È stato dimostrato che la gamma-glutamil transpeptidasi (GGT) del liquido seminale è principalmente di origine prostatica (Verhoeven e Steeno 1979). Delanghe et al. (1985) hanno trovato una correlazione tra la glicosilazione della GGT seminale da una parte e l'attività della fosfatasi acida e il numero di batteri per millilitro di liquido seminale dall'altra. Essi hanno proposto che l'infiammazione delle ghiandole accessorie induca l'alterazione della glicosilazione della GGT del liquido seminale, e sembra che l'acido sialico svolga un ruolo in questo processo.

La diagnosi di interessamento *patologico dell'epididimo* o di un processo ostruttivo a livello dei dotti deferenti è di grande importanza. La L-carnitina, l'alfa-glucosidasi e la glicerofosforil colina sono state misurate nel plasma seminale umano. In caso di azoospermia con volume testicolare e concentrazioni di testosterone e di ormone follicolostimolante (FSH) normali, il dosaggio dell'alfa-glucosidasi seminale può essere utilizzato per un'identificazione affidabile della sede dell'ostruzione (Mahmoud et al. 1998; Comhaire et al. 2002). L'epididimo secerne l'alfa-glucosidasi nella stessa sede degli antiossidanti. In caso di epididimite cronica, la secrezione di queste due sostanze diminuisce. Ciò può incrementare l'eventuale squilibrio tra lo stress ossidativo e gli antiossidanti contenuti nel liquido seminale.

II.3.2.12.2

Funzione testicolare

La *transferrina* è un fattore essenziale secreto dalle cellule di Sertoli, e il ciclo di produzione di questa proteina sembra essere legato al ciclo dell'epitelio seminifero (Mather et al. 1983). La transferrina è coinvolta nel trasporto del ferro verso le cellule germinali (Sylvester e Griswold 1984) e agisce come antiossidante, fissando il ferro nei liquidi biologici. Confrontando i tassi di transferrina nel plasma seminale di uomini normali e di uomini vasectomizzati o di uomini portatori di un'agenesia dei dotti deferenti, è stato trovato che circa l'80% della transferrina del plasma seminale proviene dai testicoli. La concentrazione di transferrina seminale presenta una correlazione positiva con la concentrazione degli spermatozoi (Orlando et al. 1985; Liu et al. 1986), ma non c'è alcuna correlazione con la motilità o la morfologia degli spermatozoi stessi.

La transferrina non sembra utile per differenziare i pazienti azoospermici per cause ostruttive dai pazienti che presentano un difetto della spermatogenesi. Il dosaggio della transferrina del plasma seminale non fornisce, pertanto, maggiori informazioni rispetto alla conta degli spermatozoi.

L'*LDH-X* è un isoenzima della lattato-deidrogenasi presente nel testicolo post-pubere nell'uomo, ed esso è specifico dell'attività dell'epitelio seminifero (Zinkham et al. 1964). L'LDH-X rappresenta più dell'80% dell'attività totale della lattato deidrogenasi degli spermatozoi maturi (Montamat e Blanco 1976). In queste cellule, l'LDH-X è localizzato nel citosol così come nella matrice dei mitocondri che formano la guaina mitocondriale del segmento intermedio dello spermatozoo. L'LDH-X seminale sembra essere un indice più specifico della funzione del tratto seminifero perché proviene solo dal testicolo. Il rapporto dell'LDH-X sulla concentrazione degli spermatozoi può servire come indice della funzione dell'epitelio seminifero, e il suo dosaggio può costituire uno strumento complementare allo studio della spermatogenesi (Eliasson e Virji 1985). D'altra parte, l'LDH-X non è correlato alla motilità progressiva degli spermatozoi, né alla vitalità o alla morfologia degli spermatozoi.

Numerosi *ormoni steroidei* sono stati identificati nel plasma seminale umano. I più importanti sono il testosterone e il diidrotestosterone. Purvis et al. (1975) hanno osservato che i tassi di tutti gli steroidi del plasma seminale sono significativamente più bassi rispetto ai livelli corrispondenti del sangue e che i livelli di diidrotestosterone, di pregnenolone e di estradiolo sono significativamente ridotti nei soggetti azoospermici rispetto ai soggetti normali. Il solo elemento patologico rilevato nel plasma seminale di pazienti oligozoospermici è un tasso ridotto di diidrotestosterone (Bain et al. 1979). Zalata et al. (1995) hanno trovato dei valori di testosterone e di diidrotestosterone nel plasma seminale significativamente ridotti in caso di azoospermia, così come una correlazione positiva fra questi androgeni e la concentrazione degli spermatozoi mobili.

Gli studi sulle relazioni tra la concentrazione di *prolattina* del plasma seminale e la concentrazione e la motilità degli spermatozoi danno risultati contraddittori (Aiman et al. 1988). La maggior parte della prolattina sembra derivare dalle vescicole seminali, alla funzione delle quali essa è legata, anche se la prostata può essere fonte di prolattina.

Esistono molteplici forme di inibina immunoreattive nel plasma seminale. Il dosaggio della concentrazione di inibina B può essere un aiuto nella diagnosi differenziale dell'azoospermia (Garem et al. 2002).

Il plasma seminale contiene grosse quantità di altri fattori peptidici come la beta-endorfina, la calcitonina, i fattori di crescita endoteliali, la somatostatina e la bombesina. Non si conosce il ruolo di questi peptidi del plasma seminale.

L'interferone gamma e il *fattore di necrosi tumorale* (TNF) possono alterare la capacità degli spermatozoi umani a penetrare negli ovociti della cavia. L'*IL-1 alfa* testicolare sembra essere prodotta dalle cellule di Sertoli e agire come un fattore di crescita degli spermatogoni (Parvinen et al. 1991). L'*interleuchina-2* e il suo recettore solubile (IL-2sR) aumentano in presenza di una concentrazione elevata di elastasi dei polimorfonucleati neutrofili (PNN, Miska e Mahmoud 1993). Le concentrazioni di *IL-6*, *del suo recettore*, e di *IL-1 beta* non sono legate alla concentrazione, alla mobilità e alla morfologia degli spermatozoi e si localizzano nel limite normale nei casi immunologici. L'IL-6 e l'IL-6sR sono più elevate nella prima che nella seconda frazione di eiaculati frazionati e si localizzano nei limiti del valore normale nei soggetti vasectomizzati, il che suggerisce un'origine principalmente prostatica (Comhaire e Bosmans 1993). La concentrazione di IL-6 nel plasma seminale aumenta in seguito a una stimolazione testicolare con iniezioni di FSH puro, cosa che indica un'origine sertoliana della secrezione.

II.3.2.12.3

Marker dell'infezione o dell'infiammazione

L'infezione delle ghiandole sessuali accessorie maschili si manifesta con la crescita di un gran numero di patogeni aerobi alla spermiocoltura che possono modificare le funzioni secretorie di queste ghiandole. Inoltre, la misurazione dei costituenti biochimici del plasma seminale può aiutare a confermare la diagnosi di infezione delle ghiandole accessorie maschili, a identificare gli organi influenzati e a escludere una contaminazione batterica (Comhaire et al. 1989). Utilizzando delle curve particolari (curve ROC), è stato confermato che i test più pertinenti sono la misurazione del volume di eiaculato e la misura della produzione totale di acido citrico, della gamma-glutamil-transpeptidasi o della fosfatasi acida. La misurazione del fruttosio seminale non contribuisce alla diagnosi poiché il suo potere discriminante è più debole di quello del volume dell'eiaculato, il quale dipende anche dalla funzione delle vescicole seminali.

L'attività dell'alfa-glucosidasi è diminuita nei pazienti con epididimite.

L'interleuchina-6 e l'IL-1 beta sono significativamente più elevate in caso di infiammazione delle ghiandole accessorie; l'interleuchina-6 ha una maggiore capacità di discriminazione tra campioni di liquido seminale con una concentrazione normale di polimorfonucleati e quelli che hanno una concentrazione elevata. La misurazione dell'IL-6 nel liquido seminale può contribuire alla diagnosi di malattie infiammatorie delle ghiandole sessuali accessorie (Comhaire et al. 1994a).

II.3.2.12.4 Marker biochimici di capacità funzionale degli spermatozoi

La forza necessaria alla motilità è fornita dai mitocondri della parte intermedia dello spermatozoo. Circa il 90% dell'energia necessaria alla motilità è prodotta sotto forma *di adenosina trifosfato* (*ATP*) e trasportata nel flagello. Nel flagello, l'ATP è idrossilato in adenosina difosfato (ADP) e adenosina mononofosfato (AMP) dall'enzima ATPasi che è presente nella proteina contrattile del braccio di dineina, localizzato a contatto con le coppie di microtubuli (Comhaire et al. 1990). La valutazione di ATP nel liquido seminale si basa sulla bioluminescenza, un metodo rapido, semplice e che ha una sensibilità elevata, un buon recupero e una buona riproducibilità (Fiorelli et al. 1982).

È stata evidenziata una significativa correlazione tra l'ATP per millilitro di eiaculato e la concentrazione di spermatozoi, il numero degli spermatozoi mobili per millilitro, la capacità degli spermatozoi di migrare contro la gravità e la capacità di penetrare in vitro in un ovocita depellucidato della cavia (Comhaire et al. 1983; Irvine e Aitken 1985; Mahmoud et al. 1994).

Le specie reattive dell'ossigeno (*ROS*), come il perossido di idrogeno, l'anione superossido e il radicale idrossile, possono essere generati da cellule vive incubate in condizioni aerobie. Per contrastare l'effetto delle ROS, le cellule possiedono dei sistemi che eliminano le ROS per impedire lesioni interne delle cellule. Gli spermatozoi umani sono particolarmente sensibili alla perossidazione dei lipidi indotti dalle specie reattive dell'ossigeno, in virtù del loro alto contenuto di acidi grassi polinsaturi (Aitken e Clarkson 1987), e si è suggerito che la formazione delle ROS possa rivestire un ruolo centrale nei meccanismi di infertilità idiopatica e che essa avesse un effetto deleterio sulla frammentazione del DNA (Henkel et al. 2003, 2004).

II.3

Una produzione eccessiva di ROS porta a una riduzione della capacità di fusione spermatozoo-ovocita, a causa delle alterazioni della fluidità e dell'integrità della membrana plasmica che fanno seguito all'inizio della perossidazione lipidica (Zalata et al. 1998).

Il glutatione agisce contro la perossidazione lipidica della membrana cellulare. Per questo motivo, si è proposto un trattamento al glutatione in numerose situazioni patologiche nelle quali le ROS possono avere un effetto patogeno. Nei pazienti infertili, il trattamento con glutatione ha dimostrato un effetto positivo sulla motilità e sulla morfologia degli spermatozoi (Lenzi et al. 1993), e risultati simili sono stati ottenuti con altri antiossidanti (Comhaire et al. 2000).

L'*acrosina* è una proteasi serinica dell'acrosoma implicata nella reazione acrosomica e nella captazione dello spermatozoo nella zona pellucida (Rogers e Bentwood 1982). Si può trovare l'acrosina sugli spermatozoi sia sotto forma attiva che inattiva, chiamata pro-acrosina. L'attività totale dell'acrosina degli spermatozoi è definita come la quantità di acrosina attiva (non zimogena) associata agli spermatozoi più la quantità di acrosina attiva ottenuta con l'attivazione della pro-acrosina. Gli spermatozoi di uomini fertili possiedono circa tre volte più acrosina degli uomini infertili che hanno almeno un parametro di liquido seminale anormale.

Valori bassi di acrosina sono probabilmente associati a ipofertilità e a infertilità (Jeyendran et al. 1985), e l'attività dell'acrosina degli spermatozoi può costituire un marker addizionale della qualità del liquido seminale.

È stato dimostrato che la *creatina fosfochinasi* (CK), un enzima chiave della sintesi, e l'uso dell'energia degli spermatozoi sono inversamente correlati alle concentrazioni degli spermatozoi stessi (Huszar et al. 1988). Le differenze di attività della CK nelle frazioni degli spermatozoi nello swim up hanno, inoltre, suggerito che gli eiaculati si compongano di sottoclassi di spermatozoi biochimicamente diverse. Tuttavia, non è stata rilevata alcuna relazione tra le attività della CK degli spermatozoi e i valori della motilità e della morfologia. Un aumento della CK è in accordo con una ritenzione aumentata del citoplasma dovuta a un'insufficienza della spermatogenesi. In conseguenza di questo sviluppo incompleto, la maturità biochimica degli spermatozoi è ritardata, cosa che porta a una riduzione della funzione degli spermatozoi, compreso il potere fecondante (Huszar et al. 1990).

Bibliografia

Aiman J, McAsey M, Harms L (1988) Serum and seminal plasma prolactin concentrations in men with normospermia, oligospermia, or azoospermia. Fertil Steril 49:133 - 137

Aitken RJ, Clarkson JS (1987) Cellular basis of defective sperm function and its association with the genesis of reactive oxygen species by human spermatozoa. J Reprod Fertil 81: 459 - 469

Andreou E, Mahmoud A, Vermeulen L, Schoonjans F, Comhaire F (1995) Comparison of different methods for the investigation of antisperm antibodies on spermatozoa, in seminal plasma and in serum. Hum Reprod 10:125 - 131

Bain J, Duthie M, Keene J (1979) Relationship of seminal plasma testosterone and dihydrotestosterone to sperm count and motility in man. Arch Androl 2:35 - 39

Barros C, Gonzelez J, Herrera E, Bustos-Obregon E (1978) Fertilizing capacity of human spermatozoa evaluated by actual penetration of foreign eggs. Contraception 17:87 - 92

Comhaire FH, Bosmans E (1993) Cytokines in semen of normal men and of patients with andrological diseases. The

American Fertility Society conjointly with the Canadian Fertility and Andrology Society, 11 - 14 October 1993, Montreal, Quebec, Canada. Fertil Steril Program Supplement:S44-S45

Comhaire F, Verschraegen G, Vermeulen L (1980) Diagnosis of accessory gland infection and its possible role in male infertility. Int J Androl 3:32 - 45

Comhaire F, Vermeulen L, Ghedira K, Mas J, Irvine S, Callipolitis G (1983) Adenosine triphosphate in human semen: a quantitative estimate of fertilizing potential. Fertil Steril 40:500 - 504

Comhaire FH, Vermeulen L, Pieters O (1989) Study of the accuracy of physical and biochemical markers in semen to detect infectious dysfunction of the accessory sex glands. J Androl 10:50 - 53

Comhaire FH, Vermeulen L, Fagla B (1990) Tests of spermatozoa function: ATP. In: Acosta AA, Swanson RJ, Ackerman SB, Kruger TF, van Zyl JA, Menkveld R (eds) Human spermatozoa in assisted reproduction. Williams and Wilkins, Baltimore, pp 102 - 105

Comhaire FH, Huysse S, Hinting A, Vermeulen L, Schoonjans F (1992) Objective semen analysis: has the target been reached? Hum Reprod 7:237 - 241

Comhaire F, Bosmans E, Ombelet W, Punjabi U, Schoonjans F (1994a) Cytokines in semen of normal men and of patients with andrological diseases. Am J Reprod Immunol 31: 99 - 103

Comhaire F, Schoonjans F, Vermeulen L, De Clercq N (1994b) Methodological aspects of sperm morphology evaluation: comparison between strict and liberal criteria. Fertil Steril 62:857 - 861

Comhaire FH, Christophe AB, Zalata AA, Dhooge WS, Mahmoud AM, Depuydt CE (2000) The effects of combined conventional treatment, oral antioxidants and essential fatty acids on sperm biology in subfertile men. Prostaglandins Leukot Essent Fatty Acids 63:159 - 165

Comhaire F, Mahmoud A, Schoonjans [F, Kint J (2002) Why do we continue to determine α-glucosidase in human semen? Andrologia 34:8 - 10

Davis RO, Niswander PW, Katz DF (1992) New measures of sperm motion. I. Adaptive smoothing and harmonic analysis. J Androl 13:139 - 152

Delanghe J, Comhaire F, de Buyzere M, Vermeulen L (1985) Altered glycosylation of gamma-glutamyltranspeptidase (GGT) in seminal fluid from men with accessory gland infection. Int J Androl 8:186 - 192

Eliasson R (1971) Standards for investigation of human semen. Andrologie 3:49 - 64

Eliasson R, Virji N (1985) LDH-C4 in human seminal plasma and its relationship to testicular function. II. Clinical aspects. Int J Androl 8:201 - 214

Endtz AW (1972) Een methode om het vochtige urine sediment en het vochtige menselijk sperma rechtstreeks te kleuren. Ned Tijdschr Geneeskd 116:681 - 685

Fiorelli G, Orlando C, Caldini AL, Cuomo S, Serio M (1982) ATP and ADP measurement in human spermatozoa by luciferin-luciferase system. In: Serio M, Pazzagli M (eds) Luminescent assays: perspective in endocrinology and clinical chemistry. Raven, New York, pp 79 - 87

Garem YFE, Arini AFE, Beheiry AHE, Zeid SAA, Comhaire FH (2002) Possible relationship between seminal plasma inhibin B and spermatogenesis in patients with azoospermia. J Androl 23:825 - 829

Gerozissis K, Jouannet P, Soufir JC, Dray F (1982) Origin of prostaglandins in human semen. J Reprod Fertil 65:401 - 404

Ginsburg KA, Moghissi KS, Abel EL (1988) Computer-assisted human semen analysis. Sampling errors and reproducibility. J Androl 9:82 - 90

Gonzales GF, Garcia-Hjarles M, Napuri R (1988) Corrected seminal fructose levels: index of secretory activity of seminal vesicles. Arch Androl 21:135 - 142

Halsted JA, Smith JC Jr., Irwin MI (1974) A conspectus of research on zinc requirements of man. J Nutr 104:345 - 378

Hellinga G (1949) Het onderzoek bij stoornissen in de mannelijke vruchtbaarheid (The investigation in case of male subfertility). Academic Thesis, Amsterdam

Hellinga G (1976) Clinical andrology. William Heinmann, London

Hellinga G, Ruward R, Oppers VM (1973) The influence of fixation and staining on the morphology of spermatozoa. In: Fertility and sterility. Proceedings of the VII World Congress, Japan, Exerpta Medica, Amsterdam, pp 233 - 235

Henkel R, Müller C, Miska W, Gips H, Schill WB (1993) Determination of the acrosome reaction in human spermatozoa is predictive of fertilization in vitro. Hum Reprod 8:2128 - 2132

Henkel R, Müller C, Miska W, Schill WB, Kleinstein J, Gips H (1995) Acrosin activity of human spermatozoa by means of a simple gelatinolytic technique: a method useful for IVF. J Androl 16:272 - 277

Henkel R, Kierspel E, Hajimohammad M, Stalf T, Hoogendijk C, Mehnert C, Menkveld R, Schill WB, Kruger TF (2003) DNA fragmentation of spermatozoa and assisted reproduction technology. Reprod Biomed Online 7:477 - 484

Henkel R, Hajimohammad M, Stalf T, Hoogendijk C, Mehnert C, Menkveld R, Gips H, Schill WB, Kruger TF (2004) Influence of deoxyribonucleic acid damage on fertilization and pregnancy. Fertil Steril 81:965 - 972

Hinting A, Comhaire F, Schoonjans F (1988a) Capacity of objectively assessed sperm motility characteristics in differentiating between semen of fertile and subfertile men. Fertil Steril 50:635 - 639

Hinting A, Schoonjans F, Comhaire F (1988b) Validation of a single-step procedure for the objective assessment of sperm motility characteristics. Int J Androl 11:277 - 287

Holt WV, Moore HD, Hillier SG (1985) Computer-assisted measurement of sperm swimming speed in human semen: correlation of results with in vitro fertilization assays. Fertil Steril 44:112 - 119

Huszar G, Corrales M, Vigue L (1988) Correlation between sperm creatine phosphokinase activity and sperm concentrations in normospermic and oligospermic men. Gamete Res 19:67 - 75

Huszar G, Vigue L, Corrales M (1990) Sperm creatine kinase activity in fertile and infertile oligospermic men. J Androl 11:40 - 46

Irvine DS, Aitken RJ (1985) The value of adenosine triphosphate (ATP) measurements in assessing the fertilizing ability of human spermatozoa. Fertil Steril 44:806 - 813

Jeyendran RS, van der Ven HH, Kennedy WP, Heath E, Perez-Pelaez M, Sobrero AJ, Zaneveld LJ (1985) Acrosomeless sperm. A cause of primary male infertility. Andrologia 17:31 - 36

Katz DF, Davis RO (1987) Automatic analysis of human sperm motion. J Androl 8:170 - 181

Katz DF, Davis RO, Delandmeter BA, Overstreet JW (1985) Realtime analysis of sperm motion using automatic video image digitization. Comput Methods Programs Biomed 21:173 - 182

Katz DF, Overstreet JW, Samuels SJ, Niswander PW, Bloom TD, Lewis EL (1986) Morphometric analysis of spermatozoa in the assessment of human male fertility. J Androl 7:203 - 210

Kremer J (1965) A simple sperm penetration test. Int J Fertil 10:209 - 215

Kremer J, Jager S (1992) The significance of antisperm antibodies for sperm-cervical mucus interaction. Hum Reprod 7:781 - 784

Kroeks MV, Kremer J (1975) The fractional post-coital test performed in a square capillary tube. Acta Eur Fertil 6:371 - 375

Kruger TF, Oehninger S, Franken DR, Hodgen GD (1991) Hemizona assay: use of fresh versus salt-stored human oocytes to evaluate sperm binding potential to the zona pellucida. J In Vitro Fert Embryo Transf 8:154 – 156

Lenzi A, Culasso F, Gandini L, Lombardo F, Dondero F (1993) Placebo-controlled, double-blind, cross-over trial of glutathione therapy in male infertility. Hum Reprod 8:1657 – 1662

Liu DY, Cooper EJ, Baker HW (1986) Seminal transferrin, an index of Sertoli cell function: is it of clinical value? Clin Reprod Fertil 4:191 – 197

MacLeod IC, Irvine DS, Masterton A, Taylor A, Templeton AA (1994) Assessment of the conventional criteria of semen quality by computer-assisted image analysis: evaluation of the Hamilton-Thorn motility analyser in the context of a service andrology laboratory. Hum Reprod 9:310 – 319

MacLeod J (1942) An analysis in human semen of a staining method for differentiating live and dead spermatozoa. Anat Rec 83:573 – 578

MacLeod J, Gold RZ (1951) The male factor in fertility and infertility. IV. Sperm morphology in fertile and infertile marriage. Fertil Steril 2:394 – 414

MacLeod J, Gold RZ (1953) The male factor in fertility and infertility. VI. Semen quality and certain other factors in relation to ease of conception. Fertil Steril 4:10 – 33

Mahmoud AM, Comhaire FH, Vermeulen L, Andreou E (1994) Comparison of the resazurin test, adenosine triphosphate in semen, and various sperm parameters. Hum Reprod 9: 1688 – 1693

Mahmoud AM, Depoorter B, Piens N, Comhaire FH (1997) The performance of 10 different methods for the estimation of sperm concentration. Fertil Steril 68:340 – 345

Mahmoud AM, Geslevich J, Kint J, Depuydt C, Huysse L, Zalata A, Comhaire FH (1998) Seminal plasma alpha-glucosidase activity and male infertility. Hum Reprod 13:591 – 595

Makler A (1978) A new multiple exposure photography method for objective human spermatozoal motility determination. Fertil Steril 30:192 – 199

Mann T, Mann CL (eds) (1981) Male reproductive function and semen. Springer, Berlin Heidelberg New York, pp 171 – 174

Marmar JL, Katz S, Praiss DE, DeBenedictis TJ (1975) Semen zinc levels in infertile and postvasectomy patients and patients with prostatitis. Fertil Steril 26:1057 – 1063

Mather JP, Gunsalus GL, Musto NA, Cheng CY, Parvinen M, Wright W, Perez-Infante V, Margioris A, Liotta A, Becker R, Krieger DT, Bardin CW (1983) The hormonal and cellular control of Sertoli cell secretion. J Steroid Biochem 19:41 – 51

Menkveld R, Stander FS, Kotze TJ, Kruger TF, van Zyl JA (1990) The evaluation of morphological characteristics of human spermatozoa according to stricter criteria. Hum Reprod 5:586 – 592

Miska W, Mahmoud M (1993) Determination of soluble interleukin-2 receptor in human seminal plasma. Arch Androl 30:23 – 28

Mobley DF (1975) Semen cultures in the diagnosis of bacterial prostatitis. J Urol 114:83 – 85

Montamat EE, Blanco A (1976) Subcellular distribution of the lactate dehydrogenase isozyme specific for testis and sperm. Exp Cell Res 103:241 – 245

Nahoum CR, Cardozo D (1980) Staining for volumetric count of leukocytes in semen and prostate-vesicular fluid. Fertil Steril 34:68 – 69

Oehninger S, Franken D, Alexander N, Hodgen GD (1992) Hemizona assay and its impact on the identification and treatment of human sperm dysfunctions. Andrologia 24:307 – 321

Okamura N, Tajima Y, Ishikawa H, Yoshii S, Koiso K, Sugita Y (1986) Lowered levels of bicarbonate in seminal plasma cause the poor sperm motility in human infertile patients. Fertil Steril 45:265 – 272

Orlando C, Caldini AL, Barni T, Wood WG, Strasburger CJ, Natali A, Maver A, Forti G, Serio M (1985) Ceruloplasmin and transferrin in human seminal plasma: are they an index of seminiferous tubular function? Fertil Steril 43:290 – 294

Overstreet JW, Katz DF, Hanson FW, Fonseca JR (1979) A simple inexpensive method for objective assessment of human sperm movement characteristics. Fertil Steril 31:162 – 172

Page EW, Houlding F (1951) The clinical interpretation of 1000 semen analyses among applicants for sterility studies. Fertil Steril 2:140 – 151

Parvinen M, Soder O, Mali P, Froysa B, Ritzen EM (1991) In vitro stimulation of stage-specific deoxyribonucleic acid synthesis in rat seminiferous tubule segments by interleukin-1 alpha. Endocrinology 129:1614 – 1620

Purvis K, Landgren BM, Cekan Z, Diczfalusy E (1975) Indices of gonadal function in the human male. II. Seminal plasma levels of steroids in normal and pathological conditions. Clin Endocrinol (Oxf) 4:247 – 258

Rogers BJ, Bentwood B (1982) Capacitation, acrosome reaction and fertilization. In: Zaneveld LJD, Chatterton RT (eds) Biochemistry of mammalian reproduction. Wiley, New York, pp 203 – 230

Rose NR, Hjort T, Rumke P, Harper MJK, Vyazov O (1976) Techniques for detection of iso- and auto-antibodies to spermatozoa. Clin Exp Immunol 23:175 – 199

Rothschild (1953) A new method of measuring sperm speeds. Nature 171:512 – 513

Rowe PJ, Comhaire FH, Hargreave TB, Mahmoud AMA (2000) WHO manual for the standardized investigation, diagnosis and management of the infertile male. Cambridge University Press, Cambridge

Sylvester SR, Griswold MD (1984) Localization of transferrin and transferrin receptors in rat testes. Biol Reprod 31: 195 – 203

Tyler JP, Pryor JP, Collins WP (1981) Heterologous ovum penetration by human spermatozoa. J Reprod Fertil 63:499 – 508

van den Saffele J, Vermeulen L, Schoonjans F, Comhaire FH (1992) Evaluation of the hypo-osmotic swelling test in relation with advanced methods of semen analysis. Andrologia 24:213 – 217

Verhoeven G, Steeno O (1979) Evidence for the prostatic origin of gamma-glutamyltranspeptidase activity in human semen. Andrologia 11:163 – 167

Wang C, Leung A, Tsoi WL, Leung J, Ng V, Lee KF, Chan SY (1991) Computer-assisted assessment of human sperm morphology: usefulness in predicting fertilizing capacity of human spermatozoa. Fertil Steril 55:989 – 993

WHO (1987) WHO laboratory manual of the examination of human semen and sperm-cervical mucus interaction. Cambridge University Press, Cambridge

WHO (1999) WHO laboratory manual of the examination of human semen and sperm-cervical mucus interaction. Cambridge University Press, Cambridge

Williams WW, Savage A (1925) Observations on the seminal micropathology of bulls. Cornell Vet 15:353 – 375

Zalata A, Hafez T, Verdonck L, Vermeulen L, Comhaire F (1995) Androgens in seminal plasma: markers of the surface epithelium of the male reproductive tract. Int J Androl 18:271 – 277

Zalata AA, Christophe AB, Depuydt CE, Schoonjans F, Comhaire FH (1998) The fatty acid composition of phospholipids of spermatozoa from infertile patients. Mol Hum Reprod 4:111 – 118

Zinkham WH, Blanco A, Clowry LJ Jr. (1964) An unusual isozyme of lactate dehydrogenase in mature testes: localization, ontogeny, and kinetic properties. Ann NY Acad Sci 121: 571 – 588

II.3.3 Analisi citomorfologica del liquido seminale

G. Haidl, H.-C. Schuppe

Questo capitolo è dedicato al Professor Norbert Hofmann di Düsseldorf

Sintesi

L'analisi citomorfologica del liquido seminale è una parte essenziale della valutazione diagnostica dell'infertilità maschile. Al di fuori della valutazione della morfologia degli spermatozoi, essa deve includere la valutazione qualitativa degli elementi cellulari diversi dagli spermatozoi. La colorazione adeguata di uno striscio di liquido seminale di routine permette di differenziare «le cellule rotonde» (che devono essere distinte in funzione del tipo e delle loro anomalie citomorfologiche) dalla popolazione completamente diversa dei leucociti, come i neutrofili e i macrofagi. Inoltre, possono essere identificati eritrociti, cellule epiteliali e gli spermatozoi agglutinati.

La classificazione della morfologia degli spermatozoi, così come i suoi valori diagnostico e prognostico, sono ancora oggetto di discussione. Secondo le raccomandazioni correnti della WHO, i laboratori di andrologia utilizzano criteri ampiamente rigorosi per definire gli spermatozoi morfologicamente normali. Mentre si è ancora in attesa di valori di riferimento ufficiali, alcuni studi recenti suggeriscono valori soglia dell'8-10% delle forme normali per differenziare gli uomini fertili da quelli infertili.

Per quanto riguarda le forme anomale, le alterazioni della testa, le alterazioni del collo e della parte intermedia, le alterazioni del flagello e i residui citoplasmatici, sono considerati come le principali categorie di anomalie e sono rilevati per ogni spermatozoo. Oltre a questo approccio descrittivo, l'analisi sistematica del fenotipo e del grado di patologia degli spermatozoi, per esempio, per mezzo della classificazione di Düsseldorf, può far luce sulle alterazioni alla base della spermatogenesi e/o della funzione dell'epididimo. L'analisi ultrastrutturale permette una caratterizzazione supplementare delle alterazioni «sistematiche» che influenzano la maggioranza degli spermatozoi di un campione di liquido seminale. Inoltre, le correlazioni tra morfologia anomala degli spermatozoi e anomalie cromosomiche devono essere prese in considerazione in caso di iniezione intracitoplasmatica di spermatozoi (ICSI).

II.3.3.1 Introduzione

Dalla prima descrizione di Anton van Leeuwenhoek della presenza di molti animacula nel liquido seminale degli animali e degli uomini, un'intensa ricerca condotta nel corso del diciottesimo e del diciannovesimo secolo ha stabilito l'origine testicolare e il compito fondamentale degli spermatozoi nella fecondazione. La successiva introduzione di tecniche morfologiche, biochimiche e di biologia molecolare moderne, nel corso del ventesimo secolo, ha indotto alla caratterizzazione di diverse anomalie distinte degli spermatozoi di uomini infertili.

La valutazione standardizzata dei parametri convenzionali del liquido seminale, cioè la concentrazione, la motilità e la morfologia degli spermatozoi, è obbligatoria per caratterizzare la qualità del liquido seminale e fa parte integrante dell'esplorazione dell'infertilità maschile (vedi Cap. II.3.2). Tuttavia, il significato clinico dell'analisi di base del liquido seminale è considerato limitato, e nessun esame singolo né nessuna serie di test permette di descrivere in maniera definitiva la capacità fecondante degli spermatozoi in vitro o in vivo. In particolare, la valutazione della morfologia degli spermatozoi è ostacolata da difficoltà metodologiche. Tuttavia, esistono prove sostanziali secondo le quali la morfologia degli spermatozoi è il parametro seminale che ha il miglior valore prognostico per quanto riguarda la fecondazione o la gravidanza. Per quanto riguarda l'identificazione dei fattori causali di base e il grado di insufficienza della fertilità maschile, il valore diagnostico di un'analisi citomorfologica supplementare del liquido seminale viene spesso trascurato.

II.3.3.2 Aspetti metodologici

L'analisi citomorfologica appropriata del liquido seminale in microscopia ottica richiede la preparazione di strisci di liquido seminale asciugati all'aria, a partire dal liquido seminale appena raccolto e dopo la sua liquefazione totale (vedi Cap. II.3.2; WHO 1999). Occorre notare che i risultati dipendono largamente dal pre-trattamento dei vetrini, dalla qualità dello striscio, così come dai metodi di fissazione e di colorazione utilizzati (Meschede et al. 1993; Menkveld et al. 1997). Le colorazioni di Papanicolau o di Shorr sono raccomandate per una colorazione sistodiastolica ottimale degli spermatozoi, e le procedure alternative includono dei KIT disponibili in commercio per una colorazione rapida come il «Diff-Quik». Duecento spermatozoi devono essere valutati sotto l'obiettivo a immersione oleosa, all'ingrandimento di 1000–1250 ×. Oltre alla distinzione tra spermatozoi morfologicamente normali e anormali, l'analisi citomorfologica del liquido seminale deve comprendere l'analisi di altri elementi cellulari e di anomalie non cellulari (Tabella II.3.2; vedi oltre).

Un grande problema che riguarda l'analisi morfologica è il pleomorfismo degli spermatozoi umani. Dall'inizio degli anni '50, numerosi sistemi di classificazione sono stati pubblicati con dei sistemi a ingresso semplice o multiplo (Ombelet et al. 1995). Nel primo approccio della WHO, la descrizione di base che è stata eseguita della morfologia degli spermatozoi si basava sulla conta di una sola alterazione da parte degli spermatozoi («entrata singola»; dieci categorie differenti di anomalie). Nel corso dei decenni successivi, sono cambiate le raccomandazioni concernenti il metodo di classificazione e i rispettivi valori di riferimento per la percentuale degli spermatozoi morfologicamente normali (Ombelet et al. 1995; WHO 1992, 1999). Nella quarta edizione del manuale della WHO (WHO 1999), uno spermatozoo è considerato normale se la testa, il collo, la parte intermedia e il flagello aderiscono ai «criteri rigorosi» ampiamente utilizzati ai nostri giorni (Tabella II.3.3; Fig. II.3.5a). Questi criteri si basano sulla morfologia degli spermatozoi post-coitali presenti nel muco cervicale peri-ovulatorio a livello dell'orifizio cervicale interno (Menkveld et al. 1990). Tuttavia, data la controversia a proposito del controllo di qualità e del significato clinico dei risultati, i valori di riferimento ufficiali non sono ancora stati resi noti (Comhaire et al. 1994; WHO 1999; Franken et al. 2000).

Secondo le raccomandazioni della WHO, non è necessario distinguere di routine tutte le variazioni di forma e di dimensioni della testa o le diverse alterazioni della parte intermedia e del flagello (WHO 1999). È stato, inoltre, suggerito di calcolare degli indici per descrivere la teratozoospermia. Dopo aver notato tutte le anomalie di ogni spermatozoo (anomalie della testa, del collo e della parte intermedia del flagello), il numero totale delle anomalie può essere diviso per il numero degli spermatozoi che presentano anomalie («indice di teratoazoospermia») o per il numero degli spermatozoi contati («indice di deformità degli spermatozoi»). L'approccio alternativo rappresentato dalla «classificazione di Düsseldorf» ha introdotto un'analisi sistematica del profilo delle patologie degli spermatozoi che riflette sia la frequenza che il grado delle alterazioni specifiche (Tabella II.3.4; Hofmann e Haider 1985; Hofmann et al. 1995; Ombelet et al. 1995). In particolare, la «classificazione di Düsseldorf» modificata soddisfa anche i «criteri rigorosi» per la definizione di uno spermatozoo normale.

Tabella II.3.2. Elementi di analisi citomorfologica del liquido seminale[a]

Spermatozoi morfologicamente normali[b]
Fenotipi patologici degli spermatozoi e loro differenziazione[c]
Cellule germinali immature e loro differenziazione (cioè spermatidi, spermatociti)
Leucociti e loro differenziazione (cioè neutrofili, macrofagi)
Altre componenti cellulari (eritrociti, cellule epiteliali)
Batteri (non aderenti, aderenti, intracellulari)
Aggregazione e agglutinazione degli spermatozoi
Grado di colorazione «di fondo» (vista con liquefazione incompleta, iperviscosità)

[a]Richiede strisci di liquido seminale di alta qualità e una colorazione secondo le raccomandazioni della WHO (WHO 1999; vedi anche Cap. II.3.2)
[b]Vedi Tabella II.3.3
[c]Vedi Tabella II.3.4

Tabella II.3.4. Classificazione di Düsseldorf della morfologia degli spermatozoi[a]

Spermatozoi di morfologia normale[b]
Iperelongazione delle teste degli spermatozoi (I–III; tra cui alcune anomalie post-acrosomiche)
Anomalie dell'acrosoma (I–II; di cui spermatozoi a testa vacuolata e a testa rontonda)
Anomalie associate (iperelongazione con anomalie dell'acrosoma; I-II)
Forme amorfe
Teste a spillo
Forme duplicate/multiple
Difetto di dimensioni (piccole e grandi teste)
Alterazioni del segmento intermedio e/o del flagello (I–III)[c]

[a]Hofmann e Haider (1985); Hofmann et al. (1995); Ombelet et al. (1995)
[b]La classificazione ridimensionata corrisponde ai criteri rigorosi di definizione degli spermatozoi normali
[c]Le anomalie strutturali sono differenziate dalle anomalie isolate della colorazione («flagelli blu»)

Tabella II.3.3. I Criteri obbligati di Tygerberg per gli spermatozoi di morfologia normale[a]

Teste	Configurazione ovalare liscia Dimensioni[b] Colorazione	Lunghezza	Larghezza
	Papanicolau	3,0–5,0 μm	2,0–3,0 μm
	Diff-Quik[c]	5,0–6,0 μm	2,5–3,5 μm
Acrosoma	La regione dell'acrosoma deve comprendere il 40-70% della regione della testa		
Forme borderline	Considerate anomale		
Collo/parte intermedia	Nessun impianto; sottile, appross. 1 μm di larghezza e 6-7 μm di lunghezza Le goccioline citoplasmatiche > 30% della dimensione della testa sono considerate come anomale		
Flagello	Uniforme, leggermente più sottile del segmento intermedio, non a spirale, con il segmento principale di 45-50 μm di lunghezza e il segmento terminale di 4-6 μm		

[a]Menkveld et al. (1990); Kruger e Franken (2004) [b]Vedi anche Eliasson (1971; WHO (1992,1999)
[c]Risultati simili sono stati ottenuti con la colorazione all'Hemacolor

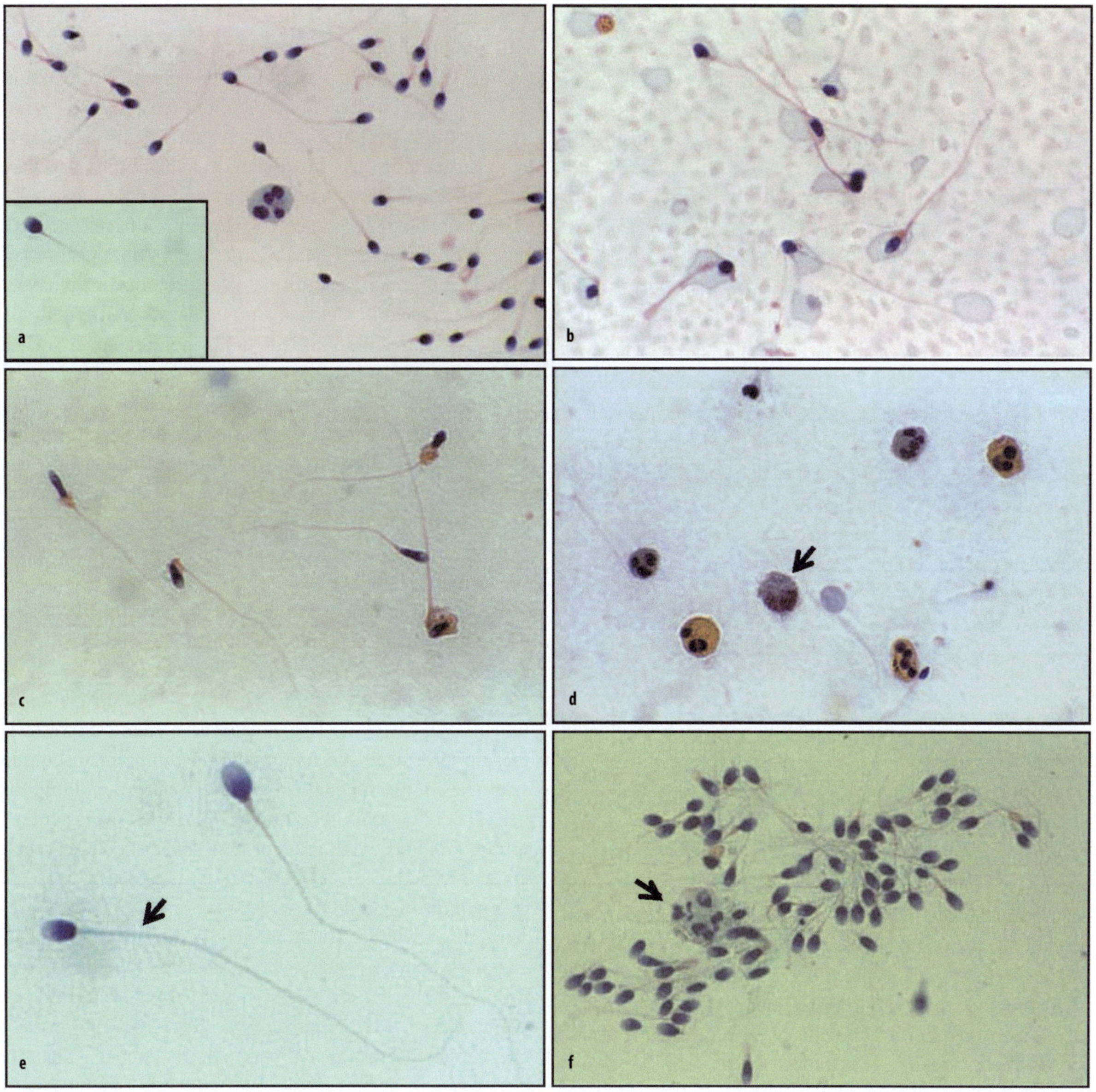

Fig. II.3.5 a–f. Analisi citomorfologica del liquido seminale. **a** Spermatozoi con delle teste di morfologia normale (vedi *inserto*) insieme ad altri con deviazioni minori; si noti un solo neutrofilo. **b** Spermatozoi con forte tasso di acrosomi anomali; notare una doppia testa e anomalie complementari delle parti intermedie e dei flagelli. **c** Teste degli spermatozoi iperallungati, alcuni con alterazioni concomitanti dell'acrosoma; notare l'eccesso di citoplasma e i flagelli angolati. **d** «Cellule rotonde» comprese le cellule germinali immature multinucleate (spermatidi) e i neutrofili e un macrofago (→). **e** Colorazione anomala della parte intermedia e del flagello («flagello blu»; →). **f** Agglutinazione degli spermatozoi (indica la presenza di autoanticorpi di superficie); notare il macrofago che fagocita alcuni spermatozoi (→). (Striscio di liquido seminale colorato con Papanicolau modificato; × 1000; vedi Hofmann et al. 1995; WHO 1999)

II.3.3.3 Valore predittivo della morfologia degli spermatozoi in vivo e in vitro

I dati della letteratura che utilizzano dei criteri rigorosi per la morfologia degli spermatozoi forniscono una prova sostanziale che la percentuale degli spermatozoi di forma normale nell'eiaculato è correlata ai risultati della fecondazione in vitro (Kruger et al. 1986, 1988; Hofmann et al. 1995; Coetzee et al. 1998). Tassi di fecondazione superiori all'80% sono stati riportati con campioni di liquido seminale contenenti > 14% delle forme normali. Una prognosi negativa (tasso di fertilità 7,6%) è stata osservata al di sotto della soglia del 5% delle forme normali. I valori superiori o uguali a questa soglia secondo criteri rigorosi sono associati a tassi di gravidanza significativamente migliorati dopo l'inseminazione intrauterina (IUI), mentre la valutazione della morfologia degli spermatozoi secondo i criteri della WHO non ha dimostrato una correlazione paragonabile (Van Waart et al. 2001).

Studi ulteriori hanno confermato il valore predittivo della morfologia normale degli spermatozoi nei criteri rigorosi per il risultato della IUI (Hauser et al. 2001; Lee et al. 2002). Per distinguere gli uomini fertili, ipofertili oppure infertili per quanto riguarda il concepimento naturale, una serie di studi ha suggerito valori soglia dell'8-12% per gli spermatozoi di morfologia normale (Ombelet et al. 1997; Bonde et al. 1998; Zinaman et al. 2000; Günalp et al. 2001; Guzick et al. 2001; Slama et al. 2002). Esiste, tuttavia, un considerevole margine indeterminato tra i risultati interpretati come fertili e quelli associati all'ipofertilità. In questo caso, l'analisi dettagliata della frequenza e del grado delle anomalie degli spermatozoi, cioè la porzione delle alterazioni minori, potrebbe migliorare il valore predittivo della morfologia degli spermatozoi. Al contrario, i livelli di fecondazione e di gravidanza mediante iniezione intracitoplasmatica di spermatozoi (ICSI) sono stati considerati come indipendenti dalla morfologia degli spermatozoi (Nagy et al. 1995; Novero et al. 1997; Bonduelle et al. 2002; Check et al. 2003).

II.3.3.4

Importanza clinica dell'analisi citomorfologica del liquido seminale

L'analisi citomorfologica della patologia degli spermatozoi rappresenta una tappa importante che va oltre la semplice conta degli spermatozoi di forma normale. La valutazione sistematica delle anomalie morfologiche degli spermatozoi e la caratterizzazione della loro gravità forniscono un panorama di patologie testicolari, cioè quelle che influenzano la spermato- e/o la spermiogenesi, così come i disturbi della funzione dell'epididimo. Ciò è messo in evidenza con la «Classificazione di Düsseldorf», che riflette i principi della differenziazione degli spermatidi (condensazione della cromatina, sviluppo dell'acrosoma, elongazione, sviluppo del segmento terminale, Hofmann e Haider 1985; Hofmann et al. 1995; Ombelet et al. 1995; Tabella II.3.4; Fig. II.3.5). Mentre l'iperelongazione della regione post-acrosomica della testa degli spermatozoi è stata associata a una disfunzione delle cellule di Sertoli e a una prognosi più favorevole, le anomalie gravi dell'acrosoma e quelle ad esse associate sono considerate, il più delle volte, di origine genetica e irreversibile. In particolare, è stato dimostrato che gli spermatozoi portatori di anomalie dell'acrosoma hanno anomalie di addensamento della cromatina (Hofmann e Hilscher 1991; Chemes e Rawe 2003). Per quanto riguarda la funzione dello spermatozoo, la morfologia normale dell'acrosoma è correlata all'inducibilità della reazione acrosomica e alla fissazione dello spermatozoo alla zona pellucida (Henkel et al. 2005).

L'analisi dei profili di patologie degli spermatozoi non si limita alle alterazioni della testa, ma comprende anche la parte intermedia e il flagello (Tabelle II.3.4, II.3.5; Chemes e Rawe 2003). Questo approccio permette di distinguere le anomalie di struttura di origine testicolare dai disturbi funzionali legati al passaggio nell'epididimo e al transito attraverso il tratto genitale, come cause sottostanti dell'astenozoospermia. I disturbi funzionali della membrana flagellare sono riflessi da un sistema di colorazione atipica delle colorazioni di Shorr o di Papanicolau. Mentre i flagelli normali degli spermatozoi si colorano in rosso, un difetto di maturazione epididimaria è indicato da una colorazione bluastra. Tali spermatozoi, mentre sono prelevati nell'epididimo, hanno rivelato un'assenza di lipidi membranari associata all'aumento della rigidità della membrana e all'immobilità, senza ulteriori anomalie strutturali (Haidl et al. 1993). Registrare le alterazioni di colorazione dei flagelli sembra costituire uno strumento diagnostico utile, poiché i disturbi funzionali sottostanti possono rispondere alla farmacoterapia, per esempio in caso di infiammazione cronica, il più delle volte asintomatica, dell'apparato genitale che coinvolge l'epididimo (Haidl 2002).

Benché alcuni tipi di patologie degli spermatozoi possano essere identificati negli uomini infertili, la combinazione di diverse anomalie nei pazienti è eterogenea (Chemes e Rawe 2003). D'altra parte, alcuni pazienti rivelano delle anomalie «omogenee» come la globozoospermia che interessa la maggioranza degli spermatozoi in un campione di liquido seminale e indicano alterazioni simili in altri individui (Tabella II.3.5). Queste alterazioni tendono a essere presenti nei gruppi familiari e hanno un'origine genetica comprovata o almeno sospetta.

Una morfologia difettosa degli spermatozoi, cioè la presenza di goccioline citoplasmatiche residue, è correlata anche alla produzione eccessiva di specie reattive dell'ossigeno per gli spermatozoi stessi e, così, al potere fecondante (Gomez et al. 1996; Henkel et al. 2005). Gli spermatozoi che hanno dei residui citoplasmatici hanno una quantità più elevata di enzimi citoplasmici, come la creatinachinasi o la glucosio-6-fosfato deidrogenasi, che sono considerate stimolanti della produzione di specie reattive dell'ossigeno.

La colorazione adeguata di strisci di liquido seminale di routine permette di valutare gli elementi cellulari diversi dagli spermatozoi. La valutazione qualitativa dettagliata riguarda soprattutto le «cellule rotonde», cioè il tipo e le alterazioni citomorfologiche delle cellule della spermatogenesi, che devono essere distinte dai leucociti come i neutrofili e i macrofagi (Johanisson et al. 2000). La quantificazione e la differenziazione precise delle sottopopolazioni leucocitarie richiedono, tuttavia, tecniche immunocitochimiche (Wolff 1995; WHO 1999; Villegas et al. 2002; vedi Cap. I.3.13, II.2.4). Inoltre, possono essere identificati gli eritrociti, le cellule epiteliali, la presenza di corpi cristalloidi così come l'aggregazione e l'agglutinazione degli spermatozoi. Quest'ultimo fenomeno è correlato all'individuazione di auto-anticorpo anti-spermatozoo con appositi test (vedi Cap. I.3.7).

Tabella II.3.5. Anatomia patologica degli spermatozoi: esempi di alterazioni sistematiche[a]

	Anomalia/fenotipo	Alterazioni strutturali
Anomalie della testa	Globozoospermia	Assenza di acrosoma (perdita del complesso dell'apparato di Golgi durante la spermiogenesi), associata ad anomalie della cromatina (insuccesso della transizione istone-protamina, frammentazione del DNA aumentata)
	Ipoplasia dell'acrosoma	Sviluppo insufficiente dell'acrosoma (vedi sopra) frequentemente associato a un'anomalia di maturazione/condensazione della cromatina[b]
	«Difetto del cratere»	Anomalia dell'acrosoma
Alterazioni del legame testa-collo	Spermatozoi decapitati (acefalici, «teste a spillo»)	Incapacità di legarsi al nucleo dello spermatide
Alterazioni della parte intermedia	«Parte intermedia sottile»	Insufficienza o assenza di mitocondri
Alterazioni del flagello	Flagello corto («moncone»)	Anomalie della spermiogenesi, p. es., displasia della guaina fibrosa, associate a malformazioni assonemali e ad anomalie della parte intermedia
	Sindrome delle ciglia immobili (discinesia ciliare primitiva)	Assenza del braccio di dineina dei microtubuli e di altre anomalie assonemali
	Sindrome «9+0»[c]	Assenza del paio centrale di microtubuli dell'assonema

[a]Vedi Chemes e Rawe (2003) [b]Vedi anche Tabella II.3.4 [c]Frequentemente associata a delle anomalie della guaina fibrosa

II.3.3.5 Morfologia degli spermatozoi e ICSI

È sempre più evidente che la morfologia degli spermatozoi riveste un ruolo significativo nei risultati dell'ICSI (Chemes e Rawe 2003). Benché sia stato riportato che i tassi di fecondazione e una gravidanza dopo l'ICSI sembrano indipendenti dalla percentuale media delle forme normali in un campione di liquido seminale, dati recenti suggeriscono che la morfologia patologica dello spermatozoo iniettato nell'ovocita influenza positivamente i risultati dell'ICSI. Un tasso di impianto basso si osserva quando si micro-inietta uno spermatozoo anomalo (De Vos et al. 2003). È stato dimostrato che il clivaggio dei blastomeri dipende in maniera significativa dagli spermatozoi, e questo potrebbe essere legato più alla morfologia degli spermatozoi secondo criteri rigorosi che non al numero degli spermatozoi o alla loro motilità progressiva (Salumets et al. 2002). Inoltre, aborti spontanei inspiegati e ripetuti sono associati ad aneuploidia degli spermatozoi e a patologie degli spermatozoi (Carrell et al. 2003). L'aumento del tasso di anomalie cromosomiche riscontrate negli spermatozoi che presentano anomalie morfologiche gravi sottolinea l'impatto potenziale della morfologia degli spermatozoi sui risultati dell'ICSI (Martin et al. 2003; Vicari et al. 2003). Le alterazioni della cromatina degli spermatozoi sono responsabili dell'insuccesso della fecondazione tramite ICSI (Razavi et al. 2003). D'altra parte, l'iniezione intracitoplasmatica di spermatozoi morfologicamente selezionati, e cioè quelli con una forma nucleare normale, hanno migliorato dei tassi di gravidanza (Berkovitz et al. 2004). Nel caso in cui non sia rilevabile alcuno spermatozoo normale, si suggerisce di scegliere quelli più vicini alla normalità per l'iniezione, per esempio gli spermatozoi che presentano iperelongazione della regione post-acrosomica rispetto a quelli con un cattivo sviluppo dell'acrosoma. In conclusione, la patologia degli spermatozoi e il suo profilo non devono essere trascurati sia durante l'analisi di routine del liquido seminale che durante la selezione degli spermatozoi prima della fecondazione assistita.

Bibliografia

Berkovitz A, Eltes F, Yaari S, Katz N, Barr I, Fishman A, Bartoov B (2004) The morphological normalcy of the sperm nucleus and pregnancy rate of intracytoplasmic injection with morphologically selected sperm. Hum Reprod 20:185 - 190

Bonde JP, Ernst E, Jensen TK, Hjollund NH, Kolstad H, Henriksen TB, Scheike T, Giwercman A, Olsen J, Skakkebaek NE (1998) Relation between semen quality and fertility: a population-based study of 430 first - pregnancy planners. Lancet 352:1172 - 1177

Bonduelle M, van Assche E, Joris H, Keymolen K, Devroey P, van Steirteghem A, Liebaers I (2002) Prenatal testing in ICSI pregnancies: incidence of chromosomal anomalies in 1586 karyotypes and relation to sperm parameters. Hum Reprod 17:2600 - 2614

Carrell DT, Wilcox AL, Lowy L, Peterson CM, Jones KP, Erickson L, Campbell B, Branch DW, Hatasaka HH (2003) Elevated sperm chromosome aneuploidy and apoptosis in patients with unexplained recurrent pregnancy loss. Obstet Gynecol 101:1229 - 1235

Check M, Check JK, Summers-Chase D, Swenson K, Yuan W (2003) An evaluation of the efficacy of in vitro fertilization with intracytoplasmic sperm injection for sperm with low hypoosmotic swelling test scores and poor morphology. J Assis Reprod Genet 20:182 - 185

Chemes HE, Rawe VY (2003) Sperm pathology: a step beyond descriptive morphology. Origin, characterization and fertility potential of abnormal sperm phenotypes in infertile men. Hum Reprod Update 9:405 - 428

Coetzee K, Kruger TF, Lombard CJ (1998) Predictive value of normal sperm morphology: a structured literature review. Hum Reprod Update 4:73 - 82

Comhaire F, Schoonjans F, Vermeulen L, De Clerq N (1994) Methodological aspects of sperm morphology evaluation: comparison between strict and liberal criteria. Fertil Steril 62:857 - 861

De Vos A, van de Velde H, Joris H, Verheyen G, Devroey P, van

Steirteghem A (2003) Influence of individual sperm morphology on fertilization, embryo morphology, and pregnancy outcome of intracytoplasmic sperm injection. Fertil Steril 79:42 - 48

Eliasson R (1971) Standards for investigation of human semen. Andrologia 3:49

Franken DR, Barendson R, Kruger TF (2000) A continuous quality control (CQC) program for strict sperm morphology. Fertil Steril 74:721 - 724

Gomez E, Buckingham D, Brindle J, Lanzafame F, Irvine DS, Aitken RJ (1996) Development of an image analysis system to monitor the retention of residual cytoplasm by human spermatozoa: correlation with biochemical markers of the cytoplasmic space, oxidative stress and sperm function. J Androl 17:276 - 287

Günalp S, Onculoglu C, Gurgan T Kruger TF, Lombard CJ (2001) A study of semen parameters with emphasis on sperm morphology in a fertile population: an attempt to develop clinical thresholds. Hum Reprod 16:110 - 114

Guzick DS, Overstreet JW, Factor-Litwack P, Brazil CK, Nakajima ST, Coutifaris C, Carson SA, Cisneros P, Steinkampf MP, Hill JA, Xu D, Vogel DL (2001) Sperm morphology, motility, and concentration in fertile and infertile men. N Engl J Med 345:1388 - 1393

Haidl (2002) Management strategies for male factor infertility. Drugs 62:1741 - 1753

Haidl G, Badura B, Hinsch KD, Ghyczy M, Gareiss J, Schill WB (1993) Disturbances of sperm flagella due to failure of epididymal maturation and their possible relationship to phospholipids. Hum Reprod 8:1070 - 1073

Hauser R, Yogev L, Botchan A, Lessing JB, Paz G, Yavetz H (2001) Intrauterine insemination in male factor subfertility: significance of sperm motility and morphology assessed by strict criteria. Andrologia 33:13 - 17

Henkel R, Maass G, Bödeker R-H, Scheibelhut C, Stalf T, Mehnert C, Schuppe HC, Jung A, Schill WB (2005) Sperm function and assisted reproduction technology. Reprod Med Biol 4:7 - 30

Hofmann N, Haider SG (1985) New results in the morphologic diagnosis of spermatogenesis disorders (German). Gynäkologe 18:70 - 80

Hofmann N, Hilscher B (1991) Use of aniline blue to assess chromatin condensation in morphologically normal spermatozoa in normal and infertile men. Hum Reprod 6:979 - 982

Hofmann N, Hilscher B, Möhrchen B, Schuppe HC, Bielfeld P (1995) Comparative studies on various modes of classification of morphology of sperm heads and results in in vitro fertilization – a preliminary report. Andrologia 27:19 - 23

Johanisson E, Campana A, Luthi R, de Agostini A (2000) Evaluation of «round cells» in semen analysis: a comparative study. Hum Reprod 6:404 - 412

Kruger TF, Franken DR (2004) Atlas of human sperm morphology evaluation. Taylor and Francis, London

Kruger TF, Menkveld R, Stander FSH, Lombard CJ, van der Merwe JP, van Zyl JA, Smith K (1986) Sperm morphologic features as a prognostic factor in in vitro fertilization. Fertil Steril 46:1118 - 1123

Kruger TF, Acosta AA, Simmons KF, Swanson RJ, Matta JF, Oehninger S (1988) Predictive value of abnormal sperm morphology in in vitro fertilization. Fertil Steril 49:112 - 117

Lee RK, Hou JW, Ho HY, Hwu YM, Lin MH, Tsai YC, Su JT (2002) Sperm morphology analysis using strict criteria as a prognostic factor in intrauterine insemination. Int J Androl 25:277 - 280

Martin RH, Greene C, Rademaker AW (2003) Sperm chromosome aneuploidy analysis in a man with globozoospermia. Fertil Steril 79 [Suppl 3]:1662 - 1664Menkveld R, Stander F, Kotze T, Kruger TF, van Zyl JA (1990) The evaluation of morphological characteristics of human spermatozoa according to stricter criteria. Hum Reprod 5:586 - 592

Menkveld R, Laquet F, Kruger TF, Lombard CJ, Sanchez Sarmiento CA, de Villiers A (1997) Effects of different staining and washing procedures on the results of human sperm morphology evaluation by manual and computerised methods. Andrologia 29:1 - 7

Meschede D, Keck C, Zander M, Cooper TG, Yeung C, Nieschlag E (1993) Influence of three different preparation techniques on the results of human sperm morphology analysis. Int J Androl 16:362 - 369

Nagy ZP, Liu J, Joris H, Verheyen G, Tournaye H, Camus M, Derde MC, Devroey P, van Steirteghem AC (1995) The result of intracytoplasmic sperm injection is not related to any of the three basic sperm parameters. Hum Reprod 10:1123 - 1129

Novero V, Camus M, Tournaye H, Smitz J, Verheye G, Joris H, Derde MP, van Steirteghem A, Devroey (1997) Relationship between serum follicle stimulating hormone in the male and standard sperm parameters, and the results of intracytoplasmic sperm injection. Hum Reprod 12:59 - 63

Ombelet W, Menkveld R, Kruger TF, Steeno O (1995) Sperm morphology assessment: historical review in relation to fertility. Hum Reprod Update 1:543 - 557

Ombelet W, Bosmans E, Janssen M et al (1997) Semen parameters in a fertile versus subfertile population: a need for change in the interpretation of semen testing. Hum Reprod 12:987 - 993

Razavi S, Nasr-Esfahani MH, Mardani M, Mafi A, Moghdam A (2003) Effect of human sperm chromatin anomalies on fertilization outcome post-ICSI. Andrologia 35:238 - 243

Salumets A, Suikkari AM, Möls T, Söderström-Anttila V, Tuuri T (2002) Influence of oocytes and spermatozoa on early embryonic development. Fertil Steril 78:1082 - 1087

Slama R, Eustache F, Ducot B, Jensen TK, Joergensen N, Horte A, Irvine S, Suominen J, Andersen AG, Auger J, Vierula M, Toppari J, Andersen AN, Keiding N, Skakkebaek NE, Spira A, Jouannet P (2002) Time to pregnancy and semen parameters: a cross-sectional study among fertile couples from four European cities. Hum Reprod 17:503 - 515

Van Waart J, Kruger TF, Lombard CJ, Ombelet W (2001) Predictive value of normal sperm morphology in intrauterine insemination (IUI): a structured literature review. Hum Reprod Update 7:495 - 500

Vicari E, de Palma A, Burrello N, Longo G, Grazioso C, Barone N, Zahi M, D'Agata R, Calogero AE (2003) Absolute polymorphic teratozoospermia in patients with oligo-asthenozoospermia is associated with an elevated sperm aneuploidy rate. J Androl 24:598 - 603

Villegas J, Schulz M, Vallejos V, Henkel R, Miska W, Sanchez R (2002) Indirect immunofluorescence using monoclonal antibodies for the detection of leukocytospermia: comparison with peroxidase staining. Andrologia 34:69 - 73

Wolff H (1995) The biologic significance of white blood cells in semen. Fertil Steril 63:1143 - 1157

World Health Organization (1992) WHO laboratory manual for the examination of human semen and sperm-cervical mucus interaction, 3rd edn. Cambridge University Press, Cambridge

World Health Organization (1999) WHO laboratory manual for the examination of human semen and sperm-cervical mucus interaction, 4th edn. Cambridge University Press, Cambridge

Zinaman MJ, Brown CC, Selevan SG, Clegg ED (2000) Semen quality and human fertility. A prospective study with healthy couples. J Androl 21:145 - 153

II.3.4 Microbiologia clinica

H. G. Schiefer, A. von Graevenitz

Sintesi

I patogeni comuni e i batteri non convenzionali, i virus, i funghi e i parassiti sono agenti che causano malattie urogenitali nell'uomo. Devono essere presi in considerazione gli uropatogeni e i microrganismi sessualmente trasmessi. Sono descritti e valutati le procedure e i criteri diagnostici utilizzati per la classificazione eziologica in caso di balanite, uretrite, prostatite, epididimite, orchite e di infezioni delle ghiandole accessorie maschili.

Sono importanti in andrologia:

1. Le infezioni dell'apparato urogenitale maschili, spesso causate da agenti sessualmente trasmessi. Esse possono, talora, avere conseguenze deleterie sulla fertilità, per esempio, azoospermia conseguente a un'epididimite
2. Gli agenti (principalmente virali) che provocano malattie sistemiche e che vengono escreti nel liquido seminale, come il virus dell'immunodeficienza umana (HIV), il virus dell'epatite B (Hepatitis B Virus, HBV) e il citomegalovirus (CMV).

II.3.4.1

Flora normale dell'apparato urogenitale maschile

A eccezione degli organi genitali esterni e del terzo anteriore dell'uretra, l'apparato urogenitale maschile è sprovvisto di microrganismi. La flora del prepuzio e dell'uretra anteriore è complessa e variegata. Le specie e il numero dipendono, tra l'altro, dall'età, dall'igiene personale, dai dati anamnestici del paziente (infezioni sessualmente trasmesse, infezioni o manipolazioni dell'apparato urinario), dall'attività sessuale (astinenza, relazioni monogame o con diversi partner) e dalle pratiche sessuali (genito-genitali, genito-anali, genito-orali). Oltre ai microrganismi non o poco virulenti per l'uomo, si possono riscontrare anche microrganismi patogeni facoltativi, anche se in scarse concentrazioni.

I batteri tipici dell'apparato urogenitale maschile normale (Bowie et al. 1977; Schiefer 1998) sono *Staphylococcus* spp. coagulasi-negativi, *Streptococcus viridans, Enterobacteriaceae* spp., *Acinetobacter* spp., *Corynebacterium* spp., *Neisseria* spp., *Mycobacterium smegmatis, Peptostreptococcus* spp., *Bacteroides* spp., *Fusobacterium* spp., *Mycoplasma* spp. e *Candida* spp.; a oggi, non esiste alcun dato su eventuali colonizzatori virali o parassitari.

II.3.4.2

Diagnosi dei germi patogeni dell'apparato urogenitale maschile

I microrganismi patogeni obbligati delle vie urogenitali maschili sono *Mycobacterium* (*M.*) *tuberculosis*, *Neisseria* (*N.*) *gonorrhoeae*, *Chlamydia* (*C.*) *trachomatis*, *Treponema* (*T.*) *pallidum*, *Haemophilus* (*H.*) *ducreyi*, *Klebsiella* (*K.*) [*Calymmatobacterium* (*C.*)] *granulomatis*, herpes simplex virus 2 (HSV-2), papillomavirus umani (Human Papilloma Viruses, HPV) e *Trichomonas* (*T.*) *vaginalis*. In caso di malattia sistemica, i virus dell'immunodeficienza umana (HIV), il virus dell'epatite B (HBV), il virus dell'epatite C (HCV), il virus dell'epatite D (HDV) e il citomegalovirus (CMV) possono essere escreti nel liquido seminale, spesso in concentrazioni elevate.

L'interpretazione degli esami microbiologici, quanto alla loro relazione con i sintomi clinici, può essere abbastanza difficile nei casi individuali, in particolare se non è disponibile alcun dato quantitativo. La scoperta di microrganismi patogeni obbligati o di un gran numero di microrganismi patogeni facoltativi deve essere il segno di un processo patologico, malgrado la presenza di portatori asintomatici di *N. gonorrhoeae, C. trachomatis, T. vaginalis* e HSV-2.

L'elevato numero di microrganismi potenziali e le difficoltà di diagnosticare alcuni di essi, rendono impossibile la ricerca di tutti gli agenti patogeni in ogni campione. I risultati ambigui ottenuti attraverso la microbiologia di routine e l'interesse scientifico richiedono uno sforzo diagnostico che attualmente supera quello disponibile in questo campo.

In funzione del quadro clinico, della diagnosi preliminare e dei microrganismi sospettati, i seguenti prelievi devono essere tenuti in debita considerazione:

1. Prelievi a livello del prepuzio e dell'uretra, su un filo metallico con la punta ricoperta di ovatta o su piccoli anelli di plastica. I tamponcini o le anse devono essere introdotti per 2-4 cm nell'uretra per prelevare delle cellule delle mucose.
2. Gli strisci, per esempio, del prepuzio in caso di balanite, devono essere direttamente depositati su un mezzo appropriato per la coltura di potenziali patogeni.
3. Le secrezioni urogenitali, per esempio, una perdita uretrale o di liquido prostatico, raccolte per mezzo di un anello calibrato e depositate in volumi definiti (2 mL) di mezzi di trasporto liquidi, per esempio, un agar di soia con tripticasi e lo 0,5% di siero di albumina bovina.
4. Eiaculato. Il paziente deve, prima di tutto, urinare per escludere una parte della flora uretrale. Dopo la pulizia del prepuzio e delle mani, il liquido viene ottenuto mediante la masturbazione. Una coltura dell'eiaculato è indicata se vengono individuati $\geq 10^6$ per mL leucociti positivi alla perossidasi

all'analisi citologica del liquido seminale. Attenzione: l'eiaculato può essere contaminato dalla flora uretrale (WHO 1999; Rowe et al. 2000).

5. Urina. Per la diagnosi di microrganismi extracellulari in caso di uretrite e di prostatite, si deve disporre di prelievi frazionati, per esempio, quelli ottenuti con «l'esame di quattro campioni» (Brunner et al. 1983; Weidner et al. 1987, 1994; Schiefer et al. 1993). Per alcuni test senza coltura, per esempio, il test di immuno-assorbimento enzimatico (Enzyme-Linked ImmunoSorbent Assay, ELISA) o le tecniche di biologia molecolare (amplificazioni della catena della ligasi o della polimerasi [LCR, PCR]), può essere utilizzata una quantità di 20–30 mL, ottenuta circa 2 ore dopo l'ultima minzione, dopo la centrifugazione.
6. Esami immunologici. La risposta immunitaria sistemica è diagnosticata nel siero ematico. Le secrezioni urogenitali possono essere utilizzate per diagnosticare la risposta immunitaria locale (Mestecky e Fultz 1999).
7. Biopsia, materiale di aspirazione o raschiamento. Possono essere utilizzati per individuare la crescita di microrganismi intra ed extracellulari attraverso la microscopia ottica o elettronica, la coltura o l'ibridazione/amplificazione degli acidi nucleici (Krieger et al. 1996b; Isenberg 1998; Tanner et al. 1999; Murray et al. 2003).

Al fine di garantire la sopravvivenza dei microrganismi che possono essere uccisi a causa delle alte o basse temperature, i prelievi devono essere depositati immediatamente in un ambiente di coltura o in un contenitore speciale per il trasporto, a seconda dei microrganismi da coltivare. Il liquido seminale contiene dei fattori antibatterici, tra i quali alcune proteine contenenti zinco e proteasi, e deve essere diluito prima di essere inoculato con un volume simile, o doppio, di fosfato di NaCl tamponato a 0,145 M o di mezzo di trasporto, e deve essere omogeneizzato tramite centrifuga. Prima dell'inoculazione di colture cellulari, l'omogenato deve essere centrifugato e deve essere utilizzato solo il deposito (Howell et al. 1986).

Per ottenere la conta cellulare si utilizzano volumi definiti di secrezioni per la coltura, in modo che il numero di colonie, tenendo conto del fattore di diluizione, rifletta il numero di microrganismi per millilitro.

Possono essere utilizzati differenti metodi per individuare microrganismi patogeni facoltativi od obbligati. Saranno distinti tre livelli di valutazione diagnostica secondo il grado di difficoltà, la formazione del personale e la disponibilità degli strumenti e dei reagenti. Per un'analisi critica dei metodi individuali, ci riferiamo a Murray et al. (2003).

La diagnosi standard delle infezioni urogenitali (livello II) per i batteri e i funghi convenzionali implica la coltura di volumi definiti di secrezioni, di altri campioni in mezzo di trasporto liquido e di urina su ambienti generici, selettivi, indicatori o fungini, per esempio, sangue di pecora, MacConkey, blu di bromotimol cistina-lattosi (Sandys 1960) e placche di Sabouraud. Il periodo di incubazione dura 24-48 ore a 37 °C (72 ore a 30 °C per gli ambienti fungini). Se si riscontrano microrganismi patogeni obbligati e facoltativi in numero significativo, devono essere testati per la sensibilità agli antibiotici (Isenberg 1998; Murray et al. 2003).

Livello I:	microscopia ottica, tecniche di colorazione di base, uso di mezzi commerciali e tecniche di identificazione semplici
Livello II:	coltura e identificazione di microrganismi su diversi mezzi commerciali o meno. Uso di anticorpi marcati alla fluoresceina e alla perossidasi. ELISA
Livello III:	tecniche di ricerca particolari. Microscopia elettronica. Tecniche molecolari di individuazione e di identificazione dei microrganismi: ibridazione, amplificazione degli acidi nucleici (PCR, LCR), amplificazione del gene (rDNA) dell'rRNA 16S utilizzando dei primer specifici o universali, sequenziamento (Krieger et al. 1996b; Isenberg 1998; Tanner et al. 1999; Murray et al. 2003)

II.3.4.2.1
Neisseria (N.) gonorrhoeae

Le procedure abituali sono l'analisi microscopica del materiale con colorazione Gram, al blu di metilene (I) o con anticorpi marcati alla fluoresceina (II) e la coltura di materiale appena raccolto (se possibile, a temperatura corporea) su un mezzo selettivo di Thayer-Martin modificato (I), seguita dall'identificazione delle colonie (II) con alcuni modelli di produzione di acido a partire da glucosio, maltosio, lattosio e fruttosio o con la co-agglutinazione tramite anticorpi marcati con stafilococchi (II). Procedure più recenti e sensibili implicano l'ibridazione/amplificazione degli acidi nucleici (III). La presenza eventuale di β-lattamasi deve sempre essere verificata, per esempio, con il test alla nitrofecina (importante se non è disponibile nessun sistema di valutazione standardizzato della sensibilità alla penicillina, Isenberg 1998; Murray et al. 2003).

II.3.4.2.2
Treponema (T.) pallidum

Il liquido sieroso proveniente dalla lesione primaria viene esaminato al microscopio a campo scuro (I) o dopo colorazione con anticorpi marcati alla fluoresceina (II). Gli stadi successivi devono essere diagnosticati con la sierologia (II), per mezzo di test specifici del treponema (p. es., test di emo-agglutinazione del *Treponema pallidum* [TPHA], di test di assorbimento di anticorpi anti-treponema fluorescenti [FTA-ABS]) e di test non specifici del treponema (p. es., VDRL o RPR card test). Gli anticorpi si sviluppano lentamente e possono essere individuati nelle 2-3 settimane che seguono l'infezione. Circa 12 settimane dopo l'infezione, spesso allo stadio secondario, quasi tutti i pazienti infettati mostreranno una reazione positiva (Isenberg 1998; Murray et al. 2003).

II.3.4.2.3
Mycobacterium (M.) tuberculosis

I micobatteri saprofiti (p. es., *M. smegmatis*) sono frequenti sul prepuzio; la scoperta di batteri acido-alcolo-resistenti (II) nell'urina, nelle secrezioni prostatiche e nel liquido seminale deve quindi essere interpretata con cautela. La diagnosi microbiologica si basa sulla coltura (II) o sull'ibridazione/amplificazione degli acidi nucleici (III). I micobatteri possono anche essere marcati nei campioni da biopsia (Isenberg 1998; Murray et al. 2003).

II.3.4.2.4
Chlamydia (*C.*) *trachomatis*

Gli strumenti diagnostici più diffusi sono la microscopia diretta dei corpi elementari da anticorpi marcati alla fluoresceina (II), la coltura su terreno di McCoy trattato al cicloeximide o delle cellule BGMK (II), il test ELISA (II) e la tecnica più sensibile di ibridazione/amplificazione degli acidi nucleici (III) (Isenberg 1998; Murray et al. 2003). L'uso di prelievi di urina per la diagnosi delle infezioni da *C. trachomatis* è efficace, ma questi prelievi devono essere utilizzati insieme ai tamponi tradizionali e non al loro posto (Jensen et al. 2003). Il test di micro-immunofluorescenza (MIF) è valido per la diagnosi delle infezioni urogenitali ma è costoso e richiede molto lavoro, mentre la reazione di fissazione del complemento (FC) produce risultati affidabili solo per il linfogranuloma venereo. Il valore degli anticorpi specifici di *Chlamydia* (IgM, IgG, IgA) nella diagnosi delle infezioni urogenitali con l'utilizzo dei metodi (II) indiretti di immunofluorescenza (Complement Fixation, CF) e di immunoperossidasi (IPO, II) è limitato, poiché questi anticorpi sono specifici per il genere e aumenteranno nelle infezioni da *Chlamydophila pneumoniae* (Tuuminen et al. 2000). I tassi di IgA nelle secrezioni urogenitali possono, in futuro, essere di solo interesse accademico (Mestecky e Fultz 1999).

II.3.4.2.5
Mycoplasma spp.

Almeno quattro micoplasmi sono in grado di colonizzare l'apparato urogenitale: *Mycoplasma* (*M.*) *fermentans*, *M. hominis*, *M. genitalium* e *Ureaplasma* (*U.*) *urealyticum*. Solo gli ultimi tre sono patogeni. La microscopia diretta non è affidabile. Il procedimento diagnostico abituale (II) implica l'inoculazione in terreni solidi e liquidi indicatori e arricchiti (Schiefer et al. 1993; Isenberg 1998; Schiefer 1998; Murray et al. 2003). L'identificazione si basa su esami biochimici o di anticorpi marcati alla fluoresceina. Sola un'analisi semiquantitativa porterà a dei risultati significativi. I test sierologici non sono utili. *M. genitalium* può essere isolato mediante PCR o con coltura primitiva su cellule Vero, seguita da una coltura in terreni liquidi e solidi (Jensen et al. 1993, 1996; Taylor-Robinson 1996; Dupin et al. 2003).

II.3.4.2.6
Haemophilus (*H.*) *ducreyi*

Le tecniche abituali sono la microscopia diretta (I) di strisci colorati con Gram o Giemsa (I) e la coltura (II) su terreni selettivi e arricchiti (Murray et al. 2003). Inoltre, è stata messa a punto una PCR specifica (III, Murray et al. 2003).

II.3.4.2.7
Enterobacteriaceae spp.

Le *Enterobacteriacee* spp. sono coltivate su terreni selettivi e identificate attraverso reazioni biochimiche (Isenberg 1998; Murray et al. 2003). Per la scoperta di *Klebsiella* (*K.*) [*Calymmatobacterium* (*C.*)] *granulomatis*, la tecnica più importante è la microscopia diretta degli strisci colorati al Giemsa o al Wright (I). È anche possibile una co-coltura con monociti e cellule Hep-2 (Kharsany et al 1996; Murray et al. 2003).

II.3.4.2.8
Streptococcus (*S.*) spp. ed *Enterococcus* (*E.*) spp.

Streptococcus (*S.*) spp. ed *Enterococcus* (*E.*) spp. sono coltivati su terreni non selettivi/selettivi. Gli streptococchi possono essere raggruppati utilizzando tecniche immunologiche (II, Murray et al. 2003).

II.3.4.2.9
Corynebacterium (*C.*) spp.

Corynebacterium (*C.*) spp. (p. es., *C. glucuronolyticum*, identico a *C. seminale*) sono coltivati su agar sangue, e le specie vengono identificate attraverso reazioni biochimiche (II, Funke et al. 1995; Riegel et al. 1995; Murray et al. 2003).

II.3.4.2.10
Gardnerella (*G.*) *vaginalis*

Gli strumenti diagnostici comuni sono la microscopia diretta dei corpi elementari utilizzando degli anticorpi marcati alla fluoresceina e la coltura su terreni selettivi (II). Sono state sviluppate delle sonde DNA specifiche (Murray et al. 2003).

II.3.4.2.11
Anaerobi

La coltura è realizzata con i comuni metodi anaerobi (II). L'identificazione e la quantificazione dei numerosi anaerobi nel tratto urogenitale maschile richiedono molto tempo e lavoro e sono raramente realizzate a causa del dubbio significato eziologico di questi microrganismi. (Eggert-Kruse et al. 1995; Isenberg 1998; Murray et al. 2003).

II.3.4.2.12
Herpes simplex virus 2 (HSV-2)

Sulla base degli strisci di lesioni mucocutanee, l'antigene del HSV può essere isolato mediante test ELISA (II). La coltura cellulare permette l'identificazione con anticorpi marcati alla fluoresceina (III). Le sequenze del genoma dell'HSV possono essere amplificate attraverso una PCR tipo-specifica e scoperte con ibridazione (III). La sierologia dà risultati utili solo nelle infezioni primarie e nei pazienti anziani (Isenberg 1998; Murray et al. 2003).

II.3.4.2.13
Papillomavirus (HPV)

La diagnosi è clinica, da confermare con l'istologia (III). I virus sono individuati per ibridazione di acidi nucleici o per amplificazione con PCR del DNA ottenuto a partire da prelievi di biopsia (III, Isenberg 1998; Murray et al. 2003).

II.3.4.2.14
Citomegalovirus (CMV)

Il citomegalovirus (CMV) può essere coltivato su linee cellulari e rilevato con tecniche di fluorescenza. I metodi di scelta sono, tuttavia, la diagnosi mediante la PCR (III) e la presenza di anticorpi specifici (Isenberg 1998; Murray et al. 2003).

II.3.4.2.15
Virus dell'epatite

L'HBV e, più raramente, l'HCV e l'HDV sono rilevanti a tale proposito. I test diagnostici specifici [antigeni e anticorpi, amplificazione del genoma tramite PCR (III)] sono passati in rassegna altrove (Isenberg 1998; Murray et al. 2003).

II.3.4.2.16
Virus dell'immunodeficienza umana (HIV-1, HIV-2)

Per gli anticorpi anti-HIV, il metodo abituale è la sierologia per mezzo di test ELISA e Western blot (III). Questi anticorpi possono essere individuati nella maggior parte dei pazienti in 6-12 settimane e, in oltre il 95% dei casi, nei 6 mesi che seguono l'infezione. È anche possibile una coltura virale di linfociti e di varie secrezioni, come la diagnosi del DNA dell'HIV con PCR (III, Isenberg 1998; Murray et al. 2003).

II.3

II.3.4.2.17
Lieviti

Le metodiche standard sono la microscopia diretta (I) e la coltura su terreni selettivi (II, Isenberg 1998; Murray et al. 2003).

II.3.4.2.18
Trichomonas vaginalis

Il metodo di scelta è la microscopia diretta, se possibile a campo scuro (I), dopo sospensione del materiale in una soluzione di NaCl a 0,145 M. Il metodo di individuazione più sensibile è la coltura, seguita da un'analisi microscopica di trofozoiti (mobili, II, Isenberg 1998; Murray et al. 2003).

II.3.4.3
Esami microbiologici nella diagnosi delle infezioni dell'apparato urogenitale maschile

II.3.4.3.1
Balanite

I prelievi si eseguono con tamponi o strisci. Gli agenti più frequenti sono *Enterobacteriaceae* spp., *Streptococcus* spp. (gruppo A, B), *Staphylococcus* spp. coagulasi-positivo, *Gardnerella vaginalis*, HSV, *Candida* spp. e *Trichomonas vaginalis* (Schiefer 1998).

II.3.4.3.2
Uretrite

L'evidenziazione di un numero superiore a 4 granulociti per campo microscopico (1000 ×) nello striscio di una perdita uretrale o di un numero superiore a 15 granulociti per campo microscopico (400 ×) nello striscio del sedimento di 3 mL di un primo getto di urina (Voided Bladder urine 1, VB1 = getto di urina 1) è informativa (Schiefer 1998).

La secrezione uretrale e il primo getto di urine (VB1) sono esaminati separatamente per i batteri comuni, i gonococchi, i micoplasmi, *C. trachomatis*, *T. vaginalis* e *Candida* spp. Metodi semi-quantitativi devono essere usati per i batteri comuni, i micoplasmi e i lieviti.

La classificazione eziologica si basa sui seguenti criteri (Schiefer 1998):

1. (Quantitativo) presenza di un numero significativamente elevato di batteri «convenzionali» *Candida* spp. *Mycoplasma* spp., cioè $\geq 10^4$ microrganismi per mL di scolo uretrale e $\geq 10^3$ microrganismi per mL di VB1.
2. (Qualitativo) presenza di gonococchi, *C. trachomatis*, *T. vaginalis*.

I pazienti affetti da uretrite cronica senza residuo pongono particolari problemi diagnostici. Devono essere esaminati in funzione di un «eventuale residuo uretrale la mattina presto» che può essere osservato prima della prima minzione mattutina. Inoltre, si devono ricercare granulociti nel VB1.

Gli agenti più frequentemente osservati nell'uretrite maschile sono *N. gonorrhoeae*, *C. trachomatis*, *M. genitalium* e *U. urealyticum*. Le infezioni miste sono frequenti.

Altri microrganismi (*Enterobacteriaceae* spp., *Streptococcus* spp., *Staphylococcus aureus, Corynebacterium glucuronolyticum, Bacteroides ureolyticus, M. hominis, Candida* spp., HSV, *T. vaginalis*) sono rari (Brunner et al. 1983; Hawkins et al. 1988; Jensen et al. 1993, 1996; Funke et al. 1995; Riegel et al. 1995; Schiefer 1998).

II.3.4.3.3
Prostatite

Questa sindrome dalle molte sfaccettature è stata suddivisa da Drach et al. (1978) in prostatiti batteriche acute, batteriche croniche e «abatteriche», che devono essere separate dalla prostatodinia, nella quale le secrezioni prostatiche non presentano segni di infiammazione e non contengono agenti infettivi.

Le difficoltà di classificazione delle forme infettive, infiammatorie e non infiammatorie hanno portato a una nuova classificazione (Krieger et al. 1996a) basata sulla sintomatologia. Essa differenzia:

1. La prostatite batterica acuta, per esempio, un'infezione acuta della prostata.
2. La prostatite batterica cronica, per esempio, un'infezione prostatica recidivante.
3. La prostatite cronica o sindrome dolorosa pelvica cronica (i microrganismi convenzionali non vengono evidenziati, malgrado i sintomi siano presenti) suddivisa in:
   3a. Sottotipo infiammatorio (numero di leucociti elevati nell'eiaculato, nelle secrezioni prostatiche o nell'urina dopo il massaggio prostatico).
   3b. Sottotipo non infiammatorio (leucociti assenti nei campioni descritti sopra).
4. La prostatite infiammatoria asintomatica (assenza di sintomi soggettivi, ma presenza di leucociti nella biopsia prostatica e/o di tassi elevati di leucociti nell'eiaculato, nelle secrezioni prostatiche o nell'urina, dopo il massaggio prostatico, cioè nel corso di procedure effettuate a causa di altre patologie, p. es., un tasso elevato di antigene specifico della prostata).

Per la rara prostatite batterica acuta febbrile (categoria 1) la microbiologia di un campione di urina dovrebbe essere sufficiente. Il massaggio prostatico è rigorosamente controindicato poiché può provocare setticemia.

La prostatite (categorie 2–4) è diagnosticata secondo il protocollo di localizzazione dell'«esame dei quattro campioni» (Schiefer et al. 1993; Weidner et al. 1994; Schiefer 1998). Il primo getto di urine (VB1) e il secondo (vescicale, VB2) sono ottenuti separatamente. Dopo il massaggio prostatico, si ottengono le secrezioni prostatiche evidenziabili (Expressed Prostatic Secretions, EPS) oppure, se queste sono insufficienti, si pratica un tampone uretrale. Il paziente deve, quindi, urinare di nuovo e, per la quarta frazione, l'urina viene raccolta dopo un massaggio prostatico (VB3). Di solito, viene esaminato anche l'eiaculato.

La diagnosi di prostatite *sensu stricto* (categorie 2, 3a e 4) si basa sull'individuazione di secrezioni prostatiche purulente. Se l'uretrite e le infezioni delle vie urinarie possono essere escluse, la presenza di un numero ≥ 10 granulociti per campo microscopico (1000 ×) nelle secrezioni prostatiche è evocatrice, mentre la presenza di un numero ≥ 20 granulociti per campo microscopico (1000 ×) è la prova di una prostatite, come un numero ≥ 10 granulociti per campo microscopico (400 ×) nella centrifugazione della cito-centrifugazione dei 3 mL di urina emessa dopo un massaggio prostatico (VB3, Schiefer et al. 1993; Weidner et al. 1994; Schiefer 1998).

La strategia diagnostica ottimale per distinguere le categorie 3a (infiammatoria) e 3b (non infiammatoria) richiede la valutazione dei globuli bianchi nel liquido seminale, oltre all'esame tradizionale della EPS. La presenza di un numero $\geq 10^6$ leucociti positivi alla perossidasi per millilitro di eiaculato è considerata rappresentativa «di una leucospermia significativa» che indica una categoria 3a (Krieger et al. 2000).

L'esame microbiologico include: (1) analisi semi-quantitativa dei batteri Gram-positivi e Gram-negativi, dei micoplasmi e dei lieviti in tutte le frazioni, (2) esame qualitativo per *C. trachomatis* e *N. gonorrhoeae* nel tampone uretrale dopo massaggio prostatico e (3) analisi al microscopio per *T. vaginalis*. In caso di sospetto clinico, l'urina mattutina e l'eiaculato vengono messi in coltura per *M. tuberculosis*.

Un test più breve che compari le colture di urina prima e dopo massaggio prostatico semplificherebbe la diagnosi (Nickel 1998).

La diagnosi eziologica di prostatite richiede la diagnosi qualitativa di gonococchi, di *Chlamydia* o di *Trichomonas* o la presenza di «batteri convenzionali», di micoplasmi o di lieviti $\geq 10^4$/mL nelle EPS e $\geq 10^3$/mL nel VB3 e $\leq 10^3$/mL nel VB1 e nel VB2 («tipo prostatite», Weidner et al. 1991, 1994; Schiefer et al. 1993).

Gli agenti più importanti nelle prostatiti batteriche acute e croniche sono i batteri Gram-negativi (*Escherichia coli* all'80%, ma anche *Klebsiella* spp., *Enterobacter* spp., *Proteus* spp., *Pseudomonas* spp.), *Enterococcus* spp. e, raramente, *Staphylococcus aureus, N. gonorrhoeae, Candida* spp., *T. vaginalis* (causa principale di uretroprostatite) e *M. tuberculosis* (nella prostatite cronica). Infezioni della prostata da parte di lieviti, per esempio, a *Cryptococcus neoformans* o *Candida* spp., sono osservate nei pazienti immunodepressi. Il ruolo eziologico di *C. trachomatis, U. urealyticum* e dei virus non è ancora stato chiarito (Weidner et al. 1991, 1994; Taylor-Robinson 1996; Schiefer 1998).

I risultati microbiologici contraddittori sono frequenti e sono probabilmente dovuti a una localizzazione focale della prostatite (Weidner et al. 1991, 1994).

Alla ricerca di possibili agenti batterici per la prostatite cronica/sindrome dolorosa pelvica cronica (categoria 3), è stata tentata un'amplificazione del gene (rDNA) dell'rRNA 16S utilizzando primer universali e specifici dei batteri (Tanner et al. 1999; Krieger et al. 2000). Questa procedura è ancora di dominio della ricerca. Tuttavia, i dati preliminari suggeriscono che i pazienti del sottotipo infiammatorio (categoria 3a) sono significativamente più suscettibili di avere un DNA batterico nel loro parenchima prostatico rispetto a quelli del sottotipo non infiammatorio (categoria 3b, Krieger et al. 1996b).

II.3.4.3.4
Epididimite

L'età e i dati anamnestici del paziente hanno un'importanza particolare nella diagnosi dell'epididimite (Weidner et al. 1987). Nei pazienti più giovani che hanno una perdita uretrale e nessuna difficoltà a urinare, i procedimenti diagnostici sono simili a quelli utilizzati in caso di uretrite. Nei pazienti che non presentano alcun residuo uretrale, le tecniche diagnostiche seguono l'«esame dei quattro campioni» (Weidner et al. 1987). In tutti gli altri casi, in particolare nei pazienti di più di 35 anni e nei pazienti con disturbi dello svuotamento vescicale, si deve sospettare un'infezione delle vie urinarie. In caso di epididimite cronica, l'urina mattutina (× 3), l'eiaculato e l'urina emessa dopo un massaggio prostatico devono essere esaminati per *M. tuberculosis* (Weidner et al. 1987; Schiefer 1998).

Negli uomini più giovani (< 35 anni), sessualmente attivi e senza difficoltà di minzione, l'epididimite è principalmente provocata da *N. gonorrhoeae* o da *C. trachomatis*. Gli anziani e i soggetti affetti da disturbi dello svuotamento vescicale hanno soprattutto infezioni delle vie urinarie con dei batteri identici a quelli che causano l'epididimite, cioè. *E. coli*, *Pseudomonas aeruginosa*, *Enterococcus* spp. e *M. tuberculosis* (Schiefer 1998).

II.3.4.3.5
Orchite

L'orchite è una complicanza di numerose infezioni batteriche sistemiche, per esempio, quelle dovute a *Salmonella typhi*, *Brucella* spp., *M. tuberculosis*, *M. leprae* e *Coxiella burnetii*, o di infezioni virali, provocate dal virus della parotite, dagli echovirus e dagli arbovirus e dal virus della coriomeningite linfocitaria, e di *Plasmodium* spp. I sintomi clinici forniscono la risposta (Schiefer 1998).

II.3.4.3.6
Infezioni delle ghiandole accessorie maschili (MAGI)

L'eiaculato ha origine nei testicoli e nell'epididimo (circa 5%), nella prostata (circa 30%), nelle vescicole seminali (circa 60%), nelle ghiandole di Cowper e in quelle uretrali (circa 5%). L'identificazione, all'analisi citochimica e biochimica del liquido seminale, di $\geq 10^6$ leucociti positivi alla perossidasi/mL («leucospermia significativa»), di ≥ 230 ng di elastasi/mL e di ≥ 0,01 mg/mL di complemento C3c indica un'infiammazione delle ghiandole accessorie maschili («vescicolite prostato-seminale», «annessite maschile», «epididimo-prostato-vescicolite») per quanto l'uretrite e le infezioni delle vie urinarie siano state eliminate. Questi risultati richiedono un esame microbiologico dell'eiaculato (Ludwig et al. 1998; WHO 1999; Rowe et al. 2000), nel quale la crescita di un numero $\geq 10^3$/mL batteri potenzialmente patogeni, in particolare di bacilli Gram-negativi, è considerata una «batteriospermia significativa» (WHO 1999; Rowe et al. 2000). La localizzazione del focolaio infiammatorio non può essere ottenuta con la coltura dell'eiaculato, ma richiede piuttosto un «test di quattro campioni» (Schiefer et al. 1993; Weidner et al. 1994; Schiefer 1998). L'analisi delle differenti frazioni dell'eiaculato («eiaculato frazionato») cioè una prima frazione (circa 0,6 mL) proveniente dai testicoli e dall'epididimo, una seconda frazione intermedia (circa 1,0 mL) e una terza frazione delle vescicole seminali, permette, al massimo, un orientamento.

II.3.4.3.7
L'eiaculato come veicolo di microrganismi

Oltre agli spermatozoi e alle cellule della spermatogenesi, l'eiaculato contiene cellule e secrezioni dell'epididimo, della prostata, delle vescicole seminali e dei dotti eiaculatori. È anche, il più delle volte, contaminato da microrganismi provenienti dalla flora residua dell'uretra. Le infezioni localizzate o generalizzate possono rendere l'eiaculato fortemente infettivo. I germi patogeni rigidi come *N. gonorrhoeae*, *C. trachomatis*, *T. vaginalis* e i microrganismi facoltativamente patogeni quali *M. hominis*, *U. urealyticum*, gli streptococchi del gruppo B e *Enterobacteriaceae* spp. possono essere individuati nel liquido seminale. Essi si fissano sugli spermatozoi (Friberg et al. 1985) e possono infettare l'apparato genitale femminile, in particolare l'endometrio e l'epitelio tubarico. Il liquido seminale può anche trasmettere dei virus, in particolare l'HIV-1 e l'HIV-2, il CMV, l'HBV e l'HPV (Craig et al. 1977; Mascola e Guinan 1986; Kashube et al. 1999).

I batteri e i virus non vengono uccisi durante la crioconservazione. Sono, di conseguenza, necessarie misure di sicurezza particolari per il liquido seminale utilizzato nell'inseminazione artificiale. I donatori di liquido seminale sono generalmente uomini giovani, sessualmente attivi e non sposati, portatori di un rischio elevato di infezioni sessualmente trasmesse. Non possono essere donatori di liquido seminale coloro che hanno precedenti di relazioni omosessuali o con delle prostitute, che cambiano spesso i partner sessuali, che sono affetti da infezioni sessualmente trasmesse o che abusano di droghe e coloro che hanno avuto trasfusioni di sangue o con partner che ne hanno avute. Le infezioni urogenitali tramite HIV-1, HIV-2, CMV, HBV, HCV, HSV-2, HPV, *T. pallidum*, *C. trachomatis*, *N. gonorrhoeae*, *M. hominis*, *U. urealyticum*, gli streptococchi del gruppo B e *T. vaginalis* sono criteri di esclusione assoluti o relativi. Poiché gli esami necessari non possono essere eseguiti il giorno della donazione, il liquido seminale deve essere crioconservato e utilizzato per l'inseminazione solo se gli esami sul donatore hanno fornito dei risultati negativi dopo 180 giorni (Craig et al. 1977; Mascola e Guinan 1986; Liesnard 1998; British Andrology Society 1999).

Bibliografia

Bowie WR, Pollock HM, Forsyth PS, Floyd JF, Alexander ER, Wang SP, Holmes KK (1977) Bacteriology of the urethra in normal men and men with nongonococcal urethritis. J Clin Microbiol 6:482 – 488

British Andrology Society (1999) British Andrology Society guidelines for the screening of semen donors for donor insemination. Hum Reprod 14:1823 – 1826

Brunner H, Weidner W, Schiefer HG (1983) Studies on the role of *Ureaplasma urealyticum* and *Mycoplasma hominis* in prostatitis. J Infect Dis 147:807 – 813

Craig JM, Barratt CLR, Kinghorn GR (1977) Semen donors and STD screening. Genitourin Med 73:280 – 283

Drach GW, Fair WR, Meares EM, Stamey TA (1978) Classification of benign diseases associated with prostatic pain: prostatitis or prostatodynia? J Urol 120:266

Dupin N, Bijaoui G, Schwarzinger M, Ernault P, Gerhardt P, Jdid R, Hilab S, Pantoja C, Buffet M, Escande JP, Costa JM (2003) Detection and quantification of *Mycoplasma genitalium* in male patients with urethritis. Clin Infect Dis 37:602 – 605

Eggert-Kruse W, Rohr G, Ströck W, Pohl S, Schwalbach B, Runnebaum B (1995) Anaerobes in ejaculates of subfertile men. Hum Reprod Update 1:462 – 478

Friberg J, Gleicher N, Suarez M, Confino E (1985) Chlamydia attached to spermatozoa. J Infect Dis 152:854

Funke G, Bernard KA, Bucher C, Pfyffer GE, Collins MD (1995) *Corynebacterium glucuronolyticum* sp. nov. isolated from male patients with genitourinary infections. Med Microbiol Lett 4:204 – 215

Hawkins DA, Fontaine EAR, Thomas BJ, Boustouller YL, Taylor-Robinson D (1988) The enigma of non-gonococcal urethritis: role for *Bacteroides ureolyticus*. Genitourin Med 64: 11 – 13

Howell CL, Miller MJ, Bruckner DA (1986) Elimination of toxicity and enhanced cytomegalovirus detection in cell cultures inoculated with semen from patients with acquired immunodeficiency syndrome. J Clin Microbiol 24:657 – 660

Isenberg HD (ed) (1998) Essential procedures for clinical microbiology. ASM Press, Washington DC

Jensen JS, Orsum R, Dohn B, Uldum S, Worm AW, Lind K (1993) *Mycoplasma genitalium*: a cause of male urethritis? Genitourin Med 69:265 – 269

Jensen JS, Hansen HT, Lind K (1996) Isolation of *Mycoplasma genitalium* strains from the male urethra. J Clin Microbiol 34:286 – 291

Jensen IP, Fogh H, Prag J (2003) Diagnosis of *Chlamydia trachomatis* infections in a sexually transmitted disease clinic: evaluation of a urine sample tested by enzyme immunoassay and polymerase chain reaction in comparison with a cervical and/or a urethral swab tested by culture and polymerase chain reaction. Clin Microbiol Infect 9:194 – 201

Kashube ADM, Dyer JR, Kramer LM, Raasch RH, Eron JJ, Cohen MS (1999) Antiretroviral-drug concentrations in semen: implications for sexual transmission of human immunodeficiency virus type 1. Antimicrob Agents Chemother 43:1817 – 1826

Kharsany ABM, Hoosen AA, Kiepiela P, Naicker T, Sturm AW (1996) Culture of *Calymmatobacterium granulomatis*. Clin Infect Dis 22:391

Krieger JN, Egan KJ, Ross SO, Jacobs R, Berger RE (1996a) Chronic pelvic pains represent the most prominent urogenital symptoms of chronic prostatitis. Urology 48:715 – 722

Krieger JN, Riley DE, Roberts MC, Berger RE (1996b) Prokaryotic DNA sequences in patients with chronic idiopathic prostatitis. J Clin Microbiol 34:3120 – 3128

Krieger JN, Jacobs RR, Ross SO (2000) Does the chronic prostatitis/pelvic pain syndrome differ from non bacterial prostatitis and prostatodynia? J Urol 164:1554 – 1558

Liesnard CA (1998) Screening of semen donors for infectious diseases. Hum Reprod 13 [Suppl 2]:12 – 24

Ludwig M, Kümmel C, Schroeder-Printzen I, Ringert RH, Weidner W (1998) Evaluation of seminal plasma parameters in patients with chronic prostatitis or leukocytospermia. Andrologia 30 [Suppl. 1]:41 – 47

Mascola L, Guinan ME (1986) Screening to reduce transmission of sexually transmitted diseases in semen used for artificial insemination. New Engl J Med 314:1354 – 1359

Mestecky J, Fultz PN (1999) Mucosal immune system of the human genital tract. J Infect Dis 179 [Suppl 3]:S470–S474

Murray PR, Baron EJ, Jorgensen JH, Pfaller MA, Yolken RH (eds) (2003) Manual of clinical microbiology, 8th edn. ASM Press, Washington DC

Nickel JC (1998) Effective office management of chronic prostatitis. Urol Clin North Am 25:677 – 684

Riegel P, Ruimy R, de Briel D, Prévost G, Jehl F, Bimet F, Christen R, Monteil H (1995) *Corynebacterium seminale* sp. nov., a new species associated with genital infections in male patients. J Clin Microbiol 33:2244 – 2249

Rowe PJ, Comhaire FH, Hargreave TB, Mahmoud AMA (2000) WHO manual for the standardized investigation, diagnosis and management of the infertile male. Cambridge University Press, Cambridge

Sandys GH (1960) A new method of preventing swarming of *Proteus* sp. with a description of a new medium suitable for use in routine laboratory practice. J Med Lab Technol 17:224 – 233

Schiefer HG (1998) Microbiology of male urethroadnexitis: Diagnostic procedures and criteria for aetiologic classification. Andrologia 30 [Suppl 1]:7 – 13

Schiefer HG, Jantos C, Weidner W (1993) Prostatitis syndrome. Cytological and microbiological procedures for diagnosis and classification. Med Microbiol Lett 2:403 – 410

Tanner MA, Shoskes D, Shahed A, Pace NR (1999) Prevalence of corynebacterial 16 S rRNA sequences in patients with bacterial and «non bacterial» prostatitis. J Clin Microbiol 37:1863 – 1870

Taylor-Robinson D (1996) Infections due to species of *Mycoplasma* and *Ureaplasma*: an update. Clin Infect Dis 23:671 – 684

Tuuminen T, Palomäki P, Paavonen J (2000) The use of serologic tests for the diagnosis of chlamydial infections. J Microbiol Methods 42:265 – 279

Weidner W, Schiefer HG, Garbe C (1987) Acute nongonococcal epididymitis. Aetiological and therapeutic aspects. Drugs 34 [Suppl. 1]:111 – 117

Weidner W, Schiefer HG, Krauss H, Jantos C, Friedrich HJ, Altmannsberger M (1991) Chronic prostatitis: a thorough search for etiologically involved microorganisms in 1461 patients. Infection 19 [Suppl. 3]:S119–S125

Weidner W, Madsen PO, Schiefer HG (eds) (1994) Prostatitis. Etiopathology, diagnosis and therapy. Springer, Berlin Heidelberg New York

World Health Organization (1999) WHO laboratory manual for the examination of human semen and sperm-cervical mucus interaction, 4th edn. Cambridge University Press, Cambridge

II.3.5 Valutazione ormonale nell'infertilità e nelle disfunzioni sessuali

D. Klingmüller, N. Bliesener, G. Haidl

Sintesi

I dosaggi sierici di alcuni ormoni sono indispensabili per la valutazione dell'infertilità o di una disfunzione sessuale. Essi sono facili da realizzare e possono rendere più brevi le procedure diagnostiche e terapeutiche. Gli ormoni più importanti sono l'FSH, l'LH e il testosterone. A seconda della sintomatologia, possono essere necessari dosaggi di prolattina e di tiroxina. La conoscenza della regolazione endocrina e dei fattori che la influenzano è importante per l'interpretazione dei dosaggi ormonali.

II.3.5.1 Introduzione

Le malattie endocrine non sono le cause più frequenti dell'infertilità e della disfunzione sessuale maschile. Tuttavia, il bilancio ormonale è una componente obbligatoria e imprescindibile nella diagnosi di queste malattie per diverse ragioni. In primo luogo, gli esami ormonali sono facili da eseguire e i risultati sono chiari e con un buon rapporto costo-efficacia. In seguito, se un'eziologia endocrina dell'infertilità o della disfunzione sessuale maschili non è diagnosticata fin dall'inizio, i pazienti vengono sottoposti spesso a esami e a terapie inutili. Infine, il trattamento dell'infertilità o della disfunzione sessuale di eziologia endocrina è generalmente semplice e molto efficace. Accanto al bilancio ormonale, l'esame dei pazienti che presentano infertilità o una disfunzione sessuale comprende un'anamnesi dettagliata, un esame clinico e l'analisi del liquido seminale. L'interpretazione dei risultati si basa sulla conoscenza della regolazione endocrina delle due principali funzioni testicolari, la spermatogenesi e la produzione di testosterone.

Una disfunzione testicolare può provocare una riduzione della spermatogenesi con o senza diminuzione della produzione di testosterone. I rapporti di feedback tra gli ormoni permettono al medico di localizzare la disfunzione endocrina: nei pazienti con una disfunzione testicolare primaria, i livelli sierici di ormone follicolo-stimolante (FSH) o di FSH e di ormone luteinizzante (LH) sono aumentati. Nei pazienti con una disfunzione secondaria, di origine ipofisaria o ipotalamica, le concentrazioni di FSH e di LH sono al di sotto del valore normale o, comunque, anormali. È stato discusso un dosaggio supplementare di routine di prolattina, di tiroxina e di inibina B. A seconda dei risultati sintomatici, questi ormoni dovrebbero essere dosati (vedi oltre). I dosaggi ormonali sono effettuati essenzialmente nel siero. I livelli ormonali sono molto bassi e si situano in genere nel range dei valori nanomolari o picomolari. Le tecniche ematochimiche altamente sensibili come i dosaggi radioimmunologici, immuno-enzimatici o a immunofluorescenza (Radio, Enzyme or Fluorescence ImmunoAssays, RIA, EIA, FIA) permettono di effettuare misurazioni a concentrazioni altrettanto basse. I reagenti immunologici delle diverse ditte produttrici utilizzano spesso degli anticorpi diretti contro i differenti determinanti antigenici di uno stesso ormone. I loro risultati differiscono quindi spesso in modo considerevole, in particolare con gli ormoni peptidici. Bisogna tenerne conto quando si confrontano i risultati di differenti metodi di dosaggio (Fig. II.3.6). Un intervallo di normalità deve, quindi, essere determinato per ogni metodo. I livelli ormonali sono influenzati da numerose variabili, per esempio, l'età, il peso del paziente e l'ora del prelievo ematico. Queste variabili devono essere prese in considerazione al momento del prelievo dei campioni sanguigni o dell'interpretazione dei risultati di laboratorio.

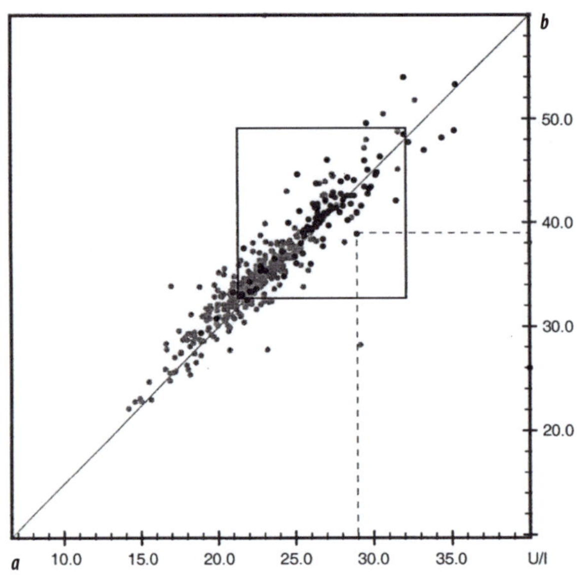

Fig. II.3.6 a, b. Diagramma di Youden degli studi della Deutsche Gesellschaft für Klinische Chemie (DGKC, Associazione Tedesca di Chimica Clinica). Sono mostrate le concentrazioni dell'ormone luteinizzante (*LH*) in due campioni (**a** e **b**) determinati mediante 433 laboratori. I dati personali (campione a: 29 U/L; campione b: 39,5 U/L) sono indicati da delle *linee punteggiate*. L'importante dispersione dei valori, misurati con i metodi di diversi fabbricanti, è notevole. La dispersione dei valori misurati con lo stesso metodo è meno marcata, indicata dai *punti neri*

II.3.5.2
Testosterone totale

La secrezione di testosterone dipende, tra l'altro, dall'età del paziente e dal momento della giornata. Essa diminuisce con l'invecchiamento. I valori normali sono, dunque, più bassi negli anziani che nei giovani (Belanger et al. 1994). La secrezione di testosterone è regolata dal ritmo circadiano con un picco di concentrazione mattutina (Diver et al. 2003). La sera, le concentrazioni sono più basse fino al 40%. Inoltre, leggere fluttuazioni dette circadiane possono modificare le concentrazioni di testosterone. Per questo motivo, è raccomandato misurare il testosterone tra le 8:00 e le 10:00 del mattino. Dal momento che un solo dosaggio del testosterone plasmatico si rivela molto rappresentativo dello stato ormonale maschile a lungo termine, i prelievi ematici multipli non sono più raccomandati (Vermeulen e Verdonck 1992). Quando il tasso di testosterone è ridotto o vicino al limite inferiore, deve essere praticato un secondo dosaggio.

Nel sangue, il testosterone può essere libero (circa il 2%) o legato alle proteine (circa il 98%, Bhasin et al. 1998). Una frazione (circa il 40%) è strettamente legata alla globulina di legame degli ormoni sessuali (Sex Hormone Binding Globulin, SHBG), con una costante di legame di 1×10^9 L/mol (Hammond et al. 1980; Pardridge 1988). Una rilevante percentuale (circa il 60%) è legata meno fortemente all'albumina, con una costante di legame di 3×10^4 L/mol. La combinazione delle diverse frazioni del testosterone è denominata testosterone totale. Il testosterone libero e quello legato all'albumina sono biodisponibili.

Il dosaggio del testosterone totale fornisce una valutazione adeguata della funzione delle cellule di Leydig. Il dosaggio del testosterone con l'analisi di fluorescenza o di luminescenza elettrochimica è largamente utilizzato. È sufficiente una quantità di circa 20 μL di siero. L'analisi dura circa 60 minuti. La precisione e l'esattezza di questi metodi sono molto elevate, in particolare nell'intervallo dei valori di riferimento. Tuttavia, a basse concentrazioni, la precisione è di gran lunga minore rispetto ai dosaggi radioimmunologici convenzionali (Taieb et al. 2002).

Il dosaggio del testosterone libero è consigliato solo quando è sospettato un tasso anomalo di SHBG. Numerosi fattori possono modificare la concentrazione plasmatica di SHBG (vedi oltre).

II.3.5.3
Testosterone libero

Esistono diverse possibilità per il dosaggio o per la valutazione del testosterone libero. Il metodo più preciso è quello della dialisi: il siero è rafforzato con una piccola quantità di ormone marcato. La percentuale di ormone che si diffonde attraverso una membrana semipermeabile viene poi dosata. La concentrazione assoluta di ormone libero può, dunque, essere calcolata come il prodotto della concentrazione di ormone totale e della frazione dializzabile oppure può essere misurata direttamente nel dialisato. Si tratta di un metodo piuttosto complicato e soggetto a errori, praticato solo in un numero ristretto di laboratori specializzati.

Il testosterone «biodisponibile» o il testosterone non legato alla SHBG, può essere dosato dopo la separazione, precipitando il testosterone legato alla SHBG con solfato di ammonio al 50%. Il testosterone biodisponibile è la frazione che determina l'azione androgenica. La sua valutazione è anch'essa complessa a causa della fase di precipitazione.

Nel dosaggio detto analogo viene utilizzato un analogo del testosterone marcato allo iodio I^{125} e con una scarsa affinità per la SHBG e l'albumina. I dosaggi effettuati con il metodo degli analoghi attualmente disponibili in commercio non sono correlati con i risultati della dialisi di equilibrio; pertanto, essi non devono essere utilizzati.

Il tasso di testosterone libero può essere calcolato con il «calcolatore del testosterone», utilizzando i livelli di testosterone totale, di SHBG e di albumina (ciò si realizza più facilmente utilizzando il calcolatore di testosterone libero sul sito www.issam.ch). Vermeulen e i suoi colleghi hanno mostrato una correlazione molto forte tra i tassi di testosterone calcolati e quelli ottenuti con la dialisi di equilibrio. In generale, il tasso di testosterone libero (indice di testosterone), ottenuto mediante un calcolo a partire dai dosaggi immuno-enzimatici di testosterone totale e di SHBG, sembra il più adatto alla pratica clinica di routine (Vermeulen et al. 1999).

Il dosaggio del testosterone totale con le tecniche attualmente disponibili permette di distinguere i soggetti eugonadici da quelli ipogonadici. Tuttavia, in molti casi, queste tecniche si rivelano insufficientemente sensibili per misurare le basse concentrazioni di testosterone nei bambini prepuberi e nelle donne (Taieb et al. 2003; Wang et al. 2004).

II.3.5.4
Ormone luteinizzante (LH) e ormone follicolo-stimolante (FSH)

Le gonadotropine LH e FSH sono entrambe prodotte dall'ipofisi. L'LH induce la sintesi del testosterone intratesticolare. L'FSH agisce come mediatore dello sviluppo degli spermatozoi, insieme al testosterone. Poiché le gonadotropine sono secrete in maniera pulsante dall'ipofisi, il loro intervallo di riferimento è molto ampio.

Attualmente, sono disponibili in commercio sistemi di individuazione altamente sensibili per il dosaggio delle gonadotropine, che utilizzano due anticorpi monoclonali differenti. Fra questi sistemi, il primo è diretto alla subunità α e, il secondo, alla subunità β di questi ormoni. Oltre ai dosaggi radioimmunologici (ImmunoRadioactive Assays, IRMA), caratterizzati dalla una precisione e dalla una sensibilità elevate, sono sempre più utilizzati i metodi non radioattivi come il dosaggio immunofluorometrico (ImmunoFluoroMetric Assay, IFMA) e il dosaggio con il test di immuno-assorbimento enzimatico (ELISA). Questi metodi impiegano delle sostanze fluorescenti o enzimi, invece dei marcatori radioattivi.

I valori ottenuti con i metodi di diversi fabbricanti variano spesso in modo considerevole (Fig. II.3.6) e ogni tecnica ha un intervallo di normalità differente. Ciò deve essere tenuto in debita considerazione confrontando i valori ottenuti con metodiche diverse.

Le mutazioni del gene β dell'LH, che provocano modificazioni strutturali del sito di legame della proteina, sono rare. In presenza di queste alterazioni strutturali, gli anticorpi del reagente non possono più legarsi alla molecola dell'LH e, per questo, si ottengono valori falsamente bassi. In questi casi si effettuano un esame della bioattività dell'LH da parte di alcune colture cellulari o un dosaggio enzimatico con anticorpi di una specificità differente.

Le concentrazioni sieriche di FSH e di LH forniscono informazioni importanti sull'origine della disfunzione testicolare. Un tasso di testosterone inferiore rispetto al valore normale, o ridotto marginalmente, associato a dei valori elevati di LH e di FSH è tipico dell'ipogonadismo testicolare. Un aumento del tasso di FSH con livelli normali di testosterone e di LH sierici è l'indice di una spermatogenesi alterata con una funzione normale delle cellule di Leydig. Questa associazione si osserva frequentemente perché la spermatogenesi è più sensibile della funzione delle cellule di Leydig. Un tasso di testosterone inferiore alla norma e una conta degli spermatozoi bassa senza un aumento delle gonadotropine dimostrano una disfunzione centrale ipofisaria o ipotalamica (ipogonadismo ipogonadotropo).

Negli adolescenti che presentano una pubertà ritardata, è spesso difficile fare una distinzione tra una pubertà ritardata costituzionale e altre forme di ipogonadismo ipogonadotropo. Il dosaggio di base delle gonadotropine e del testosterone è generalmente insufficiente per differenziare questi problemi. Tuttavia, il dosaggio di LH sotto stimolazione con l'ormone che libera la gonadotropina (GnRH, 100 μg e.v.) permetterebbe una diagnosi differenziale rapida ed efficace del ritardo puberale (Jungmann e Trautermann 1994). Quando c'è un'anamnesi familiare di ritardo puberale costituzionale e quando l'età ossea del paziente è ritardata, il ritardo costituzionale di accrescimento e di pubertà è molto probabile. Quando sono presenti sintomi concomitanti di insufficienza ipofisaria, in particolare il diabete insipido, deve essere effettuato un imaging della sella turcica mediante risonanza magnetica (MRI), per individuare un tumore del sistema nervoso centrale (SNC). In caso di sindrome di Kallmann, una forma congenita di ipogonadismo ipogonadotropo, il paziente lamenta anosmia e la MRI mostra l'assenza di bulbi olfattivi (Klingmüller et al. 1987).

II.3

II.3.5.5 Inibina B

L'inibina B è una glicoproteina prodotta dalle cellule di Sertoli. La sua produzione dipende dal numero di cellule, da fattori dovuti alle cellule germinali e dalle gonadotropine. Nell'uomo, l'inibina B è il principale regolatore negativo della liberazione di FSH mediante feedback. Contrariamente alle gonadotropine, l'inibina B può essere rilevata nei ragazzi prepuberi perché è prodotta in quantità considerevole fin dalla nascita. La sua concentrazione sierica segue un ritmo circadiano con concentrazioni elevate al mattino e minori all'inizio della serata (Brennemann et al. 1994).

Il dosaggio di inibina B mediante la tecnica ELISA, sviluppato da Groome, rileva non soltanto l'inibina 31 kDa, ma anche le forme più importanti (Groome et al. 1996). Ciò potrebbe spiegare perché le concentrazioni sieriche in soggetti oligo- e normo-zoospermici hanno una considerevole sovrapposizione (Winters e Plant 1999).

Esiste una debole correlazione positiva tra le concentrazioni di inibina B e la concentrazione degli spermatozoi. Negli uomini con spermatogenesi alterata, le concentrazioni di inibina B sono abbassate rispetto a quelle degli uomini normali. Tuttavia, esistono dei punti di contatto considerevoli tra i valori degli uomini normali e quelli degli uomini oligozoospermici. Se la spermatogenesi è gravemente alterata, per esempio dopo la chemioterapia, le concentrazioni di inibina B sono ridotte in modo molto importante. L'inibina B non è individuabile nei pazienti affetti da sindrome di Klinefelter o da anorchia congenita. I dosaggi di inibina B permettono al medico di differenziare questi pazienti da quelli portatori di testicoli intra-addominali (Kubini et al. 2000). Nell'ipogonadismo ipogonadotropo, si riscontra anche un tasso di inibina B inferiore al valore normale.

L'apporto dell'inibina B nella diagnosi di infertilità maschile è ancora poco chiaro. Alcuni studi hanno descritto l'inibina B come il marker endocrino più sensibile della spermatogenesi nell'infertilità maschile (Klingmüller e Haidl 1997; Pierik et al. 1998). Al contrario, Jensen et al. (1997) hanno suggerito che l'FSH sarebbe più appropriato per predire un'alterazione della spermatogenesi. La predizione positiva di una spermatogenesi alterata è più attendibile quando viene utilizzato il rapporto inibina B/FSH (Jensen et al. 1997).

II.3.5.6 Ormone antimulleriano

L'ormone antimulleriano (AMH) è prodotto dalle cellule di Sertoli e inibisce i canali mulleriani durante il periodo fetale dell'uomo. Nei ragazzi in buona salute, esso è facilmente rilevato. Durante la pubertà, si riduce. Prima dell'inizio della pubertà, è utilizzato per determinare la presenza di gonadi perché non è presente nei ragazzi che presentano un'anorchidia congenita.

II.3.5.7 Estradiolo

Nell'uomo, circa il 25% dell'estradiolo ha origine dai testicoli e il 75% dall'aromatizzazione extra-ghiandolare (Weinstein et al. 1974). L'aromatasi è presente, tra l'altro, nelle cellule di Leydig, nella corteccia surrenalica, nel tessuto adiposo e, in minimo grado, nel cervello (Steckelbroeck et al. 1999). Nell'uomo, l'estradiolo è libero (2–3%) o legato in modo debole all'albumina.

Circa il 30% è legato alla SHBG con una bassa affinità. Il tasso di estradiolo sierico dell'uomo non è, dunque, influenzato in maniera cruciale dalle alterazioni del tasso di SHBG.

Le metodiche classiche di individuazione degli estrogeni sono complesse, a causa dell'interferenza dei metaboliti steroidei che devono essere separati con la cromatografia prima della quantificazione degli estrogeni con dosaggio immunologico. Sfortunatamente, la precisione dei test disponibili in commercio è molto bassa, a causa dei livelli minimi di estrogeni da dosare nell'uomo. Ciò si applica in particolare ai sistemi multi-analizzatori automatizzati (Taieb et al. 2002). Il dosaggio dell'estradiolo è molto importante nei tumori che producono estrogeni, come i tumori delle cellule di Leydig. A causa della produzione autonoma di estrogeni da parte di questi tumori, le secrezioni di gonadotropine e di testosterone possono essere ridotte o soppresse.

Nei pazienti affetti da ginecomastia dovuta all'obesità, i tassi di estrogeni sono, talvolta, leggermente elevati a causa di un aumento dell'attività aromatasica nel tessuto adiposo.

II.3.5.8 Globulina che lega l'ormone sessuale (SHBG)

La SHBG, una glicoproteina, si lega al testosterone e, in misura minore, ad altri steroidi come l'estradiolo, cosa che aumenta la loro emi-vita nel sangue. Nella maggior parte dei casi, il testosterone libero è correlato con il testosterone totale, e la determinazione della SHBG non è necessaria.

La concentrazione plasmatica di SHBG può essere influenzata da diversi fattori. Una diminuzione del tasso di SHBG può essere legata all'obesità o all'iperinsulinismo, ma può essere dovuta anche a un eccesso di glucocorticoidi, di androgeni, di progesterone o di ormone della crescita o a un ipotiroidismo. Un aumento di SHBG può essere provocato dall'invecchiamento, ma anche dall'aumento dei tassi di estrogeni, con un deficit di androgeni o di ormone della crescita, dall'ipertiroidismo o da alcuni antiepilettici (Tabella II.3.6).

Tabella II.3.6. Parametri che influenzano il tasso di SHBG

Aumento dei tassi di SHBG	Diminuzione dei tassi di SHBG
Ipertiroidismo	Obesità
Invecchiamento	Iperinsulinemia
Deficit dell'ormone della crescita	Ipotiroidismo
	Ipercortisolismo
Malattia epatica cronica	Eccesso di androgeni
Eccesso di estrogeni	
Deficit di androgeni	

II.3.5.9 Prolattina

L'iperprolattinemia inibisce la secrezione di GnRH e può, quindi, provocare un ipogonadismo centrale. Più il livello della prolattina è elevato, più l'asse gonadico è represso e più possono verificarsi una disfunzione sessuale (libido e/o funzione erettile diminuite) e infertilità. I sintomi mammari come la galattorrea e la ginecomastia sono dei segni rari di iperprolattinemia.

Nell'uomo, il limite superiore del tasso di prolattina è di circa 15 ng/mL. Una concentrazione di prolattina superiore a 200 ng/mL è tipica di un prolattinoma. In questi casi, è indispensabile una MRI ipofisaria.

Dei livelli di prolattina che non superano i 200 ng/mL sono frequentemente scoperti nei microprolattinomi (diametro di meno di 10 mm), ma possono anche essere provocati da vari farmaci, in particolare gli antagonisti della dopamina come la metoclopramide, il domperidone e quasi tutti i neurolettici, a eccezione di quelli che non interessano la prolattina. È noto che i neurolettici, in particolare l'amisulpride, il sulpiride e il risperidone, provocano aumenti considerevoli della prolattina (Oseko et al. 1988; Schlosser et al. 2002; Kinon et al. 2003). Le altre cause di aumento contenuto della prolattina sono l'ipotiroidismo, l'insufficienza renale cronica e lo stress. Bisogna tenere a mente che una rara causa di aumento contenuto della prolattina può essere una lesione espansiva che comprime il peduncolo pituitario e disinibisce anche il blocco di secrezione della prolattina determinato dalla dopamina. Una MRI è, quindi, necessaria se non esiste alcuna altra ragione per spiegare una moderata iperprolattinemia (Molitch 1992).

Se il tasso di prolattina è molto elevato (superiore a 20 000 ng/mL), un effetto di inversione a forti dosi può apparire nel dosaggio immunologico a causa dell'eccesso di antigene, cosa che dà un falso livello basso di concentrazione (St-Jean et al. 1996). Se si sospettano dei valori di prolattina molto elevati, queste false basse misure possono essere evitate con la diluizione del campione sierico.

II.3.5.10 Diidrotestosterone

La concentrazione sierica di diidrotestosterone è di circa un decimo rispetto a quella del testosterone. Prima del dosaggio immunologico, il diidrotestosterone deve essere separato dal testosterone con la cromatografia, per evitare una reazione crociata degli anticorpi. Poiché le concentrazioni sieriche degli uomini in buona salute e degli uomini ipogonadici si accavallano notevolmente, il dosaggio di diidrotestosterone non è raccomandato nella diagnosi di infertilità e di disfunzione sessuale negli uomini che hanno organi genitali normali. Tuttavia, la valutazione del rapporto testosterone semplice e stimolato da β-hCG/diidrotestosterone indica una diagnosi di deficit di 5α-reduttasi (Gad et al. 1997).

II.3.5.11 Bilancio ormonale di una disfunzione sessuale

La disfunzione sessuale è provocata da molte malattie. Le cause endocrine comprendono l'interessamento dell'asse ipotalamo-ipofisi-gonadi, l'iperprolattinemia, il diabete mellito e, raramente, l'iper- e l'ipotiroidismo, così come la malattia di Cushing (Tabella II.3.7).

Tabella II.3.7. Cause endocrine di disfunzione sessuale

Insufficienza testicolare primaria o secondaria
Disfunzione tiroidea
Iperprolattinemia
Diabete mellito
Malattia di Cushing

Il deficit di testosterone può provocare una diminuzione del desiderio sessuale e un'alterazione della funzione erettile.

Le alterazioni endocrine sono raramente la causa di una disfunzione sessuale, ma devono essere escluse per evitare che i pazienti subiscano procedure diagnostiche o terapeutiche inutili. In uno studio di Earle e Stuckey (2003), 1455 pazienti sono stati testati per ricercare una malattia endocrina responsabile di una disfunzione erettile, e questo studio ha riportato una frequenza di circa il 15%. Essi hanno trovato dei valori alterati di testosterone (5,7%), di prolattina (0,5%) e dei test della funzione tiroidea (0,13%) e della glicemia. L'esecuzione dei dosaggi ormonali dipende dallo stato clinico del paziente. Nell'insieme, la diagnosi endocrina di una disfunzione sessuale è facile da effettuare, rapida, efficace e poco costosa (Fig. II.3.7, Tabella II.3.8).

Tabella II.3.8. Bilancio ormonale di una disfunzione sessuale. (*FSH* follicolo-stimolina, *fT_4 tiroxina libera, LH* ormone luteinizzante, *SHBG* globulina di legame degli ormoni sessuali, *TSH* ormone tireostimolante o tireostimolina)

Misura unica del testosterone totale 8:00-10:00 di mattina
Se bassi tassi: verificare nuovamente
Se conferma dei bassi tassi, dosaggio di:
LH, FSH
Prolattina
TSH, fT_4 (se sospetto di disturbo tiroideo)
Glucosio
In caso di malattie che potrebbero influenzare i tassi di SHBG, verificare: SHBG per calcolare il testosterone libero

II.3.5.12 Test di stimolazione con la gonadotropina corionica umana (hCG)

L'hCG, come l'LH, stimola la produzione di testosterone da parte delle cellule di Leydig. Prima dell'inizio della pubertà, questo test è utile per determinare la funzione delle cellule di Leydig. Esistono vari protocolli per questi esami di stimolazione con l'hCG. In generale, si utilizzano 5000 UI di hCG intramuscolare (Knorr et al. 1979). La funzione delle cellule di Leydig è considerata normale se la concentrazione di testosterone aumenta di 1,5–2 ng/mL. Utilizzando questo esame, possono essere rilevati un ipogonadismo primario e delle anomalie della sintesi del testosterone. Nei ragazzi che presentano anorchidia congenita, il testosterone non aumenta dopo la stimolazione con l'hCG. La diagnosi di anorchia congenita può essere affermata misurando l'inibina B e/o l'AMH (Kubini et al. 2000).

Nell'adulto, il test mediante hCG non è necessario per analizzare la funzione delle cellule di Leydig, poiché la misura di base del testosterone e delle gonadotropine fornisce un'informazione sufficiente a permettere la diagnosi. Inoltre, il test mediante hCG, contrariamente alla misurazione di base del testosterone e delle gonadotropine, non è raccomandato per distinguere il carattere primario o centrale dell'ipogonadismo poiché, nell'origine centrale, anche l'aumento di testosterone dopo hCG è inadeguato, a causa di una sotto-regolazione degli enzimi di produzione del testosterone.

II.3.5.13 Test di stimolazione con l'ormone di liberazione delle gonadotropine (GnRH)

Nell'adolescente, il test al GnRH sembra utile per differenziare le diverse forme di ipogonadismo ipogonadotropo (secondario) dai ritardi puberali costituzionali più frequenti. Questo esame differenzia i pazienti con ipogonadismo ipogonadotropo da quelli con un ritardo puberale costituzionale con una sensibilità dell'82% e una specificità dell'98%.

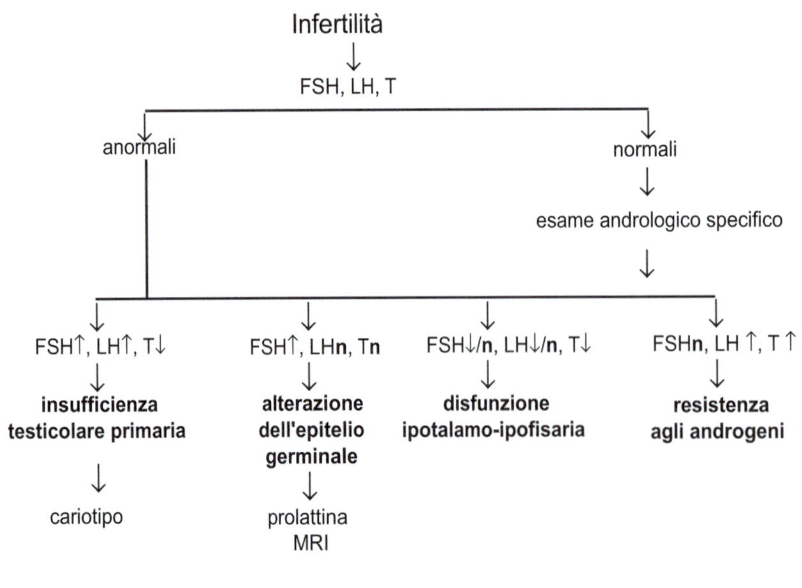

Fig. II.3.7. Diagnosi delle cause endocrine di infertilità

II.3

Se l'LH è superiore a 10 mU/mL 30 minuti dopo un'iniezione e.v. di 100 μg di GnRH, un ritardo puberale costituzionale è la diagnosi più probabile. Una diagnosi precoce di questa affezione è importante perché il ritardo nel trattamento sostitutivo con testosterone ne aggrava l'esito (Jungmann e Trautermann 1994).

Nell'adulto, il test del GnRH nella diagnosi differenziale dell'ipogonadismo ipogonadotropo sembra avere poco interesse pratico per diverse ragioni (Vierhapper 1985; Pavord et al. 1992):

1. La misurazione di base del testosterone (inferiore alla norma) e delle gonadotropine (basse o normali inappropriate) è quasi sempre sufficiente a permettere la diagnosi.
2. Le fluttuazioni individuali della risposta dell'LH al test del GnRH sono note per essere considerevoli.
3. Il test del GnRH ha una scarsa sensibilità poiché gli uomini con un deficit secondario di testosterone spesso possono avere una normale risposta a un'iniezione acuta di GnRH.
4. Il test del GnRH non rileva la differenza tra disturbi ipotalamici e ipofisari perché la risposta alle gonadotropine è ridotta in entrambi i casi.

Alla fine degli anni '70, si è dimostrato che la misurazione della risposta a lungo termine del GnRH potrebbe essere utile per localizzare la malattia (Snyder et al. 1979). Con i progressi delle tecniche di imaging, questo test non è più soltanto costoso, ma anche di interesse clinico limitato. È stato riportato un infarto ipofisario dopo iniezione di GnRH in un paziente portatore di un adenoma ipofisario (Hiroi et al. 2001). In conclusione, non raccomandiamo più il test del GnRH di routine nell'uomo adulto che presenta un ipogonadismo ipogonadotropo.

II.3.5.14 Test di stimolazione

II.3.5.14.1 Test di stimolazione con l'hCG

Indicazione

- Valutazione della funzione delle cellule di Leydig, dell'anorchia e delle anomalie della sintesi del testosterone nel bambino.

Metodo

- Dosaggio del testosterone tra le 8:00 e le 10:00 del mattino prima dell'iniezione i.m. di 5000 UI di hCG.
- Dosaggio del testosterone 72 ore dopo l'iniezione i.m. di hCG.

Interpretazione

- Aumento del testosterone di 1,5–2 ng/mL nei ragazzi prepuberi.

II.3.5.14.2 Test di stimolazione con il GnRH

Indicazione

- Diagnosi differenziale della pubertà ritardata.
- Non è indicato nella diagnosi di routine nell'adulto che presenta un'ipogonadismo secondario.

Metodo

- Dosaggio dell'LH prima dell'iniezione e.v. di 100 μg di GnRH e 30 minuti dopo.

Interpretazione

- Un ritardo puberale costituzionale è la diagnosi più verosimile quando l'LH è superiore a 10 mU/mL 30 minuti dopo una dose e.v. acuta di 100 μg di GnRH (sensibilità: 82%, specificità: 98%, Jungmann e Trautermann 1994).

Limiti dell'esame nell'uomo adulto

- Variazione considerevole della risposta al GnRH.
- Sensibilità bassa.
- Non permette di differenziare i problemi ipofisari dai disturbi ipotalamici.

Bibliografia

Belanger A, Candas B, Dupont A, Cusan L, Diamond P, Gomez JL, Labrie F (1994) Changes in serum concentrations of conjugated and unconjugated steroids in 40- to 80-year-old men. J Clin Endocrinol Metab 79:1086 - 1090

Bhasin S, Bagatell CJ, Bremner WJ, Plymate SR, Tenover JL, Korenman SG, Nieschlag E (1998) Issues in testosterone replacement in older men. J Clin Endocrinol Metab 83: 3435 - 3448

Brennemann W, Sommer L, Stoffel-Wagner B, Bidlingmaier F, Klingmüller D (1994) Secretion pattern of immunoreactive inhibin in men. Eur J Endocrinol 131:273 - 279

Diver MJ, Imtiaz KE, Ahmad AM, Vora JP, Fraser WD (2003) Diurnal rhythms of serum total, free and bioavailable testosterone and of SHBG in middle-aged men compared with those in young men. Clin Endocrinol (Oxf) 58:710 - 717

Earle CM, Stuckey BG (2003) Biochemical screening in the assessment of erectile dysfunction: what tests decide future therapy? Urology 62:727 - 731

Gad YZ, Nasr H, Mazen I, Salah N, el-Ridi R (1997) 5 Alphareductase deficiency in patients with micropenis. J Inherit Metab Dis 20:95 - 101

Groome NP, Illingworth PJ, O'Brien M, Pai R, Rodger FE, Mather JP, McNeilly AS (1996) Measurement of dimeric inhibin B throughout the human menstrual cycle. J Clin Endocrinol Metab 81:1401 - 1405

Hammond GL, Nisker JA, Jones LA, Siiteri PK (1980) Estimation of the percentage of free steroid in undiluted serum by centrifugal ultrafiltration-dialysis. J Biol Chem 255:5023 - 5026

Hiroi N, Ichijo T, Shimojo M, Ueshiba H, Tsuboi K, Miyachi Y (2001) Pituitary apoplexy caused by luteinizing hormone-releasing hormone in prolactin-producing adenoma. Intern Med 40:747 - 750

Jensen TK, Andersson AM, Hjollund NH, Scheike T, Kolstad H, Giwercman A, Henriksen TB, Ernst E, Bonde JP, Olsen J, McNeilly A, Groome NP, Skakkebaek NE (1997) Inhibin B as a serum marker of spermatogenesis: correlation to differences in sperm concentration and follicle-stimulating hormone levels. A study of 349 Danish men. J Clin Endocrinol Metab 82:4059 - 4063

Jungmann E, Trautermann C (1994) [The status of the gonadotropin releasing hormone test in differential diagnosis of delayed puberty in adolescents over 14 years of age.] Med Klin (Munich) 89:529 - 533

Kinon BJ, Gilmore JA, Liu H, Halbreich UM (2003) Hyperprolactinemia in response to antipsychotic drugs: characterization across comparative clinical trials. Psychoneuroendocrinology 28 [Suppl 2]:69 - 82

Klingmüller D, Haidl G (1997) Inhibin B in men with normal and disturbed spermatogenesis. Hum Reprod 12:2376 - 2378

Klingmüller D, Dewes W, Krahe T, Brecht G, Schweikert HU (1987) Magnetic resonance imaging of the brain in patients with anosmia and hypothalamic hypogonadism (Kallmann's syndrome). J Clin Endocrinol Metab 65:581 - 584

Knorr D, Beckmann D, Bidlingmaier F, Helmig FJ, Sippell WG (1979) Plasma testosterone in male puberty. II. hCG stimulation test in boys with hypospadia. Acta Endocrinol (Copenh) 90:365 - 371

Kubini K, Zachmann M, Albers N, Hiort O, Bettendorf M, Wolfle J, Bidlingmaier F, Klingmüller D (2000) Basal inhibin B and the testosterone response to human chorionic gonadotropin correlate in prepubertal boys. J Clin Endocrinol Metab 85:134 - 138

Molitch ME (1992) Pathologic hyperprolactinemia. Endocrinol Metab Clin North Am 21:877 - 901

Oseko F, Oka N, Furuya H, Morikawa K (1988) Effects of chronic sulpiride-induced hyperprolactinemia on plasma testosterone and its responses to hCG in normal men. J Androl 9:231 - 233

Pardridge WM (1988) Selective delivery of sex steroid hormones to tissues by albumin and by sex hormone-binding globulin. Oxf Rev Reprod Biol 10:237 - 292

Pavord SR, Girach A, Price DE, Absalom SR, Falconer-Smith J, Howlett TA (1992) A retrospective audit of the combined pituitary function test, using the insulin stress test, TRH and GnRH in a district laboratory. Clin Endocrinol (Oxf) 36:135 - 139

Pierik FH, Vreeburg JT, Stijnen T, De Jong FH, Weber RF (1998) Serum inhibin B as a marker of spermatogenesis. J Clin Endocrinol Metab 83:3110 - 3114

Schlosser R, Grunder G, Anghelescu I, Hillert A, EwaldGrunder S, Hiemke C, Benkert O (2002) Long-term effects of the substituted benzamide derivative amisulpride on baseline and stimulated prolactin levels. Neuropsychobiology 46:33 - 40

Snyder PJ, Rudenstein RS, Gardner DF, Rothman JG (1979) Repetitive infusion of gonadotropin-releasing hormone distinguishes hypothalamic from pituitary hypogonadism. J Clin Endocrinol Metab 48:864 - 868

Steckelbroeck S, Heidrich DD, Stoffel-Wagner B, Hans VH, Schramm J, Bidlingmaier F, Klingmüller D (1999) Characterization of aromatase cytochrome P450 activity in the human temporal lobe. J Clin Endocrinol Metab 84:2795 - 2801

St-Jean E, Blain F, Comtois R (1996) High prolactin levels may be missed by immunoradiometric assay in patients with macroprolactinomas. Clin Endocrinol (Oxf) 44:305 - 309

Taieb J, Benattar C, Birr AS, Lindenbaum A (2002) Limitations of steroid determination by direct immunoassay. Clin Chem 48:583 - 585

Taieb J, Mathian B, Millot F, Patricot MC, Mathieu E, Queyrel N, Lacroix I, Somma-Delpero C, Boudou P (2003) Testosterone measured by 10 immunoassays and by isotope-dilution gas chromatography-mass spectrometry in sera from 116 men, women, and children. Clin Chem 49:1381 - 1395

Vermeulen A, Verdonck G (1992) Representativeness of a single point plasma testosterone level for the long term hormonal milieu in men. J Clin Endocrinol Metab 74:939 - 942

Vermeulen A, Verdonck L, Kaufman JM (1999) A critical evaluation of simple methods for the estimation of free testosterone in serum. J Clin Endocrinol Metab 84:3666 - 3672

Vierhapper H (1985) LH-RH stimulated LH secretion in human endocrine disease. Acta Endocrinol Suppl (Copenh) 269:3 - 25

Wang C, Catlin DH, Demers LM, Starcevic B, Swerdloff RS (2004) Measurement of total serum testosterone in adult men: comparison of current laboratory methods versus liquid chromatography-tandem mass spectrometry. J Clin Endocrinol Metab 89:534 - 543

Weinstein RL, Kelch RP, Jenner MR, Kaplan SL, Grumbach MM (1974) Secretion of unconjugated androgens and estrogens by the normal and abnormal human testis before and after human chorionic gonadotropin. J Clin Invest 53:1 - 6

Winters SJ, Plant TM (1999) Partial characterization of circulating inhibin-B and pro-alphaC during development in the male rhesus monkey. Endocrinology 140:5497 - 5504

II.3.6 Marker tumorali in andrologia

M. E. Bracke

Sintesi

L'antigene specifico della prostata (PSA), l'α-fetoproteina (AFP) e la gonadotropina corionica umana (hCG) sono importanti marker tumorali in circolo nella gestione dei tumori prostatici e testicolari. Il loro successo è dovuto a una combinazione interessante di sensibilità e di specificità, che li pone tra i migliori strumenti dei laboratori clinici in materia di individuazione e di follow-up terapeutico di questi tumori. Il PSA, un membro della superfamiglia delle callicreine, di specificità elevata per la prostata, è probabilmente il migliore marker tumorale attualmente disponibile. La sua performance è stata migliorata con l'inserimento di nuovi metodi nei laboratori clinici per valutare le sottofrazioni del PSA e altre callicreine e con l'applicazione di reti neuronali artificiali che integrano i marker standard e nuovi in un potente strumento clinico. Mentre l'AFP e l'hCG sono entrambi utili per il follow-up dei tumori germinativi non seminomatosi del testicolo, il solo hCG è utile nei seminomi. Nuove tendenze sono state proposte grazie a tecnologie come l'analisi proteomica sierica e la reazione a catena della polimerasi (PCR) per individuare cellule cancerose in circolo grazie al loro profilo di espressione singola di marker.

II.3.6.1 Introduzione

Rispetto ad altri settori dell'oncologia, i marker tumorali in andrologia sono specifici di alcuni tipi di tumore. Benché questo non debba essere considerato in maniera assoluta, i marker come l'antigene prostatico specifico (PSA), l'α-fetoproteina (AFP) e la gonadotropina corionica umana (hCG) per la gestione dei tumori prostatici e testicolari fanno parte dei migliori strumenti dei laboratori clinici di oncologia. In questo capitolo l'accento viene principalmente messo su questi tre marker, ma l'attenzione sarà anche incentrata su altre molecole, spesso scoperte recentemente.

II.3.6.2 Marker del cancro della prostata: antigene prostatico specifico (PSA) e altri (Fig. II.3.8a)

II.3.6.2.1 Storia, funzione e regolazione normali

La storia dei marker tumorali del cancro della prostata risale al 1938, quando è stata segnalata la fosfatasi acida prostatica (PAP) nel siero dei pazienti (Gutman e Gutman 1938). Questo marker ha dominato il campo fino alla scoperta del PSA (Wang et al. 1979), in seguito riconosciuto come marker sierico in circolo del cancro della prostata (Kuriyama et al. 1980). Da allora, il PSA è stato identificato come il migliore marker tumorale in termini di sensibilità e di specificità del cancro della prostata e ha completamente sostituito le misurazioni della PAP. Recentemente, tuttavia, critiche che riguardano il valore delle misure del PSA hanno evidenziato la necessità di nuovi marker tumorali prostatici che presentino migliori profili di sensibilità e di specificità (Hernandez e Thompson 2004; Platz e al. 2004).

Inoltre, è stato dimostrato che PSA è un termine improprio, poiché sono state descritte delle sorgenti extraprostatiche, come il cancro della mammella (Black e Diamandis 2000) e dell'ileo (Olsson et al. 2005).

Il PSA è una glicoproteina secreta a catena singola (peso molecolare: 33 kDa), che è convertita dalla sua pre-proforma alla sua proforma durante la secrezione e che diventa attiva enzimaticamente come proteasi serina dopo la separazione della proforma inattiva. Il PSA appartiene alla famiglia degli enzimi callicreine, il più grande gruppo di proteasi serine ed è, in effetti, identico alla callicreina-3 umana (hK3, McCormack et al. 1995; Rittenhouse et al. 1998). Secreto dall'epitelio prostatico e dalle ghiandole periuretrali, il PSA enzimaticamente attivo è presente nel liquido seminale ed è responsabile della liquefazione del coagulo seminale. L'enzima può separare molteplici substrati, come le proteine seminogeline della vescicola seminale, la fibronectina e l'insulin-like-growth factor binding protein-3 (Henttu e Vihko 1994), e nuovi substrati sono ancora scoperti utilizzando delle banche combinatorie di substrati (Matsumura et al. 2005).

L'espressione del PSA è sensibile agli androgeni, per la presenza di due elementi che rispondono agli androgeni nel promotore del gene del PSA (Riegman et al. 1991; Cleutjens et al. 1996). Ciò vale anche per la donna, dove il PSA è un marker sierico degli stati iperandrogenici, quali l'irsutismo (Melegos et al. 1997) e l'acromegalia (Manetti et al. 2004).

II.3.6.2.2 Uso nel cancro della prostata

In ordine crescente, i dosaggi del PSA sono molto utili nello screening, nella valutazione prima del trattamento e nel follow-up del cancro della prostata. Quando la soglia di PSA sierico è fissata a 4,0 ng/mL, il marker mostra una soluzione ad alta sensibilità del 75-85%, ma presenta una specificità bassa del 20-30% per l'individuazione del cancro della prostata (Waters 1999). Questa debole specificità è dovuta all'osservazione che delle concentrazioni elevate

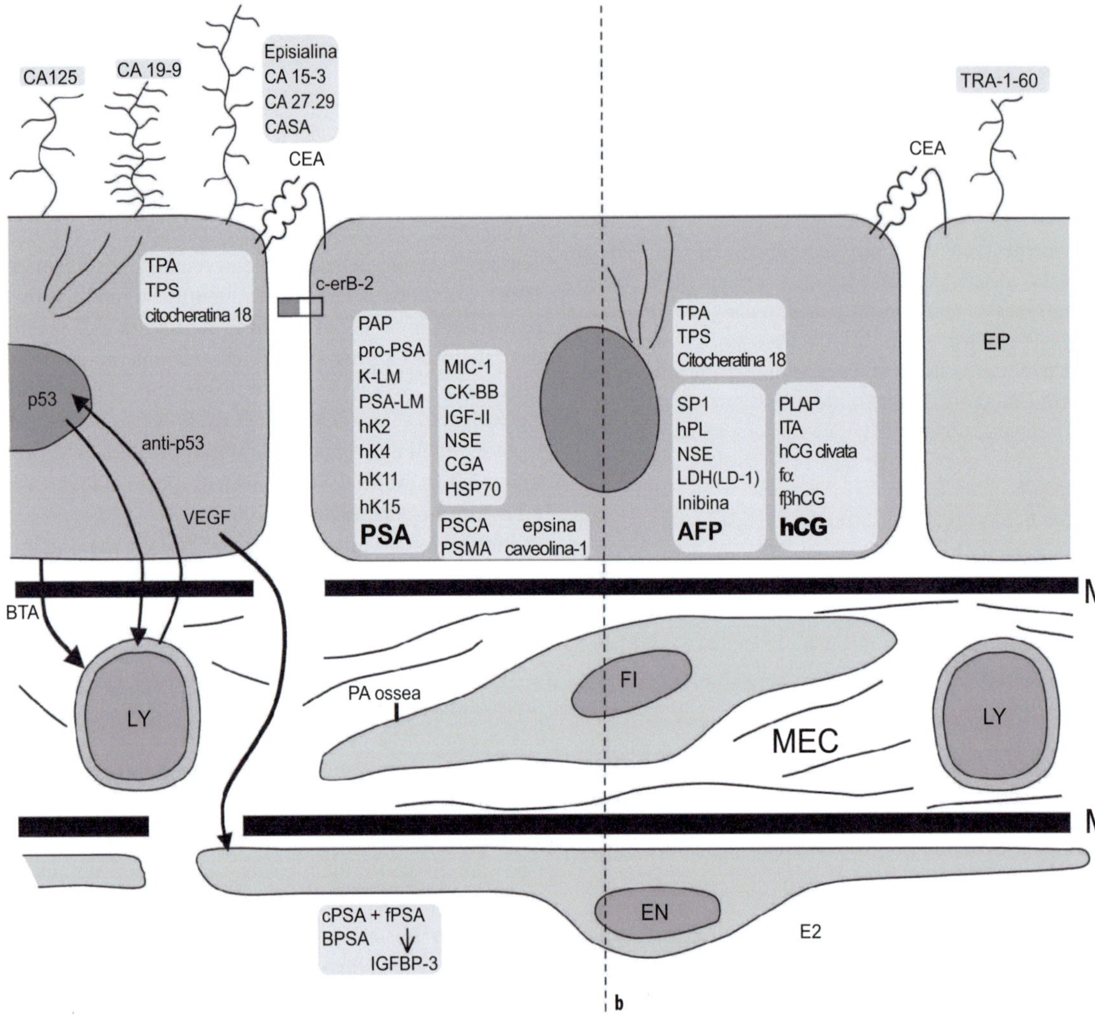

Fig. II.3.8 a, b. Sintesi dei marker tumorali in circolo dei tumori della prostata (**a**) e del testicolo (**b**). Il cancro è presentato come un microecosistema che consiste in cellule tumorali epitelioidi (*EP*) in interazione con degli elementi dello stroma: fibroblasti e osteoblasti (*FI*), linfociti (*LY*) e matrice extracellulare (*MEC*). Membrane basali frammentate (*MB*) separano lo stroma dalle EP e dalle cellule endoteliali del rivestimento dei vasi (*EN*). Le molecole seguenti sono state descritte come dei marker tumorali. Mucine: CA125, CA19–9, episialina (CA15–3, CA27.29 e CASA) e TRA-1–60. Molecola di adesione intercellulare: antigene carcinoembrionario (*CEA*). Recettori solubili: c-erbB-2 solubile (HER-2, neu). Filamenti intermedi: antigene polipeptidico tissutale (*TPA*), TPA specifico (*TPS*), citocheratina 18. Proteine citoplasmatiche e secrete: fosfatasi acida prostatica (*PAP*), antigene prostatico specifico (Prostate Specific Antigen, *PSA*), pro-PSA, (human Kallikrein-2 Linked Molecule, *K-LM*), molecola legata al PSA umano (human PSA-Linked Molecule, *PSA-LM*), callicreine umane 2, 4, 11 e 15 (*hK2, hK4, hK11 e hK15*), citochina 1 inibitrice del macrofago (Macrophage Inhibitory Cytokine 1, *MIC-1*), creatinachinasi BB (*CK-BB*), fattore di crescita insulino-simile II (*IGF-II*), enolasi specifica dei neuroni (Neuron-Specific Enolase, *NSE*), enolasi A (*CGA*), proteina da shock termico (Heat Shock Protein 70, *HSP70*), beta 1-glicoproteina specifica della gravidanza (pregnancy-specific beta 1-glycoprotein, *SP1*), lattogeno placentare umano (human Placental Lactogen, *hPL*), lattato deidrogenasi (*LDH*) e il suo primo isoenzima (*LD1*), inibina e alfa-fetoproteina (*AFP*), fosfatasi alcalina di tipo placentare (Placental-Like Alkaline Phosphatase, *PLAP*), gonadotropina corionica umana (human Chorionic Gonadotrophin, *hCG*), antigene trofoblastico invasivo (*ITA*), hCG sfaldata (nicked hCG), subunità α libere (free α subunits, *fα*) e β hCG libera (free β*hCG*, *fβhCG*). Proteine associate alle membrane: antigeni delle cellule germinali prostatiche (Prostate Stem Cell Antigen, *PSCA*), antigene di membrana specifico della prostata (Prostate-Specific Membrane Antigen, *PSMA*), epsina e caveolina-1. Molecole legate alla sorveglianza immunitaria: anti-p53 e antigene tumorale della vescica (Bladder Tumor Antigen, *BTA*). Marker legato all'osteoblasto: fosfatasi alcalina ossea (*AP ossea*). Marker in circolo: PSA complessato (*cPSA*), PSA libero (*fPSA*), PSA benigno (*BPSA*), IGF-binding protein-3 (*IGFBP-3*) ed estradiolo (*E2*)

di PSA sono osservate non solo nel cancro della prostata, ma anche in altre malattie prostatiche come l'ipertrofia prostatica benigna (BPH) e le prostatiti, anche se la concentrazione supera raramente gli 11,0 ng/mL in queste malattie non cancerose. Per lo screening, il PSA senza esplorazione rettale (Digital Rectal Exam, DRE) non è raccomandato, poiché un quarto degli uomini con cancro della prostata ha un livello di PSA sierico inferiore a 4,0 ng/mL. Così, il metodo più efficace di individuazione precoce del cancro della prostata è l'uso combinato dell'esplorazione rettale e del PSA. Se tutti e due sono negativi, la probabilità di cancro su biopsia varia dal 4% al 9% mentre, se i due sono positivi, la probabilità varia dal 42% al 72% (Cooner et al. 1990; Hammerer e Huland 1994; Ellis et al. 1994; Catalona et al. 1994). Tuttavia, il fatto che un cancro della prostata di alto grado possa essere presente con un PSA inferiore a 4,0 ng/mL non deve essere trascurato (Thompson et al. 2004).

Durante l'esame che precede il trattamento, il PSA sierico

è stato dichiarato utile per confermare la diagnosi, la classificazione, la diagnosi differenziale e la prognosi di cancro della prostata (Friedl et et al. 2004; Shulman et al. 2004). Tuttavia, il suo interesse principale è la ricerca di un antigene significativo associato a un tumore per il follow-up del trattamento (Mann e Saller 1994a).

Come per molti altri marker tumorali, il PSA è molto utile per il follow-up dei tumori della prostata. Se si decide di non intervenire, il tempo di raddoppiamento del PSA e la pendenza dell'evoluzione del PSA permettono di definire un sottogruppo di pazienti che presentano dei livelli stabili o in diminuzione con il tempo (de Vries et al. 2004). Nei pazienti trattati, l'evoluzione del PSA permette di verificare l'efficacia del trattamento e di prevedere le recidive. I livelli di PSA si riducono sotto il trattamento ormonale, in caso di radioterapia o di asportazione chirurgica della prostata riuscite; dopo la prostatectomia radicale, i livelli di PSA dovrebbero scendere a livelli non evidenziabili entro 4-6 settimane (Khan e Partin 2004). Questo periodo è in accordo con l'emi-vita del PSA biologico di circa 3 giorni, da una parte (Oesterling et al. 1988), e con la grande sensibilità funzionale di recenti esami del PSA di terza generazione, dall'altra (Witherspoon e Lapeyrolerie 1997). Il valore di base del PSA postoperatorio permette di predire la recidiva della malattia dopo una prostatectomia radicale, e un livello di PSA inferiore a 0,01 ng/mL sembra fondamentale per escludere qualsiasi malattia residua (Doherty et al. 2000). Un follow-up ulteriore dei tassi di PSA permette di anticipare la recidiva, e l'uso di test del PSA di terza generazione può fornire un tempo di anticipo di 18 mesi in più rispetto agli esami tradizionali (Ellis et al. 1997).

II.3.6.2.3 Aumento della sensibilità e della specificità delle misure del PSA

Come precedentemente indicato, l'inserimento di test PSA di seconda e di terza generazione (con sensibilità funzionali rispettivamente di 0,1 e 0,01 ng/mL) ha costituito delle fasi importanti nell'aumento della specificità del PSA. Altre variazioni sono state sviluppate per migliorare la sensibilità e la specificità del PSA. Alcuni parametri derivati dal PSA, quali la velocità di cambiamento delle concentrazioni del PSA sierico nel tempo, il tempo di raddoppiamento del PSA, la densità del PSA (PSA sierico sul volume della prostata), la densità del PSA della zona di transizione (PSA sierico sul volume della zona di transizione) e l'uso di valori di riferimento per età hanno dimostrato di essere utili nel perfezionamento dei valori clinici dei risultati (Gustafsson et al. 1998). La misurazione del PSA libero (free PSA, fPSA) associato al PSA totale (total PSA, tPSA) nel siero è uno strumento interessante per la distinzione tra ipertrofia benigna della prostata (BPH) e cancro della prostata. Il PSA circola principalmente sotto forma di complessi stabili con diversi inibitori enzimatici, tra i quali l'α_1-antichimotripsina (ACT) e l'α_2-macroglobulina (A2M) sono i più importanti quantitativamente (Christensson et al. 1990). Il complesso PSA-A2M non può essere rilevato con i test immunologici attuali, poiché l'A2M nasconde tutti gli epitopi disponibili del PSA, anche se sono stati sviluppati nuovi anticorpi monoclonali che potrebbero riconoscere questo complesso (Baumgart et al. 2004). Nel tPSA attualmente misurato nei laboratori, l'85-90% è complessato dall'ACT, mentre il 10-15% non lo è. Nel PSA-ACT, poiché delle parti degli epitopi sono protette, è possibile misurare il fPSA selettivamente e confrontare il risultato con quello del tPSA (se le due misure sono equimolari). Per l'aumento della produzione degli inibitori enzimatici nei pazienti colpiti da tumori maligni rispetto ai pazienti con degli equivalenti benigni, la frazione di PSA libero è generalmente inferiore nel cancro della prostata che nella BPH. Questa osservazione può essere sfruttata con successo per la diagnosi differenziale, quando le concentrazioni del tPSA sono indeterminate (tra 4 e 11 ng/mL, Catalona 1996). Così, in certi casi, il rapporto fPSA/tPSA viene ora considerato come un aiuto alla diagnosi e può aumentare la specificità del PSA per l'individuazione del carcinoma di circa il 20% e diminuire il numero di biopsie inutili di circa un terzo (Reissigl et al. 1996). Una variante del test del tPSA è il test del PSA complessato (cPSA), dove il complesso PSA-ACT è misurato al posto del PSA libero. Questo esame, che può essere utilizzato senza tPSA, è anche considerato utile nella riduzione del numero delle biopsie inutili (Parsons et al. 2004).

Le reti neurali artificiali sono un nuovo strumento che permette di migliorare il tasso di individuazione del cancro della prostata. In una prima fase, questi programmi insegnano a pesare i diversi dati con errori retro-propagati, e i risultati sono confrontati con i risultati desiderati tappa per tappa (training). In seguito, la rete creata viene testata per ottenere nuove informazioni. I dati di ingresso variano da una rete all'altra, ma possono includere il tPSA, il fPSA, il volume della prostata, lo stato del canale rettale, l'età e, recentemente, le concentrazioni sieriche di callicreina-2 umana (hK2, Djavan et al. 2002; Finne et al. 2002; Stephan et al. 2002a). In una valutazione multicentrica di una rete neurale artificiale per aumentare la diagnosi del cancro della prostata e ridurre le biopsie inutili, i dati della rete hanno dato risultati migliori rispetto al fPSA in materia di specificità e di sensibilità (Stephan et al. 2002b).

II.3.6.2.4 Quando e come prelevare un campione ematico per il PSA

Gli aumenti del PSA sierico si verificano a causa dell'interruzione dell'architettura prostatica normale, che consente l'accesso alla circolazione. Ciò si verifica nel caso di una patologia prostatica (cancro, BPH e prostatite) e dopo una manipolazione prostatica (massaggio prostatico, biopsia, Stamey et al. 1987). I traumi prostatici, come quelli che si producono dopo una biopsia prostatica, possono causare una «fuoriuscita» di PSA nel circolo che può richiedere più di 4 settimane per ritornare ai valori di riferimento (Yuan et al. 1992). L'esplorazione rettale praticata durante la consultazione può condurre a un aumento del PSA sierico, ma questo non sembra essere clinicamente importante, poiché la modificazione rimane all'interno del margine di errore del test e provoca raramente dei risultati falsi-positivi (Chybowski et al. 1992; Crawford et al. 1992). Tuttavia, la colonscopia flessibile influenza il PSA sierico in alcuni pazienti (Barbatzas et al. 2004).

Una volta prelevato un campione ematico, la concentrazione di PSA non è stabile a causa dell'autolisi enzimatica della molecola. Mentre il tPSA e i complessi con inibitori enzimatici sono relativamente stabili, il fPSA non lo è. In pratica, ciò significa che il tPSA e il cPSA sono stabili per 24 ore a temperatura ambiente per i campioni non centrifugati, ma che i livelli di fPSA si riducono del 25% in queste condizioni (Cartledge et al. 1999). È raccomandato che i campioni destinati al rapporto del fPSA o alla percentuale del tPSA siano centrifugati appena possibile e conservati a 4 °C, a condizione che l'analisi possa essere effettuata entro le 8 ore che seguono il prelievo venoso. Per le analisi ritardate, i campioni sierici devono essere congelati a -20 °C (Sokoll et al. 2002) o a -80 °C (Jung et al. 2000).

II.3.6.2.5
Marker alternativi, supplementari e nuovi del cancro della prostata

In passato, numerosi marker tumorali in circolo sono stati messi in relazione con il cancro della prostata: anticorpi circolanti anti-p53, antigene del tumore della vescica (Bladder Tumor Antigen, BTA), MUC-1 o episialina (CA 27.29, CASA o CA 15–3), TPA (Tissue Polypeptide Antigen, antigene polipeptidico di tessuto), TPS (TPA specifico), citocheratina 18 (ck 18), creatinachinasi BB (CK-BB), CA 19-9, CA 125, antigene carcinoembrionale (CEA), insulin-like growth factor II (IGF-II), fattore di crescita endoteliale vascolare (Vascular Endothelial Growth Factor, VEGF), enolasi neurono-specifica (Neuron-Specific Enolase, NSE) e gli ectocampi c-erbB-2. Nessuno di questi marker ha le prestazioni del PSA, ma alcuni possono essere utili come alternative nel follow-up dei tumori prostatici PSA-negativi (Tricoli et al. 2004). Un'attenzione particolare è stata posta recentemente sugli antigeni di membrana circolanti specifici della prostata (PSMA, Douglas et al. 1997) come alternativa al PSA. Similmente all'antigene delle cellule germinali della prostata (PSCA), questo marker non ha sostituito le misure del PSA nella pratica clinica (Bangma e Verhagen 2000). Risultati promettenti con il BPSA, una variante del fPSA secreto in eccesso nella BPH, indicano che questa molecola potrebbe diventare utile per la diagnosi e per il follow-up della BPH (Canto et al. 2004).

La cromogranina A (CGA), come l'NSE, è un marker in circolo della differenziazione neuroendocrina dei tumori della prostata, della resistenza alla terapia e della prognosi negativa (Isshiki et al. 2002).

La fosfatasi alcalina ossea (ostasi) è presente sulla membrana esterna degli osteoblasti. Essa forma dei tetrameri ed è liberata sotto forma di dimeri al momento dell'attivazione degli osteoblasti, come nel caso delle metastasi nel midollo osseo. Essa fa parte delle fosfatasi alcaline tissutali non specifiche (uno dei quattro isoenzimi della molecola), le quali vengono modificate dopo la traduzione in variante ossea, epatica o renale. Così, la fosfatasi alcalina ossea è un marker metastatizzato sensibile quando è collegata al PSA, anche se il suo aumento nel sangue non è specifico del cancro della prostata (è elevata anche, p. es., nel cancro avanzato della mammella) né del carcinoma in genere (è elevata nell'osteoporosi, nell'osteodistrofia renale, nelle fratture ossee e nella malattia di Paget). Soprattutto per la correlazione stretta con la scintigrafia ossea, la fosfatasi alcalina ossea ha trovato il suo uso clinico nel controllo del cancro della prostata (Cooper et al. 1994; Morote et al. 1996; Oremek et al. 1997; Wolff et al. 1998).

Sono stati recentemente proposti alcuni nuovi marker circolanti. Due varianti di splicing del PSA e della callicreina-2 umana, chiamati PSA-linked molecule (PSA-LM) e hK 2-linked molecule (K-LM, David et al. 2002), sono attualmente in corso di studio. Il pro-PSA è stato recentemente descritto come migliore strumento rispetto al fPSA per distinguere tra cancro della prostata e BPH (Mikolajczyk et al. 2004). Alcune callicreine, come hK2, hK4, hK11 e hK15, sono prostato-specifiche e si può prevedere che in futuro apporteranno un contributo in quanto marker tumorali (Diamandis e Yousef 2002). Altri marker interessanti e potenzialmente utili sono l'epsina (Klezovitch et al. 2004), la caveolina-1 (Tahir et al. 2003), la CMI-1 (Liu et al. 2003), l'insulin-like growth factor-binding protein-3 (Koistinen et al. 2002) e la proteina di shock termico (Heat Shock Protein 70, HSP70, Abe et al. 2004); ultima, ma non meno importante, l'introduzione di nuove tecnologie come la proteomica (per assegnare un profilo proteico, Ornstein et al. 2004) e la PCR in tempo reale (per evidenziare le cellule cancerose circolanti, Lintula et al. 2004) nei laboratori aprirà nuove vie per la regolazione minuziosa dei metodi di individuazione e di controllo per il cancro della prostata.

II.3.6.3
Marker del cancro del testicolo: α-fetoproteina, gonadotropina corionica umana e altre (Fig. II.3.8b)

II.3.6.3.1
α-Fetoproteina (AFP)

L'AFP è una glicoproteina oncofetale, scoperta inizialmente nel siero fetale umano (Bergstrand e Czar 1956). Nel siero dell'adulto, le concentrazioni di AFP sono inferiori a 6 ng/mL (Masseyeff et al. 1974), e l'AFP costituisce un marker tumorale sensibile nei pazienti con un cancro (Abelev et al. 1963; Tatarinov et al. 1963). La molecola, di 70 kDa, è prodotta dalla membrana vitellina e dal fegato fetale, ed è la principale proteina in circolo durante la vita fetale. Il gene dell'AFP appartiene a una famiglia multigenica alla quale appartengono anche l'albumina, l'afamina e la globulina legante la vitamina D (vitamin D-binding globulin [Gc-globulin]).

Infatti, l'AFP è considerata come l'equivalente fetale dell'albumina (Ruoslahti e Terry 1976), e il passaggio dall'AFP all'albumina (Tilghman e Belayew 1982) può essere paragonato al passaggio post-natale dell'emoglobina F all'emoglobina A. Il gene è regolato da un elemento di controllo della trascrizione più a monte che possiede le caratteristiche di attivatore della trascrizione (Watanabe et al. 1987). Come per l'albumina, la trascrizione dell'AFP è regolata verso il basso da un'infiammazione acuta (proteina di fase acuta negativa) e, teoricamente, questa può agire come un elemento di confusione nell'interpretazione dei tassi di AFP sierici. Tuttavia, questo tipo di interferenza può essere di significato clinico praticamente nullo (Christiansen et al. 1995). Il ruolo fisiologico dell'AFP nel feto non è completamente chiaro, ma alcuni lo considerano come un fattore di crescita autocrina/paracrina che agisce sul proprio recettore all'AFP (Li et al. 2002) e la produzione di AFP è controllata dalla matrice extracellulare (Abelev ed Eraiser 1999). Tuttavia, l'AFP non è necessaria allo sviluppo embrionale e gli embrioni knock-out privi di AFP si sviluppano normalmente, ma le femmine prive di AFP sono infertili per un'anomalia del sistema ipotalamo-ipofisario che porta all'anovulazione (Gabant et al. 2002). Un deficit di AFP è stato descritto nelle donne gravide (sangue e liquido amniotico) e nei loro neonati senza anomalie fenotipiche (Greenberg et al. 1992). Questa sembra essere una caratteristica genetica benigna simile all'analbuminemia.

In quanto glicoproteina, l'AFP presenta una microeterogeneità dovuta in gran parte a variazioni di glicosilazione. In funzione delle differenze di affinità per diverse lectine, sono stati descritti quattro modelli: il tipo epatico o sierico ombelicale, il tipo carcinoma epatocellulare, il tipo tumore gastrointestinale e il tipo tumore della membrana vitellina (Taketa 1992).

L'AFP è il marker tumorale più scelto nei tumori delle cellule germinali non seminomatose (Non Seminoma Germ Cell Tumours, NSGCT, Smith 1970; Haije et al. 1976), sia che essi si trovino nel testicolo che in altri organi (Ebi et al. 2003; Smith et al. 2004). Altri tumori associati a tassi elevati di AFP sieric sono: il carcinoma epatocellulare (spesso livelli superiori a 1000 ng/mL), il coriocarcinoma, l'epatoblastoma, il tumore del sacco vitellino, il carcinoma dello stomaco e del pancreas, il colangiocarcinoma, i tumori renali, il cancro della mammella e la leucemia. Aumenti moderati sono osservati in altre malattie, quali l'epatite, la steatosi epatica alcolica e la cirrosi, l'emocromatosi, la fibrosi cistica e la nefrosi congenita. La gravidanza è associata a concentrazioni elevate di AFP nel sangue materno e nel liquido amniotico: i test di screening di malformazioni del tubulo neurale e della sindrome di Down sono basati su concentrazioni rispettivamente anormalmente elevate e basse nel siero materno. Nei casi di persistenza ereditaria dell'AFP (HPAFP), i tassi medi di AFP sierica sono 23 volte più elevati che negli individui normali, e questa caratteristica può essere confermata da livelli di AFP elevati in alcuni membri della famiglia (Schefer et al. 1998). Nei tumori delle cellule germinali seminomatosi (Seminoma Germ Cell Tumours, TCGS) puri, i livelli di AFP sierica non sono elevati, anche se degli elementi «nascosti» della membrana vitellina possono essere presenti in seminomi puri dal punto di vista istologico, con mRNA di AFP riscontrabile nei tumori (Yuasa et al. 1999) e livelli di AFP sierica bassi (< 16 ng/mL, Nazeer et al. 1998). La classificazione corretta di questi tumori è importante per la strategia terapeutica.

La lista delle circostanze associate a dei tassi di AFP sierica elevati indica che la specificità per i tumori a cellule germinali non seminomatosi è bassa e il dosaggio non può essere raccomandato nello screening. È, tuttavia, un marker utile di monitoraggio terapeutico e di prognosi. Un'«emi-vita» inferiore a 5 giorni, determinata da tre misure nel corso dei 10 giorni che seguono l'orchiectomia, mostra una prognosi favorevole, come una concentrazione sierica inferiore a 1000 ng/mL prima della chirurgia. Deve essere notato, da una parte, che delle concentrazioni di AFP sierica in aumento non indicano necessariamente la progressione o la recidiva della malattia, poiché possono essere presenti alcuni disturbi epatici simultanei (legati a una tossicità farmacologica o a un'epatite virale, Germa et al. 1993). D'altra parte, dei tassi di AFP continuamente ridotti e stabili rappresentano probabilmente l'assenza di una malattia attiva (Morris e Bosl 2000). Inoltre, i campioni e i metodi utilizzati per il follow-up di un paziente devono essere standardizzati: le determinazioni del siero danno risultati leggermente più elevati di quelle del plasma e può esserci un errore di distorsione di quasi il 20% tra i differenti kit di misurazione (Christiansen et al. 2001).

L'analisi della microeterogeneità dell'AFP in circolo, per distinguere le varianti di AFP di fonti diverse, apporterebbe delle informazioni diagnostiche alle misure di AFP comuni. La concanavalina A permette di distinguere l'AFP dei tumori delle cellule germinali non seminomatose da quello delle patologie epatiche (Saraswathi e Malati 1994; Mora et al. 1995), ma sono state utilizzate delle lectine supplementari (Yamamoto et al. 2003). Nell'isoelettro-focalizzazione, una fascia chiamata +III, soprattutto composta da specie di- e asialo-, è stata associata ai tumori delle cellule germinali non seminomatose (Johnson et al. 1995, 2000). Alcuni autori hanno messo in dubbio il valore di questo dosaggio (Vessella et al. 1984; de Takats et al. 1996) e la sua sofisticazione tecnica ha ostacolato la sua introduzione diffusa nei laboratori clinici. Infine, la diagnosi di cellule di tumori delle cellule germinali nel sangue periferico con PCR per trascrizione inversa è un nuovo marker che ha apparentemente una correlazione limitata con la concentrazione di AFP sierica, ma che merita ulteriori ricerche cliniche (Hautkappe et al. 2000).

II.3.6.3.2
Gonadotropina corionica umana (hCG)

L'hCG è un ormone eterodimerico di 38 kDa di peso molecolare, e si compone di un dimero non covalente di una subunità (α) e (β). La subunità α è comune ad altri ormoni come l'ormone luteinizzante umano (hLH), l'ormone follicolo-stimolante umano (hFSH) e l'ormone di stimolazione della tiroide umana (hTSH), mentre la subunità β definisce la funzione endocrina (Talmadge et al. 1983).

La struttura dell'ormone non è soltanto eterogenea in termini di peptidi, ma anche di combinazioni di subunità e di struttura delle catene secondarie idrocarburiche. Le molecole comuni legate all'hCG nei campioni sierici comprendono l'hCG regolare, l'hCG iperglicosilato (ITA), l'hCG nicked (clivato), l'ITA nicked (clivato), l'hCG privo dell'estensione C-terminale della subunità β, la subunità α libera, la subunità β libera, la subunità β libera priva dell'estensione C-terminale, la subunità β libera iperglicosilata e la subunità β libera divisa (nicked). Le stesse molecole, più alcuni frammenti β-core, sono presenti nei campioni di urina (Cole e Sutton 2004). Durante la gravidanza, l'hCG è prodotto dalle cellule trofoblastiche della placenta 12-14 giorni dopo il concepimento. Durante il primo trimestre di gravidanza, esso stimola il corpo luteo gravidico a produrre il progesterone, il quale mantiene, a sua volta, lo stato secretorio dell'endometrio. Altre funzioni sono l'induzione dell'angiogenesi (durante la gravidanza e lo sviluppo tumorale, Zygmunt et al. 2002) e la stimolazione dell'accrescimento (nelle cellule del cancro della vescica, Gillott et al. 1996). La produzione di hCG può essere aumentata con le citochine (interleuchina-1 e fattore di necrosi tumorale [tumor necrosis factor]).

In teoria, le concentrazioni di βhCG libero nel siero non superano 0,1 ng/mL. Con l'AFP, l'hCG è un marker indipendente dei tumori delle cellule germinali non seminomatosi del testicolo: nel 40-50% dei pazienti, esso è presente in alte concentrazioni sieriche e circola principalmente sotto forma di dimero intatto. Nei carcinomi embrionali, nei teratocarcinomi e nei coriocarcinomi, i livelli sierici sono tipicamente elevati, ma il teratoma differenziato e il tumore del sacco vitellino non producono hCG. Nel 20-40% dei pazienti affetti da tumore delle cellule germinali seminomatose, le concentrazioni di hCG sierico sono elevate, anche se, generalmente, arrivano a livelli inferiori rispetto a quelle dei tumori delle cellule germinali non seminomatose, con una proporzione variabile di subunità β libere oltre ai dimeri integri (Saller et al. 1990). I linfomi non Hodgkin del testicolo sono stati associati anche a un aumento dei livelli di hCG (Moller 1996). Il marker non mostra alcuna specificità per il tumore del testicolo, perché concentrazioni sieriche moderatamente elevate sono osservate anche nei tumori maligni del fegato, del pancreas, del rene, del polmone, della mammella, dell'ovaio, dell'utero, della vescica, dello stomaco, del colon e dell'esofago, così come nei linfomi e nei tumori endocrini. Tuttavia, il marker ha un ruolo particolare nello screening dei pazienti a rischio di cancro del testicolo: dopo un'orchiectomia per tumore del testicolo controlaterale, nei gemelli identici con un carcinoma del testicolo e in caso di testicoli criptorchidi intra-addominali. Benché i tassi di hCG sierico siano correlati allo stadio della malattia e al carico tumorale, la principale applicazione dell'hCG è il follow-up dopo orchiectomia (Perlin et al. 1976), e un'emi-vita sierica di più di 3 giorni, calcolata a partire da misure settimanali (Seckl et al. 1990), dimostra la presenza di un tumore produttore residuo e di una prognosi negativa (Mazumdar et al. 2001). Il tempo di anticipo della recidiva tumorale è di circa 2 mesi. Tuttavia, in alcuni casi, l'interpretazione dei livelli di follow-up deve essere prudente. In primo luogo, un aumento transitorio poco dopo la chemioterapia («l'onda del marker») mostra una lisi tumorale piuttosto che una progressione tumorale (Horwich e Peckham 1986; Mohler et al. 1987; Beck et al. 2004). In secondo luogo, degli anticorpi eterofili in circolo sono stati descritti come produttori di risultati di hCG falsi positivi (Trojan et al. 2004). In terzo luogo, dei tassi di hCG sierico normalizzati non possono escludere la persistenza tumorale in tutti i casi. In circa il 20% dei pazienti portatori di tumori delle cellule germinali miste, può presentarsi una transizione dal tipo tumorale istologico del tumore embrionario o del teratocarcinoma al teratoma differenziato, ed essa è accompagnata dalla scomparsa del marker (Mann e Saller 1994b).

L'hCG, in particolare le varianti acide prodotte dai tumori, possiede un'attività tireotropica (Mann et al. 1986). Livelli elevati di hCG (> 20 000 UI/L) possono stimolare la produzione tiroidea di tiroxina e di triiodotironina e provocare un ipertiroidismo (Giralt et al. 1992; Derakhshani et al. 1999) o una tireotossicosi (Goodarzi e Van Herle 2000). Inoltre, tassi di hCG superiori a 100 UI/L sopprimono la produzione di hFSH ipofisario, e possono derivarne dei livelli sierici bassi in pazienti affetti da cancro del testicolo (Kovcin et al. 1997). La diagnosi delle cellule dei tumori delle cellule germinali nel sangue periferico con PCR per trascrizione inversa è una nuova tecnica che definisce un gruppo di pazienti con prognosi sfavorevole (Hara et al. 2002). Infine, il tipo di dosaggio da usare per l'hCG in circolo è oggetto di discussione. Dal momento che l'hCG può circolare sotto forma di molte varianti e poiché alcuni test individuano esclusivamente i dimeri di hCG intatti mentre altri sono destinati a misurare le subunità β libere, non è facile predire quali esami coprano le varianti giuste e siano i più adeguati allo screening e al follow-up dei tumori delle cellule germinali. Secondo Cole e Sutton (2004) solo due esami, DPC Immulite (DPC, Los Angeles, Calif., USA) e UK RIA (RadioImmunoAssay, utilizzato al Charing Cross Hospital, Londra, RU), rilevano in modo adeguato tutte le molecole legate all'hCG.

II.3.6.3.3
Altri marker del cancro del testicolo

La fosfatasi alcalina placenta-like (PLAP) è un isoenzima distinto dalla fosfatasi alcalina placentare, intestinale ed epatica, ed è presente in quantità trascurabile nei testicoli normali (Millan et al. 1982). Questo enzima, anche denominato isoenzima di Nagao o delle cellule germinali, ha un'espressione aumentata nei tumori testicolari delle cellule germinali, in particolare nei seminomi. Le concentrazioni sieriche di PLAP sono elevate in almeno la metà dei pazienti affetti da seminoma (Tucker et al. 1985) e la sensibilità può essere aumentata all'82% associando il marker all'hCG e alla lattato deidrogenasi (Koshida et al. 1996). Il marker non è specifico, e ciò per diverse ragioni: gli immunotest non possono distinguere la fosfatasi alcalina delle cellule germinali da quella della placenta, e la metà dei fumatori presenta dei valori sierici elevati (Koshida et al. 1990) e gli adenocarcinomi colici possono anche provocare l'aumento delle concentrazioni di PLAP sierica (Harmenberg et al. 1991).

L'inibina B è un dimero appartenente alla superfamiglia del fattore β di crescita multifunzione dei ligandi, che giocano un ruolo rilevante nella riproducibilità e nello sviluppo (Brown et al. 2000). L'ormone è secreto dalle cellule di Sertoli nel testicolo e inibisce la secrezione di hFSH da parte della ghiandola ipofisaria. Così, le concentrazioni sieriche di inibina riflettono la funzione delle cellule di Sertoli (Bergh e Cajander 1990; Peters et al. 2000). Nei rari tumori delle cellule di Sertoli, i livelli di inibina sierica sono elevati e ritornano nella norma dopo l'orchiectomia, e l'inibina è, quindi, proposta come un marker utile alla gestione di questi tumori testicolari (Toppari et al. 1998). Nell'interpretazione dei livelli di inibina sierica, occorre notare che l'aumento del volume testicolare accompagnato da dei livelli di inibina sierica elevati si produce anche in pazienti con macroadenomi ipofisari secretori di hFSH (Heseltine et al. 1989).

La lattato deidrogenasi (LDH) e, particolarmente, il suo primo isoenzima (LD-1) è un marker utile dei seminomi e dei tumori del testicolo delle cellule germinali in generale (Lippert et al. 1981; von Eyben 1983; von Eyben e Skude 1984), e i livelli sierici riflettono il carico tumorale (Lippert e Javadpour 1981). La specificità dell'LDH è bassa, poiché una varietà di patologie non maligne e di lesioni tissutali minime può anche provocare dei livelli sierici patologici. Tuttavia, l'LDH è di una certa utilità per il monitoraggio dei pazienti con marker negativi e può indicare un tumore persistente o una recidiva.

In passato, numerosi altri marcatori tumorali in circolo sono stati messi in relazione con il cancro del testicolo: TPA (Tissue Polypeptide Antigen, antigene polipeptidico tissutale), TPS (TPA specifico), citocheratina 18 (ck18), NSE (Neuron-Specific Enolase, enolasi specifica dei neuroni), subunità α libere, CEA (CarcinoEmbryonic Antigen, antigene carcinoembrionario), hPL (human Placental Lactogen, lattogeno placentare umano), SP1 (pregnancy-specific beta 1-glycoprotein, glycoproteina beta 1 specifica della gravidanza) ed estradiolo. Infine, il significato clinico dell'antigene TRA-1-60 tipo mucina è in attesa di una valutazione supplementare (Gels et al. 1997; Lajer et al. 2002).

Bibliografia

Abe M, Manola JB, Oh WK, Parslow DL, George DJ, Austin CL, Kantoff PW (2004) Plasma levels of heat shock protein 70 in patients with prostate cancer: a potential biomarker for prostate cancer. Clin Prostate Cancer 3:49 - 53

Abelev GI, Eraiser TL (1999) Cellular aspects of alpha-fetoprotein reexpression in tumors. Semin Cancer Biol 9:95 - 107

Abelev GI, Perova SD, Khramkova NI, Postnikova ZA, Irlin IS (1963) Production of embryonal alpha-globulin by transplantable mouse hepatomas. Transplantation 1:174 - 180

Bangma CH, Verhagen PC (2000) Blood and serum substances for markers of prostate cancer. Microsc Res Tech 51:430 - 435

Barbatzas C, Dellis A, Grivas I, Trakas N, Ekonomou A, Kostakopoulos A (2004) Colonoscopy effects on serum prostate specific antigen levels. Int Urol Nephrol 36:203 - 206

Baumgart Y, Otto A, Schafer A, Usbeck E, Cott C, Schott A, Tornack M, Wenzel A, Mossie A, Birkenmeier G (2004) Characterization of novel monoclonal antibodies for prostatespecific antigen (PSA) with potency to recognize PSA bound to alpha2-macroglobulin. Clin Chem 51:84 - 92

Beck SD, Patel MI, Sheinfeld J (2004) Tumor marker levels in post-chemotherapy cystic masses: clinical implications for patients with germ cell tumors. J Urol 171:168 - 171

Bergh A, Cajander S (1990) Immunohistochemical localization of inhibin-alpha in the testes of normal men and in men with testicular disorders. Int J Androl 13:463 - 469

Bergstrand CG, Czar B (1956) Demonstration of a new protein fraction in serum from the human fetus. Scand J Clin Lab Invest 8:174

Black MH, Diamandis EP (2000) The diagnostic and prognostic utility of prostate-specific antigen for diseases of the breast. Breast Cancer Res Treat 59:1 - 14

Brown CW, Houston-Hawkins DE, Woodruff TK, Matzuk MM (2000) Insertion of Inhbb into the Inhba locus rescues the Inhba-null phenotype and reveals new activin functions. Nat Genet 25:453 - 457

Canto EI, Singh H, Shariat SF, Lamb DJ, Mikolajczyk SD, Linton HJ, Rittenhouse HG, Kadmon D, Miles BJ, Slawin KM (2004) Serum BPSA outperforms both total PSA and free PSA as a predictor of prostatic enlargement in men without prostate cancer. Urology 63:905 - 910

Cartledge JJ, Thompson D, Verril H, Clarkson P, Eardley I (1999) The stability of free and bound prostate-specific antigen. BJU Int 84:810 - 814

Catalona WJ (1996) Clinical utility of measurements of free and total prostate-specific antigen (PSA): a review. Prostate Suppl 7:64 - 69

Catalona WJ, Richie JP, Ahmann FR, Hudson MA, Scardino PT, Flanigan RC, deKernion JB, Ratliff TL, Kavoussi LR, Dalkin BL et al (1994) Comparison of digital rectal examination and serum prostate specific antigen in the early detection of prostate cancer: results of a multicenter clinical trial of 6,630 men. J Urol 151:1283 - 1290

Christensson A, Laurell CB, Lilja H (1990) Enzymatic activity of prostate-specific antigen and its reactions with extracellular serine proteinase inhibitors. Eur J Biochem 194:755 - 763

Christiansen M, Hogdall CK, Brihmer C (1995) Alpha-fetoprotein and the acute phase response. A study using acute pelvic inflammatory disease as a model system. Clin Chim Acta 235:71 - 79

Christiansen M, Hogdall CK, Andersen JR, Norgaard-Pedersen B (2001) Alpha-fetoprotein in plasma and serum of healthy adults: preanalytical, analytical and biological sources of variation and construction of age-dependent reference intervals. Scand J Clin Lab Invest 61:205 - 215

Chybowski FM, Bergstralh EJ, Oesterling JE (1992) The effect of digital rectal examination on the serum prostate specific antigen concentration: results of a randomized study. J Urol 148:83 - 86

Cleutjens KB, van Eekelen CC, van der Korput HA, Brinkmann AO, Trapman J (1996) Two androgen response regions cooperate in steroid hormone regulated activity of the prostatespecific antigen promoter. J Biol Chem 271:6379 - 6388

Cole LA, Sutton JM (2004) Selecting an appropriate hCG test for managing gestational trophoblastic disease and cancer. J Reprod Med 49:545 - 553

Cooner WH, Mosley BR, Rutherford CL Jr, Beard JH, Pond HS, Terry WJ, Igel TC, Kidd DD (1990) Prostate cancer detection in a clinical urological practice by ultrasonography, digital rectal examination and prostate specific antigen. J Urol 143:1146 - 1152

Cooper EH, Whelan P, Purves D (1994) Bone alkaline phosphatase and prostate-specific antigen in the monitoring of prostate cancer. Prostate 25:236 - 242

Crawford ED, Schutz MJ, Clejan S, Drago J, Resnick MI, Chodak GW, Gomella LG, Austenfeld M, Stone NN, Miles BJ et al (1992) The effect of digital rectal examination on prostatespecific antigen levels. J Am Med Assoc 267:2227 - 2228

David A, Mabjeesh N, Azar I, Biton S, Engel S, Bernstein J, Romano J, Avidor Y, Waks T, Eshhar Z, Langer SZ, LifschitzMercer B, Matzkin H, Rotman G, Toporik A, Savitsky K, Mintz L (2002) Unusual alternative splicing within the human kallikrein genes KLK2 and KLK3 gives rise to novel prostate-specific proteins. J Biol Chem 277:18084 – 18090

de Takats PG, Jones SR, Penn R, Cullen MH (1996) Alphafoetoprotein heterogeneity: what is its value in managing patients with germ cell tumours?. Clin Oncol (R Coll Radiol) 8:323 – 326

de Vries SH, Raaijmakers R, Kranse R, Blijenberg BG, Schroder FH (2004) Prostate cancer characteristics and prostate specific antigen changes in screening detected patients initially treated with a watchful waiting policy. J Urol 172:2193 – 2196

Derakhshani P, Klotz T, Heidenreich A, Engelmann U (1999) Diffuse metastasized testicular teratoma and paraneoplastic thyreotoxicosis. Case report and literature review. Urol Int 63:265 – 267

Diamandis EP, Yousef GM (2002) Human tissue kallikreins: a family of new cancer biomarkers. Clin Chem 48:1198 – 1205

Djavan B, Remzi M, Zlotta A, Seitz C, Snow P, Marberger M (2002) Novel artificial neural network for early detection of prostate cancer. J Clin Oncol 20:921 – 929

Doherty AP, Bower M, Smith GL, Miano R, Mannion EM, Mitchell H, Christmas TJ (2000) Undetectable ultrasensitive PSA after radical prostatectomy for prostate cancer predicts relapse-free survival. Br J Cancer 83:1432 – 1436

Douglas TH, Morgan TO, McLeod DG, Moul JW, Murphy GP, Barren R 3rd, Sesterhenn IA, Mostofi FK (1997) Comparison of serum prostate specific membrane antigen, prostate specific antigen, and free prostate specific antigen levels in radical prostatectomy patients. Cancer 80:107 – 114

Ebi H, Nakata M, Tahara M, Igarashi T, Kawada K, Itoh K, Ueda R, Minami H (2003) Extragonadal germ cell tumors in Japan. Cancer Sci 94:1107 – 1111

Ellis WJ, Chetner MP, Preston SD, Brawer MK (1994) Diagnosis of prostatic carcinoma: the yield of serum prostate specific antigen, digital rectal examination and transrectal ultrasonography. J Urol 152:1520 – 1525

Ellis WJ, Vessella RL, Noteboom JL, Lange PH, Wolfert RL, Rittenhouse HG (1997) Early detection of recurrent prostate cancer with an ultrasensitive chemiluminescent prostatespecific antigen assay. Urology 50:573 – 579

Finne P, Auvinen A, Aro J, Juusela H, Maattanen L, Rannikko S, Hakama M, Tammela TL, Stenman UH (2002) Estimation of prostate cancer risk on the basis of total and free prostatespecific antigen, prostate volume and digital rectal examination. Eur Urol 41:619 – 626

Friedland SJ, Aronson WJ, Kane CJ, Terris MK, Presti JC Jr, Trock B, Amling CL (2004) Biochemical outcome after radical prostatectomy among men with normal preoperative serum prostate-specific antigen levels. Cancer 101:748 – 753

Gabant P, Forrester L, Nichols J, Van Reeth T, De Mees C, Pajack B, Watt A, Smitz J, Alexandre H, Szpirer C, Szpirer J (2002) Alpha-fetoprotein, the major fetal serum protein, is not essential for embryonic development but is required for female fertility. Proc Natl Acad Sci USA 99:12865 – 12870

Gels ME, Marrink J, Visser P, Sleijfer DT, Droste JH, Hoekstra HJ, Andrews PW, Schraffordt Koops H (1997) Importance of a new tumor marker TRA-1 – 60 in the follow-up of patients with clinical stage I nonseminomatous testicular germ cell tumors. Ann Surg Oncol 4:321 – 327

Germa JR, Llanos M, Tabernero JM, Mora J (1993) False elevations of alpha-fetoprotein associated with liver dysfunction in germ cell tumors. Cancer 72:2491 – 2494

Gillott DJ, Iles RK, Chard T (1996) The effects of beta-human chorionic gonadotrophin on the in vitro growth of bladder cancer cell lines. Br J Cancer 73:323 – 326

Giralt SA, Dexeus F, Amato R, Sella A, Logothetis C (1992) Hyperthyroidism in men with germ cell tumors and high levels of beta-human chorionic gonadotropin. Cancer 69:1286 – 1290

Goodarzi MO, Van Herle AJ (2000) Thyrotoxicosis in a male patient associated with excess human chorionic gonadotropin production by germ cell tumor. Thyroid 10:611 – 619

Greenberg F, Faucett A, Rose E, Bancalari L, Kardon NB, Mizejewski G, Haddow JE, Alpert E (1992) Congenital deficiency of alpha-fetoprotein. Am J Obstet Gynecol 167:509 – 511

Gustafsson O, Mansour E, Norming U, Carlsson A, Tornblom M, Nyman CR (1998) Prostate-specific antigen (PSA), PSA density and age-adjusted PSA reference values in screening for prostate cancer – a study of a randomly selected population of 2,400 men. Scand J Urol Nephrol 32:373 – 377

Gutman AB, Gutman EE (1938) An «acid» phosphatase occurring in the serum of patients with metastasising carcinoma of the prostate gland. J Clin Invest 17:473 – 478

Haije WG, Talerman A, Boekestein-Tjahjadien HM, Baggerman L (1976) Alpha fetoprotein (AFP) in the serum of patients with germ cell tumors. The value of AFP determination for diagnosis and follow-up. Ned Tijdschr Geneeskd 120:855 – 859

Hammerer P, Huland H (1994) Systematic sextant biopsies in 651 patients referred for prostate evaluation. J Urol 151:99 – 102

Hara I, Yamada Y, Miyake H, Hara S, Gotoh A, Fujisawa M, Okada H, Arakawa S, Kamidono S (2002) Detection of betahuman chorionic gonadotropin expressing cells by nested reverse transcriptase-polymerase chain reaction in the peripheral blood stem cells of patients with advanced germ cell tumor. J Urol 167:1487 – 1491

Harmenberg U, Koha M, Makiya R, Koshida K, Brismar B, Stigbrand T, Wahren B (1991) Identification and characterization of alkaline phosphatase isozymes in human colorectal adenocarcinomas. Tumour Biol 12:237 – 248

Hautkappe AL, Lu M, Mueller H, Bex A, Harstrick A, Roggendorf M, Ruebben H (2000) Detection of germ-cell tumor cells in the peripheral blood by nested reverse transcription-polymerase chain reaction for alpha-fetoprotein-messenger RNA and beta human chorionic gonadotropin-messenger RNA. Cancer Res 60:3170 – 3174

Henttu P, Vihko P (1994) Prostate-specific antigen and human glandular kallikrein: two kallikreins of the human prostate. Ann Med 26:157 – 164

Hernandez J, Thompson IM (2004) Prostate-specific antigen: a review of the validation of the most commonly used cancer biomarker. Cancer 101:894 – 904

Heseltine D, White MC, Kendall-Taylor P, De Kretser DM, Kelly W (1989) Testicular enlargement and elevated serum inhibin concentrations occur in patients with pituitary macroadenomas secreting follicle stimulating hormone. Clin Endocrinol (Oxf) 31:411 – 423

Horwich A, Peckham MJ (1986) Transient tumor marker elevation following chemotherapy for germ cell tumors of the testis. Cancer Treat Rep 70:1329 – 1331

Isshiki S, Akakura K, Komiya A, Suzuki H, Kamiya N, Ito H (2002) Chromogranin a concentration as a serum marker to predict prognosis after endocrine therapy for prostate cancer. J Urol 167:512 – 515

Johnson PJ, Ho S, Cheng P, Chan A, Leung T, Yuen J (1995) Germ cell tumors express a specific alpha-fetoprotein variant detectable by isoelectric focusing. Cancer 75:1663 – 1668

Johnson PJ, Poon TC, Hjelm NM, Ho CS, Blake C, Ho SK (2000) Structures of disease-specific serum alpha-fetoprotein isoforms. Br J Cancer 83:1330 – 1337

Jung K, Lein M, Brux B, Sinha P, Schnorr D, Loening SA (2000) Different stability of free and complexed prostate-specific antigen in serum in relation to specimen handling and storage conditions. Clin Chem Lab Med 38:1271 - 1275

Khan MA, Partin AW (2004) Management of patients with an increasing prostate-specific antigen after radical prostatectomy. Curr Urol Rep 5:179 - 187

Klezovitch O, Chevillet J, Mirosevich J, Roberts RL, Matusik RJ, Vasioukhin V (2004) Hepsin promotes prostate cancer progression and metastasis. Cancer Cell 6:185 - 195

Koistinen H, Paju A, Koistinen R, Finne P, Lovgren J, Wu P, Seppala M, Stenman UH (2002) Prostate-specific antigen and other prostate-derived proteases cleave IGFBP-3, but prostate cancer is not associated with proteolytically cleaved circulating IGFBP-3. Prostate 50:112 - 118

Koshida K, Stigbrand T, Munck-Wikland E, Hisazumi H, Wahren B (1990) Analysis of serum placental alkaline phosphatase activity in testicular cancer and cigarette smokers. Urol Res 18:169 - 173

Koshida K, Uchibayashi T, Yamamoto H, Hirano K (1996) Significance of placental alkaline phosphatase (PLAP) in the monitoring of patients with seminoma. Br J Urol 77:138 - 142

Kovcin VN, Jelic SB, Ivanovic SM, Babovic NL (1997) Serum gonadotropin levels in patients with germ-cell tumors of the testis: interrelations, possible cross-reactions and interpretation of beta-HCG level. Int J Biol Markers 12:55 - 60

Kuriyama M, Wang MC, Papsidero LD, Killian CS, Shimano T, Valenzuela L, Nishiura T, Murphy GP, Chu TM (1980) Quantitation of prostate-specific antigen in serum by a sensitive enzyme immunoassay. Cancer Res 40:4658 - 4662

Lajer H, Daugaard G, Andersson AM, Skakkebaek NE (2002) Clinical use of serum TRA-1 - 60 as tumor marker in patients with germ cell cancer. Int J Cancer 100:244 - 246

Li MS, Li PF, Yang FY, He SP, Du GG, Li G (2002) The intracellular mechanism of alpha-fetoprotein promoting the proliferation of NIH 3T3 cells. Cell Res 12:151 - 156

Lintula S, Vesalainen S, Rannikko A, Zhang WM, Finne P, Stenman J, Stenman UH (2004) Quantification of prostate specific antigen mRNA levels in circulation after prostatic surgery and endocrine treatment by quantitative reverse transcription-polymerase chain reaction. Scand J Clin Lab Invest 64:93 - 100

Lippert MC, Javadpour N (1981) Lactic dehydrogenase in the monitoring and prognosis of testicular cancer. Cancer 48:2274 - 2278

Lippert M, Papadopoulos N, Javadpour N (1981) Role of lactate dehydrogenase isoenzymes in testicular cancer. Urology 18:50 - 53

Liu T, Bauskin AR, Zaunders J, Brown DA, Pankhurst S, Russell PJ, Breit SN, Panhurst S (2003) Macrophage inhibitory cytokine 1 reduces cell adhesion and induces apoptosis in prostate cancer cells. Cancer Res 63:5034 - 5040

Manetti L, Lupi I, Genovesi M, Morselli L, Grasso L, Nencetti C, Gasperi M, Bogazzi F, Bartalena L, Martino E (2004) Serum prostate-specific antigen concentration is increased in acromegalic women. J Endocrinol Invest 27:643 - 647

Mann K, Saller B (1994a) Tumours of the prostate gland. In: Klapdor R (ed) Tumour markers in clinical oncology: an overview. Sorin Biomedica, Turin, pp 145 - 150

Mann K, Saller B (1994b) Tumours of the testis. In: Klapdor R (ed) Tumour markers in clinical oncology: an overview. Sorin Biomedica, Turin, pp 151 - 156

Mann K, Schneider N, Hoermann R (1986) Thyrotropic activity of acidic isoelectric variants of human chorionic gonadotropin from trophoblastic tumors. Endocrinology 118: 1558 - 1566

Masseyeff R, Bonet C, Drouet J, Sudaka P, Lalanne C (1974) Radioimmunoassay of alpha-fetoprotein. I. Technique and serum levels in the normal adult. Digestion 10:17 - 28

Matsumura M, Bhatt AS, Andress D, Clegg N, Takayama TK, Craik CS, Nelson PS (2005) Substrates of the prostate-specific serine protease prostase/KLK4 defined by positional scanning peptide libraries. Prostate 62:1 - 13

Mazumdar M, Bajorin DF, Bacik J, Higgins G, Motzer RJ, Bosl GJ (2001) Predicting outcome to chemotherapy in patients with germ cell tumors: the value of the rate of decline of human chorionic gonadotrophin and alpha-fetoprotein during therapy. J Clin Oncol 19:2534 - 2541

McCormack RT, Rittenhouse HG, Finlay JA, Sokoloff RL, Wang TJ, Wolfert RL, Lilja H, Oesterling JE (1995) Molecular forms of prostate-specific antigen and the human kallikrein gene family: a new era. Urology 45:729 - 744

Melegos DN, Yu H, Ashok M, Wang C, Stanczyk F, Diamandis EP (1997) Prostate-specific antigen in female serum, a potential new marker of androgen excess. J Clin Endocrinol Metab 82:777 - 780

Mikolajczyk SD, Catalona WJ, Evans CL, Linton HJ, Millar LS, Marker KM, Katir D, Amirkhan A, Rittenhouse HG (2004) Proenzyme forms of prostate-specific antigen in serum improve the detection of prostate cancer. Clin Chem 50:1017 - 1025

Millan JL, Eriksson A, Stigbrand T (1982) A possible new locus of alkaline phosphatase expressed in human testis. Hum Genet 62:293 - 295

Mohler JL, Siami PF, Flanigan RC (1987) False positive betahuman chorionic gonadotropin in testicular cancer. Urology 30:252 - 254

Moller MB (1996) Association of testicular non-Hodgkin's lymphomas with elevated serum levels of human chorionic gonadotropin-like material. Oncology 53:94 - 98

Mora J, Gascon N, Tabernero JM, Germa JR, Gonzalez F (1995) Alpha-fetoprotein-concanavalin A binding as a marker to discriminate between germ cell tumours and liver diseases. Eur J Cancer 31A:2239 - 2242

Morote J, Lorente JA, Encabo G (1996) Prostate carcinoma staging. Clinical utility of bone alkaline phosphatase in addition to prostate specific antigen. Cancer 78:2374 - 2378

Morris MJ, Bosl GJ (2000) Recognizing abnormal marker results that do not reflect disease in patients with germ cell tumors. J Urol 163:796 - 801

Nazeer T, Ro JY, Amato RJ, Park YW, Ordonez NG, Ayala AG (1998) Histologically pure seminoma with elevated alphafetoprotein: a clinicopathologic study of ten cases. Oncol Rep 5:1425 - 1429

Oesterling JE, Chan DW, Epstein JI, Kimball AW Jr., Bruzek DJ, Rock RC, Brendler CB, Walsh PC (1988) Prostate specific antigen in the preoperative and postoperative evaluation of localized prostatic cancer treated with radical prostatectomy. J Urol 139:766 - 772

Olsson AY, Bjartell A, Lilja H, Lundwall A (2005) Expression of prostate-specific antigen (PSA) and human glandular kallikrein 2 (hK2) in ileum and other extraprostatic tissues. Int J Cancer 113:290 - 297

Oremek GM, Kramer W, Seiffert UB, Jonas D (1997) Diagnostic value of skeletal AP and PSA with respect to skeletal scintigram in patients with prostatic disease. Anticancer Res 17:3035 - 3036

Ornstein DK, Rayford W, Fusaro VA, Conrads TP, Ross SJ, Hitt BA, Wiggins WW, Veenstra TD, Liotta LA, Petricoin EF 3rd (2004) Serum proteomic profiling can discriminate prostate cancer from benign prostates in men with total prostate specific antigen levels between 2.5 and 15.0 ng/ml. J Urol 172: 1302 - 1305

Parsons JK, Brawer MK, Cheli CD, Partin AW, Djavan R (2004) Complexed prostate specific antigen (PSA) reduces unnecessary prostate biopsies in the 2.6 - 4.0 ng/mL range of total PSA. BJU Int 94:47 - 50

Perlin E, Engeler JE Jr., Edson M, Karp D, McIntire KR, Waldmann TA-

(1976) The value of serial measurement of both human chorionic gonadotropin and alpha-fetoprotein for monitoring germinal cell tumors. Cancer 37:215 – 219

Peters MA, de Jong FH, Teerds KJ, de Rooij DG, Dieleman SJ, van Sluijs FJ (2000) Ageing, testicular tumours and the pituitary-testis axis in dogs. J Endocrinol 166:153 – 161

Platz EA, De Marzo AM, Giovannucci E (2004) Prostate cancer association studies: pitfalls and solutions to cancer misclassification in the PSA era. J Cell Biochem 91:553 – 557

Reissigl A, Klocker H, Pointner J, Fink K, Horninger W, Ennemoser O, Strasser H, Colleselli K, Holtl L, Bartsch G (1996) Usefulness of the ratio free/total prostate-specific antigen in addition to total PSA levels in prostate cancer screening. Urology Suppl 48:62 – 66

Riegman PH, Vlietstra RJ, van der Korput JA, Brinkmann AO, Trapman J (1991) The promoter of the prostate-specific antigen gene contains a functional androgen responsive element. Mol Endocrinol 5:1921 – 1930

Rittenhouse HG, Finlay JA, Mikolajczyk SD, Partin AW (1998) Human kallikrein 2 (hK2) and prostate-specific antigen (PSA): two closely related, but distinct, kallikreins in the prostate. Crit Rev Clin Lab Sci 35:275 – 368

Ruoslahti E, Terry WD (1976) Alpha foetoprotein and serum albumin show sequence homology. Nature 260:804 – 805

Saller B, Clara R, Spottl G, Siddle K, Mann K (1990) Testicular cancer secretes intact human choriogonadotropin (hCG) and its free beta-subunit: evidence that hCG (+hCG-beta) assays are the most reliable in diagnosis and follow-up. Clin Chem 36:234 – 239

Saraswathi A, Malati T (1994) Clinical relevance of alphafetoprotein microheterogeneity in alphafetoprotein-secreting tumors. Cancer Detect Prev 18:447 – 454

Schefer H, Mattmann S, Joss RA (1998) Hereditary persistence of alpha-fetoprotein. Case report and review of the literature. Ann Oncol 9:667 – 672

Seckl MJ, Rustin GJ, Bagshawe KD (1990) Frequency of serum tumour marker monitoring in patients with non-seminomatous germ cell tumours. Br J Cancer 61:916 – 918

Shulman MJ, Karam JA, Benaim EA (2004) Prostate-specific antigen doubling time predicts response to deferred antiandrogen therapy in men with androgen-independent prostate cancer. Urology 63:732 – 736

Smith AA, Weng E, Handler M, Foreman NK (2004) Intracranial germ cell tumors: a single institution experience and review of the literature. J Neurooncol 68:153 – 159

Smith JB (1970) Alpha-fetoprotein: occurrence in certain malignant diseases and review of clinical applications. Med Clin North Am 54:797 – 803

Sokoll LJ, Bruzek DJ, Dua R, Dunn W, Mohr P, Wallerson G, Eisenberger M, Partin AW, Chan DW (2002) Short-term stability of the molecular forms of prostate-specific antigen and effect on percent complexed prostate-specific antigen and percent free prostate-specific antigen. Urology 60:24 – 30

Stamey TA, Yang N, Hay AR, McNeal JE, Freiha FS, Redwine E (1987) Prostate-specific antigen as a serum marker for adenocarcinoma of the prostate. N Engl J Med 317:909 – 916

Stephan C, Cammann H, Semjonow A, Diamandis EP, Wymenga LF, Lein M, Sinha P, Loening SA, Jung K (2002a) Multicenter evaluation of an artificial neural network to increase the prostate cancer detection rate and reduce unnecessary biopsies. Clin Chem 48:1279 – 1287

Stephan C, Jung K, Cammann H, Vogel B, Brux B, Kristiansen G, Rudolph B, Hauptmann S, Lein M, Schnorr D, Sinha P, Loening SA (2002b) An artificial neural network considerably improves the diagnostic power of percent free prostate-specific antigen in prostate cancer diagnosis: results of a 5-year investigation. Int J Cancer 99:466 – 473

Tahir SA, Ren C, Timme TL, Gdor Y, Hoogeveen R, Morrisett JD, Frolov A, Ayala G, Wheeler TM, Thompson TC (2003) Development of an immunoassay for serum caveolin-1: a novel biomarker for prostate cancer. Clin Cancer Res 9: 3653 – 3659

Taketa K (1992) Alpha-fetoprotein in the 1990s. In: Sell S (ed) Serological cancer markers. Humana, Totowa, New Jersey, pp 31 – 46

Talmadge K, Boorstein WR, Fiddes JC (1983) The human genome contains seven genes for the beta-subunit of chorionic gonadotropin but only one gene for the beta-subunit of luteinizing hormone. DNA 2:281 – 289

Tatarinov IS, Afanas'eva AV, Parfenova LF (1963) On the development of the serum proteins in human ontogenesis. Vopr Med Khim 37:403 – 410

Thompson IM, Pauler DK, Goodman PJ, Tangen CM, Lucia MS, Parnes HL, Minasian LM, Ford LG, Lippman SM, Crawford ED, Crowley JJ, Coltman CA Jr. (2004) Prevalence of prostate cancer among men with a prostate-specific antigen level $\leq$ 4.0 ng per milliliter. N Engl J Med 350:2239 – 2246

Tilghman SM, Belayew A (1982) Transcriptional control of the murine albumin/alpha-fetoprotein locus during development. Proc Natl Acad Sci USA 79:5254 – 5257

Toppari J, Kaipia A, Kaleva M, Laato M, de Kretser DM, Krummen LA, Mather JP, Salmi TT (1998) Inhibin gene expression in a large cell calcifying Sertoli cell tumour and serum inhibin and activin levels. APMIS 106:101 – 112

Tricoli JV, Schoenfeldt M, Conley BA (2004) Detection of prostate cancer and predicting progression: current and future diagnostic markers. Clin Cancer Res 10:3943 – 3953

Trojan A, Joller-Jemelka H, Stahel RA, Jacky E, Hersberger M (2004) False-positive human serum chorionic gonadotropin in a patient with a history of germ cell cancer. Oncology 66:336 – 338

Tucker DF, Oliver RT, Travers P, Bodmer WF (1985) Serum marker potential of placental alkaline phosphatase-like activity in testicular germ cell tumours evaluated by H17E2 monoclonal antibody assay. Br J Cancer 51:631 – 639

Vessella RL, Santrach MA, Bronson D, Smith CJ, Klicka MJ, Lange PH (1984) Evaluation of AFP glycosylation heterogeneity in cancer patients with AFP-producing tumors. Int J Cancer 34:309 – 314

von Eyben FE (1983) Lactate dehydrogenase and its isoenzymes in testicular germ cell tumors: an overview. Oncodev Biol Med 4:395 – 414

von Eyben FE, Skude G (1984) Lactate dehydrogenase and its isoenzyme, LDH-1, in serum are markers of testicular germ cell tumors. Clin Chem 30:340 – 341

Wang MC, Valenzuela LA, Murphy GP, Chu TM (1979) Purification of a human prostate specific antigen. Invest Urol 17: 159 – 163

Watanabe K, Saito A, Tamaoki T (1987) Cell-specific enhancer activity in a far upstream region of the human alpha-fetoprotein gene. J Biol Chem 262:4812 – 4818

Waters WB (1999) Rational uses of PSA testing. In: AACC Proceedings. Tumor markers: successful laboratory practice for today and tomorrow.

Witherspoon LR, Lapeyrolerie T (1997) Sensitive prostate specific antigen measurements identify men with long diseasefree intervals and differentiate aggressive from indolent cancer recurrences within 2 years after radical prostatectomy. J Urol 157:1322 – 1328

Wolff JM, Ittel T, Borchers H, Brauers A, Jakse G (1998) Efficacy of skeletal alkaline phosphatase and prostate-specific antigen in the diagnosis of bone metastasis in cancer of the prostate. Urol Int 61:12 – 16

Yamamoto R, Ohkouchi T, Wakui Y, Minobe S, Watari H, Shimizu K, Satomura S, Sakuragi N (2003) A study on the micro heterogeneity

of alpha-fetoproteins produced by yolk sac and germ cell tumors. Acta Obstet Gynecol Scand 82: 876 – 882
Yuan JJ, Coplen DE, Petros JA, Figenshau RS, Ratliff TL, Smith DS, Catalona WJ (1992) Effects of rectal examination, prostatic massage, ultrasonography and needle biopsy on serum prostate specific antigen levels. J Urol 147:810 – 814
Yuasa T, Yoshiki T, Ogawa O, Tanaka T, Isono T, Mishina M, Higuchi K, Okada Y, Yoshida O (1999) Detection of alpha-fetoprotein mRNA in seminoma. J Androl 20:336 – 340
Zygmunt M, Herr F, Keller-Schoenwetter S, Kunzi-Rapp K, Munstedt K, Rao CV, Lang U, Preissner KT (2002) Characterization of human chorionic gonadotropin as a novel angiogenic factor. J Clin Endocrinol Metab 87:5290 – 5296

II.3.7 Esami strumentali di imaging per lo studio dei tumori in andrologia: ecocolordoppler, MRI e PET

E. L. F. Nijs, R. H. Oyen

Sintesi

L'ecografia scrotale e l'ecografia endorettale sono le tecniche di imaging preferite per la valutazione dell'infertilità maschile. L'ecografia scrotale e l'ecografia endorettale sono entrambe strumenti diagnostici per stabilire la presenza di malformazioni congenite o di cause acquisite.

In casi particolari, l'ecografia può anche servire da guida in diverse procedure. L'ecografia può essere utilizzata per selezionare la sede appropriata di estrazione degli spermatozoi e l'ecografia endorettale come guida per la biopsia della vescicola seminale durante una vescicolografia seminale.

La vasografia percutanea o chirurgica (o deferentografia) è stata attualmente sostituita con la risonanza magnetica (MRI) e, talvolta, con la vescicolografia seminale uidata con ecografia endorettale combinata con un'aspirazione. Questa tecnica può essere importante durante la correzione micro-chirurgica dell'ostruzione del canale deferente vasovasostomia o vasoepididimostomia).

La MRI è la prima tecnica di valutazione dell'asse ipotalamo-ipofisi e rappresenta uno strumento accessorio dopo l'ecografia scrotale ed endorettale in alcuni casi con risultati equivoci, problemi persistenti o diagnosi complessa.

Attualmente, la tomografia con emissione di positroni (PET) è indicata nell'oncologia urologica (principalmente cancro del testicolo), ma la PET non ha indicazioni nella valutazione degli uomini infertili.

In tutte le urgenze in andrologia, come la torsione del testicolo, i traumi testicolari, il priapismo e la frattura peniena, la tecnica di imaging di scelta è l'ecografia associata al doppler. La MRI serve solo come tecnica di risoluzione dei problemi in questi pazienti.

II.3.7.1 Ecografia

II.3.7.1.1 Tecnica

L'ecografia è una tecnica di imaging non invasiva che utilizza delle onde sonore ad alta frequenza. La frequenza delle onde sonore in imaging si trova tra 2 e 15 MHz e, dunque, di gran lunga superiore ai 20 kHz, che è il limite superiore dell'udito umano.

Una parte essenziale dell'apparecchio a ultrasuoni è il trasduttore che viene posto sulla pelle o nelle cavità. I trasduttori sono costituiti da cristalli piezoelettrici che trasformano l'energia elettrica in onde sonore, e viceversa. Il trasduttore invia delle onde sonore ad alta frequenza nel paziente (funzione di trasmettitore). Quando le onde sonore urtano un confine tra dei tessuti (p. es., tra liquido e tessuto molle e tessuto molle e osso), alcune onde sonore sono riflesse, mentre altre penetrano fino a raggiungere un'altra barriera e sono riflesse. I cristalli convertono queste onde sonore, o echi, riflesse, in onde elettriche (funzione ricevente), che sono successivamente trasferite al computer che le converte e le mostra allo schermo sotto forma di immagine bidimensionale, utilizzando una scala di grigi.

Per un imaging appropriato dello scroto e della prostata, sono necessari trasduttori lineari specifici di almeno 7,5 MHz.

II.3.7.1.2 Indicazioni cliniche

L'ecografia combinata al doppler sarà la prima e la sola tecnica di imaging utilizzata in molte malattie del pene e delle masse scrotali, tra cui le malattie congenite e le malattie acquisite quali i traumi, i tumori, l'infezione/infiammazione e le alterazioni vascolari.

La MRI è principalmente indicata come modalità di risoluzione del problema in casi selezionati.

Malattia di La Peyronie (Induratio Penis Plastica) (Fig. I.3.9a–l)

L'infiammazione cronica della tunica albuginea, che avvolge i corpi cavernosi, provoca una fibrosi e un ispessimento centrato o diffuso, chiamati placche peniene. Queste placche possono o meno calcificarsi e provocare una deformazione dolorosa del pene durante l'erezione. Nei casi gravi, i rapporti sessuali possono essere compromessi. La diagnosi può essere effettuata attraverso la palpazione del pene. L'ecografia permette di valutare la dimensione della placca e la sua consistenza (da ipoecogena a iperecogena con cono d'ombra posteriore) e di monitorare l'efficacia del trattamento (Fornara e Gerbershagen 2004). In questi pazienti, si osserva un'incidenza elevata di impotenza arteriosa, venosa e vascolare mista (vedi Sez. II.3.7.2.2, sottosezione «Disfunzione erettile»).

Volume testicolare ed ecogenicità testicolare

L'ecografia non è indicata per valutare il volume testicolare (Schiff et al. 2004), salvo nei pazienti dove l'esame clinico sia difficoltoso, come nei pazienti che presentano un idrocele voluminoso.

Il testicolo normale ha un aspetto omogeneo finemente granulare. Negli uomini infertili, ci si possono aspettare dei profili ecografici testicolari anormali come eterogeneità diffusa, lesioni ipoecogene o focolai iperecogeni.

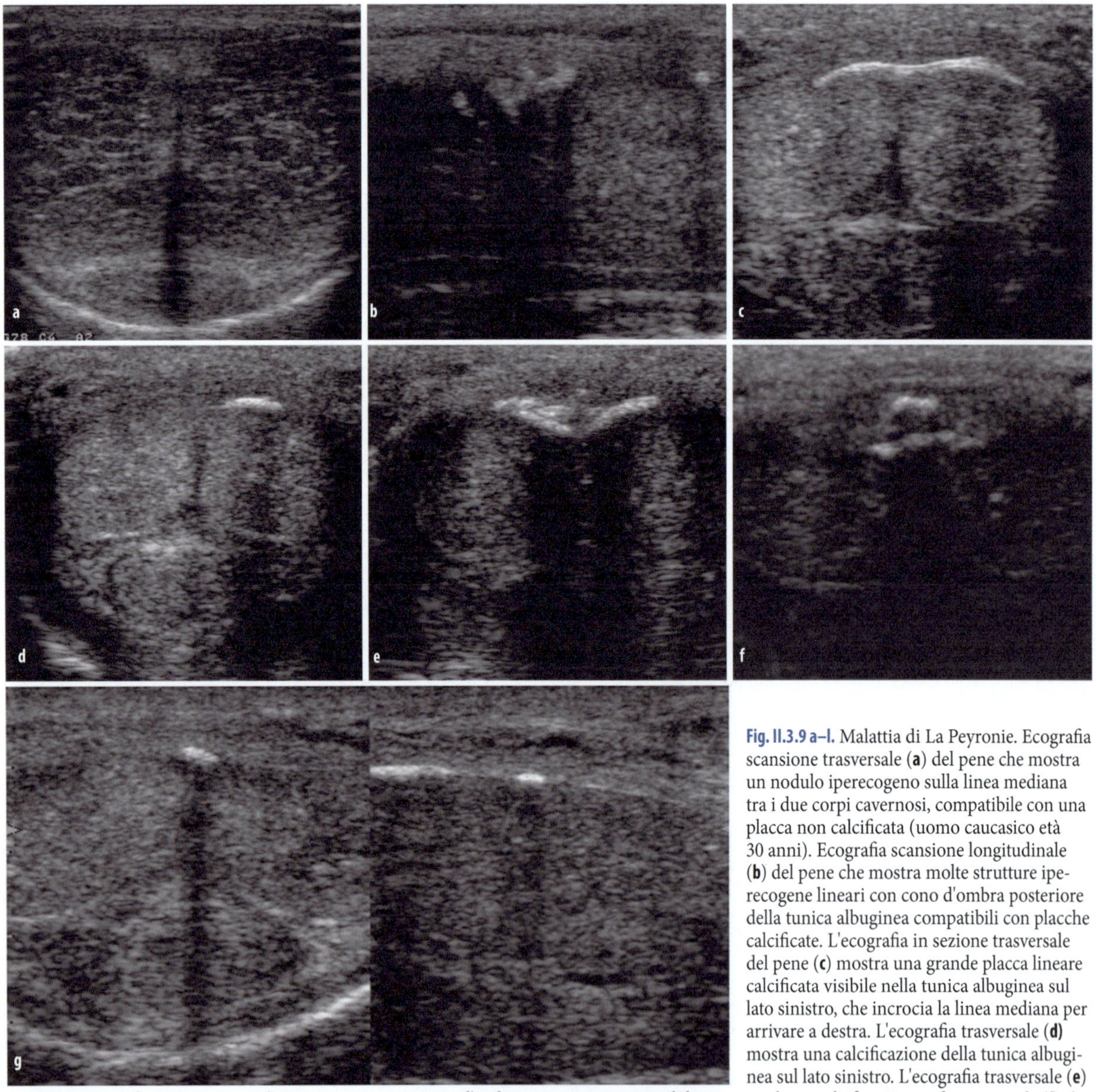

Fig. II.3.9 a–l. Malattia di La Peyronie. Ecografia scansione trasversale (**a**) del pene che mostra un nodulo iperecogeno sulla linea mediana tra i due corpi cavernosi, compatibile con una placca non calcificata (uomo caucasico età 30 anni). Ecografia scansione longitudinale (**b**) del pene che mostra molte strutture iperecogene lineari con cono d'ombra posteriore della tunica albuginea compatibili con placche calcificate. L'ecografia in sezione trasversale del pene (**c**) mostra una grande placca lineare calcificata visibile nella tunica albuginea sul lato sinistro, che incrocia la linea mediana per arrivare a destra. L'ecografia trasversale (**d**) mostra una calcificazione della tunica albuginea sul lato sinistro. L'ecografia trasversale (**e**) mostra una grande regione triangolare iperecogena con cono d'ombra posteriore, compatibile con una placca calcifica. Ecografia trasversale (**f**) che mostra l'ispessimento della tunica albuginea, osservato come una fascia leggermente ipoecogena che incrocia la linea mediana, con due calcificazioni lineari al centro: placca in parte calcificata. Immagine trasversale (*immagine sinistra*) e longitudinale (*immagine destra*, **g**) in uno stesso paziente. L'immagine trasversale mostra una piccola calcificazione a livello della linea mediana nella tunica albuginea ma, sull'immagine longitudinale, possono essere osservate delle calcificazioni numerose e di più grandi dimensioni

II.3

Fig. II.3.9. (Segue) Scansione trasversale (*immagine sinistra*, **h**) che mostra una grande placca calcifica della tunica albuginea sul lato destro. L'ecografia longitudinale conferma questi segni. Ecografia in scansione longitudinale (**i**) che mostra grosse calcificazioni multiple nella tunica albuginea. Ecografia in scansione longitudinale del pene (**j**) che mostra delle regioni iperecogene arrontondate multiple nella tunica albuginea, compatibili con placche calcifiche. L'ecografia trasversale del pene (**k**) mostra una struttura iperecogena a forma di cuneo a livello della linea mediana nella tunica albuginea: placca calcifica. Ecografia trasversa (**l**) che mostra diverse calcificazioni tra i corpi cavernosi

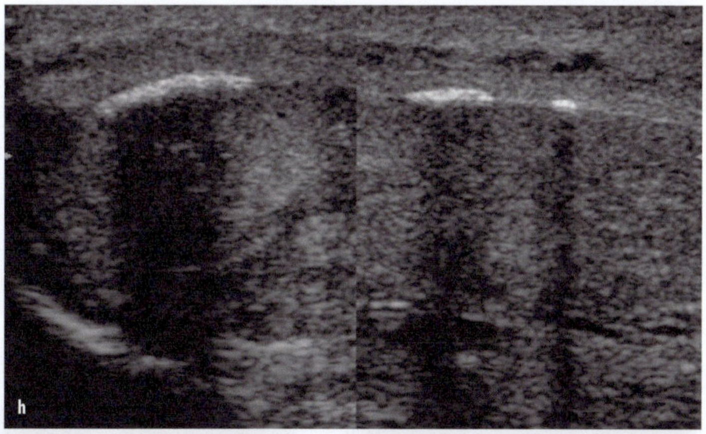

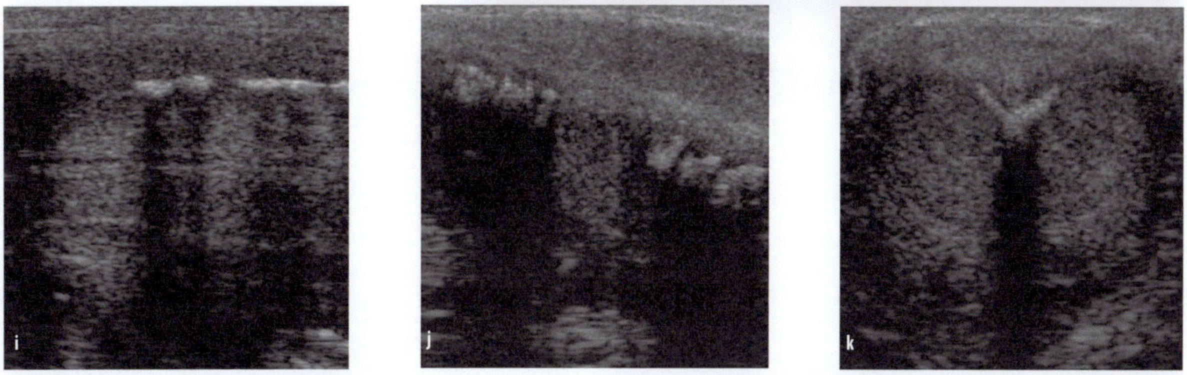

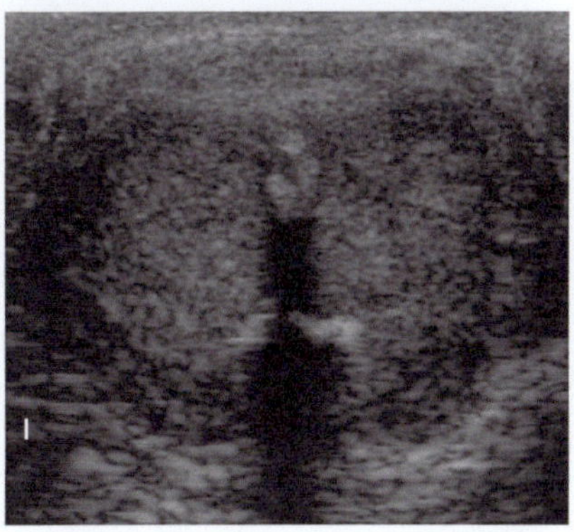

Tali segni sono stati associati a una riduzione del punteggio della biopsia testicolare e del numero degli spermatozoi (Lenz et al. 1994).

Criptorchidismo (Fig. II.3.10, II.3.11)

Una delle cause di infertilità è il criptorchidismo o una storia di pregresso criptorchidismo. Il testicolo ritenuto è alterato per diversi valori (piccolo volume, morfologia anomala, ecogenicità diminuita e presenza di microlitiasi), con un marcato aumento dell'incidenza dei tumori testicolari. In generale, i tumori testicolari sono essenzialmente ipoecogeni, il che potrebbe compromettere la diagnosi ecografica di queste lesioni in un testicolo ipoecogeno.

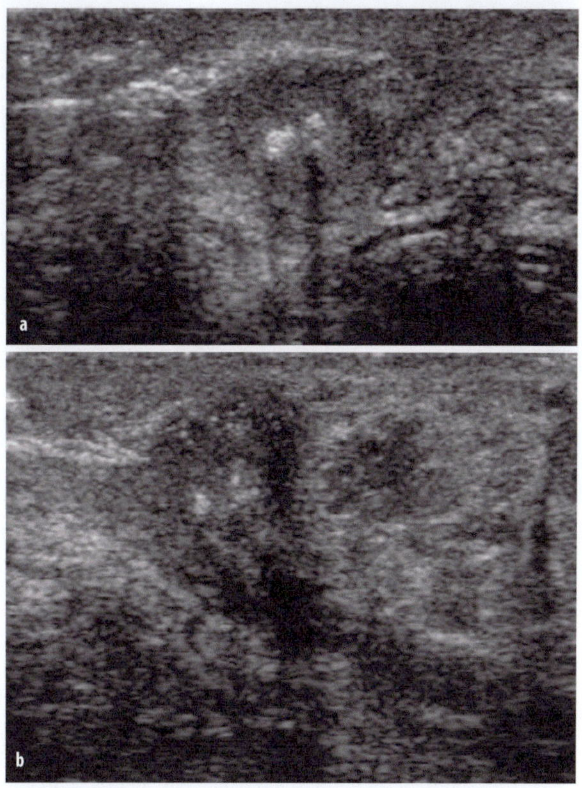

Fig. II.3.10 a, b. Criptorchidismo. Ecografia in scansione trasversale (**a**) e longitudinale (**b**) che mostrano un testicolo atrofico/ipoplasico nel canale inguinale con un aspetto ipoecogeno e diverse chiazze iperecogene centrali, compatibili con delle calcificazioni

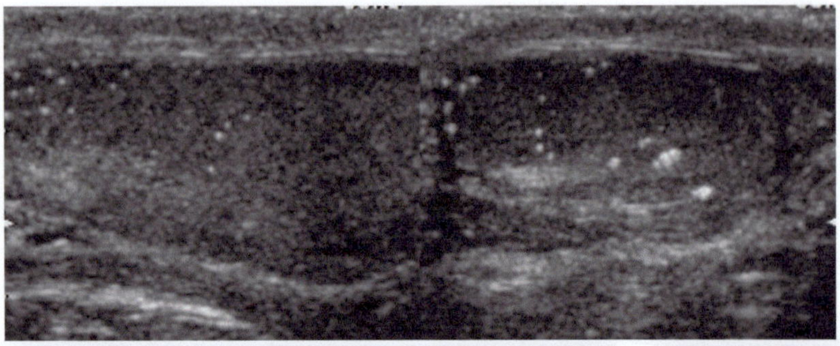

Fig. II.3.11. Microlitiasi testicolare. Criptorchidismo corretto. La scansione longitudinale rivela molteplici punti iperecogeni nei due testicoli ipoplasici, compatibili con una microlitiasi testicolare

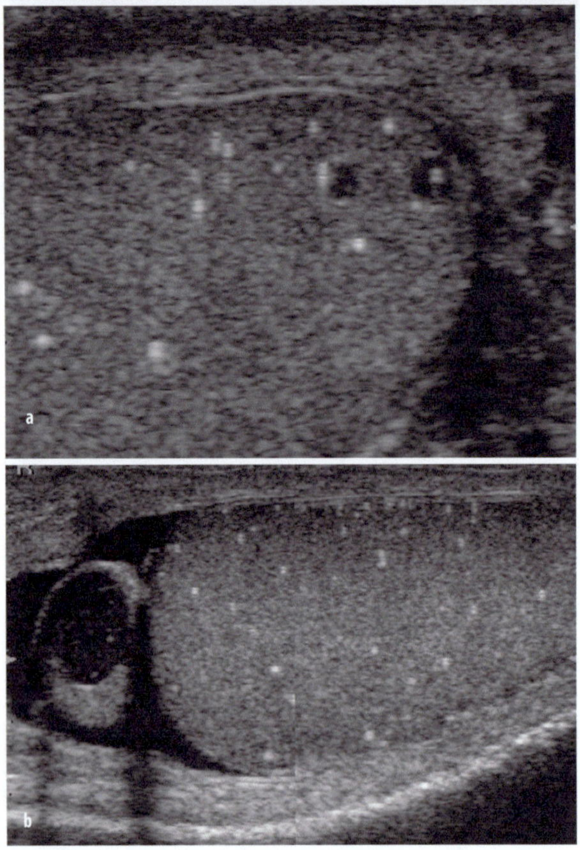

Fig. II.3.12 a, b. Microlitiasi testicolare. Ecografia a scansione longitudinale (**a**) che mostra numerosi punti ecogenici diffusi nel testicolo, compatibili con una microlitiasi testicolare. Vicino al polo inferiore, alcune calcificazioni sembrano localizzate nella lesione ipoecogena o ai suoi limiti. Ecografia a scansione longitudinale (**b**) che mostra numerose piccole calcificazioni nel testicolo. Cisti nella testa dell'epididimo

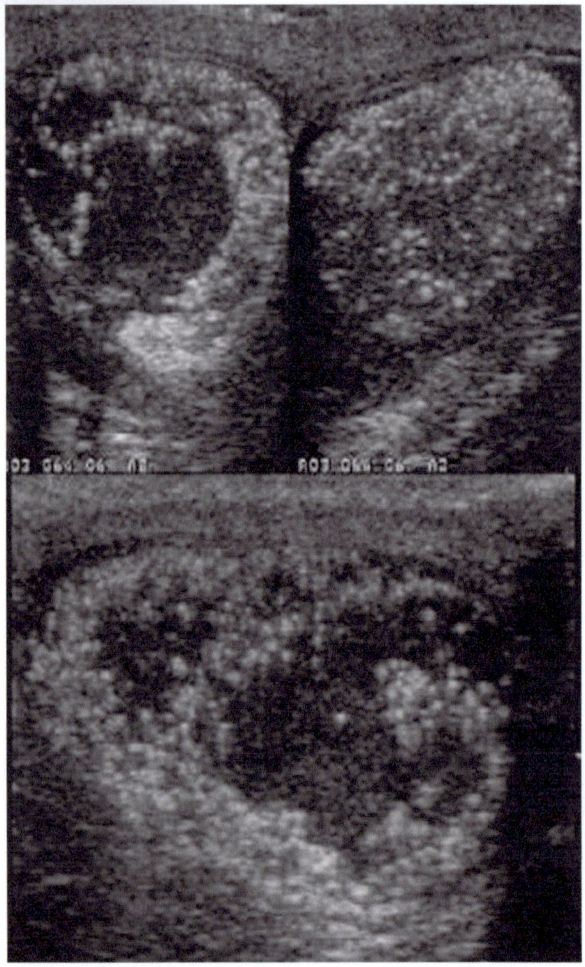

Fig. II.3.13. Microlitiasi testicolare e seminoma. L'*immagine in alto a destra* mostra una vista trasversale del testicolo sinistro con il suo profilo tipico di «tempesta di neve», che indica una microlitiasi testicolare. L'immagine *in alto a sinistra* mostra una sezione trasversa comparabile del testicolo destro dove si vede una grande lesione ipoecogena che interrompe l'aspetto omogeneo della tempesta di neve. L'*immagine in basso* è una scansione longitudinale del testicolo destro con una lesione ipoecogena centrale molto estesa

L'ecografia scrotale è, in definitiva, consigliata in questi pazienti per individuare una neoplasia testicolare a uno stadio precoce.

Microlitiasi testicolare (Fig. II.3.11–II.3.13)

La microlitiasi testicolare è una malattia rara, con un'incidenza riferita che va dallo 0,6 al 9% nella popolazione generale (Thomas et al. 2000). Si riscontra, il più delle volte, nei pazienti con criptorchidismo. Alcuni autori segnalano, perciò, un'associazione con l'infertilità (Aizenstein et al. 1998; Thomas et al. 2000) anche se non esiste alcuna prova certa.

All'ecografia, punti iperecogeni singoli o multipli sono osservati nei tubuli seminiferi del testicolo. A seconda del numero di calcificazioni, può essere utilizzato un sistema di classificazione (gradi I–III).

La prudenza è necessaria, poiché la microlitiasi testicolare sembra associata a un rischio più elevato di tumori delle cellule germinali (Miller et al. 1996; Thomas et al. 2000).

È raccomandato un follow-up regolare (6–12 mesi) con ecografia (Miller et al. 1996), in particolare per la microlitiasi di alto grado.

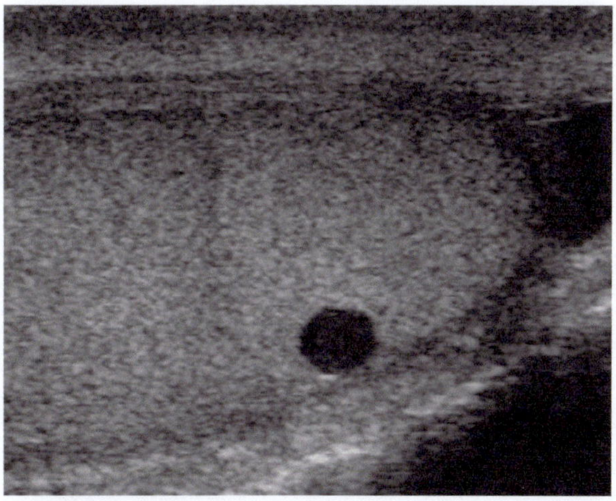

Fig. II.3.14. Cisti intratesticolare. L'ecografia a scansione longitudinale mostra una lesione ben circoscritta tondeggiante vicino al polo inferiore del testicolo, che sembra essere molto ipoecogena

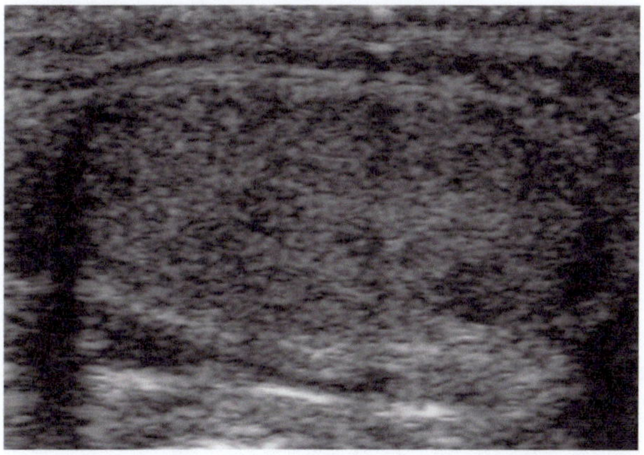

Fig. II.3.15. Iperplasia focale delle cellule di Leydig. L'ecografia a scansione longitudinale del testicolo mostra un aspetto eterogeneo del parenchima testicolare con lesioni multiple ipoecogene mal delimitate. Il paziente era stato inviato per infertilità

Neoplasie testicolari (Fig. II.3.14–II.3.22)

L'incidenza del cancro del testicolo è in aumento in tutto il mondo dalla fine del XX secolo e sembra essere presente un'incidenza più elevata del cancro del testicolo negli uomini infertili che nella popolazione generale. Numerosi rapporti affermano che una lesione palpabile è presente solo in alcuni pazienti (Pierik et al. 1999; Carmignani et al. 2004). In pratica, alcuni autori hanno proposto un'ecografia scrotale di routine in tutti gli uomini infertili per individuare tumori testicolari maligni in fase precoce (impalpabili, Thomas 2004).

La maggior parte dei tumori ha un'ecogenicità mista all'ecografia, su un fondo ipoecogeno predominante con o senza calcificazioni o aree cistiche. Non ci sono caratteristiche

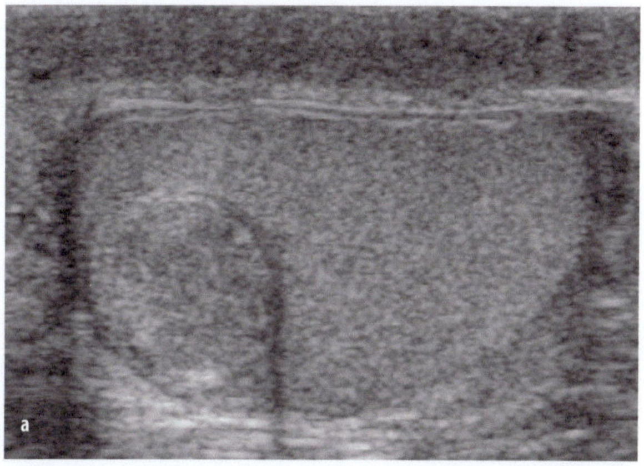

Fig. II.3.17 a–c. Cisti epidermoide in un uomo di 27 anni infertile. (**a**) L'ecografia longitudinale del testicolo sinistro rivela una lesione tondeggiante del polo superiore del testicolo con un bordo iperecogeno e un centro leggermente ipoecogeno. Tuttavia, alcune aree iperecogene sono presenti vicino al centro della lesione. Sezioni trasversali (**b**, **c** [pagina seguente]) del testicolo sinistro che mostrano la stessa lesione che è ben delimitata e presenta un'ecogenicità mista. Il testicolo è stato rimosso ed è stata ottenuta la diagnosi di tumore benigno (teratoma presentatosi come cisti epidermoide). Tuttavia, era presente una fibrosi tubulare, così come una displasia diffusa estesa intratubulare delle cellule germinali (*ITGCNU*) e un microfocolaio del seminoma invasivo

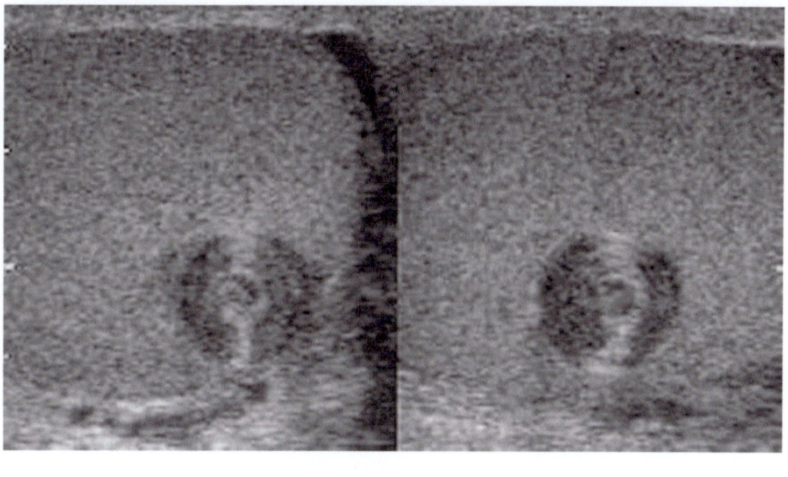

Fig. II.3.16. Cisti epidermoide. L'ecografia a scansione trasversale e longitudinale testicolare mostra una lesione tondeggiante ben delimitata ipoecogena con degli strati concentrici. Questo aspetto è tipico di una cisti epidermoide; comunque, non tutte le cisti epidermoidi hanno questo aspetto all'ecografia

II.3

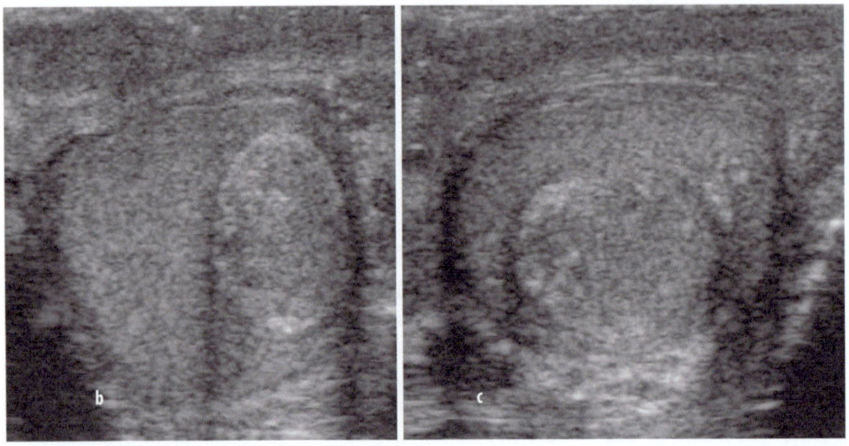

Fig. II.3.17 (Segue)

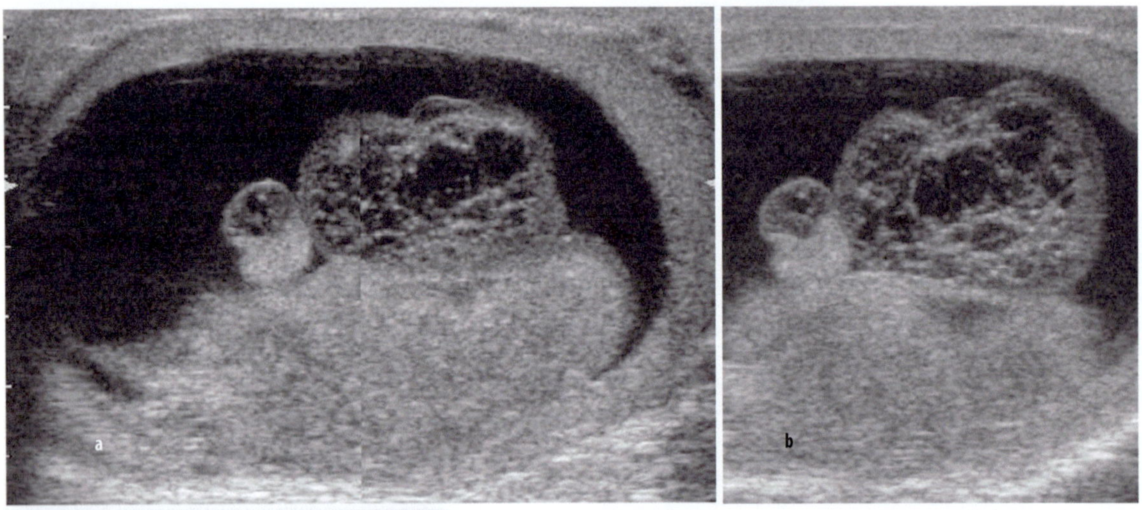

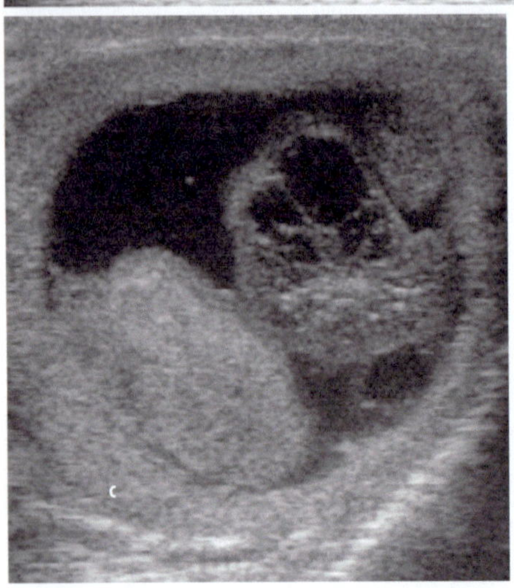

Fig. II.3.18 a–c. Teratoma. Ecografia in scansione longitudinale (**a**) di un testicolo completamente infiltrato da una grave lesione espansiva costituita da diverse componenti: vi è una grande regione anecogena (liquido) e diverse componenti del tessuto molle di aspetto vario; alcune sembrano iperecogene e altre contengono delle regioni ipoecogene. Immagine dettagliata delle diverse componenti dei tessuti molli (**b**). Ecografia in scansione trasversale (**c**) che illustra la grande componente cistica e almeno tre diverse componenti del tessuto molle (aspetto ecografico iperecogeno, misto con regioni cistiche e componenti ipoecogene)

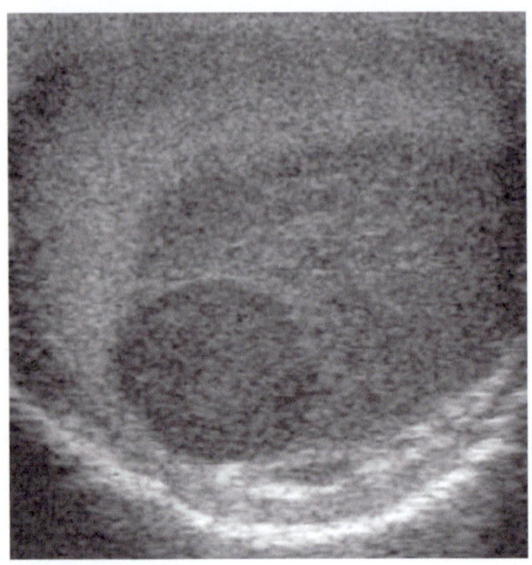

Fig. II.3.19. Seminoma. L'ecografia in scansione trasversale del testicolo mostra una lesione tondeggiante bilobata ipoecogena alla periferia del parenchima testicolare. Masse ipoecogene multinodulari testicolari sono più frequenti nel seminoma

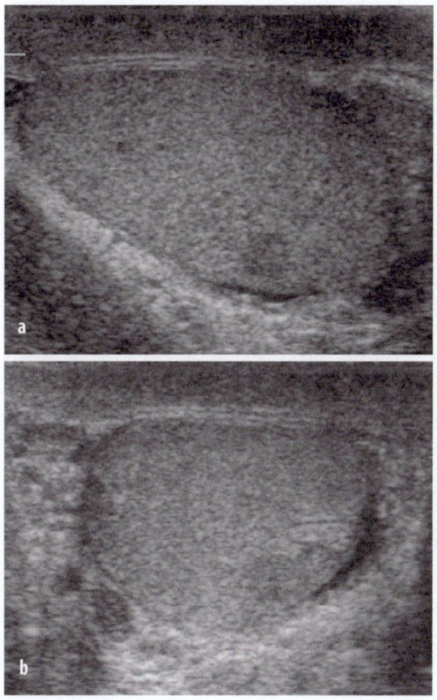

Sinistra
Fig. II.3.20 a, b. Seminoma. Ecografia in scansione longitudinale (**a**) e trasversale (**b**) del testicolo che mostra una piccola lesione ipoecogena omogenea vicina al polo inferiore del testicolo. Questa lesione non ha nulla di specifico

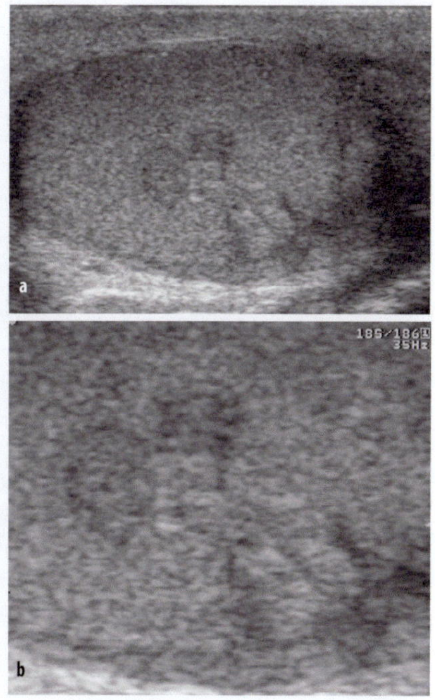

Destra
Fig. II.3.21 a, b. Tumore misto a cellule germinali. Testicolo duro alla palpazione. Ecografia in scansione longitudinale (**a**) che mostra almeno due lesioni ipoecogene al centro del testicolo e una terza lesione quasi isoecogena con contorno anecogeno alla periferia del testicolo. Vista spot delle lesioni (**b**). Tumore misto a cellule germinali costituito in gran parte da un carcinoma embrionario e da focolai microscopici di tumore del sacco vitellino e del teratoma

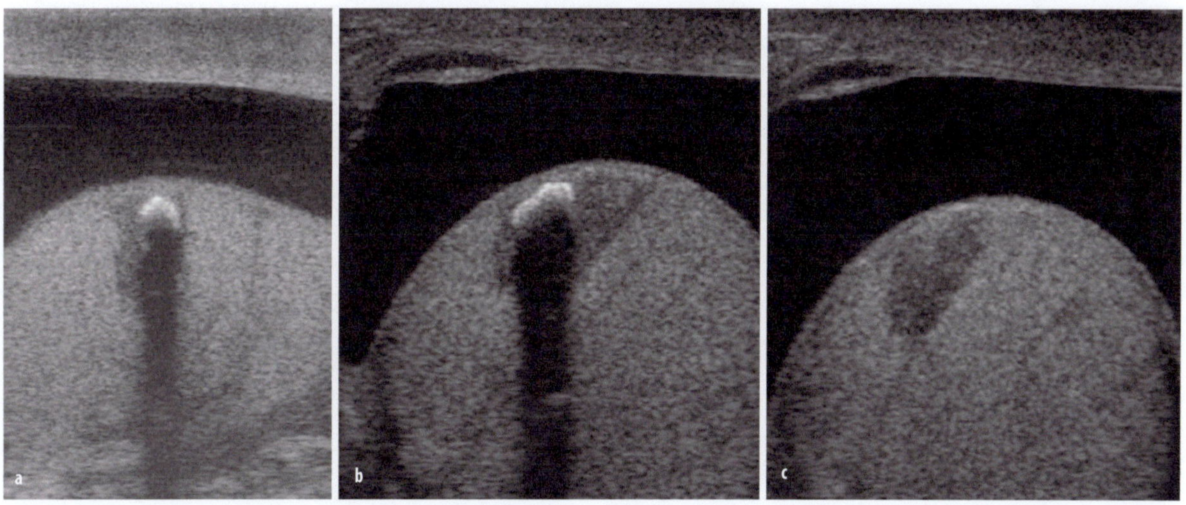

Fig. II.3.22 a–c. Cicatrice e calcificazione testicolari. Ecografia in scansione longitudinale (**a**) che mostra una zona ipoecogena a forma di angolo che determina una struttura curvilinea iperecogena con un cono d'ombra posteriore, compatibile con una calcificazione. Il liquido che circonda il testicolo rappresenta un idrocele. L'ecografia in scansione trasversale (**b**) rivela la calcificazione e la zona ipoecogena che è, ora, più visibile. In sezione trasversale (**c**) la calcificazione non è visibile. La zona ipoecogena triangolare ben circoscritta è, tuttavia, ben visibile

di imaging tipici o attendibili che permettono di caratterizzare istologicamente i tumori testicolari (Oyen et al. 1999; Oyen 2002; Woodward et al. 2002).

Valutazione di un'azoospermia ostruttiva (Cornud et al. 1997)

Per una rapida visione d'insieme, vedi Tabella II.3.9.

Azoospermia od oligozoospermia grave con eiaculato di volume normale: ostruzione prossimale (*Fig. II.3.23, II.3.24*)

L'ecografia scrotale non ha alcun ruolo importante in questi pazienti perché anche l'aumento del volume dell'epididimo è palpabile. Tuttavia, l'ecografia è molto più importante quando l'ostruzione è vicina alla giunzione della testa dell'epididimo e del testicolo. In questo caso, i marker biochimici epididimari saranno poi normali come l'esame clinico. Solo l'ecografia può mettere in evidenza l'ostruzione visualizzando una dilatazione isolata della rete testis.

Tabella II.3.9. Valutazione di un'azoospermia ostruttiva

	Ostruzione prossimale	Ostruzione prossimale a livello dell'epididimo	Ostruzione distale CBAVD	Ostruzione distale con deferenti palpabile
Analisi del liquido seminale	Azoospermia od oligozoospermia grave Eiaculato di volume normale Fruttosio normale pH alcalino > 7 Marker biochimici epididimari normali	Azoospermia od oligozoospermia grave Eiaculato di volume normale Fruttosio normale pH alcalino > 7 Marker biochimici epididimari bassi	Azoospermia od oligozoospermia grave Eiaculato di piccolo volume Fruttosio basso pH acido < 7	Azoospermia od oligozoospermia grave Eiaculato di piccolo volume Fruttosio basso pH acido < 7
Ecografia scrotale	Dilatazione isolata della rete testis	Aumento di volume dell'epididimo Epididimo ipo-ecogeno Dilatazione dell'epididimo	Dilatazione dei dotti efferenti Arresto improvviso a livello del corpo dell'epididimo	Epididimo ostruttivo
Ecografia endorettale	Normale o segni di prostatite cronica	Normale o segni di prostatite cronica	Assenza di ampolla del deferente, 90% delle anomalie delle vescicole seminali (da un'assenza uni- o bilaterale a un'ipoplasia, cisti, calcificazioni, aspetto iperecogeno)	Cisti mediana (mulleriana/utricolare o wollfiana) Dilatazione delle vescicole seminali Cisti delle vescicole seminali Litiasi dei canali eiaculatori o delle ampolle dei deferenti Prostatite cronica (aspetto disuguale della regione periferica) Cancro della prostata

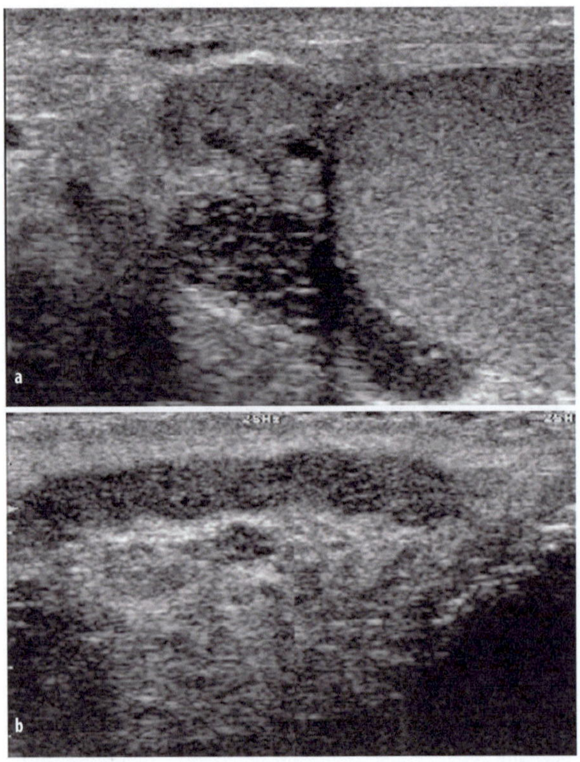

Fig. II.3.23 a, b. Agenesia della coda dell'epididimo. L'ecografia scrotale in scansione longitudinale dell'epididimo (**a**) mostra una dilatazione della testa e del corpo che compaiono ipoecogeni (dilatati), che indicano un'ostruzione più a valle. La coda dell'epididimo è assente. Il testicolo sembra normale. Ecografia in scansione longitudinale (**b**) in uno stesso paziente che mostra di nuovo un epididimo cistico ipertrofico su tutta la sua lunghezza, tra cui la testa e il corpo, e che conferma l'assenza della coda dell'epididimo

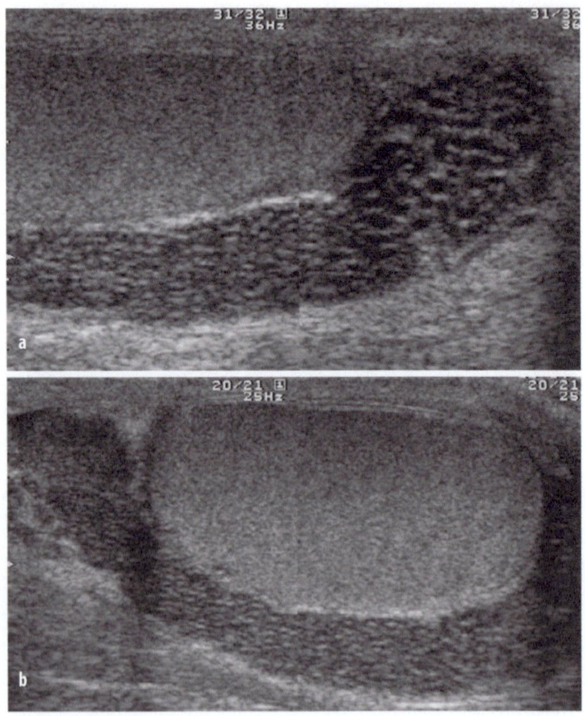

Fig. II.3.24 a, b. Ostruzione dell'epididimo dopo vasectomia. L'ecografia in scansione longitudinale (**a**) mostra il corpo e la coda dell'epididimo dilatati con un aspetto ipoecogeno (cistico), che indicano un'ostruzione più prossimalmente. Ecografia in scansione longitudinale (**b**) in uno stesso paziente che mostra nuovamente un epididimo cistico dilatato (testa e corpo)

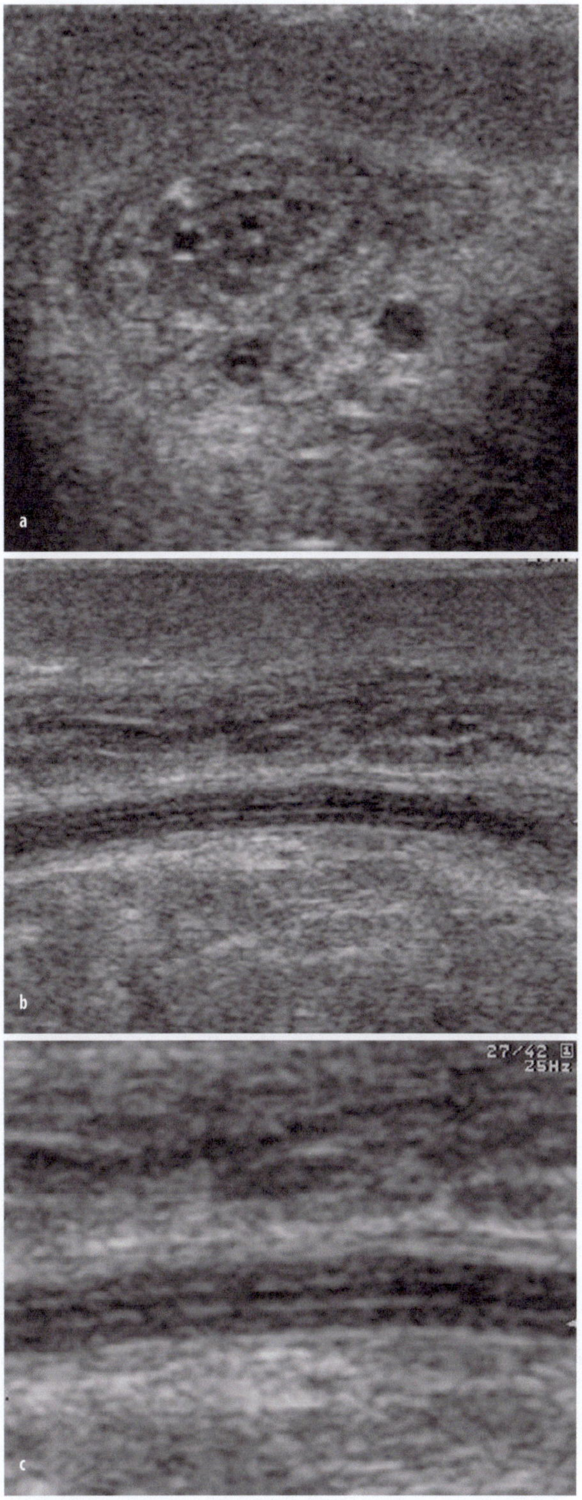

Fig. II.3.25 a–c. Canale deferente normale. L'ecografia in scansione trasversale (**a**) mostra una piccola zona ipoecogena arrotondata con due strutture lineari iperecogene al centro. È il dotto deferente normale in sezione trasversale. Ecografia in scansione longitudinale (**b**) che mostra una lunga struttura tubulare ipoecogena con due linee centrali iperecogene: canale deferente normale. Ecografia in scansione longitudinale: visibili spot iperecogeni (**c**) con dotto deferente normale. Ciò che si vede si spiega con la spessa parete muscolare liscia che avvolge il lume del canale deferente

Azoospermia od oligozoospermia grave con eiaculato di volume scarso (< 2 mL): ostruzione distale *(Fig. II.3.25–II.3.35)*

Poiché dei livelli normali di fruttosio nel liquido seminale indicano una funzione normale delle vescicole seminali, delle concentrazioni di fruttosio basse suggeriscono fortemente un'agenesia o un'ostruzione distale del canale deferente, dell'ampolla deferenziale, delle vescicole seminali, dei dotti eiaculatori o della zona intorno all'uretra prostatica (Kuligowska e Fenlon 1998).

I due dotti deferenti non possono essere trovati alla palpazione. L'assenza bilaterale congenita dei dotti deferenti (Congenital Bilateral Absence of Vas Deferens, CBAVD) è seriamente sospettata in caso di azoospermia con un volume di liquido seminale inferiore a 1 mL, un tasso di fruttosio inferiore al limite di individuazione e un pH < 7, poiché le secrezioni prostatiche sono il principale contributo al volume del liquido seminale. L'agenesia inizia a livello della giunzione del corpo e della coda dell'epididimo. Clinicamente, la dilatazione del capo e del corpo dell'epididimo può essere palpata. Un'ecografia renale è, dunque, raccomandata in questi pazienti, poiché il 43% di essi presenterà alterazioni dei reni come agenesia renale unilaterale, ectopia crociata con fusione e un rene pelvico ectopico. La CBAVD è osservata nel 98% dei maschi affetti da fibrosi cistica.

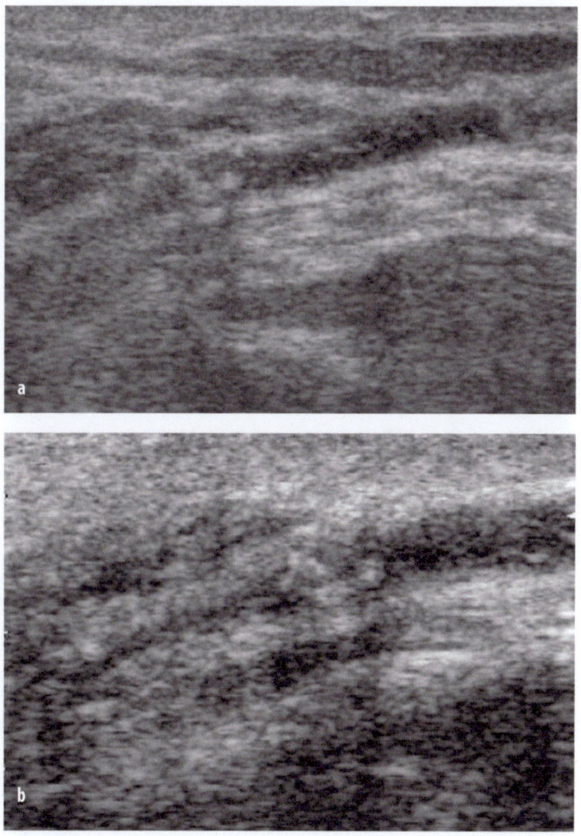

Fig. II.3.26 a, b. Ostruzione del canale deferente. Ecografia in scansione-longitudinale (**a**) che mostra un aspetto normale del deferente sul *lato destro* dell'immagine, seguito da una sospensione brusca vista come una struttura iperecogena al centro del canale deferente. Ecografia in scansione longitudinale: sono visibili degli spot iperecogeni (**b**). Sono presenti alcuni coni d'ombra posteriori alla struttura iperecogena nel canale deferente, compatibili con una calcificazione. Un'altra calcificazione può essere notata distalmente rispetto ad essa

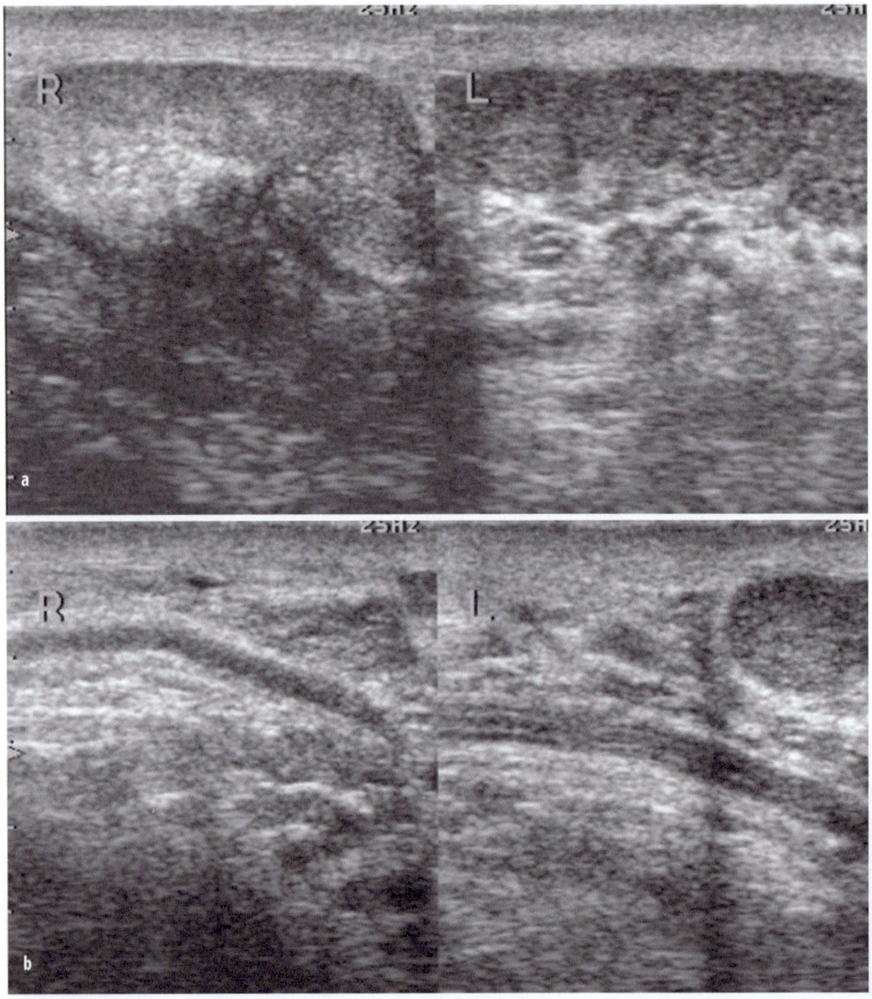

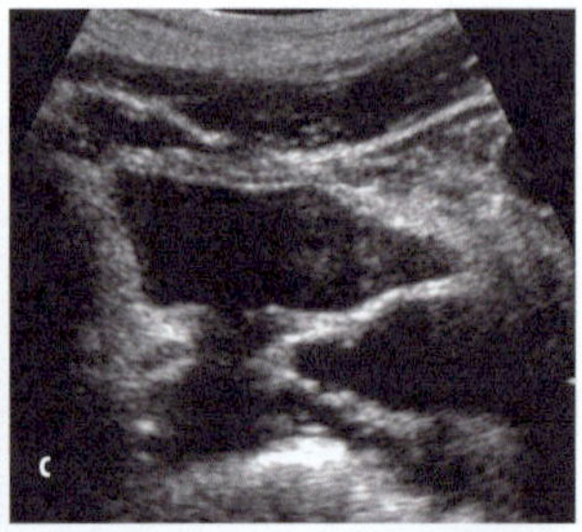

Fig. II.3.27 a-c. Dilatazione ostruttiva dell'epididimo e del canale deferente. L'ecografia in scansione longitudinale (**a**) mostra l'aspetto prominente dell'epididimo sul lato *sinistro* rispetto al lato *destro*, compatibile con una dilatazione ostruttiva. Il canale deferente (scansione longitudinale, **b**) è anche dilatato sul lato *sinistro*, indicando un'ostruzione più distale. Scansione trasversale della vescica (immagine sovra-pubica, **c**) che mostra l'aspetto cistico della vescicola seminale sinistra. Questi segni sono compatibili con un'ostruzione unilaterale a livello del dotto eiaculatore sinistro

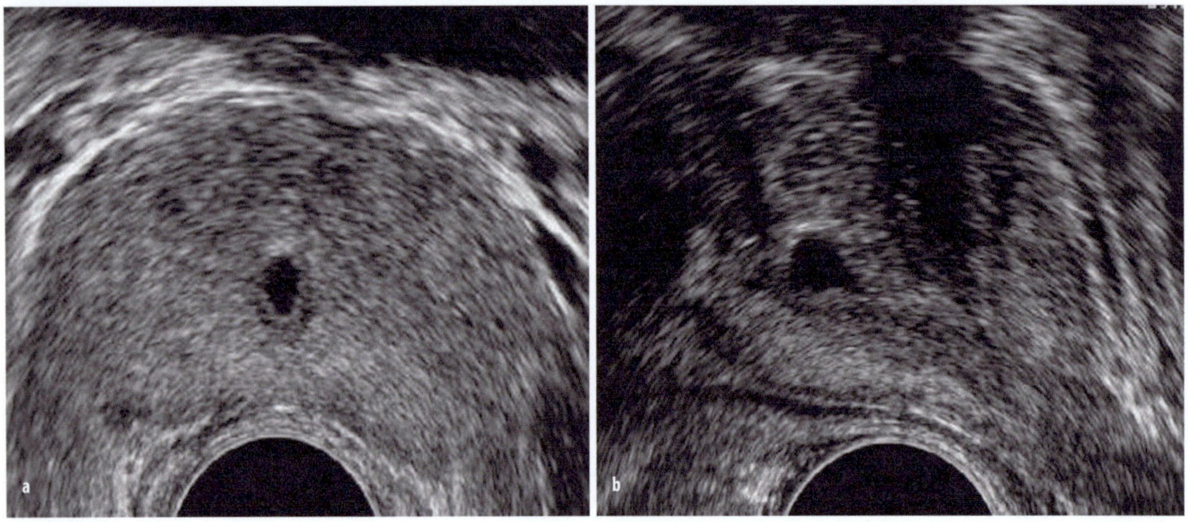

Fig. II.3.28 a, b. Cisti dell'utricolo. Ecografia in scansione trasversale (**a**) alla base della prostata che rivela una piccola «cisti» ipoecogena al centro: piccola cisti della linea mediana. L'ecografia in scansione longitudinale (**b**) a livello della linea mediana conferma la presenza di una piccola lesione cistica posteriore rispetto all'uretra prostatica

Attualmente la si ritiene una lesione acquisita, il che spiega anche le forme incomplete con presentazione variabile (eiaculato di volume normale, fruttosio moderatamente diminuito e pH > 7).

Due dotti deferenti palpabili

L'ostruzione può essere completa (1 mL) o parziale (volume di eiaculato 1,5–2 mL), congenita (compressione da una ciste mediana) o acquisita (stenosi distale infiammatoria o traumatica).

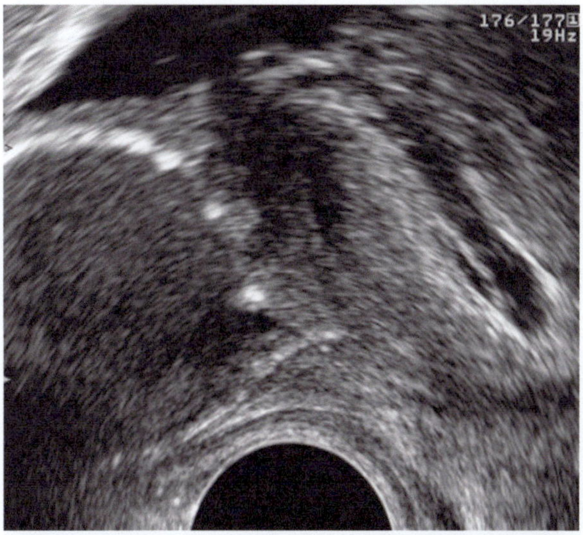

Fig. II.3.29. Cisti della linea mediana. L'ecografia endorettale in sezione sagittale (*TRUS*) mostra una grande lesione ipoecogena della linea mediana alla base della prostata, compatibile con una cisti della linea mediana. Alla periferia di questa cisti, sono osservati diversi focolai iperecogeni che indicano delle calcificazioni della parete

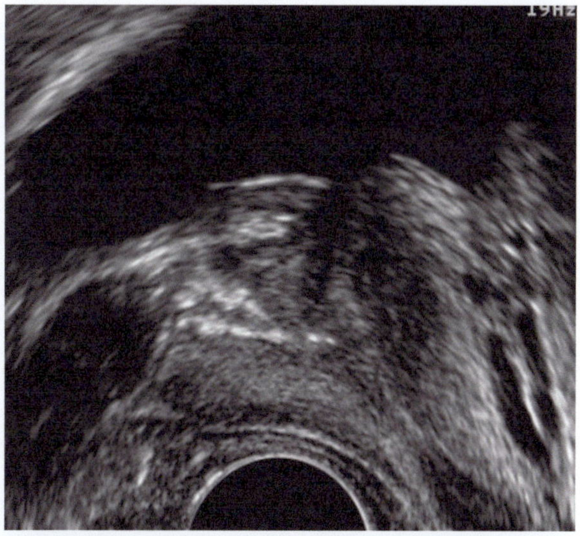

Fig. II.3.31. Calcificazioni della regione del dotto eiaculatore. TRUS sagittale che mostra multipli focolai iperecogeni intorno al dotto eiaculatore o al suo interno, compatibili con delle calcificazioni multiple. La vescicola seminale appare ingrossata, indicando un'ostruzione del dotto eiaculatore

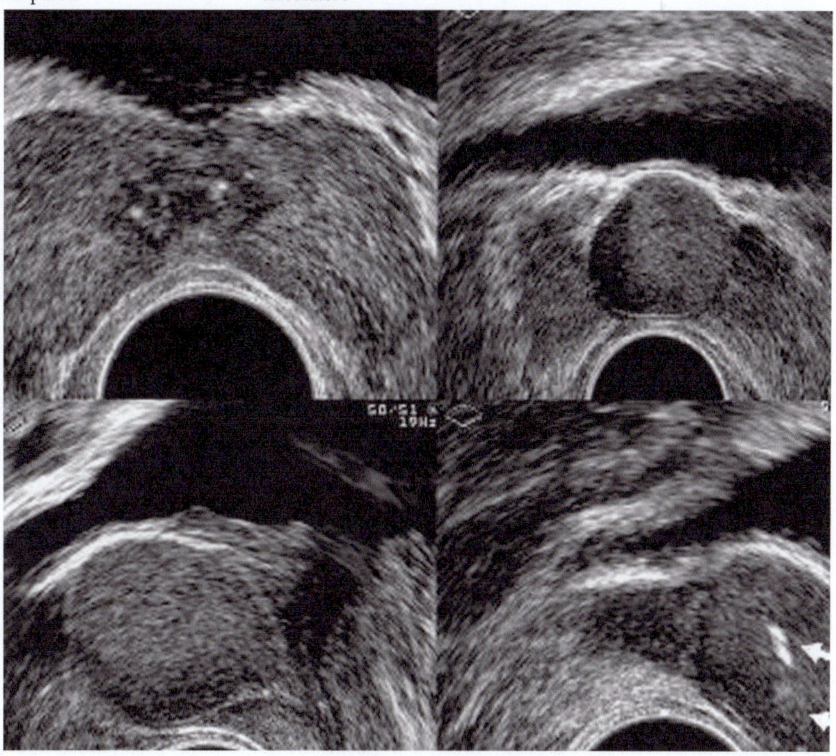

Fig. II.3.30. Aspirazione di una cisti complicata della linea mediana. *Immagine superiore sinistra:* TRUS trasversale alla base della prostata che mostra una struttura leggermente ipoecogena della linea mediana. *Immagine superiore destra:* TRUS trasversale del medesimo paziente, in direzione leggermente più cefalica rispetto all'immagine precedente. Una struttura tondeggiante molto limitata è visibile sulla linea mediana, compatibile con una cisti della linea mediana. La cisti contiene un livello liquido con piccole estroflessioni interne alla parte inferiore, compatibili con dei detriti, per esempio, dopo un'emorragia e/o un'infezione. *Immagine inferiore sinistra:* TRUS in sezione sagittale attraverso la parte inferiore della lesione che mostra di nuovo la cisti arrotondata ipoecogena mediana alla base della prostata. *Immagine inferiore destra:* TRUS che guida l'aspirazione transrettale della cisti (*frecce* che indicano l'ago)

Le cisti mediane vengono suddivise in due categorie: le cisti mulleriane o dell'utricolo (contenenti liquido seminale) e le cisti wolffiane (non contenenti liquido seminale). Quando i dotti eiaculatori sono compressi da queste cisti, diventano ostruiti. All'ecografia, la dilatazione delle vescicole seminali o delle ampolle vasali può, tuttavia, essere assente, e una lieve dilatazione delle vescicole seminali può essere fisiologica.

I calcoli sono localizzati principalmente a livello dell'ampolla vasale, del dotto eiaculatore o del veru montanum (prostata periuretrale). La stenosi distale del dotto eiaculatore può anche essere acquisita con un'infiammazione, e quest'ultima può, talvolta, essere suggerita dall'associazione dei segni caratteristici di prostatite (cronica) rivelati dall'ecografia.

L'ostruzione multifocale non può essere diagnosticata con un'ecografia. La vasografia ha avuto il suo momento d'oro per molti anni, ma essa è stata sostituita dalla MRI o dall'aspirazione delle vescicole seminali guidata da TRUS con o senza vescicolografia.

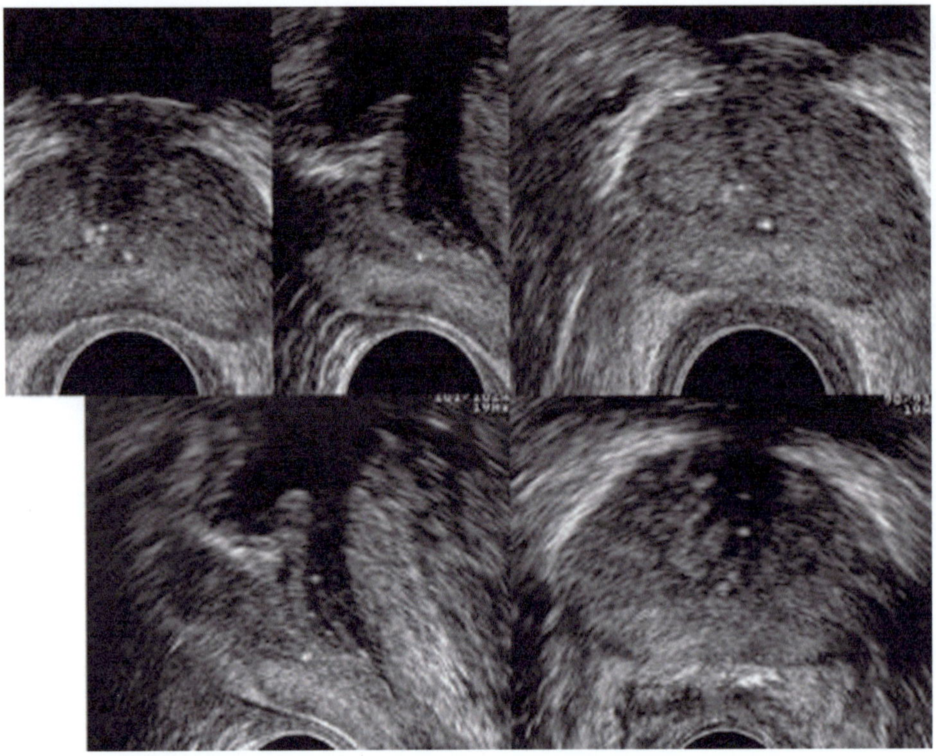

Fig. II.3.32. Calcificazioni della regione del dotto eiaculatore. TRUS in scansione trasversale (*in alto a sinistra, in alto a destra, immagine in basso a destra*) che mostra diversi piccoli focolai iperecogeni puntiformi vicino al dotto eiaculatore vicino al colliculus seminalis. L'ecografia in scansione sagittale (*immagine media superiore, immagine inferiore sinistra*) mostra di nuovo le piccole calcificazioni lungo il dotto eiaculatore

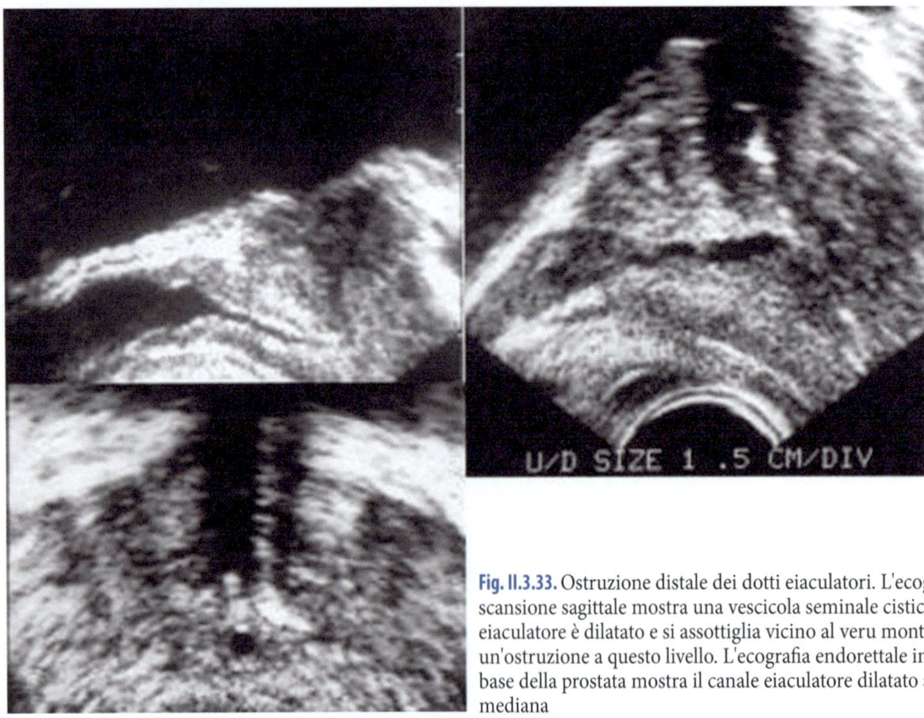

Fig. II.3.33. Ostruzione distale dei dotti eiaculatori. L'ecografia endorettale in scansione sagittale mostra una vescicola seminale cistica dilatata. Il dotto eiaculatore è dilatato e si assottiglia vicino al veru montanum, indicando un'ostruzione a questo livello. L'ecografia endorettale in sezione trasversa alla base della prostata mostra il canale eiaculatore dilatato a livello della linea mediana

Se degli spermatozoi mobili possono essere messi in evidenza, ciò indica l'assenza di un'ostruzione prossimale. Similmente, se non può essere ritrovato nessuno spermatozoo mobile, allora l'azoospermia non è dovuta a un'ostruzione distale.

L'ostruzione parziale non può essere rilevata da alcuna tecnica di imaging (Jones et al. 1997).

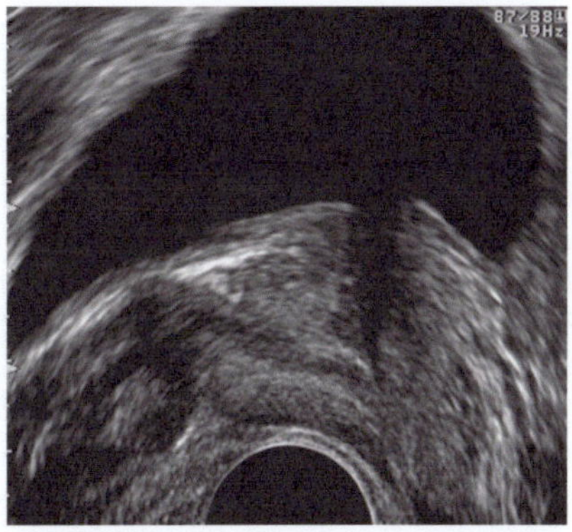

Fig. II.3.34. Ostruzione distale del dotto eiaculatore. L'ecografia endorettale in scansione sagittale mostra la dilatazione cistica della vescicola seminale e un canale eiaculatore ipertrofizzato, compatibile con un'occlusione distale (a livello del veru montanum)

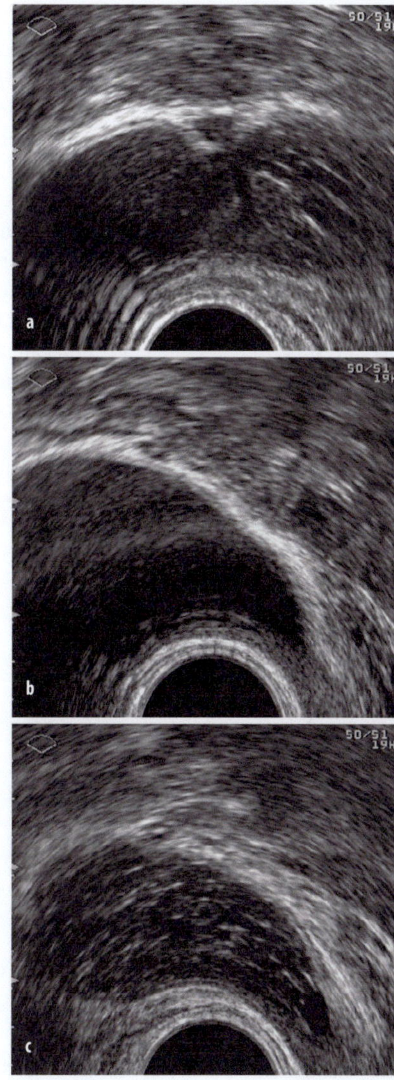

Fig. II.3.35 a–c. Vescicole seminali cistiche dilatate. Paziente con malattia policistica autosomica dominante (*ADPKD*). L'ecografia endorettale in scansione trasversale (**a**) e parasagittale (**b**, **c**) a livello delle vescicole seminali mostra che le due vescicole seminali sono ipertrofiche e che assumono un aspetto cistico. Sono delle mega-vescicole seminali in pazienti con un ADPKD non spiegabile con un'ostruzione

II.3.7.2 Doppler

II.3.7.2.1

Tecnica

Il doppler è una tecnica di imaging non invasiva basata sull'ecografia, la quale misura movimenti o flussi. La scansione può essere effettuata in modo continuo (Doppler a onde continue) o pulsato (Doppler pulsato).

Gli apparecchi a onde continue hanno un trasduttore a cristalli piezoelettrici divisi: uno per produrre continuamente le onde sonore e l'altro per ricevere gli echi riflessi. Il principale inconveniente è la perdita dell'informazione di profondità; questa tecnica funziona bene per i vasi superficiali ed è molto sensibile ai segnali deboli.

Gli strumenti a onde pulsate utilizzano lo stesso trasduttore di un ecografo abituale. È trasmesso un gruppo di onde sonore e, in seguito, viene ricevuto il segnale riflesso. Questo processo è ripetuto in un intervallo di tempo molto breve. Confrontando le informazioni dei cicli consecutivi si può calcolare il flusso sanguigno. Con un doppler in modalità a colori, possono essere mostrate la direzione e la velocità del flusso mentre, con un doppler in modalità energia, può essere determinata solo la velocità, sebbene con una più alta sensibilità.

Con entrambi i metodi può essere scelta una zona ristretta per un'analisi spettrale. La modalità doppler spettrale raggruppa queste informazioni in un grafico velocità-tempo, e la velocità negativa indica la direzione opposta del flusso. Parametri quantitativi supplementari possono essere dedotti dalla curva di analisi spettrale.

Poiché il colordoppler o a energia offre una quantità limitata di informazioni su una vasta regione e il doppler spettrale fornisce delle informazioni più dettagliate su una zona specifica, questi metodi sono complementari e vengono utilizzati come tali nella pratica.

II.3.7.2.2 Indicazioni cliniche

Disfunzione erettile

L'impotenza di origine vascolare è una delle cause principali di disfunzione erettile. Le tecniche più invasive, come l'arteriografia, la cavernometrie e la cavernosografia, sono state sostituite dall'ecografia doppler a energia o a colori, combinata all'iniezione intracavernosa di farmaci vasoattivi (come la prostaglandina E_1, l'alprostadil e la papaverina). Alcuni autori utilizzano l'assunzione orale di sildenafil, una combinazione di assunzione orale di farmaci e di iniezione intracavernosa o un'iniezione intrauretrale (p. es., alprostadil transuretrale: meno efficace e meno affidabile dell'alprostadil intracavernoso; Ahn et al. 2004). Il farmaco più spesso utilizzato è la prostaglandina E_1 per via intracavernosa.

Dopo induzione farmacologica dell'erezione, viene esaminata l'arteria cavernosa (destra e/o sinistra). Il diametro di questa arteria non è più utilizzato di routine da molti autori perché la correlazione è debole con la velocità del picco sistolico (Peak Systolic Velocity, PSV) o con la valutazione clinica dell'erezione. Curve di analisi spettrale sono ottenute a partire dall'arteria cavernosa che mostra delle caratteristiche proprie in un dato istante. Allo stadio precoce della tumescenza, si osserva un aumento del flusso sistolico e diastolico, il quale diminuisce in seguito per arrivare, alla fine, all'inversione del flusso diastolico, quando si verifica l'ostruzione venosa. Una PSV di almeno 35 cm/s indica un afflusso sanguigno arterioso sufficiente, mentre una PSV di al massimo 25 cm/s indica un'insufficienza arteriosa. Una perdita venosa o un'eventuale impotenza di origine venosa è diagnosticata se la velocità diastolica finale (End Diastolic Velocity, EDV) è superiore a 5 cm/s, a condizione che l'afflusso arterioso sia sufficiente. Possono essere presenti vene accessorie di drenaggio, ma non sono necessarie alla diagnosi (Wilkins et al. 2003).

I valori intermedi non sono specifici. Le ricerche hanno, tuttavia, dimostrato che le arterie cavernose danno origine alle arterie capillari (vasi nutritivi dei corpi cavernosi) e alle arterie elicine, che si legano direttamente ai sinusoidi cavernosi. È necessario il doppler a energia per visualizzare queste piccole arterie, e le stesse variabili emodinamiche sono state studiate in diversi gruppi di pazienti (Sakamoto et al. 2002). Una rappresentazione tridimensionale della vascolarizzazione arteriosa è stata descritta da alcuni autori, ma il beneficio diagnostico e terapeutico rimane discutibile.

Varicocele (Fig. II.3.36, II.3.37)

Il varicocele viene diagnosticato molto comunemente e può essere osservato nel 20-40% degli uomini infertili. L'ecografia colordoppler è un esame molto affidabile per individuare un reflusso non palpabile (probabilmente il solo varicocele subclinico significativo) o per confermare un reflusso discutibile all'esame clinico. Questo sarà più approfondito nel capitolo seguente.

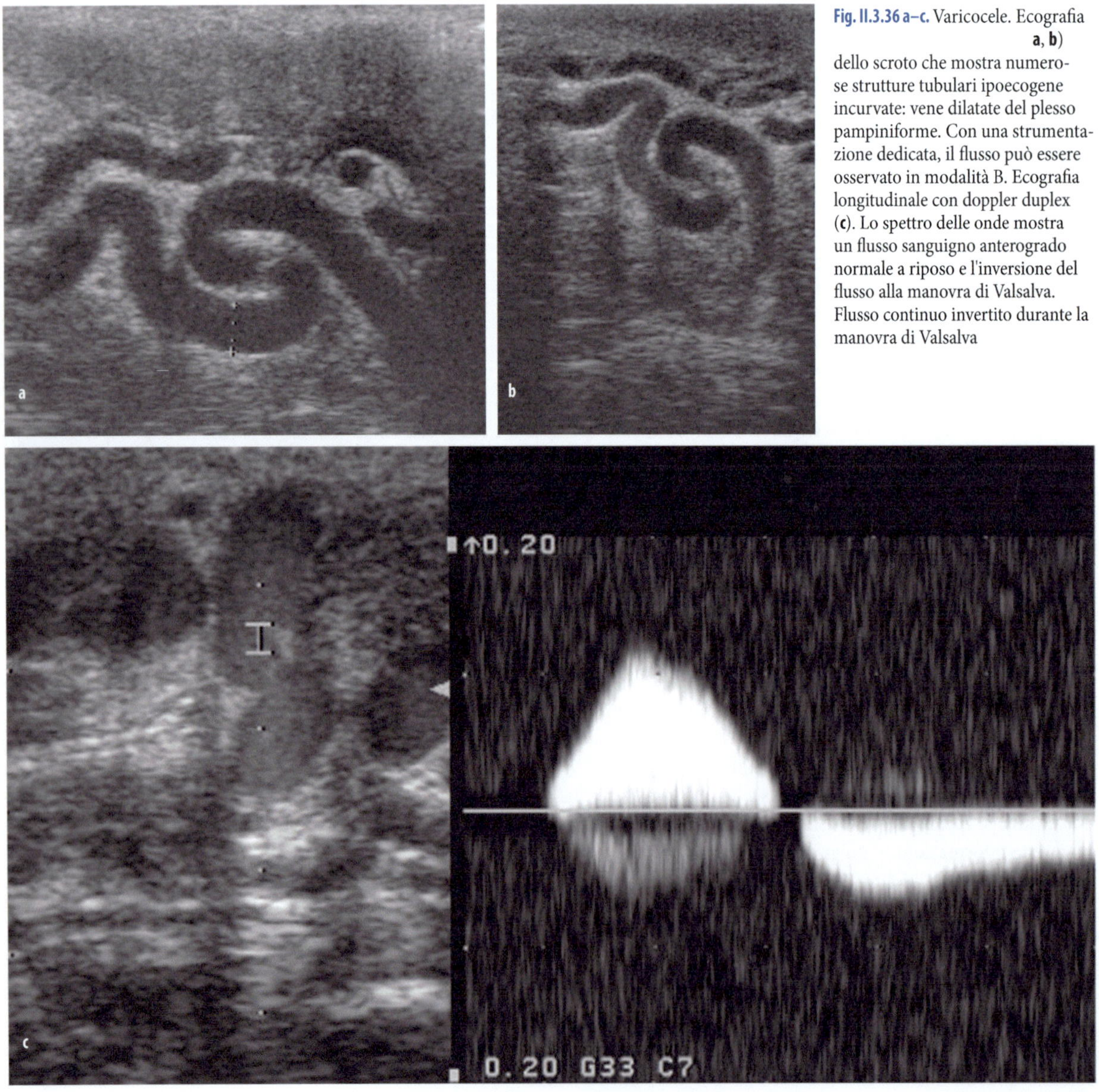

Fig. II.3.36 a–c. Varicocele. Ecografia **a**, **b**) dello scroto che mostra numerose strutture tubulari ipoecogene incurvate: vene dilatate del plesso pampiniforme. Con una strumentazione dedicata, il flusso può essere osservato in modalità B. Ecografia longitudinale con doppler duplex (**c**). Lo spettro delle onde mostra un flusso sanguigno anterogrado normale a riposo e l'inversione del flusso alla manovra di Valsalva. Flusso continuo invertito durante la manovra di Valsalva

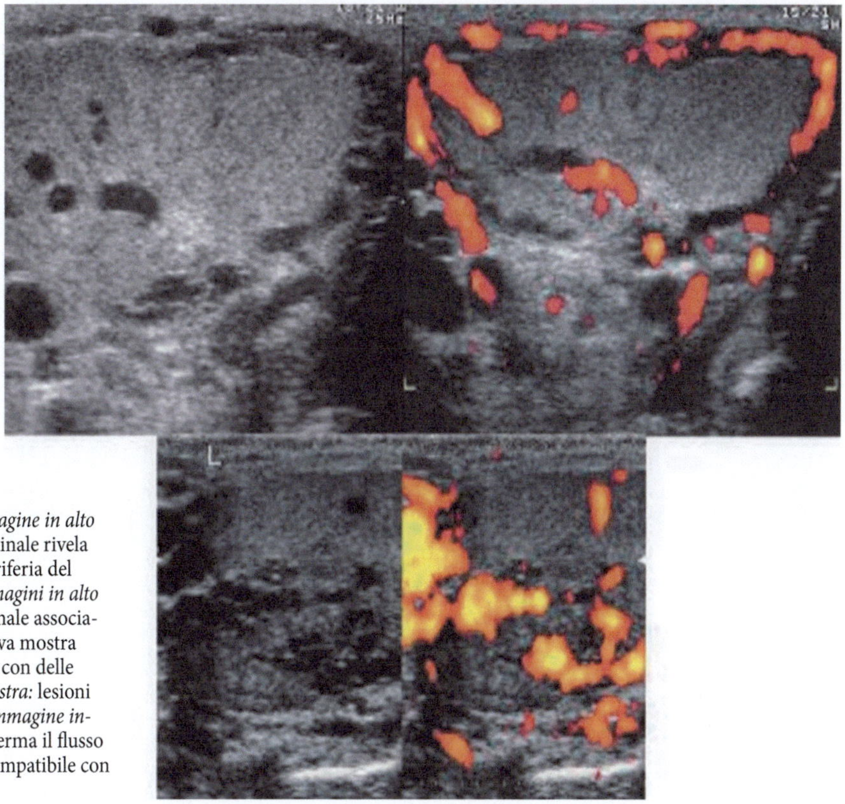

Fig. II.3.37. Varicocele intratesticolare. *Immagine in alto a sinistra:* l'ecografia in scansione longitudinale rivela lesioni multiple ipoecogene ovoidi alla periferia del testicolo e nel parenchima testicolare. *Immagini in alto a destra:* l'ecografia in scansione longitudinale associata al doppler durante la manovra di Valsalva mostra che queste lesioni ovoidi sono compatibili con delle strutture vascolari. *Immagine inferiore sinistra:* lesioni pseudo-cistiche distribuite nel testicolo. *Immagine inferiore destra:* l'ecografia con doppler conferma il flusso in tutte le lesioni pseudo-cistiche. Ciò è compatibile con un varicocele intratesticolare

Tumori

Il doppler sarà utilizzato per valutare i tumori dell'apparato genitale maschile, soprattutto per differenziare una lesione non tumorale (come un ematoma) da un tumore, dimostrando la presenza di vasi in un tumore. Tali tecniche sofisticate non saranno di aiuto per differenziare un tumore benigno da un tumore maligno, per differenziare in modo più dettagliato i diversi tipi di tumori o per indicare il grado di malignità di un tumore.

Guida con ecografia del recupero degli spermatozoi

Invece di fare dei prelievi bioptici a caso per estrarre degli spermatozoi testicolari (TESE) in vista della procreazione assistita, alcuni autori hanno suggerito che la qualità e la quantità degli spermatozoi dipendano dalla perfusione tissutale del testicolo. Essi hanno, quindi, proposto che i campioni di biopsia testicolare siano prelevati a livello di regioni a perfusione elevata, il che può essere messo in evidenza utilizzando un doppler a energia (con o senza rappresentazione 3D, Har-Toov et al. 2004) oppure un'ecografia a contrasto aumentato con un doppler laser (Herwig et al. 2004). Queste tecniche potrebbero ridurre il numero di biopsie, migliorare i risultati e, potenzialmente, ridurre le lesioni testicolari (Har--Toov et al. 2004).

II.3.7.3 MRI (imaging in risonanza magnetica nucleare)

II.3.7.3.1

Tecnica

La MRI è, in pratica, un grande magnete nel quale viene posizionato il paziente. Il corpo umano è costituito essenzialmente da molecole d'acqua (due atomi di idrogeno legati a un atomo di ossigeno, H_2O). Gli atomi di idrogeno sono costituiti da involucri esterni di una particella di carica negativa (elettrone) che ruota intorno a un nucleo di carica positiva. Questi nuclei si comportano come piccoli magneti e, quando sono posti nel potente campo magnetico del sistema di MRI, circa la metà di essi si allinea in direzione del campo magnetico e circa l'altra metà si allinea nella direzione opposta. Per effetto dell'emissione di onde radio, la tendenza di questi minuscoli magneti è modificata, ed essi risuonano a una frequenza che dipende direttamente dall'intensità del campo magnetico. Il segnale magnetico risultante può essere rilevato e decodificato con il computer in un'immagine bidimensionale. La MRI permette di esaminare il corpo intero, o una parte di esso, in modo non invasivo in qualunque piano dello spazio.

Gli stimolatori cardiaci e alcuni metalli sono incompatibili con la MRI.

II.3.7.3.2
Indicazioni cliniche

Asse ipotalamo-ipofisi

Il metodo di scelta per visualizzare l'asse ipotalamo-ipofisi è la MRI (Rhoden et al. 2003).

Pene e scroto

L'imaging del pene può essere effettuato con o senza iniezione intracavernosa di prostaglandina E_1. La MRI del contenuto del pene e dello scroto è quasi sempre realizzata dopo una valutazione iniziale non conclusiva all'ecografia con o senza doppler. La somministrazione endovenosa di un prodotto di contrasto può essere indicata per investigare le alterazioni dello scroto e del pene. Le indicazioni della MRI sono ricapitolate nella Tabella II.3.10.

II.3.10.
Azoospermia ostruttiva (Fig. II.3.38, II.3.39)

Si può eseguire una MRI endorettale della prostata e del complesso eiaculatorio, in quanto fornisce immagini ad alta risoluzione. Anche in questo caso, la MRI è indicata solo come tecnica di risoluzione dei problemi.

Tabella II.3.10. Indicazioni della MRI

	Tumore maligno	Massa benigna	Trauma	Disturbi vascolari	Follow-up dopo terapia
Pene (Pretorius, 2001)	Carcinoma epidermoide Sarcoma - Sarcoma epitelioide - Sarcoma di Kaposi - Leiomiosarcoma - Rabdomiosarcoma Metastasi peniene - Neoplasie primarie delle vie genitourinarie - Colon - Stomaco - Esofago - Pancreas	Canale di Cowper Siringocele Ascesso periuretrale Trombosi cavernosa parziale Malattia di La Peyronie	- Frattura del pene - Lacerazioni della tunica albuginea - Lesione dell'uretra posteriore	Impotenza di origine arteriosa (grossi vasi)	Dopo penectomia parziale o totale - Recidiva tumorale - Segni post-chirurgici - Complicanze della chirurgia - Protesi peniene
Testicolo	Tumori a cellule germinali - Seminomi - Tumori non seminomatosi - Carcinoma embrionale - Tumore del sacco vitellino - Coriocarcinoma - Teratoma Tumori misti a cellule germinali	Tumore a cellule di Sertoli Tumori delle cellule di Leydig, 90% benigni Cisti intratesticolare Cisti epidermoide Iperplasia surrenalica congenita Sarcoidosi	Frattura testicolare	(segmentale) infarto testicolare	

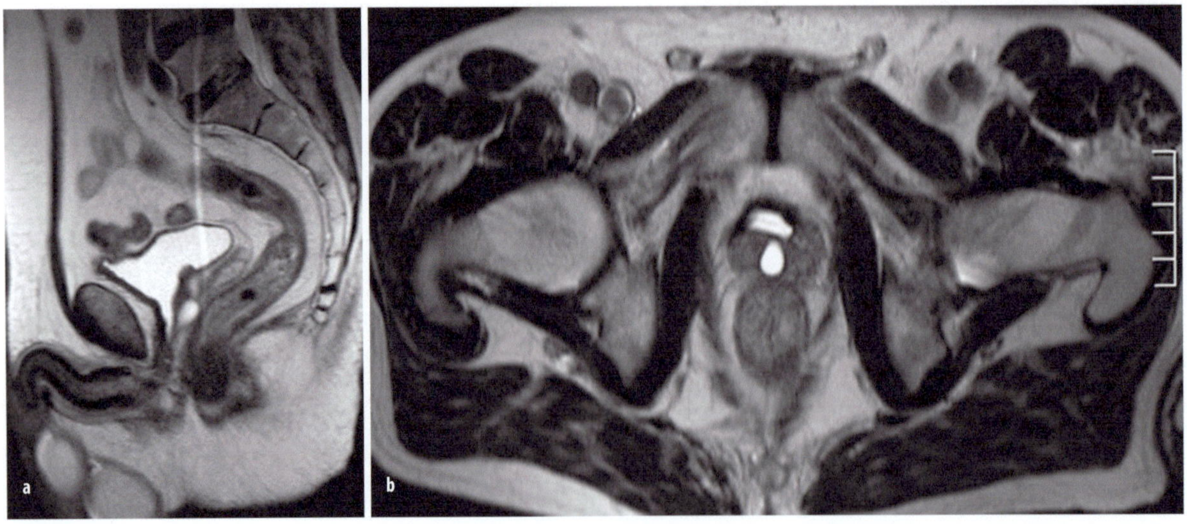

Fig. II.3.38 a, b. Cisti dell'utricolo, MRI Immagine sagittale in T2 (**a**) che mostra una lesione ben definita iperintensa a livello della linea mediana, appena dietro l'uretra prostatica. La MRI assiale in T2 (**b**) mostra una lesione tondeggiante iperintensa a livello della linea mediana vicino alla base della prostata

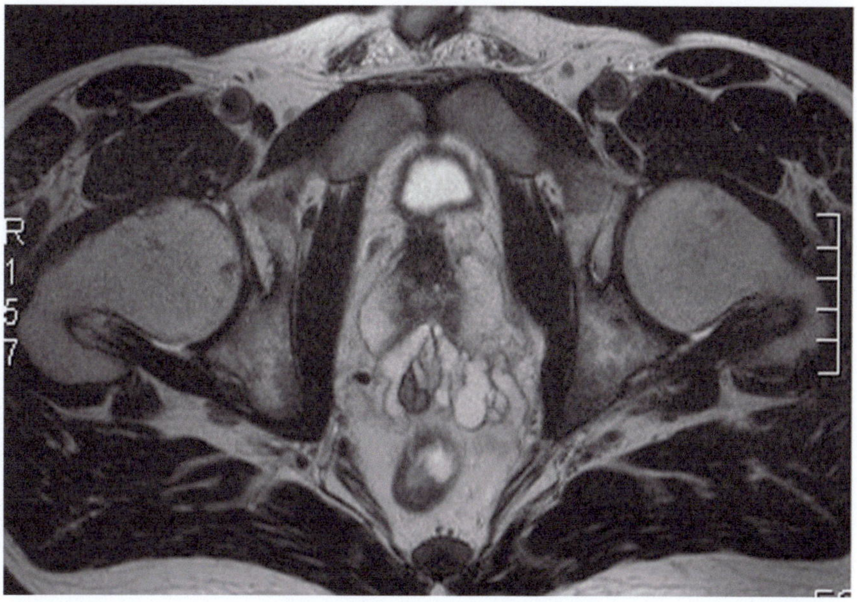

Fig. II.3.39. Vescicole seminali cistiche, immagine di MRI assiale in T2 che mostra delle vescicole seminali cistiche dilatate e una dilatazione bilaterale del dotto eiaculatore, che indicano un'ostruzione più distale

II.3.7.4 PET (tomografia a emissione di positroni, Positron Emission Tomography)

II.3.7.4.1

Tecnica

La PET è una modalità non invasiva di visualizzazione funzionale dei processi biochimici specifici (p. es., metabolismo del glucosio). Diverse forme di tumori maligni hanno un tasso elevato di glicolisi rispetto ai tessuti normali e, di conseguenza, la PET viene oggi utilizzata principalmente in oncologia. Il radiotracciante più utilizzato è un analogo del glucosio, il 2-desossi-2[^{18}F]fluoro-D-glucosio (FDG). L'FDG viene assorbito in maniera preferenziale da parte delle cellule tumorali dopo l'iniezione endovenosa, quindi è fosforilato dall'esochinasi in FDG-6-PO_4. FDG-6-PO_4 non può essere metabolizzato maggiormente dalla via glicolitica, contrariamente al glucosio-6-PO_4, e rimane intrappolato nelle cellule. Più grandi quantità di FDG-6-PO_4 sono conservate nelle cellule maligne rispetto ai tessuti normali circostanti, e ciò può essere rappresentato come un'attività aumentata che definisce un tumore ipermetabolico.

II.3.7.4.2 Indicazioni cliniche

Carcinoma del testicolo

Nell'oncologia urologica, la PET a FDG è stata ampiamente studiata per la classificazione e il follow-up dei tumori delle cellule germinali seminomatosi e non seminomatosi del testicolo. Per quanto riguarda la classificazione, esistono ancora alcuni disaccordi, dal momento che alcuni studi indicano una sensibilità e una specificità più elevate con la PET rispetto alla TC, mentre altri non hanno rilevato alcuna differenza significativa tra i due metodi di imaging. I due principali svantaggi sono che la PET non rileva lesioni metastatiche di meno di 5 mm di diametro (mentre la TC è in grado di rilevarle) e che la PET ha una bassa sensibilità di individuazione del teratoma maturo (Shvarts et al. 2002; Spermon et al. 2002). Altri studi sono necessari per valutare la sua possibile utilità in questo campo.

Tuttavia, la PET ha mostrato il suo valore nella valutazione delle masse residue dopo una chemioterapia. È la sola modalità di imaging che permetta di differenziare un tumore valido da una fibrosi (De Santis et al. 2004). Tuttavia, la PET deve essere effettuata due settimane dopo la chemioterapia, a causa del rischio di falsi negativi dovuti alla soppressione dell'attività metabolica che si produce immediatamente dopo la chemioterapia e del rischio di falsi positivi dovuti a un aumento dell'attività di assorbimento del tessuto necrotico da parte dei macrofagi (Shvarts et al. 2002). La PET può anche predire la risposta alla chemioterapia dei tumori delle cellule germinali metastatici, dopo la prima chemioterapia e prima dell'inizio della chemioterapia di salvataggio. La PET può anche essere utile per controllare la risposta al trattamento, con una risposta positiva indicata con una diminuzione della fissazione dell'FDG. Quando i marker tumorali aumentano, la PET è in grado di identificare il sito della recidiva tumorale più precocemente della TC.

Cancro della prostata

Complessivamente, i risultati sono molto meno promettenti per la PET a FDG nella valutazione di un cancro della prostata, per la sovrapposizione significativa tra il cancro della prostata e l'ipertrofia benigna della prostata e per l'incapacità della PET a FDG di differenziare una cicatrice postoperatoria da una recidiva del tumore locale (Shvarts et al. 2002; Hain e Maisey 2003). Sembra anche non essere presente alcuna correlazione tra l'assorbimento di FDG e il grado istologico del tumore (grado di Gleason) a differenza degli altri tumori. La PET a FDG è anche meno sensibile di una scintigrafia ossea convenzionale per mettere in evidenza delle metastasi ossee (Hain e Maisey 2003).

Studi più recenti sono basati sull'uso di altri traccianti come la [^{11}C]metionina, la [^{11}C]colina, la colina marcata al [^{18}F] e l'[^{11}C]acetato, per migliorare i risultati della PET, e sembrano più promettenti.

II.3.7.5 Emergenze in andrologia

II.3.7.5.1 Torsione del testicolo (Fig. II.3.40, II.3.41)

L'ecografia associata al doppler è la modalità più diffusa per valutare una torsione del testicolo (Pavlica e Barozzi 2001). L'ecografia a livelli dei grigi può variare da un aspetto normale a un aspetto di natura molto infiammatoria ed eterogenea che corrisponde a un inizio recente, rispetto a uno stadio più avanzato, della malattia. L'assenza di flusso messa in evidenza con un colordoppler e/o energia è il criterio chiave per stabilire questa diagnosi. La diagnosi può essere più complessa in caso di torsione parziale o incompleta. In questi pazienti, il flusso arterioso può essere ancora rilevato e può anche essere osservata un'iperemia reattiva, ma l'indice di resistenza mostrerà un aumento, e talvolta un'inversione, del flusso diastolico (Pavlica e Barozzi 2001).

II.3.7.5.2 Priapismo (Fig. II.3.42)

In caso di priapismo, il colordoppler è indicato per differenziare il priapismo ad alto e a basso flusso.

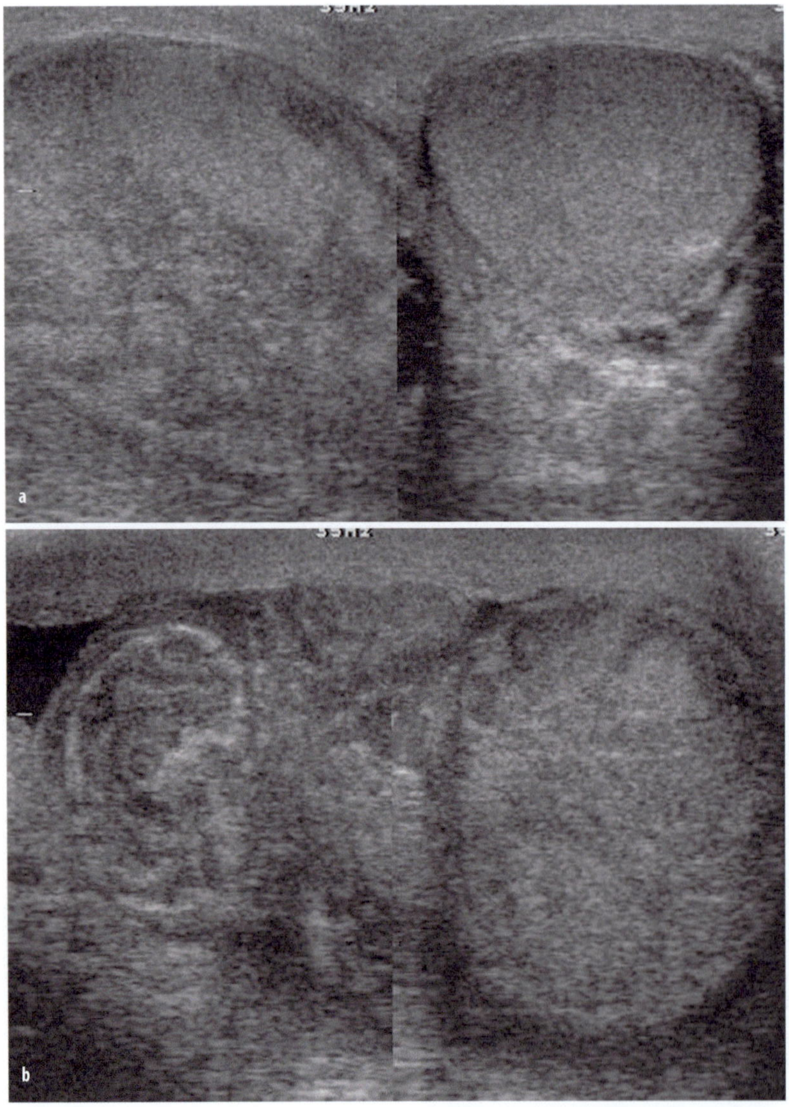

Fig. II.3.40 a–c. Torsione del testicolo. L'ecografia in scansione trasversale (**a**) mostra un testicolo sinistro normale con un aspetto omogeneo. Il testicolo destro è ipertrofico ed eterogeneo. L'ecografia longitudinale (**b**) mostra un testicolo destro ipertrofico in maniera eterogenea e l'ispessimento della porzione adiacente del funicolo spermatico

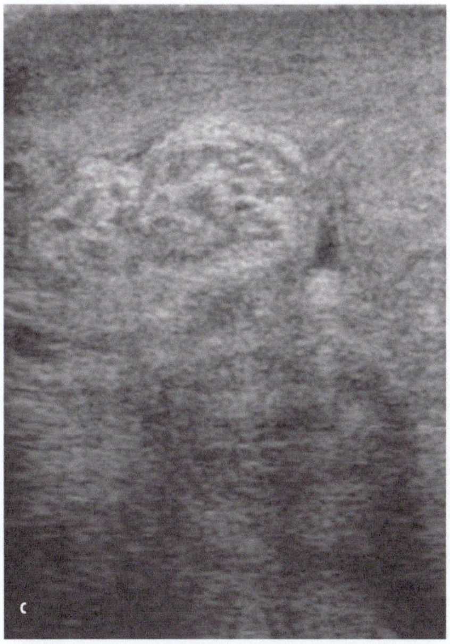

Fig. II.3.40. (Segue) Scansione ecografica trasversale (**c**) della parte prossimale del funicolo spermatico che è edematoso (gonfio e con grasso iperecogeno) e torto

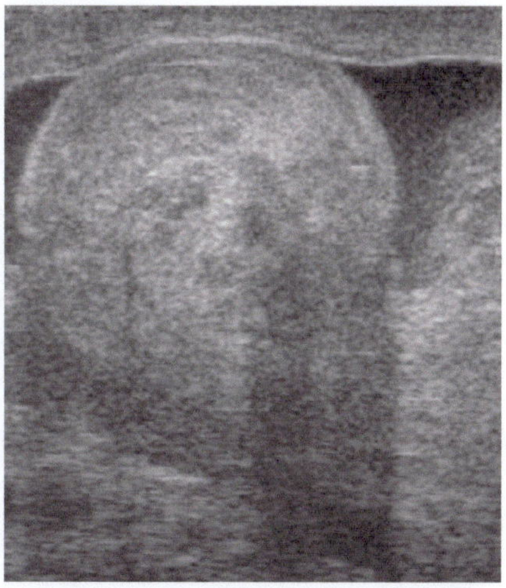

Fig. II.3.41. Torsione del testicolo. «Segno di avvolgimento» del funicolo spermatico: tipico della torsione intravaginale del testicolo

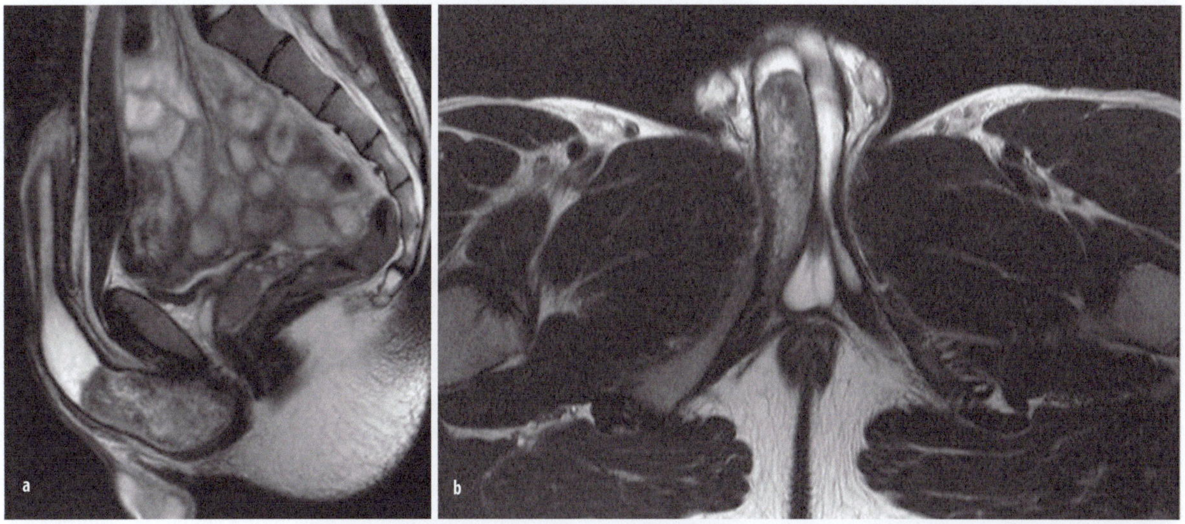

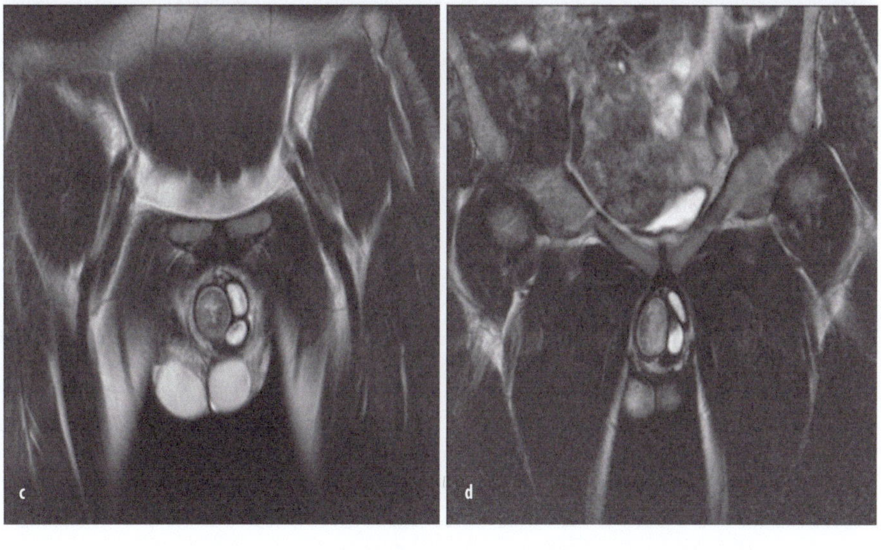

Fig. II.3.42 a–h. Priapismo parziale. L'immagine sagittale in T2 (**a**) mostra l'aspetto normale iperintenso dei corpi cavernosi distalmente nel pene in erezione. Prossimalmente nel corpo cavernoso destro, tuttavia, vi è una zona ben delimitata con un segnale eterogeneo ipointenso. L'immagine T2 assiale (**b**) e coronale (**c**, **d**) mostra un segnale iperintenso nel corpo cavernoso sinistro e nel corpo spongioso

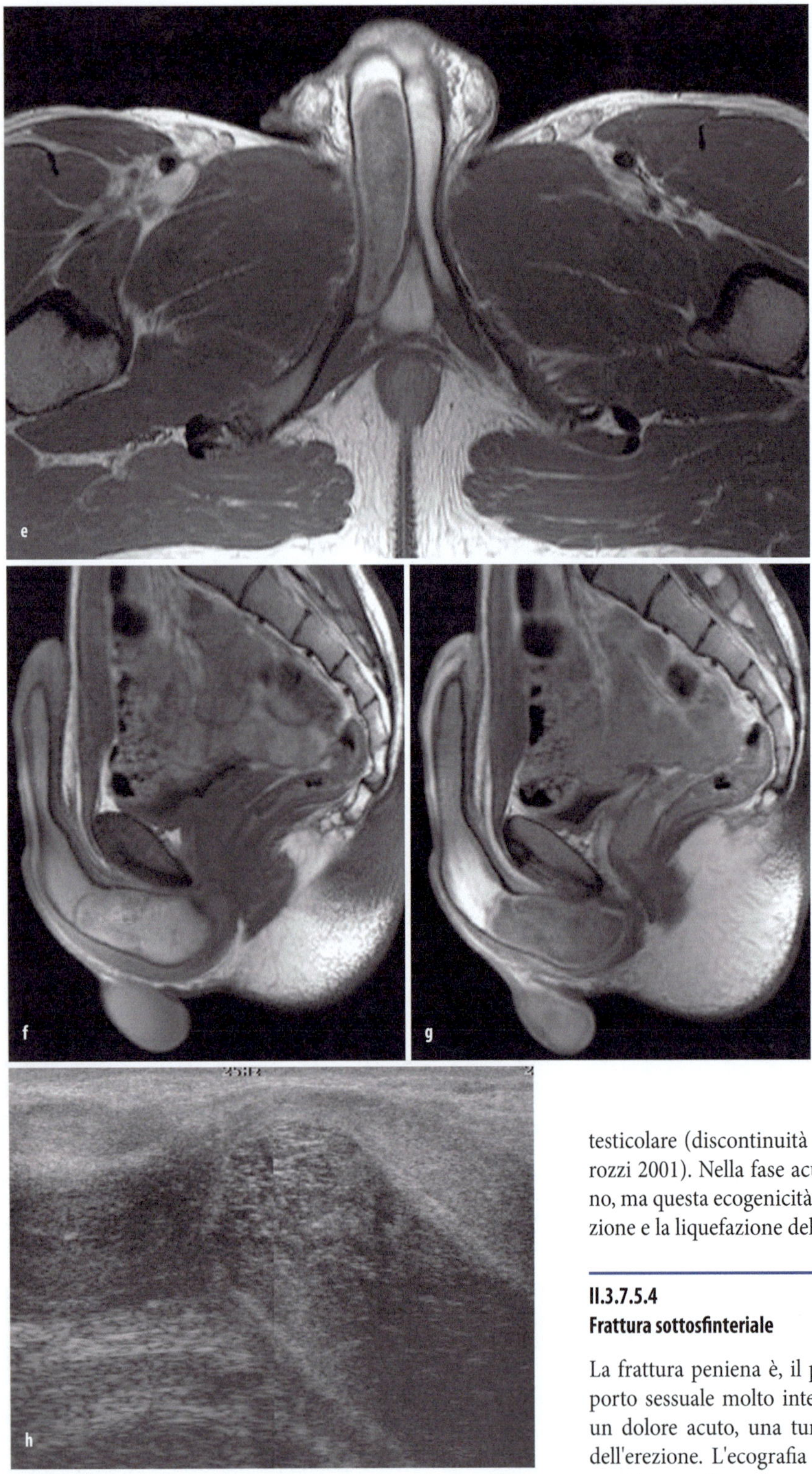

Fig. II.3.42. (Segue) Il corpo cavernoso destro ha un segnale ipointenso eterogeneo vicino alla base ed è allargato rispetto al lato sinistro normale. L'immagine assiale (**e**) e sagittale (**f**, **g**) in T1 mostra l'aspetto prominente dei corpi cavernosi alla base; questa zona mostra anche un aspetto leggermente eterogeneo in rapporto al segnale normale iperintenso distale. All'ecografia (**h**), la tumefazione e la massa situata alla base del corpo cavernoso sono ben visibili

II.3.7.5.3
Traumi testicolari (Fig. II.3.43, II.3.44)

L'ecografia testicolare è la tecnica di diagnostica per immagini più diffusa ed è capace di distinguere tra ematoma scrotale, ematocele, ematoma testicolare e rottura della tunica albuginea testicolare (discontinuità della tunica albuginea, Pavlica e Barozzi 2001). Nella fase acuta, un ematoma apparirà iperecogeno, ma questa ecogenicità cambia rapidamente con l'organizzazione e la liquefazione del coagulo ematico.

II.3.7.5.4
Frattura sottosfinteriale

La frattura peniena è, il più delle volte, il risultato di un rapporto sessuale molto intenso. I pazienti si presenteranno con un dolore acuto, una tumefazione e una perdita improvvisa dell'erezione. L'ecografia può mettere in evidenza un ematoma (dovuto alla rottura di un vaso superficiale o a un difetto dell'albuginea) e può fornire informazioni sulla lesione della tunica albuginea stessa. La tunica albuginea si manifesta come una linea iperecogena all'ecografia, e la lesione si presenta sotto forma di un'interruzione di questa linea.

Gli stessi risultati (ematoma e difetto dell'albuginea) possono essere visualizzati con la MRI.

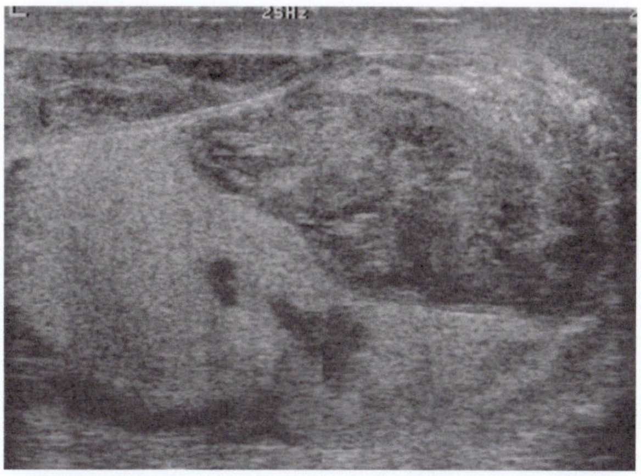

Fig. II.3.43. Trauma testicolare. Incidente motociclistico. L'ecografia in scansione longitudinale mostra una regione eterogenea ben delimitata nel testicolo sinistro, compatibile con un ematoma. La tunica albuginea è lacerata. Ematocele.

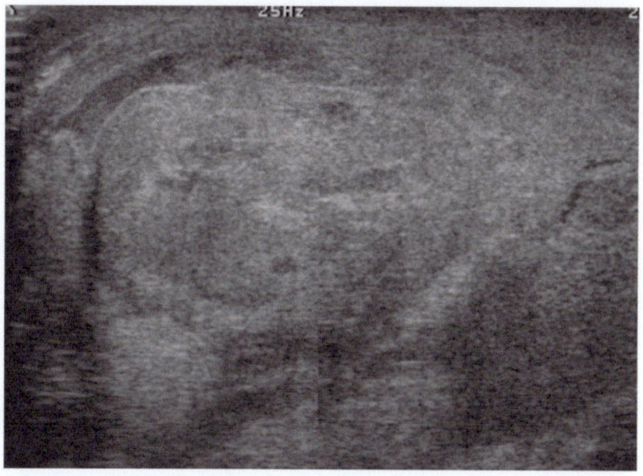

Fig. II.3.44. Trauma testicolare. Trauma durante una partita di calcio. Ecografia in scansione longitudinale. Il testicolo destro non è ben delimitato da una linea iperecogena (albuginea) e sembra molto eterogeneo; aspetto compatibile con la lacerazione del testicolo, con la rottura della tunica albuginea e con un ematoma intra e peritesticolare.

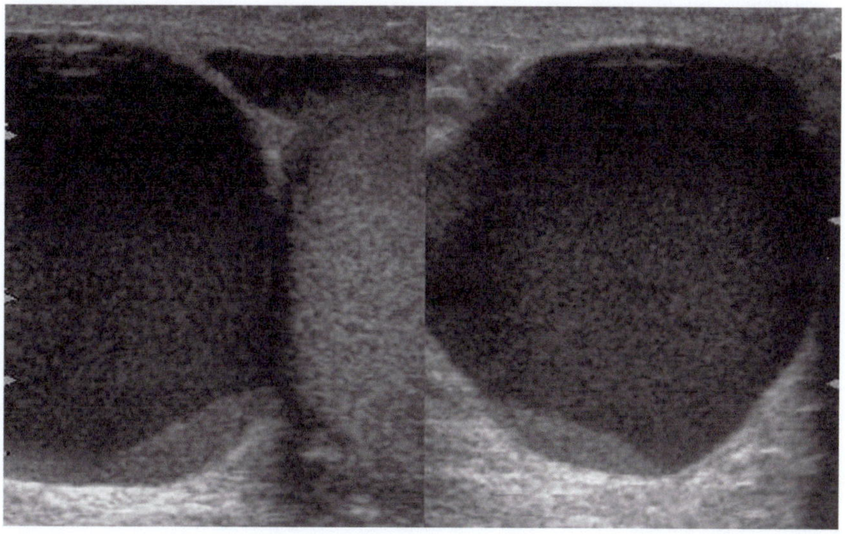

Fig. II.3.45. Spermatocele. L'ecografia in scansione longitudinale e trasversale mostra una struttura nettamente delimitata e arrotondata, adiacente al polo superiore del testicolo. Questa struttura è ipoecogena con molteplici echi riflettenti interni e una consistenza liquida: questo sedimento si è depositato nella parte declive dello spermatocele

II.3.7.6 Tumori

II.3.7.6.1

Cisti dell'epididimo (Fig. II.3.45)

Le cisti dell'epididimo sono lesioni molto frequenti, riportate in più del 70% degli uomini che richiedono un'ecografia (Oyen 2002). Sono riscontrate, il più delle volte, nella testa dell'epididimo e appaiono come lesioni anecogene ben delimitate. Possono essere isolate o multiple e variare da piccole a grandi dimensioni.

II.3.7.6.2 Tumori dell'epididimo

Contrariamente alla cisti dell'epididimo, le lesioni solide dell'epididimo sono rare. Il tumore più frequente è il tumore adenomatoso, che è benigno e nasce, il più delle volte, nella coda. Un granuloma seminale può essere osservato nei pazienti dopo vasectomia.

II.3.7.6.3 Carcinoma del testicolo

Vedi «Microlitiasi testicolare».

II.3.7.6.4 Cancro del pene

La maggior parte dei tumori maligni primari del pene è rappresentata dal carcinoma epidermoide. L'esame clinico non può sempre determinare la presenza o l'assenza di un'invasione cavernosa. In questi casi, si può effettuare un'ecografia e/o una MRI con o senza erezione artificiale e/o con un'iniezione endovenosa di contrasto. La MRI è il metodo più sensibile (Scardino et al. 2004), ma può presentare alcuni falsi positivi (Lont et al. 2003).

Bibliografia

Ahn HS, Lee SW, Yoon SJ, Hann HJ, Hong JM (2004) A comparison of colour duplex sonography after transurethral alprostadil and intracavernous alprostadil in the assessment of erectile dysfunction. J Int Med Res 32:317 – 323

Aizenstein RI, DiDomenico D, Wilbur AC, O'Neil HK (1998) Testicular microlithiasis: association with male infertility. J Clin Ultrasound 26:195 – 198

Carmignani L, Gadda F, Mancini M et al (2004) Detection of ultrasonographic lesions in severe male infertility. J Urol 172:1045 – 1047

Cornud F, Belin X, Delafontaine D, Amar T, Hélénon O, Moreau JF (1997) Imaging of obstructive azoospermia. Eur Radiol 7:1079 – 1085

De Santis M, Becherer A, Bokemeyer C et al (2004) 2– 18Fluorodeoxy-D-glucose positron emission tomography is a reliable predictor for viable tumor in postchemotherapy seminoma: an update of the prospective multicentric SEMPET trial. J Clin Oncol 22:1034 – 1039

Fornara P, Gerbershagen HP (2004) Ultrasound in patients affected with Peyronie's disease.World J Urol 22:365–367

Hain SF, Maisey MN (2003) Positron emission tomography for urological tumours. BJU Int 92:159 – 164

Har-Toov J, Eytan O, Hauser R, Yavetz H, Elad D, Jaffa AJ (2004) A new power doppler ultrasound guiding technique for improved testicular sperm extraction. Fertil Steril 81:430 – 434

Herwig R, Tosun K, Pinggera GM et al (2004) Tissue perfusion essential for spermatogenesis and outcome of testicular sperm extraction (TESE) for assisted reproduction. J Assist Reprod Genet 21:175 – 180

Jones TR, Zagoria RJ, Jarow JP (1997) Transrectal US-guided seminal vesiculography. Radiology 205:276 – 278

Kuligowska E, Fenlon HM (1998) Transrectal US in male infertility: spectrum of findings and role in patient care. Radiology 207:173 – 181

Lenz S, Thomsen JK, Giwercman A, Hertel NT, Herts J, Skakkebaek NE (1994) Ultrasonic texture and volume of testicles in infertile men. Hum Reprod 9:878 – 881

Lont AP, Besnard APE, Gallee MPW, Van Tinteren H, Horenblas S (2003) A comparison of physical examination and imaging in determining the extent of primary penile carcinoma. BJU Int 91:493 – 495

Miller RL, Wissman R, White S, Ragosin R (1996) Testicular microlithiasis: a benign condition with a malignant association. J Clin Ultrasound 24:197 – 202

Oyen R, Verbist B, Verswijvel G (1999) Imaging of testicular neoplasms. In: Petrovich Z, Baert L, Brady LW (eds) Carcinoma of the kidney and testis, and rare urologic malignancies. Springer, Berlin Heidelberg New York

Oyen RH (2002) Scrotal ultrasound. Eur Radiol 12:19 – 34

Pavlica P, Barozzi L (2001) Imaging of the acute scrotum. Eur Radiol 11:220–228

Pierik FH, Dohle GR, van Muiswinkel JM, Vreeburg JT, Weber RF (1999) Is routine scrotal ultrasound advantageous in infertile men? J Urol 162:1618 – 1620

Pretorius ES, Siegelman ES, Ramchandani P, Banner MP (2001) MR imaging of the penis. Radiographics 21:S283– S298

Rhoden EL, Estrada C, Levine L, Morgentaler A (2003) The value of pituitary magnetic resonance imaging in men with hypogonadism. J Urol 170:795 – 798

Sakamoto H, Shimada M, Yoshida H (2002) Hemodynamic evaluation of the penile arterial system in patients with erectile dysfunction using power Doppler imaging. Urology 60:480 – 484

Scardino E, Villa G, Bonomo G et al (2004) Magnetic resonance imaging combined with artificial erection for local staging disease. World J Urol 22:365 – 367 of penile cancer. Urology 63:1158 – 1162

Schiff JD, Li PS, Goldstein M (2004) Correlation of ultrasonographic and orchidometer measurements of testis volume in adults. BJU Int 93:1015 – 1017

Shvarts O, Han K, Seltzer M, Pantuck AJ, Belldegrun AS (2002) Positron emission tomography in urologic oncology. Cancer Control 9:335 – 342

Spermon JR, De Geus-Oei LF, Kiemeney LALM, Witjes JA, Oyen WJG (2002) The role of 18fluoro-2-deoxyglucose positron emission tomography in initial staging and re-staging after chemotherapy for testicular germ cell tumours. BJU Int 89:549 – 556

Thomas AJ (2004) Should testicular ultrasound be considered a medically necessary test for the spermatogenically impaired male? J Urol 172:829 – 830

Thomas K, Wood SJ, Thompson AJM, Pilling D, Lewis-Jones DI (2000) The incidence and significance of testicular microlithiasis in a subfertile population. Br J Radiol 73:494 – 497

Wilkins CJ, Sriprasad S, Sidhu P (2003) Colour doppler ultrasound of the penis. Radiology 58:514 – 523

Woodward PJ, Sohaey R, O'Donoghue MJ, Green DE (2002) From the archives of the AFIP Tumors and tumorlike lesions of the testis: radiologic-pathologic correlation. Radiographics 22:189 – 216

II.3.8 Tecniche di imaging: ecocolordoppler e termografia per la diagnosi di varicocele

Y. Gat, M. Gornish

Sintesi

Sulla base dei nostri recenti risultati e dell'analisi della meccanica del flusso del sistema di drenaggio venoso testicolare, si può affermare che:

1. Il varicocele è principalmente una malattia venosa bilaterale.
2. Le vene spermatiche le cui valvole sono incompetenti sono associate a collaterali retro-peritoneali e a piccole derivazioni.
3. Il varicocele destro è presente nell'86% degli uomini infertili portatori di varicocele.
4. Nel 92% di questi pazienti è impossibile indurre un reflusso ematico anche con la manovra di Valsalva, poiché la vena spermatica destra sbocca direttamente nella vena cava inferiore.
5. L'analisi della meccanica dei fluidi, basata su delle venografie, mostra chiaramente che il reflusso retrogrado nella vena spermatica non può essere indotto nel lato destro e, di conseguenza, un varicocele destro non può essere rilevato alla palpazione.
6. In solo l'8% dei pazienti, nei quali la vena spermatica destra si apre nella vena renale destra (un'immagine speculare del lato sinistro), può essere prodotto un reflusso con la manovra di Valsalva. Solo in questi casi il varicocele destro può essere rilevato alla palpazione.
7. La termografia, basata sulla conduzione del calore e non sul flusso sanguigno, è uno strumento di screening efficace per individuare un varicocele destro, e la sua associazione con l'ecografia dà i risultati migliori.
8. Le vene piccole e impalpabili hanno lo stesso effetto negativo delle grandi vene, poiché la pressione idrostatica elevata, la quale provoca l'ipossia della microcircolazione testicolare, dipende dall'altezza della colonna ematica e non dal suo diametro.
9. La legatura sinistra distale è un trattamento incompleto perché non considera il coinvolgimento del lato destro, le vene collaterali e le derivazioni.
10. Il trattamento adeguato si ottiene con un'embolizzazione endovenosa o mediante microchirurgia, dato che entrambe ostruiscono con successo la vena spermatica e la sua rete di derivazioni associata. Questi trattamenti permettono il ripristino di un flusso sanguigno ossigenato e normale nel microcircolo del testicolo, nei tubuli seminiferi e nelle cellule di Sertoli e di Leydig e riportano alla fertilità in un numero elevato di casi.

II.3.8.1 Introduzione sulla bilateralità della malattia

Il varicocele è una disfunzione vascolare bilaterale che implica una rete di vasi venosi collaterali e di piccole derivazioni retroperitoneali. I sistemi di drenaggio venosi testicolari, destro e sinistro, sono complessi e differenti nei due lati. La diagnosi di varicocele destro richiede più di un semplice esame clinico. È importante comprendere i sistemi idraulici implicati nella vascolarizzazione testicolare e nel sistema di drenaggio, utilizzando degli strumenti della fisica, dell'idraulica, della meccanica dei fluidi e della resistenza dei materiali.

Dati recenti hanno dimostrato che il varicocele è una malattia bilaterale (Gat et al. 2004a). Alcuni studi hanno dimostrato che l'esame clinico non permette la diagnosi di varicocele bilaterale nel 92% dei casi (Gat et al. 2004b).

I medici credono erroneamente che il varicocele sia una malattia localizzata a sinistra; ciò porta a una diagnosi erronea e a un trattamento parziale (solamente a sinistra ignorando le derivazioni venose nascoste), non sufficiente a correggere il problema.

La ragione per la quale il varicocele destro non può essere diagnosticato con la palpazione risiede nell'anatomia della vena spermatica interna (Internal Spermatic Vein, ISV) destra, che è diversa da quella della vena spermatica interna sinistra. Dal lato sinistro, quando si esegue la manovra di Valsalva, l'elevata pressione causa un aumento della pressione nella vena renale. Poiché le pressioni della vena renale sinistra e della vena spermatica sinistra normalmente sono simili, la pressione della vena renale sinistra supera quella della vena spermatica sinistra. Poiché il sangue scende dalle alte verso le basse pressioni, il sangue venoso della vena renale sinistra passa, quindi, in due direzioni: l'una in direzione della vena cava inferiore (Inferior Vena Cava, IVC) e l'altra, retrograda, verso la vena spermatica sinistra. Il medico può sentire il flusso retrogrado alla palpazione, mentre il reflusso di sangue dilata la vena spermatica e il plesso pampiniforme.

Dal lato destro, il meccanismo idraulico è completamente differente. La pressione nella vena spermatica destra è di circa 10 mmHg. La pressione nella vena cava inferiore è in media di 0 mmHg (da –5 a +5 mmHg). Il paziente non può aumentare la pressione idrostatica nella sua vena cava inferiore al di sopra della pressione della vena spermatica destra; questo fenomeno può essere chiaramente osservato con la flebografia.

Poiché il flusso avviene sempre dalle alte alle basse pressioni, il sangue non può refluire dalla vena cava inferiore nella vena spermatica destra (situazione sufficiente per provocare un reflusso). Se si mantengono pressioni elevate nella vena cava inferiore, il paziente rischia di avere una sincope.

Un reflusso non può, quindi, essere indotto nella vena spermatica destra, neanche con la manovra di Valsalva. La palpazione del testicolo destro non è, dunque, un esame diagnostico affidabile. In solo il 5-8% dei casi (dove la ISV destra si inserisce nella vena renale destra, immagine simmetrica del lato sinistro), la manovra di Valsalva produrrà un reflusso, e la palpazione delle vene spermatiche sarà utile per diagnosticare un varicocele destro. Nel nostro studio recente, abbiamo dimostrato che la palpazione non riconosce il 92% dei casi di varicocele destro. Il varicocele è, per questo motivo, stato diagnosticato principalmente, per molti decenni nella letteratura medica, come una patologia del lato sinistro.

L'esame clinico può avere una grande sensibilità in caso di varicocele del lato sinistro, ma non del lato destro. Ulteriori esami devono essere prescritti ai pazienti nei quali è clinicamente sospettato un varicocele.

Un metodo efficace e non invasivo è la termografia (Varicoscreen®) dello scroto. Questo strumento diagnostico per il varicocele è stato sviluppato e valutato da Comhaire et al. (1976).

Dal punto di vista della fisica, questo strumento sfrutta un trasferimento di calore nel liquido (sangue) e non dipende dal reflusso del liquido. Se le valvole unidirezionali della vena spermatica destra sono lesionate o se funzionano male e se ne deriva un ristagno del sangue, la temperatura elevata del sangue nella porzione addominale della vena spermatica (a 37 °C) viene trasferita a valle in direzione del testicolo destro per convezione del liquido. La termografia permette dunque di individuare il varicocele senza reflusso, poiché le valvole incompetenti della vena spermatica permettono il libero trasferimento di calore per conduzione.

Queste metodiche si basano su studi che mostrano un aumento significativo delle temperature intratesticolare e della superficie della cute scrotale in caso di varicocele e una differenza di temperatura da 0,5 °C a 3,0 °C tra gli emiscroti ipertermici e il lato controlaterale normale (Goldstein ed Eid 1989).

Hamm et al. (1986) hanno riportato una sensibilità del 98,3%, una specificità del 100% e una precisione del 98,4% per la termografia. Essi hanno suggerito che la termografia sia il metodo più sensibile e affidabile per individuare un varicocele e che essa permetta una diagnosi rapida, semplice e non invasiva anche in caso di varicocele subclinico. Trum et al. (1996) hanno osservato una sensibilità del 97% per la termografia con Varicoscreen in 63 pazienti (intervallo di confidenza al 95%, IC, 0,83–1,0). Un altro studio (Pochaczevsky et al. 1986) ha riportato un tasso di concordanza dei risultati tra termografia e flebografia seminale in 15 casi su 17. Questi valori corrispondono ai nostri risultati di termografia con una sensibilità del 98,9%, una precisione del 98,5% e un valore predittivo positivo (Positive Predictive Value, PPV) del 100% per il varicocele del lato sinistro e, rispettivamente, del 95,6, del 94,9 e del 98% per il varicocele del lato destro (Gat et al. 2004b). Le valutazioni a livello del lato sinistro, hanno prodotto due falsi negativi e un falso positivo, mentre, sul lato destro, sette falsi negativi e tre falsi positivi. Nel nostro studio recente (Gat et al. 2004c), la termografia scrotale di contatto ha mostrato sensibilità e precisione più elevate rispetto alle metodiche non invasive di individuazione di un varicocele.

II.3.8.2 Come usare la termografia scrotale di contatto

La termografia di contatto viene realizzata nel paziente in piedi e spogliato, dopo 5 minuti di riposo a una temperatura ambiente di almeno 22 °C, come descritto da Comhaire et al. (1976). Il pene viene fissato alla parete addominale attraverso un nastro adesivo e la regione genitale è esposta. Lo specialista applica allo scroto il Varicoscreen®, una pellicola termica flessibile composta da cristalli liquidi. La scala dello schermo varia da 31,3 a 35,3 °C, con una modificazione di colore ogni 0,8 °C. Nel soggetto normale, la temperatura della cute scrotale è distribuita simmetricamente e non supera i 32,5 °C, temperatura che corrisponde a un colorito marrone o rossastro.

In caso di varicocele o di flusso retrogrado, la temperatura è superiore a quella del controllo e il colore cambia in verde scuro, violetto o blu; gli ultimi due colori sono diagnostici. Abbiamo anche paragonato i profili di distribuzione della temperatura scrotale dei due lati, così come l'intensità e l'estensione dell'ipertermia in posizione eretta e durante la manovra di Valsalva. Un differenziale di temperatura di 0,8 °C o più, che si estende su almeno il 25% dell'area di un emiscroto, è riconosciuto come indicativo di un varicocele. Un varicocele bilaterale può essere sospettato se la totalità dello scroto è più calda della parte anteriore della coscia. Utilizzando questo metodo, la precisione e la sensibilità della termografia scrotale di contatto come strumento di screening del varicocele sono estremamente elevate, e questo metodo rappresenta la migliore delle modalità non invasive paragonato al «gold standard» invasivo che è la flebografia, come dimostrato da Comhaire et al. (1981) e rafforzato, più tardi, da alcuni studi negli adolescenti (Gat et al. 2003) e negli adulti (Gat et al. 2004a).

II.3.8.2.1 Ecografia colordoppler

È stato dimostrato come l'ecografia doppler sia un mezzo preciso di diagnosi del varicocele clinico e subclinico (McClure e Hricak 1986; Petros et al. 1991; Eskew et al. 1993; Hoekstra e Witt 1995; Chiou et al. 1997). Essa non misura solamente il diametro della vena spermatica e del plesso pampiniforme, ma rileva anche la presenza del reflusso venoso, che è il meccanismo con il quale il varicocele produce un effetto patologico sulla spermatogenesi. Inoltre, l'ecografia permette di evidenziare la presenza di anomalie testicolari, quali tumori testicolari, torsione, spermatocele, lesioni dell'epididimo e idrocele. Tuttavia, i criteri diagnostici del varicocele sono mal definiti e variano a seconda dei differenti esaminatori. Abbiamo utilizzato quelli raccomandati da Chiou et al. (1997), cioè, diagnosi di

2-3 dotti venosi di più di 3 mm di diametro e di un reflusso per uno o più secondi alla manovra di Valsalva. Eskew et al. (1993) hanno riportato una sensibilità dell'85% di individuazione del varicocele subclinico con ecografia scrotale. Uno studio (Petros et al. 1991) ha riportato un tasso di identificazione del 93% del varicocele subclinico usando la flebografia come esame di riferimento, mentre un altro studio (Chiou et al. 1997) ha rilevato una sensibilità del 93% e una specificità dell'85% confrontate con l'esame clinico. Questi dati corrispondono ai nostri risultati (Gat et al. 2004c) per l'ecocolordoppler: per il varicocele sinistro, sensibilità del 98%, precisione del 97,9% e PPV del 98,4% e, per il varicocele destro, sensibilità del 77,3%, precisione del 71,8% e PPV dell'86,6%. Sul lato sinistro c'erano 2 falsi negativi e 2 falsi positivi e sul lato destro 36 falsi negativi e 19 falsi positivi quando la flebografia è stata utilizzata come esame di riferimento. Abbiamo constatato una buona correlazione tra ecocolordoppler, termografia e flebografia, dal momento che l'ecografia è una valutazione più obiettiva dell'esame fisico. Quando i risultati dell'ecocolordoppler e della termografia erano dubbi, la flebografia è stata utilizzata come esame di riferimento. Le differenze anatomiche tra i lati destro e sinistro possono spiegare la bassa sensibilità, precisione e PPV del lato destro rispetto al sinistro. Conseguentemente, la strategia preferita consiste nel valutare tutti i pazienti infertili con ecografia doppler e termografia per individuare un varicocele bilaterale.

II.3.8.2.2
Come usare l'ecografia doppler

Il doppler viene eseguito con un apparecchio di imaging moderno, come l'ATL HDI 3000 o 5000 unità e con una sonda lineare multifrequenze di 10 MHz. Gli aggiustamenti dell'apparecchio sono adattati per ottimizzare l'individuazione del flusso sanguigno.

L'esame viene effettuato sul paziente in decubito dorsale, il cui scroto è sostenuto da un asciugamano posto sulla parte alta delle cosce. Il pene è posto sull'addome e coperto da una coperta per un'esposizione minima del paziente e per il massimo accesso per il medico. I segni del varicocele si manifestano solo in posizione eretta o seduta; non è, quindi, utile esaminare il paziente in posizione orizzontale. Il miglior modo per rilevare e valutare un varicocele, quello che ha la migliore precisione e sensibilità se confrontato con la flebografia, in particolare del lato destro, è la posizione eretta (Gat et al. 2004b).

Ogni lato dello scroto viene esaminato partendo dall'ilo del testicolo e andando fino al collo dello scroto, secondo delle sezioni longitudinali e trasversali, dal momento che il setto scrotale è esaminato in piano trasversale. Sono esaminati i condotti vascolari del funicolo spermatico e i diametri dei vasi sono misurati al compasso elettronico. Si annota la presenza di alterazioni testicolari, di spermatocele, di lesioni dell'epididimo e di idrocele. Si domanda, in seguito, al paziente di mettersi in piedi per 5 minuti e poi si ripete l'esame. La manovra di Valsalva è utilizzata nelle posizioni distesa ed eretta. Viene registrato il diametro massimo delle vene scrotali e si indaga sull'eventuale comparsa del plesso pampiniforme venoso. Il flusso della vena principale viene misurato prima e dopo la manovra di Valsalva.

La diagnosi ecografica di varicocele si basa sull'individuazione di due o tre dotti venosi, uno dei quali misura > 3 mm di diametro, con la presenza di un reflusso durante la manovra di Valsalva. I pazienti senza reflusso o con un reflusso indotto dalla manovra di Valsalva per meno di 1 secondo sono considerati normali; i pazienti che hanno un reflusso per più 1 secondo sono considerati affetti da varicocele.

II.3.8.2.3
Termografia scrotale di contatto ed ecografia colordoppler

Quando la termografia scrotale di contatto è associata all'ecografia colordoppler, la sensibilità, la specificità, la precisione e il PPV per il varicocele sinistro sono rispettivamente del 100%, del 33,3%, del 99,0% e del 98,9% e, per il varicocele destro, rispettivamente del 97,4%, del 58,3%, del 90,3% e del 91,1% (Gat et al. 2004c). Questi risultati supportano l'affermazione che l'associazione termografia ed ecocolordoppler sia la strategia più sensibile per la diagnosi di varicocele (Netto et al. 1984; Hamm et al. 1986). Tuttavia, a partire dalle sensibilità, dalla specificità e dalla precisione riportate per ogni modalità diagnostica, rispetto alla flebografia standard, la termografia sembra essere l'esame singolo migliore.

II.3.8.3

Importanza medica di una diagnosi completa e precisa del varicocele

I commenti editoriali recenti di Nagler (2004) sono in disaccordo con i nostri risultati anatomici e fisici. Tuttavia, tre problemi principali devono essere discussi. In primo luogo, esiste una relazione tra varicocele e infertilità maschile? In secondo luogo, il varicocele subclinico è in rapporto con l'infertilità maschile e richiede un trattamento? In terzo luogo, qual è la migliore tecnica diagnostica per il varicocele, se esiste un'indicazione di trattamento?

Questi problemi hanno importanti implicazioni sulla terapia degli uomini infertili e, poiché la mancata diagnosi di varicocele destro alla palpazione ha condotto a queste domande e a questi dubbi, tali problemi richiedono una spiegazione adeguata in questo capitolo.

II.3.8.4

Esiste una relazione tra varicocele e infertilità maschile?

L'affermazione dell'assenza di legame tra varicocele e infertilità maschile è supportata dalla meta-analisi di insieme di sette studi randomizzati prospettici realizzati nel corso degli ultimi due decenni, la quale ha concluso che «la terapia del varicocele non sembra essere efficace per l'ipofertilità maschile» (Evers e Collins 2003). Ciò è, inoltre, confermato da un'analisi di insieme presentata alla *Cochrane Database Systems Review* del 2004 (Evers e Collins 2004), nella quale gli autori concludono che il risultato di 8 studi prospettici controllati randomizzati non ha dimostrato «alcun beneficio del trattamento del varicocele rispetto a una gestione attenta delle coppie ipofertili nelle quali il varicocele dell'uomo era la sola anomalia riscontrata».

I risultati di queste analisi di dati multicentrici non sono sorprendenti poiché, nella pratica consueta, la grande maggioranza dei pazienti di questi studi era trattata solo dal lato sinistro. Fino a oggi, la bilateralità del varicocele è stata ampiamente sottostimata, e la rete di derivazioni venose e di collaterali spesso non veniva scoperta in caso di legatura alta. In questi casi, i pazienti venivano in parte trattati o non lo erano affatto. Noi abbiamo stimato che solo il 20% dei pazienti, sui quali erano basate queste conclusioni, era stato trattato correttamente. Questo 20% comprende i pazienti non portatori di varicocele destro, quelli in cui il varicocele non era associato a una rete di collaterali e di derivazioni venose o quelli che non hanno comunicazioni venose intertesticolari significative. L'80% rimanente, essendo trattato solo parzialmente, non ha presentato alcun miglioramento o ha presentato solo un miglioramento temporaneo della fertilità. Quando si effettua solo una terapia parziale (legatura sinistra alta, occlusione della ISV principale), le vene collaterali residue si ingrossano per accogliere un maggiore volume di sangue, per semplice effetto della meccanica dei fluidi sull'equilibrio idrodinamico del sistema di drenaggio dei vasi elastici. Questo determina ciò che noi chiamiamo varicocele «sopravvissuto» o «secondario» (che viene erroneamente chiamato «varicocele ricorrente» nella letteratura medica).

Un altro aspetto che solleva dubbi sulla meta-analisi è che essa include studi che concludono che sia il trattamento del varicocele che la sola consultazione danno risultati identici. Ciò si può affermare solo se si cura il paziente pensando di curarlo, mentre, di fatto, non lo si cura, perché la procedura medica è inappropriata. Gli studi di pazienti con azoospermia od oligoastenoteratozoospermia estremamente grave (OAT, concentrazione inferiore a 1,0 milione/mL), trattati, in particolare, in modo bilaterale con microchirurgia o embolizzazione, hanno mostrato un miglioramento significativo della spermatogenesi (60%) e il raggiungimento di gravidanze (30%, Matthews et al. 1998; Pasqualotto et al. 2004; Gat et al. 2005a). È certo che i pazienti che presentano azoospermia od OAT estremamente grave, per definizione, non possono ottenere una gravidanza spontanea senza trattamento. Questo significa che i pazienti selezionati in alcuni studi utilizzati per la meta-analisi non comprendono, dunque, i casi gravi (i quali rappresentano circa il 30-40% della popolazione degli uomini infertili) e/o che il trattamento non era completo come menzionato precedentemente. Affermare che il trattamento o il non trattamento di una malattia abbiano lo stesso risultato significa o che non c'è «una malattia» o che la «terapia» non è il trattamento completo richiesto.

La nostra conclusione è che l'interpretazione corretta di queste due meta-analisi di insieme deve confermare che le tecniche di terapia inadeguate utilizzate in questi studi per riparare il varicocele in realtà non migliorano la fertilità dei pazienti affetti. L'errore fondamentale di questo approccio per il trattamento del varicocele ha origine dalla mancata presa in considerazione del ruolo fisiopatologico della pressione idrostatica e dei suoi effetti sui due lati.

II.3.8.5

Il varicocele subclinico è legato all'infertilità maschile e richiede un trattamento?

Riteniamo che il varicocele sia la principale causa di infertilità maschile. Gli insuccessi di un trattamento inadeguato hanno condotto coloro i quali lavorano nel campo a ignorare la connessione fisiopatologica tra la causa del varicocele (pressione idrostatica e ipossia) e il suo effetto finale sulla produzione degli spermatozoi.

Come detto precedentemente, sono le piccole vene che contribuiscono in maniera significativa al problema della pressione idrostatica elevata che provoca l'ipossia (Gat et al. 2005b) nel sistema della microcircolazione dei testicoli, cosa che rende il loro trattamento appropriato più complesso di quanto non lo sia la soluzione fornita dalle semplici tecniche chirurgiche tradizionali.

Le pressioni idrostatiche possono essere stimate secondo Eq. 1, che regola la pressione come una funzione dell'altezza della colonna di liquido, secondo la legge di Pascal (Streeter 1971, p 31):

$$P = h * \varphi$$

Nella quale P è la pressione idrostatica, h è l'altezza della colonna di liquido e φ è la densità.

Ogni distanza di 1,0 cm della colonna di sangue contribuisce per 0,77 mmHg alla pressione totale (Ganong 1999).

Secondo l'Eq. 1, la pressione idrostatica, creata con la distruzione delle valvole unidirezionali del sistema di drenaggio venoso testicolare, dipende principalmente dall'altezza dei vasi e dalla densità del sangue. La pressione trasmessa attraverso le vene spermatiche non dipende dal diametro o dalla geometria delle vene. Le piccole vene, che non possono essere palpabili neanche dalle dita del migliore medico, possono trasmettere efficacemente queste pressioni elevate al plesso pampiniforme.

La presenza di vasi sanguigni privi di valvole competenti che contengono 40 cm di colonna ematica causa un'elevazione della pressione idrostatica (Streeter 1971). Questa pressione induce il ristagno del flusso sanguigno nella microcircolazione e un'ipossia dei tessuti testicolari (Chakraborty et al. 1985). L'ipossia provoca un'alterazione del tessuto e un deterioramento progressivo della produzione degli spermatozoi che porta a un'infertilità (Matthews et al. 1998; Cozzolino e Lipshultz 2001; Gat et al. 2005a).

II.3.8.6

L'ecografia è il migliore strumento diagnostico perché la flebografia è soggetta a variazioni tecniche?

La flebografia dimostra, in tempo reale, la direzione del flusso sanguigno nelle vene spermatiche e, quando viene eseguita con iniezioni manuali e con un apparecchio a tavola inclinabile, si possono mettere in evidenza le tracce residue delle valvole incompetenti o lese e delle valvole competenti in modo parziale o intermittente, così come le collaterali e le derivazioni venose associate al varicocele. L'ecografia può fornire alcune informazioni ulteriori sul flusso sanguigno nel testicolo, ma non può mostrare l'anatomia della vena spermatica nel suo tragitto retroperitoneale. L'ecografia non può rilevare facilmente il reflusso ematico dal lato destro. L'imaging con colordoppler ha una soglia minima di risoluzione del flusso. Anche un ecografista esperto può difficilmente scoprire i piccoli reflussi nel plesso pampiniforme destro.

Un rilevatore semplice, sensibile e facile da usare per lo screening del varicocele destro è la termografia di contatto (Comhaire et al. 1976; Kunnen e Comhaire 1992; Gat et al. 2004b), che è basata sulla conduttività del calore trasferito dalla porzione addominale della vena spermatica destra a valle verso il plesso pampiniforme, a livello del quale si esamina il paziente. Essa non dipende dal flusso sanguigno. Dato che è impossibile produrre un flusso di ritorno dal lato destro (reflusso) mediante flebografia, una sensibilità e una precisione più elevate sono ottenute attraverso la termografia.

II.3.8.7

Perché il varicocele destro non può essere rilevato?

Sul lato sinistro, il flusso retrogrado nella vena spermatica è ottenuto con la compressione della vena renale causata dalla manovra di Valsalva. La lieve riduzione del volume porta a un aumento della pressione nella vena renale, sufficiente a provocare un reflusso nella vena spermatica interna sinistra.

Dal lato destro, è impossibile individuare il varicocele all'esame clinico, poiché è impossibile produrre un reflusso con la manovra di Valsalva nel 92% dei casi dove le vene spermatiche interne (ISV) sboccano nella vena cava inferiore (IVC). Ciò si può spiegare in tre modi:

A. Dal punto di vista del *flusso fisiologico*: (1) tutte le vene interconnesse alla IVC devono riversarsi in quest'ultima per mantenere un flusso continuo al cuore. È questo il motivo per cui la pressione nella IVC è la più bassa del sistema venoso.

(2) Se nel paziente si creasse un reflusso nella vena spermatica destra alla manovra di Valsalva, il flusso sanguigno nella IVC dovrebbe invertirsi, cosa che indurrebbe una sincope.

B. Dal punto di vista dell'*idrodinamica*: la differenza tra la pressione della IVC (da –5 a +5 mmHg) e della ISV (10–12 mmHg) è troppo alta per permettere un'inversione del gradiente di pressione che produca un reflusso che confermerebbe la diagnosi di varicocele destro.

C. Dal punto di vista dell'*osservazione*: nel corso delle flebografie, i pazienti non possono produrre un reflusso durante la manovra di Valsalva, salvo nei casi dove la ISV destra si apre nella vena renale destra (8%).

Come è stato detto, il reflusso non può essere visualizzato nel 92% dei pazienti (nei quali la ISV sbocca nella IVC) e, da ciò, deriva un'assenza di diagnosi e di trattamento del varicocele destro (Gat 2005b).

II.3.8.8

Tecnica di Goren-Gat di screening e di trattamento del varicocele destro e sinistro

Lo scopo del trattamento è l'identificazione e l'occlusione delle vene spermatiche dilatate (destra e sinistra) e di tutte le vene collaterali associate. Non trattate, queste collaterali retroperitoneali permetteranno al reflusso ematico di continuare attraverso la via delle derivazioni venose e causeranno gli effetti nefasti del varicocele (Fig. II.3.46.1).

L'accesso alla vena cava inferiore si realizza attraverso la vena femorale comune destra, con un catetere di 6,5 F (3 mm) posto nella sede di ingresso fino alla fine della procedura. Il catetere guida è posto nella vena renale sinistra, prima dei corpi vertebrali. Il lato sinistro è, di solito, trattato per primo. Per la vena spermatica destra, il catetere guida di origine è sostituito da un catetere a forma di «uncino di Berger» che è posto nella vena cava inferiore, sopra l'orifizio della vena renale destra. Dai due lati, una sonda superselettiva di 3 F con un'estremità idrofila è introdotta attraverso il catetere guida nell'orifizio della vena spermatica direttamente o, se la valvola superiore è competente, attraverso la stessa valvola. In quest'ultimo caso (~20% dei casi), il paziente è posizionato in Trendelenburg a 10-15° e, grazie a una serie di inspirazioni profonde dopo la manovra di Valsalva, la valvola può abitualmente essere oltrepassata. Nella maggior parte dei casi, dopo il passaggio della valvola superiore, il catetere sarà avanzato in modo retrogrado nella vena spermatica lungo il legamento inguinale, poiché le valvole inferiori sono incompetenti nella maggior parte dei casi, anche quando la valvola dell'orifizio superiore è competente.

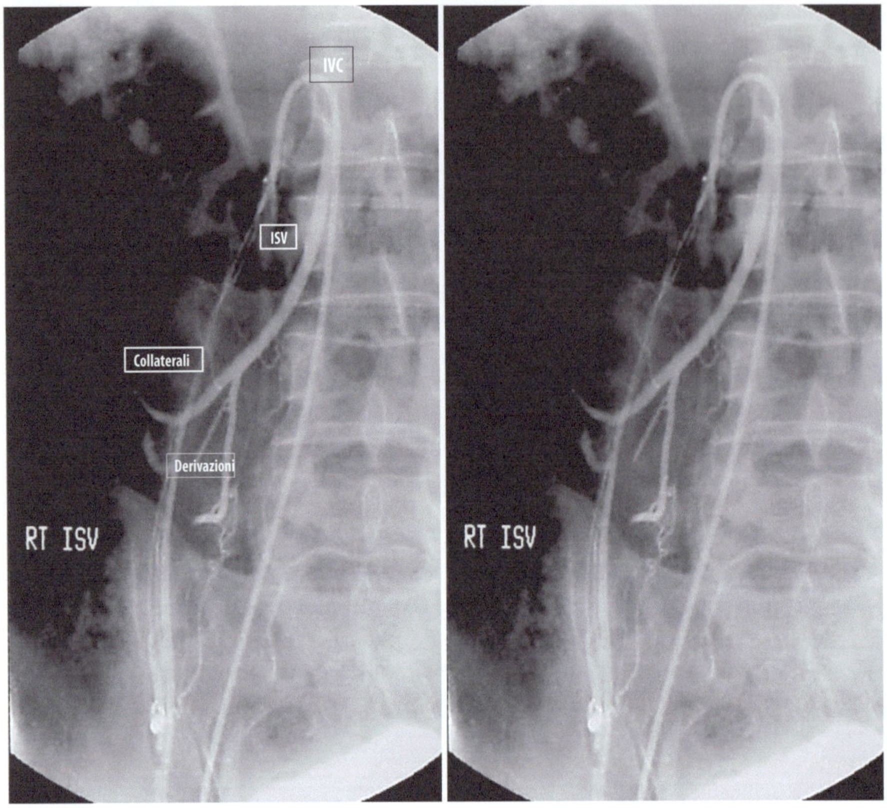

Fig. II.3.46. Il varicocele destro con una rete di derivazioni e delle collaterali retroperitoneali. La vena spermatica interna (ISV) destra si getta nella vena cava inferiore (*IVC*). Le valvole unidirezionali sono assenti. Le derivazioni venose non hanno valvole. Un flusso retrogrado (reflusso) è osservato alla fluoroscopia quando il mezzo di contrasto scende a valle verso i testicoli. L'altezza verticale della colonna ematica dalla IVC ai plessi pampiniformi è di circa 35 cm. Essa esercita una pressione idrostatica di 27 mmHg, che è superiore alla pressione del sistema arteriolare (circa 18 mmHg) nel microcircolo testicolare

A volte, il catetere incontrerà delle valvole supplementari in apparenza competenti o semi-competenti a livello della porzione inferiore dell'addome e del bacino. In questo caso, queste sono oltrepassate utilizzando le ulteriori manovre descritte precedentemente. Il catetere penetrerà, a volte, in piccole collaterali e non potrà, allora, più essere avanzato. L'iniezione di mezzo di contrasto radio-opaco mostrerà sempre un riempimento verso il basso del vaso (reflusso) e la comunicazione con la vena spermatica principale. Questo spiega il «paradosso» delle valvole orifiziali della vena spermatica competenti in presenza di una prova netta di reflusso patologico. La nostra esperienza ci permette di affermare che la direzione della distruzione del sistema valvolare venoso è verso l'alto e che essa è dovuta a un sovraccarico idrodinamico persistente.

II.3.8.9
Il varicocele «recidivante» dopo legatura alta a sinistra è, in realtà, un varicocele «sopravvissuto»

II.3

Delle derivazioni associate sono presenti in caso di varicocele; sono di diametro molto piccolo, 0,1–0,2 mm e sono sprovviste di valvole a senso unico. Esse assistono il sistema di drenaggio qualora fosse deficiente, drenando il sangue per «forza capillare» (*P*), che dipende dalla tensione di superficie (σ) e dal diametro (*d*) del vaso:

$$P = \sigma / d$$

Dopo una legatura alta a sinistra che ostruisce solo il vaso principale di drenaggio (ISV), le piccole derivazioni devono assorbire un volume ematico più elevato e i loro diametri si ingrandiscono. Quando il diametro aumenta, il fenomeno di «forza capillare» non esiste più e queste derivazioni, che all'inizio contribuiscono all'aumento del sangue venoso contro la gravità, si trasformano dopo una breve durata in «varicocele secondario» o «residuo», come osservato nelle nostre flebografie, realizzate in caso di fallimento dopo una legatura alta a sinistra. Questo varicocele è erroneamente chiamato «ricorrente» nella letteratura medica.

Questo significa che la maggior parte degli studi sul trattamento del varicocele basato sulla legatura alta a sinistra rispecchia una terapia parziale o transitoria.

Questi risultati suggeriscono che, per decenni, la maggior parte dei pazienti portatori di varicocele è stata trattata solo in parte (in quanto il varicocele destro non è stata evidenziato e, pertanto, è stato ignorato). Questo suggerisce, inoltre, che la maggior parte delle statistiche che hanno fatto nascere dei dubbi riguardo al rapporto tra varicocele e infertilità maschile potrebbe non riflettere la realtà clinica, poiché la diagnosi e la modalità di trattamento non erano appropriate. Dal momento che il varicocele destro non può essere diagnosticato con la palpazione, il trattamento è stato incompleto (legatura sinistra alta) e i risultati sono scarsi. Da ciò derivano conclusioni fuorvianti della letteratura medica che scollegano il varicocele dall'infertilità maschile. Il varicocele deve essere diagnosticato come una malattia bilaterale associata a una rete di derivazioni e trattata di conseguenza.

Bibliografia

Chakraborty J, Hikim AP, Jhunjhunwala JS (1985) Stagnation of blood in the microcirculatory vessels in the testes of men with varicocele. J Androl 6:117 - 126

Chiou KR, Anderson JC, Wobig RK, Rosinsky DE, Matamoros A, Chen WS, Taylor RJ (1997) Color Doppler ultrasound criteria to diagnose varicoceles: correlation of a new scoring system with physical examination. Urology 50:953 - 956

Comhaire F, Monteyne R, Kunnen M (1976) The value of scrotal thermography as compared with selective retrograde venography of the internal spermatic vein for the diagnosis of subclinical varicocele. Fertil Steril 27:694 - 698

Comhaire F, Kunnen M, Nahum C (1981) Radiological anatomy of the internal spermatic veins in 200 retrograde venograms. Int J Androl 4:379 - 387

Cozzolino DJ, Lipshultz LI (2001) Varicocele as a progressive lesion: positive effect of varicocele repair. Hum Reprod Update 7:55 - 58

Eskew A, Watson N, Wolfman R, Bechtold R, Scharling E, Jarow J (1993) The accuracy of ultrasonographic diagnosis of varicoceles. Fertil Steril 60:693 - 697

Evers J, Collins A (2003) Assessment of efficacy of varicocele repair for male subfertility: a systematic review. Lancet 361: 1849 - 1852

Evers JL, Collins JA (2004) Surgery or embolization for varicocele in subfertile men. Cochrane Database Syst Rev: CD000479

Ganong WF (1999) Medical physiology, 19th edn. Lange Medical Books/McGraw-Hill, New York, pp 550 - 567

Gat Y, Zukerman Z, Bachar GN, Feldberg DO, Gornish M (2003) Adolescent varicocele: is it a unilateral disease? Urology 62:742 - 746; Editorial comment p 746; Reply by authors pp 746 - 747

Gat Y, Bachar GN, Zukerman Z, Belenky A, Gornish M (2004a) Varicocele: a bilateral disease. Fertil Steril 81:424 - 429; Editorial comments in J Urol 2004; 172:790 - 791

Gat Y, Bachar GN, Zuckerman Z, Belenky A, Gornish M (2004b) Physical examination may miss the diagnosis of bilateral varicocele: a comparative study of 4 diagnostic modalities. J Urol 172 (4 Pt 1):141 - 1417; Editorial commentary and authors' reply in J Urol 2005; 173:2208–2209

Gat Y, Gornish M, Belenky A, Bachar GN (2004c) Elevation of serum testosterone and free testosterone after embolization of the internal spermatic vein for the treatment of varicocele in infertile men. Hum Reprod 19:2303 - 2306; Editorial comments in J Urol 2005; 173:2079

Gat Y, Bachar GN, Everaert K, Levinger U, Gornish M (2005a) Induction of spermatogenesis in azoospermic men after internal spermatic veins embolization for the treatment of varicocele. Hum Reprod 20:1013–1017

Gat Y, Chakraborty J, Zukerman Z, Gornish M (2005b) Varicocele, hypoxia, and male infertility. Fluid mechanics analysis of the impaired testicular venous drainage system. Hum Reprod 20:2614 - 2619

Goldstein M, Eid JF (1989) Elevation of intratesticular and scrotal skin surface temperature in men with varicocele. J Urol 142:743 - 745

Hamm B, Fobbe F, Sorensen R, Felsenberg D (1986) Varicoceles: combined sonography and thermography in diagnosis and posttherapeutic evaluation. Radiology 160:419

Hoekstra T, Witt MA (1995) The correlation of internal spermatic vein palpability with ultrasonographic diameter and reversal of venous flow. J Urol 153:82 - 84

Kunnen M, Comhaire F (1992) Nonsurgical cure of the varicocele by transcatheter embolization of the internal spermatic veins with tissue adhesive (histoacryl transparent). In: Castaneda-Zuniga WR, Tadavarthy SM (eds) Interventional radiology, 2nd edn, part 2.Williams and Wilkinson, Baltimore, Md., pp 73 - 100

Matthews GJ, Matthews ED, Goldstein M (1998) Induction of spermatogenesis and achievement of pregnancy after microsurgical varicolectomy in men with azoospermia and severe oligoasthenospermia. Fertil Steril 70:71 - 75

McClure DR, Hricak H (1986) Scrotal ultrasound in infertile man: detection of subclinical unilateral and bilateral varicoceles. J Urol 135:711 - 715

Nagler HM (2004) Varicocele. Where, why and, if so, how? J Urol 172 (4Pt1):1239 - 1240

Netto NR, Lemos GC, Barbosa EM (1984) The value of thermography and of the Doppler ultrasound in varicocele diagnosis. Int J Fertil 29:176 - 179

Pasqualotto FF, Lucon AM, Hallak J, Goes PM, Saldanha LB, Arap S (2003) Induction of spermatogenesis in azoospermic men after varicocele repair. Hum Reprod 18:108 - 112

Petros JA, Andriola GL, Middletoon WD, Picus DA (1991) Correlation of testicular color Doppler ultrasonography, physical examination and venography in the detection of left varicocele in men with infertility. J Urol 145:785 - 788

Pochaczevsky R, Lee WJ, Mallett E (1986) Management of male infertility: roles of contact thermography, spermatic venography, and embolization. AJR 147:97

Streeter VL (1971) Fluid mechanics, 5th edn. McGraw-Hill, New York, p 77

Trum JW, Gubler FM, Laan RL, Van der Veen F (1996) The value of palpation, varicoscreen contact thermography and colour Doppler ultrasound in the diagnosis of varicocele. Hum Reprod 11:1232 - 1235

II.3.9 Valutazione dei campioni di biopsia testicolare in una prospettiva clinica

M. Bergmann

Sintesi

L'indicazione della biopsia testicolare è terapeutica in caso di azoospermia ostruttiva, ma anche in caso di azoospermia testicolare ipergonadotropa, per recuperare degli spermatozoi testicolari (estrazione di spermatozoi testicolari, Testicular Sperm Extraction, TESE), con lo scopo di una riproduzione assistita con iniezione intracitoplasmatica di spermatozoo (ICSI). Una biopsia diagnostica è indicata in caso di inversione dopo la vasectomia, così come per escludere un tumore testicolare. Secondo le raccomandazioni dell'associazione europea di urologia (European Association of Urology, EAU), parecchi campioni testicolari devono essere prelevati in tre zone differenti a causa di differenze focali della spermatogenesi. Si raccomanda un esame istologico piuttosto che un'aspirazione con ago sottile (Testicular Fine Needle Aspiration, TEFNA). I prelievi devono essere fissati in una soluzione di Bouin per garantire la buona conservazione della struttura tissutale e per permettere l'applicazione di tecniche istologiche moderne, come l'ibridazione in situ e l'immunistochimica, per valutare l'espressione genica a livello dell'mRNA e delle proteine. La diagnosi di carcinoma in situ pre-invasivo (CIS, sinonimo: neoplasia intra-epiteliale testicolare, Testicular Intraepithelial Neoplasia, TIN) è basata sulla messa in evidenza immunoistochimica della fosfatasi alcalina placenta-like (PLAP), che è esclusivamente espressa nelle cellule del CIS. La valutazione istologica deve essere realizzata con un sistema di «punteggio», che determina la percentuale di tubuli seminiferi contenenti degli spermatidi allungati, che rappresenta il parametro più importante per la TESE/ICSI, e con un'analisi citologica, che fornisce dei dati supplementari di causalità all'alterazione osservata della spermatogenesi. La biopsia testicolare è un intervento chirurgico invasivo che ha importanti effetti sui pazienti che hanno un'alterazione grave della spermatogenesi e deve, quindi, essere eseguita solo in base a criteri rigorosi riguardo all'indicazione, alla tecnica chirurgica e alla valutazione istologica, in centri qualificati e **certificati,** cioè raccomandati dall'Accademia Europea di Andrologia (European Academy of Andrology, AAE).

II.3

II.3.9.1 Indicazione

La biopsia testicolare è uno strumento diagnostico invasivo di valutazione della spermatogenesi e deve essere eseguita solo rispettando dei criteri rigorosi. Essa completa la raccolta dell'anamnesi, l'esame clinico, l'ecografia scrotale, l'esame del liquido seminale e i valori ormonali. È indicata in caso di azoospermia, quando è sospettata un'ostruzione dell'apparato genitale a causa di un volume testicolare normale, di livelli di follicolostimolina (FSH) normali (≤ 7 UI/L) e di deboli livelli dei marker epididimari (α-glucosidasi, L-carnitina) o delle vescicole seminali (fruttosio). Essa deve anche essere effettuata in caso di inversione post-vasectomia (vaso-vasostomia), dopo la vasectomia, o di aspirazione micro-chirurgica degli spermatozoi epididimari (Microsurgical Epididymal Sperm Aspiration, MESA), per escludere un'alterazione dell'epitelio seminifero. In entrambi i casi, la crioconservazione di almeno una parte del campione di biopsia offre l'opportunità di estrazione degli spermatozoi testicolari (TESE) in associazione con un'iniezione intracitoplasmatica di spermatozoi (ICSI), in caso di fallimento delle tecniche di inversione post-vasectomia chirurgica. Essa è indicata anche in caso di azoospermia ipergonadotropa testicolare suggerita da livelli di FSH elevati (≥ 7 UI/L) che testimoniano una sindrome a sole cellule di Sertoli (Sertoli Cell Only, SCO) focale o totale (Bergmann et al. 1994). In questi casi, la TESE a partire da focolai di spermatogenesi persistente nel testicolo e l'ICSI rappresentano il solo trattamento razionale di riproduzione assistita. Una biopsia diagnostica è indicata in caso di immagine ecografica disomogenea del testicolo per escludere il carcinoma in situ pre-invasivo (von Eckardstein et al. 2001). Una biopsia del testicolo controlaterale è indicata quando un tumore testicolare è clinicamente evidente, poiché è stato riportato che il CIS controlaterale ha una prevalenza di circa il 5-6% e di circa il 2-4% in caso di criptorchidismo nell'adulto (Rørth et al. 2000). La biopsia testicolare può anche essere indicata in pazienti azoospermici che hanno una sindrome di Klinefelter, poiché una spermatogenesi può esistere anche a un tasso molto basso ma sufficiente per la TESE e l'ICSI (Lanfranco et al. 2004). Le indicazioni della biopsia testicolare sono riassunte nella Tabella II.3.11.

Tabella II.3.11. Indicazioni della biopsia testicolare

In caso di
Azoospermia ostruttiva tra cui l'inversione della vasectomia (vaso-vasostomia) per TESE/ICSI
Azoospermia in ipogonadismo primitivo per TESE/ICSI
Per escludere un tumore testicolare
In caso di
Testicolo controlaterale in caso di tumore testicolare monolaterale
Microlitiasi testicolare all'ecografia
Criptorchidismo nell'adulto

II.3.9.2 Preparazione

Diverse tecniche chirurgiche permettono di prelevare del tessuto testicolare. L'iniezione testicolare percutanea con ago sottile (TEFNA) è stata raccomandata sia per valutare la spermatogenesi (Craft et al. 1997) che per raccogliere degli spermatozoi in caso di azoospermia non ostruttiva (Lewin et al. 1999), supponendo che sia meno traumatica della TESE a cielo aperto. Tuttavia, è stato dimostrato, in un modello animale controllato, che la TEFNA poteva anche provocare una destrutturazione estesa dell'architettura dei tubuli seminiferi, in particolare dopo alcune iniezioni ripetute, lasciando solo delle cellule di Sertoli (SCO) nonché un'infiammazione cronica e una necrosi focali. Una necrosi può anche essere osservata dopo una TESE (Shufaro et al. 2002).

Una tecnica che combina la crioconservazione, la TESE e l'istologia è stata sviluppata per la prima volta da Jezek et al. (1998). Essa è stata poi migliorata e pubblicata sotto forma di «EAU Guidelines on Male Infertility» da Weidner et al. (2002). Questa tecnica comprende la valutazione istologica con un sistema di tre biopsie per testicolo, che sono prelevate su diversi siti, prendendo in considerazione lo schema della vascolarizzazione testicolare (Fig. II.3.47). Due parti del campione di una biopsia sono crioconservate per recuperare alcuni spermatozoi per l'ICSI e per essere conservate. La terza porzione è fissata e studiata per la valutazione istologica, poiché essa offre l'opportunità di una valutazione eziologica e istologica della spermatogenesi. Il fissaggio dei campioni in formolo, abitualmente utilizzato in campo anatomo-patologico, non può essere raccomandato, a causa di artefatti che rendono impossibile una valutazione istologica dettagliata (Fig. II.3.48a). La fissazione in glutaraldeide seguita da un'inclusione nell'Epon fornisce una conservazione ottimale della struttura, il che permette di osservare al microscopio elettronico sezioni semi-fini e ultra-fini (vedi Holstein et al. 1988). Questa tecnica permette un'identificazione netta delle cellule germinali atipiche in caso di neoplasia testicolare intra-epiteliale (CIS/TIN), a causa della loro struttura nucleare e delle grandi quantità di granuli di glicogeno presenti nel citoplasma (Fig. II.3.48b). Tuttavia, questo materiale non è adatto all'applicazione delle tecniche istologiche moderne come l'immunistochimica o l'ibridazione in situ, che mettono in evidenza l'espressione dei geni a livello delle proteine e dell'mRNA. La fissazione con una soluzione di Bouin e l'inclusione nella paraffina sono, dunque, raccomandate (Fig. II.3.48c, II.3.49a–c).

Per la valutazione istologica, il campione di biopsia deve avere le dimensioni di un chicco di riso e contenere circa 25–30 sezioni trasversali di tubuli seminiferi, numero giudicato rappresentativo dell'epitelio germinativo (Holstein et al. 1988). Tuttavia, prelevando tre campioni di biopsia da ogni lato, i nostri dati hanno mostrato delle differenze locali nello stesso testicolo in termini di spermatogenesi, che indicano un'alterazione focale in circa il 12% dei prelievi testicolari (Fig. II.3.52b). La sicurezza diagnostica di individuazione del CIS è significativamente aumentata con molteplici prelievi di biopsia testicolare (Kliesch et al. 2003).

II.3.9.3 Valutazione

La valutazione istologica deve, prima di tutto, individuare e/o escludere la presenza di cellule germinali atipiche (CIS/TIN), note per essere i precursori della maggior parte dei tumori a cellule germinali seminomatosi e non seminomatosi, a eccezione del seminoma spermatocitico (Dieckmann e Huland 2001). Sulle sezioni in paraffina, queste cellule possono essere scoperte con l'immunoistochimica utilizzando differenti marker

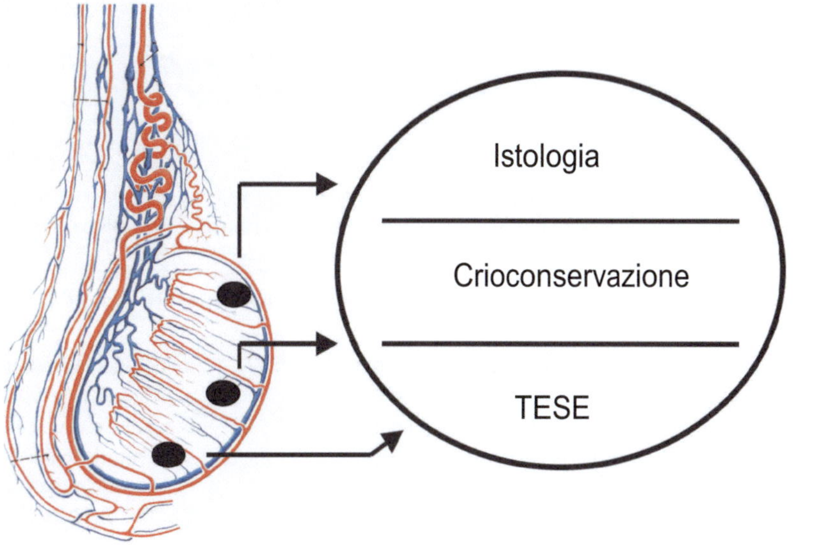

Fig. II.3.47. Schema della biopsia testicolare a partire da tre siti differenti per testicolo (modificato da Weidner et al. 2002)

II.3

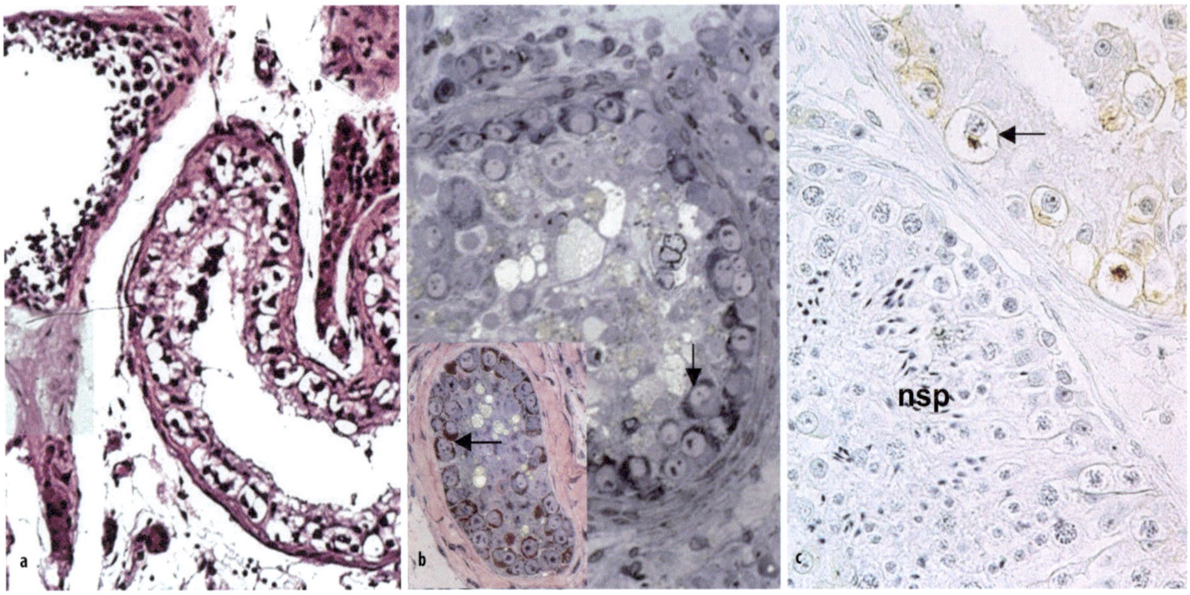

Fig. II.3.48 a–c. Tubuli seminiferi contenenti un carcinoma in situ (*CIS*). **a** Sezione di paraffina fissata in formolo; colorazione con ematossilina ed eosina. Notare gli importanti artefatti di retrazione del tessuto. **b** Fissazione con glutaraldeide, sezione semi-fine; colorazione con blu di metilene. Notare i grandi nuclei tipici che comprendono numerosi nucleoli e il glicogeno citoplasmatico scuro (*freccia*) che può essere selettivamente colorato con PAS (*freccia, inserto*). **c** Fissazione in Bouin, taglio in paraffina, colorazione immunoistochimica della fosfatasi alcalina placenta-like (*PLAP*). Notare l'immunoreazione legata alla membrana delle cellule CIS (*freccia*). *nsp* Epitelio seminifero con spermatogenesi intatta. Scarso ingrandimento: **a** × 20; **b–c** × 40

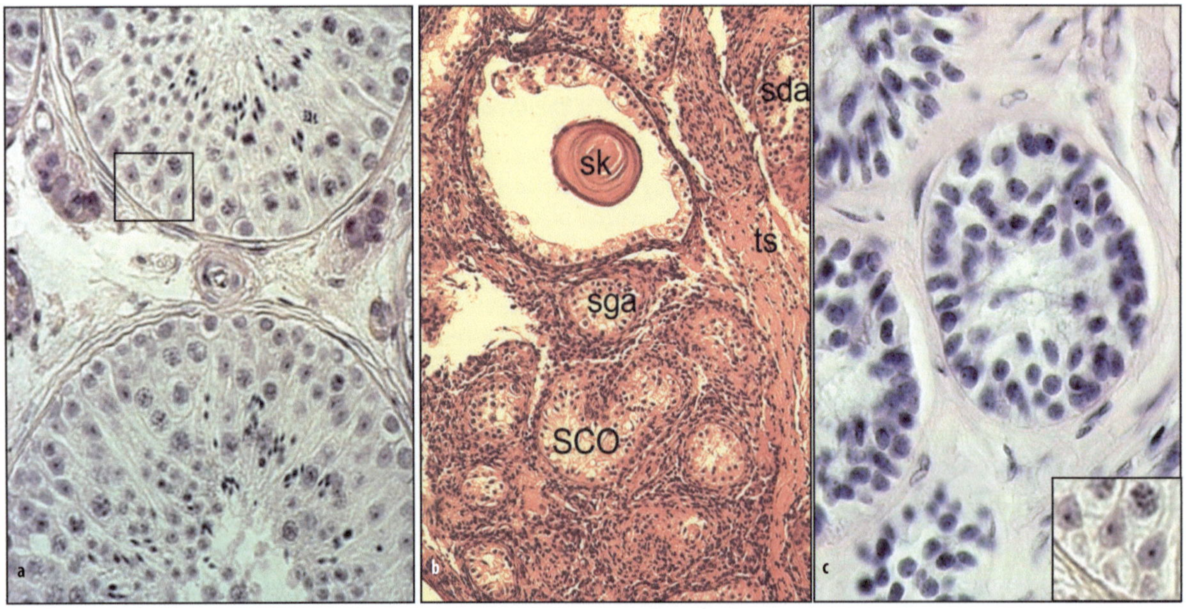

Fig. II.3.49 a–c. Istologia testicolare. **a** Tubuli seminiferi che mostrano una spermatogenesi intatta. **b** Atrofia mista che mostra un arresto di maturazione a livello degli spermatidi rotondi (*sda*) o degli spermatogoni (*sga*), sole cellule di Sertoli (*SCO*) o solo la lamina basale (ombre tubulari = *ts*) nei tubuli adiacenti. Notare il deposito intratubulare sferico concentrico proveniente dalla lamina basale (*sk*). **c** Tubulo seminifero prepubere in un testicolo adulto che mostra delle cellule di Sertoli non differenziate che si possono identificare con un nucleo da rotondo a ovale rispetto a quello delle cellule di Sertoli normali (*inserto* = ingrandimento del rettangolo a). **a-c** Sezioni in paraffina, colorazione con ematossilina ed eosina; debole ingrandimento: **a** × 40, **b** × 20, **c** × 40

e, il più delle volte, con la presenza della fosfatasi alcalina placenta-like (PLAP, Fig. II.3.48c, Beckstead 1983).

La valutazione istologica di ogni tessuto testicolare che mostra un'alterazione della spermatogenesi dà spesso quella che è chiamato un'atrofia mista (Sigg 1979), cioè la presenza simultanea di tubuli seminiferi che mostra una spermatogenesi almeno qualitativamente intatta, un arresto della spermatogenesi a diversi livelli, tubuli contenenti solo cellule di Sertoli (SCO) o anche solo una lamina basale (ombre tubulari), nei tubuli adiacenti dello stesso testicolo (Fig. II.3.49a–c). Una valutazione semi-quantitativa con molteplici biopsie, secondo Johnson (1970) o Bergmann e Kliesch (1998) è, quindi, necessaria.

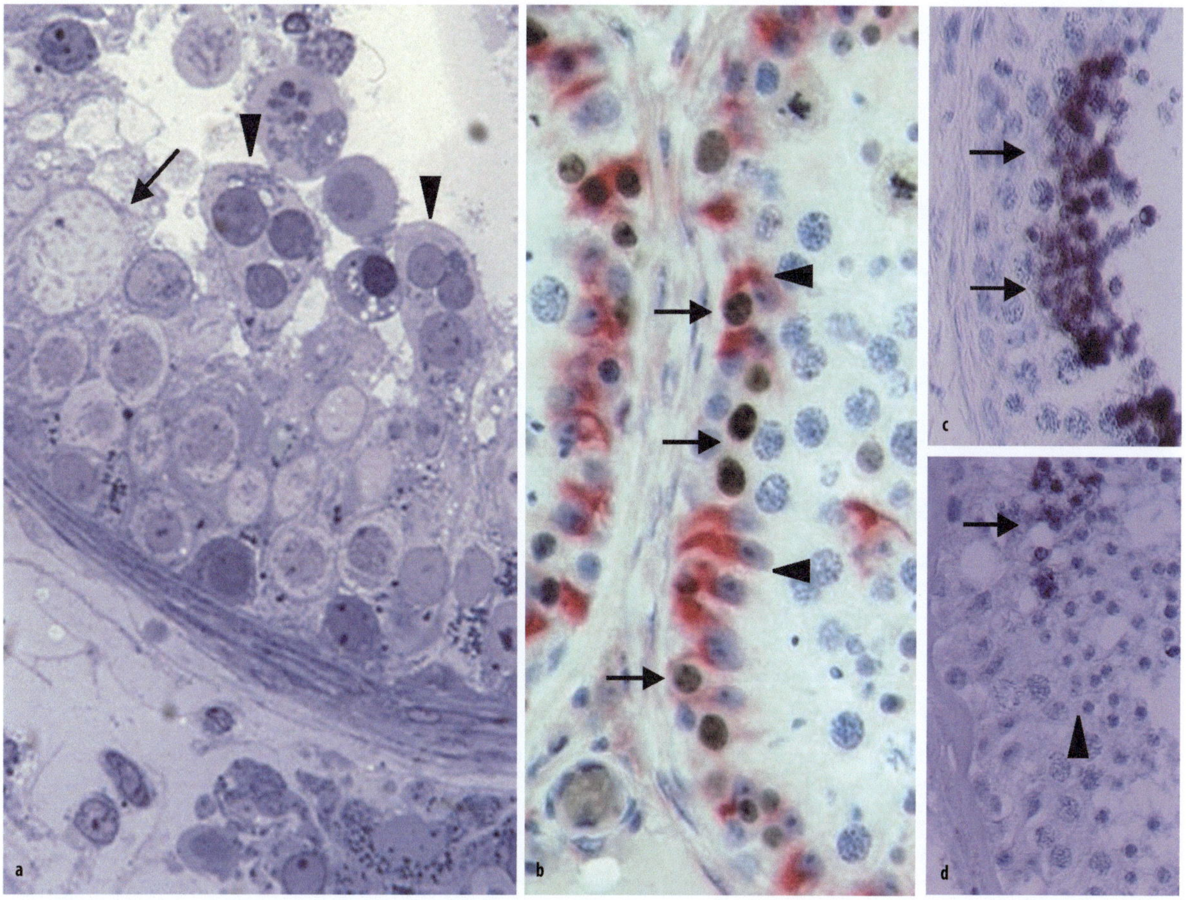

Fig. II.3.50 a-d. Valutazione istologica che utilizza differenti approcci metodologici. **a** Sospensione meiotica indicata da alcuni megalospermatociti (*freccia*) e anomalie della spermatogenesi indicate dagli spermatidi multinucleati (*punta delle frecce*). Sezione semi-fine, in blu di metilene, a debole ingrandimento: × 40. **b** Immunoistochimica doppia vs la proteina Ki-67 legata alla fase S che colora i nuclei degli spermatogoni (*frecce*) e vs i filamenti intermedi di vimentina che colorano il citoplasma delle cellule di Sertoli (*punta delle frecce*). Taglio in paraffina, contro colorazione all'ematossilina; debole ingrandimento: × 40. **c**, **d** Ibridazione in situ per l'espressione di mRNA della protamina negli spermatidi rotondi giovani (*frecce*); **c** spermatogenesi normale; **d** ipospermatogenesi. Notare la riduzione del numero degli spermatidi marcati in caso di ipospermatogenesi, malgrado un aspetto istologico normale (*punta della freccia*). Taglio in paraffina, contro colorazione all'ematossilina; debole ingrandimento: × 40

La biopsia di Johnson, che fornisce per ognuno dei tubuli un taglio istologico, è fortemente raccomandata nei pazienti oligozoospermici, poiché è stata osservata una forte correlazione tra la biopsia testicolare e la conta degli spermatozoi. Tuttavia, l'oligozoospermia non è un'indicazione comune della biopsia testicolare. Al contrario, la biopsia Bergmann e Kliesch (1998, Fig. II.3.50a, b) si basa solo sul numero di tubuli che mostrano degli spermatidi allungati sulla sezione della biopsia, perché la comparsa di questi spermatidi è essenziale nella maggior parte dei casi dove sono realizzate una TESE e un'ICSI.

Inoltre, la valutazione istologica deve comprendere le alterazioni citologiche. Le alterazioni meiotiche che portano ai megalospermatociti (Holstein ed Eckmann 1986; Johannisson et al. 2003) o agli spermatidi polinucleati, che rappresentano delle anomalie della spermatogenesi (vedi Holstein et al. 1988), possono essere diagnosticate su sezioni semi-fini in assenza di ogni analisi dell'espressione genica o proteica (Fig. II.3.51a). La valutazione dell'attività mitotica degli spermatogoni, che è ridotta in caso di alterazione della spermatogenesi, richiede un approccio immunoistochimico che utilizza anticorpi diretti contro le proteine legate alla fase S come la K-67 o la PCNA (Fig. II.3.51b, Steger et al. 1998). Sui campioni di biopsia che hanno un'ipospermatogenesi, l'ibridazione in situ ha rivelato una riduzione del numero di spermatidi che mostrano un'espressione del gene della protamina (Fig. II.3.51c, d, Steger et al. 2001), che è stata confermata ulteriormente dalla reazione di polimerizzazione a catena quantitativa (PCR, Steger et al. 2003). Questi dati hanno fornito la prova che «l'ipospermatogenesi» deriva da diverse anomalie e da alterazioni dello sviluppo e della differenziazione delle cellule germinali.

Alterazioni delle cellule di Sertoli somatiche sono indici di segni di deficienza della differenziazione. Ciò è suggerito, sulle sezioni in paraffina, dai nuclei rotondi od ovali delle cellule di Sertoli nei tubuli seminiferi immaturi, rispetto alla forma nucleare normale, che è irregolare con grandi e numerose incisioni nelle cellule di Sertoli dell'epitelio seminifero normale (Fig. II.3.49c), e ciò è stato inizialmente provato da Bruning et al. (1993) con una ricostruzione tridimensionale al computer.

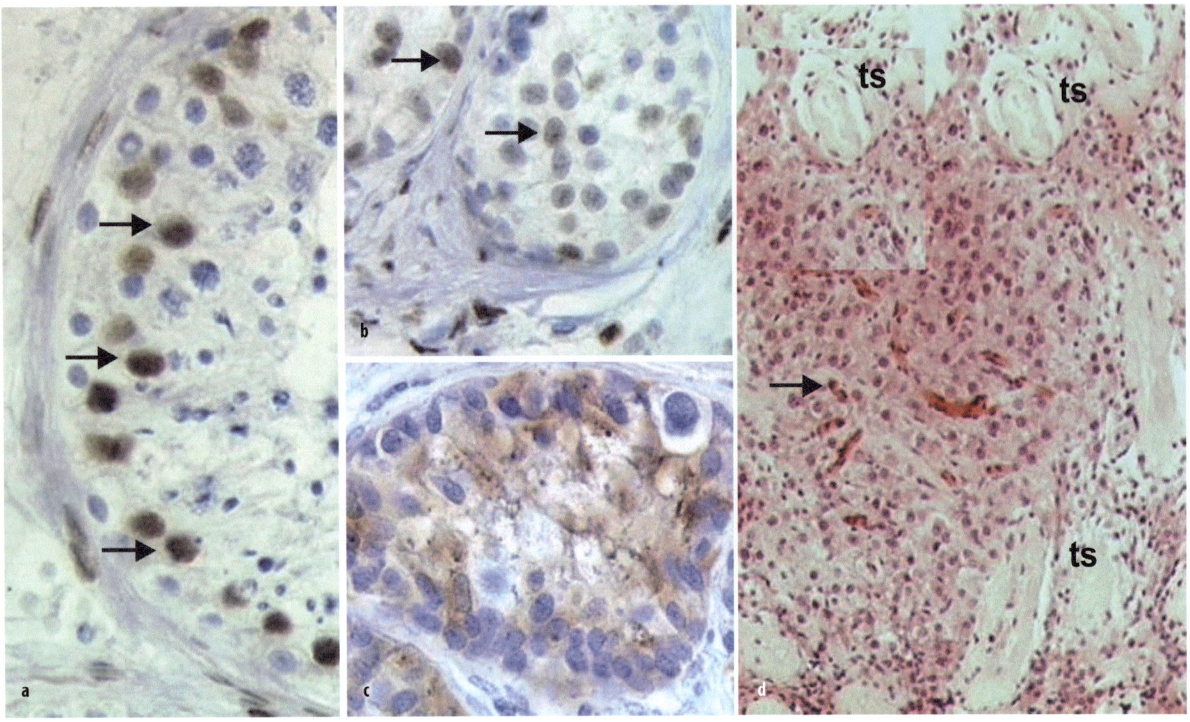

Fig. II.3.51 a–d. Immunoistochimica della differenziazione delle cellule di Sertoli. **a, b** Espressione del recettore degli androgeni nei nuclei delle cellule di Sertoli dell'epitelio seminifero normale (**a**) e nei funicoli spermatici prepuberi (*frecce*). Notare un'espressione debole in alcuni nuclei di cellule di Sertoli di funicoli spermatici prepuberi. **c** Persistenza dell'espressione dell'ormone anti-mulleriano nelle cellule di Sertoli nei tubuli seminiferi prepuberi. **a-c** Sezioni in paraffina, contro colorazione all'ematossilina; debole ingrandimento: × 40. **d** Istologia testicolare tipica di un paziente affetto da sindrome di Klinefelter che mostra un'iperplasia focale delle cellule di Leydig (*freccia*) e un'atrofia totale dell'epitelio seminifero che porta a delle «ombre tubulari» (*ts* = lamina basale sola). Taglio in paraffina, colorazione all'ematossilina ed eosina; debole ingrandimento: **a** × 10

L'alterazione della differenziazione delle cellule di Sertoli dimostrata dai differenti marker è attualmente riconosciuta come associata a un'alterazione della spermatogenesi ed è stata rivista da Sharpe et al. (2003).

Le cellule di Sertoli sono le uniche cellule dell'epitelio seminifero che esprimono i recettori degli androgeni (Fig. II.3.51) come anche quelli dell'FSH. Nel criptorchidismo, questa espressione del recettore degli androgeni è significativamente ridotta, come dimostrato da Regadera et al. (2001) con l'immunoistochimica quantitativa. Questo è altrettanto vero nelle cellule di Sertoli dei tubuli seminiferi immaturi osservati nell'infertilità maschile (Fig. II.3.51b), che dimostrano, inoltre, la persistenza di un'espressione dell'ormone anti-mulleriano (Fig. II.3.51c, Steger et al. 1996). Le cellule di Leydig mostrano un'iperplasia, che è tipicamente associata alla sindrome delle sole cellule di Sertoli, così come nei pazienti con sindrome di Klinefelter (Fig. II.3.51c).

La valutazione bioptica e l'analisi citologica (Fig. II.3.52a, b) forniscono l'opportunità di una valutazione eziologica e istologica, dando origine a degli studi retrospettivi che prendono in considerazione la valutazione istologica e il successo della TESE/ICSI. Questi studi possono facilitare il successo nella riproduzione assistita.

La biopsia testicolare è un intervento chirurgico invasivo i cui effetti sono importanti nei pazienti che hanno un'alterazione grave della spermatogenesi e deve, quindi, essere praticata solo dopo aver preso in considerazione dei criteri rigorosi di indicazione, di tecnica chirurgica e di valutazione istologica, in centri qualificati e certificati dall'Accademia Europea di Andrologia (European Academy of Andrology [EAA]).

Valutazione di una biopsia testicolare

Nome, cognome: Data di nascita:

Data della biopsia:

Clinica:

Diagnosi clinica:

Criteri	biopsia destra			biopsia sinistra		
Semi-quantitativi	numero di tubuli			numero di tubuli		
Spermatogenesi fino a	1	2	3	1	2	3
- spermatidi allungati						
- spermatidi rotondi						
- spermatociti primari						
- spermatogonie						
Sole cellule di Sertoli						
Ombre tubulari						
totale						
score						
Valutazione morfologica						
tubuli che contengono						
- spermatidi multinucleati						
- spermatociti multinucleati						
- spermatogonie multinucleate						
- megalospermatociti						
- megalospermatogonie						
- cell. germinali in degenerazione						
un diverticolo tubulare						
un ispessimento della lama basale						
morfologia delle cellule di Sertoli						
morfologia delle cellule di Leydig						
interstizio						
caratteristiche particolari						
Diagnosi						

Fig. II.3.52.a Formulario di valutazione

Valutazione di una biopsia testicolare

Nome, cognome: NN Data di nascita: XX

Data della biopsia: XX

Clinica: XX

Diagnosi clinica: azoospermia ipogonadotrofica

Criteri	biopsia destra			biopsia sinistra		
Semi-quantitativi	numero di tubuli			numero di tubuli		
Spermatogenesi fino a	1	2	3	1	2	3
- spermatidi allungati				11		11
- spermatidi rotondi						6
- spermatociti primari						13
- spermatogonie						
Sole cellule di Sertoli	42	23	10	18	37	35
Ombre tubulari		20				
totale			95			132
score	0	0	0	4	0	2
Valutazione morfologica						
tubuli che contengono						
- spermatidi multinucleati				8		6
- spermatociti multinucleati						
- spermatogonie multinucleate						
- megalospermatociti						
- megalospermatogonie						
- cell. germinali in degenerazione						
un diverticolo tubulare						
un ispessimento della lama basale						
morfologia delle cellule di Sertoli						
morfologia delle cellule di Leydig						
interstizio						
caratteristiche particolari						
Diagnosi	- CSC atrofia focale totale			- CSC spermatogenesi focale		

Fig. II.3.52.b Esempio di valutazione bioptica di un paziente con ipogonadismo primitivo che mostra una sindrome a sole cellule di Sertoli (SCO) completa nel testicolo destro e sinistro e dei focolai supplementari di spermatogenesi a livello dei poli superiore e inferiore del testicolo sinistro. L'analisi citoplasmatica ha anche rivelato un'anomalia della spermatogenesi (spermatidi multinucleati)

II.3

Bibliografia

Beckstead JH (1983) Alkaline phosphatase histochemistry in human germ cell neoplasms. Am J Surg Pathol 7:341 – 349

Bergmann M, Kliesch S (1998) Hodenbiopsie. In: Krause W, Weidner W (eds) Andrologie. Enke, Stuttgart, pp 66 – 71

Bergmann M, Behre HM, Nieschlag E (1994) Serum FSH and testicular morphology in male infertility. Clin Endocrinol 40:133 – 136

Bruning G, Dierichs R, Stümpel C, Bergmann M (1993) Sertoli cell nuclear changes in human testicular biopsies as revealed by three dimensional reconstruction. Andrologia 25:311 – 316

Craft I, Tsirigotis M, Courtald E, Farrer-Brown G (1997) Testicular needle aspiration as an alternative to biopsy for the assessment of spermatogenesis. Hum Reprod 10:1483 – 1487

Dieckmann KP, Huland H (2001) Hodentumoren. In: Hautmann RE, Huland H (eds) Andrologie. Springer, Berlin Heidelberg New York, pp 223 – 236

Holstein AF, Eckmann C (1986) Megalospermatocytes: indicators of disturbed meiosis in man. Andrologia 18:601 – 609

Holstein AF, Schirren C, Roosen-Runge EC (1988) Illustrated pathology of human spermatogenesis. Grosse, Berlin

Jezek D, Knuth UA, Schulze W (1998) Successful testicular sperm extraction (TESE) in spite of high serum follicle stimulating hormone and azoospermia: correlation between testicular morphology, TESE results, semen analysis and serum hormone values in 103 infertile men. Hum Reprod 13:1230 – 1234

Johannisson R, Schulze W, Holstein AF (2003) Megalospermatocytes in the human testis exhibit asynapsis of chromosomes. Andrologia 35:146 – 151

Johnson SG (1970) Testicular biopsy score count – a method for registration of spermatogenesis in human testis: normal values and results in 335 hypogonadal males. Hormone 1:2

Kliesch S, Thomaidis T, Schütte B, Pühse G, Kater B, Roth S, Bergmann M (2003) Update on the diagnostic safety for detection of testicular intraepithelial neoplasia (TIN). APMIS 111:70 – 75

Lanfranco F, Kamischke A, Zitzmann M, Nieschlag E (2004) Klinefelter's syndrome. Lancet 364:273 - 284

Lewin A, Reubinoff B, Porat-Kratz A (1999) Testicular needle aspiration: the alternative method for sperm retrieval in non-obstructive azoospermia. Hum Reprod 14:1785 – 1790

Regadera J, Martinez-Garcia F, Gonzalez-Peramato P, Serrano A, Nistal M, Suarez-Quian C (2001) Androgen receptor expression in Sertoli cells as a function of seminiferous tubule maturation in the human cryptorchid testis. J Clin Endocrinol Metab 86:431 – 421

Rørth M, Raijpert-De Meyts E, Andersson L, Diekmann K-P, Fossa SD, Grigor KM, Hendry WF, Herr HW, Looijenga LH, Oosterhuis JW, Skakkebaek NE (2000) Carcinoma in situ of the testis. Scand J Urol Nephrol Suppl 205:166 – 186

Sharpe RM, McKinnell C, Kivlin C, Fisher S (2003) Proliferation and functional maturation of Sertoli cells, and their relevance to disorders of testis function in adulthood. Reproduction 125:769 – 784

Shufaro Y, Prus D, Laufer N, Simon A (2002) Impact of repeated testicular fine needle aspirations (TEFNA) and testicular sperm extraction (TESE) on the microscopic morphology of the testis: an animal model. Hum Reprod 17:1795 – 1799

Sigg C (1979) Klassifizierung tubulärer Hodenatrophien bei Sterilitätsabklärungen. Bedeutung der sogenannten bunten Atrophie. Schweiz Med Wschr 109:1284 – 1293

Silber SJ, Van Steirteghem AC, Liu J, Nagy Z, Tournaye H, Devreoey P (1995) High fertilization and pregnancy rate after intracytoplasmic sperm injection with spermatozoa obtained from testicular biopsy. Hum Reprod 10:148 – 152

Steger K, Rey R, Kliesch S, Louis F, Schleicher G, Bergmann M (1996) Immunohistochemical detection of immature Sertoli cell markers in testicular tissue of infertile adult men: a preliminary study. Int J Androl 19:122 – 128

Steger K, Aleithe I, Behre H-M, Bergmann M (1998) The proliferation of spermatogonia in normal and pathologic human seminiferous epithelium: an immunohistochemical study using monoclonal antibodies against Ki-67 protein and proliferating cell nuclear antigen PCNA). Mol Hum Reprod 4: 227 – 233

Steger K, Failing K, Klonisch T, Behre HM, Manning M, Weidner W, Hertle L, Bergmann M, Kliesch S (2001) Round spermatids from infertile men exhibit decreased levels of protamine-1 and protamine 2 mRNA. Hum Reprod 16:709 – 716

Steger K, Fink L, Failing K, Bohle RM, Kliesch S, Weidner W, Bergmann M (2003) Decreased protamine-1 transcript levels in testes from infertile men. Mol Hum Reprod 9:331 – 336

von Eckardstein S, Tsakmakidis G, Kamischke A, Rolf C, Nieschlag E (2001) Sonographic testicular microlithiasis as an indicator of premalignant conditions in normal and infertile men. J Androl 22:818 – 824

Weidner W, Colpi GM, Hargreave TB, Papp GK, Pomerol JM, The EAU Working Group on Male Infertility (2002) EAU guidelines on male infertility. Eur Urol 42:313 – 322

II.3

II.3.10 Genetica e infertilità maschile

T. B. Hargreave, D. J. Elliott

Sintesi

- Un'analisi del cariotipo deve essere eseguita in tutti gli uomini che hanno una bassa concentrazione di spermatozoi che richiedono un trattamento della loro infertilità.
- I cromosomi sono relativamente aggrovigliati e fragili, e una traslocazione di materiale genetico da un cromosoma a un altro si verifica in circa 1 persona su 500. Le persone portatrici di traslocazioni equilibrate sono normali ma produrranno alcuni spermatozoi od ovociti con del materiale genetico sovrannumerario o assente, e questo darà un feto con una traslocazione squilibrata.
- La sindrome di Klinefelter (47,XXY) è l'anomalia dei cromosomi sessuali più frequente.
- Le partner di uomini con un'assenza bilaterale congenita del canale deferente devono essere studiate anche per la ricerca di mutazioni della proteina regolatrice transmembrana della fibrosi cistica prima del trattamento dell'infertilità, di modo che si possa dare alla coppia una valutazione precisa del rischio di avere un figlio malato di fibrosi cistica.
- Le microdelezioni del cromosoma Y saranno trasmesse ai figli e si può predire che alcuni di essi avranno, a loro volta, dei problemi di fertilità.

II.3.10.1

Introduzione

L'avvento della fecondazione in vitro (FIV) e dell'iniezione intracitoplasmatica di spermatozoi (ICSI) ha permesso a molte coppie di essere fertili. La FIV è stata introdotta per superare il problema di ostruzione bilaterale delle tube uterine, ma è rapidamente divenuto evidente che questa tecnica poteva permettere una paternità a uomini con spermatogenesi gravemente alterata. È noto da molto tempo che questi uomini hanno un tasso più elevato di anomalie cromosomiche e genetiche scoperte nei leucociti ematici periferici e, attualmente, si sa che alcuni uomini con assetto genetico normale hanno anomalie genetiche limitate alla linea delle cellule germinali, e queste anomalie possono essere scoperte solo con l'analisi degli spermatozoi. Prima dell'avvento della FIV e dell'ICSI, l'interesse era soprattutto teorico, ma esiste, attualmente, una possibilità che queste anomalie siano trasmesse alle generazioni successive. Gli specialisti dell'infertilità devono, quindi, avere una buona conoscenza della genetica dell'infertilità maschile così come di quella dell'infertilità femminile.

II.3.10.2

Principi fondamentali del codice genetico umano

Una cellula umana normale ha 46 cromosomi che comprendono 22 coppie di autosomi e due cromosomi X nella donna o uno X e uno Y nell'uomo. Questi cromosomi contengono circa 30 000 geni che codificano per delle proteine (Lander et al. 2001). L'insieme dei cromosomi contiene da sei a sette miliardi di coppie di basi di acido desossiribonucleico (DNA). Il DNA è costituito da sequenze di quattro nucleotidi, adenosina, citosina, timina e guanina (ACTG); è proprio questa sequenza che codifica la sequenza di aminoacidi delle proteine. Le sequenze nucleotidiche sono divise in: esoni che codificano per una proteina, introni che non codificano per nessuna proteina e sequenze particolari che indicano l'inizio e la fine dei geni. Di solito, la sequenza di aminoacidi di una proteina è il risultato dell'informazione di diversi esoni legati o «divisi» insieme nel nucleo, prima che le proteine siano costituite nel citoplasma. Lo splicing è sotto il controllo delle proteine e dell'RNA in un complesso chiamato spliceosoma. Lo splicing permette l'allineamento degli esoni per permettere la formazione di diverse proteine che dividono delle sequenze comuni, ottimizzando, così, l'efficacia dell'informazione genetica. Solo il 2% del genoma umano codifica per delle proteine. La funzione del 98% restante del materiale genetico è largamente sconosciuta benché una certa parte di questa possa essere legata alla regolazione dei geni. La conservazione, per più di 400 milioni di anni, di determinate sequenze che non codificano per nessuna proteina nell'uomo, nel topo e nel pesce fugu, mostra il ruolo probabilmente vitale di alcune di queste sequenze. Alcuni cromosomi sono molto più ricchi di altri nelle sequenze di geni codificanti; il cromosoma 19, per esempio, contiene le sequenze di almeno 1461 geni tra cui quelli delle malattie cardiovascolari, del diabete insulino-dipendente e delle emicranie, mentre il cromosoma 5, che ha quasi 3 volte la dimensione del cromosoma 19, contiene solo 923 geni codificanti, ma anche vasti «deserti genici».

I geni possono essere classificati in oncogeni, geni di controllo, geni che regolano l'apoptosi, ecc. I geni possono essere disposti in gruppi funzionali. Il gene SRY, che determina il sesso maschile, è localizzato sul braccio corto del cromosoma Y, mentre diversi geni, implicati nella spermatogenesi, sono sul braccio lungo del cromosoma Y.

Gli esseri umani hanno dei geni comuni a tutti gli esseri viventi. Noi differiamo dai nostri progenitori più simili, gli scimpanzé, per circa l'1,6% del nostro DNA e ci siamo differenziati da un antenato comune circa 7 milioni di anni fa.

I gorilla differiscono dagli scimpanzé e dagli uomini per circa il 2,3% del loro DNA e si sono differenziati dal nostro antenato comune circa 10 milioni di anni fa. Tutte le specie precitate si sono differenziate dalle scimmie circa 32 milioni di anni fa, e la differenza del DNA è solo del 7,5% (Sibley et al. 1990). La nostra parentela con i primati e con i mammiferi permette l'utilizzo di modelli animali appropriati per studiare i meccanismi genetici umani generali o legati alla fertilità maschile.

Gli spermatozoi e gli ovociti sono differenti da altre cellule dell'organismo in quanto il loro contenuto nel DNA rappresenta circa la metà di quello di altre cellule. Questa riduzione del contenuto di DNA si ha quando gli spermatociti subiscono la divisione meiotica per formare gli spermatidi rotondi aploidi. Gli spermatidi rotondi si allungano nel corso di un processo chiamato spermatogenesi e, durante questo processo, il DNA è compattato nella testa dello spermatozoo. Queste modificazioni sono sotto il controllo genetico e noi cominciamo solamente ora a comprenderne i meccanismi. Si stima che 2000 geni sono implicati nella regolazione della spermatogenesi e che 20–30 di essi sono localizzati sul braccio lungo del cromosoma Y (Hackstein et al. 2000). In generale, i geni autosomici sono implicati nella regolazione dei processi metabolici di tutte le cellule del corpo ma anche nelle cellule della spermatogenesi, mentre i geni del cromosoma Y non sono essenziali alle funzioni vitali diverse dalla riproduzione maschile. La nostra moderna conoscenza della genetica della spermatogenesi è promettente per lo sviluppo di nuovi trattamenti dell'infertilità maschile e per nuove metodiche non ormonali di contraccezione maschile.

II.3.10.3 Anomalie cromosomiche e fertilità maschile

Esistono tipi differenti di anomalie cromosomiche tra cui l'assenza di cromosomi, la presenza di cromosomi soprannumerari, la traslocazione di parti di un cromosoma e anomalie della forma di un cromosoma, per esempio, a forma di anello.

Le anomalie cromosomiche presenti nel sangue periferico sono più frequenti nell'infertilità maschile e nei partner maschili di coppie infertili che chiedono un'ICSI che nella popolazione generale (Van Assche et al. 1996). In una rassegna di dati provenienti da 11 pubblicazioni su 9766 uomini infertili (Johnson 1998), l'incidenza delle anomalie cromosomiche era del 5,8%. Tra queste forme, le anomalie dei cromosomi sessuali rappresentavano il 4,2% e le anomalie degli autosomi l'1,5%. In un altro studio, l'incidenza delle anomalie cromosomiche, in un totale di 94 465 neonati di sesso maschile, era dello 0,38%, e di queste 131 (0,14%) erano delle anomalie dei cromosomi sessuali e 232 (0,25%) delle alterazioni degli autosomi (Van Assche et al. 1996).

In una popolazione di 781 partner maschili di coppie che intraprendevano un'ICSI, 30 uomini (3,8%) avevano delle anomalie cromosomiche. Tra queste forme, c'erano 10 (1,2%) aberrazioni dei cromosomi sessuali e 20 (2,6%) aberrazioni autosomiche (Peschka et al. 1999).

I cromosomi sono relativamente aggrovigliati e fragili, e una traslocazione di materiale genetico da un cromosoma a un altro si verifica in circa 1 persona su 500. Si parla di traslocazione reciproca equilibrata quando si produce uno scambio tra due cromosomi differenti ma senza alcuna perdita né guadagno di materiale genetico. Gli individui portatori di traslocazioni equilibrate sono normali ma produrranno alcuni spermatozoi od ovociti contenenti del materiale genetico sovrannumerario o mancante, cosa che produrrà un feto portatore di una traslocazione squilibrata. Uno degli esempi più comuni è la traslocazione di materiale genetico tra i cromosomi 21 e 14: mentre il genitore portatore è normale, alcuni gameti contengono del materiale soprannumerario proveniente dal cromosoma 21, che può indurre nel bambino una sindrome di Down. Questo esempio particolare rappresenta circa il 4% dei casi di sindrome di Down. Un altro tipo di traslocazione è quello dove i cromosomi si fondono intorno al loro centromero per formare un lungo cromosoma, fenomeno chiamato traslocazione robertsoniana. Essa si verifica tra i cromosomi 13, 14, 15, 21 e 22 (in genere tra i cromosomi 13, 14 e 14, 21) ed è osservata in 1 persona su 1000 nella popolazione generale. Un individuo portatore di una traslocazione robertsoniana ha solo 45 cromosomi ma è normale, a condizione che non abbia materiale mancante (traslocazione Robertsoniana equilibrata). Tuttavia, i gameti possono contenere un cromosoma soprannumerario intero e ciò, per esempio, è un'altra causa di trisomia 21 (sindrome di Down).

II.3.10.3.1 Anomalie dei cromosomi sessuali

L'effetto delle anomalie dei cromosomi sessuali dipende da quale cromosoma X o Y è alterato. In generale, il cromosoma Y non contiene dei geni essenziali alla vita, cosa che non sorprende, poiché la metà degli esseri umani non ne ha.

Sindrome di Klinefelter e sue varianti (47,XXY; mosaico 46,XY/47,XXY)

La sindrome di Klinefelter è la più frequente delle anomalie dei cromosomi sessuali ed è osservata in 66 (0,07%) neonati fenotipicamente maschili in un insieme di analisi citogenetiche condotte su 94 465 neonati (Van Assche et al. 1996). Negli uomini azoospermici, la prevalenza della sindrome di Klinefelter osservata è di circa il 10% nei Paesi occidentali (De Braekeleer e Dao 1991) e di circa il 7,5% negli uomini giapponesi (Okada et al. 1999). Gli uomini adulti portatori di una sindrome di Klinefelter hanno piccoli testicoli duri con scarsità o assenza di cellule germinali; devono essere distinti dagli uomini che hanno altre alterazioni della spermatogenesi con piccoli testicoli di consistenza normale.

Il fenotipo può variare da un uomo normalmente virilizzato a un uomo portatore di stimmate di deficit di androgeni con distribuzione femminile dei peli e scarsa peluria. In generale, un uomo che presenta una sindrome di Klinefelter ha un aspetto eunucoide, con gambe e braccia lunghe, anche a causa dell'ossificazione tardiva delle epifisi. È stato pubblicato uno studio longitudinale condotto in alcuni bambini portatori di anomalie del cromosoma sessuale (Ratcliffe 1999).

La funzione delle cellule di Leydig è abitualmente alterata negli uomini portatori di una sindrome di Klinefelter (Wang et al. 1975)

I livelli di testosterone possono essere normali o bassi, i livelli di estradiolo normali o aumentati e i livelli di FSH aumentati. Paradossalmente, la libido è conservata malgrado scarsi livelli di testosterone ma, con l'età, è spesso necessaria una terapia sostitutiva con gli androgeni; si deve, quindi, proporre agli uomini portatori di una sindrome di Klinefelter una sorveglianza a lungo termine, oltre alla gestione dei loro problemi di fertilità. La riduzione della funzione delle cellule di Leydig è pertinente anche nel contesto di un prelievo chirurgico degli spermatozoi per ICSI poiché, dopo la biopsia, i livelli di testosterone possono essere ridotti a lungo termine (Okada et al. 2004). Livelli adeguati di androgeni sono importanti anche nello sviluppo del comportamento e del linguaggio. In un campione di 147 uomini con sindrome di Klinefelter 47,XXY omogenea, diagnosticata con analisi del cariotipo su sangue periferico (Okada et al. 1999), sono stati riscontrati spermatozoi nell'eiaculato di un solo uomo e, nel suo caso, la ripetizione del cariotipo non ha permesso di rilevare una forma a mosaico. Per tale ragione, gli uomini portatori di una sindrome di Klinefelter omogenea devono essere informati che la possibilità di trovare degli spermatozoi nell'eiaculato è scarsa. Degli spermatozoi maturi possono essere recuperati nel tessuto testicolare in caso di sindrome di Klinefelter omogenea accertata (Foresta et al. 1999) e ciò è fatto in numerosi centri (Ulug et al. 2003; Komori et al. 2004). Attualmente, non esiste nessun criterio pre-bioptico attendibile che permetta di valutare le possibilità di successo (Vernaeve et al. 2004) tanto più che la probabilità di trovare degli spermatozoi può diminuire con l'età (Lin et al. 2004). Il rischio di sindrome di Klinefelter nella discendenza esiste, e una diagnosi genetica pre-impianto (DPI) è proposta attualmente in alcuni centri (Kahraman et al. 2003; Staessen et al. 2003).

II.3

Al momento della consulenza in un paziente portatore di una sindrome di Klinefelter riguardo alle possibilità di recupero degli spermatozoi nel tessuto testicolare, l'andrologo deve esporre la probabilità di successo e il rischio ulteriore di deficit di testosterone, perché è stato dimostrato che una biopsia anche minima è associata a un deficit di testosterone a lungo termine (Okada et al. 2004). In caso di azoospermia assoluta, verificata con l'esame del sedimento ottenuto dalla centrifugazione di almeno tre campioni di eiaculato, e in assenza di una forma a mosaico nel cariotipo, la probabilità di recupero degli spermatozoi è di circa il 50% (Vernaeve et al. 2004). La biopsia può determinare una distruzione testicolare importante con un rischio significativo di riduzione delle cellule di Leydig. Deve essere organizzato un follow-up ormonale a lungo termine in ogni paziente con sindrome di Klinefelter nel quale viene eseguita una biopsia testicolare per recuperare degli spermatozoi.

In caso di Klinefelter a mosaico 46,XY/47,XXY la presenza di cellule germinali e la produzione di spermatozoi sono variabili. Con l'avvento della FIV e dell'ICSI è importante diagnosticare le forme a mosaico, in quanto ci si può aspettare che alcuni spermatozoi siano normali e che possano essere utilizzati per una fecondazione assistita. L'analisi delle cellule embrionarie prima dell'impianto per ibridazione in situ fluorescente (FISH) può essere utilizzata per confermare la loro normalità (Tournaye et al. 1996). La produzione degli spermatozoi 24,XY è stata riportata nello 0,9% (Chevret et al. 1996) e nel 2,1% (Martini et al. 1996) dei pazienti con sindrome di Klinefelter a mosaico e nell'1,36-25% dei pazienti con un cariotipo somatico 47,XXY (Cozzi et al. 1994; Guttenbach et al. 1997; Estop et al. 1998; Foresta et al. 1998; Hennebicq et al. 1999).

Anomalie dei cromosomi sessuali nei bambini concepiti con iniezione intracitoplasmatica di spermatozoo

Alcune pubblicazioni indicano una frequenza delle anomalie dei cromosomi sessuali più elevata nei bambini concepiti con ICSI rispetto a quella della popolazione normale. Il meccanismo sottostante non è conosciuto, ma diverse ipotesi sono discusse in letteratura. Queste comprendono il Klinefelter a mosaico con una linea di cellule aneuploidi limitata alle cellule germinali e, quindi, non individuabili con l'esame del cariotipo (Persson et al. 1996) o la produzione degli spermatozoi diploidi 47,XY che è stata osservata anche in caso di oligozoospermia grave con cariotipo normale (Foresta et al. 1996). È stato ipotizzato che le mutazioni limitate alle cellule germinali potevano verificarsi prima che le cellule germinali primordiali migrassero nell'embrione (Persson 1999). Un'altra possibilità è che lievi mosaicismi possano non essere identificati al momento dell'analisi del cariotipo.

47,XYY, un'anomalia più rara e spesso associata a un'analisi degli spermatozoi apparentemente normale

Gli uomini con cariotipo 47,XYY sono più spesso osservati nella popolazione infertile, e l'analisi degli spermatozoi con FISH mostra che, anche se la maggioranza degli spermatozoi è normale (Martini et al. 1996), la frequenza della disomia è aumentata (Chevret et al. 1997; Martin et al. 1999).

II.3.10.3.2
Alterazioni autosomiche in caso di azoospermia e di oligozoospermia grave

Oltre a un aumento delle anomalie dei cromosomi sessuali, un aumento delle anomalie autosomiche è osservato in caso di azoospermia non ostruttiva o di oligozoospermia grave (Chandley et al. 1975; Moog et al. 1996). Di solito, le alterazioni autosomiche non provocano un'infertilità isolata, ma la riduzione della spermatogenesi è causata da un'alterazione più generale del fenotipo, e questi pazienti sono spesso seguiti per altre anomalie dello sviluppo e non si presentano de novo con un'infertilità. L'esame del cariotipo deve essere eseguito in ogni uomo infertile che presenti stimmate cliniche quali un'asimmetria del volto o un'altra anomalia congenita. In considerazione della possibilità di un maggior numero di anomalie autosomiche in caso di oligozoospermia grave, deve essere effettuato l'esame del cariotipo; si ricorre all'ICSI, come anche alla consulenza genetica, in caso si evidenzino delle anomalie. Il cariotipo può essere normale ma ciò non esclude le alterazioni genetiche, quindi sia pazienti che medici devono conoscere i limiti del cariotipo. A volte, degli uomini portatori di un difetto autosomico noto possono richiedere un'ICSI. In questo caso, è necessaria una consulenza genetica che si deve focalizzare sulle preoccupazioni dell'uomo quanto alla sua malattia genetica così come su ogni implicazione riguardo alla riproduzione.

II.3.10.4
Anomalie genetiche e infertilità maschile

Le alterazioni della sequenza del DNA sono chiamate mutazioni e, anche se le mutazioni possono, a volte, essere benefiche ed essere conservate nel corso dell'evoluzione, esse portano spesso a una carenza della funzione del gene. È stato postulato che numerose mutazioni avvenivano nel testicolo nel corso della spermatogenesi, che il testicolo era «il motore dell'evoluzione» e che la posizione esterna dei testicoli era dovuta al fatto che una temperatura più fredda riduceva il tasso di mutazioni (Short 1997). Le mutazioni possono coinvolgere delle porzioni relativamente estese dal gene, ma esistono anche numerosi esempi in cui la degradazione di un singolo paio di basi del DNA di origine (mutazione puntuale) può avere un marcato effetto sul fenotipo. Le alterazioni genetiche possono essere singole o multiple ed essere ereditarie o derivare da una nuova mutazione. Esse possono essere trasmesse in un modo dominante, come nella corea di Huntington, o recessivo, come nella mucoviscidosi, e possono avere una penetranza variabile.

Quando le mutazioni sono situate negli esoni, la proteina prodotta è modificata cosa che, in molti casi, induce una rilevante alterazione del fenotipo. Le mutazioni delle regioni non codificanti (introni) sono meno ben comprese ma possono interessare la quantità di proteine prodotte rendendo meno efficace la lettura dell'RNA che codifica per una proteina a partire dal DNA di origine; per gli andrologi, uno degli esempi più noti è il difetto dell'introne 5 T del gene del complesso della proteina regolatrice transmembrana (CFTR) della fibrosi cistica, alterazione osservata o isolatamente o associata a mutazioni degli esoni nell'assenza congenita del canale deferente (vedi oltre).

La maggior parte o la totalità dei geni situati sul cromosoma Y, sono legati alla regolazione della differenziazione maschile, e le anomalie si manifesteranno con alcune anomalie fenotipiche salvo, a volte, quando degli omologhi di sostituzione del gene sono presenti sugli autosomi; per esempio, il gene DAZ legato all'Y ha un omologo autosomico chiamato DAZL la cui funzione potrebbe in parte supplire alla funzione del gene DAZ. I geni legati all'X possono essere dominanti (per esempio, rachitismo ipofosfatemico) o recessivi (per esempio, distrofia muscolare di Duchenne). I geni dominanti legati all'X alterano il fenotipo in entrambi i sessi, ma i geni recessivi legati all'X si manifesteranno solo nell'uomo.

II.3.10.4.1
Malattie genetiche legate all'X e fertilità maschile

L'uomo ha solo un cromosoma X; un'anomalia recessiva legata all'X si manifesterà, quindi, e sarà trasmessa dalle sue figlie ai suoi nipoti (Fig. II.3.53). Inoltre, è stato ipotizzato che il cromosoma X poteva contenere principalmente dei geni implicati nella spermatogenesi (Wang et al. 2001).

Sindrome di Kallman

La più frequente malattia legata all'X nelle visite per infertilità è la sindrome di Kallmann, e la sua forma più frequente è il tipo recessivo legato all'X, causato da una mutazione del gene KALIG-1 localizzato in Xp22.3 (Franco et al. 1991). Questo gene è implicato nella regolazione dell'adesione cellulare e nella guida degli assoni al momento dello stabilirsi delle connessioni nervose. I pazienti con una sindrome di Kallmann hanno un ipogonadismo ipogonadotropo e possono avere altre caratteristiche cliniche tra cui un'anosmia, un'asimmetria del volto, una schisi palatina, una cecità per i colori, una sordità, dei testicoli mal discesi e anomalie renali.

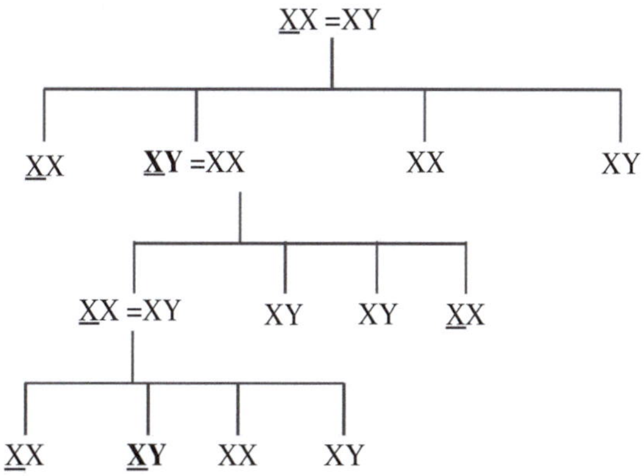

Fig. II.3.53. Diagramma di un'eredità recessiva legata all'X, che mostra una trasmissione da parte delle femmine ai figli di sesso maschile. I figli non sono influenzati e, conseguentemente, la patologia fenotipica sembrerà saltare le generazioni e può essere difficile da rilevare

Sono state descritte altre forme rare della sindrome di Kallmann, tra cui una forma autosomica dominante (Sauten e Paulsen 1973) e una forma autosomica recessiva. È importante che l'andrologo prenda nota del fatto che alcuni uomini che hanno una sindrome di Kallmann hanno un deficit isolato delle gonadotropine senza altri disturbi fenotipici e che questi uomini possono, a volte, presentarsi de novo con un'infertilità, che può essere trattata con successo mediante una terapia ormonale sostitutiva.

Insensibilità agli androgeni: sindrome di Reifenstein, sindrome di Morris, calvizie femminile

L'insensibilità agli androgeni è rara e, talvolta, si può presentare inzialmente con un'infertilità. La malattia è a trasmissione recessiva legata all'X ed è dovuta a una o a più anomalie del gene del recettore degli androgeni, situato in Xq11–12. Il fenotipo può variare da una femminilizzazione testicolare completa con un fenotipo che va dal femminile immaturo al maschile apparentemente normale con un'infertilità, anche se questo caso è raro. Nella nostra clinica, abbiamo condotto una ricerca genetica strutturata del deficit del recettore degli androgeni negli uomini con fenotipo normale ma con tassi di testosterone nei valori alti della norma e con concentrazioni degli spermatozoi basse; tuttavia, noi non abbiamo trovato alcun caso utilizzando le tecniche di analisi di spostamento delle coppie di basi (Tincello et al. 1997). Nel corso del nostro studio, abbiamo riportato parecchie mutazioni de novo del recettore degli androgeni ma, in tutti i casi, queste erano associate ad alterazioni genitali evidenti, come un'ipospadia. Abbiamo concluso che l'insensibilità agli androgeni nell'infertilità maschile è rara in assenza di un'anomalia genitale.

L'amplificazione della ripetizione della tripletta CAG nella parte tradotta del gene del recettore degli androgeni è associata a diverse malattie neurodegenerative come la malattia di Huntington. La possibilità che i figli degli uomini infertili concepiti con l'ICSI abbiano un numero maggiore di ripetizioni di CAG nell'esone 1 rispetto ai loro padri e che questi figli possano essere a rischio di una malattia neurodegenerativa è stata dibattuta, ma si ritiene che questo sia improbabile (Vogt 1999).

Il numero di ripetizioni di CAG può anche essere in rapporto con il cancro della prostata. Gli uomini che hanno meno di 22 ripetizioni potrebbero avere un rischio più elevato di sviluppare un cancro della prostata rispetto a quelli il cui numero di ripetizioni è più elevato (Nelson e Witte 2002), ma questa associazione non è stata osservata in una popolazione giapponese (Li et al. 2003).

Altre patologie legate all'X

In un caso (Gonialves et al. 1996) di azoospermia con sospensione della spermatogenesi identificata mediante biopsia, è stata evidenziata una delezione interstiziale submicroscopica della regione pseudoautosomica del Xp nel sangue e nei fibroblasti cutanei. Gli altri test genetici e cromosomici erano completamente normali, compresa l'esplorazione con sonde della regione Yq. È altrettanto importante notare il caso di due azoospermie con delezioni pseudoautosomiche dell'X (Gabriel-Robez et al. 1990). A oggi, non è stato riportato nessun altro esempio di malattia legata all'X che interessa la fertilità maschile e, se tali patologie esistessero e non fossero associate a un'azoospermia, esse salterebbero le generazioni maschili e sarebbero molto difficili da definire.

Malattie legate all'X non associate a un'infertilità maschile

Molte malattie rare legate all'X non sono associate a un'infertilità. Così, la malattia di Menkes è un'anomalia recessiva del metabolismo del rame, associata a sintomi neurologici evolutivi e legata all'X (Horn et al. 1992). L'anamesi familiare è importante poiché è molto difficile riconoscere tali malattie, in particolare se ci sono diverse generazioni di nascite femminili nelle quali un gene recessivo legato all'X è stato portato da queste generazioni senza alcuna stimmate clinica. La gestione classica è quella di proporre alla coppia di scegliere dopo una consulenza genetica appropriata che include la presa in considerazione della gravità di qualsiasi malattia che può derivarne. Può essere utile proporre alla coppia una determinazione del sesso prima dell'impianto e trasferire solo degli embrioni femminili o, in alcune situazioni, non impegnare affatto la coppia in un trattamento dell'infertilità.

II.3.10.4.2 Geni dell'Y e infertilità maschile

I geni del cromosoma Y sono sottoposti a una pressione evolutiva diversa da quella di altri geni. La spermatogenesi persiste tutta la vita ed è il risultato di una divisione cellulare rapida con, in principio, un rischio elevato di produzione degli spermatozoi portatori di geni mutanti rispetto all'ovogenesi che coinvolge un piccolo numero di cellule, che si produce precocemente nel corso della vita e che è seguita da un lungo periodo di latenza, e questo nonostante il fatto che, cellula per cellula, l'ovogenesi è, in realtà, più incline all'errore (Hunt e Hassold 2002).

I geni degli autosomi possono, in teoria, beneficiare di una riparazione del DNA quando si appaiano con i loro omologhi durante la divisione mitotica ma, nel caso dei geni del cromosoma Y, questo allineamento non può avere luogo perché la gran parte del cromosoma Y, a eccezione della regione pseudoautosomica, è diversa dall'X. Al posto di questo, molteplici copie di geni sono disposte a specchio (palindromi), permettendo la loro stessa riparazione con conversione genica. Per questa ragione, quando è deleto del materiale genetico, il fenotipo è variabile in funzione del numero di copie delete del gene (Rozen et al. 2003; Skaletsky et al. 2003).

Microdelezioni dell'Y

Nel 1992 abbiamo riportato il caso di tre uomini che mostravano un'alterazione grave della spermatogenesi in presenza di un'analisi cromosomica apparentemente normale, ma nei quali le sonde molecolari rivelavano delle microdelezioni sul braccio lungo del cromosoma Y (Ma et al. 1992; Vogt et al. 1992). Siamo stati incoraggiati a esplorare il braccio lungo dell'Y a seguito di un articolo (Tiepolo e Zuffardi 1976) su uomini azoospermici e con delezioni dell'intervallo 6 del braccio lungo dell'Y con una perdita di tutto il materiale genetico distale, e anche a seguito dell'evidenza del braccio corto dell'Y dicentrico in uno dei pazienti infertili (Chandley et al. 1986). Dopo il nostro articolo del 1992, è stato pubblicato un gran numero di casi, ed è evidente che, anche se alcune microdelezioni possono verificarsi nella popolazione fertile (Pryor et al. 1997), sono più frequenti nelle popolazioni infertili (Tabella II.3.12).

A oggi, le microdelezioni rilevate sono piuttosto estese ma sono state riportate alcune delezioni molto più piccole che includono dei geni solitari (Foresta et al. 2000). Microdelezioni sono state trovate nelle tre regioni non incrociate del cromosoma Y, AZF a-b-c (Vogt et al. 1996). La parte prossimale della microdelezione di AZFc è, a volte, chiamata AZFd. Si stima che queste microdelezioni si verifichino tra le ripetizioni palindromiche e dirette (Repping et al. 2002). È stato descritto il coinvolgimento di vari geni, e questi comprendono l'RBM (Ma et al. 1993), il DAZ (Reijo et al. 1995), il DFFRY (Brown et al. 1998), il DBY e il CDY (Fig. II.3.54). Le anomalie più spesso riportate in letteratura sono le microdelezioni della regione dell'AZFc che includono le copie del gene DAZ. Tuttavia, non esiste alcuna correlazione esatta tra la delezione del DAZ e il grado della spermatogenesi, forse a causa della presenza di quattro copie del DAZ sull'Y e anche di un omologo autosomico molto simile chiamato DAZL. Un articolo riporta il caso di un uomo che presenta un'alterazione grave della spermatogenesi con un'espressione normale del DAZ nei leucociti, ma senza un'espressione testicolare del DAZ (Ferlin et al. 1999). Possono essere suggeriti i deboli livelli di mosaicismo o forse delle mutazioni della massa cellulare extra-embrionale.

Geni DAZ e RBM

Il primo gene candidato per la spermatogenesi è stato identificato nella nostra unità ed è attualmente chiamato RBM (RNA Binding Motif). Esiste una famiglia di geni RBM il cui numero va fino a 50 geni (Cooke et al. 1996) e, benché la maggior parte delle copie sia probabilmente inattiva, delle delezioni della

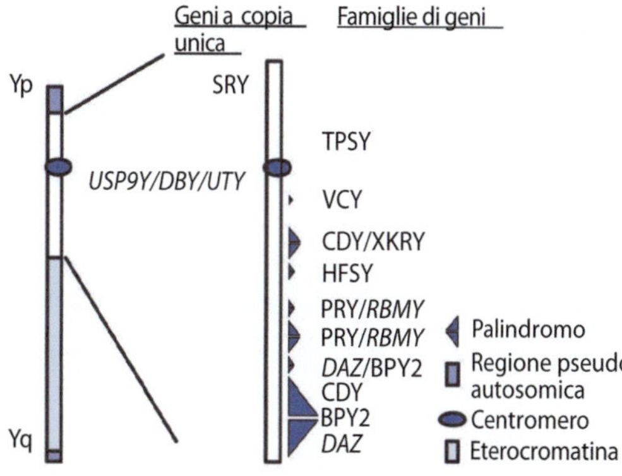

Fig. II.3.54. Il cromosoma Y umano ha un braccio corto e un braccio lungo separati dal centromero. All'estremità di ciascuna delle braccia si trovano le regioni pseudo-autosomiche, che sono gli omologhi del cromosoma X. La parte specifica maschile del cromosoma Y è composta da eterocromatina e da eucromatina (non grigia e ingrandita sul *lato destro* della figura). L'eucromatina è, attualmente, sequenziata ed è costituita da una miscela di geni in copia unica (tra cui SRI, il gene della determinazione del sesso) e da grandi ripetizioni invertite (palindromi) contenenti delle famiglie di geni. La delezione dei geni e delle famiglie di geni indicati in *corsivo grassetto* è stata implicata nell'infertilità maschile. Tutti i geni del cromosoma Y non sono mostrati. Per un catalogo completo, vedi *Nature* 423:825–837

regione AZFb provocano l'inattivazione funzionale di RBM. Il sequenziamento del cromosoma Y umano ha identificato sei geni RBM potenzialmente attivi, tra i quali tutti sono deleti nella regione AZFb (Skaletsky et al. 2003). Il gene DAZ (precedentemente conosciuto come SPGI) è stato il secondo gene candidato a essere descritto ed è anche membro di una famiglia di geni simili (Saxena et al. 1996).

Le famiglie dei geni DAZ e RBM codificano entrambi per le proteine che hanno un campo della proteina conservato chiamato motivo di riconoscimento dell'RNA (RNA Recognition Motif, RRM), il che significa che esse sono probabilmente coinvolte nel metabolismo dell'RNA. L'RBM è una proteina nucleare, mentre la proteina DAZ è citoplasmica, ma la loro espressione è limitata alla linea germinale maschile. La sequenza della proteina RBM è strettamente legata a quella della hnRNPG, un membro di un gruppo di proteine nucleari chiamate hnRNP (ribonucleoproteine di RNA nucleare eterogeno). Le hnRNP sono coinvolte in molti aspetti del metabolismo dell'RNA, che includono la confezione dell'RNA, il suo trasporto nel citoplasma e il suo splicing. Tuttavia, l'hnRNPG è espressa in modo ubiquitario e indica una funzione che è necessaria ad ogni tipo cellulare (Soulard et al. 1993; Caceres et al. 1994; Delbridge et al. 1998). RBM regola probabilmente i fenomeni di splicing essenziali alla spermatogenesi (Elliot et al. 1998), mentre DAZ è importante durante la gametogenesi nei due sessi e, per la sua sede citoplasmatica, può essere coinvolta nell'uomo nella regolazione della traduzione della proteina durante la spermatogenesi.

I cromosomi X e Y erano, in origine, un paio di autosomi che sono stati, in seguito, specializzati in cromosomi sessuali.

Tabella II.3.12. Statistiche pubblicate su uomini che presentano microdelezioni (*asteno* astenozoospermia, *azoo* azoospermia, *oligo* oligozoospermia, *STS* Sequence Tagged Site, *spz* spermatozoi).

Riferimento	Marker	Numero di uomini	Numero con delezione	%
Ma et al. (1992)	Diversi sulla totalità di Yq	Diversi	3 Azoo-oligo	
Mallidis et al. (1996)	1 AZFc	186	5	3%
Kent-First et al. (1999)	STS multipli sulla totalità di Yq	239	24	(18–22%)
Kupker et al. (1996)	6 sulla totalità di Yq	80 Oligo 40 Azoo	0 3	 7,5% Azoo
Kobayashi et al. (1994)		53	10	16%
Najmabadi et al. (1996)	26 nell'intervallo 6	16 Uomini fertili 7 Donne fertili 50 Azoo 10 Oligo 15 legati all'X	0 0 10 1 0	 20% Azoo 10% Oligo
Reijo et al. (1996)	83 sulla totalità di Yq	89 Azoo	12	13%
Qureshi et al. (1996)	23 sulla totalità di Yq	51 Azoo 38; < $5,0 \times 10^6$ spz/mL oligo 11%; > $5,0 \times 10^6$ spz/mL 80 Fertili	4 4 0 0	8% Azoo 11%; $5,0 \times 10^6$ spz/mL
Reijo et al. (1996)	118 sonde sulla totalità di Yq	35 Oligo grave	2	5,7%
Foresta et al. (1996)		16 Azoo 23; < $5,0 \times 10^6$ spz/mL	5 6	31% 26%
Stuppia et al. (1996)	13 sonde nell'intervallo 6	33 Azoo-oligo; 10 normali		8%
Vogt et al. (1996)	76 sonde sulla totalità di Yq	370 Azoo-oligo; 200 normali		3,2%
Pryor et al. (1997)	85 sonde sulla totalità di Yq	200 Infertili 200 Normali	14 4	7% 2%
Foresta et al. (1997)	15 sonde sulla totalità di Yq	38 Azoo-oligo 10 Normali		37,5% Azoo 22,7% Oligo 0% Normali
Simoni et al. (1997)	4 sonde AZF a-b-c	168 Azoo-oligo 86 Normali		3%
Girardi et al. (1997)	36 sulla totalità di Yq	160 Infertili 6 Fertili		5%
Stuppia et al. (1998)	27 nell'intervallo 6	50 Azoo-oligo 10 Normali		14%
Krausz et al. (1999)		22 Azoo 42; < 1×10^6 spz/mL 53 Oligozoo 13 Asteno > 20×10^6 spz/mL 4 Normali	1 2 0 0 0	4,5% 4,7%
Kleiman et al. (1999)		133 Oligo/azoo	8	6,01%

Il gene che codifica per l'hnRNPG si trova sul cromosoma X (Delbridge et al. 1999). Questo significa che RBMX e RBM erano dei membri originali del paio di autosomi che ha dato origine ai cromosomi X e Y e sono, quindi, geni molto vecchi (e probabilmente importanti). Similmente, RBM è un gene altamente conservato ed è stato trovato sui cromosomi Y di tutte le specie mammifere testate a oggi (Schempp et al. 1995) compresi i marsupiali (Delbridge et al. 1997). Oltre a queste copie sui cromosomi sessuali, un certo numero di geni autosomici codifica per alcune proteine quasi identiche a hnRNPG. Uno di questi geni autosomici sul cromosoma 11 è espresso solo durante la meiosi ed è chiamato HNRNPGT (Elliott et al. 2000). A causa della sua espressione ristretta nello sviluppo delle cellule germinali maschili, HNRNPGT è un gene candidato dell'infertilità e un allele variante di questo gene è associato all'infertilità maschile (Westerveld et al. 2004).

DAZ è stato riscontrato solo negli uomini e nei primati del vecchio mondo, ma un omologo autosomico (DAZL) è presente nei mammiferi e nel topo sul cromosoma 17. Questo omologo autosomico è presente anche nell'uomo sul cromosoma 3p24 (Dorfman et al. 1999) e può spiegare la variazione della spermatogenesi in caso di delezioni di AZFc. DAZL è essenziale per la fertilità del maschio e della femmina nel topo: i maschi KO per DAZL omozigoti non hanno un'evoluzione dopo la meiosi, mentre i topi femminili senza gene DAZL non hanno uno sviluppo normale dell'apparato genitale femminile (Saunders et al. 2003). È anche possibile che le anomalie dei geni DAZL autosomiche possano spiegare certi casi di infertilità femminile associata a un'amenorrea primaria. I geni DAZ e DAZL sono tutti e due espressi nelle cellule germinali primordiali precoci e negli spermatogoni poi, più tardi, nelle cellule meiotiche. Al contrario, un terzo membro di questa famiglia di geni, BOULE, è espresso solo durante la meiosi (Xu et al. 2001). Si stima che BOULE sia il membro ancestrale della famiglia delle DAZ poiché esso è presente anche nella mosca, dove regola il processo di traduzione del trascritto codificante per la proteina CDC25 fosfatasi twine. Boule e twine sono tutti e due necessari all'inizio della meiosi nella mosca (Maines e Wasserman 1999) e un transgene BOULE umano può riparare una mutazione di BOULE nella mosca. Un ruolo importante nella fertilità umana è svolto dalle proteine BOULE e CDC 25 A che sono assenti in alcuni uomini infertili che hanno un arresto della meiosi (Luetjens et al. 2004).

Altri geni dell'Y

Diversi altri geni sono stati descritti sul braccio lungo dell'Y (Fig. II.3.54) ma, generalmente, le microdelezioni delle regioni diverse dall'AZFc sono meno frequenti. Nella regione di AZFa, la delezione del gene DBY, che codifica per una proteina che svolge l'RNA, provoca un'infertilità (Foresta et al. 2000) e le delezioni di un gene, così come le mutazioni puntiformi del gene USP9Y, che è implicato nel controllo della stabilità delle proteine, sono cause di infertilità (Sun et al. 1999). Oltre all'eliminazione di RBM, le delezioni della regione AZFb del cromosoma Y sopprimono altri geni, tra cui HSFY (Tessari et al. 2004).

Implicazioni cliniche delle microdelezioni dell'Y

Nessuna pubblicazione riporta che gli uomini portatori di microdelezioni hanno una qualsiasi alterazione fenotipica diversa da una spermatogenesi anomala, e gli uomini con delle microdelezioni sembrano essere in perfetta salute per qualsiasi altro aspetto (Mallidis et al. 1996; Najmabadi et al. 1996).

Vi è un solo cromosoma Y e, si può, quindi, predire che le microdelezioni dell'Y saranno trasmesse ai figli, anche se ciò può essere poco frequente nella popolazione normale perché, in assenza del trattamento con ICSI, gli uomini che hanno concentrazioni di spermatozoi molto basse hanno meno probabilità di procreare.

Tabella II.3.13. Trasmissione della delezione del cromosoma Y da padre a figlio (adattato dalla Tabella presentata dal Dott. K. McElreavey, Institut Pasteur, Paris, e presentata all'Y Gene Conference Royal College of Physicians Edinburgh 1998). *spz* spermatozoi *ICSI* IntraCytoplasmic Sperm Injection (iniezione intracitoplasmatica di spermatozoo), *TESA* Testicular Sperm Aspiration (aspirazione di spermatozoi testicolari)

Autori	Delezione dell'Y nei figli	Delezione dell'Y nel padre	Metodo di concepimento e concentrazione di spz (milioni/mL)
Kobayashi et al. (1994)	AZFc	AZFc	?
Vogt et al. (1996)	AZFc	AZFc	$< 0,1 \times 10^6$
Kent-First et al. (1996)	Piccola vicino ad AZFc	Piccola vicino ad AZFc	ICSI Normale
	Piccola vicino ad AZFc	Non rilevata	
	Estesa AZFc-AZFb	Non rilevata	
Pryor et al. (1997)	sY153-sY267 sY207-sY272	sY153-sY267	$0,3 \times 10^6$
Stuppia et al. (1997)	AZFc	AZFc (più piccola)	$< 2 \times 10^6$
Mulhall et al. (1997)	Gravidanza gemellare evolutiva	AZFc	ICSI
Silber et al. (1998)	Due gravidanze evolutive	AZFc Azoospermico	TESE-ICSI
	Due gravidanze in corso	AZFc Oligospermico	ICSI
Kamischke et al. (1999)	AZFc	AZFc	ICSI Normale
Kleiman et al. (1999)	AZFc	AZFc (sY153, sY254, sY255, DAZ, sY158)	TESE-ICSI
Page et al. (1999)	Gemelli AZFc	AZFc Azoospermico	ICSI
	AZFc	AZFc Azoospermico	ICSI
	AZFc	AZFc Azoospermico	ICSI

II.3

Tuttavia, in letteratura sono stati descritti alcuni casi (Tabella II.3.13). Può essere importante notare che, in due di questi casi, la microdelezione sembra maggiore nel figlio che nel padre. Sono necessarie informazioni complementari su coppie padre/figlio nelle quali il figlio ha una conta di spermatozoi molto bassa e anche sull'esito dell'ICSI con liquido seminale di uomini portatori di microdelezioni; infine, è necessario un follow-up a lungo termine di ogni bambino di sesso maschile. Tuttavia, anche se può essere auspicabile ottenere delle informazioni sullo stato genetico dei bambini concepiti con ICSI, si pongono delle questioni etiche quanto a ricevere notizie sui nascituri.

Screening delle microdelezioni dell'Y

Lo screening delle microdelezioni è attualmente praticato nelle unità di FIV e di ICSI, ma la metodologia non è standardizzata ed è, dunque, difficile confrontare direttamente i risultati riferiti (Tabella II.3.12). Diversi centri hanno sviluppato delle metodologie di screening (Henegariu et al. 1994; Qureshi et al. 1996; Vogt et al. 1996; Kent-First et al. 1999). Non esiste alcuna correlazione tra l'esame istopatologico e la delezione di DAZ; è, pertanto, prematuro basarsi su «sonde» specifiche del gene, poiché queste ultime non permetteranno di rilevare una percentuale significativa di portatori di microdelezioni. Uno studio che compara i risultati di 28 laboratori europei diversi (Simoni et al. 1998) ha concluso che l'uso di un numero elevato di primer non migliora la precisione dei risultati, e delle raccomandazioni in vista di una standardizzazione sono in corso di elaborazione. Un KIT di screening è attualmente in commercio (www.promega.com/moldx/). Le delezioni di regioni AZFa e AZFb sono, in genere, associate a una compromissione più marcata della spermatogenesi e a una prognosi più sfavorevole del recupero degli spermatozoi per ICSI (Hopps et al. 2003) e, più la microdelezione di AZFc è estesa, più il fenotipo dell'azoospermia è probabile (Fernandes et al. 2004). Tuttavia, lo screening su sangue periferico può non essere affidabile. L'assenza di RNA messaggero del DAZ nelle cellule testicolari è stata riportata in un uomo portatore di un gene DAZ normale durante l'estrazione del DNA da leucociti (Repping et al. 2002). Sono anche possibili delezioni molto piccole che inglobano copie attive del DAZ, un mosaico o anomalie della trascrizione del DAZ.

Consigli per le coppie in cui l'uomo è portatore di una microdelezione dell'Y

Quali consigli possiamo dare ai nostri pazienti? Non è probabilmente necessaria alcuna ricerca delle microdelezioni nel caso di ICSI per azoospermia ostruttiva, poiché, in questo caso, la spermatogenesi dovrebbe essere normale. Nel caso di un'alterazione grave della spermatogenesi, è auspicabile uno screening delle microdelezioni prima dell'ICSI, ma, poiché è improbabile che questi uomini e i loro bambini di sesso maschile abbiano un'anomalia fenotipica diversa dall'alterazione della spermatogenesi, è ragionevole tenere conto della disponibilità, del costo e delle limitazioni dei metodi attuali di screening e discuterne con la coppia. Quando un uomo portatore di microdelezioni del cromosoma Y e la sua partner desiderano praticare un'ICSI, possono essere informati del fatto che le microdelezioni saranno trasmesse ai figli ma non alle figlie, ma si ignora in quale misura un figlio che eredita una microdelezione avrà a sua volta un problema di fertilità. Si può avvertire la coppia che non si ha alcuna prova di altre conseguenze delle microdelezioni sulla salute. In uno studio sulle decisioni realmente prese dalle coppie in questa situazione nei Paesi Bassi e in Belgio, è stato osservato che la maggior parte di esse ha scelto di praticare l'ICSI, ma il 21% si è astenuto dalla terapia o ha scelto un'inseminazione con liquido seminale di donatore, ma ciò era fortemente influenzato dall'opinione del consulente (Nap et al. 1999).

II.3.10.4.3
Mutazioni della fibrosi cistica e infertilità maschile

La fibrosi cistica, malattia autosomica recessiva che può essere fatale, è la più frequente delle malattie genetiche dei caucasici; 1 persona su 25 è portatrice di mutazioni geniche recessive del gene della proteina regolatrice transmembrana della fibrosi cistica (CFTR). Questo gene, situato sul braccio corto del cromosoma 7, codifica per una proteina associata alla membrana, che è un canale ionico, che influenza anche la formazione del dotto eiaculatore, delle vescicole seminali, del canale deferente e dei due terzi distali dell'epididimo. L'assenza bilaterale congenita del canale deferente (Congenital Bilateral Absence of the Vas Deferens, CBAVD) è associata a mutazioni del gene CFTR ed essa è riscontrata in circa il 2% degli uomini che hanno un'azoospermia ostruttiva che si rivolgono alla nostra clinica di Edimburgo, in Scozia (Donat et al. 1997). Tuttavia, l'incidenza dell'azoospermia ostruttiva varia da un Paese all'altro, secondo la prevalenza delle mutazioni della fibrosi cistica nella popolazione (Wu et al. 2004) e la prevalenza di altre cause di ostruzione. Nei Paesi ad alta prevalenza di infezioni sessualmente trasmesse, la CBAVD sarà una causa dell'azoospermia relativamente rara rispetto all'azoospermia associata a un'epididimite post-gonococcica. È facile passare accanto alla scoperta clinica di assenza del dotto deferente, e ogni uomo che presenta un'azoospermia deve essere esaminato molto attentamente, in particolare se l'analisi del liquido seminale rivela un'azoospermia con un volume di liquido seminale di meno di 1,0 mL e un pH acido (< 7,0).

Sono state caratterizzate più di 400 mutazioni del gene CFTR (Dean e Santis 1994). In alcune casistiche pubblicate di CBAVD diagnosticate per un numero vario di mutazioni, maggiore era il numero di mutazioni testate, più il numero di uomini portatori di mutazioni era elevato. In alcune pubblicazioni più recenti (Oates e Amos 1994; Tournaye et al. 1994; Mercier et al. 1995), i tassi di diagnosi erano più elevati (rispettivamente 75, 70, 81 e 76%) mentre, nelle pubblicazioni più vecchie, i tassi di diagnosi si elevavano a circa il 40%. In una rassegna degli studi pubblicati che include 449 CBAVD, la mutazione ΔF508 è stata segnalata in 244 uomini, la mutazione R117H in 54 e la mutazione C1282X in 37. Altre sessantatré mutazioni sono state scoperte in 1 su 9 uomini, ma non tutte le mutazioni erano state testate in tutte le casistiche (DeBraekeleer e Ferec 1996). Poiché sempre più mutazioni sono definite e testate, è probabile che si trovino delle mutazioni in circa il 100% delle CBAVD. Non è facile attualmente individuare tutte le mutazioni conosciute, poiché molte hanno una prevalenza molto bassa in una particolare popolazione e, nella maggior parte dei centri, lo screening si limita alle 20–30 mutazioni più frequenti in questa comunità.

Le mutazioni possono essere sulle due copie del gene CFTR, ma sono state trovate solo su una singola copia nella maggior parte delle CBAVD. In alcuni casi che si presumono eterozigoti, può esistere una seconda mutazione sconosciuta, ma è presente un altro meccanismo interessante. In una percentuale che arriva fino al 63% di essi, una variante del DNA, chiamata allele 5 T, può essere scoperta in uno degli introni dell'altro allele del gene CFTR (Chillon et al. 1995) e abbiamo confermato queste osservazioni nei nostri pazienti. L'allele 5 T fa sì che il trascritto del CFTR sia diviso inefficacemente nel nucleo, riducendo la quantità di proteina CFTR funzionale (Chu et al. 1993; Hefferon et al. 2004).

Un lavoro supplementare è necessario per comprendere completamente la genetica della CBAVD. È da notare che gli eterozigoti portatori di CBAVD che noi vediamo nella nostra clinica hanno spesso leggere stimmate cliniche di fibrosi cistica, per esempio, anamnesi di infezioni polmonari. Sarà, di conseguenza, importante seguire i bambini nati dopo ICSI e in cui il padre è portatore di una CBAVD, che questi sia eterozigote oppure omozigote. Si deve consigliare agli uomini che presentano leggere stimmate cliniche di evitare di fumare, in quanto la loro riserva respiratoria è ridotta rispetto alla norma.

Dei casi di mutazioni di CFTR sono stati riportati nelle oligozoospermie gravi, ma con presenza dei dotti deferenti, e si è postulato che il complesso CFTR possa essere legato anche alla spermatogenesi (van der Ven 1996). Mentre la relazione tra l'assenza dei canali deferenti e le mutazioni di CFTR è sempre più stabilita, il ruolo di queste mutazioni nelle anomalie della spermatogenesi non è ancora ben definito.

Consigli alle coppie in cui l'uomo ha un'assenza bilaterale congenita del canale deferente

Le mutazioni di CFTR hanno delle implicazioni nella pratica clinica dell'infertilità. In caso di CBAVD, è importante individuare nella partner delle mutazioni della fibrosi cistica come nel partner maschile. Se essa è anche portatrice, bisogna, in seguito, discutere accuratamente del desiderio della coppia di praticare un'ICSI con il liquido seminale del marito, poiché il rischio di avere un neonato affetto da fibrosi cistica sarà del 25% se è eterozigote o del 50% se è omozigote. Se la partner è negativa per le mutazioni conosciute, il rischio che essa sia portatrice di una mutazione sconosciuta è di circa lo 0,4% e, in queste circostanze, il rischio con il suo partner eterozigote di concepire un bambino affetto da una fibrosi cistica è di circa 1:410. Questi valori sono delle stime calcolate usando la frequenza della mutazione nota nelle popolazioni caucasiche, ma essi potranno variare a seconda della frequenza delle diverse mutazioni in popolazioni differenti. In caso di ICSI, la diagnosi pre-impiantatoria del genotipo di CFTR può essere utilizzata per evitare la nascita di una bambina omozigote per CFTR (Moutou et al. 2004).

Assenza/anomalia unilaterale (e bilaterale) del canale deferente e anomalie renali

L'assenza unilaterale del canale deferente è abitualmente associata a un'assenza omolaterale del rene (Drake e Quinn 1996) e ha, probabilmente, una causa genetica diversa. Gli uomini con un'assenza unilaterale del canale deferente sono generalmente fertili e la malattia è più frequentemente riscontrata come un incidente fortuito all'esame clinico per vasectomia. Tuttavia, alcune pubblicazioni recenti hanno riportato che alcuni uomini con un'assenza unilaterale hanno delle mutazioni della fibrosi cistica, e queste possono rappresentare una CBAVD incompleta piuttosto che una vera agenesia unilaterale. È stato anche riportato che alcuni uomini con un'assenza bilaterale del canale deferente e delle anomalie renali non hanno anomalie di CFTR (Augarten et al. 1994). Sono necessarie più pubblicazioni riguardo ai casi di assenze bilaterale e unilaterale del canale deferente, precisamente documentate rispetto alle mutazioni della fibrosi cistica e alla situazione renale.

In caso di assenza unilaterale del dotto deferente con reni normali o di assenza bilaterale o di un'anomalia bilaterale, deve essere praticato uno screening delle mutazioni della fibrosi cistica. Se i risultati sono negativi e se l'anatomia renale non è stata definita, è auspicabile ottenere un'ecografia addominale per definire l'anatomia dell'apparato urinario. I risultati possono andare dall'assenza unilaterale del canale deferente con assenza omolaterale del rene a delle anomalie deferenziali bilaterali e a delle anomalie renali, come un rene pelvico.

II.3.10.4.4 Alterazioni dei geni autosomici con gravi anomalie del fenotipo e infertilità

Un certo numero di anomalie ereditarie è associato ad alterazioni sistemiche gravi o importanti e a un'infertilità (Tabella II.3.14). Questi pazienti sono conociuti dai medici, spesso dall'infanzia, e ogni problema di fertilità deve essere preso in carico nel quadro di cure complessive dell'uomo e tenendo conto della sua capacità e di quella del suo partner di occuparsi di un bambino, se la terapia doveva essere efficace.

Malattia	Fenotipo	Base genetica
Sindrome di Prader-Willi	Obesità, ritardo mentale	Delezione di 15q12 sul cromosoma ereditato dal padre
Sindrome di Bardet-Biedl	Obesità, ritardo mentale, retinite pigmentosa, polidattilia	Autosomica recessiva 16q21
Atassia cerebellare e ipogonadismo ipogonadotropo	Eunucoidismo e disturbi della deambulazione e della parola	Autosomica recessiva
Sindrome di Noonan	Bassa statura, collo palmato, anomalie cardiache e polmonari, criptorchidismo	Autosomica dominante
Distrofia miotonica	Atrofia muscolare, cataratta, atrofia testicolare	Autosomica dominante 19q13.3
Malattia policistica dominante dei reni	Cisti renali, ostruzione da parte di cisti dell'epididimo	Autosomica dominante 16p13.3 e 4q
Deficit di 5α–reduttasi	Ipospadia perineale o scrotale, tasca vaginale, fenotipo femminile immaturo	Autosomica recessiva

Tabella II.3.14. Malattie ereditarie meno frequenti associate a un'infertilità e ad altre alterazioni del fenotipo

Il criptorchidismo è associato all'infertilità e al carcinoma del testicolo e si verifica nel 3-4% dei ragazzi neonati. Mutazioni dei geni dell'insulin-like 3 (INSL3) e del suo recettore GREAT/Lgr8 sono osservate in alcuni pazienti con criptorchidismo e, nei modelli animali, questi geni influenzano la discesa testicolare nel topo (Bogatcheva e Agoulnik 2005).

II.3.10.4.5
Anomalie geniche autosomiche e fertilità maschile, in assenza di un'anomalia fenotipica manifesta

Lillford et al. (1994) hanno pubblicato uno studio epidemiologico che mostra che una riduzione della fertilità maschile poteva essere presente in diversi membri di una stessa famiglia, ed esistono alcuni dati molecolari che alcune anomalie autosomiche potrebbero esserne la spiegazione. È difficile sapere quanti geni autosomici sono specifici della fertilità, ma le stime del numero di geni necessari negli organismi modello suggeriscono che esso potrebbe aumentare a 1500 circa (Hackstein et al. 2000). A causa del grande numero di geni potenziali che potrebbero essere colpiti nell'infertilità maschile, qualsiasi indicazione su geni o sistemi di geni che potrebbero essere più frequentemente perturbati sarebbe utile da un punto di vista diagnostico.

Nel topo, una delezione in omozigosi di un gran numero di geni provoca un'infertilità; questo vale per la delezione di geni che codificano per gli enzimi hHR6A e hHR6B responsabili della coniugazione dell'ubiquitina (Roest et al. 1996). Questi enzimi sono coinvolti nella riparazione post-replicazione. I topi maschi eterozigoti e i topi femmine knock-out sono completamente normali e capaci di trasmettere l'anomalia. Tuttavia, nei ratti omozigoti, vi è un'alterazione della spermatogenesi. È possibile che delle mutazioni simili di hHR6B possano causare un'infertilità maschile. In tal caso, il rischio di trasmissione di una tale mutazione con un'ICSI può essere aumentato, poiché il partner maschile sarà più suscettibile del normale di essere portatore di una tale alterazione e di trasmetterla così a metà della sua progenie. Il rischio che la discendenza sia affetta dipenderà dal tasso di prevalenza di queste mutazioni nella comunità. Può essere abbastanza basso perché ci sarà stata una tendenza alla selezione contro tali mutazioni per il loro effetto anti-fertilità. Un altro gene potenzialmente coinvolto nella coniugazione è l'USP9Y sul cromosoma Y, che codifica per un'idrolasi c-terminale dell'ubiquitina e che è mutato in alcuni uomini infertili (Sun et al. 1999).

II.3.10.4.6
Anomalie genetiche sconosciute e fertilità maschile

La ricerca di geni sul braccio lungo del cromosoma Y ha permesso di scoprire dei geni simili sugli autosomi. Nel topo, la versione autosomica di DAZ e DAZLA è stata ritrovata sul cromosoma 17 del topo, e l'omologo umano del DAZLA è stato localizzato sul cromosoma 3p. La perdita di un certo numero di loci autosomici nei topi transgenici porta a un'infertilità, suggerendo che le anomalie di un gran numero di geni potrebbero provocare un'infertilità idiopatica nell'uomo (Venables e Cooke 2000). Così, è stato riportato che, nel *Drosophila mojavensis* maschio reso sterile sostituendo il cromosoma Y con quello della specie sorella *Drosophila arizonae*, la fertilità era ristabilita con il materiale proveniente dal quarto cromosoma del *D. arizonae* (Pantazidis et al. 1993). Queste osservazioni diverse sollevano la possibilità di malattie recessive autosomiche umane la cui presenza in omozigosi danneggia la spermatogenesi. Questo meccanismo teorico potrebbe interessare una parte degli uomini che hanno un'alterazione non spiegata della spermatogenesi.

È stato postulato che le mutazioni del recettore per l'ormone follicolo-stimolante potevano spiegare certi casi di infertilità maschile ma, anche se sono presenti delle varianti alleliche, queste sono individuate con uguale frequenza negli uomini fertili e infertili e non sembrano essere in rapporto con la fertilità (Simoni et al. 1999).

II.3.10.5 Metilazione del DNA, impronta genomica e alterazioni legate all'invecchiamento

La metilazione della citosina, una delle basi del DNA, contribuisce alla mancata espressione e alla condensazione del DNA; di conseguenza, i geni corrispondenti tendono a essere inattivati. La metilazione della citosina e l'inattivazione dei geni fanno parte del processo di invecchiamento e sono anche una parte importante del meccanismo della differenziazione sessuale, reprimendo l'espressione dei geni del cromosoma X inattivo. Anche il rimodellamento del DNA ha un ruolo molto importante nella spermatogenesi, poiché il DNA degli spermatidi rotondi aploidi deve essere condensato nel volume molto più piccolo presente nello spermatozoo. Ciò si mantiene durante la spermiogenesi e può coinvolgere il gene CDY, che è deleto in alcuni uomini infertili (Lahn et al. 2003).

II.3.10.5.1 Alterazioni dell'impronta genetica nell'infertilità maschile

Esistono delle prove di un aumento della malattia di sovracrescita umana, chiamata sindrome di Beckwith-Wiedemann, nei bambini nati con ICSI (DeBaun et al. 2003) e questa malattia è associata a un difetto genetico. La sindrome di Beckwith-Wiedemann è un disturbo della crescita caratterizzato da alcuni dei seguenti segni clinici o dalla loro totalità: macroglossia, onfalocele, ernia ombelicale, diastasi dei muscoli retti addominali, peso e dimensione di nascita al di sopra della media, visceromegalia, emi-ipertrofia di una parte o di tutto il corpo e, infine, tratti del viso tipici che comprendono una plica del lobo dell'orecchio, un'occipite prominente e un neo flammeo (macchia lampone sulla fronte e sulle sopracciglia). La prevalenza della sindrome di Beckwith-Wiedemann è difficile da stabilire poiché i casi con stimmati lievi non sono tutti riferiti a tale sindrome.

Sono stati effettuati dei tentativi di reversione del blocco di maturazione, modificando le caratteristiche della coltura tissutale (Tesarik 2004). Nel contesto di questa strategia terapeutica, sarà importante valutare l'effetto sui meccanismi dell'impronta genica normale.

II.3.10.5.2 Invecchiamento e infertilità maschile

Gli spermatozoi degli uomini anziani hanno una frequenza aumentata di disomia XY, YY e XX (Gazvani et al. 2000). Inoltre, i bambini nati da uomini più anziani hanno un rischio maggiore di anomalie genetiche, come un aumento dell'incidenza di una malattia congenita rara, la sindrome di Apert (Tolarova et al. 1997). La sindrome di Apert è caratterizzata da una craniosinostosi, da una sindattilia e da altre malformazioni ed è legata a una mutazione paterna nella quale la citosina è sostituita dalla guanina nel gene del recettore-2 della crescita fibroblastica (Moloney et al. 1996; Tolarova et al. 1997). Questi fatti fanno nascere preoccupazioni concernenti l'integrità genetica degli spermatozoi degli uomini anziani, e ciò ha indotto a raccomandare un limite superiore d'età negli uomini che desiderano fare una donazione di liquido seminale a una banca del liquido seminale. Negli Stati Uniti (Linden e Centola 1997), nel Regno Unito (British Andrology Society 1999) e in Francia (Lansac et al. 1997), il limite di età raccomandata o pretesa è di 35-45 anni. Ricerche di laboratorio sono necessarie per definire il rischio esatto in funzione dell'età.

II.3.10.6 Anomalie mitocondriali

Oltre al genoma nucleare, i mitocondri contengono il loro proprio materiale genetico. Pochissimi mitocondri, se ci sono, forniscono un contributo paterno all'embrione e, conseguentemente, essi non sono probabilmente un fattore importante di infertilità maschile ereditaria. Tuttavia, una funzione mitocondriale manifestamente difettosa può, per una scarsa motilità degli spermatozoi, essere una causa di infertilità. La possibilità che l'ICSI permetta la trasmissione di mitocondri paterni tra le generazioni ha suscitato delle preoccupazioni ma, in uno studio su nove bambini concepiti con ICSI, non è stato evidenziato nessun mitocondrio paterno (Danan et al. 1999).

Il DNA mitocondriale umano è replicato da una DNA polimerasi codificata dal genoma nucleare chiamato POLG che, generalmente, contiene un raggruppamento poliglutaminato di dieci aminoacidi. In caso di anomalie della qualità del liquido seminale, è stato riportato che il numero di glutamine in questo gruppo varia (Rovio et al. 2001). Gli spermatozoi di uomini omozigoti per gli alleli POLG senza ripetizione delle dieci glutamine comuni sono meno idonei a ottenere una fecondazione, ma ciò può essere trattato efficacemente con l'ICSI (Jensen et al. 2004).

II.3.10.7 Malattie intranucleari ereditarie e fertilità maschile

Nella specie umana, il citoscheletro è un contributo paterno e la possibilità di anomalie del citoscheletro non trasmesse dal DNA è presente dunque, in teoria, quando sono utilizzati degli spermatozoi danneggiati (Simmerly et al. 1995). Non esistono dati certi in letteratura.

II.3.10.8
Anomalie dei cromosomi e del DNA degli spermatozoi

Si dispone di poche informazioni sull'incidenza delle anomalie genetiche trasmesse attraverso gli spermatozoi. I test sui leucociti del sangue periferico possono, in genere, indicare che, nell'uomo con una costituzione cromosomica o genetica anormale, questa condizione si possa riflettere sui suoi spermatozoi. Tuttavia, un altro meccanismo di introduzione di un difetto genetico nei gameti è la disorganizzazione della mitosi nel testicolo e, in questo caso, i test sui leucociti del sangue periferico saranno normali e le anomalie saranno evidenti solo con lo studio degli spermatozoi (Martin et al. 2003). Negli uomini con un arresto della meiosi in particolare, è stato osservato un aumento della frequenza delle mutazioni nelle cellule germinali, che suggerisce che il meccanismo di riparazione del DNA può essere compromesso in queste cellule, e ciò è evidentemente importante per quanto riguarda la salute di ogni bambino che potrebbe nascere in seguito a un trattamento con riproduzione assistita (Nudell et al. 2000).

II.3.10.9
Anomalie cromosomiche degli spermatozoi

Un gran numero di spermatozoi può essere testato utilizzando un'analisi con FISH multicolore, mentre il cariotipo degli spermatozoi si effettuava precedentemente con il test di penetrazione dell'ovocita di una cavia, un metodo a volte faticoso e di scarsa sensibilità. Diversi studi degli spermatozoi con FISH (Martin 1996; Finkelstein et al. 1998; Zhang 2004) hanno mostrato un aumento della frequenza sia dell'aneuploidia autosomica che dell'aneuploidia del cromosoma sessuale. Tipicamente, un'analisi standard del cariotipo viene eseguita su 20–30 cellule. Tuttavia, in uno studio nel quale erano analizzate con FISH 1000 cellule (Gazvani et al. 2000), l'incidenza mediana di aneuploidia del cromosoma sessuale è stata dell'1,5% in dieci uomini oligozoospermici rispetto allo 0,3% in dieci uomini fertili.

Inoltre, si è postulato che un'instabilità mitotica negli uomini infertili potrebbe essere il risultato di un difetto del controllo mitotico del gene MAD2L1.

II.3.10.9.1
Rotture del DNA nello spermatozoo

Un'equipe giapponese (Kuroki et al. 1999) ha utilizzato la reazione di polimerizzazione a catena (PCR) per valutare le differenze del DNA nel cromosoma Y (studio del polimorfismo clinico di conformazione di una PCR a filo unico o PCR-SSCP, analisi del polimorfismo clinico di lunghezza dei frammenti di restrizione di DNA amplificato o PCR-RFLP e PCR per tre loci polimorfi: SRY, DXYS5Y [47z/stu 1] e DYS287 [YAP]). Il gruppo di Kuroki ha utilizzato i risultati per classificare il cromosoma Y in quattro aplotipi: I, II, III e IV. La frequenza di comparsa di questi aplotipi è stata studiata in una popolazione di 198 uomini fertili e di 106 uomini azoospermici (gli uomini azoospermici che avevano delle microdelezioni dell'Y sono stati esclusi). Lo stesso gruppo ha dimostrato che, in caso di aplotipo II, la concentrazione degli spermatozoi è più bassa che in caso di aplotipi III e IV e che la frequenza dell'aplotipo II è più frequente negli uomini azoospermici che negli uomini normali. Questo lavoro mostra un contributo significativo della genetica alla capacità della fertilità maschile.

Tabella II.3.15. Categorie di rischio maschile suggerite per il controllo dei bambini nati con iniezione intracitoplasmatica di spermatozoo. Le categorie di diagnosi maschile sono in ordine decrescente di precisione-genetica e diagnostica. (*ABCD* assenza bilaterale congenita del canale deferente)

Uomini che presentano un difetto dei cromosomi sessuali sul cariotipo del sangue periferico
Uomini che presentano un'anomalia degli autosomi sul cariotipo del sangue periferico
Uomini che presentano un'azoospermia ostruttiva secondaria a una ABCD
Uomini che presentano una spermatogenesi anormale e delle microdelezioni Y
Uomini che presentano altre anomalie genetiche definite
Uomini che presentano una spermatogenesi normale e un'azoospermia ostruttiva p. es., dopo fallimento di inversione di vasectomia ma in cui il cariotipo e i test genetici non sono stati effettuati o, se sono stati effettuati, sono normali. In questa categoria non esiste alcun motivo di presupporre un'anomalia genetica diversa da quelle della popolazione generale
Uomo con cariotipo e test genetici normali ma in cui sono stati utilizzati degli spermatidi. In caso di cariotipo o di test genetici anormali, la categoria di follow-up deve probabilmente essere quella di uno dei gruppi precitati.
Uomini che presentano una mancata discesa testicolare
Uomini che presentano un'alterazione della spermatogenesi secondaria a una chemioterapia per cancro
Uomini che presentano un'alterazione della spermatogenesi secondaria a dei mitogeni conosciuti (p. es., rischio professionale)
Uomini che presentano una spermatogenesi anomala di eziologia sconosciuta

Rispetto agli uomini fertili, gli uomini infertili hanno un aumento dell'alterazione del DNA degli spermatozoi (Irvine et al. 2000) e questo aumento della frammentazione del DNA è associato a FIV (Henkel et al. 2004). Uno dei meccanismi di alterazione del DNA è la ridotta ossidazione (Bjelland e Seeberg 2003) e ciò è particolarmente importante in caso di alterazione della spermatogenesi e di leucospermia nella quale i tassi delle specie reattive dell'ossigeno sono elevati. Gli spermatozoi degli uomini più anziani hanno un DNA più alterato di quello degli uomini giovani, cosa che può costituire uno dei meccanismi che contribuiscono al lieve aumento dei rischi nei bambini nati da padri più anziani.

Ci sono sempre più prove che le alterazioni degli spermatozoi siano comuni, e degli esami di laboratorio sono necessari su spermatozoi di uomini che appartengono a delle categorie cliniche definite (Tabella II.3.15). Inoltre, quando si considerano tali studi, è importante esplorare la popolazione degli spermatozoi che sarebbero in teoria utilizzati in un'ICSI. In uno studio degli spermatozoi selezionati con swim up, la frequenza delle rotture del DNA negli spermatozoi mobili era inferiore a un terzo (Van Kooij et al. 2004).

RNA paterni

Gli RNA paterni sono portati all'ovocita in occasione della fecondazione ma non si sa se svolgono un ruolo negli eventi molecolari precoci dopo la fecondazione; è, tuttavia, proposto che il loro difetto potrebbe spiegare certi casi di fattore maschile di infertilità inspiegato (Ostermeier et al. 2004).

II.3.10.10
Rischi dell'iniezione intracitoplasmatica di spermatozoi

L'iniezione intracitoplasmatica di spermatozoi (ICSI) è oggi utilizzata in caso di alterazione grave della spermatogenesi e permette di concepire in situazioni in passato considerate senza speranza e con rari spermatozoi ottenuti. Sono nate delle preoccupazioni, cioè che i bambini potrebbero essere portatori di anomalie fetali poiché, aggirando i processi selettivi dell'apparato genitale femminile e gli involucri dell'ovocita, l'ICSI potrebbe permettere a degli spermatozoi alterati di fecondare gli ovociti che, senza questa tecnica, non potrebbero essere fecondati. È rassicurante il fatto che i dati sulle anomalie fetali provenienti da centri che praticano l'ICSI mostrano dei tassi di malformazioni congenite simili a quelli della popolazione generale (Bonduelle et al. 2002; Pinborg et al. 2004) ma, nonostante ciò, rimangono alcune preoccupazioni poiché le indicazioni dell'ICSI sono costantemente estese per includere la fecondazione con degli spermatozoi di forme immature e con degli spermatozoi potenzialmente trattati. Sarà particolarmente importante continuare a controllare i tassi di anomalia fetale con un'analisi dettagliata delle sottopopolazioni, a seconda della diagnosi clinica e molecolare del padre (vedi Tabella II.3.14). L'ICSI ha permesso ad alcuni uomini affetti da sindrome di Klinefelter di diventare padri. Una delle aneuploidie più comuni nell'uomo è la trisomia 21 (sindrome di Down); esistono dei dati che i pazienti affetti da sindrome di Klinefelter producono anche degli spermatozoi con tassi elevati di disomie del cromosoma 21 (Hennebicq et al. 2001). Ogni embrione proveniente da un'ICSI di padre affetto dalla sindrome di Klinefelter deve essere accuratamente testato.

II.3.10.11
Considerazioni etiche, consulenza genetica e iniezione intracitoplasmatica di spermatozoi

Le principali difficoltà si verificano in caso di conflitto di interessi tra le aspettative della coppia e gli interessi di un futuro figlio.

La migliore gestione iniziale è dare alla coppia un'informazione completa riguardo ai rischi per il bambino e, quindi, la coppia deciderà se proseguire o meno. Tuttavia, quando i due partner sono portatori sani di anomalie (per esempio, la mutazione della fibrosi cistica), il rischio di nascita di un bambino che potrà sviluppare una fibrosi cistica clinica e morire giovane dopo un certo numero di anni di malattia può arrivare fino al 50%. In questo caso, i medici e i membri del personale della clinica dell'infertilità possono ritenere che il loro dovere verso il futuro bambino e gli interessi della società siano più importanti delle aspettative della coppia, che non sia etico continuare e che l'ICSI non debba essere proposta alla coppia.

Tabella II.3.16. Problemi legati alla terapia della linea germinale

Incertezze e rischi
Dubbi sul miglioramento genetico
Assenza di consenso delle generazioni future
Sussidio inappropriato
Immoralità intrinseca

Dati di Hefferon et al. (2004)

In alcuni Paesi, la legge può regolare questi problemi, e non esiste, allora, nessuna scelta ma, in assenza di una legge, questo tipo di conflitto rende il ruolo del medico molto difficile. Ogni caso deve essere giudicato a sé e nel contesto di quello che è disponibile e finanziariamente possibile nel sistema locale delle cure mediche. In caso di conflitto che non può essere risolto con un consenso, gli interessi del futuro bambino hanno la priorità sugli interessi della coppia. Se la decisione è quella di continuare, è importante che la coppia valuti pienamente cosa può attendere il futuro bambino ed è spesso utile organizzare un incontro tra la coppia e un'altra famiglia nella quale un adolescente o una persona anziana soffrono di quella patologia. La coppia dovrà anche considerare la diagnosi pre-impiantatoria e il trasferimento dei soli embrioni sani o, se questa procedura non è disponibile, l'amniocentesi e la diagnosi genetica e una possibilità di interruzione della gravidanza.

L'ICSI è una tecnica nuova, ma il suo uso potenziale, forse il più importante, è quello di offrire un'opportunità di terapia nel campo della fertilità. Attualmente, quest'ultima è considerata come non etica e, talvolta, illegale. Tuttavia, la situazione ipotetica successiva può aiutare a orientare il dibattito. Supponiamo che una coppia decida di effettuare un'ICSI nonostante i due partner siano portatori di mutazioni della fibrosi cistica e che questa coppia, dopo l'avvenuto concepimento, non preveda né l'amniocentesi né l'aborto. Se, in questa situazione, era possibile correggere la mutazione prima del trasferimento dell'embrione, cosa sarebbe meno pericoloso, correggere l'alterazione e permettere la nascita di un bambino non affetto da fibrosi cistica o non correggerla e far nascere un bambino malato? Queste ipotesi possono essere estese alla correzione degli oncogeni e di altre anomalie. I rischi della terapia della linea germinale (Tabella II.3.16) sono stati riassunti da Fiddler e Pergament (1996) in un articolo di revisione, che è a favore della terapia.

II.3.10.12
Conclusioni

Con l'avvento dell'ICSI è importante comprendere le basi genetiche dell'infertilità, poiché bisogna dare alle coppie delle informazioni sui rischi potenziali per i figli, anche in caso di un trasferimento degli embrioni geneticamente sani ottenuti con una FIV.

Ciò richiede una buona comprensione della genetica da parte dell'equipe medica. Nella presente revisione, l'accento è posto sulla descrizione delle più frequenti anomalie genetiche che possono essere riscontrate dai medici dell'infertilità, come la sindrome di Klinefelter, la CBAVD e le microdelezioni dell'Y. La comprensione della genetica della fertilità maschile è in crescita esponenziale ed è probabile che dei trattamenti genetici siano presto disponibili. I clinici dell'infertilità dovranno tenersi al corrente dei progressi scientifici che evolvono rapidamente, al fine di consigliare al meglio le coppie infertili. Sarà sempre più importante che i medici dell'infertilità tengano a mente i principi etici fondamentali di benevolenza, autonomia e giustizia e che abbiano la conoscenza necessaria per consigliare ed essere capaci di gestire le situazioni con conflitti di interesse di principio.

Bibliografia

Augarten A, Yahav Y, Kerem BS, Halle D, Laufer J, Szeinberg A, Dor J et al (1994) Congenital bilateral absence of the vas deferens in the absence of cystic fibrosis. Lancet 344:1473 - 1474

Bjelland S, Seeberg E (2003) Mutagenicity, toxicity and repair of DNA base damage induced by oxidation. Mutat Res 531:37 - 80

Bogatcheva NV, Agoulnik AI (2005) INSL3/LGR8 role in testicular descent and cryptorchidism. Reprod Biomed Online 10:49 - 54

Bonduelle M, Liebaers I, Deketelaere V, Derde MP, Camus M, Devroey P, Van Steirteghem A (2002) Neonatal data on a cohort of 2889 infants born after ICSI (1991 - 1999) and of 2995 infants born after IVF (1983 - 1999). Hum Reprod 17: 671 - 94

British Andrology Society (1999) British Andrology Society guidelines for the screening of semen donors for donor insemination. Hum Reprod 14:1823 - 1826

Brown GM, Furlong RA, Sargent CA, Erickson RP, Longepied G, Mitchaeli M et al (1998) Characterisation of the coding sequence and fine mapping of the human DFFRY gene and comparative expression analysis and mapping to the Sxrbinterval of the mouse Y chromosome of the Dffry gene. Hum Mol Genet 7:97 - 107

Caceres C, Ribes E, Muller S, Cornudella L, Chiva M (1994) Characterization of chromatin-condensing proteins during spermatogenesis in a neogastropod mollusc (Murex branda ris). Mol Reprod Dev 38:440 - 452

Chandley AC, Edmond PE, Christie S, Gowans I, Fletcher J, Frackiewicz A, Newton M (1975) Cytogenetics and infertility in man. Results of a five year study of men attending a subfertility clinic. Ann Hum Genet 39:231 - 254

Chandley AC, Ambros P, McBeath S, Hargreave TB, Kilanowski F, Spowart G (1986) Short arm dicentric Y chromosome with associated structural defects in a sterile man. Hum Genet 73:350 - 353

Chevret E, Rousseaux S, Monteil M (1996) Increased incidence of hyperhaploid 24 XY spermatozoa detected by three-colour FISH in a 46XY/47XXY male. Hum Genet 97:171 - 175

Chevret ERS, Monteil M, Usson Y, Cozzi J, Pelletier R, Sele B (1997) Meiotic behaviour of sex chromosomes investigated by three-colour FISH on 35142 sperm nuclei from two 47,XYY males. Hum Genet 99:407 - 412

Chillon M, Casals T, Mercier B, Bassas L, Lissens W, Silber S, Romey MC et al (1995) Mutations in cystic fibrosis gene in patients with congenital absence of the vas deferens. N Engl J Med 332:1475 - 1480

Chu CS, Trapnell BC, Curristin S, Cutting GR, Crystal RG (1993) Genetic basis of variable exon 9 skipping in cystic fibrosis transmembrane conductance regulator mRNA. Nat Genet 3:151 - 156

Cooke HJ, Lee M, Kerr S, Ruggiu M (1996) A murine homologue of the human DAZ gene is autosomal and expressed only in male and female gonads. Hum Mol Genet 5:513 - 516

Cozzi J, Chevret E, Rousseaux S (1994) Achievement of meiosis in XXY germ cells: study of 543 sperm karyotypes from an XY/XXY mosaic patient. Hum Genet 93:32 - 34

Danan C, Sterberg D, Steirteghem AV, Cazeneuve C, Duquesnoy P, Besmond C et al (1999) Evaluation of parental mitochondrial inheritance in neonates born after intracytoplasmic sperm injection. Am J Hum Genet 65:463 - 473

Cet article confirme que les mitochondries paternelles ne sont pas importantes.

De Braekeleer M, Dao TN (1991) Cytogenetic studies in male infertility: a review. Hum Reprod 6:245 - 250

De Braekeleer M, Ferec C (1996) Mutations in the cystic fibrosis gene in men with congenital bilateral absence of the vas deferens. Mol Hum Reprod 2:669 - 677

Dean M, Santis G (1994) Heterogenicity in the severity of cystic fibrosis and the role of the CFTR gene mutations. Hum Genet 93:364 - 368

DeBaun MR, Niemitz EL, Feinberg AP (2003) Association of in vitro fertilization with Beckwith-Wiedemann syndrome and epigenetic alterations of LIT1 and H19. Am J Hum Genet 72:156 - 160

Delbridge ML, Harry JL, Toder R, Waugh O'Neill RJ, Kun Ma, Chandley AC, Marshall Graves JA (1997) A human candidate spermatogenesis gene, RBMI, is conserved and amplified on the marsupial Y chromosome. Nature Genet 15:131 - 136

Delbridge ML, Ma K, Subbarao MN, Cooke HJ, Bhasin S, Graves JAM (1998) Evolution of mammalian HNRPG and its relationship with the putative azoospermia factor RBM. Mammalian Genome 9:168 - 170

Delbridge ML, Lingenfelter PA, Disteche CM, Graves JA (1999) The candidate spermatogenesis gene RBMY has a homologue on the human X chromosome. Nat Genet 22:223 - 224

Donat R, McNeill AS, Fitzpatrick DR, Hargreave TB (1997) The incidence of cystic fibrosis gene mutation in patients with congenital bilateral absence of the vas deferens in Scotland. Br J Urol 79:74 - 77

Dorfman DM, Genest DR, Reijo-Pera RA (1999) Human DAZL1 encodes candidate fertility factor in women that localizes to the prenatal and postnatal germ cells. Hum Reprod 14:2531 - 2536

Drake MJ, Quinn FM (1996) Absent vas deferens and ipsilateral multicystic dysplastic kidney in a child. Br J Urol 77:756 - 757

Elliot DJ, Oghene K, Makarova O, Hargreave TB, Chandley AC, Eperon IC, Cooke HJ (1998) Dynamic changes in the subnuclear organisation of pre-mRNA splicing proteins and RBM during human germ cell development. J Cell Sci 111:1255 - 1265

Elliott DJ, Venables JP, Newton CS, Lawson D, Boyle S, Eperon IC, Cooke HJ (2000) An evolutionarily conserved germ cellspecific hnRNP is encoded by a retrotransposed gene. Hum Mol Genet 9:2117 - 2124

Estop AM, Munne S, Cieply KM, Vandermark KK, Lamb AN, Fisch H (1998) Meiotic products of a Klinefelter 47,XXY male as determined by sperm fluorescence in-situ hybridization analysis. Hum Reprod 13:124 - 127

Ferlin A, Moro E, Onisto M, Toscano E, Brettelia A, Foresta C (1999) Absence of testicular DAZ gene expression in idiopathic severe testiculopathies. Hum Reprod 14:2286 - 2292

Fernandes S, Paracchini S, Meyer LH, Floridia G, Tyler M, Smith C, Vogt PH (2004) A large AZFc deletion removes and nearby genes from men in Y haplogroup N. Am J Hum Genet 74:180 - 187

Fiddler M, Pergament E (1996) Germline gene therapy: its time is near. Mol Hum Reprod 2:75 - 76

Finkelstein S, Mukamel E, Yavetz H, Paz G, Avivi L (1998) Increased rate of nondisjunction in sex cells derived from low quality semen. Hum Genet 102:129 - 137

Foresta C, Rassato M, Garolla A et al (1996) Male infertility and ICSI: are there any limits? Hum Reprod 11:2347 - 2348

Foresta C, Ferlin A, Garolla A et al (1997) Y-Chromosome deletions in idiopathic severe testiculopathies. J Clin Endocrinol Metab 82:1075 - 1080

Foresta C, Galeazzi C, Bettella A, Stella M, Scandellari C (1998) High incidence of sperm sex chromosomes aneuploidies in two patients with Klinefelter's syndrome. J Clin Endocrinol Metab 83:203 - 205

Foresta C, Galeazzi C, Bettella A, Marin P, Rossato M, Garolla A, Ferlin A (1999) Analysis of meiosis in intratesticular germ cells from subjects affected by classic Klinefelter's syndrome. J Clin Endocrinol Metab 84:3807 - 3810

Questo articolo dà una buona idea del dibattito sulla possibilità degli uomini portatori di sindrome di Klinefelter omogeneo di produrre dei gameti aploidi per i cromosomi sessuali

Foresta C, Ferlin A, Moro E (2000) Deletion and expression analysis of AZFa genes on the human Y chromosome revealed a major role for DBY in male infertility. Hum Mol Genet 9:1161 - 1169

Franco B, Guioli S, Pragliola A, Incerti B, Bardoni B, Tonlorenzi R, Carrozzo R et al (1991) A gene deleted in Kallmann's syndrome shares homology with neural cell adhesion and axonal path-finding molecules. Nature 353:529 - 536

Gabriel-Robez O, Rumpler Y, Ratomponirina C, Petit C, Levilliers J, Croquette MF, Couturier J (1990) Deletion of the pseudoautosomal region and lack of sex chromosome pairing at pachytene in two infertile men carrying an X-Y translocation. Cytogenet Cell Genet 54:38 - 42

Gazvani MR, Wilson EDA, Richmond DH, Howard PJ, Kingsland CR, Lewis-Jones DI (2000) Evaluation of the role of mitotic instability in karyotypically normal men with oligozoospermia. Fertil Steril 73:51 - 55

Girardi SK, Mielnik A, Schlegel PN (1997) Submicroscopic deletions in the Y chromosome of infertile men. Hum Reprod 12:1635 - 1641

Gonialves J, McElreavey K, Carreiro H, Vale F, Marques R, Simao L et al (1996) An azoospermic man with a submicroscopic interstitial deletion on the Xp pseudoautosomal region [abstract]. In: Human Reproduction, Vol 11, Abstract book, 1 June 1996, 12th Annual Meeting, Maastricht, 30 June to 3 July 1996. European Society of Human Reproduction and Embryology, ISSN 0268 - 1161 Coden HUREEE, Oxford University Press

Guttenbach M, Michelmann HW, Hinney B, Engel W, Schmid M (1997) Segregation of sex chromosomes into sperm nuclei in a man with 47,XXY Klinefelter's karyotype: a FISHanalysis. Hum Genet 99:474 - 477

Hackstein JH Hochstenbach R Pearson PL (2000) Towards an understanding of the genetics of human male infertility: lessons from flies. Trends Genet 16:565 - 572

Hefferon TW, Groman JD, Yurk CE, Cutting GR (2004) A variable dinucleotide repeat in the CFTR gene contributes to phenotype diversity by forming RNA secondary structures that alter splicing. Proc Natl Acad Sci USA 101:3504 - 3509

Henegariu O, Hirschmann P, Killian K, Kirsch S, Lengauer C, Maiwald R et al (1994) Rapid screening of the Y chromosome in idiopathic sterile men, diagnostic for deletions in AZF, a genetic Y factor expressed during spermatogenesis. Andrologia 26:97 - 106

Henkel NDI, Hajimohammad M, Stalf T, Hoogendijk C, Mehnert C, Menkveld R, Gips H, Schill WB, Kruger TF (2004) Influence of deoxyribonucleic acid damage on fertilization and pregnancy. Fertil Steril 81:965–972

Hennebicq S, Pelletier R, Rousseaux S, Sele B (1999) Segregation of sex chromosomes in a Klinefelter patient (47,XXY) [abstract]. In: Human Reproduction, Vol 14, Abstract book, 1 June 1999, 15th Annual Meeting, Tours, 26–30 June 1999. European Society ofHuman Reproduction and Embryology, ISSN 0268–1161 Coden HUREEE, Oxford University Press

Hennebicq S, Pelletier R, Bergues U, Rousseaux S (2001) Risk of trisomy 21 in offspring of patients with Klinefelter's syndrome. Lancet 357:2104–2105

Hopps CV, Mielnik A, GoldsteinM, Palermo GD, Rosenwaks Z, Schlegel PN (2003) Detection of sperm in men with Y chromosome microdeletions of the AZFa, AZFb and AZFc regions. Hum Reprod 18:1660–1665

Horn N, Tonnesen T, Tumer Z (1992) Menkes disease:an Xlinked neurological disorder of copper metabolism. Brain Pathol 2:351–362

Hunt PA, Hassold TJ (2002) Sex matters in meiosis. Science 296:2181–2183

Irvine DS, Twigg JP, Gordon EL, Fulton N, Milne PA, Aitken RJ (2000) DNA integrity in human spermatozoa: relationships with semen quality. J Androl 21:33–44

È uno dei primi articoli che studiano il DNA negli spermatozoi di un gran numero di uomini infertili e a porre il problema delle anomalie mitotiche della linea germinale. È probabile che numerosi studi simili saranno pubblicati

Jensen M, Leffers H, Petersen JH, Nyboe Andersen A, Jorgensen N, Carlsen E, Jensen TK, Skakkebaek NE, Rajpert-De Meyts E (2004) Frequent polymorphism of the mitochondrial DNA polymerase gamma gene (POLG) in patients with normal spermiograms and unexplained subfertility. Hum Reprod 19:65–70

Johnson MD (1998) Genetic risks of intracytoplasmic sperm injection in the treatment of male infertility: recommendations for genetic counseling and screening. Fertil Steril 70:397–411

Kahraman S, Findikli N, Berkil H, Bakircioglu E, Donmez E, Sertyel S, Biricik A (2003) Results of preimplantation genetic diagnosis in patients with Klinefelter's syndrome. Reprod Biomed Online 7:346–352

Kamischke A, Gromoll J, Simoni M, Behre HM, Nieschlag E (1999) Transmission of a Y chromosomal deletion involving the deleted in azoospermia (DAZ) and chromodomain (CDYI) genes from father to son through intracytoplasmic sperm injection. Hum Reprod 14:2320–2322

Kent-First MG, Kol S, Maullem A, Blazer S, Itskovitz-Eldor J (1996) Infertility in intracytoplasmic sperm injectionderived sons. Lancet 348:332

Kent-First M, MuallemA, Shultz J Pryor J, Roberts K, Nolten W, Meisner L, Chandley A, Gouchy G, Jorgensen L, Havighurst T, Grosch J (1999) Defining regions of the Y-chromosome responsible formale infertility and identification of a fourth AZF region (AZFD) by Y-chromosome microdeletion detection. Mol Reprod Dev 53:27–41

Kleiman SE, Yogev L, Gamzu R, Hauser R, Botchan A, Lessing JB et al (1999) Genetic evaluation of infertile men. Hum Reprod 14:33–38

Kobayashi K, Mizuno K, Hida A et al (1994) PCR analysis of the Y chromosome long arm in azoospermic patients - evidence for a second locus required for spermatogenesis.Hum Mol Genet 3:1965–1967

Komori S, Horiuchi I, Hamada Y, Hasegawa A, Kasumi H, Kondoh N, Sawai H, Toji H, Shigeta M, Shima H, Koyama K (2004) Birth of healthy neonates after intracytoplasmic injection of ejaculated or testicular spermatozoa from men with nonmosaic

Klinefelter's syndrome: a report of 2 cases. J Reprod Med 49:126 – 130
Krausz C, Bussani-Mastellone C, Granchi S, McElreavey K, Scarselli G, Forti G (1999) Screening for microdeletions of Y chromosome genes in patients undergoing intracytoplasmic sperm injection. Hum Reprod 14:1717 – 1721
Kupker W, Ludwig M, Hahn K et al (1996) Prevalence of microdeletions in the azoospermia factor region of the Y chromosome in cases of azoospermia and severe oligoasthenoteratozoospermia. 12th Annual Meeting of the EHSRE, Maastricht 1996. Hum Reprod 11:57
Kuroki Y, Iwamoto T, Lee J, Yoshiike M, Nozawa S, Nishida T et al (1999) Spermatogenic ability is different among males in different Y chromosome lineage. Hum Genet 44:289 – 292
Si tratta di un articolo che potenzialmente farà data. Gli autori hanno trovato che la capacità fecondante del liquido seminale differiva a seconda dell'origine del DNA del cromosoma Y. Le nostre conoscenza sul cromosoma Y sono limitate, e quest'articolo apre nuove vie di ricerca.
Lahn BT, Tang ZL, Zhou J, Barndt RJ, Parvinen M, Allis CD, Page DC (2003) Previously uncharacterized histone acetyltransferases implicated in mammalian spermatogenesis. EMBO Rep 4:877 – 82 [Epub 2003 August 08. Related Articles, Links Cdyl: a new transcriptional co-repressor. Proc Natl Acad Sci USA 2002 99:8707 – 8712. Epub 2002 June 18]
Lander ES, Linton LM, Birren B, Nusbaum C, Zody MC, Baldwin J, Devon K, Dewar K, Doyle M, FitzHugh W et al (2001) Initial sequencing and analysis of the human genome. Nature 409:860 – 921
Lansac J, Thepot F, Mayuax MJ (1997) Pregnancy outcome after artificial insemination or IVF with frozen semen donor: a collaborative study of the French CECOS Federation on 21,597 pregnancies. Eur J Obstet Gynecol Reprod Biol 74: 223 – 228
Li C, Gronberg H, Matsuyama H, Weber G, Nordenskjold M, Naito K, Bergh A Bergerheim U, Damber JE, Larsson C, Ekman P (2003) Difference between Swedish and Japanese men in the association between AR CAG repeats and prostate cancer suggesting a susceptibility-modifying locus overlapping the androgen receptor gene. Int J Mol Med 11:529 – 533
Lillford R, Jones AM, Bishop DT, Thronton J, Mueller R (1994) Case control study of whether subfertility in men is familial. Br Med J 309:507 – 573
Lin YM, Huang WJ, Lin JS, Kuo PL (2004) Progressive depletion of germ cells in a man with nonmosaic Klinefelter's syndrome: optimal time for sperm recovery. Urology 63: 380 – 381
Linden JV, Centola G (1997) New American Association of Tissue Banks standards for semen banking. Fertil Steril 68: 597 – 600
Luetjens CM, Xu EY, Rejo Pera RA, Kamischke A, Nieschlag E, Gromoll J (2004) Association of meiotic arrest with lack of BOULE protein expression in infertile men. J Clin Endocrinol Metab 89:1926 – 1933
Ma K, Sharkey A, Kirsch S, Vogt P, Keil R, Hargreave TB et al (1992) Towards the molecular localisation of the AZF locus: mapping of microdeletions in azoospermic men within 14 subintervals of interval 6 of the human Y chromosome. Hum Mol Genet 1:29 – 33
Ma K, Inglis JD, Sharkey A, Bickmore WA, Hill RE, Prosser EJ et al (1993) A Y chromosome gene family with RNA-binding protein homology: candidates for the azoospermia factor AZF controlling human spermatogenesis. Cell 75:1 – 20
Maines JZ, Wasserman SA (1999) Post-transcriptional regulation of the meiotic Cdc25 protein Twine by the Dazl orthologue Boule. Nat Cell Biol 1:171 – 174 Mallidis C, Loveland K, Najmabadi H, McLaughlin R, Baker G, Bhasin S, de Kretser DM (1996) The incidence of the deleted in azoospermia gene in infertile men. In: Human Reproduction, Vol 11, Abstract book, 1 June 1996, 12th Annual Meeting, Maastricht, 30 June to 3 July 3 1996, European Society of Human Reproduction and Embryology, ISSN 0268 – 1161 Coden HUREEE, Oxford University Press
Martin RH (1996) The risk of chromosomal abnormalities following ICSI. Hum Reprod 11:924 – 925
Martin RH, McInnes B, Rademaker AW (1999) Analysis of aneuploidy for chromosomes 13, 21, X and Y by multicolour fluorescence in situ hybridisation (FISH) in a 47,XYY male. Zygote 7:131 – 134
Martin RH, Rademaker AW, Greene C, Ko E, Hoang T, Barclay L, Chernos J (2003) A comparison of the frequency of sperm chromosome abnormalities in men with mild, moderate, and severe oligozoospermia. Biol Reprod 69:535 – 539
Martini E, Geraedts JPM, Liebaers I, Land JA, Capitanio GL, Ramaekers FCS, Hopman AHN (1996) Constitution of semen samples from XYY and XXY males as analysed by in-situ hybridization. Hum Reprod 11:1638 – 1643
Mercier B, Verlingue C, Lissens W, Silber SJ, Noveli G, Bonduelle M et al (1995) Is congenital bilateral absence of vas deferens primary form of cystic fibrosis? Analysis of the CFTR gene in 67 patients. Am J Hum Genet 56:272 – 277
Moloney DM, Slaney SF, Oldridge M, Wall SA, Sahlin P, Stenman G, Wilkie AO (1996) Exclusive paternal origin of new mutations in Apert syndrome. Nature Genet 13:48 – 53
Moog U, Coonen E, Dumoulin JCM, Engelen JJM (1996) Karyotypes of men involved in ICSI programmes: the Maastricht experience, April 1994 to date [abstract]. In: Human Reproduction, Vol 11, Abstract book, 1 June 1996, 12th Annual Meeting, Maastricht, 30 June to 3 July 1996. European Society of Human Reproduction and Embryology, ISSN 0268 – 1161 Coden HUREEE, Oxford University Press
Moutou C, Gardes N, Viville S (2004) Duplex, triplex and quadruplex PCR for the preimplantation genetic diagnosis (PGD) of cystic fibrosis (CF), an exhaustive approach. Prenat Diagn 24:562 – 569
Mulhall JP, Reijo R, Alagappan R, Brown L, Page D, Carson R, Oates RD (1997) Azoospermic men with deletion of the DAZ gene cluster are capable of completing spermatogenesis: fertilization, normal embryonic development and pregnancy occur when retrieved testicular spermatozoa are used for intracytoplasmic sperm injection. Hum Reprod 12:503 – 508
Najmabadi H, Huang V, Yen P, Subbarao MN, Bhasin D, Banaag L et al (1996) Substantial prevalence of microdeletions of the Y chromosome in infertile men with idiopathic azoospermia and oligozoospermia detected using a sequence-tagged site-based mapping strategy. J Clin Endocrinol Metab 81: 1347 – 1352
Nap AW, Van Golde RJ, Tuerlings JH, De Sutter P, Pieters MH, Giltay JC, Kastrop PM, Braat DD, Kremer JA (1999) Reproductive decisions of men with microdeletions of the Y chromosome: the role of genetic counselling. Hum Reprod 14: 2166 – 2169
Nelson KA, Witte JS (2002) Androgen receptor CAG repeats and prostate cancer. Am J Epidemiol 155:883 – 890
Nudell D, Castillo M, Turek PJ, Pera RR (2000) Increased frequency of mutations in DNA from infertile men with meiotic arrest. Hum Reprod 15:1289 – 1294
Oates RD, Amos JA (1994) The genetic basis of congenital bilateral absence of the vas deferens and cystic fibrosis. J Androl 15:1 – 8
Okada H, Fujioka H, Tatsumi N, Kanzaki M, Okuda Y, Fujisawa M et al (1999) Klinefelter's syndrome in the male infertility clinic. Hum Reprod 14:946 – 952
Okada H, Shirakawa T, Ishikawa T, Goda K, Fujisawa M, Kamidono S (2004) Serum testosterone levels in patients with nonmosaic Klinefelter syndrome after testicular sperm

extraction for intracytoplasmic sperm injection. Fertil Steril 82:237 - 238

Ostermeier GC, Miller D, Huntriss JD, Diamond MP, Krawetz SA (2004) Reproductive biology: delivery spermatozoan RNA to the oocyte. Nature 429:154

Page DC, Silber S, Brown LG (1999) Men with infertility caused by AZFc deletion can produce sons by intracytoplasmic sperm injection, but are likely to transmit the deletion and infertility. Hum Reprod. 14:1722 - 1726

Pantazidis AC, Galanopoulos VK, Zouros E (1993) An autosomal factor from Drosophila mojavensis restores normal spermatogenesis in Drosophila males carrying the D. arizo nae Y chromosome. Genetics 134:309 - 318

Persson JW (1999) A hypothesis on the origin of germ cell mutation and evolutionary role of extraembryonic mutation. Hum Reprod 14:1840 - 1841

Questo articolo ci ricorda che le cellule germinali migrano nell'embrione a partire dalla massa cellulare extra-embrionale, il che può spiegare come è possibile osservare delle mutazioni che toccano solo la linea germinale. La necessità di praticare degli studi citogenetici sugli spermatozoi piuttosto che sulle cellule sanguigne è una preoccupazione crescente.

Persson JW, Peter GB, Saunders DM (1996) Is ICSI associated with risks of genetic disease? Implications for counselling, practice and research. Hum Reprod 11:921 - 924

Peschka B, Leygraaf J, van der Ven K, Montag M, Schartmann B, Schubert R et al (1999) Type and frequency of chromosome aberrations in 781 couple undergoing intracytoplasmic sperm injection. Hum Reprod 14:2257 - 2263

Pinborg A, Loft A, Rasmussen S, Schmidt L, Langhoff-Roos J, Greisen G Andersen AN (2004) Neonatal outcome in a Danish national cohort of 3438 IVF/ICSI and 10,362 non-IVF/ICSI twins born between 1995 and 2000. Hum Reprod 19:435 - 441

Pryor JL, Kent First M, Muallem A et al (1997) Microdeletions in the Y chromosome of infertile men. N Engl J Med 336:534 - 539

Qureshi SJ, Ross AR, Ma K, Cooke HJ, McIntyre MA, Hargreave TB (1996) Polymerase chain reaction screening for Y chromosome microdeletions: a first step towards the diagnosis of genetically determined spermatogenetic failure in men. Mol Hum Reprod 2:775 - 779

Ratcliffe S (1999) Long term outcome in children of sex chromosome abnormalities. Arch Dis Child 80:192 - 195

Reijo R, Lee TY, Salo P, Alagappan R, Brown LG, Rosenberg M, Rozen S et al (1995) Diverse spermatogenic defects in humans caused by Y chromosome deletions encompassing a novel RNA-binding protein gene. Nature Genet 10:383 - 393

Reijo R, Alagappan PK, Patrizio P et al (1996) Severe oligozoospermia resulting from deletions of azoospermia factor gene on Y chromosome. Lancet 347:1290 - 1293

Repping S, Skaletsky H, Lange J, Silber S, Van Der Veen F, Oates RD, Page DC, Rozen S (2002) Recombination between palindromes P5 and P1 on the human Y chromosome causes massive deletions and spermatogenic failure. Am J Hum Genet 71:906 - 922

Roest HP, Van Klaveran J, de Wit J, van Gurp CG, Koken MHM, Vermy M (1996) Inactivation of the HR6B ubiquitin conjugating DNA repair enzyme in mice causes male sterility associated with chromatin modification. Cell 86:799 - 810

Rovio AT, Marchington DR, Donat S, Schuppe HC, Abel J, Fritsche E, Elliott DJ, Laippala P, Ahola AL, McNay D, Harrison RF, Hughes B, Barrett T, Bailey DM, Mehmet D, Jequier AM, Hargreave TB, Kao SH, Cummins JM, Barton DE, Cooke HJ, Wei YH, Wichmann L, Poulton J, Jacobs HT (2001) Mutations at the mitochondrial DNA polymerase (POLG) locus associated with male infertility. Nat Genet 29:261 - 262

Rozen S, Skaletsky H, Marszalek JD, Minx PJ, Cordum HS, Waterston RH, Wilson RK, Page DC (2003) Abundant gene conversion between arms of palindromes in human and ape Y chromosomes. Nature 423:873 - 876

Saunders PT, Turner JM, Ruggiu M, Taggart M, Burgoyne PS, Elliott D, Cooke HJ (2003) Absence of mDazl produces a final block on germ cell development at meiosis. Reproduction 126:589 - 597

Sauten RJ, Paulsen CA (1973) Hypogonadotrophic eunuchoidism. I. Clinical study of the mode of inheritance. J Clin Endocrinol Metab 36:47 - 54

Saxena R, Brown LG, Hawkins T, Alagappan RK, Skaletsky H, Reeve MP, Reijo R, Rozen S, Dinulos MB, Disteche CM, Page DC (1996) The DAZ gene cluster on the human Y chromosome arose from an autosomal gene that was transposed, repeatedly amplified and pruned. Nat Genet 14:292 - 299

Schempp W, Binkele A, Arnemann J, Glaser B, Ma K, Taylor K et al (1995) Comparative mapping of YRRM and TSPY related cosmids in man and homonoid apes. Chromosome Res 3:227 - 237

Short RV (1997) The testis, the witness of the mating system, the site of mutation and the engine of desire. Acta Paediatr (Suppl) 422:3 - 7

Sibley CG, Comstock JA, Ahlquist JE (1990) DNA hybridization evidence of hominoid phylogeny: a re-analysis of the data. J Mol Evol 30:202 - 236

Silber SJ, Alagappan R, Brown LG, Page DC (1998) Y chromosome deletions in azoospermic and severely oligozoospermic men undergoing intracytoplasmic sperm injection after testicular sperm extraction. Hum Reprod 13:3332 - 3337

Simmerly C, Wu GJ, Zoran S et al (1995) The paternal inheritance of the centrosome, the cells microtubular organizing center in humans and the implications for infertility. Nature Med 1:47 - 52

Simoni M, Gromoll J, Dwoniczak B et al (1997) Screening for deletions of the Y chromosome involving the DAZ (deleted in Azoospermia) gene in azoospermia and severe oligozoospermia. Fertil Steril 67:542 - 547

Simoni M, Kamischke A, Nieschlag E (1998) Current status of the molecular diagnosis of Y-chromosomal microdeletions in the work-up of male infertility. Initiative for international quality control. Hum Reprod 13:1764 - 1768

Questo articolo è un progresso importante del controllo della qualità dell'analisi delle microdelezioni dell'Y nei laboratori. Il confronto dei risultati che proviene dai centri differenti è reso molto difficile dall'utilizzo di STS differenti in occasione dell'analisi.

Simoni M, Gromoll J, Hoppner W, Kamischke A, Krafft T, Stahle D, Nieschlag E (1999) Mutational analysis of the folliclestimulating hormone (FSH) receptor in normal and infertile men: identification and characterization of two discrete FSH receptor isoforms. J Clin Endocrinol Metab 84:751 - 755

Simpson JL, de la Cruz F, Swerdloff RS, Samango-Sprouse C, Skakkebaek NE, Graham JM, Hassold T, Aylstock M, MeyerBahlburg HF, Willard HF, Hall JG, Salameh W, Boone K, Staessen C, Geschwind D, Giedd J, Dobs AS, Rogol A, Brinton B, Paulsen CA (2003) Klinefelter syndrome: expanding the phenotype and identifying new research directions. Genet Med 5:460 - 468

Skaletsky H, Kuroda-Kawaguchi T, Minx PJ, Cordum HS, Hillier L, Brown LG, Repping S, Pyntikova T, Ali J, Bieri T, Chinwalla A, Delehaunty A, Delehaunty K, Du H, Fewell G, Fulton L, Fulton R, Graves T, Hou SF, Latrielle P, Leonard S, Mardis E, Maupin R, McPherson J, Miner T, Nash W, Nguyen C, Ozersky P, Pepin K, Rock S, Rohlfing T, Scott K, Schultz B, Strong C, Tin-Wollam A, Yang SP, Waterston RH, Wilson RK, Rozen S, Page DC (2003) Related articles, links [Abstract]. The malespecific region of the human Y chromosome is a mosaic of discrete sequence classes. Nature 423:825 - 837

Soulard M, Della Valle V, Siomi MC, Pinol-Roma S, Codogno P, Bauvy C et al (1993) hnRNP G: sequence and characterization of a glycosylated RNA-binding protein. Nucleic Acids Res 21:4210 - 4217

Staessen C, Tournaye H, Van Assche E, Michiels A, Van Landuyt L, Devroey P, Liebaers I, Van Steirteghem A (2003) PGD in 47,XXY Klinefelter's syndrome patients. Hum Reprod Update 9:319 - 330

Stuppia L, Mastroprimiano G, Calabrese G et al (1996) Microdeletions in interval 6 of the Y chromosome detected by STS-PCR in 6 of 33 patients with idiopathic oligo- or azoospermia. Cytogenet Cell Genet 72:155 - 158

Stuppia L, Gatta V, Mastroprimiano G (1997) Clustering of Y chromosome deletions in subinterval E of interval 6 supports the existence of an oligozoospermia critical region outside the DAZ gene. J Med Genet 34:881 - 883

Sun C, Skaletsky H, Birren B, Devon K, Tang Z, Silber S, Oates R, Page DC (1999) An azoospermic man with a de novo point mutation in the Y-chromosomal gene USP9Y. Nat Genet 23:429 - 432

Tesarik J (2004) Overcoming maturation arrest by in vitro spermatogenesis: search for the optimal culture system. Fertil Steril 81:1417 - 1419

Tessari A, Salata E, Ferlin A, Bartoloni L, Slongo ML, Foresta C (2004) Characterisation of HSFY, a novel AZFb gene on the Y chromosome with a possible role in spermatogenesis. Mol Hum Reprod 10:253 - 258

Tiepolo L, Zuffardi O (1976) Location of factors controlling spermatogenesis in the nonfluorescent portion of the human Y chromosome long arm. Hum Genet 34:119 - 124

Tincello DG, Saunders PTK, Hargreave TB (1997) Preliminary investigations on androgen receptor gene mutations in infertile men. Mol Hum Reprod 3:941 - 943

Tolarova MM, Harris JA, Ordway DE, Vargervik K (1997) Birth prevalence, mutation rate, sex ratio, parent's age and ethnicity in Apert syndrome. Am J Med Genet 72:394 - 398

Tournaye H, Devroey P, Liu J, Nagy Z, Lissens W, Van Steirteghem A (1994) Microsurgical epididymal sperm aspiration and intracytoplasmic sperm injection: a new effective approach to infertility as a result of congenital bilateral absence of the vas deferens. Fertil Steril 61:1045 - 1051

Tournaye H, Staessen C, Liebaers I, Van Assche EV, Devroey P Bonduelle M Steirteghem AV (1996) Testicular sperm recovery in nine 47 XXY Klinefelter patients. Hum Reprod 11: 1644 - 1649

Ulug U, Bener F, Akman MA, Bahceci M (2003) Partners of men with Klinefelter syndrome can benefit from assisted reproductive technologies. Fertil Steril 80:903 - 906

Van Assche E, Bonduelle M, Tournaye H, Joris H, Verheyen G, Devroey P et al (1996) Cytogenetics of infertile men. Hum Reprod 11 [Suppl 4]:1 - 24

van der Ven K, Messer L, van der Ven H, Jeyendran RS, Ober C (1996) Cystic fibrosis mutation screening in healthy men with reduced sperm quality. Hum Reprod 11:513 - 517 Van Kooij RJ, de Boer P, De Vreedenb-Elbertse JM, Ganga NA, Singh N, Te Velde (2004) The neutral comet assay detects double strand DNA damage in selected and unselected human spermatozoa of normospermic donors. Int J Androl 27:140 - 146

Venables JP, Cooke HJ (2000) Lessons from knockout and transgenic mice for infertility in men. J Endocrinol Invest 23:584 - 591

Vernaeve V, Staessen C, Verheyen G, Van Steirteghem A, Devroey P, Tournaye H (2004) Can biological or clinical parameters predict testicular sperm recovery in 47,XXY Klinefelter's syndrome patients? Hum Reprod 19:1135–1139

Vogt PH (1999) Risk of neurodegenerative diseases in children by intracytoplasmic sperm injection? Lancet 354:611 - 612

Vogt è celebre per i suoi lavori sulle microdelezioni dell'Y nella mosca del frutto e l'uomo, e il suo contributo alla conoscenza è importante. In questa rivista di alto livello, esamina la possibilità che la previsione genetica possa dire che i bambini concepiti mediante ICSI siano più suscettibili di presentare delle malattie neurodegenerative, ma conclude che ciò è poco probabile.

Vogt P, Chandley AC, Hargreave TB, Keil R, Ma K, Sharkey A (1992) Microdeletions in interval 6 of the Y chromosome of males with idiopathic sterility point to disruption of AZF, a human spermatogenesis gene. Hum Genet 89:491 - 496

Vogt P, Edelmann A, Kirsch S (1996) Human Y chromosome azoospermic factors AZF mapped to different regions in Ya11. Hum Mol Genet 5:933 - 943

Wang C, Baker HWG, Burger HG et al (1975) Hormonal studies in men with Klinefelters syndrome. Clin Endocrinol 4: 399 - 414

Wang PJ, McCarrey JR, Yang F, Page DC (2001) An abundance of X-linked genes expressed in spermatogonia. Nat Genet 27:422 - 426

Westerveld GH, Gianotten J, Leschot NJ, van der Veen F, Repping S, Lombardi MP (2004) Heterogeneous nuclear ribonucleoprotein G-T (HNRNP G-T) mutations in men with impaired spermatogenesis. Mol Hum Reprod 10:265 - 269

Wu CC, Hsieh-Li HM, Lin YM, Chiang HS (2004) Cystic fibrosis transmembrane conductance regulator gene screening and clinical correlation in Taiwanese males with congenital bilateral absence of the vas deferens. Hum Reprod 19:250 - 253

Xu EY, Moore FL, Pera RA (2001) A gene family required for human germ cell development evolved from an ancient meiotic gene conserved in metazoans. Proc Natl Acad Sci USA 98:7414 - 7419

Zhang LU (2004) Investigation of the frequency of chromosomal aneuploidy using triple fluorescence in situ hybridization in 12 Chinese infertile men. Chinese Med J 117: 503 - 506

II.3.11 Genetica dei tumori (prostata/testicolo/pene)

O. Tatarov, D. Kirk

Sintesi

- L'anamnesi familiare è un fattore di rischio maggiore del cancro della prostata.
- Il cancro della prostata che si sviluppa prima dei 55 anni è frequentemente ereditario.
- I fratelli di uomini affetti da un cancro del testicolo hanno un rischio 8-10 volte maggiore di avere loro stessi un cancro del testicolo.
- Il carcinoma testicolare bilaterale può avere un rischio genetico più elevato.
- La rarità del cancro del pene rende i rischi ereditari difficili da definire.

II.3.11.1 Aspetti genetici del cancro della prostata

Oltre all'età e all'origine etnica, numerosi e grandi studi caso-controllo e di coorte hanno confermato che la familiarità è un fattore di rischio fondamentale del cancro della prostata (Cannon et al. 1982; Steinberg et al. 1990; Carter et al. 1992; Gronberg et al. 1996). I registri dei gemelli in Danimarca, Svezia e Finlandia hanno permesso di attribuire il 42% dei tumori della prostata a una causa ereditaria (Lichtenstein et al. 2000). Il numero di genitori affetti e la loro età al momento della diagnosi influenzano il rischio. Un fratello o un padre colpito da cancro della prostata radoppia o triplica il rischio, tanto più se il genitore affetto è giovane (Cannon et al. 1982; Ghadirian et al. 1997; Matikaine et al. 2001). Una grande percentuale di cancro della prostata osservata prima dei 55 anni è considerata come ereditaria (Zeegers et al. 2003).

«Il cancro della prostata ereditario», che simula un carattere mendeliano dominante, è suggerito quando il cancro della prostata si verifica in almeno tre parenti di primo grado, in ognuna delle tre generazioni della linea materna o paterna o in almeno due parenti di primo o secondo grado prima dell'età di 55 anni (Damber 2001; Nieder et al. 2003). Tuttavia, anche la malattia di due membri della famiglia o di uno solo («cancro della prostata familiare») può indicare un aumento del rischio (Steinberg et al. 1990).

Dei fratelli che presentano un tumore conferiscono un rischio maggiore a un soggetto rispetto al padre. Questo può essere dovuto a un'eredità recessiva o legata all'X, anche se la causa della differenza è sconosciuta. Una meta-analisi di 33 studi epidemiologici ha presentato delle informazioni dettagliate riguardo ai fattori di rischio familiari di cancro della prostata (Tabella II.3.17).

Il contesto clinico, la risposta al trattamento e la sopravvivenza non sembrano differenti nei pazienti che hanno delle forme ereditarie e sporadiche della malattia e con un'assenza di differenze statistiche nei sintomi, nello stadio patologico, nei punteggi di Gleason, nei margini o nella recidiva della malattia (Gronberg et al. 1998; Valeri et al. 2000; Bratt et al. 2002). Gli argomenti a proposito dei dosaggi e lo screening del PSA non sono, pertanto, diversi da quelli della malattia sporadica, ma è chiaro che i pazienti che hanno dei parenti stretti affetti, specialmente quando la malattia è stata fatale, presenteranno maggiore ansia.

Studi recenti hanno dimostrato che gli uomini con un'anamnesi familiare di cancro della prostata possono essere a rischio di altri tumori maligni. Nella sindrome a trasmissione dominante di Li-Fraumeni, provocata da mutazioni costituzionali di geni TP 53 o CHK 2, i membri della famiglia colpiti sviluppano a un'età precoce, oltre all'adenocarcinoma prostatico, dei rabdomiosarcomi, dei sarcomi dei tessuti molli, un cancro mammario, dei tumori cerebrali, un osteosarcoma, una leucemia e un cancro del pancreas. Anche i soggetti portatori di mutazioni ereditarie di BRCA1 e BRCA2 (gene del cancro del mammella) sono anche considerati a rischio più elevato di cancro della prostata. Un possibile aumento del rischio di cancro del colon, di un linfoma non Hodgkin, di cancro del retto e di carcinoma del cervello nei parenti di primo grado dei pazienti che hanno avuto un cancro della prostata (Goldgar et al. 1994; Gronberg et al. 2000) potrebbe essere dovuto a una predisposizione genetica che ha per risultato una sindrome cancerosa familiare, ma la spiegazione alternativa di un'esposizione ambientale non è stata esclusa.

II.3.11.2 Genetica del cancro del testicolo

I tumori testicolari a cellule germinali (Testicular Germ-Cell Tumours, TGCT) sono la malattia maligna più frequente negli uomini tra i 15 e i 45 anni. Il fattore di rischio più importante di TGCT è la familiarità positiva (UK Testicular Cancer Study

Tabella II.3.17. Rischio relativo legato a un'anamnesi familiare di cancro della prostata. (*IC* intervallo di confidenza.) Adattato da Zeegers et al. (2003)

Gruppo a rischio	Rischio relativo di cancro della prostata
Fratello affetto da un cancro della prostata diagnosticato a qualsiasi età	3,4 (IC 95% = 3,0–3,8)
Padre affetto da un cancro della prostata diagnosticato a qualsiasi età	2,2 (IC 95% = 1,9–2,5)
Parente di primo grado malato con diagnosi a qualsiasi età	2,6 (IC 95% = 2,3–2,8)
Parente di secondo grado malato con diagnosi a qualsiasi età	1,7 (IC 95% = 1,1–2,6)
Parente(i) di primo grado malato(i) con diagnosi a < 65 anni	3,3 (IC 95% = 2,6–4,2)
Parente(i) di primo grado malato(i) con diagnosi a > 65 anni	2,4 (IC 95% = 1,7–3,6)
Almeno due parenti di primo grado affetti diagnosticati a qualsiasi età	5,1 (IC 95% = 3,3–7,8)

Group 1994), il criptorchidismo (Swerdlow et al. 1997) e una diagnosi precedente di TGCT (Osterlind et al. 1991; Wanderas et al. 1997).

Venticinque diverse malattie ereditarie o anomalie cromosomiche costituzionali sono state descritte nei pazienti con TGCT. In alcuni sono presenti anche delle anomalie della differenziazione urogenitale, il che suggerisce una correlazione con la sindrome della disgenesia testicolare, di cui fa parte il carcinoma del testicolo (Lutke Holzik et al. 2003). I pazienti con sindrome di Klinefelter (47,XXY) e disgenesia gonadica XY hanno un rischio sostanziale di sviluppare un tumore a cellule germinali. Circa l'8% dei casi di GCT mediastinico (extragonadico) ha una sindrome di Klinefelter, anche se i tumori testicoliari sono rari, probabilmente a causa dell'assenza di cellule germinali testicolari.

I casi familiari rappresentano l'1-5,5% dei tumori del testicolo (Forman et al. 1992; Heimdal et al. 1996; Dieckman e Pichlmeier 1997; Sonneveld et al. 1999). Circa l'1-3% degli uomini con TGCT ha un genitore di primo grado affetto. I fratelli di pazienti malati hanno un rischio relativo di TGCT dell'8-10% mentre il rischio relativo per i figli è del 4-6% (Heimdal e al. 1996; Dieckman e Pichlmeier 1997; Sonneveld e al. 1999). Questo rischio relativo elevato non è probabilmente dovuto a un fattore ambientale condiviso con altri (Lutke Holzik et al. 2004).

Il coinvolgimento bilaterale di organi pari è considerato come un importante segno di cancro ereditario. Una mutazione somatica precoce del gene del recettore della tirosina chinasi (KIT) è considerata come un fattore predisponente a un TGCT bilaterale (Looijenga et al. 2003). Diversi studi associativi hanno anche collegato il rischio di TGCT ai geni HLA che potrebbero rivestire un ruolo nella risposta immunitaria a diversi fattori cancerogeni (Birkeland et al. 1995; Bateman e Howell 1999; Spano et al. 2002). Infine, esistono delle prove indirette che i pazienti con un TGCT e i loro genitori possono essere a rischio di sviluppare tumori in altre sedi come il colon, il rene, il pancreas, la vescica, la tiroide e i polmoni (Goss e Bulbul 1990; Dong e al. 2001).

Si considera che molti geni putativi di suscettibilità conferiscano un rischio maggiore sia di cancro della prostata che di TGCT. Tuttavia, nessuno screening genetico definitivo è disponibile per queste condizioni. I progressi in bio-informatica e in biologia molecolare faciliteranno gli studi sulla predisposizione genetica ai carcinomi prostatico e testicolare e miglioreranno la nostra comprensione dei tumori non ereditari.

II.3.11.3 Genetica del cancro del pene

Il carcinoma del pene a cellule squamose è una malattia rara ed esistono poche informazioni che riguardano gli aspetti ereditari. I dati sono generalmente limitati a dei casi clinici, senza pubblicazioni statisticamente attendibili (Raney e Jhaveri 1981).

II.3.11.4 Screening genetico

Un rapporto della società americana di oncologia clinica fornisce delle indicazioni per lo screening genetico (American Society of Clinical Oncology 2003):

1. L'individuo ha un'anamnesi personale o familiare che suggerisce un contesto di suscettibilità genetica al cancro
2. Lo screening può essere correttamente interpretato
3. I risultati saranno un aiuto alla diagnosi o influenzeranno la gestione medica o chirurgica del paziente o dei genitori a rischio ereditario di carcinoma.

I pazienti sono sottoposti a uno screening genetico per determinare se è stato ereditato un gene predisponente a un certo tipo di cancro. Il processo implica la costruzione e la valutazione della genealogia, la raccolta dell'anamesi medica personale e familiare e l'apporto di informazioni riguardo al rischio genetico. Nel caso in cui uno screening genetico non sia disponibile, una valutazione del rischio legato all'età può essere fornita dall'analisi della genealogia per poter decidere in quale momento deve essere proposto lo screening clinico. I pazienti considerati ad alto rischio di cancro ereditario devono essere incoraggiati a prendere parte ai programmi di ricerca stabiliti. I candidati allo screening genetico devono, innanzitutto, essere informati delle incertezze mediche, dei rischi psicosociali e dei benefici implicati dallo screening genetico (Petersen 2000; American Society of Clinical Oncology 2003).

Le informazioni sull'anamnesi familiare devono essere riassunte sotto forma di genealogia o di un albero genealogico. Si tratta di una rappresentazione grafica standardizzata dei legami familiari nella quale sono individuate le modalità di trasmissione della malattia (Bennett et al. 1995). Ciò aiuta l'identificazione dei tipi di trasmissione e il riconoscimento di sindromi cancerose ereditarie specifiche e aiuta a determinare i migliori metodi di valutazione del rischio.

I fattori che lasciano ipotizzare un rischio di cancro ereditario includono le seguenti informazioni:

- Raggruppamento dello stesso tipo di cancro nei parenti stretti
- Età insolitamente precoce dell'insorgenza del carcinoma
- Due o più tumori primari in un solo genitore
- Segni di eredità autosomica dominante
- Bilateralità negli organi pari
- Tipi di cancri familiari associati a una sindrome cancerosa nota.

Bibliografia

American Society of Clinical Oncology (2003) American Society of Clinical Oncology policy statement update: genetic testing for cancer susceptibility. J Clin Oncol 21:2397 – 2406

Bateman AC, Howell WM (1999) Human leukocyte antigens and cancer: is it in our genes? J Pathol 188:231 – 236

Bennett RL, Steinhaus KA, Uhrich SB et al (1995) Recommendations for standardized human pedigree nomenclature. J Genet Couns 4:267 - 279

Birkeland SA, Storm HH, Lamm LU et al (1995) Cancer risk after renal transplantation in the Nordic countries, 1964 - 1986. Int J Cancer 60:183 - 189

Bratt O, Dumber JE, Emanuelsson M, Gronberg H (2002) Hereditary prostate cancer:clinical characteristics and survival. J Urol 167:2423 - 2426

Cannon L, Bishop DT, Skolnick M et al (1982) Genetic epidemiology of prostate cancer in the Utah Mormon genealogy. Cancer Surv 1:47 - 69

Carter BS, Beaty TH, Steinberg GD et al (1992) Mendelian inheritance of familial prostate cancer. Proc Natl Acad Sci USA 89:3367 - 3371

Damber JE (2001) Familial aggregation of prostate cancer management while waiting for the identification of hereditary prostate cancer genes. Eur Urol 39 [Suppl. 4]:19 - 21

Dieckman KP, Pichlmeier U (1997) The prevalence of familial testicular cancer: an analysis of two patient populations and a review of the literature. Cancer 80:1954 - 1960

Dong C, Lonnstedt I, K. Hemminki (2001) Familial testicular cancer and second primary cancers in testicular cancer patients by histological type. Eur J Cancer 37:1878 - 1885

Forman D, Oliver RT, Brett AR et al (1992) Familial testicular cancer: a report of the UK family register, estimation of risk and an HLA class 1 sib-pair analysis. Br J Cancer 65:255 - 262

Ghadirian P, Howe GR, Hislop TG et al (1997) Family history of prostate cancer: a multi-center case-control study in Canada. Int J Cancer 70:679 - 681

Goldgar DE, Easton DF, Cannon-Albright LA, Skolnick MH (1994) Systematic population-based assessment of cancer risk in first-degree relatives of cancer probands. J Natl Cancer Inst 86:1600 - 1608

Goss PE, Bulbul MA (1990) Familial testicular cancer in five members of a cancer-prone kindred. Cancer 66:2044 - 2046

Gronberg H, Damber L, Damber JE (1996) Familial prostate cancer in Sweden. A nationwide register cohort study. Cancer 77:138 - 143

Gronberg H, Damber L, Tavelin B, Damber JE (1998) No difference in survival between sporadic, familial and hereditary prostate cancer. Br J Urol 82:564 - 567

Gronberg H, Bergh A, Damber JE, Emanuelsson M (2000) Cancer risk in families with hereditary prostate carcinoma. Cancer 89:1315 - 1321

Heimdal K, Olsson H, Trestly S et al (1996) Familial testicular cancer in Norway and Southern Sweden. Br J Cancer 73:964 - 969

Lichtenstein P, Holm NV, Verkasalo PK et al (2000) Environmental and heritable factors in the causation of cancer - analyses of cohorts of twins from Sweden, Denmark, and Finland. N Engl J Med 343:78 - 85

Looijenga LH, de Leeuw H, van Oorschot M et al (2003) Stem cell factor receptor (c-KIT) codon 816 mutations predict development of bilateral testicular germ-cell tumours. Cancer Res 63:7674 - 7678

Lutke Holzik MF, Sijmons RH, Sleijfer DT et al (2003) Syndromic aspects of testicular carcinoma. Cancer 97:984 - 992

Lutke Holzik MF, Rapley EA, Hoekstra HJ et al (2004) Genetic predisposition to testicular germ-cell tumours. Lancet Oncol 5:363 - 371

Matikaine MP, Pukkala E, Schleutker J et al (2001) Relatives of prostate cancer patients have an increased risk of prostate and stomach cancers: a population-based, cancer registry study in Finland. Cancer Causes Control 12:223 - 230

Nieder AM, Taneja SS, Zeegers MPA, Ostrer H (2003) Genetic counselling for prostate cancer risk. Clin Genet 63:169 - 176

Osterlind A, Berthelsen JG, Abildgaard N et al (1991) Risk of bilateral testicular germ cell cancer in Denmark 1960 - 1984. J Natl Cancer Inst 83:1391 - 1395

Petersen GM (2000) Genetic testing. Hematol Oncol Clin North Am 14:939 - 952

Raney AM, Jhaveri KK (1981) Familial carcinoma of penis. NY State J Med 81:1786 - 1787

Sonneveld DJ, Sleijfer DT, Schraffordt Koops H et al (1999) Familial testicular cancer in a single-centre population. Eur J Cancer 35:1368 - 1373

Spano JP, Atlan D, Breau JL, Farge D (2002) AIDS and nonAIDS-related malignancies: a new vexing challenge in HIVpositive patients: part II, cervical and anal squamous epithelial lesions, lung cancer, testicular germ cell cancers, and skin cancers. Eur J Intern Med 13:227 - 232

Steinberg GD, Carter BS, Beaty TH et al (1990) Family history and the risk of prostate cancer. Prostate 17:337 - 347

Swerdlow AJ, Higgins CD, Pike MC (1997) Risk of testicular cancer in cohort of boys with cryptorchidism. BMJ 314: 1507 - 1511

UK Testicular Cancer Study Group (1994) Aetiology of testicular cancer: association with congenital abnormalities, age at puberty, infertility, and exercise. BMJ 308:1393 - 1399

Valeri A, Azzouzi R, Drelon E et al (2000) Early-onset hereditary prostate cancer is not associated with specific clinical and biological features. Prostate 45:66 - 71

Wanderas EH, Fossa SD, Tretli S (1997) Risk of a second germ cell cancer after treatment of a primary germ cell cancer in 2201 Norwegian male patients. Eur J Cancer 33:244 - 252

Zeegers MP, Jellema A, Ostrer H (2003) Empiric risk of prostate carcinoma for relatives of patients with prostate carcinoma: a meta-analysis. Cancer 97:1894 - 1903

II.4 Opzioni terapeutiche

II.4.1 Introduzione alla sezione chirurgica

In questa sezione sono descritte alcune tecniche chirurgiche spesso utilizzate sugli organi genitali maschili. Questi interventi sono spesso delegati a dei medici inesperti, cosa che può provocare delle invalidità a vita; così, la circoncisione dell'adulto deve essere eseguita con attenzione, al fine di non rimuovere troppa cute della guaina peniena. Gli autori hanno una considerevole esperienza personale delle tecniche descritte e le hanno insegnate. Esistono numerose alternative alle tecniche descritte in questa sezione. Sono descritti i seguenti interventi: circoncisione, protesi peniena, reversione della curvatura peniena, orchidopessi, asportazione di cisti dell'epididimo, idrocele, vasectomia e inversione della vasectomia. Nel Cap. II.4.17 il lettore troverà la descrizione del recupero degli spermatozoi. La lista degli interventi è limitata alle operazioni più spesso effettuate e il lettore potrà riferirsi a un manuale di chirurgia specialistica come il Campbell di urologia per le altre procedure chirurgiche.

II.4.2 Interventi chirurgici in andrologia

Christine Evans

II.4.2.1 Chirurgia scrotale

Il vantaggio della via scrotale è la sua grande facilità d'accesso, e la sua anatomia è semplice da comprendere e da imparare; i rischi maggiori sono l'emorragia chirurgica (regione molto vascolarizzata) e un'infertilità postoperatoria e, perfino, disturbi ischemici del testicolo.

Per aprire lo scroto, la conoscenza delle diverse strutture dello scroto e dell'anatomia del testicolo è fondamentale (Fig. II.4.1). Il testicolo è di forma ovale e misura circa 4 cm per 2 cm per 2,5 cm. Il foglietto esterno denso è chiamato tunica albuginea perché di colore biancastro. L'epididimo segue il margine posteriore del testicolo e si compone di una testa, di un corpo e di una coda e, quindi, prosegue attraverso il dotto deferente che, nel suo tragitto prossimale con i vasi testicolari, formerà il funicolo spermatico. Il testicolo e l'epididimo sono ricoperti da una tunica vaginale, di derivazione peritoneale, che è costituita da un foglietto parietale e da un foglietto viscerale, creando uno spazio virtuale che contiene una piccola quantità di liquido. Si trovano, successivamente, l'aponeurosi seminale interna, il muscolo cremastere, l'aponeurosi seminale esterna e poi la pelle.

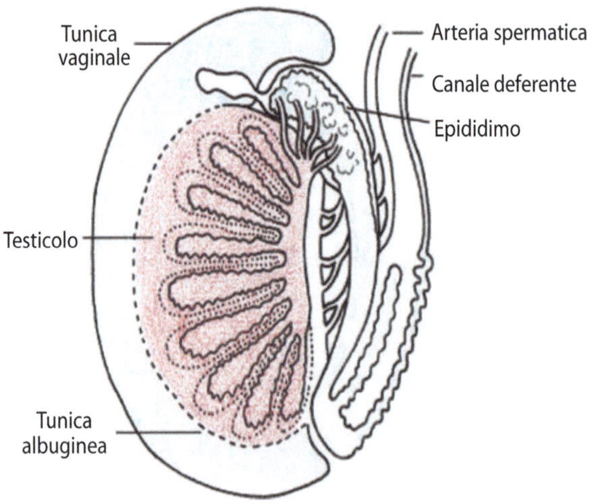

Fig. II.4.1. Sezione sagittale del testicolo

II.4.2.1.1
Incisioni dello scroto

In caso di chirurgia unilaterale, una sola incisione longitudinale o trasversale può essere praticata su questo lato. In caso di chirurgia bilaterale, può essere praticata una sola incisione mediana o trasversa; quest'ultima fornisce, generalmente, una cicatrice discreta, ma la natura rugosa della cute scrotale permette di ottenere delle cicatrici di solito non visibili. Se l'intervento richiede l'approccio dell'anello inguinale esterno, è preferibile utilizzare due incisioni longitudinali di lunghezza adeguata. Idealmente, alcuni interventi sono eseguiti per via inguinale, in particolare l'orchiectomia per tumore testicolare, in modo da controllare il funicolo prima della mobilizzazione scrotale del testicolo. Come per l'orchidopessi, dove è necessario un accesso al di sopra dell'anello interno, è necessaria un'esposizione inguinale adeguata, in maniera da permettere una mobilizzazione massima per fissare il testicolo comodamente nello scroto.

Le incisioni scrotali guariscono quasi sempre bene con una cicatrice minima. Il tessuto sottocutaneo può essere ravvicinato con diversi punti separati riassorbibili per esempio, con Vicryl 3/0, e la cute può essere richiusa con una sutura endodermica riassorbibile come il Vicryl incolore o il Monocryl. Non è necessario usare delle suture non riassorbibili che hanno bisogno di essere rimosse; le suture sono spesso difficili da individuare su una cute scrotale retratta. In generale, le incisioni scrotali cicatrizzano in 3-5 giorni.

II.4.2.2
Anestesia per chirurgia scrotale, inguinoscrotale e peniena

Gli interventi scrotali possono essere eseguiti sotto anestesia generale, sotto anestesia spinale oppure sotto blocco. Un'anestesia testicolare efficace può essere ottenuta con l'iniezione di 2-5 mL di levobupivacaina allo 0,5% nel funicolo spermatico a livello dell'anello inguinale esterno con 2-5 mL supplementari nella cute alla radice dello scroto e nella regione dell'incisione. È importante attendere il tempo sufficiente a far sì che l'anestesia faccia effetto (10–15 min) e testare l'efficacia dell'anestesia prima di iniziare l'intervento. Una variante utile della tecnica è l'uso di una soluzione di lignocaina e di levobupivacaina, poiché la lignocaina agisce più rapidamente della levobupivacaina ma il suo effetto non copre le 4-6 ore ottenute dopo la levobupivacaina.

La chirurgia inguinoscrotale può essere eseguita sotto blocco locale. Tuttavia, la maggior parte dei chirurghi preferisce l'anestesia generale, perché pochi hanno familiarità con le tecniche di chirurgia sotto blocco e per il tempo maggiore necessario per ottenere un'anestesia regionale efficace. È necessario un volume più elevato di anestetico locale. È utilizzato un lungo ago (p. es., un ago da puntura lombare) e sono eseguite tre delle iniezioni con 5 mL di anestetico al di sopra del terzo esterno del legamento inguinale in una linea verticale. Prima dell'iniezione, l'ago attraverserà la cute e i tessuti sottocutanei, così come l'aponeurosi, che ricopre i muscoli della parete addominale. Con la pratica, si può percepire il superamento dell'aponeurosi con l'ago. L'obiettivo è quello di bloccare i rami nervosi che decorrono verso la linea mediana. Inoltre, un'iniezione viene eseguita nel canale inguinale così come a livello dell'incisione. Dopo le iniezioni, bisogna aspettare 10-15 minuti prima di testare l'efficacia dell'anestesia, soprattutto se l'anestetico locale è stato diluito.

La maggior parte degli interventi al pene può essere eseguita sotto blocco penieno. Un'iniezione viene eseguita nella cute circa 1 cm sopra il bordo superiore della base del pene, a livello della sinfisi pubica. Usando un lungo ago, l'iniezione viene affondata fino al contatto del pube. L'angolo dell'iniezione è, allora, modificato di modo che l'ago passi appena sotto la faccia ventrale della sinfisi pubica tra la sinfisi e il pene. A questo livello, l'ago è leggermente inclinato da un lato della linea mediana e poi dall'altro, e circa 5 mL di soluzione anestetica sono iniettati in entrambi i lati. Dopo 5-10 minuti di attesa, è testata l'anestesia del pene e può essere eseguita un'iniezione supplementare, se necessario.

È importante che l'anestetico locale non superi le dosi di sicurezza per un periodo totale di 4 ore. La dose totale di sicurezza della bupivacaina o della levobupivacaina è di 2 mg/kg e, per la lidocaina, è di 3 mg/kg (senza adrenalina) o di 7 mg/kg (con adrenalina). Quando si utilizzano delle miscele di anestetici locali, occorre ricordarsi che le dosi tossiche si sommano. Per ottenere un volume sufficiente senza superare le dosi tossiche, delle soluzioni anestetiche locali possono essere più diluite allo 0,25% o allo 0,125%.

II.4.2.2.1
Anestesia locale adiuvante

Il benessere dei pazienti e la prevenzione del dolore cronico sono ottenuti con l'iniezione locale di levobupivacaina come complemento in tutte le procedure scrotali o peniene sotto anestesia generale.

II.4.2.3
Procedure chirurgiche sullo scroto

- Orchidopessi per criptorchidismo
- Esplorazione e fissazione per torsione del testicolo
- Esplorazione per infezione
- Orchiectomia per tumori maligno e benigno
- Orchiectomia sottocapsulare
- Escissione di cisti epididimarie/spermatoceli
- Intervento per idrocele
- Epididimectomia

- Legatura del varicocele
- Vasectomia
- Vasovasectomia (vasovasostomia)
- Vaso-epididimostomia per ostruzione dell'epididimo
- Esame scrotale/vasografia

II.4.2.4 Chirurgia dell'idrocele nell'adulto

Un idrocele è una raccolta di liquido di solito giallo chiaro tra i due foglietti della tunica vaginale che può raggiungere un volume molto grande (Fig. II.4.2). La maggior parte degli idroceli è spontanea senza una causa identificabile. Gli idroceli sono, a volte, osservati nell'uomo anziano in caso di insufficienza cardiaca, a causa di un circolo scrotale alterato. Più raramente gli idroceli si formano in reazione a un'infiammazione o a un tumore testicolare. I piccoli idroceli possono essere trascurati. Nei giovani, il testicolo sottostante deve essere esaminato con l'ecografia o l'idrocele deve essere aspirato e il testicolo palpato. Tuttavia, l'aspirazione non è curativa e il liquido si riforma rapidamente; inoltre ogni aspirazione comporta un rischio di infezione. L'iniezione di un agente sclerosante non è raccomandata.

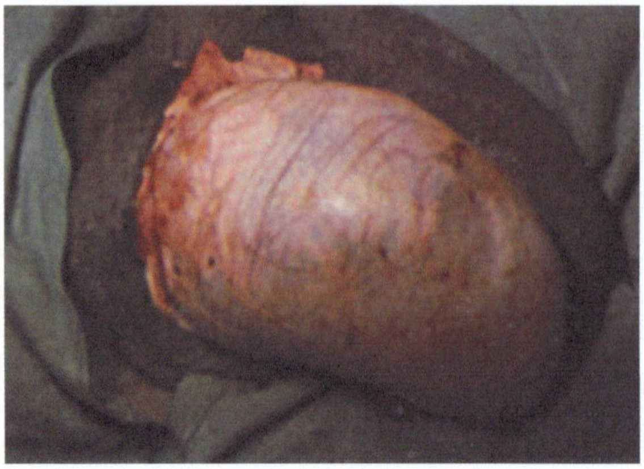

Fig. II.4.2. Idrocele

II.4.2.4.1 Idrocele del testicolo

Tecnica di Lord

L'intervento descritto da Lord (1964) inizia con un'incisione scrotale (Fig. II.4.3, II.4.4). La tecnica può essere eseguita sotto anestesia spinale o anestesia locale; in questo caso, è necessario un buon blocco del funicolo con anestesia locale complementare della cute. Tenendo fermamente l'idrocele nella mano sinistra (se destro) la cute scrotale anteriore è tesa.

Un'incisione di 3-4 cm di lunghezza è praticata a livello della cute e dei tessuti sottocutanei fino a che non compare la tunica vaginale. È preferibile coagulare man mano da entrambi i poli tutti i vasi danneggiati poiché essi sono più facili da individuare quando i tessuti sono distesi. La tunica vaginale è incisa e il liquido è aspirato; non è necessario dissecare oltre. Il testicolo è esteriorizzato e ispezionato e, quindi, vengono eseguiti sulla tunica reclinata cinque o sei punti di plicatura; la tunica forma, allora, un cuscinetto dietro il testicolo. Prima di richiudere la cute e il dartos in un piano, occorre garantire un'emostasi accurata. In caso di dubbio sulla qualità dell'emostasi, può essere messo in sede un drenaggio scrotale ma, abitualmente, l'emostasi è corretta. Una contenzione rigida dello scroto deve essere eseguita nel postoperatorio. Il vantaggio della procedura di Lord è il carattere limitato della dissezione tissutale che riduce il rischio di sanguinamento postoperatorio. Lo svantaggio della tecnica è che il raggruppamento e la plicatura del sacco dell'idrocele possono dare un testicolo piuttosto irregolare, in particolare quando la vaginale è ispessita.

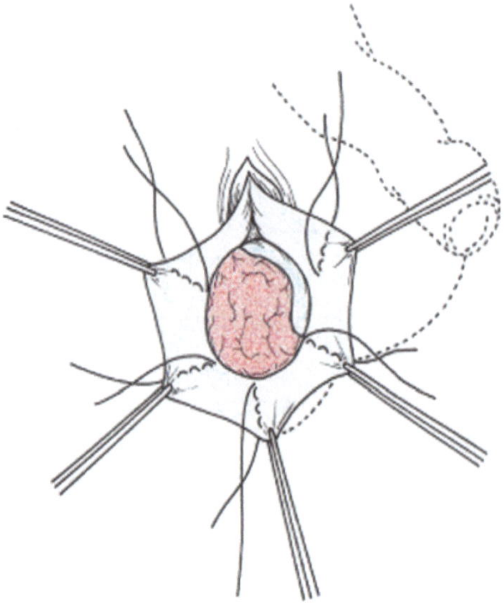

a

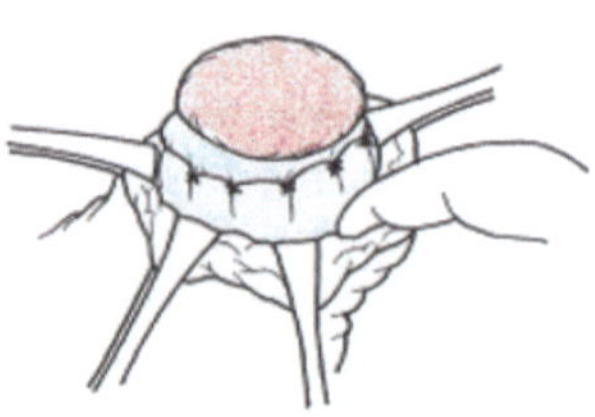

b

Fig. II.4.3. Schema della procedura di Lord

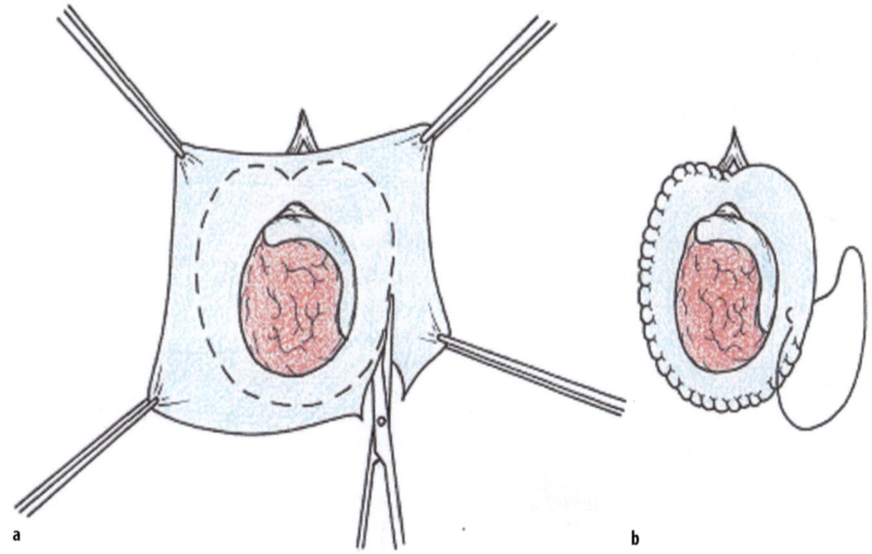

Fig. II.4.4. Escissione dell'idrocele con bordo sovracucito

Terapia chirurgica dell'idrocele con resezione della vaginale

Un'alternativa chirurgica è l'escissione della vaginale, ed è, di solito, la tecnica migliore se l'idrocele è molto importante o se la vaginale è ispessita. Una volta asportata la vaginale vicina al testicolo, i punti di sanguinamento sono controllati tramite una coagulazione bipolare e un sopraggitto emostatico prima di riposizionare il testicolo nello scroto. Il sanguinamento può essere un reale problema dopo l'escissione dell'idrocele e, benché sia sempre molto fastidioso per il paziente e il chirurgo, è spesso preferibile posizionare in sede un drenaggio e, in assenza di complicanze, toglierlo il giorno seguente.

Il postoperatorio per la regressione dell'edema scrotale può durare fino a 4 settimane. Persiste quasi sempre un ispessimento e, in particolare per gli idroceli presenti da lungo tempo, occorre informare il paziente della possibilità di un ispessimento discreto e di un aspetto irregolare residui.

II.4.2.5 Escissione di cisti epidimaria/spermatocele

II.4.2.5.1

Cisti dell'epididimo

La cisti dell'epididimo è una raccolta unica o multipla di liquido chiaro nell'epididimo (Fig. II.4.5). Uno spermatocele contiene spermatozoi e il liquido è generalmente torbido.

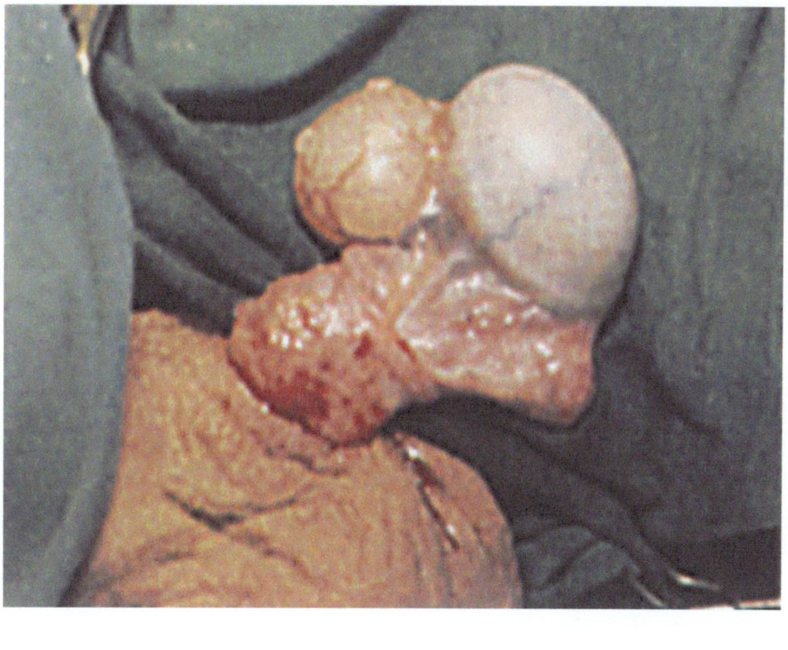

Fig. II.4.5. Cisti dell'epididimo

Cisti dell'epididimo con testicolo normale

La vaginale è aperta con un'incisione scrotale e il testicolo e la cisti sono esteriorizzati attraverso l'incisione. La cisti è asportata e i limiti sono di solito facili da individuare e da seguire (Fig. II.4.6). Bisogna controllare con la coagulazione bipolare i vasi che irrorano la cisti. Queste cisti hanno la tendenza a recidivare e, se è il caso o se le cisti sono multiple, è consigliata un'epididimectomia. Qualsiasi chirurgia dell'epididimo, compresa la rimozione di una cisti isolata dell'epididimo, comporta il rischio di ostruzione del canale epididimario e di ostacolo seminale dello stesso lato.

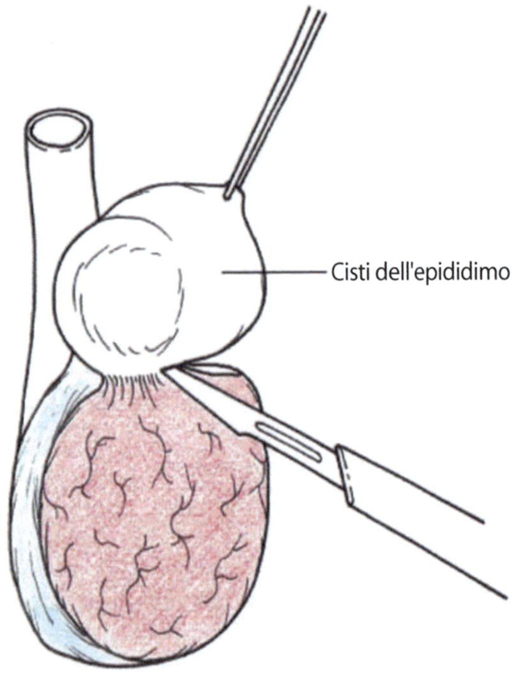

Fig. II.4.6. Escissione di cisti dell'epididimo

Ogni candidato alla chirurgia dell'epididimo deve essere informato dei possibili rischi per la sua fertilità. In caso di cisti di piccola taglia nell'uomo giovane, è meglio rassicurare il paziente quanto all'assenza di rischi di cancro. Bisogna assicurare un'emostasi adeguata ma senza un eccesso di coagulazione bipolare che può ledere l'epididimo o i vasi del testicolo. In alcuni casi (p. es., un solo testicolo) il microscopio operatorio permette di comprendere meglio l'anatomia e di ridurre il rischio di lesione collaterale.

Epididimectomia

Mediante l'incisione scrotale e l'apertura della vaginale, si espongono il testicolo e l'epididimo. La dissezione dell'epididimo inizia dal polo inferiore facendo grande attenzione ai vasi e continua fino alla parte mediana del testicolo attraverso il mesorchium. La sezione del canale deferente si può fare dovunque nella borsa, ma è preferibile evitare di eseguirla il più vicino possibile all'anello inguinale esterno. Occorre informare il paziente del rischio raro di lesione dei vasi che irrorano il testicolo e di atrofia testicolare postoperatoria.

II.4.2.6 Criptorchidismo nell'adulto

Giovani in età postpuberale e adulti possono presentarsi con criptorchidismo, anche se questa malattia è solitamente diagnosticata nell'infanzia. Ci sono tre indicazioni alla chirurgia: la prima è quella di massimizzare le possibilità di fertilità;

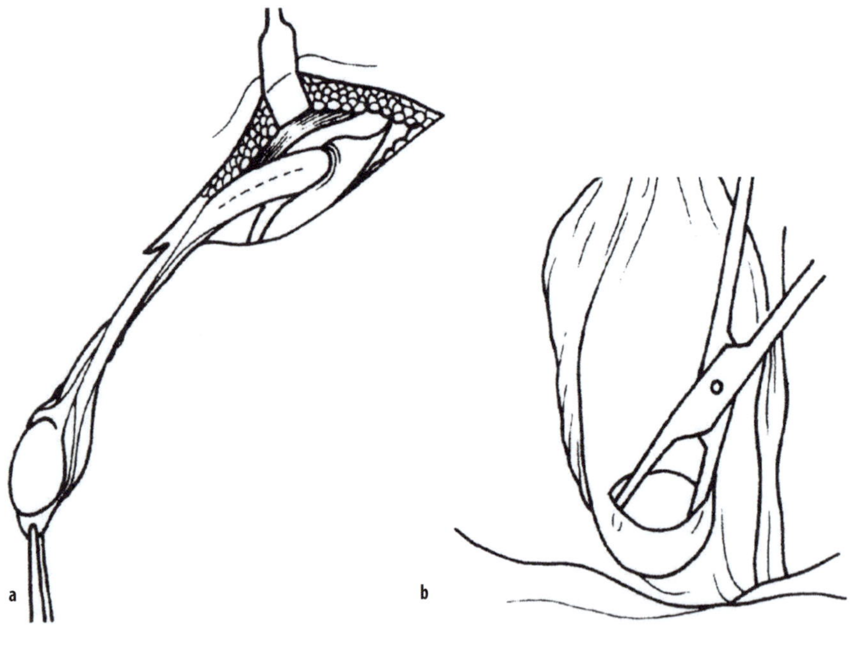

Fig. II.4.7. Chirurgia del criptorchidismo. **a** Mobilizzazione del testicolo e del funicolo spermatico per orchidopessi. **b** Formazione della tasca

la seconda consiste nel riposizionare il testicolo nello scroto, cosa che permette di individuare più facilmente ogni anomalia (importante a causa dell'aumento del rischio di cancro testicolare in caso di testicolo criptorchide, vedi Cap. I.8.2); la terza indicazione è di natura estetica.

II.4.2.6.1
Orchidopessi (Fig. II.4.7)

Un'incisione è praticata al di sopra della metà mediale del legamento inguinale e parallelamente ad essa. Il testicolo può essere localizzato nel canale inguinale o in una piega anteriormente all'orifizio inguinale esterno. In quest'ultimo caso, i vasi testicolari emergono dall'anello inguinale esterno e si girano verso l'alto per arrivare al testicolo, di modo che, quando il testicolo è nella piega inguinale superficiale, i vasi sono in posizione infero-interna rispetto al testicolo. Un'attenzione particolare deve essere posta durante la dissecazione. Il canale inguinale è aperto con un'incisione dell'orifizio esterno obliqua e parallela al legamento. Il funicolo è mobilizzato e gli elementi del funicolo sono separati con cautela dai vasi e dal dotto deferente fino all'anello interno. Sono spesso presenti un sacco erniario e/o un lipoma, di solito anteriormente al canale deferente e ai vasi testicolari. Bisogna fare attenzione a non lesionare il dotto deferente e i vasi testicolari durante la dissezione del lembo posteriore del sacco erniario. In presenza di un sacco erniario, esso deve essere dissecato, e il suo contenuto deve essere espulso nella cavità addominale con una torsione e suturato da un punto transfisso a livello dell'anello inguinale interno. Se, a questo stadio, il testicolo può essere posto all'interno dello scroto, non è necessaria nessuna dissezione supplementare; tuttavia, se ciò non si verifica, la dissezione dei vasi testicolari e del canale deferente può essere continuata oltre l'orifizio inguinale interno nello spazio retroperitoneale, dissecando con cautela tutti i fasci fibrosi o muscolari. Questa manovra permette quasi sempre di posizionare il testicolo nello scroto senza una tensione del funicolo. Se il paziente ha dato il suo consenso e se il testicolo è di dimensioni ridotte o se non può essere posizionato nello scroto, si può considerare l'orchiectomia, a condizione che l'altro testicolo sia normale.

Una volta mobilizzato il testicolo, la lunghezza di mobilizzazione è testata tenendo il testicolo davanti allo scroto. Se la lunghezza è sufficiente a evitare qualsiasi tensione, è creato un passaggio verso lo scroto. I tessuti, dall'incisione inguinale fino al fondo della borsa, sono sezionati con il dito, creando un passaggio dall'anello inguinale superficiale fino allo scroto. Nel punto più declive dell'emiscroto, tendendo la cute con il dito, è fatta un'incisione transversalmente e poi è creata una tasca sufficientemente grande per il testicolo tra la cute e il dartos. Una piccola sutura è praticata attraverso il dartos con pinze lunghe, le cui estremità, attraverso il passaggio in precedenza creato dall'anello inguinale, scendono fino al testicolo nella tasca. Bisogna fare attenzione a non torcere i vasi e a verificare che il testicolo sia posizionato comodamente senza alcuna trazione verso l'inguine. Tutte le incisioni sono suturate, e quella inguinale su diversi piani. Di solito, la sutura attraverso il dartos è sufficiente a mantenere il testicolo in sede, ma ogni testicolo che ha tendenza a scivolare di nuovo verso l'alto deve essere fissato in posizione con uno o due punti di sutura riassorbibili.

II.4.2.7
Circoncisione nell'adulto

Le indicazioni alla circoncisione nell'adulto sono solitamente la fimosi, la parafimosi se il prepuzio rimane serrato dopo la riduzione e le lesioni precancerose o maligne del prepuzio.

Questo intervento è frequentemente realizzato dai chirurghi all'inizio della loro formazione, e i risultati non sono, a volte, buoni come dovrebbero essere. La circoncisione deve essere accuratamente insegnata ed eseguita da chirurghi competenti, poiché un cattivo risultato estetico può avere delle ripercussioni serie sul paziente, sia sessuali che psicologiche.

II.4.2.7.1
Tecnica della circoncisione per un prepuzio retraibile

Il prepuzio è retratto e la cute è marcata a 0,5-1 cm dalla corona del glande, quindi incisa circonferenzialmente con il bisturi per fare un'incisione a livello della faccia ventrale, il frenulo è inciso e i vasi sono legati. Bisogna fare attenzione all'elettrocoagulazione, perché ci sono stati dei casi di perdita del pene secondaria a una coagulazione del pene. È, generalmente, consigliata la coagulazione bipolare; se questa non è disponibile, una coagulazione monopolare deve essere eseguita con una pinza sottile in maniera molto elettiva sui vasi, utilizzando solo brevi impulsi e controllando l'azione della coagulazione. Il prepuzio è, in seguito, riportato sul glande e la seconda incisione viene eseguita appena a livello della corona del glande; la cute è incisa e i tessuti tra le due incisioni sono escissi (Fig. II.4.8). Bisogna limitare la tensione sulla cute durante la trazione della guaina prima di segnare la pelle per la seconda incisione. Ciò per evitare una resezione cutanea della guaina troppo grande. È necessaria un'emostasi accurata con elettrocoagulazione, con legature per i grandi vasi. La pelle deve essere richiusa da fini suture riassorbibili (p. es., Vicryl 4.0).

Una medicazione è facoltativa. Si consiglia di evitare i rapporti sessuali durante 4 settimane ed è spesso utile consigliare all'uomo di utilizzare il preservativo durante i primi rapporti al fine di proteggere la sutura.

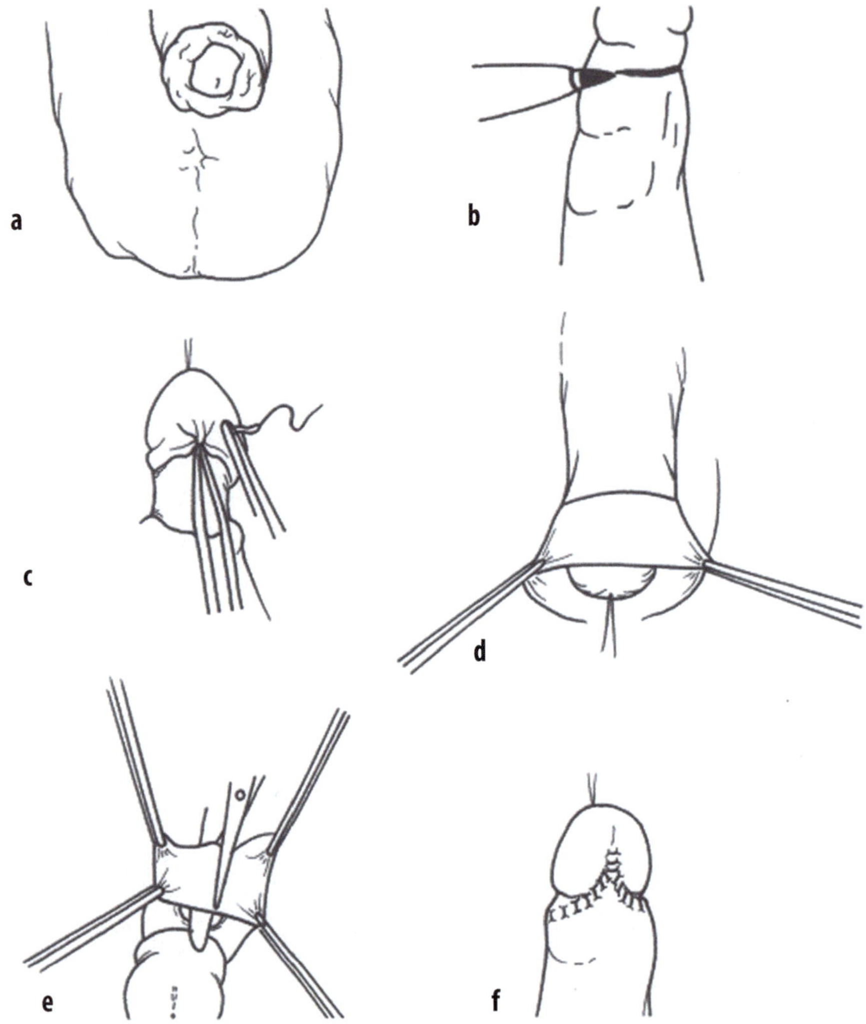

Fig. II.4.8. Tecnica della circoncisione sul frenulo. **a** Preoperatoria. **b** Prepuzio retratto incisione distale marcata. **c** Plastica del frenulo. **d** Incisione prossimale marcata. **e** Tessuto sovrabbondante asportato. **f** Aspetto postoperatorio della superficie ventrale

II.4.2.7.2
Tecnica per la fimosi

In questa tecnica, la cute è marcata a livello della corona del glande su un prepuzio stirato. Quindi, un'apertura dorsale dei due piani cutaneo e mucoso del prepuzio è condotta fino a livello del repere cutaneo sulla corona (Fig. II.4.9). Il repere cutaneo serve da livello per la resezione dei due piani con forbici o bisturi; quest'ultimo offre una sezione migliore sul piano estetico. Un'emostasi accurata è necessaria e i margini cutanei sono chiusi con dei sottili punti separati riassorbibili. La medicazione è facoltativa. L'esame istologico è raccomandato se il prepuzio non è interamente normale.

Le complicanze postoperatorie comprendono il sanguinamento, l'infezione, i difetti estetici, il dolore e la tensione della cute durante l'erezione, così come un'ipersensibilità del glande.

Il sanguinamento è un rischio inerente alla tecnica, ma può essere ridotto con una tecnica accurata. L'infezione può essere curata con la somministrazione di una singola dose di antibiotici ad ampio spettro appena prima dell'intervento. Gli antibiotici devono essere somministrati se la fimosi è chiusa e, soprattutto, in caso di balanite. Se l'intervento è ambulatoriale, il paziente dovrà essere informato della necessità di un riposo di tre o quattro giorni dopo l'intervento e dovrà evitare gli sport di contatto e qualsiasi attività fisica che aumentano la pressione intra-addominale. L'ematoma è la complicanza postoperatoria più frequente. I pazienti non amano essere sottoposti a una resezione cutanea troppo importante, da cui l'interesse di segnare il punto di incisione senza una trazione eccessiva sul prepuzio. Il glande, non abituato a essere esposto, sarà ipersensibile all'inizio e, per proteggere il meato dallo sfregamento sulla biancheria intima, cosa che induce la sua stenosi, un lubrificante può essere applicato su questo punto. L'uso di un preservativo è consigliato nei rapporti sessuali durante le 6-8 settimane postoperatorie fino alla cicatrizzazione completa.

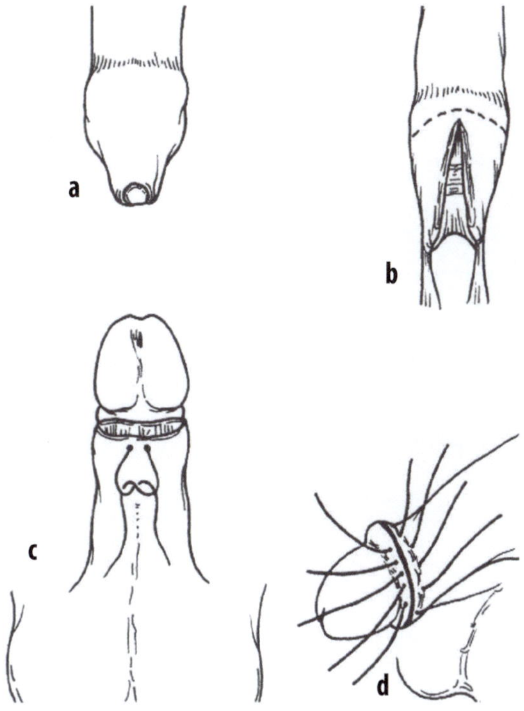

Fig. II.4.9. Circoncisione con apertura dorsale. **a** Fimosi preoperatoria. **b** Apertura dorsale. **c** Sutura frenulare. **d** Suture in sede

II.4.2.8
Impianto di una protesi peniena

II.4.2.8.1
A chi inserire una protesi peniena?

Le protesi intrapeniene sono inserite nei pazienti che hanno una disfunzione erettile con assenza di risposta agli altri trattamenti medici, che accettano il trattamento chirurgico e che useranno la protesi. Le indicazioni sono, il più delle volte, le impotenze organiche e, particolarmente, la malattia di La Peyronie associata a un'impotenza, in quanto la protesi corregge la curavtura del pene e migliora la rigidità.

I principali modelli sono delle protesi semi-rigide malleabili. Esse sono facili da posizionare e poco costose ma, a causa dell'erezione permanente, non conviene utilizzarle nei celibi, negli uomini che frequentano le piscine o le palestre, negli insegnanti o in coloro che lavorano o vivono con dei bambini. Le protesi gonfiabili sono più costose, più difficili da posizionare e richiedono una destrezza manuale del paziente o della partner per essere attivate, ma sono accettate molto meglio poiché si possono sgonfiare. La percentuale di pazienti soddisfatti è del 90% e le complicanze principali sono l'infezione (in particolare nei diabetici), la rottura meccanica, il basculamento del glande e il riempimento spontaneo; ciò si produce in media nel 5% dei pazienti. Anche l'infezione è più frequente in caso di re-intervento. Questi problemi devono essere affrontati prima dell'intervento con il paziente e con la sua partner, le cui aspettative non devono essere troppo elevate poiché il pene non sarà mai in buone condizioni come quando il paziente era giovane; tuttavia, devono arrivare ad avere dei rapporti sessuali con penetrazione ed eiaculazione soddisfacente.

II.4.2.8.2
Preparazione all'intervento

È consigliata la misurazione del flusso urinario, in particolare nel paziente neurologico o dopo una chirurgia pelvica, così come nel paziente anziano. Un clisma intestinale è necessario nei casi difficili o se è utilizzata la posizione ginecologica. Gli antibiotici sono essenziali, devono coprire i cocchi gram positivi e i bacilli gram negativi e devono essere iniziati prima dell'intervento (p. es., metronidazolo rettale, cefalosporina o gentamicina e ampicillina per via endovenosa). La prima dose è somministrata al momento dell'induzione e prolungata per 48 ore, sostituita con la ciprofloxacina per via orale per 5 giorni. La rasatura pubica è raccomandata al blocco operatorio con una rilevante preparazione della cute. Una sonda non è solitamente necessaria e rappresenta solo una fonte supplementare di infezione. L'uretra è facile da individuare in occasione dell'intervento. Una soluzione di gentamicina e di ampicillina è instillata prima dell'inserzione delle componenti protesiche, dopo la dilatazione dei corpi cavernosi e dopo la dissezione dello scroto e dello spazio sottocutaneo, così come al momento della sutura.

II.4.2.8.3
Vie di accesso chirurgiche

La scelta della via chirurgica dipende dalla protesi.

Un'**incisione sotto-coronale** può essere realizzata per le protesi semi-rigide e, se è necessaria una circoncisione, deve essere eseguita precedentemente; in alternativa, è incisa la parte ventrale del prepuzio. Si possono eseguire due incisioni longitudinali da una parte e dall'altra dell'uretra fino all'albuginea oppure un'incisione a «V» invertita alla sommità del frenulo e che si estende lateralmente lungo la corona del glande su 2-3 cm. La dissezione è successivamente fatta fino alla tunica. Un'incisione verticale di circa 3 cm viene eseguita longitudinalmente nella tunica albuginea, iniziando 2 cm dietro il solco balanico e comune ad ogni lato dell'uretra. I corpi cavernosi sono in seguito dilatati con dei dilatatori di Hegar (taglia 7-13) fino a un'estremità prossimale; si può percepire il dilatatore che si scontra sull'ischio. Anche i 2-3 cm di corpi cavernosi, a valle dell'incisione, devono essere dilatati senza effrazione della tunica albuginea. Occorre ricordarsi che l'estremità della tunica albuginea si proietta a livello del glande, e ciò implica la maggiore probabilità di rottura dell'albuginea e un rischio maggiore di erosione, in particolare con una protesi semirigida priva di ancoraggio (Fig. II.4.10). Si misura la dimensione della protesi da impiantare; esistono due diametri e il diametro maggiore corrisponde al dilatatore 13. È importante non impiantare una protesi che sia troppo lunga, e delle prolunghe

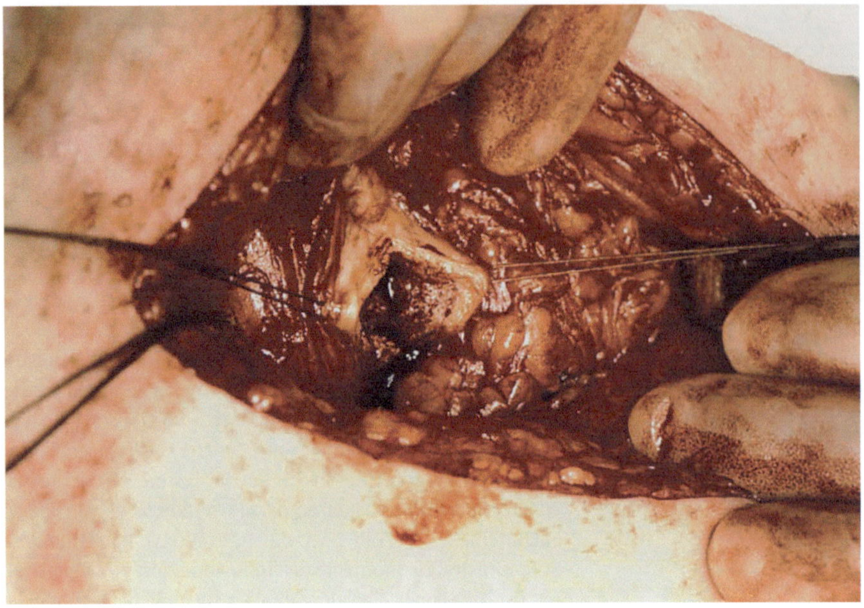

Fig. II.4.10. Tunica aperta e tessuto erettile all'interno

possono essere utilizzate per accorciare o allungare la protesi, se necessario. Se le lunghezze del corpo cavernoso non sono equivalenti, bisogna temere la perforazione di un corpo cavernoso, cosa che può essere causata dall'introduzione contemporanea dei dilatatori di Hegar in ogni corpo cavernoso. Bisogna assicurarsi che l'estremità della protesi sostenga il pene per evitare la complicanza del basculamento del glande. Si instilla la soluzione antibiotica e, a questo punto, si chiudono i corpi cavernosi con suture riassorbibili a 4/0 o 3/0, quindi si chiude la pelle. La medicazione compressiva non è consigliata, poiché essa può compromettere la vascolarizzazione del glande.

II.4.2.8.4
Via di accesso peno-scrotale

Questo accesso è utilizzato per le protesi gonfiabili e per le protesi gonfiabili in due pezzi, in caso di corpi cavernosi fibrotici difficili e di re-interventi (paziente in posizione di litotomia).

L'incisione è praticata a livello della giunzione scroto-pene, sulla faccia dorsale; un'incisione trasversale permette un migliore accesso alla parte prossimale dei corpi cavernosi. Se l'uretra è difficile da vedere o da sentire, viene posta una sonda per tutta la durata dell'intervento. I corpi cavernosi sono incisi da una parte e dall'altra dell'uretra su 2-3 cm, e l'incisione deve essere abbastanza lunga per accettare la protesi sia a livello prossimale che a livello distale. L'estremità distale della protesi gonfiabile può essere posizionata utilizzando uno strumento di Furlow (che porta il filo solidarizzato con l'estremità della protesi), passato con prudenza all'interno del corpo cavernoso e ritirato dall'estremità del glande (Fig. II.4.11). I corpi cavernosi sono richiusi con suture riassorbibili a 3/0 o 4/0. Questi punti di sutura possono essere applicati una volta messa in sede la protesi, e uno strumento appositamente creato protegge la protesi in occasione del passaggio dell'ago. Una perforazione non riconosciuta nelle protesi costituisce una grave complicanza. Anche se le protesi sono testate mentre il paziente è sul tavolo operatorio (Fig. II.4.12), la perforazione può non essere riconosciuta per 6 settimane, momento in cui le protesi sono regolarmente messe in pressione. La pompa è posta nello scroto e il serbatoio è posto sotto i muscoli addominali. Questa manovra può essere effettuata con un'incisione inguinale o con una tecnica alla cieca attraverso l'anello inguinale esterno: il dito crea dietro il pube uno spazio sottoperitoneale per ricevere il serbatoio, che sarà, allora, riempito con 60 mL di soluzione salina. Quest'ultima tecnica è meno sicura della prima.

II.4.2.8.5
Via di accesso sottopubica

Questa incisione singola è più facile per le protesi gonfiabili. Inoltre, la cicatrice è coperta dai peli pubici e meno evidente. L'incisione di 10 cm è fatta trasversalmente appena sotto la sinfisi pubica dando un facile accesso ai corpi cavernosi nel momento in cui essi compaiono sotto il pube. Il plesso neurovascolare deve essere individuato ed evitato. L'incisione di un corpo cavernoso viene eseguita longitudinalmente da una parte e dall'altra del plesso neurovascolare su una lunghezza sufficiente a ricevere un dilatatore di Hegar di dimensione 14. La dilatazione dei dilatatori di Hegar dalla dimensione 7 alla dimensione 14 è eseguita sia a livello distale fino al glande, ma senza perforare l'albuginea, sia a livello prossimale. Bisogna rimanere prudenti per non ledere la tunica prossimale. È importante dilatare fino alla candeletta di Hegar della dimensione 14 per mettere in sede le protesi e i loro sostegni nella porzione prossimale. La lunghezza dei corpi cavernosi è determinata

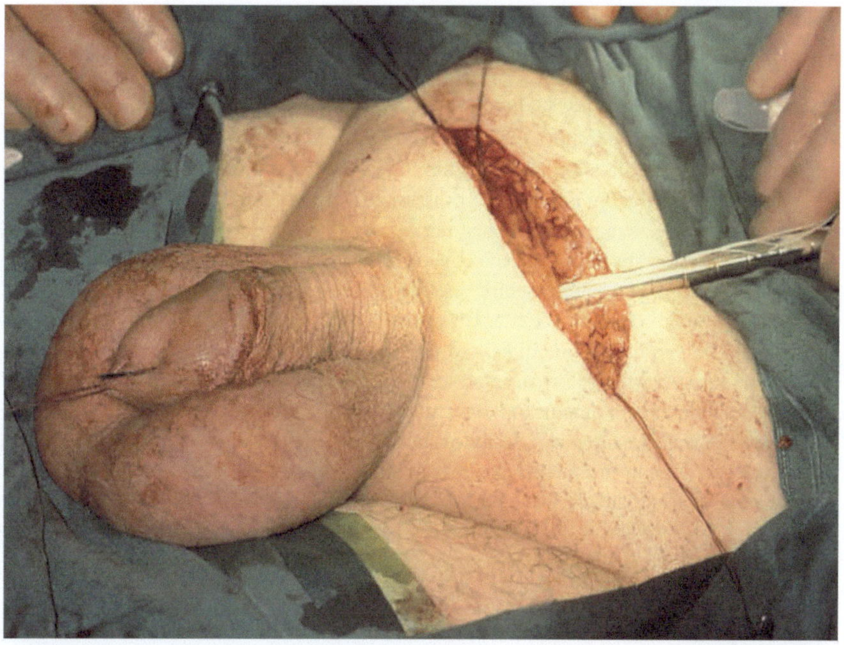

Fig. II.4.11. Il mandrino o introduttore di Furlow, che permette il passaggio transghiandolare del filo guida nel corpo cavernoso

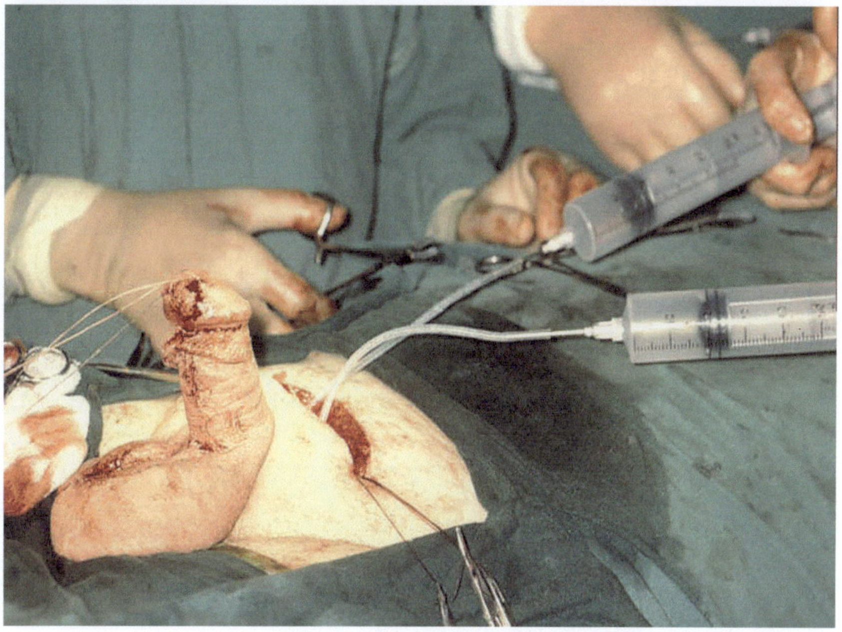

Fig. II.4.12. Riempimento dei cilindri in sede nei due corpi cavernosi

utilizzando lo strumento di Furlow per le misure distali e prossimali. La protesi scelta può essere allungata con dei prolungatori; la protesi si deve adattare precisamente ma non deve essere troppo lunga. Il filo al termine della protesi è montato su un ago e passato, sotto la protezione dello strumento di Furlow, fino all'estremità distale dei corpi cavernosi, poi attraverso il glande sull'altro lato. La parte prossimale della protesi che porta il supporto e le prolunghe è spinta verso l'ischio da ogni lato. Gonfiare e sgonfiare le protesi a questo stadio rimanda le protesi all'interno dei corpi cavernosi, che sono, quindi, richiusi con suture riassorbibili a 3/0 o 4/0. Esiste uno strumento volto a evitare di perforare le protesi durante la chiusura. Attraverso la stessa incisione, il muscolo destro è dissecato sulla linea mediana ed è creato uno spazio sottoperitoneale, a lato della vescica, per porre un serbatoio di 60 mL o 100 mL, secondo le dimensioni della protesi. Il serbatoio è riempito con del siero salato, e il mezzo di contrasto non è più necessario. La pompa è poi posta nella parte più declive dello scroto in una tasca del dartos. Il campo operatorio è irrorato con una soluzione antibiotica. I due cateteri che vanno dalla pompa alle protesi sono collegati con dei connettori, come il tubulo rinforzato che unisce la pompa al serbatoio. Esistono dei connettori speciali e una pinza a «connessione rapida» facili da usare e quasi impossibili da deconnettere. La protesi è poi controllata per verificarne il funzionamento; quindi viene lasciata sgonfiata, e l'incisione è chiusa piano per piano.

Alcuni dei problemi che possono presentarsi durante l'intervento sono attualmente noti. Una dilatazione crociata può essere corretta ridilatando il corpo cavernoso, poiché un dilatatore è stato lasciato prima da un lato e poi dall'altro. Una rottura dell'albuginea, che è importante in particolare per le protesi semi-rigide, richiede o una chiusura diretta o la messa in sede di un pezzo in Dacron all'estremità prossimale. Una ferita dell'uretra insorge generalmente nel meato in caso di dilatazione difficile o di un gesto troppo cruento. Si consiglia di abbandonare l'intervento e di re-intervenire qualche settimana più tardi, quando la breccia è cicatrizzata. Un cattivo adattamento è provocato da una dilatazione difficile o inadeguata. I corpi cavernosi sono, per la maggior parte del tempo, di estensione simile e una differenza di dimensioni di meno di 1 cm non sarà percepita dal paziente; oltre, sarà visibile qualsiasi differenza. Alcune protesi che non entrano nel glande sono dovute a variazioni anatomiche individuali, il che porta a un glande flaccido oppure «cadente». Questi problemi possono essere corretti con una dilatazione complementare. In caso di chiusura difficile dei corpi cavernosi o di pene fino o fibrotico, è sconsigliato utilizzare un materiale sintetico per la chiusura, poiché esso rappresenta una fonte supplementare di infezione.

II.4.2.8.6 Riesplorazione delle protesi

La causa è generalmente rappresentata da una rottura meccanica o da un'infezione (Fig. II.4.13). Se una delle componenti non funziona è, talvolta, possibile rimpiazzare solo questa componente. La chirurgia non è necessariamente difficile, ma bisogna fare attenzione a non ledere i tessuti vicini e la componente protesica, utilizzando una coagulazione in modalità bipolare per incidere i tessuti fino alla protesi senza danneggiare il silicone. Se la protesi è in sede da più di 3 anni, è meglio sostituire tutte le componenti, che sono ora forniti gratuitamente dai fabbricanti. La parte difficile è la sostituzione delle protesi, e i corpi cavernosi richiederanno un nuovo controllo poiché avranno dovuto dilatarsi per adattarsi all'impianto precedente.

In caso di essudato purulento manifesto, è consigliato asportare tutte le componenti e aspettare 6 mesi prima di sostituirle. Il re-intervento può essere estremamente difficile a causa della fibrosi e dell'accorciamento dei corpi cavernosi. In caso di erosione o di infezioni senza alcuna evidenza batteriologica, bisognerà lavare accuratamente le sedi con acqua ossigenata, Betadine diluito e antibiotici per 5 minuti prima dell'impianto di una nuova protesi. Il tasso di successo è dell'80% con la conservazione delle dimensioni dei corpi cavernosi (Mulcahy 1991).

La protesi peniena dà risultati molto accettabili e soddisfacenti in caso di impotenza e, anche se la chirurgia deve essere intrapresa dopo una riflessione matura, numerosi matrimoni e rapporti sono salvati, in particolare nei soggetti più giovani.

Letture consigliate

Campbell M, Retik AB, Vaughan ED, Wein AJ, Walsh PC (eds) (1998) Campbell's urology, 7th edn. Saunders, Philadelphia

Bibliografia

Evans C (1998) The use of penile prostheses in the treatment of impotence. Br J Urol 81:591 – 598

Lord PH (1964) A bloodless operation for the radical cure of idiopathic hydrocele. Br J Surg 51:914 – 916

Mulcahy JJ (1991) The management of complications of penile implants. Prob Urol 5:608 – 627

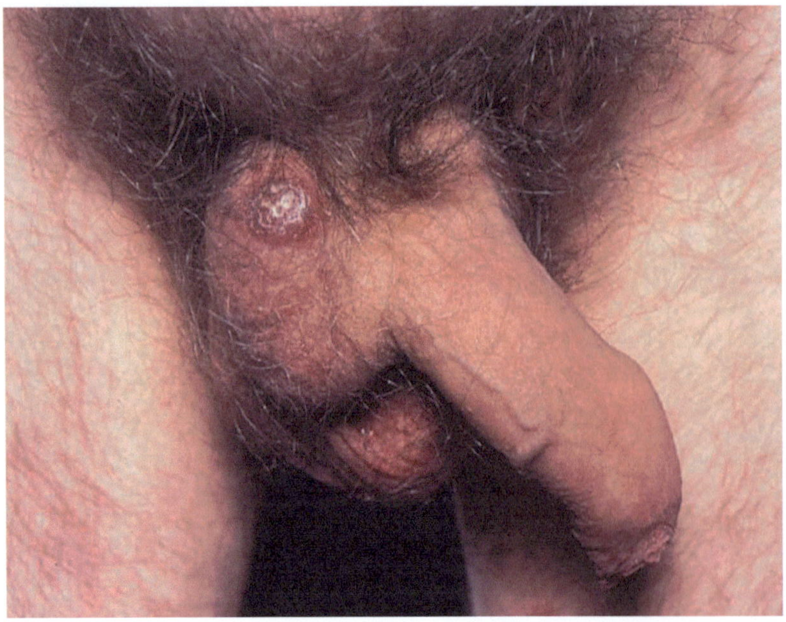

Fig. II.4.13. Erosione della pompa nello scroto dovuta a un'infezione di basso grado, e la pompa è stata sostituita e riposizionata sull'altro lato

II.4.3 Tecnica della vasectomia

T. B. Hargreave

La vasectomia può essere eseguita in molti modi, ma pochi sono stati sottoposti a una valutazione clinica appropriata e rigorosa.

La vasectomia ideale deve essere facile da realizzare, non avere complicanze ed essere reversibile al 100%. Nessuna tecnica raggiunge tutti questi obiettivi.

Prima dell'intervento, l'uomo deve avere un'informazione adeguata e preferibilmente scritta (Appendice 1). L'uomo deve dare il suo consenso all'intervento che deve essere preferibilmente scritto. Conviene anche avvertire la sua partner, poiché essa deve comprendere la necessità di proseguire la contraccezione fino a che l'analisi del liquido seminale post-vasectomia non evidenzi più spermatozoi. Il formulario enunciato nell'Appendice 2 documenta sia il consenso da parte dell'uomo sia la notifica alla partner.

È importante assicurare un'anestesia adeguata e provarla prima dell'atto dell'intervento chirurgico. Se il dotto deferente può essere palpato e manipolato per avvicinarlo alla superficie della pelle, l'anestesia locale è, allora, l'opzione di solito più sicura e meno onerosa. Tuttavia, se il dotto è ispessito, per esempio, dopo un'orchidopessi anteriore, o se lo scroto è molto corto, un'anestesia generale può essere necessaria secondo l'esperienza del chirurgo. L'autore ha rilevato l'esperienza di due uomini che presentavano forti dolori cronici invalidanti dopo la vasectomia e, in entrambi i casi, questi uomini hanno confermato che il chirurgo aveva proseguito l'intervento nonostante la sintomatologia dolorosa dei pazienti.

Le tecniche descritte più avanti hanno ognuna i propri vantaggi. Non c'è più nessun motivo di usare la vecchia «tecnica di distruzione», che implicava l'exeresi di una grande lunghezza del dotto e il ribaltamento dell'estremità, perché alcune tecniche più semplici sono altrettanto o più efficaci, meno invasive e hanno dei tassi minori di complicanze. Il dotto può essere occluso con legature con filo Vicryl, clip metalliche o cauterizzazione, ma le legature con filo di seta non devono essere utilizzate poiché esse possono causare una fistola scrotale.

Esistono due tempi principali nell'intervento della vasectomia.

Il primo tempo consiste nel localizzare e nel sezionare il dotto dalla sua guaina aponeurotica. La migliore tecnica dipende dall'esperienza del chirurgo e dal singolo caso.

1. Tecnica di localizzazione, dissezione e fissazione mediante ago (Fig. II.4.14). Si tratta di una buona tecnica per il chirurgo che pratica occasionalmente delle vasectomie poiché, una volta fissato il dotto con l'ago, è difficile «perdere» il canale per il suo affondamento nell'incisione. Il maggiore inconveniente è che, poiché è necessario un bisturi per l'incisione, non può essere definita come «una tecnica senza bisturi» anche se, in realtà, la dimensione dell'incisione con bisturi è quasi la stessa di quella puntiforme fatta con la «pinza senza bisturi». Una volta fissato il dotto con l'ago, viene eseguita una seconda iniezione di anestetico locale, usando un ago più lungo, nella guaina e nel tessuto adiacente al dotto circa 2 cm sopra il punto dove il dotto questo viene ostruito vicino al collo dello scroto. Questo ha l'effetto di creare un mini-blocco dell'anestesia ma ciò non disturba l'intervento, perché ogni tumefazione provocata dall'iniezione di anestetico locale è situata uno o due centimetri a lato della sede della vasectomia. Una volta separato nettamente il dotto dalla sua guaina e dai tessuti circostanti, l'occlusione del dotto può essere praticata in diverse maniere (vedi oltre).

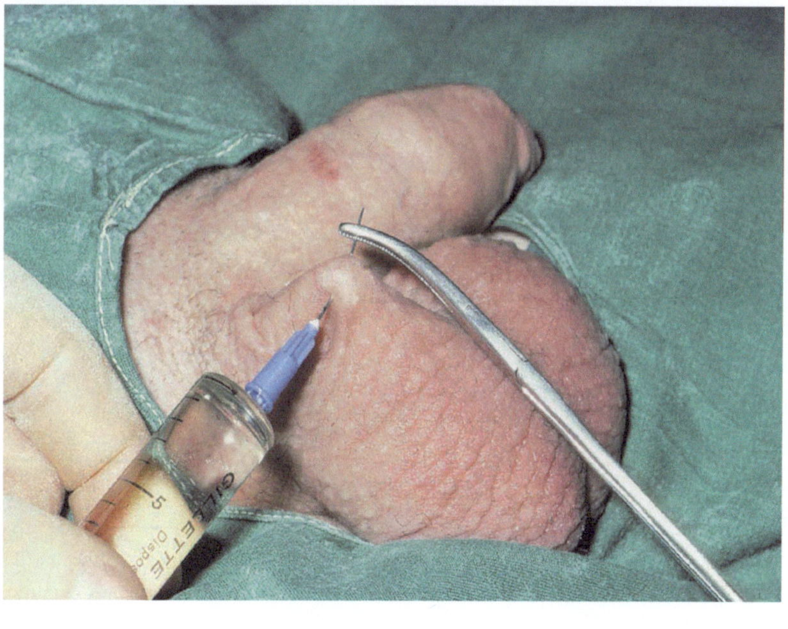

Fig. II.4.14. Tecnica di fissazione con ago. Il deferente è isolato sotto la cute e, quindi, un anestetico locale è iniettato nella pelle e intorno al deferente a mano a mano che l'ago penetra sotto il deferente fino a fuoriuscirne. Una pinza arteriosa è, successivamente, clampata sull'ago fissando, quindi, il deferente sotto la cute. Un secondo ago permette di completare l'anestesia locale intorno al deferente e verso la radice della borsa scrotale.

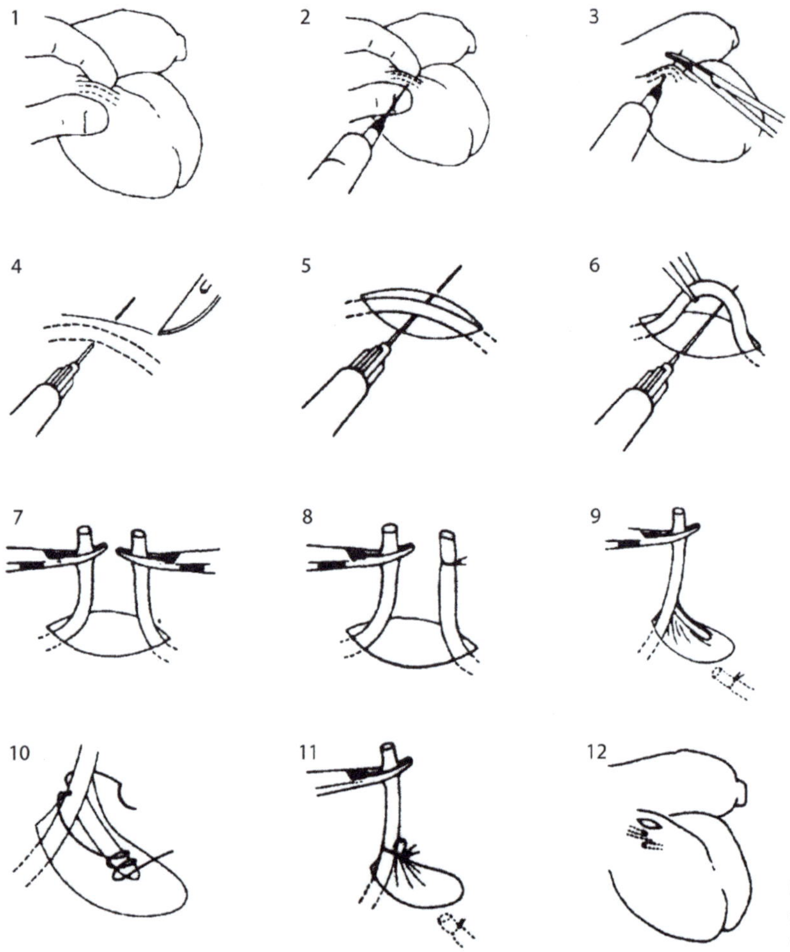

Fig. II.4.15. Disegno tappa per tappa della tecnica di fissazione con ago e separazione delle estremità del canale deferente lungo un piano

Nella Fig. II.4.15 è mostrata la tecnica di fissazione e di dissezione con ago, compresa l'ostruzione del dotto mediante la tecnica tissutale piana (vedi oltre).

2. La tecnica senza bisturi di fissazione e di dissezione è stata inventata dal Professor Li a Sichuan e rappresenta, probabilmente, la tecnica più utilizzata nel mondo. Esiste un consenso generale sul fatto che questo approccio abbia effetti secondari minori e meno complicanze di un approccio con incisione (Aradhya et al. 2005). La tecnica richiede degli strumenti speciali (Fig. II.4.16) e si basa sul fatto che il dotto sia precisamente isolato e che il chirurgo lo tenga tra le sue dita. Questo può essere difficile quando il paziente ha una cute scrotale spessa. La tecnica precisa può essere appresa mediante un breve filmato «La vasectomia senza bisturi» realizzato dalla WHO, ed è illustrata nella figura (Fig. II.4.17). È una tecnica che è utilizzata meglio dai chirurghi che praticano regolarmente degli interventi di vasectomia, poiché il dotto può essere più facilmente perso dopo l'iniezione di un anestetico locale e prima che non sia fissato, e bisogna che il chirurgo faccia della pratica per acquisire la capacità di fissare il canale con le sue dita. Una volta sezionato il dotto, la seconda fase consiste nell'usare un metodo di occlusione efficace.

Le tecniche che sono spesso utilizzate comprendono la tecnica tissutale piana, la cauterizzazione e l'uso di clip.

1. Tecnica di legatura tissultale piana. Il dotto è ricoperto da una guaina aponeurotica, e questa guaina è utilizzata per separare le estremità tagliate del dotto. La tecnica più abituale è quella di identificare, di clampare e di attaccare le due estremità come indicato nella Fig. II.4.15 alle tappe 7 e 8 e, quindi, di permettere a un'estremità del dotto di ritornare all'interno della guaina (Fig. II.4.15 tappa 9) e di richiudere l'orifizio nella guaina, in modo da tenere l'altra estremità del canale deferente fuori dalla guaina (Fig. II.4.15 tappe 10 e 11). È stato dimostrato che la tecnica tissutale piana riduceva gli insuccessi di circa la metà, rispetto a una tecnica di semplice legatura e di escissione di una certa lunghezza del dotto (Sokal et al. 2004a); quest'ultima non deve, quindi, essere più utilizzata. Tuttavia, la tecnica di legatura tissutale piana può non essere adeguata in tutte le circostanze poiché è importante fissare la guaina aponeurotica, in modo da impedire all'estremità del canale deferente che è all'esterno della guaina di emergere attraverso l'asola nell'aponeurosi.

Se il punto di sutura utilizzato per fare questo è posto in modo troppo serrato (Fig. II.4.15 tappa 11) può introdursi nel dotto deferente e avere come risultato che le due estremità del canale deferente siano di nuovo in stretto contatto e che la vasectomia fallisca. La tecnica tissutale piana richiede una grande precisione e delicatezza chirurgica e può non essere adeguata in tutte le situazioni cliniche.

2. Uso di clip. Il vantaggio delle clip è che il canale deferente è ostruito ma che non si necrotizza. Gli svantaggi sono il fatto che alcuni pazienti possono sentire un gonfiore e il costo delle clip. Nessun esperimento clinico formale ha confrontato le clip con l'interposizione aponeurotica o con la cauterizzazione, probabilmente perché tali studi tendono a essere realizzati nei Paesi in via di sviluppo dove gli uomini sono disposti a prendere parte agli studi in cambio di una chirurgia gratuita e perché l'approvvigionamento di clip è troppo costoso per delle regioni povere.

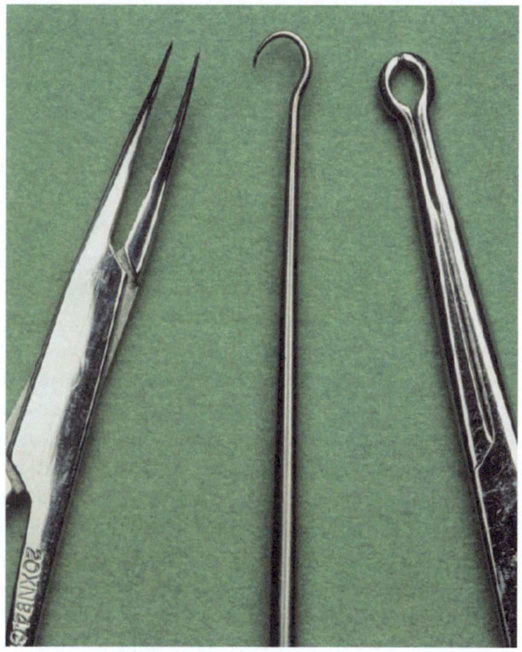

Fig. II.4.16. Strumenti di vasectomia senza bisturi. Pinza arteriosa appuntita per effettuare la puntura e pinza ad anello per afferrare il deferente. L'uso di una pinza arteriosa normale per afferrare il deferente espone allo schiacciamento del deferente con retrazione nell'incisione delle due estremità; in questo caso può essere molto difficile ritrovare l'estremità persa

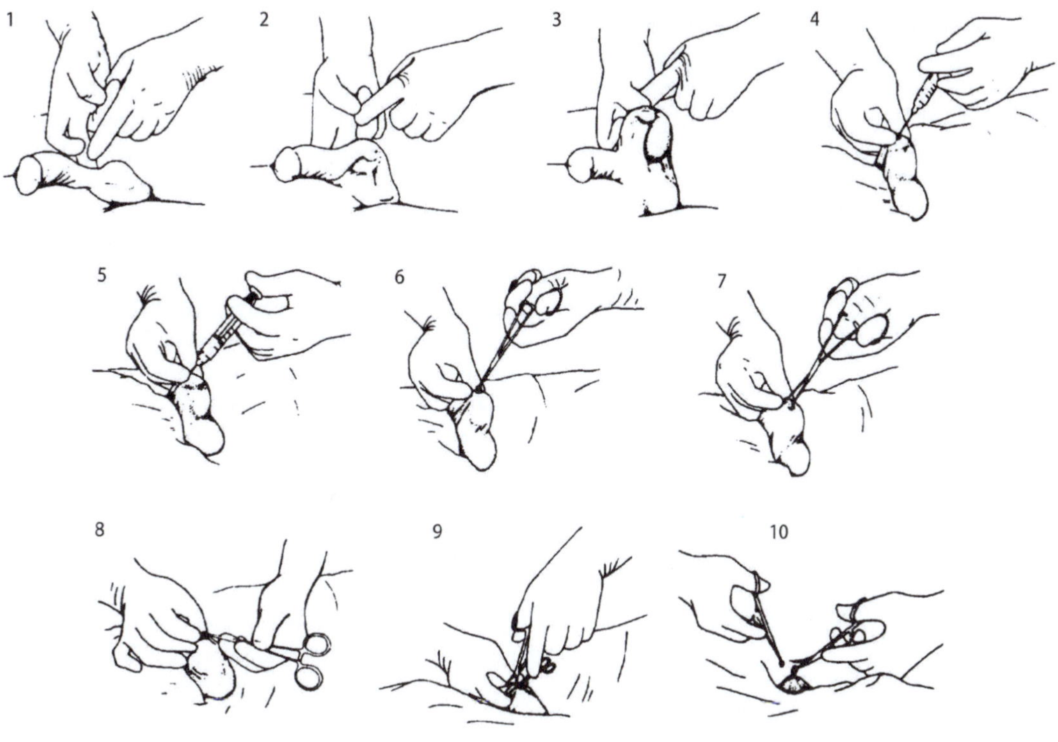

Fig. II.4.17. Tecnica senza bisturi tappa per tappa. *1–3* Il deferente è avvicinato e mantenuto sotto la cute con il dito medio dell'operatore. *4* Circa 0,25 mL di anestetico locale sono iniettati sotto la pelle a livello della sede della futura puntura. *5* Il deferente è mantenuto teso e l'ago dell'anestesia penetra lungo il deferente e sono iniettati circa 2 mL di anestetico locale. Questa anestesia viene eseguita molto a monte dell'area della puntura, non disturba il sito dell'intervento e provoca un mini-blocco del canale deferente distalmente rispetto alla zona dell'iniezione. *6, 7* Il deferente è afferrato con la pinza ad anello (vedi Fig. II.4.16). È meglio spingere sul deferente con la pinza chiusa e, successivamente, aprire la pinza spingendo sul deferente e poi chiuderla intorno al deferente. Questo limita la quantità di cute ridondante che può essere presa con il deferente. *8* La pinza ad anello è ribaltata verso il basso per far salire un'ansa del deferente. *9* La pinza (vedi Fig. II.4.16) è aperta e una delle due punte viene usata per aprire la cute fino al deferente. L'incisione è, allora, allargata inserendo la pinza chiusa e aprendola lentamente diverse volte. *10* Usando una punta della pinza, il deferente, con un movimento rotatorio, viene esteriorizzato. Il resto della vasectomia prosegue come nella Fig. II.4.15

Tuttavia, nonostante l'assenza di prove cliniche, la tecnica delle clip è ampiamente praticata, cosa che è a favore della sua efficacia. Sono necessari dei dati certi di prove cliniche.

3. Cauterizzazione dell'estremità del canale deferente. La tecnica consiste nell'inserire la sonda di cauterizzazione nel lume del canale deferente a una profondità di 0,5 mm (e non più) e nel cauterizzare ogni estremità. Non si devono usare né clip né suture, contemporaneamente a una cauterizzazione, in quanto il loro uso comporta una necrosi dell'estremità del deferente, cosa che può rendere l'occlusione inefficiente. In un'analisi dei dati di due studi diversi (Sokal et al. 2004b), un ampio studio multicentrico sulla cauterizzazione e uno studio randomizzato sull'interposizione aponeurotica (filmato della WHO, «La vasectomia senza bisturi»), è stato concluso che la cauterizzazione era superiore all'interposizione aponeurotica in termini di efficacia. Gli studi analizzati in questo confronto sono stati condotti dalla Family Health International (FHI) in differenti cliniche di diversi Paesi, di cui alcuni in Paesi in via di sviluppo. Questo contesto è importante, poiché i tassi di insuccesso complessivi erano più elevati di quelli generalmente riportati nelle serie realizzate nei Paesi sviluppati, probabilmente perché gli studi della FHI hanno incluso una grande varietà di risorse e di chirurghi con livelli di esperienza differenti. Come indicato, la tecnica di interposizione aponeurotica è molto dipendente dalla pratica del chirurgo, difficile da standardizzare e, a causa di tutti questi fattori, i risultati degli studi della FHI in corso devono essere interpretati con cautela.
4. Cauterizzazione combinata a un'interposizione aponeurotica. Questa tecnica, descritta all'origine da Schmidt (1987), consiste nel cauterizzare 0,5 mm del canale deferente e poi nel praticare un'interposizione aponeurotica; degli studi attuali suggeriscono che tale associazione di una cauterizzazione e di un'interposizione aponeurotica potrebbe essere la tecnica più efficace (Labrecque et al. 2004).

Appendice 1

Moduli di informazione che possono essere dati agli uomini per ricordare i punti discussi in occasione della consulenza sulla vasectomia

Informazione sulla vasectomia

La vasectomia è il metodo disponibile di contraccezione più sicuro al di fuori dall'astinenza totale. Tuttavia, nessun medico può garantire la vasectomia come metodo di contraccezione. La percentuale di insuccesso è di circa 1 su 1000; in confronto, il tasso di insuccesso dopo legatura delle tube è di circa 1 su 100. Il fallimento può insorgere in due periodi.

L'insuccesso precoce si produce nel corso dei primi 3 mesi successivi all'intervento ed è dovuto generalmente a delle difficoltà operatorie in occasione dell'intervento o alla presenza molto rara di un dotto deferente soprannumerario. L'esame del liquido seminale realizzato circa 3 mesi dopo l'intervento permette di rilevare questo tipo di insuccesso.

L'insuccesso tardivo è un problema più difficile. Le estremità tagliate del deferente si riparano da sole, anche dopo anni dall'intervento iniziale. La frequenza esatta con la quale ciò si verifica è difficile da conoscere, ma essa è di circa 1 su 2000. Non c'è, purtroppo, nessun modo di tutelarsi contro questa situazione. È interessante notare che la vasectomia è il più sicuro metodo di sterilizzazione attuale e che il tasso di insuccesso dopo la sterilizzazione femminile è molto più elevato. Il solo metodo sicuro per evitare la gravidanza rimane l'astinenza totale.

La vasectomia deve essere considerata una procedura irreversibile. Il paziente deve considerare la vasectomia come una procedura definitiva poiché, anche se è spesso possibile tentare un'inversione, non vi è alcuna garanzia di ottenere quest'ultima in tutti i casi. Questo punto è particolarmente importante da considerare quando i figli dei pazienti sono molto giovani. Che succederebbe se ci fosse una disgrazia e se uno dei vostri figli morisse? Se i figli sono molto piccoli, può essere sicuro che lei non cambierebbe opinione sul fatto di volere una famiglia più grande in un anno o due?

Dopo la vasectomia, lei resterebbe fertile fino a che non abbia eiaculato circa 30 volte (abitualmente 3–4 mesi). Questo fenomeno è dovuto alla presenza di zone di deposito degli spermatozoi (le vescicole seminali). Occorrono circa 20–30 eiaculazioni prima che tutti gli spermatozoi siano eliminati e, conseguentemente, lei e la sua partner dovrete usare il vostro metodo di contraccezione abituale fino a che non siano eseguiti i test del liquido seminale e fino a che non vi sia dato il nulla osta. La pratica normale è di realizzare due esami di liquido seminale 3-4 mesi dopo l'intervento. A questo punto, 7 uomini su 10 avranno il nulla osta, ma per i 3 restanti ci vorrà più tempo. A 6 mesi, il nulla osta può essere atteso in 17 uomini su 20 e, a 12 mesi, in 99 uomini su 100. Una volta che lei sarà stato informato della sua azoospermia, lei potrà allora ragionevolmente sospendere l'uso di altri metodi di contraccezione. Come descritto sopra, in circa 3 uomini su 10 l'esame del liquido seminale a 4 mesi mostra alcuni spermatozoi. Se, di fatto, il campione mostra un numero molto basso di spermatozoi non mobili, il rischio di gravidanza è molto basso, con 5 gravidanze per 1000 coppie. Questo rischio basso non è significativamente diverso dal rischio di un campione azzospermico. Se il campione, dopo 4 mesi dalla vasectomia, mostra un numero molto basso di spermatozoi non mobili, molte coppie sceglieranno di sospendere gli altri metodi contraccettivi. Tuttavia, i consigli tradizionali sono sempre stati di attendere fino a che i due campioni non siano completamente privi di spermatozoi.

Le complicanze gravi sono molto rare

Due complicanze immediate della vasectomia sono il sanguinamento e l'infezione della ferita. Se si ha una di queste complicanze, l'assenza dal lavoro sarà più lunga del normale.

La ragione per la quale queste complicanze si manifestano, a volte, è dovuta al fatto che lo scroto (il sacco che contiene i testicoli) è costituito da una cute flaccida ed estensibile in una regione del corpo dove può verificarsi una contaminazione dall'intestino. Il rischio di queste complicanze è ridotto se si resta sdraiati il primo giorno dopo l'intervento per una durata più lunga possibile, con lo scroto disteso. I lavori manuali pesanti, il sollevamento pesi o altri sforzi devono anch'essi essere evitati durante le 2 settimane che seguono l'intervento. È meglio non avere alcun rapporto sessuale per circa 2 settimane dopo l'intervento.

Complicanze a distanza

Una complicanza a distanza sgradevole è un disturbo che si osserva in circa 1 uomo su 100 a livello dell'epididimo. Si tratta della presenza di tessuto molle a lato del testicolo. Un disturbo minore e continuo può verificarsi in caso di perdita di liquido seminale in questa regione che induce un'infiammazione localizzata. Se si manifesta questo disturbo, esso scompare generalmente in alcuni mesi ma, in rare occasioni, può essere così fastidioso che è necessario un trattamento antalgico, e molto, molto raramente (1 caso su 20 000) può essere completamente invalidante, provocando un'incapacità di lavoro e la necessità di proseguire alcuni trattamenti e di fare dei successivi interventi chirurgici.

Le altre complicanze tardive riportate nella letteratura medica comprendono un rischio maggiore di cancro della prostata e del testicolo, un aumento del rischio di formazione di calcoli renali e un rischio maggiore di cardiopatia. Questi studi sono stati considerati molto seriamente da diverse organizzazioni, tra cui alcune grandi compagnie di assicurazioni mediche negli USA, e dall'Organizzazione Mondiale della Sanità. È vero che, a oggi, nei grandi studi, non vi è alcuna prova di un rischio aumentato di cancro del testicolo, di malattia cardiaca o di formazione di calcoli renali ed è improbabile che la vasectomia provochi un aumento del rischio di cancro della prostata. Da notare che, in uno dei più grandi studi degli Stati Uniti, gli uomini vasectomizzati vivono un po' più a lungo degli uomini non vasectomizzati di un gruppo di riferimento.

Inoltre, è importante notare che i rischi *di complicanze dopo la sterilizzazione femminile* sono più elevati di quelli della vasectomia e che i rischi di avere altri figli sono maggiori rispetto a quelli di altre tecniche di sterilizzazione maschile o femminile.

Posso congelare del liquido seminale prima della vasectomia?

È possibile conservare alcuni spermatozoi nell'azoto liquido per molti anni. Questa possibilità è offerta agli uomini giovani affetti da un carcinoma che seguiranno un trattamento che può provocare una sterilità. La conservazione di liquido seminale è sottoposta all'Human Fertilisation and Embryology Act of Parliament dal 1990 e può essere realizzata solo in un centro autorizzato. Se desidera fare una conservazione, può contattare uno degli istituti di conservazione del liquido seminale riconosciuto dall'HFEA.

Un'ultima parola in merito ai rischi

Questi ultimi anni, molti processi giudiziari hanno avuto luogo a seguito di interventi di vasectomia, ed è attualmente obbligatorio che i pazienti conoscano i rari rischi di questa procedura chirurgica non essenziale per la loro «qualità della vita». Il medico deve dare le informazioni a proposito di molti dei rischi possibili della vasectomia, ma è importante considerare questi rischi in prospettiva e tenere a mente i rischi di soluzioni alternative. La sterilizzazione femminile con legatura delle tube ha un tasso di fallimento più elevato della vasectomia e comporta più complicanze, poiché è necessario penetrare nella cavità addominale e praticare un'anestesia generale. Tenendo conto di tutti questi fattori, la vasectomia è la più sicura e la meno rischiosa dei metodi contraccettivi.

Appendice 2

Documento di raccolta del consenso del paziente alla vasectomia e di informazione alla sua partner sul bisogno di proseguire una contraccezione fino a che non sia stato dato «il semaforo verde».

Formulario di consenso alla vasectomia

Nome e indirizzo

Io ho letto il formulario di informazioni sulla vasectomia e desidero essere sottoposto all'intervento di vasectomia.

Firma

Data

Il consenso firmato in precedenza è sufficiente per procedere all'intervento, ma chieda alla sua sposa/partner di leggere correttamente le informazioni sulla vasectomia. È utile ma non fondamentale che essa firmi la denuncia qui di seguito per indicare che ha avuto la possibilità di leggere le informazioni.

Informazione alla partner

Legga attentamente le informazioni sulla necessità di proseguire una contraccezione dopo l'intervento di vasectomia fino a che non sia stato dato «il nulla osta». Consideri che, una volta eseguito l'intervento di vasectomia, deve essere considerato definitivo.

Io sono consapevole del progetto di mio marito/del mio partner di subire una vasectomia a scopo contraccettivo e ho ben compreso la necessità di continuare le precauzioni contraccettive dopo l'intervento della vasectomia fino a che non sia stato dato il «nulla osta».

Firmata dalla coniuge/partner

Data

Notifica del chirurgo

Ho spiegato a questo paziente che la vasectomia deve essere considerata un metodo definitivo di contraccezione e che non vi è alcuna garanzia che possa essere realizzato un intervento di inversione. Ho anche spiegato che il tasso di fallimento non è nullo e che, molto raramente (1 caso su 2000), degli spermatozoi possano ritrovarsi nell'eiaculato alcuni anni più tardi e che questo può portare, in rare occasioni, a una gravidanza. Ho spiegato che la vasectomia è il metodo più sicuro di contraccezione sia maschile che femminile. Ho anche discusso delle complicanze precoci emorragiche e infettive e delle complicanze più tardive di dolore testicolare così come di complicanze molto rare a lungo termine di forti dolori testicolari invalidanti.

Chirurgo
Data

Bibliografia

Aradhya KW, Best K, Sokal DC (2005) Recent developments in vasectomy. Br Med J 330:296 - 2999

Labrecque M, Dufresne C, Barone MA, St-Hilaire K (2004) Vasectomy surgical techniques: a systematic review. BMC Med 2:21

Schmidt SS (1987) Vasectomy. Urol Clin North Am 14:149 - 154

Sokal DC, Irsula B, Hays M, Chen-Mok M, Barone M (2004a) Vasectomy by ligation and excision, with or without fascial interposition: a randomized controlled trial. BMC Med 2:6

Sokal D, Irsula B, Chen-Mok M, Labrecque M, Barone MA (2004b) A comparison of vas occlusion techniques: cautery more effective than ligation and excision with fascial interposition. BMC Urol 4:12

II.4.4 Vasovasostomia e vaso-epididimostomia

A. M. Belker

Sintesi

La vasovasostomia è principalmente eseguita per ristabilire la continuità del deferente dopo una vasectomia. La vaso-epididimostomia, che consiste nell'anastomosi del canale deferente nel tubulo dell'epididimo, permette di aggirare un'ostruzione dell'epididimo che può derivare da malattie congenite, da un'infezione o da un'ostruzione dell'epididimo dopo una vasectomia. I pazienti che affrontano queste procedure devono essere consigliati riguardo alla possibilità di una biopsia chirurgica o di un'aspirazione percutanea con ago per ottenere degli spermatozoi per una fecondazione in vitro (FIV) con iniezione intracitoplasmatica di spermatozoo (ICSI) come alternativa alla ricostruzione chirurgica.

Nel corso del ripristino della continuità del deferente dopo la vasectomia, la decisione del chirurgo di praticare una vasovasostomia o una vaso-epididimostomia è influenzata dallo stato perioperatorio, dalla qualità degli spermatozoi del liquido del deferente e dall'aspetto macroscopico di questo liquido. In assenza degli spermatozoi nel liquido del deferente, la causa può essere una rottura provocata da una contro-pressione nel tubulo dell'epididimo con un'ulteriore ostruzione al passaggio degli spermatozoi. In questo caso, è necessaria un'anastomosi epididimo-deferenziale. I risultati della vasovasostomia e della vaso-epididimostomia sono significativamente migliori quando queste procedure sono effettuate mediante microchirurgia. Dei risultati simili a quelli della vasovasostomia sono ottenuti mediante un'anastomosi microchirurgica modificata in uno o due piani, anche se l'autore preferisce il metodo di sutura in due piani per le ragioni spiegate più avanti.

Quando è necessaria la vaso-epididimostomia, può essere difficile localizzare con precisione il sito dell'ostruzione dell'epididimo. Se il sito dell'ostruzione è incerto, il chirurgo deve prelevare un campione di liquido tubulare dall'epididimo al più basso livello accessibile dell'epididimo e poi, gradualmente, in altre sedi prossimali, fino a raggiungere il livello dove degli spermatozoi sono presenti nel tubulo. L'anastomosi è effettuata al livello più distale possibile, dove sono osservati degli spermatozoi nel liquido tubulare dell'epididimo. Il metodo microchirurgico della vaso-epididimostomia crea una connessione diretta della mucosa del canale deferente ai bordi del tubulo dell'epididimo. Un metodo microchirurgico modificato di vaso-epididimostomia crea un'invaginazione termino-laterale del tubulo dell'epididimo nel lume del canale deferente. Quest'ultima tecnica è più semplice da eseguire e sembra dare dei risultati simili a quelli del metodo alternativo più fastidioso di anastomosi termino-laterale microchirurgica.

I risultati della vasovasostomia diventano progressivamente più deludenti man mano che si allunga il tempo tra la vasectomia e il tentativo di inversione. Gli spermatozoi devono ripresentarsi nel liquido seminale nei 2 mesi che seguono una vasovasostomia, ma possono comparire solo 12-18 mesi dopo una vaso-epididimostomia. L'intervallo postoperatorio medio prima di una gravidanza dopo una vasovasostomia è di 12 mesi. Ci sono poche pubblicazioni sull'intervallo medio di gravidanza dopo una vaso-epididimostomia.

II.4.4.1
Indicazioni

Una vasovasostomia o una vaso-epididimostomia, a volte designata come epididimo-vasostomia, può essere necessaria per un'inversione post-vasectomia del deferente dopo la vasectomia (vedi Cap. I.5.2) o come terapia in caso di ostruzioni congenite o acquisite del canale deferente o dell'epididimo, responsabili di un'azoospermia (vedi Parte I). Queste ultime situazioni sono generalmente scoperte durante la valutazione dell'infertilità di una coppia. Ognuna delle procedure può anche essere necessaria per alleviare alcuni dolori post-vasectomia, che si producono fortunatamente raramente dopo una vasectomia. Le due procedure possono essere effettuate sotto anestesia locale, locoregionale o generale e sono frequentemente eseguite in ambulatorio.

II.4.4.2
Controindicazioni

Le controindicazioni a queste tecniche sono uguali a quelle menzionate nel Cap. I.5.2.

II.4.4.3
Alternative terapeutiche

Al momento della consulenza ai pazienti sulle possibilità di una gravidanza dopo una vasovasostomia e una vaso-epididimostomia, i chirurghi devono illustrare le possibilità di gravidanza e le spese relative associate alla ricerca degli spermatozoi per la fecondazione in vitro (FIV) con iniezione intracitoplasmatica di spermatozoi (ICSI, Kolettis e Thomas 1997) e devono discutere di queste alternative con i pazienti. La scelta della procedura sarà influenzata dall'assicurazione sanitaria della coppia che pagherà in quei Paesi che la prevedono.

In alcuni centri, un prelievo perioperatorio degli spermatozoi è eseguito nel canale deferente, nell'epididimo o nel testicolo al fine di crioconservare degli spermatozoi per un possibile uso ulteriore in FIV/ICSI in caso di insuccesso della vasovasostomia o della vaso-epididimostomia. Nel mio centro, il prezzo supplementare di una crioconservazione perioperatoria degli spermatozoi è di più di 1000 dollari, a causa della necessità, per la banca del seme, di uno screening nel paziente per HIV, epatite B e C e sifilide, prima di poter crioconservare il seme, oltre ai costi dovuti ai test di congelamento/scongelamento e al primo anno di conservazione del seme. Nel mio centro, in caso di insuccesso dell'anastomosi chirurgica, la realizzazione in ambulatorio di un'aspirazione percutanea degli spermatozoi testicolari, per ottenere degli spermatozoi per una FIV/ICSI, costa molto meno della crioconservazione degli spermatozoi perioperatoria. Una tale divergenza dei costi non esiste in tutti i centri. **Se il chirurgo sceglie di fare una raccolta perioperatoria degli spermatozoi per crioconservazione, è necessario informare il personale della banca del seme che il liquido seminale deve essere congelato sotto forma di aliquote adattate a una FIV/ICSI, poiché il numero relativamente basso di spermatozoi raccolti non sarà utilizzabile nell'inseminazione intra-uterina o nella FIV senza ICSI.**

II.4.4.4
Fattori che influenzano la scelta di una vasovasostomia o di una vaso-epididimostomia

Un'incisione chirurgica viene eseguita a livello dell'ostruzione deferenziale. Dopo la liberazione chirurgica delle estremità prossimale e distale del canale deferente, le estremità cicatriziali sono resecate. Il chirurgo deve essere certo che tutto il tessuto cicatriziale sia asportato da ogni estremità del canale deferente. Ciò viene praticato osservando che l'estremità incisa restante del deferente sanguini liberamente. Dopo la resezione delle estremità cicatriziali del deferente, la permeabilità dell'estremità addominale del deferente è controllata con l'instillazione di 5 mL di soluzione di Ringer con un ago a punta smussata di calibro 24 inserito nell'estremità addominale. La permeabilità è assicurata quando il liquido defluisce liberamente. Se il liquido non passa liberamente, è effettuata una deferentografia operatoria per determinare se esiste anche un'ostruzione a un livello più distale.

Dopo la resezione dell'estremità cicatriziale testicolare del canale deferente, il liquido che fuoriesce da questa estremità è osservato al microscopio per determinare la presenza degli spermatozoi (Fig. II.4.18). Se sono presenti degli spermatozoi normali, è effettuata una vasovasostomia.

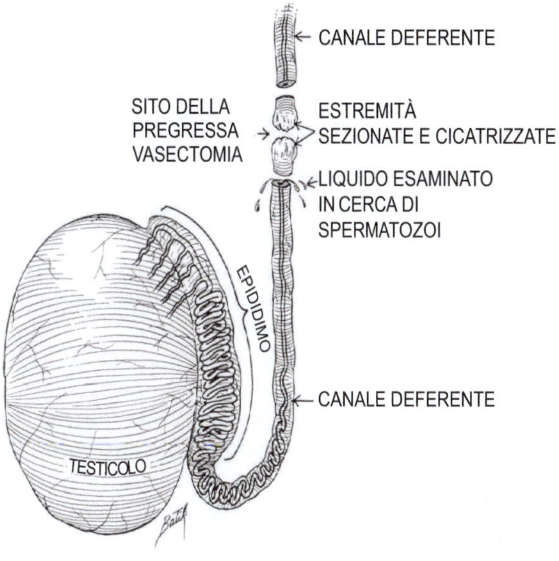

Fig. II.4.18. Le estremità cicatriziali del deferente sono resecate. Il liquido dell'estremità testicolare è esaminato al microscopio per determinare se sono presenti degli spermatozoi nel liquido. La permeabilità dell'estremità addominale del deferente è, quindi, controllata iniettando della soluzione di Ringer nell'estremità addominale (non mostrato nella figura). [Riprodotto con l'autorizzazione di Belker AM (1985) Vasectomy and its reversal. *Primary Care* 12:703–717]

Qualità perioperatoria degli spermatozoi nel liquido del deferente	Spermatozoi nel liquido seminale		Gravidanza	
	Numero[a]	(%)	Numero[a]	(%)
Grado 1 -principalmente degli spermatozoi mobili normali	116/123	(94)	62/98	(63)
Grado 2 -principalmente degli spermatozoi mobili normali	199/220	(91)	89/165	(54)
Grado 3 -principalmente delle teste di spermatozoi (senza flagello)	67/70	(96)	36/72	(50)
Grado 4 -unicamente delle teste di spermatozoi	55/73	(75)	31/70	(44)
Grado 5– assenza di spermatozoi	50/83	(60)	20/65	(31)

[a]Il numeratore indica i pazienti che hanno ottenenuto un'inversione postoperatoria o una gravidanza, mentre il denominatore indica il numero totale di pazienti in ogni gruppo

Tabella II.4.1. Tasso di permeabilità postoperatoria e di gravidanza secondo la qualità intraoperatoria degli spermatozoi nel liquido del deferente (Belker et al. 1991)

Se sono presenti degli spermatozoi normali, è effettuata una vasovasostomia. I risultati della vasovasostomia variano secondo il grado di qualità degli spermatozoi nel liquido ottenuto all'estremità testicolare del deferente (Tabella II.4.1, Belker et al. 1991). Se il liquido contiene solo le teste degli spermatozoi (senza flagello) o in assenza di spermatozoi, il chirurgo deve ispezionare l'epididimo per determinare se esiste un livello di ostruzione chiaramente definito. Questa determinazione viene eseguita con l'osservazione di una dilatazione del tubulo nell'epididimo a monte del punto di ostruzione e di un appiattimento del tubulo dell'epididimo a valle di questo. Se è identificato un punto di ostruzione dell'epididimo, una vaso-epididimostomia piuttosto che una vasovasostomia sarà allora necessaria per ristabilire una continuità dopo la vasectomia (Silber 1979).

Quando la qualità degli spermatozoi è di grado 3 (Tabella II.4.1) nel liquido perioperatorio del deferente, la maggior parte dei chirurghi effettua una vasovasostomia. Quando gli spermatozoi sono assenti dal liquido perioperatorio del deferente, il chirurgo può essere guidato dall'aspetto di questo liquido (Belker et al. 1991). In generale, in assenza degli spermatozoi nel liquido perioperatorio del deferente, un aspetto acquoso del liquido (chiaro, incolore e trasparente) indica che la vasovasostomia sarà un successo, anche se gli spermatozoi sono assenti. Tuttavia, la presenza di un liquido denso e cremoso, indica generalmente che è necessaria una vaso-epididimostomia (Belker et al. 1991). In caso di qualità degli spermatozoi di grado 4 (Tabella II.4.1), alcuni chirurghi raccomandano la vasovasostomia, mentre altri consigliano la vaso-epididimostomia. Sfortunatamente, non esiste ancora alcun consenso generale sulla scelta tra vasovasostomia e vaso-epididimostomia quando una qualità degli spermatozoi di grado 4 o 5 è presente nel liquido perioperatorio del deferente, a eccezione della scoperta di un punto evidente di ostruzione dell'epididimo, che indirizza chiaramente verso una vaso-epididimostomia. La decisione riguardo alla scelta della tecnica da eseguire è stabilita indipendentemente per ogni lato.

Quando la biopsia testicolare di un uomo azoospermico che ha un volume di liquido seminale normale e nessun precedente chirurgico rivela una spermatogenesi normale, l'ostruzione è quasi sempre localizzata nell'epididimo. Con un'incisione scrotale, un'emisezione microchirurgica del canale deferente viene eseguita nella parte più distale del dotto. Se degli spermatozoi sono presenti nel liquido raccolto all'apertura del deferente, l'ostruzione è più distale ed è realizzata una vasografia operatoria. Se gli spermatozoi sono assenti nel liquido del deferente, l'ostruzione si trova nell'epididimo. In questo caso, il chirurgo finisce la sezione del deferente, lega l'estremità testicolare del deferente e passa l'estremità addominale con un'apertura praticata chirurgicamente nella vaginale parietale al fine di preparare la vaso-epididimostomia.

II.4.4.5 Tecniche chirurgiche

II.4.4.5.1 Area delle incisioni

Allo scopo di effettuare un vasovasostomia è, di solito, necessario fare corte (3–5 cm di lunghezza) incisioni scrotali verticali, e non è necessario far uscire il testicolo e l'epididimo dallo scroto. Se la vasectomia è stata eseguita molto alta nello scroto o se una lunghezza insolitamente rilevante del deferente è stata resecata al momento della vasectomia, un'incisione sotto-pubica (Belker 1988), preferibilmente delle incisioni sotto-pubiche modificate, laterali a ogni lato della base del pene (Fig. II.4.19, Belker 1995) possono essere utili per mobilizzare un segmento sufficientemente lungo dell'estremità addominale del deferente e per effettuare una vaso-vasostomia o una vaso-epididimostomia senza pressione sull'anastomosi. Se si sceglie di praticare delle incisioni sotto-pubiche lateralizzate, quando è necessaria una vaso-epididimostomia, è possibile spostare il contenuto dello scroto in direzione della parte alta attraverso queste incisioni per eseguire l'anastomosi (Belker 1988).

Quando l'ostruzione del deferente deriva da una lesione del canale deferente comparsa al momento di un intervento chirurgico per ernia inguinale bilaterale è, ovviamente, necessaria un'incisione inguinale. In tali situazioni è utile effettuare una mobilizzazione laparoscopica dell'estremità addominale del deferente, con il suo passaggio attraverso un'incisione chirurgica nell'anello inguinale esterno.

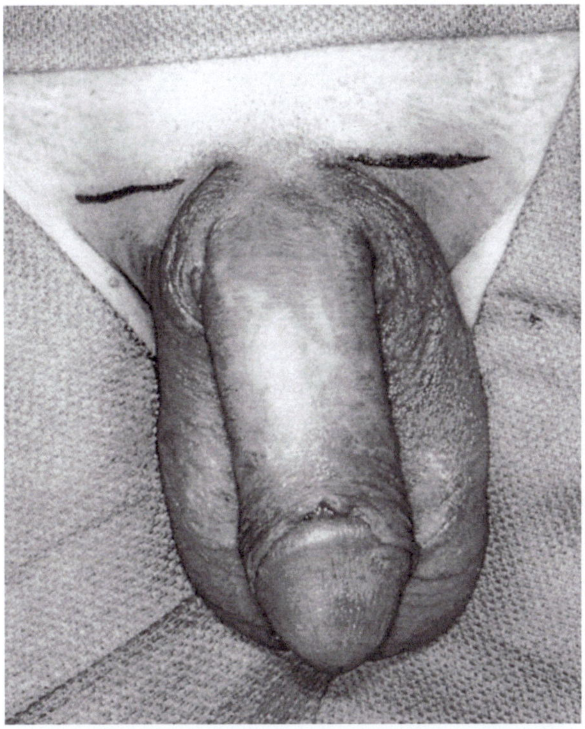

Fig. II.4.19. Sede di incisioni infrapubiche modificate da ogni lato del pene, utili per isolare le estremità del deferente quando la vasectomia è stata effettuata a un livello molto alto o quando un segmento del deferente molto lungo è stato rimosso durante la vasectomia. [Riprodotto con l'autorizzazione di Belker AM (1995) Microsurgical vasovasostomy: two-layer technique. In: Goldstein M (ed) *Surgery of male infertility*. Saunders, Philadelphia, pp 61–66]

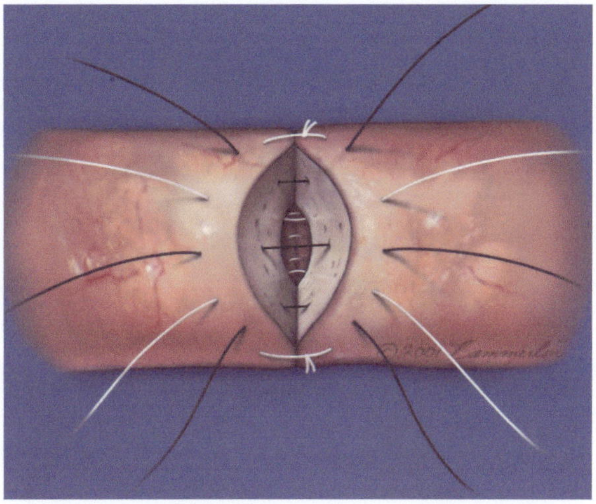

Fig. II.4.20. Vasovasostomia microchirurgica in un piano. Metodo di Schmidt modificato. Le suture che prendono tutto lo spessore sono in bianco e le suture degli strati muscolari esterni sono in nero (riprodotto con l'autorizzazione; ©2001 Bammerlin, Louisville, Kentucky, USA).

II.4.4.5.2 Vasovasostomia

Durante la mobilizzazione delle estremità del deferente, è importante asportare completamente le estremità cicatriziali del canale deferente, cosa che assicura che del tessuto vitale sarà presente da ogni lato dell'anastomosi. È importante anche evitare la devascolarizzazione delle estremità del deferente. Questo è ottenuto lasciando abbastanza tessuto intorno a ogni estremità e osservando che da ogni estremità ci sia un sanguinamento spontaneo. Un'elettrocoagulazione bipolare, piuttosto che monopolare, è raccomandata per cauterizzare il sanguinamento dei vasi dell'avventizia del deferente. È importante evitare di cauterizzare la superficie recisa di ogni estremità del deferente per evitare la formazione di un tessuto cicatriziale a questo livello. Una lunghezza sufficiente per ogni estremità del deferente deve essere mobilizzata per evitare qualsiasi pressione sull'anastomosi.

Esiste, attualmente, un accordo quasi internazionale nel dire che i risultati della vasovasostomia microchirurgica sono superiori a quelli della vasovasostomia eseguita senza ingrandimento ottico. Le anastomosi microchirurgiche hanno migliori riuscite rispetto alle anastomosi eseguite senza l'aiuto della microchirurgia, poiché la microchirurgia comporta un riavvicinamento più preciso dei margini mucosi del deferente, creando, così, un'anastomosi impermeabile. Gli effetti indesiderati di una perdita degli spermatozoi, che induce la formazione di un granuloma seminale anastomotico, sono stati chiaramente mostrati in uno studio di differenti tipi di anastomosi negli animali di laboratorio (Hagan e Coffey 1977).

L'anastomosi microchirurgica può essere eseguita con una tecnica di anastomosi modificata a uno o a due strati. L'anastomosi modificata a un singolo strato (Schmidt 1978) è realizzata usando da sei a otto punti di sutura separati che prendono tutto lo spessore con filo non riassorbibile in nylon 9-0 posti in maniera equidistante intorno alla circonferenza di ogni estremità del deferente, seguiti da suture con lo stesso filo 9-0 sullo strato muscolare esterno più superficiale tra le suture adiacenti (Fig. II.4.20).

L'anastomosi microchirurgica latero-terminale in due piani (Belker 1997) è praticata mettendo sei-otto punti di sutura separati con filo non riassorbibile 10-0 attraverso la mucosa di ogni estremità del deferente, seguiti da circa otto punti di sutura e separati con filo non riassorbibile 9-0 attraverso lo strato muscolare esterno del deferente (Fig. II.4.21). Una pinza curva è utile per realizzare questa anastomosi del deferente (Belker 1980, 1995).

II.4.4.5.3 Vaso-epididimostomia

Questa procedura richiede delle incisioni scrotali verticali sufficientemente lunghe per esteriorizzare il contenuto scrotale. La tunica vaginale parietale viene aperta e l'estremità addominale del deferente è passata attraverso un'incisione chirurgica della tunica vaginale parietale. Il tessuto peri-vasale è fissato alla tunica vaginale parietale in due-quattro sedi lungo la

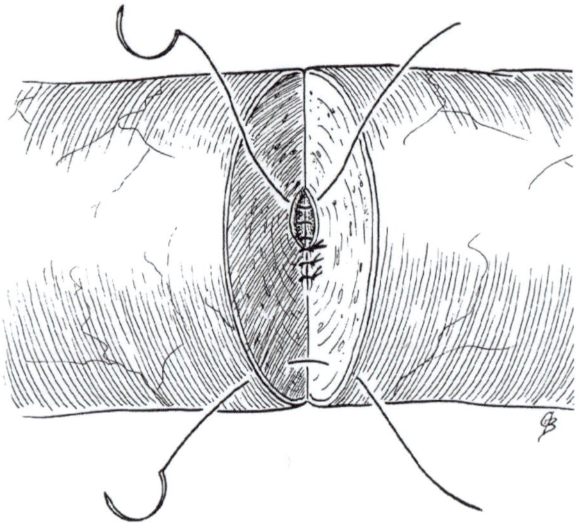

Fig. II.4.21. Metodo di vasovasostomia microchirurgica in due piani. I margini interni della mucosa sono avvicinati con dei punti separati di sutura in nylon 10-0 e i margini dello strato muscolare esterno con punti separati di sutura in nylon 9-0. [Riprodotto con l'autorizzazione di Belker AM (1985) Vasectomy and its reversal. *Primary Care* 12:703–717]

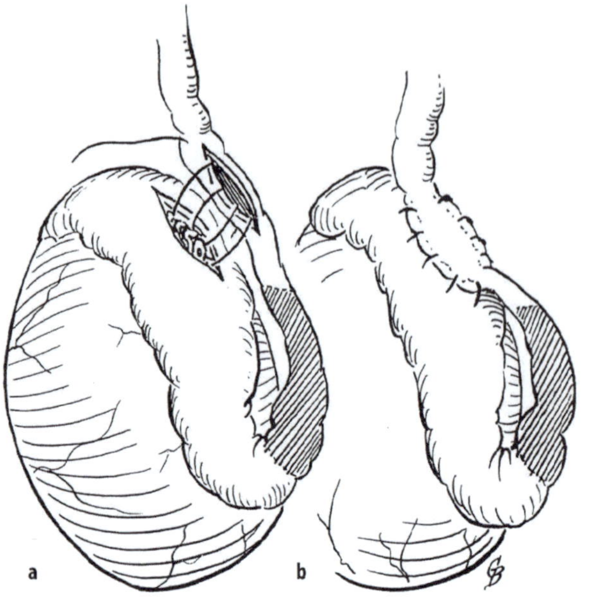

Fig. II.4.22 a, b. Il vecchio metodo non microchirurgico della vaso-epididimostomia si basava sulla creazione di una fistola tra diverse aperture del tubulo nell'epididimo e del lume del deferente. [Riprodotto con l'autorizzazione di Belker AM (1981) Vasovasostomy. In Resnick MI (ed) *Current trends in urology*, vol 1. Williams and Wilkins, Baltimore, Md., pp 20–41]

parte del deferente che si trova all'interno della vaginale. Questa manovra evita qualsiasi tensione sull'anastomosi.

Se il livello dell'ostruzione nell'epididimo è evidente all'ispezione dell'epididimo, il tubulo nell'epididimo è isolato appena al di sopra di questa ostruzione. Se nessuna sede di ostruzione è evidente, il dotto epididimario è isolato al suo livello accessibile più basso, e il liquido che fluisce all'apertura di questo tubulo è osservato al microscopio per determinare se sono presenti degli spermatozoi normali. In assenza degli spermatozoi normali, il chirurgo apre, allora, il tubulo nell'epididimo a livelli progressivamente più prossimali fino a che non trova degli spermatozoi nel liquido tubulare.

Benché siano state riportate delle gravidanze dopo anastomosi del deferente alla testa dell'epididimo (Silber 1989) e ai dotti efferenti (Silber 1988; Weiske 1994), i risultati delle vasoepididimostomie sono tanto migliori quanto l'anastomosi viene eseguita nel punto più distale sull'epididimo (Schoysman e Bedford 1986; Schoysman 1993; Jarow et al. 1997). Benché sia importante eseguire l'anastomosi il più in basso possibile sull'epididimo, il livello dell'anastomosi deve essere localizzato in un punto dell'epididimo dove degli spermatozoi sono presenti nel liquido del tubulo dell'epididimo, cosa che garantisce che l'anastomosi sia fatta al di sopra dell'ostruzione dell'epididimo. Benché la vasovasostomia possa essere un successo a dispetto dell'assenza perioperatoria degli spermatozoi nel liquido del deferente, la vaso-epididimostomia non sarà mai riuscita se viene eseguita a un livello dell'epididimo dove gli spermatozoi sono assenti nel liquido del tubulo dell'epididimo (Niederberger e Ross 1993).

Prima dell'introduzione della tecnica microchirurgica della vaso-epididimostomia, l'anastomosi era realizzata collegando i margini della tunica dell'epididimo aperta ai margini dell'estremità del deferente, creando così una fistola tra le aperture sottostanti del tubulo dell'epididimo e del dotto deferente (Fig. II.4.22). Il metodo di scelta attuale è l'anastomosi latero-terminale microchirurgica. Questo tipo di anastomosi comporta un avvicinamento dei margini del tubulo dell'epididimo e della mucosa del canale deferente. L'anastomosi latero-terminale può essere effettuata o collegando i margini del tubulo dell'epididimo aperto alla mucosa del canale deferente e, quindi, collegando i margini della tunica dell'epididimo allo strato muscolare esterno del canale deferente (Fig. II.4.23) (Thomas 1987) o con il metodo dell'«invaginazione per triangolazione» (Fig. II.4.24, II.4.25, Berger 1998; McCallum et al. 2002). Questi due metodi realizzano l'anastomosi latero-terminale di una parte specifica del tubulo dell'epididimo alla mucosa del canale deferente. Tuttavia, il metodo «di invaginazione per triangolazione» è tecnicamente più semplice e richiede, di conseguenza, meno tempo del metodo alternativo latero-terminale (Thomas 1987).

Per isolare il tubulo dell'epididimo, è necessario aprire la tunica dell'epididimo per prima. Questo è ottenuto o con un'incisione microchirurgica della tunica dell'epididimo sovrastante o con la resezione microchirurgica di un pezzo di questa tunica. Dopo l'apertura di questa tunica, è utilizzato un bisturi microchirurgico per incidere dolcemente e ripetutamente il tessuto che ricopre il tubulo. Quando la maggioranza dei tessuti sovrastante è stata incisa e quando il contorno del tubulo diventa visibile, un paio di forbici microchirurgiche di Vannas, dalle estremità smussate, può essere utilizzato per incidere il tessuto restante che copre il tubulo dell'epididimo.

II.4

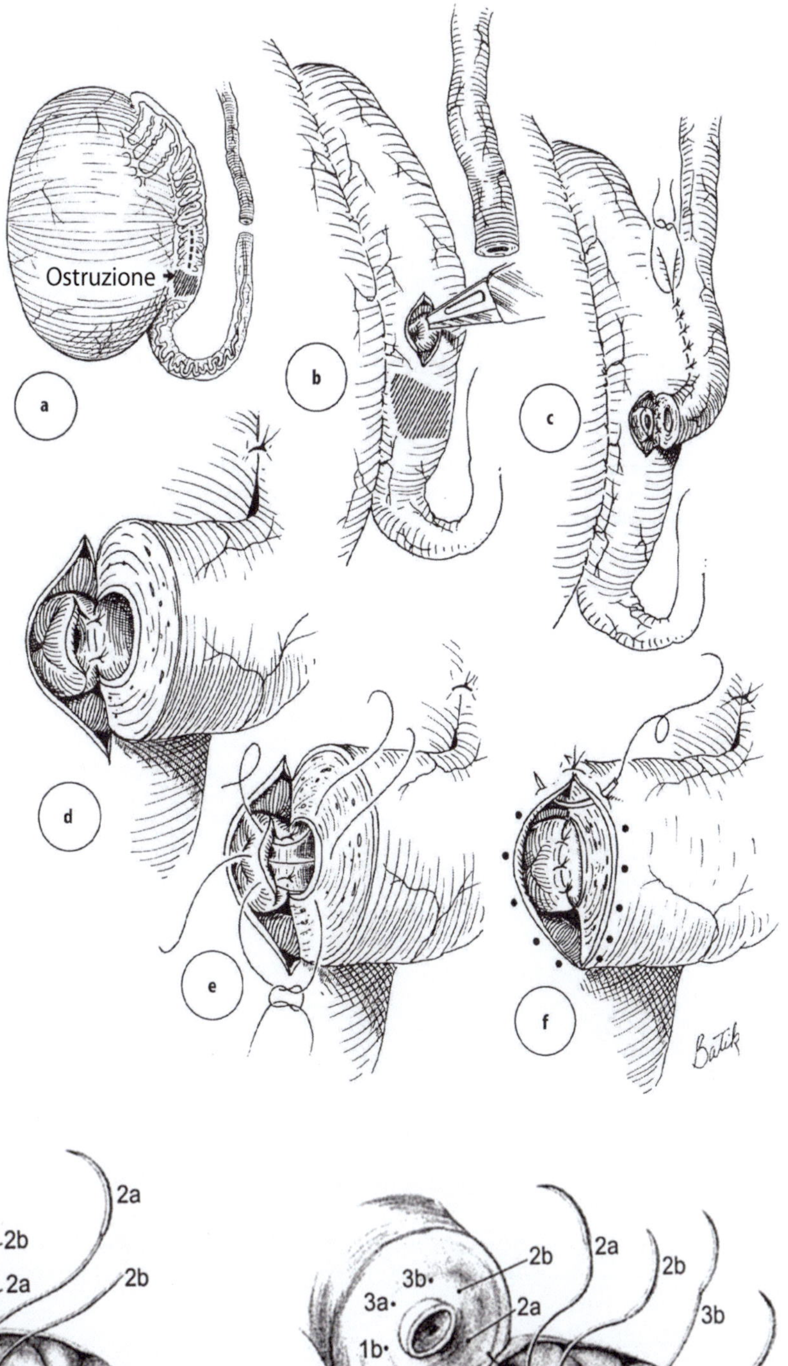

Fig. II.4.23 a–f. Metodo di vaso-epididimostomia microchirurgica termino-laterale di Thomas. **b** Incisione nel tubulo dell'epididimo. **d, e** Margini dell'apertura del tubulo dell'epididimo avvicinati ai margini della mucosa del deferente. **c, f** Margini della tunica dell'epididimo avvicinati ai margini dello strato muscolare esterno del canale deferente. [Riprodotto con l'autorizzazione di Crais TF Jr (1983) Reproductive and urogenital microsurgery. *Clinics in Plastic Surgery*. Saunders, Philadelphia, 10:155–171]

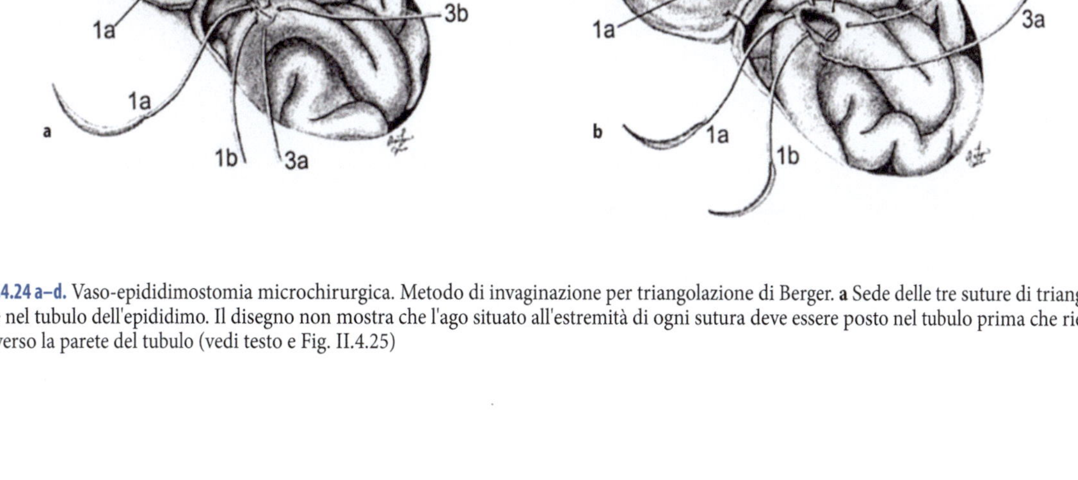

Fig. II.4.24 a–d. Vaso-epididimostomia microchirurgica. Metodo di invaginazione per triangolazione di Berger. **a** Sede delle tre suture di triangolazione nel tubulo dell'epididimo. Il disegno non mostra che l'ago situato all'estremità di ogni sutura deve essere posto nel tubulo prima che riesca attraverso la parete del tubulo (vedi testo e Fig. II.4.25)

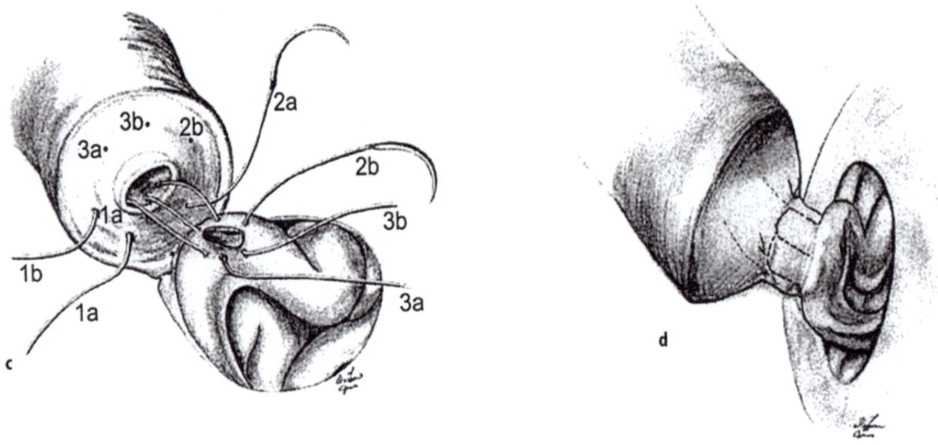

Fig. II.4.24. (Segue) Dopo l'apertura del tubulo, le estremità «*a*» e «*b*» di ogni sutura sono poste, come dimostrato sullo schema, nel deferente, invaginando così il tubulo nel lume del deferente. Dopo la realizzazione delle suture dello strato interno, i margini della tunica dell'epididimo sono suturati ai margini dello strato muscolare esterno del deferente (non mostrato nello schema, ©2004 Urology Surgical Associates, PSC, Louisville, Kentucky, USA)

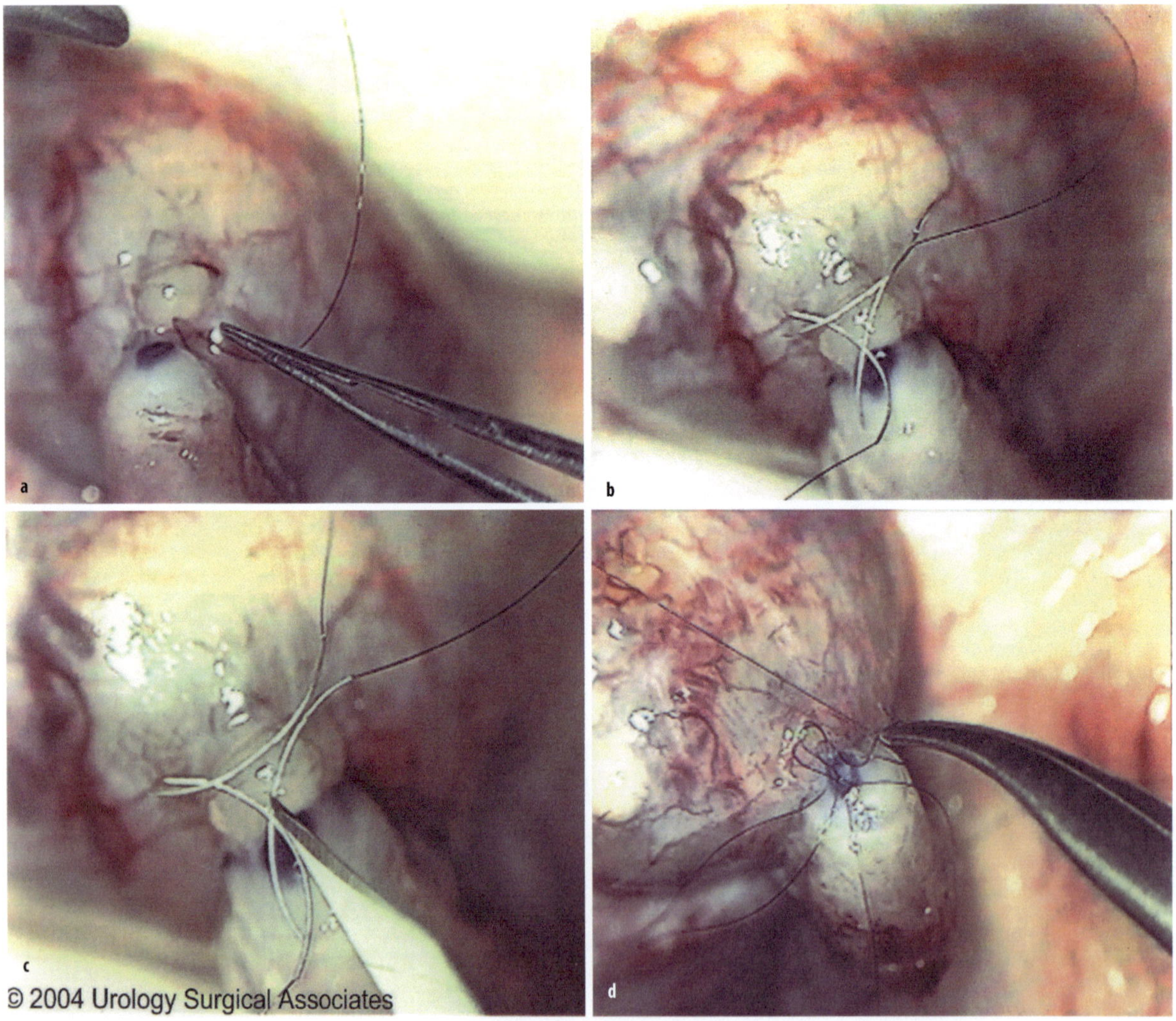

Fig. II.4.25. Fotografia operatoria del metodo di invaginazione per triangolazione. Vaso-epididimostomia microchirurgica di Berger. Deferente *in basso* e tubulo dell'epididimo *in alto* in tutte le foto. Mucosa del deferente marcata con colorante blu. **a** Parte posteriore dello strato muscolare del deferente suturata al margine della tunica dell'epididimo. **b** I tre aghi di triangolazione sono posti nel tubulo dell'epididimo prima di attraversare il tubulo stesso. La punta del triangolo punta verso il deferente. **c** Incisione del tubulo tra gli aghi di triangolazione eseguita con una lama di bisturi microchirurgico. **d** Duplice sutura interna (©2004 Urology Surgical Associates, PSC, Louisville, Kentucky, USA)

Per isolare il tubulo dell'epididimo, un mezzo utile consiste nel comprimere l'epididimo tra il pollice e l'indice del chirurgo. Da questa pressione deriva uno spostamento del tubulo a un livello profondo, appena sotto la tunica dell'epididimo, cosa che permette al chirurgo di isolare il tubulo dal tessuto circostante più facilmente che quando non viene eseguita nessuna compressione.

I due metodi di anastomosi microchirurgica latero-terminale sono più semplici da eseguire utilizzando un filo di nylon doppiamente intrecciato di 10-0 di una lunghezza di 2,5 cm, per la sutura dello strato interno. L'utilizzo di questo genere di suture corte permette di evitare un groviglio che può manifestarsi con suture più lunghe. Se è utilizzata la tecnica di anastomosi latero-terminale presentata nella Fig. II.4.23, il tubulo può essere aperto o per incisione o per escissione di una parte superficiale del tubulo con le forbici microchirurgiche. Quest'ultima opzione può causare l'exeresi di una parte troppo grande del tubulo. Conseguentemente, sembra più indicato incidere solamente la porzione superficiale del tubulo per aprirlo.

Quando è realizzato il metodo microchirurgico «di invaginazione per triangolazione» (Fig. II.4.24), è utile collocare gli aghi all'estremità di ognuna delle tre suture di triangolazione doppiamente incastonate con un filo di nylon di 10-0 nel tubulo dell'epididimo non aperto e poi incidere il tubulo tra gli aghi di triangolazione prima di ritirare ogni ago dal tubulo (Fig. II.4.25). Se ogni ago è ritirato dal tubulo immediatamente dopo esservi stato posto, la perdita di liquido tubulare intorno alla sutura può provocare un collasso del tubulo e creare, così, delle difficoltà per posizionare le suture di triangolazione restanti. Dopo la messa in sede di tre aghi nel tubulo, l'apertura del tubulo e la verifica della presenza degli spermatozoi all'esame microscopico del liquido tubulare, gli aghi sono tolti dal tubulo e gli aghi all'estremità di ogni sutura sono posti nel canale deferente attraverso i punti corrispondenti (Fig. II.4.24). Queste suture nel canale deferente si ritrovano nella mucosa e nella parte interna dello strato muscolare. Una volta fissate tutte queste suture dello strato interno, l'anastomosi è completata collegando lo strato muscolare esterno del canale deferente ai margini incisi della tunica dell'epididimo, in un modo identico al metodo utilizzato per posizionare la sutura dello strato esterno quando si realizza il più fastidioso metodo latero-terminale mostrato nella Fig. II.4.23.

Una volta completata l'anastomosi, il contenuto scrotale è ricollocato nello scroto, la tunica vaginale parietale è chiusa e i margini del dartos sono avvicinati e poi la cute è suturata. Una garza e un sospensorio scrotale sono poi messi in sede.

II.4.4.6

Cure postoperatorie

Si consiglia ai soggetti di restare a casa i 7 giorni successivi all'intervento, di porre un sospensorio scrotale e di evitare qualsiasi attività fisica intensa le 4 settimane che seguono l'intervento. Durante il follow-up post vasovasostomia, sono state messe in evidenza delle rotture di anastomosi. I rapporti sessuali devono essere evitati nelle 2 settimane dopo l'intervento. Quest'ultima restrizione è basata su studi di vasovasostomia sul cane, che hanno dimostrato che 2 settimane sono necessarie per far sì che il processo di guarigione dell'anastomosi termini e affinché non ci sia una perdita di spermatozoi al momento di un'eiaculazione (Schmidt 1966). Poiché la perdita degli spermatozoi a livello dell'anastomosi e il granuloma anastomotico degli spermatozoi che ne deriva riducono i tassi di permeabilità e inversione dopo vasovasostomia (Hagan e Coffei 1977), si insiste sull'astinenza dai rapporti sessuali per 2 settimane. Le analisi del liquido seminale sono richieste ogni 2-3 mesi fino a che non si manifestano o una gravidanza o una stabilizzazione dei parametri seminali.

Se la concentrazione degli spermatozoi si normalizza dopo la vasovasostomia ma la motilità è assente, la causa è generalmente lo sviluppo di un'ostruzione cicatriziale sull'anastomosi e può comparire un'azoospermia. Una motilità ridotta, ma non assente, degli spermatozoi può dipendere dalla presenza di anticorpi diretti contro gli spermatozoi, da una disfunzione dell'epididimo o da un inizio di cicatrizzazione a livello dell'anastomosi che può, in definitiva, portare a un'ostruzione permanente dell'anastomosi. Benché la disfunzione dell'epididimo sia considerata in alcuni casi come la causa di una motilità ridotta degli spermatozoi dopo ri-permeabilizzazione post-vasectomia, non esiste purtroppo nessun test per misurare la funzione o la disfunzione dell'epididimo. Il fatto che la motilità ridotta degli spermatozoi sia o meno dovuta alla formazione di tessuto cicatriziale a livello dell'anastomosi viene messo in evidenza con lo studio del liquido seminale nei mesi successivi. Se la motilità diminuisce progressivamente fino all'assenza completa, il chirurgo può concludere con certezza che il motivo di tali eventi è la cicatrizzazione dell'anastomosi che ha, come risultato finale, un'occlusione permanente dell'anastomosi.

Una motilità ridotta degli spermatozoi non è necessariamente il segno della presenza di anticorpi diretti contro gli spermatozoi. In caso di motilità ridotta degli spermatozoi dopo ri-permeabilizzazione dell'epididimo post-vasectomia, sembra, comunque, prudente ricercare questi anticorpi. L'anticorpo anti-spermatozoo è presente nel siero di circa il 70% dei vasectomizzati (Linnet 1983). Linnet (1983) ha mostrato che, negli uomini con tassi sierici di anticorpo anti-spermatozoo agglutinante elevato, c'era più probabilità di ritrovare tali anticorpi nel liquido seminale dopo ri-permeabilizzazione post-vasectomia, e che questi anticorpi presenti nel liquido seminale alteravano la fertilità dopo l'inversione post-vasectomia. Sfortunatamente, pochi laboratori realizzano in modo corrente la ricerca di anticorpo anti-spermatozoo con il vecchio metodo dell'agglutinazione.

La maggior parte dei laboratori esamina oggi le immunoglobuline di classe A e G (IgA e IgG, vedi Cap. I.3.7). Nessuno studio clinico suggerisce che la misurazione del tasso di immunoglobuline *sieriche* prima dell'inversione post-vasectomia possa predire se la fertilità sarà alterata dopo l'inversione post-vasectomia. In caso di diminuzione della motilità degli spermatozoi o di assenza di una causa evidente di infertilità dopo l'inversione post-vasectomia, la ricerca nel liquido seminale di IgG e/o di IgA sulla superficie degli spermatozoi, mediante test diretto di fissazione delle immunosferule o con l'esame AMR (vedi Cap. I.3.7) può, allora, spiegarne la causa. Se si sospetta che un'infertilità dopo l'inversione post-vasectomia provenga dall'anticorpo anti-spermatozoo o da una disfunzione dell'epididimo, la maggior parte degli autori è d'accordo attualmente nel dire che l'iniezione intracitoplasmatica di spermatozoi (ICSI) con fecondazione in vitro (FIV, vedi Cap. II.4.16) costituisce il trattamento migliore.

II.4.4.7 Complicanze

Le emorragie e le infezioni postoperatorie sono fortunatamente rare dopo una vasovasostomia o una vaso-epididimostomia. Una cicatrizzazione tardiva dell'anastomosi, che porta a un'azoospermia dopo una presenza iniziale degli spermatozoi nel liquido seminale, è stata riportata nel 3% (Belker et al. 1985)-12% (Matthews et al. 1995) degli uomini dopo vasovasostomia. Dopo la comparsa iniziale degli spermatozoi mobili, il tasso dell'azoospermia tardiva o della comparsa degli spermatozoi solo immobili nel liquido seminale è stato riportato nel 21% dei casi dopo una vaso-epididimostomia (Matthews et al. 1995).

II.4.4.8 Risultati

L'influenza del periodo di tempo tra la vasectomia e l'inversione post-vasectomia, sulla permeabilità postoperatoria e sui tassi di gravidanza, è presentata nella Tabella II.4.2.

Tabella II.4.2. Effetto della durata dell'intervallo ostruttivo sul risultato della vasovasostomia (Belker et al. 1991)

Durata dell'intervallo ostruttivo (anni)	Spermatozoi nel liquido seminale		Gravidanza	
	Numero[a]	(%)	Numero[a]	(%)
< 3	86/89	(97)	56/74	(76)
3–8	525/600	(88)	253/478	(53)
9–14	205/261	(79)	92/209	(44)
≥ 15	32/45	(71)	11/37	(30)

[a]Il numeratore indica il numero di pazienti che ottengono una permeabilità postoperatoria o una gravidanza e il denominatore indica il numero di pazienti in ogni gruppo

L'intervallo ostruttivo è il fattore preoperatorio più importante che può essere utilizzato per aiutare una coppia a comprendere le probabilità sia di ricomparsa degli spermatozoi nel liquido seminale che di gravidanza. I tassi di insieme di ricomparsa degli spermatozoi nel liquido seminale e di una gravidanza sono rispettivamente dell'86 e del 52% per le procedure iniziali di vasovasostomia e del 75 e del 43% per le procedure ripetute (Belker et al. 1991).

Dopo una vaso-epididimostomia microchirurgica, gli spermatozoi ricompaiono nel liquido seminale nel 60-85% dei casi, e una gravidanza è ottenuta nel 20-44% dei casi (Matthews et al. 1995; Kolettis e Thomas 1997; Kim et al. 1998). L'«invaginazione per triangolazione» sembra dare risultati simili a quelli del metodo microchirurgico alternativo latero-terminale (Berger 1998; McCallum et al. 2002). I risultati della vaso-epididimostomia possono dipendere dall'eziologia dell'ostruzione dell'epididimo (Kim et al. 1998).

In caso di assenza degli spermatozoi nel liquido seminale dopo 2 mesi o, più ancora, nei 4 mesi successivi all'intervento, si può affermare che la vasovasostomia ha fallito. Tuttavia, è possibile un ritardo di ricomparsa degli spermatozoi nel liquido seminale dopo una vaso-epididimostomia (Schoysman 1990). Jarow et al. (1995) hanno rilevato che 18 pazienti su 44 (41%) azoospermici durante la prima analisi del liquido seminale postoperatorio hanno avuto una comparsa ritardata degli spermatozoi nel liquido seminale, con un ritardo medio di 6 mesi e un range compreso tra 3-15 mesi.

I pazienti sono informati che il tempo medio per ottenere una gravidanza è di 12 mesi dopo una vasovasostomia microchirurgica e che la maggior parte delle gravidanze compare solo 24 mesi dopo l'intervento (Belker et al. 1991). L'intervallo medio tra la vaso-epididimostomia e la gravidanza non è conosciuto. Si è, tuttavia, visto che l'intervallo di tempo per ottenere una gravidanza poteva arrivare fino a 24 mesi in uno studio di 117 pazienti (Schoysman 1993). Se la partner non è in stato interessante nell'anno che segue la stabilizzazione dei parametri seminali, deve beneficiare di una valutazione di infertilità.

L'assenza di dolori post-vasectomia è tipica nella maggior parte dei pazienti che hanno subito un'inversione post-vasectomia. Myers et al. (1997) hanno descritto assenza di dolore post-vasectomia in 24 uomini su 32 dopo inversione post-vasectomia e in 3 dei 6 uomini che hanno subito una seconda inversione post-vasectomia per persistenza dei dolori dopo la prima inversione post-vasectomia. Così, 27 uomini sui 32 (84%) riportati da Myers et al. (1997) hanno avuto un miglioramento del dolore dopo l'inversione post-vasectomia. Nangia et al. (2000) hanno descritto un miglioramento del dolore post-vasectomia in 9 uomini (69%) su 13 dopo l'inversione post-vasectomia. I pazienti che chiedono un'inversione post-vasectomia per la sintomatologia dolorosa devono essere informati del fatto che questo intervento allevierà il dolore nella maggior parte dei pazienti ma anche del fatto che la scomparsa del dolore non può essere garantita dall'inversione post-vasectomia.

II.4.4.9
Conclusioni

Le metodiche microchirurgiche di vasovasostomia e di vaso-epididimostomia hanno migliorato i tassi di successo delle due procedure. I chirurghi devono seguire una formazione microchirurgica ufficiale e allenarsi, successivamente, a queste procedure di anastomosi microchirurgiche prima di eseguirle. Il semplice uso di un microscopio e di strumenti microchirurgici non porterà a dei risultati ottimali in assenza di questa formazione e di questo allenamento. I pazienti che decidono di essere sottoposti a una di queste tecniche devono verificare la formazione, l'esperienza e i risultati del chirurgo che effettuerà la procedura.

Prima che i pazienti considerino l'una o l'altra di queste tecniche di ricostruzione microchirurgica, essi devono essere informati del costo e dei tassi di successo comparativi del prelievo chirurgico degli spermatozoi con FIV e ICSI. Questo permette ai pazienti di arrivare alle loro conclusioni riguardo alla scelta del metodo più adatto alle loro esigenze e riguardo alle loro risorse finanziarie per ottenere una gravidanza.

Bibliografia

Belker AM (1980) Microsurgical two-layer vasovasostomy: simplified technique using hinged, folding-approximating clamp. Urology 16:376 - 381

Belker AM (1988) Infrapubic incisions for specific vasectomy reversal situations. Urology 32:413 - 415

Belker AM (1995) Microsurgical vasovasostomy: two-layer technique. In: Goldstein M (ed) Surgery of male infertility. Saunders, Philadelphia, pp 61 - 66

Belker AM (1997) Vasovasostomy. In: Hellstrom WJG (ed) Male infertility and sexual dysfunction. Springer, Berlin Heidelberg New York, pp 230 - 243

Belker AM, Thomas AJ Jr, Fuchs EF, Konnak JW, Sharlip ID, Thomas AJ Jr (1985) Transient fertility after vasovasostomy in 892 patients. J Urol 134:75 - 76

Belker AM, Thomas AJ Jr, Fuchs EF, Konnak JW, Sharlip ID, Thomas AJ Jr (1991) Results of 1,469 microsurgical vasectomy reversals by the Vasovasostomy Study Group. J Urol 145:505 - 511

Berger RE (1998) Triangulation end-to-side vasoepididymostomy. J Urol 159:1951 - 1953

Hagan KF, Coffey DS (1977) The adverse effects of sperm during vasovasostomy. J Urol 118:269 - 273

Jarow JP, Sigman M, Buch JP, Oates RD (1995) Delayed appearance of sperm after end-to-side vasoepididymostomy. J Urol 153:1156 - 1158

Jarow JP, Oates RD, Buch JP, Shaban SF, Sigman M (1997) Epididymovasostomy outcomes based upon level of anastomosis and intraepididymal sperm quality. Assisted Reprod Reviews 7:179 - 183

Kim ED, Winkel E, Orejuela F, Lipshultz LI (1998) Pathological epididymal obstruction unrelated to vasectomy: results with microsurgical reconstruction. J Urol 160:2078 - 2080

Kolettis PN, Thomas AJ Jr (1997) Vasoepididymostomy for vasectomy reversal: a critical assessment in the era of intracytoplasmic sperm injection. J Urol 158:467 - 470

Linnet L (1983) Clinical immunology of vasectomy and vasovasostomy. Urology 22:101 - 114

Matthews GJ, Schlegel PN, Goldstein M (1995) Patency following microsurgical vasoepididymostomy and vasovasostomy: temporal considerations. J Urol 154:2070 - 2073

McCallum S, Li PS, Shenykin Y, Su L-M, Chan P, Goldstein M (2002) Comparison of intussusception pull-through and conventional end-to-side microsurgical vasoepididymostomy: prospective randomized controlled study in male Wistar rats. J Urol 167:2284 - 2288

Myers SA, Mershon CE, Fuchs EF (1997) Vasectomy reversal for treatment of the post-vasectomy pain syndrome. J Urol 157:518 - 520

Nangia AK, Myles JL, Thomas AJ Jr (2000) Vasectomy reversal for the post-vasectomy pain syndrome: a clinical and histological evaluation. J Urol 164:1939 - 1942

Niederberger C, Ross LS (1993) Microsurgical epididymovasostomy: predictors of success. J Urol 149:1364 - 1367

Schmidt SS (1966) Anastomosis of the vas deferens: an experimental study. I. J Urol 75:300 - 303

Schmidt SS (1978) Vasovasostomy. Urol Clin North Am 5: 585 - 592

Schoysman R (1990) Vaso-epididymostomy - a survey of techniques and results with considerations of delay of appearance of spermatozoa after surgery. ACTA Eur Fertil 21:239 - 245

Schoysman R (1993) Clinical situations challenging the established concept of epididymal physiology in the human. ACTA Eur Fertil 24:55 - 60

Schoysman RJ, Bedford JM (1986) The role of the human epididymis in sperm maturation and sperm storage as reflected in the consequences of epididymovasostomy. Fertil Steril 46:293 - 299

Silber SJ (1979) Epididymal extravasation following vasectomy as a cause for failure of vasectomy reversal. Fertil Steril 31:309 - 315

Silber SJ (1988) Pregnancy caused by sperm from vasa efferentia. Fertil Steril 49:373 - 375

Silber SJ (1989) Apparent fertility of human spermatozoa from the caput epididymis. J Androl 10:263 - 269

Thomas AJ Jr (1987) Vasoepididymostomy. Urol Clin North Am 14:527 - 538

Weiske W-H (1994) Pregnancy caused by sperm from vasa efferentia. Fertil Steril 62:642 - 643

II.4.5 Trattamento non chirurgico del varicocele con embolizzazione percutanea della vena spermatica interna con un adesivo tissutale

J. Kunnen, M. Kunnen

Sintesi

La terapia per via percutanea del varicocele mediante embolizzazione con adesivo tissutale è effettuata in anestesia locale in ambulatorio e ha un basso tasso di fallimento tecnico (< 1%), un basso tasso di recidiva (2%) e il suo tasso di complicanze è solo dello 0,3%.

Considerando questi vantaggi, associati ai risultati favorevoli in termini di recupero della fertilità, l'embolizzazione della vena spermatica interna con adesivo tissutale è da considerarsi come il trattamento di prima scelta per un'infertilità associata a un varicocele; inoltre, sono indicati una diagnosi precoce e un trattamento non chirurgico del varicocele in età scolare. Similmente, il dolore scrotale e anche i disturbi della funzione sessuale possono reagire favorevolmente a questo trattamento.

II.4.5.1 Introduzione

Il varicocele è la più frequente causa di infertilità maschile. Il varicocele è provocato da un disturbo dell'efflusso del sangue venoso proveniente dal o dai testicoli dovuto all'inversione del flusso sanguigno nella(e) vena(e) spermatica (che) interna(e).

L'alterazione delle funzioni testicolare e dell'epididimo è probabilmente il risultato dello scambio controcorrente di noradrenalina a partire dal reflusso del sangue venoso nel sangue arterioso testicolare, a livello del plesso pampiniforme.

Quest'ultimo causa una vasocostrizione cronica delle arteriole intra-testicolari e un'ipoperfusione tissutale con degenerazione delle cellule di Sertoli e, alla fine, una riduzione della produzione degli spermatozoi. Il varicocele può provocare un disturbo locale e può essere associato a una prostato-vescicolite nonché a dei disturbi della funzione sessuale.

II.4.5.2 Flebografia diagnostica

Nel 1976, uno degli autori (M.K.) ha elaborato un metodo di flebografia selettiva delle vene spermatiche interne, che ritiene senza rischio e adeguata a un uso di routine (Comhaire e Kunnen 1976). Attualmente, questo metodo è praticato ovunque nel mondo.

Questa tecnica permette di visualizzare non soltanto i varicoceli che sono già palpabili all'esame clinico, ma anche quelli detti subclinici, che sono scoperti con una termografia da contatto per mezzo del Varicoscreen®, sviluppato da Comhaire, o mediante ecografia doppler.

Nel corso della flebografia, si devono cercare dei varicoceli del lato destro in modo sistematico, poiché abbiamo trovato che il 24% dei pazienti presentava un varicocele bilaterale. In questo caso, abbiamo potuto dimostrare che la vena spermatica interna destra era quasi sempre collegata alla vena renale o al plesso venoso renale o perirenale.

II.4.5.3 Terapia con embolizzazione

In presenza di varicocele, la flebografia diagnostica è immediatamente seguita da un trattamento non chirurgico con embolizzazione percutanea iperselettiva con un adesivo tissutale (Kunnen 1980, 1982; Kunnen e Comhaire 1991). Questo metodo è relativamente semplice, senza rischi e veramente efficace.

Secondo la nostra casistica, il 99% di tutti i varicoceli destri o sinistri può essere trattato sotto anestesia locale in ambulatorio. Più di 3400 pazienti sono stati trattati in 25 anni di esperienza. Il metodo è senza rischi, ma non è privo di effetti secondari; il suo tasso di complicanza è solo dello 0,3%, ovvero molto inferiore a quello della chirurgia. Questo è altrettanto vero per i livelli di persistenza o di recidiva del varicocele, che sono del 2% a sinistra e di meno dell'1% a destra.

II.4.5.4 Nozioni generali

Il cateterismo è effettuato dall'inguine destro in anestesia locale e secondo un regime rigoroso, utilizzando esclusivamente dei cateteri coassiali. Dei set seminali sinistro e destro di Kunnen sono fabbricati da Cook (Danimarca). Il sinistro contiene un catetere esterno 6Fr a forma di cobra e un filo guida morbido di 0,038" modificato e un catetere interno 3Fr destro fornito di un marcatore radio-opaco a un'estremità e anche con un filo guida di 0,021" modificato. Il set destro contiene un catetere esterno 6Fr curvo e un catetere interno 3Fr destro. I fili guida del set sinistro sono usati anche dal lato destro.

La flebografia diagnostica deve sempre precedere l'iter terapeutico. Si inizia con il catetere curvo, che è la parte esterna del set seminale *destro*. Le vene renale e seminale interna *destre* sono ispezionate per prime. La vena renale destra è cateterizzata, sondando le vene segmentarie con il filo guida flessibile di 0,038" (Fig. II.4.26a).

II.4

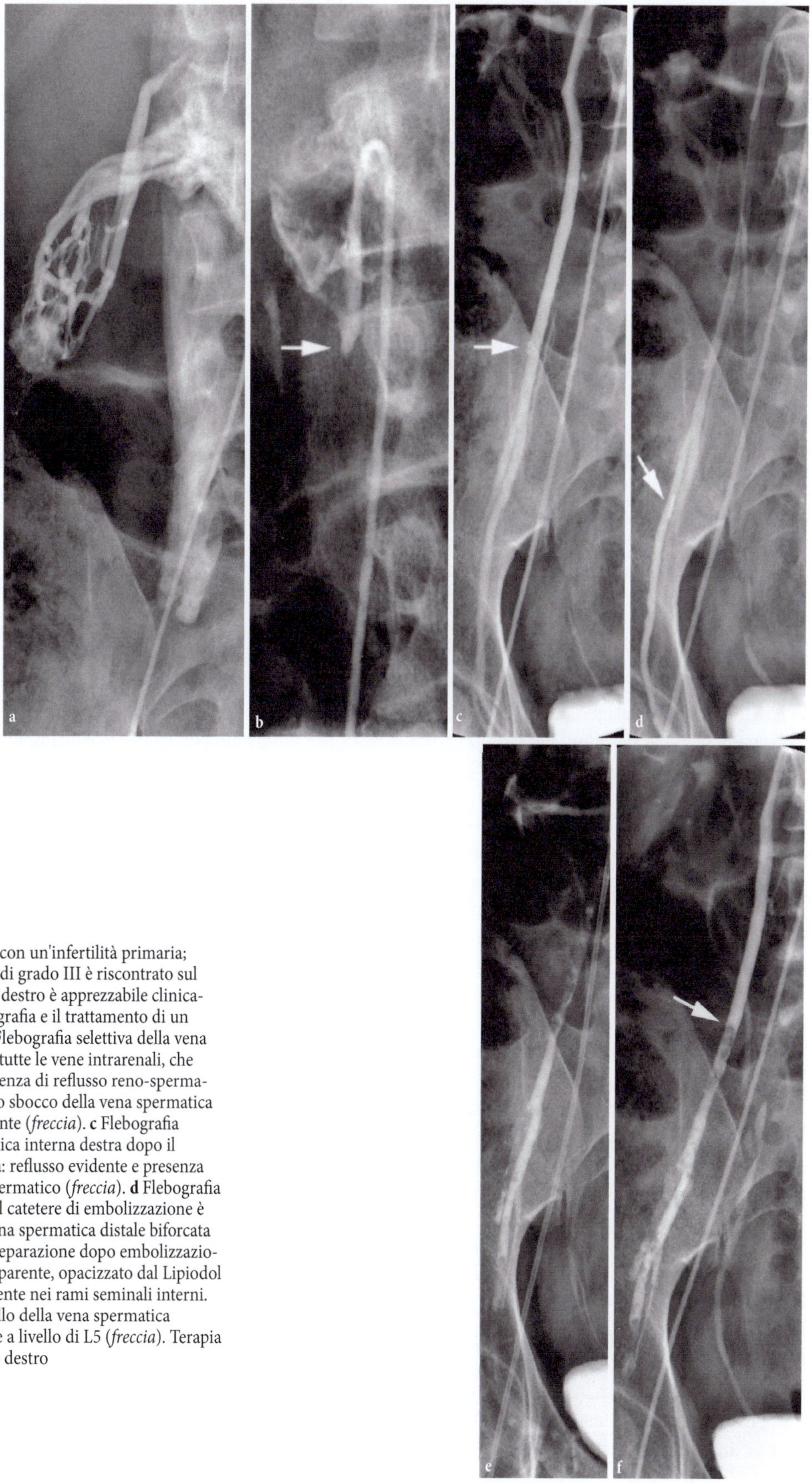

Fig. II.4.26 a–f. Uomo di 26 anni con un'infertilità primaria; all'esame clinico, un varicocele di grado III è riscontrato sul lato sinistro. Nessun varicocele destro è apprezzabile clinicamente. Sono presentati la flebografia e il trattamento di un varicocele destro subclinico. **a** Flebografia selettiva della vena renale destra: opacizzazione di tutte le vene intrarenali, che mostra un aspetto normale; assenza di reflusso reno-spermatico. **b** Flebografia selettiva dello sbocco della vena spermatica interna destra: valvola competente (*freccia*). **c** Flebografia iperselettiva della vena spermatica interna destra dopo il passaggio della valvola di uscita: reflusso evidente e presenza all'uscita di un reflusso reno-spermatico (*freccia*). **d** Flebografia iperselettiva seminale interna: il catetere di embolizzazione è posto nel ramo laterale della vena spermatica distale biforcata (*freccia*). **e** Radiografia senza preparazione dopo embolizzazione: l'embolo, di Histoacryl® trasparente, opacizzato dal Lipiodol Ultrafluide® è chiaramente evidente nei rami seminali interni. **f** Flebografia selettiva di controllo della vena spermatica interna destra: occlusione totale a livello di L5 (*freccia*). Terapia riuscita di varicocele subclinico destro

La flebografia deve chiaramente illustrare le vene segmentali. È indispensabile un piano inclinato; occorre posizionare il paziente in posizione semi-verticale e quest'ultimo deve eseguire una manovra di Valsalva. Quindi 10-15 mL di mezzo di contrasto sono iniettati manualmente. Noi utilizziamo Iohexol non ionico (Omnipaque® 240, Amersham Health, Norvegia) che non determina praticamente alcun effetto secondario.

Si devono ricercare delle collaterali collegate alla vena spermatica o una comunicazione diretta tra la vena renale e la vena spermatica. In presenza di una valvola competente all'uscita della vena spermatica interna destra, noi tentiamo di oltrepassare questa valvola con l'aiuto del catetere interno 3Fr destro, con il filo guida di 0,021" (Fig. II.4.26b). Ciò aumenta in modo marcato la percentuale di test positivi, in particolare del lato destro (Gat et al. 2004). Quando questa manovra fallisce o in presenza di una seconda valvola competente, la flebografia del lato destro è considerata come negativa.

Se la flebografia destra è positiva, cioè se è ottenuta un'opacizzazione retrograda della vena spermatica destra (Fig. II.4.26c), questa vena deve essere cateterizzata di contrasto in modo coassiale, opacizzata in modo iperselettivo (Fig. II.4.26d) ed embolizzata con un adesivo tissutale (Fig. II.4.26e). L'occlusione deve essere controllata con una flebografia selettiva 10 minuti più tardi (Fig. II.4.26f). La flebografia del lato *destro* è positiva nel 25% dei nostri pazienti portatori di varicocele.

Noi dobbiamo poi effettuare la flebografia diagnostica del lato *sinistro* utilizzando il catetere 6Fr a forma di cobra del set seminale. Questo catetere è spinto nelle vene renali segmentarie e le sonda con l'estremità morbida del filo guida di 0,038". Questa flebografia deve mostrare chiaramente le vene segmentarie e deve rivelare l'insufficienza della valvola alla dimissione della vena spermatica interna sinistra, dando un reflusso in quest'ultima (Fig. II.4.27a). In caso di competenza della valvola di uscita, il reflusso, attraverso le collaterali perirenali, può aggirare la valvola per drenare nelle parti caudali e della vena spermatica: noi chiamiamo questi vasi collaterali peri-renali o derivazioni reno-seminali. Anche in presenza di una valvola competente senza derivazione reno-seminale evidente, questa valvola deve essere oltrepassata in modo coassiale, alla ricerca di derivazioni più distali.

Se la flebografia sinistra è positiva, la vena spermatica interna deve essere cateterizzata selettivamente (Fig. II.4.27b), opacizzata in maniera iperselettiva mediante un catetere coassiale (Fig. II.4.27c) e, quindi, embolizzata con un adesivo tissutale (Fig. II.4.27d). L'occlusione deve essere controllata mediante una flebografia 10 minuti più tardi, effettuata in maniera selettiva nella vena spermatica interna (Fig. II.4.27e) e nella vena renale sinistra (Fig. II.4.27f).

II.4.5.5

Informazioni specifiche sul cateterismo iperselettivo, coassiale e sull'embolizzazione

Il catetere esterno è posto all'uscita della vena spermatica interna. È praticata una flebografia seminale selettiva.

Il fine catetere (3Fr) interno, adattato con il piccolo filo guida (0,021") incluso nel set seminale sinistro, è spinto attraverso il catetere esterno per penetrare nella vena spermatica. Durante questa procedura, l'estremità del filo guida va leggermente oltre l'estremità del catetere fine, che porta un marker opaco. I cateteri sono leggermente inumiditi con del glucosio al 5% con un adattatore a T o con l'aiuto di una valvola emostatica. Il fine catetere interno si muove più facilmente quando il paziente tossisce o quando esegue una manovra di Valsalva; ciò è di grande importanza per attraversare delle valvole competenti. La localizzazione esatta del catetere è controllata con iniezioni di piccole quantità di mezzo di contrasto. La sede esatta dell'embolizzazione è una sede scelta al di sotto della più bassa anastomosi tra la vena spermatica e il plesso venoso (peri-) renale e, di preferenza, al di sopra di eventuali biforcazioni. A questo stadio, una flebografia iperselettiva può essere di grande valore.

Il paziente è esaminato sul piano inclinato telecomandato, in posizione quasi orizzontale, in realtà a 2-30°, al fine di interrompere il flusso sanguigno nella vena spermatica interna. Quest'ultimo è controllato anche con l'iniezione di un piccolo bolo di mezzo di contrasto. *Questa procedura è estremamente importante poiché esclude l'embolizzazione accidentale della vena renale nonché l'iniezione nel plesso pampiniforme.*

Inizialmente una *siringa* per tubercolina è riempita con 1 mL di soluzione glucosata al 10% e, quindi, è connessa al rubinetto di arresto a 3 vie in plastica del catetere di embolizzazione, pieno di 5 mL di soluzione glucosata al 10%. La soluzione glucosata riduce la polimerizzazione dell'adesivo tissutale.

In una *seconda siringa*, le seguenti sostanze sono aspirate secondo la seguente sequenza: prima 0,4–0,5 mL di Lipiodol Ultra-fluide® (Guerbet, France) e, quindi, 0,5mL di *n*-butil-cianoacrilato (Histoacryl Transparent®, Braun, Melsungen, Allemagne). È necessaria solo raramente più di una fiala, cioè 0,6 mL di adesivo tissutale. Il mezzo di contrasto, il Lipiodol Ultra-fluide®, è utilizzato non soltanto per visualizzare l'embolo non radiopaco di adesivo tissutale sullo schermo e sulle immagini radiografiche, ma anche per rallentare la polimerizzazione.

La *seconda siringa* è connessa al rubinetto di arresto a 3 vie e il suo contenuto è iniettato nel catetere di embolizzazione e, quindi, spinto nella vena spermatica per mezzo del contenuto della *prima siringa;* 0,7 mL di glucosio al 10% della prima siringa sono iniettati per spingere completamente l'embolo nella vena spermatica. Il catetere di embolizzazione coassiale è immediatamente ritirato per 2 o 3 cm e gli 0,3 mL restanti di glucosio al 10% della *prima* siringa

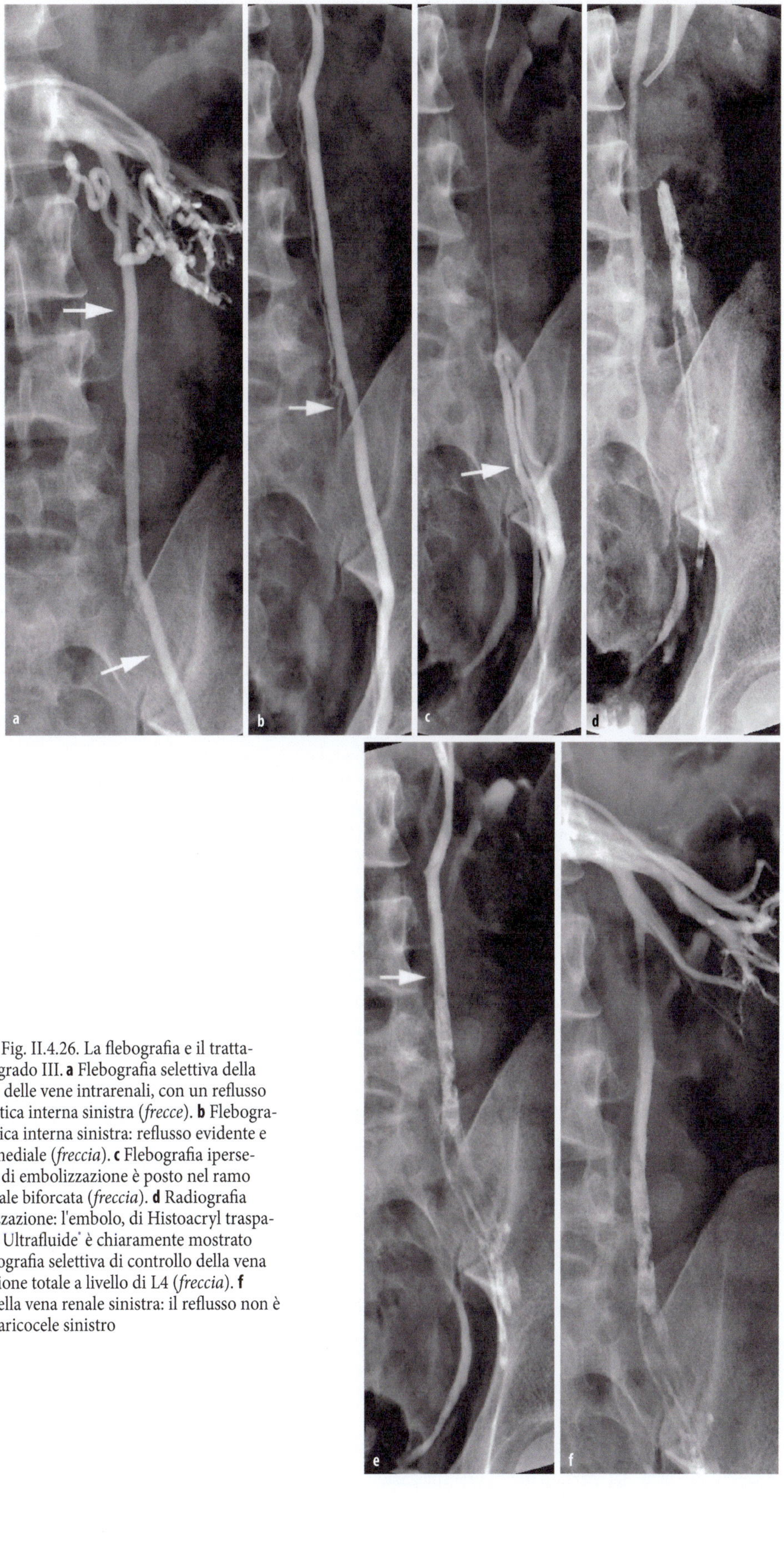

Fig. II.4.27 a–f. Stesso paziente della Fig. II.4.26. La flebografia e il trattamento di un varicocele sinistro di grado III. **a** Flebografia selettiva della vena renale sinistra: opacizzazione delle vene intrarenali, con un reflusso evidente attraverso la vena spermatica interna sinistra (*frecce*). **b** Flebografia iperselettiva della vena spermatica interna sinistra: reflusso evidente e riempimento di un piccolo ramo mediale (*freccia*). **c** Flebografia iperselettiva seminale interna: il catetere di embolizzazione è posto nel ramo mediale della vena spermatica distale biforcata (*freccia*). **d** Radiografia senza preparazione dopo l'embolizzazione: l'embolo, di Histoacryl trasparente®, opacizzato con del Lipiodol Ultrafluide® è chiaramente mostrato nei differenti rami seminali. **e** Flebografia selettiva di controllo della vena spermatica interna sinistra: occlusione totale a livello di L4 (*freccia*). **f** Flebografia selettiva di controllo della vena renale sinistra: il reflusso non è più evidente. Terapia riuscita del varicocele sinistro

sono iniettati per eliminare completamente ogni adesivo tissutale di questo catetere. Quindi, il catetere interno è completamente ritirato dal catetere esterno, che è ritirato nella vena cava dove è aspirato il sangue. Se non è possibile aspirare il sangue, ciò può essere dovuto all'adesione della punta del catetere alla parete della vena cava; questo può essere evitato posizionando l'estremità del catetere nella vena iliaca comune sinistra. Se l'aspirazione di sangue è impossibile, dovrà essere sospettata l'occlusione del catetere esterno da un residuo di adesivo tissutale e il catetere esterno dovrà essere ritirato e sostituito da un nuovo catetere esterno (tutti i cateteri sono disponibili separatamente e non solo sotto forma di set). In questi casi rari, si può tagliare obliquamente la parte esterna del catetere occluso, introdurre una guaina 6Fr da sopra, rimuovere il catetere e poi sostituirlo con un nuovo catetere, adattato con il filo guida di 0,038" flessibile.

Appena l'adesivo tissutale entra in contatto con il sangue, si polimerizza per formare un'occlusione definitiva. L'embolo è osservato sulle immagini radiografiche.

Una flebografia viene eseguita circa 10 minuti più tardi per il catetere esterno, ricollocato nelle vene segmentarie. All'inizio la vena renale è visualizzata senza una manovra di Valsalva al fine di verificare la sua integrità. In seguito, la vena renale è opacizzata durante la manovra di Valsalva, che mostra un riempimento incompleto della vena spermatica. Infine, la vena spermatica embolizzata è visualizzata in maniera selettiva, confermando che l'occlusione è completa.

Il nostro metodo è anche perfettamente adattato al trattamento delle grandi vene. Esso permette di solito l'embolizzazione di vene che presentano delle anomalie anatomiche complesse. In generale, tali pazienti possono essere trattati con un embolo unico, a condizione che la sede ideale per l'occlusione sia accuratamente ricercata e raggiunta dal catetere di embolizzazione. Nel 12% dei casi, una seconda embolizzazione durante la stessa seduta è necessaria per ostruire tutti i rami seminali.

In più del 30% dei casi, la vena spermatica interna presenta una valvola di uscita competente, ma un reflusso si presenta con una o anche con diverse derivazioni reno-seminali. Con la nostra tecnica, queste valvole competenti possono essere oltrepassate utilizzando il catetere coassiale nel 99% di questi casi, e i pazienti possono essere trattati con successo embolizzando la parte caudale insufficiente della vena spermatica.

II.4.5.6 Dati sugli adesivi tissutali e sugli agenti sclerosanti

Nel corso dei primi 6 anni, è stato utilizzato l'adesivo tissutale a base di 2-ciano-acrilato di isobutile, il cui nome commerciale è Bucrilato®, fabbricato da Ethicon (Somerville, USA). È stato inizialmente concepito per la chiusura delle ferite.

Alla fine del 1985, Ethicon ha deciso improvvisamente di ritirare il Bucrilato® dal mercato, senza una spiegazione evidente, a nostra conoscenza.

Per 19 anni abbiamo usato con successo l'*n*-butile 2-butilecianoacrilato (Histoacryl® Braun, Melsungen, Germania). *Non bisogna utilizzare* il classico Histoacryl *Blue*®, poiché esso polimerizza troppo rapidamente. Noi utilizziamo l'Histoacryl *Transparent*® con molto successo. Aumentando la concentrazione dell'inibitore P_2O_5 la polimerizzazione è ritardata. È interessante notare che l'Histoacryl® è consentito dalle autorità canadesi ma non dalle autorità americane.

Recentemente, un nuovo adesivo tissutale europeo, il comonomero *n*-butilcianoacrilato (Glubran®2/Viareggio, Italia), ha ottenuto un marchio CE e l'uso per l'embolizzazione intravascolare è chiaramente menzionato dalla compagnia; questo farmaco sarà forse consentito dalla FDA.

In un altro gruppo di 282 pazienti, abbiamo trattato il varicocele con la scleroterapia iperselettiva con 5 mL di una soluzione di tetradecilsolfato di sodio al 3% (Thrombovar® della Lepetit, Francia; Sotradecol®, Elkins-Sinn, N. J., USA). Se il flusso sanguigno è sospeso inclinando il lettino d'esame e adottando la stessa tecnica coassiale, gli autori hanno raramente osservato un dolore o una tumefazione scrotale. Noi preferiamo posticipare la flebografia post-embolizzazione di almeno 30 minuti dopo l'iniezione dell'agente sclerosante. Nel 35% dei casi, ha dovuto essere iniettata una seconda dose di Thrombovar®, poiché l'occlusione era incompleta; questo significa che bisogna attendere di nuovo 30 minuti ed effettuare una seconda flebografia di controllo. Tuttavia, la scleroterapia iperselettiva è una buona alternativa in Paesi dove gli adesivi tissutali non sono disponibili.

Al contrario, le spirali metalliche non sono raccomandate per l'occlusione della vena spermatica, poiché esse lasciano le vene satelliti e le derivazioni reno-seminali aperte. Inoltre, i vasi trattati con delle spirali possono anche rimanere aperti o diventare in parte permeabili. Infine, la presenza di spirali può rendere impossibile il cateterismo coassiale distale della vena spermatica e l'embolizzazione corretta con un adesivo tissutale.

II.4.5.7 Risultati in 3043 pazienti

In totale, 3450 pazienti sono stati esaminati per il varicocele, 2718 tra il 1979 e il 2000 da M.K. et al. all'ospedale universitario di Gand, e 732 tra il 1993 e il 2004 da J.K. all'Ospedale Middelheim ZNA ad Anversa (Belgio).

Riportiamo qui la casistica di 3043 pazienti dal 1985, al 2004. L'età di questi pazienti andava da 4 a 72 anni (media 24,5 anni; 1171 pazienti di meno di 20 anni).

Ventinove uomini (1,0%) erano portatori di varicocele monolaterale destro, 2228 (73,2%) di varicocele monolaterale sinistro e 736 (24,2%) di varicocele bilaterale, di cui 22 erano già stati trattati senza successo con legatura del lato sinistro.

Circa il 41,7% dei pazienti presentava un'infertilità primaria, l'8,0% un'infertilità secondaria, il 7,7% un disturbo locale, l'1,1% una disfunzione sessuale e il 41,5% era trattato preventivamente.

I nostri risultati hanno dimostrato che 2906 dei 2928 (99,2%) varicoceli sinistri e 757 dei 764 (99,1%) varicoceli destri furono trattati con successo.

Un varicocele persistente è stato rilevato su 5 dei 757 (0,66%) varicoceli destri e riembolizzato con successo. Su 59 dei 2906 (2,03%) varicoceli sinistri persistenti, 53 hanno potuto essere trattati con ri-embolizzazione e 6 mediante legatura chirurgica.

In tre pazienti (0,09%), il catetere interno era legato nella vena spermatica; essi sono stati operati senza alcun problema.

Grazie al cateterismo coassiale, l'adesivo tissutale non si è mai spostato. In due pazienti, un ematoma inguinale è stato trattato in maniera conservativa. I pazienti raramente hanno sviluppato un dolore addominale basso o una tumefazione scrotale che richiedevano un trattamento antinfiammatorio. Non è sopraggiunto nessun idrocele.

La dose di irradiazione era trascurabile, poiché lo scroto era sempre protetto dai raggi X. Dal 2002, l'uso della radioscopia a impulso ha ulteriormente ridotto l'irradiazione.

II.4.5.8
Effetti sul liquido seminale e sulle gravidanze

Due terzi dei pazienti hanno migliorato la qualità del loro liquido seminale dopo il trattamento del varicocele e, complessivamente, la metà di essi ha ottenuto una gravidanza. La probabilità era del 3,9% per ciclo. Questo è significativamente maggiore rispetto al tasso indipendente di gravidanza atteso del trattamento, che è stimato all'1,5% per ciclo (Comhaire e Kunnen 1985).

La durata dell'infertilità non influenza la probabilità di gravidanza post-trattamento. La presenza contemporanea di una patologia supplementare che interferisce con la fertilità dell'uomo o della partner riduce la probabilità di successo, come dei valori pre-trattamento dell'FSH sierico elevati, un volume testicolare totale diminuito (cioè meno di 28 mL) e una scarsa qualità del liquido seminale (Kunnen e Comhaire 1986).

Secondo la qualità del liquido seminale, la probabilità di concepimento varia tra l'8 e l'80%. I pazienti con un'azoospermia o dell'anticorpo anti-spermatozoo circolante hanno delle probabilità di successo talmente scarse che il trattamento non deve probabilmente essere loro proposto.

II.4.5.9
Conclusione

Il varicocele è una malattia bilaterale e un eventuale varicocele destro deve sempre essere ricercato con una flebografia. In caso di valvola di uscita competente, deve essere fatto un tentativo di oltrepassarla, per trovare eventuali derivazioni reno-seminali clinicamente significative con una flebografia iperselettiva della vena spermatica interna.

L'embolizzazione iperselettiva della vena spermatica (o delle vene spermatiche) per via femorale con un adesivo tissutale è molto efficace (99% di successo) e senza pericolo (0,3%, principalmente complicanze minori). Una buona flebografia di controllo alla fine dell'embolizzazione dovrebbe evidenziare i rami spermatici che restano permeabili.

Bibliografia

Comhaire F, Kunnen M (1976) Selective retrograde venography of the internal spermatic vein: a conclusive approach to the diagnosis of varicocele. Andrologia 8:11 - 24

Comhaire F, Kunnen M (1985) Factors affecting the probability of conception after treatment of subfertile men with varicocele by transcatheter embolization with Bucrylate. Fertil Steril 43:781 - 786

Gat Y, Bachar GN, Zukerman Z, Belenky A, Gornish M (2004) Varicocele: a bilateral disease. Fertil Steril 81:424 - 429

Kunnen M (1980) Neue Technik zur Embolisation der Vena spermatica interna: intravenöser Gewebekleber. Fortschr Röntgenstr 133:625 - 629

Kunnen M (1982) Non-surgical cure of varicocele by transcatheter embolization of the internal spermatic vein with bucrylate. In: Zeitler E, Jecht E (eds) Varicocele and male infertility (Recent Advances in Radiodiagnostic and Therapy). Springer, Berlin Heidelberg New York, pp 153 - 161

Kunnen M, Comhaire F (1986) Fertility after varicocele embolization with bucrylate. Ann Radiol 29:169 - 171

Kunnen M, Comhaire F (1991) Non-surgical cure of varicocele by transcatheter embolization of the internal spermatic vein(s) with a tissue adhesive (Histoacryl Transparent). In: Castaneda-Zuniga W (ed) Interventional radiology (Golden Series). Williams and Wilkins, Baltimore, Md., pp 73 - 101

II.4.6 Terapia ormonale dell'infertilità

F. Comhaire, A. Mahmoud

Sintesi

- Il trattamento dei pazienti affetti da ipogonadismo ipogonadotropo con le gonadotropine urinarie purificate oppure ricombinanti induce o ripristina una spermatogenesi completa, ma la concentrazione degli spermatozoi può rimanere relativamente bassa e da ciò deriva la necessità complementare di inseminazione intra-uterina o di fecondazione in vitro.
- L'assunzione di gonadotropine o di LHRH non migliora la fertilità degli uomini che presentano un'oligozoospermia idiopatica.
- La terapia con tamoxifene (20 mg/die), con o senza testosterone undecanoato, triplica il numero di gravidanze spontanee in 6 mesi.
- Il tamoxifene è il trattamento di prima scelta per i pazienti con un'oligozoospermia idiopatica e livelli di spermatozoi tra 2 e 10-12 milioni/mL, con una percentuale degli spermatozoi a morfologia normale superiore al 4% e livelli di gonadotropine sieriche normali.

II.4.6.1 Introduzione

Una spermatogenesi normale richiede una stimolazione testicolare adeguata. La secrezione pulsatile dell'ormone di rilascio dell'ormone luteinizzante (LHRH) tramite l'ipotalamo induce la liberazione pulsatile dell'ormone luteinizzante (LH) da parte dell'ipofisi, che provoca la secrezione pulsatile di testosterone da parte delle cellule di Leydig. Quest'ultimo è liberato nel liquido interstiziale che circonda i tubuli seminiferi, che sono esposti a dei livelli estremamente elevati di testosterone. La stimolazione delle cellule di Sertoli da parte dell'ormone follicolo-stimolante (FSH) è indispensabile a una spermatogenesi ottimale, anche se un certo grado della spermatogenesi può essere mantenuto per effetto del solo testosterone (Sharpe et al. 1993). L'ipogonadismo ipogonadotropo deriva da un'inadeguata esposizione testicolare alle gonadotropine endogene, generalmente sia all'LH che all'FSH. L'insufficienza isolata di secrezione di LH è stata descritta come la «sindrome dell'eunuco fertile», nella quale la spermatogenesi sembra svolgersi normalmente ma la virilizzazione è inadeguata per un'esposizione inadeguata agli androgeni. Può anche manifestarsi la situazione inversa, con una normale secrezione di LH e di testosterone ma un'insufficiente secrezione di FSH. Si è suggerito che una bioattività inadeguata di gonadotropine, a concentrazioni normali con un dosaggio radioimmunologico, poteva giocare un ruolo nell'alterazione della produzione degli spermatozoi (Rowe 1998). Questa ipotesi è stata rimessa in discussione dall'introduzione di metodi di dosaggio di gonadotropine più adeguate per il test di immunoassorbimento enzimatico (ELISA).

Delle alterazioni della biosintesi del testosterone da parte delle cellule di Leydig sono state riportate in alcuni pazienti con una scarsa produzione di spermatozoi, ma questi dati sono probabilmente dovuti agli artefatti dei sistemi in vitro. Può succedere che un'insufficienza del recettore degli androgeni possa essere presente in alcuni pazienti infertili (Ochsenkuhn e de Kretser 2003).

Le cellule di Sertoli svolgono un ruolo fondamentale nella «nutrizione» delle cellule della spermatogenesi. Una stimolazione insufficiente di queste cellule o delle anomalie delle loro attività di biosintesi e/o enzimatica a causa di un'«immaturità» sono stati suggeriti come possibile causa di una spermatogenesi alterata.

L'attenzione si è focalizzata sul ruolo degli estrogeni endogeni ed esogeni nella patogenesi dell'oligozoospermia idiopatica. Questi pazienti presentano un'oligozoospermia, un volume testicolare normale o leggermente diminuito, un testosterone basso ma nei limiti del valore normale e dei livelli sierici di LH e FSH normali.

Dato che circa un quarto dei paizenti non presenta nessuna causa dimostrabile per la propria spermatogenesi alterata (oligozoospermia idiopatica), è stata loro somministrata terapia ormonale. Noi affronteremo gli effetti degli androgeni, delle gonadotropine, degli inibitori dell'aromatasi e degli anti-estrogeni.

II.4.6.2 Androgeni

II.4.6.2.1 Testosterone

Il testosterone è male assorbito se somministrato per via orale. È somministrato per via parenterale sotto forma di fenilpropionato di testosterone a breve durata d'azione o di testosterone enantato ad azione prolungata o di una miscela di diversi esteri. Dopo l'iniezione, tali esteri aumentano la concentrazione di testosterone nel sangue periferico al di là della concentrazione fisiologica normale per almeno i primi 3-5 giorni. Il testosterone è aromatizzato nel fegato, nel tessuto adiposo e dalle cellule ipotalamiche, cosa che genera un aumento di estradiolo che inibisce la secrezione di LH-RH e di LH e FSH e che inibisce la spermatogenesi. Conseguentemente, una terapia con gli androgeni a forti dosi ha un effetto inibitorio piuttosto che stimolatorio sulla spermatogenesi ed è stato utilizzato a scopo contraccettivo (Swerdloff et al. 1979).

II.4.6.2.2
Derivati degli androgeni

I derivati del testosterone sono stati sviluppati adattando la struttura molecolare in modo tale che la sostanza sia assorbita dopo la somministrazione orale e che l'aromatizzazione in estrogeni sia ridotta. Un certo numero di pubblicazioni ha suggerito un effetto benefico potenziale del mesterolone (Schering, Berlin, Germania, Schellen e Beek 1972; Von Mauss 1974; Barwin 1982). Tuttavia, non è stato osservato nessun effetto benefico sulle caratteristiche del liquido seminale o sulla comparsa di gravidanze durante l'assunzione di una dose abituale di 75 mg/die di mesterolone (WHO 1989). Similmente, non c'è stato nessun effetto del trattamento a dosi elevate con 150 mg/die di mesterolone in uno studio in doppio cieco di una durata di 12 mesi (Gerris et al. 1991).

Il testosterone undecanoato (Andriol, Organon, Olanda) è un derivato non tossico del testosterone che è assorbito dopo la somministrazione orale (Horst et al. 1976) e aumenta soprattutto la concentrazione di 5-alfa-deidrotestosterone nel sangue periferico (Skakkebaek et al. 1981). Il testosterone undecanoato induce solo pochissimi effetti inibitori sulla funzione ipotalamo-ipofisaria quando è somministrato alla dose raccomandata di 120 mg/die (Luisi et al. 1978). La spermatogenesi e la funzione dell'epididimo dipendono ampiamente dai livelli locali elevati di testosterone e di diidrotestosterone; sono stati, dunque, condotti alcuni studi sull'effetto di 120 o 240 mg/die di testosterone undecanoato per trattare dei pazienti con un'oligozoospermia idiopatica. L'effetto benefico osservato con la prima dose (Pusch 1989) non è stato confermato quando veniva somministrata l'alta dose di 240 mg/die (Comhaire 1990). Il solo effetto positivo sulle caratteristiche del liquido seminale fu un aumento moderato della percentuale degli spermatozoi vivi, ma nessun effetto fu osservato sulla concentrazione, sulla percentuale di motilità, sulla velocità lineare o sulla morfologia degli spermatozoi.

II.4.6.3
Gonadotropine

II.4.6.3.1
Gonadotropine urinarie

Mentre il trattamento con gonadotropine umane in menopausa (hMG, fonte di FSH e LH) o mediante FSH urinario purificato associate alla gonadotropina corionica umana (hCG) è molto benefico per le pazienti affette da ipogonadismo ipogonadotropo (Liu et al. 1999), la sua eventuale utilità negli uomini che presentano un'oligozoospermia idiopatica normogonadotropa non è stata ancora provata. Una meta-analisi dei dati pubblicati mostra un tasso medio di successo di 3,8 concepimenti per ciclo, ma la maggior parte degli studi si riferisce a brevi periodi di trattamento (Winters e Troen 1982).

I pazienti che non presentano un aumento della concentrazione di testosterone nel corso di una terapia con tamoxifene possono beneficiare di un trattamento con gonadotropine, poiché si può avanzare l'ipotesi che la loro funzione ipotalamo-ipofisaria sia alterata o soppressa.

II.4.6.3.2
Gonadotropine ricombinanti

L'arrivo dell'FSH puro ricombinante può aprire nuovi orizzonti alla terapia con le gonadotropine. In effetti, l'FSH puro non inibirà probabilmente la liberazione pulsatile di LHRH e di LH, che mantiene l'esposizione pulsatile dei tubuli seminiferi a concentrazioni molto variabili ed elevate di testosterone. In studi non controllati, una percentuale di successo soddisfacente del trattamento con FSH puro è stata riportata in pazienti con un'oligozoospermia idiopatica (Foresta et al. 2002; Caroppo et al. 2003), ma non è stato ancora confermato in occasione di uno studio controllato con placebo (Kamischke et al. 1998). Il trattamento con FSH ricombinante è anche stato raccomandato nei pazienti in cui è fallito un tentativo di FIV a causa di una cattiva qualità del liquido seminale (Acosta et al. 1992), anche se questo approccio è divenuto obsoleto dopo l'avvento dell'iniezione intracitoplasmatica di spermatozoi (ICSI).

II.4.6.4
Ormone di rilascio dell'ormone luteinizzante (LHRH)

L'LHRH pulsatile, che può essere rilasciato per mezzo di una pompa computerizzata portatile, induce uno stimolo fisiologico alla secrezione delle gonadotropine ipofisarie. Questo trattamento può offrire nuove prospettive nella gestione dei pazienti affetti da ipogonadismo ipogonadotropo di origine ipotalamico. Alcuni studi preliminari di terapia con LHRH pulsatile, in pazienti con un'insufficienza testicolare idiopatica normo- o ipergonadotropa, hanno fornito dei risultati inconcludenti o negativi (Comhaire 1992).

L'applicazione nasale o sottocutánea di alte dosi di agonisti dell'LHRH induce un'inibizione della secrezione delle gonadotropine ipofisarie e una soppressione della funzione testicolare, sia l'ormonogenesi che la spermatogenesi.

II.4.6.5
Trattamenti che interferiscono con la somministrazione di estradiolo

La terapia può mirare ad alterare l'effetto biologico dell'estradiolo o inibendo la sua sintesi con l'uso di inibitori dell'aromatasi o bloccando i suoi effetti sulle cellule bersaglio con degli anti-estrogeni.

II.4.6.5.1
Testolattone

Gli esperimenti con il testolattone, un potente inibitore dell'aromatasi, si sono rivelati moderatamente positivi in uno studio aperto su un piccolo numero di pazienti (Vigersky e Glass 1981), ma non è stato osservato nessun effetto significativo in studi controllati in doppio cieco (Dony et al. 1985; Clark e Sherins 1989). I nuovi inibitori dell'aromatasi (anastrozolo, exemestan, letrozolo) non sono stati testati nel trattamento dell'oligozoospermia idiopatica.

II.4.6.5.2
Anti-estrogeni

Gli anti-estrogeni sono stati ampiamente utilizzati nel trattamento dei pazienti con un'oligozoospermia. Il citrato di clomifene è una miscela racemica di due isomeri che esercita un'attività estrogenica intrinseca significativa oltre al suo effetto anti-estrogenico dominante (Heller et al. 1969). In uno studio in doppio cieco organizzato dalla WHO (WHO 1992), nessun effetto benefico del citrato di clomifene è stato messo in evidenza nel trattamento di pazienti con un'oligozoospermia idiopatica.

Il tamoxifene è un anti-estrogeno specifico e privo di un'attività estrogenica intrinseca quando è somministrato alla dose di 20 mg/die negli uomini (Comhaire 1976). Questa sostanza stimola la liberazione ipotalamica dell'LHRH, ponendo la soglia di feedback a un livello più elevato. Ne risulta che le secrezioni di LH, di FSH e di testosterone aumentano del 60-100% (Fig. II.4.28). La concentrazione degli spermatozoi raddoppia e più dopo 4-6 mesi di trattamento (Vermeulen e Comhaire 1978), con un aumento significativo della motilità e della velocità lineare degli spermatozoi (Fig. II.4.29). La morfologia degli spermatozoi è appena influenzata. In una meta-analisi di 6 studi che coinvolgono 402 pazienti seguiti per un totale di 2025 mesi, la percentuale globale di successo era del 29%, con un tasso di concepimento mensile del 4,6%.

Il tasso cumulativo effettivo di gravidanza durante la terapia con tamoxifene mostra un aumento rilevante al 4°, 5° e 6° mese di trattamento, mentre nessun effetto sembra essere presente durante i primi 2 mesi (Fig. II.4.30). Questo è probabilmente legato al fatto che diversi mesi di trattamento sono necessari prima che si verifichi un effetto completo sulla spermatogenesi. Si è dimostrato che una terapia con tamoxifene provocava un effetto positivo più marcato sulla percentuale di gravidanze ottenute in caso di bassi livelli degli spermatozoi prima della terapia (Comhaire 2000).

Adamopoulos et al. (2003) hanno pubblicato i risultati di uno studio controllato con placebo, prospettico e in doppio cieco, e di

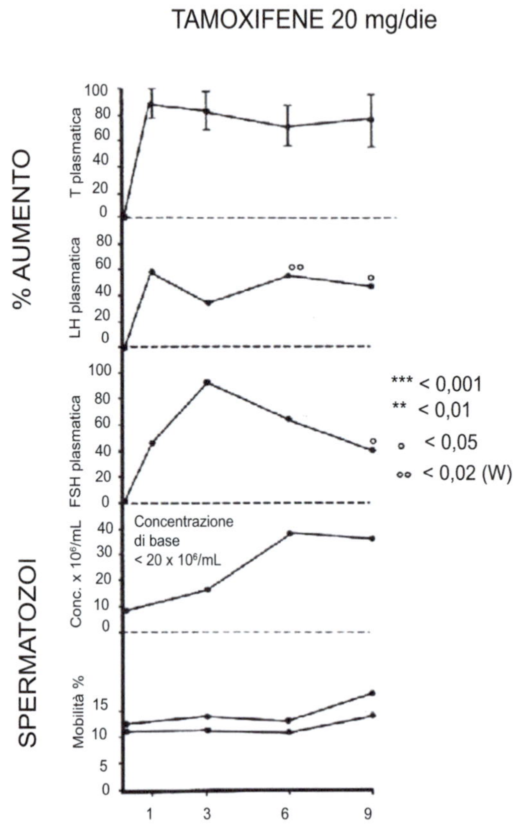

Fig. II.4.28. Effetti di una terapia con 20 mg/die di tamoxifene per 9 mesi, somministrato a pazienti con un'oligozoospermia idiopatica, sui livelli plasmatici di testosterone (ng/dL), sull'LH e sull'FSH (% di aumento sopra i valori base), sulla concentrazione degli spermatozoi (milioni/mL) e sulla motilità [% di spermatozoi con motilità di 2° grado (b) e di 3° grado (a)]. (Da Vermeulen e Comhaire 1978)

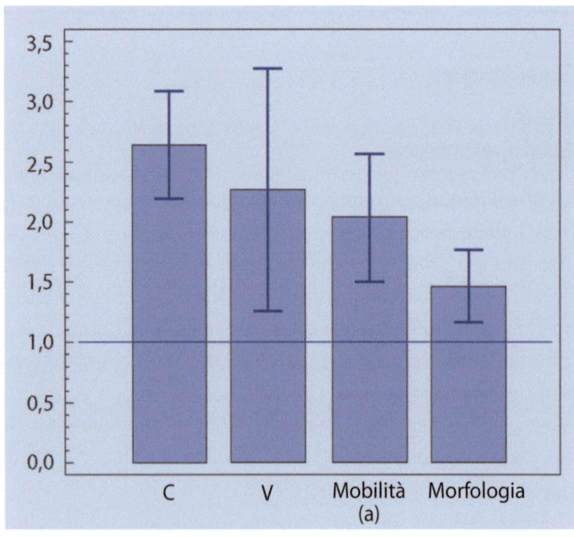

Fig. II.4.29. (Di fronte) Rapporto della concentrazione degli spermatozoi (*C*), velocità lineare (*V*), motilità (a) e morfologia (*Morfol.*) dopo 6 mesi di terapia orale con tamoxifene 20 mg/giorno divisi per i valori pretrattamento

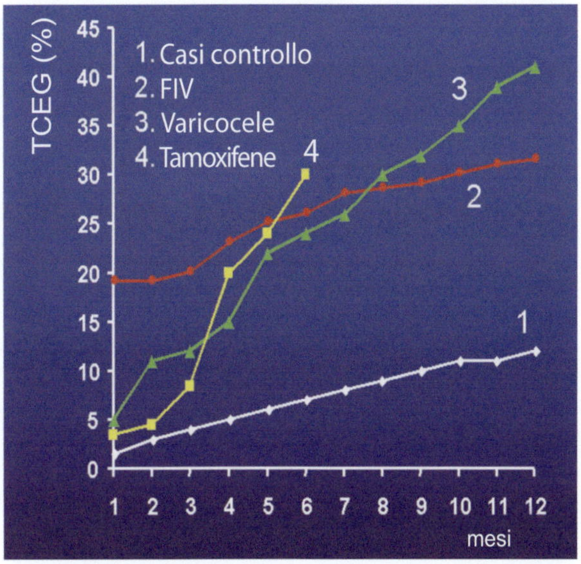

Fig. II.4.30. Tasso cumulativo effettivo di gravidanze (in %, comprende solo le gravidanze con parto riuscito) per un follow-up di 12 mesi, nelle coppie con un'infertilità di almeno 12 mesi, in assenza di alterazioni nella donna e di un fattore maschile. [*1* I controlli sono le coppie che ricevono una terapia psicologica, *2* terapia con fecondazione in vitro (con o senza ICSI), *3* trattamento del varicocele, *4* trattamento con tamoxifene 20 mg/giorno per os)

una terapia combinata con tamoxifene e testosterone undecanoato in alcuni pazienti con un'oligozoospermia idiopatica. Essi hanno riportato un effetto benefico significativo con un tasso di gravidanza spontaneo 3,2 volte più elevato nei casi trattati rispetto a quelli trattati con placebo.

II.4.6.6 Conclusioni

Le nuove conoscenze sulla fisiologia della regolazione testicolare e una migliore comprensione della patogenesi dell'infertilità maschile idiopatica offrono la speranza di future possibilità di trattamento ormonale. Attualmente, il corredo terapeutico ormonale resta limitato. È indicata la terapia anti-estrogenica con tamoxifene, in particolare nei pazienti con bassa concentrazione di spermatozoi (idealmente tra 2 e 10–12 milioni/mL) e una morfologia degli spermatozoi moderatamente alterata. La terapia con tamoxifene ha poco effetto quando la morfologia degli spermatozoi è notevolmente compromessa con meno del 4% degli spermatozoi normali. Inoltre, una terapia con tamoxifene sembra inutile nei pazienti con dei livelli sierici di gonadotropine elevati e/o un volume testicolare molto ridotto.

Bibliografia

Acosta AA, Khalifa E, Oehninger S (1992) Pure human follicle stimulating hormone has a role in the treatment of severe male infertility by assisted reproduction: Norfolk's total experience. Hum Reprod 7:1067 - 1072

Adamopoulos DA, Pappa A, Billa E, Nicopoulou S, Koukkou E, Michopoulos J (2003) Effectiveness of combined tamoxifen citrate and testosterone undecanoate treatment in men with idiopathic oligozoospermia. Fertil Steril 80:914 - 920

Barwin BH (1982) Mesterolone: a new androgen for the treatment of male infertility. In: Bain J, Schill WB, Schwarzstein L (eds) Treatment of male infertility. Springer, Berlin Heidelberg New York, pp 117 - 123

Caroppo E, Niederberger C, Vizziello GM, Recombinant human follicle-stimulating hormone as a pretreatment for idiopathic oligoasthenoteratozoospermic patients undergoing intracytoplasmic sperm injection. Fertil Steril 80:1398 - 1403

Clark RV, Sherins RJ (1989) Treatment of men with idiopathic oligozoospermic infertility using the aromatase inhibitor, testolactone. Results of a double-blinded, randomized, placebo-controlled trial with crossover. J Androl 10:240 - 247

Comhaire F (1976) Treatment of oligospermia with tamoxifen. Int J Fertil 21:232 - 238

Comhaire F (1990) Treatment of idiopathic testicular failure with high-dose testosterone undecanoate: a double-blind pilot study. Fertil Steril 54:689 - 693

Comhaire FH (1992) Conventional treatment of oligo-asthenoteratozoospermia. In: Frick J (ed) Die Anwendung von GnRH und GnRH-Analoga in der Urologie. Blackwell, Vienna, pp 115 - 123

Comhaire F (2000) Clinical andrology: from evidence-base to ethics. The 'E' quintet in clinical andrology. Hum Reprod 15:2067-2071

Dony JM, Smals AG, Rolland R, Fauser BC, Thomas CM (1985) Effect of lower versus higher doses of tamoxifen on pituitary-gonadal function and sperm indices in oligozoospermic men. Andrologia 17:369 - 378

Foresta C, Bettella A, Merico M, Garolla A, Ferlin A, Rossato M (2002) Use of recombinant human follicle-stimulating hormone in the treatment of male factor infertility. Fertil Steril 77:238 - 244

Gerris J, Comhaire F, Hellemans P, Peeters K, Schoonjans F (1991) Placebo-controlled trial of high-dose mesterolone treatment of idiopathic male infertility. Fertil Steril 55: 603 - 607

Heller CG, Rowley MJ, Heller GV (1969) Clomiphene citrate: a correlation of its effect on sperm concentration and morphology, total gonadotropins, ICSH, estrogen and testosterone excretion, and testicular cytology in normal men. J Clin Endocrinol Metab 29:638 - 649

Horst HJ, Holtje WJ, Dennis M, Coert A, Geelen J, Voigt KD (1976) Lymphatic absorption and metabolism of orally administered testosterone undecanoate in man. Klin Wochenschr 54:875 - 879

Kamischke A, Behre HM, Bergmann M, Simoni M, Schafer T, Nieschlag E (1998) Recombinant human follicle stimulating hormone for treatment of male idiopathic infertility: a randomized, double-blind, placebo-controlled, clinical trial. Hum Reprod 13:596 - 603

Liu PY, Turner L, Rushford D, McDonald J, Baker HW, Conway AJ, Handelsman DJ (1999) Efficacy and safety of recombinant human follicle stimulating hormone (Gonal-F) with urinary human chorionic gonadotrophin for induction of spermatogenesis and fertility in gonadotrophin-deficient men. Hum Reprod 14:1540 - 1545

Luisi M, Eliasson R, Kicovic PM, Franchi F, Alicicco E (1978) Hypothalamic-pituitary responsiveness to clomiphene stimulation during a placebo controlled study of testosterone undecanoate therapy in normal men. In: Fabbrini A, Steinberger E (eds) Recent progress in andrology. Academic, London, pp 469 - 475

Ochsenkuhn R, de Kretser DM (2003) The contributions of deficient androgen action in spermatogenic disorders. Int J Androl 26:195 - 201

Pusch HH (1989) Oral treatment of oligozoospermia with testosterone-undecanoate: results of a double-blind-placebocontrolled trial. Andrologia 21:76 - 82
Rowe PJ (1988) WHO's approach to the management of the infertile couple. In: Neglo-Vilar A, Isidori A, Paulson J, Abdelmassih R, de Castro MPP (eds) Andrology and human reproduction. Raven, New York, pp 291 - 309
Schellen TM, Beek JM (1972) The influence of high doses of mesterolone on the spermiogram. Fertil Steril 23:712 - 714
Sharpe RM, Millar M, McKinnell C (1993) Relative roles of testosterone and the germ cell complement in determining stage-dependent changes in protein secretion by isolated rat seminiferous tubules. Int J Androl 16:71 - 81
Skakkebaek NE, Bancroft J, Davidson DW, Warner P (1981) Androgen replacement with oral testosterone undecanoate in hypogonadal men: a double blind controlled study. Clin Endocrinol (Oxf) 14:49 - 61
Swerdloff RS, Campfield LA, Palacios A, McClure RD (1979) Suppression of human spermatogenesis by depot androgen: potential for male contraception. J Steroid Biochem 11: 663 - 670
Vermeulen A, Comhaire F (1978) Hormonal effects of an antiestrogen, tamoxifen, in normal and oligospermic men. Fertil Steril 29:320 - 327
Vigersky RA, Glass AR (1981) Effects of delta 1-testolactone on the pituitary-testicular axis in oligospermic men. J Clin Endocrinol Metab 52:897 - 902
Von Mauss J (1974) Ergebnisse der Behandlung von Fertilitätsstörungen des Mannes mit Mesterolon oder einem Placebo. Arzneimittelforschung 24:1338 - 1442
WHO (1989) Mesterolone and idiopathic male infertility: a double-blind study. World Health Organization Task Force on the Diagnosis and Treatment of Infertility. Int J Androl 12:254 - 264
WHO (1992) A double-blind trial of clomiphene citrate for the treatment of idiopathic male infertility. Int J Androl 15: 299 - 307
Winters SJ, Troen P (1982) Gonadotropin therapy in male infertility. In: Bain J, Schill WB, Schwartzstein L (eds) Treatment of male infertility. Springer, Berlin Heidelberg New York, pp 85 - 101

II.4.7 Contraccezione ormonale maschile

D. J. Hanelsman, G. M. H. Waites

Sintesi

Sono stati identificati dei metodi di contraccezione ormonale maschili affidabili e reversibili, simili alle metodiche femminili moderne, e dei protocolli selezionati sono in fase attiva di sviluppo con la collaborazione di andrologi, di agenzie del settore pubblico e di industrie farmaceutiche.

- Degli studi clinici che utilizzano dei farmaci prototipi hanno mostrato che la via ormonale di inibizione della spermatogenesi implica un'efficacia contraccettiva ed è reversibile e senza rischi a breve termine.
- Nessun protocollo permette, per il momento, di ottenere un'azoospermia permanente negli uomini, anche se la somministrazione di testosterone negli uomini in Cina e in Indonesia ci si sta avvicinando.
- I protocolli combinati che implicano un secondo agente inibitore delle gonadotropine, abitualmente un progestinico, associato al testosterone, sono vicini all'ideale di trattamento soppressivo della spermatogenesi e a un'efficace via contraccettiva completa.

II.4.7.1 Introduzione

La secrezione di gonadotropine ipofisarie (ormone luteinizzante [LH] e ormone follicolo-stimolante [FSH]), che induce dei livelli elevati di testosterone intra-testicolare, è essenziale per l'induzione della spermatogenesi. Tuttavia, poiché l'asse ipotalamo-ipofisi-testicolo è un sistema di feedback negativo strettamente regolato, il testosterone esogeno ha l'effetto apparentemente paradossale di inibire la spermatogenesi sopprimendo la secrezione di gonadotropine ipofisarie e riducendo, così, il testosterone intra-testicolare (Handelsman 2005). La soppressione reversibile della spermatogenesi umana indotta dagli androgeni è nota da molto tempo (Heckel 1939). Alcuni studi di ricerca riguardanti la dose adeguata e i criteri di fattibilità hanno stabilito che le iniezioni di esteri di testosterone (T), soprattutto attraverso iniezioni intramuscolari settimanali di testosterone enantato in forma oleosa, inducevano un'azoospermia nella maggior parte degli uomini, se non in tutti (Patanelli 1977; Schearer et al. 1978).

Mentre questi studi hanno dimostrato che la via ormonale è reversibile e rassicurante in termini di sicurezza a breve termine, il grado di soppressione degli spermatozoi necessario per ottenere un'efficacia contraccettiva accettabile è rimasto incerto (Patanelli 1977). Questo dubbio è stato risolto con due grandi studi clinici dell'Organizzazione mondiale della sanità (WHO), i primi studi di efficacia sulla contraccezione maschile, che hanno dimostrato che l'azoospermia indotta con iniezioni settimanali di testosterone enantato determina una contraccezione molto affidabile e reversibile (WHO 1990, 1996; Waites 2003).

Più recentemente, un secondo studio di efficacia contraccettiva, che ha utilizzato una combinazione androgeni/progestinici retard, ha riscontrato un'importante soppressione della spermatogenesi, con il raggiungimento di un'azoospermia in tutti gli uomini e con l'assenza di gravidanze nelle 55 coppie studiate durante 35,5 anni di esposizione (Turner et al. 2003).

II.4.7.2 Contraccezione ormonale con soli androgeni

Il testosterone è potenzialmente il solo mezzo contraccettivo ideale, poiché esso provvede sia alla soppressione delle gonadotropine che al trattamento sostitutivo (Nieschlag et al. 2004). Gli studi clinici condotti dalla WHO, che hanno incluso 671 uomini in 10 Paesi, hanno stabilito che il 98% di tutti gli uomini ha una riduzione del numero degli spermatozoi < 3 milioni/mL in 3-4 mesi (un tasso simile a quello dopo vasectomia) e che nessuna gravidanza si verifica quando gli uomini sono azoospermici (WHO 1990, 1996). Nel sottogruppo con spermatozoi residui (0,1–3 milioni/mL) nell'eiaculato, ci sono state solo quattro gravidanze per 49,5 persone all'anno; la percentuale di fallimento della contraccezione nel sottogruppo non azoospermico (~8% all'anno) era proporzionale alla concentrazione di spermatozoi residui. Sulla base di questi risultati, l'obiettivo ideale è quello di ottenere un'azoospermia permanente, anche se l'obiettivo realistico minimo è di avere meno di 1 milione di spermatozoi residui per millilitro per ottenere un tasso di insuccesso accettabile (Nieschlag 2002).

Questi studi della WHO hanno anche rivelato che più del 90% degli uomini asiatici ha ottenuto un'azoospermia rispetto al ~60% degli uomini caucasici, variazione legata alla popolazione e non spiegata dall'azoospermia indotta con il testosterone (Handelsman et al. 1995). Dopo la sospensione del testosterone, gli spermatozoi ricompaiono in 3 mesi e una produzione normale degli spermatozoi è riscontrata in 6 mesi. Interruzioni dovute ad acne, ad aumento di peso, alla policitemia o a disturbi del comportamento sono state rare e facilmente reversibili, come le alterazioni dell'emoglobina, del volume dei testicoli e dell'urea plasmatica. Non vi è nessuna evidenza a breve termine di patologie epatiche e prostatiche né di disturbi cardiovascolari (WHO 1990, 1996; Wu et al. 1996).

II.4.7.3 Considerazioni farmacocinetiche

Le iniezioni settimanali sono chiaramente irrealizzabili, e l'enantato di testosterone ha indotto dei tassi soprafisiologici di testosterone che possono aver contribuito alla soppressione incompleta della spermatogenesi. Sono, di conseguenza, state proposte preparazioni retard a più lunga durata d'azione dotate di un equilibrio farmacocinetico più stabile: degli impianti sottocutanei di T (Handelsman et al. 1990), delle microsfere biodegradabili di T (Amory et al. 2002) e le nuove preparazioni iniettabili, il T undecanoato (Gu et al. 2002) e il T buciclato (Behre et al. 1995). Tutte mantengono dei livelli fisiologici di T per 2-6 mesi. Le iniezioni mensili di T undecanoato hanno mostrato un'efficacia contraccettiva elevata negli uomini in Cina (Gu et al. 2002). Benché gli androgeni sintetici, tra cui degli esteri e un derivato 7-metilato del nandrolone, siano stati provati per via parenterale e per via orale, nessuno offre, a oggi, una maggiore efficacia o una maggiore sicurezza del testosterone stesso (Kamischke e Nieschlag 2004; Handelsman 2005).

II.4.7.4 Sicurezza

La sicurezza degli androgeni esogeni riguarda gli effetti potenziali sull'apparato cardiovascolare e sulla prostata e gli effetti idiosincrasici quali la policitemia e l'apnea notturna. Gli studi a breve termine disponibili non hanno, in genere, rivelato alcun tipo di problema, ma sarà necessario un controllo a lungo termine con dei reali criteri di valutazione. La relazione tra gli androgeni e la patologia prostatica e qualunque altra influenza degli androgeni esogeni resta mal compresa. Studi prospettici mostrano poca relazione diretta tra i livelli di testosterone endogeno e la patologia prostatica (Shaneyfelt et al. 2000). Il carcinoma in situ della prostata è frequente negli uomini anziani, mentre la percentuale di cancro invasivo della prostata varia notevolmente tra le popolazioni, malgrado le concentrazioni ematiche di testosterone siano simili. Similmente, le relazioni tra gli androgeni e le malattie cardiovascolari sono complesse e restano sconosciute (Liu et al. 2003; Wu e von Eckardstein 2003), i rischi degli androgeni esogeni nell'uomo sano non possono essere previsti con certezza. Effetti androgenici quali la poliglobulia e l'apnea notturna sono rari (< 1%) e dipendenti dall'età; questi rischi sono minimi nella popolazione relativamente giovane trattata con dosi fisiologiche di testosterone. Chiaramente, in una prospettiva contraccettiva, è prudente non oltrepassare i livelli fisiologici di androgeni e controllare a lungo termine i rischi delle malattie cardiovascolari e prostatiche (Nieschlag et al. 2004; Handelsman 2005).

II.4.7.5 Protocolli combinati per la contraccezione ormonale

Altri ormoni non androgenici che inibiscono le gonadotropine sono i progestinici, gli estrogeni e gli antagonisti dell'ormone di rilascio delle gonadotropine (GnRH). I progestinici sono più accessibili, e molti progestinici sintetici sono utilizzati nella contraccezione femminile, associati al trattamento sostitutivo con gli estrogeni. Sono dei potenti inibitori della secrezione delle gonadotropine e del testosterone endogeno ed essi sopprimono la spermatogenesi ma richiedono una terapia sostitutiva con androgeni per evitare un deficit androgenico (Heller et al. 1959; Frick et al. 1981). In pratica, le combinazioni di androgeni e progestinici determinano dei tassi di azoospermia tanto elevati quanto gli androgeni da soli, avvicinandosi a una soppressione uniforme in tutte le popolazioni.

Ciò riduce l'importanza pratica delle differenze tra popolazioni di fronte alla contraccezione indotta dagli androgeni da soli, ma ciò ha implicazioni nella comprensione delle differenze tra popolazioni riguardo alle malattie ormono-dipendenti.

II.4.7.6
Efficacia dei protocolli combinati

Queste associazioni hanno permesso importanti miglioramenti dell'efficacia della soppressione della spermatogenesi (Bebb et al. 1996; Handelsman et al. 1996; Merigiola et al. 1996) probabilmente riducendo l'attività del T residuo sul mantenimento di una spermatogenesi persistente (Bouchard e Garcia 1987; Behre et al. 1992). Un'azoospermia è stata ottenuta in molti studi che utilizzano il medrossiprogesterone acetato (MPA) per via orale o attraverso iniezioni, combinato con il T attraverso iniezioni o gel cutanei (Patanelli 1977; Schearer et al. 1978). L'azoospermia è riscontrata in quasi tutti gli uomini indonesiani (Pangkahila 1991; WHO 1993), come negli uomini caucasici, quando il testosterone è somministrato in formulazioni retard (Handelsman et al. 1996).

I progestinici orali, per esempio, il levonorgestrel (Foegh 1983; Bebb et al. 1996; Anawalt et al. 1999), il noretindrone (Guerin e Rollet 1988; Lobel e al. 1989) e il ciproterone acetato (Meriggiola et al. 1996, 1998) hanno un'alta efficacia in combinazione con il testosterone. Una soppressione molto efficace della spermatogenesi si induce anche con dei progestinici a formulazione retard, per esempio, il norgestrel (Gonzalo et al. 2002), l'etonogestrel (Anderson et al. 2002) e l'iniezione di MPA retard (Handelsman et al. 1996; Turner et al. 2003) o di noretindrone (Kamischke et al. 2002), associati al T. Uno studio sull'efficacia contraccettiva di una combinazione retard androgeno/progestinico ha evidenziato un'importante soppressione della spermatogenesi, visto che l'azoospermia venne indotta in tutti gli uomini e che nessuna gravidanza insorse in 55 coppie su un periodo di esposizione di 35,5 persone-anni (Turner et al. 2003).

La spermatogenesi torna alla normalità dopo la sospensione del trattamento, ma a una velocità più lenta che con un androgeno solo, forse a causa degli effetti residui prolungati della forma retard (Handelsman 2005).

II.4.7.7
Blocco delle gonadotropine: analoghi del GnRH

In combinazione con una terapia sostitutiva con T, gli agonisti del GnRH e gli antagonisti del GnRH sopprimono le gonadotropine e la spermatogenesi. Gli agonisti superattivi del GnRH raggiungono questi effetti con una desensibilizzazione progressiva dei recettori del GnRH, una risposta paradossale che impiega parecchi giorni per ridurre lo stimolo iniziale della secrezione di gonadotropine e di testosterone; in seguito, l'uso prolungato stabilisce un antagonismo funzionale con una riduzione della secrezione di gonadotropine e di testosterone. Tuttavia, gli agonisti del GnRH sono tuttora degli agonisti parziali e danno solo raramente un'azoospermia (Bouchard e Garcia 1987; Lunn et al. 1990; Behre et al. 1992). Gli antagonisti puri del GnRH determinano un blocco competitivo immediato dei recettori del GnRH (Marshall et al. 1986) e, combinati con il testosterone, determinano rapidamente un'azoospermia persistente e reversibile nell'uomo (Pavlou et al. 1991; Tom et al. 1992). Benché i nuovi antagonisti del GnRH diano alcune irritazioni localizzate al punto di iniezione, essi hanno pochi effetti collaterali, e delle formulazioni retard a rilascio prolungato, così come degli antagonisti non peptidi del GnRH, sono in via di sviluppo.

II.4.7.8
Contraccezione con immunoneutralizzazione

È poco probabile che l'immunoneutralizzazione del GnRH divenga un'opzione anticoncezionale senza rischi ed efficace (Handelsman 2005). Tuttavia, il blocco immunologico dell'azione dell'FSH attraverso la vaccinazione offre teoricamente l'interessante possibilità di inibire la spermatogenesi interrompendo la funzione delle cellule di Sertoli senza inibire la produzione endogena di T. Benché l'FSH sia considerato come essenziale alla spermatogenesi nell'uomo, la spermatogenesi e la fertilità persistono nei roditori (Singh et al. 1995; Kumar et al. 1997; Dierich et al. 1998) e nell'uomo (Tapanainen et al. 1997), in assenza di FSH bioattivo. Conseguentemente, anche un blocco completo di FSH potrebbe indurre una riduzione insufficiente della produzione e della funzione degli spermatozoi necessari a un'efficace contraccezione (Nieschlag 1986). Oltre alle preoccupazioni abituali di sicurezza dei vaccini contraccettivi, tra cui l'ipofisite autoimmune, l'orchite autoimmune o la malattia da complessi immuni, un vaccino per l'FSH potrebbe essere neutralizzato mediante l'aumento riflesso della secrezione ipofisaria di FSH.

Bibliografia

Amory JK, Anawalt BD, Blaskovich PD, Gilchriest J, Nuwayser ES, Matsumoto AM (2002) Testosterone release from a subcutaneous, biodegradable microcapsule formulation (Viatrel) in hypogonadal men. J Androl 23:84 – 91

Anawalt BD, Bebb RA, Bremner WJ, Matsumoto AM (1999) A lower dosage levonorgestrel and testosterone combination effectively suppresses spermatogenesis and circulating gonadotropin levels with fewer metabolic effects than higher dosage combinations. J Androl 20:407 – 414

Anderson RA, Kinniburgh D, Baird DT (2002) Suppression of spermatogenesis by etonogestrel implants with depot testosterone: potential for long-acting male contraception. J Clin Endocrinol Metab 87:3640 – 3649

Bebb RA, Anawalt BD, Christensen RB, Paulsen CA, Bremner WJ, Matsumoto AM (1996) Combined administration of levonorgestrel and testosterone induces more rapid and effective suppression of spermatogenesis than testosterone alone: a promising male contraceptive approach. J Clin Endocrinol Metab 81:757 – 762

Behre HM, Nashan D, Hubert W, Nieschlag E (1992) Depot gonadotropin-releasing hormone agonist blunts the androgen-induced suppression of spermatogenesis in a clinical trial of male contraception. J Clin Endocrinol Metab 74:84 – 90

Behre HM, Baus S, Kliesch S, Keck C, Simoni M, Nieschlag E (1995) Potential of testosterone buciclate for male contraception: endocrine differences between responders and nonresponders. J Clin Endocrinol Metab 80:2394 - 2403

Bouchard P, Garcia E (1987) Influence of testosterone substitution on sperm suppression by LHRH agonists. Hormone Res 28:175- 180

Dierich A, Sairam MR, Monaco L, Fimia GM, Gansmuller A, LeMeur M, Sassone-Corsi P (1998) Impairing follicle-stimulating hormone (FSH) signalling in-vivo: targeted disruption of the FSH receptor leads to aberrant gametogenesis and hormonal imbalance. Proc Natl Acad Sci USA 95: 13612 - 13617

Foegh M (1983) Evaluation of steroids as contraceptives in men. Acta Endocr Suppl 260:1 - 48

Frick J, Danner C, Joos H, Kunit G, Luukkainen T (1981) Spermatogenesis in men treated with subcutaneous application of levonorgestrel and estrone rods. J Androl 2:331 - 338

Gonzalo IT, Swerdloff RS, Nelson AL, Clevenger B, Garcia R, Berman N, Wang C (2002) Levonorgestrel implants (Norplant II) for male contraception clinical trials: combination with transdermal and injectable testosterone. J Clin Endocrinol Metab 87:3562 - 3572

Gu YQ, Wang XH, Xu D, Peng L, Cheng LF, Huang MK, Huang ZJ, Zhang GY (2002) A multicenter contraceptive efficacy study of injectable testosterone undecanoate in healthy Chinese men. J Clin Endocrinol Metab 88:562 - 568

Guerin JF, Rollet J (1988) Inhibition of spermatogenesis in men using various combinations of oral progestagens and percutaneous or oral androgens. Int J Androl 11:187 - 199

Handelsman DJ (2006) Male contraception. In: DeGroot LJ (ed) Endocrinology, 5th edn. Saunders, Philadelphia

Handelsman DJ, Conway AJ, Boylan LM (1990) Pharmacokinetics and pharmacodynamics of testosterone pellets in man. J Clin Endocrinol Metab 71:216 - 222

Handelsman DJ, Farley TMM, Peregoudov A, Waites GMH, WHO Task Force On Methods For The Regulation Of Male Fertility (1995) Factors in nonuniform induction of azoospermia by testosterone enanthate in normal men. Fertil Steril 63:125 - 133

Handelsman DJ, Conway AJ, Howe CJ, Turner L, Mackey MA (1996) Establishing the minimum effective dose and additive effects of depot progestin in suppression of human spermatogenesis by a testosterone depot. J Clin Endocrinol Metab 81:4113 - 4121

Heckel NJ (1939) Production of oligospermia in a man by the use of testosterone propionate. Proc Soc Exp Biol Med 40:658 - 659

Heller CG, Moore DJ, Paulsen CA, Nelson WO, Laidlaw WM (1959) Effects of progesterone and synthetic progestins on the reproductive physiology of normal men. Fed Proc 18:1057 - 1064

Kamischke A, Nieschlag E (2004) Progress towards hormonal male contraception. Trends Pharmacol Sci 25:49 - 57

Kamischke A, Heuermann T, Kruger K, von Eckardstein S, Schellschmidt I, Rubig A, Nieschlag E (2002) An effective hormonal male contraceptive using testosterone undecanoate with oral or injectable norethisterone preparations. J Clin Endocrinol Metab 87:530 - 539

Kumar TR, Wang Y, Lu N, Matzuk MM (1997) FSH is required for ovarian follicle maturation but not for male fertility. Nat Genet 15:201 - 204

Liu PY, Death AK, Handelsman DJ (2003) Androgens and cardiovascular disease. Endocr Rev 24:313 - 340

Lobel B, Olivo JF, Guille F, D Le Lanou (1989) Contraception in men: efficacy and immediate toxicity, a study of 18 cases. Acta Urol Belg 57:117 - 124

Lunn SF, Dixson AF, Sandow J, Fraser HM (1990) Pituitary-testicular function is suppressed by an LHRH antagonist but not by an LHRH agonist in the marmoset monkey. J Endocrinol 125:233 - 239

Marshall GF, Akhtar FB, Weinbauer GF, Nieschlag E (1986) Gonadotrophin-releasing hormone (GnRH) overcomes GnRH antagonist-induced suppression of LH secretion in primates. J Endocrinol 110:145 - 150

Meriggiola MC, Bremner WJ, Paulsen CA, Valdiserri A, Incorvaia L, Motta R, Pavani A, Capelli M, Flamigni C (1996) A combined regimen of cyproterone acetate and testosterone enanthate as a potentially highly effective male contraceptive. J Clin Endocrinol Metab 81:3018 - 3023

Meriggiola MC, Bremner WJ, Constantino A, Di Cintio G, Flamigni C (1998) Low dose of cyproterone acetate and testosterone enanthate for contraception. Hum Reprod 13:1225 - 1229

Nieschlag E (1986) Reasons for abandoning immunization against FSH as an approach to male fertility regulation. In: Zatuchni GI, Goldsmith A, Spieler JM, Sciarra JJ (eds) Male contraception: advances and future prospects. Harper and Row, Philadelphia, pp 395 - 400

Nieschlag E (2002) Sixth Summit Meeting Consensus: Recommendations for Regulatory Approval for Hormonal Male Contraception. Int J Androl 25:375

Nieschlag E, Kamische A, Behre HM (2004) Hormonal male contraception: the essential role of testosterone. In: Nieschlag E, Behre HM (eds) Testosterone - action, deficiency, substitution, 3rd edn. Cambridge University Press, Cambridge, pp 685 - 714

Pangkahila W (1991) Reversible azoospermia induced by an androgen-progestagen combination regimen in Indonesian men. Int J Androl 44:248 - 256

Patanelli DJ (ed) (1977) Hormonal control of fertility. US Department of Health Education and Welfare, Washington

Pavlou SN, Brewer K, Farley MG, Lindner J, Bastias MC, Rogers BJ, Swift LL, Rivier JE, Vale WW, Conn PM, Herbert CM (1991) Combined administration of a gonadotropin-releasing hormone antagonist and testosterone in men induces reversible azoospermia without loss of libido. J Clin Endocrinol Metab 73:1360 - 1369

Schearer SB, Alvarez-Sanchez F, Anselmo J, Brenner P, Coutinho E, Latham-Faundes A, Frick J, Heinild B, Johansson EDB (1978) Hormonal contraception for men. Int J Androl (Suppl 2):680 - 712

Shaneyfelt T, Husein R, Bubley G, Mantzoros CS (2000) Hormonal predictors of prostate cancer: a meta-analysis. J Clin Oncol 18:847 - 853

Singh J, O'Neill C, Handelsman DJ (1995) Induction of spermatogenesis by androgens in gonadotropin-deficient (hpg) mice. Endocrinology 136:5311 - 5321

Tapanainen JS, Aittomaki K, Min J, Vasivou T, Huhtaniemi IT (1997) Men homozygous for an inactivating mutation of the follicle-stimulating hormone (FSH) receptor present variable suppression of spermatogenesis and fertility. Nat Genet 15:205 - 206

Tom L, Bhasin S, Salameh W, Steiner B, Peterson M, Sokol R, Rivier J, Vale WW, Swerdloff RS (1992) Induction of azoospermia in normal men with combined Nal-Glu GnRH antagonist and testosterone enanthate. J Clin Endocrinol Metab 75:476 - 483

Turner L, Conway AJ, Jimenez M, Liu PY, Forbes E, McLachlan RI, Handelsman DJ (2003) Contraceptive efficacy of a depot progestin and androgen combination in men. J Clin Endocrinol Metab 88:4659 - 4667

Waites GMH (2003) Development of methods of male contraception: impact of the World Health Organization Task Force. Fertil Steril 80:1 - 15

WHO Task Force on Methods for the Regulation of Male Fertility (1990) Contraceptive efficacy of testosterone-induced azoospermia in normal men. Lancet 336:955 – 999
WHO Task Force on Methods for the Regulation of Male Fertility (1993) Comparison of two androgens plus depot-medroxyprogesterone acetate for suppression to azoospermia in Indonesian men. Fertil Steril 60:1062 – 1068
WHO Task Force on Methods for the Regulation of Male Fertility (1996) Contraceptive efficacy of testosterone-inducedazoospermia and oligozoospermia in normal men. Fertil Steril 65:821 – 829
Wu FCW, von Eckardstein A (2003) Androgens and coronary artery disease. Endocr Rev 24:183 – 217
Wu FCW, Farley TMM, Peregoudov A, Waites GMH, WHO Task Force on Methods for the Regulation of Male Fertility (1996) Effects of testosterone enanthate in normal men: experience from a multicenter contraceptive efficacy study. Fertil Steril 65:626 – 636

II.4.8 Trattamento della disforia di genere

L. J. G. Gooren

Sintesi

Il cambiamento di sesso ormonale nei transessuali mira a ridurre i caratteri sessuali secondari indotti dagli ormoni del sesso di origine e a indurre i caratteri sessuali secondari del nuovo sesso.

- Nei transessuali uomo-donna, la riduzione completa dell'azione degli androgeni favorisce gli effetti femminili degli estrogeni. Il rischio di trombosi venosa è elevato con l'etinilestradiolo ma molto più debole con il 17β-estradiolo transdermico o per via orale. È stato osservato lo sviluppo di prolattinomi, in genere con un sovradosaggio di estrogeni. Il cancro della mammella, anche se poco frequente, rimane un rischio.
- I transessuali donna-uomo ricevono un trattamento di testosterone ad alte dosi. Un progestinico può essere aggiunto se le mestruazioni non sono soppresse. Gli effetti collaterali sono accettabili, ma l'exeresi delle ovaie e dei genitali interni in tempo utile è raccomandata nel quadro della prevenzione alla trasformazione maligna.
- Il transessualismo è sempre più diagnosticato nei giovani. Il trattamento ormonale che tende a ritardare lo sviluppo puberale del sesso di origine può essere un'opzione.

Il transessualismo è la condizione nella quale una persona che ha una differenziazione sessuale somatica apparentemente normale di un genere è convinta di appartenere al genere opposto. Ciò è associato a un impulso irrefrenabile di far parte di questo genere sul piano ormonale, anatomico e psico-sociale.

Nel 2004, l'organizzazione internazionale implicata nell'aiuto sul lavoro ai transessuali, l'Associazione Internazionale della Disforia di Genere Harry Benjamin, ha descritto le Norme delle Cure (Standards of Care, SOC) disponibili su http://www.hbigda.org. Il principale obiettivo delle SOC è quello di articolare un consensus sul lavoro tra psicologi, clinici e chirurghi sui disturbi dell'identità di genere. Queste norme forniscono delle raccomandazioni ai professionisti che praticano in questo campo. Possono anche servire alla formulazione di norme sul lavoro nella medicina legale. Le persone con problemi dell'identità di genere, le loro famiglie e gli istituti sociali possono utilizzare le SOC come mezzo per comprendere il pensiero attuale dei professionisti.

Prima di iniziare una terapia ormonale o chirurgica che cambierà il genere di un individuo, il medico deve spiegare al paziente le attese realistiche del trattamento. Il solo beneficio che una modificazione di sesso può portare è quello di trattare la disforia di genere; persisteranno tutti i problemi umani esterni al campo della disforia di genere. Devono essere discusse le aspettative non realistiche che i soggetti possono avere riguardo al successo del trattamento ormonale e chirurgico per la loro transizione verso il sesso desiderato. Degli incontri con altri transessuali, che sono già impegnati nel processo di cambiamento in direzione del nuovo sesso o che l'hanno raggiunto, possono essere utili, dando al paziente un'idea di quello che può essere ottenuto e dei problemi personali e sociali che possono verificarsi al momento della transizione verso il nuovo sesso.

II.4.8.1 «Test di vita reale»

All'inizio del trattamento ormonale, deve cominciare il «test di vita reale». Si tratta di un lungo periodo nel quale il paziente deve vivere a tempo pieno come un membro del sesso desiderato. Il «test della vita reale» permette, al soggetto e ai sanitari, di controllare l'esperienza di questo nuovo status sessuale e in che modo lui/lei adatta le sue reazioni alle altre persone. Senza questo test che consente di valutare in che modo reagiscono gli altri e come lui/lei interagisce con gli altri, il soggetto ha coscienza solo delle sue convinzioni e fantasie personali di essere un membro del sesso opposto. Le convinzioni e fantasie possono essere irrealistiche e possono condurre a delle aspettative magiche della vita del nuovo sesso.

Impegnarsi nel «test della vita reale» si può fare per gradi; per esempio, all'inizio, in un ambiente di fiducia e, poi, in pubblico. Il soggetto deve avere vissuto almeno un anno a tempo pieno nel nuovo sesso prima di considerare un'irreversibile modificazione chirurgica del sesso.

Il «test di vita reale» può essere prolungato se si presentano troppi ostacoli durante il periodo del test. Durante il test, il soggetto deve rimanere a contatto con un uno psichiatra che valuterà i successi dell'esame e discuterà dei mezzi per superare i problemi che si presentano quasi inevitabilmente durante questo periodo.

II.4.8.2 Riassegnazione ormonale del sesso

La riassegnazione ormonale ha due obiettivi (Levy et al. 2003):

- Ridurre i caratteri sessuali secondari indotti ormonalmente dal sesso di origine quanto possibile, ma l'eliminazione completa è rara. A titolo d'esempio, nei transessuali uomo-donna, gli effetti degli androgeni sullo scheletro, quali una altezza maggiore negli uomini rispetto alle donne e la dimensione e la forma delle mani, dei piedi, delle mascelle e del bacino, non possono essere invertiti. Viceversa, l'altezza minore e la forma più ampia delle anche dei transessuali donna-uomo rispetto agli uomini non saranno modificate con il trattamento androgenico.
- Indurre i caratteri sessuali secondari del nuovo sesso.

II.4.8.2.1 Uomo verso donna

Per i transessuali uomo-donna, sono essenziali l'arresto della crescita della peluria di genere, l'induzione di uno sviluppo delle mammelle e una distribuzione più femminile del grasso. Per fare questo, è necessaria una riduzione quasi totale degli effetti biologici degli androgeni. La somministrazione di estrogeni da soli sopprimerà la produzione delle gonadotropine e, conseguentemente, quella degli androgeni, ma un trattamento combinato, con un farmaco che sopprime la secrezione o l'azione degli androgeni e un secondo farmaco a base di estrogeni, è più efficace.

Soppressione della secrezione o dell'azione degli androgeni

Diversi farmaci disponibili inibiscono la secrezione o l'azione degli androgeni. In Europa, il farmaco più utilizzato è il ciproterone acetato (abitualmente 50 mg due volte al giorno), un progestinico dalle proprietà anti-androgene. Se non è disponibile, il medrossiprogesterone acetato, alla dose di 5-10 mg/die, rappresenta un'alternativa, tuttavia meno efficace. Gli anti-androgeni non steroidei, come la flutamide e la nilutamide, sono anch'essi utili, ma aumentano la secrezione di gonadotropine, effetto che induce un aumento della secrezione di testosterone e di estradiolo; quest'ultimo ha un effetto auspicabile in questo contesto. Lo spironolattone (100 mg due volte al giorno), un diuretico dalle proprietà anti-androgene, ha degli effetti simili. Gli agonisti degli ormoni di rilascio delle gonadotropine (GnRH) a lunga durata d'azione, utilizzati sotto forma di iniezioni mensili, inibiscono la secrezione delle gonadotropine. Può anche essere considerata la finasteride (5 mg/die), un inibitore della 5α-reduttasi.

Estrogeni

Esiste una larga scelta di estrogeni. L'etinilestradiolo per via orale (50–100 µg/die), è un estrogeno potente e a buon mercato, ma può essere causa di trombosi venosa, in particolare nei soggetti di più di 40 anni (van Kesteren et al. 1997; Moore et al. 2003; Toorians et al. 2003), non deve essere utilizzato a lungo. Il 17β-estradiolo valerato per via orale alla dose di 2–4 mg/die o il 17β-estradiolo transdermico, alla dose di 100 µg due volte alla settimana sono i trattamenti di scelta (Toorians et al. 2003).

Conseguenze

Esiste una varietà di effeti del trattamento ormonale nei transessuali uomo-donna:

- Peluria di genere: la crescita della barba nell'uomo adulto è molto resistente all'intervento ormonale combinato e, nei soggetti caucasici, delle misure supplementari sono necessarie per eliminare la barba. La crescita della peluria sessuale sulle altre parti del corpo risponde più favorevolmente (Giltay e Gooren 2000).
- Sviluppo delle mammelle: lo sviluppo delle mammelle esordisce quasi immediatamente dopo l'inizio della somministrazione di estrogeni e passa periodi di crescita e di blocco. Gli androgeni hanno un effetto inibitorio sulla formazione delle mammelle, e gli estrogeni saranno, dunque, più efficaci in un ambiente privo di androgeni. Dopo 2 anni di somministrazione di estrogeni, non può essere sperato nessuno sviluppo supplementare. È quantitativamente soddisfacente nel 40-50% dei soggetti. La taglia raggiunta è spesso scarsa rispetto alla dimensione maschile del torace e alle dimensioni del soggetto, che può quindi optare per una mastoplastica additiva. L'età avanzata impedisce anche lo sviluppo completo delle mammelle.
- Cute: il deficit di androgeni determina una riduzione dell'attività delle ghiandole sebacee, che può dare una cute secca o delle unghie fragili (Giltay e Gooren 2000).
- Composizione corporea: dopo una deprivazione di androgeni, si producono un aumento del grasso sottocutaneo e una diminuzione della massa corporea magra. Di solito, il peso corporeo aumenta.
- Testicoli: in assenza di una stimolazione con le gonadotropine, i testicoli si atrofizzano e possono risalire nel canale inguinale, causando un disturbo.
- Prostata: l'atrofia della prostata può provocare delle perdite post-minzionali transitorie. Ciò è solitamente temporaneo.

- Voce: gli anti-androgeni e gli estrogeni non hanno alcun effetto sulle caratteristiche della voce, e i transessuali uomo-donna possono decidere di consultare un centro specializzato in logopedia per una terapia vocale. La mascolinità della voce è determinata più che dall'altezza della voce dal timbro e dal volume toracici. Una terapia ortofonica può permettere di ottenere una voce più femminile (de Bruin et al. 2000). La chirurgia della laringe può modificare il timbro della voce ma riduce il suo range.

Terapia a lungo termine

Dopo la chirurgia di riassegnazione, tra cui l'orchiectomia, deve essere proseguito il trattamento ormonale. In alcune persone persiste una crescita della peluria sessuale di sesso maschile; gli anti-androgeni sembrano poterla ridurre, anche se la loro efficacia può essere diminuita. La terapia continua con gli estrogeni ed è necessaria per evitare i sintomi da carenza ormonale e, più importante, per prevenire l'osteoporosi (van Kesteren et al. 1998). Abbiamo osservato che gli estrogeni da soli sono in grado di mantenere la massa ossea nei transessuali uomo-donna. Esiste una relazione inversa tra le concentrazioni sieriche di ormone luteinizzante (LH) e la densità minerale ossea; l'LH sierico può, quindi, essere utilizzato come indicatore dell'adeguatezza della somministrazione degli steroidi sessuali.

II.4.8.2.2 Donna verso uomo

Lo scopo della terapia nei transessuali donna-uomo è di provocare una virilizzazione, che implica una peluria sessuale e una silhouette di tipo maschile e l'interruzione delle mestruazioni. Il principale trattamento ormonale è a base di testosterone. Le preparazioni più utilizzate sono gli esteri di testosterone in iniezione intramuscolare alle dosi di 200-250 mg ogni 2 settimane. Sono, attualmente, disponibili i gel transdermici di testosterone. A volte, i sanguinamenti mestruali non cessano con questo trattamento ed è necessaria l'aggiunta di un progestinico. L'uso di una preparazione transdermica di testosterone richiede quasi sempre l'aggiunta di un progestinico.

Conseguenze

Esiste una varietà di effetti del trattamento ormonale nei transessuali donna-uomo:

- Peli: la crescita della peluria maschile segue quella osservata durante la pubertà nei maschi: prima il labbro superiore e poi il mento, le guance, ecc. (Giltay e Gooren 2000). Il grado di irsutismo può, generalmente, essere predetto dal grado e dall'aspetto dei maschi della stessa famiglia. Ciò si applica anche alla comparsa dell'alopecia androgenetica.
- Voce: una tonalità più grave della voce si manifesta dopo 6-10 settimane di somministrazione di androgeni ed è irreversibile. La somministrazione di androgeni riduce il grasso sottocutaneo ma aumenta il grasso addominale. L'aumento della massa magra è in media di 4 kg e quello del peso corporeo è, generalmente, più importante.
- Acne: essa è riscontrata in circa il 40% dei pazienti, ed è, di solito, molto pronunciata sulla schiena; l'acne è simile a quella degli uomini ipogonadici che iniziano una terapia androgenica dopo l'età della pubertà normale (Giltay e Gooren 2000).
- Aumento di volume del clitoride: esso è osservato in tutti i casi, ma a un grado variabile. In circa il 5-8% dei casi, la dimensione diventa sufficiente a permettere dei rapporti vaginali.
- Libido: la maggior parte dei soggetti nota il suo aumento.
- Altro: le ovaie presentano delle modificazioni policistiche, e la somministrazione di androgeni può ridurre l'attività ghiandolare delle mammelle ma non riduce la loro dimensione.

Dopo un'ovariectomia bilaterale, la terapia androgenica deve essere continuata per mantenere la virilizzazione e per prevenire l'osteoporosi (van Kesteren et al. 1998). Una concentrazione sierica di LH entro i limiti dei valori normali può essere utilizzata come indicatore di una somministrazione adeguata di androgeni.

II.4.8.3 Effetti secondari della modificazione ormonale del sesso

In uno studio di 816 transessuali uomo-donna e di 293 transessuali donna-uomo, la mortalità non era più alta che in un gruppo di riferimento (van Kesteren et al. 1997). Tuttavia, la somministrazione di ormoni del sesso desiderato può essere associata a effetti collaterali (Futterweit 1998):

- Tromboembolismo venoso: la sua incidenza è del 2-6% nei transessuali uomo-donna trattati con l'etinilestradiolo per via orale. Alcuni studi in vitro mostrano che questo effetto trombogenico è tipico dell'etinilestradiolo per via orale ma non del 17β-estradiolo per via orale (Toorians et al. 2003). Poiché l'immobilizzazione è anche un fattore di rischio degli eventi tromboembolici, la somministrazione di estrogeni deve essere interrotta 3-4 settimane prima di ogni intervento chirurgico non urgente. Una volta mobilizzati i soggetti, il trattamento con gli estrogeni può essere ripreso.
- Aterosclerosi: la differenza considerevole di prevalenza legata al sesso delle malattie cardiovascolari tra gli uomini e le donne fa supporre un effetto del trattamento ormonale, ma il vero rischio rimane da stabilire. Sono stati studiati gli effetti sui marker di rischio biochimici della somministrazione di estrogeni ai transessuali uomo-donna e di androgeni ai transessuali donna-uomo.

Sembra che la somministrazione di estrogeni abbia maggiori effetti negativi su questi indicatori di rischio rispetto agli androgeni (Elbers et al. 2003).

- Prolattinoma: quattro casi di adenoma prolattino-secernenti (prolattinoma) sono stati riscontrati dopo la somministrazione di estrogeni ad alte dosi in soggetti che avevano dei livelli sierici di prolattina normali prima della terapia (van Kesteren et al. 1997). Benché un legame di causa-effetto non sia stato stabilito, noi consigliamo di continuare anche a lungo termine il controllo dei livelli di prolattina sierica nei transessuali uomo-donna trattati con estrogeni.
- Cancro della mammella: sono stati riportati due casi di transessuali uomo-donna che hanno presentato un carcinoma mammario nel corso di un trattamento con estrogeni (van Kesteren et al. 1997). In questi ultimi anni, non è stato osservato nessun caso, ma l'autopalpazione deve far parte del monitoraggio della somministrazione di estrogeni, secondo le stesse raccomandazioni che esistono per le altre donne.
- Cancro della prostata: tre casi di cancro della prostata sono stati riportati in alcuni transessuali uomo-donna che assumevano degli estrogeni (Van Haarst et al. 1998). Non si sa chiaramente se questi tumori erano sensibili agli estrogeni o se erano presenti prima dell'inizio della somministrazione di estrogeni e poi trasformati per diventare ormono-indipendenti.
- Cancro delle ovaie: abbiamo recentemente osservato due casi di tumore dell'ovaio in un transessuale donna-uomo trattato per lungo tempo con testosterone. Le ovaie dei transessuali donna-uomo che assumono degli androgeni presentano delle somiglianze con le ovaie policistiche, che sono anche predisposte allo sviluppo di tumori maligni. Sembra ragionevole, dunque, praticare la rimozione delle ovaie dei transessuali donna-uomo trattate con androgeni, dopo una transizione riuscita verso il sesso maschile.
- Controindicazioni: a causa dei potenziali effetti collaterali descritti in precedenza, il trattamento ormonale è controindicato in alcune situazioni. La familiarità positiva per tumore mammario o per prolattinoma è una controindicazione alla terapia con estrogeni, come anche i disturbi del metabolismo lipidico con complicanze cardiovascolari all'uso di androgeni. Le controindicazioni a un uso di dosi elevate di steroidi sessuali sono patologie cardiovascolari, malattie cerebrovascolari, malattie tromboemboliche, obesità importanti, diabete mellito mal controllato ed epatopatie acute (Futterweit 1998; Levy et al. 2003; Moore et al. 2003).

II.4.8.4 Disforia di genere giovanile

I transessuali adulti si ricordano spesso che la loro disforia di genere è iniziata molto prima della pubertà. I bambini che hanno problemi di identità di genere consultano sempre più medici e psicologi. Una stima affidabile indica che solo il 20% diventerà transessuale nell'adolescenza (Cohen-Kettenis e van Goozen 1998). L'omosessualità in tal modo sarà più spesso il risultato finale.

Se in un bambino, secondo un'opinione di esperti, l'identità di genere per l'altro sesso non si modifica nel corso di un follow-up a lungo termine, gli si potranno risparmiare problemi dovuti allo sviluppo (completo) alla pubertà dei «cattivi» caratteri sessuali secondari (Cohen-Kettenis e van Goozen 1998). Le formulazioni retard di antagonisti/agonisti dell'ormone di rilascio dell'ormone luteinizzante (LHRH), secondo il protocollo stabilito per i bambini che hanno una pubertà precoce, possono essere utilizzate quando sono evidenti dei segni chiari di maturità sessuale, al fine di ritardare lo sviluppo puberale fino all'età giusta per prendere una decisione equilibrata e responsabile riguardo alla transizione verso l'altro sesso (Gooren e Dellemarre van de Waal 1996).

Bibliografia

Cohen-Kettenis PT (2001) Gender identity disorder in DSM? J Am Acad Child Adolesc Psychiatry 40:391

Cohen-Kettenis PT, van Goozen SH (1998) Pubertal delay as an aid in diagnosis and treatment of a transsexual adolescent. Eur Child Adolesc Psychiatry 7:246 - 248

de Bruin MD, Coerts MJ, Greven AJ (2000) Speech therapy in the management of male-to-female transsexuals. Folia Phoniatr Logop 52:220 - 227

Elbers JM, Giltay EJ, Teerlink T, Scheffer PG, Asscheman H, Seidell JC et al (2003) Effects of sex steroids on components of the insulin resistance syndrome in transsexual subjects. Clin Endocrinol (Oxf) 58:562 - 571

Futterweit W (1998) Endocrine therapy of transsexualism and potential complications of long-term treatment. Arch Sex Behav 27:209 - 226

Giltay EJ, Gooren LJ (2000) Effects of sex steroid deprivation/administration on hair growth and skin sebum production in transsexual males and females. J Clin Endocrinol Metab 85:2913 - 2921

Gooren L, Delemarre- van de Waal H (1996) Memo on the feasibility of endocrine interventions in juvenile transsexuals. J Psychol Hum Sex 8:69 - 74

Levy A, Crown A, Reid R (2003) Endocrine intervention for transsexuals. Clin Endocrinol (Oxf) 59:409 - 418

Moore E, Wisniewski A, Dobs A (2003) Endocrine treatment of transsexual people: a review of treatment regimens, outcomes, and adverse effects. J Clin Endocrinol Metab 88: 3467 - 3473

Toorians AW, Thomassen MC, Zweegman S, Magdeleyns EJ, Tans G, Gooren LJ et al (2003) Venous thrombosis and changes of hemostatic variables during cross-sex hormone treatment in transsexual people. J Clin Endocrinol Metab 88:5723 - 5729

Van Haarst EP, Newling DW, Gooren LJ, Asscheman H, PrengerDM (1998) Metastatic prostatic carcinoma in a male-to-female transsexual. Br J Urol 81:776

van Kesteren PJ, Asscheman H, Megens JA, Gooren LJ (1997) Mortality and morbidity in transsexual subjects treated with cross-sex hormones. Clin Endocrinol (Oxf) 47:337 - 342

van Kesteren P, Lips P, Gooren LJ, Asscheman H, Megens J (1998) Long-term follow-up of bone mineral density and bone metabolism in transsexuals treated with cross-sex hormones. Clin Endocrinol (Oxf) 48:347 - 354

II.4.9 Trattamento della disfunzione sessuale

L. J. G. Gooren

Sintesi

L'introduzione degli inibitori della fosfodiesterasi di tipo 5 (inibitori della PDE5) ha rappresentato il progresso maggiore per il trattamento della disfunzione erettile (ED). Benché sia efficace e senza rischi, il 50% degli uomini interrompe il trattamento, in gran parte perché altri problemi sessuologici non sono stati correttamente valutati. Per prevedere l'inizio e la durata d'azione, è necessaria una panoramica della farmacocinetica degli inibitori della PDE.

- Negli uomini i cui livelli di testosterone sono bassi, il trattamento sostitutivo con il testosterone può aumentare l'efficacia degli inibitori della PDE.
- Prima di prescrivere degli inibitori della PDE, deve essere valutato lo stato cardiovascolare del paziente.

La principale azione del testosterone riguarda il sistema nervoso centrale. Essa migliora la libido e l'umore. Sono sufficienti dei livelli di testosterone ai limiti bassi del valore normale.

L'iperprolattinemia riduce il desiderio sessuale e induce una ED secondaria. Gli agonisti della dopamina sono il trattamento di scelta.

Gli uomini affetti da parafilie possono essere trattati con farmaci che riducono l'azione degli androgeni se il desiderio di esteriorizzare le loro parafilie è elevato.

II.4.9.1 Disfunzione erettile

La disponibilità di un farmaco molto efficace e relativamente senza rischi come il sildenafil, inibitore della fosfodiesterasi di tipo 5, ha avuto un profondo impatto positivo sulla diagnosi e sul trattamento della disfunzione erettile (ED). Mentre, un tempo, l'urologia tentava di definirne l'eziologia precisa, la ED è attualmente trattata da medici generici, senza una vera valutazione diagnostica. Nonostante la semplicità e la sicurezza del trattamento attuale della ED, circa il 50% dei pazienti interrompe il trattamento. Le ragioni di ciò risiedono soprattutto in una valutazione incompleta del problema sessuale. L'ipogonadismo, la disfunzione eiaculatoria, i disturbi delle basse vie urinarie, la depressione e ultimi ma non minori, i problemi della partner, possono tutti essere delle componenti della disfunzione sessuale del paziente e il ripristino apparente della funzione erettile non implica necessariamente il ripristino di una vita sessuale soddisfacente (Montorsi e Althof 2004). Tuttavia, l'introduzione degli inibitori della fosfodiesterasi di tipo 5 ha fondamentalmente migliorato le possibilità di trattare la ED.

II.4.9.1.1 Inibitori della fosfodiesterasi di tipo 5

Lo studio della fisiologia dell'erezione e la scoperta dell'importanza del monossido d'azoto (NO) e dei suoi effetti a valle sono alla base dello sviluppo degli inibitori della fosfodiesterasi di tipo 5 (inibitori della PDE5). In seguito alla stimolazione sessuale, l'NO proveniente dalle terminazioni nervose dell'innervazione non adrenergica non colinergica dei corpi cavernosi attiva la guanilato ciclasi, enzima che catalizza la conversione del GTP in cGMP. A livello cellulare, il cGMP è degradato in 5 GMP attraverso la fosfodiesterasi di tipo 5. Attraverso una cascata molecolare, il cGMP riduce il tasso di calcio intracellulare, e il muscolo liscio dei corpi cavernosi si rilassa, inducendo un aumento del flusso sanguigno penieno e facilitando, così, l'inizio e il mantenimento dell'erezione.

L'effetto farmacologico degli inibitori della PDE si manifesta solo quando la persona è sessualmente eccitata, cosa che differenzia questa classe di farmaci dalle iniezioni intracavernose. Si tratta anche di un'informazione importante per il paziente (Seftel 2004).

L'efficacia e la sicurezza relativa degli inibitori della PDE sono attualmente ben stabilite. Hanno una modalità d'azione comune, l'inibizione della PDE 5. La selettività e la localizzazione tissutale degli inibitori della PDE determinano la natura degli effetti secondari e la loro sicurezza.

Esistono attualmente tre inibitori della PDE disponibili: il sildenafil, il vardenafil e il tadalafil. Tutti sono efficaci, ma esistono delle differenze di profilo farmacocinetico, di interazioni alimentari e farmacologiche e di effetti collaterali eventuali. L'assunzione di farmaci a base di nitrato è una controindicazione assoluta all'uso degli inibitori della PDE perché questi ultimi aumentano la possibilità di ipotensione arteriosa molto grave. Si è osservata un'ipotensione, anche se di basso grado, con gli inibitori della PDE negli uomini trattati con antagonisti dei recettori alfa-adrenergici, come la doxazosina, il prazosin, la terazosina, l'alfuzosina o la tamsulosina, che sono utilizzati come farmaci antipertensivi o sintomatici dei disturbi delle basse vie urinarie (Lower Urinary Tract Symptoms, LUTS).

Quest'ultimo è un punto importante, poiché la disfunzione sessuale non è rara negli uomini con dei LUTS, e tutti e due aumentano significativamente con l'età e derivano probabilmente dagli stessi fattori eziologici (Rosen et al. 2003). Farmaci come l'eritromicina, il ketoconazolo, l'itraconazolo e gli inibitori delle proteasi utilizzati nel trattamento dell'HIV come il saquinavir, l'indinavir e il ritovir, possono rallentare il metabolismo epatico degli inibitori della PDE e possono aumentare i livelli plasmatici e l'effetto degli inibitori della PDE. Il succo di pompelmo può avere un effetto simile sul metabolismo epatico. Dosi minori devono essere utilizzate nei pazienti affetti da malattia epatica e/o renale.

Il sildenafil e il vardenafil agiscono meglio se nessun alimento (grasso) è stato assunto nelle 2 ore precedenti, mentre il tadalafil può essere utilizzato indipendentemente dai pasti.

Gli effetti collaterali comuni attribuibili all'azione vasodilatatrice comprendono cefalee, rush cutanei, ostruzione nasale, epigastralgie e dorsalgie (tadalafil). Possono presentarsi più spesso con il sildenafil dei disturbi visivi (p. es., visione offuscata, sensibilità aumentata alla luce, aloni blu o difficoltà temporanea a distinguere il blu dal verde), poiché quest'ultimo è meno selettivo nell'inibizione della fosfodiesterasi 6 della retina.

Le compresse prescritte devono essere prese 30-60 minuti prima dell'attività sessuale. Il tadalafil ha una durata d'azione più lunga (fino a 24–36 ore) rispetto al sildenafil e al vardenafil (fino a 4–12 ore).

Non ci sono prove certe che l'efficacia clinica dei tre inibitori della PDE disponibili differisca in maniera significativa. Nel caso del sildenafil (50 e 100 mg) e del tadalafil (10 e 20 mg), la risposta è dose-dipendente, ma non è così per il vardenafil (10 e 20 mg, Carson et al. 2004). In generale, si consiglia di iniziare con la dose di inibitori della PDE più debole.

La caratteristica che distingue i tre inibitori della PDE è il loro profilo farmacocinetico, che è importante per il loro uso clinico, in termini di inizio dell'effetto farmacologico ottimale e di durata dell'azione farmacologica (per una rassegna, vedi Porst [2004]). Il tempo necessario per ottenere una concentrazione plasmatica massima è in media di 60 minuti (da 30 a 120 minuti) per il sildenafil, 120 minuti (da 30 a 720 minuti!) per il tadalafil e di 60 minuti (da 30 a 120 minuti) per il vardenafil. Si tratta di dati statistici e, in alcuni pazienti, l'inizio dell'azione può essere più rapido. Questa informazione permette ai soggetti di programmare la loro attività sessuale. Un'altra variabile farmacocinetica significativa è l'emi-vita del farmaco, che fornisce un'indicazione della durata durante la quale il farmaco può essere farmacologicamente attivo dopo l'ingestione. L'emi-vita del sildenafil 100 mg è di 3-4 ore; per il tadalafil 20 mg, di 17 ore e, per il vardenafil, di 3-6 ore. Queste informazioni consentono al paziente di valutare la durata durante la quale il farmaco sarà farmacologicamente attivo.

Non è raro che i pazienti «sperimentino» gli inibitori della PDE disponibili per trovare il farmaco che conviene loro di più. È chiaro che i pazienti hanno delle abitudini sessuali differenti per quanto riguarda lo svolgimento della loro attività sessuale. Un'altra considerazione è «la disponibilità» dei pazienti quando è iniziata l'attività sessuale con il partner.

Le informazioni precedenti sugli effetti dose-risposta (sildenafil e tadalafil), l'interazione con l'assunzione alimentare (in particolare ricca di grassi) che rallenta l'assorbimento e i modelli farmacocinetici possono essere utili. I pazienti che non rispondono alla dose massima di uno degli inibitori della PDE dopo almeno quattro tentativi di rapporti sessuali non sono in grado di rispondere agli altri farmaci.

Naturalmente, i pazienti che iniziano la terapia con un inibitore della PDE avranno spesso l'ansia di sapere se il nuovo farmaco può indurre veramente un'erezione. L'ansia può ridurre l'eccitazione sessuale, che è una condizione necessaria all'effetto farmacologico desiderato degli inibitori della PDE. Se questo problema potenziale è sollevato dal paziente, gli si può proporre di testare il farmaco cominciando da una masturbazione.

Almeno il 50% dei pazienti affetti da ED ha una disfunzione endoteliale, ed esistono delle informazioni preliminari secondo le quali un trattamento prolungato con gli inibitori della PDE potrebbe migliorare la loro funzione vascolare (Jackson 2003; Reffelmann e Kloner 2003). Similmente, un uso cronico eviterebbe di dover prendere un inibitore della PDE prima dell'attività sessuale.

II.4.9.1.2
Inibitori della PDE e sistema cardiovascolare

Quando è stato introdotto il primo inibitore della PDE, il sildenafil, sono state evocate preoccupazioni riguardo all'innocuità cardiovascolare di questa classe di farmaci. In molti pazienti, l'eziologia della ED è (anche) una disfunzione vascolare. La disponibilità del farmaco ha spinto i pazienti a riprendere un'attività sessuale dopo lunghi periodi di inattività. L'effetto farmacologico degli inibitori della PDE è vasodilatativo. Il timore che questo possa provocare un'ischemia o un infarto del miocardio in occasione di un rapporto sessuale si è fortunatamente rivelato infondato. Degli studi controllati con placebo non hanno potuto mostrare una morbilità/mortalità cardiovascolare più elevata nei pazienti che utilizzano gli inibitori della PDE (Hutter 2004; Kloner 2004). Naturalmente, prima di iniziare una terapia con inibitori della PDE, devono essere valutati i rischi cardiovascolari del paziente (ipertensione, marker di rischio biochimici, angina pectoris, aritmie, cardiomiopatia, insufficienza cardiaca congestizia e pregresso infarto del miocardio, e tempo trascorso da allora, e trattamento). Il Princeton Consensus Panel ha redatto un algoritmo di classificazione dei pazienti cardiopatici a rischio basso, intermedio o elevato, in caso di utilizzo degli inibitori della PDE in presenza di ED (De Busk et al. 2000; Seftel 2004; Seftel et al. 2004).

I pazienti a rischio intermedio o elevato possono trarre giovamento da un esame cardiologico per ottimizzare il loro stato cardiaco. Un test empirico consiste nel capire se il paziente può camminare 1 km in 10 min senza sintomi cardiaci, ovvero l'equivalente dello sforzo fisico in occasione di un rapporto sessuale.

Bisogna consigliare ai pazienti di segnalare l'assunzione di un inibitore della PDE nel corso delle 24 ore precedenti (sildenafil/vardenafil) o 48 ore (tadalafil) in caso di urgenza cardiovascolare che possa richiedere una terapia con i nitrati.

II.4.9.1.3 Sostanze orali ad azione centrale

La crescente comprensione della fisiologia dell'erezione e, in particolare, del ruolo del sistema nervoso centrale ha portato allo sviluppo del cloridrato di apomorfina. Questo composto agisce a livello delle strutture del sistema nervoso centrale associate alla funzione erettile. L'apomorfina è un antagonista non specifico dei recettori dopaminergici che agisce sul nucleo paraventricolare dell'ipotalamo (Altwein e Keuler 2001; Martinez et al. 2003). L'apomorfina è disponibile sotto forma di compresse sublinguali dosate a 2 e a 3 mg. L'apomorfina è un farmaco ad azione rapida (concentrazioni plasmatiche massimali a 15–20 minuti) che vari studi clinici hanno dimostrato più efficace del placebo per ottenere delle erezioni abbastanza rigide da permettere dei rapporti sessuali. Ma la sua efficacia è inferiore a quella degli inibitori della PDE (Heaton e Altwein 2001). Nei saggi clinici sono stati riportati degli effetti collaterali. È stato dimostrato che fino al 34% dei pazienti presentava nausea per dosi di 6 mg d'apomorfina (Bukofzer e Livesey 2001). Alle dosi raccomandate di 2 e 3 mg, l'incidenza di nausea diminuisce fino al 7%. Gli altri effetti secondari importanti conosciuti comprendono cefalee, vertigini e sbadigli.

II.4.9.1.4 Sostanze intracavernose

Prima di fare ricorso alla terapia intracavernosa, i pazienti hanno generalmente provato una terapia per via orale senza successo. Le iniezioni intracavernose richiedono una destrezza manuale adeguata del paziente o della partner per eseguire le iniezioni intrapeniene. I pazienti devono essere informati degli effetti indesiderati eventuali di queste iniezioni: le cicatrici, il dolore, le ecchimosi intrapeniene e le erezioni prolungate. L'incidenza di questi effetti collaterali dipende dal prodotto iniettato. I farmaci più utilizzati sono la prostaglandina E_1, la papaverina, la fentolamina e la moxisilite, un α-bloccante.

La fentolamina, un antagonista alfa-adrenergico, utilizzata da sola induce una scarsa risposta erettile. È, quindi, generalmente associata o alla sola papaverina (Bimix) o alla papaverina e alla prostaglandina E_1 (Trimix). La papaverina è un inibitore non specifico della fosfodiesterasi che provoca un aumento dei livelli intracellulari di cAMP e di cGMP. L'aumento di queste molecole provoca un rilassamento dei muscoli lisci del pene e, infine, un'erezione.

La prostaglandina E_1 aumenta i livelli di cAMP modulando l'adenilciclasi. Ciò provoca, a sua volta, una riduzione del calcio libero intracellulare e un rilassamento dei muscoli lisci del pene (Porst 1996). Benché la prostaglandina E_1 porti a una diminuzione significativa dei casi di fibrosi peniena e di priapismo, alcuni studi citano un'incidenza del 13% di dolore sottosfinteriale con l'iniezione di questo farmaco. Per ridurre gli effetti indesiderati di questi farmaci utilizzati da soli, una terapia combinata, fatta di una miscela di fentolamina, di papaverina e di prostaglandina E_1 (Trimix) a dosaggi più bassi, ha spesso una migliore efficacia, una più bassa incidenza di dolore e un costo inferiore per dose (Bennett et al. 1991).

II.4.9.1.5 Sostanze intra-uretrali

La prostaglandina E_1 (PGE_1, nome commerciale MUSE) è il farmaco più utilizzato a questo scopo; il composto attivo viene rilasciato nell'uretra ed è trasportato nel corpo spongioso e poi nei corpi cavernosi dove si produce un rilassamento dei muscoli lisci. I tassi di efficacia sono variabili e vanno dal 13,6 al 64% di risposta (in caso di utilizzo di una banda di costrizione, Hellstrom et al. 1996). L'effetto collaterale più frequente degli agenti intra-uretrali è un dolore locale a livello del pene che si manifesta in più di un terzo dei pazienti. Gli altri effetti secondari noti sono le infezioni delle vie urinarie, le vertigini, il dolore penieno e il sanguinamento uretrale.

II.4.9.1.6 Terapia non farmacologica

Opzioni non farmacologiche possono essere proposte in seconda intenzione al posto di iniezioni intra-uretrali o intra-cavernose ai pazienti che non rispondono alla terapia orale o che non la tollerano. I vacuum device aumentano il flusso sanguigno dei corpi cavernosi e un anello costrittore è successivamente utilizzato per trattenere questo sangue nel pene. La soddisfazione è variabile (27–74%) e questa tecnica può produrre un disagio e una contusione del pene (Hatzichristou e Pescatori 2001).

Opzioni chirurgiche esistono in caso di ED. Il bypass arterioso penieno è indicato solo in un gruppo particolare di pazienti (meno di 35 anni senza disfunzione vascolare generalizzata e con lesione isolata che blocca il flusso sanguigno). Impianti penieni sono disponibili in caso di non risposta a un trattamento più conservativo. Questa procedura è invasiva, irreversibile e soggetta a complicanze come infezione, erosione e mal funzionamento meccanico.

Tuttavia, il tasso di soddisfazione dei pazienti e delle partner è elevato (Hatzichristou e Pescatori 2001).

II.4.9.2
Eiaculazione tardiva

L'eiaculazione tardiva non è rara nell'anziano. Essa può essere correlata a una diminuzione dell'eccitabilità sessuale, spesso associata al fenomeno dell'invecchiamento. In generale, le misure che mirano a migliorare la funzione erettile avranno anche un effetto benefico sull'eiaculazione tardiva. È anche spesso osservata in caso di disturbi delle basse vie urinarie, e dati preliminari lasciano supporre che un alfa-bloccante dei recettori adrenergici come l'alfuzosina potrebbe alleviare il disturbo. Può essere associata all'assunzione di farmaci psicotropi come gli inibitori del re-uptake della serotonina e gli inibitori della monoamino ossidasi.

II.4.9.3
Eiaculazione precoce

L'eiaculazione rapida o precoce è di trattamento difficile (Waldinger 2004). Il disturbo può essere quello di una ED in pazienti che non possono ottenere una rigidità peniena sufficiente dopo un'eiaculazione rapida. Sono stati proposti diversi farmaci orali, come gli inibitori selettivi del re-uptake della serotonina, gli inibitori della monoamino ossidasi e gli antidepressivi triciclici (p. es., imipramina e clomipramina) o gli agenti anestetici topici (p. es., lidocaina, Montague et al. 2004). Recentemente, si è anche rivelato utile il sildenafil. I consigli sessuali attenti possono aiutare il paziente a migliorare il controllo della sua riposta eiaculatoria.

II.4.9.4
Terapia con il testosterone

Gli argomenti in favore della mascolinizzazione di alcuni aspetti del comportamento sessuale dell'uomo indotta con il testosterone sono ben stabiliti. Benché i medici siano stati a lungo influenzati sul ruolo del trattamento sostitutivo con gli androgeni sulla funzione sessuale solo nei pazienti affetti da deficit androgenico, la prova scientifica che gli androgeni hanno un ruolo nella sessualità risale agli anni '70 e '80 (Bancroft 2002).

La maggior parte delle informazioni proviene da studi sugli androgeni negli uomini ipogonadici. È ora ben stabilito che gli androgeni sono indispensabili per un comportamento sessuale normale dell'uomo, anche se essi non hanno un semplice effetto regolatorio sulle funzioni sessuali e anche se essi non sono l'unico fattore implicato nel comportamento sessuale maschile (Gooren e Kruijver 2002). Se la produzione di androgeni è insufficiente a partire dallo stadio fetale/prepuberale, come nel caso di un ipogonadismo ipogonadotropo e di una sindrome di Klinefelter, la risposta al trattamento sostitutivo con gli androgeni, durante la pubertà o più tardi, può essere francamente inefficace ed esprimersi attraverso una relativa inerzia sessuale. La causa è probabilmente che l'apprendimento emozionale, cognitivo e sociale sono manifestazioni del testosterone sulla sessualità dell'adolescente e dell'adulto (Gooren e Kruijver 2002).

La distinzione tra interesse sessuale e funzione erettile ha considerevolmente aiutato a chiarire il ruolo degli androgeni nella funzione maschile (Bancroft e Wu 1983; Bancroft 2002).

Le erezioni spontanee, in particolare quelle che insorgono durante il sonno (Nocturnal Penile Tumescence, NPT) e, probabilmente, quelle indotte dalle fantasie sono androgeno-dipendenti, mentre le erezioni che rispondono a stimoli erotici (p. es., visivi o tattili) sono relativamente androgeno-indipendenti (Bancroft e Wu 1983). Tuttavia, questi studi iniziali hanno utilizzato l'aumento massimo della circonferenza peniena come unico parametro, e dei lavori più recenti suggeriscono che gli androgeni interessano le risposte intrapeniene agli stimoli erotici per quanto riguarda la durata della risposta, il grado di rigidità e la velocità di detumescenza (Carani et al. 1996). Nell'uomo, il bersaglio principale degli androgeni sembra essere il desiderio sessuale (Bancroft e Wu 1983; Bancroft 2002). Gli androgeni possono aumentare l'attenzione verso l'erotismo, che, a sua volta, può influenzare il comportamento sessuale. È stata avanzata l'ipotesi che gli androgeni avevano una certa influenza sulla coscienza del piacere durante l'attività sessuale, forse aumentando la funzione sensoriale (genitale).

Si ignora in che modo sono modulati gli effetti degli androgeni sul sistema nervoso centrale. Alcuni dati preliminari suggeriscono che potrebbe essere presente una mediazione noradrenergica dell'eccitamento sessuale, che coinvolge sia l'eccitazione centrale che l'inibizione periferica delle reazioni erettili (Bancroft 1995).

Benché si sia stabilito che l'effetto principale degli androgeni sulla funzione sessuale maschile sia mediato a livello del sistema nervoso centrale, alcuni dati supplementari suggeriscono attualmente che essi agiscono anche sul monossido d'azoto sintasi nei corpi cavernosi (il monossido d'azoto induce il rilassamento dei muscoli lisci dei vasi del pene, essenziale all'erezione peniena [Morelli et al. 2004]) e che la somministrazione di androgeni può essere utile per gli uomini che non rispondono al trattamento della ED con gli inibitori della fosfodiesterasi (Foresta et al. 2004). Sembra quindi utile trattare con il testosterone i pazienti con un testosterone plasmatico basso o normale ma tendente al basso e che non rispondono bene agli inibitori della fosfodiesterasi.

Nella maggior parte degli studi, il 60-70% dei valori di riferimento del testosterone era sufficiente per mantenere una funzione sessuale nell'adulto (Gooren 1987; Buena et al. 1993). Uno studio ha suggerito che le soglie necessarie alla NPT sono anche inferiori rispetto a quelle richieste per una funzione sessuale normale (Carani et al. 1996). A partire da questo, ne segue che, negli uomini che hanno una disfunzione sessuale e dei tassi di androgeni normali, un supplemento di testosterone non è probabilmente di alcun aiuto, anche se un effetto benefico a breve termine di una terapia sostitutiva con testosterone è stato osservato negli uomini eugonadici che lamentavano un'assenza di desiderio sessuale (Anderson et al. 1992) ed è stato confermato nei pazienti trattati con testosterone in uno studio sulla contraccezione maschile (Alexander et al. 1997), ma il follow-up era solo di 6 settimane. Non esistono dati che livelli elevati di testosterone a lungo termine aumentino la funzione sessuale maschile. È, in generale, stato difficile stabilire nell'uomo una relazione tra livelli di testosterone circolante (sopra una particolare soglia terapeutica) e tasso di risposte sessuali (Gooren 1987; Buena et al. 1993).

Le informazioni sul tempo di comparsa degli effetti comportamentali dopo eliminazione degli androgeni sono limitate. Nelle ipotestosteronemie che compaiono naturalmente e in quelle indotte farmacologicamente, degli effetti comportamentali e una riduzione dell'eiaculato diventano evidenti dopo 2 settimane e raggiungono un massimo dopo 4 settimane o più. Una partner sessualmente attiva può essere un fattore di prolungamento dell'attività sessuale (Bancroft 2002). Nella maggioranza degli uomini, la capacità eiaculatoria è profondamente diminuita dopo l'interruzione dalla terapia con androgeni, cosa che, di per sé, interessa il comportamento sessuale (Bancroft 2002).

Il ripristino degli effetti del testosterone è probabilmente un po' più rapido, in circa 1-2 settimane, e può essere presente una relazione con la durata del deficit precedente di androgeni (Bancroft 2002).

Il testosterone è disponibile in preparazioni orali, intramuscolari, sottocutanee e transdermiche. Dei progressi recenti nel trattamento sostitutivo con il testosterone comprendono i gel di testosterone che forniscono una flessibilità di dosaggio e un'irritazione minima della pelle, da cui una buona compliance e lo sviluppo di preparazioni intramuscolari a più lunga durata d'azione (testosterone undecanoato), che causano una maggiore stabilità dei tassi di testosterone con un allungamento degli intervalli tra le iniezioni fino a 12 settimane (Gooren e Bunck 2004).

In sintesi, è certo che gli androgeni sono dei potenti modulatori della biochimica delle strutture periferiche legate alla funzione sessuale e al cervello, modulando, così, il comportamento. I loro effetti sono strettamente legati agli aspetti idiosincrasici del soggetto interessato: essi aumentano la motivazione sessuale nell'uomo, che sia eterosessuale, omosessuale oppure parafilo. Il tasso ematico di testosterone per una funzione sessuale maschile normale varia secondo gli individui. Nella maggior parte dei casi, il 60-70% dei valori di riferimento è sufficiente (Gooren 1987; Buena et al. 1993). In caso di disfunzione sessuale e di tassi di androgeni normali, un supplemento di testosterone non è probabilmente di alcun aiuto, anche se è stato osservato l'effetto benefico a breve termine di una supplementazione di testosterone negli uomini eugonadici che lamentano un'assenza di desiderio sessuale.

II.4.9.5 Sviluppo puberale

Lo sviluppo puberale è associato a un aumento progressivo, anche se variabile, del desiderio e dell'attività sessuale, ma è stato difficile stabilire una relazione tra i tassi di androgeni e lo sviluppo della sessualità nell'adolescente, probabilmente a causa del ruolo individualmente variabile dell'apprendimento influenzato dalla società, che influisce su questa relazione ormone-comportamento. Lo sviluppo fisico puberale è forse un migliore fattore predittivo del desiderio e del comportamento sessuale rispetto al testosterone libero (Finkelstein et al. 1998; Halpern et al. 1998) ma uno studio ha potuto mostrare un rapporto più diretto tra testosterone salivare/plasmatico e attività sessuale (Udry et al. 1985).

II.4.9.6 Funzione sessuale e invecchiamento

Le funzioni sessuali declinano con l'età. Il fenomeno dell'invecchiamento in quanto tale è il migliore fattore predittivo di ED, dal momento che il diabete e le malattie cardiovascolari aterosclerotiche aumentano questo rischio (Johannes et al. 2000).

Il fenomeno dell'invecchiamento è associato anche a un declino variabile del tasso di testosterone biodisponibile, ma i tassi sono bene al di sopra dei livelli minimi di testosterone necessari a una funzione sessuale normale negli uomini più giovani. È stata avanzata l'ipotesi secondo la quale gli anziani sarebbero meno sensibili alle azioni del testosterone (Schiavi e Rehman 1995) ma, come indicato sopra, il testosterone non è il trattamento di prima scelta nei pazienti più anziani che presentano una ED, ma esso può rappresentare un trattamento coadiuvante quando gli inibitori della fosfodiesterasi non sono di alcun aiuto e quando il testosterone plasmatico è basso.

II.4.9.7 Iperprolattinemia

Il ruolo della prolattina nell'uomo non è ben compreso. Nessun elemento permette di affermare che un tasso di prolattina inferiore al valore normale alteri la funzione sessuale nell'uomo (Carani et al. 1996). Nella donna, il sintomo iniziale dell'iperprolattinemia è principalmente un'alterazione della fisiologia riproduttiva (amenorrea, infertilità), il che permette una scoperta relativamente precoce. È stata riportata un'interferenza con la funzione sessuale femminile, ma meno marcata che nell'uomo. Si può manifestare con un disturbo depressivo che interessa la capacità orgasmica, che si migliora sotto una terapia con agonisti della dopamina.

Nell'uomo, la ED, ma più spesso i sintomi di un tumore ipofisario, possono condurre alla scoperta di un'iperprolattinemia. Questa patologia rappresenta meno del 2% dei casi di ED nell'uomo (Carani et al. 1996). Circa l'80-90% degli uomini che presentano un'iperprolattinemia cronica lamenta perdita della libido, disfunzione erettile (De Rosa et al. 2004) e, spesso, difficoltà a eiaculare (Meston e Frohlich 2000). Il meccanismo attraverso il quale l'iperprolattinemia altera la funzione sessuale non è completamente chiaro. In caso di associato deficit di testosterone, la sostituzione del testosterone non corregge i sintomi (Carani et al. 1996).

I farmaci dopaminergici migliorano la funzione sessuale anche prima del ritorno dei livelli di testosterone nella norma (De Rosa et al. 2004).

La maggior parte degli esperti crede attualmente che l'iperprolattinemia alteri la funzione sessuale con un meccanismo di interferenza a livello del SNC con l'attività dei neurotrasmettitori, in particolare la dopamina e gli oppiacei endogeni (Meston e Frohlich 2000). In alcuni uomini che presentano disturbi della sfera sessuale, i livelli sierici di prolattina possono essere elevati con dei livelli normali di gonadotropine e di testosterone. Possono avere una macroprolattinemia, ma i loro problemi sessuali non possono essere attribuiti alla loro pseudo-iperprolattinemia (Schlechte 2002).

Non è raro che la somministrazione di farmaci antipsicotici sia associata a una rilevante iperprolattinemia. È certo che questa iperprolattinemia da farmaci può provocare galattorrea, ginecomastia, disfunzione sessuale e disturbi dell'umore (Halbreich et al. 2003). La patologia è spesso non diagnosticata, poiché gli effetti psicologici sono considerati come una componente della malattia che richiede una terapia antipsicotica. In caso di iperprolattinemia clinicamente significativa, la posologia del farmaco antipsicotico può essere diminuita o deve essere scelto un altro farmaco.

II.4.9.8 Parafilie e loro trattamento farmacologico

Le persone che soffrono di parafilia rispondono compulsivamente e sono dipendenti da uno stimolo sessuale insolito e spesso personalmente o socialmente inaccettabile. Non è stata riscontrata nessuna correlazione conosciuta tra il comportamento parafilo e una patologia endocrina, passata o presente (Gijs e Gooren 1996). Le parafilie si verificano soprattutto nell'uomo ma esistono anche nella donna. Non esiste nessuna evidenza di un tasso di testosterone più elevato nei delinquenti sessuali (violenti) che fra i controlli (Gijs 1996). Le parafilie socialmente intollerabili (come stupro, esibizionismo e pedofilia) possono far entrare queste persone in conflitto con la legge e la medicina (legale) può svolgere un ruolo importante con le terapie farmacologiche che tendono ad aiutare i parafili. Nel corso della gestione di queste persone, è indispensabile la neutralità sul lavoro. Come negli individui normali, il testosterone riduce la soglia dell'immaginazione eterosessuale e dell'attività sessuale. Tuttavia, non ha alcun effetto sui contenuti immaginativi (Gijs e Gooren 1996). Gli anti-androgeni possono essere benefici, in particolare per i parafili che hanno un desiderio e un eccitamento sessuali intensi e frequenti. Per essere efficace, il trattamento ormonale deve essere accompagnato da una consulenza sessuologica. Il farmaco più utilizzato negli Stati Uniti è il medrossiprogesterone acetato mentre il ciproterone acetato lo è in Canada e in Europa. Gli agonisti dell'ormone di rilascio dell'ormone luteinizzante (LHRH, Reilly et al. 2000) sono stati utilizzati con successo. Entrambi sono disponibili sotto forma iniettabile, facilitando, così, una migliore compliance terapeutica. La deprivazione androgenica a lungo termine può provocare osteopenia (Grasswick e Bradford 2003). Alcune forme di parafilia non sono caratterizzate dal desiderio sessuale, ma si manifestano con dei disturbi ossessivo-compulsivi con perdita del controllo o si estrinsecano con stati depressivi e non rispondono bene agli anti-androgeni. Questi casi possono essere efficacemente trattati con degli psicotropi come gli antidepressivi moderni, dando importanza al sistema dopaminergico nei processi di motivazione.

Bibliografia

Alexander GM, Swerdloff RS, Wang C et al (1997) Androgenbehavior correlations in hypogonadal men and eugonadal men. I. Mood and response to auditory sexual stimuli. Horm Behav 31:110 - 119

Altwein JE, Keuler FU (2001) Oral treatment of erectile dysfunction with apomorphine SL. Urol Int 67:257 - 263

Anderson RA, Bancroft J, Wu FC (1992) The effects of exogenous testosterone on sexuality and mood of normal men. J Clin Endocrinol Metab 75:1503 - 1507

Bancroft J (1995) Are the effects of androgens on male sexuality noradrenergically mediated? Some consideration of the human. Neurosci Biobehav Rev 19:325 - 330

Bancroft J (2002) Biological factors in human sexuality. J Sex Res 39:15 - 21

Bancroft J, Wu FC (1983) Changes in erectile responsiveness during androgen replacement therapy. Arch Sex Behav 12: 59 - 66

Bennett AH, Carpenter AJ, Barada JH (1991) An improved vasoactive drug combination for a pharmacological erection program. J Urol 146:1564 - 1565

Buena F, Swerdloff RS, Steiner BS et al (1993) Sexual function does not change when serum testosterone levels are pharmacologically varied within the normal male range. Fertil Steril 59:1118 - 1123

Bukofzer S, Livesey N (2001) Safety and tolerability of apomorphine SL (Uprima). Int J Impot Res 13 (Suppl 3):S40 - S44

Carani C, Granata AR, Fustini MF, Marrama P (1996) Prolactin and testosterone: their role in male sexual function. Int J Androl 19:48 - 54

Carson C, Giuliano F, Goldstein I et al (2004) The «effectiveness» scale - therapeutic outcome of pharmacologic therapies for ED: an international consensus panel report. Int J Impot Res 16:207 - 213

DeBusk R, Drory Y, Goldstein I et al (2000) Management of sexual dysfunction in patients with cardiovascular disease: recommendations of The Princeton Consensus Panel. Am J Cardiol 86:175 - 181

De Rosa M, Zarrilli S, Vitale G et al (2004) Six months of treatment with cabergoline restores sexual potency in hyperprolactinemic males: an open longitudinal study monitoring nocturnal penile tumescence. J Clin Endocrinol Metab 89:621 - 625

Finkelstein JW, Susman EJ, Chinchilli VM et al (1998) Effects of estrogen or testosterone on self-reported sexual responses and behaviors in hypogonadal adolescents. J Clin Endocrinol Metab 83:2281 - 2285

Foresta C, Caretta N, Rossato M, Garolla A, Ferlin A (2004) Role of androgens in erectile function. J Urol 171 (6 Pt 1): 2358 - 2362

Gijs L, Gooren LJ (1996) Hormonal and psychopharmacological interventions in the treatment of paraphilias: an update. J Sex Res 33:273 - 290

Gooren LJ (1987) Androgen levels and sex functions in testosterone-treated hypogonadal men. Arch Sex Behav 16: 463 - 473

Gooren LJ, Bunck MC (2004) Androgen replacement therapy: present and future. Drugs 64:1861 – 1891

Gooren LJ, Kruijver FP (2002) Androgens and male behavior. Mol Cell Endocrinol 198:31 – 40

Grasswick LJ, Bradford JM (2003) Osteoporosis associated with the treatment of paraphilias: a clinical review of seven case reports. J Forensic Sci 48:849 – 855

Halbreich U, Kinon BJ, Gilmore JA, Kahn LS (2003) Elevated prolactin levels in patients with schizophrenia: mechanisms and related adverse effects. Psychoneuroendocrinology 28 (Suppl 1):53 – 67

Halpern CT, Udry JR, Suchindran C (1998) Monthly measures of salivary testosterone predict sexual activity in adolescent males. Arch Sex Behav 27:445 – 465

Hatzichristou DG, Pescatori ES (2001) Current treatments and emerging therapeutic approaches in male erectile dysfunction. BJU Int 88 (Suppl 3):11 – 17

Heaton JP, Altwein JE (2001) The role of apomorphine SL in the treatment of male erectile dysfunction. BJU Int 88 (Suppl 3):36 – 38

Hellstrom WJ, Bennett AH, Gesundheit N et al (1996) A double-blind, placebo-controlled evaluation of the erectile response to transurethral alprostadil. Urology 48:851 – 856

Hutter AM Jr. (2004) Role of the cardiologist: clinical aspects of managing erectile dysfunction. Clin Cardiol 27 (4 Suppl 1): I3 – I7

Jackson G (2003) Erectile dysfunction: a window of opportunity for preventing vascular disease? Int J Clin Pract 57:747

Johannes CB, Araujo AB, Feldman HA, Derby CA, Kleinman KP, McKinlay JB (2000) Incidence of erectile dysfunction in men 40 to 69 years old: longitudinal results from the Massachusetts male aging study. J Urol 163:460 – 463

Kloner RA (2004) Novel phosphodiesterase type 5 inhibitors: assessing hemodynamic effects and safety parameters. Clin Cardiol 27 (4 Suppl 1):I20 – I25

Martinez R, Puigvert A, Pomerol JM, Rodriguez-Villalba R (2003) Clinical experience with apomorphine hydrochloride: the first 107 patients. J Urol 170(6 Pt 1):2352 – 2355

Meston CM, Frohlich PF (2000) The neurobiology of sexual function. Arch Gen Psychiatry 57:1012 – 1030

Montague DK, Jarow J, Broderick GA et al (2004) AUA guideline on the pharmacologic management of premature ejaculation. J Urol 172:290 – 294

Montorsi F, Althof SE (2004) Partner responses to sildenafil citrate (Viagra) treatment of erectile dysfunction. Urology 63: 762 – 767

Morelli A, Filippi S, Mancina R et al (2004) Androgens regulate phosphodiesterase type 5 expression and functional activity in corpora cavernosa. Endocrinology 145:2253 – 2263

Porst H (1996) The rationale for prostaglandin E1 in erectile failure: a survey of worldwide experience. J Urol 155: 802 – 815

Porst H (2004) [Erectile dysfunctionNew drugs with special consideration of the PDE 5 inhibitors]. Urologe A43: 820 – 828

Reffelmann T, Kloner RA (2003) Therapeutic potential of phosphodiesterase 5 inhibition for cardiovascular disease. Circulation 108:239 – 244

Reilly DR, Delva NJ, Hudson RW (2000) Protocols for the use of cyproterone, medroxyprogesterone, and leuprolide in the treatment of paraphilia. Can J Psychiatry 45:559 – 563

Rosen R, Altwein J, Boyle P et al (2003) Lower urinary tract symptoms and male sexual dysfunction: the multinational survey of the aging male (MSAM-7). Eur Urol 44:637 – 649

Schiavi RC, Rehman J (1995) Sexuality and aging. Urol Clin North Am 22:711 – 726

Schlechte JA (2002) The macroprolactin problem. J Clin Endocrinol Metab 87:5408 – 5409

Seftel AD (2004) Phosphodiesterase type 5 inhibitor differentiation based on selectivity, pharmacokinetic, and efficacy profiles. Clin Cardiol 27 (4 Suppl 1):I14 – I19

Seftel AD, Mohammed MA, Althof SE (2004) Erectile dysfunction: etiology, evaluation, and treatment options. Med Clin North Am 88:387 – 416

Udry JR, Billy JO, Morris NM, Groff TR, Raj MH (1985) Serum androgenic hormones motivate sexual behavior in adolescent boys. Fertil Steril 43:90 – 94

Waldinger MD (2004) Lifelong premature ejaculation: from authority-based to evidence-based medicine. BJU Int 93: 201 – 207

II.4.10 Opzioni terapeutiche nell'ipertrofia benigna (BPH) e nel cancro della prostata

S. K. W. Leung, S. A. McNeill

Sintesi

La gestione dell'ipertrofia prostatica benigna (BPH) sintomatica comprende:

- Il follow-up: gestione raccomandata in caso di sintomi di BPH lievi (International Prostate Symptom Score, IPSS ≤ 7) o di sintomi moderati o gravi (IPSS ≥ 8) ma con un disturbo minimo.
- La terapia medica: trattamento raccomandato in caso di sintomi moderati o gravi con disturbo.
- Gli alfa-bloccanti: l'alfuzosina, la tamsulosina, la terazosina e la doxazosina hanno un'efficacia sensibilmente identica e hanno un inizio d'azione più rapido.
- Gli inibitori della 5α-reduttasi: la finasteride e la dutasteride sono indicate nei pazienti con disturbi delle basse vie urinarie (LUTS) associati a un'ipertrofia dimostrabile della prostata.
- Le associazioni terapeutiche: la combinazione di un alfa-bloccante e di un inibitore della 5α-reduttasi è indicata nei pazienti con dei LUTS associati a un'ipertrofia dimostrabile della prostata.
- La terapia minimamente invasiva: sono utilizzate delle sorgenti di energia termica, con radiofrequenza o con laser. L'efficacia di queste tecniche non è ancora stata provata in maniera certa.
- Il trattamento chirurgico: indicato in caso di sintomi fastidiosi e o di complicanze della BPH; può trattarsi di una chirurgia a cielo aperto o endoscopica.

Il trattamento del cancro della prostata localmente avanzato comprende:

- Il follow-up: indicato in caso di cancro della prostata localizzato con meno di 10 anni di speranza di vita.
- La prostatectomia radicale: indicata in caso di cancro della prostata di piccolo volume e ben differenziato con più di 10 anni di speranza di vita.
- La radioterapia radicale: indicata in caso di cancro della prostata localizzato, i risultati sono paragonabili a quelli della prostatectomia radicale.
- La brachiterapia: indicata in caso di cancro della prostata localizzato di piccolo volume e di basso grado.

La gestione del cancro della prostata localmente avanzato e della malattia metastatica include:

- Castrazione chirurgica: terapia ben tollerata che riduce efficacemente il testosterone.
- Estrogeni: la riduzione della dose diminuisce il rischio di tossicità cardiovascolare ma il tasso di testosterone non scende ai livelli raggiunti attraverso la castrazione.
- Agonisti dell'ormone di rilascio dell'ormone luteinizzante (LHRHa): efficaci quanto la castrazione chirurgica nell'abbassamento del testosterone, essi possono, tuttavia, provocare un aumento iniziale della crescita del tumore e, conseguentemente, l'inizio del trattamento deve essere accompagnato a 4 settimane di trattamento con anti-androgeni.
- Anti-androgeni non steroidei: la bicalutamide è attualmente in corso di studio in monoterapia nel trattamento del cancro della prostata a uno stadio avanzato.
- Anti-androgeni steroidei – il ciproterone acetato provoca una riduzione degli androgeni sierici e può, di conseguenza, ridurre la libido e provocare una disfunzione sessuale.
- Blocco androgenico massimo – i pazienti con sintomi gravi dovuti a una disseminazione locale del cancro o a metastasi o a un PSA e a una fosfatasi alcalina molto elevati possono ottenere un più rapido controllo dei sintomi.

La gestione del cancro della prostata recidivato comprende:

- la sospensione degli anti-androgeni che può migliorare i sintomi clinici;
- il trattamento ormonale di seconda scelta: farmaci quali estrogeni e steroidi possono apportare una risposta sintomatica utile;
- la chemioterapia citotossica: esistono diversi farmaci valutati con dei risultati iniziali promettenti;
- il trattamento palliativo: i dolori ossei possono essere alleviati con una radioterapia locale o con un'irradiazione metabolica allo stronzio radioattivo per via endovenosa. L'acido zoledronico, un bifosfonato, riduce i dolori ossei e ritarda la comparsa delle complicanze ossee. La compressione del midollo spinale è un'urgenza; essa è trattata con alte dosi di corticosteroidi, con radioterapia locale, con decompressione chirurgica o con una plastica vertebrale percutanea.

II.4.10.1 Diagnosi

II.4.10.1.1 Sintomatologia

- La sintomatologia dell'ostruzione: una minzione lenta a venire, un getto debole, degli sforzi, una sensazione di minzione incompleta e incontinenza da iperflusso.
- I sintomi irritativi: delle minzioni imperiose, una poliuria, una nicturia e un'incontinenza da imperiosità.
- Il punteggio internazionale di sintomatologia prostatica (International Prostate Symptom Score, IPSS), questionario strutturato di valutazione dei disturbi delle basse vie urinarie (LUTS): lievi (0–7), moderati (8–19) e gravi (20–35).

La difficoltà è stabilire se la sintomatologia è dovuta a un'ipertrofia prostatica benigna (BPH), poiché esistono molte cause di LUTS. La valutazione iniziale deve iniziare con una visita medica generale riguardante lo stato di salute generale, le patologie mediche causa di disfunzione vescicale o di produzione eccessiva di urine e l'anamnesi familiare di malattie prostatiche (BPH e cancro della prostata). Deve anche essere effettuata un'anamnesi specifica all'apparato urinario e questa si concentrerà sui sintomi della BPH quali la minzione lenta a venire, la poliuria, la nicturia, il residuo post-minzionale, l'ematuria, le infezioni urinarie e la ritenzione urinaria. Si deve ricercare l'assunzione di farmaci che possono interessare la funzione vescicale, quali gli anticolinergici (p. es., clorfeniramina), che possono alterare la contrattilità vescicale, e gli α-simpaticomimetici (p. es., pseudoefedrina), che possono aumentare la resistenza alla terapia.

Sono stati sviluppati diversi questionari strutturati di valutazione dei sintomi; dei punti sono attribuiti per ogni risposta, la cui somma rappresenta il punteggio dei sintomi. L'IPSS (Barry et al. 1992) è il questionario raccomandato di valutazione dei LUTS associati alla BPH più utilizzato

Tabella II.4.3. Questionario di punteggio internazionale dei sintomi prostatici (IPSS) con domande riguardanti la qualità della vita

	Niente	Meno di 1 volta/5	Meno del 50% dei casi	Circa il 50% dei casi	Più del 50% dei casi	Quasi sempre	Suo punteggio
1. Svuotamento incompleto Nel corso dell'ultimo mese, quante volte ha avuto una sensazione di non svuotare la vescica completamente dopo aver finito di urinare?	0	1	2	3	4	5	
2. Poliuria Nel corso dell'ultimo mese, quante volte ha necessitato di urinare meno di 2 ore dopo aver finito di urinare?	0	1	2	3	4	5	
3. Intermittenza Nel corso dell'ultimo mese, quante volte si è interrotto e poi ha ricominciato a urinare?	0	1	2	3	4	5	
4. Minzione imperiosa Nel corso dell'ultimo mese, quante volte ha avuto delle difficoltà a posticipare la minzione?	0	1	2	3	4	5	
5. Getto urinario basso Nel corso dell'ultimo mese, quante volte ha avuto un getto di urina debole?	0	1	2	3	4	5	
6. Sforzi Nel corso dell'ultimo mese, quante volte ha dovuto spingere per iniziare la minzione?	0 Nessuna	1 1 volta	2 2 volta	3 3 volte	4 4 volte	5 5 volte o più	
7. Nicturia Nel corso dell'ultimo mese, quante volte si è dovuto alzare per urinare tra il momento in cui si è coricato fino al momento in cui si è alzato la mattina?	0	1	2	3	4	5	
Punteggio sintomatico intero							

Qualità della vita dovuta ai sintomi urinari	**Molto fortunato**	**Piuttosto fortunato**	**Soddisfatto**	**Misto-invariato**	**Piuttosto infelice**	**Infelice**	**Molto infelice**
Se dovesse passare il resto della sua vita con una situazione urinaria simile a quella di oggi, come si sentirebbe? (Cerchiare il numero)	0	1	2	3	4	5	6

(Denis et al. 1998). Esso comporta sette domande relative alla sintomatologia della BPH più una domanda sulla qualità della vita (Tabella II.4.3). In questo sistema, i sintomi possono essere classificati come segue: lievi (0–7), moderati (8–19) o gravi (20–35). Tuttavia, l'IPSS non concorda molto con altri indici di LUTS (p. es., gittata) ma è uno strumento utile di valutazione della gravità dei sintomi di base, della risposta alla terapia e della progressione dei sintomi nei pazienti in follow-up.

II.4.10.1.2 Esame clinico

- L'esplorazione digito-rettale (DRE) è un metodo semplice e poco costoso per valutare la prostata (sono notate dimensione, consistenza e superficie).
- PSA: praticato per i pazienti nei quali la diagnosi di un cancro della prostata modificherebbe la terapia. Un tasso ≥ 4 ng/mL è alterato, ma esistono degli intervalli di riferimento specifici per l'età.
- L'uroflussimetria: si tratta di una misurazione elettronica del flusso urinario e, più il flusso massimo è basso, più la probabilità di ostruzione vescicale è elevata.
- Studi pressione-gittata: questo esame invasivo differenzia i pazienti con un'insufficienza del detrusore (p. es., dovuta a una neuropatia) da quelli con un'ostruzione sottovescicale.
- L'uretrocistoscopia: questo esame invasivo permette la visualizzazione delle basse vie urinarie.
- L'ecografia endorettale della prostata: permette la valutazione della dimensione e della forma della prostata per pianificare un trattamento invasivo e permette di guidare le biopsie della prostata.
- La diagnostica per immagini della parte alta dell'apparato urinario permette di escludere le patologie dell'apparato urinario alto se il paziente ha descritto un'ematuria o se l'urea e la creatinina sono alterate.

L'addome deve essere esaminato accuratamente per verificare se un globo vescicale è palpabile e se esiste una fimosi che può ostruire il flusso urinario. L'esplorazione rettale è un metodo semplice per valutare la qualità della prostata.

La prostata normale è delle dimensioni di una noce e ha la stessa consistenza gommosa della punta del naso. Un'ipertrofia simmetrica di consistenza liscia ed elastica con conservazione del solco mediano è compatibile con una BPH. Il cancro della prostata può, invece, dare una prostata nodulare che può essere legnosa e asimmetrica. Una prostata dolorosa fa pensare a una prostatite. L'esplorazione digitorettale tende a sottovalutare il volume della prostata, in particolare se è superiore a 30 mL (Roehrborn et al. 1997).

II.4.10.1.3 Indagini

Un'analisi delle urine deve essere eseguita con striscia urinaria o con esame cito-batteriologico per individuare un'ematuria o un'infezione delle vie urinarie (UTI). Il cancro della vescica, il carcinoma in situ della vescica, le UTI, le stenosi uretrali e i calcoli vescicali possono provocare dei LUTS negli uomini. Benché una piuria o un'ematuria non siano sempre presenti in tali condizioni, un'analisi delle urine normale rende queste diagnosi meno probabili (Messing et al. 1992).

La misurazione della creatinina sierica è stata consigliata nei pazienti con LUTS. Permette di escludere un'insufficienza renale dovuta a un'uropatia ostruttiva (Denis et al. 1998). Può anche essere necessario verificare la creatinina prima degli esami radiologici che richiedono l'iniezione endovenosa di un mezzo di contrasto endovenoso. È anche ben stabilito che i pazienti con un certo grado di insufficienza renale hanno un rischio più elevato di complicanze postoperatorie (Mebust et al. 1989).

Il cancro della prostata può insorgere anche nei pazienti con BPH. La misurazione del PSA deve essere praticata nei pazienti nei quali la diagnosi di un cancro della prostata modificherebbe la gestione. Questa misurazione non deve essere eseguita appena dopo un'esplorazione digitorettale poiché il PSA può essere falsamente elevato (Lechevallier et al. 1999). Alcuni medici considerano che un PSA superiore a 4 ng/mL è alterato, mentre altri usano gli intervalli di riferimento per età, che riflettono il fatto che le dimensioni della prostata e il PSA aumentano con l'età: 50-59 anni, 3,5 ng/mL, 60-69 anni, 4,5 ng/mL, e 70-79 anni, 6,5 ng/mL (Oesterling et al. 1993). Tuttavia, è il rapido aumento del PSA con il tempo a essere un segno particolarmente allarmante e attendibile di sviluppo di un cancro. Effettuare sia un dosaggio del PSA che una un'esplorazione digitorettale è un modo relativamente sensibile di escludere la diagnosi di cancro della prostata. Sfortunatamente, il PSA non è specifico del cancro della prostata poiché circa il 25% degli uomini portatori di BPH ha un PSA sierico superiore a 4 ng/mL. A causa di questo accavallamento dei PSA sierici in caso di BPH e di cancro della prostata clinicamente localizzato, le misure della velocità del PSA, del rapporto PSA libero/PSA totale, del PSA complessato (cPSA) e della densità del PSA sono state sviluppate per migliorare la specificità della diagnosi (Mikolajczyk et al. 2002). È anche noto che i pazienti che hanno un PSA sierico più elevato hanno un rischio più elevato di crescita ulteriore della prostata, di aggravamento dei sintomi, di diminuzione della gittata, di ritenzione urinaria acuta e di chirurgia legata alla BPH (Roehrborn et al. 1999, 2000, 2001).

II.4.10.1.4 Esami diagnostici complementari

I pazienti in cui il primo esame è normale e che accusano dei sintomi leggeri non fastidiosi non necessitano generalmente di altri esami di laboratorio o del trattamento. Si possono proporre alcuni consigli sullo stile di vita e sugli apporti e sulle emissioni di liquido. I pazienti che soffrono di sintomi più fastidiosi devono avere una valutazione più dettagliata con degli esami supplementari descritti più avanti.

II.4.10.1.5
Flusso urinario

È misurato con l'aiuto di un flussimetro che permette una misura elettronica della gittata urinaria nel corso della minzione. I flussimetri moderni producono un tracciato del flusso ma anche una lista dei parametri importanti (Fig. II.4.31). Le misure del flusso su un volume di minzione di meno di 150 mL possono non fornire una vera indicazione sul flusso del paziente, poiché il flusso massimo aumenta con il volume fino a questo punto (Drach et al. 1979). Il flusso minzionale massimo (Q_{max}), misurato in millilitri per secondo, identifica i pazienti con BPH più specificamente che la gittata media (Q_{moy}, Gleason et al. 1982). È stato dimostrato che il flusso minzionale massimo diminuisce progressivamente con l'età e un Q_{max} tra 10 e 15 mL/s può essere considerato normale tra i 70 e gli 80 anni (Girman et al. 1993). I sintomi e l'analisi dei punteggi dei sintomi non sono fortemente correlati alle misure della flussimetria e, per la variabilità della flussimetria e della sua ripetizione, non c'è un «valore soglia» della gittata.

II.4.10.1.6
Residuo post-minzionale

Il residuo post-minzionale (Post Void Residual, PVR) è definito come la quantità di urina che rimane nella vescica dopo la minzione. Il PVR è, di solito, valutato mediante un'ecografia addominale, ma può essere misurato in maniera invasiva con il cateterismo. Sono state documentate grosse modificazioni nelle misure del PVR in uno stesso paziente (Bruskewitz et al. 1982). La maggior parte degli studi ha mostrato che il PVR è poco correlato agli altri segni e sintomi della BPH (Abrams e Griffiths 1979) anche se si è dimostrato che un PVR > 50 mL era associato a una triplicazione del rischio di ritenzione urinaria acuta (Jacobsen et al. 1997).

II.4.10.1.7
Studi pressione-gittata

La registrazione della pressione del detrusore durante il riempimento e lo svuotamento della vescica richiede una cateterizzazione uretrale o sovrapubica. Gli studi pressione-gittata o l'esame urodinamico permettono di differenziare l'insufficienza del detrusore dall'ostruzione sotto-vescicale (Bladder Outlet Obstruction, BOO). Esse devono essere ricercate nei pazienti in cui la valutazione iniziale, la flussimetria e il PVR non permettono di confermare il BOO, in particolare quando è previsto un trattamento invasivo (Denis et al. 1998). Gli studi pressione-gittata sono utili solo nei pazienti portatori di una malattia neurologica i cui LUTS possono comportare un'insufficienza del detrusore in caso di non risposta alla terapia. La misura chiave

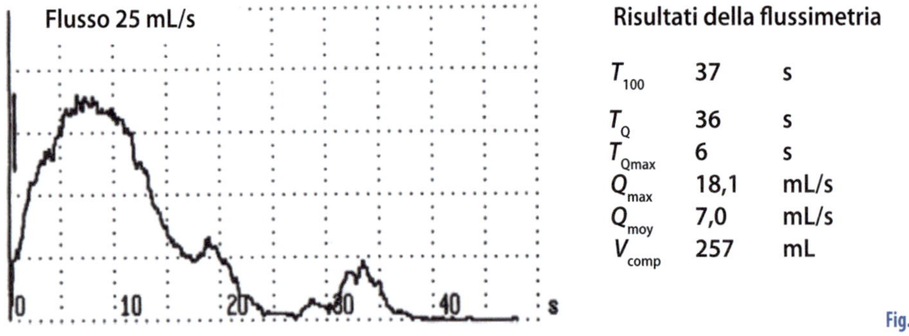

Fig. II.4.31. Tracciato della flussimetria

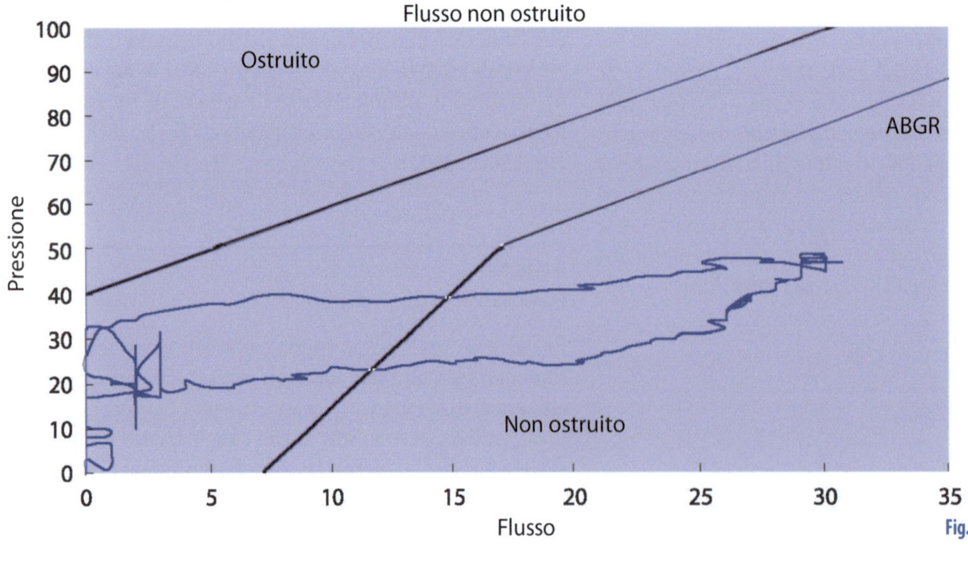

Fig. II.4.32. Nomogramma ICS

è la pressione generata dalle contrazioni del muscolo vescicale durante il flusso massimo corretto con la pressione rettale per eliminare l'artefatto dovuto alla pressione intra-addominale. Queste misure sono, allora, riportate sull'ICS (vedi Fig. II.4.32), che permette di classificare il caso ostruito, non ostruito o equivoco.

II.4.10.1.8
Uretrocistoscopia

L'uretrocistoscopia è raccomandata in caso di sintomi fastidiosi e di anamnesi di ematuria, di cancro della vescica o di stenosi uretrale o prima di una resezione transuretrale della prostata (TURP). Essa permette l'esame diretto del basso apparato urinario e, se effettuata sotto anestesia locale, può essere utile nella pianificazione del migliore trattamento (chirurgico) invasivo. Le stenosi uretrali, i calcoli vescicali, il collo vescicale alto, i diverticoli e altre patologie della vescica possono essere identificati e gli interventi chirurgici pianificati, se necessario. Gli effetti secondari principali di questa tecnica sono il dolore e, raramente, l'infezione delle vie urinarie, il sanguinamento e la ritenzione urinaria.

II.4.10.1.9
Ecografia endorettale della prostata

L'ecografia endorettale della prostata permette di valutare la dimensione e la forma della prostata, il che può essere importante nella scelta di trattamenti minimamente invasivi, come la termoterapia transuretrale con microonde o per identificare i pazienti con ipertrofia prostatica che trarrebbero beneficio da una prostatectomia open. Le considerazioni anatomiche quali i lobi intravescicali possono influire sulla scelta di una TURP o di un'incisione della prostata. Tuttavia, il motivo più frequente dell'ecografia endorettale della prostata è la guida di biopsie sistematiche della prostata. Queste sono praticate in caso di anomalie nell'esplorazione digitorettale e/o di PSA elevato. Per minimizzare il rischio di infezione, l'intervento è coperto con una terapia antibiotica per via orale, che generalmente appartiene alla famiglia dei chinoloni, che deve essere assunta almeno un'ora prima della biopsia e più tardi la stessa sera. Sono possibili un'emospermia o un'ematuria per diversi giorni o settimane dopo la biopsia (Desmond et al. 1993).

II.4.10.1.10
Imaging della parte alta dell'apparato urinario

La diagnostica per immagini della parte alta dell'apparato urinario è raccomandata in caso di anamnesi di litiasi urinaria, di ematuria, di infezione delle vie urinarie e di insufficienza renale ma, dato il suo basso rendimento diagnostico, non è utilizzata in modo sistematico nella valutazione della BPH. Se è indicata la diagnostica per immagini, è stata suggerita la realizzazione di un'ecografia e di radiografie rene-uretere-vescica (KUB, Hendrikx et al. 1988).

II.4.10.2
Trattamento della BPH

La prostatectomia open e la TURP rappresentavano il trattamento della BPH più utilizzato prima dell'introduzione delle terapie mediche negli anni '70 (Caine et al. 1976). Attualmente, la TURP è ancora considerata come «il gold standard» del trattamento della BPH sintomatica. Tuttavia, esistono attualmente molte alternative accettabili all'intervento chirurgico che risultano meno costose e hanno meno morbilità associata. Poiché l'obiettivo dell'intervento in caso di sintomi fastidiosi di BPH è di migliorare la qualità della vita, la morbilità inferiore di queste terapie alternative è un fattore molto importante nelle decisioni che può prendere il paziente.

II.4.10.3
Follow-up

Il follow-up consiste in un controllo attento della progressione dei sintomi e delle complicanze eventuali della BPH ma non implica nessun intervento attivo. Si deve consigliare ai pazienti di urinare completamente e di ridurre l'assunzione di bevande contenenti alcol e caffeina alla fine della giornata. Essi devono anche evitare i farmaci senza prescrizione contro il raffreddore e le allergie per le ragioni descritte nell'introduzione. Si deve consigliare di segnalare rapidamente qualsiasi modificazione dei sintomi. I pazienti sono, di solito, riesaminati annualmente.

II.4.10.4
Terapia farmacologica

Esistono due principali classi di farmaci attualmente utilizzate nel trattamento della BPH sintomatica: sono i bloccanti alfa-adrenergici e gli inibitori della 5α-reduttasi. La fitoterapia usa estratti di pianta ed è ampiamente utilizzata in alcune parti del mondo. L'estratto di palma nana americana *Serenoa repens* è l'agente fitoterapeutico più comunemente utilizzato per la BPH e l'estratto *n*-esano liposterolico di *Serenoa repens*, il Permixon (fabbricato in Francia), è il prodotto che è stato studiato maggiormente a oggi. Una meta-analisi dei numerosi studi clinici di Permixon, condotti in aperto, in cieco e controllati con placebo, hanno dimostrato un miglioramento statisticamente significativo dei sintomi negli uomini che presentano LUTS confrontati con placebo e con la finasteride e l'alfa-bloccante tamsulosina, con un minore rischio di effetti collaterali androgeno-dipendenti (Boyle et al. 2004).

Tuttavia, la nostra discussione sarà incentrata sui trattamenti generalmente prescritti la BPH sintomatica.

II.4.10.4.1
Bloccanti alfa-adrenergici

Il trattamento della BPH mediante un bloccante alfa-adrenergico si basa principalmente sul fatto che l'ostruzione del collo vescicale (BOO) dovuta alla BPH è provocata dal volume della prostata, dalla componente statica e da un aumento del tono prostatico mediato dai recettori adrenergici alfa$_1$ (α_1AR) nel tessuto muscolare liscio della prostata e del collo vescicale, detta componente dinamica (Caine 1986). Bloccando i recettori adrenergici alfa a livello del collo vescicale e della prostata, questi farmaci diminuiscono il tono prostatico e riducono la pressione sviluppata nell'uretra, il che ha come risultato una riduzione dell'ostruzione (Shapiro et al. 1992).

La fenossibenzamina è un bloccante alfa-adrenergico non selettivo che blocca sia i recettori adrenergici alfa$_1$ che alfa$_2$, ed essa è stata utilizzata in alcuni studi clinici iniziali. È stato dimostrato che i sintomi e il flusso urinario erano migliorati ma con effetti secondari cardiovascolari importanti nel 30% dei pazienti (Caine et al. 1978). Gli alfa$_1$-bloccanti selettivi quali prazosina, terazosina, doxazosina e i farmaci uroselettivi, l'alfuzosina e la tamsulosina, hanno effetti collaterali cardiovascolari minimi.

L'Associazione Urologica Americana (AUA) ha condotto una meta-analisi degli studi sugli alfa-bloccanti che mostra che l'efficacia terapeutica di tutti gli alfa-bloccanti attuali sembra simile in termini di miglioramento dei sintomi, di qualità della vita e di flusso urinario (Tabella II.4.4, American Urological Association 2003). L'alfuzosina e la tamsulosina sono uroselettivi e non necessitano, dunque, di una titolazione della dose; sono, quindi, gli alfa-bloccanti più prescritti nel Regno Unito. Gli alfa-bloccanti hanno un inizio d'azione rapido con un miglioramento rapido dei sintomi e sono associati a una riduzione dei tassi di chirurgia nei Paesi sviluppati. Gli effetti secondari più frequenti associati agli alfa-bloccanti sono le vertigini e l'ipotensione ortostatica, con un'incidenza del 4,4% (Mc Connell et al. 2003). Tuttavia, un'incidenza del 10% di eiaculazione retrograda o ritardata è stata vista con la tamsulosina (Schulman et al. 1999).

II.4.10.4.2
Inibizione della 5α-reduttasi

L'utilizzazione degli inibitori della 5α-reduttasi (5ARI) è basata sull'osservazione che lo sviluppo embrionale della prostata dipende dall'androgeno diidrotestosterone (DHT, Peterson et al. 1977). Il testosterone è trasformato nel più potente DHT dall'enzima 5α-reduttasi. Il DHT è un ligando potente del recettore degli androgeni nelle cellule epiteliali della prostata, e l'eliminazione o la soppressione del DHT elimina lo stimolo della crescita e della replicazione cellulare. È stato dimostrato che ciò diminuiva il volume della prostata, migliorava il punteggio dei sintomi e il flusso urinario e riduceva il rischio di ritenzione urinaria acuta e della chirurgia legata alla BPH per entrambi i 5ARI attualmente disponibili (Tabella II.4.5, Roehrborn et al. 1999; Debruyne et al. 2004). Sono disponibili due 5ARI, la finasteride e il dutasteride, che differiscono per la loro inibizione degli isoenzimi di tipo 1 e di tipo 2 della 5α-reduttasi. La finasteride è un mono-inibitore della 5 ARI di tipo 2, mentre il dutasteride è un inibitore doppio dei due isoenzimi.

Tabella II.4.4. Parametri di valutazione degli alfa-bloccanti: alterazioni dello score dei sintomi e gittata urinaria massima

	AUA/IPSS			Flusso minzionale massimo (Q_{max})		
Alfa-bloccanti	3-9 mesi	10-16 mesi	> 16 mesi	3-9 mesi	10-16 mesi	> 16 mesi
Alfuzosina	-4,44			2,05		
Doxazosina	-5,10	-5,63		3,11	2,98	1,90[a]
Tamsulosina	-4,63	-7,53[a]		1,85	1,86[a]	
Terazosina	-6,22	-5,99		2,51	1,94	2,61[a]

[a]Queste cifre sono basate su un'analisi a singolo braccio, assenza di dati di test controllati randomizzati disponibili

Tabella II.4.5. Parametri di valutazione degli inibitori della 5α-reduttasi (*5ARI*): alterazioni del punteggio del sintomo, del flusso urinario, del volume della prostata e del rischio di ritenzione urinaria acuta (AUR) e di chirurgia della BPH (Marberger et al. 2004)

Studio	Pazienti	Prodotto	Alterazioni del punteggio AUA-SI	Alterazioni della gittata massima (mL/s)	Modificazione del volume prostatico (%)	Riduzione del rischio di AUR (%)	Riduzione del rischio di chirurgia legato alla BPH (%)
PLESS (Mc Connell et al. 1998)	3040	Finasteride Placebo	3,3 1,3	+1,9 +0,2	-18 +14	57	55
Studio dutasteride (Roehrborn et al. 2002)	4325	Dutasteride Placebo	4,5 2,3	+2,2 +0,6	-25,7 +1,7	57	48

Gli effetti secondari dei 5ARI sono la riduzione della libido e le disfunzioni eiaculatoria e sessuale, che interessano il 3-5% dei pazienti (Gormley et al. 1992). I risultati dello studio di prevenzione del cancro della prostata hanno dimostrato che la somministrazione a lungo termine della finasteride è associata a una riduzione del 25% della prevalenza del cancro della prostata, ma ciò è associato alla scoperta di un aumento, di un fattore di 1,7 del rischio di tumore ad alto grado di malignità in coloro in cui si sviluppa un carcinoma (Thompson et al. 2003a, 2003b).

II.4.10.4.3
Ruolo dell'associazione terapeutica alfa$_1$-bloccanti e inibitori della 5α-reduttasi

La pubblicazione dello studio di 4 anni sulla Terapia medica dei sintomi prostatici (Medical Therapy Of Prostatic Symptoms, MTOPS), nel corso della quale è stata somministrata a 3047 uomini affetti da una BPH una terapia random con la finasteride, la doxazosina o la combinazione dei due farmaci con o senza placebo, ha fornito una visione dei benefici relativi a lungo termine dei due diversi tipi di terapia farmacologica da sola o in associazione. Questo studio conferma che tutti i trattamenti erano associati a un miglioramento significativo dei sintomi. Tra le monoterapie, solo la terapia con inibitori della 5α-reduttasi ha mostrato riduzioni significative del rischio di ritenzione urinaria acuta e di progressione verso un trattamento invasivo. La monoterapia con doxazosina ha provocato un miglioramento dei sintomi significativamente più importante della monoterapia con finasteride, ma inferiore rispetto a quello delle associazioni terapeutiche. È stato osservato che la doxazosina ritardava l'evoluzione verso la ritenzione urinaria acuta e il bisogno di un trattamento invasivo, ma senza una riduzione significativa del rischio di questi effetti a lungo termine. Poiché le associazioni terapeutiche e la monoterapia con finasteride sono associate a delle riduzioni significative della dimensione della prostata, mentre nessuna modificazione della dimensione della prostata è stata osservata nel braccio di trattamento con la doxazosina, sembra che gli inibitori della 5α-reduttasi alterano l'evoluzione naturale della BPH riducendo la dimensione della prostata (McConnell et al. 2003).

II.4.10.4.4
Sintesi

La BPH è una malattia progressiva che colpisce gli uomini anziani che sono più predisposti a una ritenzione urinaria acuta o alla necessità dell'intervento chirurgico per l'ipertrofia prostatica. L'obiettivo del trattamento della BPH è di alleviare i sintomi e di prevenire la progressione della malattia. Gli alfa-bloccanti hanno un inizio d'azione relativamente rapido e devono essere considerati i pazienti che sono sintomatici, mentre solo gli inibitori della 5α-reduttasi hanno permesso una riduzione della progressione della BPH. Gli inibitori della 5α-reduttasi devono essere utilizzati in associazione con degli alfa-bloccanti nei pazienti che hanno un volume della prostata > 30 mL. Gli inibitori della 5α-reduttasi hanno un inizio d'azione relativamente lento e l'effetto massimo è raggiunto a circa 6 mesi. L'associazione terapeutica a breve termine può essere utile in caso di ipertrofia della prostata che richiede un controllo rapido dei sintomi, mentre un'associazione terapeutica a lungo termine può essere utile in caso di manifestazioni gravi con ipertrofia prostatica. La durata ottimale di un'associazione terapeutica può essere di solo 6 mesi.

II.4.10.5
Trattamenti minimamente invasivi

II.4.10.5.1
Trattamenti termici

Le terapie termiche utilizzano delle temperature elevate per produrre una necrosi con coagulazione del tessuto prostatico. Le microonde sono utilizzate per produrre il calore ma altri metodi, come le onde a radiofrequenza, l'acqua calda, l'ecografia a intensità elevata e il laser interstiziale, sono stati usati per un effetto simile. La termoterapia corrisponde a un uso di temperature superiori a 45 °C e provoca una necrosi tissutale, mentre il trattamento con temperature inferiori a 45 °C è denominata ipertemia e non causa necrosi. Uno studio multicentrico, controllato mediante simulazione delle tecniche che utilizzano l'ipertermia, non ha messo in evidenza alcuna superiorità della terapia transuretrale né del trattamento endorettale rispetto ai trattamenti da simulazione, su criteri soggettivi oppure oggettivi (Abbou et al. 1995).

La termoterapia, o terapia transuretrale attraverso microonde (TransUrethral Microwave Therapy, TUMT), è rilasciata dal Prostatron che utilizza una combinazione di calore somministrato per via transuretrale e un palloncino d'acqua, che permette di abbassare la temperatura prostatica e di prevenire, così, le lesioni dell'uretra e il dolore. L'efficacia della TUMT è stata valutata in diversi studi, anche se non esiste alcuno studio multicentrico a lungo termine (Ahmed et al. 1997; D'Ancona et al. 1997). Benché sia evidente che la TUMT non sia efficace quanto la TURP nel miglioramento dei punteggi di sintomi e del flusso massimo, il miglioramento dei sintomi sembra legato all'energia utilizzata. Le complicanze sono minori di quelle osservate con la TURP, e il cateterismo prolungato e l'infezione delle vie urinarie sono quelle più frequenti. Sembra che dei dispositivi di energia più importante saranno utilizzati in futuro, ma degli studi continui a lungo termine sono necessari per valutare completamente questo tipo di trattamento.

II.4.10.5.2
Ablazione transuretrale con ago

L'ablazione transuretrale con ago (TransUrethral Needle Ablation, TUNA) impiega delle radiofrequenze (RF) per scaldare il tessuto prostatico. L'energia RF è lasciata nel tessuto prostatico con due aghi situati a un'estremità della sonda TUNA. Uno studio randomizzato, che confronta TUNA e TURP, ha dimostrato che il miglioramento dei sintomi era simile a quello ottenuto con la TURP, ma il miglioramento del flusso minzionale massimo non era così importante.

Gli effetti secondari più spesso descritti erano il sanguinamento (32,3%) e l'infezione delle vie urinarie (7,7%). La disfunzione sessuale è raramente osservata e non sono stati riportati casi di incontinenza in alcuna casistica (Bruskewitz et al. 1998). Ancora una volta, la validità a lungo termine di questo trattamento non è stata chiaramente valutata, poiché non vi sono studi ampi di lunga durata.

II.4.10.5.3
Terapia con il laser

L'energia laser può essere utilizzata per produrre una necrosi con coagulazione, vaporizzazione tissutale o resezione dei tessuti. Attualmente, gli urologi non concordano sui mezzi più efficaci di rilasciare l'energia laser. Alcune tecniche causano una coagulazione dei tessuti che provocano un distacco ritardato del tessuto, mentre altre tecniche provocano una vaporizzazione immediata dei tessuti. I paragoni con la TURP hanno mostrato che, a breve termine, i punteggi dei sintomi e il flusso minzionale massimo sono equivalenti alla TURP, ma il tasso di ritenzione urinaria postoperatoria e la necessità di un cateterismo non pianificato sono più rilevanti che con la TURP. La resezione/enucleazione transuretrale al laser holmium è una tecnica relativamente nuova, ed è stato dimostrato che, in mani esperte, i risultati sono paragonabili a quelli di una prostatectomia open (Kuntz e Lehrich 2002). Non esistono dati a lungo termine a proposito di queste tecniche e i vincoli dei costi possono ridurne l'uso.

II.4.10.6
Trattamento chirurgico

II.4.10.6.1
Chirurgia aperta (open) per prostatectomia

La prostatectomia open viene eseguita con un'incisione della parte inferiore dell'addome, sulla linea mediana o trasversale sovrapubica; la ghiandola prostatica è enucleata o dalla vescica (prostatectomia transvesicale) o dalla capsula della prostata (prostatectomia di Millin). Questa procedura è abitualmente effettuata in caso di prostate di volume molto grande (> 100 g) e i dati hanno mostrato che i sintomi migliorano notevolmente. L'intervento chirurgico è più invasivo e necessita di un più lungo soggiorno ospedaliero della TURP.

II.4.10.6.2
Resezione transuretrale della prostata

La TURP viene eseguita con un resettoscopio con un'ansa diatermica che rimuove i trucioli del tessuto prostatico. La tecnica implica un soggiorno ospedaliero di 2-3 giorni ed è effettuata sotto anestesia generale o spinale.

L'efficacia di questo metodo è stata definitivamente valutata nel Veterans Cooperative Study, che ha dimostrato che il 91% dei pazienti non ha avuto delle complicanze nel corso dei 30 primi giorni dopo la chirurgia e che i risultati della chirurgia erano migliori per i pazienti che presentavano sintomi più gravi. È importante notare che lo studio ha dimostrato l'assenza di differenze tra i gruppi in follow-up e i gruppi di trattamento chirurgico per quanto riguarda l'incontinenza e l'impotenza (Wasson et al. 1995). Attualmente, la TURP è ancora considerata come «il gold standard» rispetto al quale tutti i metodi sono giudicati invasivi.

II.4.10.6.3
Incisione transuretrale della prostata

L'incisione transuretrale della prostata è indicata per le piccole prostate con un collo vescicale alto e nessuna ipertrofia del lobo medio. Un'incisione è praticata sotto l'orifizio dell'uretere, dai due lati, continuando attraverso il collo vescicale prossimalmente fino al veru montanum. I risultati di questa procedura sono eccellenti, con una bassa incidenza di complicanze (Bruskewitz et al. 1998).

II.4.10.7
Complicanze dei trattamenti chirurgici

II.4.10.7.1
Emorragia primaria

Essa compare nelle 24 ore successive alla chirurgia ed è legata alla chirurgia stessa. Circa il 5-15% dei casi richiede una trasfusione sanguigna dopo l'intervento. I pazienti in terapia con anticoagulanti devono essere identificati e i farmaci devono essere sospesi prima dell'intervento chirurgico. Il warfarin, per esempio, viene generalmente sospeso 5 giorni prima dell'intervento e la terapia anticoagulante è assicurata con l'eparina. Anche l'aspirina deve essere interrotta 2 settimane prima della chirurgia.

II.4.10.7.2
Emorragia secondaria

Essa insorge generalmente 10-14 giorni dopo l'intervento ed è frequente. Si consiglia al paziente di aumentare il suo apporto orale di liquidi e di assumere una terapia antibiotica adeguata, se necessario. A volte, può verificarsi una ritenzione del coagulo, in questo caso è necessario un cateterismo in urgenza.

II.4.10.7.3
Stenosi uretrale

Essa è osservata nel 3-6% dei pazienti e le sedi più colpite sono il meato esterno, il collo vescicale e la porzione bulbare.

Le stenosi uretrali si verificano solitamente 4-5 mesi dopo la chirurgia, quando il paziente prova dei sintomi di ostruzione urinaria. Secondo l'estensione e l'anatomia della stenosi, il trattamento può essere una dilatazione con candele o un'ureterotomia chirurgica di riparazione dell'uretra.

II.4.10.7.4
Eiaculazione retrograda

Si tratta della disfunzione sessuale più frequente dopo la TURP. L'incidenza è di circa il 70%, ma è solamente del 10% in caso di incisione transuretrale della prostata (TransUrethral Incision of the Prostate, TUIP). I pazienti devono quindi essere consigliati a tale proposito prima della chirurgia.

II.4.10.8
Opzioni terapeutiche nel cancro della prostata

II.4.10.8.1
Classificazione per stadi del cancro della prostata

- Ecografia endorettale e biopsia della prostata: permettono la valutazione visiva e la conferma istologica del cancro della prostata
- MRI/TC: consentono la valutazione della disseminazione locale e metastatica
- Scintigrafia ossea: conferma o elimina i depositi ossei provenienti dal cancro della prostata metastatico
- Svuotamento linfonodale pelvico: metodo più accurato per valutare una diffusione metastatica ai linfonodi e ai vasi linfatici, ma la maggior parte dei medici si basa sulle sezioni trasversali con tecniche di imaging.

II.4.10.8.2
Ecografia endorettale e biopsia della prostata

La diagnosi precoce di cancro della prostata è sospettata in caso di anomalie dell'esplorazione digitorettale e/o del PSA. Una conferma istologica della diagnosi è successivamente ricercata con delle biopsie dirette dall'ecografia transrettale (TransRectal UltraSound, TRUS). L'intervento deve essere eseguito sotto copertura antibiotica: due dosi di antibiotici orali, abitualmente un chinolone, assunte almeno un'ora prima della biopsia e più tardi quella stessa sera, per prevenire le complicanze settiche che si producono in circa il 3% dei casi. I pazienti devono anche essere avvertiti del rischio di emospermia o di ematuria durante i giorni o le settimane che seguono la biopsia (Desmond et al. 1993).

II.4.10.8.3
Sistema di classificazione per grado istologico

Il sistema di classificazione per grado istologico del cancro della prostata più ampiamente utilizzato e riconosciuto è il punteggio di Gleason (Fig. II.4.33). È basato sulla descrizione in microscopia a piccolo ingrandimento dell'architettura del carcinoma, che è stata correlata con la rilevanza patologica della malattia.

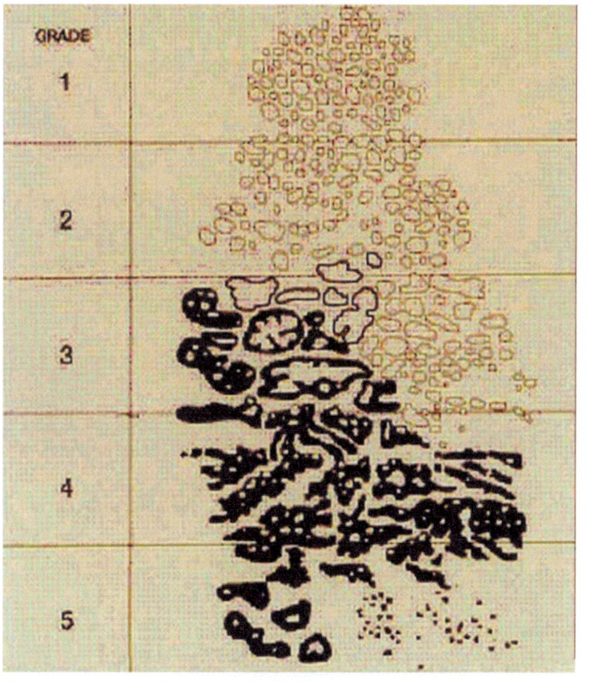

Fig. II.4.33. Sistema di classificazione per grado anatomopatologico di Gleason

I gradi di Gleason più elevati (4 o 5) oppure una somma dei gradi di Gleason superiore a 7 sono predittivi di una prognosi infausta (Stamey et al. 1999).

II.4.10.8.4
Sistema di classificazione per stadio clinico

La classificazione clinica TNM del cancro della prostata è il sistema più ampiamente utilizzato (vedi Tabella II.4.6). Essa è stata aggiornata nel 2002. La distinzione tra le malattie intracapsulare (T1–T2) ed extracapsulare (T3–T4) ha un impatto elevato sulla decisione del trattamento (Tabella II.4.6).

II.4.10.8.5
Imaging mediante risonanza magnetica

La risonanza magnetica è attualmente un riferimento e, grazie alle bobine di superficie endorettale, essa sembra essere il metodo non invasivo più preciso per individuare la malattia a estensione locale allo stadio avanzato (Fig. II.4.34). Essa è indicata quando il trattamento curativo è possibile e quando una classificazione più precisa influirà sul trattamento proposto.

II.4.10.8.6
Tomografia Computerizzata, TC

La TC permette di valutare un'invasione tumorale locale, ma il suo utilizzo permette anche il prelievo con ago sottile di una linfoadenopatia sospetta.

Tabella II.4.6. Classificazione TNM (Tumor Node Metastasis) del cancro della prostata

Classificazione	Tumore primario
T	
TX	Il tumore primario non può essere valutato
T0	Nessun segno di tumore primario
T1	Tumore clinicamente silente o non palpabile o non visibile con imaging
T1 a	Scoperta occasionale al momento della TURP che interessa il 5% o meno dei tessuti resecati
T1 b	Tumore di scoperta occasionale alla TURP su più del 5% dei tessuti resecati
T1 c	Tumore identificato con biopsia con ago
T2	Tumore limitato alla prostata
T2a	Il tumore coinvolge meno della metà di un lobo
T2b	Il tumore coinvolge più della metà di un lobo
T2c	Il tumore coinvolge i due lobi
T3	Il tumore si estende attraverso la capsula della prostata
T3a	Estensione extracapsulare (unilaterale o bilaterale)
T3b	Il tumore invade le vescicole seminali
T4	Il tumore è fisso o invade le strutture adiacenti diverse dalle vescicole seminali: collo vescicale, sfintere esterno, retto, elevatore dell'ano e/o parete pelvica
N	Linfonodi regionali
Nx	I linfonodi regionali non possono essere valutati
N0	Assenza di metastasi linfonodali regionali
N1	Metastasi linfonodali regionali
M	Metastasi a distanza
Mx	Le metastasi a distanza non possono essere valutate
M0	Assenza di metastasi a distanza
M1	Metastasi a distanza
M1a	Assenza di linfonodi regionali
M1b	Ossa
M1c	Altra(e) sede(i)

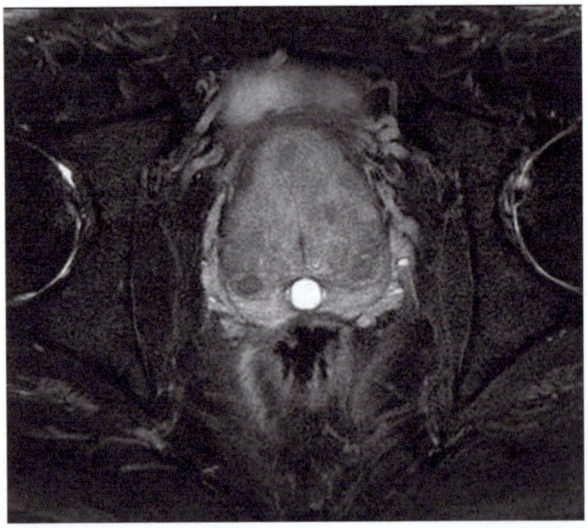

Fig. II.4.34. MRI della prostata

Essa è anche utile nella pianificazione della radioterapia.

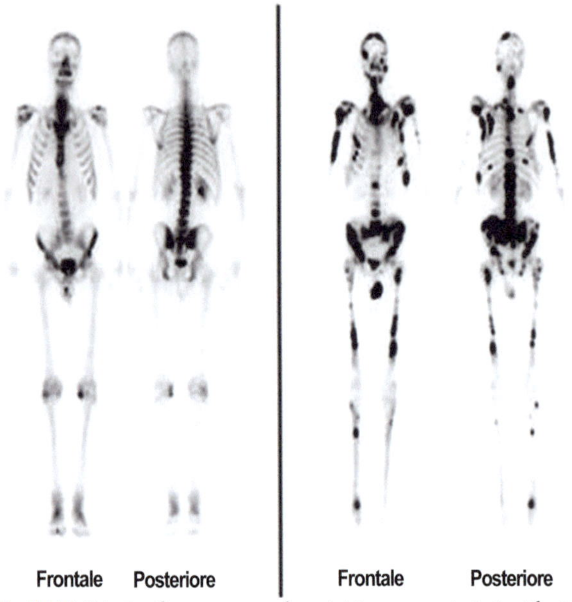

Fig. II.4.35. Scintigrafia ossea normale a *sinistra*, con metastasi evidenti a *destra*

II.4.10.8.7
Scintigrafia ossea

La scintigrafia ossea è il metodo più sensibile di individuazione delle metastasi ossee (Fig. II.4.35). Sono raramente presenti se il PSA è inferiore a 20 ng/mL e quasi mai quando il valore è inferiore a 10 ng/mL.

II.4.10.8.8
Svuotamento linfonodale pelvico

La classificazione linfonodale precisa è importante poiché la presenza di metastasi linfonodali rende impossibile il trattamento curativo. Lo svuotamento linfonodale pelvico resta il metodo più preciso di determinazione di metastasi linfonodali e può essere indicato in caso di sospetto sufficiente di metastasi linfonodali all'imaging, di PSA sierico > 20 ng/mL e di un grado di Gleason di 8-10 (Sgrignoli et al. 1994); tuttavia, è più frequente per i chirurghi e gli oncologi basarsi sull'imaging per valutare i linfonodi.

II.4.10.9
Trattamento del cancro della prostata localizzato

II.4.10.9.1
Sorveglianza attiva

La sorveglianza attiva indica una strategia terapeutica di monitoraggio della progressione della malattia con somministrazione del trattamento al momento in cui diventerà necessario. Questa strategia può essere indicata in caso di cancro della prostata di piccolo volume e ben differenziato (cioè score di Gleason ≤ 4), in particolare nei pazienti che hanno meno di 10 anni di speranza di vita e fattori di comorbilità significativi (Kirby 1998). La strategia precisa di sorveglianza attiva varia da centro a centro.

La maggior parte effettua inizialmente una misurazione del PSA a intervalli di 3 mesi all'inizio, poi ogni 6 mesi e, poi, annualmente, nel caso di stabilità dei livelli del PSA. Tuttavia, il trattamento deve essere considerato se il PSA sierico aumenta. Altri seguono una strategia più aggressiva con biopsie della prostata eco-guidate annuali (Carter et al. 2002).

II.4.10.9.2
Prostatectomia radicale

La prostatectomia radicale è il trattamento chirurgico del cancro della prostata e consiste nella rimozione della totalità della prostata e delle due vescicole seminali. Questo trattamento è indicato in caso di cancro della prostata localizzato con una speranza di vita di più di 10 anni. La prostatectomia radicale non era popolare per la morbilità associata alla procedura, ma le alterazioni della tecnica originale che tendono a preservare la continenza e la possibilità di erezione hanno permesso di ridurre i tassi di complicanze. La via retropubica è spesso utilizzata poiché permette una valutazione simultanea dei linfonodi pelvici.

Le complicanze postoperatorie di cui i pazienti devono essere avvertiti sono un rischio di incontinenza del 7,7% che persiste più di un anno, un rischio di stenosi uretrale del 9,0% e un rischio di disfunzione erettile del 50% (Walsh et al. 1994). La selezione dei pazienti per prostatectomia radicale con conservazione dei nervi deve essere molto accurata, poiché il rischio di recidiva locale è più elevato se la malattia non è veramente confinata all'organo e se i margini chirurgici sono positivi. Se i margini chirurgici sono indenni, il PSA postoperatorio diminuisce fino a livelli < 0,1 ng/mL. Un valore di PSA dosabile dopo prostatectomia radicale è, quindi, il segno di un cancro residuo o di una recidiva e deve essere affrontata una terapia addizionale, come una radioterapia o un blocco androgenico (Hul et et al. 1994). Degli studi a lungo termine hanno mostrato una percentuale di sopravvivenza a 15 anni specifica del cancro del 90% (Han et al. 2001).

II.4.10.9.3
Radioterapia esterna

La radioterapia esterna, per cancro della prostata localizzato, dà dei risultati simili a quelli della prostatectomia radicale. La sopravvivenza a lungo termine libera da malattia è del 70-90% (Zietman et al. 1995; Hahn et al. 1996). Gli effetti collaterali di questo trattamento sono pollachiuria dovuta alla cistite radio-indotta, disturbi intestinali dovuti alla proctite radio-indotta e rischio di disfunzione erettile.

II.4.10.9.4
Radioterapia esterna e trattamento ormonale adiuvante

Il trattamento ormonale adiuvante con analogo dell'LHRH prima e durante la radioterapia esterna dà risultati migliori della sola radioterapia (Bolla 1999). La sopravvivenza clinica libera da malattia aumenta del 40-75%. Lo studio ha riportato come effetti collaterali la comparsa di vampate di calore nel 33% dei pazienti del gruppo di associazione terapeutica rispetto al gruppo trattato con la sola radioterapia. La maggior parte dei pazienti sottoposti a radioterapia esterna per carcinoma prostatico riceve, attualmente, una terapia ormonale adiuvante.

II.4.10.9.5
Radioterapia conformazionale tridimensionale

La radioterapia tridimensionale conformazionale (3D-CRT) permette di mirare più precisamente l'irradiazione dei tessuti risparmiando il tessuto sano. Ciò riduce la tossicità e la morbilità dovute al trattamento. Studi su tale procedura hanno evidenziato un tasso del 90% di assenza di recidiva biologica (PSA < 0,1 ng/mL) a 5 anni (Anderson et al. 1998).

II.4.10.9.6
Radioterapia interstiziale o curieterapia

La radioterapia interstiziale indica la tecnica che consiste nel posizionare una sorgente radioattiva nella prostata, permettendo il rilascio di una forte dose alla prostata, risparmiando i tessuti circostanti.

La radioterapia interstiziale ad alte dosi (High Dose Rate, HDR) implica un intervento per il posizionamento di aghi nella prostata e i risultati a breve termine sono paragonabili a quelli della chirurgia e della radioterapia esterna (Khan et al. 1992). L'incidenza degli effetti collaterali come la proctite sembra più elevata e ciò può corrispondere alla malattia di stadio avanzato piuttosto che alla malattia localizzata.

La terapia interstiziale a basse dosi (Low Dose Rate, LDR) può essere somministrata in ambito ambulatoriale e comporta il posizionamento di sorgenti radioattive nella prostata sotto guida ecografica. Gli effetti collaterali a lungo termine sono migliori nel trattamento con HDR in cui meno dell'1–2% dei pazienti riporta incontinenza e l'1-2% riporta una proctite (Blasko et al. 1996). I risultati hanno indicato che, a 9 anni, il tasso di controllo biochimico si ha nell'83,5% dei pazienti con carcinoma prostatico localizzato (Blasko et al. 2000).

II.4.10.9.7
Terapia neo-adiuvante prima del trattamento chirurgico

Si tratta di una terapia somministrata prima del trattamento chirurgico radicale (secondo le modalità descritte precedentemente). Poiché il cancro della prostata è androgeno-dipendente, il trattamento ormonale neo-adiuvante rappresenta una prospettiva.

In vitro, le cellule del cancro della prostata subiscono un'apoptosi, o morte cellulare, alla sospensione della somministrazione degli androgeni (Kyprianou et al. 1990).

II.4.10.9.8
Terapia neo-adiuvante prima della chirurgia

Un certo numero di studi ha mostrato che il numero di margini chirurgici positivi nei pazienti trattati con trattamento neo-adiuvante (TNA) era significativamente inferiore. Sfortunatamente, i risultati del follow-up non hanno mostrato la scomparsa dei livelli di PSA. Riguardo alla tecnica chirurgica, è stato osservato che, nei pazienti che avevano ricevuto un analogo dell'LHRH prima, l'applicazione della tecnica chirurgica risultava più difficoltosa (Soloway et al. 1995).

II.4.10.9.9
Terapia neo-adiuvante prima della radioterapia

Gli studi attuali riguardo al TNA prima della radioterapia hanno dimostrato che, nei primi 5 anni di follow-up, il gruppo sotto TNA ha avuto un miglioramento dei tassi di controllo locale e di progressione della malattia ma, sfortunatamente, uno studio randomizzato non ha dimostrato un miglioramento della sopravvivenza globale (Pilepich et al. 1995).

II.4.10.10
Trattamento del cancro della prostata localmente avanzato e della malattia metastatica

Il trattamento ormonale è indicato nei pazienti con un cancro della prostata localmente avanzato. Il trattamento ormonale prevede ogni terapia in grado di ridurre i livelli di testosterone. Huggins e Hodges (1941) hanno dimostrato l'androgeno-dipendenza del cancro della prostata. Mentre il trattamento ormonale non guarisce il cancro della prostata, esso può ridurre la dimensione del tumore e rallentarne la crescita e la disseminazione metastatica. È, ormai, generalmente accettato che un intervento rapido con un trattamento ormonale appena viene diagnosticato il cancro localmente avanzato o metastatico sarà benefico in termini di sopravvivenza globale, ma ciò deve essere bilanciato con gli effetti collaterali di tali terapie (The Medical Research Council Prostate Cancer Working Party Investigators Group 1997). Come per tutte le forme di trattamento del cancro della prostata, la risposta alla terapia ormonale può essere monitorizzata mediante ripetuti dosaggi dei livelli di PSA sierico.

II.4.10.10.1
Castrazione chirurgica

L'orchiectomia bilaterale è il gold standard rispetto ai trattamenti ormonali. L'intervento chirurgico è ben tollerato per i pazienti e può essere eseguito sotto anestesia generale di breve durata o locale. Circa l'80% dei pazienti ha un'ottima risposta a questo meccanismo di terapia con una durata media di efficacia di 2,5 anni. Gli svantaggi di questo trattamento sono l'effetto psicologico della castrazione e la morbilità chirurgica. I principali effetti collaterali della soppressione androgenica (chirurgica o chimica) sono il deficit erettile, le vampate di calore e, a volte, un'ipersensibilità mammaria.

II.4.10.10.2
Estrogeni

Gli estrogeni riducono il tasso di testosterone agendo sul meccanismo di feedback negativo dell'asse ipofisi-gonadi. Viene, così, bloccata la secrezione di ormone luteinizzante (LH) e di ormone follicolo-stimolante (FSH). Gli estrogeni più frequentemente utilizzati comprendono il dietilstilbestrolo (DES), che, alla dose di 5 mg/giorno, ha una rilevante tossicità cardiovascolare. Tale rischio è ridotto con una dose di 1 mg/giorno, in particolare se associata a una piccola dose di aspirina, ma ciò non induce una riduzione dei tassi di testosterone sierico (Shearer et al. 1973; Garnick 1986). Ulteriori studi sono necessari per chiarire il ruolo degli estrogeni nel trattamento del cancro della prostata (Iversen 1998).

II.4.10.10.3
Analoghi dell'LHRH

Gli analoghi dell'ormone luteinizzante (LHRHa), come leuprolide, buserelina e goserelina, sono efficaci quanto la castrazione chirurgica, per sopprimere il testosterone sierico e non aumentano il rischio di tossicità cardiovascolare. Gli LHRHa sono chimicamente simili agli estrogeni e alterano il meccanismo di feedback negativo dell'asse ipofisi-gonadi. Tuttavia, essi provocano anche un aumento iniziale della liberazione di LH e FSH, con un aumento della produzione di testosterone: è il «fenomeno del flare» poiché ciò può causare un aumento della crescita del tumore prostatico. Conseguentemente, 4 settimane di trattamento adiuvante con un anti-androgeno come la bicalutamide (50 mg una volta al giorno), iniziando 1 settimana prima della prima iniezione di LHRHa, sono raccomandate per prevenire le conseguenze deleterie dell'aumento del tumore associato al breve aumento del tasso di testosterone. Gli LHRHa sono somministrati con iniezione retard sottocutanea una volta al mese oppure ogni 3 mesi. I principali effetti collaterali del trattamento ormonale sono la perdita della libido e il deficit erettile.

Le vampate di calore e la ginecomastia si manifestano variabilmente.

II.4.10.10.4
Anti-androgeni

Gli anti-androgeni sono un gruppo di farmaci che inibiscono l'azione degli androgeni a livello cellulare. Possono essere somministrati in associazione con gli LHRHa per ottenere quello che si chiama «il blocco androgenico massimale», che è descritto oltre. Gli anti-androgeni sono classificati secondo la loro struttura chimica: il ciproterone acetato è un anti-androgeno steroideo e la nilutamide, la flutamide e la bicalutamide sono degli anti-androgeni non steroidei. Tutti questi composti sono in competizione per i recettori degli androgeni ma gli anti-androgeni steroidei riducono anche i tassi di LH e di testosterone, cosa che può provocare un'eventuale impotenza e una perdita della libido. Gli anti-androgeni non steroidei, d'altra parte, hanno la tendenza ad aumentare il testosterone sierico a causa di un aumento della secrezione di gonadotropina (Soloway e Matzkin 1993).

II.4.10.10.5
Anti-androgeni non steroidei

La nilutamide non è raccomandata nella monoterapia e non esiste, attualmente, nessuna prova in favore del suo impiego in questo contesto. La flutamide è stata utilizzata in monoterapia nel cancro della prostata metastatico e, attualmente, il suo impiego è raccomandato solo in associazione con la castrazione chirurgica o medica (Decensi et al. 1991). La bicalutamide è stata confrontata con le castrazioni chirurgica e medica in diversi studi ed è stato concluso che è meno efficace in termini di tempo di progressione e di sopravvivenza mediana (Bales e Chodak 1996). Il ruolo della bicalutamide nella monoterapia è attualmente in corso di valutazione nella prova clinica del cancro della prostata più importante a oggi. Il Bicalutamide Early Prostate Cancer Programme non è ancora concluso, ma esso apporterà un'informazione inestimabile concernente l'effetto di un trattamento ormonale precoce sulla sopravvivenza (See et al. 2001, 2002). Un effetto secondario frequente del trattamento con bicalutamide è la ginecomastia, che richiede un trattamento complementare con radioterapia locale, terapia medica (anti-estrogeni, p. es. tamoxifene) o chirurgia (Iversen et al. 2000).

II.4.10.10.6
Anti-androgeni steroidei

Il ciproterone acetato è un potente anti-androgeno steroideo che provoca la soppressione della secrezione di testosterone e di LH. È stato valutato in un gran numero di studi che mostrano che, rispetto a una terapia con dietilstilbestrolo, non c'era alcuna differenza in termini di evoluzione del cancro o di sopravvivenza globale (Pavone-Macaluso et al. 1986). Gli effetti collaterali di questa terapia sono la perdita della libido e l'impotenza. Alterazioni della funzionalità epatica sono state osservate in caso di uso a lungo termine (Schroder et al. 2000).

II.4.10.10.7
Blocco androgenico completo

Il blocco androgenico massimale (Maximal Androgen Blockade, MAB) o la soppressione totale degli ormoni androgenici consistono in soppressione/blocco simultaneo degli androgeni testicolari e surrenalici come trattamento di prima scelta. Questo tipo di trattamento è stato molto studiato e i risultati della maggioranza degli studi dimostrano che la sopravvivenza a 5 anni in caso di MAB aumentava al 25,4% rispetto al 23,4% con la castrazione o con la terapia con gli LHRHa; questa differenza non ha raggiunto il significato statistico (Prostate Cancer Trialist Collaborative Group 2000). Gli studi, tuttavia, mostrano che i pazienti sotto MAB hanno ottenuto una risposta più precoce dei sintomi clinici e dei marker. Il MAB può, quindi, essere indicato in caso di manifestazioni gravi dovute alla disseminazione locale o metastatica del cancro con PSA e fosfatasi alcalina molto elevati.

II.4.10.11
Recidiva del cancro della prostata dopo trattamento ormonale

Il cancro della prostata può recidivare dopo un trattamento ormonale iniziale. Ci sono numerosi termini per definirlo, come il cancro della prostata ormono-resistente o refrattario, il cancro della prostata androgenico oppure ormono-indipendente. Molti studi, che esaminano i risultati dei trattamenti del cancro della prostata ormono-resistente, hanno mostrato che il periodo medio prima della progressione si estende da 12 a 18 mesi e la durata media di sopravvivenza da 2 a 3 anni (Eisenberger et al. 1986, 1998; Denis et al. 1993).

II.4.10.11.1
Sospensione degli anti-androgeni

È stato notato che la sospensione degli anti-androgeni poteva provocare un miglioramento dei sintomi clinici e una riduzione del PSA (Scher e Kelly 1993). Ciò è stato inizialmente osservato con la flutamide ed è stato confermato con la bicalutamide (Small e Carroll 1994). Nei pazienti trattati con anti-androgeni che hanno avuto un cancro della prostata ormono-resistente dimostrato da aumenti seriati del loro PSA sierico, la fase iniziale dovrebbe prevedere una sospensione del trattamento e una stretta sorveglianza dei tassi di PSA, prima di considerare la seguente opzione terapeutica.

II.4.10.11.2
Terapia ormonale di seconda scelta

Diversi studi hanno esaminato questa modalità terapeutica e hanno concluso che la durata media di risposta è compresa tra 2 e 4 mesi. I composti utilizzati sono stati il dietilstilbestrolo (DES), il chetoconazolo e i corticosteroidi (Storlie et al. 1995).

II.4.10.11.3
Chemioterapia citotossica

La chemioterapia può essere somministrata con meno effetti collaterali e, attualmente, è tollerata meglio grazie ai trattamenti sintomatici e all'uso di fattori di crescita ematologici e di antiemetici. Diverse associazioni di agenti citotossici sono state valutate con risultati iniziali incoraggianti. Uno studio nel 1995 ha mostrato che il trattamento con il mitossantrone (correlato all'antraciclina) associato al prednisolone migliorava significativamente i parametri della qualità della vita (Tannock et al. 1996). È stato anche studiato il trattamento con estramustina in associazione con diversi composti e i risultati sono promettenti. La ciclofosfamide è un agente alchilante e in preparazione orale si è rivelata meno tossica del trattamento endovenoso con una maggiore efficacia (Maulard-Durdux et al. 1996). Recenti dati riguardanti il trattamento con docetaxel e prednisolone hanno mostrato un miglioramento della sopravvivenza rispetto al trattamento con mitossantrone e prednisolone (Tannock et al. 2004).

II.4.10.11.4
Trattamento palliativo dei dolori ossei e della compressione midollare

Il cancro della prostata metastatico coinvolge spesso l'osso e uno dei problemi clinici più frequenti è il dolore osseo. La regione in causa deve essere valutata con radiografie ed eventualmente con una scintigrafia ossea, per evitare fratture patologiche, in particolare delle ossa portanti (a livello vertebrale). È stato dimostrato che la radioterapia localizzata controllava i dolori ossei focali. In caso di metastasi diffuse, lo stronzio-89 per via endovenosa può migliorare i sintomi (Laing et al. 1991). Uno studio ha dimostrato che l'acido zoledronico, un bisfosfonato, comporta un beneficio clinico in pazienti con malattia avanzata. Sono stati dimostrati una riduzione del dolore osseo e un ritardo dell'inizio delle complicanze ossee (Saad et al. 2002). La crescita di metastasi ossee può anche provocare una compressione midollare o può interferire con la funzione ematologica se il midollo osseo è sostituito da tessuto blastico. L'incidenza della compressione midollare è piuttosto elevata, e un'identificazione e un trattamento precoci sono necessari per evitare le sequele gravi di una perdita di controllo degli sfinteri della vescica e dell'intestino o una paraplegia completa. Il trattamento d'urgenza prevede i corticosteroidi ad alte dosi, una radioterapia esterna ed eventualmente una decompressione chirurgica (Sorensen et al. 1990). La plastica vertebrale percutanea è una tecnica minimamente invasiva nella quale del cemento acrilico è iniettato nella vertebra compressa per alleviare il dolore e rafforzarla (Weill et al. 1996). L'esperienza di questa tecnica è elevata nell'Europa continentale ma limitata in Gran Bretagna (Hide e Gangi 2004).

II.4.10.11.5
Il futuro

La gestione del cancro della prostata ormono-indipendente rimane una sfida perché nessun trattamento di seconda scelta è efficace quanto il blocco androgenico nel trattamento di prima scelta. Attualmente, sono in corso ricerche sul cancro della prostata nel campo della biologia molecolare e cellulare, e nuovi farmaci in via di sviluppo aumentano la comprensione dei meccanismi fisiopatologici del cancro della prostata ormono-indipendente, aiutando a migliorarne il trattamento.

Bibliografia

Abbou CC, Payan C et al (1995) Transrectal and transurethral hyperthermia versus sham treatment in benign prostatic hyperplasia: a double-blind randomized multicentre clinical trial. The French BPH Hyperthermia. Br J Urol 76:619 – 624

Abrams PH, Griffiths DJ (1979) The assessment of prostatic obstruction from urodynamic measurements and from residual urine. Br J Urol 51:129 – 134

Ahmed M, Bell T et al (1997) Transurethral microwave thermotherapy (Prostatron version 2.5) compared with transurethral resection of the prostate for the treatment of benign prostatic hyperplasia: a randomized, controlled, parallel study. Br J Urol 79:181 – 185

American Urological Association (2003) AUA guideline on the management of benign prostatic hyperplasia. American Urological Association, New York

Anderson PR, Hanlon AL et al (1998) Perineural invasion and Gleason 7 – 10 tumors predict increased failure in prostate cancer patients with pretreatment PSA < 10 ng/ml treated with conformal external beam radiation therapy. Int J Radiat Oncol Biol Phys 41:1087 – 1092

Bales GT, Chodak GW (1996) A controlled trial of bicalutamide versus castration in patients with advanced prostate cancer. Urology 47(1A Suppl):38 – 43; discussion 48 – 53

Barry MJ, Fowler FJ Jr et al (1992) The American Urological Association symptom index for benign prostatic hyperplasia. The Measurement Committee of the American Urological Association. J Urol 148:1549 – 1557; discussion 1564

Blasko JC, Ragde H et al (1996) Should brachytherapy be considered a therapeutic option in localized prostate cancer? Urol Clin North Am 23:633 – 650

Blasko JC, Grimm PD et al (2000) Palladium-103 brachytherapy for prostate carcinoma. Int J Radiat Oncol Biol Phys 46: 839 – 850

Bolla M (1999) Adjuvant hormonal treatment with radiotherapy for locally advanced prostate cancer. Eur Urol 35 (Suppl 1): 23 – 25; discussion 26

Boyle P, Robertson C et al (2004) Updated meta-analysis of clinical trials of Serenoa repens extract in the treatment of symptomatic benign prostatic hyperplasia. BJU Int 93: 751 – 756

Bruskewitz RC, Iversen P et al (1982) Value of postvoid residual urine determination in evaluation of prostatism. Urology 20:602 – 604

Bruskewitz R, Issa MM et al (1998) A prospective, randomized 1-year clinical trial comparing transurethral needle ablation to transurethral resection of the prostate for the treatment of symptomatic benign prostatic hyperplasia. J Urol 159:1588 – 1593; discussion 1593 – 1594

Caine M (1986) The present role of alpha-adrenergic blockers in the treatment of benign prostatic hypertrophy. J Urol 136:1 – 4

Caine M, Pfau A et al (1976) The use of alpha-adrenergic blockers in benign prostatic obstruction. Br J Urol 48:255 – 263

Caine M, Perlberg S et al (1978) A placebo-controlled doubleblind study of the effect of phenoxybenzamine in benign prostatic obstruction. Br J Urol 50:551 – 554

Carter HB, Walsh PC et al (2002) Expectant management of nonpalpable prostate cancer with curative intent: preliminary results. J Urol 167:1231 – 1234

D'Ancona FC, Francisca EA et al (1997) High energy thermotherapy versus transurethral resection in the treatment of benign prostatic hyperplasia: results of a prospective randomized study with 1 year of followup. J Urol 158: 120 – 125

Debruyne F, Barkin J et al (2004) Efficacy and safety of longterm treatment with the dual 5alpha-reductase inhibitor dutasteride in men with symptomatic benign prostatic hyperplasia. Eur Urol 46:488 – 495

Decensi A, Guarneri D et al (1991) Phase II study of the pure non-steroidal antiandrogen nilutamide in prostatic cancer. Italian Prostatic Cancer Project (PONCAP). Eur J Cancer 27:1100 – 1104

Denis LJ, Carnelro de Moura JL et al (1993) Goserelin acetate and flutamide versus bilateral orchiectomy: a phase III EORTC trial (30853). EORTC GU Group and EORTC Data Center. Urology 42:119 – 129; discussion 129 – 130

Denis L, Griffiths K et al (1998) Proceedings of the 4th International Consultation on benign prostatic hyperplasia (BPH). 2 – 5 July 1997, Plymouth, UK

Desmond PM, Clark J et al (1993) Morbidity with contemporary prostate biopsy. J Urol 150(5 Pt 1):1425 – 1426

Drach GW, Layton TN et al (1979) Male peak urinary flow rate: relationships to volume voided and age. J Urol 122: 210 – 214

Eisenberger MA, O'Dwyer PJ et al (1986) Gonadotropin hormone-releasing hormone analogues: a new therapeutic approach for prostatic carcinoma. J Clin Oncol 4:414 – 424

Eisenberger MA, Blumenstein BA et al (1998) Bilateral orchiectomy with or without flutamide for metastatic prostate cancer. N Engl J Med 339:1036 – 1042

Garnick MB (1986) Leuprolide versus diethylstilbestrol for previously untreated stage D2 prostate cancer. Results of a prospectively randomized trial. Urology 27(1 Suppl):21 – 28

Girman CJ, Panser LA et al (1993) Natural history of prostatism: urinary flow rates in a community-based study. J Urol 150:887 – 892

Gleason DM, Bottaccini MR et al (1982) Urinary flow velocity as an index of male voiding function. J Urol 128:1363 – 1367

Gormley GJ, Stoner E et al (1992) The effect of finasteride in men with benign prostatic hyperplasia. The Finasteride Study Group. N Engl J Med 327:1185 – 1191

Hahn P, Baral E et al (1996) Long-term outcome of radical radiation therapy for prostatic carcinoma: 1967 – 1987. Int J Radiat Oncol Biol Phys 34:41 – 47

Han M, Partin AW et al (2001) Long-term biochemical diseasefree and cancer-specific survival following anatomic radical retropubic prostatectomy. The 15-year Johns Hopkins experience. Urol Clin North Am 28:555 – 565

Hendrikx AJ, Doesburg WH et al (1988) Effectiveness of ultrasound in the preoperative evaluation of patients with prostatism. Prostate 13:199 – 208

Hide IG, Gangi A (2004) Percutaneous vertebroplasty: history, technique and current perspectives. Clin Radiol 59: 461 – 467

Huggins C, Hodges CV (1941) Studies on prostate cancer. I. The effect of castration, of estrogen and of androgen injection on serum phosphatase in metastatic cancer of the prostate. Cancer Res 1:293 – 297

Huland H, Hubner D et al (1994) Systematic biopsies and digital rectal examination to identify the nerve-sparing side for radical prostatectomy without risk of positive margin in patients with clinical stage T2, N0 prostatic carcinoma. Urology 44:211 – 214

Iversen P (1998) Orchidectomy and oestrogen therapy revisited. Eur Urol 34 (Suppl 3):7 – 11

Iversen P, Tyrrell CJ et al (2000) Bicalutamide monotherapy compared with castration in patients with nonmetastatic locally advanced prostate cancer: 6.3 years of follow up. J Urol 164:1579 – 1582

Jacobsen SJ, Jacobson DJ et al (1997) Natural history of prostatism: risk factors for acute urinary retention. J Urol 158:481–487

Khan K, Thompson W et al (1992) Transperineal percutaneous iridium-192 interstitial template implant of the prostate: results and complications in 321 patients. Int J Radiat Oncol Biol Phys 22:935 – 939

Kirby R (1998) Treatment options for early prostate cancer. Urology 52:948 – 962

Kuntz RM, Lehrich K (2002) Transurethral holmium laser enucleation versus transvesical open enucleation for prostate adenoma greater than 100 gm.: a randomized prospective trial of 120 patients. J Urol 168(4 Pt 1):1465 – 1469

Kyprianou N, English HF et al (1990) Programmed cell death during regression of PC-82 human prostate cancer following androgen ablation. Cancer Res 50:3748 – 3753

Laing AH, Ackery DM et al (1991) Strontium-89 chloride for pain palliation in prostatic skeletal malignancy. Br J Radiol 64:816 – 822

Lechevallier E, Eghazarian C et al (1999) Effect of digital rectal examination on serum complexed and free prostate-specific antigen and percentage of free prostate-specific antigen. Urology 54:857 – 861

Marberger M, Harkaway R et al (2004) Optimising the medical management of benign prostatic hyperplasia. Eur Urol 45:411 – 419

Maulard-Durdux C, Dufour B et al (1996) Phase II study of the oral cyclophosphamide and oral etoposide combination in hormone-refractory prostate carcinoma patients. Cancer 77:1144 – 1148

McConnell JD, Bruskewitz R et al (1998) The effect of finasteride on the risk of acute urinary retention and the need for surgical treatment among men with benign prostatic hyperplasia. Finasteride Long-Term Efficacy and Safety Study Group. N Engl J Med 338:557 – 563

McConnell JD, Roehrborn CG et al (2003) The long-term effect of doxazosin, finasteride, and combination therapy on the clinical progression of benign prostatic hyperplasia. N Engl J Med 349:2387 – 2398

Mebust WK, Holtgrewe HL et al (1989) Transurethral prostatectomy: immediate and postoperative complications. A cooperative study of 13 participating institutions evaluating 3,885 patients. J Urol 141:243 – 247

Messing EM, Young TB et al (1992) Home screening for hematuria: results of a multiclinic study. J Urol 148(2 Pt 1):289 – 292Mikolajczyk SD, Marks LS et al (2002) Free prostate-specific antigen in serum is becoming more complex. Urology 59:797 – 802

Oesterling JE, Jacobsen SJ et al (1993) Serum prostate-specific antigen in a community-based population of healthy men. Establishment of age-specific reference ranges. J Am Med Assoc 270:860 – 864

Pavone-Macaluso M, de Voogt HJ et al (1986) Comparison of diethylstilbestrol, cyproterone acetate and medroxyprogesterone acetate in the treatment of advanced prostatic cancer: final analysis of a randomized phase III trial of the European Organization for Research on Treatment of Cancer Urological Group. J Urol 136:624 – 631

Peterson RE, Imperato-McGinley J et al (1977) Male pseudohermaphroditism due to steroid 5-alpha-reductase deficiency. Am J Med 62:170 – 191

Pilepich MV, Krall JM et al (1995) Androgen deprivation with radiation therapy compared with radiation therapy alone for locally advanced prostatic carcinoma: a randomized comparative trial of the Radiation Therapy Oncology Group. Urology 45:616 – 623

Prostate Cancer Trialist' Collaborative Group (2000) Maximum androgen blockade in advanced prostate cancer: an overview of the randomised trials. Lancet 355:1491 – 1498

Roehrborn CG, Girman CJ et al (1997) Correlation between prostate size estimated by digital rectal examination and measured by transrectal ultrasound. Urology 49:548 – 557

Roehrborn CG, Boyle P et al (1999) Serum prostate-specific antigen and prostate volume predict long-term changes in symptoms and flow rate: results of a four-year, randomized trial comparing finasteride versus placebo. PLESS Study Group. Urology 54:662 – 669

Roehrborn CG, McConnell J et al (2000) Serum prostate specific antigen is a strong predictor of future prostate growth in men with benign prostatic hyperplasia. PROSCAR longterm efficacy and safety study. J Urol 163:13 – 20

Roehrborn CG, Malice M et al (2001) Clinical predictors of spontaneous acute urinary retention in men with LUTS and clinical BPH: a comprehensive analysis of the pooled placebo groups of several large clinical trials. Urology 58: 210 – 216

Roehrborn CG, Boyle P et al (2002) Efficacy and safety of a dual inhibitor of 5-alpha-reductase types 1 and 2 (dutasteride) in men with benign prostatic hyperplasia. Urology 60:434 – 441

Saad F, Gleason DM et al (2002) A randomized, placebo-controlled trial of zoledronic acid in patients with hormone-refractory metastatic prostate carcinoma. J Natl Cancer Inst 94:1458 – 1468

Scher HI, Kelly WK (1993) Flutamide withdrawal syndrome: its impact on clinical trials in hormone-refractory prostate cancer. J Clin Oncol 11:1566 – 1572

Schroder FH, Collette L et al (2000) Prostate cancer treated by anti-androgens: is sexual function preserved? EORTC Genitourinary Group. European Organization for Research and Treatment of Cancer. Br J Cancer 82:283 – 290

Schulman CC, Cortvriend J et al (1999) Tamsulosin: 3-year long-term efficacy and safety in patients with lower urinary tract symptoms suggestive of benign prostatic obstruction: analysis of a European, multinational, multicenter, openlabel study. European Tamsulosin Study Group. Eur Urol 36:609 – 620

See WA, McLeod D et al (2001) The bicalutamide Early Prostate Cancer Program. Demography 6:43 – 47

See WA, Wirth MP et al (2002) Bicalutamide as immediate therapy either alone or as adjuvant to standard care of patients with localized or locally advanced prostate cancer: first analysis of the early prostate cancer program. J Urol 168: 429 – 435Sgrignoli AR, Walsh PC et al (1994) Prognostic factors in men with stage D1 prostate cancer: identification of patients less likely to have prolonged survival after radical prostatectomy. J Urol 152:1077 – 1081

Shapiro E, Hartanto V et al (1992) The response to alpha blockade in benign prostatic hyperplasia is related to the percent area density of prostate smooth muscle. Prostate 21:297 –307

Shearer RJ, Hendry WF et al (1973) Plasma testosterone: an accurate monitor of hormone treatment in prostatic cancer. Br J Urol 45:668 – 677

Small EJ, Carroll PR (1994) Prostate-specific antigen decline after casodex withdrawal: evidence for an antiandrogen withdrawal syndrome. Urology 43:408 – 410

Soloway MS, Matzkin H (1993) Antiandrogenic agents as monotherapy in advanced prostatic carcinoma. Cancer 71 (Suppl 3):1083 – 1088

Soloway MS, Sharifi R et al (1995) Randomized prospective study comparing radical prostatectomy alone versus radical prostatectomy preceded by androgen blockade in clinical stage B2 (T2bNxM0) prostate cancer. The Lupron Depot Neoadjuvant Prostate Cancer Study Group. J Urol 154(2 Pt 1): 424 – 428

Sorensen PS, Borgensen SE et al (1990) Metastatic epidural spinal cord compression: results of treatment and survival. Cancer 65:1502 – 1510

Stamey TA, McNeal JE et al (1999) Biological determinants of cancer progression in men with prostate cancer. J Am Med Assoc 281:1395 – 1400

Storlie JA, Buckner JC et al (1995) Prostate specific antigen levels and clinical response to low dose dexamethasone for hormone-refractory metastatic prostate carcinoma. Cancer 76:96 – 100

Tannock IF, Osoba D et al (1996) Chemotherapy with mitoxantrone plus prednisone or prednisone alone for symptomatic hormone-resistant prostate cancer: a Canadian randomized trial with palliative end points. J Clin Oncol 14:1756 – 1764

Tannock IF, de Wit R et al (2004) Docetaxel plus prednisone or mitoxantrone plus prednisone for advanced prostate cancer. N Engl J Med 351:1502 – 1512

The Medical Research Council Prostate Cancer Working Party Investigators Group (1997) Immediate versus deferred treatment for advanced prostatic cancer: initial results of the Medical Research Council Trial. Br J Urol 79:235 – 246

Thompson IM, Goodman PJ et al (2003a) The influence of finasteride on the development of prostate cancer. N Engl J Med 349:215 – 224

Thompson IM, Klein EA et al (2003b) Prevention of prostate cancer with finasteride: US/European perspective. Eur Urol 44:650 – 655

Walsh PC, Partin AW et al (1994) Cancer control and quality of life following anatomical radical retropubic prostatectomy: results at 10 years. J Urol 152(5 Pt 2):1831 – 1836

Wasson JH, Reda DJ et al (1995) A comparison of transurethral surgery with watchful waiting for moderate symptoms of benign prostatic hyperplasia. The Veterans Affairs Cooperative Study Group on Transurethral Resection of the Prostate. N Engl J Med 332:75 – 79

Weill A, Chiras J et al (1996) Spinal metastases: indications for and results of percutaneous injection of acrylic surgical cement. Radiology 199:241 – 247

Zietman AL, Coen JJ et al (1995) The treatment of prostate cancer by conventional radiation therapy: an analysis of long term outcome. Int J Radiat Oncol Biol Phys 32:287 – 292

II.4.11 Deficit parziale di androgeni nell'invecchiamento maschile (PADAM) e terapia sostitutiva con testosterone: uso o abuso?

D. VANDERSCHUEREN

Sintesi

- La supplementazione di testosterone (T) non è indicata a meno che l'anziano non presenti una malattia testicolare, ipofisaria o ipotalamica ben definita.
- La supplementazione di T nell'anziano indenne da qualsiasi malattia testicolare, ipofisaria o ipotalamica ben definita e che possiede delle concentrazioni di T inferiori o appena inferiori ai livelli di riferimento dei soggetti giovani è ancora a uno stadio sperimentale.
- La soglia di T a partire dalla quale compaiono alcuni sintomi e/o disfunzioni tissutali è ancora mal definita. Questa soglia può variare da un individuo all'altro.
- La supplementazione sovrafisiologica di T deve essere evitata nelle persone anziane. Se deve essere intrapreso un trattamento con T, il trattamento sostitutivo deve essere fisiologico.
- Il controllo prostatico e dell'ematocrito è importantissimo nel corso di un trattamento con T.
- Le nuove modalità terapeutiche devono evitare di stimolare la prostata ma devono mantenere i benefici della stimolazione dei recettori degli androgeni negli altri organi (umore, funzione sessuale, ossa).

II.4.11.1 Introduzione

I benefici della terapia sostitutiva con il testosterone (T) sono ben definiti negli uomini ipogonadici che, sotto trattamento sostitutivo con il T, beneficiano di un aumento della massa ossea e muscolare con diminuzione della massa grassa. Questi pazienti mostrano anche un aumento della loro energia e della loro funzione sessuale sotto trattamento. Il trattamento sostitutivo con il T è, quindi, essenziale alla qualità di vita degli uomini ipogonadici (Morley e Perry 2003).

La maggior parte dei sintomi dell'ipogonadismo, come la riduzione della libido, la depressione, la riduzione della forza fisica, il danno muscolare, l'accumulo di grasso viscerale e l'osteoporosi, ricorda i sintomi dell'invecchiamento. Poiché il fenomeno dell'invecchiamento è associato a delle alterazioni ormonali, è interessante speculare sul fatto che alcuni di questi sintomi legati all'età sono spiegati da modificazioni ormonali quali la riduzione del T totale e del T libero (Tabella II.4.7). Non è, dunque, sorprendente che il trattamento sostitutivo con il T sia anche proposto all'uomo anziano che ha un deficit parziale di androgeni legato all'età (PADAM). Per questa ragione, l'utilizzo del T si è esteso oltre l'indicazione ben stabilita di ipogonadismo maschile (Hayes 2000). Tuttavia, l'eventuale uso di T generalizzato nell'anziano può comportare dei rischi. È, quindi, fondamentale definire chiaramente i benefici e i rischi del trattamento con il T nell'anziano. Lo scopo di questo capitolo è di valutare in quale misura la letteratura scientifica disponibile permette già di rispondere alle seguenti domande critiche:

- Chi, nella popolazione anziana, deve beneficiare di una terapia sostitutiva con il T?
- Qual è il beneficio atteso di un tale trattamento nell'anziano?
- Quali sono i rischi/effetti secondari del trattamento sostitutivo con il T?
- Quale tipo di trattamento sostitutivo con il T deve essere utilizzato nell'anziano?
- Per quanto tempo si deve somministrare il T nell'anziano?

Tabella II.4.7. Principali modificazioni legate all'età delle concentrazioni degli steroidi sessuali nell'uomo

Testosterone	↓
Sex Hormone Binding Globulin (SHBG, globulina che lega l'ormone sessuale)	↑
Testosterone libero	↓↓
5α-Diidrotestosterone	↔
17β-Estradiolo	↔
17β-Estradiolo libero	↓
Deidroepiandrosterone solfato	↓↓

↓ = diminuito; ↑ = aumentato; ↔ = assenza di modificazioni

Durante l'invecchiamento, i tassi di T si riducono dall'1 al 2%/anno, ma la riduzione è più importante per il T libero a causa di un aumento legato all'età dei livelli dell'SHBG. Benché i livelli sierici di estradiolo siano tuttora costanti, i tassi di estradiolo libero tendono anch'essi a diminuire. Circa il 20% degli uomini di più di 60 anni avrebbe dei livelli di T inferiori ai valori normali dei giovani. La maggior parte degli anziani con un deficit parziale di androgeni ha, tuttavia, solo una lieve riduzione delle concentrazioni di T.

II.4.11.2 Chi deve beneficiare della terapia sostitutiva con il T? Qual è la popolazione bersaglio?

Secondo una meta-analisi, nessun dato disponibile supporta un uso illimitato di T nell'uomo di più di 60 anni indipendentemente dai suoi sintomi e/o dai suoi disturbi o dai livelli di T (Gruenewald e Matsumoto 2003).

Solo uno studio randomizzato controllato condotto in uomini anziani eugonadici asintomatici ha valutato gli effetti di una dose moderata di T undecanoato (80 mg) per via orale per 8 mesi. Sfortunatamente, questo studio era concepito solo per valutare la sicurezza dei tassi di T (effetti sul volume prostatico [aumento], sintomi urinari [nessuna modifica] e livelli di PSA [nessuna modifica]) e non per mettere in evidenza i benefici (Holmang et al. 1993). Tutte le recensioni rilevanti pubblicate su questo soggetto concordano, pertanto, nel concludere che l'uso della terapia sostitutiva con il T nell'uomo anziano è ancora allo stadio sperimentale (Tenover 1999; Vermeulen 2001; Gooren 2003; Gruenewald e Matsumoto 2003; Swerdloff e Wang 2004).

La prima e più difficile sfida riguardo al trattamento sostitutivo con il T, è la definizione della popolazione bersaglio all'interno della popolazione maschile invalida. Un primo approccio è di mirare agli uomini più anziani con sintomi compatibili con un ipogonadismo. Sfortunatamente, questi sintomi non sono specifici della popolazione anziana. In effetti, dei questionari come l'ADAM score (**A**ndrogen **D**eficiency in the **A**geing **M**ale) sono stati concepiti per individuare gli ipogonadici nella popolazione generale (Morley et al. 2000). Molti uomini con un ADAM score positivo non sono, tuttavia, ipogonadici ma, spesso, sono depressi (Delhez et al. 2003). Non esiste, dunque, attualmente, nessun metodo clinico attendibile che permetta all'endocrinologo di differenziare precisamente i sintomi dell'ipogonadismo legati a uno stato depressivo da un'altra malattia cronica o semplicemente dovuta a una disfunzione legata all'età. Alcuni autori hanno utilizzato la riduzione della densità ossea come criterio di sostituzione del rischio di fratture, al fine di selezionare gli uomini più anziani che possono trarre vantaggio da un trattamento sostitutivo con androgeni. La densità ossea è, in effetti, un marker utile del follow-up del trattamento con androgeni negli uomini ipogonadici (Vandererschueren et al. 2004). Tuttavia, la densità ossea degli uomini più anziani è, probabilmente, più determinata dalla predisposizione genetica, dall'apporto di calcio, dall'attività fisica, dalle malattie associate e dal tasso di vitamina D che dai tassi di androgeni. Per questa ragione, un altro approccio consiste nell'individuare l'ipogonadismo negli uomini anziani senza tenere conto dei sintomi, in modo da individuare quelli che hanno dei livelli sierici di T inferiori a una certa soglia. Ancora una volta, questo approccio pone il problema della definizione della soglia, se esiste. Una soglia è un tasso sierico assoluto di T al di sotto di cui alcuni sintomi/disturbi si manifestano o la funzione dei tessuti bersaglio degli androgeni diventa problematica. Una tale soglia di T può ritardare, secondo i sintomi e/o i tessuti. L'osso può avere una soglia di T inferiore a quella dei tessuti più androgeno-sensibili come la prostata. In effetti, in ratti maschi vecchi castrati, basse dosi di T, che favoriscono solo in modo minimo la prostata o le vescicole seminali, permettono di mantenere sia la densità ossea che la massa magra (Vandererschueren et al. 2000). Si ignora ancora se una tale soglia specifica dei tessuti sia presente anche nell'uomo anziano. Probabilmente il 20% degli uomini di età superiore ai 60 anni ha una concentrazione sierica di T inferiore a 2 SD della media delle concentrazioni nei giovani in buona salute. La maggior parte di questi uomini ha dei tassi di T solo moderatamente inferiori ai valori normali di questi soggetti giovani, ma ancora ben superiori ai livelli dei castrati. Resta, quindi, la questione di sapere se tale riduzione relativamente limitata dei livelli di T sotto il limite normale dei soggetti giovani può provocare sintomi e/o una disfunzione tissutale. Molti uomini più anziani che hanno un tasso di T inferiore a 2 SD rispetto ai giovani riferiscono anche una funzione sessuale normale. La disfunzione sessuale diventa un disturbo caratteristico e costante solo quando la riduzione di T colpisce i valori bassi (dei castrati), il più delle volte nel quadro di una malattia testicolare o ipofisaria. Queste osservazioni cliniche suggeriscono che dei livelli di T inferiori ai valori normali dei giovani adulti possono essere sufficienti per conservare alcune, se non la maggior parte, delle funzioni legate agli androgeni nell'uomo anziano. Un punto di vista alternativo e opposto consiste nel dire che alcuni uomini anziani i cui tassi di T sono nei valori normali dei giovani possono avere anche significativamente meno T di 20 anni prima. Noi non possiamo attualmente escludere che questi uomini, anche quando le loro concentrazioni di T sono normali, non possano trarre vantaggio da un trattamento sostitutivo con T. La soglia di T può, dunque, non solamente essere specifica a livello dei differenti tessuti o nei confronti dei differenti sintomi, ma anche diversa da un individuo all'altro (Kelleher et al. 2004). Alcuni uomini rispetto a una determinazione genica specifica possono anche essere più vulnerabili di altri agli effetti del deficit androgenico. Sono, quindi, necessari alcuni studi di popolazione che prendono in considerazione il polimorfismo genetico del metabolismo degli androgeni, in relazione con i sintomi di deficit androgenico e/o con la risposta al trattamento sostitutivo con androgeni.

In conclusione, la popolazione bersaglio di uomini anziani che possono trarre vantaggio da un trattamento sostitutivo con il T resta da definire. Non esiste alcun consenso sull'uso o meno della sintomatologia, dei criteri sostitutivi di rischio, dei questionari o semplicemente dei tassi di T (con o senza marker genetici nel futuro) per decidere sulla terapia sostitutiva con il T nell'anziano. Dunque non sorprende che ogni studio randomizzato pubblicato fino a oggi abbia utilizzato dei criteri di inclusione differenti. Per questa ragione non esistono due studi comparabili, il che rende attualmente impossibile la definizione di una popolazione bersaglio del trattamento sostitutivo con il T. Gli uomini anziani che devono ricevere una terapia sostitutiva con il T sono dunque quelli che soffrono di una malattia testicolare, ipofisaria o ipotalamica ben definita che induce in maniera evidente un ipogonadismo e i sintomi che vi si collegano.

II.4.11.3
Quale beneficio attendere da un trattamento sostitutivo con il T nell'anziano?

I pazienti e i medici attendono tutti un miglioramento dei criteri clinici. Idealmente, al momento di una terapia sostitutiva con T, gli anziani dovrebbero quindi beneficiare di un miglioramento dell'umore, dell'energia e della funzione sessuale e cognitiva, avere una minore incidenza del carcinoma prostatico e presentare meno eventi cardiovascolari e fratture.

Tabella II.4.8. Effetti della supplementazione di testosterone (T) sui parametri clinici e subclinici nell'anziano. In molti casi, sono stati riportati sia un aumento e nessuna modificazione che una riduzione e nessuna modificazione. Per un'informazione più dettagliata, leggere la rassegna di Gruenewald e Matsumoto (2003)

Parametri: informazioni insufficienti	↔	↔/↓	↓	↓/↔	↑
Cancro della prostata	Sintomi urinari	–	–	PSA	Volume della prostata? (attenzione al cancro della prostata subclinico)
Fratture	–	–	–	Densità ossea	–
Eventi cardiovascolari	Colesterolo HDL	Colesterolo LDL/ angina pectoris	–	–	Vasodilatazione a breve termine/miglioramento dell'ECG nell'angina pectoris
–	–	–	–	Esami cognitivi, umore	Percezione soggettiva della forza fisica
–	Apnea notturna	–	–	Funzione sessuale	–
–	–	–	Massa grassa	Forza muscolare	Massa magra
–	–	–	–	–	Emoglobina (attenzione alla poliglobulia)

↓ = diminuita; ↑ = aumentata; ↔ = assenza di modificazioni

A oggi, non esistono dei dati certi a proposito del trattamento sostitutivo con il T nell'anziano e negli eventi cardiovascolari, nel cancro della prostata, nelle fratture o nelle funzioni cognitive (Tabella II.4.8). A eccezione dei rapporti sul miglioramento soggettivo della forza e dell'energia, i dati su altri benefici clinici della terapia sostitutiva con il T nell'anziano sono tuttora insufficienti.

In assenza di dati certi sul beneficio clinico, criteri di valutazione subclinici possono, nella stessa misura, servire da criteri di sostituzione per valutare un miglioramento clinico significativo (Tabella II.4.8). In accordo con l'effetto sulla composizione corporea nell'uomo ipogonadico, il trattamento sostitutivo con il T aumenta la massa muscolare e riduce la massa grassa dell'anziano. Non si sa con certezza se la resistenza insulinica e il rischio cardiovascolare migliorino in modo parallelo al miglioramento della composizione corporea. Non è certo che la forza muscolare aumenti e che questo miglioramento sia clinicamente significativo.

Il trattamento sostitutivo con il T può aumentare la densità ossea ma, probabilmente, solo negli anziani che presentano dei livelli molto bassi di T. Uno studio riporta che l'effetto del T non era significativamente più efficace della supplementazione con calcio. Si ignora ancora se un aumento della densità ossea si manifesti anche attraverso una riduzione clinicamente significativa del rischio di fratture (per maggiori informazioni vedi Vandererschueren et al. 2004). Sfortunatamente, la densità minerale ossea resta un marker poco valido del rischio di osteoporosi dell'anziano.

La somministrazione di T per un breve periodo può aumentare il flusso sanguigno coronarico, ridurre le alterazioni dell'ECG da sforzo nei pazienti coronarici e anche ridurre leggermente il colesterolo LDL. In termini di valutazione del rischio cardiovascolare, rimane irrisolta la questione se il trattamento con T (in particolare la supplementazione a lungo termine) sia privo di rischi (Wu e von Eckardstein 2003).

Il T può aumentare il volume prostatico e il PSA, ma nei limiti del valore normale e senza un aumento significativo della sintomatologia urinaria. A oggi, non esiste alcun dato preoccupante riguardo al trattamento sostitutivo con il T e alla progressione o allo sviluppo di una malattia e/o di sintomi prostatici. Restano due preoccupazioni maggiori. La prima è che la durata del trattamento sostitutivo con il T e il numero dei soggetti inclusi rimangono ancora limitati. Per questa ragione i dati statistici sono insufficienti per escludere la possibilità che un trattamento sostitutivo con il T nell'anziano aumenti l'incidenza delle malattie prostatiche. Una seconda preoccupazione è la frequenza elevata dei tumori della prostata subclinici latenti, in particolare nei pazienti molto anziani. Il cancro della prostata subclinico è, per definizione, non prevedibile all'inizio del trattamento sostitutivo con il T e può crescere a un ritmo più rapido del previsto.

II.4.11.4

Quali sono i rischi/effetti secondari del trattamento sostitutivo con il T?

L'effetto secondario meglio conosciuto e più facilmente calcolabile del trattamento sostitutivo con il T è la policitemia. Gli altri rischi potenziali, come la ginecomastia e l'apnea notturna, non costituiscono un reale problema. Inoltre, non è stato riportato nessun effetto negativo del T sulle lipoproteine nella popolazione anziana (Tabella II.4.8). Il problema maggiore rimane, quindi, incentrato sulla prostata. Benché i dati riguardanti la dimensione della prostata, i sintomi urinari, il tasso di PSA e il cancro della prostata non siano fino a qui stati produttivi, l'informazione resta ancora limitata per quanto riguarda la prevalenza elevata del cancro della prostata subclinico negli anziani.

II.4.11.5
Quale tipo di trattamento sostitutivo con il T si deve utilizzare nell'anziano?

Molteplici preparazioni di T (iniettabile, orale o transdermica) sono disponibili per il trattamento dell'uomo anziano (Tabella II.4.9). Queste terapie possono differire per i loro rischi. I dati disponibili suggeriscono che la somministrazione di dosi soprafisiologiche di T deve essere evitata per limitare gli effetti secondari che possono essere più marcati nell'anziano. L'effetto secondario documentato meglio è la policitemia, che può riguardare il 6-12% della popolazione anziana trattata con il T. La normalizzazione dell'anemia, spesso moderata, osservata nell'ipogonadismo in trattamento con il T, è ovviamente benefica, ma la poliglobulia deve essere evitata, in particolare negli anziani (Tabella II.4.8). I tassi soprafisiologici derivano spesso da una somministrazione intramuscolare (Tabella II.4.9), che rimane la modalità più comune di terapia con il T.

Tabella II.4.9. Tipi di trattamento sostitutivo con il T più frequenti nell'anziano

Preparazione	Via di somministrazione	Dose/frequenza
Testosterone enantato	Intramuscolare	100–200 mg ogni 2 settimane
Testosterone undecanoato	Orale	120–160 mg al giorno
Testosterone in gel o in patch	Transdermica	5–10 mg al giorno

II.4.11.6
Per quanto tempo si deve somministrare il T nell'uomo anziano?

È chiaro che l'obiettivo della supplementazione con T, se è efficace, deve essere quello di trattare i pazienti di più di 60 anni per migliorare la loro qualità di vita. Tuttavia, non esiste alcuno studio di supplementazione con il T di durata superiore ai 3 anni. Molti effetti secondari e/o favorevoli possono manifestarsi dopo una più lunga durata di trattamento con il T. I risultati del Women's Health Initiative Study hanno mostrato che alcuni rischi del trattamento ormonale sostitutivo nelle donne in menopausa, come il cancro della mammella, possono manifestarsi anche dopo i 5 anni. Degli studi a lungo termine sulla supplementazione con T sono, quindi, necessari per valutare i benefici e i rischi.

II.4.11.7
Conclusioni e progressi nella ricerca

II.4

Numerose domande riguardanti la supplementazione con T negli anziani restano irrisolte. È poco probabile, in assenza di una malattia testicolare, ipofisaria o ipotalamica clinicamente significativa, che i sintomi o i disturbi e/o un tasso di T inferiore ai limiti della norma, ci indirizzino su chi sia meritevole di una supplementazione con T. Inoltre, i benefici del trattamento con T saranno probabilmente meno marcati rispetto a quelli dei pazienti francamente ipogonadici. In un tale contesto, gli effetti collaterali devono essere assolutamente limitati. È evidente che alcuni di questi rischi sono legati alla terapia soprafisiologica con il T, che deve, di conseguenza, essere evitata nell'anziano. Il principale motivo di preoccupazione durante la supplementazione di T rimarrà la prostata dal momento che il T, che è trasformato in diidrotestosterone, stimola la crescita prostatica. I dati disponibili sono poco rassicuranti rispetto ai rischi della terapia, in particolare per il cancro della prostata. Studi su grande scala di (più) lunga durata saranno necessari se deve essere utilizzato il trattamento sostitutivo con T nell'anziano. Una sfida per l'industria farmaceutica è di sviluppare dei modulatori selettivi dei recettori degli androgeni, analoghi ai modulatori selettivi dei recettori degli estrogeni, privi di un'azione stimolante sul tessuto prostatico.

Bibliografia

Delhez M, Hansenne M, Legros JJ (2003) Andropause and psychopathology: minor symptoms rather than pathological ones. Psychoneuroendocrinology 28:863 - 874

Gooren L (2003) Androgen deficiency in the aging male: benefits and risks of androgen supplementation. J Steroid Biochem Mol Biol 85:349 - 355

Gruenewald DA, Matsumoto AM (2003) Testosterone supplementation therapy for older men: potential benefits and risks. J Am Geriatr Soc 51:101 - 115

Hayes FJ (2000) Testosterone-fountain of youth or drug of abuse. J Clin Endocrinol Metab 85:3020 - 3023

Holmang S, Marin P, Lindstedt G, Hedelin H (1993) Effect of long-term oral testosterone undecanoate treatment on prostate volume and serum prostate-specific antigen concentration in eugonadal middle-aged men. Prostate 23:99 - 106

Kelleher S, Conway AJ, Handelsman DJ (2004) Blood testosterone threshold for androgen deficiency symptoms. J Clin Endocrinol Metab 89:3813 - 3817

Morley JE, Perry HM (2003) Androgen treatment of male hypogonadism in older males. J Steroid Biochem Mol Biol 85:367 - 373

Morley JE, Charlton E, Patrick P, Kaiser FE, Cadeau P, McCready D, Perry HM 3rd (2000) Validation of a screening questionnaire for androgen deficiency in aging males. Metabolism 49:1239 - 1242

Swerdloff RS, Wang C (2004) Androgens and the ageing male. Best Pract Res Clin Endocrinol Metab 18:349 - 362

Tenover JL (1999) Testosterone replacement therapy in older adult men. Int J Androl 22:300 - 306

Vanderschueren D, Vandenput L, Boonen S, Van Herck E, Swinnen JV, Bouillon R (2000) An aged rat model of partial androgen deficiency: prevention of both loss of bone and lean body mass by low-dose androgen replacement. Endocrinology 141:1642 - 1647

Vanderschueren D, Vandenput L, Boonen S, Lindberg MK, Bouillon R, Ohlsson C (2004) Androgens and bone. Endocr Rev 25:389 - 425

Vermeulen A (2001) Androgen replacement therapy in the aging male–a critical evaluation. J Clin Endocrinol Metab 86:2380 - 2390

Wu FC, von Eckardstein A (2003) Androgens and coronary artery disease. Endocr Rev 24:183 - 217

II.4.12 Uso sovrafisiologico di androgeni

H.-C. Schuppe, A. Jung, W.-B. Schill

Sintesi

Gli atleti professionisti e amatoriali fanno uso di steroidi androgenici anabolizzanti per migliorare massa, forza e resistenza muscolare. Inoltre, un numero crescente di uomini consuma steroidi androgenici anabolizzanti principalmente come degli integratori, allo scopo di migliorare il loro aspetto e il loro senso di benessere. I composti più frequentemente utilizzati in modo illecito sono gli esteri 17β-idrossilati di testosterone, il 19-nortestosterone, il metenolone e i derivati epatotossici 17α-alchilati stanozololo e metandienone. La formulazione più utilizzata comprende delle associazioni di vari steroidi androgenici anabolizzanti presi a dosi fino a 100 volte superiori a quelle della terapia androgenica sostitutiva nell'ipogonadismo maschile.

Tra gli effetti secondari ben noti, il più importante, nell'andrologia clinica, è la soppressione dell'asse ipotalamo-ipofisi-gonadi, che provoca inibizione della spermatogenesi, atrofia testicolare, disfunzione sessuale e ginecomastia. La de-regolazione ormonale e le alterazioni dei parametri del liquido seminale sono considerate come reversibili dopo la disintossicazione. Tuttavia, il ristabilimento della spermatogenesi può richiedere più di 12 mesi o anche non manifestarsi dopo un abuso prolungato. Considerando che gli steroidi androgenici anabolizzanti rappresentano un rischio maggiore per la salute della popolazione generale, tra cui gli adolescenti, è necessario aumentare gli sforzi per la prevenzione dell'abuso. La prescrizione di steroidi androgenici anabolizzanti a uomini in buona salute da parte dei medici è inaccettabile sui piani etico e medico-legale.

II.4.12.1
Introduzione

Gli androgeni sono necessari alla differenziazione sessuale prenatale e allo sviluppo puberale del fenotipo maschile. Nell'adulto, il testosterone svolge un ruolo chiave nel mantenimento dei tessuti riproduttivi specifici, compresa la spermatogenesi a livello testicolare. Inoltre, gli androgeni favoriscono in maniera significativa la funzione ventricolare e i comportamenti sessuali. È ben noto che il trattamento sostitutivo con il testosterone in uomini ipogonadici aumenta il risparmio di azoto, la massa magra e il peso corporeo (Bagatell e Bremner 1996). La terapia sostitutiva con androgeni nell'ipogonadismo è associata a effetti benefici sulla forza muscolare, sulla densità minerale ossea, sull'eritropoiesi e sull'umore. Al contrario, rimane da chiarire se gli androgeni sono in grado di migliorare la forza muscolare e le prestazioni degli uomini eugonadici in buona salute (Wilson 1988; Elashoff et al. 1991; Bagatell e Bremner 1996). Studi più recenti indicano, tuttavia, che il testosterone ha degli effetti anabolizzanti diretti sui muscoli scheletrici, che si traducono in un aumento della massa muscolare dovuto a un'ipertrofia vera e propria delle fibre muscolari (Bhasin et al. 2001, 2004). In particolare, la somministrazione di dosi soprafisiologiche di testosterone negli uomini in buona salute, specialmente in associazione con l'allenamento muscolare, aumenta la massa magra, così come la dimensione dei muscoli e la forza di contrazione massima (Bhasin et al. 1996).

Il fatto che il testosterone e altri androgeni esercitino degli effetti anabolizzanti ha portato al loro uso come farmaci di miglioramento della prestazione negli atleti dagli anni '50. Oggi, l'abuso di steroidi androgenici anabolizzanti (Anabolic-Androgenic Steroids, AAS) non è più limitato agli sport di competizione ma rappresenta un rischio maggiore per la salute della popolazione generale, in particolare negli adolescenti.

II.4.12.2
Steroidi androgenici anabolizzanti

Essendo rapidamente metabolizzato dal fegato, il testosterone è in pratica inattivo per via orale. Nel corso degli ultimi 60 anni, la ricerca di preparazioni di testosterone utilizzabili in clinica ha prodotto una grande varietà di derivati sintetici (Kochakian 1976; Bagatell e Bremner 1996; Mottram e George 2000; Fig. II.4.36). Gli esteri 17β-idrossilati del testosterone lo rendono utilizzabile in iniezione intramuscolare in un eccipiente oleoso, mentre l'alchilazione in posizione 17α rende la molecola attiva per via orale. Composti supplementari comprendono il 19-nortestosterone (nandrolone) e i suoi derivati, così come i composti 1α-alchilati. A causa delle indicazioni cliniche al di fuori dalla terapia sostitutiva androgenica, sono stati effettuati molti tentativi per sviluppare degli steroidi che presentano delle proprietà predominanti di risparmio di azoto e, quindi, anabolizzanti e meno androgenici. Attualmente, nessuno steroide puramente anabolizzante è, tuttavia, disponibile. Tuttavia, gli AAS migliorano più frequentemente le prestazioni e sono utilizzati in modo illecito negli sport di competizione o meno (Mottram e George 2000; Verroken 2000; Dawson 2001). Oltre agli esteri di testosterone, i composti più frequentemente somministrati sono il nandrolone, il metenolone e i derivati 17α–alchilati metandienone, stanozolo e metiltestosterone. Inoltre, devono essere presi in considerazione nuovi steroidi sintetici («designer»), come ha dimostrato la recente identificazione del tetraidrogestrinone (THG; Catlin et al. 2004; Noakes 2004). Questo composto, che si è rivelato un androgeno molto potente nel test di laboratorio in vitro sul lievito, era stato distribuito senza alcuno studio di laboratorio o tossicologico preliminare (Death et al. 2004).

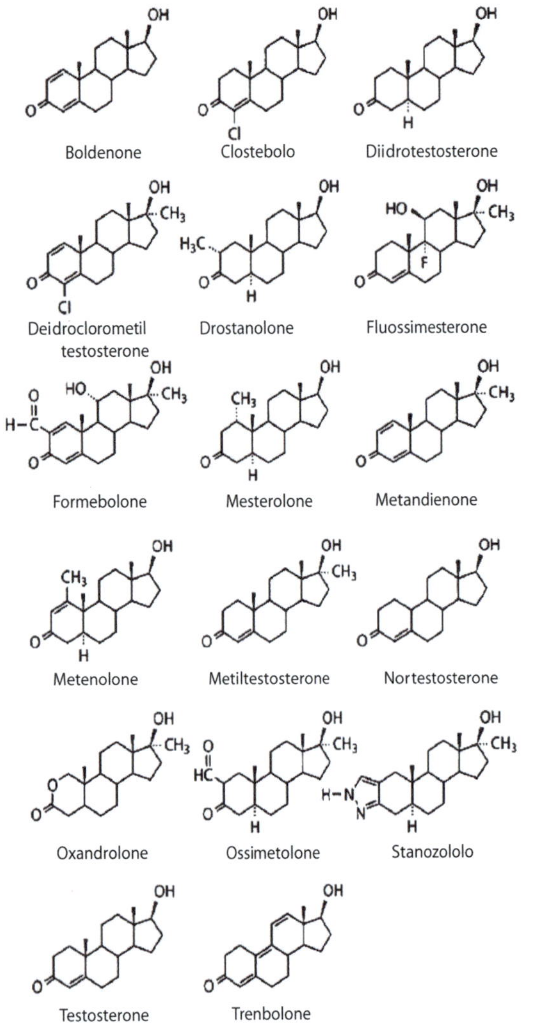

Fig. II.4.36. Struttura degli steroidi androgeni anabolizzanti frequentemente scoperti nei test internazionali di doping. Figura proveniente da Schänzer W (1998) Abuse of androgens and detection of illegal use. In: Nieschlag E, Behre HM (eds) Testosterone – action, deficiency, substitution, 2nd edn. Springer, Berlin Heidelberg New York, pp 545–565

II.4.12.2.1
Gli steroidi androgenici anabolizzanti hanno delle indicazioni cliniche?

L'efficacia e la sicurezza delle preparazioni di testosterone per il trattamento dell'ipogonadismo maschile non sono ben stabilite (Nieschlag et al. 2004; vedi Cap. II.4.13). Gli steroidi androgenici sono, tuttavia, stati inizialmente riconosciuti per i loro effetti anabolizzanti e sono stati molto utilizzati in medicina clinica. Prima dell'innesto di midollo osseo e dell'eritropoietina ricombinante, gli AAS hanno svolto un ruolo importante nel trattamento delle malattie ematologiche come le diverse anemie (Bagatell e Bremner 1996; Basaria et al. 2001). Inoltre, gli effetti benefici di questi composti sono stati osservati in pazienti che soffrono di cachessia associata a delle ustioni gravi o a malattie croniche come l'insufficienza renale ed epatica, i carcinomi o le malattie polmonari (Basaria et al. 2001; Liu e Handelsman 2004). Alcuni studi recenti suggeriscono che gli AAS possono essere impiegati nel trattamento della cachessia dovuta al virus dell'immunodeficienza umana/sindrome da immunodeficienza acquisita. Dei composti come il danazolo rappresentano delle possibilità terapeutiche importanti nella gestione dell'edema angioneurotico ereditario.

II.4.12.2.2
Aspetti storici ed epidemiologici dell'utilizzo abusivo

L'utilizzo da parte degli atleti di prodotti medicinali che migliorano la performance risale all'epoca dei primi Giochi Olimpici (Verroken 2000). Negli anni '50, gli atleti impegnati nel sollevamento pesi furono i primi a prendere dei derivati del testosterone senza nessuna indicazione medica, al fine di aumentare la loro massa e la loro forza muscolare. Da allora, l'abuso di AAS si è rapidamente esteso ad altre discipline degli sport di competizione, malgrado precoci e gravi effetti collaterali (Wade 1972; Wilson 1988; Verroken 2000; Dawson 2001). In alcuni Paesi, come la Vecchia Repubblica Democratica Tedesca, gli atleti erano anche sistematicamente sottoposti dal governo a programmi di doping ormonale segreti e contrari all'etica (Franke e Berendonk 1997).

Nel 1968, il Comitato internazionale olimpico (CIO) ha annunciato le prime regole anti-doping. La lista dei composti illeciti prevedeva, tuttavia, solo gli stimolanti e i narcotici. Gli AAS sintetici sono stati vietati nel 1974 quando sono diventati disponibili i primi metodi di individuazione dell'abuso di questi composti (Verroken 2000; Schänzer 2004). In particolare, il testosterone stesso è stato vietato solo nel 1984. Le definizioni ulteriori di doping sono più generali e comprendono un ampio spettro di sostanze e di metodi che migliorano la performance (IOC 1999; Verroken 2000): «Il doping è (1) l'uso di un espediente (sostanza o metodo) potenzialmente pericoloso per la salute degli atleti e/o in grado di aumentare le loro performance o (2) la presenza nel corpo di un atleta di una sostanza vietata o la prova del suo uso o la prova dell'uso di un metodo proibito».

Tra le diverse discipline, la prevalenza più elevata di abuso riguarda i culturisti e gli atleti impegnati nel sollevamento pesi, seguiti dagli atleti di atletica leggera, dai ciclisti e dai nuotatori (Wilson 1988; Schänzer 1998). Le statistiche complessive dei test di doping, effettuati dai laboratori accreditati dal CIO e dall'Agenzia Mondiale Anti-Doping, praticati durante la competizione e l'allenamento hanno rivelato circa l'1% di campioni positivi agli AAS nel corso dell'ultimo decennio (Verroken 2000; Schänzer 2004). D'altra parte, le inchieste realizzate dopo i Giochi Olimpici di Seoul nel 1988 hanno dato degli indizi che lasciano pensare che più del 50% degli atleti aveva utilizzato in maniera illecita dei farmaci che aumentavano la performance (Dawson 2001).

L'uso inappropriato di AAS non è, tuttavia, limitato alla competizione di alto livello. È stato avanzato che più del 25% degli uomini che frequentano le palestre ricorreva a degli AAS e ad altri farmaci che migliorano la performance, con una prevalenza che va fino all'80% per i culturisti amatoriali maschili (Johnson 1990; Boos et al. 1998). Inoltre, si devono prendere in considerazione i consumatori per motivi lavorativi come i portieri, i poliziotti e i guardiani delle prigioni (Dawson 2001). Diverse inchieste negli adolescenti di 11-18 anni hanno mostrato che il 3-12% dei maschi e l'1-2% delle femmine aveva utilizzato o ricorreva agli AAS (Buckley et al. 1988; Handelsman e Gupta 1997; Bahrke et al. 2000). Secondo dei dati provenienti dal Regno Unito, gli AAS arriverebbero alla terza posizione tra le droghe più frequentemente proposte agli studenti, dopo cannabis e amfetamine (Dawson 2001). Benché non esistano dei dati epidemiologici precisi, alcune informazioni disponibili indicano che l'abuso di AAS aumenta in modo spettacolare nella popolazione generale. Gli AAS sono diventati dei farmaci del benessere, e questo uso abusivo è spesso associato a quello di altri prodotti come i narcotici, l'alcol e il tabacco (Durant et al. 1993; Boos et al. 1998; Bahrke et al. 2000).

II.4.12.2.3
Obiettivi e psicopatologia dell'utilizzo abusivo

L'effetto attraente degli AAS per gli atleti professionisti anche se non professionisti è quello di aumentare la massa muscolare e, quindi, la forza, la velocità della corsa e la resistenza oltre il livello realizzabile con ogni tipo di allenamento o di intervento non farmacologico complesso, compreso un regime alimentare specifico (Dawson 2001; Noakes 2004). I consumatori per motivi lavorativi, come il personale di sicurezza, hanno come scopo quello di aumentare la loro forza sia per l'offesa che per la difesa. Un numero crescente di uomini utilizza, tuttavia, gli AAS soprattutto allo scopo di migliorare il loro aspetto e il senso di benessere (Pope et al. 2000; Dawson 2001). In particolare, alcuni uomini esprimono un vivo desiderio di avere un corpo più imponente e più muscoloso. Benché siano molto muscolosi, questi uomini sono spesso insoddisfatti della loro immagine corporea e si percepiscono come troppo magri (Drenowski e Yee 1987; Pope et al. 2000). Diversi studi hanno stabilito che i culturisti, rispetto ad altri atleti, sono particolarmente preoccupati per il loro aspetto corporeo, in un modo simile a quello dei pazienti affetti da disturbi del comportamento alimentare come l'anoressia mentale, ma con l'obiettivo «inverso» di aumentare la loro muscolatura (Blouin e Goldfield 1995; Mangweth et al. 2001). Così, l'abuso di AAS e l'allenamento ossessivo associati all'insoddisfazione dell'immagine corporea sono in grado di tradurre una dismorfofobia secondo il DSM-IV (American Psychiatric Association 1994). La convinzione patologica, osservata negli atleti del sollevamento pesi e nei culturisti, di essere insufficientemente muscolosi è stata denominata «bigger-essia» o «dismorfia del muscolo» (Pope et al. 2000; Choi et al. 2002).

II.4.12.3
Modalità di uso abusivo

Gli atleti e i culturisti non professionisti che usano abusivamente degli AAS ritengono che dosi più elevate producono effetti muscolari più marcati (Wilson 1988; Knuth et al. 1989; Bagatell e Bremner 1996; Boos et al. 1998; Mottram e George 2000; Dawson 2001). Di conseguenza, i regimi abituali di somministrazione differiscono totalmente da quelli applicati in clinica, come illustrato «dalle rispettive raccomandazioni» disponibili in alcune pubblicazioni come l'«Underground steroid handbook» (Duchaine 1989), nelle riviste destinate ai culturisti o su internet. Varie associazioni di AAS sia per via intramuscolare che orale, compresi i composti 17α-alchilati, sono prese per alcuni periodi di tempo e a dosi gradualmente crescenti («stacking»; i prodotti spesso utilizzati sono mostrati nella Fig. II.4.36). Periodi di trattamento di 4-18 settimane sono seguiti da intervalli senza farmaci di una durata che può arrivare fino a un anno. Le dosi di AAS somministrati sono superiori a 100 volte quelle necessarie alla terapia androgenica sostitutiva nel trattamento dell'ipogonadismo maschile. Per un effetto massimo, gli AAS sono stati impiegati in associazione con altri ormoni come l'insulina, l'ormone della crescita, l'IGF o gli ormoni tiroidei (Mottram e George 2000; Dawson 2001; Noakes 2004). La gonadotropina corionica umana (hCG), gli anti-estrogeni come il tamoxifene o i diuretici sono somministrati al fine di prevenire gli effetti indesiderati degli AAS.

Il grado esatto del beneficio ottenuto con i regimi precedenti che combinano diversi AAS o l'uso simultaneo di altri prodotti è sconosciuto (Noakes 2004). A causa del segreto che circonda l'utilizzo dei farmaci dopanti, i dati obiettivi sono rari. Si ignora ancora se gli steroidi che hanno forti proprietà anabolizzanti siano più efficaci per aumentare la massa muscolare, la forza e la resistenza, delle preparazioni di testosterone. Gli studi clinici controllati prospettici in condizioni adeguate restano, tuttavia, vietati per ragioni etiche.

Benché diversi AAS come i composti 17α-alchilati non siano più utilizzati in clinica e siano stati ufficialmente ritirati dal mercato a causa di effetti collaterali gravi, essi restano disponibili nel mercato nero o possono essere ordinati tramite internet. Inoltre, sono somministrate delle preparazioni approvate per il solo uso veterinario. In particolare, la qualità sconosciuta degli AAS prodotti illegalmente è un motivo di inquietudine. D'altra parte, si è stimato che, nel 15% dei casi, gli AAS sono prescritti da alcuni medici o prescritti dai farmacisti (Boos et al. 1998).

Dei pro-ormoni del testosterone, come anche dei derivati del diidrotestosterone e del nortestosterone, sono stati commercializzati per essere utilizzati come complementi nutrizionali e sono presentati come efficaci quanto il testosterone (Schänzer 2004). Tuttavia, solo forti dosi di tali composti somministrati per via orale provocano un aumento significativo del testosterone sierico. È stato dimostrato che altri complementi nutrizionali, proposti come delle alternative non farmacologiche al miglioramento delle performance, contengono, in realtà, dei livelli sostanziali di AAS non referenziati (Geyer et al. 2004). Un uso non intenzionale di questi preparati da parte degli atleti può provocare dei risultati positivi ai test di doping.

II.4.12.3.1 Effetti indesiderati degli steroidi androgenici anabolizzanti

Gli effetti indesiderati degli AAS dipendono sia dal tipo che dalla dose somministrata (Bagatell e Bremner 1996). Generalmente, le dosi utilizzate in occasione della terapia sostitutiva e la somministrazione di esteri di testosterone sono associate a meno complicanze rispetto all'uso di derivati 17α-alchilati, particolarmente a dosi eccessive. Gli effetti tossici, a volte androgenici ed estrogenici, così come gli effetti tossici non ormonali dei composti iniziali e dei loro metaboliti, devono essere tenuti in debita considerazione. Gli studi disponibili in questo campo possono, tuttavia, riflettere insufficientemente i postumi di un abuso persistente, in particolare con la somministrazione di dosi non standardizzate e di associazioni di AAS. Inoltre, non esiste un ufficio centrale di denuncia degli effetti secondari (Dawson 2001).

Gli effetti secondari più frequentemente osservati negli atleti, nei culturisti e in altri consumatori abusivi di AAS sono riassunti nella Tabella II.4.10. La «top ten» delle lamentele riportate dagli uomini che chiedono un servizio di assistenza telefonica anti-doping in Svezia comprendeva l'aggressività, la depressione, l'acne, la ginecomastia, l'ansia, i problemi di impotenza, l'atrofia testicolare, i disturbi del sonno, la ritenzione di liquidi e i disturbi dell'umore (Eklof et al. 2003). Per gli andrologi clinici, la soppressione dell'asse ipotalamo-ipofisi-gonadi e l'infertilità che ne deriva hanno un ruolo di maggiore importanza: a causa del meccanismo di feedback negativo, la secrezione di gonadotropine e di testosterone endogeno è diminuita, provocando un'inibizione della spermatogenesi con oligo o azoospermia (Schürmeyer et al. 1984). Inoltre, le percentuali degli spermatozoi mobili e di quelli di morfologia normale possono essere significativamente ridotte (Knuth et al. 1989; Torres-Calleja et al. 2001). Osservazioni recenti indicano che un abuso concomitante di hCG può alterare ancora di più la spermatogenesi e, quindi, la morfologia degli spermatozoi (Karila et al. 2004). L'atrofia testicolare e l'alterazione della funzione sessuale, con perdita della libido e disfunzione erettile, sono anch'esse dei segni e dei sintomi frequenti di ipogonadismo indotto dagli AAS (Wilson 1988).

L'espressione ormonale e le alterazioni dei parametri del liquido seminale sono considerate come reversibili dopo la disintossicazione (Schürmeyer et al. 1984; Knuth et al. 1989). Il recupero della spermatogenesi può, tuttavia, richiedere più di 12 mesi (Gazvani et al. 1997). Altri casi clinici riferiti mostrano che l'ipogonadismo ipogonadotropo può anch'esso rivelarsi irreversibile (Van Breda et al. 2003; Jung et al. 2003). In questo contesto, devono essere sottolineati l'eziologia multifattoriale dell'infertilità maschile e l'impatto dei disturbi preesistenti o simultanei delle funzioni riproduttive (vedi Cap. I.3).

Per quanto riguarda il trattamento, si è utilizzato il citrato di clomifene per correggere l'ipogonadismo (Tan e Vasudevan 2003). Degli uomini che presentano un'infertilità primaria dovuta a un'azoospermia persistente dopo l'abuso di AAS sono stati sottoposti con successo a una terapia con l'hCG sola o associata alla gonadotropina menopausale umana (hMG) e, in un caso, delle tecniche

Tabella II.4.10. Effetti indesiderati degli steroidi androgenici anabolizzanti nell'uomo[a]

Asse ipotalamo-ipofisi-gonadi	Soppressione della secrezione di gonadotropine Atrofia testicolare Oligo o azoospermia, infertilità Deficit di testosterone Riduzione della libido
Mammella	Ginecomastia
Ematopoiesi	Poliglobulia Complicanze tromboemboliche
Sistema cardiovascolare	Cardiomiopatia, morte improvvisa cardiaca
Fegato[b]	Colestasi epatocellulare e intraepatica Porpora epatica (cisti epatiche emorragiche) Adenoma/carcinoma epatocellulari
Metabolismo	Riduzione plasmatica del colesterolo HDL, aumento del colesterolo LDL Iperinsulinemia
Ossa	Chiusura prematura delle epifisi (negli adolescenti)
Cute	Acne Alopecia androgenetica
Disturbi psicologici	Disturbi dell'umore, depressione, sintomi psicotici (sindromi da svezzamento), aggressività aumentata

[a]Adattato da Jockenhövel (2002) [b]In particolare dopo la somministrazione di derivati di 17α alchilati

di assistenza alla riproduzione sono state necessarie per ottenere una procreazione (Turek et al. 1995; Jung et al. 2003; Menon 2003).

La ginecomastia è uno degli effetti collaterali più frequenti degli AAS, in particolare quando i composti somministrati sono aromatizzati in estrogeni (Eklof et al. 2003). Le alterazioni mammarie spesso persistono dopo la disintossicazione da AAS e possono richiedere una mastectomia. Le reazioni cutanee collaterali degli AAS sono caratterizzate dall'acne volgare che può andare fino alle forme gravi dell'acne fulminante con le sue sequele gravi (Assmann et al. 1999). L'epatotossicità è legata principalmente alle forti dosi di composti 17α-alchilati (Bagatell e Bremner 1996). Una colestasi epatocellulare e intraepatica può provocare un ittero grave e un mancamento epatico; inoltre, sono stati riportati una porpora epatica e lo sviluppo di un adenoma o di un carcinoma epatocellulare (Soe et al. 1992). Inoltre, la somministrazione di alte dosi di AAS provoca delle alterazioni sfavorevoli del metabolismo lipidico che determina un profilo lipidico aterogeno aggravato (Hartgens et al. 2004). Tuttavia, sapere se l'abuso prolungato degli AAS sia associato a un aumento significativo del rischio di malattia cardiovascolare, del rischio trombogeno e di complicanze emboliche è dibattuto. Da un altro lato, dei danni vascolari cerebrali, degli infarti del miocardio e delle morti improvvise dovute a una cardiomiopatia sono stati riportati in uomini giovani che utilizzano in modo abusivo gli AAS (Bagatell e Bremner 1996). Alcuni studi condotti in atleti indicano che l'abuso di AAS è associato a un'ipertrofia miocardica dose-dipendente (Karila et al. 2003). Le alterazioni della massa ventricolare sinistra erano potenziate dall'uso concomitante di ormone della crescita. Bisogna sottolineare che gli AAS interessano anche la psiche e il comportamento (Pope e Katz 1994; Brower 2002). Accanto ai disturbi dell'umore, sono stati osservati un aumento del comportamento aggressivo e una dipendenza, così come sindromi di astinenza con depressione, ipomania o segni psicotici. Che questi sintomi siano il risultato di un abuso di AAS o rispecchino una psicopatologia sottostante del paziente resta incerto (vedi sopra).

II.4.12.3.2
Individuazione dell'uso sovrafisiologico

Il controllo del doping negli sport da competizione è organizzato dalle federazioni sportive nazionali e internazionali, la CIO e anche l'Agenzia Mondiale Anti-Doping con «dei programmi di screening fuori dalla competizione» (Schänzer 2004). I campioni prelevati devono essere analizzati in laboratori accreditati conformemente a dei protocolli standardizzati. Riguardo all'identificazione degli AAS, l'analisi dei prelievi dell'urina con la cromatografia allo stadio gassoso e con spettrometria di massa ad alta risoluzione dopo la preparazione adeguata del campione, è il principale strumento utilizzato (Saugy et al. 2000; Schänzer 2004). Per aumentare la precisione dei risultati analitici, sono impiegati dei metodi di derivazione e dei profili di monitoraggio di ioni particolari. Inoltre, il metabolismo molto complesso di AAS, così come la farmacocinetica dei composti iniziali e dei loro metaboliti escreti, devono essere tenuti in debita considerazione. La diagnosi di più di 20 metaboliti dopo la somministrazione di un solo AAS non è rara (Schänzer 2004). Per quanto riguarda l'abuso di AAS endogeni, per esempio il testosterone, è determinato il rapporto testosterone/epitestosterone escreto nell'urina, ed esso appare significativamente aumentato dopo la somministrazione di testosterone esogeno. I risultati rispettivi necessitano, tuttavia, di essere confermati con procedure supplementari come quelle che associano la cromatografia allo stadio gassoso e la spettrometria di massa. In futuro, i test biologici potrebbero diventare degli strumenti rilevanti, in particolare per individuare i nuovi steroidi sintetici (Handelsman 2004).

Bibliografia

American Psychiatric Association (1994) Diagnostic and statistical manual of mental disorders, 4th edn. American Psychiatric Association, Washington

Assmann T, Arens A, Becker-Wegerich P, Schuppe HC, Lehmann P (1999) Acne fulminans, sternoclavicular bone lesions and azoospermia following abuse of anabolic steroids [in German]. Z Hautkr 74:570 – 572

Bagatell CJ, Bremner WJ (1996) Androgens in men – uses and abuses. N Engl J Med 334:707 – 714

Bahrke M, Yesalis CE, Kopstein AN, Stephens JA (2000) Risk factors for anabolic-androgenic steroid use among adolescents. Sports Med 29:1 – 9

Basaria S, Wahlstrom JT, Dobs AS (2001) Clinical review 138: anabolic-androgenic steroid therapy in the treatment of chronic diseases. J Clin Endocrinol Metab 86:5108 – 5117

Bhasin S, Storer TW, Berman N, Callegari C, Clevenger B, Phillips J, Bunnel TJ, Tricker R, Shirazi A, Casaburi R (1996) The effects of supraphysiologic doses of testosterone on muscle size and strength in normal men. N Engl J Med 335:1 – 7

Bhasin S, Woodhouse L, Storer TW (2001) Proof of the effect of testosterone on skeletal muscle. J Endocrinol 170:27 – 38

Bhasin S, Storer TW, Singh AB, Woodhouse L, Singh R, Artaza J, Taylor WE, Sinha-Hikim I, Jasuja R, Gonzalez-Cadavid N (2004) Testosterone effects on the skeletal muscle. In: Nieschlag E, Behre HM (eds) Testosterone – action, deficiency, substitution, 3rd edn. Cambridge University Press, Cambridge, pp 715 – 735

Blouin AG, Goldfield GS (1995) Body image and steroid use in male bodybuilders. Int J Eat Disord 18:159 – 165

Boos C, Wulff P, Kujath P, Bruch H-P (1998) Drug abuse among recreational athletes in leisure sports [in German]. Dt Ärztebl 95:A953 – A957

Brower KJ (2002) Anabolic steroid abuse and dependence. Curr Psychiatry Rep 4:377 – 387

Buckley WE, Yesalis CE, Friedl KE, Anderson WA, Streit AL, Wright JE (1988) Estimated prevalence of anabolic steroid use among male high school seniors. J Am Med Assoc 260:3441 – 3445

Catlin DH, Sekera MH, Ahrens BD, Starcevic B, Chang YC, Hatton CK (2004) Tetrahydrogestrinone: discovery, synthesis, and detection in urine. Rapid Commun Spectrom 18: 1245 – 1249

Choi PY, Pope HG Jr, Olivardia R (2002) Muscle dysmorphia: a new syndrome in weightlifters. Br J Sports Med 36:375 – 376

Dawson RT (2001) Drugs in sport – the role of the physician. J Endocrinol 170:55 – 61

Death AK, McGrath KC, Kazlauskas R, Handelsman DJ (2004) Tetrahydrogestrinone is a potent androgen and progestin. J Clin Endocrinol Metab 89:2498 – 2500
Drenowski A, Yee DK (1987) Men and body image: are males satisfied with their body weight? Psychosom Med 49:626 – 634
Duchaine D (1989) Underground steroid handbook II. HLR Technical Books, Venice
Durant RH, Rickert VI, Ashworth CS, Newman C, Slavens G (1993) Use of multiple drugs among adolescents who use anabolic steroids. N Engl J Med 328:922 – 926
Eklof AC, Thurelius AM, Garle M, Rane A, Sjoqvist F (2003) The antidoping hot-line, a means to capture the abuse of doping agents in the Swedish society and a new service function in clinical pharmacology. Eur J Clin Pharmacol 59: 571 – 577
Elashoff JD, Jacknow AD, Shain SG, Braunstein GD (1991) Effects of anabolic-androgenic steroids on muscular strength. Ann Intern Med 115:387 – 393
Franke WW, Berendonk B (1997) Hormonal doping and androgenization of athletes: a secret program of the German Democratic Republic government. Clin Chem 43:1262 – 1279
Gazvani MR, Buckett W, Luckas MJM, Aird IA, Hipkin LJ, Lewis-Jones DI (1997) Conservative management of azoospermia following steroid abuse. Hum Reprod 12:1706 – 1708
Geyer H, Parr MK, Mareck U, Reinhart U, Schrader Y, Schänzer W (2004) Analysis of non-hormonal nutritional supplements for anabolic-androgenic steroids – results of an international study. Int J Sports Med 25:124 – 129
Handelsman DJ (2004) Designer androgens in sport: when too much is never enough. Sci STKE 244:41
Handelsman DJ, Gupta (1997) Prevalence and risk factors for anabolic-androgenic steroid abuse in Australian high school students. Int J Androl 20:159 – 164
Hartgens F, Rietjens G; Keizer HA, Kuipers H, Wolffenbuttel BH (2004) Effects of androgenic-anabolic steroids on apolipoproteins and lipoprotein (a). Br J Sports Med 38:253 – 259
International Olympic Committee (1999) Lausanne declaration on doping in sport. IOC, Lausanne
Jockenhövel F (2002) Männlicher Hypogonadismus – aktuelle Aspekte der Androgensubstitution, 2nd edn. Uni-Med, Bremen
Johnsen MD (1990) Anabolic steroid use in adolescent athletes. Pediatr Clin North Am 37:1111 – 1123
Jung A, Schill WB, Schuppe HC (2003) Persistent hypogonadotrophic hypogonadism after abuse of anabolic steroids [in German]. JDDG 1 (Suppl 1):S43
Karila T, Karjalainen JE, Mantysaari MJ, Viitasalo MT, Seppälä T (2003) Dose-dependent increase in left ventricular mass in power athletes and this effect is potentiated by concomitant use of growth hormone. Int J Sports Med 24:337 – 343
Karila T, Hovatta O, Seppälä T (2004) Concomitant abuse of anabolic androgenic steroids and human chorionic gonadotrophin impairs spermatogenesis in power athletes. Int J Sports Med 25:257 – 263
Knuth UA, Maniera H, Nieschlag E (1989) Anabolic steroids and semen parameters in bodybuilders. Fertil Steril 52:1041 – 1047
Kochakian CD (1976) Anabolic-androgenic steroids. In: Handbook of experimental pharmacology, Vol 43. Springer, Berlin Heidelberg New York
Liu PY, Handelsman DJ (2004) Androgen therapy in non-gonadal disease. In: Nieschlag E, Behre HM (eds) Testosterone – action, deficiency, substitution, 3rd edn. Cambridge University Press, Cambridge, pp 445 – 495
Mangweth B, Pope HG, Kemmler G, Ebenbichler C, Hausmann A, De Col C, Kreutner B, Kinzl J, Biebl W (2001) Body image and psychopathology in male bodybuilders. Psychother Psychosom 70:38 – 43
Menon DK (2003) Successful treatment of anabolic steroidinduced azoospermia with human chorionic gonadotropin and human menopausal gonadotropin. Fertil Steril 79 (Suppl 3):1659 – 1661
Mottram DR, George AJ (2000) Anabolic steroids. Baillieres Best Pract Res Clin Endocrinol Metab 14:55 – 69
Nieschlag E, Behre HM, Bouchard P, Corrales JJ, Jones TH, Stalla GK, Webb SM, Wu FCW (2004) Testosterone replacement therapy: current trends and future directions. Hum Reprod Update 10:409 – 419
Noakes TD (2004) Tainted glory – doping and athletic performance. N Engl J Med 351:847 – 849
Pope HG, Katz DL (1994) Psychiatric and medical effects of anabolic-androgenic steroid abuse. Arch Gen Psychiatry 51: 375 – 382
Pope HG, Phillips KA, Olivardia R (2000) The Adonis complex: the secret crisis of male body obsession. Free Press, New York
Saugy M, Cardis C, Robinson N, Schweizer C (2000) Test methods: anabolics. Baillieres Best Pract Res Clin Endocrinol Metab 14:111 – 133
Schänzer W (1998) Abuse of androgens and detection of illegal use. In: Nieschlag E, Behre HM (eds) Testosterone – action, deficiency, substitution, 2nd edn. Springer, Berlin Heidelberg New York, pp 545 – 565
Schänzer W (2004) Abuse of androgens and detection of illegal use. In: Nieschlag E, Behre HM (eds) Testosterone – action, deficiency, substitution, 3rd edn. Cambridge University Press, Cambridge, pp 715 – 735
Schürmeyer TH, Knuth UA, Belkien L, Nieschlag E (1984) Reversible azoospermia induced by anabolic steroid 19-nortestosterone. Lancet 1:417 – 420
Soe KL, Soe M, Gluud C (1992) Liver pathology associated with the use of anabolic-androgenic steroids. Liver 12:73 – 79
Tan RS, Vasudevan D (2003) Use of clomiphene citrate to reverse premature andropause secondary to steroid abuse. Fertil Steril 79:203 – 205
Torres-Calleja J, Gonzales-Unzaga M, DeCelis-Carrillo R, Calzada-Sanchez L, Pedron N (2001) Effect of androgenic anabolic steroids on sperm quality and serum hormone levels in adult male bodybuilders. Life Sci 68:1769 – 1774
Turek PJ, Williams RH, Gilbaugh JH, Lipshultz LI (1995) The reversibility of anabolic steroid-induced azoospermia. J Urol 153:1628 – 1630
Van Breda E, Keizer HA, Kuipers H, Wolffenbuttel BH (2003) Androgenic anabolic steroid use and severe hypothalamicpituitary dysfunction: a case study. Int J Sports Med 24:195 – 196
Verroken M (2000) Drug use and abuse in sport. Baillieres Best Pract Res Clin Endocrinol Metab 14:1 – 23
Wade N (1972) Anabolic steroids: doctors denounce them but athletes aren't listening. Science 176:1399–1403
Wilson JD (1988) Androgen abuse by athletes. Endocr Rev 9:181 – 199

II.4.13 Terapie ormonali

F. Comhaire, A. Mahmoud

Sintesi

Durante l'invecchiamento maschile, l'ambiente neuroendocrino subisce importanti modifiche. Le più importanti sono la diminuzione della secrezione di melatonina, dell'ormone della crescita e di deidroepiandrosterone (DHEA). Trattamenti ormonali sostitutivi (Hormone Replacement Therapy, HRT) sono stati proposti per ognuna di queste sostanze, ma ci sono pochi dati sugli effetti a lungo termine.

Attualmente, il HRT attraverso il testosterone sembra essere la via più promettente. Sono in via di sviluppo nuovi metodi di somministrazione ed essi sono in grado di ristabilire i livelli ematici fisiologici di testosterone rispettando le variazioni nictemerali. Tuttavia, la melatonina e il DHEA possono produrre benefici in alcune circostanze.

- L'esercizio fisico regolare e una riduzione degli apporti calorici nutrizionali sono **elementi fondamentali** di uno «stile di vita sano» nelle persone anziane.
- Il trattamento ormonale sostitutivo con ormone della crescita richiede studi supplementari e non deve essere raccomandato attualmente.
- Il trattamento ormonale sostitutivo con androgeni può essere vantaggioso in uomini d'età avanzata che presentano un ipo-androgenismo franco.
- È difficile trovare una raccomandazione alla somministrazione di DHEA negli uomini anziani.

II.4.13.1 Introduzione

Grazie a un miglioramento nello stile di vita e ai progressi della medicina, si è allungata la sopravvivenza. L'aumento «della speranza media di vita» osservata nel corso dei recenti decenni non implica che la specie umana viva realmente più a lungo (Callahan 2000). Negli Stati Uniti, e probabilmente anche in Europa, la media della speranza di vita per i soggetti di 80 anni è di circa 7,0 anni; per i soggetti di 85 anni, essa è di 5,0 anni. Quindi, ovviamente, per vivere fino a un'età molto avanzata, si deve, prima di tutto, raggiungere un'età avanzata. Questo sottolinea il bisogno di metodi e di strategie che permettano il mantenimento di uno stato di salute accettabile fino a un'età avanzata.

Diverse teorie tentano di spiegare il fenomeno dell'invecchiamento.

Il deterioramento programmato dei sistemi neuroendocrino e/o immunitario può essere legato alla capacità limitata delle cellule di dividersi e, quindi, di «ripetere» questi sistemi. Le ragioni che spiegano i limiti della replicazione cellulare sono sconosciuti, ma esistono degli argomenti a favore del coinvolgimento dell'accorciamento progressivo dei telomeri situati alle estremità dei cromosomi (per una rivista vedi Klapper et al. 2001).

Il consumo del tessuto e delle cellule con il tempo è legato alle lesioni provocate dalle specie reattive dell'ossigeno (ROS), sia a livello della membrana che del contenuto della cellula, in particolare i mitocondri (Calabrese et al. 2001), che producono l'energia e il DNA.

Una strategia ragionevole per ritardare l'epifenomeno dell'invecchiamento deve mantenere o ristabilire un equilibrio ormonale «normale» e lottare contro i meccanismi che determinano questo consumo legato al tempo (Cap. II.4.14).

II.4.13.2 Alterazioni ormonali nell'invecchiamento maschile

Nell'uomo, si presentano delle modificazioni legate all'età dei livelli sierici di ormoni, come indicato nella Tabella II.4.11.

II.4.13.2.1 Melatonina

La ghiandola pineale secerne la melatonina, che regola l'orologio biologico della riproduzione stagionale e degli umani. La melatonina è presente nei bambini e può esercitare un effetto inibitorio sulla secrezione di gonadotropine ipofisarie durante il periodo pre-puberale. Nell'adulto, la secrezione notturna di melatonina sembra dipendere anche dalla ghiandola pineale, mentre la «secrezione di fondo» di questo ormone durante la giornata ha origine, piuttosto, dal tratto gastrointestinale (Messner et al. 2001; Bubenik 2002).

La melatonina svolge un ruolo nella regolazione del metabolismo notturno che è rallentato durante il sonno. L'aumento della temperatura corporea che accompagna gli esercizi fisici intensi è controbilanciato dall'azione anti-piretica della melatonina.

Tabella II.4.11. Modificazioni legate all'età degli ormoni sierici nell'uomo. (*ACTH* corticotropina, *DHEA* deidroepiandrosterone, *FSH* ormone follicolo-stimolante, *LH* ormone luteinizzante, T_3 triiodotironina, T_4 tiroxina, *TSH* ormone tireostimolante)

Ormone	Alterazione
Melatonina	↓
Ormone della crescita	= N
Insulin-like growth factor I (somatomedina C)	↓
ACTH e cortisolo	= N
DHEA	↓
TSH e T_4	= N
T_3	↓
LH	= N
FSH	↑
Testosterone totale e libero	↓
Inibina B	↓

II.4.13.2.2

Ormone della crescita

L'ormone della crescita (GH) è secreto dall'ipofisi, sotto la dipendenza dell'ormone di rilascio (GHRH) liberato dall'ipotalamo. L'ormone della crescita versato in circolo è convertito nel fegato e in altri tessuti in quella che si chiamava, in passato, somatomedina C, oggi conosciuta sotto il termine di fattore di crescita insulino-simile 1 (IGF1). È l'IGF 1 che stimola la proliferazione cellulare e la sintesi delle proteine. In sinergia con gli ormoni tiroidei, il GH stimola la crescita scheletrica e tissutale attraverso l'IGF 1. L'ormone della crescita, in sinergia con il cortisolo, aumenta la lipolisi del tessuto adiposo e ha un effetto «diabetogeno», aumentando la glicemia (Lo et al. 2001).

Nell'invecchiamento, i livelli di GH si riducono a causa di una capacità di risposta ridotta dell'ipofisi alla stimolazione con il GHRH. In condizioni fisiologiche, il rilascio di GH è più rilevante durante il sonno. Poiché il sonno è spesso frammentario nei soggetti anziani, la secrezione notturna di GH è ridotta. Il testosterone e l'estradiolo stimolano entrambi la secrezione di GH. Nell'uomo e nella donna, con l'avanzare dell'età, la secrezione di ormoni sessuali diminuisce, riducendo la secrezione di GH. L'esercizio fisico è un potente stimolo naturale della secrezione di GH. Poiché molti soggetti che invecchiano riducono la loro attività fisica, questo riduce anche la secrezione di GH.

I livelli di GH diminuiscono in media del 14% per decennio di vita. Ciò determina una riduzione dell'attività lipolitica e un aumento del grasso corporeo, così come una riduzione della sintesi proteica con una riduzione della massa magra.

II.4.13.2.3
Ormoni surrenalici

Le secrezioni di **corticotropina** (**ACTH**) e di **cortisolo** variano poco con l'età. Si è descritto che lo stress e la depressione provocavano un'elevazione della cortisolemia più duratura nelle persone anziane che nei giovani. Ciò è attribuito all'attenuazione dei meccanismi di feedback negativo dell'ACTH a livello ipotalamico. La risposta più duratura del cortisolo allo stress e alla depressione potrebbe accelerare il fenomeno dell'invecchiamento e affrettare la degenerazione dei neuroni del sistema nervoso centrale (Newcomer et al. 1994). In virtù della loro suscettibilità esagerata allo stress, si deve tentare di evitare di sottoporre le persone anziane a situazioni stressanti. Inoltre, gli stati depressivi (stanchezza esistenziale) devono essere diagnosticati e trattati in maniera adeguata.

Un altro ormone surrenalico importante è il **deidroepiandrosterone** (**DHEA**). Oltre a essere un precursore ormonale diretto dell'estradiolo e del testosterone nei tessuti bersaglio (Labrie et al. 2001), il DHEA ha degli effetti sul sistema nervoso centrale ed è metabolizzato nel sistema limbico e nella regione dell'ippocampo e dell'ipotalamo (Hunt et al. 2000). Si è suggerito che gli individui che raggiungevano un'età troppo avanzata in una salute relativamente buona tendevano ad avere un tasso più elevato di DHEA (solfato) nel sangue. In effetti, al momento dell'invecchiamento la concentrazione di DHEA(S) si riduce (Montanini et al. 1988), ma la pendenza di decrescenza è diversa da una persona all'altra. È impossibile valutare se il tasso di DHEA più elevato nelle persone anziane «in forma» è la causa o piuttosto la conseguenza della loro buona condizione fisica (Hinson et al. 2003).

II.4.13.2.4
Funzione testicolare

La funzione testicolare diminuisce in maniera spettacolare in occasione dell'invecchiamento. Questo argomento è trattato in modo esauriente da Kaufman (Cap. I.11.1) e Vanderschueren (Cap. II.4.11).

II.4.13.3
Opzioni terapeutiche

La diagnosi di deficit ormonale deve sempre essere fondata sulla misurazione dei livelli ematici di ormone prima dell'inserimento di un trattamento ormonale sostitutivo. Il dosaggio di melatonina non fa parte della valutazione di routine poiché richiede molteplici prelievi durante la notte. Inoltre, ci sono poche conseguenze legate a una diminuzione dei tassi di melatonina che possano richiedere un trattamento.

Il dosaggio del GH e di IGF 1, di DHEAS e del testosterone totale e libero deve essere praticato su un prelievo ematico mattutino, a causa della grande variabilità nictemerale. L'interpretazione dei risultati richiede buone conoscenze dei meccanismi endocrini implicati nell'invecchiamento e deve essere messa in relazione con i segni e con i sintomi.

È stato provato che la **melatonina** «reinizializza» i cicli del sonno dei soggetti non vedenti (che non possono percepire la luce, Sack et al. 2000) ed è stata raccomandata per riaggiustare i cicli del sonno alterati dallo «spostamento orario». La melatonina è commercializzata come sonnifero naturale alla dose di 3-10 mg e sembra senza rischi in questa indicazione. Tuttavia, la somministrazione di melatonina di sera a pazienti ipertesi trattati con inibitori del calcio può aumentare la pressione arteriosa e la frequenza cardiaca per 24 ore (Lusardi et al. 2000).

Dosi nettamente più elevate, fino a 100 mg al giorno, sembrano esercitare effetti antiossidanti. Inoltre, è stato riportato che queste dosi farmacologiche hanno, talvolta, avuto un effetto benefico come terapia adiuvante in pazienti che soffrono di tumori incurabili. Tuttavia, questo è fondato solo su osservazioni non controllate (Lissoni et al. 1994; Lissoni 1998).

Il metodo migliore per «ringiovanire» **l'asse GH-IGF 1** è di favorire l'esercizio fisico e di controllare il peso corporeo. Certi aminoacidi (come l'arginina) sono stati proposti per stimolare la secrezione di GH, ma tale effetto non è ancora stata obiettivamente provato. La sostituzione degli ormoni sessuali e della DHEA aumenta anche la secrezione di GH (Genazzani et al. 2001).

Si è dimostrato che il trattamento con iniezione di GH aumenta la massa magra e la forza muscolare in adulti che soffrono di ipopituitarismo (Weaver et al. 1995) e negli uomini obesi (Johannsson et al. 1997). I risultati degli studi in favore di questa affermazione necessitano di essere confermati. Tuttavia, il GH può essere diabetogeno, in particolare nelle persone anziane, che hanno una riduzione della capacità secretoria di riserva delle cellule beta delle insule di Langerhans. Conseguentemente, delle dosi fisiologiche di GH, che non favorirebbero il diabete nei soggetti giovani, potrebbero favorirlo nell'invecchiamento. Inoltre, è dimostrato che i pazienti affetti da acromegalia, provocata da una secrezione eccessiva di GH, hanno un rischio più elevato di carcinoma in generale (Higuchi et al. 2000; Baris et al. 2002) e, particolarmente, di cancro del colon (Orme et al. 1998). Si ignora se un HRT di lunga durata per il GH aumenti il rischio di cancro. Nell'invecchiamento, la sostituzione con GH resta controversa.

È stato riportato che un **HRT con DHEA** migliorava l'umore e riduceva la stanchezza quando somministrato a pazienti con morbo di Addison, che, a causa della loro insufficienza surrenalica, hanno livelli estremamente bassi di DHEA(S) nel sangue (Hunt et al. 2000). Effetti simili sono stati osservati nella donna anziana in buona salute, ma non nell'uomo anziano (Wolf et al. 1997). È stato dimostrato che il HRT mediante DHEA esercitava una certa influenza positiva sul metabolismo osseo e manteneva la densità minerale ossea o la migliorava in una certa misura (Villareal et al. 2000). Quest'ultimo punto è probabilmente legato alla conversione di DHEA in estrogeni (Legrain et al. 2000; Labrie et al. 1997, 2001; Weill-Engerer et al. 2003). Per quanto riguarda la supplementazione di DHEA degli uomini che invecchiano, si deve ricordare che il metabolismo di questo steroide genera sia degli estrogeni che degli androgeni (Genazzani et al. 2001). Poiché gli uomini che invecchiano hanno un rapporto sanguigno estrogeni/testosterone relativamente elevato, rimane da sapere se la terapia sostitutiva con DHEA è benefica o se costituisce un fattore di rischio di malattia coronarica (Hautanen et al. 1994; Khaw 1996; Arlt et al. 1999; Porsova-Dutoit et al. 2000; Thijs et al. 2003; Tchernof e Labrie 2004).

Prima di somministrare DHEA, è obbligatorio un esame clinico accurato. Questo trattamento è controindicato nelle donne con un cancro estrogeno-dipendente. Nell'uomo, un cancro della prostata latente o stabilito può essere ripetutamente stimolato con la somministrazione di DHEA (Schiller et al. 1991; Koh et al. 2001). Un follow-up attento è indispensabile durante la supplementazione di DHEA e ci si può chiedere se il DHEA sia utile durante l'invecchiamento in soggetti con tasso sierico di DHEA(S) normale (Nippoldt e Nair 1998).

II.4.13.4 Conclusioni

Dal punto di vista (neuro-) endocrino, diverse strategie possono essere adottate per lottare contro l'invecchiamento. Per i fattori legati allo stile di vita, occorre favorire l'esercizio fisico e l'adattamento dell'alimentazione, tra l'altro, per evitare l'obesità. Una terapia ormonale sostitutiva eventuale può far parte di un approccio più generale dell'invecchiamento che dovrebbe probabilmente anche comprendere una certa quota di supplementazione nutrizionale.

Il trattamento ormonale sostitutivo con GH, GRH oppure IGF 1 richiede degli studi complementari. Gli effetti secondari possibili del GH richiedono prudenza.

Una terapia ormonale sostitutiva ottimale con testosterone sarebbe in grado di offrire un beneficio a lungo termine all'invecchiamento. Potrebbe prevenire, tra l'altro, l'osteoporosi, le disfunzioni vascolari, il deficit cognitivo e l'atrofia muscolare. È poco probabile che il trattamento ormonale sostitutivo possa provocare un'ipertrofia prostatica o, addirittura, un carcinoma invasivo della prostata (Comhaire e Mahmoud 2004). Esso potrebbe migliorare la qualità della vita, anche se alcuni studi a lungo termine sono necessari per confermare queste aspettative.

Potrebbero esserci degli argomenti in favore dell'utilizzo del DHEA, anche se sembra preferibile utilizzare questo ormone nell'invecchiamento femminile e in quello maschile.

Una terapia ormonale non può, in nessun caso, essere considerata come la panacea che può convenire a ciascuno. Il trattamento ormonale sostitutivo richiede un'indicazione e un follow-up medico accurati e non deve essere facilmente accessibile in vendita libera.

Infine, bisogna dire chiaramente che il trattamento ormonale sostitutivo non aumenterà probabilmente la speranza di vita degli uomini. È giustificato ritenere che esso possa migliorare la loro qualità della vita e, forse, ridurre il rischio di alcune malattie potenzialmente mortali.

Bibliografia

Arlt W, Haas J, Callies F, Reincke M, Hubler D, Oettel M, Ernst M, Schulte HM, Allolio B (1999) Biotransformation of oral dehydroepiandrosterone in elderly men: significant increase in circulating estrogens. J Clin Endocrinol Metab 84:2170 - 2176

Baris D, Gridley G, Ron E, Weiderpass E, Mellemkjaer L, Ekbom A, Olsen JH, Baron JA, Fraumeni JF Jr. (2002) Acromegaly and cancer risk: a cohort study in Sweden and Denmark. Cancer Causes Control 13:395 - 400

Bubenik GA (2002) Gastrointestinal melatonin: localization, function, and clinical relevance. Dig Dis Sci 47:2336 - 2348

Calabrese V, Scapagnini G, Giuffrida SA, Bates TE, Clark JB (2001) Mitochondrial involvement in brain function and dysfunction: relevance to aging, neurodegenerative disorders and longevity. Neurochem Res 26:739 - 764

Callahan D (2000) Death and the research imperative. N Engl J Med 342:654 - 656

Comhaire F, Mahmoud A (2004) Preventing diseases of the prostate in the elderly using hormones and nutriceuticals. Aging Male 7:155 - 169

Genazzani AD, Stomati M, Strucchi C, Puccetti S, Luisi S, Genazzani AR (2001) Oral dehydroepiandrosterone supplementation modulates spontaneous and growth hormonereleasing hormone-induced growth hormone and insulinlike growth factor-1 secretion in early and late postmenopausal women. Fertil Steril 76:241 - 248

Hautanen A, Manttari M, Manninen V, Tenkanen L, Huttunen JK, Frick MH, Adlercreutz H (1994) Adrenal androgens and testosterone as coronary risk factors in the Helsinki Heart Study. Atherosclerosis 105:191 – 200

Higuchi Y, Saeki N, Iuchi T, Uchino Y, Tatsuno I, Uchida D, Tanaka T, Noguchi Y, Nakamura S, Yasuda T, Yamaura A, Sunami K, Oka Y, Uozumi A (2000) Incidence of malignant tumors in patients with acromegaly. Endocr J 47 [Suppl]:S57– S60

Hinson JP, Brooke A, Raven PW (2003) Therapeutic uses of dehydroepiandrosterone. Curr Opin Investig Drugs 4:1205 – 1208

Hunt PJ, Gurnell EM, Huppert FA, Richards C, Prevost AT, Wass JA, Herbert J, Chatterjee VK (2000) Improvement in mood and fatigue after dehydroepiandrosterone replacement in Addison's disease in a randomized, double blind trial. J Clin Endocrinol Metab 85:4650 – 4656

Johannsson G, Marin P, Lonn L, Ottosson M, Stenlof K, Bjorntorp P, Sjostrom L, Bengtsson BA (1997) Growth hormone treatment of abdominally obese men reduces abdominal fat mass, improves glucose and lipoprotein metabolism, and reduces diastolic blood pressure. J Clin Endocrinol Metab 82:727 – 734

Khaw KT (1996) Dehydroepiandrosterone, dehydroepiandrosterone sulphate and cardiovascular disease. J Endocrinol 150 [Suppl]:S149 – S153

Klapper W, Parwaresch R, Krupp G (2001) Telomere biology in human aging and aging syndromes. Mech Ageing Dev 122:695 – 712

Koh E, Kanaya J, Namiki M (2001) Adrenal steroids in human prostatic cancer cell lines. Arch Androl 46:117 – 125

Labrie F, Belanger A, Cusan L, Candas B (1997) Physiological changes in dehydroepiandrosterone are not reflected by serum levels of active androgens and estrogens but of their metabolites: intracrinology. J Clin Endocrinol Metab 82:2403 – 2409

Labrie F, Luu-The V, Labrie C, Simard J (2001) DHEA and its transformation into androgens and estrogens in peripheral target tissues: intracrinology. Front Neuroendocrinol 22: 185 – 212

Legrain S, Massien C, Lahlou N, Roger M, Debuire B, Diquet B, Chatellier G, Azizi M, Faucounau V, Porchet H, Forette F, Baulieu EE (2000) Dehydroepiandrosterone replacement administration: pharmacokinetic and pharmacodynamic studies in healthy elderly subjects. J Clin Endocrinol Metab 85:3208 – 3217

Lissoni P (1998) Melatonin and cancer treatment. In: Watson RR (eds) Melatonin in the promotion of health. CRC, London, pp 175 – 190

Lissoni P, Meregalli S, Fossati V, Paolorossi F, Barni S, Tancini G, Frigerio F (1994) A randomized study of immunotherapy with low-dose subcutaneous interleukin-2 plus melatonin vs chemotherapy with cisplatin and etoposide as first-line therapy for advanced non-small cell lung cancer. Tumori 80:464 – 467

Lo JC, Mulligan K, Noor MA, Schwarz JM, Halvorsen RA, Grunfeld C, Schambelan M (2001) The effects of recombinant human growth hormone on body composition and glucose metabolism in HIV-infected patients with fat accumulation. J Clin Endocrinol Metab 86:3480 – 3487

Lusardi P, Piazza E, Fogari R (2000) Cardiovascular effects of melatonin in hypertensive patients well controlled by nifedipine: a 24-hour study. Br J Clin Pharmacol 49:423 – 427

Messner M, Huether G, Lorf T, Ramadori G, Schworer H (2001) Presence of melatonin in the human hepatobiliary-gastrointestinal tract. Life Sci 69:543 – 551

Montanini V, Simoni M, Chiossi G, Baraghini GF, Velardo A, Baraldi E, Marrama P (1988) Age-related changes in plasma dehydroepiandrosterone sulphate, cortisol, testosterone and free testosterone circadian rhythms in adult men. Horm Res 29:1 – 6

Newcomer JW, Craft S, Hershey T, Askins K, Bardgett ME (1994) Glucocorticoid-induced impairment in declarative memory performance in adult humans. J Neurosci 14:2047 – 2053

Nippoldt TB, Nair KS (1998) Is there a case for DHEA replacement? Baillieres Clin Endocrinol Metab 12:507 – 520

Orme SM, McNally RJ, Cartwright RA, Belchetz PE (1998) Mortality and cancer incidence in acromegaly: a retrospective cohort study. United Kingdom Acromegaly Study Group. J Clin Endocrinol Metab 83:2730 – 2734

Porsova-Dutoit I, Sulcova J, Starka L (2000) Do DHEA/DHEAS play a protective role in coronary heart disease? Physiol Res 49 [Suppl 1]:S – 3–S56

Sack RL, Brandes RW, Kendall AR, Lewy AJ (2000) Entrainment of free-running circadian rhythms by melatonin in blind people. N Engl J Med 343:1070 – 1077

Schiller CD, Schneider MR, Hartmann H, Graf AH, Klocker H, Bartsch G (1991) Growth-stimulating effect of adrenal androgens on the R3327 Dunning prostatic carcinoma. Urol Res 19:7 – 13

Tchernof A, Labrie F (2004) Dehydroepiandrosterone, obesity and cardiovascular disease risk: a review of human studies. Eur J Endocrinol 151:1 – 14

Thijs L, Fagard R, Forette F, Nawrot T, Staessen JA (2003) Are low dehydroepiandrosterone sulphate levels predictive for cardiovascular diseases? A review of prospective and retrospective studies. Acta Cardiol 58:403 – 410

Villareal DT, Holloszy JO, Kohrt WM (2000) Effects of DHEA replacement on bone mineral density and body composition in elderly women and men. Clin Endocrinol (Oxf) 53:561 – 568

Weaver JU, Monson JP, Noonan K, John WG, Edwards A, Evans KA, Cunningham J (1995) The effect of low dose recombinant human growth hormone replacement on regional fat distribution, insulin sensitivity, and cardiovascular risk factors in hypopituitary adults. J Clin Endocrinol Metab 80:153 – 159

Weill-Engerer S, David JP, Sazdovitch V, Liere P, Schumacher M, Delacourte A, Baulieu EE, Akwa Y (2003) In vitro metabolism of dehydroepiandrosterone (DHEA) to 7 alpha-hydroxy-DHEA and Delta5-androstene-3beta,17beta-diol in specific regions of the aging brain from Alzheimer's and non-demented patients. Brain Res 969:117 – 125

Wolf OT, Neumann O, Hellhammer DH, Geiben AC, Strasburger CJ, Dressendorfer RA, Pirke KM, Kirschbaum C (1997) Effects of a two-week physiological dehydroepiandrosterone substitution on cognitive performance and well-being in healthy elderly women and men. J Clin Endocrinol Metab 82:2363 – 2367

II.4.14 Alimentazione e integratori alimentari

F. Comhaire, A. Mahmoud

Sintesi

Oltre ad adottare uno stile di vita sano, l'uomo, con l'avanzare dell'età, può contribuire alla sua buona salute fisica e mentale consumando alcuni complementi alimentari. La speranza di vita massima sembra geneticamente determinata per ogni paziente, mentre la qualità di vita delle persone anziane può certamente essere influenzata da fattori esterni. La prevenzione e la correzione dell'obesità, la pratica regolare di attività fisiche moderate, il riconoscimento e il trattamento precoce delle «malattie della vecchiaia», come l'ipertensione, il diabete e alcune forme di cancro, sono di importanza fondamentale. Può essere necessaria la correzione di deficit ormonali specifici.

Inoltre, alcuni complementi alimentari possono essere utilizzati per contrastare «i fenomeni di usura legata al tempo» minimizzando le apoptosi cellulari provocate dalle tossine ambientali e dal sovraccarico ossidativo. A questo scopo, si utilizzano dei nutrienti di origine farmaceutica (o nutriceutici)». Queste preparazioni si compongono di vitamine, di minerali e di estratti di piante non tossiche giudiziosamente selezionati e preparati. Le quantità assunte non devono superare la dose giornaliera raccomandata, per evitare qualsiasi tossicità. La somministrazione simultanea di agenti accuratamente selezionati induce alcuni effetti sinergici.

Oltre a uno stile di vita sano, gli uomini anziani possono favorire una buona salute fisica e mentale consumando alcuni complementi alimentari.

Tali integratori alimentari mirano a prevenire o a ritardare la comparsa di malattie comuni, a mantenere una funzione ottimale degli organi e a compensare il «fenomeno di usura legata al tempo» provocato dalle specie reattive dell'ossigeno.

La combinazione ragionata di vitamine, di minerali e di estratti di piante aiuta a mantenere delle funzioni cerebrali e una resistenza ossea adeguate e potrebbe proteggere dalle disfunzioni vascolari e prostatiche frequenti.

Poiché una gran parte della popolazione che invecchia vive in un ambiente inquinato da agenti che accelerano il processo di invecchiamento, potrebbe essere utile iniziare il consumo di alicamenti il prima possibile (tra i 40 e i 50 anni).

II.4.14.1 Introduzione

Diversi fenomeni sono ritenuti responsabili dei segni e dei sintomi dell'invecchiamento come, tra le altre cause, le alterazioni dello status neuroendocrino, i processi immunologici e «l'usura dovuta al tempo», una forma di usura cellulare provocata da alcune lesioni ossidative. Queste ultime sono legate alla produzione continua di radicali ossigenati, derivanti dall'ossigeno, che possono ledere la membrana cellulare, i mitocondri e il DNA. Questi derivati alterano la composizione dei fosfolipidi della membrana cellulare, che diviene meno fluida. La funzione enzimatica e l'attività dei recettori, che sono legati alla membrana cellulare, si riducono. La produzione di ATP nei mitocondri diventa meno efficace, cosa che riduce l'energia disponibile per le cellule. Lo squilibrio dell'ossidoriduzione è coinvolto anche nell'alterazione del sistema immunitario osservata nelle persone anziane (Daynes et al. 2003). L'alterazione ossidativa del DNA causa delle modificazioni genetiche che possono essere mutagene e, in alcune circostanze, favorire la comparsa di cancro (Jakobisiak et al. 2003; Martinez et al. 2003; Ohshima et al. 2003).

Da un lato, la speranza di vita media delle persone anziane è aumentata negli ultimi decenni; da un altro lato, tutti i tipi di «malattie dell'età avanzata» si verificano sempre più spesso, anche in alcune persone relativamente giovani, per una modificazione dello stile di vita e dei fattori ambientali. Gli esempi tipici sono le malattie legate all'obesità e a uno stile di vita sedentario, come il diabete, l'aterosclerosi e tutte le forme di cancro. L'aumento fenomenale dei tumori è attribuito all'esposizione continua a quantità sempre più importanti di agenti chimici nell'ambiente e nel cibo.

L'adattamento dello stile di vita, l'aumento dell'attività fisica (Westerlind 2003) e un'alimentazione adeguata, così come una diagnosi e un trattamento precoci delle «malattie legate all'età», migliorano la qualità della vita e aumentano la speranza di vita individuale. Sfortunatamente, saranno necessari diversi decenni prima che l'esposizione ai fattori ambientali nocivi si riduca in modo notevole. Nel frattempo, bisogna fare ogni sforzo per limitare o bilanciare la loro influenza e quella delle lesioni cellulari ossidative già citate.

II.4.14.2 Integratori alimentari omeopatici

Per esempio, ecco la composizione di alcuni alicamenti prescritti senza ricetta attualmente disponibili sul mercato (AndroCell®, Biodynamics, Oostende, Belgio; Androxir®, Nutriphyt, Oostkamp, Belgio).

II.4.14.2.1 Estratti di piante

Vinca minor

L'estratto di *Vinca minor*, dal quale sono stati rimossi gli alcaloidi tossici, è stato utilizzato per molto tempo per il suo effetto benefico sulla circolazione sanguigna cerebrale

(Hadiiev e Iancheva 1976; Karpati e Szporni 1976; Solti e al. 1976). L'estratto di vinca minor stimola anche il metabolismo del glucosio nelle cellule cerebrali (Tesseris et al. 1975; Vamosi et al. 1976; Matkovics et al. 1991). I modelli animali hanno dimostrato queste azioni, e un effetto benefico sulla memoria è stato descritto anche negli uomini.

Per gli uomini: *Serenoa repens* (Palma nana o *Serenoa serrulata*)

L'estratto lipido-sterolico di *Serenoa repens* è utilizzato per il suo effetto benefico sulla ghiandola prostatica. L'estratto altera la composizione dei fosfolipidi della membrana nucleare inibendo l'attività reduttasica, cosa che riduce la conversione del testosterone in 5α-diidrotestosterone (che è 10 volte più androgenico del testosterone, Weisser et al. 1996, 1997). Questo effetto è meno importante di quello degli inibitori farmacologici della 5α-reduttasi, della finasteride e della dutasteride. Tuttavia, il risultato di una terapia con estratti di Serenoa sui disturbi delle basse vie urinarie (LUTS) o sui «disturbi prostatici» è paragonabile sia a quello della finasteride (Wilt et al. 2000) che della tamsulosina, un α-bloccante (Comhaire e Mahmoud 2004).

L'estratto di *Serenoa* riduce il volume della prostata (Romics et al. 1993; Kondas et al. 1996; Stepanov et al. 1999; Bayne et al. 2000; Vacherot et al. 2000), sebbene a un grado minore rispetto agli inibitori della reduttasi, e induce un'apoptosi, riduce la proliferazione delle cellule dello stroma e neutralizza i leucotrieni B pro-infiammatori. L'estratto di *Serenoa* è utilizzato nel trattamento dell'ipertrofia benigna della prostata (BPH) e, al contrario degli inibitori farmacologici della 5α-reduttasi, non riduce la libido. Il tasso sierico dell'antigene specifico della prostata (PSA) non è diminuito dall'estratto di *Serenoa,* mentre gli inibitori farmacologici della reduttasi lo dimezzano. Ciò complica il controllo del PSA in un contesto di prevenzione di un carcinoma prostatico.

Sembra, dunque, logico usare l'estratto di *Serenoa* per prevenire un'ipertrofia prostatica (Cirsoni et al. 2000), ma non esiste nessuno studio controllato su questo argomento.

Dell'estratto di semi di zucca (*Cucurbita pepo*) è, a volte, associato all'estratto di *Serenoa*, allo scopo di aumentare l'efficacia sui disturbi prostatici con un'inibizione supplementare della 5α-reduttasi e dell'aromatasi.

Linum

II.4

Il linum è ottenuto a partire dall'olio di lino. Esso contiene del lignano, che è trasformato dalla flora intestinale in enterodiolo ed enterolattone (Denis et al. 1999). Queste due sostanze hanno dei leggeri effetti fitoestrogenici. Tuttavia, l'enterolattone è, prima di tutto, un inibitore dell'aromatasi. La somministrazione di linum induce una riduzione dell'effetto estrogenico totale, poiché la produzione degli estrogeni maggiori (principalmente estrone ed estradiolo) è inibita. Nella donna, una supplementazione con il lignano aumenta il rapporto urinario di 2:16 alfa-idrossiestrone (vedi oltre, Haggans et al. 1999, 2000; Brooks et al. 2004), che è associato a un rischio diminuito di cancro della mammella invasivo (Muti et al. 2000). In effetti, gli studi epidemiologici mostrano una relazione tra un tasso sanguigno elevato di enterolattone e una riduzione del rischio di carcinoma mammario (Adlercreutz 1988).

Nell'invecchiamento, il tasso di testosterone diminuisce in maniera più importante che il tasso di estradiolo. Inoltre, l'attività aromatasica aumenta per un aumento del tessuto grasso, cosa che aumenta lo squilibrio tra estrogeni e androgeni. L'iperestrogenismo relativo dell'uomo anziano è associato a un rischio maggiore di problemi coronarici e di patologie prostatiche. L'inibizione dell'attività aromatasica con il linum può ristabilire l'equilibrio estrogeni-androgeni. Alcuni studi epidemiologici hanno stabilito che gli uomini che presentano dei livelli ematici elevati di enterolattone correvano, in effetti, minori rischi di incidenti cardiaci rispetto a quelli con dei tassi bassi.

Isoflavoni di soia

I principali isoflavoni di soia sono la daidzeina e la genisteina, spesso usati in complementi alimentari dagli uomini e dalle donne per la prevenzione rispettiva del cancro della prostata e del cancro della mammella. Questi isoflavoni sono degli estrogeni deboli. Essi si legano di più ai recettori estrogenici beta che alfa. Essi generano degli effetti interessanti e agiscono come anti-estrogeni relativi nelle donne durante tutta la durata del loro periodo riproduttivo. Essi provocano anche una modificazione del metabolismo degli estrogeni, che passano dagli estrogeni 16-idrossilati, piuttosto oncogeni, agli estrogeni 2-idrossilati, che possono avere un effetto protettivo contro il tumore della mammella. Gli isoflavoni inibiscono la tirosina chinasi, che svolge un ruolo importante durante la migrazione cellulare invasiva in senso metastatico.

Si osserva una riduzione dell'incidenza del cancro della prostata e della mammella nelle persone che, nel corso di tutta la loro vita, hanno consumato quantità rilevanti di isoflavoni di soia nella loro alimentazione. Tuttavia, la somministrazione di isoflavoni di soia agli uomini più anziani sembra inappropriata poichè è noto un iperestrogenismo relativo della maggior parte di essi. In effetti, la quantità di estrogeni circolanti aumenta, il che comporta, tra l'altro, un aumento della concentrazione di SHBG (Sex Hormone Binding Globulin, globulina che lega l'ormone sessuale). Ciò porta a una riduzione relativamente importante del tasso di testosterone libero nel sangue. L'equilibrio estrogeni-androgeni sarebbe ancora più alterato, il che potrebbe aumentare il rischio di malattia cardiovascolare.

Un argomento simile è applicabile agli estratti di ginseng, che hanno anch'essi un'attività estrogenica significativa.

Infine, si è riscontrata una concentrazione più elevata di daidzeina e di genisteina nel sangue dei pazienti affetti da cancro della prostata che in quello di un gruppo di riferimento di uomini indenni da questo tumore (Akaza et al. 2002).

II.4.14.2.2 Minerali

Zinco (chelato)

Lo zinco e la vitamina B_6, svolgono un ruolo importante nella trasformazione degli acidi grassi essenziali omega-3 a catena breve, come il 18:3ω3 (acido alfa-linolenico) in acidi grassi polinsaturi a catena lunga, in particolare l'acido eicosapentaenoico (EPA) e l'acido docosaesaenoico o acido cervonico (DHA; 22:3ω3). Le proprietà antinfiammatorie di quest'ultimo sono state diverse volte messe in evidenza in pazienti affetti da poliartrite reumatoide e da altre malattie (Adam 2003). Lo zinco e la vitamina B_6 sono necessari all'azione dell'elongasi e della desaturasi che intervengono in questa trasformazione. Nelle donne in menopausa, la somministrazione di zinco può essere associata a una supplementazione di olio di chicchi di lino, che è una fonte importante di acido alfa linolenico. La supplementazione di olio di chicchi di lino non è raccomandata nell'uomo anziano.

Selenio (Metionina)

Il selenio ha un effetto antiossidante importante che protegge dalle lesioni ossidative del DNA. Diversi studi fanno il rapporto tra un basso livello di selenio nel sangue e un rischio maggiore di decesso per cancro (Kornitzer et al. 2004). Ricerche prospettiche hanno dimostrato un effetto protettivo del selenio contro il cancro della prostata (Combs 2004; Dagnelie et al. 2004; Li et al. 2004).

II.4.14.2.3 Vitamine e acido lipoico

Vitamine antiossidanti

La vitamina C, la vitamina E e l'acido lipoico ristabiliscono l'equilibrio tra il sovraccarico ossidativo e la capacità antiossidante dell'organismo. Il sovraccarico ossidativo può derivare dal tabagismo, da malattie infiammatorie o infettive intercorrenti e dall'esposizione a dei fattori tossici ambientali (tra cui i pesticidi) e a metalli pesanti e dall'ipertensione o dal diabete. Il sovraccarico ossidativo provoca una trasformazione accelerata dell'LDL-colesterolo in LDL-colesterolo ossidato, che, nella parete vascolare, è fagocitato dai macrofagi che si trasformano in cellule schiumose. Ciò favorisce la comparsa dell'aterosclerosi. Una somministrazione adeguata di antiossidanti ritarda la trasformazione dell'LDL-colesterolo nella sua forma ossidata (Bernard et al. 2003), il che potrebbe inibire la comparsa dell'aterosclerosi. La vitamina C riduce anche la vasocostrizione coronarica indotta dallo stress e migliora la funzione endoteliale.

I risultati dei diversi studi prospettici a proposito degli effetti anti-aterosclerosi delle vitamine C ed E sono contraddittori, e la meta-analisi non mostra effetti positivi. Tuttavia, i risultati delle meta-analisi devono essere interpretati con moderazione, poiché le dosi di vitamina E e C erano molto diverse da uno studio all'altro. Inoltre, si è spesso utilizzata della vitamina E sintetica, la cui attività biologica differisce in maniera significativa dai tocoferoli naturali.

La vitamina E naturale «vegetale» si compone di diversi isomeri in cui il rapporto tra le forme alfa e gamma è apparentemente importante per un effetto antiossidante ottimale. I tocoferoli naturali sono fino a 8 volte più attivi dell'alfa-D-tocoferolo sintetico. Inoltre, una forte concentrazione di quest'ultimo riduce la concentrazione di gamma tocoferolo (Cooney et al. 1993; Freeman et al. 2000; Giovannucci 2000; Helzlsouer et al. 2000). La somministrazione di complementi alimentari che racchiudono una forte dose di alfa-D-tocoferolo sintetico può causare un effetto paradossalmente sfavorevole, p. es. per quanto riguarda la prevenzione di alcune forme di cancro (Behrens e Madere 1987; Handelman et al. 1994). Al contrario, la somministrazione di vitamina E naturale, con una percentuale corretta di gamma tocoferolo, ha manifestato un effetto protettivo, in particolare nella prevenzione del cancro della prostata. Si è anche dimostrato che la somministrazione di vitamina E riduce la concentrazione di DNA ossidato mutageno (8-OH-2 desossiguanosina) nelle cellule (Comhaire et al. 2000).

La quantità di vitamina C somministrata è particolarmente importante: più non è sempre meglio! In effetti, forti dosi di vitamina C possono provocare un effetto pro-ossidativo aumentando il contenuto di Fe^{2+} libero, che, per le reazioni di Haber-Weiss e Fenton, provoca dei derivati attivi dell'ossigeno liberi. Si è dimostrato che la ciclossigenasi-2 (COX2) è implicata nell'induzione delle lesioni del DNA e che la vitamina C la favorisce (Blair 2004). D'altra parte, la somministrazione di una combinazione bilanciata di antiossidanti aumenta la concentrazione sierica della ferritina grazie alla quale il Fe^{2+} libero è più fortemente legato e può, quindi, avere un effetto pro-ossidativo minore (Fig. II.4.37).

La vitamina E è liposolubile e rigenerata dalla vitamina C idrosolubile. L'acido lipoico è sia lipo- che idrosolubile e ha una capacità «tampone» elevata, cioè può ingerire molti derivati attivi dell'ossigeno.

Studi prospettici di coorte e degli studi interventistici hanno dimostrato che la somministrazione combinata di vitamina E e C riduceva significativamente il rischio di malattia di Alzheimer (Zandi et al. 2004). La vitamina E aumenta anche la resistenza immunologica delle persone anziane (Lesourd 2004) e dei pazienti affetti da HIV (Fawzi et al. 2004).

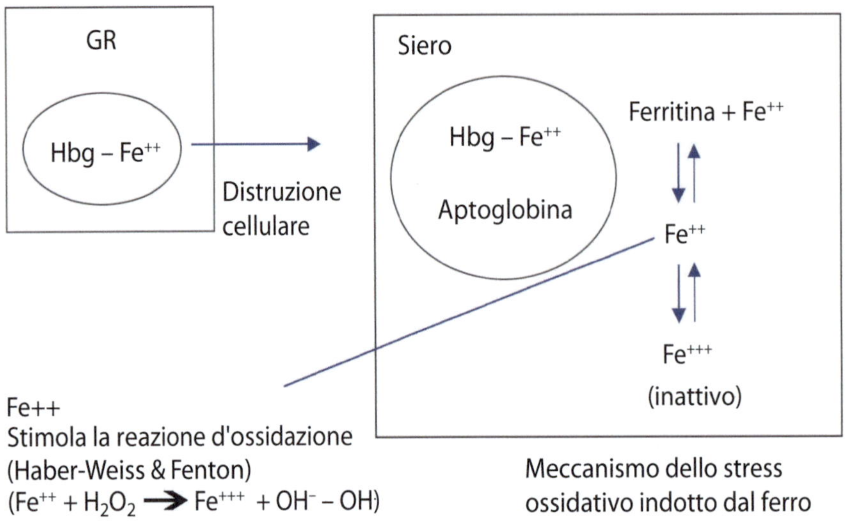

Fig. II.4.37. Meccanismo dello stress ossidativo indotto dal ferro. Quando sono distrutti degli eritrociti, il complesso emoglobina-ferro (Hbg-Fe^{++}) è liberato in circolo. Nel siero, questo complesso è legato all'aptoglobina. Il ferro può sfuggire dal complesso emoglobina-aptoglobina-ferro e circola sotto forma di ferro ++ libero (Fe^{++}) e di ferro legato alla ferritina (complesso ferritina-ferro). Il ferro ++ libero stimola le reazioni di Haber-Weiss e Fenton che generano delle specie reattive dell'ossigeno altamente reagenti. Il ferro ++ libero nel siero è in equilibrio con il ferro +++ inattivo (Fe^{+++}). Quest'ultimo equilibrio è spostato verso più ferro ++ con la somministrazione di forti dosi di vitamina C. Sono stimolate le reazioni di Haber-Weiss e Fenton, che generano un eccesso di specie reattive dell'ossigeno. D'altra parte, una terapia antiossidante idonea aumenta la concentrazione della ferritina nel siero, che favorisce la percentuale di ferro ++ legato e che riduce il livello del ferro ++ libero. Questo riduce la produzione di specie reattive dell'ossigeno. Quest'ultimo processo è probabilmente uno dei meccanismi attraverso i quali gli antiossidanti possono esercitare i loro effetti di protezione dei tessuti

Le formulazioni presentate qui non contengono né vitamina A né retinolo. In effetti, queste sostanze sono utilizzate in grandi quantità nell'allevamento del bestiame e nella conservazione dei cibi. Esse sono quindi presenti in quantità sufficienti nella nostra dieta (Kornitzer e Bara 1989). Un apporto elevato di queste ha un effetto epatotossico. Inoltre, ci si è resi conto che l'aggiunta di vitamina A annullava la protezione fornita con le vitamine E e C nei soggetti colpiti da AIDS (Fawzi et al. 2004).

Vitamine B_6, B_9 (acido folico) e B_{12}

La vitamina B_6 svolge un ruolo importante nell'allungamento e nella desaturazione degli acidi grassi insaturi a catena corta (vedi sopra). La combinazione delle tre vitamine B riduce la concentrazione di omocisteina nel sangue (Clarke e Armitage 2000). Un tasso elevato di omocisteina è un fattore di rischio indipendente per l'aterosclerosi e le malattie cardiovascolari (Nygard et al. 1997; Klerk et al. 2002) ma anche per le fratture osteoporotiche. La prevalenza delle fratture è 4 volte superiore negli uomini con livelli di omocisteina nel quartile più elevato che in quelli nel quartile più basso (Mc Lean et al. 2004; van Meurs et al. 2004).

I trattamenti che riducono il tasso di omocisteina nelle persone che non presentano un valore basale elevato, in particolare la somministrazione di una combinazione di vitamine B_6, B_9 e B_{12}, potrebbero ridurre il rischio di fratture nelle persone anziane e avere anche un effetto protettivo contro le malattie coronariche (Vermeulen et al. 2000; Thambyrajah et al. 2001; Schnyder et al. 2002; Dinckal et al. 2003).

Coenzima Q10 o ubiquinone

L'ubiquinone o coenzima Q10, un'ossidoreduttasi, svolge un ruolo importante nella produzione di adenosina trifosfato (ATP). Il Q10 favorisce la funzione del muscolo ed è necessario al funzionamento corretto del muscolo cardiaco. Un deficit di Q10 o l'inibizione della sua azione enzimatica può provocare un'insufficienza cardiaca. I bifenili policlorati apolari (PolyChlorinated Biphenyls, PCB) inibiscono l'attività ossido-reduttasi di Q10. I PCB sono presenti nella nostra dieta da decenni e si accumulano nell'organismo ed è possibile che essi svolgano un ruolo nell'aumento della prevalenza dell'insufficienza cardiaca. La supplementazione di Q10 può compensare il deficit di contrattilità muscolare e, dunque, ridurre la comparsa di un deficit cardiaco, dovuta a una contaminazione ambientale, grazie al suo effetto inotropo positivo.

Le statine sviluppano la loro azione di riduzione del colesterolo per inibizione dell'idrossizina-3-metil-3-glutaril-coenzima A-reduttasi (HMG-Co-A-reductase). Tuttavia, questo enzima è necessario alla sintesi di Q10 e la somministrazione di statine principalmente liposolubili (atorvastatina, fluvastatine e simvastatina) riduce significativamente la quantità di Q10 intracellulare (Lankin et al. 2003; Passi et al. 2003). Ciò riduce la produzione di ATP, il che spiega i sintomi muscolari (Bolego et al. 2002; Farmer 2003; Schaefer et al. 2004) e la sensazione di fatica molto spesso menzionati dai pazienti sotto terapia con statine. Inoltre, si è osservata una siderazione miocardica più rilevante dopo l'induzione di una breve ischemia coronarica in cani pretrattati con statine liposolubili (Ichihara et al. 1999; Satoh e Ichihara 2000). Non si sa se un tale fenomeno si verifica anche negli esseri umani.

La somministrazione di un'integrazione alimentare di Q10 può prevenire un deficit di ATP delle cellule miocardiche (Oranje et al. 2001) e, così, proteggere o migliorare la funzione miocardica nel corso di una terapia con statine.

Vitamina D

Nelle persone anziane che vivono in istituti di cure, il rischio di caduta potrebbe essere significativamente ridotto con un supplemento di vitamina D (Bischoff Ferrari et al. 2004). Ciò è in relazione con una forza muscolare aumentata piuttosto che con un qualsiasi effetto sull'osso.

II.4.14.2.4 Altre sostanze

Le sostanze ricapitolate qui di seguito non sono comprese nella «formulazione semplice», ma possono essere utilizzate per la prevenzione di un deficit funzionale nelle persone anziane.

Solfato di condroitina e solfato di glucosamina

Questi composti sono somministrati per inibire l'evoluzione dell'artrosi (Richy et al. 2003). La loro efficacia è, in effetti, statisticamente documentata da studi clinici prospettici, ma la loro influenza sui sintomi di artrosi è variabile (Mc Alindon et al. 2000). Non si è chiaramente dimostrato che una somministrazione precoce di questi composti sotto forma di complementi alimentari potesse prevenire, ritardare o inibire la comparsa dell'artrosi.

Le **carnitine** contribuiscono al trasporto degli acidi grassi a catena lunga dal citoplasma ai mitocondri, cosa che può aumentare la produzione di energia nelle cellule e combattere la fatica.

Un effetto inotropo positivo è stato dimostrato con l'assunzione di estratti di **Crataegus** (biancospino, De Smet 2002) e di **Scilla maritima** (Cipolla di mare, Rötter 1958; Dias et al. 2000).

Gli estratti di scorza di **Salix** (salice) e di **Pinus maritima** (Pino maritimo francese) hanno un effetto antinfiammatorio.

L'estratto di **peumus boldus** (boldo) protegge gli epatociti dalle lesioni tossiche (Speisky e Cassels 1994; Kringstein e Cederbaum 1995; Zhao et al. 2002; Schmeda-Hirschmann et al. 2003).

L'estratto di **Lespedeza bicolore** aiuta la funzione renale ed è effettivamente stato utilizzato nel passato nel trattamento dei pazienti che soffrono di insufficienza renale.

Un effetto favorevole dell'estratto di **Cordyceps sinensis** (cordyceps di Cina) sull'efficacia dell'insulina è stato dimostrato (Balon et al. 2002; Zhao et al. 2002), così come un miglioramento delle capacità fisiche (Koh et al. 2003) e un lieve stimolo della produzione di testosterone in animali di laboratorio maschili (Huang et al. 2001a, b, 2004; Hsu 2003).

È importante sottolineare che le sostanze precedentemente descritte sono prive di effetti collaterali tossici dimostrabili, per quanto si utilizzino dei prodotti adeguatamente estratti, non contaminati da alcuni pesticidi o da altri contaminanti ambientali e si siano esclusi gli alcaloidi collaterali durante la preparazione.

II.4.14.2.5 Discussione

Uno «stile di vita sano» associato a un'attività fisica sufficiente, a una dieta equilibrata e a un apporto calorico controllato per lottare contro l'obesità, così come una diagnosi e un trattamento precoci delle «malattie legate all'età» sono le pietre miliari di una strategia che può migliorare il benessere e la qualità della vita delle persone anziane.

Vivendo in un ambiente fortemente inquinato, le persone sono continuamente esposte a molti agenti di cui la maggior parte è cancerogena e/o perturba gli ormoni e, in tutti i casi, possono ostacolare la funzione corretta delle cellule e degli organi. La salute è colpita solo in età avanzata.

Esistono dei dati oggettivi, anche se indiretti, che l'uso di alcuni complementi alimentari può contrastare l'influenza nefasta di questa esposizione, almeno in una certa misura. Inoltre, delle ricerche scientifiche serie hanno mostrato che un supplemento alimentare con un complemento compensato non poteva prevenire la comparsa di alcuni fenomeni e malattie legati all'età, ma che poteva ritardarli o rallentarli.

Bibliografia

Adam O (2003) Dietary fatty acids and immune reactions in synovial tissue. Eur J Med Res 8:381 - 387

Adlercreutz H (1988) Lignans and phytoestrogens. Possible preventive role in cancer. Front Gastrointest Res 14:165 - 176

Akaza H, Miyanaga N, Takashima N, Naito S, Hirao Y, Tsukamoto T, Mori M (2002) Is daidzein non-metabolizer a high risk for prostate cancer? A case-controlled study of serum soybean isoflavone concentration. Jpn J Clin Oncol 32: 296 - 300

Balon TW, Jasman AP, Zhu JS (2002) A fermentation product of Cordyceps sinensis increases whole-body insulin sensitivity in rats. J Altern Complement Med 8:315 - 323

Bayne CW, Ross M, Donnelly F, Habib FK (2000) The selectivity and specificity of the actions of the lipido-sterolic extract of Serenoa repens (Permixon) on the prostate. J Urol 164: 876 - 881

Behrens WA, Madere R (1987) Mechanisms of absorption, transport and tissue uptake of RRR-alpha-tocopherol and d-gamma-tocopherol in the white rat. J Nutr 117:1562 - 1569

Bernard D, Christophe A, Delanghe J, Langlois M, de Buyzere M, Comhaire F (2003) The effect of supplementation with an antioxidant preparation on LDL-oxidation is determined by haptoglobin polymorphism. Redox Rep 8:41 - 46

Bischoff-Ferrari HA, Dawson-Hughes B, Willett WC, Staehelin HB, Bazemore MG, Zee RY, Wong JB (2004) Effect of Vitamin D on falls: a meta-analysis. J Am Med Assoc 291:1999 - 2006

Blair I (2004) First evidence COX-2 enzymes can regulate DNA damage. ASBMB Annual Meeting and 8th IUBMB Conference, 12–16 June 2004, Boston, Mass., http://www.bio.com

Bolego C, Baetta R, Bellosta S, Corsini A, Paoletti R (2002) Safety considerations for statins. Curr Opin Lipidol 13: 637 - 644

Boyle P, Robertson C, Lowe F, Roehrborn C (2000) Meta-analysis of clinical trials of permixon in the treatment of symptomatic benign prostatic hyperplasia. Urology 55:533 - 539

Brooks JD, Ward WE, Lewis JE, Hilditch J, Nickell L, Wong E, Thompson LU (2004) Supplementation with flaxseed alters estrogen metabolism in postmenopausal women to a greater extent than does supplementation with an equal amount of soy. Am J Clin Nutr 79:318 – 325

Clarke R, Armitage J (2000) Vitamin supplements and cardiovascular risk: review of the randomized trials of homocysteine-lowering vitamin supplements. Semin Thromb Hemost 26:341 – 348

Combs GF (2004) Status of selenium in prostate cancer prevention. Br J Cancer 91:195 – 199

Comhaire F, Mahmoud A (2004) Preventing diseases of the prostate in the elderly using hormones and nutriceuticals. Ageing Male 7:155 – 169

Comhaire FH, Christophe AB, Zalata AA, Dhooge WS, Mahmoud AM, Depuydt CE (2000) The effects of combined conventional treatment, oral antioxidants and essential fatty acids on sperm biology in subfertile men. Prostaglandins Leukot Essent Fatty Acids 63:159 – 165

Cooney RV, Franke AA, Harwood PJ, Hatch-Pigott V, Custer LJ, Mordan LJ (1993) Gamma-tocopherol detoxification of nitrogen dioxide: superiority to alpha-tocopherol. Proc Natl Acad Sci USA 90:1771 – 1775

Cristoni A, Di Pierro F, Bombardelli E (2000) Botanical derivatives for the prostate. Fitoterapia 71 [Suppl 1]:S21–S28

Dagnelie PC, Schuurman AG, Goldbohm RA, Van den Brandt PA (2004) Diet, anthropometric measures and prostate cancer risk: a review of prospective cohort and intervention studies. BJU Int 93:1139 – 1150

Daynes RA, Enioutina EY, Jones DC (2003) Role of redox imbalance in the molecular mechanisms responsible for immunosenescence. Antioxid Redox Signal 5:537 – 548

De Smet PA (2002) Herbal remedies. N Engl J Med 347:2046 – 2056

Denis L, Morton MS, Griffiths K (1999) Diet and its preventive role in prostatic disease. Eur Urol 35:377 – 387

Dias C, Borralho Graca JA, Lurdes GM (2000) *Scilla maderensis*, TLC screening and positive inotropic effect of bulb extracts. J Ethnopharmacol 71:487 – 492

Dinckal MH, Aksoy N, Aksoy M, Davutoglu V, Soydinc S, Kirilmaz A, Dinckal N, Akdemir I (2003) Effect of homocysteinelowering therapy on vascular endothelial function and exercise performance in coronary patients with hyperhomocysteinaemia. Acta Cardiol 58:389 – 396

Farmer JA (2003) Statins and myotoxicity. Curr Atheroscler Rep 5:96 – 100

Fawzi WW, Msamanga GI, Spiegelman D, Wei R, Kapiga S, Villamor E, Mwakagile D, Mugusi F, Hertzmark E, Essex M, Hunter DJ (2004) A randomized trial of multivitamin supplements and HIV disease progression and mortality. N Engl J Med 351:23 – 32

Freeman VL, Meydani M, Yong S, Pyle J, Wan Y, Arvizu-Durazo R, Liao Y (2000) Prostatic levels of tocopherols, carotenoids, and retinol in relation to plasma levels and self-reported usual dietary intake. Am J Epidemiol 151:109 – 118

Giovannucci E (2000) Gamma-tocopherol: a new player in prostate cancer prevention? J Natl Cancer Inst 92:1966 – 1967

Hadjiev D, Yancheva S (1976) Rheoencephalographic and psychological studies with ethyl apovincaminate in cerebral vascular insufficiency. Arzneimittelforschung 26:1947 – 1950Haggans CJ, Hutchins AM, Olson BA, Thomas W, Martini MC, Slavin JL (1999) Effect of flaxseed consumption on urinary estrogen metabolites in postmenopausal women. Nutr Cancer 33:188 – 195

Haggans CJ, Travelli EJ, Thomas W, Martini MC, Slavin JL (2000) The effect of flaxseed and wheat bran consumption on urinary estrogen metabolites in premenopausal women. Cancer Epidemiol Biomarkers Prev 9:719 – 725

Handelman GJ, Epstein WL, Peerson J, Spiegelman D, Machlin LJ, Dratz EA (1994) Human adipose alpha-tocopherol and gamma-tocopherol kinetics during and after 1 y of alpha-tocopherol supplementation. Am J Clin Nutr 59:1025 – 1032

Helzlsouer KJ, Huang HY, Alberg AJ, Hoffman S, Burke A, Norkus EP, Morris JS, Comstock GW (2000) Association between alpha-tocopherol, gamma-tocopherol, selenium, and subsequent prostate cancer. J Natl Cancer Inst 92:2018 – 2023

Hsu CC, Huang YL, Tsai SJ, Sheu CC, Huang BM (2003) In vivo and in vitro stimulatory effects of *Cordyceps sinensis* on testosterone production in mouse Leydig cells. Life Sci 73:2127 – 2136

Huang BM, Hsu CC, Tsai SJ, Sheu CC, Leu SF (2001a) Effects of *Cordyceps sinensis* on testosterone production in normal mouse Leydig cells. Life Sci 69:2593 – 2602

Huang BM, Ju SY, Wu CS, Chuang WJ, Sheu CC, Leu SF (2001b) *Cordyceps sinensis* and its fractions stimulate MA-10 mouse Leydig tumor cell steroidogenesis. J Androl 22:831 – 837

Huang BM, Hsiao KY, Chuang PC, Wu MH, Pan HA, Tsai SJ (2004) Upregulation of steroidogenic enzymes and ovarian 17beta-estradiol in human granulosa-lutein cells by *Cordyceps sinensis* mycelium. Biol Reprod 70:1358 – 1364

Ichihara K, Satoh K, Yamamoto A, Hoshi K (1999) [Are all HMG-CoA reductase inhibitors protective against ischemic heart disease?]. [Japanese] Nippon Yakurigaku Zasshi Folia Pharmacol Jpn 114 [Suppl 1]:142P–149P

Jakobisiak M, Lasek W, Golab J (2003) Natural mechanisms protecting against cancer. Immunol Lett 90:103 – 122

Karpati E, Szporny L (1976) General and cerebral haemodynamic activity of ethyl apovincaminate. Arzneimittelforschung 26:1908 – 1912

Klerk M, Verhoef P, Clarke R, Blom HJ, Kok FJ, Schouten EG (2002) MTHFR 677C-> T polymorphism and risk of coronary heart disease: a meta-analysis. J Am Med Assoc 288: 2023 – 2031

Koh JH, Kim KM, Kim JM, Song JC, Suh HJ (2003) Antifatigue and antistress effect of the hot-water fraction from mycelia of *Cordyceps sinensis*. Biol Pharm Bull 26:691 – 694

Kondas J, Philipp V, Dioszeghy G (1996) Sabal serrulata extract (Strogen forte) in the treatment of symptomatic benign prostatic hyperplasia. Int Urol Nephrol 28:767 – 772

Kornitzer M, Bara L (1989) Clinical and anthropometric data, blood chemistry and nutritional patterns in the Belgian population according to age and sex. For the B.I.R.N.H. Study Group. Acta Cardiol 44:101 – 144

Kornitzer M, Valente F, De Bacquer D, Neve J, De Backer G (2004) Serum selenium and cancer mortality: a nested casecontrol study within an age- and sex-stratified sample of the Belgian adult population. Eur J Clin Nutr 58:98 – 104

Kringstein P, Cederbaum AI (1995) Boldine prevents human liver microsomal lipid peroxidation and inactivation of cytochrome P4502E1. Free Radic Biol Med 18:559 – 563

Lankin VZ, Tikhaze AK, Kukharchuk VV, Konovalova GG, Pisarenko OI, Kaminnyi AI, Shumaev KB, Belenkov YN (2003) Antioxidants decreases the intensification of low density lipoprotein in vivo peroxidation during therapy with statins. Mol Cell Biochem 249:129 – 140

Lesourd B (2004) Nutrition: a major factor influencing immunity in the elderly. J Nutr Health Aging 8:28 – 37Li H, Stampfer MJ, Giovannucci EL, Morris JS, Willett WC, Gaziano JM, Ma J (2004) A prospective study of plasma selenium levels and prostate cancer risk. J Natl Cancer Inst 96:696 – 703

Martinez GR, Loureiro AP, Marques SA, Miyamoto S, Yamaguchi LF, Onuki J, Almeida EA, Garcia CC, Barbosa LF, Medeiros MH, Di Mascio P (2003) Oxidative and alkylating damage in DNA. Mutat Res 544:115 – 127

Matkovics B, Szabo L, Kiss B, Szpornyi L (1991) Effect of ethyl apovincaminate on the utilization of 14C-glucoses by rat brain in vitro. Arzneimittelforschung 41:107 – 108

McAlindon TE, LaValley MP, Gulin JP, Felson DT (2000) Glucosamine and chondroitin for treatment of osteoarthritis: a systematic quality assessment and meta-analysis. J Am Med Assoc 283:1469 – 1475

McLean RR, Jacques PF, Selhub J, Tucker KL, Samelson EJ, Broe KE, Hannan MT, Cupples LA, Kiel DP (2004) Homocysteine as a predictive factor for hip fracture in older persons. N Engl J Med 350:2042 – 2049

Muti P, Bradlow HL, Micheli A, Krogh V, Freudenheim JL, Schunemann HJ, Stanulla M, Yang J, Sepkovic DW, Trevisan M, Berrino F (2000) Estrogen metabolism and risk of breast cancer: a prospective study of the 2:16 alpha-hydroxyestrone ratio in premenopausal and postmenopausal women. Epidemiology 11:635 – 640

Nygard O, Nordrehaug JE, Refsum H, Ueland PM, Farstad M, Vollset

SE (1997) Plasma homocysteine levels and mortality in patients with coronary artery disease. N Engl J Med 337:230 - 236

Ohshima H, Tatemichi M, Sawa T (2003) Chemical basis of inflammation-induced carcinogenesis. Arch Biochem Biophys 417:3 - 11

Oranje WA, Sels JP, Rondas-Colbers GJ, Lemmens PJ, Wolffenbuttel BH (2001) Effect of atorvastatin on LDL oxidation and antioxidants in normocholesterolemic type 2 diabetic patients. Clin Chim Acta 311:91 - 94

Passi S, Stancato A, Aleo E, Dmitrieva A, Littarru GP (2003) Statins lower plasma and lymphocyte ubiquinol/ubiquinone without affecting other antioxidants and PUFA. Biofactors 18:113 - 124

Richy F, Bruyere O, Ethgen O, Cucherat M, Henrotin Y, Reginster JY (2003) Structural and symptomatic efficacy of glucosamine and chondroitin in knee osteoarthritis: a comprehensive meta-analysis. Arch Intern Med 163:1514 - 1522

Romics I, Schmitz H, Frang D (1993) Experience in treating benign prostatic hypertrophy with Sabal serrulata for one year. Int Urol Nephrol 25:565 - 569

Rötter W (1958) [Indications for therapy with digitaloids (Scilla maritima).]. Münch Med Wochenschr 100:812 - 815

Satoh K, Ichihara K (2000) Lipophilic HMG-CoA reductase inhibitors increase myocardial stunning in dogs. J Cardiovasc Pharmacol 35(2):256 - 262

Schaefer WH, Lawrence JW, Loughlin AF, Stoffregen DA, Mixson LA, Dean DC, Raab CE, Yu NX, Lankas GR, Frederick CB (2004) Evaluation of ubiquinone concentration and mitochondrial function relative to cerivastatin-induced skeletal myopathy in rats. Toxicol Appl Pharmacol 194:10 - 23

Schmeda-Hirschmann G, Rodriguez JA, Theoduloz C, Astudillo SL, Feresin GE, Tapia A (2003) Free-radical scavengers and antioxidants from Peumus boldus Mol. («Boldo»). Free Radic Res 37:447 - 452

Schnyder G, Roffi M, Flammer Y, Pin R, Hess OM (2002) Effect of homocysteine-lowering therapy with folic acid, vitamin B12, and vitamin B6 on clinical outcome after percutaneous coronary intervention: the Swiss Heart study: a randomized controlled trial. J Am Med Assoc 288:973 - 979

Solti F, Iskum M, Czako E (1976) Effect of ethyl apovincaminate on the cerebral circulation. Studies in patients with obliterative cerebral arterial disease. Arzneimittelforschung 26: 1945 - 1947

Speisky H, Cassels BK (1994) Boldo and boldine: an emerging case of natural drug development. Pharmacol Res 29:1 - 12

Stepanov VN, Siniakova LA, Sarrazin B, Raynaud JP (1999) Efficacy and tolerability of the lipidosterolic extract of Serenoa repens (Permixon) in benign prostatic hyperplasia: a double-blind comparison of two dosage regimens. Adv Ther 16:231 - 241

Tesseris J, Roggen G, Caracalos A, Triandafillou D (1975) Effects of vincamin on cerebral metabolism. Eur Neurol 13: 195 - 202

Thambyrajah J, Landray MJ, Jones HJ, McGlynn FJ, Wheeler DC, Townend JN (2001) A randomized double-blind placebo-controlled trial of the effect of homocysteine-lowering therapy with folic acid on endothelial function in patients with coronary artery disease. J Am Coll Cardiol 37:1858 - 1863

Vacherot F, Azzouz M, Gil-Diez-De-Medina S, Colombel M, De La TA, Lefrere Belda MA, Abbou CC, Raynaud JP, Chopin DK (2000) Induction of apoptosis and inhibition of cell proliferation by the lipido-sterolic extract of Serenoa repens (LSESr, Permixon) in benign prostatic hyperplasia. Prostate 45:259 - 266

Vamosi B, Molnar L, Demeter J, Tury F (1976) Comparative study of the effect of ethyl apovincaminate and xantinol nicotinate in cerebrovascular diseases. Immediate drug effects on the concentrations of carbohydrate metabolites and electrolytes in blood and CSF. Arzneimittelforschung 26:1980 - 1984

van Meurs JB, Dhonukshe-Rutten RA, Pluijm SM, van der KM, de Jonge R, Lindemans J, de Groot LC, Hofman A, Witteman JC, van Leeuwen JP, Breteler MM, Lips P, Pols HA, Uitterlinden AG (2004) Homocysteine levels and the risk of osteoporotic fracture. N Engl J Med 350:2033 - 2041

Vermeulen EG, Stehouwer CD, Twisk JW, van den BM, de Jong SC, Mackaay AJ, van Campen CM, Visser FC, Jakobs CA, Bulterjis EJ, Rauwerda JA (2000) Effect of homocysteinelowering treatment with folic acid plus vitamin B6 on progression of subclinical atherosclerosis: a randomised, placebo-controlled trial. Lancet 355:517 - 522

Weisser H, Tunn S, Behnke B, Krieg M (1996) Effects of the Sabal serrulata extract IDS 89 and its subfractions on 5 alphareductase activity in human benign prostatic hyperplasia. Prostate 28:300 - 306

Weisser H, Behnke B, Helpap B, Bach D, Krieg M (1997) Enzyme activities in tissue of human benign prostatic hyperplasia after three months' treatment with the Sabal serrulata extract IDS 89 (Strogen) or placebo. Eur Urol 31:97 - 101

Westerlind KC (2003) Physical activity and cancer prevention– mechanisms. Med Sci Sports Exerc 35:1834 - 1840

Wilt TJ, Ishani A, Rutks I, MacDonald R (2000) Phytotherapy for benign prostatic hyperplasia. Public Health Nutr 3:459 - 472

Zandi PP, Anthony JC, Khachaturian AS, Stone SV, Gustafson D, Tschanz JT, Norton MC, Welsh-Bohmer KA, Breitner JC (2004) Reduced risk of Alzheimer disease in users of antioxidant vitamin supplements: the Cache County Study. Arch Neurol 61:82 - 88

Zhao CS, Yin WT, Wang JY, Zhang Y, Yu H, Cooper R, Smidt C, Zhu JS (2002) CordyMax Cs-4 improves glucose metabolism and increases insulin sensitivity in normal rats. J Altern Complement Med 8:309 - 314

II.4.15 Integratori alimentari e farmaceutici nel trattamento dell'infertilità maschile

F. Comhaire, A. Mahmoud

Sintesi

- L'infertilità maschile dipende frequentemente da influenze negative sinergiche di diversi gruppi di fattori.
- I fattori esterni legati allo stile di vita e all'esposizione ambientale potenziano gli effetti delle lesioni testicolari congenite o acquisite con una tossicità diretta, con le alterazioni ormonali e con un sovraccarico di specie reattive dell'ossigeno.
- Combattere l'obesità, correggere un regime alimentare poco appropriato ed eliminare ogni consumo di tabacco e di alcol fanno parte dell'approccio interdisciplinare dell'infertilità maschile.
- I nutraceutici sono dei complementi alimentari formulati correttamente e contenenti delle vitamine particolari, antiossidanti, minerali ed estratti vegetali.
- Esistono forti prove che un trattamento complementare con un nutraceutico appropriato migliora la capacità fecondante dei pazienti ipofertili.

II.4.15.1 Introduzione

L'introduzione delle **tecniche di assistenza medica alla procreazione** (**AMP**), cioè la fecondazione in vitro (FIV; Steptoe ed Edwards 1978) e l'iniezione intracitoplasmatica di spermatozoi (ICSI; Palermo et al. 1992) ha provocato una vera rivoluzione della medicina della riproduzione, rivelando l'importanza del «fattore maschile» nell'infertilità della coppia. La terapia convenzionale dell'infertilità maschile è stata considerata come superata da alcuni, ma altri hanno continuato a distinguere i meccanismi implicati nella capacità di riproduzione difettosa dell'uomo. Preoccupazioni sono state formulate a più riprese in riferimento agli aspetti economici ed etici (Comhaire 2000; Katz et al. 2002) e a proposito degli effetti secondari dell'AMP (Lambert 2002; Schieve et al. 2004). È stato osservato che la FIV e l'ICSI sono associate a un aumento della prevalenza delle anomalie genetiche (Edwards e Ludwig 2003), a malformazioni congenite importanti (Kent-First et al. 1996; van der Ven et al. 1998; Sutcliffe et al. 1999; Koudstaal et al. 2000; Wennerholm et al. 2000; Hansen et al. 2002; Green 2004), a un'alterazione dello sviluppo (Stromberg et al. 2002; Pinborg et al. 2004) e a un aumento del rischio di retinoblastoma (Moll et al. 2003), così come ad altri tumori maligni (De Baun et al. 2003; Maher et al. 2003) nella discendenza. Oggi, sembra che la ruota sia girata e che l'andrologia clinica abbia ripreso il suo ruolo ben meritato nel trattamento dell'infertilità della coppia.

II.4.15.2 Ruolo dello stile di vita e della nutrizione

Come altre malattie, l'infertilità maschile si sviluppa per molteplici fattori patogeni (Cap. I.3). Quattro gruppi di fattori principali sembrano agire in sinergia: anomalie o costituzione genetiche, fattori legati allo stile di vita, esposizione sul lavoro e/o ambientale e malattie dell'apparato uretro-genitale o del sistema endocrino.

Il campo della genetica è in rapida estensione e comprende le anomalie numeriche e strutturali della costituzione cromosomica, così come le microdelezioni del cromosoma Y (Tiepolo e Zuffardi 1976; Ma et al. 1992). Alcune microdelezioni genetiche possono provocare un'infertilità, secondo la coincidenza di fattori sfavorevoli legati allo stile di vita o all'esposizione a sostanze tossiche o a degli interferenti endocrini (Cap. II.2.2). È stato osservato che questi fattori e le malattie genitali aumentano il carico di specie reattive dell'ossigeno (ROS) nell'eiaculato e negli spermatozoi, effetto che induce un aumento della frammentazione cromosomica (Hughes et al. 1998; Irvine et al. 2000) e una produzione eccessiva di DNA ossidato (8-idrossi-2-desossiguanosina, Fraga et al. 1991). Quest'ultimo induce una mutagenicità di transizione.

La membrana degli spermatozoi degli uomini fertili contiene una forte concentrazione di acido docosaesaenoico (DHA, anche chiamato: acido cervonico, 22:6ω3) che fluidifica la membrana. La fluidità è necessaria affinché si producano la reazione acrosomica e la fusione membranaria tra la testa dello spermatozoo e l'ovocita. La membrana degli spermatozoi dell'uomo infertile contiene meno DHA, riducendo la fluidità e la capacità fusogenica. D'altra parte, il DHA ha un forte potenziale ossidante a causa del suo gran numero di doppi legami. Il siero degli uomini infertili presenta uno squilibrio tra il sovraccarico ossidante e la riduzione della capacità antiossidante, come è stato dimostrato dalla sensibilità ossidante più elevata del colesterolo LDL negli uomini infertili rispetto agli uomini fertili. Il sovraccarico ossidante altera la composizione fosfolipidica della membrana degli spermatozoi (Zalata et al. 1998), riducendo il suo contenuto di DHA e la sua fluidità, cosa che ha, come risultato, una riduzione della capacità di fusione e della reattività acrosomica.

Un'alimentazione inadeguata, l'abuso di alcol, di tabacco o di sostanze ricreative, i vestiti stretti e i bagni caldi sono stati incriminati tra i fattori dello stile di vita. Inoltre, secondo le osservazioni, una percentuale più elevata di uomini con un liquido seminale infertile rispetto a quelli con un liquido seminale fertile ha un indice di massa corporea che supera il valore ottimale di 25 kg/m^2 e ha un sovrappeso o è obeso. Essi consumano meno acidi grassi ω3 rispetto agli uomini fertili e il rapporto degli acidi grassi ω-3 su ω-6 è spesso infra-ottimale. Una significativa correlazione positiva è stata stabilita tra il consumo di acido α-linolenico (18:3ω3) e la concentrazione degli spermatozoi e la motilità tipo (a) (Christophe et al. 1998). Al contrario, c'era una correlazione negativa tra queste caratteristiche seminali e il consumo di acidi grassi polinsaturi. Questo suggerisce che lo stress ossidativo dell'infertilità maschile può provocare una cascata di ossidazione in presenza di un apporto elevato degli ultimi acidi grassi citati, che sono più vulnerabili degli acidi grassi a catena corta e meno insaturi, come l'acido α-linolenico. Infine, è stato dimostrato che il tessuto testicolare, in particolare le cellule di Sertoli, contiene più desaturasi (Saether et al. 2003) ed elongasi (Cinti et al. 1992) rispetto agli altri tessuti; sono degli enzimi tissutali che trasformano l'acido α-linolenico in acidi grassi polinsaturi a catena lunga (Hurtado de Catalfo e de Gomez Dumm 2002; Tran et al. 2003). Questo processo genera delle concentrazioni di DHA localmente più elevate.

È stato provato che l'esposizione a sostanze tossiche sul lavoro altera la qualità del liquido seminale, compresi i metalli pesanti quali il piombo (Bonde et al. 2002) e il disolfuro di carbonio (Vanhoorne et al. 1994). Tuttavia, è l'esposizione a sostanze dell'ambiente che hanno degli effetti perturbatori sugli ormoni, soprattutto gli pseudo-estrogeni o xeno-estrogeni e anti-androgeni, che ha causato la maggior parte delle preoccupazioni (Cap. II.2.2). Il deterioramento evidente, anche se regionale, sia dei parametri seminali che della fertilità e la crescita parallela della prevalenza del cancro del testicolo sono stati collegati a un aumento dell'esposizione interna a sostanze chimiche sintetiche che stimolano o che aumentano gli effetti degli estrogeni, legandosi al recettore umano degli estrogeni o influenzando il metabolismo degli estrogeni (per una revisione vedi Sharpe 2003; Skakkebaek 2004).

II.4.15.3 Ruolo essenziale dell'inibina B

L'inibina B è un prodotto della secrezione delle cellule di Sertoli che svolge un ruolo importante sia nel feedback inibitorio sulla secrezione ipofisaria di FSH che nella regolazione locale della spermatogenesi (Cap. II.1.3). Mentre la concentrazione sierica di inibina B è significativamente legata alla concentrazione degli spermatozoi (per una rivista vedi Meachem et al. 2001), esistono delle prove di un effetto inibitore diretto dell'inibina B sulla spermatogenesi (van Dissel-Emiliani et al. 1989). I test in vitro (Depuydt et al. 1999) e i dati in vivo (Mahmoud et al. 1998, 2000) indicano che gli estrogeni e alcuni metalli pesanti, come il piombo, possono stimolare in maniera inappropriata la secrezione di inibina B. Ciò induce una riduzione della produzione di spermatozoi, in presenza di concentrazioni sieriche di inibina B e di FSH normale.

Durante il trattamento con astaxantina, un potente antiossidante, che riduce la concentrazione di specie reattive dell'ossigeno, la concentrazione sierica di inibina B era ridotta, benché la concentrazione degli spermatozoi non fosse cambiata (Comhaire e Mahmoud 2004). Questo suggerisce che le ROS stimolano la secrezione di inibina B da parte delle cellule di Sertoli, un effetto simile a quello degli estrogeni.

Ridurre la secrezione dell'inibina B riducendo il carico di estrogeni e l'esposizione alle ROS può essere un bersaglio del trattamento medico.

II.4.15.4 Supplementazione alimentare

II.4.15.4.1 Acidi grassi

A causa della correlazione positiva tra assorbimento di acido α-linolenico (ALA) e concentrazione e motilità degli spermatozoi e poiché è stato trovato che l'apporto alimentare di acidi grassi essenziali del gruppo di ω3 è infra-ottimale negli uomini ipofertili, sembra logico supplementare questi pazienti con ALA, cioè dando loro dell'olio di lino, anche denominato olio di semi di lino. In associazione con i cofattori zinco e vitamina B_6, che aumentano l'attività degli enzimi elongasi e desaturasi, l'ALA viene trasformato in situ in acidi grassi ω a catena lunga fortemente insaturi, cioè l'acido eicosapentaenoico (EPA) e l'acido docosaesaenoico (DHA). La fluidità della membrana degli spermatozoi viene migliorata e la reazione dell'acrosoma e la capacità di fusione degli spermatozoi aumentate (Comhaire et al. 2000).

In alternativa, si può prendere in considerazione una supplementazione con l'olio di pesci come fonte di EPA e di DHA, degli acidi grassi altamente insaturi a catena lunga. Questi acidi grassi sono, comunque, molto sensibili alle lesioni ossidanti che iniziano una reazione a catena collaterale di ossidazione dei lipidi. Se l'olio di pesce è somministrato come complemento alimentare, è indispensabile assicurarsi di avere un ambiente interno antiossidante favorevole.

II.4.15.4.2 Antiossidanti

I pazienti ipofertili hanno uno squilibrio tra uno stress ossidativo eccessivo e una capacità antiossidante ridotta (Christophe et al. 1998). L'integrazione alimentare con antiossidanti migliora in maniera significativa e persistente l'equilibrio tra il sovraccarico ossidativo e la difesa antiossidante (Bernard et al. 2003). Inoltre, il trattamento con acetilcisteina (600 mg/die per via orale) o anche con una miscela antiossidante riduce significativamente il livello delle specie reattive dell'ossigeno (ROS) nel liquido seminale (Comhaire et al. 2000). In associazione con l'olio di pesce, la terapia antiossidante aumenta la concentrazione degli spermatozoi e riduce significativamente la concentrazione di DNA ossidato

(8-idrossi-2-desossiguanosina) negli spermatozoi degli uomini ipofertili. La composizione degli acidi grassi dei fosfolipidi della membrana degli spermatozoi è spostata verso l'EPA e il DHA, aumentando la fluidità della membrana, che genera un aumento della reattività dell'acrosoma indotta ma non spontanea. Questo trattamento aumenta il tasso di concepimento spontaneo, in particolare nelle coppie in cui gli uomini ipofertili sono fumatori. Inoltre, la supplementazione di vitamina E migliora la funzione degli spermatozoi in vitro, valutata con il test dell'ovocita depellucidato di cavia (Kessopoulou et al. 1995).

È stato riportato che la supplementazione di vitamina C nei fumatori che hanno una qualità di liquido seminale anormale migliorava la qualità del liquido seminale (Dawson et al. 1992), mentre non è stato osservato nessun effetto simile in un altro studio che utilizza una dose elevata di vitamina C (Rolf et al. 1999). Quest'ultimo risultato può essere legato all'effetto pro-ossidante noto della vitamina C a dosi elevate (Fraga et al. 1991), in particolare negli uomini con un'aptoglobina di tipo 1-2 o 2-2 (Bernard et al. 2003).

Aggiunto in vitro o somministrata per via orale (Lewin e Lavon 1997), il coenzima Q10, un'ossido-reduttasi, aumenta la motilità degli spermatozoi in caso di astenozoospermia. Altri antiossidanti, come il selenio (Scott et al. 1998) e il glutatione (Lenzi et al. 1993) migliorano anche la motilità degli spermatozoi in alcuni sottogruppi di pazienti.

L'astaxantina è un antifotosensibilizzante lipofilo prodotto dalle alghe *Haematococcus pluvialis,* che possiede una forte capacità antiossidante (Iwamoto et al. 2000; Goto et al. 2001). In uno studio pilota randomizzato in doppio cieco, dell'astaxantina naturale (AstaReal®, Gustavsberg, Svezia) è stata somministrata ai partner omosessuali delle coppie infertili, le cui caratteristiche del liquido seminale erano sotto i valori di riferimento raccomandati dalla WHO. L'integrazione alimentare ha provocato una riduzione significativa delle ROS seminali e della concentrazione sierica di inibina B nei casi trattati, mentre nessuna alterazione è sopraggiunta nel gruppo placebo. La motilità progressiva lineare rapida è significativamente aumentata e la morfologia degli spermatozoi ha dimostrato un miglioramento non significativo nel gruppo con astaxantina. Nel gruppo trattato, i livelli di gravidanza totale e mensile erano rispettivamente del 54,5 e del 23,1% rispetto all'11,1 e al 3,6% nel gruppo placebo (Comhaire et al. 2005).

II.4.15.4.3
Carnitina

La L-carnitina svolge un ruolo fondamentale nei meccanismi di trasporto che sono necessari al passaggio degli acidi grassi a catena lunga del citosol cellulare nella matrice mitocondriale dove essi sono ossidati, generando dell'energia (Wildman e Medeiros 2000) e stimolando i complessi della catena respiratoria (Ruiz-Pesini et al. 2001). La L-carnitina libera e l'acetil-carnitina svolgono un ruolo importante nella maturazione post-gonadica degli spermatozoi dei mammiferi (Jeulin e Lewin 1996), e il rapporto acetil-carnitina/carnitina era differente negli estratti degli spermatozoi con una buona o con una scarsa motilità (Golan et al. 1984; Bartellini et al. 1987). L'acetil-L-carnitina è la principale carnitina negli spermatozoi e la sua concentrazione era più bassa nel liquido seminale degli uomini infertili (Kohengkul et al. 1977; Soufir et al. 1984). La concentrazione di carnitina libera nel plasma seminale è stata correlata significativamente alla concentrazione e alla motilità degli spermatozoi (Menchini-Fabris et al. 1984), e la motilità degli spermatozoi può essere stimolata con l'aggiunta di acetil-carnitina in vitro (Tanphaichitr 1977).

È stato riportato che una terapia con un supplemento alimentare contenente una combinazione di L-carnitina (2 g/die) e di acetil-L-carnitina (1 g/die) con del fruttosio e dell'acido citrico (Proxeed®, Sigma-tau Health Science, Roma, Italia) aumentava la concentrazione degli spermatozoi e la motilità progressiva in due studi aperti (Moncada et al. 1992; Costa et al. 1994; Vitali et al. 1995) e in uno studio crociato in doppio cieco (Lenzi et al. 2003). In uno studio aperto, è stata osservata una percentuale di gravidanza spontanea totale del 6,7% in 3 mesi (Voliani et al. 2001). Il tasso mensile di concepimento calcolato in una meta-analisi di studi pubblicati si elevava al 2,3% (Comhaire e Mahmoud 2004). In uno studio in doppio cieco, l'integrazione con Proxeed® non influenzava il risultato del trattamento convenzionale, né in termini di miglioramento delle caratteristiche degli spermatozoi, né in termini di tasso di gravidanza (Comhaire et al. non pubblicato).

II.4.15.4.4
Acido folico e zinco

Acido folico e zinco sono stati somministrati per via orale a degli uomini che avevano una qualità del liquido seminale normale e a pazienti con un'oligozoospermia moderata in uno studio placebo controllato (Wong et al. 2002). È stato osservato che tale associazione aumentava significativamente la concentrazione e la morfologia degli spermatozoi (in media del 60%) negli uomini ipofertili. Sono state osservate delle modificazioni, anche se le concentrazioni ematiche di queste sostanze non erano deficitarie prima della terapia. Resta, tuttavia, da capire se la somministrazione dell'associazione di acido folico e zinco possa migliorare la fertilità.

II.4.15.4.5
Olio di lino e lignani

Oltre all'acido α-linolenico (vedi prima), l'olio di lino contiene diversi lignani che sono trasformati nell'intestino in enterodiolo e in enterolattone. Sono dei fito-estrogeni che hanno un effetto estrogenico molto debole, ma l'enterolattone ha una maggiore attività inibitoria dell'aromatasi, riducendo la trasformazione degli androgeni (androstenedione e testosterone) in potenti estrogeni, l'estrone e l'estradiolo (Adlercreutz et al. 1993; Wang et al. 1994). L'integrazione alimentare con l'olio di lino o con lignani diminuisce, pertanto, il carico dell'organismo in estrogeni.

Gli uomini che presentano la combinazione di oligozoospermia e di concentrazioni sieriche di FSH e di inibina B normali presentano un iperestrogenismo relativo, probabilmente legato a un sovrappeso (Mahmoud et al. 1998), che può essere corretto con i lignani.

II.4.15.4.6
Estratti di piante

Con procedure immunoistochimiche, Mayerhofer et al. (2002) hanno dimostrato che l'isoenzima 2 della ciclossigenasi (COX2), che converte l'acido arachidonico (20:4ω6) in prostaglandina E_2 infiammatoria, è presente nel tessuto interstiziale testicolare dei pazienti che hanno un'oligozoospermia idiopatica, ma non negli uomini in cui la spermatogenesi è normale. L'estratto della corteccia del *Pinus maritima* (Pycnogenol®) contiene delle sostanze che inibiscono l'enzima COX (Baumann et al. 1980; Rohdewald 2002), riducono i tassi di mRNA della citochina infiammatoria interleuchina 1β (Cho et al. 2001) e mantengono gli effetti della vitamina E sulle cellule endoteliali (Virgili et al. 1998). In uno studio aperto, la somministrazione per via orale di 200 mg/die di questo estratto ha migliorato la morfologia degli spermatozoi del 99% in media (Roseff e Gulati 1999).

L'estratto di *Lepidium meyenii* (anche chiamato Maca), una pianta della regione delle ande centrali nel Perù, aumenta la funzione sessuale dei topi maschi e dei ratti (Zheng et al. 2000) e rinvigorisce la spermatogenesi delle fasi mitotiche (Gonzales et al. 2001a). Somministrato nell'uomo in caso di spermatogenesi normale, l'estratto ha significativamente aumentato la produzione (+ 85%) e la motilità degli spermatozoi (+ 15%) senza alterare la regolazione endocrina (Gonzales et al. 2001b).

È chiaro che degli estratti di piante particolari hanno degli effetti interessanti che possono essere interessanti per ricerche future.

II.4.15.4.7
Arginina e callicreina

Per diversi anni, l'arginina (De Aloysio et al. 1982; Aydin et al. 1995) e la callicreina (Schill 1979; Schill et al. 1979) sono state consigliate per trattare le oligozoospermie. I pretesi effetti favorevoli di questi supplementi nel trattamento di routine nei pazienti con un'oligozoospermia idiopatica sono stati messi in dubbio in altri studi (Pryor et al. 1978; Comhaire e Vermeulen 1983; Glezerman et al.1993; Keck et al. 1994).

II.4.15.5
Conclusioni

Diversi studi controllati e validati forniscono delle prove che gli integratori alimentari possano migliorare la qualità e la funzione del liquido seminale degli uomini ipofertili. Queste sostanze comprendono gli antiossidanti astaxantina, tocoferolo e coenzima Q10, gli acidi grassi essenziali del gruppo ω3, lo zinco e l'acido folico. Dei segni indiretti suggeriscono che alcuni estratti vegetali e dei lignani potrebbero esercitare altrettanti effetti benefici. La supplementazione con un nutriceutico (Qualisperm®, Nutriphyt, Oostkamp, Belgio) contenente queste sostanze aumenta la probabilità di concepimento spontaneo e di gravidanza condotta a termine. Benché i meccanismi esatti dell'azione di questi complementi sulla spermatogenesi e sulla funzione degli spermatozoi siano tuttora da chiarire, un effetto diretto sulle cellule di Sertoli (Fig. II.4.38) e un effetto indiretto sulla funzione dell'epididimo sembrano convincenti. Anche l'integrazione alimentare da parte di alcune di queste sostanze deve anche essere considerata prima di una FIV e di un'ICSI, per ridurre le lesioni ossidative del DNA degli spermatozoi.

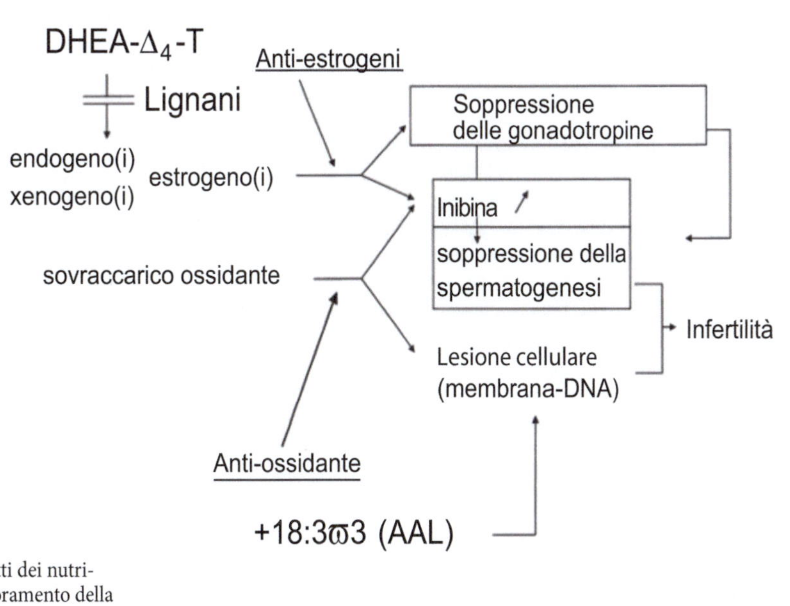

Fig. II.4.38. Meccanismo proposto degli effetti dei nutriceutici (supplementi alimentari) nel miglioramento della spermatogenesi negli uomini ipofertili

Bibliografia

Adlercreutz H, Bannwart C, Wahala K, Makela T, Brunow G, Hase T, Arosemena PJ, Kellis JT Jr., Vickery LE (1993) Inhibition of human aromatase by mammalian lignans and isoflavonoid phytoestrogens. J Steroid Biochem Mol Biol 44: 147 - 153

Aydin S, Inci O, Alagol B (1995) The role of arginine, indomethacin and kallikrein in the treatment of oligoasthenospermia. Int Urol Nephrol 27:199 - 202

Bartellini M, Canale D, Izzo PL, Giorgi PM, Meschini P, Menchini-Fabris GF (1987) L-Carnitine and acetylcarnitine in human sperm with normal and reduced motility. Acta Eur Fertil 18:29 - 31

Baumann J, von Bruchhausen F, Wurm G (1980) Flavonoids and related compounds as inhibition of arachidonic acid peroxidation. Prostaglandins 20:627 - 639

Bernard D, Christophe A, Delanghe J, Langlois M, de Buyzere M, Comhaire F (2003) The effect of supplementation with an antioxidant preparation on LDL-oxidation is determined by haptoglobin polymorphism. Redox Rep 8:41 - 46

Bonde JP, Joffe M, Apostoli P, Dale A, Kiss P, Spano M, Caruso F, Giwercman A, Bisanti L, Porru S, Vanhoorne M, Comhaire F, Zschiesche W (2002) Sperm count and chromatin structure in men exposed to inorganic lead: lowest adverse effect levels. Occup Environ Med 59:234 - 242

Cho KJ, Yun CH, Packer L, Chung AS (2001) Inhibition mechanisms of bioflavonoids extracted from the bark of Pinus ma ritima on the expression of proinflammatory cytokines. Ann NY Acad Sci 928:141- 156

Christophe A, Zalata A, Mahmoud A, Comhaire F (1998) Fatty acid composition of sperm phospholipids and its nutritional implications. Middle East Fertil Soc J 3:46 - 53

Cinti DL, Cook L, Nagi MN, Suneja SK (1992) The fatty acid chain elongation system of mammalian endoplasmic reticulum. Prog Lipid Res 31:1 - 51

Comhaire F (2000) Clinical andrology: from evidence-base to ethics. The «E» quintet in clinical andrology. Hum Reprod 15:2067 - 2071

Comhaire FH, Mahmoud AM (2004) Editorial commentary. J Androl 25:771 - 772

Comhaire F, Vermeulen L (1983) Effect of high dose oral kallikrein treatment in men with idiopathic subfertility: evaluation by means of in vitro penetration test of zona free hamster ova. Int J Androl 6:168 - 172

Comhaire FH, Christophe AB, Zalata AA, Dhooge WS, Mahmoud AM, Depuydt CE (2000) The effects of combined conventional treatment, oral antioxidants and essential fatty acids on sperm biology in subfertile men. Prostaglandins Leukot Essent Fatty Acids 63:159 - 165

Comhaire FH, Garem YFE, Mahmoud A, Eertmans F, Schoonjans F (2005) Combined conventional/antioxidant «Astaxanthin» treatment for male infertility: a double blind randomized trial. Asian J Androl 7:257 - 262

Costa M, Canale D, Filicori M, D'lddio S, Lenzi A (1994) L-Carnitine in idiopathic asthenozoospermia: a multicenter study. Italian Study Group on Carnitine and Male Infertility. Andrologia 26:155 - 159

Dawson EB, Harris WA, Teter MC, Powell LC (1992) Effect of ascorbic acid supplementation on the sperm quality of smokers. Fertil Steril 58:1034 - 1039

De Aloysio D, Mantuano R, Mauloni M, Nicoletti G (1982) The clinical use of arginine aspartate in male infertility. Acta Eur Fertil 13:133- 167

DeBaun MR, Niemitz EL, Feinberg AP (2003) Association of in vitro fertilization with Beckwith-Wiedemann syndrome and epigenetic alterations of LIT1 and H19. Am J Hum Genet 72:156 - 160

Depuydt CE, Mahmoud AM, Dhooge WS, Schoonjans FA, Comhaire FH (1999) Hormonal regulation of inhibin B secretion by immature rat Sertoli cells in vitro: possible use as a bioassay for estrogen detection. J Androl 20:54 - 62

Edwards RG, Ludwig M (2003) Are major defects in children conceived in vitro due to innate problems in patients or to induced genetic damage? Reprod Biomed Online 7:131 - 138

Fraga CG, Motchnik PA, Shigenaga MK, Helbock HJ, Jacob RA, Ames BN (1991) Ascorbic acid protects against endogenous oxidative DNA damage in human sperm. Proc Natl Acad Sci USA 88:11003 - 11006

Glezerman M, Lunenfeld E, Potashnik G, Huleihel M, Soffer Y, Segal S (1993) Efficacy of kallikrein in the treatment of oligozoospermia and asthenozoospermia: a double-blind trial. Fertil Steril 60:1052 - 1056

Golan R, Weissenberg R, Lewin LM (1984) Carnitine and acetylcarnitine in motile and immotile human spermatozoa. Int J Androl 7:484- 494

Gonzales GF, Ruiz A, Gonzales C, Villegas L, Cordova A (2001a) Effect of Lepidium meyenii (Maca) roots on spermatogenesis of male rats. Asian J Androl 3:231 - 233

Gonzales GF, Cordova A, Gonzales C, Chung A, Vega K, Villena A (2001b) Lepidium meyenii (Maca) improved semen parameters in adult men. Asian J Androl 3:301 - 303

Goto S, Kogure K, Abe K, Kimata Y, Kitahama K, Yamashita E, Terada H (2001) Efficient radical trapping at the surface and inside the phospholipid membrane is responsible for highly potent antiperoxidative activity of the carotenoid astaxanthin. Biochim Biophys Acta 1512:251 - 258

Green NS (2004) Risks of birth defects and other adverse outcomes associated with assisted reproductive technology. Pediatrics 114:256- 259

Hansen M, Kurinczuk JJ, Bower C, Webb S (2002) The risk of major birth defects after intracytoplasmic sperm injection and in vitro fertilization. N Engl J Med 346:725 - 730

Hughes CM, Lewis SE, McKelvey-Martin VJ, Thompson W (1998) The effects of antioxidant supplementation during Percoll preparation on human sperm DNA integrity. Hum Reprod 13:1240 - 1247

Hurtado de Catalfo GE, de Gomez Dumm IN (2002) Polyunsaturated fatty acid biosynthesis from [1 - 14 C]20:3 n-6 acid in rat cultured Sertoli cells. Linoleic acid effect. Int J Biochem Cell Biol 34:525- 532

Irvine DS, Twigg JP, Gordon EL, Fulton N, Milne PA, Aitken RJ (2000) DNA integrity in human spermatozoa: relationships with semen quality. J Androl 21:33 - 44

Iwamoto T, Hosoda K, Hirano R, Kurata H, Matsumoto A, Miki W, Kamiyama M, Itakura H, Yamamoto S, Kondo K (2000) Inhibition of low-density lipoprotein oxidation by astaxanthin. J Atheroscler Thromb 7:216 - 222

Jeulin C, Lewin LM (1996) Role of free L-carnitine and acetyl-L-carnitine in post-gonadal maturation of mammalian spermatozoa. Hum Reprod Update 2:87 - 102

Katz P, Nachtigall R, Showstack J (2002) The economic impact of the assisted reproductive technologies. Nat Cell Biol 4 [Suppl]:s29–s32

Keck C, Behre HM, Jockenhövel F, Nieschlag E (1994) Ineffectiveness of kallikrein in treatment of idiopathic male infertility: a double-blind, randomized, placebo-controlled trial. Hum Reprod 9:325 - 329

Kent-First MG, Kol S, Muallem A, Ofir R, Manor D, Blazer S, First N, Itskovitz-Eldor J (1996) The incidence and possible relevance of Y-linked microdeletions in babies born after intracytoplasmic sperm injection and their infertile fathers. Mol Hum Reprod 2:943 - 950

Kessopoulou E, Powers HJ, Sharma KK, Pearson MJ, Russell JM, Cooke ID, Barratt CL (1995) A double-blind randomized placebo cross-over controlled trial using the antioxidant vitamin E to treat reactive oxygen species associated male infertility. Fertil Steril 64:825- 831

Kohengkul S, Tanphaichitr V, Muangmun V, Tanphaichitr N (1977) Levels of L-carnitine and L-O-acetylcarnitine in normal and infertile human semen: a lower level of L-O-acetycarnitine in infertile semen. Fertil Steril 28:1333 - 1336

Koudstaal J, Bruinse HW, Helmerhorst FM, Vermeiden JP, Willemsen WN, Visser GH (2000) Obstetric outcome of twin pregnancies after in-vitro fertilization: a matched control study in four Dutch University hospitals. Hum Reprod 15:935 - 940

Lambert RD (2002) Safety issues in assisted reproduction technology: the children of assisted reproduction confront the responsible conduct of assisted reproductive technologies. Hum Reprod 17:3011- 3015

Lenzi A, Culasso F, Gandini L, Lombardo F, Dondero F (1993) Placebo-controlled, double-blind, cross-over trial of glutathione therapy in male infertility. Hum Reprod 8:1657 - 1662

Lenzi A, Lombardo F, Sgro P, Salacone P, Caponecchia L, Dondero F, Gandini L (2003) Use of carnitine therapy in selected cases of male factor infertility: a double-blind crossover trial. Fertil Steril 79:292- 300

Lewin A, Lavon H (1997) The effect of coenzyme Q10 on sperm motility and function. Mol Aspects Med 18 [Suppl]:S213- S219

Ma K, Sharkey A, Kirsch S, Vogt P, Keil R, Hargreave TB, McBeath S, Chandley AC (1992) Towards the molecular localisation of the AZF locus: mapping of microdeletions in azoospermic men within 14 subintervals of interval 6 of the human Y chromosome. Hum Mol Genet 1:29 - 33

Maher ER, Afnan M, Barratt CL (2003) Epigenetic risks related to assisted reproductive technologies: epigenetics, imprinting, ART and icebergs? Hum Reprod 18:2508 - 2511

Mahmoud AM, Comhaire FH, Depuydt CE (1998) The clinical and biologic significance of serum inhibins in subfertile men. Reprod Toxicol 12:591 - 599

Mahmoud A, Kiss P, Kaufman JM, Comhaire F, Asclepios (2000) The influence of age and lead exposure on inhibin B serum levels in men. Int J Androl 23 [Suppl 1]:PO94

Mayerhofer A, Meineke V, Köhn FM, Frungieri M (2002) O-03 Cyclooxygenase (COX-2) in male infertility: a new link between prostaglandins and testicular fibrosis? Andrologia 34:272 - 273

Meachem SJ, Nieschlag E, Simoni M (2001) Inhibin B in male reproduction: pathophysiology and clinical relevance. Eur J Endocrinol 145:561 - 571

Menchini-Fabris GF, Canale D, Izzo PL, Olivieri L, Bartelloni M (1984) Free L-carnitine in human semen: its variability in different andrologic pathologies. Fertil Steril 42:263 - 267

Moll AC, Imhof SM, Cruysberg JR, Schouten-van Meeteren AY, Boers M, van Leeuwen FE (2003) Incidence of retinoblastoma in children born after in-vitro fertilisation. Lancet 361:309 - 310

Moncada ML, Vicari E, Cimino C, Calogero AE, Mongioi A, D'Agata R (1992) Effect of acetylcarnitine treatment in oligoasthenospermic patients. Acta Eur Fertil 23:221 - 224

Palermo G, Joris H, Devroey P, Van Steirteghem AC (1992) Pregnancies after intracytoplasmic injection of single spermatozoon into an oocyte. Lancet 340:17 - 18

Pinborg A, Loft A, Schmidt L, Greisen G, Rasmussen S, Andersen AN (2004) Neurological sequelae in twins born after assisted conception: controlled national cohort study. BMJ 329:311

Pryor JP, Blandy JP, Evans P, Chaput DSD, Usherwood M (1978) Controlled clinical trial of arginine for infertile men with oligozoospermia. Br J Urol 50:47 - 50

Rohdewald P (2002) A review of the French maritime pine bark extract (Pycnogenol), a herbal medication with a diverse clinical pharmacology. Int J Clin Pharmacol Ther 40:158 - 168

Rolf C, Cooper TG, Yeung CH, Nieschlag E (1999) Antioxidant treatment of patients with asthenozoospermia or moderate oligoasthenozoospermia with high-dose vitamin C and vitamin E: a randomized, placebo-controlled, double-blind study. Hum Reprod 14:1028- 1033

Roseff SJ, Gulati R (1999) Improvement of sperm quality by Pycnogenol. Eur Bull Drug Res 7:33 - 36

Ruiz-Pesini E, Alvarez E, Enriquez JA, Lopez-Perez MJ (2001) Association between seminal plasma carnitine and sperm mitochondrial enzymatic activities. Int J Androl 24:335 - 340

Saether T, Tran TN, Rootwelt H, Christophersen BO, Haugen TB (2003) Expression and regulation of delta 5-desaturase, delta 6-desaturase, stearoyl-coenzyme A (CoA) desaturase 1, and stearoyl-CoA desaturase 2 in rat testis. Biol Reprod 69:117 - 124

Schieve LA, Rasmussen SA, Buck GM, Schendel DE, Reynolds MA, Wright VC (2004) Are children born after assisted reproductive technology at increased risk for adverse health outcomes? Obstet Gynecol 103:1154 - 1163

Schill WB (1979) Treatment of idiopathic oligozoospermia by kallikrein: results of a double-blind study. Arch Androl 2:163 - 170

Schill WB, Krizic A, Rjosk H (1979) Determination of various semen parameters and sex hormone levels in subfertile men during kallikrein therapy. Adv Exp Med Biol 120A:537 - 546

Scott R, MacPherson A, Yates RW, Hussain B, Dixon J (1998) The effect of oral selenium supplementation on human sperm motility. Br J Urol 82:76 - 80

Sharpe RM (2003) The «oestrogen hypothesis» - where do we stand now? Int J Androl 26:2 - 15

Skakkebaek NE (2004) Testicular dysgenesis syndrome: new epidemiological evidence. Int J Androl 27:189 - 191

Soufir JC, Ducot B, Marson J, Jouannet P, Feneux D, Soumah A, Spira A (1984) Levels of seminal free L(–) carnitine in fertile and infertile men. Int J Androl 7:188 - 197

Steptoe PC, Edwards RG (1978) Birth after the reimplantation of a human embryo. Lancet 2:366

Stromberg B, Dahlquist G, Ericson A, Finnstrom O, Koster M, Stjernqvist K (2002) Neurological sequelae in children born after in-vitro fertilisation: a population-based study. Lancet 359:461 - 465

Sutcliffe AG, Taylor B, Li J, Thornton S, Grudzinskas JG, Lieberman BA (1999) Children born after intracytoplasmic sperm injection: population control study. Br Med J 318:704 - 705

Tanphaichitr N (1977) In vitro stimulation of human sperm motility by acetylcarnitine. Int J Fertil 22:85 - 91

Tiepolo L, Zuffardi O (1976) Localization of factors controlling spermatogenesis in the nonfluorescent portion of the human Y chromosome long arm. Hum Genet 34:119 - 124

Tran TN, Retterstol K, Christophersen BO (2003) Metabolism of long-chain polyunsaturated fatty acids in testicular cells. In: De Vriese SR, Christophe AB (eds) Male fertility and lipid metabolism. AOCS, Illinois, pp 11 - 22

van der Ven K, Peschka B, Montag M, Lange R, Schwanitz G, van der Ven HH, van der Ven K (1998) Increased frequency of congenital chromosomal aberrations in female partners of couples undergoing intracytoplasmic sperm injection. Hum Reprod 13:48 - 54

van Dissel-Emiliani FM, Grootenhuis AJ, De Jong FH, de Rooij DG (1989) Inhibin reduces spermatogonial numbers in testes of adult mice and Chinese hamsters. Endocrinology 125:1899 - 1903

Vanhoorne M, Comhaire F, De Bacquer D (1994) Epidemiological study of the effects of carbon disulfide on male sexuality and reproduction. Arch Environ Health 49:273 - 278

Virgili F, Kim D, Packer L (1998) Procyanidins extracted from pine bark protect alpha-tocopherol in ECV 304 endothelial cells challenged by activated RAW 264.7 macrophages: role of nitric oxide and peroxynitrite. FEBS Lett 431:315 - 318

Vitali G, Parente R, Melotti C (1995) Carnitine supplementation in human idiopathic asthenospermia: clinical results. Drugs Exp Clin Res 21:157 - 159

Voliani S, Bertozzi MA, Rossi P, Menchini-Fabris GF (2001) The treatment of male infertility with L-carnitine/L-acetyl carnitine. XVII National Congress, Societa Italiana Andrologia SIA, Venezia 2001, 8:122

Wang C, Makela T, Hase T, Adlercreutz H, Kurzer MS (1994) Lignans and flavonoids inhibit aromatase enzyme in human preadipocytes. J Steroid Biochem Mol Biol 50:205 - 212

Wennerholm U, Bergh C, Hamberger L, Lundin K, Nilsson L, Wikland M, Kallen B (2000) Incidence of congenital malformations in children born after ICSI. Hum Reprod 15: 944 - 948

Wildman REC, Medeiros DM (2000) Advanced human nutrition. CRC, London, pp 370 - 371

Wong WY, Merkus HM, Thomas CM, Menkveld R, Zielhuis GA, Steegers-Theunissen RP (2002) Effects of folic acid and zinc sulfate on male factor subfertility: a double-blind, randomized, placebo-controlled trial. Fertil Steril 77:491 - 498

Zalata AA, Christophe AB, Depuydt CE, Schoonjans F, Comhaire FH (1998) The fatty acid composition of phospholipids of spermatozoa from infertile patients. Mol Hum Reprod 4:111 - 118

Zheng BL, He K, Kim CH, Rogers L, Shao Y, Huang ZY, Lu Y, Yan SJ, Qien LC, Zheng QY (2000) Effect of a lipidic extract from *Lepidium meyenii* on sexual behavior in mice and rats. Urology 55:598 - 602

II.4.16 Tecniche di riproduzione assistita

W. Ombelet

Sintesi

Esistono in letteratura basi solide che mostrano che l'inseminazione intra-uterina (IUI) è il miglior trattamento di prima intenzione e che ha il migliore rapporto costo-efficacia in caso di fattore maschile di infertilità lieve o moderato, prima di cominciare procedure più invasive e più costose come la fecondazione in vitro (FIV) e l'iniezione intracitoplasmatica di spermatozoi (ICSI). D'altra parte, sembra molto difficile isolare dei parametri seminali individuali predittivi delle possibilità di gravidanza mediante IUI. Una revisione della letteratura ha confermato che la morfologia degli spermatozoi in criteri rigorosi e la conta degli spermatozoi mobili inseminanti (Inseminating Motile sperm Count IMC) sono i parametri seminali più importanti per valutare il reale impatto della qualità del liquido seminale sull'esito dell'IUI. Una soglia standardizzata al di sopra della quale la IUI può essere realizzata con tassi di gravidanza accettabili non è stata ancora precisata, anche se il successo della IUI sembra essere inferiore in presenza di meno del 5% di spermatozoi di morfologia normale con criteri rigorosi e di un'IMC inferiore a un milione.

In caso di infertilità maschile grave, il laboratorio, quanto alla scelta della procedura (FIV o ICSI), sarà guidato non soltanto dal numero di spermatozoi mobili raccolti dopo il lavaggio, ma anche dal numero di ovociti agoaspirati. Solo la totale assenza di motilità degli spermatozoi sembra ridurre il tasso di fecondazione in una ICSI.

L'aspirazione nell'epididimo degli spermatozoi e/o l'estrazione testicolare degli spermatozoi possono essere utilizzate con successo nella maggior parte dei casi di azoospermia. Queste tecniche hanno rivoluzionato il trattamento dei pazienti azoospermici. In caso di azoospermia ostruttiva, i livelli di fecondazione e una gravidanza sono paragonabili a quelli ottenuti con degli spermatozoi eiaculati. I risultati ottenuti con degli spermatozoi testicolari congelati sono paragonabili a quelli ottenuti con degli spermatozoi testicolari freschi. In caso di azoospermia non ostruttiva, l'ICSI sembra meno efficace.

Circa il 10-15% delle donne subirà un trattamento per infertilità nel corso della vita e, in più di un terzo dei casi, è implicata un'infertilità maschile. Tra tutte le coppie ipofertili, solo l'1-2% richiederà una terapia con riproduzione assistita (AMP). La disponibilità in aumento dell'AMP nel corso degli ultimi 20 anni ha ricevuto una grande attenzione pubblica, a causa delle implicazioni etiche, dei costi elevati associati a questi trattamenti, dell'impatto dell'età e delle gravidanze multiple sui costi sociali, delle disuguaglianze di accesso ai servizi di infertilità in molti Paesi e dei problemi di sicurezza. D'altra parte, il vero valore delle modalità terapeutiche dell'infertilità è mal compreso in quanto esistono numerose e diverse misure della qualità e dell'efficacia. Il successo del trattamento dell'infertilità è generalmente descritto dal «tasso cumulativo di gravidanza» (chirurgia andrologica, trattamento del varicocele, ecc.) o dal tasso di gravidanza per ciclo di terapia (FIV, ICSI, IUI). In caso di AMP, è importante prendere coscienza delle interconnessioni complesse dei problemi secondari da prendere in considerazione, quali l'esito neonatale, la morbilità del lattante e le complicanze materne a breve e a lungo termine, che sono tutti strettamente legati all'incidenza elevata delle gravidanze multiple. Conseguentemente, l'AMP (in particolare FIV e ICSI) rappresenta lo 0,4-0,8% del costo totale delle cure sanitarie negli USA.

II.4.16.1
IUI e infertilità maschile

Quando un'infertilità maschile è evidenziata in coppie che hanno un'infertilità di lunga durata, la gestione attendista è deludente, con un tasso di gravidanza spontanea di meno del 2% per ciclo (Collins et al. 1995). Da un punto di vista teorico, aumentare il numero degli spermatozoi mobili a livello del sito di fecondazione dovrebbe aumentare la probabilità di concepimento, in particolare quando la qualità degli spermatozoi è infraottimale. Cohlen et al. (2000) hanno mostrato che, in caso di infertilità maschile, l'IUI è un'opzione terapeutica efficace rispetto ai controlli. Una meta-analisi di sei studi ha dimostrato un miglioramento statisticamente significativo dei tassi di concepimento in favore dell'IUI, anche se il tasso di gravidanza per ciclo di IUI raggiunto variava dallo 0% all'8,7%. In un'altra meta-analisi, i risultati erano anche significativamente migliori per l'IUI quando era utilizzato un lieve stimolo ovarico (Cohlen et al. 2000). Secondo Cohlen (2005), l'IUI deve essere eseguita solo nelle coppie che hanno una probabilità ragionevole di ottenere una gravidanza evolutiva dopo IUI.

II.4.16.2
Infertilità maschile: IUI versus FIV/ICSI

Mentre l'ICSI è l'opzione più efficace per ciclo di trattamento nella maggior parte dei casi di infertilità maschile moderata e grave, dei metodi di fecondazione assistita più semplici, come l'IUI, devono essere messi in equilibrio con l'ICSI, prendendo in considerazione non solamente il tasso di successo immediato ma anche il rapporto costo-efficacia delle diverse strategie. L'IUI è meno invasiva, meno stressante, meno costosa e con un miglior rapporto costo-efficacia rispetto alla FIV/ICSI. Sono stati effettuati molti studi sul rapporto costo/efficacia dell'IUI paragonato a quello della FIV (Peterson et al. 1994; Zayed et al. 1997; Van Voorhis et al. 1997, 2001; Goverde et al. 2000; Philips et al. 2000). In tutti gli studi, erano anche efficaci tre cicli di IUI, ma molto meno costosi di un ciclo di FIV/ICSI.

In uno studio prospettico controllato randomizzato, Goverde et al. (2000) hanno osservato che tre cicli di IUI davano la stessa probabilità di gravidanza riuscita della FIV. Secondo i loro risultati, l'IUI è una gestione di un fattore maschile moderato di infertilità con un miglior rapporto costo-efficacia della FIV. Questo messaggio importante è stato confermato da un altro studio effettuato in Gran Bretagna (Philips et al. 2000). In quest'ultimo studio, gli autori hanno completato le raccomandazioni cliniche esistenti includendo il rapporto costo-efficacia delle diverse opzioni terapeutiche dell'infertilità in Gran Bretagna. Essi hanno sviluppato una serie di modelli analitici di decisioni per riflettere le vie attuali della diagnosi e del trattamento delle diverse cause di infertilità. La conclusione è stata anche che l'IUI con cicli stimolati è un buon approccio costi/efficacia del trattamento delle coppie con un'infertilità inspiegata e/o un fattore maschile di infertilità moderato.

L'efficacia dell'IUI è stata riscontrata anche in un'importante analisi retrospettiva di circa 10 000 cicli di IUI con un fattore maschile di infertilità, ottenendo un tasso elevato di gravidanza per ciclo dell'8,2% in una popolazione con età media della donna di 39 anni (Stone et al. 2002).

La maggior parte degli studi ha descritto un abbassamento significativo dei tassi di successo per ciclo dopo il terzo o quarto ciclo di IUI (Comhaire et al. 1994; Plosker et al. 1994; Ombelet et al. 1996; Khalil et al. 2001). Le coppie che hanno fallito non sembrano beneficiare di questo metodo di terapia e si devono consigliare loro altre opzioni terapeutiche come la FIV o l'ICSI. Una revisione Cochrane ha anche dimostrato che eseguire due inseminazioni intrauterine in due giorni consecutivi non apportava alcun beneficio rispetto a un'inseminazione intrauterina unica (Cantineau et al. 2003).

Durante la selezione delle coppie che hanno un fattore maschile di infertilità che devono essere trattate con IUI oppure FIV/ICSI, sarebbe interessante stabilire dei valori soglia dei parametri del liquido seminale oltre cui l'IUI sia un'alternativa efficace alla FIV/ICSI.

Abbiamo in precedenza dimostrato che, in un gruppo selezionato di pazienti con risposta ovarica normale a una stimolazione con clomifene (CC), i parametri seminali individuali, comprese la conta di spermatozoi immobili inseminanti (IMC [Inseminating Motile sperm Count], o numero di spermatozoi mobili dopo procedure di lavaggio) e la morfologia degli spermatozoi, hanno dimostrato di avere un debole valore prognostico di successo del gruppo nel suo insieme (Ombelet et al. 1997). Tuttavia, la morfologia degli spermatozoi diventa uno strumento predittivo molto utile per un sottogruppo che ha un IMC inferiore a un milione. In termini di strategia terapeutica, ciò implica che, al di sopra del valore soglia di un milione di spermatozoi mobili raccolti dopo la preparazione, l'IUI sotto stimolazione con CC può essere raccomandata come trattamento di prima scelta, con un tasso cumulativo di gravidanza in corso (Ongoing Pregnancy Rate, OPR) del 24% dopo tre cicli. D'altra parte, nei casi con meno di un milione di spermatozoi mobili, l'IUI sotto stimolazione con CC rimane rilevante come opzione di prima scelta, a condizione di avere almeno il 4% di spermatozoi con morfologia normale (OPR del 21,9% dopo tre cicli di IUI). Un algoritmo, proposto per le coppie che hanno un'infertilità maschile senza fattore tubarico, è presentato nella Fig. II.4.39.

Per ricercare i valori soglia dei parametri seminali al di sopra dei quali il tasso di gravidanza in IUI è significativamente migliore, abbiamo effettuato con Medline una ricerca della letteratura su PubMed che copre il periodo 1983-2002 (Ombelet et al. 2003).

Secondo questa rassegna, l'IMC e la morfologia degli spermatozoi sono i migliori parametri seminali predittivi del risultato dell'IUI. È stata messa in evidenza una tendenza all'aumento dei tassi di concepimento con l'incremento dell'IMC. Tuttavia, il valore soglia al di sopra del quale l'IUI sembra riuscire si estende da 0,3 a 20 milioni. Questo risultato mostra l'importanza dei fattori di confusione che influenzano la percentuale di successo, come l'età del partner, la durata dell'infertilità, ecc.

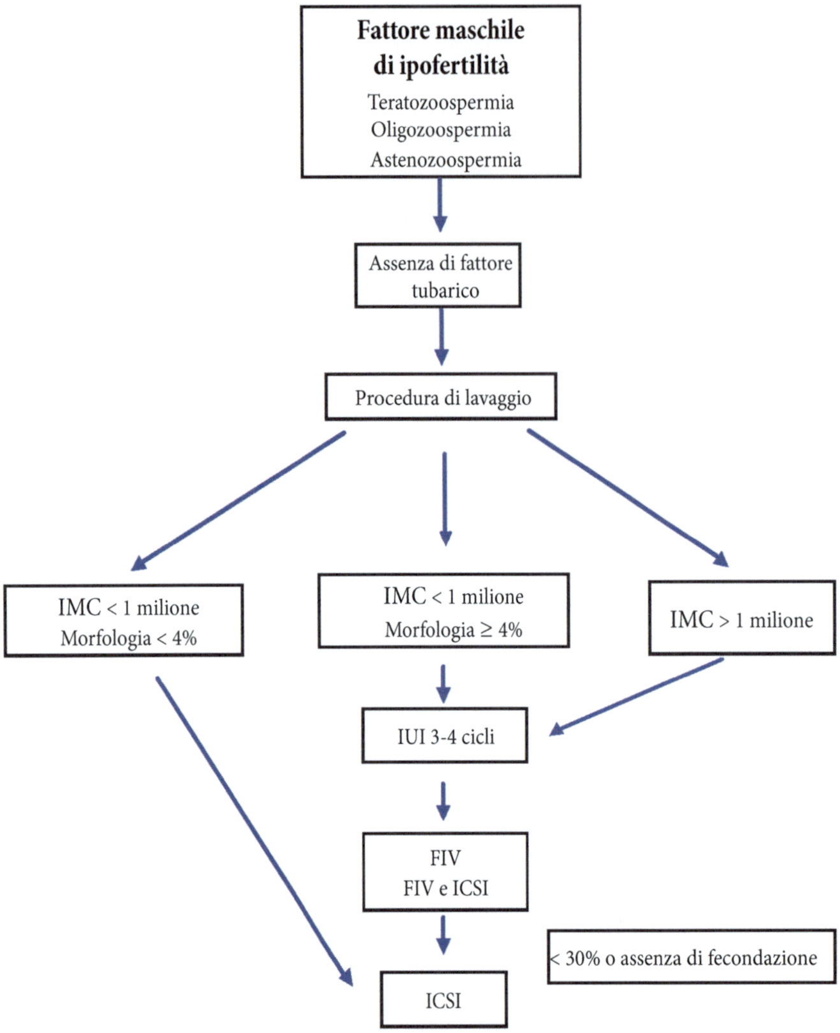

Fig. II.4.39. Algoritmo proposto di trattamento dell'ipofertilità maschile al Genk Institute for Fertility Technology. (*IMC*, [Inseminating Motile sperm Count] conta degli spermatozoi mobili inseminanti o numero di spermatozoi mobili dopo procedure di lavaggio)

La nostra analisi ha anche confermato i risultati di una meta-analisi, che rivelava un miglioramento significativo dei tassi di gravidanza con una morfologia normale al di sopra della soglia del 4% attraverso criteri rigorosi (Van Waart et al. 2001). Secondo la nostra ricerca su Medline, il valore soglia per la motilità progressiva totale degli spermatozoi, prima della preparazione del liquido seminale, si attesta tra il 30 e il 50%. Altri due parametri che influenzano il tasso di gravidanza in IUI sono il test ipo-osmotico (HOS, soglia > 50%) e la frammentazione del DNA degli spermatozoi (soglia < 12%). Anche il test di decondensazione della cromatina degli spermatozoi nel terreno acido (Sperm Chromatin Structure Assay, SCSA) sembra fornire una valutazione obiettiva dell'integrità della cromatina degli spermatozoi e potrebbe diventare un marcatore importante in IUI in un prossimo futuro.

Esiste una credenza fra gli specialisti secondo la quale un aumentato uso dell'inseminazione artificiale con un'iperstimolazione ovarica controllata (Controlled Ovarian Hyperstimulation, COH) porterebbe a un aumento non controllato delle gravidanze multiple. Al fine di valutare l'impatto della stimolazione ovarica controllata in IUI sul numero di gravidanze multiple nelle Fiandre, abbiamo utilizzato i dati dello «Studiecentrum voor perinatale epidemiologie» (SPE). Lo SPE raccoglie i dati della storia medica e ostetrica e degli eventi perinatali di ogni parto all'ospedale nelle Fiandre, per le gravidanze di più di 21 settimane di età gestazionale con peso alla nascita maggiore di 500 g.

Un'analisi retrospettiva dei 363 187 parti tra il 1997 e il 2002 dimostra che il trattamento dell'infertilità con stimolazione ovarica, che include le procedure con e senza FIV, era responsabile del 3,9% di tutti i parti registrati. Una FIV/ICSI era stata realizzata nel 66,7% dei casi di tutte le gravidanze multiple dopo stimolazione ovarica, una COH con rapporti programmati (COH-RP) nel 23,7% dei casi e un'IUI con COH nel 9,6% dei casi (Fig. II.4.40a). La scarsa proporzione di IUI con HOC si può spiegare con il fatto che la maggior parte dei centri nelle Fiandre utilizza il citrato di clomifene piuttosto che le gonadotropine nei cicli di IUI (Ombelet et al. 2003; dati non publicati, questionario della Flemish Society of Obstetrics and Gynaecology). Trattandosi delle diverse procedure terapeutiche, il tasso di nascita multipla era rispettivamente del 27,2% per la FIV, del 25,7% per l'ICSI, del 13,7% per l'IUI con COH e del 9,7% per la COH-RP (Fig. II.4.40b).

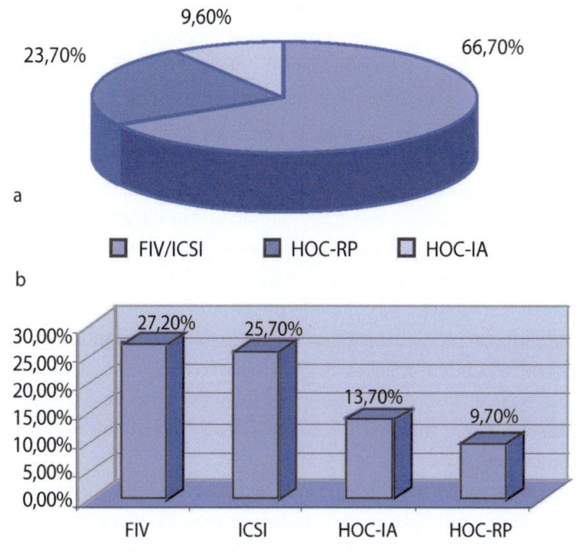

Fig. II.4.40 a, b. a Dati dello SPE su 363 187 parti nelle Fiandre tra il 1997 e il 2002: incidenza delle gravidanze multiple dopo FIV/ICSI, COH + TC, COH + AI. (*AI*, inseminazione artificiale, *COH*, iperstimolazione ovarica controllata, *ICSI*, iniezione intracitoplasmatica di spermatozoi, *FIV*, fecondazione in vitro, *SPE*, Study Center for Perinatal Epidemiology, *TC*, Timed Coitus, rapporto programmato). **b** Dati dello SPE su 13 120 parti dopo trattamento ormonale nelle Fiandre tra il 1997 e il 2002: contributo relativo dei differenti metodi di trattamento dell'infertilità nella «popolazione con gestazione multipla»

Questi dati mostrano che la critica menzionata in alcuni rapporti in merito al rischio elevato di gravidanze multiple con una tecnica di procreazione assistita diversa dalla FIV può facilmente essere risolta utilizzando una stimolazione ormonale a basso dosaggio. Secondo le nostre notizie, la FIV e l'ICSI restano le tecniche che contribuiscono di più all'incidenza della gestazione multipla elevata dopo la fecondazione assistita.

II.4.16.3
FIV e ICSI

La prima osservazione che mostra che la FIV poteva essere applicata con successo al trattamento di un fattore maschile di infertilità è stata riferita da Fishel ed Edwards (1982). Questo dato è stato confermato da una serie di articoli che indicano il valore della FIV in tali casi. La FIV convenzionale indica l'incubazione del complesso cumulus-ovocita, in una sospensione di liquido seminale lavato di circa 200 000 spermatozoi mobili. Il numero degli spermatozoi mobili recuperati dopo il lavaggio e il numero degli ovociti raccolti indicheranno al laboratorio la procedura (FIV o ICSI) da scegliere per una data coppia. Per ottenere un aumento dei livelli di concepimento, la FIV convenzionale è stata poi modificata e precisata. Nei casi di teratozoospermia grave (meno del 5% di forme normali secondo dei criteri stretti), una concentrazione di inseminazione superiore a 400 000 spermatozoi con ovocita potrebbe migliorare significativamente il tasso di fecondazione (Oehninger et al. 1988), anche se il tasso di gravidanza non era migliorato in questo studio particolare. Un'altra opzione, in caso di oligozoospermia grave, è l'uso della FIV a microgocce. Questa tecnica è generalmente utilizzata quando il volume degli spermatozoi disponibili per l'inseminazione è molto basso, ma la qualità degli spermatozoi è accettabile. Una possibilità di effetti nefasti delle due tecniche potrebbe essere l'esposizione degli ovociti e degli embrioni in via di sviluppo a concentrazioni relativamente elevate di specie reattive dell'ossigeno (ROS) generate da un aumento del numero degli spermatozoi immobili e morfologicamente abnormi.

Anche con un uso abile della FIV, si è considerato che l'infertilità maschile grave non era trattabile nella maggior parte dei casi prima dell'introduzione dell'ICSI, cioè l'iniezione di uno spermatozoo in ciascuno degli ovociti (Palermo et al. 1992). I primi risultati hanno mostrato dei valori simili di successo per l'infertilità moderata versus grave quando si utilizzava l'ICSI. Dei risultati simili sono stati riferiti per l'ICSI in casi gravi di oligo-asteno-teratozoospermia (OAT) rispetto alla FIV convenzionale nelle coppie senza un fattore maschile di infertilità. Grazie all'ICSI, il trattamento delle coppie con infertilità maschile grave è divenuto possibile non soltanto con gli spermatozoi eiaculati, ma anche con degli spermatozoi raccolti nell'epididimo, nel testicolo o anche nei tubuli seminiferi. Per alcuni medici, la diagnosi della patologia sottostante responsabile della carenza della spermatogenesi è diventata impensabile, poiché essi considerano che ciò non influenza la scelta del trattamento, almeno nella maggior parte dei casi. Ai nostri giorni, sembra che solo l'immobilità totale degli spermatozoi riduca il tasso di fecondazione mediante ICSI, e ciò non è probabilmente dovuto all'immobilità stessa, ma piuttosto alla non vitalità degli spermatozoi.

Un altro vantaggio importante dell'ICSI è la possibilità di congelare dei campioni di liquido seminale prima che un paziente si sottoponga a una chemioterapia e/o a una radioterapia per cancro. Se la qualità degli spermatozoi è scarsa a questo punto, l'ICSI sarà, in seguito, il metodo di scelta. Non c'è alcun ritardo nel trattamento del cancro ed è preservata la futura fertilità.

II.4.16.4
Azoospermia: MESA, PESA, TESE e TESA

Il primo tentativo riuscito di ICSI utilizzando degli spermatozoi epididimari (Microsurgical Epididymal Sperm Aspiration, MESA) è stato riferito da Silber et al. (1994) e da Tournaye et al. (1994). Sembra che i risultati in termini di probabilità di concepimento siano significativamente migliori con una MESA che dopo una vaso-epididimostomia in caso di un'azoospermia ostruttiva. Inoltre, numerosi articoli hanno dimostrato che la causa dell'ostruzione non è importante quando si considera il tasso di successo con una MESA.

Tabella II.4.12. Raccolta degli spermatozoi nell'azoospermia ostruttiva: vantaggi e svantaggi dell'aspirazione microchirurgica degli spermatozoi epididimari (*MESA*) e dell'aspirazione percutanea di spermatozoi epididimari (*PESA*)

MESA	PESA
Più spermatozoi	Meno spermatozoi
Più facili da congelare	Più difficili da trattare
Più facile da programmare	Difficile da programmare
Procedura in un tempo	Interventi ripetuti possibili
Più invasiva	Meno invasiva
Più costosa	Meno costosa
Sala opertoria (microscopio)	Intervento ambulatoriale
Competenze microchirurgiche necessarie	Competenze microchirurgiche non necessarie

Un altro metodo di aspirazione nell'epididimo degli spermatozoi è la PESA (Percutaneous Epididymal Sperm Aspiration), che è meno invasiva e meno costosa della MESA. I vantaggi e gli svantaggi della MESA e della PESA sono riassunti nella Tabella II.4.12.

Malgrado alcuni buoni risultati della MESA e della PESA, numerosi studi hanno dimostrato che l'ICSI con degli spermatozoi testicolari recuperati con TESE (estrazione di spermatozoi testicolari) poteva essere anche applicata con successo in quasi tutti i casi di azoospermia. Questa tecnica ha realmente rivoluzionato il trattamento dei pazienti azoospermici. I metodi di recupero degli spermatozoi più popolari sono il recupero «con biopsia convenzionale a cielo aperto» (Testicular Sperm Extraction, TESE), la FNA (Fine Needle Aspiration, aspirazione con ago fine) o la TESA (Testicular Sperm Aspiration, aspirazione di spermatozoi testicolari). Nei pazienti che hanno una spermatogenesi normale, sembra che la TESA e la TESE diano dei risultati simili (Tournaye 1997).

Un altro progresso è stato la scoperta della possibilità di congelare gli spermatozoi epididimari e testicolari, di immagazzinarli e di utilizzarli in seguito durante i futuri cicli di ICSI.

Per l'azoospermia ostruttiva, i livelli di fecondazione e una gravidanza sono paragonabili a quelli ottenuti con degli spermatozoi eiaculati, e i risultati con degli spermatozoi congelati sono paragonabili a quelli ottenuti con degli spermatozoi testicolari freschi. Tuttavia, l'ICSI sembra meno efficace in caso di azoospermia non ostruttiva. Nella maggior parte dei casi di pazienti affetti da un'insufficienza testicolare, come la sindrome a sole cellule di Sertoli, il criptorchidismo, la sospensione della maturazione e l'azoospermia post-chemioterapia, solamente un basso numero, ma ancora sufficiente, di spermatozoi può essere estratto e utilizzato per un'ICSI, con risultati soddisfacenti anche se inferiori rispetto a quelli dei casi di azoospermia ostruttiva. Molto rari sono gli studi che confrontano l'ICSI realizzata con degli spermatozoi testicolari freschi versus congelati in caso di azoospermia non ostruttiva. Il successo può dipendere dalla strategia del centro nella scelta dei pazienti per un'ICSI con spermatozoi congelati (molto restrittiva versus poco restrittiva). Rispetto all'uso di spermatozoi freschi raccolti con TESE, sembra esserci un rischio aumentato di perdita della motilità degli spermatozoi post-scongelazione che induce un fallimento della fecondazione.

L'uso degli spermatozoi testicolari per l'ICSI è anch'esso un'opzione terapeutica che può essere proposta ai pazienti azoospermici con un ipogonadismo ipogonadotropo che non rispondono alla terapia ormonale a lungo termine o che sono poco disposti a continuarla. Una revisione sistematica recentemente riferita ha dimostrato che, anche nei pazienti con sindrome di Klinefelter, omogenea o con mosaicismo, delle cellule seminali cromosomicamente normali possono essere estratte dal tessuto testicolare ed essere utilizzate per un'ICSI. Conseguentemente, la fecondazione assistita può essere consigliata in caso di sindrome di Klinefelter come metodo possibile di procreazione con un limitato rischio di trasmettere un'anomalia cromosomica alla discendenza (Denschlag et al. 2004). Tuttavia, il tasso di successo dell'ICSI in caso di sindrome di Klinefelter è basso, e i pazienti devono essere informati. Inoltre, si deve raccomandare un'amniocentesi se è ottenuta la gravidanza.

Esiste un consensus sulla constatazione del fatto che i test genetici sono obbligatori in ogni caso di azoospermia e di oligozoospermia grave (< 5 milioni/mL). Delle delezioni sul locus del fattore dell'azoospermia (AZF) del braccio lungo del cromosoma Y (regione q11,23) sono osservate in circa il 15% delle azoospermie e nel 10% delle oligozoospermie gravi (Reijo et al. 1996). La presenza di una microdelezione della totalità delle regioni AZFa oppure AZFb del cromosoma Y indica una prognosi molto sfavorevole del recupero degli spermatozoi mentre, nella maggioranza dei casi di delezione di AZFc, degli spermatozoi sono recuperabili per una FIV/ICSI nel liquido seminale o in entrambi i testicoli. In caso di microdelezioni di AZFc, i risultati della FIV/ICSI sembrano paragonabili a quelli dei controlli con il cromosoma Y normale (Hopps et al. 2003).

Tabella II.4.13. Le più importanti anomalie genetiche associate a un'ipo(in)fertilità maschile

Anomalie geniche		
Sindrome/malattia	**Genotipo/eredità**	**Frequenza**
Mucoviscidosi (fibrosi cistica)	Gene CFTR autosomica recessiva Cromosoma 7q31.2	1/2500
Ciglia immobili (Kartagener)	Autosomica recessiva Cromosoma 1q35.1	1/30 000
Kallmann	Locus KAL recessivo legato all'X Cromosoma Xp22.3	1/30 000
Distrofia miotonica	Autosomica dominante/penetranza variabile Cromosoma 19q13.3	1/8000

Alterazioni numeriche e strutturali		
Sindrome/malattia	**Genotipo**	**Frequenza**
Klinefelter	47,XXY o mosaico 47,XXY/46,XY	1/1000
Noonan	Autosomica dominante Mosaico 46,XY/XO e cromosoma 12q22ter	1/2000
Delezioni del Y	Delezione del locus AZF Yq11.21	1/8000

Un elenco delle più frequenti anomalie genetiche associate a un'ipoinfertilità o a un'infertilità maschile è presentato nella Tabella II.4.13. Tuttavia, un'informazione attenta alla coppia è obbligatoria poiché un eventuale discendente sarà portatore di un'anomalia genetica e, conseguentemente, lui stesso infertile quando sono coinvolte le delezioni dell'Y.

II.4.16.5 Fecondazione assistita: prevenzione delle gravidanze multiple

L'obiettivo del trattamento dell'infertilità non si riduce a far riuscire un concepimento, ma è di permettere ai genitori di avere un bambino in buona salute e normale. La principale complicanza è l'incidenza elevata di gravidanze multiple. Per la FIV e l'ICSI, trasferire molteplici embrioni nell'utero massimizza i tassi di gravidanza, a spese, tuttavia, di un tasso di gravidanza multipla inaccettabilmente elevato. Il fattore eziologico più importante è indubbiamente il numero di embrioni trasferiti. Dopo il trasferimento di tre, quattro e cinque embrioni, l'incidenza delle gravidanze triple è rispettivamente dell'8%, dell'11 e del 15% (Cohen 2003). Ai nostri giorni, la politica di trasferimento di un solo embrione prescelto (eSET) in cicli stimolati è sempre più comune e rappresenta la misura più efficace per ridurre l'incidenza delle gravidanze gemellari (Wolner-Hanssen e Rydhstroem 1998; Gerris et al. 1999; Van Royen et al. 1999; Tiitinen et al. 2001; De Sutter et al. 2003). Un vasto studio retrospettivo ha dimostrato che l'attuazione del trasferimento di un solo embrione scelto faceva cadere dal 25 al 5% i livelli di gravidanza multipla (Tiitinen et al. 2003).

L'accessibilità ai reparti di FIV/ICSI resta un altro problema importante che può, in una larga misura, essere spiegato dal costo elevato di un solo ciclo di FIV nella maggioranza dei Paesi (Fauser et al. 2002). L'utilizzo della fecondazione assistita è più frequente nei Paesi che sovvenzionano le spese e, in molti Paesi, i servizi generali di infertilità sono finanziati attraverso fondi pubblici, ma i mezzi di fare delle FIV sono limitati o assenti (Hughes e Giacomini 2001). Inoltre, la copertura da parte delle assicurazioni delle spese legate a una FIV sembra associata a un aumento dell'uso della FIV e a una diminuzione del numero di embrioni trasferiti (Reynolds et al. 2003). Il 1° luglio del 2003, il governo belga ha iniziato il rimborso delle spese di laboratorio per FIV-ICSI nelle coppie in cui la donna ha meno di 43 anni e per un massimo di sei cicli di trattamento in tutta la vita. Questa strategia era accettabile e finanziariamente abbordabile da parte del governo solo se il numero di embrioni trasferiti era limitato, cosa che dava, in seguito, una riduzione dei costi perinatali associati alle gravidanze multiple. Questo progetto ha tentato di soddisfare i bisogni della maggior parte delle coppie infertili senza costi supplementari ed è un buon esempio di rapporto costo-efficacia nella sanità pubblica attraverso la responsabilizzazione (Ombelet et al. 2005).

Sfortunatamente, un tasso di gravidanze multiple elevato è associato non solamente alla FIV e all'ICSI, ma anche a delle procedure fuori dalla FIV, come l'iperstimolazione ovarica con o senza inseminazione artificiale. Poiché l'IUI è un trattamento di prima scelta efficace e più semplice, meno invasivo e meno costoso della FIV, è il trattamento più frequentemente utilizzato ai nostri giorni nel mondo. Tuttavia, per l'uso generalizzato delle gonadotropine, l'induzione dell'ovulazione, con o senza IUI, è divenuta la principale causa di gravidanze multiple legate al trattamento dell'infertilità negli USA (Gleicher et al. 2000; Evans et al. 2001; Tur et al. 2001).

L'induzione dell'ovulazione può essere ottenuta con il citrato di clomifene (CC), una buona opzione di prima scelta, poiché l'ovulazione può essere indotta in circa il 50-70% dei casi, con un tasso di gravidanza multipla del 6-8% (Ombelet et al. 1996, 1997; Sovino et al. 2002). Le gonadotropine sono necessarie in caso di resistenza al clomifene e danno migliori tassi di gravidanza in rapporto al CC, ma a spese di un tasso di gravidanza multipla di più del 15% nella maggior parte degli studi. Dei protocolli che utilizzano basse dosi di gonadotropine sono in corso di valutazione e sembrano ridurre il tasso di nascita multipla senza influenzare troppo il tasso di gravidanza evolutiva (Dhaliwal et al. 2002; Alsina et al. 2003).

Un'altra opzione elegante è iniziare la stimolazione ovarica nel 6° giorno del ciclo o anche più tardi. In uno studio prospettico randomizzato, Hohmann et al. (2001) hanno dimostrato che, quando delle iniezioni di ormone follicolo-stimolante (FSH) iniziavano nel 7° giorno del ciclo, una crescita monofollicolare era osservata più spesso che nei pazienti nei quali l'iniezione di FSH iniziava nel 3° o nel 5° giorno. Sembra che la data adeguata dell'inizio del FSH esogeno possa essere un mezzo utile per ottimizzare la stimolazione ovarica e per scegliere il momento migliore dell'inseminazione in occasione dell'IUI.

II.4.16.6 Conclusioni

L'IUI deve essere raccomandata come il migliore trattamento di prima linea in quasi tutti i casi di infertilità maschile lieve o moderata, a condizione che almeno una tuba sia permeabile e che si possa ottenere, dopo la preparazione del liquido seminale, una conta degli spermatozoi mobili di più di 0,3-1 milioni. Dopo tre o quattro tentativi infruttuosi, devono essere consigliate una FIV o un'ICSI. La decisione di eseguire o meno una FIV o un'ICSI dipende dal numero di ovociti raccolti, dal numero degli spermatozoi mobili dopo la preparazione e dalla morfologia degli spermatozoi.

La maggior parte dei casi di azoospermia può essere trattata con l'ICSI, utilizzando degli spermatozoi ottenuti dopo MESA oppure dopo TESE. In alternativa, l'inseminazione con liquido seminale di donatore rimane un'altra scelta di trattamento. I test genetici sono raccomandabili in ogni caso di OAT grave e/o di azoospermia.

Bibliografia

Alsina JC, Balda JAR, Sarrio AR, Fernandez AR, Trigo IC, Parga JLG, Batres CG, Escudero JR (2003) Ovulation induction with a starting dose of 50 IU of recombinant follicle stimulating hormone in WHO group II anovulatory women: the IO-50 study, a prospective, observational, multicentre, open trial. Br J Obstet Gynaecol 110:1072 – 1077

Cantineau AE, Heineman MJ, Cohlen BJ (2003) Single versus double intrauterine insemination (IUI) in stimulated cycles for subfertile couples. Cochrane Database Syst Rev 1:CD003854

Cohen J (2003) Associated multiple gestation – ART. Clin Obstet Gynecol 46:363 – 374

Cohlen BJ (2005) Should we continue performing intrauterine inseminations in the year 2004? Gynecol Obstet Invest 59:3 – 13

Cohlen BJ, Vandekerckhove P, te Velde ER, Habbema JD (2000) Timed intercourse versus intra-uterine insemination with or without ovarian hyperstimulation for subfertility in men. Cochrane Database Syst Rev CD000360

Collins JA, Bustillo M, Visscher RD, Lawrence LD (1995) An estimate of the cost of in vitro fertilization services in the United States in 1995. Fertil Steril 64:538 – 545

Comhaire F, Milingos S, Liapi A, Gordts S, Campo R, Depypere H, Dhont M Schoonjans F (1994) The effective cumulative pregnancy rate of different modes of treatment of male infertility. Andrologia 27:217 – 221

Denschlag D, Tempfer C, Kunze M, Wolff G, Keck C (2004) Assisted reproductive techniques in patients with Klinefelter syndrome: a critical review. Fertil Steril 82:775 – 779

De Sutter P, Van der Elst J, Coetsier T, Dhont M (2003) Single embryo transfer and multiple pregnancy rate reduction in IVF/ICSI: a 5-year appraisal. Reprod Biomed Online 6: 464 – 469

Dhaliwal LK, Sialy RK, Gopalan S, Majumdar S (2002) Minimal stimulation protocol for use with intrauterine insemination in the treatment of infertility. J Obstet Gynaecol Res 28: 295 – 299

Evans MI, Berkowitz RL, Wapner RJ, Carpenter RJ, Goldberg JD, Ayoub MA, Horenstein J, Dommergues M, Brambati B, Nicolaides KH, Holzgreve W, Timor-Tritsch IE (2001) Improvement in outcomes of multifetal pregnancy reduction with increased experience. Am J Obstet Gynecol 184:97 – 103

Fauser BC, Bouchard P, Coelingh Bennink HJ, Collins JA, Devroey P, Evers JL, van Steirteghem A (2002) Alternative approaches in IVF. Hum Reprod Update 8:1 – 9

Fishel SB, Edwards RG (1982) Essentials of fertilisation. In: Edwards RG, Purdy JM (eds) Human conception in vitro. Academic Press, London, pp 157 – 179

Gerris J, De Neubourg D, Mangelschots K, Van Royen E, Van de Meerssche M, Valkenburg M (1999) Prevention of twin pregnancy after in-vitro fertilization or intracytoplasmic sperm injection based on strict embryo criteria: a prospective randomized clinical trial. Hum Reprod 14:2581 – 2587

Gleicher N, Oleske DM, Tur-Kaspa I, Vidali A, Karande V (2000) Reducing the risk of high-order multiple pregnancy after ovarian stimulation with gonadotropins. N Engl J Med 343:2 – 7

Goverde AJ, McDonnell J, Vermeiden JP, Schats R, Rutten FF, Schoemaker J (2000) Intrauterine insemination or in-vitro fertilisation in idiopathic subfertility and male subfertility: a randomized trial and cost-effectiveness analysis. Lancet 355:13 – 18

Griffin M, Panak WF (1998) The economic cost of infertility related services: an examination of the Massachusetts infertility insurance mandate. Fertil Steril 70:22 – 29

Hohmann FP, Laven JS, de Jong FH, Eijkemans MJ, Fauser BC (2001) Low-dose exogenous FSH initiated during the early, mid or late follicular phase can induce multiple dominant follicle development. Hum Reprod 16:846 – 854

Hopps CV, Mielnik A, Goldstein M, Palermo GD, Rosenwaks Z, Schlegel PN (2003) Detection of sperm in men with Y chromosome microdeletions of the AZFa, AZFb and AZFc regions. Hum Reprod 18:1660 – 1665

Hughes EG, Giacomini M (2001) Funding in vitro fertilization treatment for persistent subfertility: the pain and the politics. Fertil Steril 76:431 – 442

Khalil MR, Rasmussen PE, Erb K, Laursen SB, Rex S, Westergaard LG (2001) Homologous intrauterine insemination. An evaluation of prognostic factors based on a review of 2473 cycles. Acta Obstet Gynecol Scand 80:74 – 81

Oehninger S, Acosta AA, Morshedi M, Veeck L, Swanson RJ, Simmons K, Rosenwaks Z (1988) Corrective measures and pregnancy outcome in in vitro fertilization in patients with severe sperm morphology abnormalities. Fertil Steril 50: 283 – 287

Ombelet W, Cox A, Janssen M, Vandeput H, Bosmans E (1996) Artificial insemination (AIH) artificial insemination 2: using the husband's sperm. In: Acosta AA, Kruger TF (eds) Diagnosis and therapy of male factor in assisted reproduction. Parthenon, London, pp 397 – 410

Ombelet W, Vandeput H, Van de Putte G, Cox A, Janssen M, Jacobs P, Bosmans E, Steeno O, Kruger T (1997) Intrauterine insemination after ovarian stimulation with clomiphene citrate: predictive potential of inseminating motile count and sperm morphology. Hum Reprod 12:1458 – 1463

Ombelet W, Deblaere K, Bosmans E, Cox A, Jacobs P, Janssen M, Nijs M (2003) Semen quality and intrauterine insemination. Reprod Biomed Online 7:485 – 492

Ombelet W, De Sutter P, Van der Elst J, Martens G (2005) Multiple gestation and infertility treatment: registration, reflection and reaction–the Belgian project. Hum Reprod Update 11:3 – 14

Palermo G, Joris H, Devroey P, Van Steirteghem AC (1992) Pregnancies after intracytoplasmic injection of single spermatozoon into an oocyte. Lancet 340:17 – 18

Peterson CM, Hatasaka HH, Jones KP, Poulson AM Jr, Carrell DT, Urry RL (1994) Ovulation induction with gonadotropins and intrauterine insemination compared with in vitro fertilization and no therapy: a prospective, nonrandomized, cohort study and meta-analysis. Fertil Steril 62:535 – 544

Philips Z, Barraza-Llorens M, Posnett J (2000) Evaluation of the relative cost-effectiveness of treatments for infertility in the UK. Hum Reprod 15:95 – 106

Plosker SM, Jacobson W, Amato P (1994) Prediction and optimizing success in an intra-uterine insemination programme. Hum Reprod 9:2014 – 2021

Reijo R, Alagappan RK, Patrizio P, Page DC (1996) Severe oligozoospermia resulting from deletions of azoospermia factor gene on Y chromosome. Lancet 347:1290 – 1293

Reynolds MA, Schieve LA, Jeng G, Peterson HB (2003) Does insurance coverage decrease the risk for multiple births associated with assisted reproductive technology? Fertil Steril 80:16 – 23

Silber SJ, Nagy ZP, Liu J, Godoy H, Devroey P, Van Steirteghem AC (1994) Conventional in-vitro fertilization versus intracytoplasmic sperm injection for patients requiring microsurgical sperm aspiration. Hum Reprod 9:1705 – 1709

Sovino H, Sir-Petermann T, Devoto L (2002) Clomiphene citrate and oulation induction. Reprod Biomed Online 4:303 – 310

Stone J, Eddleman K, Lynch L, Berkowitz RL (2002) A single center experience with 1000 consecutive cases of multifetal pregnancy reduction. Am J Obstet Gynecol 187:1163 – 1167

Stovall DW, Allen BD, Sparks AET, Syrop CH, Saunders RG, Van Voorhis BJ (1999) The cost of infertility evaluation and therapy: findings of a self-insured university healthcare plan. Fertil Steril 72:778 – 784

Tiitinen A, Halttunen M., Härkki P, Vuoristo P, Hyden-Granskog C (2001) Elective single embryo transfer: the value of cryopreservation. Hum Reprod 16:1140 - 1144
Tiitinen A, Unkila-Kallio L, Halttunen M, Hyden-Granskog C (2003) Impact of elective single embryo transfer on the twin pregnancy rate. Hum Reprod 18:1449 - 1453
Tournaye H (1997) Use of testicular sperm for the treatment of male infertility. Baillieres Clin Obstet Gynaecol 11:753 - 762
Tournaye H, Devroey P, Liu J, Nagy Z, Lissens W, Van Steirteghem A (1994) Microsurgical epididymal sperm aspiration and intracytoplasmic sperm injection: a new effective approach to infertility as a result of congenital bilateral absence of the vas deferens. Fertil Steril 61:1045 - 1051
Tur R, Barri PN, Coroleu B, Buxaderas R, Martinez F, Balasch J (2001) Risk factors for high-order multiple implantation after ovarian stimulation with gonadotrophins: evidence from a large series of 1878 consecutive pregnancies in a single centre. Hum Reprod 16:2124 - 2129
Van Royen E, Mangelschots K, De Neubourg D, Valkenburg M, Van de Meerssche M, Ryckaert G, Eestermans W, Gerris J (1999) Characterization of a top quality embryo, a step towards single-embryo transfer. Hum Reprod 14:2345 - 2349
Van Voorhis BJ, Sparks AET, Allen BD, Stovall DW, Syrop CH, Chapler FK (1997) Cost-effectiveness of infertility treatments: a cohort study. Fertil Steril 67:830 - 836
Van Voorhis BJ, Barnett M, Sparks AET, Syrop CH, Rosenthal G, Dawson J (2001) Effect of the totile motile sperm count on the efficacy and cost-effectiveness of intrauterine insemination and in vitro fertilization. Fertil Steril 75:661 - 668
Van Waart J, Kruger TF, Lombard CJ, Ombelet W (2001) Predictive value of normal sperm morphology in intrauterine insemination (IUI): a structured literature review. Hum Reprod 7:495 - 500
Wolner-Hanssen P, Rydhstroem H (1998) Cost-effectiveness analysis of in-vitro fertilization: estimated costs per successful pregnancy after transfer of one or two embryos. Hum Reprod 13:88 - 94
Zayed F, Lenton EA, Cooke ID (1997) Comparison between stimulated in-vitro fertilization and stimulated intrauterine insemination for the treatment of unexplained and mild male factor infertility. Hum Reprod 12:2408 - 2413

II.4.17 Crioconservazione degli spermatozoi e del tessuto testicolare compreso l'autotrapianto dell'epitelio germinale

F.-M. Köhn

Sintesi

Le tecniche di assistenza medica alla procreazione hanno allargato le indicazioni della crioconservazione degli spermatozoi umani, poiché la qualità del liquido seminale non è più un fattore limitante. La crioconservazione può, quindi, attualmente, essere utilizzata più spesso che in passato per i pazienti affetti da cancro, con l'obiettivo di proteggere la loro fertilità.

Poiché la capacità fecondante degli spermatozoi testicolari ed epididimari crioconservati è paragonabile a quella degli spermatozoi eiaculati, il vantaggio più evidente delle tecniche di crioconservazione è quello di poter identificare una spermatogenesi attiva prima che la partner subisca un regime di stimolazione.

- La crioconservazione del liquido seminale umano è una tecnica medica ben stabilita che mira a mantenere il potenziale fecondante degli spermatozoi durante il deposito nell'azoto liquido.
- Gravidanze sono state ottenute con campioni di liquido seminale crioconservati per più di 15 anni.
- Non vi è alcun dubbio che la preservazione nella banca del liquido seminale, prima del trattamento dei pazienti affetti da cancro, è un dovere medico importante, tanto più che la prognosi e l'aspettativa di vita degli uomini che hanno una malattia di Hodgkin o un tumore testicolare sono oggi molto buone.
- Poiché l'ICSI richiede un solo spermatozoo vivente per ovocita, i valori soglia dei parametri standard del liquido seminale prima della crioconservazione dei campioni non sono, dunque, più necessari.
- Non esiste alcun marker che permetta di predire la congelabilità dei campioni individuali di liquido seminale; in generale, il tasso di sopravvivenza 1 ora dopo lo scongelamento degli spermatozoi congelati si situa, tuttavia, tra il 50 e il 60%.
- La crioconservazione degli spermatozoi eiaculati, epididimari e testicolari non influenza i risultati dell'ICSI in termini di tasso di fecondazione e di gravidanza; tuttavia, i dati che riguardano gli spermatozoi testicolari sono contraddittori, perché alcuni studi hanno riportato una riduzione della capacità fecondante degli spermatozoi testicolari senza una diminuzione dei tassi di gravidanza.
- Un problema maggiore nei pazienti con un cancro è che il 50% di essi può avere una soppressione della spermatogenesi legata alla malattia.
- La crioconservazione del liquido seminale deve essere raccomandata anche ai pazienti di meno di 15 anni affetti da un carcinoma, se possono fornire un campione di liquido seminale.
- Nei bambini affetti da carcinoma, la protezione della fertilità mediante un ulteriore autotrapianto di cellule germinali testicolari crioconservate sarà probabilmente, in futuro, un'opzione per questo gruppo di pazienti

II.4.17.1
Introduzione

La crioconservazione del liquido seminale umano è una tecnica medica ben stabilita, che mira a mantenere il potenziale fecondante degli spermatozoi durante il deposito nell'azoto liquido (–196 °C). Delle gravidanze sono state ottenute con campioni di liquido seminale crioconservati per più di 15 anni. Le tendenze moderne delle tecniche di procreazione assistita hanno influenzato le indicazioni della crioconservazione di spermatozoi umani. Oltre alla crioconservazione degli spermatozoi dei donatori per l'inseminazione artificiale o alla crioconservazione dell'eiaculato di pazienti affetti da carcinoma, le nuove indicazioni comprendono la conservazione degli spermatozoi epididimari o testicolari prima dell'iniezione intracitoplasmatica di spermatozoi (ICSI). I più consistenti benefici della crioconservazione associata alla fecondazione assistita sono:

- La possibilità di conservazione del materiale di laboratorio e la sua disponibilità per più di una microiniezione senza alcuna ripetizione del trattamento chirurgico.
- La possibilità di una chirurgia di raccolta degli spermatozoi testicolari o epididimari asincrona dalla puntura di ovociti.

I diversi aspetti della crioconservazione del liquido seminale umano sono stati descritti in dettaglio da Sherman (1986), Schill e Bollmann (1986), Brotherton (1990), Quinn (1993), van der Elst et al. (1997), Agca e Critser (2002), Hovatta (2003) e Anger et al. (2003). La crioconservazione del liquido seminale ha beneficiato di una grande promozione con la comparsa di una sindrome da immunodeficienza acquisita (AIDS), per la quale l'uso del liquido seminale fresco di un donatore per un'inseminazione non è più accettabile. È stato dimostrato che è possibile la trasmissione dell'HIV alle ricevitrici di liquido seminale di donatore da inseminazione artificiale (Stewart et al. 1985). Per evitare qualsiasi trasmissione dell'HIV, il liquido seminale di donatore deve essere messo in quarantena per almeno 3 mesi prima che lo screening ematico del donatore non dimostri che esso è negativo per gli anticorpi contro l'HIV. Così, del liquido seminale congelato deve essere utilizzato nell'inseminazione artificiale con liquido seminale di donatore, rispettando le norme della crioconservazione stabilite dall'Associazione Americana delle Banche dei tessuti (Linden e Centola 1997) e dalla British Andrology Society (1999), anche se Payne e Lamb (2004) hanno consigliato una revisione di tali raccomandazioni per permettere l'uso di liquido seminale fresco da parte di ricevitrici informate, basandosi sulla loro analisi costo-efficacia e paragonando l'uso di liquido seminale congelato all'uso di liquido seminale fresco degli stessi donatori senza un secondo screening di anticorpi.

È stato riportato che numerosi altri microrganismi sopravvivevano alla procedura di congelamento/scongelamento, come *Neisseria gonorrhoeae*, *Treponema pallidum*, *Chlamydia trachomatis*, *Ureaplasma urealyticum*, *Mycoplasma hominis*, gli streptococchi, il citomegalovirus, i virus dell'epatite, il simplex virus, gli adenovirus, i papillomavirus, *Trichomonas vaginalis*, *Aspergillus* spp e *Candida albicans*. Conseguentemente, la contaminazione di azoto liquido e la contaminazione crociata di altri campioni durante la crioconservazione sono dei rischi possibili, in particolare perché alcune cannucce durante il congelamento assorbono l'azoto liquido (Clarke 1999). È raccomandato che le cannucce e le fiale siano sigillate e che siano indenni da qualsiasi contagio esterno (British Andrology Society 1999).

Non c'è alcun dubbio che la conservazione, prima del trattamento, del liquido seminale dei pazienti affetti da cancro è un dovere medico importante, tanto più che la prognosi e l'aspettativa di vita degli uomini che hanno una malattia di Hodgkin o un tumore testicolare sono oggi molto buone (Köhn e Schill 1988). Poiché l'ICSI richiede un solo spermatozoo vivente per ovocita, i valori soglia dei parametri standard del liquido seminale prima della crioconservazione dei campioni non hanno, dunque, più corso. Anche alcuni eiaculati di qualità molto scarsa possono attualmente essere conservati nell'azoto liquido (Schill e Köhn 1997).

II.4.17.2
Principi fondamentali della criobiologia

Durante il congelamento delle cellule, la formazione di ghiaccio nell'ambiente non si produce uniformemente. Anche tra –30 °C e –40 °C, esistono dei compartimenti liquidi nei quali si concentrano gli elettroliti. A causa di questo gradiente osmotico, dell'acqua esce dalla cellula, cosa che induce una retrazione. Per la loro scarsa quantità di citoplasma e per il loro piccolo volume, gli spermatozoi hanno un vantaggio sulle più grandi cellule. La velocità del congelamento è decisiva. Un tasso di raffreddamento troppo elevato o troppo basso provoca la formazione di cristalli di ghiaccio intracellulare. La formazione di cristalli di ghiaccio è stata osservata durante una conservazione di lunga durata di campioni di liquido seminale sotto i –70 °C. Così, un'alterazione cellulare si mantiene durante il congelamento e lo scongelamento, con dei fenomeni osmotici e degli stimoli meccanici durante la cristallizzazione del ghiaccio.

II.4.17.3
Indicazioni per la crioconservazione degli spermatozoi umani

Le indicazioni della crioconservazione possono essere così riassunte:

1. La possibilità di inseminazioni multiple programmate con liquido seminale di donatore o liquido seminale del marito, che include l'analisi microbiologica del liquido seminale o del sangue prima dell'inseminazione per escludere le infezioni sessualmente trasmesse.
2. La conservazione del liquido seminale prima del trattamento oncologico con chirurgia, chemio- o radioterapia che porta a un'infertilità successiva.
3. La conservazione del liquido seminale in assenza temporanea o permanente del donatore o del marito.
4. La conservazione del liquido seminale prima della vasectomia.
5. L'utilizzo della croconservazione nella banca del seme in medicina della riproduzione (aspirazione microchirurgica di spermatozoi epididimari, Microsurgical Epididymal Sperm Aspiration, MESA; estrazione di spermatozoi testicolari, Testicular Sperm Extraction, TESE).

Nuove indicazioni possono anche comprendere la crioconservazione testicolare prima della chemio- o della radioterapia.

Tuttavia, questa tecnica pone ancora dei dilemmi pratici ed etici (Bahadur et al. 2000).

II.4.17.4
Tecniche di preparazione degli spermatozoi prima della crioconservazione

Per minimizzare le criolesioni degli spermatozoi umani, delle concentrazioni sufficienti di crioprotettori sono necessarie per controllare l'aumento della concentrazione di sale e per aumentare il volume non congelato nel momento del raffreddamento (Hammerstedt et al. 1990; Gilmore et al. 1997). Dopo studi iniziali con del dimetil-sulfosside (DMSO) come mezzo crioprotettore, del glicerolo al 5-7% per volume è attualmente utilizzato quasi ovunque (Critser et al. 1988; Brotherton 1990). Per conservare il liquido seminale, i recipienti per la surgelazione sono delle fiale con cappucci incollati e delle cannucce in plastica contenenti 0,25 o 0,5 mL di miscela di liquido seminale.

Contrariamente alla caffeina e alla callicreina, utilizzate in passato per stimolare la motilità e la capacità fecondante degli spermatozoi umani crioconservati (Schill et al. 1979), la pentossifillina, un inibitore delle fosfodiesterasi, ha ricevuto un'attenzione considerevole (Bell et al. 1993; Mbizvo et al. 1993; Brennan e Holden 1995; Sharma et al. 1996). Tale farmaco è utilizzato per il trattamento sistemico delle pazienti affette da malattie cardiovascolari (Trental®) e ha una solubilità nell'acqua più elevata della caffeina, il che aumenta il suo utilizzo (Tournaye et al. 1995). Il trattamento degli spermatozoi con la pentossifillina dopo lo scongelamento ha significativamente migliorato gli effetti sulla motilità degli spermatozoi rispetto all'incubazione con pentossifillina prima del congelamento, ma non esiste alcun dato convincente della sua eventuale influenza sui livelli di gravidanza dopo l'inseminazione (Stanic et al. 2002). Oltre ai suoi effetti sulla motilità degli spermatozoi, è stato riportato che la pentossifillina aumenta anche la reazione acrosomica (Tesarik et al. 1992). Nassar et al. (1998) hanno dimostrato che questa induzione non è dovuta a un afflusso di Ca^{2+} nello spermatozoo, che si ritiene stimoli la reazione acrosomica (Blackmore et al. 1991). Anche la concentrazione intracellulare ($[Ca^{2+}]_i$) è diminuita dopo il trattamento con la pentossifillina. L'adenosina mononofosfato (cAMP) è fortemente coinvolta come secondo messaggero nell'induzione della reazione acrosomica (De Jonge et al. 1991), e l'inibizione non-specifica delle fosfodiesterasi per questa metilxantina aumenta il cAMP intracellulare e, conseguentemente, induce la reazione acrosomica. Inoltre, la pentossifillina migliora la capacità degli spermatozoi di legarsi alla zona pellucida (Yogev et al. 1995; Paul et al. 1996), anche se questo miglioramento può, più probabilmente, derivare da un aumento della motilità progressiva, come indicato dalla velocità in linea retta (Straight Line Velocity, VSL) e dalla velocità media (Average Path Velocity, VAP). Questi spermatozoi provengono da una popolazione di spermatozoi che non hanno iniziato la loro reazione acrosomica, con la sua alterazione tipica del movimento, prima del trattamento con pentossifillina (Yogev et al. 2000).

I risultati contraddittori dell'efficacia del trattamento con pentossifillina hanno sollevato delle domande riguardo alla tossicità sull'embrione di questa sostanza, in particolare da quando sono stati riportati possibili effetti secondari indotti con la pentossifillina sugli spermatozoi (Centola et al. 1995) e sullo sviluppo di embrioni di topi (Tournaye et al. 1993a, b). Al contrario, Lacham-Kaplan e Trounson (1993) non hanno osservato nessuno di questi effetti negativi sullo sviluppo embrionale dopo l'inseminazione di ovociti con degli spermatozoi incubati in 3 mm di pentossifillina. Infine, un'incubazione di breve durata degli spermatozoi con lavaggio ulteriore non ha prodotto tali effetti secondari nell'inseminazione intrauterina (IUI) o nell'ICSI (Terriou et al. 2000). Un altro approccio per aumentare la motilità degli spermatozoi o il numero degli spermatozoi mobili è stato l'assunzione per via orale da parte del bambino del farmaco per una durata di 3-6 mesi (Schill 1986). In uno studio controllato con placebo condotto in 47 uomini normo-gonadotropi con astenozoospermia idiopatica, Mérino et al. (1997) hanno mostrato un aumento significativo della motilità progressiva negli uomini che hanno ricevuto 1200 mg di pentossifillina al giorno per 6 mesi. I dati clinici sulla fecondazione e sulla gravidanza non sono, tuttavia, ancora disponibili.

Un altro punto importante, che non deve essere sottovalutato, nella spiegazione degli effetti controversi della pentossifillina, è il fatto che questo prodotto è un inibitore non-specifico della fosfodiesterasi (PDE). Considerando che sono state descritte 11 famiglie diverse di questo enzima (O'Donnell 2000), le PDE-1 e PDE-4 sono presenti negli spermatozoi umani e stimolano le loro diverse funzioni, cioè la reazione acrosomica e la motilità (Fisch et al. 1998). L'inibizione non specifica di quelle PDE genererà evidentemente sia la stimolazione della motilità che la reazione acrosomica. A seconda delle condizioni, e soprattutto del momento della stimolazione e della concentrazione di pentossifillina nell'ambiente, un'iperstimolazione indurrà a colpo sicuro una reazione acrosomica prematura. Conseguentemente, gli spermatozoi iperstimolati in vista di una terapia con IUI o FIV non feconderanno gli ovociti perché non sono più idonei a legarsi alla zona pellucida. Questo problema può essere risolto con l'uso di un inibitore non embriotossico della PDE-4 per stimolare solo la motilità degli spermatozoi. Sfortunatamente, a nostra conoscenza, nessun progresso è apparso a tale proposito.

Si è pensato che un'altra possibilità di aumentare la percentuale degli spermatozoi viventi dopo crioconservazione era di separare gli spermatozoi mobili prima del congelamento (Kaneko et al. 1990; Bongso et al. 1993; Pérez-Sánchez et al. 1994).

La selezione degli spermatozoi mobili prima del congelamento con tecniche di preparazione quali la filtrazione su lana di vetro e la sedimentazione mediante migrazione o su gradiente non migliora i tassi di riabilitazione dopo lo scongelamento. La concentrazione degli spermatozoi con la centrifugazione aumenta un po' il numero degli spermatozoi mobili per microlitro dopo lo scongelamento.

Tuttavia, più numerosi campioni non mostrano alcuna motilità (Köhn et al. 1997). La selezione degli spermatozoi mobili per la tecnica di migrazione ascendente prima del congelamento implica, dopo lo scongelamento, un aumento della motilità progressiva, della velocità e delle percentuali degli spermatozoi con acrosomi deflorati (Esteves et al. 2000). Questi effetti sembrano dovuti a una riduzione della produzione di monossido d'azoto nei campioni di liquido seminale preparati con la tecnica di migrazione ascendente (Chan et al. 2004).

In caso di oligozoospermia grave o di azoospermia non ostruttiva, sono disponibili solo alcuni spermatozoi eiaculati o testicolari. Dato che può essere difficile individuare questi spermatozoi dopo il congelamento e lo scongelamento, si possono usare delle zone mixoidi o dei crioloop come veicoli per la loro crioconservazione (Hsieh et al. 2000; Schuster et al. 2003).

II.4.17.5 Effetti del congelamento sulla qualità degli spermatozoi

La crioconservazione del liquido seminale umano è stata associata a una riduzione dell'attività dell'acrosina (Schill 1975; Mack e Zaneveld 1987; Cross e Hanks 1991), a un'alterazione della struttura della cromatina (Hammadeh et al. 2001b), a una riduzione della qualità morfologica degli spermatozoi (Donnelly et al. 2001, Hammadeh et al. 2001b), a un aumento delle lesioni acrosomiche (Hammadeh et al. 2001a), a una riduzione della motilità dopo il congelamento (Schill et al. 1986; McLaughlin et al. 1992), a una riduzione dell'integrità del DNA (Donnelly et al. 2001; Chohan et al. 2004), a una riduzione delle funzioni mitocondriali (O'Connell et al. 2002) e a una riduzione della capacità degli spermatozoi di penetrare nel muco cervicale. D'altra parte, gli spermatozoi umani freschi e congelati-scongelati si legano in un modo simile alla zona pellucida durante il test emizona (Gamzu et al. 1992). Tuttavia, il rigonfiamento della membrana plasmatica, la perdita e la degradazione dell'acrosoma, così come delle lesioni del pezzo intermedio e del flagello, possono provocare una riduzione sostanziale della funzione degli spermatozoi. È importante che il congelamento programmato per piani con il glicerolo come crioprotettore è di gran lunga superiore al DMSO, che dà le migliori possibilità di penetrazione dell'ovocita depellucidato di cavia (Serafini et al. 1986).

Nessun marker disponibile permette di prevedere la congelabilità dei campioni di liquido seminale individuali (Centola et al. 1992). Un intervallo di più di 1 ora tra la raccolta di liquido seminale e il processo di congelamento ha un effetto deleterio sulla congelabilità degli spermatozoi (Yavetz et al. 1991). Le concentrazioni di Ca^{2+} negli spermatozoi e del plasma seminale sono negativamente correlate al recupero post-scongelazione della motilità degli spermatozoi (Meseguer et al. 2004). Alcuni studi che utilizzano il test ipo-osmotico non sono arrivati a dimostrare una qualsiasi correlazione con la motilità post-scongelazione o con il tasso di sopravvivenza degli spermatozoi dopo la crioconservazione (Chan et al. 1990). Tuttavia, è stato dimostrato che il test ipo-osmotico permetteva di valutare la vitalità degli spermatozoi crioconservati, il che è di una grande importanza per identificare gli spermatozoi immobili, ma ancora vivi, per il successo di un'ICSI (Esteves et al. 1996).

L'esperienza clinica ha dimostrato che gli spermatozoi di alcuni pazienti non hanno praticamente alcuna perdita della motilità e della vitalità, mentre altri rivelano criolesioni così gravi che la realizzazione di una crioconservazione in questi casi era più che discutibile prima dell'era dell'ICSI. In generale, tuttavia, la sopravvivenza un'ora dopo lo scongelamento degli spermatozoi congelati è del 50-60%; 4 ore dopo lo scongelamento, la sopravvivenza diminuisce ancora al 35-40%, mentre la perdita di motilità del liquido seminale fresco durante lo stesso periodo di osservazione è solo del 10-15%.

II.4.17.6 Tasso di fecondazione con spermatozoi crioconservati

Utilizzando degli spermatozoi crioconservati di donatori nel corso di programmi di fecondazione in vitro, Trounson e Conti (1982) e Mahadevan et al. (1983) hanno mostrato che questi spermatozoi danno dei tassi di fecondazione paragonabili a quelli ottenuti con del liquido seminale fresco. La variabile più predittiva della gravidanza è la motilità post-scongelamento (Mayaux et al. 1985). Utilizzando l'ICSI, sono necessari solo alcuni spermatozoi viventi, dopo congelamento e scongelamento, per consentire la fecondazione degli ovociti. Così, contrariamente al passato, non esiste nessun criterio minimo per la crioconservazione di campioni di liquido seminale ai nostri giorni, tanto che alcuni spermatozoi viventi sono presenti dopo lo scongelamento. La crioconservazione degli spermatozoi eiaculati, epididimari e testicolari non influenza i risultati dell'ICSI in termini di tasso di fecondazione e di gravidanza (Rubio et al. 1996; Ben Rhouma et al. 2003; Wood et al. 2003). Tuttavia, i dati che riguardano gli spermatozoi testicolari sono contraddittori, perché alcuni studi hanno riportato una riduzione della capacità fecondante degli spermatozoi testicolari senza alcuna diminuzione dei tassi di gravidanza (Wood et al. 2002).

II.4.17.7 Crioconservazione del liquido seminale per conservazione della fertilità prima della radioterapia o del trattamento citotossico

Il carcinoma del testicolo è il cancro più frequente nell'uomo d'età compresa tra i 25 e i 34 anni. Altre malattie maligne che hanno una prevalenza elevata in un'età più giovane sono la malattia di Hodgkin e la leucemia. La maggior parte di questi pazienti non ha concepito bambini al momento della diagnosi (Köhn e Schill 1988).

Benché siano disponibili migliori tecniche chirurgiche e protocolli di chemioterapie per il trattamento di queste malattie per mantenere la fertilità maschile, non è ancora possibile prevedere precisamente quali di questi uomini riconquisteranno una funzione spermatogenetica.

Gli agenti chemioterapici causano un'azoospermia nel 90-100% degli adulti. Il ristabilimento della spermatogenesi dipende dal protocollo e dalla posologia della chemioterapia con il 15-30% dei pazienti affetti da cancro che subiscono una perdita totale della fertilità. Dopo la fine del trattamento del cancro del testicolo, il ristabilimento della funzione spermatogenetica può durare 2-3 anni, a volte più di 5-10 anni. È la ragione per la quale la crioconservazione del liquido seminale dei pazienti che hanno delle affezioni maligne, prima della chemioterapia, della radioterapia o del trattamento chirurgico, è un'opzione realistica per preservare la fertilità (Khalifa et al. 1992). Inoltre, per molti soggetti giovani, la disponibilità di una banca del seme e la possibilità di conservare del liquido seminale prima della chemioterapia costituiscono un grande sollievo psicologico. È interessante notare che solamente un piccolo numero di pazienti (non oltre il 5–15%) chiederà più tardi un uso dei propri spermatozoi per IUI o fecondazione in vitro (FIV, Holland-Moritz e Krause 1990; Keck e Nieschlag 1993; Chung et al. 2004). Così, su 112 pazienti il cui liquido seminale era stato conservato presso la banca del seme di Monaco tra il 1974 e il 1986, solo 15 hanno richiesto l'utilizzo dei propri spermatozoi per una IUI o una FIV (Köhn e Schill 1988). Più del 55% delle coppie acquisisce una gravidanza con tecniche di procreazione assistita con i loro spermatozoi congelati/scongelati. Il tipo di carcinoma non ha alcun effetto sull'esito (Agarwal et al. 2004). Hallak et al. (1998) hanno descritto perché i pazienti affetti di carcinoma interrompevano la conservazione del loro liquido seminale in banca. Solo una minoranza di pazienti non aveva previsto di avere dei bambini. La maggior parte dei motivi includeva la morte del paziente o il ripristino della fertilità.

Un problema maggiore dei pazienti affetti da cancro è che il 50% di essi può avere una soppressione della spermatogenesi intrinseca alla malattia (Lampe et al. 1997). Non esiste nessun criterio predittivo della qualità degli spermatozoi crioconservati a partire da pazienti affetti da cancro (Krause e Brake 1994; Agarwal et al. 1996; Padron et al. 1997). Tuttavia, il deterioramento della funzione degli spermatozoi dopo la crioconservazione del liquido seminale sembra simile nei pazienti con differenti tumori maligni e nei donatori indenni, che indicano che il tipo di carcinoma non è legato ai risultati della crioconservazione. La crioconservazione del liquido seminale deve anche essere raccomandata ai pazienti di meno di 15 anni affetti da un carcinoma, se essi possono fornire un campione di liquido seminale, poiché la congelabilità di questi eiaculati è sovrapponibile a quella degli eiaculati di uomini adulti (Kamischke et al. 2004).

Con l'introduzione dell'ICSI, la crioconservazione del liquido seminale nei pazienti affetti da patologia tumorale deve essere completamente riconsiderata. In questi casi, la fertilità deve essere protetta e i campioni di liquido seminale devono essere di qualità, compresi quelli provenienti dal tessuto testicolare, e devono essere congelati e conservati nell'azoto liquido (–196 °C), al fine di essere disponibili più tardi per una fecondazione assistita.

In caso di azoospermia non ostruttiva dopo chemioterapia, l'estrazione testicolare degli spermatozoi (TESE) riesce in più del 40% dei casi (Meseguer et al. 2003, Schrader et al. 2003). La crioconservazione del tessuto testicolare e la TESE devono essere ricercate anche nei pazienti che hanno dei tumori testicolari bilaterali e un'azoospermia, se non sono disponibili dei campioni di liquido seminale congelati (Köhn et al. 2001).

II.4.17.8 Autotrapianto dell'epitelio germinale

La prevenzione dell'infertilità nei bambini colpiti da carcinoma, mediante un autotrapianto ulteriore di cellule germinali testicolari crioconservate, rappresenterà probabilmente un'opzione futura in questi pazienti. Benché l'efficacia clinica di questa tecnica non sia ancora stata provata nell'uomo, essa è già oggetto di un dibattito (Tournaye et al. 2004). La crioconservazione del tessuto testicolare nei ragazzi prepuberi che soffrono di tumori maligni può essere valutata prima della radio- o della chemioterapia.

Un inizio della spermatogenesi è stato osservato dopo il trapianto di cellule germinali testicolari nei testicoli di topi che hanno una sindrome a sole cellule di Sertoli (Brinster e Avarbock 1994). I risultati dell'ICSI appaiono simili a quelli dei controlli in questi modelli di ratti (Goossens et al. 2003). Nascite viventi sono state anche riportate dopo il trapianto di spermatogoni dei ratti Long Evans nei tubuli seminiferi di ratti Sprague-Dawley dopo il trattamento con ciclosporina (Zhang et al. 2003).

Tuttavia, i risultati di questi esperimenti non possono essere trasferiti all'uomo in modo semplice a causa di vari aspetti: l'influenza delle lesioni testicolari dopo radio- o chemioterapia sull'autoinnesto, l'identificazione e l'isolamento delle cellule da ceppo testicolare umano, i protocolli di congelamento per cellule da ceppo testicolare, la tecnica di trasferimento negli uomini, l'età ottimale dell'autotrapianto negli esseri umani e i problemi di sicurezza dell'autotrapianto (Brougham et al. 2003; Tournaye et al. 2004). I dati riguardanti i crioprotettori e il regime ottimale di congelamento delle cellule da ceppo testicolare sono ancora contraddittori (Tournaye et al. 2004). Frederickx et al. (2004) hanno dimostrato una riduzione della capacità funzionale delle cellule germinali testicolari dopo la crioconservazione, mentre i livelli di sopravvivenza erano migliori.

Le alternative all'autotrapianto di cellule da ceppo testicolare congelate/scongelate possono essere lo xenotrapianto in altre specie o la maturazione in vitro (Nordhoff e Schlatt 2003). Tuttavia, l'ingresso delle cellule germinali in meiosi è uno dei problemi sperimentali che deve essere affrontato prima dell'applicazione clinica di questo metodo.

Bibliografia

Agarwal A, Shekarriz M, Sidhu RK, Thomas AJ (1996) Value of clinical diagnosis in predicting the quality of cryopreserved sperm from cancer patients. J Urol 155:934 - 938

Agarwal A, Ranganathan P, Kattal N, Pasqualotto F, Hallak J, to be later available for ART. Khayal S, Mascha E (2004) Fertility after cancer: a prospective review of assisted reproductive outcome with banked semen specimens. Fertil Steril 81:342 - 348

Agca Y, Critser JK (2002) Cryopreservation of spermatozoa in assisted reproduction. Semin Reprod Med 20:15 - 23

Anger JT, Gilbert BR, Goldstein M (2003) Cryopreservation of sperm: indications, methods and results. J Urol 170:1079 – 1084

Bahadur G, Chatterjee R, Ralph D (2000) Testicular tissue cryopreservation in boys. Ethical and legal issues. Hum Reprod 15:1416 – 1420

Bell M, Wang R, Hellstrom WJG, Sikka SC (1993) Effect of cryoprotective additives and cryopreservation protocol on sperm membrane lipid peroxidation and recovery of motile human sperm. J Androl 14:472 – 478

Ben Rhouma K, Marrakchi H, Khouja H, Attalah K, Ben Miled E, Sakly M (2003) Outcome of intracytoplasmic injection of fresh and frozen-thawed testicular spermatozoa. A comparative study. J Reprod Med 48:349 – 354

Blackmore PF, Neulen J, Lattanzio F, Beebe SJ (1991) Cell surface-binding sites for progesterone mediated calcium uptake in human sperm. J Biol Chem 266:18655 – 18659

Bongso A, Jarina AK, Ho J, Ng SC, Ratnam SS (1993) Comparative evaluation of three sperm-washing methods to improve sperm concentration and motility in frozen-thawed oligozoospermic and normozoospermic samples. Arch Androl 31:223 – 230

Brennan AP, Holden CA (1995) Pentoxifylline-supplemented cryoprotectant improves human sperm motility after cryopreservation. Hum Reprod 10:2308 – 2312

Brinster RL, Avarbock MR (1994) Germline transmission of donor haplotype following spermatogonial transplantation. Proc Natl Acad Sci USA 91:11303 – 11307

British Andrology Society (1999) British Andrology Society guidelines for the screening of semen donors for donor insemination (1999). Hum Reprod 14:1823 – 1826

Brotherton J (1990) Cryopreservation of human semen. Arch Androl 25:181 – 195

Brougham MF, Kelnar CJ, Sharpe RM, Wallace WH (2003) Male fertility following childhood cancer: current concepts and future therapies. Asian J Androl 5:325 – 337

Centola GM, Raubertas RF, Mattox JH (1992) Cryopreservation of human semen. Comparison of cryopreservatives, sources of variability, and prediction of post-thaw survival. J Androl 13:283 – 288

Centola GM, Cartie RJ, Cox C (1995) Differential response of human sperm to varying concentrations of pentoxifylline with demonstration of toxicity. J Androl 16:136 – 142

Chan CC, Chen IC, Liu JY, Huang YC, Wu GJ (2004) Comparison of nitric oxide production motion characteristics of sperm after cryopreserved in three different preparations. Arch Androl 50:1 – 3

Chan SYW, Craft IL, Chan YM, Leong MKH, Leung CKM (1990) The hypoosmotic swelling test and cryosurvival of human spermatozoa. Hum Reprod 5:715 – 718

Chohan KR, Griffin JT, Carrell DT (2004) Evaluation of chromatin integrity in human sperm using acridine orange staining with different fixatives and after cryopreservation. Andrologia 36:321 – 326

Chung K, Irani J, Knee G, Efymow B, Blasco L, Patrizio P (2004) Sperm cryopreservation for male patients with cancer: an epidemiological analysis at the University of Pennsylvania. Eur J Obstet Gynecol Reprod Biol 113 (Suppl. 1):S7–S11

Clarke GN (1999) Sperm cryopreservation: is there a significant risk of cross-contamination? Hum Reprod 14:2941 – 2943

Critser JK, Huse-Benda AR, Aaker DV, Arneson BW, Ball GD (1988) Cryopreservation of human spermatozoa. III. The effect of cryoprotectants on motility. Fertil Steril 50:314 – 320

Cross NL, Hanks SE (1991) Effects of cryopreservation on human sperm acrosomes. Hum Reprod 6:1279 – 1283

De Jonge CJ, Han HL, Lawrie H, Mack SR, Zaneveld LJD (1991) Modulation of the human sperm acrosome reaction by effectors of the adenylate cyclase/cyclic AMP second-messenger pathway. J Exp Zool 258:113 – 125

Donnelly ET, Steele EK, McClure N, Lewis SE (2001) Assessment of DNA integrity and morphology of ejaculated spermatozoa from fertile and infertile men before and after cryopreservation. Hum Reprod 16:1191 – 1199

Esteves SC, Sharma RK, Thomas AJ, Agarwal A (1996) Suitability of the hypo-osmotic swelling test for assessing the viability of cryopreserved sperm. Fertil Steril 66:798 – 804

Esteves SC, Sharma RK, Thomas AJ Jr, Agarwal A (2000) Improvement in motion characteristics and acrosome status in cryopreserved human spermatozoa by swim-up processing before freezing. Hum Reprod 15:2173 – 2179

Fisch JD, Behr B, Conti M (1998) Enhancement of motility and acrosome reaction in human spermatozoa: differential activation by type-specific phosphodiesterase inhibitors. Hum Reprod 13:1248 – 1254

Frederickx V, Michiels A, Goossens E, De Block G, Van Steirteghem AC, Tournaye H (2004) Recovery, survival and functional evaluation by transplantation of frozen-thawed mouse germ cells. Hum Reprod 19:948 – 953

Gamzu R, Yogev L, Yavetz H, Homonnai ZT, Hiss Y, Paz G (1992) Fresh and frozen-thawed human sperm bind in a similar pattern to the zona pellucida in the hemizona assay. Fertil Steril 58:1254 – 1256

Gilmore JA, Liu J, Gao DY, Critser JK (1997) Determination of optimal cryoprotectants and procedures for their addition and removal from human spermatozoa. Hum Reprod 12:112 – 118

Goossens E, Frederickx V, De Block G, Van Steirteghem AC, Tournaye H (2003) Reproductive capacity of sperm obtained after germ cell transplantation in a mouse model. Hum Reprod 18:1874 – 1880

Hallak J, Sharma RK, Thomas AJ, Agarwal A (1998) Why cancer patients request disposal of cryopreserved semen specimens posttherapy: a retrospective study. Fertil Steril 69:889 – 893

Hammadeh ME, Georg T, Rosenbaum P, Schmidt W (2001a) Association between freezing agent and acrosome damage of human spermatozoa from subnormal and normal semen. Andrologia 33:331 – 336

Hammadeh ME, Greiner S, Rosenbaum P, Schmidt W (2001b) Comparison between human sperm preservation medium and TEST-yolk buffer on protecting chromatin and morphology integrity of human spermatozoa in fertile and subfertile men after freeze-thawing procedure. J Androl 22:1012 – 1018

Hammerstedt RH, Graham JK, Nolan JP (1990) Cryopreservation of mammalian sperm: what we ask them to survive. J Androl 11:73 – 88

Holland-Moritz H, Krause W (1990) Use of cryopreservation by tumor patients. Hautarzt 41:204 – 206

Hovatta O (2003) Cryobiology of ovarian and testicular tissue. Best Pract Res Clin Obstet Gynaecol 17:331 – 342

Hsieh YY, Tsai HD, Chang CC, Lo HY (2000) Cryopreservation of human spermatozoa within human or mouse empty zonae pellucidae. Fertil Steril 73:694 – 698

Kamischke A, Jurgens H, Hertle L, Berdel WE, Nieschlag E (2004) Cryopreservation of sperm from adolescents and adults with malignancies. J Androl 25:586 – 592

Kaneko S, Kobayashi T, Lee HK, Won WK, Oda T, Izumi Y, Ohono T, Iizuka R (1990) Cryogenic preservation of lowquality human semen. Arch Androl 24:81 – 86

Keck C, Nieschlag E (1993) Cryopreservation of spermatozoa and its importance in the management of malignant diseases. Fertilität 9:145 – 151

Khalifa E, Oehninger S, Acosta AA, Morshedi M, Veeck L, Bryzyski RG, Muasher SJ (1992) Successful fertilization and pregnancy outcome in in-vitro fertilization during cryopreserved/thawed spermatozoa from patients with malignant diseases. Hum Reprod 7:105 - 108

Köhn FM, Schill W-B (1988) The Munich cryopreserved sperm bank - intermediate 1974 - 1986 evaluation. Hautarzt 39: 91 - 96

Köhn FM, Volk R, Schill WB (1997) Cryopreservation of semen samples from severely oligozoospermic men. Hum Reprod 12 (Abstract Book 1):237

Köhn FM, Schroeder-Printzen I, Weidner W, Montag M, van der Ven H, Schill WB (2001) Testicular sperm extraction in a patient with metachronous bilateral testicular cancer. Hum Reprod 1:2343 - 2346

Krause W, Brake A (1994) Utilization of cryopreserved semen in tumor patients. Urol Int 52:65 - 68

Lacham-Kaplan O, Trounson A (1993) The effects of the sperm motility activators 2-deoxyadenosine and pentoxifylline used for sperm microinjection on mouse and human embryo development. Hum Reprod 6:945 - 952

Lampe H, Horwich A, Norman A, Nicholls J, Dearnaley DP (1997) Fertility after chemotherapy for testicular germ cell cancers. Clin Oncol 15:239 - 245

Linden JV, Centola G (1997) New American Association of Tissue Banks standards for semen banking. Fertil Steril 68:597 - 600

Mack SR, Zaneveld JD (1987) Acrosomal enzymes and ultrastructure of unfrozen and cryotreated human spermatozoa. Gamete Res 18:375 - 383

Mahadevan MM, Trounson AO, Leeton JF (1983) Successful use of human semen cryobanking for in vitro fertilization. Fertil Steril 40:340 - 343

Mayaux MJ, Schwartz E, Czyalik F, David G (1985) Conception rate according to semen characteristics in a series of 15,364 insemination cycles: results of a multivariate analysis. Andrologia 17:9 - 15

Mbizvo MT, Johnston RC, Baker GHW (1993) The effect of the motility stimulants, caffeine, pentoxifylline, and 2-deoxyadenosine on hyperactivation of cryopreserved human sperm. Fertil Steril 59:1112 - 1117

McLaughlin EA, Ford WCL, Hull MGR (1992) Motility characteristics and membrane integrity of cryopreserved human spermatozoa. J Reprod Fertil 95:527 - 534

Merino G, Martinez Chéquer JC, Barahona E, Bermùdez JA, Morán C, Carranza-Lira S (1997) Effects of pentoxifylline on sperm motility in normogonadotropic asthenozoospermic men. Arch Androl 39:65 - 69

Meseguer M, Garrido N, Remohi J, Pellicer A, Simon C, Martinez-Jabaloyas JM, Gil-Salom M (2003) Testicular sperm extraction (TESE) and ICSI in patients with permanent azoospermia after chemotherapy. Hum Reprod 18:1281 - 1285

Meseguer M, Garrido N, Martinez-Conejero JA, Simon C, Pellicer A, Remohi J (2004) Role of cholesterol, calcium, and mitochondrial activity in the susceptibility for cryodamage after a cycle of freezing and thawing. Fertil Steril 81:588 - 594

Nassar A, Mahony M, Blackmore P, Morshedi M, Ozgur K, Oehninger S (1998) Increase of intracellular calcium is not a cause of pentoxifylline-induced hyperactivated motility or acrosome reaction in human sperm. Fertil Steril 69:748 - 754

Nordhoff V, Schlatt S (2003) Present and future options for the preservation of testis tissue and function. Endocr Dev 5:136 - 155

O'Connell M, McClure N, Lewis SE (2002) The effects of cryopreservation on sperm morphology, motility and mitochondrial function. Hum Reprod 17:704 - 709

O'Donnell JM (2000) William Harvey Research Conference on PDE inhibitors: drugs with an expanding range of therapeutic uses. Expert Opin Investig Drugs 9:621 - 625

Padron OF, Sharma RK, Thomas AJ Jr, Agarwal A (1997) Effects of cancer on spermatozoa quality after cryopreservation: a 12-year experience. Fertil Steril 67:326 - 331

Paul M, Sumpter JP, Lindsay KS (1996) The paradoxical effects of pentoxifylline on the binding of spermatozoa to the human zona pellucida. Hum Reprod 11:814 - 819

Payne MA, Lamb EJ (2004) Use of frozen semen to avoid human immunodeficiency virus type 1 transmission by donor insemination: a cost-effectiveness analysis. Fertil Steril 81:80 - 92

Pérez-Sànchez E, Cooper TG, Yeung CH, Nieschlag E (1994) Improvement in quality of cryopreserved human spermatozoa by swim-up before freezing. Int J Androl 17:115 - 120

Quinn P (1993) Cryopreservation. In: Marrs RP (ed) Assisted reproductive technologies. Blackwell, Oxford, pp 89

Rubio C, Minguez Y, Ruis A, Amorocho B, Romero J, De los Santos MJ (1996) Efficacy of sperm cryopreservation of ejaculated, testicular and epididymal spermatozoa for ICSI. Hum Reprod 11 (Abstract Book 1):89

Schill WB (1975) Acrosin activity of cryopreserved human spermatozoa. Fertil Steril 26:711 - 720

Schill WB (1986) Established and new approaches in medical treatment of male sterility. Fertilität 2:7 - 17

Schill WB, Bollmann W (1986) Semen preservation, insemination, in vitro fertilization. Urban and Schwarzenberg, Munich

Schill WB, Köhn FM (1997) Cryobanking of spermatozoa: is there a continuing need for semen cryopreservation? In: Waites GMH, Frick J, Baker GWH (eds) Current advances in andrology. Monduzzi Editore, Bologna, pp 371 - 382

Schill WB, Pritsch W, Preissler G (1979) Effect of caffeine and kallikrein on cryo-preserved human spermatozoa. Int J Fertil 24:27 - 32

Schill WB, Töpfer-Petersen E, Hoffmann R, Michalopoulos M, Rübekeil A (1986) Untersuchungen zur Schädigung von Kryosperma. In: Schill WB, Bollmann W (eds) Spermakonservierung, Insemination, In-vitro-fertilisation. Urban and Schwarzenberg, Munich, pp 35

Schrader M, Muller M, Sofikitis N, Straub B, Krause H, Miller K (2003) «Onco-tese»: testicular sperm extraction in azoospermic cancer patients before chemotherapy-new guidelines? Urology 61:421 - 425

Schuster TG, Keller LM, Dunn RL, Ohl DA, Smith GD (2003) Ultra-rapid freezing of very low numbers of sperm using cryoloops. Hum Reprod 18:788 - 795

Serafini PC, Hauser D, Moyer D, Marrs RP (1986) Cryopreservation of human spermatozoa: correlations of ultrastructural sperm head configuration with sperm motility and ability to penetrate zona-free hamster ova. Fertil Steril 46:691 - 695

Sharma RK, Tolentino MV, Thomas AJ, Agarwal A (1996) Optimal dose and duration of exposure to artificial stimulants in cryopreserved human spermatozoa. J Urol 155:568 - 573

Sherman JK (1986) Current status of clinical cryobanking of human semen. In: Paulson JD, Negro-Vilar A, Lucena E, Martini L (eds) Andrology, male fertility and sterility. Academic Press, Orlando, pp 517

Stanic P, Sonicki Z, Suchanek E (2002) Effect of pentoxifylline on motility and membrane integity of cryopreserved human spermatozoa. Int J Androl 25:186 - 190

Stewart GJ, Tyler JP, Cunningham AL, Barr JA, Driscoll GL, Gold J, Lamont BJ (1985) Transmission of human T-cell lymphotropic virus type III (HTLV-III) by artificial insemination by donor. Lancet 2:581 - 585

Terriou P, Hans E, Giorgetti C, Spach JL, Salzmann J, Urrutia V, Roulier R (2000) Pentoxifylline initiates motility in spontaneously immotile epididymal and testicular spermatozoa and allows normal fertilization, pregnancy, and birth after intracytoplasmic sperm injection. J Assist Reprod Genet 17:194 - 199

Tesarik J, Mendoza C, Carreras A (1992) Effects of phosphodiesterase inhibitors caffeine and pentoxifylline on spontaneous and stimulus-induced acrosome reaction in human sperm. Fertil Steril 58:1185 - 1189

Tournaye H, Van der Linden M, Van den Abbeel E, Devroey P, Van Steirteghem A (1993a) Effects of pentoxifylline on invitro development of preimplantation mouse embryos. Hum Reprod 8:1475 - 1480

Tournaye H, Van der Linden M, Van den Abbeel E, Devroey P, Van Steirteghem A (1993b) Effects of pentoxifylline on implantation and post-implantation development of mouse embryos in vitro. Hum Reprod 8:1948 - 1954

Tournaye H, Devroey P, Camus M, Van der Linden M, Janssens R, Van Steirteghem A (1995) Use of pentoxifylline in assisted reproductive technology. Hum Reprod 10:72 - 79

Tournaye H, Goossens E, Verheyen G, Frederickx V, De Block G, Devroey P, Van Steirteghem A (2004) Preserving the reproductive potential of men and boys with cancer: current concepts and future prospects. Hum Reprod Update 10:525 - 532

Trounson AO, Conti A (1982) Research in human in vitro fertilization and embryo transfer. Br Med J (Clin Res Ed) 285: 244 - 248

Van der Elst J, Verheyen G, Van Steirteghem A (1997) Cryopreservation: sperms and oocytes. In: Rabe T, Diedrich K, Runnebaum B (eds) Manual on assisted reproduction. Springer, Berlin Heidelberg New York, pp 223

Wood S, Thomas K, Schnauffer K, Troup S, Kingsland C, LewisJones I (2002) Reproductive potential of fresh and cryopreserved epididymal and testicular spermatozoa in consecutive intracytoplasmic sperm injection cycles in the same patients. Fertil Steril 77:1162 - 1166

Wood S, Sephton V, Searle T, Thomas K, Schnauffer K, Troup S, Kingsland C, Lewis-Jones I (2003) Effect on clinical outcome of the interval between collection of epididymal and testicular spermatozoa and intracytoplasmic sperm injection in obstructive azoospermia. J Androl 24:67 - 72

Yavetz H, Yogev L, Homonnai Z, Paz G (1991) Prerequisites for successful human sperm cryobanking: sperm quality and prefreezing holding time. Fertil Steril 55:812 - 816

Yogev L, Gamzu R, Botchan A, Homonnai ZT, Amit A, Lessing JB, Paz G, Yavetz H (1995) Pentoxifylline improves sperm binding to the zona pellucida in the hemizona assay. Fertil Steril 64:146 - 149

Yogev L, Gamzu R, Botchan A, Hauser R, Paz G, Yavetz H (2000) Zona pellucida binding improvement effect of different sperm preparation techniques is not related to changes in sperm motility characteristics. Fertil Steril 73:1120 - 1125

Zhang Z, Renfree MB, Short RV (2003) Successful intra- and interspecific male germ cell transplantation in the rat. Biol Reprod 68:961 - 967

II.4.18 Ricerche attuali e prospettive future della terapia genica in andrologia

Y. Kojima, S. Sasaki, K. Kohri

Sintesi

- Delle ricerche cliniche fondamentali sono in corso per sviluppare interventi basati sui geni nel trattamento di malattie andrologiche come il cancro della prostata, l'infertilità maschile e la disfunzione erettile.
- In generale, i vettori di trasferimento dei geni possono essere grossolanamente divisi in due gruppi: i vettori virali e non virali.
- Il cancro della prostata è un soggetto di ricerca particolarmente adatto alla studio della terapia genica e alla realizzazione di studi terapeutici, perché l'organo e il tumore primario sono accessibili e un marker in circolo della risposta è rapidamente disponibile.
- Le strategie terapeutiche nel carcinoma della prostata possono essere suddivise in cinque categorie: (1) l'induzione della risposta immunitaria (immunoterapia), (2) la correzione delle alterazioni genetiche (terapia genica correttiva), (3) l'aumento dell'apoptosi, (4) il trattamento con gene suicida e (5) l'oncolisi a mediazione virale.
- Poiché le cellule testicolari giocano un ruolo significativo nella creazione della vita e della personalità, le misure di sicurezza sono molto importanti e l'espressione dei geni trasferiti deve essere ben controllata.
- Il trasferimento genico a mediazione adenovirale e lentivirale può essere efficace per la transfezione delle cellule somatiche testicolari e delle cellule di Sertoli e di Leydig e applicabile in futuro a una terapia genica in vivo dell'infertilità maschile.
- Le molecole e gli enzimi che agiscono sulla via di trasduzione del segnale di rilassamento dei muscoli lisci dei corpi cavernosi rappresentano dei bersagli potenziali per la terapia genica della disfunzione erettile.
- Esistono due problemi nella terapia genica della disfunzione erettile: uno riguarda la relativa breve durata dell'effetto fisiologico e l'altro la possibilità di priapismo da sovraespressione del prodotto del gene.

II.4.18.1 Introduzione

Il trasferimento genico in vivo è uno strumento efficace di studio dei meccanismi biologici fondamentali e ha molte applicazioni potenziali in medicina (Baum et al. 2003; Ratko et al. 2003). L'utilizzo della tecnologia del trasferimento del gene nello sviluppo di nuove terapie di disturbi attualmente senza un trattamento efficace è nettamente aumentato nel corso dell'ultimo decennio.

L'uso clinico della terapia genica è stato inizialmente mirato al trattamento di malattie ereditarie monogenetiche e di tumori refrattari a una terapia convenzionale (Aguilar e Aguilar-Cordova 2003; Lundstrom e Boulikas 2003). Tuttavia, esso è sviluppato oggi per la maggior parte dei tessuti e per alcune patologie non ereditarie. Dal 2002, più di 400 protocolli clinici della terapia genica sono stati approvati negli Stati Uniti, ovvero circa il 75% di tutti i protocolli approvati nel mondo (Baum et al. 2003). Delle ricerche cliniche ed essenziali sono in corso per sviluppare degli interventi basati sui geni nel trattamento di malattie andrologiche come il cancro della prostata, l'infertilità maschile e la disfunzione erettile (ED). Questa sezione riassume gli ultimi successi e controversie riportati negli studi preclinici e negli studi clinici nel campo della terapia genica.

II.4.18.2 Problemi etici della terapia genica

Esistono diversi ostacoli, tra cui alcuni aspetti etici, alle ricerche sulla manipolazione genetica negli uomini. I concetti e i principi etici della terapia genica variano da un Paese all'altro. Un consenso di base, comune ovunque nel mondo, consiste nell'applicare la terapia genica somatica a un ampio spettro di malattie, tra cui le nefropatie ereditarie e il carcinoma (Smith 2003). I problemi etici della terapia genica somatica sono soprattutto quelli legati al rischio di questo procedimento, come la tossicità del vettore e l'oncogenesi. D'altra parte, la terapia genica della linea germinale è teoricamente possibile, ma è rifiutata a causa della possibilità di alterare la generazione futura in assenza di una comprensione precisa del meccanismo e del controllo dell'espressione del gene (Spink 2004).

II.4.18.3 Vettori di trasferimento del gene

Il veicolo utilizzato per trasportare e rilasciare il gene terapeutico è di grande importanza nella strategia della terapia genica. Sono state sviluppate numerose metodiche e tecniche di trasferimento del gene in vivo, e alcune di esse sono già state applicate in studi clinici (Aguilar e Aguilar Cordova 2003; Lundstrom e Boulikas 2003).

In generale, queste possono essere divise grossolanamente in due gruppi: i vettori virali e non virali (Tabella II.4.14). I vettori virali permettono un trasferimento del gene più efficace e hanno un rischio di biosicurezza più elevato dei vettori non vivi. Essi coprono una grande varietà di specie virali, vari tipi di composizione in acido nucleico e differenti caratteristiche legate alla specificità della cellula ospite, al profilo e alla durata d'espressione, così come alla citotossicità. L'inserimento di vettori virali in più organi di diversi animali provoca una citotossicità, delle risposte infiammatorie non specifiche e un'immunità cellulare contro il vettore (Crystal 1995). Il trasferimento da un gene a mediazione adenovirale, per esempio, è il trasferimento più utilizzato per la sua grande efficacia, ma costituisce un pericolo biologico ad alto rischio. È evidente che l'uso di vettori vivi in studi clinici nell'uomo richiede una presa in considerazione seria degli aspetti di sicurezza legati al loro utilizzo.

Tabella II.4.14. Caratteristiche dei principali vettori di trasferimento del gene

Vettori vivi
ds DNA: adenovirus, virus adeno-associati, herpes simplex virus, baculovirus
ds RNA: retrovirus, lentivirus, poxvirus
ss RNA: alfavirus
Vettori non virali
DNA nudo: iniezione, pistola genica, elettroporazione, ultrasuoni, pressione idrodinamica
Liposomi: liposomi cationici, neutri/zwitterionici
Polimeri
Complessi peptide-DNA

Al contrario, l'apporto non virale di DNA in vivo comporta un rischio di biosicurezza molto ridotto per natura, ma la sua debolezza è un'espressione di breve durata e di basso livello. L'approccio più semplice è l'iniezione di DNA nudo nell'organo bersaglio. Un approccio più sofisticato è l'uso di tecniche fisiche, specialmente l'elettroporazione, la pistola a gene e la pressione ultrasonora o idrodinamica, per migliorare l'efficacia del trasferimento del gene nudo. L'elettroporazione è una tecnica di laboratorio ben stabilita e uno dei metodi non virali più efficaci per introdurre delle molecole esogene nelle cellule con impulsi elettrici ad alto voltaggio. Diverse impostazioni chimiche, come il sistema a mediazione lipidica e il sistema polimero, sono state utilizzate per aumentare l'efficacia del trasferimento del gene e la specificità cellulare.

È essenziale trovare un equilibrio razionale tra fattibilità, sicurezza ed efficacia quando si decide di utilizzare questi vettori in clinica, come quando si mettono in sede delle norme e delle raccomandazioni adeguate. Il trasferimento del gene può avere luogo in vivo oppure ex vivo. Il trasferimento del gene in vivo è praticato direttamente nel modello animale o nel paziente. In caso di trasferimento del gene ex vivo, sono raccolte le cellule dell'animale di sperimentazione o del paziente, e il trasferimento del gene è effettuato in laboratorio e, quindi le cellule trasdotte sono sostituite nell'ospite (Baum et al. 2003).

II.4.18.4 Terapia genica del cancro della prostata

La prostatectomia radicale e la radioterapia sono le modalità terapeutiche più comuni del cancro localizzato a livello della prostata. Tuttavia, fino a un terzo dei pazienti affetti da un cancro della prostata con una malattia localizzata che hanno subito dei trattamenti a scopo curativo avrà una recidiva della malattia e un'evoluzione metastatica. Inoltre, quasi il 20% dei pazienti recentemente diagnosticati si presenta con un cancro della prostata metastatizzato. Benché si sia utilizzata la terapia con deprivazione androgenica nel trattamento del cancro della prostata di stadio avanzato, recidivante o metastatico, l'efficacia di questo approccio è limitata dallo sviluppo del cancro della prostata refrattario agli ormoni.

Un approccio terapeutico innovativo, come la terapia genica, del cancro della prostata allo stadio avanzato o recidivante, è necessario per ottenere un controllo locale a lungo termine e, in particolare, per lo sviluppo di un trattamento sistemico efficace del cancro della prostata metastatizzata. La terapia genica emerge come un coadiuvante promettente alle strategie convenzionali, e sono stati effettuati molti studi clinici (Steiner e Gingrich 2000; Mabjeesh et al. 2002; Collins et al. 2003; Foley et al. 2004; Mazhar e Waxman 2004).

Il cancro della prostata è un soggetto di ricerca particolarmente adatto allo studio della terapia genica e alla realizzazione di studi terapeutici, perché l'organo e il tumore primario sono accessibili ed è rapidamente disponibile un marker in circolo della risposta. Numerosi ricercatori nel mondo hanno tentato la terapia genica del cancro della prostata con diversi metodi. Il vettore adenovirale è il vettore di scelta. La grande maggioranza degli studi utilizza l'iniezione intratumorale, mentre la somministrazione endovenosa, che richiede la presenza di metastasi ossee bersaglio, è solo molto poco utilizzata (Maitland et al. 2004).

Le strategie terapeutiche nel carcinoma della prostata possono essere suddivise in cinque categorie (Steiner e Gingrich 2000; Mabjeesh et al. 2002; Mazhar e Waxman 2004): (1) l'induzione della risposta immunitaria (immunoterapia), (2) la correzione delle alterazioni genetiche (terapia genica correttiva), (3) l'aumento dell'apoptosi, (4) la terapia con gene suicida e (5) l'oncolisi a mediazione virale.

II.4.18.4.1 Immunoterapia

Lo studio clinico più popolare sulle strategie della terapia genica del cancro della prostata riguarda l'immunoterapia (Maitland et al. 2004). L'immunoterapia può essere indicata in un contesto di malattia residua minima piuttosto che in caso di un grande tumore. Il fattore che stimola le colonie di granulociti-macrofagi (GM-CSF), l'interleuchina-2 (IL-2), l'IL-12, il fattore di necrosi tumorale α (tumor necrosis factor-alpha, TNF-α) e l'interferone gamma (IFN-γ) sono emersi come geni di citochine che hanno un'importante efficacia di induzione di una risposta immunitaria anti-tumorale (Steiner e Gingrich 2000; Mabjeesh et al. 2002; Collins et al. 2003; Mazhar e Waxman 2004). Esistono tre vie di immunoterapia: l'iniezione intratumorale diretta di geni di citochine, il trattamento con vaccino genico e l'immunoterapia adottiva. Le cellule tumorali trattate ex vivo possono essere utilizzate per la vaccinazione sottocutanea o le cellule effettrici trattate possono essere iniettate per via endovenosa in quanto immunoterapia adottiva. Alcuni risultati dell'immunoterapia sono promettenti in studi di fase I con GM-CSF e IL-2 (Maitland et al. 2004). Così, lo studio di fase I della terapia genica con IL-2 ha messo in evidenza la sicurezza dell'iniezione intraprostatica, con delle risposte transitorie, basate sul PSA, osservate in 16 dei 24 pazienti che soffrono di cancro della prostata localizzato ad alto rischio di recidiva dopo il trattamento (Belldegrun et al. 2001).

II.4.18.4.2 Terapia genica correttiva

Una perdita funzionale dei geni soppressori del tumore e dei geni regolatori del ciclo cellulare (*p53*, *nm23*, *PTEN*, *MMAC1*, gene del retinoblastoma, *KAI1*, *p16*, *p27*) e una sovraespressione di diversi oncogeni (*c-myc*, *di bcl-2*, *ras* e *her2/neu*) sono state coinvolte nell'oncogenesi o nella progressione del cancro della prostata (Steiner e Gingrich 2000; Mabjeesh et al. 2002; Mazhar e Waxman 2004). Molti approcci, basati sui geni, per ristabilire il deficit genetico o per eliminare la via oncogena attivata, hanno alterato la crescita tumorale in alcuni modelli animali di tumore. La maggior parte delle strategie correttive di terapia genica impiega dei vettori retrovirali oppure adenovirali somministrati con iniezione intratumorale.

II.4.18.4.3 Aumento dell'apoptosi

Lo scopo di questo metodo consiste nel forzare irreversibilmente le cellule neoplastiche alla morte cellulare programmata con l'attivazione della via apoptotica (Garrison e Kyprianou 2004). L'iniezione intratumorale del vettore pertussoide contenente la p53, del ligando Fas e della caspasi 7, che sono dei modulatori critici dell'apoptosi, ha soppresso in maniera significativa la crescita del tumore con un aumento della morte cellulare programmata. La distruzione adenovirale da mediazione del ribozima hammerhead di *bcl-2*, un oncogene ad attività anti-apoptotica, aumenta l'apoptosi delle cellule del cancro della prostata. Altri geni associati all'apoptosi, tra cui *c-cam*, TRAIL e *bax*, causano l'apoptosi del cancro della prostata con trasferimento genico (Maitland et al. 2004).

II.4.18.4.4 Terapia con gene suicida

Questo approccio si basa sulla conversione di un pro-medicinale inattivo in un farmaco tossico con l'uso di un enzima portato da un vettore che mira unicamente alle cellule tumorali. In questo modo, il principio attivo è limitato alle cellule trasdotte e alle cellule adiacenti, permettendo delle concentrazioni più elevate del farmaco senza alcun aumento della tossicità nel tessuto normale. Due dei sistemi enzima/pro-medicinale più utilizzati sono l'herpes simplex virus (HSV), la timidina chinasi (tk), il ganciclovir (GCV) e la citosina deaminasi (CD)/5-fluorocitosina (5-FC). Il tumore è distrutto con una necrosi e un'apoptosi. I due sistemi sono attualmente in corso di valutazione in alcuni studi clinici sul cancro della prostata. In un ampio studio di fase I/II, 36 pazienti affetti da un cancro della prostata con recidiva locale dopo radioterapia hanno ricevuto una terapia genica in situ che utilizza un vettore adenovirale al HSV-tk/GCV e hanno dimostrato un prolungamento significativo del tempo medio di raddoppiamento del PSA

(PSATD) da 15,9 a 42,5 mesi e, in 28 dei pazienti iniettati (77,8%), c'è stata una riduzione del PSA (PSAR) medio del 28% (Miles et al. 2001). Un altro gruppo ha riportato i risultati di uno studio di fase I di terapia genica in situ che utilizza un vettore adenovirale HSV-tk/GCV, e 7 pazienti su 16 (44%) hanno avuto una riduzione del PSA sierico di più del 25% e 3 pazienti su 16 (19%) una riduzione del PSA sierico di più del 50% (Freytag et al. 2002).

II.4.18.4.5 Oncolisi a mediazione virale

Diversi virus hanno, nel quadro del loro ciclo di vita normale, una fase litica che è letale per la cellula ospite e vengono utilizzati come virus oncolitici. L'uso di herpes simplex virus e di adenovirus oncolitici si è recentemente sviluppato nel trattamento delle cellule del cancro della prostata (Nakamori et al. 2004). La replicazione di adenovirus può essere regolata mettendo E1A e/o E1B sotto il controllo di un promotore specifico del tessuto, limitando, così, la replicazione del virus delle sole cellule che producono le proteine che legano specificamente gli elementi del promotore. L'adenovirus vettore con il gene E1A posto sotto il diretto controllo di un attivatore del promotore minimale di PSA, CG7060 (CN706), ha mostrato una potente attività citotossica selettiva del PSA in uno studio pre-clinico e in uno studio clinico (Nakamori et al. 2004). Questa strategia rimane ancora uno sviluppo relativamente nuovo, anche se la CG 7060 controllata dal PSA è stata altrettanto ben tollerata e ha causato almeno il 50% di riduzione dei tassi di PSA in tutti i pazienti trattati (De Weese et al. 2001).

II.4.18.5 Terapia genica dell'infertilità maschile

Esistono due problemi fondamentali per quanto riguarda l'applicazione del trasferimento dal gene al testicolo negli studi clinici. All'inizio, è possibile che il trasferimento dal gene al testicolo possa interessare non solamente il paziente ma anche la sua progenie, poiché le cellule bersaglio sono sia le cellule somatiche che quelle germinali. In seguito, molti punti non sono ancora stati chiarificati riguardo al meccanismo della spermatogenesi, e l'identificazione non equivoca delle anomalie genetiche specifiche non è stata eseguita (De Jonge e Barratt 2002). L'infertilità maschile può essere legata a delle anomalie o a delle carenze genetiche sospettate essere la causa dell'infertilità maschile in un numero di casi non trascurabile (Hargreave 2000; Cram et al. 2001). Tuttavia, con alcune eccezioni, la natura precisa delle lesioni genetiche rimane da chiarire. Alcuni problemi sono tuttora da risolvere prima di poter applicare il trasferimento del gene in uno studio clinico. Il principale obiettivo di trasferimento dal gene alle cellule testicolari e agli spermatozoi di animali è stato quello di generare facilmente dei topi transgenici senza micro-iniezione e di chiarire il meccanismo molecolare della spermatogenesi. Clinicamente, la terapia genica testicolare può, tuttavia, essere utile per trattare l'infertilità maschile nel futuro. Le cellule testicolari svolgono un ruolo significativo nella creazione della vita e della personalità, e le misure di sicurezza sono, dunque, molto importanti e l'espressione dei geni trasferiti deve essere ben controllata.

Alcuni ricercatori hanno descritto un trasferimento del gene nei testicoli di animali con vari metodi (Tabella II.4.15, Fig. II.4.41). Il trasferimento di un gene a mediazione liposomica ha per risultato l'espressione del transgene negli spermatozoi (Sato et al. 2002). Il trasferimento del gene con elettroporazione ha come risultato una transfezione non solo delle cellule di Sertoli e delle cellule di Leydig, ma anche degli spermatociti (Umemoto et al. 2005). D'altra parte, nessuna prova di trasduzione di cellula della spermatogenesi è stata vista con il vettore adenovirale o con il vettore lentivirale con esperienze istologiche o di accoppiamento, ed è stato possibile transfettare le cellule di Sertoli e di Leydig (Ikawa et al. 2002; Kanatsu-Shinohara 2002; Kojima et al. 2003). Al contrario, il vettore retrovirale sarebbe capace di trasdurre delle cellule germinali maschili in vitro, e una parte dei discendenti porterebbe il transgene (Nagano et al. 2001). Questi risultati sono particolarmente interessanti dal punto di vista della futura terapia genica. Attualmente, non è possibile introdurre un gene estraneo precisamente in un locus cromosomico specifico. Se il gene estraneo è inserito nelle cellule della spermatogenesi, sarà formato uno spermatozoo anormale. Questo diminuirebbe il tasso di fecondazione e il tasso di gravidanza e aumenterebbe il tasso di anomalie. Tuttavia, l'utilizzo del vettore adenovirale e del vettore lentivirale permette di evitare tali problemi, poiché la caratteristica di laboratorio è che i geni non sono inseriti nelle cellule della spermatogenesi.

Tabella II.4.15. Caratteristiche di diversi vettori del sistema di trasferimento dal gene al testicolo

	Vettore RNA		Vettore non-virale	
	Adenovirus	Lentivirus	Lipofezione	Elettroporazione
Espressione cellulare del transgene				
Cellula di Sertoli	+	+	–	+
Cellula di Leydig	+	+	–	+
Cellula germinale	–	–	–	+
Spermatozoo	–	–	+	+
Efficacia	++	++	+	+
Citotossicità	+	+	+	++
Risposta infiammatoria	+	+	+	++
Immunità cellulare	+	+	+	++
Periodi di espressione	> 2 mesi	> 2 mesi	< 1 settimana	< 1 mese

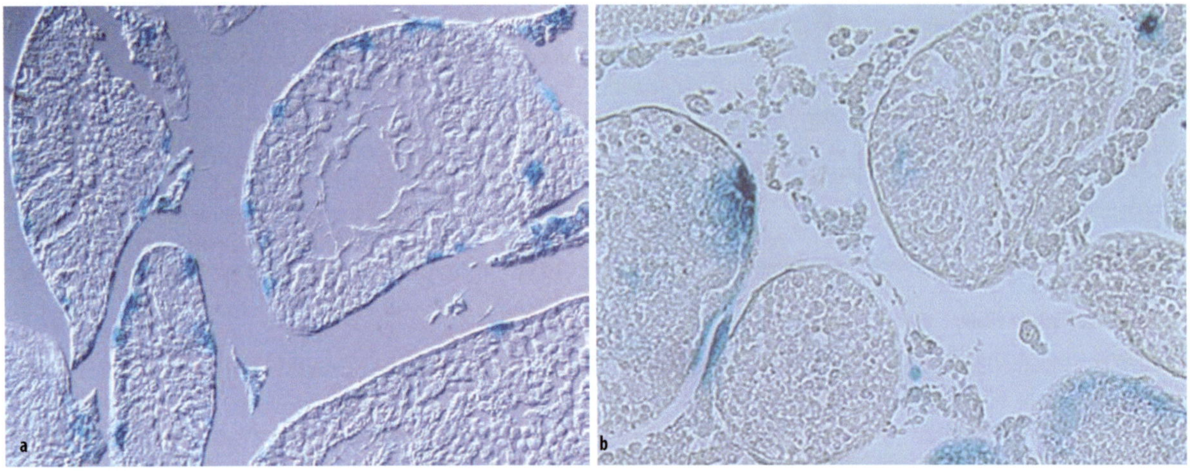

Fig. II.4.41. Microfotografia ottica del testicolo dopo transfezione con due metodi. L'espressione del transgene (gene della β-galattosidasi) induce una colorazione blu. **a** Vettore adenovirale, **b** Elettroporazione

Benché l'alterazione della spermatogenesi e la risposta infiammatoria più lievi provocate da questi metodi siano in grado di porre dei problemi, il trasferimento di un gene a mediazione adenovirale e lentivirale può essere efficace per transfettare le cellule somatiche testicolari e le cellule di Sertoli e di Leydig e potrebbe essere applicabile in futuro alla terapia genica in vivo dell'infertilità maschile.

Esistono alcuni articoli sul trasferimento del gene in testicoli di ratto infertili e sul ripristino della spermatogenesi. Il trasferimento del gene Steel (*Sl*) nelle cellule di Sertoli tramite elettroporazione, vettore adenovirale e vettore lentivirale ha ripristinato la spermatogenesi nei testicoli di ratto mutanti *S1/S1* infertili (Ikawa et al. 2002; Kanatsu-Shinohara 2002; Yomogida et al. 2002).

Diversi ricercatori hanno predetto che una delezione e delle mutazioni non solamente del cromosoma Y (tra cui dei fattori di azoospermia come DAZ e RBM1) ma anche sia dei geni legati all'X che dei geni autosomici specifici del testicolo sono delle cause più importanti di infertilità maschile (Cram et al. 2001). La terapia genica per ristabilire questi deficit genetici può essere sviluppata come trattamento dell'infertilità maschile in futuro. Basandosi sul consenso etico attuale, non sarebbe, tuttavia, accettabile lasciar nascere una progenie nei casi in cui la paternità sia stata ottenuta dopo una correzione genetica di una microdelezione del cromosoma Y.

Rispetto ad altri organi, il trasferimento di gene nel testicolo richiede di essere considerato con attenzione in particolare per ragioni etiche. Noi dobbiamo chiarire il meccanismo della spermatogenesi e sviluppare una tecnica di trasferimento di gene più sicura e più efficace.

II.4.18.6 Trasferimento di gene nel trattamento della disfunzione erettile

A oggi, nessuno studio di terapia genica è stato condotto nei pazienti con disfunzione erettile (ED). Diversi ricercatori hanno praticato un trasferimento genico nel pene utilizzando dei modelli animali di ED, tra cui dei topi anziani e diabetici (Schenk et al. 2001; Christ 2003; Gonzalez Cadavid e Rajfer 2004). La maggior parte dei vettori utilizzati per il trasferimento del gene sono dei vettori vivi, quali l'adenovirus e i virus adenoassociati.

La possibilità di erezione peniena è indotta da un aumento del flusso arterioso e da una riduzione della perdita venosa del pene, provocata dal rilassamento dei corpi cavernosi del pene. Le molecole e gli enzimi che influenzano la via di trasduzione del segnale del rilassamento del muscolo liscio dei corpi cavernosi rappresentano, dunque, dei bersagli potenziali per la terapia genica della ED (Tabella II.4.16).

Il sistema monossido d'azoto (NO)/guanilato ciclasi/cGMP svolge un ruolo fondamentale nel processo erettivo normale e sembra essere un bersaglio molecolare logico per la terapia genica.

Tabella II.4.16. Strategie di terapia genica per la disfunzione erettile (*BDNF*, Brain-Derived Neurotrophic Factor [fattore neurotrofico del cervello], *CGRP*, Calcitonin Gene-Related Peptide [peptide correlato al gene della calcitonina], *eNOS*, epithelial Nitric Oxide Synthase [ossido nitrico sintasi epiteliale], *iNOS*, inducible NOS [ossido nitrico sintasi inducibile], *nNOS*, neuronal NOS [ossido nitrico sintasi neuronale], *pNOS*, probe NOS [sonda di ossido nitrico sintasi], *PDE*, fosfodiesterasi, *SOD*, superossido dismutasi, *VEGF*, Vascular Endothelial-derived Growth Factor [fattore di crescita vascolare endoteliale])

Terapia genica in vivo
1. NOS
iNOS, eNOS, nNOS (pNOS)
2. Altri geni legati al rilassamento dei corpi cavernosi
maxi canali K^+: hSlo
CGRP
VEGF
BDNF
SOD
Rho chinasi
PDEV
Terapia genica ex vivo
Terapia genica a mediazione cellulare mioblastica

L'NO, prodotto dall'idrolisi dell'L-arginina con NO sintasi (NOS), è il principale neurotrasmettitore che agisce sul rilassamento della muscolatura liscia cavernosa e sull'erezione peniena. Diversi ricercatori hanno, dunque, testato il trasferimento del gene di NOS nel modello animale di ED. Esistono tre isoforme di NOS: il NOS endoteliale (eNOS), il NOS neuronale (nNOS) e il NOS inducibile (iNOS, specificamente la variante PnNOS clonato a partire da pene di ratto e umano). Delle tre isoforme, l'iNOS è stato spesso selezionato per il trasferimento del gene al pene, poiché normalmente non è espresso nel pene ed è facilmente indotto nelle cellule muscolari lisce del pene. Iniettando un plasmide contenente un cDNA di iNOS in una preparazione liposomiale, la risposta erettile difettosa del topo anziano è stata corretta senza effetti collaterali (Garban 1997). Osservazioni simili sono state effettuate utilizzando un costrutto adenovirale di altre isoforme di NOS, eNOS e nNOS, che è responsabile dell'erezione peniena normale (Champion et al. 1999; Bivalacqua 2000; Magee et al. 2002; Bivalacqua et al. 2003). Inoltre, l'efficacia della terapia genica che tende a migliorare la ED è stata estesa ad altri geni legati al rilassamento cavernoso (Christ et al. 1998; Champion et al. 1999; Bivalacqua et al. 2001; Christ 2002; Gholami et al. 2003; Seftel 2003). È stato recentemente stabilito che la transfezione ex vivo di colture cellulari, con il costrutto del gene desiderato, poi il loro trapianto nei corpi cavernosi, sono dei metodi più efficaci. È stato ipotizzato che la terapia genica a mediazione cellulare dei mioblasti era superiore all'iniezione di adenovirus o di plasmide e costituiva la base delle esperienze future per preparare degli studi umani (Tirney et al. 2001; Chancellor et al. 2003).

Esistono due problemi di terapia genica: il primo è la durata relativamente breve dell'effetto fisiologico, l'altro è la possibilità di priapismo da sovraespressione del prodotto del gene. Risolti questi problemi, la terapia genica sembra promettente nel trattamento della ED.

II.4.18.7 Conclusioni

La terapia genica è attualmente in evoluzione rapida verso un'applicazione terapeutica in un prossimo futuro. Sono state sviluppate numerose metodiche e tecniche di trasferimento del gene, e alcune sono già state applicate in studi clinici. Tuttavia, sono stati sottolineati diversi problemi e ostacoli. Ricerche cliniche fondamentali supplementari sono necessarie per determinare il ruolo futuro della terapia genica.

Bibliografia

Aguilar LK, Aguilar-Cordova E (2003) Evolution of a gene therapy clinical trial. From bench to bedside and back. J Neurooncol 65:307 – 315

Baum BJ et al (2003) Advances in vector-mediated gene transfer. Immunol Lett 90:145 – 149

Belldegrun A et al (2001) Interleukin 2 gene therapy for prostate cancer: phase I clinical trial and basic biology. Hum Gene Ther 12:883 – 892

Bivalacqua TJ (2000) Adenoviral gene transfer of endothelial nitric oxide synthase (eNOS) to the penis improves age related erectile dysfunction in the rat. Int J Impot Res 12 [Suppl 3]:S8 – S17

Bivalacqua TJ et al (2001) Gene transfer of prepro-calcitonin gene-related peptide restores erectile function in the aged rat. Biol Reprod 65:1371 – 1377

Bivalacqua TJ et al (2003) Gene transfer of endothelial nitric oxide synthase partially restores nitric oxide synthesis and erectile function in streptozotocin diabetic rats. J Urol 169:1911 – 1917

Champion HC et al (1999) Gene transfer of endothelial nitric oxide synthase to the penis augments erectile responses in the aged rat. Proc Natl Acad Sci USA 96:11648 – 11652

Chancellor MB et al (2003) Nitric oxide synthase gene transfer for erectile dysfunction in a rat model. BJU Int 91:691 – 696

Christ GJ (2002) K channels as molecular targets for the treatment of erectile dysfunction. J Androl 23:S10–S19

Christ GJ (2003) Frontiers in gene therapy for erectile dysfunction. Int J Impot Res Suppl 5:S33–S40

Christ GJ et al (1998) Intracorporal injection of hSlo cDNA in rats produces physiologically relevant alterations in penile function. Am J Physiol 275:H600–H608

Collins SJ et al (2003) Novel therapeutic strategies in prostate cancer management using gene therapy in combination with radiation therapy. World J Urol 2:275 – 289

Cram DS et al (2001) Male infertility genetics – the future. J Androl 22:738 – 746

Crystal RG (1995) Transfer of genes to humans: early lessons and obstacles to success. Science 270:404 – 410

De Jonge CJ, Barratt CL (2002) The future of reproductive cellular engineering in male infertility. Urol Clin North Am 29:809 – 815

DeWeese TL et al (2001) A phase I trial of CV706, a replication competent, PSA selective oncolytic adenovirus, for the treatment of locally recurrent prostate cancer following radiation therapy. Cancer Res 61:7464 – 7472

Foley R et al (2004) Gene-based therapy in prostate cancer. Lancet Oncol 5:469 – 479

Freytag SO et al (2002) Phase I study of replication-competent adenovirus-mediated double suicide gene therapy for the treatment of locally recurrent prostate cancer. Cancer Res 62:4968 – 4976

Garban H (1997) Cloning of rat and human inducible penile nitric oxide synthase. Application for gene therapy of erectile dysfunction. Biol Reprod 56:954 – 963

Garrison JB, Kyprianou N (2004) Novel targeting of apoptosis pathways for prostate cancer therapy. Curr Cancer Drug Targets 4:85 – 95

Gholami SS et al (2003) The effect of vascular endothelial growth factor and adeno-associated virus mediated brain derived neurotrophic factor on neurogenic and vasculogenic erectile dysfunction induced by hyperlipidemia. J Urol 169:1577 – 1581

Gonzalez-Cadavid NF, Rajfer J (2004) Therapy of erectile dysfunction: potential future treatments. Endocrine 23:167 – 176

Hargreave TB (2000) Genetic basis of male infertility. Br Med Bull 56:650 – 671

Ikawa M et al (2002) Restoration of spermatogenesis by lentiviral gene transfer: offspring from infertile mice. Proc Natl Acad Sci USA 99:7524 – 7529

Kanatsu-Shinohara M (2002) Adenovirus-mediated gene delivery and in vitro microinsemination produce offspring from infertile male mice. Proc Natl Acad Sci USA 99: 1383 – 1388

Kojima Y et al (2003) Effects of adenovirus mediated gene transfer to mouse testis in vivo on spermatogenesis and next generation. J Urol 170:2109 - 2114

Lundstrom K, Boulikas T (2003) Viral and non-viral vectors in gene therapy: technology development and clinical trials. Technol Cancer Res Treat 2:471 - 486

Mabjeesh NJ et al (2002) Gene therapy of prostate cancer: current and future directions. Endocr Relat Cancer 9:115 - 139

Magee TR et al (2002) Gene therapy of erectile dysfunction in the rat with penile neuronal nitric oxide synthase. Biol Reprod 67:1033 - 1041

Maitland NJ et al (2004) Targeting gene therapy for prostate cancer. Curr Pharm Des 10:531 - 555

Mazhar D, Waxman J (2004) Gene therapy for prostate cancer. BJU Int 93:465 - 469

Miles BJ et al (2001) Prostate-specific antigen response and systemic T cell activation after in situ gene therapy in prostate cancer patients failing radiotherapy. Hum Gene Ther 12: 1955 - 1967

Nagano M et al (2001) Transgenic mice produced by retroviral transduction of male germ-line stem cells. Proc Natl Acad Sci USA 98:111 - 115

Nakamori M et al (2004) Potent antitumor activity after systemic delivery of a doubly fusogenic oncolytic herpes simplex virus against metastatic prostate cancer. Prostate 60: 53 - 60

Ratko TA et al (2003) Clinical gene therapy for nonmalignant disease. Am J Med 115:560 - 5699

Sato M et al (2002) Direct injection of foreign DNA into mouse testis as a possible in vivo gene transfer system via epididymal spermatozoa. Mol Reprod Dev 61:49 - 56

Schenk G et al (2001) Gene therapy: future therapy for erectile dysfunction. Curr Urol Rep 2:480 - 487

Seftel A (2003) Intracavernosal vascular endothelial growth factor (VEGF) injection and adeno-associated virus-mediated VEGF gene therapy and reverse venogenic erectile dysfunction in rats. J Urol 170:681

Smith KR (2003) Gene therapy: theoretical and bioethical concepts. Arch Med Res 34:247 - 268

Spink J (2004) Gene therapy progress and prospects: bringing gene therapy into medical practice: the evolution of international ethics and the regulatory environment. Gene Ther 11:1611 - 1616

Steiner MS, Gingrich JR (2000) Gene therapy for prostate cancer: where are we now? J Urol 164:1121 - 1136

Tirney S et al (2001) Nitric oxide synthase gene therapy for erectile dysfunction: comparison of plasmid, adenovirus, and adenovirus-transduced myoblast vectors. Mol Urol 5:37 - 43

Umemoto Y et al (2005) Gene transfer to mouse testes by electroporation and its influence on spermatogenesis. J Androl 26:264 - 271

Yomogida K et al (2002) Electroporated transgene-rescued spermatogenesis in infertile mutant mice with a Sertoli cell defect. Biol Reprod 67:712 - 717

II.4.19 Terapia e consulenza comportamentali

E. A. Jannini, A. Lenzi, G. Wagner

Sintesi

Alcuni aspetti clinici importanti per la diagnosi e il trattamento delle malattie andrologiche, di interesse pratico particolare per l'andrologo, hanno un profondo impatto comportamentale. Ci si deve ricordare che la diagnosi e il trattamento delle malattie andrologiche interagiscono con due funzioni biologiche, la fertilità e la sessualità, che sono più sensibili ai fattori psicologici, educativi, culturali, religiosi e sociali di qualsiasi altra funzione corporea. L'andrologo deve prendere in considerazione questi aspetti come una parte integrante dei meccanismi fisiopatologici e della totalità del processo di diagnosi e di trattamento.

I disturbi andrologici legati alle malattie della fertilità e della sessualità e alle patologie genetiche e neoplastiche richiedono al medico di dare un'informazione scientifica durante la fase fondamentale della consulenza.

II.4.19.1 Consulenza per problemi di fertilità

È ben noto che l'infertilità implica molte difficoltà psicologiche, sia individuali che coniugali. Per questo motivo, la consulenza andrologica è indispensabile per l'infertilità maschile. In una consulenza metodologicamente corretta, è necessario differenziare i fattori psicologici implicati nell'infertilità: (1) i fattori psicosomatici come causa di infertilità, (2) l'impatto dell'infertilità sulla psiche (somatopsichico), sia individuale che coniugale, (3) le strategie che permettono di far fronte alle condizioni di infertilità e (4) l'impatto psicologico della diagnosi e dei trattamenti dell'infertilità (De Gennaro et al. 2003).

La relazione negativa tra le diverse condizioni di stress e la fertilità della donna è stata ampiamente descritta. Lo stress psicologico (depressione o ansia importante) in particolare è associato a una riduzione del tasso di gravidanza e del tasso di successo della fecondazione in vitro (FIV). Infatti, delle differenze nelle condizioni di stress possono influenzare significativamente il risultato delle procedure di FIV e di iniezione intracitoplasmatica di spermatozoi (ICSI).

L'effetto dello stress sulla qualità del liquido seminale è meno chiaro. Questo fenomeno è particolarmente importante al momento della consulenza a dei lavoratori che, a causa di un lavoro fisicamente o psicologicamente stressante, possono presentare un rischio relativamente importante di infertilità (Figà-Talamanca et al. 1996). Al momento della diagnosi e del trattamento dell'infertilità maschile, questi fattori devono essere attentamente presi in considerazione come dei cofattori così come altre patologie (organiche) o circostanze (Lenzi 1995).

La diagnosi di infertilità femminile può avere un impatto importante sull'uomo poiché quest'ultimo è oggi sempre più preoccupato e interessato alla diagnosi e al trattamento dell'infertilità (Burns e Covington 1999).

Tuttavia, il suo livello di stress è più elevato in caso di infertilità maschile, e quest'ultima può essere più stressante per i due partner di una diagnosi di infertilità femminile. L'uomo può sentirsi totalmente escluso dal processo decisionale di fertilità: ciò deve essere evitato in occasione della consulenza. L'andrologo deve valutare le differenze legate al genere durante la consulenza alle coppie infertili e incoraggiarle a condividere i loro rispettivi sentimenti, il che può aiutarle a far fronte ad ogni problema di comunicazione. Deve anche essere evitata la situazione nella quale l'uomo si percepisce come uno strumento involontario del processo di procreazione (sindrome da «toro da monta o da riproduzione») o anche come una vittima esclusa da ogni partecipazione. In questo caso, sia l'infertilità stessa che la sua valutazione e il suo trattamento sono fonti di stress.

Le raccomandazioni dell'ESHRE concernenti la consulenza in caso di infertilità insistono sull'importanza degli aspetti psicologici nelle coppie infertili e, in particolare, nell'infertilità maschile (Boivin e Kentenich 2002). La diagnosi e il trattamento dell'infertilità maschile, associati alla pressione sociale frequentemente estrema di diventare genitori, possono avere un profondo impatto sul funzionamento psicologico maschile da cui derivano spesso delle disfunzioni sessuali. Un'attività sessuale ridotta, una diminuzione della libido, una disfunzione erettile e un'eiaculazione precoce ritardata possono essere riscontrate dagli andrologi che curano i pazienti infertili (Lenzi et al. 2003). La semplice necessità di eseguire una raccolta di liquido seminale può essa stessa provocare una difficoltà e perfino un'incapacità a eiaculare. Questi pazienti riferiscono spesso che non hanno alcun problema di questo tipo in condizioni normali.

Una disfunzione erettile è anche frequente sia nel corso dei rapporti sessuali programmati con ovulazione ormono-indotta che quando è necessaria una raccolta di liquido seminale in un protocollo di assistenza medica alla procreazione. Nei pazienti interessati, il problema dipende dalla necessità di un'erezione a comando. Ciò può perturbare significativamente il successo di questi trattamenti e deve essere discusso liberamente con il paziente. Per superare in parte questi sintomi sessuali, un inibitore della fosfodiesterasi di tipo 5 (PDE5i) può essere prescritto all'uomo prima di una raccolta di liquido seminale per inseminazione artificiale o prima di un esame post-coitale (Jannini et al. 2003a).

Quando la fertilità diventa il problema maggiore in caso *di disturbi dell'eiaculazione*, qualunque sia la causa, l'eiaculazione può essere indotta con una stimolazione sottosfinteriale con un vibromassaggiatore per auto-inseminazione o con l'assistenza medica alla procreazione (Jannini et al. 2002b). Nel corso della stimolazione peniena con il vibromassaggiatore, sono frequenti una contrazione dei muscoli addominali, una spasticità al di sotto del livello della lesione midollare, una flessione del ginocchio e dell'anca e un'abduzione delle cosce. Ciò deve essere descritto durante la consulenza andrologica.

Un altro ruolo importante su come consigliare riguarda le spiegazioni fornite dall'andrologo in merito ai problemi di tempo. Le coppie devono essere informate sulla durata dell'infertilità involontaria che deve trascorrere prima di chiedere aiuto, sul numero appropriato di rapporti sessuali mensili non protetti e sul momento favorevole dei rapporti nel corso del ciclo della donna. Nel corso della consulenza per l'infertilità, l'andrologo medico deve anche affrontare gli aspetti psicologici e sessuali dell'infertilità maschile, e deve, con gli altri specialisti della gestione della coppia infertile (endocrinologo, ginecologo urologo, psicologo, ecc.), decidere se si deve, e in quale momento si deve, smettere di trattare un'infertilità maschile e optare per le tecniche di procreazione medica, assicurandosi di avere esplorato completamente tutte le opzioni diagnostiche e terapeutiche andrologiche e non continuare ciecamente un trattamento inefficace e stressante (Lenzi 2003). Tuttavia, in tutti i casi, l'andrologo deve fare in modo di non far perdere la speranza alle coppie che chiedono un trattamento per l'infertilità.

II.4.19.2 Disfunzione sessuale

La disponibilità del primo trattamento per via orale efficace di una disfunzione erettile (per una rassegna vedi Jannini et al. 2003b) ha provocato un aumento significativo del numero di uomini alla ricerca di una diagnosi andrologica e di un trattamento. Tuttavia, l'apparente facilità dell'approccio terapeutico ha condotto alcuni medici a trascurare la consulenza, così come l'impatto relazionale e psicologico della disfunzione sessuale e della sua diagnosi e terapia (McDowell et al. 2001).

II.4.19.2.1 Consulenza sessuale

Gli obiettivi della consulenza per una disfunzione sessuale maschile sono riassunti nella Tabella II.4.17. La consulenza eseguita in questo modo è una parte essenziale del processo terapeutico e, in alcuni pazienti, è coronata da successo senza alcun altro intervento.

Consulenza per l'uomo

Una breve spiegazione della fisiologia sessuale fornita agli uomini che soffrono di una disfunzione sessuale non è meno essenziale che dare delle informazioni sulla nutrizione a dei pazienti diabetici. Le aspettative degli uomini quanto alle performance e alle dimensioni del loro sesso sono frequentemente non realistiche e fondate su fonti non scientifiche. Questo è drammaticamente evidente nei Paesi (come l'Italia, Pinchera et al. 2003) dove l'educazione sessuale è ancora completamente assente dai programmi educativi. Inoltre, l'assenza della consulenza e di spiegazioni è considerata una causa principale di impotenza in caso di abbandono del trattamento (Jiann et al. 2004).

Tabella II.4.17. Il decalogo della consulenza sessuale dell'andrologo clinico

1. Tempistica	Un'anamnesi sessuale recente può essere realizzata con il questionario semplice (Rosen et al. 1997) o con un colloquio semi-strutturato (Petrone et al. 2003). In alternativa, può essere esplorata ponendo domande sulla frequenza dei rapporti e sulla libido, sull'erezione (mattino, masturbazione, sessuale), sull'eiaculazione e sull'orgasmo. Il paziente deve anche dare la sua opinione sulla vita della coppia in generale. Devono essere ottenute delle informazioni (mai sufficienti per la diagnosi) sull'orario e sulle modalità della disfunzione sessuale. Il modo più semplice per avere delle informazioni critiche è porre la seguente domanda: «Mi parli della sua ultima esperienza sessuale» (Perelman 2003)
2. Spiegare la fisiologia sessuale	Molti pazienti non hanno una cultura sessuale corretta. Alcune disfunzioni sono dovute all'ignoranza della fisiologia o a delle aspettative non realistiche. Nei casi complicati, è suggerita una tecnica professionale di ristrutturazione cognitiva (Rosen 2001)
3. Parlare alla partner	Il punto di vista della partner è fondamentale nella valutazione di un paziente disfunzionale. Nella maggior parte dei casi, la sua opinione sarà differente da quella del paziente (inizio ed evoluzione della disfunzione, qualità della relazione di coppia, ruolo della partner nella disfunzione). Chiedere alla partner cosa migliorerebbe la sua vita sessuale (Dunn 2004)
4. Evitare la dicotomia psicogeno/organico (Sachs 2000, 2003)	I pazienti non devono mai sentire che il loro problema è solo «nella loro testa». Essi chiedono al medico un trattamento medico completo
5. Medicalizzazione	La medicalizzazione è attualmente considerata un cattivo termine se è applicata a una funzione come il sesso, spesso considerato naturale e istintivo. Tuttavia, se il paziente parla di sesso con il suo medico, esso richiede consciamente o meno una medicalizzazione della sua sessualità. Il medico deve spiegare che la vita sessuale è una parte essenziale della qualità della vita (Wagner et al. 2000) e della salute in generale e che la disfunzione sessuale è un sintomo medico che ha un trattamento medico
6. Diagnosi	Non bisogna mai considerare la disfunzione sessuale come una malattia, ma come un sintomo di una malattia che deve essere diagnosticata. Una delle ragioni principali dell'abbandono degli inibitori della PDE5 (fino al 40–50%) è l'assenza di sforzi di diagnosi medica prima della loro prescrizione. La prima domanda (aperta o meno) che il paziente pone all'andrologo clinico è: «Dottore, perché sono impotente/eiaculatore precoce/ho un desiderio ipoattivo?» In alcuni pazienti, la diagnosi è in sé una terapia. Non prescrivere alcun trattamento farmacologico prima di aver effettuato un esame ematico, ormonale e, a volte, dello stato vascolare
7. Identificare i fattori di rischio	Per un elenco dei numerosi fattori di rischio che interessano la potenza maschile vedi Feldman et al. (1994). Deve essere evocata l'assunzione dei farmaci. Possono anche essere identificati dei fattori di rischio psico-relazionali (stress, stanchezza, problemi relazionali, insufficienza di stimolazione)
8. Modificazione delle abitudini di vita	Dopo l'identificazione dei fattori di rischio, è prescritta una modificazione dello stile di vita (Derby et al. 2000). Ciò deve essere considerato dal paziente come il prezzo da pagare per ottenere una terapia medica efficace
9. Personalizzare la terapia	Grazie alle informazioni ottenute, la terapia deve essere personalizzata. Per esempio, un soggetto giovane celibe impotente potrà trarre beneficio da un inibitore della PDE 5 a breve durata d'azione, mentre un uomo di età media che vive un rapporto stabile e con anamnesi di tabagismo potrà ricevere degli inibitori a lunga durata d'azione. L'informazione data in occasione della prescrizione deve essere precisa per ottimizzare il risultato terapeutico (Jiann et al. 2004). Non usare mai frasi come «Tentiamo questo farmaco» (un trattamento medico è prescritto e non «provato»). Non utilizzare mai una medicazione come mezzo diagnostico (criterio *ex juvantibus*). In entrambi i casi la non fiducia del paziente ridurrà l'effetto farmacologico. Se possibile, adattare il dosaggio dei farmaci vaso-attivi allo stato vascolare
10. Follow-up	I pazienti devono comprendere che il trattamento farmacologico della disfunzione sessuale non è diverso dalle altre terapie mediche. È necessaria una sorveglianza programmata, con frequenti aggiustamenti delle dosi e una valutazione dell'impatto sulla coppia

Consulenza per la coppia

La consulenza può rivelare e risolvere dei conflitti nascosti (collera e rivendicazione). Il medico, che deve facilitare la comunicazione tra i partner, può esaminare alcuni problemi relazionali. L'esperienza del medico aiuta la coppia nella ricerca di una terapia coniugale da parte di un professionista nei casi complicati. L'esperienza clinica aiuta a riconoscere le coppie (la maggioranza, putroppo, in numerosi ambienti culturali) nelle quali condividere la proposta di un trattamento per via orale per una disfunzione sessuale nell'uomo può essere nocivo e pericoloso, a causa del partito preso femminile riguardo all'aspetto non naturale delle terapie farmacologiche. È solo in alcuni casi precisi che la consulenza potrà modificare questo, favorendo la situazione ideale per la partecipazione della partner alla terapia. La necessità di una tale ripartizione in tutte le coppie, spesso formulata come necessaria nella letteratura psico-sessuologica, è non realistica, forse ipocrita e, a volte, responsabile di nuovi problemi coniugali, di insuccessi terapeutici e di ripiego su se stessi.

II.4.19.2.2 Terapia comportamentale

La terapia sessuale è un termine collettivo che ricopre molti modelli comportamentali per il trattamento a breve termine delle disfunzioni sessuali. L'obiettivo comune di tali terapie è di modificare il comportamento disfunzionale quanto più direttamente possibile, prendendo in considerazione il ruolo dei conflitti dell'infanzia, gli atteggiamenti di disfattismo e la qualità della relazione dei partner. Il lavoro rivoluzionario di Masters e Johnson (1970) è all'origine delle terapie comportamentali, che sono state modernizzate sotto la forma della cosiddetta *nuova* terapia sessuale di Kaplan (1974), che ha proposto una presa in considerazione psicodinamica o transazionale delle cause psicologiche della disfunzione sessuale. Mentre le terapie comportamentali erano il primo trattamento efficace della sintomatologia sessuale (almeno in alcuni pazienti), esse richiedono più ricerche e validazione (Wagner e Green 1981).

Il trattamento comportamentale dei disturbi sessuali impiega le teorie dell'apprendimento (Dengrove 1967). Le terapie in sessuologia iniziano con l'approccio secondo il quale è la coppia, non il singolo paziente, a essere disfunzionale. Coinvolgere il paziente o la partner in questo processo può dissipare le percezioni sbagliate intorno alla sintomatologia, ridurre lo stress, aumentare l'intimità e la possibilità di parlare di sesso e aumentare le possibilità di un esito positivo. Le sedute di consulenza sono utili anche per svelare i conflitti nella relazione, i problemi psichiatrici e il consumo eccessivo di alcol o farmaci. Per questo motivo, sono spesso prescritti nella coppia dei «doveri» sessuali da fare a casa, come «la focalizzazione sensoriale», nella quale i partner danno e ricevono a turno una stimolazione delle regioni non genitali del corpo. Fondamentalmente, il metodo, sviluppato come trattamento dell'impotenza poi applicato in seguito ad altri disturbi sessuali, si persegue con la stimolazione genitale non reclamata, che può provocare la possibilità di erezione. Per guarire specificamente l'eiaculazione precoce, Masters e Johnson hanno suggerito la tecnica di «compressione» (pressare il glande durante circa 20 secondi, immediatamente prima dell'eiaculazione) e Kaplan il metodo dello stoppage alternativo (quando un uomo sente che è prossimo all'eiaculazione, si ferma e si ritira dalla partner e ricomincia solo quando ha ripreso il controllo, vedi Jannini et al. 2002a e bibliografia inclusa).

Il principale contributo degli approcci comportamentali alla terapia della disfunzione sessuale è stato il concetto di non responsabilità del paziente. Il terapeuta è responsabile della riuscita del trattamento, di modo che la «sindrome dello spettatore» e l'ansia da performance, molto spesso presenti nella disfunzione sessuale, possono essere incrinate. L'andrologo che si occupa di una disfunzione sessuale maschile deve fare lo stesso, prendendosi tutta la responsabilità della diagnosi e del trattamento.

In questi ultimi trent'anni, la sola novità reale nella gestione dei disturbi sessuali è stata il loro trattamento medico. Infatti, le terapie comportamentali (Barnes 1999) sono sempre utilizzate senza alcuna modificazione sostanziale della forma e delle definizioni di origine (Shover e Leiblum 1994). Benché si sia proclamato un tasso di successo del 60-95% per gli approcci comportamentali della disfunzione sessuale (Seftel e Althof 1997), il campo della psico-sessuologia ha assunto solo tardivamente sul serio il compito di dimostrare scientificamente l'efficacia delle terapie sessuali (Bancroft 1999). Seguendo questo percorso, le terapie con il dialogo continueranno a svolgere un ruolo fondamentale nella sessuologia, non come un'alternativa ma, probabilmente, in associazione con dei trattamenti medici nei casi complicati. Tuttavia, alcuni punti devono essere oggetto di un nuovo sforzo di ricerca. La percentuale di successo delle terapie comportamentali è stata difficile da riprodurre e da verificare in studi controllati (Mc Carthy 1989). Questo suggerisce tre scenari possibili per il futuro: (1) il declino dei terapeuti sessuali senza formazione medica, (2) lo sviluppo di nuovi ruoli per i sessoterapisti e i medici sessuologi così come (3) l'integrazione dei ruoli diagnostico e terapeutico dei medici e dei non medici. Per ottenere quest'ultima possibilità, deve essere fatto uno sforzo rinnovato per convalidare le terapie psico-sessuologiche.

II.4.19.2.3
La scoperta del percorso terapeutico dell'andrologo clinico

Dopo il lavoro di Master e Johnson (1970) il campo della sessuologia è fortemente dominato dagli psicologi. L'impotenza e le disfunzioni dell'eiaculazione sono state considerate come malattie quasi incurabili e i medici non erano realmente interessati a questi problemi. Più tardi, quando Hélène Singer Kaplan e Gorm Wagner hanno scritto il primo libro di medicina sessuale (Wagner e Kaplan 1993), si è realizzato che la maggior parte dei problemi sessuali era legata a delle patologie mediche comuni o a diversi interventi chirurgici e farmacologici e, conseguentemente, essi dovevano chiaramente, innanzitutto, essere diagnosticati, inviati e/o trattati da un medico.

Molti uomini soffrono di disfunzioni sessuali, e il loro numero è destinato ad aumentare, come la coscienza della possibilità di chiedere aiuto. È evidente che i migliori risultati terapeutici sono ottenuti quando è preso in considerazione l'impatto psico-relazionale della diagnosi e della terapia (Leiblum e Rosen 2000). Per questo motivo, si è proposto un modello integrato, con una divisione della responsabilità della gestione dei pazienti tra il medico (esclusione delle malattie organiche e prescrizione di medicinali) e lo psicologo (cura lo spirito). Esistono diversi elementi a favore di questo modello, ma anche alcuni in suo sfavore, cosa che lo rende problematico. Ogni disfunzione sessuale, anche di causa puramente organica, colpisce drammaticamente la psicologia, il comportamento e la relazione della coppia e ha profondi echi sulla loro vita. Ristabilire la funzione erettile o il controllo dell'eiaculazione e ristabilire un'interazione sessuale soddisfacente con il partner sono degli obiettivi completamente differenti e, quando quest'ultimo non è affetto, l'uomo può ri-presentare un fallimento del trattamento o ritirarsi totalmente da esso. Il rischio dei trattamenti medici e chirurgici è, in effetti, di essere centrati sul pene, in quanto elemento centrale della disfunzione, cosa che fa dimenticare la valutazione della coppia come elemento reale della disfunzione.

Inoltre, poiché la sessuologia e la medicina sessuale non sono illustrate nelle facoltà di medicina (Pinchera et al. 2003), i medici non sono a proprio agio nella gestione della sanità sessuale, e la vita sentimentale e sessuale appare come un mondo oscuro, complicato e che richiede tempo. I manuali di psico-sessuologia tentano di dimostrare la difficoltà del quadro di un paziente che presenta una disfunzione del desiderio, dell'erezione o dell'eiaculazione. Sono i principali motivi per i quali molti specialisti, come i diabetologi, i cardiologi e i neurologi, evitano di affrontare i problemi della salute sessuale. Anche alcuni urologi considerano la loro cultura chirurgica inadeguata per trattare tali sintomi. Il sostegno di uno psico-sessuologo sembra, quindi, necessario.

Contro il modello integrato, a volte utopico, si trovano i problemi della mancanza di garanzia del suo risultato terapeutico, il costo elevato di una terapia con il dialogo e il fatto che pochi psicologi sono in grado di stabilire una relazione di qualità efficace con i loro pazienti e una collaborazione di qualità con gli andrologi. L'indagine Global Study of Sexual Attitudes and Behaviours (GSSAB) ha rivelato che, nel mondo, solo il 5,5% degli uomini che soffrono di disfunzione sessuale ha parlato dei propri problemi sessuali a uno psichiatra, a uno psicologo o a un consulente coniugale (Moreira et al. 2003). Inoltre, la distinzione tra corpo e spirito è culturale e artificiale e frequentemente ignorata dai pazienti. La terapia sessuale integrata medica e psico-sessuologica («cura condivisa» [Barnes 1999; Wagner et al. 2002]) richiede la comprensione e il rispetto reciproci delle diverse discipline implicate nella sessuologia (Jannini e Lenzi 2003). Questo non è sempre possibile, a causa del riduzionismo sia dei medici che degli psicologi.

Nel quadro di un uso pratico delle terapie comportamentali, l'andrologo medico deve prendere la responsabilità diagnostica e terapeutica di tutti i pazienti uomini che soffrono di disturbi sessuali, riconoscendo quelli che hanno più bisogno di un aiuto psicologico. Il paziente e/o la coppia dovranno essere indirizzati a uno psico-sessuologo solo in questi casi selezionati e a condizione che siano disponibili dei terapeuti molto esperti, abili e onesti. In tutti gli altri casi, dovranno essere seguite le regole semplici della Tabella II.4.17. Marian Dunn, direttrice del Center of Human Sexuality dell'Università di Stato di New York, dichiarava che «i medici si devono ricordare che non hanno bisogno di essere esperti in sessuologia, di avere una relazione perfetta con la loro partner o di condividere i valori e gli atteggiamenti dei loro pazienti, per essere a proprio agio per discutere sulla sessualità; devono essere dei buoni intervistatori, il che richiede un insieme di competenze completamente diverse» (Dunn 2004).

II.4.19.3 Consulenza genetica

Secondo la definizione di 1975 dell'American Society of Genetics, la consulenza genetica è un procedimento complesso per comunicare gli aspetti medici di un'anomalia genetica e il loro impatto (Baker et al. 1998). Si tratta di un soggetto delicato, poiché molti aspetti sono statistici, riguardo al rischio (raramente certo) o alla comparsa di una recidiva della malattia nella famiglia, che implica, dunque, delle opzioni preventive per il (i) paziente (i). Il concetto fondamentale della consulenza genetica è, così, la valutazione della probabilità di comparsa di discendenti non equilibrati alla nascita e di altri provenienti da gravidanze non favorevoli (aborto spontaneo, bambino nato-morto e morte precoce).

Le indicazioni della consulenza genetica sono molteplici (Tabella II.4.18). Alcune riguardano direttamente l'andrologo medico, ma tutte possono essere motivo di una consulenza andrologica.

Tabella II.4.18. Indicazioni correnti della consulenza genetica. Adattato dal testo di Phadke (2004)

Che coinvolge direttamente l'andrologo	Che coinvolge indirettamente l'andrologo
Malattie genetiche (talassemia, malattia di Wilson, emofilia, mucopolisaccaridosi)	Trattamento della sindrome di Down e delle altre anomalie cromosomiche
Anomalie cromosomiche maschili (traslocazione robertsoniana, inversione centrosomica, microdelezione del cromosoma I)	Presenza di malformazioni congenite
Età materna (rischio di sindrome di Down e di altre anomalie cromosomiche)	Ritardo mentale, ritardo nello sviluppo, dismorfismo facciale, deficit neurologici
Esposizione a una forte carica di teratogeni conosciuti o sospettati	Malattie neurodegenerative (deficit neurologico focale, atassia, spasticità, ipotonia, epilessia)
Malattie e tumori familiari (p. es., carcinoma midollare della tiroide)	Neonato affetto da una malattia grave e acuta
Matrimonio consanguineo	Ambiguità degli organi genitali esterni
Membri della famiglia di un paziente che presenta un riarrangiamento cromosomico	Bassa statura
Anamnesi di falsi parti spontanei e di bambini nati morti inesplicati	Sordità infantile
Anomalie dello sviluppo sessuale	
Esame del DNA per una ricerca di paternità	

Il quadro della consulenza genetica è di importanza capitale: è necessaria una stanza tranquilla e confortevole, come la scelta di un momento adeguato e di un rispetto totale dell'intimità. Nel caso della consulenza genetica, forse a differenza delle altre forme di consulenza, i due partner devono essere presenti. Essi passano di solito dalla fase iniziale di shock e di negazione a una fase di collera e/o di colpa. Prima della fase finale di accettazione e di adattamento, molti pazienti provano dell'ansia o sono depressi. L'andrologo informato di queste diverse fasi comprenderà gli interrogativi evidenti e muti, minimizzando la tensione naturale dell'ambiente familiare (Michie et al. 1997).

L'andrologo medico può essere coinvolto in due tipi di consulenza genetica: la consulenza preventiva in collaborazione con il ginecologo prima della gravidanza e con il genetista e con il pediatra dopo la comparsa di una malattia genetica in un neonato. In entrambi i casi, la consulenza genetica fa parte integrante della gestione delle malattie genetiche, nel corso della quale i clinici acquisiscono la responsabilità di fornire un'informazione scientifica adeguata.

Il ruolo dell'andrologo clinico nel corso del processo psico-educativo centrato sull'informazione genetica è quello di permettere al paziente di prendere la consulenza come un messaggio pieno di senso personale. Ciò ha come obiettivo quello di minimizzare il distress psicologico, di aumentare il controllo personale e di permettere alla coppia di far fronte all'anomalia genetica per giungere spesso a una decisione drammatica riguardo alla procreazione (Phadke 2004). L'andrologo deve permettere che la consulenza si svolga in modo giusto, non direttivo, non coercitivo e senza giudizi (Kessler 1997) per fare in modo che la coppia possa prendere una decisione informata. Si tratta della responsabilità e del diritto di chi si rivolge al medico. È per questo motivo che, anche se viene posta la seguente domanda: «cosa fareste in una situazione simile?», conviene non dare al paziente un'opinione personale, anche se l'empatia e il coinvolgimento umano non devono essere esclusi.

Dopo la decisione, il follow-up di chi si rivolge al medico è altrettanto importante. Alcuni andrologi ritengono che il loro dovere sia finito una volta presa la decisione. Tuttavia, la coppia non deve mai sentirsi sola e la sua decisione deve essere rispettata e sostenuta, indipendentemente dall'esito e dalle opinioni personali del consulente.

Alcuni problemi particolari sono legati alla consulenza genetica. Nei casi di microdelezioni del cromosoma Y, che si riscontrano nei centri di infertilità, si chiede alla coppia una decisione riguardo al loro futuro procreativo; questa coppia deve capire che i fattori parentali possono essere trasmessi alla progenie maschile. Dei problemi simili possono verificarsi nei portatori del gene della proteina regolatrice transmembrana della fibrosi cistica (CFTR, Dohle et al. 2002). L'andrologo deve esaminare le tre possibilità: (1) l'ICSI, (2) l'inseminazione con liquido seminale da donatore e (3) l'assenza di trattamento. È stato dimostrato che la maggior parte delle coppie sceglierebbe l'ICSI e che una minoranza preferirebbe un'altra alternativa. Ogni andrologo deve essere cosciente e deve tentare di consigliare in un modo oggettivo e ottimale, di modo che le coppie siano in grado di fare una scelta ben informata quanto al loro futuro procreativo (Nap et al. 1999).

II.4.19.4
Consulenza in oncologia

Le malattie neoplastiche e il loro trattamento alterano l'immagine corporea, che porta a delle emozioni che possono profondamente turbare il paziente e/o la sua partner. La disfunzione sessuale è una conseguenza frequente e, a volte, duratura del trattamento del cancro (Andersen 1990). Uno specialista della salute mentale può essere presentato al paziente come una parte integrante e funzionale dell'equipe cancerologica. I pazienti possono trarre vantaggio da brevi interventi psico-sessuali tra cui l'educazione, la seduta di consulenza e il sostegno. Tuttavia, poiché tale accompagnamento (Tabella II.4.19) è realizzato al meglio se è associato alla gestione del sintomo, anche l'andrologo deve essere coinvolto. È stato dimostrato che una consulenza empatica oppure una terapia comportamentale aumentano la compliance dei pazienti ai trattamenti con chemioterapia (Given et al. 2004).

Sfortunatamente, la gestione della sessualità può perturbare alcuni oncologi, malgrado l'evidenza che essa è essenziale per la qualità della vita. Le neoplasie andrologiche, quali i tumori del testicolo, del pene e della prostata possono avere un effetto drammatico sulla sessualità. La mutilazione anatomica degli organi genitali (cancri del testicolo e del pene), la lesione dei *nervi coinvolti nell'erezione* (cancro della prostata), le terapie ormonali che colpiscono direttamente la libido e indirettamente la possibilità di erezione (cancro della prostata), così come le radio- e le chemioterapie (diminuzione della libido, disfunzioni erettili ed eiaculatorie, dispareunia, infertilità) distruggono frequentemente la rappresentazione che si fa il paziente di essere un soggetto sessualmente attivo (Stotts 2004). È per questo motivo, in vista di una compliance terapeutica e di un'aspettativa di vita ottimali, che il trattamento del cancro deve comprendere una consulenza. Il clinico deve sapere quali tumori o terapie possono provocare delle disfunzioni sessuale e riproduttiva.

Nel corso della consulenza, l'andrologo deve poter discutere manifestamente con la coppia, in caso di accordo, o con il paziente da solo, la possibilità che la malattia e la sua gestione possano causare (e non «causerà» certamente) dei seri danni alla sessualità e alla fertilità. Una breve spiegazione delle tre fasi della sessualità (desiderio, eccitazione [erezione/lubrificazione], orgasmo) è utile, come lo è la spiegazione sulla maniera in cui il cancro e il suo trattamento sono in grado di interessarle. È utile informare sulla grande variabilità individuale. Per esempio, solo alcuni uomini castrati chimicamente soffrono di desiderio sessuale ipoattivo e solamente alcuni di essi avranno una disfunzione erettile. Più ancora di altri pazienti, il soggetto affetto da cancro ha bisogno di speranza a qualsiasi età.

Tabella II.4.19. Consulenza ai pazienti tumorali sulla sessualità e sulla fertilità

1. Quadro	Creare dell'intimità e della riservatezza, essere consapevole delle differenze culturali, non giudicare ed essere rispettoso, evitare il gergo (Sundquist 2003)
2. Informazione sull'impatto delle malattie sistemiche gravi sulla sessualità	Il paziente deve essere cosciente che qualsiasi malattia importante potrà interessare la sua sessualità. Si tratta di un meccanismo adattativo, e la ripresa dell'attività sessuale è un segno di prognosi favorevole
3. Informazione sull'impatto del cancro sulla sessualità	Il paziente deve sapere che il processo patologico (perdita di peso, perdita muscolare, anemia, dolore, stanchezza, incontinenza, lesione neurologica, ascite, perdita di sensazione, depressione) potrà interessare la sua vita sessuale, di modo che potrà fronteggiarlo nel miglior modo
4. Informazione sull'impatto dei trattamenti del cancro sulla sessualità	Il paziente deve conoscere prima di ogni intervento gli effetti del trattamento sulla performance sessuale. Tuttavia, deve anche essere informato del fatto che questi effetti sono molto variabili
5. Educazione sull'impatto dei trattamenti del cancro sulla fertilità	Qualunque sia la prognosi, la conservazione dei gameti prima della chemioterapia, della radioterapia e della chirurgia deve far parte della consulenza
6. Suggerimenti per migliorare la comunicazione intima	La sessualità deve essere considerata come parte di una relazione intima, particolarmente importante quando si affronta il cancro
7. Suggerimenti su come riprendere un'attività sessuale comodamente e sul modo in cui temperare la disabilità sessuale	Questo è di importanza particolare nei pazienti in cui il trattamento ha provocato o provocherà una mutilazione. In alcuni casi, deve essere ricordata l'importanza di una sessualità senza penetrazione
8. Strategie per superare da soli dei problemi sessuali specifici	Una minoranza di pazienti può avere bisogno di un trattamento psicologico specialistico e intensivo
9. Uso di farmaci pro-sessuali come antidoti degli effetti secondari dei trattamenti antineoplastici	Deve essere incoraggiato l'utilizzo, quando è indicato, degli ormoni, degli inibitori delle PDE5, delle prostaglandine e anche delle protesi
10. Follow-up	Per la maggior parte dei pazienti, la discussione sulla qualità della vita e sui problemi sessuali dopo la terapia è particolarmente rilevante (Aass et al. 1993)

È, quindi, fondamentale discutere immediatamente delle possibili terapie della disfunzione sessuale (ormoni, trattamento per via orale dell'impotenza, protesi). Esse non devono essere proposte come delle opzioni, ma come una parte importante della terapia, come la chirurgia o la chemioterapia. Inoltre, deve sempre essere sospettata la possibilità della guarigione naturale, poiché è stato dimostrato che la probabilità di guarigione della funzione sessuale era elevata (Von Eschembach e Schover 1984). La più alta incidenza di disfunzione sessuale, nel quadro del trattamento del cancro del testicolo, si produce nel corso di 6 mesi di trattamento, e la maggior parte dei pazienti recupera nei 3 anni che seguono e solo il 15% ha una disfunzione sessuale a lungo termine (Heidenreich e Hofmann 1999).

L'andrologo, nella pratica clinica, può introdurre l'argomento del deficit erettile, riferendo che molti pazienti oncologici hanno difficoltà sessuali e chiedendo al paziente se è stato il suo caso. L'andrologo può, allora, domandare se il paziente avverte differenze in se stesso o nel suo corpo e se il cancro (o il suo trattamento) ha modificato la sua funzione sessuale e la qualità della sua relazione intima. Possono anche essere valutate le reazioni della sua partner alla malattia (Sundquist 2003).

Il savoir faire dell'andrologo deve far parte della gestione degli uomini curati per un cancro potenzialmente guaribile (Giwercman 2003). Dal momento che la chemioterapia e la radioterapia possono provocare un'alterazione della funzione testicolare, la crioconservazione del liquido seminale deve essere considerata come parte del trattamento della malattia. Benché questo sia sempre vero dei tumori potenzialmente curabili, è altrettanto importante considerare la crioconservazione del liquido seminale anche in caso di malattia di prognosi sfavorevole. In questo caso, l'andrologo considera il desiderio del paziente di continuare a vivere attraverso il suo proprio liquido seminale.

Alcuni problemi particolari riguardano la consulenza per lesioni cancerose in ambito andrologico. Il tumore del testicolo e la malattia di Hodgkin rappresentano le due patologie più frequenti degli uomini giovani. Poiché l'incidenza di questi tumori era più elevata nel gruppo dai 20 ai 35 anni, e in considerazione del miglioramento della prognosi di questi ultimi anni e del fatto che la terapia antitumorale può provocare delle alterazioni minori o maggiori della spermatogenesi, compresa un'azoospermia transitoria o irreversibile, è fondamentale una consulenza specifica durante la fase della crioconservazione del liquido seminale (Gandini et al. 2003).

La prostatectomia è una causa frequente di impotenza nell'uomo anziano. Esistono molte opzioni terapeutiche, alcune ben stabilite (prostatectomia radicale, radioterapia esterna), altre più sperimentali (criochirurgia, radioterapia mediante impianti o terapie ormonali adiuvanti), con una moltitudine di opinioni facilmente fornite dai vari medici coinvolti, dagli amici, dai genitori e dai media. L'andrologo deve dare un'informazione bilanciata per permettere al paziente di partecipare a questa decisione spesso difficile (Montie 1994), ma deve anche insistere sulla possibilità di una guarigione sessuale dopo alcune terapie tradizionali con diverse impostazioni mediche e chirurgiche.

II.4.19.5
Disforia di genere

Differenze macro- e micro-anatomiche a livello del nucleo della base della stria terminale e la loro inversione sessuale nel cervello transessuale supportano l'ipotesi secondo cui, nei transessuali, la differenziazione sessuale del cervello e dei genitali può prendere direzioni opposte e suggeriscono una base neurobiologica ai disturbi dell'identità di genere (Kruijver et al. 2000). Questo è in accordo con il fatto che la disforia di genere inizia relativamente presto nella vita (circa 5–6 anni).

L'andrologo ha un ruolo centrale nella consulenza per la disforia di genere. Le sue competenze sessuologiche mediche e chirurgiche sono indispensabili per i pazienti che chiedono un consulto per questa affezione. Dopo un periodo tragico di riduzionismo psico-ambientale, dove si raccomandavano la psicoanalisi e la psicoterapia per spingere la/il paziente ad accettare il suo genere biologico (Meyer 1979), il trattamento di scelta della disforia di genere vera è, attualmente, la riassegnazione ormonale, chirurgica e legale del genere. Tuttavia, la diagnosi differenziale, anche se difficile, è essenziale, prima del trattamento, alla distinzione tra la vera («primaria») disforia di genere (ove il/la paziente si considera sessualmente e in generale come un membro del sesso opposto) e la forma «secondaria», il comportamento parafilo (feticismo transvestico e autoginofilia) nel quale il soggetto è sessualmente eccitato dal travestimento e dal fatto di comportarsi come un membro del sesso opposto. La maggior parte di questi casi richiede una consulenza psichiatrica, anche per la causa maggiore che i disturbi psichiatrici devono essere esclusi prima del trattamento. L'andrologo può avere un ruolo di consulente per transessuali uomo verso donna che hanno un trattamento ormonale femminile prima della riassegnazione chirurgica definitiva del genere (Tabella II.4.20). In questo caso, i medici devono attentamente anticipare gli ostacoli che i pazienti possono incontrare. Svariati problemi (arresto del trattamento, depressione, suicidio) possono essere evitati quando le attese del paziente sono realistiche (Carroll 2000).

Tabella II.4.20. I 10 compiti della consulenza nella disforia di genere. (Henry Benjamin International Gender Dysphoria Association 1998)

1. Diagnosticare la disforia di genere
2. Riconoscere i disturbi psichiatrici associati e assicurarsi un aiuto sul lavoro
3. Discutere dei trattamenti possibili e delle loro implicazioni
4. Consigliare una psicoterapia, non per accettare il genere biologico, ma per proteggere il paziente di fronte alle difficoltà della riassegnazione del genere
5. Stabilire l'indicazione e l'adeguatezza del trattamento ormonale o chirurgico
6. Fare delle raccomandazioni oggettive di terapia medica e chirurgica
7. Documentare i precedenti significativi del/della paziente in una lettera di raccomandazione
8. Collaborare con un'equipe di professionisti specializzati nei disturbi dell'identità di genere
9. Informare i membri della famiglia, i datori di lavoro e gli istituti sui disturbi dell'identità di genere
10. Eseguire un follow-up di terapie mediche e chirurgiche

Benché la grande maggioranza degli adulti presenti una disforia di genere primaria, essi non possono, o non vogliono, accettare il loro genere biologico seguendo una psicoterapia, e l'aiuto psicologico è quasi sempre necessario durante il lungo percorso che permette di far corrispondere il corpo, il ruolo sociale e la sessualità del/della paziente alla sua identità (Brown 1990).

I transessuali creano spesso dei gruppi di sostegno, delle riviste, dei depliant, dei siti sulla rete informatica, dei forum e dei siti di discussione: numerosi di essi sono bene informati e condividono le informazioni, ma conservano il desiderio costante di essere consigliati e guidati personalmente. Il consulente deve essere bene informato sulla diagnosi DSM nel corso del disturbo dell'identità di genere (American Psychiatric Association 1996), e delle norme di cure più recenti sviluppate dalla Harry Benjamin International Gender Dysphoria Association (1988). L'andrologo deve essere in grado di praticare una consulenza sui comportamenti pericolosi (alcol, droga, prostituzione) in una prospettiva umanista, che aiuti il paziente ad auto-identificarsi. Inoltre, l'andrologo deve preparare la famiglia, i genitori e gli amici allo stato del paziente, influenzando anche l'opinione pubblica, quando è possibile. I pregiudizi, l'omofobia e la morbilità sono sempre largamente presenti, anche nelle società più civilizzate. L'andrologo deve lottare contro la concezione erronea frequente, secondo la quale le persone che vogliono cambiare sesso sono dei deviati sessuali. I pazienti, che spesso hanno atteso degli anni prima di richiedere un aiuto medico, sono abitualmente impazienti di essere trattati chirurgicamente il più rapidamente possibile. Il ruolo dell'andrologo come consulente è di dare al paziente un periodo di valutazione da 12 a 18 mesi, per permettergli di fare l'esperienza del sesso desiderato (esperienza di «vita reale»). I pazienti cambiano nome e documenti e il modo di vestirsi e comportarsi con la famiglia e gli amici. Durante la consulenza, deve essere chiaramente stabilito che la novità rappresentata dal transessualismo di un genitore può essere un grande shock per la sua famiglia, ma molti si adattano con una seduta di consulenza scientifica, autoritaria ed empatica. Anche i figli dei pazienti si vedono proporre una consulenza e accettano spesso il «nuovo» genitore.

Bibliografia

Aass N, Grunfeld B, Kaalhus O, Fossa SD (1993) Pre- and post-treatment sexual life in testicular cancer patients: a descriptive investigation. Br J Cancer 67:1113 – 1117

American Psychiatric Association (1996) Diagnostic and statistical manual of mental disorders, III edn. American Psychiatric Association, Washington

Andersen BL (1990) How cancer affects sexual functioning. Oncology 4:81 – 94

Baker DI, Shutte JL, Unlamann WR (1998) A guide to genetic counselling. Wiley, New York

Bancroft J (1999) Sexual science in the 21st century: where are we going? A personal note. J Sex Res 36:226 – 229

Barnes T (1999) Integrated sex therapy: the interplay of behavioral, cognitive and medical approaches. In: Carson CC, Kirby ES, Goldstein I (eds) Textbook of erectile dysfunction. Isis Medical, Oxford, pp 465 – 484

Boivin J, Kentenich H (2002) Guidelines for counselling in infertility. ESHRE Monographs [Hum Reprod J Series]. Oxford University Press, Oxford

Brown GR (1990) A review of clinical approaches to gender dysphoria. J Clin Psychiatr 51:57 – 64

Burns LH, Covington SN (1999) Infertility counselling: a comprehensive handbook for clinicians. Parthenon, New York, pp 152

Carroll RA (2000) Assessment of gender dysphoria. In: Leiblum SR, Rosen RC (eds) Principles and practice of sex therapy, III edn. Guilford, New York, pp 368 – 397

De Gennaro L, Balistreri S, Lenzi A, Lombardo F, Ferrara M, Gandini L (2003) Psychosocial factors discriminate oligozoospermic from normozoospermic men. Fertil Steril 79:1571 – 1576

Dengrove E (1967) Behavior therapy for the sexual disorders. J Sex Res 3:49 – 61

Derby CA, Mohr BA, Goldstein I, Feldman HA, Johannes CB, McKinlay JB (2000) Modifiable risk factors and erectile dysfunction: can lifestyle changes modify risk? Urology 56: 302 – 306

Dohle GR, Halley DJ, Van Hemel JO, van den Ouwel AM, Pieters MH, Weber RF, Govaerts LC (2002) Genetic risk factors in infertile men with severe oligozoospermia and azoospermia. Hum Reprod 17:13 – 16

Dunn ME (2004) Restoration of couple's intimacy and relationship ship vital to re-establishing erectile function. J Am Osteopath Assoc 104 [3 Suppl 4]:S6–S10

Feldman HA, Goldstein I, Hatzichristou DG, Krane RJ, McKinlay JB (1994) Impotence and its medical and psychosocial correlates: results of the Massachusetts male Aging Study. J Urol 151:54 – 60

Figà-Talamanca I, Cini C, Varricchio GC, Dondero F, Gandini L, Lenzi A, Lombardo F, Angelucci L, Di Grezia R, Patacchioli FR (1996) Effects of prolonged autovehicle driving on male reproductive function: a study among taxi drivers. Am J Ind Med 30:750

Gandini L, Lombardo F, Salacone P, Paoli D, Anselmo AP, Culasso F, Dondero F, Lenzi A (2003) Testicular cancer and Hodgkin's disease: evaluation of semen quality. Human Reprod 18:796 – 801

Given C, Given B, Rahbar M, Jeon S, McCorkle R, Cimprich B, Galecki A, Kozachik S, Brady A, Fisher-Malloy MJ, Courtney K, Bowie E (2004) Effect of behavioural intervention on reducing symptom severity during chemotherapy. J Clin Oncol 22:507 – 516

Giwercman A (2003) Gonadotoxic cancer treatment in males – a reason for andrological counselling? Radiother Oncol 68:213 – 215

Heidenreich A, Hofmann R (1999) Quality-of-life issues in the treatment of testicular cancer. World J Urol 17:230 – 238

Henry Benjamin International Gender Dysphoria Association (1998) The standards of care of gender identity disorders. Düsseldorf, Symposium, p 22

Jannini EA, Lenzi A (2003) Introduction to the integrated model: medical, surgical and psychological therapies for the couple. J Endocrinol Invest 26 [Suppl 3]:128 – 131

Jannini EA, Simonelli C, Lenzi A (2002a) Sexological approach to ejaculatory disorders. Int J Androl 25:317 – 323

Jannini EA, Simonelli C, Lenzi A (2002b) Disorders of ejaculation. J Endocrinol Invest 25:1006 – 1019

Jannini EA, Lenzi A, Wagner G (2003a) New perspectives in the pharmacotherapy of erectile dysfunction. IDrugs 6:1165 – 1172

Jannini EA, Lombardo F, Salacone P, Gandini L, Lenzi A (2003b) Treatment of sexual dysfunctions secondary to male infertility with sildenafil citrate. Fertil Steril 81:705 – 707

Jiann BP, Yu CC, Su CC, Huang JK (2004) Rechallenge prior sildenafil nonresponders. Int J Impot Res 16:64 – 68

Kaplan HS (1974) The new sex therapy: active treatment of sexual dysfunction. Brunner/Mazel, New York

Kessler S (1997) Psychological aspects of genetic counselling. Am J Med Gen 72:164 – 171

Kruijver FPM, Zhou J-N, Pool CW, Hofman MA, Gooren LJG, Swaab DF (2000) Male-to-female transsexuals have female neuron numbers in a limbic nucleus. J Clin Endocrinol Metab 85:2034 – 2041

Leiblum SR, Rosen RC (2000) Sex therapy in the age of Viagra. In: Leiblum SR, Rosen RC (eds) Principles and practice of sex therapy, III edn. Guilford, New York, pp 1 – 13

Lenzi A (1995) Male infertility: evaluation of human sperm function and its clinical application. J Endocrinol Invest 18:468 – 488

Lenzi A (2003) The role of the medical andrologist in the assisted reproduction era. J Endocrinol Invest 26:268 – 273

Lenzi A, Lombardo F, Salacone P, Gandini L, Jannini EA (2003) Stress, sexual dysfunctions, and male infertily. J Endocrinol Invest, 26 [Suppl 3]:72 – 76

Masters WH, Johnson VE (1970) Human sexual inadequacy. Little Brown, Boston, Mass.

McCarthy BW (1989) Cognitive-behavioral strategies and techniques in the treatment of early ejaculation. In: Leiblum SR, Rosen RC (eds) Principles and practice of sex therapy – update for the 1990s, 2nd edn. Guilford, New York, pp 141–167

McDowell AJ, Snellgrove CA, Bond MJ (2001) Beyond Viagra. Psychological issues in the assessment and treatment of erectile dysfunction. Aust Fam Physician 30:867 – 873

Meyer JM (1979) The theory of gender identity disorders. J Am Psychoanal Assoc 30:381 – 418

Michie S, Marteau TM, Bobrow M (1997) Genetic counseling. The psychological impact of meeting patient's expectations. J Med Gen 34:237 – 241

Montie JE (1994) Counseling the patient with localized prostate cancer. Urology 43 [Suppl 2]:36 – 40

Moreira E, Glasser DB, Laumann E, Nicolosi A, Brock G, Gingell C for the GSSAB Investigators' Group (2003) Help-seeking behavior for sexual problems according to gender: results from the global survey of sexual attitudes and behaviors. Proceeding of the VII Latin American Congress for the Study of Impotence and Sexuality, Cartagena, Colombia

Nap AW, Van Golde RJT, Tuerlings JHAM, De Sutter P, Pieters MHEC, Giltay JC, Kastrop PMM, Braat DDM, Kremer JAM (1999) Reproductive decisions of men with microdeletions of the Y chromosome: the role of genetic counselling. Hum Reprod 14:2166 – 2169

Perelman MA (2003) Sex coaching for physicians: combination treatment for patients and partner. Int J Impot Res 15 [Suppl 5]:S - 7–S74

Petrone L, Mannucci E, Corona G, Bartolini M, Forti G, Giommi G, Maggi M (2003) Structure interview on erectile dysfunction (SIEDY): a new, multidimensional instrument for quantification of pathogenetic issues on erectile dysfunction. Int J Impot Res 15:210 – 220

Phadke SR (2004) Genetic counselling. Indian J Pediatr 71: 151 – 156

Pinchera A, Jannini EA, Lenzi A (2003) Research and academic education in medical sexology. J Endocrinol Invest 26 [Suppl 3]:13 – 14

Rosen RC (2001) Psychogenic erectile dysfunction. Urol Clin North Am 28:269 – 278

Rosen RC, Riley A, Wagner G, Osterloh IH, Kirkpatrick J, Mishra A (1997) The international index of erectile function (IIEF): a multidimensional scale for assessment of erectile dysfunction. Urology 49:822 – 830

Sachs BD (2000) Contextual approaches to the physiology and classification of erectile function, erectile dysfunction, and sexual arousal. Neurosci Biobehav Rev 24:541 – 560

Sachs BD (2003) The false organic-psychogenic distinction and related problems in the classification of erectile dysfunction. Int J Impot Res 15:72 – 78

Seftel AD, Althof SE (1997) Premature ejaculation. In: Mulcahy JJ (ed) Diagnosis and management of male sexual dysfunction. Igaku-Shoin, New York, pp 196 – 203

Shover L, Leiblum S (1994) The stagnation of sex therapy. J Psychol Human Sexuality 6:5 – 10

Stotts RC (2004) Cancers of prostate, penis, and testicles: epidemiology, prevention, and treatment. Nurs Clin North Am 39:327 – 340

Sundquist K (2003) Sexuality and body image after cancer. Aust Fam Physician 32:19 – 22

Von Eschembach AC, Schover LR (1984) The role of sexual rehabilitation in the treatment of patients with cancer. Cancer 54:2662 – 2667

Wagner G, Green R (1981) Impotence – physiological, psychological, surgical diagnosis and treatment. Plenum, New York

Wagner G, Kaplan HS (1993) The new injection treatment for impotence. Medical and psychological aspects. Brunner and Mazel, New York

Wagner G, Fugl-Meyer KS, Fugl-Meyer AR (2000) Impact of erectile dysfunction on quality of life: patient and partner perspectives. Int J Impot Res 12 [Suppl 4]:S144–S146

Wagner G, Claes H, Costa P, Cricelli C, De Boer J, Debruyne FM, Dean J, Dinsmore WW, Fitzpatrick JM, Ralph DJ, Hakkett GI, Heaton JP, Hatzichristou DG, Mendive J, Meuleman EJ, Mirone V, Montorsi F, Raineri F, Schulman CC, Stief CG, Von Keitz AT, Wright PJ, Lygon Arms Group (2002) A shared care approach to the management of erectile dysfunction in the community. Int J Impot Res 14:189 – 194

II.4.20 Inseminazione con liquido seminale di donatore, donazioni di ovocita e di embrione

G. T. Kovacs, A. Trounson, K. Dawson

Sintesi

- L'inseminazione con liquido seminale di donatore (Donor Insemination, DI) è stata praticata con spermatozoi freschi per diversi decenni.
- Prima dell'iniezione intracitoplasmatica di spermatozoi (ICSI), l'inseminazione con liquido seminale di donatore era la sola opzione in caso di un'oligospermia severa.
- La tecnica di crioconservazione è stata adattata all'esperienza dell'inseminazione artificiale nei bovini.
- Lo sviluppo del congelamento degli spermatozoi e della crioconservazione ha permesso di separare la donazione dal trattamento e di migliorare lo screening, la scelta e l'accoppiamento del donatore.
- Con la comparsa della sindrome da immunodeficienza acquisita, devono essere utilizzati solo gli spermatozoi crioconservati e messi in quarantena provenienti da donatori individuati.
- Lo screening delle donatrici di ovociti ha una base meno logica.
- Esiste una tendenza sostenuta in tutto il mondo in direzione della «donazione aperta» piuttosto che «segreta».
- Con la tecnica della fecondazione in vitro (FIV), la donazione dell'ovocita è equivalente all'inseminazione con il liquido seminale di donatore nel trattamento delle donne che hanno un'insufficienza ovarica.
- La donazione di ovocita è ampiamente accettata e praticata in tutto il mondo.
- L'uso di una donazione di embrione può essere assimilata a «un'adozione prenatale».
- L'uso di una donazione di embrione è una risorsa molto efficace per aiutare le coppie a formare una famiglia, in particolare se esiste sia un problema a livello degli spermatozoi che degli ovociti.
- Le sedute di consulenza devono far parte di ogni programma di donazione.

II.4.20.1 Introduzione

L'uso di liquido seminale di donatore ha offerto un'opzione realistica a un uomo di «diventare padre» di famiglia quando quest'ultimo è sprovvisto degli spermatozoi sufficienti per ottenere una fecondazione o se rischia di trasmettere una malattia genetica grave alla sua progenie.

La donazione di ovocita è una soluzione per le donne prive di ovociti fertili oppure portatrici di un rischio genetico.

La donazione di embrione è un nuovo trattamento possibile per la disponibilità degli embrioni soprannumerari che le coppie hanno in conservazione dopo il trattamento con fecondazione in vitro (FIV), una volta costituita completamente la loro famiglia. Mentre un buon numero di questi embrioni soprannumerari è distrutto, alcune coppie li danno volentieri ad altre donne.

Questo capitolo offre una panoramica globale dell'uso del liquido seminale di donatore, degli ovociti di donatrice e degli embrioni di donatori (Fig. II.4.42). Esso conclude considerando la possibilità di produrre dei gameti a partire da cellule germinali embrionali, con un processo che potrebbe rendere la donazione di gameti obsoleta.

II.4.20.2 Inseminazione con liquido seminale di donatore

II.4.20.2.1 Cenni di donazione di liquido seminale

La prima gravidanza con inseminazione artificiale con liquido seminale di donatore (DI) sembra comparsa durante la battaglia di Waterloo, con gli spermatozoi di un soldato morto (Jequier 2000). Tuttavia, l'utilizzo del DI è stato formalizzato solo a partire dal 1954 (Kleegman 1954), quando fu descritta l'inseminazione di donne con l'uso di liquido seminale fresco di donatore

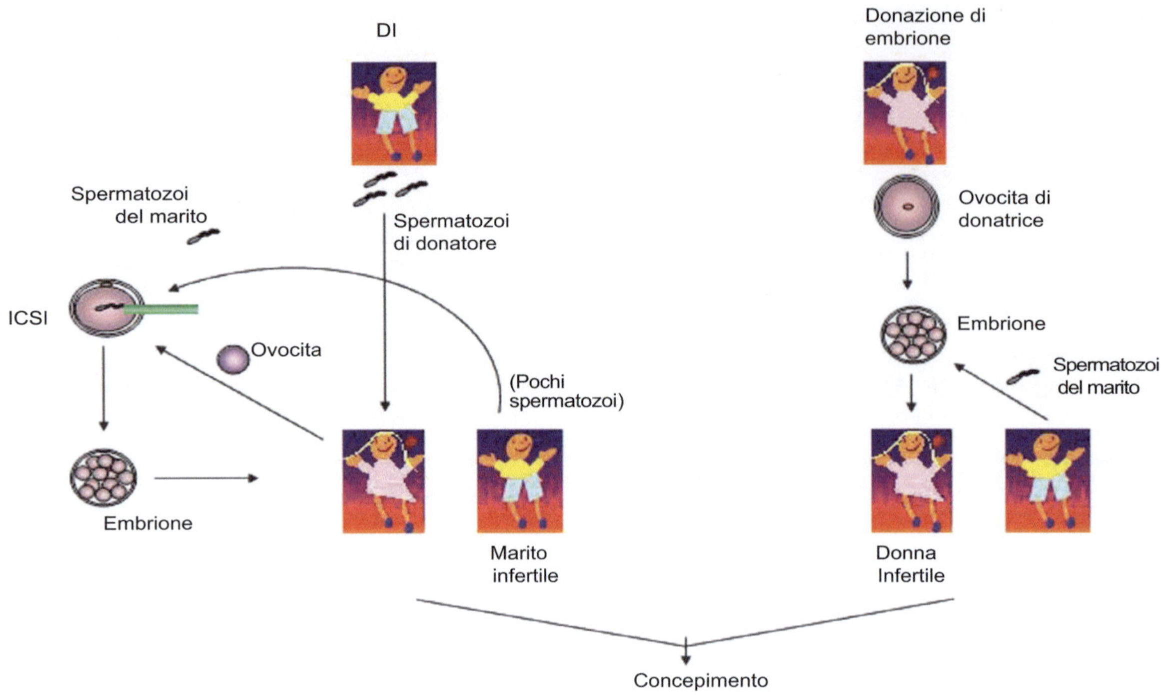

Fig. II.4.42. Inseminazione con liquido seminale di donatore (*DI*), donazione di embrione e iniezione intracitoplasmatica di spermatozoi (*ICSI*)

e quando fu preso in considerazione il vasto campo di utilizzo del liquido seminale di donatore, tra cui le indicazioni della terapia, i criteri di selezione del paziente, la scelta del donatore, la tecnica di inseminazione e le considerazioni religiose e medico-legali che vi si riferiscono. Diversi modelli di DI sono stati segnalati nella letteratura medica degli anni '70 (Hill 1970; Warner 1974; Dixon e Buttram 1976; Leeton e Backwell 1976; Pennington e Naik 1977). L'utilizzo del DI si è generalizzato con lo sviluppo della crioconservazione degli spermatozoi o con il congelamento, e i due permettono uno screening completo del liquido seminale del donatore che sarà utilizzato e un migliore appaiamento tra donatori e riceventi (Bunge et al. 1954; Trounson et al. 1981).

II.4.20.2.2
Crioconservazione degli spermatozoi umani

Un metodo di crioconservazione degli spermatozoi umani è stato inizialmente descritto da Sherman (1962) come un «metodo combinato di congelamento e di conservazione di base, efficace, riproducibile», nel quale gli spermatozoi erano mescolati con del glicerolo, congelato nell'azoto gassoso a un gradiente di 16-25 °C per minuto, poi conservato nell'azoto liquido.

Il congelamento del liquido seminale è stato gradualmente migliorato (Mahadevan e Trounson 1980) e affinato con ottimizzazione del mezzo utilizzato per la diluizione e il congelamento (Mahadevan e Trounson 1983) e con la determinazione più precisa dei gradienti di raffreddamento e di riscaldamento per il congelamento e lo scongelamento (Mahadevan e Trounson 1984). Questi metodi, basati su un raffreddamento lento nel glicerolo, sono stati ampiamente adottati per la conservazione del liquido seminale per la FIV e la DI (Mahadevan et al. 1983). Con delle modificazioni minori, questi metodi sono stati adottati per la crioconservazione degli spermatozoi ovunque nel mondo.

II.4.20.2.3
Screening dei donatori di liquido seminale e periodo di quarantena

Poiché il contagio con il virus dell'immunodeficienza umana (HIV) è stato riportato dopo l'uso di liquido seminale di donatore (Stewart et al. 1985; Wortley et al. 1998), è divenuto evidente che il liquido seminale doveva essere congelato e messo in quarantena per creare una «finestra di tempo» a espressione degli anticorpi contro il virus.

Le raccomandazioni che hanno avuto luogo in Australia (Reproductive Technology Accreditation Committee, Fertility Society of Australia) suggeriscono un periodo di quarantena di 6 mesi, in accordo con l'Inghilterra (British Fertility Society) e gli USA (American Society for Reproductive Medicine 2004).

L'estensione dello screening delle infezioni sessualmente trasmesse (STD) varia a livello internazionale. Tutti i donatori di liquido seminale sono testati per l'HIV, le epatiti B e C, la sifilide e la gonorrea. Alcuni centri effettuano anche lo screening di *Chlamydia, Ureaplasma, Mycoplasma, Trichomonas* e *Cytomegalovirus* (Olatunbosun et al. 1998).

Anche i riceventi potenziali di liquido seminale di donatore fanno questo screening.

II.4.20.2.4
Sedute di consulenza alle coppie ricevitrici prima del trattamento

È importante che le coppie siano correttamente informate di tutti gli aspetti del DI prima di eseguire la procedura. Lo screening e la scelta dei donatori, il tempo e la tecnica di inseminazione, gli aspetti legali del trattamento e le considerazioni psicosociali per ogni bambino nato, devono essere compresi dalle coppie riceventi. In alcuni Paesi, questi aspetti del DI sono discussi tra le coppie e i medici (Thompson e Boyle 1982). In altre giurisdizioni, come nello Stato di Victoria in Australia, questa informazione deve essere obbligatoriamente fornita da un consulente giurato con l'amministrazione che regola le tecniche di assistenza medica alla procreazione (Infertility Treatment Act 1995).

II.4.20.2.5
Momento e metodi dell'inseminazione

La scelta iniziale del momento del DI utilizza delle caratteristiche biofisiche semplici quali le alterazioni del muco che sono correlate alla capacità di penetrazione degli spermatozoi (Kremer 1965; Jequier 2000) e una curva della temperatura che conferma che l'ovulazione ha luogo (Kovacs e Lording 1980). L'utilizzo delle alterazioni del muco per predire l'ovulazione era stata utilizzato in precedenza per la regolazione delle nascite (Billings 1972). Con lo sviluppo di un dosaggio rapido sierico e urinario dell'LH (Stenman et al. 1985), l'utilizzo della misurazione giornaliera di LH è stato incluso nel DI per aumentare la sua efficacia in termini di concepimento e per preservare le riserve di liquido seminale congelato. La messa a disposizione di semplici strisce urinarie reattive all'LH, permette di individuare l'ovulazione in maniera precisa (Elkind-Hirsch et al. 1986), e la possibilità di un monitoraggio a domicilio è diventata una realtà, riducendo al minimo gli inconvenienti per la paziente. La donna deve solo telefonare alla clinica al momento dell'aumento dell'LH a metà ciclo del ciclo, e l'inseminazione viene praticata il giorno previsto dell'ovulazione, che segue quello del picco di LH (Baker et al. 1986). Un'altra opzione è quella di controllare il momento dell'ovulazione con somministrazione di gonadotropina corionica umana (hCG) quando si svela all'ecografia un follicolo pre-ovulatorio (≥ 16 mm), eliminando, così, la necessità di un monitoraggio per praticare l'inseminazione nella data prevista dell'ovulazione (Edwards e Steptoe 1975).

II.4.20.2.6
Metodo di inseminazione

Il principale elemento necessario all'inseminazione è che un numero sufficiente di spermatozoi mobili raggiunga il collo dell'utero, ed esistono diversi metodi per questo. Il modo più semplice di procedere è quello di utilizzare una siringa modificata per depositare gli spermatozoi nella porzione esterna del collo (Kovacs e Lording 1980). Altri autori hanno riportato l'uso degli spermatozoi lavati rimessi in sospensione in un ambiente di coltura per fare un'inseminazione intrauterina, anche se questo non ha mostrato un miglioramento significativo dei risultati ed è tecnicamente più complesso (Van Weert et al. 2004).

II.4.20.2.7
Risultati dell'inseminazione con liquido seminale di donatore

I primi articoli concernenti i risultati del DI li hanno descritti sotto forma di «tassi di successo globali», cioè la percentuale di donne che porta una gravidanza a termine. Così, in una serie iniziale di 24 donne inseminate, è stata riportata una concentrazione media di successo del 61% (Behrman 1959). Tuttavia, ciò non tiene conto del numero di cicli di inseminazione che ogni donna ha avuto prima della gravidanza o dell'assenza di gravidanza. Alcuni dati più pieni di senso sono quelli dei tassi di gravidanza «per ciclo», ma questa misura non prende più in considerazione il numero di cicli di inseminazione che ogni donna ha potuto avere.

Il miglior metodo di misurazione del successo è quello «dell'analisi delle tabelle di sopravvivenza». Questo tipo di analisi aggiusta i risultati in funzione dei pazienti che abbandonano la procedura e che possono riposarsi e prende in considerazione quello che avrebbe potuto succedere a queste donne se avessero continuato il trattamento. La prima comunicazione di risultati di DI con questo metodo risale al 1980 (Leeton et al. 1980) e fu anche pubblicato un programma informatizzato per la costruzione di una curva di sopravvivenza (O'Connor e Trounson 1980). I livelli di gravidanza analizzati con tavole di sopravvivenza di due popolazioni di pazienti possono, allora, essere confrontati con il test del log rank (Peto et al. 1977).

Tassi di gravidanza per ciclo del 10-20% sono stati riferiti per il DI nel suo insieme, dal momento che la variabile più significativa è rappresentata dalle caratteristiche della ricevente (Hoy et al. 1999). Uno studio multicentrico australiano ha mostrato che le mogli di uomini azoospermici avevano un tasso di gravidanza più elevato delle mogli il cui marito era oligospermico, cosa che dimostra, così, la presenza di un fattore di infertilità femminile certo (Kovacs et al. 1982). È stato anche dimostrato che le donne che hanno già raggiunto un concepimento dopo DI avevano un tasso di gravidanza per ciclo di trattamento più elevato al momento di una seconda DI (Kovacs et al. 1983).

In una casistica di coppie di più di 1000 cicli di DI nello Stato di Victoria, in Australia, è stato trovato che circa il 75% delle coppie aveva un concepimento in 24 cicli di DI (Kovacs et al. 1988).

II.4.20.2.8
Trattamento dopo insuccesso dell'inseminazione con liquido seminale di donatore

Se diversi cicli di DI non hanno portato a una gravidanza, nonostante un esame pelvico normale, la situazione è simile a quella di un'«infertilità non spiegata».

Alla fine degli anni '80, il trasferimento intra-tubarico di gameti (GIFT) con spermatozoi di donatore era una terapia popolare per questi pazienti, con una percentuale di successo elevata (Kovacs e King 1994). La GIFT è un trattamento che implica una colposcopia e la guida ecografica di una sonda sottile per posizionare sia gli spermatozoi che gli ovuli nelle tube della donna, per permettere alla fecondazione di aver luogo (Asch et al. 1986).

L'analisi dei tassi di concepimento attraverso le curve di sopravvivenza dopo DI ha dimostrato che aveva probabilmente un migliore rapporto costo-efficacia passare a una terapia con FIV dopo sei cicli di insuccessi in DI (Kovacs et al. 1988). A causa del miglioramento dei risultati della FIV e dell'invasività relativa della GIFT, la FIV con liquido seminale di donatore è attualmente il trattamento di scelta dopo l'insuccesso della DI (Kovacs et al. 1989).

II.4.20.2.9
Aspetti socio-psicologici dell'inseminazione con liquido seminale di donatore

Gli aspetti tecnici della DI sono abbastanza semplici (Kovacs et al. 1988) ma, all'inizio delle banche dello seme e della diffusione dell'inseminazione alla fine degli anni '70, si sono sviluppate delle preoccupazioni in merito agli effetti socio-psicologici della DI nelle coppie trattate. Studi a diversi stadi del trattamento hanno, tuttavia, garantito che il ricorso alla DI ha avuto pochi effetti sulle coppie ricevitrici (Clayton e Kovacs 1980). La questione in sospeso era di sapere se i bambini nati con DI erano influenzati negativamente, in qualsiasi maniera. Erano necessari degli studi condotti su bambini nati da DI.

Il primo di questi studi concerneva l'uso degli spermatozoi freschi e congelati in Giappone (Mochimaru et al. 1980). Lo studio spiegava lo sviluppo fisico dei 133 bambini e lo sviluppo mentale dei 40 bambini nati dopo DI. Nessuna differenza è stata rilevata nello sviluppo fisico, e lo sviluppo mentale dei bambini nati dopo DI era superiore rispetto a quelli concepiti naturalmente. Degli studi condotti su dei bambini di 3 anni nati dopo DI non hanno dimostrato alcuna differenza dello sviluppo fisico o mentale rispetto ai bambini concepiti naturalmente (Clayton e Kovacs 1982). Inoltre, il primo studio controllato che paragonava dei bambini nati dopo DI a dei bambini adottati o a quelli concepiti naturalmente, per mezzo del questionario quantitativo di Achenbach di misurazione dell'adattamento sociale, non ha trovato alcuna differenza tra questi tre gruppi (Kovacs et al. 1993).

Golombok et al. (2002) hanno presentato uno studio prospettico sulla qualità dell'adattamento parenterale e psicologico di bambini di 12 anni nati dopo DI. Hanno confrontato 37 famiglie che hanno fatto ricorso alla DI, 49 famiglie che hanno adottato e 91 famiglie che hanno concepito un bambino naturalmente, con mantenimento standardizzato e valutazioni mediante questionari con le madri, i padri, i bambini e gli insegnanti. Le differenze tra le famiglie che hanno fatto ricorso alla DI e le altre famiglie rispecchiano una più forte espressione di calore verso i loro bambini delle madri che hanno fatto ricorso alla DI e meno impegno dei padri che hanno fatto ricorso alla DI a educare i loro bambini. I bambini nati dopo DI erano molto adattati in termini di sviluppo sociale ed emozionale. Questo studio rafforza i risultati che mostrano che i bambini nati dopo DI non differiscono dai bambini concepiti naturalmente riguardo al funzionamento socio-psicologico. Questa caratteristica di buon adattamento dei bambini nati dopo DI è stata osservata anche nei bambini allevati o da coppie o da omosessuali o da eterosessuali (Chan et al. 1998). Facciamo attualmente un'indagine presso le nostre famiglie che hanno dei bambini di 6 e 14 anni, nel quadro di uno studio sul benessere familiare. I risultati preliminari mostrano che solamente 10 coppie su 114 si sono separate.

La DI è stata ampiamente utilizzata per trattare l'ipofertilità maschile e le coppie che hanno un'ipofertilità inspiegata (de Kretser et al. 1986) prima della disponibilità della FIV e dell'iniezione intracitoplasmatica di spermatozoi (ICSI). Queste tecniche hanno largamente sostituito la DI in queste indicazioni.

II.4.20.2.10
Tecniche di procreazione assistita e fattore maschile di fertilità

La DI è ancora utilizzata ai nostri giorni, ma su scala minore. Con lo sviluppo continuo della procreazione assistita e con la disponibilità dell'ICSI (Palermo et al. 1992), aggiunti al recupero chirurgico degli spermatozoi nei testicoli dei pazienti in caso di azoospermia ostruttiva e in alcuni casi di ipogonadismo primario (American Society for Reproductive Medicine 2004), il numero potenziale di coppie che richiedono una DI è diminuito in maniera significativa. La DI si limita oggi agli uomini nei quali nessuno spermatozoo è disponibile anche con il recupero chirurgico o alle coppie che potrebbero avere una FIV ma che scelgono la DI che è più facile e meno costosa dell'ICSI (Fig. II.4.42).

II.4.20.3
Donazione di ovocita

Il concetto è quasi tanto semplice quanto una donazione di liquido seminale: la donna ha un'iperstimolazione ovarica controllata, gli ovociti sono prelevati, ma l'inseminazione è successivamente fatta con il liquido seminale del partner della ricevitrice. Una volta formati gli embrioni, possono essere trasferiti immediatamente o congelati. Ciò richiede che l'endometrio della trapiantata sia sincronizzato con quello della donatrice.

Per facilitare questo, l'endometrio della ricevitrice è preparato con un trattamento ormonale sostitutivo (Hormone Replacement Therapy, HRT) con degli estrogeni e un progestinico.

II.4.20.3.1
Storia della donazione di ovocita

Mentre il concetto di donazione di liquido seminale è presente da molto tempo, la donazione di ovocita è divenuta possibile solo con lo sviluppo della FIV.

La prima gravidanza ottenuta con la donazione di ovociti umani è stata riportata dal gruppo di Monash nel 1983 (Trounson et al. 1983).

In questo caso specifico, una donna che seguiva il protocollo di FIV del gruppo Monash ha dato uno dei suoi cinque ovociti a un'amica di 38 anni, che aveva un ipofertilità da 18 anni e un marito infertile. Nonostante 15 tentativi di DI e 4 di FIV, non aveva avuto luogo nessun concepimento. L'ovocita dato è stato fecondato in vitro e l'embrione formato è stato trasferito nella ricevitrice, dando una gravidanza con aborto a 9 settimane (Leeton 1992).

Il primo successo umano è stato anche riportato dall'equipe di FIV del Monash in 1984 (Lutjen et al. 1984).

Dopo questa pubblicazione, la donazione di ovocita è rimasta un evento relativamente raro, con solo 90 gravidanze riportate in Australia nel 1989. Nel 1989, Serhal e Craft hanno pubblicato una casistica di 61 pazienti che hanno fatto ricorso a una donazione di ovocita in Gran Bretagna (Serhal e Craft 1989), e Rosenwaks et al. (1986), Navot et al. (1986) e Asche et al. (1987) furono i pionieri di questa tecnica negli USA, e Feichtinger e Kemeter (1985) in Europa.

Un'indagine mondiale nel 1991 (King e Kovacs 1992), condotta in 11 centri in Australia, in Europa, negli USA, nel Sud America e in Israele, ha riportato 220 gravidanze per donazione di ovocita. I trasferimenti di embrione fresco erano due volte più frequenti di quelli di embrione congelato, e i tassi di gravidanza rispettivi con trasferimento erano del 26,7% versus il 14,7%.

II.4.20.3.2
Tipo di donatrici di ovociti

Il tipo di donatrice può, in maniera generale, essere classificato come «anonimo» o «noto». Le donatrici anonime sono donne che fanno una donazione disinteressata a una «banca di ovociti» dove gli ovociti sono utilizzati da una donna non conosciuta da lei, mentre «le donatrici note» fanno una donazione per una conoscente, un'amica o una parente. Sono stati riportati tutti i tipi di donazioni, cioè sorella: sorella, madre: figlia, figlia: madre. È, ovviamente, importante escludere ogni consanguineità non usando una parente del partner.

Un altro tipo di donazione di ovocita è quello che si chiama oggi «la ripartizione di ovocita», dove una donna nel corso di un ciclo di FIV condivide i suoi ovociti con una trapiantata. Questo potrebbe essere «obbligatorio» quando il numero di ovociti che possono essere inseminati è limitato (Monash, anni '80), poiché il motivo è di ridurre il numero di embrioni congelati o «volontario», quando una donna decide di condividere con un'altra. In alcuni Paesi questa «ripartizione di ovocita» è compensata finanziariamente, di modo che una donna che dà i suoi ovociti avrà un importante sconto sul suo ciclo di trattamento.

II.4.20.3.3
Screening delle donatrici di ovocita

La donazione di ovocita è completamente diversa dalla donazione di liquido seminale. L'ovocita è prelevato, isolato dal liquido follicolare, inseminato e coltivato in vitro, e solo l'embrione prodotto è poi trasferito. Ciò è diverso dalla DI dove l'eiaculato contenente il plasma seminale e i globuli bianchi è iniettato nel corpo della ricevente. Nonostante tutto, lo screening di routine delle donatrici di ovocita si è evoluto per essere praticamente identico a quello dei donatori di liquido seminale.

La ragione è che la donazione di ovocita era in corso di sviluppo quando è stata riconosciuta la possibilità di infezioni trasmesse attraverso il sangue, ed è quindi sembrato ragionevole effettuare uno screening nei donatori di liquido seminale. Questo non è interamente logico, ma è divenuto un'accettazione di fatto.

È stato anche suggerito di congelare gli embrioni provenienti dalla donazione di ovocita e di trasferirli solo dopo almeno 6 mesi, per ottenere la «finestra di tempo». Tuttavia, poiché il congelamento e lo scongelamento provocano la perdita del 30-40% degli embrioni e poiché non esiste alcuna evidenza che l'HIV possa essere trasmesso per una donazione di ovocita, tali suggerimenti non sono stati seguiti.

II.4.20.3.4
Motivi di donazione di ovocita

La donazione di ovocita è resa necessaria in caso di assenza congenita delle ovaie (p. es., sindrome di Turner), di insufficienza ovarica precoce (menopausa naturale prematura o indotta da chemioterapia e/o radioterapia), di exeresi chirurgica delle ovaie o, semplicemente, in caso di ovaie che non rispondono in maniera adeguata alla stimolazione con FIV. Le donne di più di 40 anni hanno una probabilità bassa di concepimento con FIV con i loro propri ovociti, e in un decennio questa probabilità è aumentata fino al 30-50% grazie agli ovociti di donatrice (Serhal e Craft 1989). Un'altra causa possibile di donazione di ovocita è quella delle donne portatrici di una malattia ereditaria.

II.4.20.3.5
Sedute di consulenza per le donatrici e le riceventi prima della terapia

Esse sono anche molto fortemente ispirate alle sedute di consulenza prima dell'inseminazione con liquido seminale di donatore. Le sedute di consulenza per le donatrici di ovociti richiedono un maggiore coinvolgimento poiché, oltre alle discussioni sui fattori sociali e legali, si devono anche considerare i rischi legati a un ciclo di FIV stimolato e quelli legati al prelievo di ovociti, così come le considerazioni mediche a lungo termine.

II.4.20.3.6
Momento e metodi di trasferimento di embrioni provenienti da donazione di ovociti

La maggior parte delle donne che ricevono una donazione di ovocita non ha una funzione ovarica, e gli embrioni prodotti sono, quindi, impiantati nel corso di cicli ottenuti con sostituzione ormonale. L'endometrio è, innanzitutto, stimolato con l'assunzione orale di estrogeni e, quindi, il progesterone è somministrato per produrre una modificazione secretoria.

Gli embrioni sono poi trasferiti il giorno appropriato dopo l'inizio del trattamento con il progesterone, secondo l'età della ricevente.

Nei casi rari in cui la ricevente ha ancora una funzione ovarica, è necessario un frenaggio precedente all'HRT.

II.4.20.3.7
Risultati della donazione dell'ovocita

I risultati della donazione dell'ovocita sembrano legati all'età della donatrice di ovociti. I tassi di successo sono simili ai migliori risultati ottenuti in FIV. L'età della ricevente non sembra interessare i risultati, dopo la preparazione dell'endometrio con HRT.

II.4.20.4
Donazione di embrione

II.4.20.4.1
Storia/sorgente degli embrioni

Grazie al successo della crioconservazione degli embrioni umani (Trounson e Mohr 1983), il congelamento di embrione e la conservazione degli embrioni congelati da parte delle coppie (banca di embrioni) sono diventati parte integrante dei protocolli di FIV. Alla fine del 2002, c'erano 92541 embrioni congelati conservati in Australia (Bryant et al. 2004). Attualmente, numerose coppie che hanno costituito una famiglia possiedono sempre degli embrioni congelati conservati. Le opzioni possibili per queste coppie sono: la distruzione di questi embrioni, la donazione per la ricerca o la donazione a un'altra coppia. Dal punto di vista della coppia ricevente, accettare questi embrioni si accomuna a un'«adozione prenatale». Nello Stato australiano di Victoria, l'Infertility Treatment Act del 1995, che stipula i provvedimenti da prendere da parte delle cliniche, dei medici, dei biologi e dei pazienti di FIV, specifica che gli embrioni congelati devono essere distrutti dopo 5 anni di conservazione, se non sono stati utilizzati dalla coppia da cui sono generati o se non sono stati somministrati a un'altra coppia. Se una coppia desidera dare i suoi embrioni congelati per la ricerca, i biologi e i medici implicati nella FIV devono ottenere per gli esami proposti un'autorizzazione consegnata dal National Health and Medical Research Council of Australia's Licensing Committee, un corpo stabilito dalla legislazione federale e da quella degli Stati per sorvegliare il rispetto dei regolamenti in vigore.

La prima pubblicazione della donazione di embrione è venuta dalla clinica di FIV del Monash nel 1983 (Trounson et al. 1983). Sono rapidamente seguite alcune pubblicazioni di Bruxelles (Devroey et al. 1989) e di Singapore (Cha et al.1996). La letteratura sulla donazione di embrione resta, tuttavia, relativamente povera. Una ricerca su PubMed sulla donazione di embrioni dal 1983 al 2004 produce 1023 riferimenti, con circa 300 che corrispondono a commenti editoriali, circa 100 articoli di attualità, 229 discussioni sull'etica della donazione di embrione e 161 leggi internazionali e altri aspetti legali.

La nostra esperienza iniziale della donazione di embrioni fu che solo il 10% delle coppie sceglieva di somministrare degli embrioni (Kovacs et al. 2003) e un'indagine su altre cliniche mostrava che, nella loro coorte di pazienti, solo il 6% delle coppie avrebbe scelto la donazione di embrioni (Cattoli et al. 2004). Un audit retrospettivo al centro della FIV del Monash nel 2003, su 11,5 anni di dati (1991–2002), riguardanti la scelta di coppie che abbandonavano i loro embrioni congelati e i risultati della donazione di embrione (in quel momento, la possibilità di dono per la ricerca non era disponibile a Victoria), ha dimostrato che, su 1246 coppie che abbandonavano i loro embrioni congelati, 1116 (89,5%) preferivano abbandonarli piuttosto che donarli (Kovacs et al. 2003). Il 66% degli embrioni somministrati resiste allo scongelamento. In 50 donne che hanno avuto, su 92 cicli, un trasferimento di un embrione donato, il tasso di gravidanza è stato del 17,4% per ciclo di trasferimento e 10 donne hanno partorito a termine 11 bambini in buona salute.

Lee e Yap (2003) hanno rivisto le implicazioni della donazione di embrione e la procedura utilizzata, sia dal punto di vista della donatrice che da quello della trapiantata. Hanno concluso che la donazione di embrione poteva, in effetti, essere la soluzione per molte coppie infertili che senza questa tecnica dovrebbero o restare senza bambini o adottarne. Essi hanno osservato che i tassi di successo dei trasferimenti di embrione fresco e di embrione congelato-scongelato sono incoraggianti e che non sembra esserci alcuna implicazione clinica a lungo termine per i discendenti. Restano ancora, tuttavia, svariati problemi legali e psicosociali associati alla donazione di embrione che devono, nonostante tutto, essere completamente analizzati.

II.4.20.4.2
Tecniche di trasferimento di embrione

La tecnica di trasferimento di embrioni congelati-scongelati è identica a quella del trasferimento di embrione congelato per le coppie che utilizzano i loro propri embrioni.

Cicli naturali

Nel caso delle donne che hanno un ciclo regolare, l'uso dei cicli naturali con monitoraggio del picco spontaneo dell'LH è il trattamento di scelta (Sathan et an et al. 1991).

- Gli embrioni sono decongelati e trasferiti il giorno appropriato.
- L'ovulazione è confermata mediante dosaggio sierico di progesterone, e nessun complemento ormonale è necessario se il progesterone è > 0,31 ng/mL, cosa che indica un buon recrutamento follicolare (Huang et al. 1996).

Cicli sotto trattamento ormonale sostitutivo

In caso di cicli irregolari deve essere praticato un HRT, per esempio, l'acetato di leuprolide. Il blocco sopprime l'ormone di rilascio delle gonadotropine e, di conseguenza, i segnali portati dalle gonadotropine ipofisarie all'ovaio, che permettono così di controllare completamente il ciclo di sviluppo dell'ovocita con un apporto esogeno di farmaci della fertilità (Randall et al. 1996; Fabregues et al. 1998).

Le metodiche adoperate per il trasferimento di embrione congelato sono identiche a quelle del trasferimento di embrione congelato proveniente dalla coppia stessa.

II.4.20.4.3
Tasso di successo

I rapporti pubblicati sui risultati della donazione di embrione sono limitati, e la maggior parte era rappresentata da piccole serie. Per esempio, due articoli degli USA che comprendono 8 coppie (Van Voorhis et al. 1999) e 8 embrioni donati (Lindheim e Sauer 1999). In uno studio finlandese di 24 coppie che hanno avuto 54 cicli di trattamento, il tasso di gravidanza andava dal 23% al 57% per ciclo (Soderstrom-Anttila et al. 2001).

II.4.20.4.4
Aspetti socio-psicologici della donazione di embrione

Un certo numero di pubblicazioni tratta il comportamento delle coppie verso la donazione di embrioni. Newton et al. (2003) hanno studiato 51 coppie che avevano degli embrioni conservati dopo FIV da più di 3 anni nell'Ontario, in Canada. Essi hanno rilevato che i pazienti erano a favore di procedure di valutazione dei donatori, ma che erano meno a proprio agio riguardo alla divisione delle informazioni non identificanti. Il tasso di fiducia diminuisce con l'aumento della personalizzazione dell'informazione. La volontà di dare era associata a una migliore accettazione per quanto riguarda la divulgazione di alcune informazioni personali, il desiderio di conoscere l'esito della donazione e la volontà di contatto futuro con il bambino, ma non alla dimensione attuale della famiglia. Essi hanno concluso che la fiducia in materia di ripartizione dell'informazione con una coppia ricevente è più importante dell'accettazione del test di screening o del fatto di completare la propria famiglia.

Bangsboll et al. (2004) in Danimarca, così come Burton e Saunders (2004) a Perth, in Australia, hanno condotto un'indagine su 235 coppie che avevano degli embrioni conservati, crioconservati tra il 1° gennaio del 2000 e il 30 giugno del 2002. La percentuale di risposta era del 57%, e il 29% di quelli che rispondono (36/126) ha detto che loro darebbero i loro embrioni per la ricerca per migliorare le tecniche di FIV e il 27% ha dichiarato che essi darebbero i loro embrioni per delle ricerche su cellule germinali, ma soltanto il 15% (19/126) darebbe i propri embrioni a un'altra coppia infertile.

Conseguentemente, se la società desidera usare la risorsa preziosa costituita dagli embrioni conservati per aiutare le coppie infertili, un programma di educazione è necessario per incoraggiare la donazione di coppie che possiedono degli embrioni conservati per completare la loro famiglia. Un tale programma è stato applicato per il gruppo di FIV del Monash, con un aumento significativo del numero di embrioni disponibili per una donazione.

II.4.20.5
Informare i bambini della loro origine

L'uso del liquido seminale da donatore, di ovociti di donatore e di embrioni donati ha sollevato due problemi principali negli anni '90: sapere se il donatore coinvolto deve essere anonimo o identificato e se i genitori informeranno i bambini della loro origine.

Le opinioni concernenti la rivelazione della sua origine al bambino nato dall'uso di gameti del donatore si presentano come segue: è preferibile lasciare la decisione ai genitori (Patrizio et al. 2001; Shenfield e Steele 1997); i bambini nati dall'uso di gameti del donatore devono essere informati della loro origine appena possono comprendere la riproduzione in generale (Mc Gee et al. 2001); svelare questa informazione è coerente con le dichiarazioni internazionali sui diritti del bambino ed è essenziale per il benessere di tutta la vita di questo bambino (McWhinnie 1998, 2001); comunicare delle informazioni identificanti del donatore deve essere considerato solo quando gli esami forniscono la prova che le informazioni non identificanti sono insufficienti per il benessere dei bambini del donatore (Fortescue 2003).

In uno studio randomizzato di genitori di bambini nati dopo DI nel gruppo FIV di Monash, solo 22 coppie su 74 hanno parlato ai loro bambini della loro origine, malgrado delle sedute di consulenza sul carattere desiderabile della «franchezza». Uno studio di Cook et al. (1995) ha anche dimostrato che, contrariamente ai genitori di bambini adottati e di bambini concepiti con FIV, nessun genitore di bambino concepito dopo DI ha divulgato l'informazione sul suo concepimento al bambino. I problemi che impediscono questa divulgazione erano la sterilità del padre, come e quando dirlo al figlio e l'assenza di informazioni genetiche sul donatore da fornire al bambino. Uno studio ulteriore di Durna et al. (1997) ha trovato che la maggior parte dei genitori di bambini concepiti dopo DI non prevedeva di svelare la sua origine al proprio bambino. Sfortunatamente, questi genitori hanno parlato ad altri della nascita del loro bambino a partire dai gameti di un donatore e, di fatto, possono avere messo in atto la possibilità futura dell'insorgenza di una divulgazione accidentale. Alcune legislazioni, come l'Infertility Treatment Act del 1995, mirano ad assicurare la conservazione degli archivi che permetteranno al bambino, nato con uso di gameti di donatore o da un embrione donato, di poter risalire fino alla nascita dopo la sua maturità. La difficoltà di questa messa a disposizione è che essa diventa utile solo quando i genitori sono abbastanza informati per adottare un atteggiamento di completa franchezza con il loro bambino riguardo alle sue origini. Assicurare una tale cooperazione richiede molta educazione, comprensione e rimessa in causa delle motivazioni in alcuni casi. Questo non si può fare dalla sera alla mattina o senza una pianificazione responsabile e sensibile.

II.4.20.6
Considerare il futuro

Le donazioni di gameti e di embrione resteranno probabilmente delle opzioni per i pazienti che soffrono di infertilità grave e per le donne peri-menopausali e menopausali che desiderano avere dei bambini. In futuro, sarà forse possibile creare l'equivalente degli spermatozoi e degli ovociti attraverso la differenziazione diretta di cellule germinali embrionarie in cellule ceppo germinali e in gameti. Infatti, ciò è già stato riportato nel topo con la produzione di cellule aploidi spermatocita-like (Geijsen et al. 2004), spermatozoo-like (Toyooka et al. 2003) e ovocita-like (Hubner et al. 2003). È, dunque, possibile che delle vie simili di differenziazione siano trovate negli esseri umani e, con delle tecniche di trasferimenti nucleari, produrre delle cellule germinali embrionarie a partire dalle cellule somatiche proprie del paziente (Trounson 2001, 2005). Queste tecniche esistono (Fig. II.4.43), anche se la normalità delle cellule spermatozoo e ovocita-like non è ancora stata stabilita nel topo. Se queste tecniche sono sviluppate in futuro, il bisogno di DI o di donazione di embrioni potrebbe diminuire, anche se i costi supplementari di produzione di gameti genetici propri del paziente possono costituire un freno per alcuni pazienti. Tuttavia, il desiderio di usare i suoi propri gameti per la concezione è estremamente forte e la tecnica delle cellule germinali sarà, quindi, ricercata da numerosi pazienti.

Bibliografia

Asch RH, Balmaceda JP, Ellsworth LR, Wong PC (1986) Preliminary experiences with gamete intrafallopian transfer (GIFT). Fertil Steril 45:366 – 371

Asche R, Balmaceda J, Ord T, Borrero C, Cefalu E, Gastaldi C, Rojas F (1987) Oocyte donation and gamete intrafallopian transfer as treatment for premature ovarian failure. Lancet i:687

Baker HW, Bangah ML, Burger HG, Kovacs GT, Summerbell D, Warnes GM (1986) Timing of ovulation by determination of the urinary luteinizing hormone surge with an enzymelinked monoclonal antibody dipstick (OvuStick). Aust N Z J Obstet Gynaecol 26:79 – 83

Bangsboll S, Pinborg A, Yding Andersen C, Nyboe Andersen A (2004) Patients' attitudes towards donation of surplus cryopreserved embryos for treatment or research. Hum Reprod 19:2415 – 2419

Behrman SJ (1959) Artificial insemination. Fertil Steril 10:248 – 258

Billings JJ (1972) Ovulation method of family planning. Lancet 2:1193 – 1194

Borini A, Bonu MA, Coticchio G, Bianchi V, Cattoli M, Flamigni C (2004) Pregnancies and births after oocyte cryopreservation. Fertil Steril 82:601 – 605

Bryant J, Sullivan E, Dean J (2004) Assisted reproductive technology in Australia and New Zealand 2002. Assisted Reproductive Technology Series No. 8. Australian Institute of Health and Welfare National Perinatal Statistics Unit, Sydney

Bunge RG, Keettel WC, Sherman JK (1954) Clinical use of frozen semen: report of four cases. Fertil Steril 5:520 – 529

Burton PJ, Sanders K (2004) Patient attitudes to donation of embryos for research in Western Australia. Med J Aust 180:559 – 561

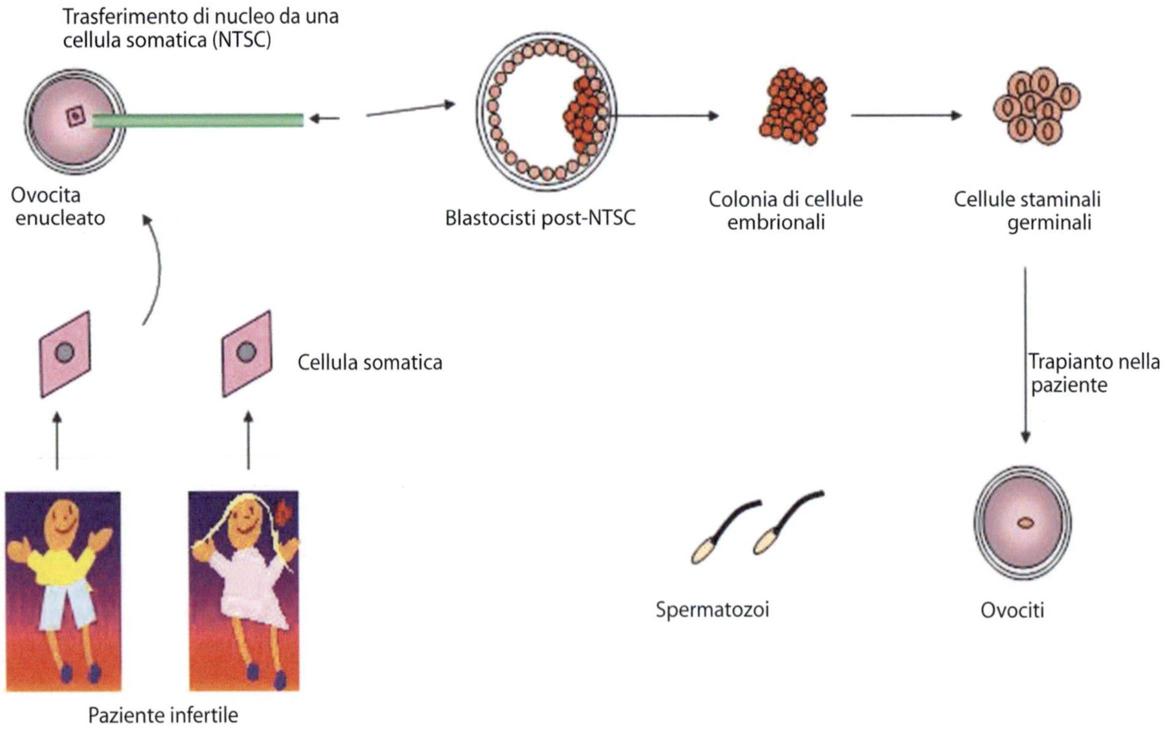

Fig. II.4.43. Uso futuro delle cellule germinali per ristabilire dei gameti nei pazienti infertili

Cattoli M, Borini A, Bonu MA (2004) Fate of stored embryos: our 10 years experience. Eur J Obstet Gynecol Reprod Biol 115 [Suppl 1]: S16–S18

Chan CL, Kumar J, Ong ML, Ng SC, Bongso TA, Ratnam SS (1996) The first frozen embryo donation pregnancy for hypergonadotrophic hypogonadism in Singapore – hormonal profile and obstetric outcome. Med J Malaysia 51:482 – 484

Chan R, Raboy B, Patterson C (1998) Psychosocial adjustment among children conceived via donor insemination by lesbian and heterosexual mothers. Child Dev 69:443 – 457

Clayton CE, Kovacs GT (1980) A.I.D. – a pretreatment social assessment. Aust N Z J Obstet Gynaecol 20:208 – 210

Clayton CE, Kovacs GT (1982) AID offspring: initial follow-up study of 50 couples. Med J Aust 1:338 – 339

Cook R, Golombok S, Bish A, Murray C (1995) Disclosure of donor insemination: parental attitudes. Am J Orthopsychiatry 65:549 – 559

deKretser D, Yates C, Kovacs G (1986) The use of in vitro fertilization in the management of male infertility. Clin Obstet Gynecol 12:767 – 773

Devroey P, Camus M, van den Abbeel E, van Waesberghe L, Wisanto A, van Steirteghem AC (1989) Establishment of 22 pregnancies after oocyte and embryo donation. Br J Obstet Gynaecol 96:900 – 906

Dixon RE, Buttram VC (1976) Artificial insemination using donor semen: a review of 171 cases. Fertil Steril 27:130 – 134

Durna EM, Bebe J, Steigrad SJ, Leader LR, Garrett DG (1997) Donor insemination: attitudes of parents towards disclosure. Med J Aust 167:256 – 259

Edwards RG, Steptoe PC (1975) Induction of follicular growth, ovulation and luteinization in the human ovary. J Reprod Fertil Suppl 22:121 – 163

Elkind-Hirsch K, Goldzieher JW, Gibbons WE, Besch PK (1986) Evaluation of the OvuSTICK urinary luteinizing hormone kit in normal and stimulated menstrual cycles. Obstet Gynecol 67:450 – 453

Fabregues F, Balasch J, Creus M, Civico S, Carmona F, Puerto B, Vanrell JA (1998) Long-term down-regulation does not improve pregnancy rates in an in vitro fertilization program. Fertil Steril 70:46 – 51

Feichtinger W, Kemeter P (1985) Pregnancy after total ovarioectomy achieved by ovum donation. Lancet ii:722 – 723

Fortescue E (2003) Gamete donation – where is the evidence that there are benefits in removing the anonymity of donors? A patient's viewpoint. Reprod Biomed Online 7:139– 144

Geijsen N, Horoschak M, Kim K, Gribnau J, Eggan K, Daley GQ (2004) Derivation of embryonic germ cells and male gametes from embryonic stem cells. Nature 427:148 – 154

Golombok S, MacCallum F, Goodman E, Rutter M (2002) Families with children conceived by donor insemination: a follow-up at age twelve. Child Dev 73:952 – 968

Hill AM (1970) Experiences with artificial insemination. Aust N Z J Obstet Gynaecol 10:112 – 114

Hoy J, Venn A, Halliday J, Kovacs G, Waalwyk K (1999) Perinatal and obstetric outcomes of donor insemination using cryopreserved semen in Victoria, Australia. Hum Reprod 14:1760 – 1764

Huang JC, Jackson KV, Hornstein MD, Ginsburg ES (1996) The effect of elevated serum progesterone during ovulation induction in in vitro fertilization-embryo transfer. J Assist Reprod Genet 13:617 – 624

Hubner K, Fuhrmann G, Christenson LK, Kehler J, Reinbold R, De La Fuente R, Wood J, Strauss JF, 3rd, Boiani M, Scholer HR (2003) Derivation of oocytes from mouse embryonic stem cells. Science 300:1251 – 1256

Jequier A (2000) Male infertility: a guide for the clinician. Blackwell Science, Oxford

King C, Kovacs G (1992) Oocyte donation: review of results. In: Oocyte donation. Reprod Fertil Dev 4:60719 – 60724

Kleegman SJ (1954) Therapeutic donor insemination. Fertil Steril 5:7 – 31

Kovacs GT, King C (1994) The use of gamete intra-fallopian transfer with donor spermatozoa after failed donor insemination. Hum Reprod 9:859 – 860

Kovacs GT, Lording DW (1980) Artificial insemination with donor semen. Review of 252 patients. Med J Aust 2:609 – 612

Kovacs GT, Leeton JF, Matthews CD, Steigrad SJ, Saunders DM, Jones WR, Lyneham R, McMaster R (1982) The outcome of artificial donor insemination compared to the husband's fertility status. Clin Reprod Fertil 1:295 – 299

Kovacs GT, Baker HW, Vaux HA (1983) Outcome of AID in initial and subsequent courses of treatment. Clin Reprod Fertil 2:295 – 298

Kovacs G, Baker G, Burger H, De Kretser D, Lording D, Lee J (1988) Artificial insemination with cryopreserved donor semen: a decade of experience. Br J Obstet Gynaecol 95:354 – 360

Kovacs GT, King C, Rogers P, Wood C, Baker HW, Yates C (1989) In vitro fertilization, a practical option after failed artificial insemination with donor semen. Reprod Fertil Dev 1:383 – 386

Kovacs GT, Mushin D, Kane H, Baker HW (1993) A controlled study of the psycho-social development of children conceived following insemination with donor semen. Hum Reprod 8:788 – 790

Kovacs GT, Breheny SA, Dear MJ (2003) Embryo donation at an Australian university in-vitro fertilisation clinic: issues and outcomes. Med J Aust 178:127 – 129

Kremer J (1965) A simple sperm penetration test. Int J Fertil 10:209 – 215

Lee J, Yap C (2003) Embryo donation: a review. Acta Obstet Gynecol Scand 82:991 – 996

Leeton J (1992) Clinical oocyte donation. In: Oocyte donation. Reprod Fertil Dev 4:601 – 604

Leeton J, Backwell J (1976) Artificial donor insemination. Aust N Z J Obstet Gynaecol 16:45 – 47

Leeton J, Selwood T, Trounson A, Wood C (1980) Artificial donor insemination frozen versus fresh semen. Aust N Z J Obstet Gynaecol 20:205 – 207

Lindheim SR, Sauer MV (1999) Embryo donation: a programmed approach. Fertil Steril 72:940 – 941

Lutjen P, Trounson A, Leeton J, Findlay J, Wood C, Renou P (1984) The establishmentviewpoint. Reprod and maintenanceBiomed Online of pregnancy 7:139 – using in vitro fertilization and embryo donation in a patient with primary ovarian failure. Nature 307:174 – 175

Lutjen PJ, Findlay JK, Trounson AO, Leeton JF, Chan LK (1986) Effect on plasma gonadotropins of cyclic steroid replacement in women with premature ovarian failure. J Clin Endocrinol Metab 62:419 – 423

Mahadevan M, Trounson A (1980) Cryopreservation of human semen. In: Wood C, Leeton J, Kovacs G (eds) Artificial insemination by donor. Brown, Prior and Anderson, Melbourne, pp 19 – 32

Mahadevan M, Trounson AO (1983) Effect of cryoprotective media and dilution methods on the preservation of human spermatozoa. Andrologia 15:355 – 366

Mahadevan M, Trounson AO (1984) Effect of cooling, freezing and thawing rates and storage conditions on preservation of human spermatozoa. Andrologia 16:52 – 60

Mahadevan MM, Trounson AO, Leeton JF (1983) Successful use of human semen cryobanking for in vitro fertilization. Fertil Steril 40:340 – 343

McGee G, Brakman SV, Gurmankin AD (2001) Gamete donation and anonymity: disclosure to children conceived with donor gametes should not be optional. Hum Reprod 16:2033 – 2036

McWhinnie A (1998) Ethical dilemmas in the use of donor gametes. Med Law 17:311 - 317

McWhinnie A (2001) Gamete donation and anonymity: should offspring from donated gametes continue to be denied knowledge of their origins and antecedents? Hum Reprod 16:807 - 817

Mochimaru F, Sato H, Kobayashi T, Iizuka R (1980) Physical and mental development of children born through AID. In: David G, Price W (eds) Human artificial insemination and sperm cyropreservation. Plenum, London, pp 277 - 282

Navot D, Laufer N, Kopolovic J et al (1986) Artificially induced endometrial cycles and establishment of pregnancies in the absence of the ovaries. N Engl J Med 314:806 - 811

Newton CR, McDermid A, Tekpetey F, Tummon IS (2003) Embryo donation: attitudes toward donation procedures and factors predicting willingness to donate. Hum Reprod 18:878 - 884

O'Connor A, Trounson A (1980) Assessment of artificial insemination success using life tables. In: Woog C, Leeton J, Kovacs G (eds) Artificial insemination by donor. Monash University Press, Melbourne, pp 33 - 37

Olatunbosun OA, Chizen DR, Pierson RA (1998) Screening of potential semen donors for sexual transmitted diseases. West Afr J Med 17:19 - 24

Palermo G, Joris H, Devroey P, Van Steirteghem AC (1992) Pregnancies after intracytoplasmic injection of single spermatozoon into an oocyte. Lancet 340:17 - 18

Patrizio P, Mastroianni AC, Mastroianni L (2001) Gamete donation and anonymity: disclosure to children conceived with donor gametes should be optional. Hum Reprod 16:2036 - 2038

Pennington GW, Naik S (1977) Donor insemination: report of a two-year study. Br Med J 1:1327 - 1330

Peto R, Pike MC, Armitage P, Breslow NE, Cox DR, Howard SV, Mantel N, McPherson K, Peto J, Smith PG (1977) Design and analysis of randomized clinical trials requiring prolonged observation of each patient. II. Analysis and examples. Br J Cancer 35:1 - 39

Randall GW, Gantt PA, Gantt D, Kirk MJ, Romines N (1996) Elevated serum progesterone values at the time of ovulation induction in luteal leuprolide acetate-down-regulated GIFT cycles are associated with decreased clinical pregnancy rates. J Assist Reprod Genet 13:459 - 463

Rosenwaks Z, Veeck L, Hung-Ching L (1986) Pregnancy following transfer of in vitro fertilised donated oocytes. Fertil Steril 45:417 - 420

Salamonsen L, Healy D (eds) (1992) Oocyte donation. Reprod Fertil Dev 4:1 - 148

Sathanandan M, Macnamee MC, Rainsbury P, Wick K, Brinsden P, Edwards RG (1991) Replacement of frozen-thawed embryos in artificial and natural cycles: a prospective semirandomized study. Hum Reprod 6:685 - 687

Serhal PF, Craft IL (1989) Oocyte donation in 61 patients. Lancet i:1185 - 1187

Shenfield F, Steele SJ (1997) What are the effects of anonymity and secrecy on the welfare of the child in gamete donation? Hum Reprod 12:392 - 395

Sherman J (1962) Preservation of bull and human spermatozoa by freezing in liquid nitrogen vapour. Nature 194:1291

Silber SJ, Devroey P, Tournaye H, Van Steirteghem AC (1995) Fertilizing capacity of epididymal and testicular sperm using intracytoplasmic sperm injection (ICSI). Reprod Fertil Dev 7:281 - 292; discussion 292 - 293

Soderstrom-Anttila V, Foudila T, Ripatti UR, Siegberg R (2001) Embryo donation: outcome and attitudes among embryo donors and recipients. Hum Reprod 16:1120 - 1128

Stenman UH, Alfthan H, Koskimies A, Seppala M, Pettersson K, Lovgren T (1985) Monitoring the LH surge by ultrarapid and highly sensitive immunofluorometric assay. Ann NY Acad Sci 442:544 - 550

Stewart GJ, Tyler JP, Cunningham AL, Barr JA, Driscoll GL, Gold J, Lamont BJ (1985) Transmission of human T-cell lymphotropic virus type III (HTLV-III) by artificial insemination by donor. Lancet 2:581 - 585

Thompson W, Boyle DD (1982) Counselling patients for artificial insemination and subsequent pregnancy. Clin Obstet Gynaecol 9:211 - 225

Toyooka Y, Tsunekawa N, Akasu R, Noce T (2003) Embryonic stem cells can form germ cells in vitro. Proc Natl Acad Sci USA 100:11457 - 11462

Trounson A (1992) The development of the technique of oocyte donation and hormonal replacement therapy: is oestrogen really necessary for the establishment and maintenance of pregnancy? Reprod Fertil Dev 4:671 - 679

Trounson AO (2001) The derivation and potential use of human embryonic stem cells. Reprod Fertil Dev 13:523 - 532

Trounson A (2005) Derivation characteristics and perspectives for mammalian pluripotential stem cells. Reprod Fertil Dev 17:135 - 41

Trounson A, Mohr L (1983) Human pregnancy following cryopreservation, thawing and transfer of an eight-cell embryo. Nature 305:707 - 709

Trounson AO, Matthews CD, Kovacs GT, Spiers A, Steigrad SJ, Saunders DM, Jones WR, Fuller S (1981) Artificial insemination by frozen donor semen: results of multicentre Australian experience. Int J Androl 4:227 - 234

Trounson A, Leeton J, Besanko M, Wood C, Conti A (1983) Pregnancy established in an infertile patient after transfer of a donated embryo fertilised in vitro. Br Med J (Clin Res Ed) 286:835 - 838

Van Voorhis BJ, Grinstead DM, Sparks AE, Gerard JL, Weir RF (1999) Establishment of a successful donor embryo program: medical, ethical, and policy issues. Fertil Steril 71:604 - 608

Van Weert JM, Repping S, Van Voorhis BJ, van der Veen F, Bossuyt PM, Mol BW (2004) Performance of the postwash total motile sperm count as a predictor of pregnancy at the time of intrauterine insemination: a meta-analysis. Fertil Steril 82:612 - 620

Warner MP (1974) Artificial insemination. Review after thirty two years' experience. N Y State J Med 74:2358-2361

Wortley PM, Hammett TA, Fleming PL (1998) Donor insemination and human immunodeficiency virus transmission. Obstet Gynecol 91:515 - 518

II.4.21 Chirurgia estetica in andrologia

R. Ponchietti

Sintesi

La chirurgia degli organi genitali esterni maschili è stata sviluppata per prendere in carico le malattie congenite (ipospadia, epispadia) e acquisite del pene (malattia di La Peyronie, lesioni e neoplasie peniene); il suo obiettivo principale è quello di ottenere dei risultati funzionali ed estetici.

Nel corso degli ultimi 10 anni, sono stati proposti l'allungamento e l'aumento del pene come tecnica estetica per il pene normale, e i media hanno rivolto un grande interesse verso queste tecniche.

- La dimensione del pene varia secondo l'etnia, e ciò deve essere tenuto in considerazione durante l'esame di un uomo che si preoccupa della conformità del suo pene.
- La maggior parte degli uomini ha una falsa concezione della dimensione normale del pene, e molti pazienti interessati a un aumento chirurgico del loro pene hanno un pene di dimensioni normali.
- Le tecniche chirurgiche che mirano ad aumentare la dimensione del pene non sono standardizzate. Sono state riportate diverse complicanze. Le tecniche di allungamento del pene più utilizzate migliorano solo il suo aspetto esterno, perché la lunghezza delle strutture peniene resta immutata.
- Gli uomini che desiderano un aumento penieno devono ricevere un'informazione completa sul grado di affidabilità e sul risultato di queste tecniche per evitare false speranze e delusioni.

Falloplastica:

- La ricostruzione chirurgica del pene è una sfida maggiore per gli obiettivi funzionali ed estetici ai quali bisogna rispondere.
- Gli interventi chirurgici devono essere adattati all'eziologia e alla natura della mutilazione.
- Il trasferimento di lembo e la messa in sede ulteriore di una protesi peniena danno i migliori risultati in caso di peniectomia parziale o totale per cancro.

Protesi testicolare:

- Il posizionamento di una protesi testicolare non deve essere considerato come un semplice intervento estetico.
- L'assenza o la perdita di un testicolo è un trauma a qualsiasi età, e il ripristino di un aspetto scrotale normale può prevenire le conseguenze psicologiche legate a uno scroto vuoto.
- Le protesi testicolari danno risultati eccellenti in termini di sicurezza ed efficacia, con una piccola percentuale di effetti indesiderati postoperatori.
- Il carcinoma del testicolo è diventato uno dei tumori maligni solidi più curabili, e il posizionamento di una protesi testicolare rappresenta, dunque, una tappa importante della consulenza ai pazienti che dovranno essere operati per un cancro del testicolo.

Eccesso di cute scrotale:

- L'aspetto visivo di un pene normale può essere influenzato da anomalie congenite o acquisite del corpo del pene e del cuscinetto di grasso prepubico che danno una visione parziale del pene. Questa condizione provoca dei problemi di igiene che predispongono alle infezioni urinarie e che, nell'adulto, influenzano la penetrazione vaginale.
- La correzione chirurgica di queste anomalie deve essere considerata come una procedura di ricostruzione piuttosto che come una tecnica estetica.

II.4.21.1 Dimensioni normali del pene

L'aspetto personale e la bellezza fisica sono sempre più importanti nella nostra società, e sia gli uomini che le donne cercano sempre più di migliorare il loro aspetto. Oltre alle ragioni puramente estetiche, altre motivazioni degli interventi a scopo estetico o di trattamento dei segni esterni dell'invecchiamento, sono il desiderio di aumentare le opportunità sul lavoro, di adattarsi meglio all'ambiente sociale e di migliorare le relazioni affettive.

L'interesse in crescita per l'estetica dell'apparato genitale maschile ha fatto in modo che l'allungamento e l'allargamento controllati del pene siano stati anche proposti come tecnica estetica per il pene normale, e un numero crescente di uomini riflette su questa possibilità chirurgica.

La lunghezza del pene è definita come la distanza lineare lungo la linea dorsale del pene che si estende dalla giunzione cutanea pubo-peniena alla punta del glande. In realtà, la vera lunghezza fisiologica del pene è la lunghezza in erezione, ma non è facile, o è addirittura impossibile, effettuare delle osservazioni esaurienti, ed esistono, inoltre, dei problemi etici relativi all'induzione dell'erezione, in particolare nei bambini e negli adolescenti. È stato stabilito che la lunghezza del pene completamente stirato, ma ancora flaccido, forniva delle valutazioni attendibili del potenziale massimo di allungamento in erezione e poteva evitare l'uso di un'iniezione intracavernosa, di mezzi audiovisivi o di una stimolazione manuale per valutare

Tabella II.4.21. Dimensioni del pene, secondo l'etnia, nei giovani adulti (n. d.: non disponibile)

Autore	Numero di soggetti	Età (anni)	Gruppo etnico	Estensione flaccida (cm)	Estensione stirata (cm)	Estensione in erezione (cm)	Circonferenza flaccida (cm)
Schonfeld e Beebe (1942)	123	18–25	Caucasico	n. d.	13,6	n. d.	8,61
Ajamani et al. (1985)	320	17–23	Nigeriano	8,2 ± 0,9	n. d.	n. d.	8,8 ± 0,02
Ponchietti et al. (2001)	3300	17–19	Caucasico	8,8 ± 1,88	12,6 ± 2,3	n. d.	9,8 ± 0,8
Schneider et al. (2001)	111	18–19	Caucasico	8,6	n. d.	14,4	n. d.
Son et al. (2003)	123	19–27	Coreano	6,9 ± 0,8	9,6 ± 0,8	n. d.	8,5 ± 1,1

la lunghezza del pene in erezione (Chen et al. 2000; Sengezer et al. 2002).

Gli organi genitali esterni dell'uomo si sviluppano nell'adolescenza, e gli stadi adulti sono valutati all'età di 18-20 anni in più del 90% delle persone; di conseguenza, si può supporre che i dati ottenuti in uomini giovani che appartengono a questo gruppo di età corrispondono alle dimensioni normali degli organi genitali maschili (Tabella II.4.21).

Questi dati selezionati e omogenei sulle dimensioni del pene dei giovani uomini adulti confermano che delle variazioni etniche esistono e che devono essere tenute a mente in caso di consultazione per pene corto.

II.4.21.2 Indicazioni e controindicazioni all'allargamento chirurgico del pene

Nella pratica clinica, noi osserviamo che le preoccupazioni riguardanti la dimensione del pene non sono rare nella popolazione di sesso maschile; in effetti, la maggior parte degli uomini ha una falsa concezione della dimensione normale del pene e ha spesso una scarsa percezione della propria taglia peniena normale. Infatti, numerosi pazienti che hanno sentimenti soggettivi di imperfezione del loro pene e che vorrebbero beneficiare di tecniche di allungamento chirurgiche, hanno un pene la cui dimensione è nei valori normali (Mondaini et al. 2002).

La chirurgia di aumento penieno non è controindicata nei pazienti che hanno un pene di dimensioni normali, perché si tratta di un tipo di chirurgia estetica; tuttavia, in alcuni pazienti, la chirurgia di aumento penieno può essere motivata da una difficoltà psicologica piuttosto che da una sofferenza fisica. Per i candidati alla chirurgia di aumento del pene, una selezione attenta e dei consigli appropriati sono fortemente indicati per evitare delle aspettative irrealistiche.

La chirurgia di allungamento penieno è cresciuta in popolarità per un'ampia pubblicità e per l'attenzione dei media; tuttavia, bisogna insistere sul fatto che queste procedure sono ancora allo stadio sperimentale e che sono state riportate numerose complicanze (Wessells et al. 1996).

II.4.21.3 Tecniche di scelta della chirurgia di allargamento del pene

Le tecniche più utilizzate sono basate sull'avanzamento del pene, liberando il legamento sospensore del pene e avanzando la pelle infrapubica secondo la plastica a V-Y o la plastica a doppio Z (Fig. II.4.44). Tuttavia, queste tecniche che tendono ad allungare il pene migliorano solo l'aspetto visivo del pene allo stato flaccido, perché la lunghezza delle strutture peniene resta immutata.

È stato descritto un approccio aggressivo che permette un vero allungamento penieno che consiste nell'inserzione di cartilagine costale tra l'estremità dei corpi cavernosi e il cappuccio del glande (Perovic e Djordjevic 2000). Le iniezioni di grasso autologo nell'albuginea sono state utilizzate per ottenere un ispessimento intracavernoso, ma con dei risultati mediocri e un gran numero di deformazioni estetiche e funzionali (Adler 1997). Degli innesti allodermici e di safena sono stati utilizzati con migliori risultati, ma queste tecniche sono ancora in corso di valutazione (Austoni et al. 1999). È stato riportato un aumento del glande con iniezione di gel di acido ialuronico (Kim et al. 2003).

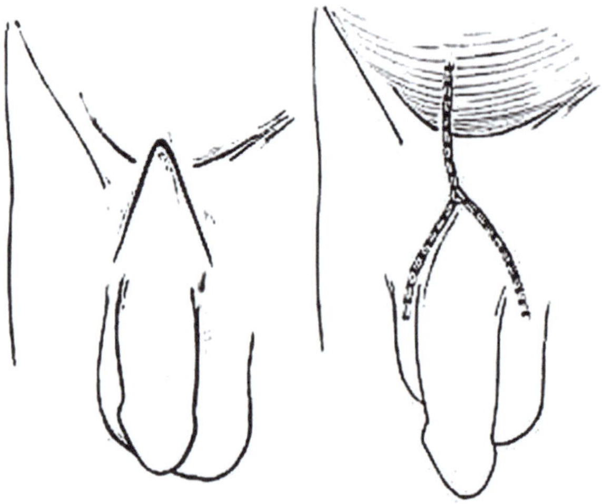

a b

Fig. II.4.44. Plastica in V-Y per allungamento sottosfinteriale

II.4.21.4
Falloplastica

L'amputazione del pene è una lesione non abituale che risulta da un trauma accidentale, da una mutilazione o da un intervento chirurgico per cancro del pene. La ricostruzione chirurgica del pene è una sfida maggiore per gli obiettivi funzionali ed estetici da raggiungere, ma non esiste, a oggi, una tecnica singola di riferimento per questa procedura.

Lo sviluppo delle tecniche di falloplastica si è effettuato parallelamente all'evoluzione del trasferimento di un lembo nella chirurgia ricostruttiva. Il miglioramento di queste tecniche chirurgiche è legato principalmente al numero crescente di donne transessuali che desiderano la creazione di un pene completamente funzionale ed esteticamente attrattivo al momento della trasformazione genitale donna-uomo (Hage et al. 1993).
Gli scopi della chirurgia riparatrice del pene sono:

- La creazione di una neo-uretra competente per permettere la minzione in posizione eretta.
- Il ripristino di un fallo con una sensibilità sia tattile che erogena e di un volume sufficiente all'impianto di una protesi peniena.
- L'aspetto estetico del neofallo.

Nelle amputazioni intrapeniene traumatiche parziali o totali, il reimpianto chirurgico è l'approccio privilegiato; le tecniche attuali di reimpianto sono basate sul riavvicinamento microchirurgico delle strutture dorsali e delle arterie cavernose con un tasso elevato di successo e di ripristino delle funzioni sessuali. Possono capitare durate di ischemia tissutale fredda di oltre 18 ore che richiedono che il paziente sia trasportato in un centro dove può essere effettuato il reimpianto microvascolare (Lowe et al. 1991).

La ricostruzione di un moncone penieno derivante da una peniectomia parziale per cancro può essere effettuata mediante un trasferimento di lembo (scrotale, addominale o miocutaneo), la sostituzione dei corpi cavernosi distali utilizzando un manicotto in Dacron o in Gore-Tex e la conseguente messa in sede di una protesi peniena gonfiabile (Mazza e Cheliz 2001).

Per i pazienti con gravi lesioni peniene o un cancro del pene che richiedono una peniectomia totale, il tipo di ricostruzione fallica si deve adeguare alla scelta del paziente. I lembi rimangono ancora un'opzione valida se il paziente desidera un aspetto parziale del pene estetico e funzionale. Per una ricostruzione fallica totale, il trasferimento microvascolare di un frammento dell'avambraccio, con le sue diverse alterazioni, e la messa in sede secondaria di una protesi danno i migliori risultati estetici e funzionali (Chang e Hwang 1984; Jordan 1999).

II.4.21.5
Protesi testicolare

Le fantasie, le convinzioni, i miti e i valori culturali che sottolineano l'importanza dei testicoli fanno parte di molte culture da molto tempo, e anche le reazioni emotive legate all'assenza o alla perdita di un testicolo meritano un'attenzione considerevole a qualsiasi età. Si può considerare il posizionamento di una protesi testicolare per ristabilire l'aspetto normale dello scroto e per prevenire le eventuali conseguenze psicologiche legate alla presenza di una sacca scrotale vuota.

I maschi che hanno un unico testicolo hanno un forte senso del ridicolo e preoccupazioni a proposito dei loro organi genitali e tendono a evitare gli sport collettivi, i bagni e le docce pubbliche con tutti i loro compagni, cosa che genera un isolamento sociale. Inoltre, per i maschi e per gli adolescenti, il risultato di avere due testicoli nello scroto svolge un ruolo importante nello sviluppo dell'identità sessuale maschile.

La perdita di un testicolo in un uomo adulto rappresenta un'esperienza traumatizzante maggiore: l'immagine corporea e la stima di se stesso del paziente sono alterate e lui si può avvertire genitalmente imperfetto e può sviluppare dei seri disturbi del comportamento.

Il carcinoma del testicolo, anche se relativamente raro, è il tumore maligno più frequente dell'uomo nella fascia d'età dai 15 ai 35 anni. Il miglioramento spettacolare della sopravvivenza derivante dalla combinazione di tecniche diagnostiche efficaci, dal miglioramento dei protocolli di chemioterapia e dalla modificazione delle tecniche chirurgiche ha generato una riduzione della mortalità a meno del 5%. L'orchiectomia è un trattamento curativo del cancro del testicolo, ma questi pazienti riportano più problemi della sfera sessuale (disfunzione erettile, eiaculazione precoce) degli uomini di un gruppo di età identico che presentano altre forme di neoplasia (Jonker-Pool et al. 1995). Poiché il carcinoma del testicolo è diventato uno dei tumori maligni solidi più curabili, importa prestare attenzione allo stress emotivo provocato da un'emi-castrazione. Alcuni studi condotti in pazienti che hanno avuto una protesi testicolare dopo orchiectomia hanno descritto un miglioramento dell'immagine corporea, una minore preoccupazione a essere nudi in presenza di altri uomini, una bassa frequenza di problemi sessuali e un tasso elevato di soddisfazione (Lynch e Prior 1992; Incrocci et al.1999).

In quale momento posizionare una protesi testicolare rimane dibattuto, ma l'indicazione di questo intervento è solo di ordine estetico e rappresenta, piuttosto, una fase importante dell'accompagnamento attento dei pazienti operati per cancro del testicolo (Adshead et al. 2001).

Il principale obiettivo della gestione dei pazienti affetti da cancro della prostata allo stadio avanzato è l'ipotestosteronemia, e la castrazione chirurgica è stata spesso il gold standard del trattamento endocrino. Benché si tratti di un trattamento curativo, l'orchiectomia bilaterale è un'aggressione grave dell'immagine corporea e del senso della mascolinità, che può non essere accettabile per alcuni pazienti.

Nel 1942, Riba ha introdotto l'orchiectomia sottocapsulare come intervento chirurgico la cui efficacia è sia di sopprimere la fonte testicolare del testosterone che di superare l'inconveniente estetico di uno scroto vuoto. La castrazione chirurgica e la castrazione medica causano gli stessi effetti in termini di diminuzione dei livelli plasmatici di testosterone. Tuttavia, i pazienti che hanno subito una chirurgia hanno riportato più disfunzioni sessuali di quelli che non l'hanno subita, e una differenza può essere spiegata dai fattori psicologici associati alla chirurgia. La soppressione ormonale medica è simbolicamente meno drastica della castrazione chirurgica ed è, di conseguenza, preferita da numerosi pazienti che hanno un cancro della prostata allo stadio avanzato (Fossa et al. 1994). In caso di castrazione, può essere considerato l'impianto bilaterale di una protesi testicolare per preservare un'immagine corporea e migliorare simultaneamente la qualità della vita di questi pazienti.

Le protesi testicolari sono spesso utilizzate per rimpiazzare i testicoli assenti o asportati, con eccellenti risultati in termini di sicurezza e di efficacia e con un basso tasso di effetti postoperatori collaterali. Gli impianti testicolari disponibili, pieni di gel o di elastomeri in silicone, sono simili alla forma, al peso e alla consistenza di un testicolo normale. Per i pazienti preoccupati per la sicurezza delle protesi in silicone, si possono utilizzare i nuovi trapianti contenenti della soluzione fisiologica per una sostituzione testicolare (Turek et al. 2004).

II.4.21.6 Eccesso di cute scrotale

Molte deformazioni congenite o acquisite possono provocare un aspetto poco avvenente degli organi genitali esterni normali dell'uomo. Questo fenomeno, conosciuto sotto il termine di *pene nascosto oppure pene celato*, indica un insieme di patologie che vanno dal pene palmato a un pene completamente nascosto. Il pene nascosto si riscontra spesso nei bambini e negli adolescenti obesi e, nella forma più grave, il pene può scomparire nel tessuto vicino, provocando dei problemi di igiene e predisponendo alle infezioni delle vie urinarie.

Il pene nascosto del bambino è il risultato di una combinazione di fattori che colpiscono l'aspetto visivo di un pene normale: a volte, la pelle dello scroto urta sulla guaina del pene, causando una piega mediana che si prolunga spesso fino a un'estremità. Il pene palmato può essere facilmente corretto con una correzione in V-Y della cute scrotale con buoni risultati estetici e funzionali (Fig. II.4.45). Il pene nascosto è spesso osservato nel lattante o nei ragazzi obesi e corrisponde a una guaina del pene che è nascosta sotto la superficie della cute a causa di un cumulo di grasso sovrapubico anormalmente elevato e di bande fibrose dense che si retraggono e si legano al pene. Evitare la circoncisione è imperativo nei neonati e nel lattante con un avvolgimento del pene, poiché essa può aggravare questo stato, causando un *pene bloccato* che è esteticamente più devastante e più difficile da correggere.

II.4

La fisiopatologia del pene nascosto dell'adulto differisce da quella del bambino e comprende le cicatrici della guaina intra-

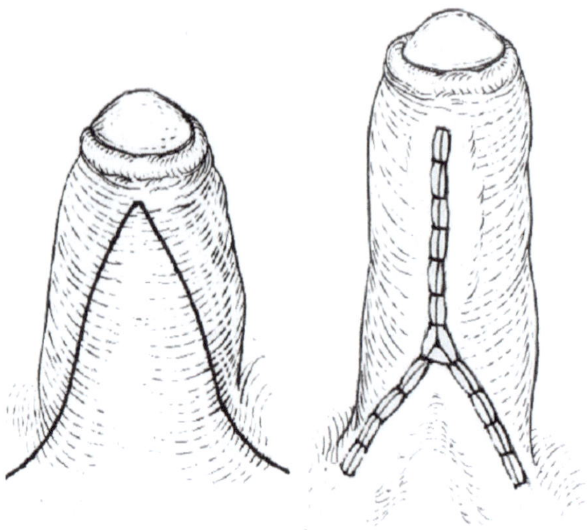

a b

Fig. II.4.45. Plastica in V-Y per pene palmato

cavernosa, i traumi, la chirurgia inguinale, l'obesità e le masse intrascrotali voluminose. Il pene nascosto dell'adulto è particolarmente invalidante e provoca l'incapacità di urinare in posizione eretta e interessa la penetrazione vaginale.

La correzione chirurgica di questi stati è destinata a liberare il pene e a ripristinare l'aspetto normale degli organi genitali esterni e deve essere adattata alla loro eziologia (Donatucci e Ritter 1998; Herndon et al. 2003). Queste tecniche devono essere considerate come una chirurgia riparatrice piuttosto che di natura puramente estetica.

Bibliografia

Adler GJ (1997) Reconstruction of deformities resulting from penile enlargement surgery. J Urol158:2153 – 2157

Adshead J, Khouhene B, Wood J, Rustin G (2001) Testicular implants and patient satisfaction: a questionnaire-based study of men after orchiectomy for testicular cancer. BJU Int 88:559 – 562

Ajamani ML, Jain SP, Saxena SK (1985) Anthropometric study of male external genitalia of 320 healthy Nigerian adults. Anthropol Anz 43:179 – 186

Austoni E, Guarnieri A, Gatti G (1999) Penile elongation and thickening – a myth? Is there a cosmetic medical indication? Andrologia 31:45 – 51

Chang TS, Hwang WY (1984) Forearm flap in one-stage reconstruction of the penis. Plast Reconstr Surg 74:251 – 258

Chen J, Gefen A, Greenstein A, Matzkin H, Elad D (2000) Predicting penile size during erection. Int J Impot Res 12:328 – 333

Donatucci CF, Ritter EF (1998) Management of the buried penis in adults. J Urol 159:420 – 424

Elder JS, Keating MA, Duckett JW (1989) Infant testicular prostheses. J Urol 141:1413 – 1415

Fossa SD, Aass N, Opjordsmoen S (1994) Assessment of quality of life in patients with prostate cancer. Semin Oncol 5:657 – 661

Hage JJ, Bloem JJ, Suliman HM (1993) Review of the literature on techniques for phalloplasty with emphasis on the applicability in female-to-male transsexuals. J Urol 150:1093 – 1098

Herndon CD, Casale AJ, Cain MP, Rink RC (2003) Long term outcome of the surgical treatment of concealed penis. J Urol 170:1695 – 1697

Incrocci L, Bosch JL, Slob AK (1999) Testicular prostheses: body image and sexual functioning. BJU Int 84:1043 - 1045

Jonker-Pool G, Van Basten JP, Hoekstra HJ, Van Driel MF, Sleijfer DTH (1995) Testicular cancer and sexual dysfunction. Int J Impot Res 7:23 - 24

Jordan GH (1999) Penile reconstruction, phallic construction and urethral reconstruction. Urol Clin North Am 26:1 - 19

Kim JJ, Kwack TI, Jeon BG, Cheon J, Moon DG (2003) Human glans penis augmentation using injectable hyaluronic acid gel. Int J Impot Res 15:439 - 443

Lowe MA, Chapman W, Berger RE (1991) Repair of traumatically amputated penis with return of erectile function. J Urol 145:1267 - 1270

Lynch MJ, Prior JP (1992) Testicular prostheses: the patient's perception. Br J Urol 70:420 - 422

Mazza ON, Cheliz GMJ (2001) Glanuloplasty with scrotal flap for partial penectomy. J Urol 166:887 - 889

Mondaini N, Ponchietti R, Gontero P, Muir GH, Natali A, Di Loro F, Caldarera E, Biscioni S, Rizzo M (2002) Penile length is normal in most men seeking penile lengthening procedures. Int J Impot Res 14:283 - 286

Perovic SV, Djordjevic ML (2000) Penile lengthening. BJU Int 86:1028 - 1033

Ponchietti R, Mondaini N, Bonafè M, Di Loro F, Biscioni S, Masieri L (2001) Penile length and circumference: a study on 3,300 young Italian males. Eur Urol 39:183–186

Riba LW (1942) Subcapsular castration for carcinoma of prostate. J Urol 48:384–387

Schneider T, Sperling H, Lummen G, Syllwasschy J, Rubben H (2001) Does penile size in younger men cause problems in condom use? A prospective measurement of penile dimensions in 111 young and 32 older men. Urology 57:314–318

Schonfeld WA, Beebe GW (1942) Normal growth and variation in the male genitalia from birth to maturity. J Urol 48:759–777

Sengezer M, Ozturk S, Deveci M (2002) Accurate method for determining functional penile length in Turkish young men. Ann Plast Surg 48:381–385

Son H, Lee N, Huh JS, Kim SW, Paick JS (2003) Studies on self esteem of penile size in young Korean military men. Asian J Androl 5:185–189

Turek PJ Master VA and The Testicular Prosthesis Group (2004) Safety and effectiveness of a new saline filled testicular prosthesis. J Urol 172:1427–1430

Wessells H, Lue TF, Mc Aninch JW (1996) Complications of penile lengthening and augmentation seen at 1 referral center. J Urol 155:1617–1620

II.4.22 Estetica in andrologia: cure della cute per l'uomo, cosmetica maschile e tecniche cosmetiche in dermatologia

C. Müller, W.-B. Schill

Sintesi

Attualmente, esiste un aumento costante delle tecniche estetiche mediche effettuate negli uomini. La tendenza negli uomini a essere molto curati continuerà, poiché essi si interessano al miglioramento del loro aspetto esteriore. Nel quadro dell'**andrologia estetica**, una varietà di tecniche chirurgiche, non chirurgiche e di cure della cute è utilizzata per ottenere un aspetto dinamico, attraente e giovane, cosa che porta a un aumento della fiducia in sé nelle competenze sul lavoro, sociali ed emotive. Un aspetto di fiducia in sé implica generalmente più successo sia nella vita lavorativa che in quella privata.

II.4.22.1 Tendenze delle cure della cute nell'uomo

Come le donne sanno da molto tempo, i cosmetici rappresentano un'arma nella lotta quotidiana per il riconoscimento, la stima e il successo. È ora statisticamente provato che gli uomini ben curati hanno anche una migliore prospettiva di carriera e più successo con le donne. L'epoca in cui l'uso di acqua di colonia e di creme era considerato come non virile è sparita da molto tempo. Le inibizioni all'acquisto di prodotti cosmetici per uomo e alla frequentazione degli istituti di bellezza sono recentemente diminuite. Tutto ciò che era chiesto timidamente fino a qualche anno fa è oggi un'espressione dell'emancipazione dell'uomo. Secondo uno studio per la Psicologia Razionale a Monaco, «l'uomo nuovo» è fiero della sua salute, presta attenzione alla sua forma, cerca una relazione basata sulla collaborazione e spende regolarmente del denaro per dei prodotti di profumeria e dei cosmetici.

L'uomo del nuovo millennio è «metrosessuale», e fa posto al suo lato femminile senza essere omosessuale. Cura il suo aspetto per differenziarlo da quello comune o per esprimere un atteggiamento di fiducia in sé nei confronti della propria estetica corporea.

La composizione diversa della cute degli uomini e la loro preferenza per i profumi pungenti significano che sono consigliate delle linee speciali di cosmetici. Gli uomini desiderano dei prodotti facili da usare che siano non grassi, facili da applicare e soltanto leggermente profumati. Dal momento che gli uomini sono molto pratici, amano i prodotti multifunzionali, per esempio, un balsamo che può essere utilizzato sia come dopobarba che come protezione solare con, in più, un effetto anti-invecchiamento. Gli uomini differiscono anche significativamente dalle donne in termini di igiene personale. Per gli uomini, questo significa principalmente lavarsi il corpo e rasarsi. Delle cure della cute regolari con delle creme e delle lozioni sono generalmente effettuate solo in caso di problemi concreti. Tuttavia, sembra verificarsi un cambiamento graduale in questo comportamento ostinato, e il mercato ha riconosciuto lo spirito della nostra epoca.

II.4.22.2 Concetti fondamentali nella dermatologia maschile

II.4.22.2.1 Differenze tra cute dell'uomo e cute della donna

La distinzione tra la cute dell'uomo e quella della donna diventa visibile all'inizio della pubertà (Black et al. 1970; Shuster et al. 1970; Burton et al. 1972). L'aumento della produzione di androgeni è responsabile di una varietà di differenze. Il testosterone, principale ormone maschile, è prodotto per il 95% dalle cellule di Leydig testicolari e, in minor misura, dalla corteccia surrenalica. Esso è convertito in una forma biologicamente attiva dall'enzima 5α-reduttasi. Nella cute, nei follicoli piliferi, nella prostata, nel fegato e negli adipociti dei mammiferi, è aromatizzato in 17β-estradiolo. Gli altri metaboliti sono il diidrotestosterone e, in minor quantità, l'aromatizzazione in estradiolo (Fritz 2003).

Nella cute, il testosterone può alterare la funzione della barriera epidermica. Nell'utero, i feti maschili hanno uno sviluppo della barriera più lento dei feti femminili. Una più alta barriera epidermica e un ristabilimento più rapido di questa sono osservati in caso di deficit di testosterone (Kao et al. 2001). Nell'uomo, la superficie dei cheratinociti è significativamente inferiore a quella delle donne premenopausali, vicino a quella delle donne in menopausa senza trattamento ormonale sostitutivo (Fluhr et al. 2001). Tuttavia, non esiste alcuna relazione tra la superficie dei cheratinociti e i differenti parametri funzionali della pelle come la disidratazione. Poiché la cute degli uomini è più spessa di quella delle donne di circa il 25%, la capacità di legame dell'acqua vi è più elevata ed è visivamente differente, con una più alta rugosità per il suo strato corneo più spesso. L'epidermide è sviluppata meglio (del 12–24%) e fortemente ancorata nel corion. Lo spessore dell'epidermide non dipende soltanto dal sesso, ma anche dall'età. Basandosi su misure radiografiche, è stato dimostrato che l'epidermide ha uno spessore di 1-1,7 mm nell'uomo di meno di 65 anni, rispetto a 0,9-1,4 mm nella donna. Questa differenza si uguaglia con l'età: nell'uomo di più di 65 anni è ancora di 0,7-1,2 mm, nella donna di 0,6-1,2 mm. Il corion della pelle maschile contiene un numero più elevato di fibre muscolari lisce rispetto alla donna, il che aumenta la compattezza della cute. Similmente, la composizione del sebo è diversa. Nel corso della vita di un uomo, la produzione di sebo (principalmente stimolata dagli androgeni) è significativamente più elevata che nella donna (Kavallunas et al. 1985). L'aumento della pellicola lipidica sulla superficie della pelle maschile ritarda la desquamazione cellulare. Al contrario, con l'età, le donne sono più inclini a sviluppare una secchezza cutanea, poiché la produzione di androgeni da parte dell'ovaio e della corticale surrenalica diminuisce progressivamente dopo la menopausa.

Gli uomini traspirano più rapidamente e intensamente delle donne. La cute perde umidità, e la pelle maschile richiede, così, un'idratazione aumentata. Queste differenze fisiologiche sono amplificate dall'assenza di una protezione contro le influenze ambientali attraverso le creme e il trucco e sono aggravate dalla rasatura e dai microtraumi.

Cure particolari per la cute degli uomini?

La risposta a questa domanda è affermativa, poiché esistono delle differenze specifiche del sesso. Confrontando la cute degli uomini con quella delle donne, sono osservate le seguenti differenze (Black et al. 1970; Shuster et al. 1975):

- Una cute generalmente più spessa
- Un numero più elevato di strati cellulari nello strato corneo
- Un'epidermide del 15-24% più resistente e un migliore ancoraggio nel corion
- Più fibre muscolari lisce nel corion, che portano a una maggiore rigidità
- Più follicoli piliferi
- Un aumento della secrezione sebacea con una più alta produzione di sebo (androgeno-dipendente)
- Un film idrolipidico stabile con una capacità di legame dell'acqua più elevata, una pelle umida
- Una migliore circolazione
- Un pH della cute di ~5,4
- Un contenuto iniziale di collagene più elevato, un invecchiamento della pelle di conseguenza ritardato, ma una formazione più marcata delle rughe
- Un tessuto adiposo sottocutaneo meno sviluppato
- Una sensibilità più debole agli stimoli esterni come il tatto o i cambiamenti della temperatura.

II.4.22.2.2 Tipi di pelle maschile

Nell'uomo e nella donna, i tipi di cute sono generalmente distinti come normale, grassa (seborroica), secca (sebostatica) e sensibile. Il tipo di cute può essere soggetto a delle variazioni stagionali e dipende dai livelli ormonali, dall'età e dallo stato di salute.

Il tipo di cute che predomina nell'uomo è caratterizzato da un aumento della produzione di sebo. Gli uomini tendono ad avere una pelle seborroica con pori ingrossati e punti neri e un inizio precoce di acne persistente più a lungo e più grave.

Pelle grassa (seborroica) e acne

La seborrea deriva da una secrezione sebacea aumentata con lo sviluppo eccessivo della parte lipofila del film idrolipidico. Un'altra causa fisiopatologica dell'acne è l'ipercheratosi androgeno-dipendente dei follicoli piliferi e dei dotti delle ghiandole sebacee e il contagio da batteri propionici. Lo strato corneo della cute grassa è relativamente spesso. La pelle appare, quindi, poco vascolarizzata e pallida. La pelle lucida tende ad avere dei pori larghi, alcuni punti neri e pustole. D'altra parte, la cute grassa rimane liscia e le rughe si sviluppano più tardivamente che negli individui dalla pelle secca ed è meno sensibile alle influenze ambientali.

Le cure comprendono una pulizia la mattina e la sera con dei detergenti sintetici o delle lozioni che riducono leggermente la produzione di sebo ed evitano o ritardano la sua formazione. Dei prodotti di cura non grassi e non irritanti possono essere applicati in complemento. Gli agenti cheratolitici, (p. es., derivati acidi della vitamina A, acido glicolico), anti-seborroici (perossido di benzoile) e/o degli additivi antibatterici sono indicati in caso di acne. A sostegno, possono essere effettuati a intervalli regolari dei trattamenti esfolianti all'acido glicolico con delle maschere astringenti. Inoltre, una terapia manuale anti-acneica regolare realizzata da un estetista migliorerà l'aspetto della cute.

Dal momento che la pelle seborroica è il tipo predominante di cute maschile, la maggior parte dei prodotti delle cure per l'uomo è concepita per una pelle leggermente grassa.

Pelle secca

La pelle secca è deficitaria di lipidi. La perdita dei lipidi epidermici e sebacei provoca un'alterazione della composizione del film idrolipidico e dei lipidi della barriera. C'è una mancanza degli umettanti naturali, in particolare dell'urea e degli acidi grassi essenziali. La funzione della barriera è debole e la perdita insensibile di acqua aumenta. La pelle sembra opaca ed è tesa, in particolare dopo il lavaggio. È secca, ruvida e squamosa e tende a raggrinzirsi prematuramente.

Devono essere eseguite delle cure con alcune preparazioni idratanti che sostituiscono i lipidi mancanti della cute (per esempio, ceramide) o che stimolano la loro produzione. Devono essere utilizzati solo dei detergenti leggeri, e le lozioni toniche per il viso contenenti alcol devono essere evitate.

Pelle sensibile

Un'indagine in Inghilterra nel 2003 ha mostrato che il 30% degli uomini affermava di avere la cute sensibile e, per le donne, questa percentuale arrivava anche a più del 50%. Il termine «pelle sensibile» non è chiaramente definito. Esso indica uno stato della cute che ha una soglia di eccitabilità diminuita per i disturbi irritanti che dipendono da fattori individuali e ambientali. Lo stato del mantello acido protettivo e del film idrolipidico, così come la funzione della barriera, sono estremamente importanti per la sensibilità della pelle. L'aumento della perdita idrica insensibile è importante per lo sviluppo di un'alterazione della funzione della barriera. I segni tipici della pelle sensibile sono arrossamento, tumefazione, desquamazione, formicolio, ustioni, pruriti e tensione. Le cure per la pelle sensibile devono mirare alla reidratazione e al ripristino di una sana barriera cutanea. La prevenzione delle lesioni esogene della cute è decisiva. Per la pulizia, devono essere utilizzati dei detergenti sintetici leggeri invece dei saponi. I prodotti di cura appropriati sono sostanze ben tollerate in formulazioni semplici. Inoltre, è raccomandato l'uso regolare di creme senza profumo né conservanti, che contengono degli umettanti naturali quali l'urea, l'acido lattico, il lattato di ammonio e degli acidi alfa-idrossilici a basse concentrazioni. Il numero di prodotti diversi utilizzati deve essere basso per il maggiore rischio di irritazione con i diversi ingredienti e, quindi, per il rischio maggiore di reazioni allergiche (ipersensitibilità di tipo IV).

II.4.22.2.3
Invecchiamento cutaneo estrinseco e intrinseco

La vecchiaia è un processo complesso. La cute è l'organo più manifestamente colpito dal processo dell'invecchiamento. Un esame più scrupoloso rivela un invecchiamento prematuro delle regioni della pelle umana che sono esposte alle influenze ambientali esterne, come il viso e le mani. Tra le teorie attuali dell'invecchiamento, ci sono tutte le ragioni di credere che l'accumulo delle lesioni cellulari porta a quello che è percepito come l'invecchiamento. Durante la respirazione cellulare normale, degli elettroni sono continuamente smarriti, cosa che porta alla produzione di molecole fortemente reattive, le specie reattive dell'ossigeno (ROS). Il fenomeno dell'invecchiamento della cute è un'associazione di invecchiamento intrinseco (geneticamente programmato, cronologico) ed estrinseco determinato dai problemi esogeni. I raggi UV (fotoinvecchiamento), il consumo di nicotina, lo stress e le abitudini non sane sono responsabili dell'invecchiamento prematuro della pelle. Il principale meccanismo dell'invecchiamento estrinseco della cute è la produzione di ROS, che provoca l'ossidazione del DNA, delle proteine e dei lipidi delle membrane (Beckmann e Ames 1997). Per la loro protezione, le cellule sono equipaggiate con una rete di sistemi differenti di riparazione e di meccanismi antiossidanti. Tuttavia, una tensione eccessiva di questi sistemi protettivi può provocare lesioni cellulari e un'alterazione del DNA permanenti. Inoltre, la radiazione UV provoca l'espressione della gelatinasi e, di conseguenza, la degradazione delle fibre di collagene ed elastiche. Ciò porta a una perdita dell'elasticità e alla conseguente formazione di linee e di rughe.

I processi dell'invecchiamento sono differenti per la pelle maschile e per quella femminile. L'invecchiamento evidente della cute è osservato prima nella donna, ma progredisce più lentamente. Nell'uomo, i primi segni di invecchiamento della pelle si manifestano verso la quarantina e sono più veementi che nella donna. Le linee inizialmente sottili diventano rapidamente rughe e solchi. La pelle si rilassa progressivamente per un'elastosi aumentata. Queste manifestazioni cliniche dell'invecchiamento sono strettamente legate al contenuto totale di collagene nella cute.

Un contenuto iniziale più elevato di collagene cutaneo è la ragione per la quale gli uomini sembrano invecchiare più tardi delle donne (Black et al. 1970; Shuster et al. 1970; Burton et al. 1972). A causa dell'influenza degli androgeni, le fibre collagene della cute sono più densamente concentrate nell'uomo che nella donna. Allo stesso modo, la posizione delle fibrille del derma dipende dall'età e dal sesso. La produzione di androgeni è, quindi, principalmente responsabile della differenza specifica di genere rispetto al contenuto di collagene della cute (Shuster et al. 1975).

Lo sviluppo di ingredienti innovativi e i galenici ottimizzati hanno migliorato le possibilità terapeutiche in dermatologia estetica sia per la prevenzione che per il trattamento dell'invecchiamento. La richiesta di consigli medici ed estetici aumenta regolarmente negli uomini con malattie cutanee e con una pelle sensibile o in quelli che desiderano delle cure puramente preventive. Alcuni consigli competenti aiutano i pazienti a trovare la loro via nel vasto mercato dei diversi prodotti cosmetici. I consigli devono comprendere una raccomandazione per i cosmetici particolarmente ben tollerati e adeguati alla cute dell'individuo per ottenere un'ottimizzazione e un mantenimento dei risultati della terapia, in particolare per quanto riguarda i prodotti che prevengono il fenomeno dell'invecchiamento.

Oltre alla semplice prevenzione delle influenze ambientali nocive per la pelle, dei cosmetici efficaci possono essere utilizzati come profilassi supplementare contro l'invecchiamento. Questi rafforzano i meccanismi protettivi e attivano i meccanismi rigeneratori. Anche il trattamento o una migliore prevenzione dell'invecchiamento della pelle rappresentano un concetto innovativo in dermatologia estetica. In particolare, dopo alcuni metodi minimamente invasivi come la disepitelizzazione chimica e al laser, è molto importante pianificare il comportamento e il proseguimento del trattamento. Dei prodotti attentamente selezionati per un trattamento di follow-up contribuiscono a un risultato ottimale e di lunga durata. La protezione contro la luce solare con dei prodotti specifici per il tipo di cute è una necessità assoluta che deve essere fortemente consigliata al paziente.

II.4.22.2.4
Annessi cutanei

La cute degli uomini è notevolmente più pelosa di quella delle donne. Nel terzo inferiore del viso, regione della barba, ci sono tra i 5000 e i 25 000 peli. Per l'influenza degli androgeni, i peli della barba nell'uomo sono nettamente più spessi e crescono di 0,3-0,4 mm ogni giorno, cioè di quasi 14 cm all'anno. Un uomo passa circa 3000 ore o 140 giorni della sua vita a radersi. Questo rappresenta uno stress per la pelle. La rasatura giornaliera può essere paragonata a una disepitelizzazione intensiva, poiché le particelle esterne della cute e la pellicola idrolipidica protettiva associata sono anch'esse asportate. La pelle di questa regione del viso è, dunque, spesso irritata e particolarmente sensibile, di modo che, dopo la rasatura, l'uomo moderno utilizza dei prodotti per il viso. In particolare, in caso di pelle secca, la rasatura elettrica è tollerata meglio con questo pretrattamento con prodotti di cura per la rasatura. Una lozione calmante senza alcol deve essere applicata sulla pelle che ha una tendenza all'eritema e alle irritazioni, per prevenire una secchezza e un'irritazione supplementari. I prodotti dopobarba alcolici sono indicati in caso di pelle molto grassa. Molti uomini tendono a sviluppare una follicolite del mento, con infiammazione e pustole, per la diffusione dei batteri in occasione della rasatura.

La rasatura a secco deve essere preferita alla rasatura umida in caso di acne e di infezioni cutanee. Un tonico pre-rasatura prima della rasatura mette i peli in posizione eretta.

La rasatura umida è generalmente più dolce e più completa. Rade la pelle, togliendo le particelle morte e secche. Il viso deve, prima di tutto, essere lavato con l'acqua calda e con una crema per la pulizia. In seguito, si fa penetrare la crema o la schiuma da barba nella pelle e la si lascia agire per alcuni minuti perché il pelo divenga molle e possa essere tagliato meglio. I resti della schiuma sono, innanzitutto, rimossi con l'acqua calda e, quindi, con quella fredda. I tonici dopobarba devono essere utilizzati solo se i profumi sono ben tollerati dalla cute. In caso contrario, una lozione, un gel o un balsamo dopobarba sono preferibili poiché sono meno irritanti e idratano la cute.

II.4.22.3
Tecniche cosmetiche in dermatologia

II.4.22.3.1
«Cosmetici», prodotti anti-invecchiamento

Per il trattamento a lungo termine nel quadro dell'invecchiamento della pelle, sono disponibili diversi prodotti per la cura, i cosiddetti **prodotti anti-età**. Per la loro tollerabilità elevata e per il loro adattamento specifico alle esigenze dermatologiche, non li si trova nelle profumerie e nei negozi di cosmetici. Il termine «**Cosmetici**» è relativamente nuovo e proviene dagli USA (Gerny 2004). Questi prodotti contengono sostanze che sono a metà strada tra i cosmetici classici e i farmaci. Secondo la diagnosi, l'applicazione dei cosmetici è basata sulla specificità del tipo di cute. Anche i successivi agenti devono essere contenuti nelle creme anti-invecchiamento per l'uomo:
Preparazioni anti-invecchiamento

- La vitamina A e i suoi derivati
- Gli acidi alfa-idrossilici (AAH)
- Gli antiossidanti
  - -Vitamina C stabilizzata (acido ascorbico)
  - -Vitamina E (alfa-tocoferolo)
  - -Coenzima Q10
  - -Polifenoli
- Gli enzimi di riparazione del DNA
- I filtri anti-UV (spettro UVA e UVB)

Vitamina A e derivati

A eccezione della vitamina A (retinolo), l'acido di vitamina A (tretinoina) e la retinaldeide hanno un effetto sul recettore nucleare e, quindi, sull'espressione del gene. Sono stati dimostrati gli effetti dermici ed epidermici. L'attività del collagene (tipi I e III) e delle collagenasi che degradano l'elastina è inibita. Inoltre, c'è una neosintesi di collagene e una riorganizzazione del collagene e delle fibre di elastina lesionate (Vahlquist et al. 1982; Griffith et al. 1993; Fisher et al. 1996).

Acidi alfa-idrossilici (AAH)

Alcuni AAH sono degli agenti naturali, tra i quali l'acido glicolico è il più semplice. Il loro spettro si estende dalla cheratolisi all'esfoliazione, all'idratazione e alla decolorazione.

Inoltre, essi servono da veicoli ad altri agenti. Gli AAH aumentano la proliferazione cellulare, cosa che induce un ispessimento dell'epidermide. Per aumento della divisione cellulare, lo strato granuloso diviene più rilevante. Ciò provoca una diminuzione della perdita idrica insensibile, cosa che porta a un aumento dell'umidità della pelle. La produzione di collagene è aumentata dalla formazione più rilevante di glicosaminoglicani (GAG, Klein 2000).

Antiossidanti

Gli antiossidanti sono agenti che inibiscono gli effetti dannosi delle ROS, proteggendo così la pelle dallo stress ossidante e dalle lesioni cellulari e tissutali che ne risultano. Uno squilibrio tra i sistemi antiossidanti e pro-ossidanti provoca lesioni dei lipidi, delle proteine e degli acidi nucleici. Gli antiossidanti comprendono l'uso di vitamine come le vitamine C ed E, il β-carotene e i polifenoli (antiossidanti botanici, «fitochimici») come i flavonoidi, i fenoli del tè verde, la quercetina, il resveratrol e la silimarina (Elmets et al. 2001; Afaq e Mukthar 2002).

Vitamina C stabilizzata (acido ascorbico)

La vitamina C idrofila influenza la differenziazione della cute e stimola il metabolismo del tessuto connettivo con gli enzimi di sintesi del collagene e l'inibizione delle collagenasi (Nusgens et al. 2001). Inoltre, c'è un aumento della differenziazione dei ceramidi epidermici (Galinski et al. 1985).

Vitamina E (alfa-tocoferolo)

In quanto antiossidante lipofilo, la vitamina E è capace di disattivare le ROS. Essa inibisce anche le collagenasi che degradano il collagene e l'elastina. Essa protegge la biosintesi del collagene e impedisce la sintesi delle GAG stimolata dalle ROS (Tanaka et al. 1993; Ricciarelli et al. 1999). Inoltre, la vitamina E influenza la trasduzione del segnale cellulare, inibendo l'attività della proteina chinasi C. Lo stress ossidativo e l'inibizione dell'attività delle collagenasi sono anche ridotti da altri agenti antiossidanti, come il **coenzima Q10** e i **flavonoidi**, che hanno un effetto fotoprotettore addizionale (Hoppe et al. 1999; Elmets et al. 2001; Krutmann e Hansen 2001).

Enzimi di riparazione del DNA

Le lesioni cutanee tipiche sono causate dagli UVB, cioè la lesione del DNA con sviluppo di fotoprodotti nefasti quali i dimeri di ciclobutano pirimidina. La dimerizzazione può essere interrotta con dei liposomi contenenti la fotoliasi per promuovere la riparazione rapida delle lesioni del DNA. Questo processo è chiamato fotoriattivazione. Inoltre, l'espressione delle metalloproteasi della matrice è inibita e l'immunosoppressione è impedita (Krutmann e Hansen 2001).

Le preparazioni di acido di vitamina A e di vitamina C devono essere utilizzate soprattutto la sera. Anche altri disattivatori delle ROS possono essere applicati ogni mattina contemporaneamente a una cura idratante anti-UV per attenuare il fenomeno dell'invecchiamento della pelle indotto dalla luce. Delle informazioni a proposito di un comportamento appropriato nei confronti del sole e l'uso di un indice di protezione adeguato (spettro UVA e UVB) devono sempre avere la priorità su qualsiasi raccomandazione di cure in termini di invecchiamento della pelle.

Considerazioni finali

La forma fisica, la freschezza e, in una certa misura, la pulizia sono le idee chiave per mediatizzare il messaggio «cure della cute per uomo». Tradizionalmente, i cosmetici per uomo e per donna sono differenti per quanto riguarda la loro base e la loro strategia commerciale. Quindi, la risposta a questi prodotti varia: gli uomini tentano di ottenere benessere e buona salute, mentre le donne danno importanza alla bellezza e a un aspetto giovane. La maggioranza degli uomini cura la propria pelle conformemente alla necessità della rasatura e della pulizia del corpo. Tuttavia, «l'uomo moderno» desidera sempre più presentare un'immagine attraente al suo ambiente, che sia in accordo con la sua professione e con il suo modo di vita, da cui un aumento delle procedure estetiche chirurgiche e non chirurgiche da una parte e l'uso quotidiano dei prodotti per la cura della cute e del corpo per il benessere e per ritardare il processo dell'invecchiamento dall'altra.

I prodotti devono essere non colorati, non grassi, facili da applicare e facili da stendere. Devono essere rapidamente assorbiti, discretamente profumati e avere un odore fresco. I prodotti facili da usare, che sono sempre più in vendita, sono i più popolari fra gli uomini.

II.4.22.3.2
Tecniche estetiche minimamente invasive

Nel mondo del XXI secolo, gli uomini accordano sempre più attenzione al loro aspetto e alla loro salute. Anche in Germania, un numero crescente di uomini decide di ricorrere a trattamenti medico-estetici. Circa il 15-20% degli uomini si interessa a questo argomento, seguendo la tendenza che viene dagli USA dove non meno del 30% dei pazienti preoccupati della propria bellezza è rappresentato dagli uomini. Sul mercato del lavoro, l'aspetto è rilevante anche negli uomini, da cui una richiesta frequente di tecniche medico-estetiche per ragioni lavorative. Gli uomini ben curati e che si presentano bene guadagnano il 25% di più e trovano più facilmente lavoro rispetto ai colleghi «non trattati».

Secondo le statistiche della Società Americana per la Chirurgia Plastica Estetica (ASAPS 2003), il numero totale di interventi non chirurgici, quali l'iniezione di tossina botulinica o di materiali di riempimento (collagene, acido ialuronico e acido polilattico), l'epilazione laser, la micro-dermoabrasione e il trattamento esfoliante chimico, è aumentato del 34% (2002–2003).

Il trattamento con la tossina botulinica è la più popolare di queste tecniche. Gli usi estetici di questa tossina sono, dunque, descritti più in dettaglio successivamente.

Tossina botulinica

A oggi, quasi tutti gli studi sull'uso estetico della tossina botulinica sono stati realizzati nelle donne, poiché esse ne rappresentano la principale clientela. Recentemente, tuttavia, un numero crescente di uomini ha richiesto un trattamento con tossina botulinica per ridurre i segni dell'invecchiamento. Le differenze specifiche del sesso nella composizione della cute e della muscolatura devono essere prese in considerazione in caso di trattamento con tossina botulinica. Secondo uno studio pertinente, gli uomini hanno bisogno di almeno due volte la dose utilizzata nelle donne per trattare i solchi della glabella (Carruthers, 61st Annual American Academy of Dermatology, San Francisco, 2003). Ciò si spiega con il fatto che gli uomini hanno delle rughe più profonde a causa di un'epidermide più spessa, di una minore quantità di tessuto adiposo sottocutaneo e, in particolare, di un tono muscolare più potente e di una più grande massa muscolare. Nonostante le dosi più elevate, non sono stati osservati nessun effetto collaterale né nessuna complicanza supplementare.

Base ed effetto della tossina botulinica A

Le rughe facciali sono dovute alla contrazione della muscolatura sottostante. Con l'età, queste rughe divengono sempre più evidenti a causa dell'elastosi e dell'invecchiamento fotonico della cute. Fino al 2000, l'interesse per l'uso della tossina botulinica A è andato crescendo, dopo che un oculista canadese ha scoperto che la tossina, quando è stata utilizzata per trattare uno spasmo muscolare, aveva anche un «effetto di lisciatura» sull'espressione del volto. La prima pubblicazione sulla tossina botulinica A nella dermatologia estetica risale al 1990. Una coppia americana, i Carruthers, oculista e dermatologo, ha descritto in che modo correggere le rughe della glabella utilizzando questa tossina (Carruthers e Carruthers 1990).

La tossina botulinica induce la denervazione chimica dei muscoli lisci dividendo le proteine che inibiscono la liberazione di acetilcolina a livello della connessione neuromuscolare, effetto che induce, in seguito, una paralisi reversibile temporanea dei muscoli iniettati (Simpson 1981). La tossina botulinica A è un'esotossina prodotta da *Clostridium botulinum* in un ambiente anaerobico. È una proteina di 147 kDa che ha due sottounità collegate da ponti disolfuro. La catena pesante (circa 100 kDa) si lega rapidamente e in modo irreversibile ai recettori (sialoglicoproteine) localizzati al livello presinaptico delle terminazioni dei nervi colinergici. Questo induce un assorbimento per pinocitosi della molecola intera nella placca motoria. La catena leggera è divisa nella cellula, agendo come una metalloproteasi che divide specificamente la proteina bersaglio sinaptica SNAP-25 (Synaptosomal-Associated Protein, proteina associata al sinaptosoma, di 25 kDa, Binz et al. 1994). Questa attivazione della proteina è seguita dal blocco irreversibile della liberazione di acetilcolina.

Il risultato clinico è osservato dopo 24-72 ore, raggiungendo l'acme dopo 1-2 settimane e nel corso di circa 3-6 mesi. In seguito, i muscoli ritrovano gradualmente la loro funzione mediante l'emergere di nuove terminazioni nervose a partire dalle regioni adiacenti. I campioni di biopsia muscolare di pazienti che avevano ricevuto iniezioni ripetute di tossina botulinica non hanno mostrato alcun segno di degenerazione definitiva in termini di atrofia.

Esistono sette tipi di tossina botulinica sierologicamente diversi, ma di struttura simile (A-G), tra i quali il sottotipo A è il più efficace e quello il cui effetto dura più a lungo (Hambleton 1992).

Tre prodotti della tossina botulinica A sono attualmente disponibili sul mercato tedesco:

- il Botox® (Allergan)
- il Dysport® (Ipsen)
- la Xeomin® (Merz)

che differiscono per le loro componenti, la loro capacità di stoccaggio, la loro durata di conservazione e la loro posologia. Un'unità di Botox®/Xeomina® corrisponde a 3-4 unità di Dysport®.

Condizioni di impiego

Una buona conoscenza anatomica della muscolatura facciale è necessaria per un'iniezione senza rischi (Fig. II.4.46). Certe particolari caratteristiche della muscolatura facciale devono essere prese in considerazione. La maggior parte dei muscoli della faccia non è circondata da un'aponeurosi. Secondo la regione, può essere molto difficoltoso distinguere i differenti gruppi di muscoli. Parti di fibre si fondono tra di loro e circolano in maniera differente. Non è, dunque, possibile definire dei punti di iniezione particolari, che devono, piuttosto, essere considerati come dei punti atomici. La paresi di un gruppo muscolare può estendersi a un unico gruppo indiretto. Secondo la diluizione della soluzione di tossina botulinica A, la tossina si diffonde a gradi variabili, dato che l'effetto si riduce progressivamente quando il raggio di diffusione si ingrandisce. È, quindi, la regione iniettata piuttosto che una sede specifica a essere di fondamentale importanza per l'effetto della tossina. Un sistema muscolare agonista-antagonista deve essere preso in considerazione e osservato al momento della realizzazione del trattamento.

Oltre alle spiegazioni menzionate in precedenza, il paziente deve essere informato del fatto che l'uso della tossina botulinica A non è ancora stato autorizzato nell'indicazione del trattamento contro le rughe e deve, conseguentemente, essere dichiarato come uno studio terapeutico. Le informazioni complete devono comprendere una lista dettagliata degli effetti collaterali eventuali, dei metodi estetici alternativi e dei pre-trattamenti. Si devono anche ricercare nel paziente le malattie neurologiche e reologiche, le allergie e l'uso di farmaci. Le affezioni neuromuscolari, la gravidanza e l'allattamento sono considerati come controindicazioni; l'assunzione di anticoagulanti rappresenta una controindicazione relativa.

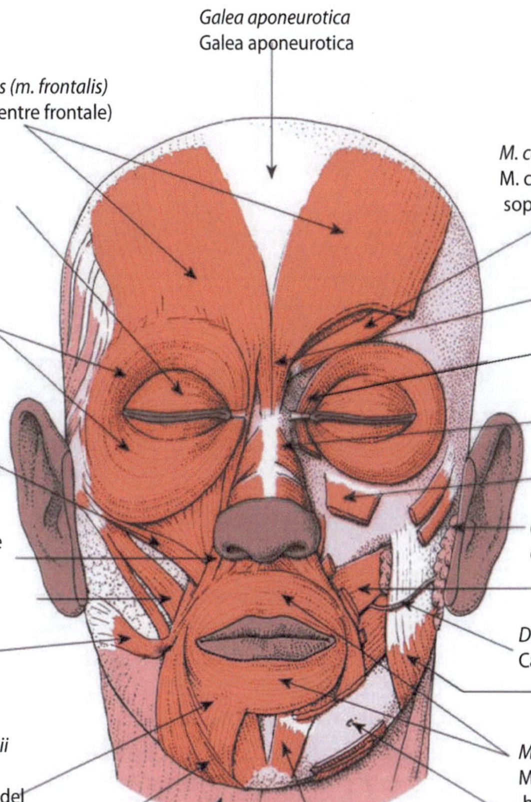

Fig. II.4.46. Muscoli dell'espressione del volto vista anteriore. Disegno anatomico dei muscoli della mimica

Le asimmetrie e i disturbi neurologici, come la paresi facciale periferica, devono sempre essere ricercati prima del trattamento. Le asimmetrie facciali che danno delle stimmate possono essere eguagliate con iniezioni mirate di dosi adattate al lato, poiché dosi più forti per zona di iniezione sono necessarie sia nell'uomo che nella donna. I candidati ideali per la terapia con la tossina botulinica sono gli uomini giovani o di mezza età di cui la cute non mostra ancora gravi lesioni solari né elastosi senile (fotoinvecchiamento), ma che lamentano le loro rughe facciali come antiestetiche.

Uso della tossina botulinica A

Il trattamento con tossina botulinica A è stato dimostrato in modo esemplare in quattro regioni: la glabella, la fronte, la regione peri-orbitaria con un sollevamento chimico delle sopracciglia e l'angolo della bocca.

Localizzazioni preferenziali delle rughe facciali e applicabilità della tossina botulinica A:

- La regione glabellare
- La regione della fronte
- La regione peri-orbitaria («rughe del riso») con un sollevamento chimico delle sopracciglia
- Il collassamento del cuneo della bocca («rughe»)

Rughe glabellari (solco delle sopracciglia)

Gli uomini si sentono spesso attraenti e dinamici eccetto che per il solco profondo tra le loro sopracciglia. Queste rughe verticali vicine alla zona della glabella mostrano la collera, il disturbo, lo stress e, a volte, l'ansia, cioè delle emozioni negative. Le rughe della glabella sono la principale indicazione all'iniezione di tossina botulinica A nell'uomo.

Lo sviluppo delle rughe è provocato dalla trazione continua della muscolatura facciale che, in molti casi, diventa ipertrofica. Ciò è dovuto alle attività frequenti e difficili che sono richieste nella società civile moderna.

Recentemente, molti consumatori di tossina botulinica A hanno riportato un miglioramento molto marcato di disturbi come cefalee, tensione ed emicranie. A oggi, non esiste nessuna ragione scientifica di questo fenomeno (Sommer e Sattler 1999).

Le rughe glabellari sono provocate dalla trazione di diversi

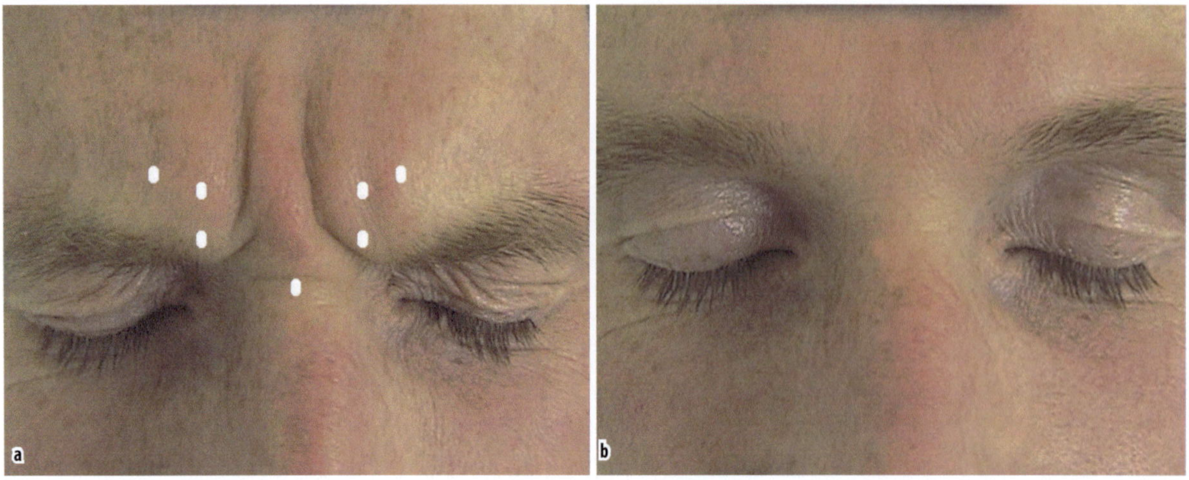

Fig. II.4.47 a, b. Schema dell'iniezione per le rughe glabellari. Rughe glabellari sotto tensione 2 settimane prima (**a**) e dopo l'iniezione (**b**)

muscoli (Carruthers e Carruthers 1992, 1998a, b; Forster e Wulc 1998; Grablowitz 1999; Rzarny e Feller 2000). Il muscolo corrugatore del sopracciglio disegna le sopracciglia in senso medio-caudale e il muscolo orbicolare dell'occhio lo disegna medialmente. Caudalmente, le sopracciglia sono disegnate dal muscolo procerus e dal muscolo abbassatore del sopracciglio. Dal momento che esistono spesso delle modificazioni dell'anatomia dei muscoli, la posizione delle sopracciglia dell'individuo deve sempre essere valutata prima del trattamento. La posologia è determinata dalla massa muscolare; nell'uomo, essa è, il più delle volte, due o tre volte più elevata che nella donna. Diverse tecniche di iniezione sono state segnalate in letteratura. In generale, gli schemi descrivono due punti di iniezione nel muscolo corrugatore del sopracciglio. Un altro punto o due sono posti nel muscolo procerus. Altri punti di iniezione sono la parte inferiore del muscolo occipito-frontale, la parte laterale del muscolo corrugatore del sopracciglio e la parte cranica del muscolo orbicolare. L'iniezione viene eseguita verticalmente (90%) alla superficie cutanea (Fig. II.4.47).

Un effetto secondario possibile è la ptosi palpebrale riscontrata nello 0-15% dei pazienti (Ascher et al. 1995; Garcia e Fulton 1996; Ahn et al. 2000).

Terapia della regione glabellare

- Tre-sette punti di iniezione
- Iniezione intramuscolare
- Bilateralmente 0,5-1 cm sopra il margine mediano orbitale cranico
- 1 cm lateralmente al di sopra del suddetto punto
- Mai lateralmente alla linea medio-pupillare
- Il rischio di ptosi palpebrale aumenta con una distanza più ravvicinata tra i punti laterali e la cavità orbitaria

Rughe della fronte

Le rughe trasversali o longitudinali attraverso la fronte portano all'immagine del «sopracciglio nobile», ma possono anche esprimere dolore e scetticismo.

Più il paziente è giovane e più la cute è dura, migliore è il risultato della terapia. Pazienti più anziani utilizzano spesso la parte laterale del muscolo occipito-frontale per escludere una ptosi esistente delle sopracciglia. I punti di iniezione e la posologia sono determinati dalla posizione delle sopracciglia e dallo spessore del muscolo. Il numero di punti dipende dalla dimensione della fronte. In generale, 4-8 punti sono posti a una distanza di 1-2 cm in 1-3 linee orizzontali. Bisogna essere prudenti al di sopra dell'orbita e lateralmente alla linea medio-pupillare. Si devono usare precauzioni nei pazienti più anziani che utilizzano i loro muscoli della fronte per sollevare le sopracciglia e in quelli le cui sopracciglia sono localizzate al di sotto o a livello del bordo orbitario, poiché un'alterazione dell'espressione facciale per delle sopracciglia situate più in profondità e un'eventuale ptosi palpebrale possono presentarsi per un periodo di almeno 3-8 settimane (Carruthers et al. 1996; Sommer e Sattler 2000; Becker-Wegerich et al. 2001). Un aumento accresciuto delle sopracciglia laterali, che può manifestarsi con un'iperfunzione del muscolo laterale e che dà al paziente un'aria interrogativa («effetto Mefisto») può essere corretto più tardi ponendo uno o due punti di iniezione lungo il bordo frontale dei capelli o un solo punto di iniezione direttamente al di sopra della ruga.

Trattamento delle rughe della fronte

- Da quattro a otto punti di iniezione
- Singolarmente dipendenti dalla posizione delle sopracciglia
- Distanza di 1-2 cm in una-tre linee
- **Cautela** in caso di iniezione direttamente al di sopra dell'orbita o lateralmente al solco medio-pupillare, a causa del rischio di ptosi palpebrale

Sollevamento chimico delle sopracciglia

La forma e la curvatura delle sopracciglia sono chiaramente diverse nell'uomo e nella donna. Tipicamente, le sopracciglia maschili sono forti e dritte, mentre le sopracciglia femminili sono più sottili e incurvate verso l'alto.

Nell'uomo, la distanza tra le palpebre e le sopracciglia è di dimensioni più ridotte. Le sopracciglia che appaiono troppo dritte o che si appiattiscono possono essere leggermente sollevate con iniezioni di tossina botulinica A. Questa tecnica è denominata sollevamento chimico delle sopracciglia (Huang et al. 2000). La tossina è iniettata nella porzione laterale superiore del muscolo orbicolare dell'occhio, dal momento che il punto è posto vicino al bordo orbitario e 1-2 cm al di sopra dell'angolo laterale dell'occhio. L'aumento leggero delle sopracciglia laterali ha luogo per contro-trazione del muscolo occipito-frontale. Ahn et al. (2000) hanno osservato un'elevazione media delle sopracciglia di 1,02 mm a partire dalla linea medio-pupillare e di 4,83 mm a partire dal piccolo angolo dell'occhio. Il sollevamento sopracigliare può anche essere ottenuto con l'allargamento dell'occhio. La tensione del muscolo orbicolare può condurre a un'espressione del volto antipatica o tesa. Questo può essere modificato con delle iniezioni di tossina botulinica A in regioni limitate del muscolo orbicolare, di modo che gli occhi appaiono più grandi e più larghi e che l'espressione del viso del paziente diventa aperta e distesa.

Rughe periorbitarie e del piccolo angolo dell'occhio

Con l'aumento dell'elastosi attinica legata all'età, si sviluppano delle rughe della risata a zampe di gallina. Il muscolo orbicolare dell'occhio, simile a uno sfintere, che fa il giro dell'occhio, è responsabile del piegamento degli occhi. La zona di iniezione è situata circa 1 cm lateralmente al bordo orbitario, con due-quattro punti che sono posti da ogni lato. L'angolo delle iniezioni è di 45° rispetto alla superficie della cute, a partire dall'esterno (Fig. II.4.48). Lateralmente alla cavità orbitaria, esiste un plesso venoso costituito dai rami della vena temporale superficiale. Il paziente deve essere informato del fatto che la lesione di quest'ultimo può portare alla formazione di un ematoma.

In caso di rughe marcate sulla palpebra inferiore, una piccola quantità di tossina botulinica A può essere iniettata in ciascuno dei punti appena sotto la palpebra inferiore sulla linea medio-pupillare e lateralmente a 0,5 cm di distanza.

Trattamento delle rughe periorbitarie

- Da due a quattro punti
- Sottocute
- In forma crescente, circa 1 cm lateralmente al bordo osseo dell'orbita
- Tecnica dell'iniezione che fa un angolo di 45° rispetto alla superficie della cute
- Mantenere l'ago lontano dall'occhio

Pieghe melomentali (afflosciamento dell'angolo della bocca)

Questi solchi verticali degli angoli laterali della bocca conferiscono un senso di disapprovazione o di tristezza molto costanti. Essi compaiono all'inizio della quarantina e possono essere più pronunciati in coloro che hanno fumato. Gli uomini possono nasconderli con la barba. Il muscolo abbassatore dell'angolo della bocca tira gli angoli della bocca verso il basso, opponendosi a un aumento dei muscoli piccoli e grandi zigomatici. Per una denervazione chimica selettiva del muscolo abbassatore dell'angolo della bocca, lo zigomatico non rappresenta più un muscolo opponente, in quanto elevatore dell'angolo della bocca. L'iniezione viene eseguita direttamente nel muscolo, a circa 7 mm lateralmente e 8-10 mm caudalmente all'angolo della bocca (Grablowitz 1999; Sommer e Sattler 2000; Heckmann e Rzany 2002).

Se le dosi sono troppo elevate o se le iniezioni sono poste medialmente troppo lontano, può essere interessato il muscolo abbassatore del labbro inferiore, cosa che provocherà un appiattimento del contorno del labbro inferiore. Un'asimmetria può temporaneamente provocare una perdita funzionale grave, alterando l'ingestione di alimenti, il riso e la deglutizione. In caso di rughe profonde, un aumento supplementare può essere ottenuto con dei materiali di riempimento 10-14 giorni più tardi.

Trattamento del cedimento degli angoli della bocca

- Un punto per ogni maniglia della bocca
- Iniezione intramuscolare
- Palpare sempre il muscolo abbassatore dell'angolo della bocca
- Circa 7 mm lateralmente e 10 mm caudalmente all'angolo della bocca

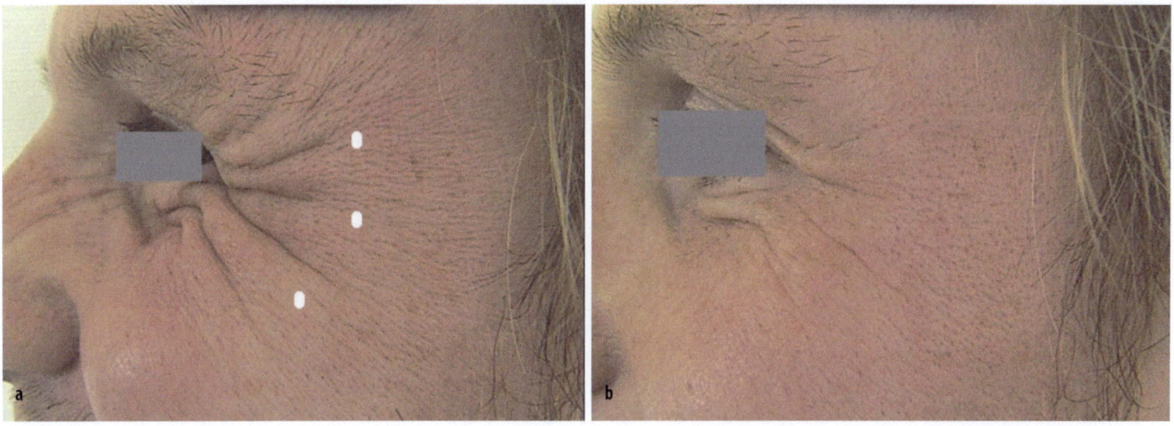

Fig. II.4.48 a, b. Schema di iniezione per rughe peri-orbitarie. Rughe peri-orbitarie sotto tensione 2 settimane prima (**a**) e dopo l'iniezione (**b**)

Tecniche combinate alla tossina botulinica A

La tossina botulinica A in monoterapia è stata particolarmente efficace nei pazienti più giovani. Per quanto riguarda le rughe facciali del terzo superiore del viso, il risultato corrisponde alle aspettative del paziente e del medico nella maggior parte dei casi. Riguardo alla regione della glabella e alle zampe di gallina, un aumento complementare con dei materiali di riempimento non è necessario dopo un'iniezione di tossina botulinica A, salvo per le rughe della glabella che non possono essere completamente escluse. Questi casi possono essere trattati con dei materiali di riempimento iniettabili o con impianti solidi. Sono attualmente commercializzati circa 30 prodotti iniettabili differenti; i più frequentemente utilizzati sono i materiali di riempimento riassorbibili come il collagene e l'acido ialuronico, così come il grasso autologo. Dopo 3-8 mesi, queste sostanze rapidamente riassorbibili non sono più riscontrabili nel derma dal punto di vista istologico (Alster 1998). La dislocazione della sostanza impiantata non è prodotta da una diminuzione della tensione muscolare del volto.

La luce UV e il tabagismo (invecchiamento estrinseco) o i fattori genetici (invecchiamento intrinseco) intensificano l'elastosi della pelle e accentuano le rughe facciali di modo che l'impressione di invecchiamento della cute è ancora aggravata. Per ottenere un risultato ottimale che soddisfi il paziente, la tossina botulinica A deve essere associata ad altri metodi di ringiovanimento del viso. In particolare nel terzo inferiore del viso e nella regione periorale, così come in caso di alterazioni della cute legate all'età e di perdita di sostanza nelle strutture tissutali più profonde, il successo della monoterapia è limitato. Le possibilità di associazione comprendono le sostanze di riempimento menzionate in precedenza o altre tecniche di trattamento delle rughe, come la ristrutturazione della cute, il laser, i metodi chimici di terapia esfoliante, la dermoabrasione e la chirurgia plastica. Il risultato del trattamento combinato può essere nettamente superiore rispetto a quello della monoterapia (Klein et al. 1997; Carruthers e Carruthers 1998a, b). Il pretrattamento con tossina botulinica A è un utile complemento, che migliora l'effetto a lungo termine delle sostanze di riempimento o dei metodi di ristrutturazione della pelle. In generale, deve essere effettuato 10-14 giorni prima del protocollo previsto. Dopo questo periodo, è stato raggiunto l'effetto massimo della tossina sulla muscolatura del volto e la cute sovrastante si è rilassata. A causa di una minore trazione muscolare del volto, la degradazione delle sostanze di riempimento è ridotta, e i risultati a lungo termine sono, così, migliorati. Per le procedure di ristrutturazione, un pretrattamento con tossina botulinica A aggiunge un effetto positivo perché la neosintesi del collagene non è alterata. I nuovi fasci di collagene e le nuove fibre elastiche non seguono il disegno precedente delle rughe, ma possono svilupparsi parallelamente alla superficie cutanea. Così, il pretrattamento con la tossina botulinica migliora sia gli effetti immediati che a lungo termine.

Esfoliazione chimica (peeling)

Oltre al miglioramento della struttura della cute e alla riduzione dell'iperpigmentazione e delle rughe leggere, le terapie esfolianti sono utilizzate anche contro l'acne e la melanodermia. Le terapie esfolianti chimiche sono classificate secondo la profondità della tecnica: superficiale, media o profonda. Attualmente, le terapie esfolianti di profondità superficiale e media sono le due tecniche più frequentemente realizzate. Esse non migliorano significativamente le rughe profonde o il degrado della pelle, ma possono migliorare il colore e la tessitura della pelle, conferendo, così, un aspetto di giovinezza. Le terapie esfolianti di più grande profondità che causano una necrosi che può raggiungere lo strato reticolare, sono, inoltre, bloccate con la ristrutturazione al laser, che dà dei risultati superiori e con meno complicanze.

Le terapie esfolianti superficiali causano una necrosi di tutte le parti dell'epidermide, dallo strato granuloso allo strato cellulare basale (~0,06 mm). Esiste una grande diversità di agenti, tra cui gli acidi alfa-idrossilici (AAH), la soluzione di Jessners modificata (resorcina, acido salicilico, acido lattico, etanolo al 95%) e l'acido tricloroacetico (TriChloroacetic Acid TCA) al 10-15%. Gli ingredienti sono frequentemente utilizzati in associazione. Tutte queste soluzioni escludono lo strato superficiale dello strato corneo, conferendo alla pelle una struttura più liscia e una pigmentazione più uniforme.

La terapia esfoliante all'AAH più frequentemente utilizzata è quella all'acido glicolico, conosciuta sotto il nome di «peeling della pausa pranzo», poiché i pazienti sono in grado di riprendere il loro lavoro senza alcun segno rivelatore della procedura effettuata in pausa pranzo. È stato riportato che delle preparazioni contenenti degli AAH esercitano una profonda influenza sulla cheratinizzazione epidermica. Ditre et al. (1996) hanno dimostrato che l'applicazione di AAH portava a un aumento del 25% dello spessore della pelle, migliorava la qualità delle fibre elastiche e aumentava la densità del collagene e dei mucopolisaccaridi nel derma, come dimostrato dall'istologia. Kim et al. (1998) hanno rilevato che i trattamenti con l'acido glicolico aumentavano sia la proliferazione dei fibroblasti che la produzione di collagene in vitro. Ciò porta a due principali effetti: accelerazione del ciclo cellulare, che è rallentato quando la cute invecchia, e lisciamento dello strato corneo.

Le terapie esfolianti di media profondità (TCA al 35–40% in soluzione standard) provocano una necrosi dell'epidermide e di una parte del derma papillare. I pazienti hanno bisogno di un tempo di recupero di almeno 10 giorni. I primi 2 giorni, la pelle sembra leggermente rosa e, quindi, si offusca i 2 giorni successivi. La desquamazione cutanea inizia il 5° giorno e termina il 10°. Le indicazioni sono le stesse che per le terapie esfolianti superficiali e, conseguentemente, le cicatrici di acne grave, il fenomeno dell'invecchiamento fotonico e le rughe possono rispondere meglio. Le controindicazioni comprendono i pazienti con dei tipi di cute più scuri e con un'anamnesi di iperpigmentazione e di cicatrizzazione e quelli che sono stati trattati con isotretinoina o radioterapia locale.

In ogni paziente che ha avuto un trattamento esfoliante, è essenziale evitare il sole e utilizzare rigorosamente degli schermi solari a causa dell'iperpigmentazione postinfiammatoria. Inoltre, delle preparazioni di idrochinone devono essere utilizzate nei pazienti con dei tipi di cute più scuri dopo un trattamento esfoliante.

Riempimento dei tessuti molli

Lunga è la storia dell'aumento dei tessuti molli nella chirurgia estetica. I materiali di riempimento sono sostanze naturali o sintetiche che sono iniettate nella cute per correggere le lesioni depresse o i difetti leggeri, come le rughe, le cicatrici, le zone atrofiche e le piccole labbra. I materiali di riempimento ideali devono avere delle caratteristiche compatibili con i tessuti nei quali sono consolidati, non devono provocare rigetto e reazioni di tipo infiammatorio o autoimmune e, alla fine, devono fornire una correzione accettabile e permanente. Devono essere facili da ottenere, da impiantare e da conservare ed essere poco costosi, non tossici, non cancerogeni e di lunga durata. Per il momento, nessuna delle sostanze disponibili soddisfa tutti questi criteri. I materiali di riempimento sono principalmente delle sostanze di riempimento di origine biologica auto- o eterologa o sintetica. La correzione e la persistenza indotte possono essere permanenti o meno. I materiali di riempimento sono iniettati sotto la cute per ridurre le irregolarità quali le rughe, i solchi e le cicatrici. Le sostanze riassorbibili utilizzate per l'iniezione sono principalmente il collagene, l'acido ialuronico, l'acido polilattico, il grasso corporeo autologo e il gel del plasma.

Collagene

I prodotti iniettabili contenenti del collagene bovino (p. es., Zyderm® I, II®, Zyplast®, Collagen Aesthetics) sono utilizzati da molto tempo e più spesso di qualsiasi altra sostanza. I solfati esistono a diverse concentrazioni di soluti e sono legati, per esempio con la glutaraldeide, per le rughe e i solchi più profondi. L'applicazione si effettua a una profondità che va dal derma superficiale al derma medio. La correzione che ne risulta è temporanea, poiché le collagenasi ospiti soppiantano il collagene del sito di iniezione nel derma in 3-6 mesi dopo la procedura. Gli impianti di collagene bovino sono costosi, devono essere refrigerati e presentano un rischio di allergia. Devono, quindi, essere praticati due test allergici 6 e 2 settimane prima della terapia. Le indicazioni comprendono le rughe superficiali, i cunicoli orizzontali della fronte e della glabella, le zampe di gallina, i sottili solchi periorali e le cicatrici. Il Zyplast® è adattato meglio alla correzione completa delle rughe e dei solchi più profondi, come le pieghe nasolabiali, le pieghe melomentali e le cicatrici profonde. Gli impianti di collagene presentano il vantaggio di contenere piccole quantità di lidocaina, che intorpidisce in parte e temporaneamente la regione trattata.

Acido ialuronico

L'acido ialuronico è un glicosaminoglicano costituito da una ripetizione di unità dimeriche di acido D-glucuronico e di *N*-acetilglucosamina, e il polimero è chimicamente modificato per un effetto di lunga durata. I prodotti a base di acido ialuronico sono iniettati nel derma. Esistono diversi tipidi prodotti all'acido ialuronico, uno di origine animale (Hylaform®-Medicis/Inamed) e gli altri derivati da colture batteriche (Restylane®-Q-Med, Uppsala). I prodotti all'acido ialuronico sono meno costosi di quelli al collagene, possono essere conservati a temperatura ambiente, sono facili da applicare e non richiedono alcun esame allergico. Le reazioni collaterali comprendono un eritema transitorio, un'infiammazione, contusioni e una sensibilità a livello della regione trattata.

Acido poli-L-lattico

L'acido poli-L-lattico (Poly-L-Lactic Acid, PLA) Sculptra® (Sanofi Aventis) è uno degli ultimi impianti in commercio fra i materiali di riempimento bioriassorbibili. Questo polimero sintetico è biocompatibile, biodegradabile, immunologicamente inerte e non tossico. Tutte queste proprietà necessarie garantiscono una sicurezza teorica. Fornito sotto forma essiccata, può essere conservato a temperatura ambiente. Dopo la ricostituzione con l'acqua, lo Sculptra® deve essere iniettato in profondità nel derma o nel tessuto sottocutaneo utilizzando un ago di calibro 26 e stimolando, così, la sintesi di collagene da parte del paziente stesso. La principale indicazione dello Sculptra® è la correzione delle rughe e dei solchi rilevanti sul viso. È stato utilizzato per la correzione dei solchi nasolabiali, delle pliche melomentali, della perdita di volume delle parti intermedia e inferiore del viso, di una lassità della linea della mandibola e di altri segni di invecchiamento del viso. Inoltre, è utilizzato in particolare per l'aumento esteso di tessuto in caso di «modellamento del viso» e per le lipoatrofie delle guance nei pazienti HIV sotto trattamento con anti-proteasi. Dopo due o tre sedute, i risultati sono apprezzabili ed equivalenti a quelli ottenuti con altri materiali di riempimento riassorbibili, ma sembrano durare più a lungo (18–24 mesi). Lo Sculptra® permette una correzione di messa in valore del volto minimamente invasiva ed efficace, con una bassa frequenza di effetti secondari e nessuna necessità di test allergici. I risultati clinici dell'utilizzo del PLA per l'aumento dei tessuti molli sono paragonabili a quelli dell'innesto di grasso autologo (Woerle et al. 2004). Le iniezioni superficiali devono essere evitate. Possono aumentare il rischio di granulomi persistenti e difficili da prendere in considerazione (Vochelle 2004).

Epilazione con laser

Il trattamento al laser per escludere la peluria corporea non desiderata è una delle tendenze più in voga, anche nell'uomo. L'efficacia di questo metodo è stata comprovata, e oggi è diffusa ovunque nel mondo. Esistono numerose sorgenti di laser e di luce disponibili per l'epilazione. Rispetto all'elettrolisi come unico altro metodo documentato di eliminazione permanente dei peli, l'epilazione laser assistita è costosa ma molto più rapida con, per risultato, una diminuzione permanente dei peli che va fino al 90-95%, ma che necessita di molteplici sedute di terapia. È molto più confortevole in particolare nell'uomo, se è utilizzata per rimuovere i peli su grandi superfici come la schiena o il torace.

Esistono diversi tipi di sistemi laser per l'eliminazione dei peli, con diverse lunghezze d'onda. La lunghezza d'onda, la durata dell'impulso e la fluenza ottimali sono essenziali per ottenere un'eliminazione dei peli senza rischi e permanente a lungo termine.

L'epilazione assistita con laser si basa sulla teoria della fototermolisi selettiva. La lesione termica sarà limitata al follicolo pilifero se il bersaglio cromoforo, la melanina, assorbe l'energia del laser in un periodo di tempo (larghezza di impulsione) uguale o inferiore al tempo di rilassamento termico della melanina. Il follicolo pilifero è riscaldato e distrutto, mentre le altre strutture non sono danneggiate. Le persone dalla pelle chiara con dei peli scuri sono ideali per l'epilazione assistita con laser. Gli effetti collaterali nefasti sono più frequenti in caso di tipo di cute più scura. Una riduzione permanente della villosità richiede diversi trattamenti a dati intervalli di tempo. Dopo la terapia, una protezione solare è necessaria al fine di prevenire delle alterazioni permanenti della pigmentazione. I pazienti con una pelle più scura corrono un rischio più elevato di sviluppare delle alterazioni della pigmentazione, senza contare le croste, le lesioni bollose e le cicatrici.

Prospettive

Le tecniche medico-estetiche effettuate nell'uomo sono attualmente in costante aumento. La tendenza degli uomini a curarsi molto continuerà, poiché essi si interessano al miglioramento del loro aspetto esterno. Nel campo dell'**andrologia estetica**, tecniche chirurgiche, non chirurgiche e di cura della cute sono utilizzate per ottenere un aspetto dinamico, attraente e giovanile, cosa che porta a un aumento della fiducia in sé nelle competenze lavorative, sociali ed emotive. Un aspetto sicuro di sé implica generalmente più successo nella vita sia lavorativa che privata. Sono cambiati i tempi in cui gli uomini presentavano fieramente la loro pelle coriacea e i loro solchi. Gli uomini rappresentano anche circa il 10-15% degli utilizzatori di tossina botulinica A. Quest'ultima sembra essere un'alternativa accettabile alla chirurgia estetica invasiva. L'iniezione di tossina botulinica A è un metodo rapido, senza rischi, efficace e quasi atraumatico per la correzione delle rughe facciali per un periodo di 3-6 mesi.

Bibliografia

Afaq F, Mukthar H (2002) Photochemoprevention by botanical antioxidants. Skin Pharmacol Appl Skin Physiol 15:297 – 306

Ahn MS, Catten M, Maas CS (2000) Temporal brow lift using botulinum toxin. A Plast Reconstr Surg 205:1129 – 1135

Alster AS (1998) Preoperative preparation for CO_2 laser resurfacing. In: Coleman WP, Lawrence N (eds) Skin resurfacing. Williams and Wilkins, Baltimore, Md., pp 171 – 179

Ascher B, Klap P, Marion MH, Chanteloub F (1995) Botulinum toxin in the treatment of fronto-glabellar and periorbital wrinkles. An initial study. Ann Chir Plast Esthet 40:76

Becker-Wegerich P, Rauch L, Ruzicka T (2001) Botulinum toxin A in the therapy of mimic facial lines. Clin Exp Dermatol 26:619 – 630

Beckmann KVB, Ames BN (1997) Oxidative delay of DNA. J Biol Chem 272:19633

Binz T, Blasi J, Yamasaki S et al (1994) Proteolysis of SNAP-25 by types E and A botulinal neurotoxins. J Biol Chem 269:1617

Black MM, Shuster S, Bottoms E (1970) Osteoporosis, skin collagen and androgen. Br Med J 4:773

Burton JL, Johnson C, Libman I (1972) Skin virilism in women with hirsutism. J Endocrinol 53:349

Carruthers JD, Carruthers JA (1992) Treatment of glabellar frown lines with C. botulinum-A exotoxin. J Dermatol Surg Oncol 18:17 – 21

Carruthers A, Carruthers J (1998a) Clinical indications and injection technique for the cosmetic use of botulinum A exotoxin. Dermatol Surg 24:1189 – 1194

Carruthers J, Carruthers A (1998b) The adjunctive usage of botulinum toxin. Dermatol Surg 24:1244 – 1247

Carruthers A, Carruthers J (1990) The treatment of glabellar furrows with botulinum A exotoxin. J Dermatol Surg Oncol 16:83

Carruthers A, Keine K, Carruthers J (1996) Cosmetic use of botulinum A exotoxin. J Am Acad Dermatol 34:788 – 797

Ditre CM, Griffin TD, Murphy GF, Sueki H, Telegan B, Johnson WC, Yu RJ, Van Scott EJ (1996) Effects of alpha-hydroxy acids on photoaged skin: a pilot clinical, histologic and ultrastructural study. J Am Acad Dermatol 34:187 – 195

Elmets CA, Singh D, Tubesing K, Matsui M, Kotiyar SK, Mukthar H (2001) Cutaneous photoprotection from ultraviolet injury by green tea polyphenols. J Am Acad Dermatol 44:425 – 432

Fisher GJ, Datta SC, Talwar HS (1996) Molecular basis of suninduced premature skin ageing and retinoid antagonism. Nature 379:335 – 339

Fluhr JW, Pelosi A, Lazzerini S, Dikstein S, Berardesca E (2001) Differences in corneocyte surface area in pre- and postmenopausal women. Skin Pharmacol Appl Skin Physiol Suppl 14:10 – 16

Forster JA, Wulc AE (1998) Cosmetic use of botulinum toxin. Semin Ophthalmol 13:142 – 148

Fritz K (2003) In: Krutmann J, Diepgen T (eds) Hautalterung. Springer, Berlin Heidelberg New York, p 86

Galinski FA, Pfeiffer HP, Trüper HG (1985) 1,4,5,6-Tetrahydro-2-methyl-4-pyrimidincarboxylic acid, a novel cyclic amino acid from halophilic bacteria of the genus Ectothiorhodospira. Eur J Biochem 149:135 – 139

Garcia A, Fulton J (1996) Cosmetic denervation of the muscles of facial expression with botulinum toxin. A dose-response study. Dermatol Surg 22:39 – 43

Gerny H (2004) In: Worret WI, Gehring W (eds) Kosmetische Dermatologie. Springer, Berlin Heidelberg New York, pp 87 – 94

Grablowitz D (1999) Plastisch-ästhetische Indikationen im Gesichtsbereich. Urban and Vogel, Munich

Griffith CEM, Russman AN, Majmudar G, Singer RS, Hamilton TA, Voorhees JJ (1993) Restauration of collagen formation in photodamaged human skin by tretinoin (retinoic acid). N Engl J Med 329:530 – 535

Hambleton P (1992) Clostridium botulinum toxins: a general review of involvement in disease, structure, mode of action and preparation for clinical use. J Neurol 239:16

Harris B (1997) The aromatherapy database. Research into the physiological properties of essential oils and their components. St Helier, Jersey

Heckmann M, Rzany B (2002) Botulinumtoxin in der Dermatologie. Grundlagen und praktische Anwendung, Urban and Vogel, Munich

Hoppe U, Bergemann J, Diembeck W, Ennen J, Gohla S, Harris I, Jacob J, Kielholz J, Mei W, Pollet D, Schachtschabel D, Sauermann G, Schreiner V, Stab F, Steckel F (1999) Coenzyme

Q10, a cutaneous antioxidant and energizer. BioFactors 9: 371 – 378
Huang W, Rogachefsky AS, Foster JA (2000) Brow-lift with botulinum toxin. Dermatol Surg 26:55 – 60
Kao J, Garg A, Mao-Qiang M, Crumrine D, Ghadially R, Feingold KR, Elias PM (2001) Testosterone perturbs epidermal permeability barrier homeostasis. J Invest Dermatol 116:443 – 451
Kavallunas DR, Nacht S, Bogardus RE (1985) Men's skin care needs. Cosmetics Toiletries 100:29 – 32
Kim SJ, Park JH, Carruthers A, Carruthers J (1998) Increased in vivo collagen synthesis and in vitro cell proliferative effect of glycolic acid. Dermatol Surg 24:1054
Klein AW, Wexler P, Carruthers A, Carruthers J (1997) Treatment of facial furrows and rhytides. Analysis and treatment of the aging face. Dermatol Clin 15:595 – 607
Klein M (2000) AHA's provide novel approach to topical rejuvenation. Dermatology Times
Krutmann J, Hansen PM (2001) New developments in photoprotection of human skin. Skin Pharmacol Appl Skin Physiol 14:401 – 407
Nusgens BV, Humbert P, Rougier A, Colige AC, Haftek M, Lambert CA, Richard A, Creidi P, Laoiere CM (2001) Topically applied vitamin C enhances the mRNA level of collagen I and III, their processing enzymes and tissue inhibitors of matrix metalloproteinase 1 in the human dermis. J Invest Dermatol 116:853 – 859
Ricciarelli R, Maroni P, Ozer N, Zingg JM, Azzi A (1999) Agedependent increase of collagenase expression can be reduced by alpha-tocopherol via protein kinase C inhibition. Free Radic Biol Med 27:729 – 737
Rzarny B, Feller G (2000) Korrektur mimischer Falten: Botulinumtoxin A. Kosmetische Medizin 3:136 – 142
Shuster S, Black MM, Bottoms E (1970) Skin collagen and thickness in women with hirsuties. Br Med J 4:772
Shuster S, Black MM, McVitie E (1975) The influence of age and sex on skin thickness, skin collagen and density. Br J Dermatol 93:639 – 643
Simpson LL (1981) The origin, structure and pharmacological activity of botulinum toxin. Pharmacol Rev 33:155
Sommer B, Sattler G (1999) Botulinum A exotoxin, headache and acupuncture. Presentation at the 20th Congress of the International Society for Dermatologic Surgery, Athens, Greece
Sommer B, Sattler G (2000) Botulinumtoxin in der ästhetischen Medizin. Blackwell, Berlin
Tanaka H, Okada T, Konishi H, Tsuji T (1993) The effect of reactive oxygen species on the biosynthesis of collagen and glycosaminoglycans in cultured human dermal fibroblasts. Arch Dermatol Res 185:351 – 355
Vahlquist A, Lee JB, Michaelsson G, Rollman O (1982) Vitamin A in human skin: II Concentrations of carotene, retinol and dehydroretinol in various components of normal skin. J Invest Dermatol 79:94 – 97
Vochelle D (2004) The use of poly-L-lactic acid in the management of soft-tissue augmentation: a five-year experience. Semin Cutan Med Surg 23:223 – 226
Woerle B, Hanke CW, Sattler G (2004) Poly-L-lactic acid: a temporary filler for soft tissue augmentation. Drugs Dermatol 3:385 – 389

Indice

Finito di stampare nel mese di novembre 2009

SAGGIO - CAMPIONE GRATUITO
SE PRIVO DI TALLONCINO
ISBN 978-88-470-1486-2
€ 159,95

MIX
Papier aus verantwortungsvollen Quellen
Paper from responsible sources
FSC® C105338

If you have any concerns about our products,
you can contact us on
ProductSafety@springernature.com

In case Publisher is established outside the EU,
the EU authorized representative is:
Springer Nature Customer Service Center GmbH
Europaplatz 3, 69115 Heidelberg, Germany

Printed by Libri Plureos GmbH
in Hamburg, Germany